本套丛书被国家新闻出版广电总局评为：
向全国推荐优秀古籍整理图书

□明清名医全书大成

武之望医学全书

主　编　苏　礼
副主编　焦振廉　郑怀林　汪桂范
编　委　任娟莉　王　怡　张琳叶
　　　　胡　玲　卢　棣　汪桂范
　　　　郑怀林　焦振廉　苏　礼

中国中医药出版社

·北京·

图书在版编目（CIP）数据

武之望医学全书/苏礼主编. —2 版. —北京：中国中医药出版社，2015.6（2020.5 重印）
（明清名医全书大成）
ISBN 978 - 7 - 5132 - 2334 - 8

Ⅰ.①武…　Ⅱ.①苏…　Ⅲ.①中国医药学 - 古籍 - 中国 - 明代
Ⅳ.①R2 - 52

中国版本图书馆 CIP 数据核字（2015）第 019988 号

中 国 中 医 药 出 版 社 出 版
北京经济技术开发区科创十三街 31 号院二区 8 号楼
邮政编码　100176
传真　010 64405750
山东临沂新华印刷物流集团有限责任公司印刷
各地新华书店经销

＊

开本 787 × 1092　1/16　印张 88.25　字数 2033 千字
2015 年 6 月第 2 版　　2020 年 5 月第 3 次印刷
书　号　ISBN 978 - 7 - 5132 - 2334 - 8

＊

定价　398.00 元
网址　www.cptcm.com

明清名医全书大成丛书编委会

审定委员会 （按姓氏笔画排列）

马继兴　史常永　李今庸　李经纬　余瀛鳌

张灿玾　俞长荣　郭霭春　裘沛然

总　主　编　胡国臣

副总主编　傅　芳　宋志恒　张年顺　樊正伦　吴少祯

编　　委　（按姓氏笔画排列）

于　杰　于淑芬　王　燕　王　键　王　璟

王兴华　王国辰　王岱平　王育学　王咪咪

王振国　王晓平　包来发　田思胜　成肇仁

朱立专　乔海法　竹剑平　任春荣　齐　昉

刘　炜　刘　虹　刘　洋　刘华东　刘宏光

刘学义　刘明礼　刘振荣　孙中堂　孙洽熙

李　林　李　颖　李玉清　李世华　李庆和

李刘坤　李刘周　李志庸　李桂兰　李继明

李敬林　苏　礼　杨　利　杨　震　杨金萍

汪正宜　汪幼一　汪桂范　张　敏　张玉杰

张东超　张印生　张民庆　张志斌　张朝阳

陆　拯　　陆小左　　陈　钢　　陈　熠　　邵金阶
林慧光　　欧阳斌　　招萼华　　易　杰　　罗根海
周玉萍　　姜典华　　郑　林　　郑怀林　　郑洪新
项长生　　柳长华　　胡思源　　俞宜年　　施仁潮
祝建华　　姚昌绶　　秦建国　　袁红霞　　徐　麟
徐又芳　　徐春波　　高　萍　　高尔鑫　　高传印
高新民　　郭君双　　黄英志　　曹爱平　　盛　良
盛维忠　　盛增秀　　韩学杰　　焦振廉　　傅沛藩
傅海燕　　薛　军　　戴忠俊　　魏　平

学术秘书　　芮立新

前　言

　　《明清名医全书大成》系列丛书是集明清30位医学名家医学著作而成。中医药学是一个伟大的宝库，其学术源远流长，发展到明清时期，已日臻成熟，在继承前代成就的基础上，并有许多发展，是中医的鼎盛时期。突出表现在：名医辈出，学派林立，在基础学科和临床各科方面取得了很大成就，特别是本草学和临床学尤为突出。同时著书立说很活跃，医学著作大量面世，对继承发扬中医药学起到了巨大的推动作用。

　　本草学在明代的发展达到了空前的高峰，其著述之多，内容之丰，观点之新，思想之成熟，都是历代难以与之媲美的。尤其是明代李时珍的《本草纲目》被誉为"天下第一药典"。全书52卷、62目，载药1892种，附本草实物考察图谱1110幅，附方万余首。他"奋编摩之志，僭纂述之权"，"书考八百余家"，"剪繁去复，绳谬补遗，析族区类，振纲分目"，在药物分类、鉴定、生药、药性、方剂、炮制、编写体例等许多方面均有很大贡献，其刊行以来，受到国内外医药界的青睐，在中国药学史上起到了继往开来的作用，多种译本流传于世界诸多国家，其成就已远远超出医药学的范围，曾被英国生物学家达尔文誉为"中国的百科全书"。除时珍之卓越贡献之外，还有缪希雍的《神农本草经疏》，是对《神农本草经》的阐发和注释，与其一生药学经验的总结，详明药理及病忌、药忌，为明代本草注疏药理之先。更有清代张璐的《本经逢原》，其药物分类舍弃《神农本草经》三品窠臼，而遵《本草纲目》按自然属性划分，体例以药物性味为先，次以主治、发明，内容广泛，旁征博引，参以个人体会。全书以《神农本草经》为主，引申发明，凡性味效用，诸家治法以及药用真伪优劣的鉴别，都明确而扼要地作了叙述，使"学人左右逢源，不逾炎黄绳墨"而"足以为上工"也。另外，尚有薛己的《本草约言》，汪昂的《本草备要》，徐灵胎之《神农本草经百种录》，陈修园之《神农本草经读》，张志聪之《本草崇原》等，这些书也都各具特点，流传甚广。

　　明清时期基础理论的研究仍以《内经》以来所形成的自发唯物论和朴素辩

证法理论体系为基础，不断地总结医疗实践经验，有所发明，有所创造，从不同方面丰富和发展了中医学的理论。如明代的张景岳等十分强调命门在人体的重要作用，把命门看成是人体脏腑生理功能的动力，并受朱震亨相火论的影响，把命门、相火联系起来，在临床上对后世医学有相当影响。清代叶天士、吴鞠通、王孟英等对温热病发生、发展规律的探讨，以及对卫气营血辨证和三焦辨证的创立等。关于人体解剖生理的认识：有些医家对脑的功能有新的记述。如李时珍有"脑为元神之府"，汪昂记有"人之记性在脑"，喻嘉言有"脑之上为天门，身中万神集会之所"等记述，对于中医学理论体系的丰富和发展，都作出了很大的贡献。

临床各科在明清时期得到了很大发展，因此时医学十分注意临床观察，临床经验丰富。很多医家都非常重视辨证论治及四诊八纲，如李时珍的《濒湖脉学》，是这一时期重要的脉学著作，该书以歌诀形式叙述介绍了27种脉象，便于学习、理解、诵读和记忆，流传甚广。孙一奎在《赤水玄珠·凡例》中概括地指出："凡证不拘大小轻重，俱有寒热、虚实、表里、气血八个字。苟能于此八个字认得真切，岂必无古方可循？"张景岳在《景岳全书》中强调以阴阳为总纲，以表里、虚实、寒热为六变。他使中医基础理论和临床实践结合得更加紧密，形成了理、法、方、药的完整理论体系。

内科医著明清时期很多。薛立斋的《内科摘要》一书，首开中医"内科"书名之先河。也正式明确中医内科的概念，使内科病证的诊治有了很大提高。具有代表性的著作有王肯堂的《证治准绳》，张景岳的《景岳全书》等。从学术理论方面，以温补学派的出现和争论为其特点。其主要倡导者有薛立斋、孙一奎、张景岳、李中梓等，主要观点是重视脾肾。薛立斋注重脾肾虚损证，重视肾中水火和脾胃的关系，因而脾肾并举，注重温补。温补派的中坚张景岳的《类经附翼》《景岳全书》，原宗朱震亨说，后转而尊崇张元素和李杲，反对朱说，力倡"阳非有余，阴常不足"。极力主张温补肾阳在养生和临床上的重要性。李中梓则在薛立斋、张景岳的影响下，既重视脾胃，也重滋阴养阳。温补之说，成为明清时期临床医学发展上的一大特点。

温病学派的兴起是明清时期医学的突出成就之一。叶天士的《温热论》，创温病卫气营血由表入里的传变规律，开卫气营血辨证论治法则。吴鞠通的《温病条辨》，乃继承叶氏温病学说，但提出了温病的传变为"三焦由上及下，由浅入深"之说，成为温病三焦辨证的起始。其他如王孟英的《温热经纬》等著作都丰富了温病学说。

骨伤科、外科在明清时期也有了一定的发展。这一时期外科闻名的医家和医学专著空前增多。如薛立斋的《外科枢要》，汪石山的《外科理例》等，记述外科病证，论述外科证治，各有特点。骨伤科有王肯堂的《疡医证治准绳》，是继《普济方》之后对骨伤科方药诊治的进一步系统归纳。

妇产科在明清时期发展很快，成就比较显著。如万密斋的《广嗣纪要》对影响生育的男女生殖器畸形、损伤，以及妊娠等做了记述。薛立斋在《保婴撮要》中强调妇科疾病之养正，记述有烧灼断脐法，以预防脐风；王肯堂的《女科证治准绳》收录和综合前人对妇产科的论述。武之望的《济阴纲目》列述了经、带、胎、产等项，纲目分明，选方实用。

儿科在明清时期内容较前更加充实，专著明显增多。如万密斋的《全幼心鉴》《幼科发挥》《育婴秘诀》《广嗣纪要》《痘疹世医心法》等儿科专著，继承了钱乙之说，强调小儿肝常有余，脾常不足的特点，治疗重视调补脾胃，除药物外，还注意推拿等法。王肯堂的《幼科证治准绳》综合历代儿科知识，采集各家论述，对麻痘、热症等多种小儿疾病论述颇详，流传甚广。

眼、耳鼻咽喉及口腔科在这一时期也有一定的进展。如王肯堂的《证治准绳》论述眼疾171症，详述证治，是对眼病知识的较好汇集。薛立斋的《口齿类要》记述口、齿、舌、唇、喉部的疾患，注重辨证治疗，简明扼要，介绍医方604首，为现存以口齿科为名的最早专书之一。

气功及养生方面，在此期也较为重视，出现了不少有影响、有特色的养生学专著。如万密斋的《养生四要》。张景岳在《类经·摄生》中也阐发了《内经》的有关养生论述，对养神和养形做了精辟论述，富有唯物辩证精神。另如叶天士在《临证指南医案》中记述300例老年病的验案，强调颐养功夫，寒温调摄和戒烟酒等。

清朝末年，西方医学开始传入中国，因此，西医学术对中医学术产生很大影响，在临床上中西医病名相对照，并以此指导临床诊治，中西医汇通学派形成。如其代表人物唐容川，立足中西医汇通，发扬祖国医学，精研中医理论，遵古而不泥古，建立了治疗血证的完整体系。

综上所述，明清时期名医辈出，医学确有辉煌成就，在中医药学发展的长河中占有重要的位置，这就是我们编辑出版《明清名医全书大成》之目的所在。

全书共收录了30位医家，集成30册医学全书，其中明代13位，清代17

位。收录原则为成名于明清时期（1368～1911）的著名医家，其医学著作在两部以上（包括两部）；每位医家医学全书的收书原则：医家的全部医学著作；医家对中医经典著作（《内经》《难经》《神农本草经》《伤寒论》《金匮要略》）的注疏；其弟子或后人整理的医案。整理本着搞清版本源流、校注少而精，做到一文必求其确。整理重点在学术思想研究部分，力求通过学术思想研究达到继承发扬的目的。

　　本书为新闻出版署"九五"重点图书之一，在论证和编写过程中，得到了马继兴、张灿玾、李今庸、郭霭春、李经纬、余瀛鳌、史常永等审定委员的指导和帮助，在此表示衷心感谢。本书30位主编均为全国文献整理方面有名望的学科带头人，经过几年努力编撰而成。虽几经修改，但因种种原因，如此之宏篇巨著错误之处在所难免，敬请各位同仁指正。

编著者
1999 年 5 月于北京

《武之望医学全书》收录了武氏存世的医学著作3种,即《济阴纲目》《济阳纲目》《疹科类编》,凡110余卷。

武之望字叔卿,号阳纡,明代陕西临潼人,生于公元1552年,卒于公元1629年,享年77岁。武氏自幼习儒,万历17年中进士,历任县令、知县、吏部考功主事等职,晚年以少司马总督陕西三边军务,卒于官。

武氏尤长于医术,公余之暇常为人治病,不但积累了丰富的临床经验,而且医学理论造诣很深。其所著《济阴纲目》,至今仍被誉为是中医妇科权威性著作。书中阐述了从调经、止带,到求子、产育以及产后杂病、乳疾等多种妇科疾病的辨证与治疗。《济阳纲目》是一部总结明代以前治疗内、外科杂症经验的大型综合性医著;治症涉及84种内科疾病及24种外科、五官科疾病的病因症治。《疹科类编》收录了疹科类疾病24类,载方148首,是研究明代中医儿科的重要著作。

《武之望医学全书》除收录上述武氏存世医著外,还载有本书主编撰写的"武之望医学学术思想研究"论文一篇,凡数万言,是今人与来者学习和研究武之望医学著述很好的参考文献。

内容提要

校 注 说 明

　　《武之望医学全书》包括《济阴纲目》《济阳纲目》《疹科类编》三书,为明代著名医学家武之望所撰。

　　武之望,字叔卿,号阳纡,明代陕西临潼县武家屯人。约生于明·嘉靖三十一年(公元1552年),卒于崇祯二年(公元1629年),享年约七十七岁。武氏"幼治儒经,长嗜岐黄",万历十七年(公元1589年)与王肯堂同科中为进士。历任霍邱(今安徽六安)、江都(今江苏江都)县令、吏部考功主事等职,晚年以少司马总督陕西三边军务,卒于官。武氏酷爱医术,常于公余之暇研习医学,曾亲自治愈过许多内科、妇科、儿科疾病,不仅积累了相当丰富的临床经验,而且具有相当高的医学理论造诣,先后著有《疹科类编》《医帜》(佚)《济阴纲目》《济阳纲目》等医学著作,对后世中医学术的发展,产生了相当大的影响。

　　《济阴纲目》是一部妇产科学专著,5卷。初刊于1620年。该书论述了月经不调、经闭、血崩、赤白带下、积聚癥瘕、求子、胎前、临产、产后及乳病等多种妇产科疾病的辨证与治疗。全书引录资料丰富,有论有方,实用性强,1665年经汪淇评注并改析为14卷后,流传渐广,至今被认为是中医妇产科学的权威著作。

　　《济阳纲目》是武之望继其《济阴纲目》成书之后,全面总结明代以前治疗内外科杂证的理论和经验,精心编纂而成的又一部大型综合性医书。书成于明·天启六年(公元1626年),108卷。编纂体例悉仿《济阴纲目》。全书内容包括中风、中寒、中暑、感冒、瘟疫、内伤等84种内科疾病;破伤风、折伤、面、目、口、齿等24种外科、五官科疾病的病因、病机、诊断、治疗和方药。每病以《内经》有关论述为纲,以各家经验为目,先论后方,别异比类,搜罗宏富,分类精当,深入浅出,切于实用。全书援引历代著述130家,载方7300余首,是现存明代医籍中不可多得而又亟待发掘整理的重要著作。

　　《疹科类编》系武氏鉴于当时疹疫多次流行的情况,参考明·管橓《保赤全书》及诸家有关方论,结合自身临症经验编纂而成的儿科疹症专著。书成于明·万历丁巳(公元1617年)。此书分"方"、"论"两大部分,论分总论、发热、见形、出疹、收后五节,方分预防、治疹主方、喘嗽、疳疮等24类,载方148首。其内容除主要论述疹症的辨证治疗外,还广泛的涉及到与疹症有关的多种儿科杂病的证治,是研究明代中医儿科学术的重要著作之一。

　　《武之望医学全书》编校整理工作的目的是,通过对武之望有关医学著作全面系统地整理研究,为海内外学者提供一部内容完整、校刊精审、简明实用、简体横排的武之望主要医学著作,当代最佳合编通行本。其具体整理工作包括版本选择、文字规范、标点分段、校勘注释、目录编次、学术研究等内容。

一、版本选择

　　1.《济阴纲目》:《济阴纲目》历代刻本约有30余种之多。主要有明·万历四十八年庚申(公元1620)首刻5卷本;明·天启元年(公元1621)王橚重刻5卷本;清·康熙四年(公元1665)汪氏蜩寄14卷刊本;清·光绪三十三年丁未(公元1907)扫叶山房石印本;1909年上海章福记石印本；1944年、1945年上海锦章书局石印本以及1958年上海科技卫生出版社排印本；1996年北京中国中医药出版社苏礼等点校本；人民卫生出版社李明廉等点校本等。万历本每页10行，每行21字，每卷两册，共10册，部分书页残缺，字迹模糊不清；天启本行款与前者相同，每卷1册，共5册，刊刻时间虽晚于前者1年，但卷帙齐全，刻工精良，字迹清晰，堪称善本；康熙本内容增删较多，但流传甚广，为16世纪中叶之后《济阴纲目》的通行版本。本书系以明·天启元年王肯堂重刻本（简称天启本）为底本，以明·万历四十八年初刊本为主校本（简称万历本），以清·康熙四年汪氏蜩寄刊本（简称康熙本）以及《济阴纲目》所引主要医籍之通行本为参校本。

2.《济阳纲目》：《济阳纲目》明·天启间原刻本早已无存，现存主要版本有：清·咸丰六年丙辰（公元1856年）泾阳姚锡山重刻本；1914年上海锦章书局石印本；1982年广陵古籍刻印社据姚氏影印本。1996年北京中国中医药出版社苏礼等点校本。咸丰本框高17.8cm，每页9行，行20字，白口，四周双线边，共48册，首页署"宏道书院藏版"。本书即以咸丰本为底本，以石印本及《济阳纲目》所引有关主要医籍之通行本为参校本。

3.《疹科类编》：《疹科类编》一书各家书志及新旧《联目》均未见载录。既知明·万历丁巳（公元1617年）初刻本及明·天启六年（公元1626年）修订本今均无存。现存主要版本有：清·康熙五十五年（公元1716年）三原董汉杰校梓本；清·嘉庆十四年（公元1809年）三原张栋校梓本；清·道光己丑（公元1829年）新刊本。康熙本1册，不分卷，上黑口，四周双线边，每面9行，共132页。本书系以康熙本为底本，嘉庆本为主校本，道光间新刊本为参校本。

二、文字规范

1.底本中的繁体字、异体字、古今字及无校勘价值的错别字，迳改为规范简体字。

2.底本中的通假字酌予保留，生僻者酌改并于首见处出注。

3.个别中医学的特殊用字，如"瘢"、"瘀"、"痠"、"锉"等酌予保留。

4.底本中方位名词如"左"、"右"酌改为"上"、"下"。

5.底本中使用频率较高的现已不通用的药名用字，依据《中药大辞典》正名酌于规范。如白芨——白及；栝蒌——瓜蒌；牛角腮——牛角鰓；辛荑——辛夷；慈石——磁石等。不再一一加注。

三、标点分段

1.依据文义与医理，对底本原文进行标点；标点符号以句号、逗号为主，酌用引号、冒号、书名号，少用或不用问号、惊叹号。

2.以意群为依据，对底本原文酌予分段；可分可不分的段落，一般不予分段。

四、校勘注释

1.依据主校本、参校本对底本中脱、讹、衍、倒之处进行校勘，并出校注说明。

2.底本正确而校本有异者，不出校注；校本与底本大同而义胜者，不改底本，酌加校注。

3.底本引用他书之文献，凡不悖医理、文义者，不予校勘。

4.对底本中一些古僻隐曲、非注莫明之字、词，依照训诂通例，酌情加以注释。注释力求简洁明快，一般不出书证。

五、目录编次

1、删去底本各卷前之分目录及书名、署名；重新编制各书目录及全书总目。

2、对底本中编次淆乱之处酌情加以调整，并出校注说明。

3、编制全书统一的方剂索引，附于书末，以备检索。

4、编制"武之望研究论文题录"，对1950～1988年间公开发表的有关武之望及其学术思想研究的论文予以著录，附于书后。

六、学术研究

正文后附有由本书主编撰写的"武之望学术思想研究"论文，全文3万余字，其内容包括武之望生平事迹、著述及版本的考证；武之望学术思想渊源、师承关系，医学著述及写作背景、学术特点、应用价值及其对中医学术发展的影响等，以便读者全面了解武之望的生平及贡献。

本书系在中国中医药出版社精心策划下，由陕西省中医药研究院文献医史研究所组织有关专家分工协作，共同完成。其中《济阴纲目》校注者：苏礼、焦振廉、张琳叶；《济阳纲目》校注者：苏礼、任娟莉、王怡、郑怀林、张琳叶、焦振廉、胡玲、卢棣；《疹科类编》校注者：郑怀林。全书编校总负责人：苏礼。

除上述人员外，参与本书前期编校工作的尚有汪桂范、李培振、洪文旭、徐伟、张长富、杨利平、苏平、王春生等同志。中国中医药出版社、陕西省中医药研究院有关领导、专家、学者，陕西临潼武氏传人武继祖、武也夫、武英等，对此项整理研究工作都给予了热情支持和指导，谨此并致谢忱。

苏 礼

一九九九年三月于西安

总 目 录

总目录

济阴纲目

明·武之望　编次

苏　礼　焦振廉　张琳叶　校注

刻济阴纲目序

　　妇女杂病率与男子同，唯经、血、胎、产诸证自为一类，而其中派分枝析，变亦不可胜穷矣。概观诸书，虽证各有论，而论不悉病之情；治各有方，而方不尽治之变。以故治妇人者，往往操一二方以疗众病，一不应而技遂穷，斯法不备之过也。古方《产宝》《大全》而外，近唯薛新甫推广敷衍，颇补前人所未备，而《医案》①一书，并列杂病于其中，即其著论立方与疗男子，夫岂有殊焉。嗣见同年王宇泰氏所辑《女科准绳》，旁搜博采，古今悉备，然一切杂病，亦复循薛氏例而概收之，不无骈枝赘疣②之病，且分条不整，序次无伦，非耳目所素习者，卒观之而莫得其要也。余究心兹术，亦既有年，兹于公事之暇，手为搜集，汰去诸杂证，而专以妇人所独者汇为一书，又门分类别，而纲之下各系以目，名曰《济阴纲目》。盖证各有论，其于寒热虚实及标本浅深之致，颇悉其情；而治各有方，其于温凉补泻及缓急轻重之宜，亦尽其变。庶览者不难因论识病，因病取方，一展卷而犁然指掌③，即庸工下医亦可随手而取效也。虽然，医者意也，许胤宗善医而不著书，谓④意所解者口莫能宣也。余所集悉前人绪余，谓可因是而解方术，非谓以是而尽方术也。是在善学者神而明之，变通而用之，斯斫轮⑤之妙，承蜩⑥之巧，不难致已。

万历四十八年岁次庚申三月之吉
赐进士第中顺大夫南京太常寺少卿
前奉敕整饬海盖永平等处兵备
山东按察司副使吏部文选司主事骊下武之望叔卿甫书

---

① 《医案》　指薛己（新甫）所撰《薛氏医案》。
② 骈枝赘疣　喻多余无用。
③ 犁然指掌　谓分明而易知。犁，通"离"。分开。
④ 谓　通"为"。因为。
⑤ 斫（zhuó 苗）轮　喻经验丰富。语本《庄子·天道》。
⑥ 承蜩　喻精审周致。语本《庄子·达生》。

刻济阴纲目引

　　吾邑武阳纡先生者，以进士第历官中外，雅负用世之志。樯不佞，世缔姻好，窃师事之，未尝敢以涯涘① 测，至乃经济② 弘规著见于外者，樯亦得窥其一斑焉。第先生赋性真介刚果，功名之际，难进易退，故三十余年，十三在官，十七在里，然非其素③ 矣。里寓之顷，恒闭门扫轨，却迹城市，日拥书万卷，以课勖④ 子弟从游之士，而更嗜医术。因念古人以良医等之良相，而程明道先生以和药济人，为家居所仅能事，乃旁涉轩岐以下书，于诸家方论大加搜集。据所著有《医帜》，尚秘不以示人，樯未之见。《济阴纲目》盖妇女专门书也，其于诸杂病概有集未就。而先生备兵永平时，应彼中乡绅请，先梓成是集，盖旁涉之一斑也。先是，樯以内人多病，数罹危殆，于时私许施剂活人，藉为忏消⑤ 之地，以祈冥佑。第泛海迷津，识南罔引，呼吸之决，岂冒冒⑥ 可为者。因循寝阁，宿愿莫酬，慨郁既有年矣。及领是书，纲总目条，论详方备，按病索门，犹如指掌，诚肘后之奇珍，弘仁之要领也。复念投剂不确，何如代广其书，况此为医家所争购，而版留于彼，无以应人之急，因不量遂与家侄美初醵金，请更梓之，而廉访史公、都阃孟公雅重其书，闻之，各捐俸益其半，邑侯王公又佐以饩薪之费，而刻遂成。其大段与永平刻无甚异同，而方论则增补加详，盖日久搜罗，庶几靡所遗漏矣。是先生以用世之绪余，用之以活人，其他年燮理之伟猷，不又因之以著见耶。书中详委，先生自有序，樯不敢僭语，第语其所以重梓者如此。

天启元年岁辛酉季夏邑眷后学王樯顿首谨书

---

　① 涯涘（sì 四）　边际。
　② 经济　谓经国济民。
　③ 素　宿愿。
　④ 课勖　谓教导勉励。
　⑤ 忏消　谓忏悔以消罪。
　⑥ 冒冒　轻率貌。

再刻济阴纲目序

考古医科，妇人有一医。今小儿、疮疡、眼目等各有端攻[1]，独妇人统于恒医，窃尝少之。天下之理，语同冈不同也，语异冈不异也，年岁之差耳。婴童之与大男子，诊候治疗尚不能一，况男女乎。古今医书，妇人多附卷末，然作者弗详，述者弗精，宜无以专术显也。阳纡先生博闻强记，甚好医药，尤究心于妇人，有闻见必手自写录，积有岁月矣。方内方外采拾几尽，然后求病情，会方旨，次第成书，字之曰《济阴纲目》。汇同审异，彰往启来，洋洋乎女科大成也哉。昔仲景始著《伤寒论》，以活万世之人，是书可与埒功。成无己辈发明仲景，推戴几于成经，逆知[2]为先生素臣者且继出，然必不能逾范围矣。余不知医，粗学《易》，敢即僭以择言曰：阴阳，缊[3]也；日月，象也。日无饱歉，月有进逊，故日以有余成尊，月以不足成化。进逊之义，敻[4]哉奥哲。夫审几测度，每于焉深思而密议。人首天以生，男女皆然。而妇人天癸上应月，下应海，海月皆阴象也，且夫男子天癸则不然。因思妇人之疾，除与男子无殊者，大概皆以有余成不足。有余，非气血充牣之谓，失进逊之道也。"济阴"为号，已蔽书义，先生通于造化矣。是书昔刻于宦，今再刻里中，命昌运为序，因以胸请[5]故然喏喏尔。

天启元年岁在辛酉孟秋之吉
赐同进士出身礼部精膳清吏司主事邑通家晚生赵昌运顿首撰

---

① 端攻　即专攻。端，通"专"。
② 逆知　预知。逆，事先。
③ 缊　通"蕴"。渊奥。
④ 敻（xiòng 诇）　辽远，悠远。
⑤ 胸请　胸中之情。请，通"情"。

目　　录

卷　一

调 经 门

论经主冲任二脉

良方论曰：岐伯云：女子七岁肾气盛，齿更发长；二七而天癸至，任脉通，太冲脉盛，月事以时下。天谓天真之气，癸谓壬癸之水，故云天癸也。然冲为血海，任主胞胎，二脉流通，经血渐盈，应时而下，常以三旬一见，以象月盈则亏也。若遇经行，最宜谨慎，否则与产后症相类。若被惊恐劳役，则血气错乱，经脉不行，多致劳瘵等疾；若逆于头面肢体之间，则重痛不宁；若怒气伤肝，则头晕胁痛，呕血而瘰疬痈疡；若经血内渗，则窍穴淋沥无已。凡此六淫外侵而变症百出，犯时微若秋毫，成患重如山岳，可不畏哉。

论心脾为经血主统

薛立斋曰：经云：饮食入胃，游溢精气，上归于脾，脾气散精，上归于肺，通调水道，下输膀胱，水精四布，五经并行。东垣先生所谓脾为生化之源，心统诸经之血，诚哉是言也。窃谓心脾平和，则经候如常。苟或七情内伤，六淫外侵，饮食失节，起居失宜，脾胃虚损，心火妄动，则月经不调矣。大抵血生于脾土，故云脾统血。凡血病当用苦甘之药，以助阳气而生阴血也。

论脾胃生血

薛立斋曰：血者，水谷之精气也，和调五脏，洒陈六腑，在男子则化为精，在妇人上为乳汁，下为血海。故虽心主血，肝藏血，亦皆统摄于脾，补脾和胃，血自生矣。凡经行之际，禁用苦寒辛散之药，饮食亦然。

张叔承曰：经病有脾胃受亏，面色痿黄[1]，四肢怠惰，右手关脉弦滑无力，是食少不能生化气血，宜补中益气，开胃进食。脾胃和而饮食进，久之经自行矣。

论经不调由风邪客于胞中

陈氏曰：妇人月水不调，由风邪乘虚客于胞中，而伤冲任之脉，损手太阳少阴之经。盖冲任之脉皆起于胞中，为经络之海，与手太阳小肠、手少阴心经为表里，上为乳汁，下为月水。然月水乃经络之余，苟能调摄得宜，则经应以时矣。

论三月一来为居经

脉经云：师曰：脉微，血气俱虚，年少者亡血也。乳子下利为可，否者此为居经，三月一来。师曰：寸口脉微而涩，微则卫气不足，涩则血气无余。卫不足，其息短，其形躁[2]；血不足，其形逆；荣卫俱虚，言语谬误。趺阳脉浮而涩，涩则卫

---

① 痿黄　即萎黄。痿，同"萎"。干枯。
② 躁　《脉经》卷九作"燥"。

气虚，虚则短气，咽燥而口苦，胃气涩则失液。少阴脉微而迟，微则无精，迟则阴中寒，涩则血不来，此为居经，三月一来。问曰：妇人妊娠三月，师脉之，言此妇人非躯[1]，今月经当下，其脉何类，何以别之。师曰：寸口脉卫浮而大，荣反而弱，浮大则气强，反弱则少血，孤阳独呼，阴不能吸，二气不停，卫降荣竭，阴为积寒，阳为聚热，阳盛不润，经络不足，阴虚阳往（一作实），故令少血，时发洒淅，咽燥汗出，或溲稠数，多唾涎沫，此令重虚，津液漏泄，故知非躯，蓄烦满血，月禀一经，三月一来，阴盛则泻，名曰居经。谓右脉浮大，左脉反弱也。

论师尼寡妇异乎妻妾之治

罗谦甫曰：宋褚澄疗师尼寡妇，别制方者，盖有谓[2]也。此二种寡居，独阴无阳，欲心萌而多不遂，是以阴阳交争，乍寒乍热，全类温疟，久则为劳。尝读《史记·仓公传》，载济北王侍人韩女病腰背寒热，众医皆以为寒热病。仓公曰：病得之欲男子不得也，何以知，诊其脉，肝脉弦出寸口，是以知之。盖男子以精为主，妇人以血为主，男子精盛以思室，女人血盛以怀胎也。夫肝，摄血者也，是厥阴肝脉弦出寸口，上鱼际，则阴盛可知。故知褚氏之言信有谓矣。

论调经当抑气

济生方论曰：《内经》云：百病皆生于气。经有所谓七气，有所谓九气。喜、怒、忧、思、悲、恐、惊者，七气也。七情之外，益之以寒热二证，而为九气也。气之为病，男子妇人皆有之，惟妇人血气为患尤甚。盖人身血随气行，气一壅滞则血与气并，或月事不调，心腹作痛，或月事将行，预先作痛，或月事已行，淋沥不

断，心腹作痛，或遵[3]腰胁，或引背膂[4]，上下攻刺，吐逆不食，甚则手足搐搦，状类惊痫，或作寒热，或为癥瘕，肌肉消瘦，非特不能受孕，久而不治，转而为瘵疾者多矣。

论调经先去病

李氏曰：月水循环，纤痾不作而有子。若兼潮热腹痛，重则加之咳嗽，汗呕或泻。有潮汗则血愈消耗，有咳呕则气往上行，泻则津偏于后，痛则积结于中。是以必先去病，而后可以滋血调经。就中潮热疼痛，尤为妇女常病。盖血滞积入骨髓，便为骨蒸；血滞积瘀于中，与日生新血相搏，则为疼痛；血枯不能滋养百骸，则蒸热于外；血枯胞络火盛，或挟痰气食积，寒冷外邪，则为疼痛。

论调经大法

方氏曰：妇人经病有月候不调者，有月候不通者，然不调不通之中，有兼疼痛者，有兼发热者，此分而为四也。然四者若细推之，不调之中有趱前[5]者，有退后者，则趱前为热，退后为虚也；不通之中有血滞者，有血枯者，则血滞宜破，血枯宜补也；疼痛之中有常时作痛者，有经前经后作痛者，则常时与经前为血积，经后为血虚也；发热之中有常时发热者，有经行发热者，则常时为血虚有积，经行为血虚有热也。此又分而为八焉。大抵妇人经病，内因忧思忿怒，外因饮冷形寒。盖人之气血周流，忽因忧思忿怒所触，则郁结不行，人之经前产后忽遇饮冷形寒，则

---

① 非躯　谓不曾受孕。躯，身孕。
② 谓　意义。
③ 遵　顺着。
④ 背膂　脊背。膂，脊骨。
⑤ 趱（zǎn 攒）前　赶前。即月经先期。趱，赶，加快。

恶露不尽。此经候不调不通，作痛发热之所由也。大抵气行血行，气止血止，故治血病以行气为先，香附之类是也；热则流通，寒则凝结，故治血病以热药为佐，肉桂之类是也。

论经水异色

丹溪曰：经水者，阴血也，阴必从阳，故其色红，禀火色也。血为气之配，气热则热，气寒则寒，气升则升，气降则降，气凝则凝，气滞则滞，气清则清，气浊则浊，上应于月，其行有常，名之曰经，为气之配，因气而行。成块者，气之凝也；将行而痛者，气之滞也；来后作痛者，气血俱虚也，色淡者亦虚也，而有水混之也；错经妄行者，气之乱也；紫者，气之热也；黑者，热之甚也。今人但见其紫者、黑者、作痛者、成块者，率指为风冷而行温热之剂，则祸不旋踵矣。良由《病源》论月水诸病，皆曰风冷乘之，宜其相习而成俗也。或曰：黑者，北方水色也，紫淡于黑，非冷而何。予曰：经云：亢则害，承乃制。热甚者必兼水化，所以热则紫，甚则黑也。况妇人性执而见鄙，嗜欲加倍，脏腑厥阳之火无日不起，非热而何。若曰风冷，必须外得，设或有之，盖千百而一二也。

准绳云：冷证外邪初感，入经必痛，或不痛者，久则郁而变热矣。且寒则凝，既行而紫黑，故非寒也。

叶氏曰：血黑属热，丹溪之论善矣。然风寒外乘者，十中常见一二。何以辨之，盖寒主引涩，小腹内必时常冷痛，经行之际，或手足厥冷，唇青面白，尺脉或迟，或微，或虚，或虽大而必无力，热则尺脉或洪，或数，或实，或虽小而必有力。于此审之，可以得其情矣。

李氏曰：心主血，故以色红为正。虽

不对期，而色正者易调。其色紫者，风也；黑者，热甚也；淡白者，虚也，或挟痰停水以混之也；如烟尘水，如屋漏水，如豆汁，或带黄混浊模糊者，湿痰也；成块作片，色不变者，气滞也，或风冷乘之也；色变紫黑者，血热也。大概紫者，四物汤加防风、白芷、荆芥；黑者，四物汤加芩、连、香附；淡白者，芎归汤加参、芪、白芍药、香附；有痰者，二陈汤加芎、归；如烟尘者，二陈汤加秦艽、防风、苍术；如豆汁者，四物汤加芩、连；成块者，四物汤加香附、玄胡索、枳壳、陈皮。随证选用。

论经候愆期[①]

王子亨曰：经者，常候也，谓候其一身之阴阳愆伏，知其安危，故每月一至，太过不及皆为不调。阳太过，则先期而至；阴不及，则后时而来。其有乍多乍少，断绝不行，崩漏不止，皆由阴阳衰盛所致。

丹溪云：经水不及期而来者，血热也，四物汤加芩、连、香附；肥人不及日数而多者，痰多血虚有热，南星、白术、苍术、黄连、香附、川芎作丸。

薛氏曰：先期而至，有因脾经血燥者，宜加味逍遥散；有因脾经郁滞者，宜归脾汤；有因肝经怒火者，宜小柴胡汤加生地黄；有因血分有热者，宜四物汤加柴胡、牡丹皮、山栀子；有因劳役火动者，宜补中益气汤。

丹溪云：经水过期，血少也，用川芎、当归、人参、白术，兼痰药治之；过期色淡者，痰多也，二陈汤加芎、归；过期紫黑有块，血热也，必作痛，四物汤加香附、黄连。

①　愆期　即失期。谓经期失调。愆，错失。

薛氏曰：过期而至，有因脾经血虚者，宜人参养荣汤；有因肝经血少者，宜六味地黄丸；有因气虚血弱者，宜八珍汤。

论月水多少

准绳云：妇人病多是月经乍多乍少，或前或后，将发疼痛。医者不审，一例呼为经病，不知阳胜阴，阴胜阳，所以服药无效。盖阴气乘阳，则包藏寒气，血不运行，经所谓天寒地冻，水凝成冰，故令乍少而在月后；若阳气乘阴，则血流散溢，经所谓天暑地热，经水沸溢，故令乍多而在月前。当和血气，平阴阳，斯为福也。阳胜阴，月候多者，当归饮；阴胜阳，月候少者，七沸汤。又云：经水过多为虚热，为气虚不能摄血；经水涩少为虚，为涩。虚则补之，涩则濡之。

脉经曰：有一妇人来诊，言经水少，不如前者，何也。师曰：曾更下利若[1]汗出，小便利者可。何以故。师曰：亡其津液，故令经水反少。设经下多于前者，当所苦困，当言恐大便难，身无复汗也。

论月水不利

良方云：妇人月水不利者，由劳伤气血，体虚而风冷客于胞内，伤于冲任之脉故也。若寸脉弦，关脉沉，是肝病也，兼主腹痛，孔窍生疮；尺脉滑，血气实，经络不利；或尺脉绝不至，兼主小腹引腰痛，气攻胸膈也。

薛氏曰：前证属肝胆二经，盖肝胆相为表里，多因恚怒所伤。若本经风热，用补肝散（方见胁痛门）；血虚，用四物加酸枣仁；若肾水不足，用六味丸；若患诸疮疡，治见后。

论月水不断

准绳云：妇人月水不断，淋沥无时，或因劳损气血而伤冲任，或因经行而合阴阳，皆令气虚不能摄血。若时止时行，腹痛，脉沉细，此寒热邪气客于胞中，非因虚弱也。

薛氏曰：前证若郁结伤脾，用归脾汤；恚怒伤肝，用逍遥散；肝火妄动，用加味四物汤；脾气虚弱，用六君子汤；元气下陷，用补中益气汤；热伤元气，前汤加五味、麦门冬、炒黑黄柏。

论过期不止

产宝云：男子生于寅，寅属木，阳中有阴，故男子得八数；女子生于申，申属金，阴中有阳，女子得七数。男以气为主，八八则卦数已尽，尽则阳精痿；女以血为主，七七则卦数已终，终则经水绝，冲任脉虚衰，天癸绝，地道不通[2]而无子矣。或劳伤过度，喜怒不时，经脉衰微之际，又为邪气攻冲，所以当止不止而崩下也。

许学士云：妇人经脉过期不止，腰腹疼痛，或七七数尽而月经下者，宜用当归散治之。

论经病疼痛

产宝云：经水者，行气血，通阴阳，以荣于身者也。气血盛，阴阳和，则形体通。或外亏卫气之充养，内乏荣血之灌溉，血气不足，经候欲行，身体先痛也。此论身痛。

良方云：妇人经来腹痛，由风冷客于胞络冲任，或伤手太阳少阴经，用温经

---

① 若　或。
② 通　原作"逆"，据康熙本改。

汤、桂枝桃仁汤；若忧思气郁而血滞，用桂枝桃仁汤、地黄通经丸（方见经闭）；若血结而成块，用万病丸。

丹溪云：经水将来作痛者，血实也，一云气滞，四物汤加桃仁、香附、黄连；临行时腰疼腹痛，乃是郁滞，有瘀血，四物汤加红花、桃仁、莪术、玄胡索、木香，有热加黄芩、柴胡；经行后作痛者，血气俱虚也，以八珍汤加减服。

戴氏曰：经事来而腹痛者，经事不来而腹亦痛者，皆血之不调故也。欲调其血，先调其气，四物汤加吴茱萸半钱、香附子一钱，和气饮加吴茱萸半钱亦可用。痛甚者，玄胡索汤。然又恐感外邪，伤饮食致痛，痛不因血，尤宜详审，和气饮却能兼治。因冷而滞，因滞而痛，宜大温经汤，冷甚者去麦门冬不用。

汪石山治一妇人，瘦小，年二十余，经水紫色，或前或后，临行腹痛，恶寒喜热，或时感寒，腹亦作痛，脉皆细濡近滑，两尺重按略洪而滑，此血热也。或谓恶寒如此，何谓为热。曰：热极似寒也。遂用酒煮黄连四两，香附、归身尾各二两，五灵脂一两，为末，粥丸，空腹吞之而愈。一妇年二十一岁，六月经行，腹痛如刮，难忍求死，脉得细软而駃[1]，尺则沉弱而近駃。汪曰：细软属湿，数则为热，尺沉属郁滞也。以酒煮黄连半斤、炒香附六两、五灵脂半炒半生三两、归身尾二两，为末，粥丸，空心汤下三四钱，服至五六料。越九年，得一子，后屡服屡效。历五十年后，前药罔效，汪复诊之，脉皆洪滑无力，幸其尚有精神。汪曰：此非旧日比矣，旧乃郁热，今则虚寒，东垣曰始为热中，终为寒中是也。经曰：脉至而从，按之不鼓，乃阴盛隔阳。当作寒治，且始病时而形敛小，今则形肥大矣。医书曰：瘦人血热，肥人气虚。岂可同一

治耶。所可虑者，汗大泄而脉不为汗衰，血大崩而脉不为血减耳。其痛日重夜轻，知由阳虚不能健运，故亦凝滞而作痛。以证参脉，宜用助阳，若得脉减痛轻，方为佳兆。遂投参、芪、归、术大剂加桂、附一帖，来早再诊，脉皆稍宁，服至二三十帖，病且愈。盖病有始终寒热之异，药有前后用舍不同，形有肥瘦壮少不等，岂可以一方而通治哉。

论经病发热附客热

李氏曰：潮热，有时为内伤为虚，无时为外感为实。虚者，大温经汤；热者，四物汤加柴胡、黄芩；经闭者，滋血汤；骨蒸者，大胡连丸、大乌鸡丸；五心潮者，四物汤加黄连、胡黄连；无汗者，茯苓补心汤；有汗者，逍遥散；经前潮者，血虚有滞，逍遥散加牡丹皮、桃仁、玄胡索；经后潮者，血虚有热，逍遥散去柴胡，换地骨皮，加生地黄，此药加减为退热圣药；寻常潮热者，肾气丸、大造丸，或四物汤料加便炒黄芩一两、四制香附一斤，蜜丸服。

吴茭山治一妇，经血过多，五心烦热，日晡潮热，诸药不效。以四物加胡黄连，三服而愈。

薛新甫治一妇人，经候过期，发热倦怠，或用四物、黄连之类，反两月一度，且少而成块，又用峻药通之，两目如帛所蔽。薛曰：脾为诸阴之首，目为血脉之宗。此脾伤，五脏皆为失所，不能归于目矣。遂用补中益气、济生归脾二汤，专主脾胃，年余寻愈。

大全云：客热者，因体虚而将温过度，外热加之，非脏腑自生，故云客热，其状上焦胸膈之间虚热，口燥心烦，手足

---

① 駃 迅疾。谓脉急数。后略。

壮热者是也。

薛氏曰：前证若客邪所侵，补中益气加川芎、防风；肝虚血少，六味地黄丸；胃火饮冷，钱氏泻黄散；胃虚饮汤，七味白术散；潮热时热，八珍汤；晡热内热，逍遥散；发热体倦，补中益气汤；恚怒发热，小柴胡汤；寅卯酉戌时热，升阳益阴汤。

论往来寒热

经水适来适断，或有往来寒热者，先服小柴胡汤，以去其寒热，后以四物汤和之。

薛新甫治一妇人，耳内或耳后项侧作痛，寒热口苦，月经不调。此肝火气滞而血凝，用小柴胡加山栀、川芎、丹皮治之，诸证悉退。

大全云：师尼寡妇与室女出嫁① 愆期者，多因欲心萌而不遂，恹恹成病，乍寒乍热，久则为劳。又有经闭白淫，痰逆头风，膈气痞闷，面黯瘦瘠等证，皆寡妇之病也。

薛氏曰：前证若肝脉弦出鱼际，用小柴胡加生地黄送下生地黄丸。久而血虚，佐以四物汤；若兼怒动肝火而寒热者，佐以加味逍遥散。一妇人因夫经商久不归，发寒热，月经旬日方止，服降火凉血药，反潮热内热，自汗盗汗，月经频数。余曰：热汗，气血虚也；经频，肝脾虚也。用归脾汤、六味丸而愈。

论热入血室

良方云：妇人伤寒伤风发热，经水适来，昼则安静，暮则谵语，有如疟状，此为热入血室。治者无犯胃气及上二焦，宜服小柴胡汤，若脉迟身凉，当刺期门穴，下针病人五吸，停针良久，徐徐出针。凡针期门穴，必泻勿补，肥人二寸，瘦人寸半也。

许学士治一妇，病伤寒发寒热，遇夜则如见鬼状，经六七日，忽然昏塞，涎响如引锯，牙关紧急，瞑目不知人，病热危困。许视之，曰：得病之初，曾值月经来否。其家云：经水方来，病作而经遂止，后一二日发寒热，昼虽静，夜则有鬼祟，从昨日不省人事。许曰：此乃热入血室证。仲景云：妇人中风，发热恶寒，经水适来，昼则明了，暮则谵语②，如见鬼状，发作有时，此名热入血室。医者不晓，以刚剂与之，遂致胸膈不利，涎潮上脘，喘急息高，昏冒不知人。当先化其痰，后除其热。乃急以一呷散投之，两时顷涎下得睡，省人事，次授以小柴胡汤加生地黄，三服而热除，不汗而自解矣。一妇人患热入血室证，医者不识，用补血调气药治之，数日遂成血结胸。或劝用前药。许公曰：小柴胡汤已迟，不可行也。无已，刺期门穴，斯可矣。予不能针，请善针者治之。如言而愈。或问：热入血室何为而成结胸也？许曰：邪气传入经络，与正气相搏，上下流行，遇经水适来适断，邪气乘虚入于血室，血为邪所迫，上入肝经，肝受邪则谵语而见鬼，复入膻中，则血结于胸中矣。何以言之。妇人平居，水养木，血养肝，方未受孕则下行之为月水，既孕则中蓄之以养胎，及已产则上壅之以为乳，皆血也。今邪逐血并归于肝经，聚于膻中，结于乳下，故手触之则痛，非药可及，故当刺期门也。

虞恒德治一少妇，夏月行经，得伤寒似疟，谵语狂乱，诸医皆以伤寒内热，投双解散、解毒汤服之，大汗如雨，反如风状，次以牛黄丸、金石之药，愈投愈剧。

---

① 出嫁　当作"未嫁"。
② 谵（zhán 占阳平）语　病中呓语。

一日延虞诊视，脉弦而大，虞思伤寒内热狂乱，六阳俱病，岂不口干舌黑，况脉不数，病体扪之或热或静，其腹急痛，意必有内伤在前，伤寒在后，今伤寒得汗虽已，内伤则尚存故也。因细问之，患者曰：正行经时，因饮食后多汗，用冷水抹身，因得此证。方知冷水外闭其汗，内阻其血，邪热入室，经血未尽，血得邪热，乍静乍乱，寒热谵语，掉眩类风，须得玉烛散下之而愈。下后谵语已定，次以四物小柴胡汤调理五日，热退身凉，其患遂瘳。

衍义云：一妇人温病已十二日，诊之，其脉六七至而涩，寸稍大，尺稍小，发寒热，颊赤口干，不了了，耳聋。问之，病数日经水乃行，此属少阳热入血室也，若治不对病则必死。乃按其证，与小柴胡汤服之二日，又与小柴胡汤加官桂、干姜一日，寒热遂止。又云脐下急痛，又与抵当丸，微利，脐下痛痉，身渐凉，脉渐匀。尚不了了，乃复与小柴胡汤，次日但胸中热躁，口鼻干，又少与调胃承气汤，不得利，次日心下痛，又与大陷胸汤半服，利三行，次日虚烦不宁，时妄有所见，复狂言。虽知其尚有燥屎，以其极虚，不敢攻之，遂与竹叶汤去其烦热，其夜大便自通，至晚两次，中有燥屎数枚，而狂言虚烦尽解。但咳嗽唾，此肺虚也，若不治恐成肺痿，遂与小柴胡汤去人参大枣生姜加干姜五味子汤，一日咳减，二日而病悉愈。以上皆用仲景方。

薛立斋治一妇人，怀抱素郁，感冒，经行谵语，服发散之剂，不应，用寒凉降火，前证益甚，便加月经不止，肚腹作痛，呕吐不食，痰涎自出。此脾胃虚寒，用香砂六君子，脾胃渐健，诸证渐退，又用归脾汤而全愈。

论经行泄泻

汪石山治一妇，经行必泻三日然后行，诊其脉皆濡弱。此脾虚也，脾属血属湿，经水将动，脾血先已流注血海，然后下流为经，脾血既亏，则虚而不能运行其湿。令作参苓白术散，每服一钱，一日米饮调下二三次，月余经行不泻矣。一妇年逾四十，形长色悴，病经不行，右脉浮软而大，左脉虚软而小近駃，常时经前作泄，今年四月感风咳嗽，用汤洗浴汗多，因泄一月。六月复因洗浴发疟六七次，疟虽止而神思不爽，至八月尽而经水过多，白带时下，泻泄，觉右脚疼痛，旧曾闪肭脚跟，今则假此延痛，臀腿腰胁尻骨颈项右边筋脉皆掣痛，或咳嗽一声，则腰眼痛如刀扎[①]，日轻夜重，叫号不已，幸痛稍止，饮食如常。今详月水过多，白带时下，日轻夜重，泻泄无时，亦属下多亡阴，宜作血虚论治。服四物止痛之剂，益甚。九月汪复诊视，始悟此病乃合仲景所谓阳生则阴长之法矣。夫经水多，白带下，常泄泻，皆由阳虚陷下而然，命曰阳脱是也。日轻夜重，盖日阳旺而得健运之职，故血亦无凝滞之患，而日故轻也，夜则阴旺，而阳不得其任，失其健运之常，血亦随滞，故夜重也。遂以参、术助阳之药煎服五七帖，痛减。此亦病证之变，治法殊常，故记之。

脉　　法

脉经曰：尺脉滑，血气实，妇人经脉不利。少阴脉弱而微，微则少血。寸口脉浮而弱，浮则为虚，弱则无血。脉来至状如琴弦，苦少腹痛，主月水不利，孔窍生疮。肝脉沉，主月水不利，腰腹痛。尺脉

---

① 刀扎　"扎"原作"札"，据文义改。

来而断续者，月水不利。寸关脉如故，而尺脉绝不至者，月水不利，当患小腹引腰痛，气滞上攻胸膈也。经不通，绕脐寒疝痛，其脉沉紧，此由寒气客于血室，血凝不行结积，血为气所冲，新血与故血相搏，故痛。

调经通用诸方

四物汤　治妇人冲任虚损，月水不调，经病或前或后，或多或少，或脐腹疞[1]痛，或腰足中痛，或崩中漏下，及胎前产后诸证，常服益荣卫，滋气血，若有他病，随证加减。

当归和血，如血刺痛如刀割，非此不能除
川芎治风泄肝木，如血虚头痛，非此不能除　芍药和血理脾，如腹中虚痛，非此不能除，酒炒用　熟地黄补血，如脐痛，非此不能除，酒洗用

上锉，各等分，每服四钱，水煎服。春倍川芎，夏倍芍药，秋倍地黄，冬倍当归。若春则防风，四物加防风，倍川芎；若夏则黄芩，四物加黄芩，倍芍药；若秋则门冬，四物加天门冬，倍地黄；若冬则桂枝，四物加桂枝，倍当归。若血虚而腹痛，微汗而恶风，四物加茂[2]、桂，谓之腹痛六合；若风眩晕，加秦艽、羌活，谓之风六合；若气虚弱，起则无力，尪然[3]而倒，加厚朴、陈皮，谓之气六合（气不足而用泄气之药可乎，当以参、芪易之）。若发热而烦，不能睡卧者，加黄连、栀子，谓之热六合；若虚寒，脉微自汗，气难布息，清便自调，加干姜、附子，谓之寒六合；若中湿，身沉重无力，身凉微汗，加白术、茯苓，谓之湿六合。若妇人筋骨肢节疼及头痛，脉弦，憎寒如疟，宜治风六合，四物汤加羌活、防风；若血气上冲，心腹胁下满闷，宜治气六合，四物加木香、槟榔；若脐下虚冷，腹痛及腰脊间闷痛，宜玄胡六合，四物加玄胡、苦楝。若气冲经脉，月事频并，脐下多痛，宜倍芍药，加黄芪；若经事欲行，脐腹绞痛，临经痛者，血涩也，加玄胡、苦楝碎炒焦、木香、槟榔；若妇人血虚，心腹疞痛不可忍者，去地黄，加干姜，名四神汤；补下元，加干姜、甘草；气筑[4]，小腹痛，加玄胡索；若腹中刺痛，恶物不下，倍加当归、芍药；若腹痛作声，经脉不快，加熟地黄一倍，添桂心半倍；经行腹痛，腰背痛，加芸薹、牛膝、红花、吴茱萸、蓬蒿、甘草、银器、灯心热服；若经水涩少，加葵花煎，又加红花、血见愁；若经水少而色和者，倍加熟地黄、当归；若经水暴下，加黄芩，若腹痛，加黄连，如夏月不去黄芩；若经水如黑豆汁者，加黄芩、黄连；经水过多，别无余证，宜黄芩六合汤，四物汤加黄芩、白术等分；经血淋漓不断，加干瑞莲房，炒入药，阴阳交合经脉行，加赤石脂、黄芪、肉桂、百草霜、藕节、败棕灰、肉豆蔻、当归、木香、龙骨、白术、茯苓、地榆；若经水适来适断，或有寒热往来者，先服小柴胡汤以去其寒热，后以四物汤和之，如寒热不退，勿服四物，是谓变证，表邪犹在，不能效也，依前论中变证，随证用药调治；若血崩者，加生地黄、蒲黄；补血住崩，加百草霜、棕灰、首绵灰、蒲黄炒过、龙骨、白姜；血成片，加地黄、藕节；血黑片，加人参、白术；若血脏虚冷，崩中去血过多，加阿胶、艾；月水不调，血崩，或多少，或前后，呕逆心膨，加陈艾、黄芪；若赤白带下，宜香桂六合，四物汤加桂枝、香附各减半；四物汤

为细末，炼蜜丸梧子大，空心米饮下三四十丸，治年高妇人白带良验；白淫浊，加龙骨、地黄、当归，如漏下五色，研麝香好酒下，如鲜红，温酒盐汤下；带下，加肉桂、蒲黄、百草霜、甘草、黑豆、白术、玄胡索、白姜、龙骨，空心盐酒下，如白带加白龙骨，酒下；若妇人血积者，加广茂、京三棱、官桂、干漆炒烟尽各等分；若经血凝滞，腹内血气作疼，加广茂、官桂等分（王石肤云：熟地黄滞血，安能止痛，不若以五灵脂代之）；血滞不通，加桃仁、红花；经闭，加枳壳、大黄、荆芥、黄芩、青皮、滑石、木通、瞿麦、海金沙、山栀子、车前子；血寒，加甘草、乌梅、柴胡、桃柳枝；月经久闭，加肉桂、甘草、黄芪、姜钱[①]、枣子、木通、红花；月水不通，加野苎根、牛膝、红花、苏木，旧酒水同煎；血气不调，加吴茱萸等分、甘草减半；诸虚不足，加香附子；四物汤加甘草半两，为细末，炼蜜丸，每两作八丸，酒醋共半盏煎汤，同化调下，名当归煎，去败血，生好血，如人行五里再进一服，无时；若虚热病，四物汤与参苏饮相合名补心汤主之；加柴胡名五神汤，再加黄芪名六神汤，大能补虚退虚热；潮热，加黄芩、地骨皮、柴胡，一方加柴胡、干葛、黄芩、人参；骨蒸，加地骨皮、牡丹皮；虚热口干，加麦门冬、黄芩；虚渴，加人参、干葛、乌梅、瓜蒌根；虚而多汗，加煅牡蛎、麻黄根各减半；虚寒潮热，加柴胡、地骨皮、白术、茯苓、甘草、秦艽、知母、黄芩、麦芽、贝母、人参、乌梅、枣子；若四肢肿痛，不能举动，宜与苍术各半汤主之；若大便燥结，四物汤与调胃承气汤各半名玉烛散主之；若流湿润燥，宜四物理中各半汤；若气血俱虚，四物与四君子汤各半名八珍汤主之，加缩砂仁保胎气，令人有子，有

热加黄芩；若因热生风者，加川芎、柴胡、防风；血气劳，加荆芥、柴胡；血风两胁筑痛，或盘肠成块，加大黄、荜拨、乳香；血弱生风，四肢痹疼，行步艰难，加人参、乳香、没药、麝香、甘草、五灵脂、羌独活、防风、荆芥、地龙、南星、白附子、泽兰，为末，蜜丸，木瓜盐汤下；血风膨胀，加甘草、木香、枳壳、马兜铃、葶苈、紫苏、藿香、地黄，空心服；血风瘾疹瘙痒，加黄芩、浮萍草；脏腑秘，加大黄、桃仁；滑泄，加官桂、附子；呕，加白术、人参，一方有生姜；呕吐不止，加藿香、白术减半，人参再减半；呕逆，饮食不入，加白术、丁香、甘草、人参、缩砂、益智仁、胡椒；若咳嗽，加桑白皮、半夏、人参、生姜、北五味子、甘草；若发寒热，加干生姜、牡丹皮、柴胡；若寒热往来，加炮干姜、牡丹皮各二分半；若平常些少[②]虚眩，肢体瘦倦，月信不通，只用生姜、薄荷，此是妇人常服之药，盖味寡而性缓，效迟而功深；若大渴，加知母、石膏；若水停心下，微吐逆者，加猪苓、茯苓、防己；若心腹胀满，加枳壳、青皮；虚汗，加麻黄根；汗多，加浮麦；肠风下血，加槐角、槐花、枳壳、荆芥、黄芩、大腹皮、红内消、地榆、石楠叶、白鸡冠花，为散，煎一半为末，空心盐汤旧酒调下；鼻衄吐血，加竹青、蒲黄、藕节、半夏、丁香、诃子、桂花、红枣、飞罗面、白茅根、蚌粉；若头昏项强，加人参、黄芩；若虚寒似伤寒者，加人参、柴胡、防风；若虚烦不得睡，加竹叶、人参；若诸痛有湿者，四物与白术相半，加天麻、茯苓、穿山甲，用酒煎服；治老人风秘，加青皮等

———————

① 姜钱　康熙本作"姜黄"。
② 些少　谓少而轻。些，少许。

分；治疮疾，加荆芥，酒煎常服；奶痈，加连翘、茨菰子、红内消、白芷、菰片、荆芥、牛膝、山蜈蚣、乳香、没药、漏芦、生地黄；赤眼头风疾，加薄荷、清茶；赤眼生风，加防风、黄芩；风疮赤肿，加荆芥、牛蒡子、何首乌、甘草、防风、羌活、地黄、盐、酒；脚肿，加大腹皮、赤小豆、茯苓皮、生姜皮；若妇人伤寒汗下后，饮食减少，血虚者，加黄芪、白术、茯苓、甘草，名八物汤；若妊娠伤寒中风，表虚自汗，头痛项强，身热恶寒，脉浮而弱，太阳经病，宜表虚六合汤，四物汤四两，桂枝、地骨皮各七钱；若妊娠伤寒，头痛身热，无汗，脉浮紧，太阳经病，宜表实六合，四物汤四两，麻黄、细辛各半两；若妊娠伤寒，中风湿之气，肢节烦疼，脉浮而热，头痛，此太阳标病也，宜风湿六合，四物汤四两，防风、苍术各七钱；若妊娠伤寒下后，过经不愈，温毒发斑如锦纹，宜升麻六合，四物汤四两，升麻、连翘各七钱；若妊娠伤寒，胸胁满痛，脉弦，少阳头昏项强，宜柴胡六合，四物汤四两，柴胡、黄芩各七钱；若妊娠伤寒，大便硬①，小便赤，气满而脉沉数，阳明太阳本病也，急下之，宜大黄六合，四物汤四两、大黄半两、桃仁十个去皮尖麸炒；若妊娠伤寒汗下后，咳嗽不止，宜人参六合，四物汤四两，人参、五味子各半两；若妊娠伤寒汗下后，虚痞胀满者，阳明本病也，宜厚朴六合，亦治咳嗽喘满，四物汤四两，厚朴、枳实麸炒各半两；若妊娠伤寒汗下后，不得眠者，宜栀子六合，四物汤四两，栀子、黄芩各半两；若妊娠伤寒，身热大渴，蒸蒸而烦，脉长而大者，宜石膏六合，四物汤四两，石膏、知母各半两；若妊娠伤寒，小便不利，太阳本病也，宜茯苓六合，四物汤四两，茯苓、泽泻各半两；若妊娠伤

寒，太阳本病，小便赤如血状者，宜琥珀六合，四物汤四两，琥珀、茯苓各半两；若妊娠伤寒汗下后，血漏不止，胎气损者，宜胶艾六合，四物汤四两，阿胶、艾各半两，一方加甘草同上，一方加干姜、甘草、黄芪；若妊娠伤寒，四肢拘急，身凉微汗，腹中痛，脉沉而迟，少阴病也，宜附子六合，四物汤四两，附子炮去脐皮、桂各半两；若妊娠伤寒蓄血证，不宜堕胎药下之，宜四物大黄汤，四物汤四两，生地黄、大黄酒浸各半两。四物与麻黄、桂枝、白虎、柴胡、理中、四逆、茱萸、承气、凉膈等皆可作各半汤，不能殚述，此易老用药大略也。安胎及漏下血，加阿胶、大艾、甘草、蒲黄炒过；若胎动不安，下血不止，每服加艾叶五七片，更加葱白、阿胶末、黄芪减四味之半，当归只用小半，如疾势甚者，以四味各半两细锉，以水四盏、熟艾一块如鸡子大、阿胶五七片煎至二盏半，去滓，分作四服，一日令尽，一方加粉草、干姜、黄芪，日二三服，至二腊，以一七日为一腊；加阿胶、艾叶，水煎服，名六物汤，胎前产后每日可一二服，亦治血痢不止，腹痛难忍；一方加黄芪、柏叶、阿胶、甘草、续断，治平常经血淋沥不断，或多或少，或赤或白，非时漏下，多服有效；受胎小肠气痛，加木香、茴香；胎前嗽，加枳壳、甘草、款冬、知母、马兜铃、半夏、木通、葶苈、人参、苦梗、麦门冬；胎气冲肝，腰脚痹，行步艰难，加枳壳、木通、连翘、荆芥、地黄、羌独活、山栀、甘草、灯心，空心服；妊娠心烦，加竹茹一块；如有败血，则用当归近上节，易白芍药以赤，熟地黄以生者；妊娠作恶生寒，面青，不思饮食，憔悴，加陈皮、枳壳、

---

① 大便硬 "硬"原作"鞕"，据文义改。

白术、茯苓、甘草；损孕下血不止，头痛寒热，耳鸣，气血劳伤所致，加黄芩、荆芥、生地黄、赤芍药、生姜；临产小腹紧痛，加红花、滑石、甘草、灯心、葵子；产后恶露，腹痛不止，加桃仁、苏木、牛膝；产后腹痛，血块攻肠，加大艾、没药、好酒；若因产后欲推陈致新，补血海，治诸疾，加生姜煎；产后因劳下血不止，加升麻、白芷、发灰，立止如神；若产后被惊气滞，种种积滞败血，一月内恶物微少，败血作病，或胀或疼，胸膈痞闷，或发寒热，四肢疼痛，加玄胡、没药、香白芷，与四物等分，为细末，淡醋汤或童子小便、酒调下；如血风于产后乘虚发作，或产后伤风，头疼发热，百骨节痛，每四物汤一两① 加荆芥穗、天麻、香附子、石膏、藿香各二钱五分，每服三钱，水一盏煎至七分服；产后伤风头痛，加石膏等分、甘草减半；若产后虚劳日久，而脉浮疾者，宜柴胡四物汤，乃本方与小柴胡汤合用也；若产后诸证，各随六经，以四物与仲景药各半，服之甚效；产后虚烦，发热烦闷，加生地黄；产后腹胀，加枳壳、肉桂；产后寒热往来，加柴胡、麦门冬；产后败血筑心，加地骨皮、芍药；产后潮热，加白术、北柴胡、甘草、牡丹皮、地骨皮；产后病眼，加北细辛、羌活、荆芥、菊花、甘草、木贼、石决明、草决明；产后浮肿，气急腹大，喉中水鸡声，加牡丹皮、荆芥、白术、桑白皮、赤小豆、大腹皮、杏仁、半夏、马兜铃、生姜、葱白、薄荷；产后失音不语，加诃子、人参、沙蜜、百药煎；产后闷乱，加茯神、远志；胎前产后痫后风，加乳香、龙骨、茱萸、木香、肉桂、苍术、牡丹皮、白薇、人参、甘草、泽兰、大椒、茴香，炼蜜为丸，木瓜酒下。

简易当归散 治经脉不匀，或三四月不行，或一月再至，或腰腿疼痛，不依时而行。

当归 川芎 白芍药炒 黄芩炒，各一两 白术 山茱萸肉各一两半

上为细末，空心温酒调下二钱，日三服。或锉，每服七钱，加生姜，水煎服。如冷，去黄芩，加肉桂。一方有熟地黄。

增损四物汤 治月事不调，心腹疼痛，补血温经，驻颜。

当归 川芎 芍药炒 熟地黄 白术 牡丹皮各一钱半 地骨皮一钱

上吹咀作一服，用水二钟煎至一钟，食前服。

大温经汤 治冲任虚损，月候不调，或来多不已，或过期不行，或崩中去血过多，或损娠瘀血停留，小腹急痛，五心烦热，并皆治之。此温剂，内冷者宜。

当归去芦 川芎 白芍药炒 人参 肉桂去粗皮 吴茱萸汤泡 牡丹皮 阿胶碎，炒 甘草炙，各一钱 麦门冬去心，二钱 半夏生姜汤泡七次，二钱半

上锉作一服，加生姜五片，水煎，食前稍热服。

活血饮 治冲任经虚，经事不调，不拘多少、前后，并皆治之。

当归 川芎 白芍药 玄胡索各四两 肉桂去皮，一两

上吹咀，每服四钱，水一盏煎七分，食后热服。

严氏抑气散 治妇人气盛于血，变生诸证，头晕胸满。

香附子四两 陈皮二两 茯神去木② 甘草炙，各一两

上为末，每服二钱，食前沸汤调下。

四制香附丸 治妇人女子经候不调。

香附子擦去皮，一斤，分作四份，好酒浸一

---

① 一两 康熙本作"五两"。
② 木 原作"水"，据康熙本改。

份，醋浸一份，盐水浸一份，童便浸一份，各三日焙干

上为细末，醋糊丸如桐子大，每服七十丸，空心食前盐酒下。香附子血中之气药也，开郁行气而血自调，何病不瘳，妇人宜常服。

十味香附丸　治妇人经候不调。

香附四制，一斤　当归　川芎　白芍药炒　熟地黄各四两　白术　泽兰叶　陈皮各二两　黄柏盐水炒　甘草炙，各一两

上为末，醋糊丸如桐子大，每服七十丸，空心盐汤下。

九味香附丸　治妇人百病皆宜。

香附子童便浸一宿，再用醋煮，晒干，炒，四两　当归酒洗　川芎酒洗　芍药酒炒　生地黄酒洗　陈皮去白，各一两　白术二两　黄芩酒炒，一两五钱　小茴香炒，五钱

上为末，醋糊丸如桐子大，空心酒下八九十丸。热，加地骨皮、软柴胡酒浸各一两。

艾附暖宫丸　治妇人经水不调，小腹时痛，赤白带下，子宫寒冷。

香附四制，一斤　艾叶醋浸，炒，四两　当归　川芎　白芍药酒炒　熟地黄姜汁炒，各一两　玄胡索炒，一两　甘草生用，八钱

上为末，醋糊丸如桐子大，每七八十丸，米汤、酒任下。

百子归附丸　调经养血，安胎顺气，胎前产后，及月事参差①，有余不足，诸证悉治，久服有孕。

香附四制，十二两　阿胶碎，炒　艾叶　当归洗　芍药炒　熟地黄酒洗，各二两

上为末，用陈石榴皮一枚连皮捣碎，煎水打糊，丸如桐子大，每服百丸，空心淡醋汤下。

人参养血丸　治女人禀受素弱，血气虚损，常服补冲任，调经候，暖下元，生血气。

熟地黄五两　乌梅肉三两　当归二两　人参　川芎　赤芍药　蒲黄炒，各一两

上为细末，炼蜜丸梧子大，每八十丸，温酒、米饮任下。

当归地黄丸　治妇人血气不和，月事不匀，腰腿疼痛。

当归　川芎　白芍药　熟地黄各半两　牡丹皮　玄胡索各二钱半　人参　黄芪各一钱二分半

上为末，炼蜜丸如桐子大，每服三十丸，食前米饮下。

治经候先期

先期汤　治经水先期而来，宜凉血固经。

当归　白芍药炒　生地黄各二钱　黄柏炒　知母炒，各一钱　条芩炒　黄连炒　川芎　阿胶炒，各八分　艾叶　香附子　甘草炙，各七分

上作一服，水二钟煎一钟，食前温服。

金匮土瓜根散　治带下，经水不利，小腹满痛，经一月再见者。

土瓜根　芍药　桂枝　䗪虫各七钱半

上四味捣为散，酒服方寸匕，日三服。

治经候过期

过期饮　治经水过期不行，乃血虚气滞之故，法当补血行气。

当归　白芍药　熟地黄　香附各二钱　川芎一钱　红花七分　桃仁泥六分　蓬莪茂　木通各五分　肉桂　甘草炙，各四分

上作一服，水二钟煎一钟，食前温服。

①　月事参差　谓月经或先或后，或多或少。参差，不齐。

滋血汤 治妇人心肺虚损，血脉虚弱，月水过期。

人参 黄芪 山药各一钱 白茯苓去皮 当归 川芎 白芍药炒 熟地黄各一钱半

上作一服，水二钟煎至一钟，食前服。

治经水过多

当归饮即芩术四物汤 抑阳助阴，调理经脉，若月水过多，别无余证，用此。

当归微炒 川芎 白芍药 熟地黄酒蒸，焙 白术 黄芩各一钱

上锉，水煎服。如久不止成血崩者，加阿胶炒、山栀子炒、地榆、荆芥、甘草，或再不止，更加捣茅根汁、磨墨同服。

胶艾汤 治劳伤气血，冲任虚损，月水过多，淋漓不止，及妊娠调摄失宜，胎气不安，或因损动下血，并治。

熟地黄 白芍药各一钱 当归 艾叶各七分半 阿胶炒成珠 川芎 甘草炙，各五分

上锉，水煎服。一方加地榆、黄芪。

丹溪方 治妇人禀受弱，气不足摄血，故经水来多。

白术一钱半 黄芪生 陈皮各一钱 人参五分 甘草炙，三分

上锉，水煎服。

治经水涩少

七沸汤 治荣卫虚，经水愆期，或多或少，腹痛。一云阴胜阳，月候少者用此。

当归 川芎 白芍药 熟地黄 蓬术 川姜 木香各等分

上锉，每服四钱，水一盏半煎至八分，温服。

四物加葵花汤 治经水涩少。

当归 川芎 白芍药 熟地黄 葵花各二钱

一方又加红花、血见愁。

上锉，水煎服。

四物汤加熟地黄当归汤 治经水少而色和①。

四物汤四两，再加熟地黄、当归各一两，上每服一两，水煎服。

治月水不利

牛膝散 治月水不利，脐腹作痛，或小腹引腰，气攻胸膈。

牛膝酒洗，一两 桂心 赤芍药 桃仁去皮尖 玄胡索炒 当归酒浸 牡丹皮 木香各七钱半

上为细末，每服三钱，空心温酒调下。或用五六钱，水煎亦可。

牡丹散 治月候不利，脐腹疼痛，不欲食。

牡丹皮 大黄炒，各一两 赤茯苓 桃仁 生地黄 当归 桂心 赤芍药 白术各七钱半 石韦去毛 木香各五钱

上㕮咀，每服三钱，水一盏、生姜三片煎七分，空心温服。

养荣汤 治妇人血海虚弱，心中恍惚，时多惊悸，或发虚热，经候不利。

当归 川芎 白芍药 熟地黄 姜黄 川姜 青橘皮 五加皮 牡丹皮 海桐皮 白芷各等分

上锉，每服五钱，水一盏半、生姜五片、乌梅一个煎至一盏，温服不拘时。

玄归散 治月经壅滞，脐腹疼痛。

当归 玄胡索各等分

上为粗末，每服三钱，加生姜三片，水煎，稍热服。

归漆丸 治月经不利，脐下憋，逆气

_____

① 色和 谓色泽适中无偏。

胀满。

当归四钱　干漆三钱，炒令烟尽

上为细末，炼蜜丸如桐子大，每服十五丸，温酒下。

治月水不断

止经汤　治妇人困倦，多睡少食，经水时时淋漓，或成片，或下赤白黄水，面色青黄，头眩目花，四肢酸疼，此证急宜调理，免致崩漏。

当归　川芎　白芍药炒　熟地黄各一钱　白术　黄芩　阿胶炒　蒲黄炒　柏叶盐水炒，各七分　香附一钱　砂仁　甘草各五分

上作一服，加生姜三片，水煎，空心服。

蒲黄散　治经血不止。

黄芩五分　当归　柏叶　蒲黄各四分　生姜二分　艾叶一分　生地黄二十四分　伏龙肝十二分

上咬咀，用水二升煎取八合，分二服。

补气乌金散　治妇人室女经行不止，或血山崩。

当归梢　棕榈皮烧灰　管仲炒，各二两　陈皮一两　香附子炒，五钱　乌梅肉慢火焙　白龙骨各二两五钱

上为细末，每服二钱，空心米饮调下。

固经丸　治经水过多不止，乃阴虚挟热所致，法当补阴清热。

黄柏　白芍药各三两　黄芩二两　龟板炙，四两　樗根皮　香附子童便制，各一两半

上为细末，酒糊丸桐子大，每服五七十丸，白汤下。

治过期不止

芩心丸　治妇人四十九岁以后天癸当

住，每月却行，或过多不止。

黄芩心枝条二两，米泔浸七日，炙干，又浸又炙，如此七次

上为末，醋糊丸如桐子大，每服七十丸，空心温酒下，日进二服。

经验方　治妇人五十后经不止，作败血论。

茜根　阿胶　侧柏叶炒　黄芩炙，各五钱　生地黄一两　小儿胎发①烧灰，另入

上分作六服，每服水一盏半煎七分，入发灰服。

补中芎劳汤　治风虚冷热，劳伤冲任，月水不调，崩中暴下，产后失血过多，虚羸腹痛，或妊娠胎动下血。

当归　干姜炮，各三两　川芎蜜炙　熟地黄　黄芪　人参　杜仲炒　吴茱萸炮黄　甘草炙，各一两

上每服三钱，水一钟半煎一钟，空心服。

茸附汤　补冲任，调血气。

干姜四两　鹿茸三两，酒炙　当归　牡蛎煅，各二两　附子　肉桂　龙骨生用　防风各一两

上每服半两，水二钟煎八分，温服。

上二方寒者宜之，盖亦有血海虚寒而不禁者。

治经病疼痛

越痛散　治血气虚寒，身体作痛。

虎骨五钱　当归　芍药　白术　茯苓　甘草　续断　防风　白芷　藁本　附子各三钱

上为粗末，每服五钱，水二盏、生姜五片、枣二枚煎至一盏，不拘时服。此治身痛之剂。

八物汤　治经事将行脐腹绞痛者，气

① 小儿胎发　原脱用量。

滞血涩故也。

当归 川芎 芍药 熟地黄 玄胡索 苦楝碎,炒,各一钱 木香 槟榔各五分

上作一服,水煎,食前服。

加味四物汤 治经水将来作痛不止。

当归酒洗 川芎各一钱半 芍药炒 熟地黄 玄胡索 蓬术醋煮,切片 香附醋煮,各一钱 砂仁八分 桃仁去皮尖,七分 红花酒炒,五分

上锉,水煎服。

当归止痛散 治妇人月经将行或将尽前后数日腹痛。

当归 玄胡索 没药 干红花各等分

上为末,温酒调下二钱,日再进。

乌药汤 治血海疼痛。

乌药一钱半 香附二钱 当归一钱 木香 甘草炙,各五分

上锉,水煎服。

加味乌药汤 治妇人经水欲来脐腹疗痛。

乌药 缩砂 木香 玄胡索各一两 香附炒,去毛,二两 甘草炙,一两半

上细锉,每服七钱,生姜三片水煎,温服。

澹寮煮附丸 治经候不调,血气刺痛,腹胁膨胀,头晕恶心,崩漏带下,并宜服之。

香附子擦去毛,不以多少,米醋浸一日,用瓦铫煮令醋尽

上为末,醋糊丸如桐子大,日干,每服五十丸,淡醋汤下。

以上诸方行滞气之剂。

姜黄散 治血脏久冷,月水不调,及瘀血凝滞,脐腹刺痛。

姜黄 白芍药炒,各三两① 当归 牡丹皮 玄胡索各二两 川芎 蓬术煨,切 官桂红花各一两

上锉,每服一两,水二盏、酒少许同煎,食前服。

琥珀散 治妇人月经壅滞,每发心腹脐疗痛不可忍,及治产后恶露不快,血上抢心②,迷闷不省,气绝欲死者。

京三棱 蓬莪术 赤芍药 刘寄奴 牡丹皮 熟地黄 当归 官桂 菊花 真蒲黄炒,各一两

上前五味,用乌豆一升、生姜半斤切片、米醋四升同煮,豆烂为度,焙干,入后五味,同为细末,每服二钱③,温酒调下,空心食前服。《本事方》云:一方不用菊花、蒲黄,用乌药、玄胡索,亦佳,予家之秘方也。若是寻常血气痛,只一服,产后血冲心,二服便下,常服尤佳。予前后救人急切不少,亦宜多合以济人。

大延胡索散 治妇人经病疼痛,并产后腹痛,或腹胁呕闷,或癥瘕癖块,及一切心腹暴痛,卒心胃急痛尤宜服之。

玄胡索 当归 赤芍药 川芎 京三棱煨 蓬术煨 厚朴制 木香 川楝子去核 官桂去皮,各一钱半 桔梗 黄芩 大黄各五钱 槟榔二钱 甘草一钱

上为末,每服三钱,水一盏煎六分,去滓,热服,食前日三服。如恶物多,去大黄、官桂,加黄药子、染槐子、龙骨各三钱。

玄胡索散 治血气攻刺疼痛,及新旧虚实腹痛。

当归酒浸 赤芍药炒 玄胡索 蒲黄隔纸炒 桂皮 乳香水研 没药各一钱

上为细末,每服三钱,温酒调下,空心服。

玄胡索汤 治妇人室女七情伤感,遂使血与气并,心腹作痛,或连腰胁,或引背膂,上下攻刺,甚作搐搦,经候不调,

① 各三两 "各"字原脱,据文义补。
② 抢心 谓冲逆于心。抢,冲逆。
③ 钱 原作"服",据康熙本改。

但是一切血气疼痛并可服之。

当归去芦，酒浸，炒　赤芍药　玄胡索炒，去皮　蒲黄炒　官桂不见火，各半两　片子姜黄洗　乳香　没药　木香不见火，各三钱　甘草炙，二钱半

上㕮咀，每服四钱，水一盏半、生姜七片煎至七分，去滓，食前温服。吐逆，加半夏、橘红各半两。

玄胡索散　治妇人血气走注疼痛不可忍。

玄胡索　当归酒浸　蓬术醋浸少时　三棱生用，各等分

上为细末，每服二钱，空心温酒调下。如血气发甚，月水不调，用童便、红花煎酒调服。

当归散　治妇人久积，血气疠痛，小便刺痛，四肢无力。

当归　赤芍药酒炒　刘寄奴　枳壳麸炒　玄胡索　没药各等分

上为末，热酒调下二钱，不拘时。

经验方　治妇人脐腹疼痛，不省人事，只一服立止。人不知者，云是心气痛，误矣。

木通去皮　芍药炒　五灵脂炒，各等分

上㕮咀，每服五钱，醋、水各半盏煎七分，温服。

三神丸　治室女血气相搏，腹中刺痛，痛引心端，经行涩少，或经事不调，以致疼痛。

橘红二两　玄胡索去皮，醋煮　当归酒浸，略炒，各一两

上为细末，酒煮米糊为丸如梧桐子大，每服七十丸，加至百丸，空心艾汤送下，米饮亦得。

交加散　治妇人荣卫不通，经脉不调，腹中撮痛[1]，气多血少，结聚为瘕，及产后中风。

生地黄　生姜各五两，各研取汁

上交互取汁，浸渣一夕，汁尽为度，各炒黄末之，寻常腹痛，酒调下三钱，产后尤不可缺。

交加散　治荣卫不和，月事湛浊[2]，逐散恶血，脐腹撮痛，腰腿重坠。

生姜二斤，捣取汁，存滓用　生地黄二斤，捣取汁，存滓用　白芍药　当归　玄胡索醋纸包煨熟，用布擦去皮　桂心　蒲黄隔纸炒，各一两　红花炒，无恶血不用　没药另研，各半两

上将地黄汁炒生姜滓，生姜汁炒地黄滓，各焙干，同诸药为细末，每服三钱，温酒调下。若月经不依常，苏木煎酒调下；若腰痛，糖球子煎酒调下。

交加地黄丸　治妇人经不调，血块气痞，肚腹疼痛。

生地黄　老生姜各一斤，俱另捣，取汁存滓玄胡索　当归　川芎　芍药各二两　明乳香　木香各一两　桃仁去皮尖　人参各半两　香附半斤

上为末，先以生姜汁浸地黄滓，以地黄汁浸生姜滓，晒干，皆以汁尽为度，共十一味合一处晒干，研为末，醋糊为丸，空心姜汤下五七十丸。

瓦龙丸　治瘀血作痛。

香附醋煮，四两　当归　牡丹皮　桃仁去皮尖　大黄蒸，各一两　川芎　红花各半两　瓦龙子煅，醋煮一昼夜，二两

上为末，炊饼丸，空心温酒下三四丸。

以上诸方行瘀血之剂。

桂枝桃仁汤　治经候前偶感风寒，腹痛不可忍。

桂枝　芍药　生地黄各二钱　桃仁去皮尖，七枚　甘草炙，各一钱

上为粗末，生姜三片、枣一枚水煎，温服。一妇人冬月经行，偶因归宁途中伤

---

[1]　撮痛　谓牵引而痛。撮，牵引。
[2]　湛浊　谓秽浊而有沉滓。湛，沉淀。

冷，遂经止不行，腹痛不可忍。予用此药，一剂而痛立止，经复行，其效如神。

柴胡丁香汤 治妇人年三十岁临经预先腰脐痛，甚则腹中亦痛，经缩二三日。

柴胡一钱半 羌活 当归各一钱 生地黄一分 丁香四分 全蝎一个，洗

上都① 作一服，水四盏煎至一盏，去渣，稍热食前服。

小温经汤 治经候不调，脏腑冷痛。

当归 附子炮，各等分

上㕮咀，每服三钱，水煎，空心服。

玄胡苦楝汤 治脐下冷撮痛，阴内大寒。

玄胡索 苦楝子各二分 熟地黄一钱 肉桂 附子炮，各三分 甘草炙，五分

上㕮咀，入黄柏二分为引，水煎，稍热空心、食前服。

没药除痛散 逐寒邪，疗腹痛。

蓬术煨，一两 当归 玄胡索 五灵脂炒 肉桂去粗皮 良姜炒 蒲黄炒 甘草炙 没药各半两

上为末，每服五钱，温酒调服。

以上诸方祛风冷之剂。

治经病发热

逍遥散 治血虚烦热，口燥咽干，减食嗜卧，月水不调，又主荣卫不和，痰嗽潮热，肢体羸瘦，渐成骨蒸。

当归酒洗 白芍药炒 白术 白茯苓 柴胡各一钱 甘草炙，五分

上加生姜三片、麦门冬二十粒去心，水煎服，不拘时。一方加牡丹皮、栀子炒，名加味逍遥散；一方加知母、地骨皮；有嗽，加桑白皮、贝母、桔梗、知母、麦门冬；咳血，加生地黄、山栀、牡丹皮；呕吐，加陈皮、半夏、旋覆花；嘈杂，加姜炒黄连，或芩连二陈汤。

加味四物汤 治冲任虚损，月水不行，肌肤发热，如劳瘵状。

当归 川芎 白芍药 生地黄各一两 柴胡半两 黄芩二钱半

上㕮咀，每服八钱，水煎服。如骨蒸，四物汤加地骨皮、牡丹皮，一方四物加胡黄连，极效。

六神汤 治血气不足，肌体烦热，四肢倦怠，不进饮食。

当归 川芎 白芍药 熟地黄 黄芪 地骨皮各一钱

上㕮咀，水煎，空心服。

治往来寒热

本事方 治妇人血脉不调，往来寒热，状如劳倦。

当归 川芎 黄芪 甘草炙 官桂各一两 熟地黄 白芍药 白术各二两 柴胡 阿胶碎，炒，各半两

上为细末，每服五钱，枣一枚水煎，空心服，白汤点服亦得。常服不生带下，调血脉，养子宫，终身无病。

地骨皮散 治血风气虚，时作寒热，或晡热内热。

地骨皮 柴胡各一两 桑白皮炒 枳壳麸炒 前胡 黄芪炒，各七钱五分 人参 白茯苓 白芍药 甘草 五加皮 桂心各半两

上㕮咀，每服三五钱，水一盏半、生姜三片煎七分服。

柴胡散 治妇人寒热体瘦，肢节疼痛，口干心烦，不欲饮食。

北柴胡 赤茯苓 黄芪 白术各一钱 麦门冬去心，三钱 鳖甲醋炙，二钱 人参 地骨皮 枳壳麸炒 生地黄 桑白皮 赤芍药 桔梗 甘草各五分

上作一服，水二钟、生姜三片煎至一

_____

① 都 康熙本作"铧"。

钟，不拘时服。

七宝汤　治寒热往来。

防风去芦　知母　生地黄各半两　柴胡去芦　前胡去芦　秦艽　甘草炙，各二钱半

上㕮咀，每服五钱，水一盏半加人参三寸，煎七分服。

柴胡四物汤　治妇人日久虚劳，微有寒热，此四物汤与小柴胡汤合方也。

当归　川芎　芍药　熟地黄各一两半　柴胡八钱　人参　黄芩　半夏　甘草各三钱

上锉，每服一两，生姜三片水煎服。

柴胡抑肝散　治寡居独阴无阳，欲心萌而多不遂，是以恶寒发热类疟证。

柴胡二钱半　青皮二钱　赤芍药炒　牡丹皮各一钱半　苍术米泔浸，炒　山栀子炒　地骨皮　香附子各一钱　神曲八分　川芎七分　生地黄　连翘各五分　甘草三分

上锉一服，水煎，空心、临卧服。

生地黄丸　治师尼寡妇寒热如疟，欲男子不得者。

生地黄二两　赤芍药一两　柴胡　黄芩　秦艽各五钱

上为末，炼蜜丸如桐子大，每服三十丸，煎乌梅汤吞下，日三服，不拘时。

治热入血室

小柴胡加地黄汤　治妇人中风，发热恶寒，经水适来，昼则明了，夜则谵语，如见鬼状，发作有时，此名热入血室，亦治产后恶露方来，忽然断绝。

柴胡三钱　半夏　黄芩各二钱　人参一钱半　甘草五分　生地黄一钱半

上作一服，水二钟、生姜五片、枣二枚煎一钟，不拘时服。四物汤用生地黄，加柴胡煎服，亦可。

干姜柴胡汤　治妇人伤寒，经脉方来，热入血室，寒热如疟，或狂言见鬼。

柴胡一钱　桂枝三分　瓜蒌根五分　牡

蛎煅　干姜炮　甘草炒，各三分

上水煎服，汗出而愈。

牛黄膏　治热入血室，发狂不认人者。

牛黄二钱半　朱砂　郁金　牡丹皮各三钱脑子　甘草各一钱

上为细末，炼蜜丸如柏子①大，每服一丸，新水化下。

海蛤散　治妇人伤寒，血结胸膈，宜服此药及针期门穴。

海蛤　滑石煅，水飞　甘草各五钱　芒硝一两

上为末，每服二钱，用鸡子清调下，小肠通利，其结血自散，更用桂枝红花汤发其汗，则愈。

经 闭 门

论经闭由二阳之病
治宜泻心火养脾血

洁古曰：女子月事不来者，先泻心火，血自下也。《内经》曰：二阳之病发心脾，有不得隐曲，故女子不月，其传为风消。王启玄注曰：大肠胃热也，心脾受之。心主血，心病则血不流；脾主味，脾病则味不化。味不化则精不足，故其病则不能隐曲。脾土已亏，则风邪胜而气愈消也。又经曰：月事不来者，胞脉闭也。胞脉属于心，络于胞中，今气上迫肺，心气不得下通，故月事不来，先服降心火之剂，后服《局方》中五补丸，后以卫生汤治脾养血也。

论经闭不行有三治宜补血泻火

东垣曰：经闭不行有三：妇人脾胃久

---

① 柏子　原作"舶子"，据文义改。又，康熙本作"皂角子"三字。

虚，形体羸弱，气血俱衰，而致经水断绝不行，或病中消胃热，善食渐瘦，津液不生，夫经者血脉津液所化，津液既绝，为热所烁，肌肉渐瘦，时见渴燥，血海枯竭，病名曰血枯经绝，宜泻胃之燥热，补益气血，经自行矣，此病或经适行而有子，子亦不成，而为胎病者有矣（此中焦胃热结也）。或心包络脉洪数躁作，时见大便秘涩，小便虽清不利，而经水闭绝不行，此乃血海干枯，宜调血脉，除包络中火邪，而经自行矣（此下焦胞脉热结也）。或因劳心，心火上行，月事不来者，胞脉闭也，胞脉者属于心而络于胞中，今气上迫肺，心气不得下通，故月事不来，宜安心补血泻火，经自行矣此上焦心肺热结也。

楼氏[①] 曰：上东垣、洁古治血枯之法，皆主于补血泻火也。补血者，四物之类；泻火者，东垣分上中下。故火在中，则善食消渴，治以调胃承气之类；火在下，则大小便秘涩，治以玉烛之类，玉烛者，四物与调胃承气等分也；火在上，则得之于劳心，治以芩连及三和之类，三和者，四物、凉膈、当归等分也。洁古先服降心火之剂者，盖亦芩连、三和、玉烛之类；后服五补卫生者，亦补气之剂也。

论经闭由风冷客于胞内

良方云：妇人月水不通者，由劳伤血气，致令体虚受风冷，邪气客于胞内，伤损冲任之脉并手太阳少阴之经，致胞络内血绝不通故也。冲任之脉起于胞内，为经脉之海，手太阳小肠之经也，手少阴心之经也，此二经为表里，主上为乳汁，下为月水。风冷伤其经血，血性得温则宣流，得寒则涩闭，既为风冷所搏，血结于内，故令月水不通也。

论经闭因肝劳血伤

骆氏曰：经云：有病胸胁支满，妨于食，病至则先闻腥臊臭，出清液，先唾血，四肢清[②]，目眩，时时前后血，病名曰血枯。此年少时因大脱血，或醉而入房，亏损肾肝。盖肝藏血，受天一之气以为滋荣，其经上贯膈，布胁肋。若脱血失精，肝气已伤，肝血枯涸不荣而胸胁满，妨于食，则肝病传脾而闻腥臊臭，出清液；若以肝病而肺乘之，则唾血，四肢清，目眩，时时前后血出。皆肝病血伤之症也。

论经闭因劳伤当大补脾胃

良方云：妇人月水不通，或因醉饱入房，或因劳役过度，或因吐血失血，伤损肝脾，但滋其化源，其经自通。若小便不利，苦头眩痛，腰背作痛，足寒时痛，久而血结于内，变为癥瘕；若血水相并，脾胃虚弱，壅滞不通，变为水肿；若脾气衰弱，不能制水，水渍肌肉，变为肿满。当益其津液，大补脾胃，方可保生。

王节斋曰：妇人女子经脉不行，多有脾胃损伤而致者，不可便认作经闭死血，轻用通经破血之药。遇有此证，便须审其脾胃如何。若因饮食劳倦，损伤脾胃，少食恶食，泄泻疼痛，或因误服汗下攻克药，伤其中气，以致血少而不行者，只宜补养脾胃，用白术为君，茯苓、芍药为臣，佐以黄芪、甘草、陈皮、麦芽、川芎、当归、柴胡等药，脾旺则能生血，而经自行矣。又有饮食积滞，致损脾胃者，亦宜消积补脾。若脾胃无病，果有血块凝结，方宜行血通经。

———————

① 楼氏 原作"娄氏"，据康熙本改。按楼氏即楼英（全善）。
② 四肢清 谓手足凉冷。"清"，凉、冷。

论室女经闭成劳因思虑伤心

寇宗奭曰：夫人之生以气血为本，人之病未有不先伤其气血者。若室女童男，积想在心，思虑过度，多致劳损，男子则神色消散，女子则月水先闭。盖忧愁思虑则伤心，而血逆竭，神色先散，月水先闭。且心病则不能养脾，故不嗜食；脾虚则金亏，故发嗽；肾水绝则木气不荣而四肢干痿，故多怒，鬓发焦，筋骨痿。若五脏传遍，则死。自能改易心志，用药扶持，庶可保生。切不可用青蒿、䗪虫等凉血行血，宜用柏子仁丸、泽兰汤益阴血，制虚火。

薛氏曰：经云：五谷入于胃，其糟粕、津液、宗气分为三隧。故宗气积于胸中，出于喉咙，以贯心肺而行呼吸。荣气者，泌其津液，注之于脉，化以为血，以荣四末，内养五脏六腑。若服苦寒之剂，复伤胃气，必致不起。一室女年十七，疬久不愈，天癸未通，发热咳嗽，饮食少思，欲用通经丸。余曰：此盖因禀气不足，阴血未充故耳，但养气血，益津液，其经自行。彼惑于速效，仍用之。余曰：非其治也。此乃剽悍之剂，大助阳火，阴血得之则妄行，脾胃得之则愈虚。后果经血妄行，饮食愈少，遂致不救。

脉经云：有一妇将一女子年十五所来诊，言女子年十四时经水自下，今经反断，其母言恐怖。师曰：若是夫人亲女，必夫人年十四时亦以经水下，所以断此为避年，勿怪，后当自下。此真气犹怯，禀赋素弱而然也，宜固天元真气，使水升火降，则五脏自和，而经脉通矣。

论经闭因积冷结气

要略曰：妇人之病，因虚积冷，结气为证，经水断绝。至有历年血寒，积结胞门，寒伤经络，凝坚在上，呕吐涎沫，久成肺痈。形体损分，在中盘结，绕脐寒疝，或两胁疼痛，与脏相连，或结热中，病在关元，脉数无疮，肌若鱼鳞。时着男子，非止女身。在下未多，经候不匀，令阴掣痛，少腹恶寒，或引腰脊，下根气冲，气冲急痛，膝胫疼烦，奄忽眩冒，状如厥颠，或有忧惨，悲伤多嗔。此皆带下，非有鬼神，久则羸瘦，脉虚多寒。三十六病，千变万端，审脉阴阳，虚实紧弦，行其针药，治危得安。其虽同病，脉各异源，子当辨记，勿谓不然。

论经闭因痰饮所隔

张子和云：凡妇人月事不来，用茶调散吐之，次用玉烛散、芎归汤、三和汤、桂苓白术散之类降心火，益肾水，开胃进食，分阴阳，利水道之药也。一妇人月事不行，寒热往来，口干颊赤，饮食少，且暮咳一二声。诸医皆用䗪虫、水蛭、干漆、硇砂、芫青、红娘子、没药、血竭之类，惟戴人不然，曰：古方虽有此法，奈病人服之必脐腹发痛，饮食不进。乃命止药，饮食少进。《内经》曰：二阳之病发心脾，心受之则血不流，故女子不月。既心受积热，宜抑火升水，流湿润燥，开胃诱食。乃涌出痰一二升，下泄水五六行，湿水上下皆去，血气自然湍流，月事不为水湿所隔，自依期而至矣。亦不用䗪虫、水蛭之类有毒之药，如用之则月经总来①，小溲反闭，他证生矣。凡精血不足，宜补之以食，大忌有毒之药，偏胜而致夭阏②多矣。一妇人年三十四岁，经水不行，寒热往来，面色痿黄，唇焦颊赤，时咳三二声。问其所服之药，黑神

---

① 总来　谓纵使来潮。总，同"纵"。

② 夭阏（è 饿）　谓夭折而终。阏，终尽。

散、乌金丸、四物汤、烧肝散、鳖甲散、建中汤、宁肺散，针艾千百，转剧。家人意倦，不欲求治。戴人悯之，先涌痰五六升，午前涌毕，午后食进，余证悉除，后三日复轻涌之，又去痰一二升，食益进，不数日又下通经散，泻讫一二升，数日去死皮数重，小者如麸片，大者如苇膜，不月余，经水自行，神气大康矣。

论下利经断利止经来

脉经曰：妇人病下利而经水反断者，何也。师曰：但当止利，经当自下，勿怪。所以利不止而经断者，但下利亡津液，故经断。利止，津液复，经当自下。妇人血下，咽干而不渴，其经必断，此荣不足，本自有微寒，故不引饮。渴而引饮者，津液得通，荣卫自和，其经必复下。

论经闭总因血滞血枯

李氏曰：妇人以血为主，天真气降，壬癸水合，肾气全盛，血脉流行，常以三旬一见，以象月盈则亏，故曰月经。经行与产后一般，若其时余血一点未净，或外被风寒湿冷暑热邪气，或内伤生冷，七情郁结，为痰为瘀，凝积于中，曰血滞。或经止后用力太过，入房太甚，及服食燥热，以致火动，邪气盛而津液衰，曰血枯。

良方云：经后被惊则血气错乱妄行，逆于上则从口鼻而出，逆于身则血水相搏，变为水肿。恚怒则气血逆于腰腿心腹背胁手足之间，重痛，经行则发，过期则止。怒极伤肝，则有眩晕、呕血、瘰疬、血风、疮疡等病，加之经血渗漏于其间，遂成窍穴生疮，淋沥不断。湿热相搏，遂为崩带。血结于内，变为癥瘕。凡此变症百出，不过血滞与枯而已。但血滞亦有虚热，血枯亦有虚热，故重则经闭不通。以滞枯分言，轻则经水不调，止言虚与热而已。血滞经闭宜破者，原因饮食毒热或暴怒，凝瘀积痰，直须大黄、干漆之类推陈致新，俾旧血消而新血生也。若气旺血枯，起于劳役忧思，却宜温和滋补，或兼有痰火湿热，尤宜清之凉之，每以肉桂为佐者，热则血行也，但不可纯用峻药，以亏阴道。至于耗气益血之说，虽女科要法，但血为气配，气热则热，气寒则寒，气升则升，气降则降，气行则行，气滞则滞。如果郁火，气盛于血者，方可单用①香附丸散、抑气散，常加木香、槟榔、枳壳以开郁行气。若气乱则调，气冷则温，气虚则补，男女一般。阳生则阴自长，气衰则血亦涸，岂可专耗其气耶。论者多泥叔和血旺气衰，不知叔和论肝肺二脉，则宜肝旺于肺，其实气血平和有孕，故继曰两脏通和。但妇人见偏性鄙，婢妾志不得伸，郁怒无时不起，故香附为女人仙药。经曰：邪气胜则实，正气夺则虚。可不悟诸。大概只虚热痰气四症而已，不调亦大相同，随证调治，饮食调和，自然血气流通。更有凝滞，然后可用红花当归散、紫葳散、通经丸、导经丸之类。虚者只用当归散以通之，通后又须养血益阴，使津液流通。苟不务气血充和，而惟以毒药攻逼，是求千金于乞丐，必死而后已。

论经闭大法

丹溪云：经不通，或因堕胎及多产伤血，或因久患潮热销②血，或因久发盗汗耗血，或因脾胃不和饮食少进而不生血，或因痢疾失血，治宜生血补血，除热调和之剂，随症用之。或因七情伤心，心气停结，故血闭而不行，宜调心气，通心

---

① 单用 "用"字原脱，据康熙本补。
② 销 通"消"。消损。

经，使血生而经自行矣。

薛氏曰：经水为患，有因脾虚而不能生血者，有因脾郁伤而血耗损者，有因胃火而血消铄者，有因脾胃损而血少者，有因劳伤心而血少者，有因怒伤肝而血少者，有因肾水不能生肝而血少者，有因肺气虚不能行血而闭者。治疗之法：脾虚者调而补之，脾郁者解而补之，胃火者清而补之，脾胃损者调而补之，劳伤心血者静而补之，怒伤肝者和而补之，肺气虚者补脾胃，肾虚者补脾肺。经云：损其肺者益其气，损其心者调其荣卫，损其脾者调其饮食，适其寒温，损其肝者缓其中，损其肾者益其精。审而治之，庶无误矣。

脉　　法

脉经曰：肾脉微涩为不月。（经闭脉法备前调经门，当参看）

治血枯经闭

玉烛散　治胃热消渴，善食渐瘦，津液为热燥竭，以致血海干枯。（此即四物汤与调胃承气汤合方也）

当归　川芎　白芍药　地黄　大黄芒硝　甘草各等分

上锉，每服八钱，水煎，食前服。

三和汤　治劳心，心火上行，以致胞脉闭塞，月事不来。（此即四物汤与凉膈散合方也）

当归　川芎　白芍药　地黄　大黄朴硝　黄芩　栀子　连翘　薄荷　甘草各等分

上锉，每服八钱，水煎服。

二黄散　治妇人室女经脉不通，服之如神。

大黄烧存性，二钱　生地黄三钱

上为末，作一服，空心好酒调下。

二气丸　治月水不调，断绝不产，面

黄肌瘦，憔悴，不美食，有燥热，以柴胡饮子相参服之。

大黄四两，另为末，醋一升慢火熬为膏子
当归　白芍药各二两

上为末，以膏子和，丸如桐子大，每服二十丸，淡醋汤下，食前服，日进三服。

五补丸　补诸虚，安五脏，坚骨髓，养精神。凡胞脉闭，先服降心火之剂，后服此丸及卫生汤，以治脾养血也。

熟地黄　人参　牛膝酒浸，去芦，焙干白茯苓　地骨皮各等分

上为细末，炼蜜丸如桐子大，每服三五十丸，空心温酒下。

卫生汤

当归　白芍药各二两　黄芪三两　甘草一两

上为末，每服半两，水二盏煎至一盏，空心温服。如虚者，加人参一两。

洁古先生服降心火之剂者，盖亦芩连、三和、玉烛之类，后服五补、卫生者，亦补气之剂也。

柏子仁丸　治血虚有火，月经耗损，渐至不通，日渐羸瘦而生潮热，并治室女思虑成劳，经闭，慎勿以毒药通之，宜此兼服泽兰汤。

柏子仁炒，另研　牛膝酒洗　卷柏各半两泽兰叶　续断各二两　熟地黄三两，酒浸半日，石臼内[①] 杵成膏

上为细末，炼蜜丸如桐子大，空心米饮下三十丸。

泽兰汤　治证同前。

泽兰叶三两　当归酒洗　芍药炒，各一两甘草五钱

上为粗末，每服五钱，水二盏煎一盏，温服。

---

① 石臼内　"内"原作"肉"，据康熙本改。

加味补中益气汤 治饮食劳倦，损伤脾胃，气弱体倦，发热作渴，饮食减少而不生血者。

黄芪 人参 甘草炙 白术 当归 陈皮各一钱 升麻 柴胡各三分 生地黄 天花粉各八分

上锉作一服，水煎服。

十全大补汤 治堕胎及多产育伤血，或误服汗下克伐之药，以致血衰气乏而经不行者。

人参 白术 白茯苓 甘草炙 当归 川芎 白芍药 熟地黄 黄芪 肉桂各一钱

上锉作一服，水煎服。

养真汤 治妇人经闭不通，脐下有块已经三载，百药无效，服此数剂经行，又投数剂而块消矣。

当归酒洗 川芎 白芍药酒炒 熟地黄姜汁炒 白茯苓 陈皮 栀子炒 山茱萸去核 益母草 小茴香酒炒 香附子醋浸,炒,各等分

上锉，每服一两，水煎服，五六剂后经通，作丸服。

治血涩经闭

温经汤 治经道不行，绕脐寒疝痛彻，其脉沉紧，此由寒气客于血室，血凝不行，为气所冲，新血与故血相搏，所以作痛，宜此汤与桂枝桃仁汤。

当归 川芎 芍药 官桂 牡丹皮 蓬术各一钱 人参 牛膝各三钱 甘草炙,五分

上咬咀，水二钟煎至一钟，不拘时服。

桂枝桃仁汤 治证同前。

方见调经门疼痛条。

六合汤 治妇人经事不行，腹中结块，腰腿重痛。

当归 川芎 白芍药酒炒 熟地黄酒洗 官桂去皮 蓬术炮,各等分

上咬咀，每服四钱，水一盏煎七分，空心服。

红花当归散 治妇人经候不行，或积瘀血，腰腹疼痛，及室女月经不通。（一名凌霄花散）

红花 当归尾 紫葳即凌霄花 牛膝 苏木细锉 甘草各二两 赤芍药九两 刘寄奴五两 桂心 白芷各一两半

上为细末，空心热酒调下三钱，食前、临卧再服。若久血不行，浓煎红花酒下。孕妇勿服。

行经红花汤 治妇人室女经候不行，时作胀痛。

当归尾 赤芍药 紫葳 刘寄奴 牛膝 玄胡索 红花 苏木 桃仁炒,各一钱 青皮香附各八分 桂心五分

上作一服，水煎，空心服。

凌花散 治妇人月水不行，发热腹痛。

当归 赤芍药 凌霄花 刘寄奴 牡丹皮酒洗 延胡索 官桂 白芷 红花酒浸,各等分

上咬咀，每服四钱，水一盏、酒半盏煎服。

瑞金散 治妇人血气撮痛，月经不行。

片姜黄四两 当归 赤芍药 川芎 牡丹皮 蓬莪术 延胡索 官桂 红花各二两

上咬咀，每服八钱，水一盏、酒三分煎八分，食前服。

桃仁散 治妇人室女血闭不通，五心烦热。

当归 牛膝各一两 桃仁去皮,麸炒 红花各半两

上为细末，每服三钱，空心温酒调

服。

当归散　治血脉不通。

当归　穿山甲灰炒①　蒲黄炒，各半两　辰砂另研，一钱　麝香少许

上为细末，研匀，每服二钱，食前热酒调下。

紫葳散　治室女月经不通。

紫葳一两　当归梢　芍药　蓬莪术各半两　干漆炒，二钱半

上为末，每服二钱，空心温酒调下。

琥珀散　治心膈迷闷，腹脏撮痛，气急气闷，月信不通等疾。

天台乌药二两　当归　蓬术煨，切，各一两

上为细末，每服二钱，温酒调下，后以食压之。忌生冷、油腻。产后诸疾，炒姜、酒调下。

桃奴饮子　治妇人室女月经不通，渐成胀满，及治男子坠马跌扑损伤，以致瘀血停积，欲成血蛊病者，悉皆治之。

桃奴桃树上嫩桃干朽不落者，冬月及正月收　鼠粪即雄鼠粪也，两头尖者是　玄胡索　五灵脂　肉桂　香附子　砂仁　桃仁②去皮尖，另研，各等分

上为细末，每服三钱，空心温酒调下。

五通丸　治妇人月水不通，脐腹硬痛，寒热盗汗。

当归　牡丹皮　广莪　干漆炒　官桂　丁香　红花各半两

上为末，醋糊丸如桐子大，每服三十丸，当归酒下，米饮亦得。

万病丸　治经事不来，绕脐痛。

干漆杵碎，炒烟尽　牛膝去苗，酒浸一宿，焙干，各一两

上为末，以生地黄汁一升入二药末，银器内慢火熬可丸，即丸如桐子大，每服二丸，空心米饮或酒下。

以上诸方俱轻剂，随寒热选用。

通经丸　治经闭不通及血块疼痛。

归尾　桃仁去皮尖　大黄煨　牡丹皮　干漆炒烟尽　肉桂　牛膝　莪术各一两　三棱醋炒，五钱　麝香八分

上为末，用皂角五钱、芫花二钱水煮糊，为丸如桐子大，每服五十丸，米汤下。

产宝方　治月经不通，腹中痛。

牛膝六分　大黄　桃仁去皮尖，炒　细辛各五分　川芎　当归各四分　水蛭三分，糯米炒黄

上为细末，炼蜜丸桐子大，每服二十丸，空心温酒下。

千金桃仁煎　治血积癥瘕，月水不行。

大黄湿纸裹煨　桃仁去皮尖，炒　朴硝各二两　虻虫一两，去足翅，炒黑

上为细末，醋二升半银石器中慢火熬膏，却入大黄、桃仁、虻虫末，不住搅，度可丸却入朴硝，再搅良久出之，丸如桐子大，五更初温酒下五丸，至日午取下如赤豆汁、鸡肝、蛤蟆衣样，候鲜红住，仍以调气药补之。

和血通经丸　治妇人经水凝滞不行，腰背脐腹疼痛，渐成血块。

芍药一两　当归　木香　肉桂　干漆炒烟尽　五灵脂　大黄　广莪煨，各半两　水蛭炒，二钱半　虻虫三十个，去头足翅，焙　桃仁二十七个，汤浸，去皮尖

上为末，醋糊丸如桐子大，食前醋汤或酒下二十九丸。

斑蝥通经丸　治经候闭塞，亦治干血气。

斑蝥二十个，糯米炒　桃仁四十九个，炒

---

① 灰炒　康熙本"灰"作"微"。
② 桃仁　原作"胀仁"，据康熙本改。

大黄锦纹者，五钱

上为细末，酒糊为丸如桐子大，空心酒下五丸，甚者十九。如血枯经闭者，用四物汤送下。一方加虻虫半钱、水蛭一钱。

大黄膏一名将军丸　治妇人干血气，血块有热，脉弦数。

川大黄四两为末，用酽醋熬成膏子，丸如鸡头大，每服一丸，酒化开，临卧温服，大便利一二行，红脉自下，是调经之仙药也。一方加当归头。一方加香附二两，童便浸炒，为末，入膏丸桐子大，热酒下四十丸。

圣惠方　治妇人月水涩滞不快，结成瘕块，胀大欲死。

马鞭草根苗五斤锉细，水五斗煎至一斗，去渣，别以净器盛，熬成膏，食前温酒调下半匙。

通经丸　治妇人室女月候不通，脐腹疼痛，或成血瘕。

当归　桂心　青皮　干姜炮　川椒炒出汗　川乌炮　蓬莪术　干漆炒烟尽　大黄炮　桃仁去皮尖，炒，各一两

一方有红花酒浸七钱、刘寄奴五钱。

上为末，先将一半用米醋熬成膏，调余药，为丸如桐子大，晒干，每服二十丸，用淡醋汤下，加至五十丸，温酒亦得，空心食前服。《济生方》去川乌，加红花。如血积成块，加虻虫、水蛭各三十个。《本草》入鸡子清同丸，畏漆入肠胃生疮也。

以上诸方俱重剂，随寒热斟酌用。

治痰结经闭

丹溪方　治积痰伤经不行，夜则妄语。

瓜蒌子一两　黄连半两　吴茱萸十两　桃仁五十枚　红曲二钱　缩砂三两　山楂末一两

上为末，生姜汁研炊饼为丸。

一方　治月水不通，屡试有验，形实气盛者宜之。

厚朴不以多少，姜汁炙香，细切，浓煎去渣，空心服，不过三四剂瘥。

加味导痰汤　治躯脂满经闭。

半夏　陈皮　白茯苓　甘草　枳实　黄连　川芎

上加生姜，水煎服。

经云：气上迫肺，则心气不得下通，故月事不来。今用连、朴之类导痰降火，使不上迫于肺，故心气下通而月事来也。

外取通经方

掌中金丸　治妇人干血气经闭，下取法。

穿山甲炮　甘草　苦丁香　川椒　苦葶苈　白附子　猪牙皂角　草乌头各三钱　巴豆一钱，全用，研

上为细末，以生葱绞汁和，丸弹子大，每服一丸，新绵包之纳阴中，一日即白，二日即赤，三日即血，神效。

矾石丸　治妇人经水闭不利，脏坚癖不止，中有干血，下白物。

矾石三钱，烧　杏仁一分

上二味末之，炼蜜丸枣核大，纳脏中①，剧者再纳之。

一粒仙丹　治妇人干血劳并赤白带下，种子如神。

巴豆一百二十个，去壳，用新砖一个，将豆纸包，放砖上捶，去油，令净如面白方好用　斑蝥六十个，去翅足　穿山甲五钱，油煎过　大黄　苦葶苈各一两　皂角一两，刮去粗皮，火炮

上各为末，合一处，以枣煮去皮核丸如弹子大，用绵茧张开裹药，在内穿入三

---

① 纳脏中　康熙本"脏"作"阴"。

寸竹筒，上头后仍留系二三寸余，挽一转，不令药气出外，用时先以温水洗阴内令洁净，拭干，却以葱汁浸湿药头，送入子宫极深处，整一日一夜取出药，不用少间，耳冷气下，发寒发热，如伤寒状，不怕，饮食任意食用无妨，半日即通，或鲜血，或死血，一切恶物悉下，忌生冷发物，自此子宫和暖，而交媾则有孕矣。

通经下取方　曾验试神效。

海蛤粉五钱　苦葶苈　牙皂各二钱半　巴豆略去油　天花粉五钱　苦丁香　红娘子各一钱半　麝香少许

上为细末，每用一钱，葱汁同捣为丸，薄绵裹，以五寸竹管纳阴户中，候热时，先通黄水，次则经行。

崩　漏　门

论崩中由伤损冲任

良方论曰：妇人崩中，由脏腑伤损，冲任血气俱虚故也。冲任为经脉之海，血气之行，外循经络，内荣脏腑，若无伤损，则阴阳和平而气血调适。若劳动过多，致脏腑俱虚，而冲任之气虚，不能约制其经血，故忽然暴下；或由阴阳相搏，为热所乘，攻伤冲任，血得热则流散，甚者至于昏闷。其脉数疾小为顺，洪大为逆，大法当调补脾胃为主。

论血崩因虚热

东垣曰：阳虚阴搏谓之崩。妇人脾胃虚损，致命门脉沉细而数疾，或沉弦而洪大有力，寸关脉亦然，皆由脾胃有亏，下陷于肾，与相火相合，湿热下迫，经漏不止，其色紫黑，如夏月腐肉之臭。中有白带者，脉必弦细，寒作于中；中有赤带者，其脉洪数，病热明矣。必[1]腰痛或

脐下痛，临经欲行而先发寒热往来，两胁急缩，兼脾胃症出见，或四肢困热，心烦闷不得眠卧，心下急，宜大补脾胃而升降气血，可一服而愈。或先贵而后贱，或先富而后贫，病名脱营者，心气不足，其火大炽旺于血脉之中，又致脾胃饮食失节，火乘其中，形质肌肉颜色似不病者，此心病也，不形于脉，故脾胃饮食不调，其症显矣，而经水不时而下，或适来适断，暴下不止，治当先说恶死之言劝谕，令惧死而心不动，以大补气血之药补养脾胃，微加镇坠心火之药治其心，补阴泻阳，经自止矣。《痿论》云：悲哀太甚则胞络绝，胞络绝则阳气内动，发则心下崩，数溲血也。故经曰：大经空虚，发则肌痹，传为脉痿。此之谓也。

薛氏曰：经云：阴虚阳搏谓之崩。又云：阳络伤，血外溢；阴络伤，血内溢。又云：脾统血，肝藏血。其为患因脾胃虚损，不能摄血归源；或因肝经有热[2]，血得热而下行；或因肝经有风，血得风而妄行；或因怒动肝火，血热而沸腾，或因脾经郁热，血伤而不归经；或因悲哀太过，胞络伤而下崩。治疗之法：脾胃虚弱者，六君子汤加当归、川芎、柴胡；脾胃虚陷者，补中益气汤加酒炒芍药、山栀；肝经血热者，四物汤加柴胡、山栀、苓、术；肝经风热者，加味逍遥散或小柴汤加山栀、芍药、牡丹皮；若怒动肝火，亦用前药；脾经郁火者，归脾汤加山栀、柴胡、牡丹皮；哀伤胞络者，四君子汤加柴胡、升麻、山栀。故东垣、丹溪诸先生云：凡下血症，须用四君子以收功。斯言厥有旨哉。若大去血后，毋以脉诊，当急用独参汤救之。其发热潮热，咳嗽，脉数，乃是

---

① 必　若。
② 热　原作"血"，据康熙本改。

元气虚弱，假热之脉也，尤当用人参之类。此等症候无不由脾胃先损而患，故脉洪大。察其中有胃气受补则可救，设用寒凉之药，复伤脾胃生气，反不能摄血归源，是速其危也。

方氏曰：血属阴也，静则循经荣内，动则错经妄行。盖人之七情过极则动五志之火，五志之火亢甚则经血暴下，失期而来，久而不止，谓之崩中，如风动木摇、火燃水沸类也。治崩次第，初用止血以塞其流，中用清热凉血以澄其源，末用补血以还其旧。若止塞其流而不澄其源，则滔天之热① 不能遏；若止澄其源而不复其旧，则孤子之阳无以立。故本末勿遗，前后不紊，方可言治也。

张子和云：孟官人母五十余，血崩一载，金② 用泽兰丸、黑神散、保安丸、白薇散补之，不效。戴人见之，曰：天癸已尽，本不当下血。盖血得热而流散，非寒也。夫女子血崩多因大悲哭，悲甚则肺叶布，心系为之急，血不禁而下崩。《内经》曰：阴虚阳搏谓之崩。阴脉不足，阳脉有余，数则内崩，血乃下流。举世以虚损治之，莫有知其非者。可服大剂，大剂者黄连解毒汤是也，次以香附二两炒、白芍药二两焙、当归二两焙，三味同为细末，水调下，又服槟榔丸，不旬日而安。西园公治一妇人年六十二岁，血崩不止，投黄连解毒汤四帖，后服凉膈散合四物六帖，愈。此妇因悲哀太过，则心闷急③，肺布叶举而上焦不通，热气在中，血走而崩，故效。

薛氏曰：一妇人年将七十，素有肝脾之证，每作则饮食不进，或胸膈不利，或中脘作痛，或大便作泻，或小便不利，余用逍遥散加山栀、茯神、远志、木香而愈。后忧女婿居，不时吐紫血，其病每作，先倦怠而后发热。经曰：积忧伤肺，

积思伤脾。肺布叶举，是令子母俱病，不能摄血归经而致前证。遂以前药加炒黑黄连三分、吴茱萸二分，顿愈。复因怒，吐赤血甚多，躁渴垂死，此血脱也，法当补气，乃用人参一两，苓、术、当归各三钱，陈皮、炮黑干姜各二钱，炙草、木香各一钱，一剂顿止。一妇人年六十四，久郁怒，头痛寒热，春间乳内时痛，服流气饮之类，益甚，不时有血如经行，又大惊恐，饮食不进，夜寐不宁，乳肿及两胁，焮痛如炙，午后色赤。余以为肝脾郁火血燥，先以逍遥散加酒炒黑龙胆一钱、山栀一钱半，二剂肿痛顿退，又二剂而全消，再用归脾加炒栀、贝母，诸证悉愈。一妇人因怒崩血，久不已，面青黄而或赤。此肝木制脾土而血虚也，用小柴胡合四物以清肝火生肝血，又用归脾、补中二汤以益脾气生肝血而瘥。此证若因肝经有风热而血不宁者，用防风一味为丸，以兼证之药煎送；或肝经火动而血不宁者，用条芩炒为丸，以兼证之药煎送。无有不效。一妇人性急，每怒非太阳耳项喉齿胸乳作痛，则胸满吞酸，吐泻少食，经行不止。此皆肝火之证，肝自病则外证见，土受克则内证作。若自病见用四物加白术、茯苓、柴胡、炒栀、炒龙胆，若内证作用四君子加柴胡、芍药、神曲、吴茱萸炒过、黄连，诸证渐愈。惟月经不止，是血分有热，脾气尚虚，以逍遥散倍用白术、茯苓、陈皮，又以补中益气加酒炒芍药，兼服而调。

论崩漏由气虚不能摄血

叔卿按：妇人崩漏下血，世医类云血热妄行，用四物汤加芩、连等凉药，此举

---

① 滔天之热 "滔"原作"陷"，据康熙本改。
② 金 皆，都。
③ 心闷急 "闷"当作"系"。

世所用之常法也，而愈者十三，不愈者十七。其愈者则少年禀厚，血本不虚，止是火逼妄行，故服之辄愈；其不愈者或年纪稍长，或禀赋素弱，而其得之也，又或出于劳役损气，忧思伤脾，故服之不愈。医者不察来历，不知变通，往往执用前项凉药，遂致脾胃重伤，饮食减少，渐至发热羸瘦，竟成劳瘵。余所亲见者非一，良[1]可概也。夫妇人以血为主，而血随气行，所为亡血者，由脾胃有伤，中气虚弱，不能收摄其血，故乘热而妄行耳。故气者血之统领也，尝譬之血犹水也，气犹堤也，堤坚则水不横决，气固则血不妄行，此一定之理也。今血至于妄行者，良由气馁[2]不能统束其血，非专热所为也。试以治效者言之。余族一妇人年近四十，每经行辄二十余日不止，一医用凉药六七剂，无效，一日半夜昏迷不醒，其夫急求救于余。与东垣当归芍药汤一帖，不两时其血顿止，自是多服数十剂，遂获大痊。又门人靳生者，其姊年亦过四十，每经行亦延绵二十余日不止，荏苒年余，渐成尪羸，历更数医，率用凉血常法，都无寸效。余与当归芍药汤二帖，亦不效。他医更谓血热，欲用凉药。余曰：此下血日久，元气下脱也。当归芍药汤虽有黄芪、白术，而无人参、升麻，所以不速效。更用大补芪归汤，以参、芪、升麻等提补之，一剂立止。又余族一少妇亦患漏下不止，每经行亦多至二十余日。初用当归芍药汤二帖，亦不效，继用大补芪归汤二帖，即止。又一族妇产后半月，因嫁女离蓐[3]太早，劳役过度，一日下血倾盆，急以问余。余用四物汤加升麻、白芷、头发灰，一服顿止，其效如神。大抵崩漏之疾，先由劳伤中气，不能摄血，继又因邪热逼之，遂致妄行，故初时当用四物汤加芩、连、荆芥穗以止之，如再不愈，用当归芍药汤补

之，若延绵日久，清气下陷，须用参、芪、白术、甘草及升麻、柴胡之类升提之。古人云：血脱益气。此良法也，余每用此取效，捷于影响。而俗医不悟，率用凉血之药，至数十剂不效，而犹不止，亦可谓胶柱鼓瑟之甚矣。刘河间[4]先生谓诸血无寒，余谓诸血无实，学者所当参究也。

汪石山治一妇年逾四十，形色苍紫，忽病血崩，医者或用凉药，或用止涩，俱罔效。诊之，六脉皆沉濡而缓，按之无力，乃气病，非血病也，当用甘温之剂健脾理胃，使胃气上腾，血循经络，则无复崩矣。遂用补中益气汤，多加参、芪，兼服参苓白术散，崩果愈。

论气陷血脱法当升举

东垣云：一妇人经候黑血，凝结成块，左厢有血瘕，水泻不止，谷食有时一化[5]，有时不化，至今岁四月，血块暴下，并水注俱作，是前后二阴有形之血脱竭于下，既久经候尤不调，水泻日见三两行，食罢心烦不快，饮食减少，甚至瘦弱。东垣先生曰：夫圣人治病，必本四时升降浮沉之理，权变之宜。若不本四时，以顺为逆，非其治也。且治之大法，必先岁气，无伐天和，无盛盛，无虚虚，遗人夭殃，无致邪，无失正，绝人长命。故圣人云：阳盛阴虚，下之则愈，汗之则死；阴盛阳虚，汗之则愈，下之则死。大抵圣人立法，各自有义，且如升阳或发散之剂，是助春夏之阳气，令其上升，乃泻秋冬收藏殒杀寒凉之气。此病是也，当用此

---

① 良　实在，确实
② 气馁　谓气亏弱。馁，虚乏。
③ 蓐　通"褥"。床褥。
④ 刘河间　原作"刘河涧"，今改。
⑤ 有时一化　康熙本作"有时化"三字。

法治之，乃升降浮沉之至理也。夫天地之气，以升降浮沉，乃从四时，如治病逆之则杀人矣。故经云：顺天者昌，逆天者亡。可不畏哉。夫人之身亦有天地四时之气，不可止认在外，人体亦同天地也。今经漏不止，是前阴之气血已下脱矣；水泻又数年不愈，是后阴之气血又下陷矣。后阴者主有形之物也，前阴者精气之门户，俱下竭，是病人周身之气常行秋冬之令，阴主杀，此等收藏之病是也。阳生阴长，春夏是也。在人身之中令气升浮者，谷气上行是也。既病则周身血气皆不生长，谷气又不升，其肌肉消少，是两仪之气俱将绝矣。既下元二阴俱脱，血气消竭，假令当日元①是热证，今下焦久脱，已化为寒矣。此病久沉久降，寒湿太胜，当急救之，泻寒以热，降湿以燥，大升大举以助长生，补养气血不致偏枯。圣人立治之法云：湿气大胜，以所胜助之。助甲风木上升是也。故经云：风胜湿。是以所胜平之也。当调和胃气，次用白术之类，以燥其湿而滋元气。如其不止，后用风药以风胜湿，此之谓也。此药便是大举大升，以助春夏，二湿之久陷下之至治也。

论血瘀腹痛法当收止

戴氏曰：血大至曰崩中，或清或浊，或纯下瘀血，或腐，势不可止，证状非一，所感亦异，甚则头目昏晕，四肢厥冷，并宜胶艾汤咽震灵丹，佐以三灰散，或以童子小便煎理中汤，或以沉香降气汤加入百草霜，米饮调下。血崩甚而腹痛，人多疑恶血未尽，又见血色瘀黑，愈信恶血之说，不敢止截。大凡血之为患，欲出未出之际，停在腹中即成瘀色，难尽以瘀为恶，又焉知瘀之不为虚冷乎。若必待见瘀血之后截之，恐并与人无之矣。此腹痛更有说瘀而腹痛，血通而痛止，崩而腹

痛，血住则痛止，宜芎归汤加干姜、熟附各一钱，止其血而痛自止，仍以刺花绣拭黑片烧灰研末，米饮调下。一方以毛蟹壳烧存性，米饮下。亦有以早黄麻根烧灰为末，米饮下。

论过服寒凉法当温补

薛氏曰：表弟方健甫内②五十岁，辛丑患血崩，诸药罔效，壬寅八月，身热体痛，头晕涕出，吐痰少食，众作火治，展转发热，绝粒数日。余诊之，曰：脾胃久虚，过服寒药，中病未已，寒病复起。遂用八味丸料一服，翌早遂索粥数匙，再服食倍，热减痛止，乃服八味丸而愈。癸卯秋因劳役忧怒，甲辰夏病复作，胸饱发热，脊痛腰疼，神气怫郁，或作中暑，崩血便血，烦渴引饮，粒米不进，昏愦时作，脉洪大，按之微弱。此无根之火，内虚寒而外假热也，以十全大补加附子一剂，遂食粥三四匙，崩血渐减，日服八味丸，始得全愈。大尹王天成之内久患崩，自服四物凉血之剂，或作或辍，因怒发热，其血不止，服前药不应，乃主降火，更加腹胁大痛，手足俱冷。余曰：此脾胃虚寒所致。先用附子理中汤，体热痛止，又用济生归脾、补中益气二汤，崩血顿愈。若泥痛无补法，则误矣。锦衣杨永兴之内患前证，过服寒凉之剂，其证益甚，更加肚腹痞闷，饮食不入，发热烦躁，脉洪大而虚。余曰：此脾经气血虚而发躁也，当急用八珍汤加炮姜以温之，缓则不救。不信，乃服止血降火之剂，虚证蜂起，始信余言，缓不及治矣。

论补中去积

东垣云：丁未年冬，郭大方来说其妻

① 元 同"原"。原本。
② 内 妻子。

经水暴崩不止，先曾殒身① 失血，自后一次经数日而来，今次不止，其人心窄性急多惊。以余料之，他日必因心气不足，饮食不节得之。大方曰：容到彼诊。得掌中寒，脉沉细而缓，间而沉数，九窍微不利，四肢无力，上喘气短促，口鼻气皆不调，果有心气不足，饮食失节，脾胃虚弱之证，胃脘当心而痛，左胁下急缩有积，当脐有动气，腹中鸣，下气，大便难，诸虚证极多，不能尽录。拟先治其本，余证可以皆去。与安心定志，镇坠其惊，调和脾胃，大益元气，补其血脉，养其心神，以大热之剂去其冬寒凝在皮肤，内少加生地黄，去命门相火，不令四肢痿弱，制黄芪当归人参汤。

论开痰行气

丹溪云：涎郁胸中，清气不升，故经脉壅遏而降下，非开涎不足以行气，非气升则血不能归隧道。此论血泄之义甚明。盖开胸膈浊涎则清气升，清气升则血归隧道不崩矣。故其症或腹满如孕，或脐腹疼痛，或血结成片，或血出则快，止则闷，或脐上动，其治法宜开结痰，行滞气，消污血。

论杀血心痛

良方云：妇人血崩而心痛甚，名曰杀血心痛，由心脾血虚也，若小产去血过多而心痛甚者亦然，用乌贼鱼骨炒为末，醋汤调下。失笑散亦效。

薛氏曰：前证若阴血耗散，用乌贼丸收敛之；若瘀血不散，用失笑散行散之；若心血虚弱，用芎归汤补养之；若郁结伤血，用归脾汤调补之。一妇人血崩兼心痛三年矣，诸药不应，每痛甚，虚证悉具，面色痿黄。余曰：心主血，盖由去血过多，心无所养以致作痛，宜用千金大补

汤，参、术倍之。三十余剂稍愈，百余剂全愈。

论崩漏杂治法

丹溪云：崩漏有虚有热，虚则下溜，热则流通。气虚血虚者，皆以四物汤加参、芪；因劳者，用参、芪加升补药；因寒者，用干姜；因热者，用黄芩；漏下乃热而虚，四物汤加黄连；崩过多者，先用五灵脂末一服，当分寒热，盖五灵脂能行能止；紫色成块者，血热，四物汤加黄连、柴胡之类；急则治其标，用白芷汤调百草霜末，甚者棕榈灰，后用四物汤加炒干姜调理。

经验简要治崩中等证，冷者脉紧细，手足寒，红去淡黑或五色，当归建中汤加白龙骨、血竭、附子，下紫石英丸、震灵丹、炙火；热者脉洪，四肢温，心烦，口苦燥，血沸而成，用黄芩汤、荆芥散或清心莲子饮加竹沥、生地黄汁，甚者生地黄汁磨京墨、百草霜冷服；虚者，胶艾汤加麦门冬、鹿茸、龙骨、酸枣仁，或养荣汤加龙骨、血竭，送震灵丹；实者，腹中痛，煮附丸四物汤，加香附子；心虚者，恍惚多梦，健忘舌强，小便多，面红盗汗，柏子仁汤、酸枣仁汤加龙骨、京墨、百草霜，吞灵砂丹，又灵砂、当归、莲肉、龙骨，枣肉丸，参汤送下。崩中，作麝香、当归。崩②者，心气已散，急服灵砂、龙骨等。有田妇崩中断下者，用大芜根酒煎，清早服。生麦中，如蓬蒿花，或云即蓟根也。

产宝分阴崩阳崩，受热而赤谓之阳崩，受冷而白谓之阴崩。

---

① 殒身 谓流产。殒，通"陨"。坠落。身，身孕。

② 崩 原作"香"，据康熙本改。

脉 法

脉经曰：问五崩何等类。师曰：白崩者形如涕，赤崩者形如绛津，黄崩者形如烂瓜，青崩者形如蓝色，黑崩者形如衃血[①]也。寸口弦而大，弦则为减，大则为芤，减则为寒，芤则为虚，寒虚相搏，脉则为革，妇人则半产漏下。尺脉急而弦大，风邪入少阴之经，女子漏血下赤白[②]。漏血下赤白不止，脉小虚滑者生，大紧实数者死。漏下赤白，日下血数升，脉急疾者死，迟者生。尺寸脉虚者漏血，漏血脉浮，不可治也。

治血热崩漏

荆芩四物汤 治崩漏初起，不问虚实，服之立止。

当归 川芎 白芍药 生地黄 荆芥穗 条芩炒 香附子炒，各一钱

上锉，水煎服。如不止，加防风、升麻、白术、蒲黄。一方加地榆，尤效。一方四物汤单加荆芥穗，止血甚效。

解毒四物汤 治妇人经脉不住，或如豆汁，五色相杂，面色痿黄，脐腹刺痛，寒热往来，崩漏不止。

当归 川芎 白芍药 熟地黄 黄连 黄芩 黄柏 栀子炒，各一钱

上锉作一剂，水煎，食前温服。

五黄解毒汤 治血崩初起实热者。

黄连 黄芩 黄柏 生地黄 蒲黄

上锉，水煎，空心服。

神效二物汤 周吉甫《金陵琐事》云：内人幼年病血山崩，诸医皆危之，刘春斋用此方，立止如神。

当归 荆芥各一两

上锉散，作一服，用水、酒各一钟煎服，立止。

奇效四物汤 治肝经虚热，血沸腾而崩久不止。

当归酒洗 川芎 白芍药 熟地黄 阿胶炒成珠 艾叶 黄芩炒，各一钱

上锉，水煎服，或加生姜五片。因劳气弱者，加人参、黄芪、升麻；因热者，倍黄芩；紫色成块者，血热之甚，加黄连；因寒者，加炒黑干姜；崩过多者，先用五灵脂半生半炒，为末，一服后，分寒热用药。有一医疗血崩，往咬咀药铺市药，其方则四物汤加阿胶、大艾也，就铺分作八服，又向铺索黄芩半两，加入药内。铺家亦医者，曰：此药何为加黄芩。医曰：非汝所知，吾与此药，正以黄芩为主。夫心主血，血得热则行，得寒则止。病者一服而愈，服却八服，至今无恙。又见数妇血崩者，亦用此医，以黄连解毒汤加大艾，治无不效者，又当量其虚实用之。

河间生地黄散 治诸失血及经漏下血，脉虚洪。

生地黄 熟地黄 白芍药 黄芪 枸杞子 天门冬去心 地骨皮 柴胡 黄连炒 黄芩炒 甘草炙，各等分

上咬咀，水煎服。便血者，加地榆。

凉血地黄汤 治妇人血崩不止，肾水阴虚，不能镇守包络相火，故血走而崩也。

生地黄 当归尾各五分 黄连 黄柏 知母 藁本 川芎 升麻各二分 柴胡 防风 羌活 黄芩 细辛 荆芥 蔓荆子 甘草炙，各一分 红花少许

上咬咀作一服，水煎，空心稍热服。

小蓟汤 治崩漏不止，色明如水，得温则烦闷者，此阳伤于阴，令人下血，当

---

① 衃血 原作"衄血"，据《脉经》卷九改。衃血，谓色呈赤黑之瘀血。
② 漏血下赤白 "血"原作"自"，"白"字原脱，并据文义补正。

补其阴，脉数疾小者顺，大者逆。

小蓟茎叶捣取汁　生地黄捣取汁，各一盏
白术半两，锉

上三件入水一盏，煎减一半，去滓，温服。

芎藭酒　治崩中昼夜不止，医不能治。

芎藭一两　生地黄汁一盏

上用酒五盏煮芎藭一盏，去滓，下地黄汁，再煎二三沸，分为三服。

治崩中去血不止

大小蓟根五两　白茅根二两

上二味细切，用酒五升煮取四升，去渣，分四服。

一方　治妇人血崩。

槐花半两，炒　黄芩二两，去皮

上二味共为细末，每服五钱，好酒一碗，用铜秤锤一枚，桑柴火烧红，浸入酒内，调服不拘时。忌生冷、油腻之物。

金华散　治血室有热，崩下不止，服温药不效者。

玄胡索　当归　瞿麦穗　牡丹皮　干姜各一两　石膏二两　桂心别研　威灵仙各七钱半　蒲黄半两

上为细末，每服三钱，水煎，空心温服，日二。

简易黄芩汤　治崩中下血，今人多用止血补血之药，惟此方治阳乘阴，所谓天暑地热，经水沸溢者。

黄芩一味研为细末，每服三钱，霹雳酒调下（即烧秤锤淬酒）。一方荆芥煎汤下。

近朝有王御医直夜①，有一宫女血如山崩，其时药箧中只有大顺散两帖，以冷水调服，旋即奏效。以此知医者要在权变也。

治劳伤崩漏

胶艾四物汤　治劳伤血气，月水过多，或崩漏不止，及妊娠胎气不安，或因损动漏血伤胎者，亦宜。

当归　川芎　白芍药　熟地黄　阿胶炒成珠　艾叶各一钱　甘草炙，五分

上锉，水、酒各半煎，空心服。

当归芍药汤　治妇人经脉漏下不止，其色鲜红，先因劳役，脾胃虚弱，气短逆，自汗不止，身热闷乱，恶见饮食，四肢倦怠，大便时泄。

黄芪一钱半　白术　苍术泔浸，去皮　当归身　白芍药各一钱　陈皮　熟地黄各五分生地黄　甘草炙，各三分　柴胡二分

上作一服，水煎，空心热服。东垣为一妇人制此方，一服之后诸证悉去。予族一妇因劳役下血，每来两旬不止，医者拘血热之说，用四物加芩、连，累治不愈。一日血大下，昏迷不醒，急以问予，予用此药一剂，少顷顿醒，过两时血遂止。后常服此药，其疾遂不复作。盖血虚须兼补气，尝譬之血犹水也，气犹堤也，堤坚则水不横决，气固则血不妄行，自然之理也。此药有黄芪最多，白术次之，所以神效。俗医不达此理，专用凉血，不知凉药伤胃，服久则正气愈弱，血安得固。故特为表而出之。

归脾汤　治妇人思虑伤脾，不能摄血，以致妄行，或健忘怔忡，惊悸不寐，或心脾伤痛，怠惰嗜卧，不思饮食。

人参　黄芪炙　白术　白茯苓　当归　龙眼肉　远志去心　酸枣仁炒，各一钱　木香　甘草炙，各五分

上锉，加生姜三片、枣一枚，水煎服。加柴胡、山栀，名加味归脾汤。

---

① 直夜　值夜班。此谓夜间值侍宫中。

柏子仁汤 治妇人忧思过度，劳伤心经，不能藏血，遂致崩中，下血不止。

柏子仁炒 香附子炒 芎䓖 鹿茸燎去毛，酒蒸，焙 茯神去木 当归各一钱半 川续断二钱 阿胶炒 远志去心，各一钱 甘草炙，五分

上作一服，加生姜五片，水煎，空心服。

养血平肝散 治大怒经血暴下。

当归酒浸 白芍药炒 香附炒黑，各二钱 青皮醋炒 柴胡 川芎 生地黄各八分 甘草五分

上锉，水煎，食前服。

治崩漏气陷

大补芪归汤 治血气大损虚脱，崩漏不止。

黄芪 人参 白术各一钱半 当归二钱 白芍药 熟地黄 茯苓 陈皮各一钱 川芎七分 升麻五分 甘草炙，六分

上作一服，加大枣一枚，水煎，食前服。

升阳止血汤 治崩漏多因气所使而下。

白术 当归身 白芍药 熟地黄 香附炒黑 地榆各一钱 黄芪 人参 川芎 蒲黄炒，各五分 升麻三分

上锉作一服，水煎服。甚者加棕毛灰，酒调服。

益胃升阳汤 血脱益气，古人之法也。先补胃气，以助生长，故曰阳生阴长，诸甘药为之先务，举世皆以为补气，殊不知甘能生血，此阳生阴长之理也，故先理胃气，人之一身，纳谷①为宝。

黄芪二钱 人参有嗽去之 神曲炒，各一钱半 白术三钱 当归身酒浸 陈皮 甘草炙，各一钱升麻 柴胡各五分 生黄芩二钱，泻盛暑之伏金②肺逆，秋凉不用。

上为粗末，每服三钱或五钱。如食

添，再加之，如食减，已定三钱内更减之，不可多用，每服二钱，水煎，去滓，热服。如腹痛，每服加白芍药二分、中桂少许；如渴口干，加干葛二分；如嗽，去人参；如服此不止，却服后方柴胡调经汤，大举大升之也。

柴胡调经汤 治经水不止鲜血，项筋急，脑痛，脊骨强痛，不思饮食，肝家有风热而血不止，用此。

羌活 独活 藁本 升麻各五分 苍术一钱 柴胡七分 葛根 当归身 甘草炙，各三分 红花少许

上㕮咀作一服，水煎，去滓，稍热空心服，微汗立止。

调经升阳除湿汤 治女子漏下恶血，月事不调，或暴崩不止，多下水浆之物，皆由饮食不节，或劳伤形体，或素有心气不足，因饮酒劳倦，致令心火乘脾，其人必急情嗜卧，四肢不收，困倦乏力，无气以动，气短上气，逆急上冲，其脉缓而弦急，按之洪大，皆中指下得之，脾土受邪也。脾主滋荣周身者也，心主血，血主脉，二者受邪，病皆在脉。脉者血之府也，人者脉之神也，心不主令，胞络③代之，故曰心之脉主属心系，心系者，胞络命门之脉也，主月事生孕，皆由脾胃虚而心胞乘之，故漏下血水不调也，况脾胃为阴阳之根蒂，当除湿去热，益风气上伸以胜其湿。又云：火郁则发之。

黄芪 苍术 羌活各一钱半 防风 藁本 升麻 柴胡 甘草炙，各一钱 当归酒浸 独活各五分 蔓荆子七分

上㕮咀，水五大盏煎至一大盏，去滓，稍热服，空心服药毕，待少时以早膳压之，可一服而已。如灸足太阴脾经中血

---

① 纳谷 摄纳水谷。
② 伏金 康熙本作"伏热刑金"四字。
③ 胞络 指心包络。

海穴二七壮或三七壮，立已。此药乃从权
衡之法，用风胜湿，为胃气下陷而气迫于
下，以救其血之暴崩也。若病愈，经血恶
物已尽，主病虽除，后必须以黄芪、甘
草、人参、当归之类数服以补之，于补气
升阳汤中加和血药是也。若经血恶物下之
不绝，尤宜救其根源，治其本经，只益脾
胃，退心火之亢，乃治其根蒂也。若遇夏
月白带下脱漏不止，宜用此汤，一服立
止。

治崩漏血瘀 昏晕 疼痛

五灵脂散 治血崩不止及昏晕不省。

五灵脂 不拘多少，炒令烟尽，研末

上为末，每服一钱，温酒调下。一方
治血崩不止，五灵脂二钱炒热，加当归酒
同煎，或水、酒、童便各半盏同煎服。一
方五灵脂半生半熟为末，酒调服。一方水
煎五灵脂，半干去渣澄清，再煎成膏，入
神曲末，为丸如桐子大，空心温酒下二三
十丸，便止。一方每服三钱，水、酒、童
便各半盏煎至八分，通口服，名抽刀散，
治产后有病，服三服，散恶血，或心腹胁
肋肢痛不可忍者，或止用童子小便，尤
佳；或中风，即入草乌头半钱同煎，亦治
肠风下血，如不饮酒者，煎乌梅柏叶汤调
下；如心烦口干渴者，加蒲黄炒减半。一
方同蒲黄各炒等分，名失笑散，治失血及
产后半产恶血攻心，昏迷不省，及心腹绞
痛欲死者，其效如神，真救急之良方也，
人家不可不备。此药兼能解毒及蛇蝎蜈蚣
咬，涂伤处，立愈。

香附子散 治血崩不止，或成五色，
亦治产后腹痛及小产血不止，大是妇人仙
药，常服益血调气。

香附子 不拘多少，春，去毛，中断之，略炒

上为细末，每服二钱，清米饮调下能
止血，好酒调下能破积，冷气姜汤下，带

下艾汤入醋少许下。

煮附丸 治崩漏带下，积聚癥瘕，脐
腹疗痛。

方见调经门疼痛条。

备金散 治妇人血崩不止。

香附子 炒，四两　当归尾 一两二钱　五
灵脂 炒，一两

上为细末，每服五钱，醋汤调，空心
服，立效。

如神散 治血崩不止，赤白带下。

香附子 炒　赤芍药 炒，各等分

上为末，入盐一捻，水煎，食前温
服。一方用香附、白芷，为丸。

立效散 治妇人血崩，脐腹痛。

香附 炒，三两　当归 一两　赤芍药　良
姜　五灵脂 各半两

上为细末，每服三钱，酒一盏、童便
少许同煎服。

一方 治血崩，脐腹痛。

当归　赤芍药　熟地黄　香附子　牡
丹皮　木贼 去节，各二两　没药　丁香　桂
去皮，各三钱

上为细末，酒调三钱，温服。

缩砂散 治血崩。

缩砂不以多少[1]，新瓦上炒香，为细
末，米饮调下三钱。

加减四物汤 治室女二七天癸至，亦
有当时未至，过时而后至者，亦有卒然暴
下，淋沥不止，有若崩漏者，失血过多，
变生诸证，悉宜服之。

四物汤 四钱　香附子 炒，去毛，一钱半

上加生姜五片，水煎服，食前。如血
色鲜而不止者，去熟地黄，加生地黄。

治崩漏虚寒

丁香胶艾汤 治崩漏不止，盖心气不

---

① 不以多少　康熙本"以"作"拘"。

足，劳役及饮食不节所得。经隔少时，其脉两尺俱弦紧而洪，按之无力，其证自觉脐下如冰，求厚衣被以御其寒，白带白滑之物虽多，间下如屋漏水，下时有鲜血不多。右尺脉时微洪，屋漏水多暴下者，是急弦脉为寒多，而洪脉时见乃热少，合而言之，急弦者，北方寒水多也，洪脉时出者，命门包络之火也，黑物多赤物少，合成屋漏水之状也。

当归一钱二分　白芍药　熟地黄各三分　川芎　丁香各四分　阿胶炒，六分，另后入　生艾叶一钱，后入

上为细末，作一服，水二盏煎至五沸，去渣，入胶、艾，再上火煎至一大盏，空心宿食消尽带热服，三服效。

芎劳汤　治带下漏血不止，及风寒冷热，劳损冲任，月水不调，崩中暴下，腰重里急，淋沥不断，及产后失血过多，虚羸腹痛，或妊娠胎动不安，下血连日，小便频数，肢体烦倦，头晕目暗，不欲饮食。

芎劳　黄芪　芍药　干地黄　吴茱萸　甘草炙，各二两　当归　干姜各一两

上㕮咀，以水一斗煮取三升，分三服。若月经后因有赤白不止者，除地黄、茱萸，加杜仲、人参各二两。

断下汤　治冲任气虚，崩中漏下，经脉不调，每遇月候将来，脐腹腰脚先痛，渐减饮食，四肢乏力，及带下三十六疾，悉能疗之。

人参去芦　熟地黄　艾叶醋炒，各一两　乌贼骨烧灰　当归酒洗，各二两　阿胶蛤粉炒成珠　川芎各七钱　干姜炮，半两

上㕮咀，水煎，食前服。乌贼骨即海螵蛸。

加味四物汤　治崩漏。

四物汤一两　人参二钱　吴茱萸一钱

上锉碎，每服半两，姜、枣煎，食前

服，五六服寒热腹痛皆退，崩漏未止，续服后熟附丸。

大全方　治血崩。

阿胶半两　熟艾如鸡子大　干姜一钱

上为粗末，用水五盏先煎艾叶、姜，至二盏半，入胶消，温分二服，空心服。

熟附丸

熟附子　木贼去节　龙骨煅　赤石脂煅，各半两　川芎　当归各一两

上为细末，醋糊为丸如桐子大，每服五六十丸，食前米饮下。

鹿茸丸　治经候过多，其色瘀黑，甚者崩下，吸吸少气，脐腹冷极，则汗出如雨，尺脉微小，由冲任虚衰，为风冷客乘胞中，气不能固，可灸关元百壮，在脐下正中三寸。

鹿茸燎去毛，酥炙　赤石脂制　禹余粮制，各一两　当归　熟地黄　续断各二两　附子炮　艾叶一方无　柏叶各半两

上为细末，酒糊丸如桐子大，每服三十丸，空心温酒下。炼蜜丸亦可。

治崩漏虚脱

大全方　治崩中下血不止，小腹痛。

芍药一两，炒黄　柏叶六两，微炒

上用水一升煎取六合，入酒五合煎取七合，空心分为二服。一方为细末，酒调二钱；一方有鹿角胶等分，酒调，治白带，脐腹痛。

柏黄散　疗经血不止。

黄芩一两二钱半　侧柏叶　蒲黄各一两　伏龙肝二两，即灶心对月土

上㕮咀，水二升煎取八合，分为二服。

又方　治患崩中不止，结作血片，如鸡肝色碎烂。

芎劳十二分　生地黄　伏龙肝各十一分　阿胶　青竹茹各八分　当归六分　续断　地

榆 小蓟根各三分

上用水九盏煮取三盏，去渣，分三服。

伏龙肝散 治气血劳伤，冲任脉虚，经血非时忽然崩下，或如豆汁，或成血片，或五色相杂，或赤白相兼，脐腹冷痛，经久未止，令人黄瘦口干，饮食减少，四肢无力，虚烦惊悸。

伏龙肝 赤石脂各一两 芎䓖三两 熟地黄 艾叶微炒，各二两 麦门冬去心，一两半 当归 干姜各七钱半 肉桂 甘草各半两

上为粗末，每服四钱，枣一枚、水同煎服。

地榆散 治妇人崩中，漏下不止。

地榆 蒲黄 白芍药 白茯苓 柏叶微炒 蟹爪微炒 熟地黄 鹿角胶碎，炒令黄 漏芦各一两 芎䓖 当归各七钱半 伏龙肝一两半 干姜炮 桂心 甘草炙赤，各半两

上锉碎，每服三钱，水一中盏入竹茹一分，煎至七分，去渣，食前温服。按伏龙肝为止血之圣药，盖燥可去湿也。先贤治崩，用旋覆花、半夏治膈间湿痰而崩止者，亦此意。

蒲黄散 治崩中不能止。

蒲黄炒 破故纸炒 千年古石灰炒过，各等分

上为末，每服二三钱，淡酒或醋汤调下。

霹雳散 治经脉妄行。

香附子三两 川芎 石灰油炒，各一两

上为细末，烧秤锤淬酒，调服二钱匕。

鹿茸散 治崩中漏下不止，虚损羸瘦。

鹿茸二两，去毛，涂酥炙微黄 白龙骨 鳖甲涂酥炙令黄，去裙 熟地黄 白芍药 白石脂 乌贼鱼骨炙黄 续断各一两 肉苁蓉一两半，酒浸，去皮，炙干

上为细末，每服二钱，食前粥饮调下。

补宫丸 治妇人诸虚不足，久不妊娠，骨热形羸，崩中带下。

白薇 牡蛎 白芍药 鹿角霜 山药 白术 白茯苓 乌贼鱼骨 白芷各等分

上为细末，面糊和，丸如桐子大，每服五十丸，空心米饮送下。

白矾丸 治久崩不止涩剂，有人经年崩漏，诸药不效，脉濡微，与此与伏龙肝散兼服之，愈。

白矾四两 香附二两 黄狗头骨烧灰，四两

上为细末，粥丸桐子大，每服三十丸，空心白汤下。

牡蛎丸 治月水不止，众药不愈者。

牡蛎火煅研细，用醋调成丸，再煅过通红，候冷研细，出火毒，却用醋调艾末，熬成膏，和丸如桐子大，每服五十丸，醋艾汤下。

一方 治妇人血漏。

蚕砂炒，一两 伏龙肝半两 阿胶一两

上为末，空心温酒调服二三钱。《大全》名无比散，无阿胶。

血见黑则止

黑金散 治妇人血气虚损，经候不调，崩中漏下。

鲤鱼皮 棕榈皮 黄牛角䚡 破故纸 乱发各一两 干姜 乌贼鱼骨 木贼 当归 熟地黄各半两

上锉碎，拌匀，入磁罐内，盐泥固济，候干，以炭火五斤煅令通赤烟尽，取放土内埋令冷，取出研细，每服三钱，入麝香少许，空心米饮调下。

五灰散 治下血不止成血崩。

莲蓬壳 黄绢 血余 百草霜 棕皮以上各烧灰 山栀炒黑 蒲黄炒 黑墨 血竭

上为细末，调服，或炼蜜丸桐子大，清米饮下五十丸。

十灰散　治下血不止。

锦片　木贼　棕榈　柏叶　艾叶　干漆　鲫鱼鳞　鲤鱼鳞　血余　当归以上逐味火烧存性，各等分，研末　麝香少许，研

上研匀，用醋煮糯米糊和，丸如桐子大，每服七十丸，加至一百丸，空心米饮下。

如圣散　治血山崩。

棕榈　乌梅肉各一两　干姜一两五钱，并烧存性

上为细末，每服二钱，乌梅酒调下，空心食前服，久患不过三服愈。一方去干姜，用甘草二寸半生半熟，共为末，每服二三钱，淡醋汤调服。

当归散　治妇人血崩不止。

当归　龙骨烧赤，各一两　香附子炒，三钱　棕毛灰五钱

上为末，每服四钱，米饮调，空心服。忌油腻、猪、鱼、鸡等物。

一方　治血崩，屡效。

当归　白芍药　干姜　棕榈各等分

上各煅存性，研为细末，醋调，以有节朱箸左搅四十九转，食前服。

琥珀散一名乌纱帽散　治崩漏不止。

赤芍药　当归　香附子　干荷叶　男子发皂荚水洗　棕榈　乌纱帽是漆纱头巾，取阳气上冲故也

上各等分，并于新瓦上煅成黑灰，存性三分，为细末，每服五钱，空心童便调下，如人行十里久再进一服，即止。若产后血去多，加米醋、京墨、麝香少许。一法先以五积散加醋煎，投一二服，次服五灵脂散。

立应散　治妇人血海崩败，又治肠风下血。

香附三两，一半生，一半炒　棕皮一两，烧存性

上为细末，每服五钱，酒与童便各半盏煎七分，温服无时。如肠风，不用童便。

立效散　治妇人血崩不止。

当归　莲花心　白绵子　红花　茅花各一两

上锉如豆大，白纸包裹，泥固，火煅存性，为末，每服三钱，温酒调服。如干血气，研血竭为引；如崩甚不止，加麝香为引，并用温酒调服。

必效散　治妇人月经不调及崩漏不止。

棕皮烧　木贼去节，烧存性，各二两　麝香一钱，另研

上为末，酒调二钱，空心服。

乌金散　治血崩不止。

棕榈毛烧存性，一两　龙骨煅过，二钱

上为细末，研匀，每服三钱，空心好酒调服，二服立止。

香矾散　治血崩神效，带下亦妙。

香附子醋浸一宿，炒焦存性，为末，一两　白矾末二钱

上研匀，米饮调，空心服，神效。一方用荷叶汤调，尤妙。

一方　治血崩。

蒲黄　黄芩各一两　荷叶烧灰，半两

上为末，每服三钱，空心酒调下。

一方　治妇人血崩不止。

槐花一两　棕毛灰五钱

上为末，水二盏、盐少许煎至七分，去渣，温服。

一方　用陈槐花一两、百花霜①半两，秤锤烧红淬酒下一二钱。

一方　槐花萼烧灰，温酒调下二钱匕。

一方　槐木耳烧作灰，酒服方寸匕。

---

① 百花霜　康熙本作"百草霜"。

一方　治崩漏。

用白芷煎汤，调百草霜服，甚者加棕榈灰，稍止，即以四物汤加干姜调之，此急则治其标也。

止崩杂方

一方　用槐花、百草霜为末，各等分，每服二钱，空心温酒调下。

一方　荆芥、莲房各等分，烧灰存性，为细末，空心米饮调下二钱。

一方　荆芥穗灯火烧焦，为末，每服三钱，童便调下。

一方　葫芦去子穰实，荆芥穗烧存性，米饮调服。

一方　香附子去毛，炒焦黑存性，为末，热酒调下二钱，不过两服立止。

一方　砂仁新瓦炒黑，为末，米饮调服。

一方　益智仁炒黑，为末，盐米饮调下。

一方　取丁香二两，以酒二升煎取一升服。

一方　棕榈、白矾煅为末，酒服二钱。

一方　棕榈烧存性，淡酒调下三钱。

一方　乌梅烧灰存性，为末，乌梅汤调下。

一方　槟榔烧灰存性，碾末，温酒调下，甚妙。

一方　乱发皂角水洗净，烧为末，空心酒调下二钱。

一方　桂心烧存性，为末，米饮或酒调下一二钱。

一方　桃仁烧灰[①]，研细，食前温酒调下二钱。

一方　用蒲黄炒黑出火毒、防风等分，为末，每服二三钱，酒调下。单用蒲黄亦效。

一方　五灵脂炒令烟尽，为末，温酒调下一钱。

一方　黄牛角䚡用尖，烧为黑灰，微存性，调服。

一方　鹿角烧灰，细研，食前温酒调下二钱。

一方　乌贼鱼骨烧存性，为细末，每二钱，煎木贼汤下。

一方　以盐白梅烧灰存性，为末，空心米饮调下。

一方　用夏枯草烧存性，为末，米饮调下。

一方　百草霜二钱，狗胆汁拌定，分作二服，当归酒调下。

一方　京墨为末二钱匕，同烧露峰房，为末，三指摄，酒调服。

一方　新绵一口烧，研末，空心酒调下，立止，名一笑散。

一方　莲蓬烧灰存性，为细末，酒调下二钱。

一方　棉花子铜器炒烟尽，为末，空心温酒调下二钱。

一方　用大蓟，俗呼为马茨芥，连根去土勿洗，以磁石器捣烂，仍入冷水半盏，取汁服之，立止。

一方　蚕沙为末，热酒调下三五钱。

千金方　治妇人无故尿血。

龙骨二两为末，以酒调服方寸匕。

孙真人方　治九窍出血。

荆叶捣取汁，酒和服之。

赤白带下门

论带下由劳伤冲任

严氏曰：《巢氏病源论》：妇人有三十六疾者，七癥、八瘕、九痛、十二带下

---

① 烧灰　康熙本"灰"下有"存性"二字。

也。而带下不显其证，今人唯知赤白二带耳。此由劳伤冲任，风冷据于胞络。妇人平居，血欲常多，气欲常少，百疾不生。或气倍于血，气倍生寒，血不化赤，遂成白带；若气平血少，血少生热，血不化红，遂成赤带；寒热交并，则赤白俱下。其脉右手尺浮，浮为阳，阳绝者无子，苦足冷带下，轻则漏下，甚则崩中，皆心下荣血，肝不藏血所致。其脉寸口弦而大，弦则为减，大则为芤，减为寒，芤为虚，寒虚相搏，其脉为革，主半产漏下。又尺寸脉虚者漏血，漏血脉浮者不可治。

产宝云：带下三十六疾者，是十二癥、九痛、七害、五伤、三固，谓之三十六疾也。十二癥者，是所下之物一者如膏，二者如青血，三如紫汁，四如赤皮，五如脓痂，六如豆汁，七如葵羹，八如凝血，九如清血似水，十如米泔，十一如月浣，十二如经度不应期也。九痛者，一阴中痛，二阴中淋痛，三小便痛，四寒冷痛，五月来时腹痛，六气满来时足痛，七汗出阴中如虫啮痛，八胁下皮痛，九腰痛。七害者，一害食，二害气，三害冷，四害劳，五害房，六害妊，七害睡。五伤者，一窍孔痛，二寒冷痛，三小腹痛，四脏不仁，五子门不正引背痛。三固者，月水闭塞不通，其余二者文缺不载。而仲景所说三十六种疾，皆由子脏冷热劳损而夹下[1]，起于阴内也。

论带下五色因风邪入于胞门

良方云：妇人带下，其名有五，因经行产后风邪入胞门，传于脏腑而致之。若伤足厥阴肝经，色如青泥；伤手少阴心经，色如红津；伤手太阴肺经，形如白涕；伤足太阴脾经，黄如烂瓜；伤足少阴肾经，黑如衃血。人有带脉横于腰间，如束带之状，病生于此，故名为带。

李氏曰：平时阴阳过多及产后亡血下虚，风邪乘虚入于胞络，宜暖宫丸加姜、附、吴茱萸，或黄芪建中汤去桂，加当归，水煎，吞苦楝丸。白带兼痛风者，二陈汤加苍柏、南星、牛膝、川芎；兼头风鼻涕者，苍柏辛芎散。

论带下属湿热冤结不散

保命集云：赤者热入小肠，白者热入大肠，原其本皆湿热结于脉，故津液涌溢，是为赤白带下。本不病结，缘五经脉虚，结热屈滞于带，故女子脐下痛，阴中绵绵而下也。经曰：任脉为病，男子内结七疝，女子带下瘕聚。王注云：任脉自胞上过带脉，贯于脐上，故男子内结七疝，女子带下。带脉起于季胁章门，似束带状，今湿热冤结[2]不散，故为病也。经曰：脾传之肾，名曰疝瘕。小肠冤结而痛，出白，一名曰蛊，所以为带下冤结也。冤，屈也。屈滞而病热不散，先以十枣汤下，后服苦楝丸、大延胡散调下之，热去湿除，病自愈矣。

洁古云：治带下冤结而痛者，先以十枣汤下之，次服苦楝丸、大延胡索散调之，是先攻后补之法也。（十枣汤见杂病痰饮，大延胡散方见调经门疾病条）

论带下痰实宜吐下

子和云：顷顿丘一妇人病带下，连绵不绝，白物或来，已三载矣。命予脉之，诊其两手脉俱滑大而有力，得六七至，常上热口干，眩晕，时呕酢水[3]。余知其实，有寒痰在胸中，以瓜蒂散吐出冷痰二三升，皆酢水也，间吐黄涎，状如烂胶，

---

① 夹下　谓夹杂而下。
② 冤结　郁结。冤，屈滞不舒。
③ 酢（cù 醋）水　酸水。酢，同"醋"。

次以浆粥养其胃气，又次用导水禹功①以泻其下，然后以淡剂渗泄之药利其水道，不数日而愈。息城李左衙之妻病白带，如水窈漏中绵绵不绝，臭秽之气不可近，面黄食减，已三年矣。诸医皆云积冷，阳起石、硫黄、姜、附之药重重燥补，污水转多。戴人断之曰：此滞浊水，本热乘太阳经，其寒水不禁固，故如此也。夫水自高而趋下，宜先绝其上源。乃涌痰二三升，次日下污水斗余，行三遍汗出周身，至明旦病人云污已不下矣，次用寒凉之剂，服及半载，产一男。

丹溪云：带与漏俱是胃中痰积流下，渗入膀胱。无人知此。只宜升提，甚者，上必用叶以提其气，下用二陈汤加白术、苍术，仍用丸子。肥人有带，多是湿痰，用海石、半夏、南星、炒柏、青黛、苍术、川芎；瘦人带病吵，如有多是热，用炒柏、蛤粉、滑石、川芎、青黛、樗皮。罗先生法：或十枣汤，或神佑丸，或玉烛散，皆可用之。虚者不可峻攻，实者可行。

洁古云：治结痰白带以小胃丹，半饥半饱津液不数丸，候郁积行却服补药。

论带下虚寒宜温补

李氏曰：带下有虚寒带腥臭者，因小水淋沥不已，或崩中暴下，或产后去血过多，以致阴亏阳竭，荣气不升，经脉凝泣②，卫气下陷，精气累滞于下焦，蕴积而成。白滑如涕，下流腥臭者，黄芪建中汤去桂加当归，水煎，吞苦楝丸；久不止，脐腹引阴冷痛者，东垣固真丸；虚中有火者，补经固真汤、大乌鸡丸常用；气虚，四君子汤；血虚，四物汤，有火加黄柏，有寒加桂、附；寒始因亡血，复亡其阳，阳气虚极，带下腥臭，多悲不乐，桂附汤；腹痛阴冷者，四物汤加桂、附，常

用酒煮当归丸、小乌鸡丸、琥珀调经丸。

韩氏曰：山妻年三十余，十八胎九殇八夭。会先君松潘难作，贱兄弟皆西奔，妻惊忧过甚，遂昏昏不省人事，口唇舌皆疮，或至封喉，下部虚脱，白带如注，如此四十余日，或时少醒，至欲自缢，自悲不能堪。医或投凉剂解其上，则下部疾愈甚；或投热剂及以汤药熏蒸其下，则热晕欲绝。四弟还，脉之，始知为亡阳证也，大哭曰：宗嗣未立，几误杀吾嫂。急以盐煮大附子九钱为君，制以薄荷、防风，佐以姜、桂、芎、归之属，水煎，入井冰冷与之，未尽剂鼾鼻熟睡通宵，觉③即能识人。时止一嗣子二女，相抱痛哭，疏戚皆悲。执友赵宪长惊曰：君何术也。弟曰：方书有之，假对假真对真尔。上乃假热，故以假冷之药从之；下乃真冷，故以真热之药反之。斯上下和而病解矣。继后主以女金丹，错综以二三方，不但去其疾，且调治元气。庚午生一子，今应袭也，壬申生一子。去年又患疟疾十三月，亦主以养元气，调生气，待饮食大进，然后劫以毒药，吐下块物甚多，投以附子汤三钱而愈，不责效旦暮间。其用女金丹即胜金丸也，得之异人，倍加香附，而视气血之偏者，又加姜黄、条芩，倍川芎之属，取效甚多。予念无子者往往有之，翻思予得子之难，其苦何如，乃次第录其方并女金丹以济人云。（女金丹即胜金丸，方见求子门）

论带久枯涸宜润补

准绳云：带下久而枯涸者濡之。凡大补气血，皆所以濡之，如以四物汤为末，炼蜜丸梧子大，空心米饮下三四十丸，以

---

① 导水禹功　"功"原作"攻"，据康熙本改。
② 凝泣　凝涩。泣，通"涩"。
③ 觉（jiào 叫）睡醒。

疗年高妇人白带，良验，皆润剂也。

治带下当以壮脾胃升阳气为主

薛氏曰：徐用诚先生云：带下白属气而赤属血。东垣先生云：血崩久则亡阳。故白滑之物下流，未必全拘于带脉，亦有湿痰流注下焦，或肾肝阴淫之湿胜，或因惊恐而木乘土位，浊液下流，或思慕为筋痿。戴人以六脉滑大有力，用宣导之法，此泻其实也；东垣以脉微细沉紧，或洪大而虚，用补阳调经，乃兼责其虚也；丹溪用海石、南星、椿根皮之类，乃治其湿痰也。窃谓前证皆当壮脾胃，升阳气为主，佐以各经见证之药。色青者属肝，用小柴胡加山栀、防风；湿热壅滞，小便赤涩，用龙胆泻肝汤；肝血不足，或燥热风热，用六味丸；色赤者属心，用小柴胡加黄连、山栀、当归；思虑过伤，用妙香散等药；色白者属肺，用补中益气加山栀；色黄者属脾，用六君子加山栀、柴胡，不应，用归脾汤；色黑者属肾，用六味丸；气血俱虚，八珍汤；阳气下陷，补中益气汤；湿痰下注，前汤加茯苓、半夏、苍术、黄柏；气虚痰饮下注，四七汤送六味丸。不可拘肥人多痰，瘦人多火，而以燥湿泻火之药轻治之也。一孀妇腹胀胁痛，内热晡热，月经不调，肢体痠麻，不时吐痰，或用清气化痰，喉间不利，带下青黄，腹胁膨胀，又用行气之剂，胸膈不利，肢体加麻。此乃郁怒伤损肝脾，朝用归脾汤以解脾郁生脾气，夕用加味逍遥散以生肝血清肝火，而余剂而愈。一妇人久疟兼带，发热口干，体倦。用七味白术散加麦门、五味，大剂煎与恣饮，再发稍可①，乃用补中益气加茯苓、半夏，十余剂而愈。一妇人头晕吐痰，胸满气喘，得食稍缓，苦于白带，二十余年矣，诸药不应。此气虚而痰饮也，痰饮愈而带自愈，

遂朝用六君子汤，夕用六味地黄丸，不月而验。一妇人耳鸣胸痞，内热口干，喉中若有一核，吞吐不利，月经不调，兼之带下。余以为肝脾郁结，用归脾汤加半夏、山栀、升麻、柴胡，间以四七汤下白丸子而愈。一妇人吞酸饱满，食少便泄，月经不调，服清气化痰丸，两膝渐肿，寒热往来，带下黄白，面痿体倦。此脾胃俱虚，湿痰下注，用补中益气，倍用参、术，加茯苓、半夏、炮姜而愈。一妇人带下，四肢无力。余曰：四肢者土也，此脾胃虚弱，湿痰下注。以补中益气、济生归脾二药治之而愈。一妇人带下黄白，怒则胸膈不利，饮食少思，或用消导利气之药，痰喘胸满，大便下血。余曰：此因脾气亏损，不能摄血归源。用补中益气加茯苓、半夏、炮姜四剂，顿减，又用八珍加柴胡、山栀而痊。

论带久不止当补卫厚脾

李氏曰：凡崩中带下，或用升提如升阳调经汤，或用收涩如伏龙肝散、白芷散，然暂止而终不止者，盖卫司开阖而为荣血之主，脾胃为血海水液之会，卫气与胃气俱虚，则血液无所约制。是以古方有用桂枝汤加附子以固卫气者，四君子汤加草果、丁香、木香以燥水健脾者，或用理中汤加陈皮、半夏，或单半夏丸用芎归汤煎下，或补中益气汤、平胃散，皆补卫厚脾，使气血自循故辙，而不专于收涩以劫夺之也。

论带久属虚当补养脾气

叔卿按：妇人赤白带下，古方多作身虚受风冷，入于胞络，搏其血之所成。此

---

① 稍可　谓病情略减。可，病愈，此谓病势转轻。

一说也。巢氏亦谓风邪入于胞中，损冲任之经，伤太阳少阳之血，致秽与血兼带而下，冷则多白，热则多血。此又一说也。张子和辨论以二家之说俱非，而总归之少腹冤热，其赤者为新积，白者为旧积，此《内经》之旨，与赤白痢同。此又一说也。刘河间谓赤者热入小肠，白者热入大肠，原其本皆湿热结于脉，故津液漏溢，是为赤白带下。此又一说也。朱丹溪又谓带与漏俱是胃中痰积流下，渗入膀胱。此又一说也。妇人患此症者甚多，以上诸法审得其证，惟初时用之甚效，若因循日久，脾气渐虚，不能收摄津液，致秽浊渗淫①而下，非大补脾气，断无痊理。一妇人久患带下，兼之腹痛难忍，余用大圣万安散治之。其方出《乾坤生意》，用白术、黄芪、陈皮、桑白皮、木通、牵牛、木香、胡椒，此方补泻相兼，寒热互用。余爱其方差②有意，用之果下恶物三五次，后以白粥补之，遂大效。然久之复作，不敢再用前药，令以卫生汤补之，茌荏年余，其症不除，更用别医，不知作何治疗，遂致不起矣。余一侍人患此数年，旋止旋作，以湿热治之，用导水丸及川楝、茴香之类，不效，又以湿痰治之，用星、半、橘皮之属，亦不效，久之日晡潮热，形神惨瘁，饮食不思，倦怠嗜卧，诊其脉涩短微细，指下如蚁行之状。余细思，此虚极也，用归脾汤早进一服，临卧涝查③再服，如此数日，精神顿爽，饮食亦进，不旬日肌肉腴泽如常，而带下亦止矣。后来再作，旋服旋愈，半年后全瘥。余惟④妇人以血为主，而带下与崩漏同为虚症，世人止知崩漏属血热，带下属湿热，概用寒凉之药，多致阴胜阳微，血不生而肌渐馁，如此死者不知几多人矣。余每以血随气行，气为血之统主，如水由地行，地为水之堤防。若堤不决，水安得横流；气不

虚，血安得妄行。每用归脾汤、补中益气汤治男女之失血与崩漏带下者，极有大效。盖血脱益气，实阳生阴长之义也，不可不知。

论带下湿热药用正治从治之异

方氏曰：妇人赤白带下，多是怒气伤肝。夫肝属木，脾属土，肝邪乘脾，木气克土，则脾受伤而有湿，湿而生热，热则流通，所以滑浊之物渗入膀胱，从小便而出也。丹溪作湿热，而用苦寒之药治之者，是矣。虽然，古人曾有用辛温治之而愈者。不知苦寒之药，正治之法也；辛温之药，从治之法也。盖湿热怫郁于内，肚腹疼痛，赤白带下，非辛温从治而能开散之乎。然湿热未曾怫郁，但止赤白带下，不若用苦寒正治之为当也。

论带下杂治法

戴氏曰：赤白带下，皆因七情内伤，或下元虚冷，感非一端。大率下白带多，间有下赤者，并宜顺气散，吞震灵丹，仍佐艾附丸，或米饮调沙参末。带下不止，成尪羸者，四物汤加煅牡蛎粉半钱，吞固阳丸，多服取效。有带疾愈后，一二月或再发，半年一发，先血而后下带，来不可遏，停蓄未几，又复倾泻，此名漏带，最为难治。下截之血，小腹主之，有因血虚而虚热陷入小肠，致小便涩痛，色白如泔，或成沙粒，皆不可作淋治，用冷剂，宜以四物汤、五苓饮各半帖和煎。

论室女带下

产宝云：未出女子有三病，何也。答

---

① 渗淫　谓浸淫。渗，久雨而溃。
② 差　颇，稍微。
③ 涝查　即捞渣。涝，同"捞"。查，同"渣"。
④ 惟　思，考虑。

曰：女子一病者，经水初下，阴中热，或当风卧，或扇风；二病者，太冲脉盛，气盛则内热，以冷水洗之；三病者，或见丹下惊怖者。若三者一有所受，后必有带下之证也。方用神仙聚宝丹。

排　脓

准绳云：带下并肠有败脓，淋漏不已，腥秽殊甚，遂至脐腹更增冷痛。此盖败脓血所致，卒无已期，须以此排脓，用白芷一两、单叶红蜀葵根二两、白芍药、白矾、烧枯各半两，为末，用以蜡①丸如桐子大，空腹或饭前米饮下十丸或十五丸，候脓尽仍别以补药佐之。

消　瘀　血

仲景云：问妇人年五十所，病下利数十日不止，暮即发热，少腹里急腹满，手掌烦热，唇口干燥，何也。师曰：此病属带下。何以故，曾经半产，瘀血在少腹不去。何以知之，其证唇口干燥，故知之。当以温经汤主之。（方见调经门）

论白浊白淫

大全云：发人小便白浊白淫者，皆由心肾不交养，水火不升降，或因劳伤于肾，肾气虚冷故也。肾主水而开窍在阴，阴为溲便之道，胞冷肾损，故有白浊白淫。

李氏曰：白淫盖缘思想无穷，所愿不得，意淫于外，入房太甚，发为筋痿，久为白淫。谓白物淫如白精之状，不可误作白带，过服热药。又有日夜液津如清米泔，或如粘胶②者，谓之白崩，与白淫大同，多忧思过度所致，诚难治疗，用平补镇心丹。因思伤脾胃者，四七汤下白丸子，或归脾汤；痞闷少食者，沉香降气汤；因劳伤肾气，心肾不交者，金锁正元

丹、小菟丝子丸、威喜丸。

薛氏曰：前证若元气下陷，用补中益气汤；脾胃亏损，六君子加升麻、柴胡；脾经郁结，归脾汤加黄柏、山栀；肝经怒火，龙胆泻肝汤，虚则用加味逍遥散。宜与带下参看主治。一妇人善怒，或小腹痞闷，或寒热往来，或小便频数，时下白淫，药久不愈，面青口苦。余以为积愤而不能发散所致，用龙胆泻肝汤而愈，用加味逍遥散、八珍汤而安。

脉　法

脉经曰：妇人带下，六极之病。脉浮则为肠鸣腹满，紧则为腹中痛，数则为阴中痒，痛则生疮，弦则阴中掣痛。妇人带下，脉浮恶寒者不治。

治湿热带下

清白散　治白带。

当归　川芎　白芍药炒　生地黄　黄柏盐水炒　椿根皮酒炒　贝母各一钱　干姜炒黑　甘草各五分

上锉，加生姜三片，水煎服。肥白人多湿痰，加白术、半夏；赤白，加酒炒条芩、荆芥；久下，加熟地黄、牡蛎；气虚，加人参、黄芪；腰腿痠痛，加鹿角胶，或只以二陈汤加苍白术；如升膀胱之湿，加升麻、柴胡、苍白术。

解带散　治血气不调，湿热白带，四肢倦怠，五心烦热，痰郁嘈杂。

当归身酒洗　香附子醋炒，各一钱半　白芍药酒炒　白术土炒，各一钱二分　苍术　白茯苓　陈皮去白　牡丹皮各一钱　川芎　玄胡索各八分　甘草炙，四分

上锉一剂，加生姜，水煎，空心服。

---

① 蜡　原作"腊"，据文义改。
② 粘胶　"粘"原作"痴"，据康熙本改。

八妙丸　治经脉不调，湿气白带，腹痛胃弱。

归身酒洗　生地黄姜汁、酒炒　白茯苓各三两　南川芎酒炒　香附童便浸，炒　玄胡索去皮，炒　牡丹皮各二两　赤芍药酒炒，一两半

上为末，酒糊丸如绿豆大，每服五十丸，空心滚汤下。腹痛，酒下七十丸。

樗皮丸　治赤白带有湿热者。

芍药五钱　良姜三钱，烧灰　黄柏二钱，炒成灰　椿根皮一两半

上为末，粥丸桐子大，每服三五十丸，空心米饮下。

胜湿丸　治赤白带因湿热胜而下者。

苍术盐炒　白芩药　滑石炒，各一两　椿根皮炒　干姜煨，各二两　地榆半两　枳壳　甘草各三钱

上为末，粥丸桐子大，空心米饮下一百丸。干姜一方止用二钱。

苍曲樗皮丸　治带下。

椿根皮二两　芍药一两半　苍术　神曲炒　麦皮曲炒　黄柏炒，各一两　滑石　枳壳各半两

上为末，粥丸桐子大，每服五十丸，空心米饮下。

侧柏樗皮丸　治白带，因七情所伤而脉数者。

椿根皮炒，二两　香附子醋炒　白芍药　白术炒，各一两　侧柏叶酒蒸　黄连炒　黄柏炒，各半两　白芷烧存性　木香各三钱

上粥丸桐子大，米饮下七十丸。

按椿根皮性凉而燥，湿热盛者宜之。后一方有黄连、香附、木香，故可治七情所伤。

苦楝丸　治赤白带下，甚妙。

苦楝碎，酒浸　茴香炒，一方大茴香　当归各等分

上为末，酒糊丸如桐子大，每服三五十丸，空心温酒下。瘀血，加桃仁；血海寒，加桂；如腰腿疼，四物汤四钱，加羌活、防风各一钱，煎汤送下。

四神丸　治带下。

香附四制，八两　苍术泔浸，牡蛎粉炒　椿根皮蜜水炒　砂仁炒，各二两

上为末，黄米煮饭丸桐子大，每服五六十丸，空心酒下。

丹溪方　治有孕白带。

苍术三钱　山茱萸去核　白芍药各二钱半　黄芩炒　白芷各二钱　樗根皮炒　黄连炒　黄柏炒，各一钱半

上为末，糊丸，空心温酒下五十丸。以上诸方俱轻剂。

万安散　治女人赤白带下，或出白物如脂，或有臭浊污水，并神效。

小茴香炒香　木香各二钱半　黑牵牛一两，另取头末

上为细末，以生姜自然汁调二钱，临卧服，取尽恶物为效，未尽，间日再服二钱，后以白粥补之。忌热毒物。

大圣万安散　治女人癥瘕癖气，腹胀胸满，赤白带下，久患血气虚弱，痿黄无力，并休息赤白痢疾，并皆治之，其效不可具述。孕妇不可服，天阴晦不可服。

白术　木香　胡椒各二钱半　黄芪　陈皮去白　桑白皮　木通各五钱　白牵牛炒，取头末二两

上为末，每服二钱，用生姜五片，水一种半煎至一钟，去姜调药，临卧服，须臾又用姜汤或温白汤饮三五口催之，平明可行三五次，取下恶物及臭污水为度，后以白粥补之。服药不可食晚饭及荤酒等物。

宣明导水丸　治湿热郁于下焦之分，赤白带下不止，躁热烦渴。

大黄　黄芩各二两　牵牛头末　滑石各四两

上为末，水丸如桐子大，每服四五十

丸，滚水下，随证加减。

以上诸方俱重剂。

治湿痰带下

渗湿消痰饮 治湿热痰积渗入膀胱，白带不止。

白术 苍术_炒 半夏_{姜汤泡七次} 橘红 白茯苓 白芷 香附_{各一钱} 甘草_{炙，五分}

上锉，水煎服。有热，加黄芩；血虚，加芎、归；气虚，加参、芪；久不愈，加升麻、柴胡升提之。

苍柏樗皮丸 治肥人白带是湿痰。

苍术 黄柏 樗根皮 南星 半夏 川芎 香附 海石 干姜_{炮，各等分}

暑月去干姜，加滑石。

上为末，醋糊丸如桐子大，每服五六十丸，白汤下。

小胃丹 上可取胸膈之痰，下可利肠胃之痰，及湿痰热痰，并治妇人结痰白带，惟胃虚少食者忌用。

甘遂_{湿面裹煨熟，一方面裹，长流水煮，晒干} 芫花_{好醋拌经宿，瓦器内炒黑，不可焦} 大戟_{长流水煮一时，再用水洗净，晒干，各半两} 黄柏_{炒，三两}大黄_{湿纸裹煨，勿令焦，切，焙干，再以酒润，炒熟，焙干，一两半}

上为末，以白术膏丸如萝卜子大，临卧津液咽下五七丸，或白汤送下。取膈上湿痰热积，以意消息之，欲利空心服。一方加木香、槟榔各半两。

补药方 治痰结白带，先以小胃丹半饥半饱津液咽下数丸，候郁开却服此药补之。

白术_{二两} 黄芩_{五钱} 红白葵花_{二钱半} 白芍药_{七钱}

上为末，蒸饼丸如桐子大，每服三五十丸，煎四物汤下。一方有苍术，无黄芩。

治风邪带下

胃风汤 治风邪入于胞门，或中经脉，流传脏腑，带下五色。

人参 白术 茯苓 当归 川芎 芍药 肉桂_{各等分}

上锉，每服八钱，入粟米一撮，水煎服。腹痛，加木香，五积散去麻黄亦可用。

小柴胡汤 治风邪带下五色。

柴胡_{二钱} 黄芩 半夏 人参 甘草_{各一钱}

上锉，加生姜三片、枣二枚，水煎服。色青属肝，加山栀、防风；色赤属心，加黄连、山栀、当归；色白属肺，用补中益气汤加山栀；色黄属脾，用六君子加山栀、柴胡，不应，用归脾汤；色黑属肾，用六味地黄丸。

苍柏辛芎散 治妇人上有头风鼻涕，下有白带。

辛夷 川芎 苍术 黄柏 南星 半夏 滑石 牡蛎 黄芩_{酒炒}

上水煎，食前服。

地榆散 治漏下五色，一十二带，兼治呕吐下血。

地榆三两_{锉碎}，以醋、水各半升煮十余沸，去滓，食前稍热服一合。《本草》注云：地榆主带下十二病，一曰多赤，二曰多白，三曰月水不通，四曰阴蚀，五曰子脏坚，六曰子门澼，七曰合阴阳患痛，八曰小腹寒痛，九曰子门闭，十曰子宫冷，十一曰梦与鬼交，十二曰五脏不定。

一方 治五色带下。

服大豆紫汤，日三服。

治虚损带下

卫生汤 治带下不止，脉微弱，腹痛。

黄芪三两　当归　白芍药炒，各二两
甘草炙，一两

上为粗末，每服半两，水煎，空心服。一方下苦楝丸三十粒。虚者，加人参一两。

补中益气汤　治劳役过度，饮食不节，损伤脾胃，以致阳气下陷，白带日久不止。

黄芪　人参　白术　甘草炙，各一钱
当归　陈皮各七分　升麻　柴胡各三分

上作一服，水煎服。

六君子汤　治胃虚有痰，饮食减少，中气不和，时时带下。

人参　白术　白茯苓　甘草炙　陈皮去白　半夏汤泡七次，各一钱

上锉一服，加生姜三片，水煎服。

归脾汤　治思虑过伤心脾，以致健忘怔忡，惊悸不寐，急惰嗜卧，不思饮食，时常白带不止。

方见崩漏门劳伤条。

加味八珍汤　治妇人气血两虚。赤白带下。

当归　川芎　白芍药酒炒　生地黄
人参　白术　白茯苓　山药炒　杜仲酒炒
香附炒，各一钱① 　甘草炙，五分

上加乌梅一个、生姜三片、枣一枚，水煎，食前温服。肥人，加半夏；瘦人，加黄柏；饱闷，去人参，加砂仁；腹痛，去人参，加小茴香、玄胡；冬月，加煨干姜；日久元气下陷，加升麻、柴胡升提之。

当归泽兰丸　治妇人经脉不调，赤白滞下，久无子者。

香附子用极大者，杵去毛，一斤分四分，童便浸四两，酒浸四两，醋浸四两，米泔②浸四两，各浸一宿，取出晒干　当归酒浸　白芍药　川芎
熟地黄酒洗　生地黄各二两　泽兰叶　艾叶　白术各一两五钱　黄芩一两

上为末，醋糊为丸如赤小豆大，每服六十丸，空心白汤或酒下。

止带丸

当归酒洗　川芎　白术　人参　山药
杜仲姜汁、酒炒，去丝　香附　破故纸酒炒
牡蛎火煅　椿根皮酒炒　续断各等分　青黛减半

上为细末，炼蜜丸如桐子大，每服五十丸，空心米汤下。腹痛，加玄胡索、小茴香；肥人，加姜制半夏；瘦人，加酒炒黄柏；冬月，加煨干姜少许；夏月，加黄柏。

严氏当归煎　治赤白带下，腹内疼痛，不欲饮食，日渐羸瘦。

当归酒浸　赤芍药炒　白芍药炒　熟地黄酒蒸，焙　阿胶炒　续断酒浸　牡蛎煅，各一两　地榆半两

上为末，醋糊丸如桐子大，每五十丸，空心米饮下。

苁蓉菟丝丸　治赤白带下，此药不热不寒，得其和平，助阴生子。

肉苁蓉酒浸　菟丝子酒蒸　覆盆子
蛇床子各一两二钱　当归酒洗　白芍药炒
川芎各一两　牡蛎火煅　乌贼骨各八钱　五味子　防风各六钱　黄芩五钱　艾叶三钱

上为末，炼蜜丸桐子大，每服三四十丸，盐汤下，早晚各进一服。

丹溪方　治白带属真阴虚者。

龟板炙　枳子各二两　黄柏炒，一两
香附子　山茱萸　苦参　樗皮　贝母各半两　白芍药七钱半　干姜炒，二钱半

上为末，酒糊丸如桐子大，每服五十丸，空心米饮下。

千金方　治带下脉数者，阴虚有热也。

————
① 炒，各一钱　"炒各"二字原倒，据文义乙正。

② 米泔　"米"原作"朱"，据康熙本改。

枸杞根一斤 生地黄五两，一方五斤

上二味以酒一斗煮取五升，分三服，水煮亦得。

上二方补肾水，真阴虚者宜之。

补真固经汤 一妇人白带漏久，服诸药不效，诊得心胞尺脉极微，其白带流而不止。《脉诀》①云：崩中日久为白带，漏下多时骨水枯，言崩中者，始病血崩不已，久下则血少，复亡其阳，故白滑之物下流不止，是本经血海将枯，津液俱亡，枯干不能滋养筋骨。以本经行经药为引用为使，以大辛甘油腻之药润其枯燥而滋益津液，以大辛热之气味补其阳道生其血脉，以苦寒之药泄其肺而救其上热，伤气，以人参补之，以微苦温之药佐而益元气，名曰补真固经汤。

人参 干姜各二钱 生黄芩另锉 郁李仁去皮尖，研 柴胡 甘草炙，各一钱 橘皮不去白，五分 白葵花十六朵，去萼

上除黄芩外，以水三大盏煎至一盏七分，再入黄芩同煎至一盏，去滓，空心热服，候少时以早膳压之。

补真润肠汤② 治白带下，阴户中痛，控心而急痛，身黄皮缓，身重如山，阴中如水③。（一名升阳燥湿汤）

柴胡一钱二分 良姜二钱 防风 郁李仁 干姜 甘草各一钱 白葵花七朵 陈皮生黄芩各五分

上锉散，只作一服，水二盏煎至一盏，食前热服。

上二方用葵花、郁李仁之滑以润燥，盖枯涸滞着者宜之。

治虚寒带下

元戎四物汤 治妇人赤白带下，脉沉微，腹痛，或阴中痛。

四物汤四钱 官桂 附子炮，各五分

上锉，水煎，食前服。一方四物加茴

香、桂。

玉仙散 治赤白带下。

干姜焙黄 白芍药炒 香附炒焦，各一两 甘草生用，五钱

上为细末，每服三钱，用水、白酒调下。一方只用白芍药酒炒二两、干姜炮半两，为细末，米饮调下二钱。

延胡苦楝汤 治脐下冷，撮痛，阴冷大寒，白带下。

延胡索 苦楝子各二分 黄柏一分 附子 肉桂各三分 甘草炙，五分 熟地黄一钱

上作一服，水煎，食前温服。

桂附汤 治白带腥臭，多悲不乐，大寒。

肉桂一钱 附子三钱 黄柏 知母各五分

上作一服，水煎，食远热服。如少食常饱，有时似腹胀，加白芍药半钱；如不思饮食，加五味子二十个；如烦恼，面上麻木如虫行，乃胃中元气极虚，加黄芪一钱、人参七分、甘草二分、升麻五分。此补阳气极虚，用黄柏等为引用，又升降阴阳药也。

当归附子汤 治脐下冷痛，赤白带下。

当归二钱良姜 干姜 附子各一钱 柴胡七分 升麻 蝎梢各五分 甘草炙，六分 炒黄盐三分 黄柏少许

上为粗末，每服五钱，水煎，温服，为丸亦得。东垣回阳丹注云：必用炒黄盐，无则不效，盖寒疝之要药也。

龙骨散 治淳下十二病④绝产，一曰白带，二曰赤带，三曰经水不利，四曰阴胎，五曰子脏坚，六曰脏癖，七曰阴阳

---

① 脉诀 原作"脉经"，据康熙本改。
② 补真润肠汤 康熙本作"助阳汤"三字。
③ 如水 康熙本"水"作"冰"。
④ 淳下十二病 按前引本草注云：地榆主带下十二病。可参阅。

患痛，八曰内强，九曰腹寒，十曰脏闭，十一曰五脏痰痛，十二曰梦与鬼交，宜服之。（淳下，一本作腹下）

龙骨三两　黄柏　半夏　灶中黄土　桂心　干姜各二两　石韦　滑石各一两　乌贼骨　代赭各四两　白僵蚕五枚

上十一味治下筛，酒服方寸匕，日三。白多者，加乌贼骨、僵蚕各二两；赤多者，加代赭五两；小腹冷，加黄柏二两；子脏坚，加干姜、桂心各二两。以上各随病增之，服药三月有子，即住药，药太过多生两子。当审方取好药，寡妇童女不可妄服。

酒煮当归丸　治癞疝，白带下注，脚气，腰以下如在冰雪中，居火炕以厚衣重盖犹冷，小便不止，与白带长流而不禁固，肌肉消瘦，面白目青，目眽眽①无所见，身重如山，行步欹侧，腿膝枯细，大便闭结，心下痞闷懊侬，饮食不下，面垢背寒，小便遗而不知。此上中下三阳真气俱竭，故哕吐不止，胃寒之极也，其脉沉紧而涩，按之空虚。若脉洪大而涩，按之无力，犹为中寒之证，况按之空虚者乎。按之大鼓，是为阴寒之极也，其空虚乃气血俱虚之极也。

当归一两　茴香半两　黑附子炮，去皮脐　良姜各七钱

上四味锉如麻豆大，以好酒一升半同煎煮，至酒尽为度，炭火焙干，同为细末，入后药。

炒黄盐　丁香各半两　全蝎三钱　柴胡二钱　升麻根　木香各一钱　苦楝子　甘草炙，各五分　玄胡索四钱

上同为细末，酒煮面糊丸如桐子大，每服二十丸，空心宿食消尽，淡醋汤下。忌油腻、冷物、酒、面。

暖宫妙应丸　治妇人赤白带下及子宫虚冷无子。

当归　川芎　白芍药　熟地黄　艾叶　牡丹皮　茯苓　龙骨　牡蛎　赤石脂各等分

上为末，面糊丸桐子大，每服五十丸，空心艾醋汤下。

鹤顶丸　治带下之证有三：未嫁之女，月经初下，止而即得，或浴之以冷水，或热而扇，或当风，此室女病带下之由；有家之妇，阴阳过多，即伤胞络，风邪乘虚而入，胞经触冷，遂成秽液，与血水相连而下；产后带下，由亡血失气，伤动包络，门开而外风袭，肌体虚而冷风入，冷风与热气相连，故成液而下。冷则多白，而热则多赤，冷热相交，赤白俱下。

当归七钱半，酒浸　附子炮，去皮，半两　龙骨盐泥包煅　吴茱萸汤泡，去涎　赤石脂火煅，醋淬　干姜炮，各两半　牡蛎一两三钱，盐泥包煅　艾叶一两，以醋半盏煮干

上为细末，研匀，醋糊和丸如桐子大，以赤石脂末为衣，每服五十丸，空心用艾叶盐汤、乌梅煎汤下。

白蔹丸　治室女冲任虚寒，带下纯白。

鹿茸酒蒸，焙，二两　白蔹　狗脊燎去毛，制，各一两

上为细末，艾煎醋汁打糊，丸如桐子大，每服五十丸，空心温酒送下。

神仙聚宝丹一名琥珀朱砂丸　治妇人血海虚寒，外乘风冷，搏结不散，积聚成块，或成坚癖，及血气攻注，腹胁疼痛，小便急胀，或虚鸣，呕吐涎沫，头旋眼花，腿膝重痛，面色痿黄，肢体浮肿，月候欲行，先若重病，或多或少，带下赤白，崩漏不止，惊怖健忘，小便频数或白，时见虚热，盗汗羸瘦。此药不问胎

---

① 眽眽　原作"忱忱"，据康熙本改。

前、产后、室女，并皆治之。常服安心去邪，逐败血，养新血，令有子。

当归 木香 琥珀 没药各一两 滴乳香二钱半 麝香 辰砂各一钱

上各另研为细末，合一处研匀，水丸如龙眼核大，每用一丸，温酒磨下，不拘时。胎息不顺，腹内疼痛，一切产难，酒和童便磨下；产后血晕，败血奔心，口噤舌强，或恶露未尽，发渴面浮，煎乌梅汤，和童便磨下；室女月候不调，温酒磨下半丸；产后血气不调，童便磨下。

大黄丸 治带下百病无子，服药十日下血，二十日下长虫及青黄汁，三十日病除，五十日肥白。

大黄破如豆粒，熬令黑色 柴胡 朴硝 干姜各一升 芎䓖五两 蜀椒二两 茯苓如鸡子大一枚

上七味为末，蜜丸如桐子大，先食服七丸，米饮下，加至十丸，以知为度，五日微下。

白石脂丸 治妇人三十六疾，胞中痛，漏下赤白。

白石脂 乌贼骨 禹余粮 牡蛎各十八铢 赤石脂 干地黄 干姜 龙骨 桂心 石韦 白薇 细辛 芍药 黄连 附子 当归 黄芩 蜀椒 钟乳 白芷 芎䓖 甘草各半两

上二十二味为末，蜜和丸如梧子大，每日空心酒下十五丸，日再。一方有黄柏二两。

白马蹄丸 治女人下焦寒冷，成带下赤色浣。

白马蹄 鳖甲 龟甲 鲤鱼甲 蜀椒各一两 磁石 甘草 杜仲 萆薢 当归 芎䓖 禹余粮 桑耳 续断 附子各二两

上十五味为末，蜜丸梧子大，以酒服十九丸，如至三十丸，日三服。一方无龟甲。

治女人带下诸病方

大黄蒸三斗米下 附子 茯苓 牡蒙 牡丹皮 桔梗 葶苈各三两 厚朴 芎䓖 人参 当归 虻虫 蜀椒 吴茱萸 柴胡 干姜 桂心各半两 细辛二两半

上十八味为末，蜜和丸如梧子大，每日空心酒服二丸，不知加之，以腹中温温为度。一方有麻子三两、泽兰半两，而无蜀椒、葶苈。

茱萸浴汤 治下焦虚冷，脐腹疼痛，带下五色，月水崩漏，淋沥不断。

吴茱萸汤泡 杜仲炒，去丝① 蛇床子 五味子 丁皮各一两 木香 丁香各半两

上锉如麻豆大，每用半两，以生绢袋盛，水三大碗煎数沸，乘热熏下部，通手淋浴，早晚二次熏洗。

坐药龙盐膏 治带下。

玄胡索五钱 厚朴三钱 当归 茴香 炒黄盐 酒防己 肉桂 红豆 龙骨各二钱 川乌头炮 丁香 木香各一钱半 良姜 木通各一钱 全蝎五枚 枯矾五分

上为末，炼蜜丸弹子大，绵裹，留丝在外，纳阴户内。

胜阴丹 为上药力小，再加三钱，内加行性热药。

羌活 柴胡各二钱 大蒜一钱 破故纸与蒜同焙②，一钱 三奈子 川乌头 大椒各五分 甘松三分 升麻 枯白矾各二分 全蝎三个 麝香少许

上为细末，同前法制用。

回阳丹 势胜者用此。

全蝎 升麻 甘松各二分 草乌头 羌活各三分 大椒 三奈子 荜拨 枯矾各五分 川乌头 柴胡各七分 水蛭三条，炒焦 虻虫三个，去翅足，炒 大蒜 破故纸各二钱 炒黄盐一钱，必用之药，去之则不效

---

① 去丝 "丝"原作"系"，据康熙本改。
② 同焙 "同"原作"用"，据康熙本改。

上为极细末，依前制如指尖大，用绵裹，纳阴户中，觉脐下暖为效。

如圣丹　治妇人经脉不调，赤白带下。

枯矾四两　蛇床子二两

上为末，醋糊丸如弹子大，用胭脂为衣，绵裹，放阴户中，定坐半日，热极再换。大抵月水不通，赤白带下，多因子宫不洁，服药难效，下取易瘥，且速效而不伤脏气也。一方用枯矾、川乌各等分，炼蜜丸如弹子大，绵裹，纳阴中，治带下绝产。

治带下滑脱

侧柏地榆汤　治赤白带下，以致不能成孕。

黄芪　侧柏叶　地榆　乌贼鱼骨　白僵蚕　牡蛎用盐泥固济，火煨透，去泥研，各一钱　肉苁蓉酒浸　白芷　蛇床子各一钱二分

上锉，加生姜三片，水煎，半饥时服。

白芷散　治赤白带下。

白芷二两　海螵蛸二个，煅　胎发一团，煅

上为细末，空心温酒调下二钱。

伏龙肝散　治赤白带下，久患不瘥，尪悴乏力，六脉微濡。

棕榈不拘多少，烧炽，急以盆盖，荫冷存性　伏龙肝于灶直下去取赤土，炒令烟尽　屋梁上悬尘炒令烟尽，出火毒

上各等分，研匀，入龙脑、麝香各少许，每服三钱，温酒或淡醋汤下，患十年者半月可安。

马蹄丸　治白漏不绝。

白马蹄　禹余粮各四两　龙骨三两　乌贼鱼骨　白僵蚕　赤石脂各二两

上为细末，炼蜜和，丸如桐子大，每服十丸，空心酒下，不止，加至三十丸。

固真丸　治白带大下不止，脐腹疼痛，其寒扪之如冰，阴中亦然，目中溜火上壅，视物晄晄无所见，齿皆恶热饮痛，须得黄连末擦之，其痛乃止，惟喜干食，大恶汤饮。此病皆寒湿乘其胞内，故喜干而恶湿；肝经阴火上溢走于标，故上壅而目中溜火；肾水侵肝而上溢，故目中晄晄无所见；齿恶热饮者，是少阳阳明经中伏火也。当大泻寒湿，以丸药治之，故曰寒在下焦，治主宜缓，大忌汤散，以酒制白石脂、白龙骨以枯其湿，以炮干姜大辛热泻寒水，以黄柏之大寒为因用，又为乡导①。治法云：古者虽有重罪，不绝人之后。又为之伏其所主，先其所因之意。又泻齿中恶热饮也，以柴胡为本经之使，以芍药半钱以导之，又恐辛热之药太甚，损其肝经，故微泻之，以当归身之辛温大和其血脉，此用药之法备矣。

白石脂烧赤，水飞，研细，晒干　柴胡各一钱白龙骨二钱，酒煮，水飞　当归酒洗，三钱干姜炮，四钱　黄柏酒洗　白芍药各五分

上为细末，水煮稀糊为丸如鸡子大，每服三十丸，空心宿食消尽，煎白沸汤放温送下。无令胃中停住，待少时以早膳压之，是不令热药犯胃。忌生冷、硬物与酒湿面。

一方　治妇人赤白带下，不问远年近日，并皆治之。

龙骨半两　舶上硫黄三钱

上为细末，每服半钱，空心无灰酒下。

茅花散　治妇人血崩不止，赤白带下。

茅花一握　棕榈皮三寸　嫩荷叶三张甘草节二寸

上为细末，空心酒调半匙服。

---

① 乡导　即向导。乡，同"向"。

双白丸 治白带如神。

石灰一两 白茯苓二两

上为末，水丸桐子大，每服三十丸，空心白水下。

治妇人及女子赤白带方

禹余粮 当归 芎劳各一两半 赤石脂 白石脂 阿胶 龙骨 石韦各一两六钱 乌贼骨 黄柏 白薇 黄芩一用黄连 续断 桑耳 牡蛎各一两

上十五味为末，蜜丸桐子大，空心饮下十五丸，日再，加至三十丸为度。

地榆膏 治赤白带下骨立者。（此涩血凉剂，湿热胜而滑脱者宜之）

地榆一斤用水三升煎至一半，去渣，再煎如稠饧，绞净，空心服三合，日二服。

治白浊白淫

加味四七汤 治妇女小便不顺，白浊白带，甚者阴户疼痛，以理气为主。

半夏汤洗七次，一两 厚朴姜汁制 赤茯苓 香附子炒，各五钱 紫苏 甘草各二钱

上哎咀，分四帖，每服水二钟、生姜三片煎八分，去滓，加琥珀末一钱，调服。一方有陈皮、益智、乌药。

锁精丸 治小便白浊，或白带淋沥。

破故纸炒 青盐 白茯苓 五味子

上为末，酒糊丸桐子大，空心盐汤或酒下三十丸。

固精丸 治下虚胞寒，小便白浊或如泔，或发凝脂，或小便无度，腰重等证。

牡蛎煅粉 桑螵蛸酒炙 龙骨 白石脂 白茯苓 五味子 菟丝子酒蒸，焙 韭子炒，各等分

上为末，酒糊丸桐子大，每服七十丸，空心盐汤下。

内金鹿茸丸 治妇人劳伤血脉，胞络受寒，小便白浊，日夜无度，脐腹疼痛，腰膝无力。

鹿茸 黄芪 鸡内金 肉苁蓉 五味子 远志肉 牡蛎 桑螵蛸 龙骨 附子各等分

上为细末，炼蜜和，丸如桐子大，每服五十丸，食前温酒或米饮任下。

金锁正元丹 治真气不足，吸吸短气，四肢倦怠，脚膝痠软，目暗耳鸣，遗精盗汗，及妇人白浊白淫等证。

肉苁蓉洗，焙 紫巴戟去心 胡芦巴炒，各一斤 补骨脂酒浸，炒，十两 五倍子八两 茯苓去皮，六两 朱砂三两，另研 龙骨二两

上为末，入研药令匀，酒糊丸如桐子大，每服二十丸，空心温酒、盐汤任下。

威喜丸 治丈夫元阳虚惫，精气不固，余沥常流，小便浊，梦寐频泄，及妇人血海久冷，白带白漏白淫，下部常湿，小便如米泔，或无子息。

黄蜡四两 白茯苓去皮，四两，作块，用猪苓二钱半同于磁器内煮二十余沸，取出日干，不用猪苓

上以茯苓为末，熔黄蜡搜，为丸如弹子大，空心细嚼，满口生津，徐徐咽服，以小便清为度。忌米醋，只吃糠醋，尤忌使性气。

乌金散 治身热口燥，气块筑痛，下黄水如葵汁。

百草霜炒 紫金皮米泔浸煮，炒黄 粉草炙，各等分

上为末，每服二钱，艾汤或醋汤空心调下。心嘈，猪血入盐酒下；白带，用鲤鱼一尾，去肠不去鳞，将油发一团入鱼肚内，黄泥固济，炭火内煅存性，去泥，研鱼为末，每用一钱，以陈酒调，同前药服。

一方 治妇人久积虚寒，小便白浊，滑数不禁。

鹿茸梢炒黄，为细末，每服二钱，空心温酒调服。

卷　二

虚劳门

论妇女虚劳与男子不同

准绳云：劳倦所伤，用补中益气汤证治，乃暴病也失治，而有发热潮热，盗汗咳嗽诸证出焉，谓之虚劳，又复失治，而有皮聚毛落，饮食不为肌肤，骨髓中热，经闭不行诸证出焉，谓之瘵骨蒸热。至于传尸之疾，别自一种，其源不起于劳谻①，其流或至于灭门。余于杂病首册则既条分而备列矣。然男以精为主，女以血为主，其致病既殊，其施治亦异，故应别著方法。而陈氏《良方》分劳瘵骨蒸、劳血、风劳、气虚风劳、冷劳、热劳、客热等门，未免惑乱，后人靡所适从。今厘正如下，医者更参杂病虚劳、传尸劳二门而用之，则无道少之患矣。

叔卿按：妇女虚劳与男子毫不相同，而世俗庸医率泥于滋阴降火之说，一概施治，此与以方枘纳圆凿何异。夫男子以精为主，故其病起于心肾；女子以血为主，故其病起于心脾。故经云二阳之病发心脾是也。盖五脏之中，心主血，脾统血，心脾二经为血之统主，而妇女多忧思，故忧能伤心，思能伤脾，所以女子二脏为易亏。既心亏不能主，脾亏不能统，则血失所御，而在上为吐咯，在下为崩漏，斯虚劳之所由来也。及劳症已成，其所见发热潮热，咳嗽唾痰，骨蒸盗汗之症，与男子虚劳无异，第以治男子之法治之，则毫厘之差，千里之谬矣。故治男子以补精为主，治妇人以补血为主。初时发热困怠，不思饮食，宜用逍遥散加减，以养血清热，热既退，只多服归脾汤，诸病悉除。盖此药为心脾二经之药，久久服之，心脾强健，血自得所主统，而生发无穷矣。世人不察，或疑此药为补气。不知血脱益气，正古人之良法。又曰：阳生阴长，诸甘剂为之先务。盖补脾胃以助生发之气，又东垣先生之妙旨也。余尝用此以治妇人虚劳及男子之失血者，验如影响，故特著之。

论初病大法

保命集云：治妇人虚劳，《局方》中谓首尾六合。如大圣散、熟地黄丸，是治无热虚劳也；中道药、牡丹煎丸空心食前，人参荆芥散临卧食后，是治有热虚劳也。

戴氏曰：有病后血虚者，有本体血虚者。其人往来寒热，或五心发热，言语无力，面色痿黄，头目昏晕，变生诸疾，芎归汤加羊肉少许，或十全大补汤、四物汤、养荣汤服之。血虚而气旺者，宜抑气汤，即香附末。

论无热虚劳

大全云：妇人冷劳，属血气不足，脏

---

① 劳谻（jí 急）　即劳倦。

腑虚寒，以致脐下冷痛，手足时寒，月经失常，饮食不消，或时呕吐，恶寒发热，骨节痠疼，肌肤羸瘦，面色痿黄也。

薛氏曰：前证有内外真寒，然有内外真热，亦有内真热而外假寒者，又有内真寒而外假热者。若饮食难化，大便不实，肠鸣腹痛，饮食畏寒，手足逆冷，面黄呕吐，畏见风寒，此内外真寒之证也，宜用附子理中汤以回阳，八味地黄丸以壮火；若饮食如常，大便坚实，胸腹痞胀，饮食喜冷，手足烦热，面赤呕吐，不畏风寒，此内外真热之证也，宜用黄连解毒汤以消阴，六味丸以壮水；若饮食如常，大便坚实，胸腹痞胀，饮食喜寒，手足逆冷，面黄呕吐，畏见风寒，此内真热而外假寒也，亦用解毒汤、六味丸；若饮食少思，大便不实，吞酸嗳气，胸腹痞满，手足逆冷，面赤呕吐，畏见风寒，此内真寒而外假热也，亦用附子理中汤与八味丸。当求其属而治之。经曰：益火之源，以消阴翳；壮水之主，以制阳光。使不知真水火之不足，泛以寒热药治之，则旧疾未去，新病复生矣。夫所谓属者，犹主也，谓心肾；求其属也者，言水火不足而求之于心肾也。火之源者，阳气之根，即心是也；水之主者，阴气之根，即肾是也。非谓火为心原①为肝，水为肾主为肺也。一妇食少作呕，口吐痰涎，面黄腹痛，月经不调，手足逆冷。此内外俱寒之证，以六君加香附、木香治之而愈。一妇忽呕吐酸水，内热作渴，饮食不进，惟喜冷水，面色青赤，投之以药，入口即吐。此内外真热之证，积十余日以黄连一味煎汤饮之，徐加白术、茯苓，仍加陈皮、当归、炙甘草，至月余始进米饮稀粥，调理而愈。一妇内热作渴，大便秘结，畏恶风寒，手足逆冷。此内真热而外假寒，先用黄连解毒汤，后用六味丸而愈。一妇初患

痰喘热渴，医以降火散气治之，肌日削而气日索②，延至甲辰，木旺痰盛，身热口腐，腹胀神昏，绝食几死。此虚热无火，投以壮水生土之剂，随服随效。越数岁夏初，坐则头坠，不能起视，卧则背冷，觉风透体，烦热晕眩，咳呕痰涌，手足麻冷。此内真寒外假热之证也，遂以大补姜附之剂投之，不三四服而大势已平，仍以前药加减而愈。

韩懋治其嫂，年三十余，十八胎九殀八夭，会家难作，惊忧过甚，遂昏昏不省人事，口唇舌皆疮，或至封喉，下部虚脱，白带如注，如此四十余日，或时少苏，至欲自缢，悲不能堪。医或投凉剂解其上，则下部疾愈甚；或投热剂及以汤药熏蒸其下，则热晕欲绝。此亡阳证也，急以盐煮大附子九钱为君，制以薄荷、防风，佐以姜、桂、芎、归之属，入井冰冷与之，未尽剂鼾睡通宵，觉即能识人。或曰：此何谓也。曰：方书有之，假对假真对真尔。上乃假热，故以假冷之药从之；下乃真冷，故以真热之药反之。斯上下和而病解矣。继以女金丹，错综以三二方，不但去其疾，且调治元气。无何，连生二子。（以上论及治验有无当于虚劳者，而实治寒热变通之大法，不可不察也）

论有热虚劳

大全云：妇人热劳，由心肺壅热，伤于气血，以致心神烦躁，颊赤头疼，眼涩唇干，口舌生疮，神思昏倦，四肢壮热，饮食无味，肢体痠疼，心忪③盗汗，肌肤日瘦，或寒热往来，当审其所因，调补气血，其病自愈矣。

---

① 原 同"源"。
② 气日索 谓正气日渐消损。索，消损。
③ 心忪（zhōng 钟） 谓心中惊跳。忪，心惊跳。

薛氏曰：热劳乃壮火食气，虚火煎熬真阴之所致也。王太仆云：如大寒而甚，热之不热，是无火也，热来复去，昼见夜伏，夜发昼止，是无火也，当治其心；如大热而甚，寒之不寒，是无水也，热动复止，倏忽往来，时动时止，是无水也，当助其肾。心盛则生热，肾盛则生寒，肾虚则寒动于中，心虚则热收于内。窃谓前证，若肝脾血虚，用四物、参、术；肝脾郁怒，小柴胡合四物汤；脾胃气虚，补中益气汤；肝脾血虚，加味逍遥散；肝经风热，加味小柴胡汤；心经血虚，天王补心丹；肺经气虚，人参补肺汤；肝经血虚，加味四物汤。大抵午前热属气分，用清心莲子饮（方见杂病赤白浊）；午后热属血分，用四物汤、参、术、牡丹皮；热从左边起，肝火也，实则四物汤、龙胆、山栀，虚则四物、参、术、黄芪；热从脐下起，阴火也，四物、参、术、黄柏、知母酒拌炒黑、五味子、麦门冬、肉桂，如不应，急用加减八味丸；不时而热，或无定处，或从脚心起，此无根虚火也，用加减八味丸及十全大补汤加麦门、五味主之。一妇经行不调，饮食少思，日晡热甚。此肝脾气血俱虚，用十全大补加山茱萸、山药、牡丹皮、麦门、五味而愈。次年秋寒热如疟，仍用前药而愈。一妇生育多胎，月经不调，两足发热年余，其身亦热，劳则足痠痛，又年许唇肿裂痛，又半年唇裂见血，形体瘦倦，饮食无味，月水不行。此气血俱衰之证，彼误用通经丸等药，复伤气血，遂致不起。

论瘵骨蒸热

准绳云：五劳六极七伤诸证治，已见杂病虚劳门，兹不赘叙。妇人致此，多因经行胎产，或饮食起居七情重伤肝脾之所致，又或失于调摄，或过于攻伐而成。与男子治法稍有不同，故汇集古禁方专治妇人者于此。若欲穷其源流，更当稽之彼籍。

良方云：骨蒸劳者，由积热附于骨而然也，亦曰传尸、殢殢、复连、无辜，其名不一。此病皆由脾胃亏损所致，其形羸瘦，腹胀泄痢，肢体无力。传于肾，则盗汗不止，腰膝冷痛，梦鬼交侵，小便赤黄；传于心，则心神怔悸，喜怒不时，颊唇赤色，乍热乍寒；传于肺，则胸满短气，咳嗽吐痰，皮肤甲错；传于肝，则两目昏暗，胁下妨痛[①]，闭户忿怒。五脏既病，则难治疗。

论传尸劳

上清紫庭追劳方云：三尸九虫之为害，治者不可不知其详。九虫之内，三虫不传，猥、蛔、寸白也。其六虫者，或脏种毒而生，或亲属习染而传。疾之初，觉精神恍惚，气候不调，切在戒忌酒色，调节饮食。如或不然，五心烦热，寝汗[②]怔悸，如此十日，顿成羸瘦，面黄光润，此其证也。大抵六虫一旬之中遍行四穴，周而复始。病经遇木气而生，立春一日后方食起，三日一食，五日一退，方其作，苦百节皆痛，虫之食也。退即还穴醉睡，一醉五日，其病乍静。候其退醉之时乃可投符用药，不然，虫熟于符药之后，不能治也。一虫在身中占十二穴，六虫共占七十二穴。一月之中，上十日虫头向上，从心至头游四穴；中十日虫头向内，从心至脐游四穴；下十日虫头向下，从脐至足游四穴。阳日长雄，阴日长雌，其食先脏腑脂膏，故其色白，五脏六腑一经食损，即皮聚毛脱，妇人即月信不行，血脉皆损，

---

① 妨痛　谓郁滞作痛。妨，郁阻。
② 寝汗　盗汗。

不能荣五脏六腑也。七十日后食人血肉尽，故其虫黄赤，损于肌肉，故变瘦劣，饮食不为肌肤，筋缓不能收持。一百二十日外血肉食尽，故其虫紫，即食精髓，传于肾中食精，故其虫色黑，食髓即骨痿，不能起于床。诸虫久即生毛，毛色杂花，钟孕五脏五行之气，传之三人，即自能飞，其状如禽，亦多品类。传入肾经，不可救治。利药下虫后，其虫色白，可三十日服药补；其虫黄赤，可六十日服药补；其虫紫黑，此病已极，可百二十日服药补。又云：虫头赤者，食患人肉，可治；头口白者，食患人髓，其病难治，只宜断后。故经曰：六十日者十得七八，八十日内治者十得三四，过此以往，未知生全，但为子孙除害耳。又云：传尸、伏尸皆有虫，须用乳香熏病人之手，乃仰手掌，以帛覆其上熏，良久手背上出毛，长寸许，白而黄者可治，红者稍难，青黑者即死。若熏之良久无毛者，即非此症，属寻常虚劳症也。又法：烧安息香令烟出，病人吸之，嗽不止乃传尸也，不嗽非传尸也。

苏游论曰：传尸之候，先从肾起，初受之两胫痠痛，腰背拘急，行立脚弱，饮食减少，两耳飕飕，真似风声，夜卧遗泄，阴汗痿弱。肾既受讫，次传于心，心初受气，夜卧心惊，或多恐悸，心悬悬，气吸吸欲尽，梦见先亡，有时盗汗，饮食无味，口内生疮，心气烦热，惟欲眠卧，朝轻夕重，两颊口唇悉皆纹赤如敷胭脂，有时手足五心烦热。心既受已，次传于肺，肺初受气，咳嗽上气，喘卧益甚，鼻口干燥，不闻香臭，如或忽闻，惟觉朽腐气，有时恶心欲吐，肌肤枯燥，时或疼痛，或似虫行，干皮细起，状如麸片。肺既受已，次传于肝，肝初受气，两目胱胱[1]，面无血色，常欲颦眉，视不能远，目常干涩，又时赤痛，或复睛黄，常欲合

眼，及时睡卧不着。肝既受已，次传于脾，脾初受气，两胁虚胀，食不消化，又时泻利水谷，生虫，有时肚痛，腹胀雷鸣，唇口焦干，或生疮肿，毛发干耸，无有光润，或时上气，撑肩喘息，利赤黑汁，见此证者，乃不治也。

叔卿按：男妇诸病多有兼虫者，而妇女尤多，虚劳尤甚，非独传尸一证为然也。夫人身血肉津液与水木之类同，水久贮未有不生虫者，木将朽未有不生蠹者。人之五脏六腑，总是血液之会通，水谷之灌注，或郁积不散，或腐败不出，而又为热气所熏蒸，则必变生诸虫，此理势之自然也。历观古人治虫诸法，往往奇中而神验。往岁万历甲申，余一嫂年二十余，患虚劳日久，势已不救。余时稍能阅医书，见方书中载有劳虫一证，心疑之，而族叔带川公素精医术，私与计之曰：倘有尸虫，即病不可疗，亦须绝其根本。乃相与制天灵盖散，于五更时密投之，比天明下涎秽数升，其中小虫无数。始信古人虫证之不诬也。后丙午冬，长子妇病虚劳泄泻，势已危笃，诸医莫能疗。而三原来星海以精医名，余使次儿往请之，时渠初荐乡书，以冗不至，止附药数十丸，比服之则下虫一条，长尺许，遍身紫色。病虽不起，亦大异矣。此可见久劳之症必有虫也。大抵妇女虚劳多生于经脉不调，故败血凝滞，尤易生虫。用药之际，须细察脉理，详观面色。如面上颜色不一，或如蟹爪纹，或如红丝者，必系有虫。若不先去其虫，则补养血气之药祇[2]为诸虫增长养之资耳。然杂病之虫率生于脾胃不和，饮食郁积所化，其用药则锡灰、槟榔、苦楝根、芜荑、雷丸之类是也；劳瘵之虫多

---

① 胱胱　当作"眈眈"。目不明貌。
② 祇（zhī 支）　仅。

生于肝肾损伤，精血腐败所化，其用药则天灵盖、麝香、阿魏、雄黄、轻粉之类是也。盖物各有所嗜，亦各有所畏，投之以所嗜则益蕃，投之以所畏则立死。凡五谷草木水浆所生之虫，无不皆然，不可不知也。

治虚劳平补诸方

增损四物汤　治妇人气血不足，四肢怠惰，乏力少气，兼治产后下血过多，荣卫虚损，阴阳不和，乍寒乍热。

当归　川芎　白芍药　人参　干姜炮　甘草炙,各等分

上㕮咀，每服四钱，水一盏煎至六分，去滓，热服。

六神汤　治脾气不和，荣卫不足，怠惰困倦，不嗜饮食，服之补养真气，进美饮食，充泽肌肤。

当归　川芎　白芍药　熟地黄　黄芪　地骨皮各等分

上为粗末，每服五钱，水煎，空心温服。

圣愈汤　治血虚心烦，睡卧不宁，或五心烦热。

黄芪　当归酒洗,各一钱　人参　川芎　熟地黄酒洗　生地黄酒洗,各五分

上水煎服。

加减大建中汤　治妇人胎前产后一切虚损，月水不调，脐腹疼痛，往来寒热，自汗，口干烦渴。

芍药二两　当归　川芎　黄芪　桂各一两　白术　甘草炙,各七钱半

上为末，每服二钱半，加姜、枣，水煎，食前温服。

当归建中汤　治妇人一切血气不足，虚损羸乏。

当归四两　白芍药炒,六两　肉桂去皮　甘草炙,各二两

上㕮咀，每服三钱，加生姜三片、枣一枚，水煎，空心服。

双和散　治一切大病之后虚劳乏力，补血益气。

黄芪　熟地黄　当归　川芎　白芍药炒,各一钱　肉桂　甘草炙,各五分

上㕮咀，每服四钱，加生姜三片、枣二枚，水煎服。

补中益气汤　治形神劳倦，或饮食失节，以致脾胃虚损，清气下陷，发热头痛，四肢倦怠，心烦肌瘦，日渐羸弱。

黄芪　人参有嗽去之　白术各一钱　甘草炙,五分　当归　陈皮各七分　升麻　柴胡各三分

上作一服，水煎，食远稍热服。

八珍汤　治脾胃亏损，气血俱伤。盖人之生以脾胃为主，脾胃一虚，诸脏失所，百病生焉。

即四君子、四物汤合，加姜、枣煎服。

归脾汤　治脾经失血，少寐，发热盗汗，或思虑伤脾，不能摄血妄行，或健忘，怔忡惊悸，或心脾伤痛，怠惰嗜卧，饮食不思。此治妇人虚劳之圣药也。

方见崩漏门劳伤条。

黄芪散　治劳气食后身疼倦，夜间盗汗，此因失血荣卫损也。

黄芪一两　防风　当归　白芍药　干地黄各七钱五分　甘草炙,半两

上每服五钱，姜三片、枣一枚水煎，食前温服。

桔梗饮子　治心气不足，解劳倦，益血气。

黄芪　人参　麦门冬去心　苦梗　甘草炙,各一两　青皮半两

上为末，每服三钱，水一盏煎七分，温服。

劫劳散　治心肾俱虚，劳嗽二三声无

痰，遇夜发热，热过即冷，时有盗汗，四肢倦息，体劣黄瘦，饮食减少，夜卧恍惚，神气不宁，睡多异梦，此药能治微嗽有唾，唾中有红线，名曰肺痿，失治便成羸劣之疾。

白芍药六两　黄芪蜜炙，四两　人参去芦　甘草炙　白茯苓　半夏汤炮七次　当归去芦，酒洗　熟地黄洗净，焙干　五味子　阿胶炒，各二两

上㕮咀，每服三钱，生姜七片、枣三枚水煎，温服，日三。

补肺汤　治劳嗽，五脏亏损，晡热发热，盗汗自汗，唾痰喘嗽。

人参　黄芪炒　紫菀　五味子炒，各五分　熟地黄　桑白皮炒，各一钱

上锉，水煎，入蜜少许，食后服。

补中丸　治妇人虚损诸疾。

白术　熟地黄各一两　当归　白芍药炒　川芎　黄芪　人参　陈皮各半两

上为细末，炼蜜丸如桐子大，每服五七十丸，温水下。

人参丸　养阴，生血，补虚。

人参　白术　鹿角胶炒　当归　芍药　川芎　熟地黄各等分

上为末，炼蜜丸如桐子大，每服三十丸，空心米饮下。

七补丸　治妇人气血虚弱，冲任不和，腹中经结，状若怀孕，月候尚来，未分经脉，宜服此方。

当归　川芎　芍药各三分　熟地黄　白术　白芷　阿胶炒，各二分

上为细末，炼蜜丸桐子大，每五六十丸，空心米饮下。

十补丸　治妇人诸虚百损，荣卫不调，形体羸瘦，面黄背倦[1]，口苦舌干，心忪多汗，血衰气盛，寒热往来，一切血崩带下堕胎落孕，此药皆治，孕妇服之尤有神效。

熟干地黄净洗，酒浸，蒸过焙干，秤重四两　肉苁蓉酒浸，焙干　人参　黄芪去芦，蜜炙　当归酒浸　川芎　白芍药洗　白茯苓　白术去芦，炒，各二两　肉桂去皮，一两　甘草半两

上为细末，用好酒调山药末打糊，丸如桐子大，每服六七十丸，食前米汤或温酒下。

滋阴百补丸　治妇人劳伤气血，诸虚百损，五劳七伤，阴阳不和，乍寒乍热，心腹疼痛，不思饮食，尪羸乏力。

香附一斤，用酒、醋、盐汤、童便各浸四两，焙干　益母草半斤　当归酒洗，六两　川芎　熟地黄姜汁炒　白术各四两　白芍药炒，三两　玄胡索炒人参　白茯苓各二两　甘草炙，一两

上为细末，炼蜜丸如桐子大，每服五六十丸，砂仁汤或酒或醋汤白滚水任下，空心服。

羊乳丸　治虚劳羸瘦。

黄芪蜜炙　地黄酒浸，蒸　秦艽　山茱萸肉　柴胡　地骨皮各等分

上为末，炼蜜丸如桐子大，每服五十丸，煎人参汤下，不拘时候，日进三服。

六味丸一名地黄丸，一名肾气丸　治肾经不足，发热作渴，小便淋闭，气壅痰嗽，头目眩晕，眼花耳聋，咽燥舌痛，齿牙不固，腰腿痿软，自汗盗汗，便血诸血，失音，水泛为痰，血虚发热等证，其功不能尽述。

熟地黄八两，杵膏　山茱萸肉　干山药各四两　牡丹皮　白茯苓　泽泻各三两

上各另为末，和地黄膏，加炼蜜，丸如桐子大，每服七八十丸，空心、食前滚汤下。

八味丸　治命门火衰，不能生土，以

---

[1] 背倦　"背"恐当作"身"。

致脾胃虚弱，饮食少思，大便不实，脐腹疼痛，夜多溲溺等证。

即六味丸加肉桂、附子各一两。

益阴肾气丸　治诸脏亏损，发热晡热，潮热盗汗，或寒热往来，五心烦热，或口干作渴，月经不调，或筋骨痿倦，饮食少思，或头目不清，痰气上壅，咳嗽晡甚，胸膈痞闷，或小便赤数，两足热痛，或脚足痿软，肢体作痛等证。此壮水之主以制阳光之剂也。

熟地黄八两，杵膏　山茱萸肉　山药各四两　白茯苓　牡丹皮　泽泻各三两　当归生地黄酒浸，杵膏　五味子炒，各二两

上为末，入二膏，加炼蜜，丸如桐子大，朱砂为衣，每服五十丸，空心淡盐汤下。

温中丸　治冲任虚损，血气亏伤，月水断续，来不应期，或多或少，腹中疞痛不实，寒热烦壅，咽燥舌干，心神怔悸，头目眩晕，肢体倦息，腰痛引痛，筋脉拘急，带下赤白，饮食进退，或发寒热。

生地黄　生姜二味各一斤，切碎，各研取汁，将姜汁炒地黄滓，将地黄汁炒生姜滓　白芍药二两　人参去芦　当归酒洗　蒲黄炒　琥珀另研　白茯苓　黄芪蜜炙　延胡索炒　麦门冬去心　乌梅肉焙，各一两

上为末，别用白艾叶一斤，水一斗煎取浓汁，熬成膏，和前药丸如桐子大，每服五十丸，温米饮下，空心、食前服。

乌鸡煎丸　治妇人百病，血气虚劳，赤白带下等证。

黄芪　当归各六两　香附子四两　白茯苓三两　人参　官桂　熟地黄　生地黄地骨皮一两

上用乌骨白鸡一只，男用雌，女用雄，笼住，将黄芪末和炒面，丸鸡头实大，喂鸡眼生眵，吊死，去肠肚及毛，洗净，槌碎骨，入前药并纳鸡腹内，用酒、

醋各一瓶煮一宿，取骨焙干，并研为末，用汁打糊，丸如桐子大，每服五十丸，盐汤下。

人参鳖甲丸　治妇人一切虚损，肌肉瘦瘁，盗汗心忪，咳嗽上气，经脉不调，或作寒热，不思饮食。

人参　当归　赤芍药　杏仁汤浸，去皮尖，炒　甘草炙　桔梗去芦　柴胡各一两　地骨皮　宣黄连　胡黄连各七钱半　肉桂去粗皮　木香各半两　麝香另研，五分　鳖甲一枚重二两者，醋炙黄色。

上为细末，用青蒿一斤研烂绞汁，童子小便五升、酒五升同熬至二升，次入真酥三两、白砂蜜三两，再熬成膏，冷，方下众药末，搜和令匀，丸如桐子大，每服五十丸，温酒送下无时。

艾煎丸　治妇人诸虚。

北艾叶　大当归各二两　香附子四两

上醋煮半日，焙干为末，再用醋煮糊丸，艾醋汤下。

芪味丸　补虚败。

黄芪四两，盐水浸，火炙　北五味二两

上为末，秫米糊丸，空心盐酒下。

治无热虚劳

附子理中汤　治真阳不足，饮食难化，大便不实，肠鸣腹痛，饮食畏寒，手足逆冷。

白术　人参　干姜炮　甘草炙　附子炮，去皮脐，各等分

上锉，每服四钱，加生姜十片，水煎服。

黄芪建中汤　治男子妇人诸虚不足，羸乏少力。此药大生气血，补益荣卫。

黄芪三钱　白芍药炒，四钱　肉桂一钱半　甘草炙，二钱

上咬咀作一服，加姜、枣，水煎，食前服。

加味黄芪汤 治阳虚恶寒。

黄芪二钱 人参 白术 甘草炙,各一钱[1] 肉桂五分

上锉,水煎服。甚者加附子。

十全大补汤 治妇人冷劳,最妙。

方见经闭血枯条。

浑身碎痛饮子 治妇人劳倦。

虎骨五钱 防风 藁本 白芷 茯苓 甘草炙 白术 当归 芍药炒 续断 附子各二钱

上为粗末,姜、枣煎,服不拘时。

当归木香汤 治妇人血气虚劳,令人头目昏眩,语声沉重,舌根强硬,言语蹇涩,口苦不食,白日困睡,夜有虚汗,神思恍惚,梦寐惊悸,面色痿黄,频发喘嗽,遍身疼痛,脚气走注,四肢沉重,背胛拘急,时发寒热,五心烦躁,唇干多渴,胸膈不利,咽喉噎塞,尪羸瘦弱。经曰:大脉为劳。宜服。

当归 青皮 陈皮 五加皮 海桐皮 丁皮[2] 桑白皮 地骨皮 牡丹皮 棕榈皮烧存性,各一两 赤芍药 木香各半两

上为末,每服一钱,水一盏入香油一二点,古钱一文洗,同煎至七分,不拘时温服。

煮肝散 治妇人冷劳,脾胃虚乏,大肠转泄,水谷不化,四肢羸瘦,口内生疮,不思饮食,渐至无力。

北柴胡 缩砂仁 莳萝 荜拨各三分 白术 白芷 胡椒 白姜 陈皮 山茵陈 人参 芜荑仁 紫菀 白芍药 北细辛 木香 桂心各半两

上为细末,以豮猪肝一具去脂膜,切如柳叶片,以新汲水洗过,入葱白三寸细切,入药末半两于铫[3]内,以新水二大醆[4]入盐醋少许,以磁碗合煮令水尽,空心任意食之,吃前饮下,食后良久饮暖酒一盏为妙,晚食前热服。

木香丸 治妇人冷劳,经脉不调,脏腑气滞,四肢疼痛,饮食无味,渐加羸瘦。

木香 琥珀 吴茱萸炮 当归 牡丹皮 赤芍药 三棱 附子炮 延胡索 川芎各七钱半 干姜 人参 桂心各半两 北柴胡 白术 鳖甲醋煮,去裙,炙 厚朴 熟地黄 陈橘皮各一两

上为末,炼蜜丸如桐子大,每服三十丸,空心温酒下。

戊己丸 治新婚男子女人素禀虚寒,滑泄,饮食无味,肌肉不生,多睡少寐[5],终日昏蒙,夜多异梦,畏寒喜热,吃食呕吐清水,状如翻胃。此药养脾开胃,滋血气,长肌肉,添精益髓,补暖丹田。

茴香 白茯苓 香附子炒,各三两 胡椒五两 人参 甘草炙,各一两 白术二两 朱砂半两,细研

上为细末,生姜汁打糊,丸如桐子大,每服二三十丸,空心、食前白汤下,日三服。

硇砂丸 治妇人冷劳,心腹积聚,腹胁疼痛,四肢羸瘦,不食。

鳖甲醋炙 桃仁去皮尖,麸炒 木香 五灵脂炒,去土石 当归各一两 硇砂二两,醋一升熬成膏

上为细末,用硇砂膏为丸如梧桐子大,空心温酒下二十丸。(此方硇砂太多,不宜轻用)

治有热虚劳

逍遥散 治血虚劳倦,五心烦热,肢

---

① 各一钱 "一"字原缺,据康熙本补。
② 丁皮 丁香树皮。
③ 铫(yáo 摇) 一种大口、有柄、有流的烹煮器。
④ 醆(zhǎn 展) 酒杯。
⑤ 多睡少寐 谓困倦思睡而少能入眠。寐,睡着。

体疼痛，头目昏重，心忪颊赤，口燥咽干，发热盗汗，减食嗜卧，及血热相搏，月水不调，脐腹胀痛，寒热如疟，又主室女血弱阴虚，荣卫不和，痰嗽潮热，肢体羸瘦，渐成骨蒸。

当归酒洗　白芍药酒炒　白术　白茯苓柴胡各一钱　甘草炙，五分，一方用一钱半

上锉散，水一盏半、生姜三片、麦门冬二十粒去心煎七分，不拘时服（一方用薄荷少许，无门冬）。热甚，加牡丹皮、栀子炒，名加味逍遥散；骨蒸，加知母、地骨皮；咳嗽，加五味子、紫菀；吐痰，加半夏、贝母、瓜蒌仁；饮食不消，加山楂、神曲；发渴加麦门冬、天花粉；胸中作热，加黄连、栀子；心慌，加远志、酸枣仁；吐血，加阿胶、生地黄、牡丹皮；自汗，加黄芪、酸枣仁；久泻，加炒黑干姜；遍身痛，加羌活、防风、川芎，以利关节；手足颤掉①，加防风、荆芥、薄荷；气恼②胸膈痞闷，加枳实、青皮、香附；怒气伤肝，眼目昏花，加龙胆草、黄连、栀子；小腹痛，加玄胡索、香附子；经闭不通，加桃仁、红花、苏木；左腹血块，加三棱、蓬术、桃仁、红花；右腹气块，加木香、槟榔。

黄芪散　治妇人劳热羸瘦，四肢烦疼，心躁口干，不欲饮食。

人参　黄芩　当归各七钱半　赤茯苓　赤芍药炒　生地黄　麦门冬去心　黄芪　地骨皮各一两　柴胡一两半　甘草炙，一钱半

上㕮咀，每服四钱，水一盏、生姜五片煎六分，去滓，温服无时。

子芩散　凉心肺，解劳除热，使荣卫顺，血不绝。

黄芪一两　人参　白芍药　白茯苓　子芩　麦门冬去心　生地黄各半两　苦梗二钱半

上为粗末，先用竹叶一握、小麦七十粒、水三盏、姜三片煎至一盏半，入药末三钱，重煎至七分，去滓，温服。

知母散　治妇人劳热，体瘦壮热，四肢烦疼，咽喉不利，少思饮食。

柴胡　生地黄各一两　知母　黄芩炒　赤芍药炒　麦门冬去心　射干　升麻各七钱半　甘草炙微赤，半两

上为粗散，每服四钱，水一中盏入生姜半分、淡竹叶二十七片，同煎至六分，去滓，不拘时温服。

半夏散　治妇人热劳，烦渴口干，体瘦无力，四肢疼痛，或时寒热，痰逆呕吐，不思饮食。

黄芪　北柴胡　鳖甲醋炙，各一两　大腹皮七钱半　半夏　知母　苦梗　人参　赤茯苓　秦艽　赤芍药　麦门冬　乌梅肉各半两　甘草炙，二钱半

上为粗末，每服四钱，生姜三片水煎，温服。

秦艽散　治血经③有热，血脉④凝滞，五心烦倦。

秦艽　麦门冬各一两　当归　生地黄各半两　地骨皮　郁金　苏木各二钱半

上为细末，每服一钱半，水一盏、红花少许同煎至七分，温服。若经脉调，不用红花。忌酒与热物，此方可服一年。

清气汤　治肌热骨瘦者，阴衰阳盛也。是气弱而血热，则外蒸肌肉，内蒸骨髓，烦渴口干，颊赤头疼，饮食无味，心神惊悸，肢体疲疼，或时盗汗，或时咳嗽，或月经断绝，或经水极少，俗谓血劳，产后曰蓐劳，及羸瘦之人，与清气汤、羊乳丸治之。

----

① 颤掉　震颤摇动。掉，摇。
② 气恼　"恼"原作"脑"，据康熙本改。
③ 血经　康熙本作"心经"。
④ 血脉　原作"月脉"，据康熙本改。

白术 柴胡 地骨皮 桑白皮微炒
秦艽 独活 干葛 枳壳麸炒 菖蒲 紫
苏子 五味子 大腹子 甘草炙, 各等分

上咬咀, 每服五钱, 水一盏入紫苏叶
七片、乌梅一个, 煎至七分, 温服。

如圣散 治妇人所禀血气不足, 不耐
寒暑, 易冒疾伤, 月水不调, 久而心虚,
状若心劳, 四肢倦怠, 筋骨少力, 盗汗易
惊, 或时不宁, 五心烦热, 肌肤不长, 间
作头昏, 饮食无味, 胸膈不利, 或产前产
后受病, 并可服之。

当归 熟地黄 人参 白茯苓 北柴
胡 甘草炙, 各一两 知母 胡黄连 鳖甲
沉香各半两 桑寄生 干葛各七钱半

上为细末, 每服二钱, 水一盏、乌梅
一个、枣二枚、麦门冬数粒煎至八分, 服
无时。

鳖甲地黄汤 治热劳, 手足烦心, 怔
忡悸闷, 妇人血室有干血, 身体羸瘦, 不
为肌肉。

鳖甲醋炙 熟地黄酒浸 当归 柴胡
白术 茯苓 麦门冬去心 石斛 秦艽各
一两 人参 肉桂不见火 甘草炙, 各半两

上锉, 每服四钱, 生姜四片、乌梅半
个水煎, 温服。

胡黄连散 治妇人热劳体瘦, 经脉不
通, 四肢疼痛, 口干烦渴, 不得眠卧, 饮
食全少①。

鳖甲一两半, 醋炙黄, 去裙 天灵盖酥炙黄
柴胡 生地黄 地骨皮 黄芪 大黄微炒
犀角屑各一两 胡黄连 当归 青蒿
黄芩各七钱半 赤芍药 木香 麝香细研,
各半两

上为粗末, 每服四钱, 以水一中盏入
生姜一钱三分、桃柳心各七茎, 煎至六
分, 去滓, 不拘时温服。

犀角散 治妇人热劳, 心胸烦热, 不
思饮食, 四肢多疼, 经脉涩滞。

犀角屑 黄芩 甘草炙, 各半两 赤芍
药虎杖 茯苓 地骨皮 麦门冬去心 枳
壳麸炒微黄 当归各七钱半 柴胡 红蓝花
鳖甲醋炙黄, 去裙襕, 各一两

上为粗散, 每服三钱, 以水一中盏入
生姜半分, 煎至六分, 去滓, 温服无时。

红蓝花散 治妇人热劳, 四肢羸瘦,
经脉不通。

柴胡一两半 红蓝花 当归 生地黄
赤芍药 鬼箭羽 虎杖 大腹皮 麦门冬
去心 土瓜根 地骨皮 枳壳麸炒, 各一两
甘草炙微赤, 半两

上为粗散, 每服四钱, 以水一中盏入
生姜半分, 煎至六分, 去滓, 温服无时。

鳖甲散 治妇人热劳, 发渴壮热, 四
肢烦疼, 渐渐黄瘦, 心胸躁闷。

鳖甲醋炙黄, 去裙襕 柴胡各一两半 麦
门冬去心, 一两 知母 川大黄微炒 地骨
皮赤芍药 黄芪 人参 黄芩 桑白皮各
七钱半 甘草炙微赤, 半两

上为粗散, 每服四钱, 以水一中盏入
生姜半分、葱白五寸、豉五十粒, 煎至六
分, 去滓, 温服无时。

宁肺汤 治荣卫俱虚, 发热自汗, 肺
气喘急, 咳嗽痰唾。

当归 川芎 芍药 熟地黄 白术
茯苓 五味子 麦门冬去心 桑白皮炙
甘草炙, 各五分 阿胶一钱二分

上作一服, 入生姜, 水煎服。

黄芪散 治咳血成劳。

黄芪 白芍药 熟地黄 麦门冬去心
桔梗各一钱 甘草炙, 八分

一方加人参、五味子各六分。

上咬咀作一服, 水煎服。

温金散 治劳嗽。

黄芩 桑白皮 防风 甘草各一两

---

① 全少 康熙本作"减少"。

杏仁二十七枚，制　人参　茯神各半两　麦门冬一分

上前五味，以米泔浸一宿，晒干，次入人参、茯神、麦门冬三味，同为细末，每服二钱，水一盏、蜡一豆大煎八分，食后温服。

和肺饮子　治咯血后肺虚，咳嗽多痰。

阿胶　人参　麦门冬去心　山药炒　贝母去心　茯苓　百合　杏仁去皮尖，炒　甘草炙，各一钱

上作一服，入黄蜡如皂角子大一块，水煎，食后服。

紫菀散　治咳中有血，虚劳肺痿。

紫菀　阿胶蛤粉炒　人参各一钱　茯苓　知母　桔梗各一钱半　贝母一钱二分　五味子十五粒　甘草炙，五分

上锉，水煎，食后服。

蛤蚧散　治肌瘦，咯血，肺痿等疾。

蛤蚧一双全者，酒浸一宿，酥炙　知母　贝母去心　人参　甘草　杏仁制炒　枇杷叶鹿角胶炒，各一两

上为细末，每服三钱，水一盏入桑白皮煎服。

阿胶丸　治劳嗽，出血咯血，发热晡热，口渴盗汗。

阿胶炒　生地黄　卷柏叶　山药炒　大蓟根　五味子炒　鸡苏各一两　柏子仁炒　人参　防风　麦门冬去心，各半两

上为末，炼蜜丸如弹子大，每服一丸，细嚼，麦门冬煎汤下。

乌骨鸡丸　治妇人虚弱，咳嗽吐痰，骨蒸劳热，带下，经水不调，瘦倦无力，口干舌燥。

当归酒洗　白芍药酒炒　熟地黄姜汁浸　白茯苓　香附童便浸，各一两　川芎　陈皮　玄胡索　牡丹皮　贝母去心　秦艽各七钱　人参　甘草各五分

上用黄芪为末，拌饭喂乌骨鸡至肥，眼生眵，缢死，燎去毛，破开取出肠秽，好酒洗净，将前药入肚内缝定，用酒、醋等分煮鸡烂，捞起，焙干为末，鸡汁打糊，为丸如桐子大，每服五十丸，空心米汤下。

猪肚丸　治妇人热劳羸瘦。

北柴胡　赤茯苓　人参　黄芪各一两　黄连三两　地骨皮　木香各半两　桃仁去皮尖　鳖甲各一两半

上为细末，用好猪肚一枚净洗，将药末入猪肚内，以线缝合，蒸令烂熟，于磁盆内研如膏，丸如桐子大，食前粥饮下三十丸，午食前再服。

治骨蒸劳瘵

加味四物汤　治妇人骨蒸。

当归　白芍药炒　川芎　生地黄　地骨皮　牡丹皮各等分

上吹咀，每服六钱，水煎服。一方加白术。

清骨散　专退骨蒸劳热。

银柴胡一钱半　胡黄连　秦艽　鳖甲　地骨皮　青蒿　知母各一钱　甘草五分

上锉，水煎，食远服。血虚甚，加当归、芍药、生地黄；嗽多，加阿胶、麦门冬、五味子。

清骨散　治男子妇人五心烦热，欲成劳瘵。

北柴胡　生地黄各二两　人参　防风　赤茯苓　熟地黄　秦艽各一两　胡黄连半两　薄荷七钱半

上锉，每服四钱，水煎，温服。

五蒸汤　治男妇诸虚烦热，蒸痿自汗等症。

人参　黄芩　知母　生地黄　葛根　石膏　麦门冬　粳米各一钱　甘草炙，五分　小麦一撮　竹叶十片

上锉，水煎服。

黄连散 治妇人骨蒸劳热，四肢昏沉，背膊疼痛，面色萎黄，渐渐无力。

黄连去须 知母各一两 鳖甲醋炙，二两 柴胡 木通各一两半 麦门冬去心 白术 地骨皮 黄芩 犀角屑各七钱半 龙胆草去芦 甘草炙微赤，各半两

上为粗散，每服四钱，以水一中盏、生姜一钱、大淡竹叶二七片煎至六分，去滓，温服无时。

青蒿散 治妇人骨蒸劳热，四肢烦疼，日渐羸瘦。

青蒿 鳖甲醋炙，各二两 柴胡一两半 黄连去须 黄芪 桑白皮 白术各一两 栀子仁 知母各七钱半 地骨皮 甘草炙，各半两 龙胆草二钱半

上为粗散，每服四钱，以水一中盏入生姜一钱三分，煎至六分，去滓，温服。

柴胡散 治妇人骨蒸劳热，咳嗽，胸膈痰壅，腹胁妨闷，不欲饮食。

柴胡 桑白皮 麦门冬去心 赤茯苓各一两 川大黄碎微炒 枳壳去穰①，麸炒 百合 秦艽 紫菀洗 黄芩 赤芍药 知母 木通各七钱半 半夏汤洗七遍，去滑 甘草炙，各半两 鳖甲醋炙，二两

上为粗散，每服三钱，以水一中盏入生姜一钱三分，煎至六分，去滓，温服无时。

人参散 治妇人骨蒸劳，身体壮热，手臂疼痛，月水不通，日渐瘦瘁，两胁气刺，四肢羸弱，腹内块生，时有咳嗽，不欲饮食。此方攻补兼施。

人参去芦 鳖甲醋炙黄，去裙襕 柴胡 地骨皮各三两 羚羊角屑 赤茯苓 枳壳麸炒，去穰 牛膝去芦 瓜蒌根 贝母各二两 知母一两半 赤芍药 桃仁汤浸，去皮尖双仁，麸炒微黄，各一两 当归 黄芩各七钱五分

上为细末，每服半两，以獖猪肝一具用盐、醋、葱白各少许和煮，空心食之，后饮温酒二盏。

河车丸 治劳嗽，一切劳瘵虚损骨蒸等疾，得效。

紫河车一枚，初生男胎者尤良，长流水中荡洗血净，入磁器内，重汤煮极烂，杵②入药 白茯苓雪白者，半两 楝参一两 干山药二两

上为细末，入河车汁，加面糊，为丸如桐子大，以少麝香末为衣，每服三五十丸，米饮、温酒、盐汤任下，空心服。嗽甚者，五味子汤下。

黄芪丸 治妇人骨蒸烦热，四肢羸瘦，疼痛，口干心躁，不得眠卧。服此补虚，退热润燥。

黄芪 麦门冬去心 茯神去木 北柴胡 生地黄 甘草各一两 酸枣仁炒 郁李仁 杏仁去皮尖，麸炒黄 枸杞子 人参去芦 黄芩各七钱半 百合 枳壳去穰，麸炒 赤芍药 知母 秦艽各半两 鳖甲制，二两

上为细末，炼蜜丸桐子大，清粥吞下三十丸，无时。

地黄煎丸 解劳，生肌进食，活血养心。

生地黄汁 杏仁汁 生姜汁 藕汁各五升 薄荷汁 鹅梨汁各一升 法酒二升 沙蜜四升

上共合一处，慢火熬成膏，入后药。

北柴胡三两 木香 人参 茯苓 山药 柏子仁去皮，炒，研 远志肉 枳实麸炒 白术各一两 秦艽 苦梗各二两 麝香半两，研 熟地黄洗，焙，酒蒸，四两

上为细末，以前膏和丸如桐子大，食后甘草汤下二三十丸。

治传尸劳

鳖甲生犀散 治瘵疾，杀瘵虫，取出

---

① 穰 同"瓤"。果瓤。
② 杵 康熙本作"汁"。

恶物。

天灵盖一具，男者，色不赤，可用女者，色赤勿用。以檀香煎汤，候冷洗。咒曰：电公灵，雷公圣，逢传尸，即须应，急急如律令。咒七遍讫，次用酥炙黄　生鳖甲一枚，去裙，醋炙黄　虎长牙二枚，醋炙酥。如无，则用牙关骨半两　安息香　桃仁水浸，去皮，焙　槟榔鸡心者，各半两　生犀角　木香　甘遂　降真香　干漆杵碎，炒烟略尽，存性　阿魏酒浸，研，各三钱　雷丸二钱　穿山甲取四趾，醋炙焦　全蝎三个　蚯蚓十条，生研和药。

上件为末，每服半两，先用豉心四十九粒、东向桃李桑梅小梢各二茎长七寸、生蓝青七叶、青蒿一小握、葱白连根洗五茎石臼内同杵，用井水一碗半煎取一盏，入童子尿一盏，纳药末煎取七分，入麝一字，月初旬五更空心温服，即以被覆汗，恐汗中有细虫，软帛拭之，即焚其帛，少时必泻虫，以净桶盛，急钳取虫，付烈火焚之，并收入磁器中，瓦片敷雄黄盖之，泥和灰扎，埋深山绝人行处。

天灵盖散即前方之变　治劳瘵，取虫。

天灵盖两指大，洗、咒、炙如前法　槟榔如鸡心者，五枚，为末　阿魏五钱，细研　辰砂另研　麝香另研，各二钱半　连珠甘遂五钱，为末，一方不用此味　安息香铜刀子切，入乳钵内研，同诸药拌和，七钱半

上六味研极细，和令匀，每服三大钱，用后汤使下。

薤白二七茎　青蒿二握　甘草二茎，五寸许葱白二七茎　桃枝　柳枝　桑白皮　酸石榴根一云枝，以上各二握，长七寸许，并用向东南嫩者

上八味须选净洁处采，用童子小便四升于银石器内以文武火煎至一升，滤去滓，分作三盏，将前药末调下，五更初服，男患女煎，女患男煎。服药后如觉欲吐，即用白梅肉止之。五更尽，觉脏腑鸣，须转下虫及恶物黄水异粪异物。若一

服未下，如人行五七里又进一服，至天明更进一服，并温吃。如泻不止，用龙骨、黄连等分为末，熟水调下五钱，次吃白梅粥补之。

天灵盖散　治妇人传尸骨蒸劳，四肢无力，每至晚间即热，两颊红色，饮食不下，心神烦躁。

天灵盖酥炙　安息香　地骨皮　当归人参去芦　山栀子仁　贝母去心　黄连桃仁去皮尖，麸炒黄　槟榔各一两　鳖甲醋炙北柴胡　生干地黄　赤茯苓　麦门冬各一两半　阿魏半两

上为粗末，每服四钱，以童子小便一大盏、桃柳枝各七寸、生姜五片、葱白五寸煎至七分，去滓，温服。

益母草丸　治妇人骨蒸劳瘦，月候不通，心神烦热，四肢疼痛，不能饮食。

益母草　青蒿各二斤　桃枝　柳枝各一握，长一尺

以上四味锉细，用童子小便一斗于银锅中煎至三升，绞去滓，煎成膏。

柴胡　赤芍药　犀角屑各二两　鳖甲制，三两　桃仁制净，五两　天灵盖酥炙微黄朱砂细研，水飞过　木香　甘草炙，各一两麝香半两，细研

上为末，用前膏和捣五七百杵，丸如桐子大，每服三十丸，煎乌梅甘草汤下，无时。

獭肝丸　治妇人骨蒸劳热，体瘦烦疼，不欲饮食。

獭肝一具　鳖甲醋炙　北柴胡各一两半川升麻　桃仁制　天灵盖酥炙　犀角屑栀子仁　地骨皮　知母各一两　黄芪七钱半甘草半两　麝香二钱半，另研　朱砂一两，细研，水飞

上为细末，炼蜜丸如桐子大，每三十丸，温水下无时。

杀鬼方　治妇人骨蒸，传尸劳瘦，鬼

气伏连。

麝香七钱半 犀角屑 木香 白术 鬼箭羽各一两 虎头骨酥炙黄色 天灵盖醋炙黄 桃仁去皮尖，麸炒黄 雄黄另研 朱砂光明者，另研，各一两半

上为细末，入研药和匀，炼蜜丸如桐子大，每服二十丸，温水下。此药辟瘟疫亦可带。

茯神散 不问远年近日，取效下虫，红色便可治，肚下黑次之，肚下白色是食髓也，万不一瘥。补方服此。

白茯神去木 白茯苓 人参 远志去心 龙骨 肉桂 陈皮 甘草各一两 黄芪二两 当归 五味子各一两半

上为散，分作八服，每服入枣七枚、生姜二钱，用水一升半煎至一升，趁前药后吃，亦空心服，神效。

血 风 门

论 血 风 证

叔卿按：中风之证男妇皆有之，而所以受病则异。男子之中，多起于气虚痰壅，故其证多暴厥瘫痪，治以顺气豁痰为主；妇女之中，多起于血虚经涩，故其证多疼痛搐搦，治以养血调经为主。盖妇人经血一证乃其偏有，而经之来也，或取凉而为风所中，或洗浴而为湿所中，或冲冒霜雪而为寒所中，又或产后调护不谨而为诸邪所中。外邪乘虚而入，随血而行，留滞经络，久之不去，或遍身痛，或走注痛，或头项痛，或腰腿痛连绵不已，或致瘈疭，或致颤振，或致筋脉拘挛，或致四肢麻木。总之，皆风所为而血受病也。因循失治，则肌体羸瘦，渐发寒热，遂成风劳而不救者有矣。治疗之法专以养血和血为主，而兼之以流滞祛风之剂，则诸证悉

除。此妇人之治法与男子不同也，若兼气虚，或有痰，更当于男子杂病方中参用之。

论 血 风 劳

大全云：妇人血风劳证，因气血素虚，经候不调，或外伤风邪，内挟宿冷，致使阴阳不和，经络痞涩，腹中坚痛，四肢痠疼，月水或断或来，面色痿黄羸瘦。又有因产后未满百日，不谨将护，脏腑虚损，百脉枯竭，遂致劳损。久不瘥则变寒热，休作有时，饮食减少，肌肤瘦瘁，遇经水当至即头目昏眩，胸背拘急，四肢疼痛，身体烦热，足重面浮，或经水不通，故谓之血风劳气也。

薛氏曰：东垣云：喜怒不节，起居不时，有所劳伤，皆损其气。气衰则火旺，火旺则乘其脾土，脾主四肢，故困热懒言，动作喘乏，表热自汗，心烦不安。当病之时，宜安心静坐，存养其气，以甘寒泻其热气，以酸味收其散气，以甘温补其中气。经言：劳者温之，损者温之。《要略》云：平人脉大为劳，以黄芪建中汤治之。一妇人劳则足跟热痛，此足三阴血虚，用圣愈汤而瘥。后遍身瘙痒，误服风药，发热抽搐，肝脉洪数，此肝家血虚火盛而生风，以天竺黄、胆星为丸，用四物、麦门、五味、芩、连、炙甘草、山栀、柴胡煎送而愈。一妇素清苦，勤于女工，因感风邪，自用表散之剂，反朝寒暮热，自汗盗汗，形气虚甚，其脉或浮洪，或微细，其面或青白，或痿黄。此邪去而气血愈虚也，用十全大补汤三十余剂，渐愈，又用加味逍遥散兼治，半载而瘥。

论 身 体 痛

大全云：妇人血风，身体骨节疼痛者，由体虚气血不调，为风所侵故也，其

状风邪在于皮肤肌肉，历于骨节，邪气与正气交击，故令疼痛也。

薛立斋治一妇人，自汗盗汗，发热晡热，体倦少食，月经不调，吐痰甚多，二年后遍身作痛，阴雨益甚。此气虚而风寒所乘，用小续命汤，疼痛顿止，又用补中益气汤、加味归脾汤三十余剂，诸证悉愈。一妇人月经不调，且素有痛风，遇劳必作，用众手重按，痛稍止。此气血俱虚也，用十全大补汤加独活而痛痊，用六味丸、逍遥散而经调。一妇人肢体作痛，面色痿黄，时或赤白，发热恶寒，吐泻食少，腹痛胁胀，月经不时，或如崩漏，或痰盛喘嗽，头目眩痛，或五心烦热，口渴饮汤，或健忘惊悸，盗汗无寐等证，卧床年许。悉属肝脾亏损，气血不足所致，用十全大补汤、加味归脾汤兼服，月余诸证悉痊。

论走注痛

大全云：妇人体虚，受风邪之气，随血而行，或淫溢皮肤，卒然掣痛，游走无有常处，故名为走疰[①]也，加减小续命汤主之。

薛氏曰：东垣云：若人身体沉重，走疰疼痛，此湿热相搏，或风热郁而不得伸，附著于有形也。是证多因饮食起居失节，或因七情劳役失宜，脾胃亏损，腠理不密，外邪所侵，以致内热晡热，自汗盗汗，或经候不调，饮食不甘。治法：湿热肿痛者，清燥汤，兼痰，佐以二陈汤；肝火作痛者，加味逍遥散；脾郁作痛者，加味归脾汤；血虚作痛者，四物汤；气虚作痛者，四君子汤；气血俱虚者，八珍汤，俱加羌活、川芎；月经先期而痛者，加味逍遥散；头眩倦怠而痛者，补中益气汤。大抵按之痛甚者，病气实；按之痛缓者，元气虚；劳役而痛者，亦元气虚也；饮食失宜而痛者，脾气虚也；恼怒而痛者，肝火盛也；若昼轻而夜重者，血分病也。一妇人历节，发热作渴，饮食少思，月经过期，其脉举之洪大，按之微细。用附子八物汤四剂而痛止，用加味逍遥散而元气复，用六味丸而月经调。一妇人体肥胖，素有热，月经先期，患痛风，下体微肿，痛甚则小便频数，身重脉缓。此风湿血虚有热，用羌活胜湿汤二剂，肿痛渐愈，用清燥汤数剂，小便渐清，用加味逍遥散，内热渐愈。又为饮食停滞，发热仍痛，面目浮肿，用六君子加柴胡、升麻而愈。又因怒气，小腹痞闷，寒热呕吐，用前药加山栀、木香而安。惟小腹下坠，似欲去后，此脾气下陷，用补中益气汤而愈。后因劳役怒气，作呕吐痰，遍身肿痛，经行寒热，此肝木侮脾土，用六君子加柴胡、山栀，肿痛呕吐悉退，后用补中益气而安。一妇人饮食少思，畏风寒，患痛风，呕吐寒热，脉弦紧。用附子八物汤而四肢痛愈，用独活寄生汤而腰痛渐痊。惟两膝肿痛，用大防风汤而痛渐愈，用归脾、逍遥而元气复。

论头痛 附眩晕

薛氏曰：东垣云：足太阳头痛，脉浮紧，恶风寒，川芎、羌活、独活、麻黄为主；手少阳经头痛，脉弦细，往来寒热，柴胡为主；足阳明头痛，身热目疼，鼻干，恶寒发热，脉浮缓而长，升麻汤或石膏、白芷为主；手太阳头痛，有痰体重，或腹痛，为痰癖，脉沉缓，苍术、半夏、南星为主；足少阴经头痛，足寒气逆，为寒厥，脉沉细，麻黄附子细辛汤为主；足厥阴头顶痛[②]，或吐涎沫，厥冷，脉浮

---

① 走疰　即走注。疰，同"注"。
② 足厥阴头顶痛　"顶"原作"项"，据文义改。

缓，吴茱萸汤主之。诸血虚头痛，当归、川芎为主；诸气虚头痛，人参、黄芪为主；气血俱虚头痛，调中益气汤少加川芎、蔓荆、细辛；痰厥头痛，半夏白术天麻汤；厥逆头痛，羌活附子汤；如湿气在头者，以苦吐之，不可执方而治。若脉杂乱而病见不一，且补胃为主。一妇人因劳耳鸣，头痛体倦，用补中益气汤加麦门、五味子而痊。三年后得子，因饮食劳倦，前证益甚，月经不调，晡热内热，自汗盗汗，用六味地黄丸、补中益气汤，顿愈。经云：头痛耳鸣，九窍不利，肠胃之所生也。故脾胃一虚，耳目九窍皆为之病。一妇人两眉棱痛，后及太阳，面青喜怒。此肝经风热之证，用选奇汤合逍遥散，加山栀、天麻、黄芪、半夏、黄芩而愈。此证失治，多致伤目或两耳出脓，则危矣。

良方云：妇人头眩，由气虚风入脑，循脉引于目系，目系急而然也。邪甚则必癫。《素问》云：头痛巅疾①，下虚上实，过在足少阴巨阳，甚则入肾，徇蒙招摇，目瞑耳聋；下实上虚，过在足少阳厥阴，甚则在肝②。下虚者，肾虚也，故肾厥则头痛；上虚者，肝虚也，故肝虚则晕。徇蒙者，如以物蒙其首。招摇不定，目眩耳聋，皆晕之状，故肝厥头痛不同也。

许学士云：妇人患头风者十居其半，每发必掉眩，如在车船之上，盖因肝经血虚而风邪袭之尔，用川芎当归散。若头痛连齿，时发时止，连年不已，此风中脑，谓之厥逆头痛，宜白附子散，及灸曲鬓，穴在耳掩前正尖上，灸七八壮，左痛灸左，右痛灸右。

论项筋强痛

大抵肝火旺则肝血虚而筋燥，颈项强急，或腰背反张，或四肢挛拳，或颈项等处结核。

许学士治项筋强痛，不可转则，以木瓜煎。

薛氏曰：前证若因肝木自旺，用泻青丸；精血不足，用六味丸；风热淫肝，用逍遥散加牡丹皮、炒栀子；怒动肝火，用小柴胡汤加生地黄；肝经血虚，用四物汤加柴胡、牡丹皮、山栀子；肾虚不能生肝，用六味丸；膀胱气滞，用羌活胜湿汤。

论腰脚痛

药隐老人论曰：夫肾主于腰，女人肾脏系于胞络。若肾气虚弱，外感六淫，内伤七情，皆致腰痛。古方亦有五种之说，如风腰痛，宜小续命汤加桃仁、杜仲，煎服；脾胃气痞及寒湿腰痛，宜五积散加桃仁；如虚损及五种腰痛，服青娥丸、神应丸，皆可用也；如气滞腰痛，服如神汤。妇人脚气乃肝脾肾三经或胞络气虚，为风毒所搏而患。盖胞络属于肾，主于腰脚，三经脉络起于足中指，若风邪客于足，从下而上动于气，故名脚气。皆因六淫七情，或产后，或经行，风毒相搏，其症或头痛身热，肢节作痛，或大便秘结，小便不利，或脚膝缓弱，足胫肿满，或腰膝枯细，忪悸呕逆，或小腹不仁，举体转筋，或胸满气急，遍体痠痛，用香苏散加槟榔、生姜。若寒中三阳，必冷，用小续命汤；若暑中三阴，必热，小续命汤去附子；大躁者，紫雪最良；大便秘，用约脾丸、麻仁丸、三和散。若补药淋洗，皆大禁也。

论瘈疭

薛氏曰：《医学纲目》云：瘈者，筋

---

① 巅疾 原作"癫疾"，据《素问·五脏生成论》改。

② 在肝 《素问·五脏生成论》作"入肝"。

脉急也；痪者，筋脉缓也。急则引而缩，缓则纵而伸，或缩或伸，动而不止者，名曰瘛疭，俗谓之发搐是也。凡癫痫、风痉、破伤风三证皆能瘛疭，但癫痫则仆地不省，风痉瘛疭则角弓反张，破伤风瘛疭则有疮口。窃谓瘛者属肝经风热血燥，或肝火妄动血伤，疭者属肝经血气不足，或肝火汗多亡血，以致手足伸缩不已，抽搐不利。若因风热血燥，用羚羊角散加钩藤、山栀；若肝火妄动，用四物汤加柴胡、牡丹皮、山栀子、钩藤钩；若肝经血气不足，用八珍汤加钩藤钩、山栀；若肝火亡血，用加味逍遥散加钩藤钩、山栀，如不应须用六味丸，以补肾水生肝木为主，佐以前剂治之。若其脉长弦者，是肝之本脉，则易治；其脉短涩者，是肺金克肝木也，则难治。其面色青中见黑者，是水生木也，当自愈；青中见白者，是金克木也，必难愈。一妇人素口苦，月经不调，或寒热，妊娠五月，两臂或拘急，或缓纵。此肝火伤血所致也，用四物汤加柴胡、山栀、丹皮、钩藤钩而愈。一妊妇因怒寒热，颈项动掉，四肢抽搐。此肝火血虚风热，用加味逍遥加钩藤钩，数剂痊。

论颤振

黄帝曰：人之颤者，何气使然。岐伯曰：胃气下实则诸脉虚，诸脉虚则筋脉懈堕，筋脉懈堕则行阴用力不复，故为颤，因其所在补分肉间。

医学纲目云：颤振与瘛疭相类。瘛疭则手足牵引而或伸或屈，颤振则但颤动而不伸屈也。胃虚有痰，用参、术以补气，茯苓、半夏以行痰；如实热积滞，用张子和三法。

薛氏曰：颤振者，掉眩也。《易》曰：鼓万物者，莫疾乎风。鼓之为言动也，大抵掉眩乃风木之摇运也。诸风掉眩，皆属

于肝。治法：若肝木实热，用泻青丸；肝木虚热，用六味丸；肺金克肝木，用泻白散；肝木虚弱，用逍遥散加参、术、钩藤钩；脾血虚弱，用六君子汤加芎、归、钩藤钩；胃气虚弱，用补中益气汤加钩藤钩。若产后颤振，乃气血亏损，虚火益盛而生风也，切不可以风为论，必当大补，斯无误矣。一妇人性善怒，发热，经水非过期则不及，肢体倦怠，饮食少思而颤振。余谓脾气不足，肝经血少而火盛也，午前以调中益气汤加茯苓、贝母送六味丸，午后以逍遥散送六味丸，两月余而愈。一妇人身颤振，口妄言，诸药不效。余以为郁怒所致，询其故，盖为素嫌其夫而含怒久矣，投以小柴胡汤，稍可[1]，又用加味归脾汤而愈。

论拘挛

《内经》言挛皆属肝，肝主身之筋故也。又阳明之复，甚则入肝，惊骇筋挛。又脾移寒于肝，痈肿筋挛。挛有热有寒，有虚有实。热挛者，经所谓肝气热则筋膜干，筋膜[2]干则筋急而挛，用生地黄、当归之属濡之。又云大筋受热则缩而短，故挛急不伸，可用薏苡仁。寒挛者，经所谓寒多则筋挛骨痛者是也，乌头汤、千金薏苡仁汤。虚挛者，经所谓虚邪搏于筋，则为筋挛。又云脉弗荣则筋急，又仲景云血虚则筋急，此皆血脉弗荣于筋而筋成挛。故丹溪治挛用四物加减，《本事》治筋急极用养血地黄丸，盖本乎此。实挛者，丹溪治一村夫，背伛偻而足挛，已成废人。诊其脉，两手皆沉弦而涩，遂以戴人煨肾散与之，上吐下泻，过月余久吐泻交作，如此凡三帖，然后平复。

---

[1] 可　病愈。
[2] 筋膜　"筋"原作"节"，据文义改。

论 麻 木

麻木者，物得湿则滑泽，干则涩滞。麻犹涩也，由水液聚少而燥涩，气行壅滞而不得滑泽通行，气强攻冲而为麻也。俗方治麻病多用乌、附者，令气行之暴甚，以故转麻，因之冲开道路，以得通利而麻愈也。然六气不必一气独为病，气有相兼。若亡液为燥，或麻木无热证，即当此法。或风热胜湿为燥，因而病麻，则宜以退风散热，活血养液，润燥通气之凉药调之。

论瘾疹瘙痒

大全云：妇人体虚，为风邪气客于皮肤，复为风寒所伤，则发风瘙瘾疹。若赤者，由寒湿客于肌中，极热热结，则成赤疹也，得大热则发，取冷则瘥也；白疹者，由风气客于肌中，寒热与风相搏，则成白疹也。得天阴雨寒则发出，风伤亦发；得晴暖则减，著衣暖亦瘥。脉浮而洪，浮即为风，洪则为气，风气相搏则主瘾疹，身体瘙痒。凡人汗出，不可当风露卧及浴后出早，使人身振寒热，以生风疹也。

药隐老人云：治妇人遍身时发瘙痒，或赤肿瘾疹，五心烦热，血风攻疰，与人参荆芥散、消风散、四物汤加荆芥，或人参当归散，或消遥散兼服导赤丸。如不通者，食后服皂角丸，气虚老人不可久服。如服皂角丸不退者，此凝滞热甚者，宜先服青木香丸三两服，以开气道，服蒺藜散，立效。

薛氏曰：前证有身发疙瘩，或如丹毒，痒痛不常，或脓水①淋漓，发热烦渴，或头目昏眩，日晡益甚，或寒热发热，月经不调，皆肝经风热血燥，用加味逍遥散为主，佐以四君、芎、归。若忿怒身发疙瘩，痛痒寒热，乃肝火血燥，用加味小柴胡汤；气血俱虚，用八珍汤加柴胡、牡丹皮；若夜间发热，作渴谵语，乃热入血室，用小柴胡汤加生地黄；血虚，四物合小柴胡，后用加味逍遥散调理；若郁结食少体倦，内热晡热，乃脾经血燥，用加味归脾汤，寒热加山栀、熟地黄；若游走瘙痒，乃血风走注，用何首乌散；血虚，逍遥散；风热，消风散。若专用风药，复伤阴血，必致筋挛等证。一妇人身发疙瘩，或如丹毒，痒痛不常，搔碎成疮，脓水淋漓，发热烦渴，头目眩晕，日晡益甚。此血虚内热之证也，以当归饮加柴胡、山栀仁治之而愈。一妇人患前证，肢体疼痛，头目不清，自汗盗汗，月水不调，肚腹作痛，食少倦怠。先用人参荆芥散，后用逍遥散治之而瘥。一妇人因忿怒身发疙瘩，憎寒发热。余谓肝火，用小柴胡汤加山栀、黄连治之而愈。后口苦胁痛，小便淋漓，复用前药全愈。一妇人患前证，发热，夜间谵语。此血分有热，以小柴胡汤加生地黄治之而安，后用四物加柴胡、山栀、丹皮而热退，又用逍遥散全愈。一室女年十四岁，天癸未至，身发赤瘢痒痛，左关脉弦数。此因肝火血热，以小柴胡汤加山栀、生地黄、牡丹皮治之而愈。若因怒而致者，又当治以前药。

论飞尸血厥

准绳云：夫飞尸者，游走皮肤，穿脏腑，每发刺痛，变作无常；遁尸者，附骨入肉，攻凿血脉，每发不可得近见尸丧，闻哀哭便发；风尸者，淫濯四肢，不知痛之所在，每发昏沉，得风雪便作；沉尸者，缠骨结脏，冲心胁，每发绞切，遇寒冷便作；注尸者，举身沉重，精神错乱，

---

① 脓水　"脓"原作"浓"，据文义改。

常觉昏发，每节气至变辄成大恶。皆宜用忍冬叶锉数斛，煮令浓，取汁煎之，服如鸡子大，日三服。人平居无疾苦，忽如死人，身不动摇，默默不知人，目闭不能开，口噤不能言，或微知人，恶闻人声，但如眩冒，移时方寤[1]。此由汗过多血少，气并于血，阳独上而不下，气壅塞而不行，故身如死，气过血还，阴阳复通，故移时方寤，名曰郁冒，亦名血厥，妇人多有之，宜服白薇汤、仓公散。

丹溪云：凡人忽手足逆冷，肌肤起如米粒，头面青黑，精神恍惚，或错言妄语，或牙关紧急，或昏寐仆倒。吊死问丧，入庙登墓，多有此病。先以苏合香丸灌之，次服调气散、平胃散。

玉机微义云：卒厥，飞尸客忤，鬼击口噤，用麻黄汤；寒厥，表热里寒，则下利清谷，食入则吐，脉沉，手足冷，用四逆汤；热厥，腹满，身重难转，面垢谵语，遗溺，手足厥冷，自汗，脉沉滑，用白虎汤。锦衣杨永兴举家避青，有仆沉醉失避者，既而神思昏昧，遍身青伤，各煎金银藤（即忍冬叶）汤灌之愈。一妇人忽昏愦，发谵语，自云为前谋赖某人银两，某神责我，将你起解往城隍理问，两脚踝膝臀处皆青肿，痛不可忍，口称苦楚，次日方苏，痛尚不止，用金银藤两许水煎服，即愈。一妇人入古墓患前证，以紫金锭磨汁灌之，即苏。通政余子华、太常汪用之皆因往吊而卒死丧家，想即是证也。

治血风劳

人参荆芥散　治妇人血风发热，身体疼痛，头昏目涩，心忪烦倦，寒热盗汗，颊赤口干，痰嗽胸满，精神不爽。

人参　荆芥穗　生干地黄　北柴胡　鳖甲醋炙　酸枣仁炒　枳壳制　羚羊角别镑　白术各七钱半　当归　川芎　防风　桂心

甘草各半两

上为粗末，每服五钱，生姜三片水煎，热服。

地骨皮散　治妇人血风气，体虚弱，时作寒热，或晡热内热。

地骨皮　桑白皮　枳壳　前胡　黄芪各一钱半　人参　白茯　白芍药　五加皮各一钱　柴胡二钱　官桂　甘草各半钱

上作一服，水二钟、生姜三片煎至一钟，不拘时服。

滋血汤　治妇人血风，经候涩滞，凝结不通，四肢麻痹，或为浮肿，肌体倦怠，将成劳瘵，宜以此药滋养通利。

马鞭草　荆芥穗各四两　当归川芎　赤芍药　枳壳麸炒　肉桂各二两　牡丹皮一两

上㕮咀，每服四钱，入乌梅一个，水煎服，以经调为度。

大效油煎散　治血风劳气，攻注四肢，腰背疼痛，呕逆醋心，不思饮食，日渐羸瘦，面色痿黄，手足麻痹，血海冷败，神效，又治鸡爪风，手足摆动，不能举物。

川乌　白芍药　海桐皮　五加皮　牡丹皮各一两　川芎　桂心　干姜各半两

上为细末，每服三钱，水一盏、生麻油浸古铜钱一文同煎至六分，温服，常服以油浸二钱，煎药时不可搅，吃药时不可吹。一方无川芎、桂心、干姜三味，名异方油煎散。

治血风劳方

荆芥穗二两　白芍药　牡丹皮　地骨皮　防风　白芷　黑豆　甘草各一两　川芎二钱半

上为细末，每服二钱，水一中盏、姜三片、枣一个、葱白一寸煎至八分，温服

---

[1] 寤　通"悟"。醒。

无时。

万全逍遥散　治血风劳，五心烦躁，心多怔忡，恍惚忧惧，头目昏重，夜多盗汗。

人参　黄芪　白术　白茯苓去皮　柴胡去苗，各等分

上为散，每服三钱，入甘草一寸同煎，温服。

熟干地黄散　治妇人血风劳，冷气攻心，腹疼痛，四肢不和，饮食减少，日渐羸瘦。

熟干地黄　柴胡　黄芪　苍术　牛膝各一两　鳖甲醋炙黄，二两　白芍药　当归　姜黄　琥珀　厚朴姜汁涂，炙　川芎　陈皮去白，各七钱半　木香　羌活　桂心各半两

上为散，每服四钱，加生姜半分，水煎，热服。

茯神散　治妇人风虚，与鬼交通，妄有见闻，言语错乱。

白茯神一钱半　白茯苓　人参　石菖蒲各一钱　赤小豆五分

上锉，水煎服。外用辟邪丹祛之。

治 身 体 痛

加味四物汤　治妇人血风，筋骨痛及头痛，脉弦，增寒① 如疟。

当归　川芎　白芍药　熟地黄　羌活　防风各等分

上锉，每服八钱，水煎服。

大芎劳散　治妇人血风，身体骨节疼痛，心胸壅滞，不思饮食。

川芎一钱　当归　赤芍药　赤茯苓　牛膝酒洗　官桂　酸枣仁炒　木香各七分半　羌活　枳壳麸炒　甘草炙，各五分

上为粗末，加生姜三片，水煎，温服不拘时。

海桐皮散　治妇人血风，身体骨节疼痛。

海桐皮　当归　川芎　漏芦　桂心　白芷　羚羊角屑各一两　赤芍药　川大黄　木香　槟榔　没药另研，各半两

上为细末，每服二钱，温水调下，不拘时。

羚羊角散　治血风，身疼痛，手足无力。

羚羊角镑　酸枣仁炒　生地黄　槟榔各一两　当归酒洗　赤芍药　川芎　骨碎补炒　五加皮　海桐皮　防风各五钱　甘草三钱

上为末，每服二钱，温酒调下。

治 走 注 痛

小续命汤　治妇人历节走注，掣痛如虎啮者。

麻黄　桂心　防风　人参　白术　川芎　芍药炒　防己酒浸　附子炮　黄芩炒　甘草炙，各等分

上锉，每服五钱，水煎，入姜汁少许，温服。陈氏治一妇人，先自两足踝骨痛，次日流上于膝，三日流于髀骨，渐至肩肘、后溪，痛不可忍。诊之六脉紧，此真历节证也，非解散之药不能愈，用小续命汤一剂而痊。

虎骨散　治妇人血风走注，疼痛不可忍。

虎胫骨酥炙，二两　当归炒　威灵仙　牛膝酒浸　羌活　桂心各一两　漏芦去芦　芎劳　没药另研，各七钱半　干蝎炒　琥珀另研，各半两

上为细末，每服二钱，温酒调下，不拘时，日进二服。

漏芦散　治妇人血风走注，疼痛无有常处。

漏芦　当归　牛膝各三分　防风　羌活　白芷　地龙去土　没药研　甜瓜子　桂

────────

① 增寒　即憎寒。增，通“憎”。厌恶。

心各半两　虎胫骨酥炙　败龟板醋炙，各一两

上为细末，每服二钱，热酒调下无时。

附子八物汤　治血风，历节疼痛，四肢如锤铄[①] 不可忍。

附子　干姜　芍药　茯苓　人参　甘草　桂心各三两　白术四两

上吹咀，每服四大钱，水二盏煎七分，去滓，食前服。一方去桂，用干地黄二两。

治头痛附眩晕

旋覆花汤　许叔微云：妇人患头风者十居其半，每发必掉眩，如在车舡[②] 上，盖因血虚，肝有风邪袭之尔。予尝处旋覆花汤，修合服之，比他药甚效。

川芎　当归酒洗　羌活　旋覆花　细辛　蔓荆子　防风去芦　石膏　藁本去芦　荆芥穗　半夏曲　生地黄　甘草炙，各半两

上吹咀，每服五钱，加生姜五片，水煎，温服，日进二服。

川芎茶调散　治诸风上攻，头目昏重，偏正头痛。

薄荷八两　川芎　荆芥各四两　羌活白芷　防风　甘草炙，各二两　细辛一两

上为末，每服二钱，食后茶清调下。

四神散　治妇人血风，眩晕头痛。

当归　菊花　旋覆花　荆芥穗各等分

上为细末，每服二钱，葱白三寸、茶末一钱水煎，通口服，良久，去枕仰卧少时。

独活散　治妇人风眩，头疼呕逆，身体时痛，情思昏闷。

独活一两　白术　防风　细辛　人参芎䓖　荆芥各七钱半　半夏汤洗七次，切片子赤芍药　甘草炙，各半两　石膏二两

上吹咀，每服八钱，生姜七片、薄荷七叶水煎，服无时。

调中益气汤　治气血俱虚而头痛。

黄芪一钱　甘草炙，五分　人参　白术当归　芍药各三分　橘皮　升麻　柴胡各二分　五味子七粒

上锉，水煎服。

半夏白术天麻汤　治脾胃有痰，头目眩晕。

半夏一钱半　白术　神曲炒，各一钱天麻　黄芪　人参　苍术　陈皮　茯苓泽泻各五分　麦芽一钱半　干姜三分　黄柏酒制，二分

上锉，每服半两，水煎服。

治项筋强痛

加味四物汤　余意诸筋急悉属血虚风燥，特立此方治之。

当归酒洗　川芎　白芍药　生地黄酒洗　羌活　荆芥穗　木瓜各一钱　甘草炙，五分

上锉作一服，水煎服。有热，加黄芩、柴胡。

木瓜煎　治项筋强痛，不可转侧。

木瓜二枚，切顶作盖，剜去穰　没药二两，另研　乳香二钱半，另研

上以二味入木瓜中，用盖子合了，竹签定了，饭上蒸三四次，烂研成膏子，每服三匙，生地黄汁半盏、无灰好酒二盏调和服之。

柴胡调经汤　治经水色鲜不止，头项脊骨强痛，不思饮食。

羌活　苍术各一钱　独活　藁本　升麻各五分　柴胡七分　干葛　当归　甘草各三分

上锉作一服，加红花少许，水煎，热服取微汗。

---

① 铄（shā 杀）　摧残。
② 舡（xiāng 香）　船。

治腰脚痛

独活寄生汤 夫腰痛者，皆由肾气虚弱，卧冷湿地，当风所得，不时速治，流入脚膝，为偏枯冷痹，缓弱疼重，或腰疼拘挛，脚膝重痹，宜急服之。

独活三两 桑寄生 续断 杜仲炒去丝 川牛膝 当归 川芎 白芍药 熟地黄 人参 茯苓 防风 北细辛 秦艽 桂心 粉草各二两

上㕮咀，每服三钱，水煎，空心温服。心气虚下利，除地黄。《肘后》有附子，无寄生、人参、当归、粉草。近人治历节风，脚气流注，亦效。

如神汤 治男子女人气虚腰痛。

当归 玄胡索 桂心各等分

上为细末，每服三钱，温酒调下，甚者不过数服。

舒筋散 治腰痛神效，闪挫亦良。

羌活 芍药 玄胡索炒 杜仲姜汁炒 官桂去粗皮，各等分

上为末，酒调下二钱。

骨碎补散 治妇人血风气攻，腰脚疼痛，腹胁拘急，并宜服之。

骨碎补炒 萆薢酒浸 牛膝酒浸 当归 海桐皮 桃仁麸炒 桂心 槟榔各一两 附子炮，去皮脐 赤芍药 川芎各七钱半 枳壳麸炒，半两

上㕮咀，每服五钱，水一大盏半、生姜三片、枣一枚煎至一大盏，去滓，温服。

大腹皮散 治妇人风毒脚气，肢节烦疼，心神壅闷，或头晕，喘嗽不食，并宜服之。

大腹皮 紫苏 木通 桑白皮炒 羌活 独活 荆芥 木瓜不犯铁器 赤芍药炒 青皮各五分 枳壳麸炒，一钱

上锉，加生姜五片、葱白七寸，水煎，食前温服。

附子散 治妇人腰脚积年疼痛不瘥。

附子炮，去皮脐 桂心 威灵仙 牛膝酒浸 干漆炒，去烟 没药另研，各一两

上为细末，每服二钱，温酒调下，食前日进二服。

治瘈疭颤振

交加散 治瘈疭，或颤振，或产后不省人事，口吐痰涎。

当归 荆芥穗各等分

上为细末，每服三钱，水一盏、酒少许煎至七分，灌下咽，即有生理。

星附散 治中风能言而手足軃曳①，脉虚浮而数。

天南星制同半夏 半夏切片，姜汁浸透 黑附子炮 白附子炮 川乌头炮 人参 白茯苓 没药各等分

上为粗末，每服二钱，酒、水各一盏同煎至八分，去滓，热进三二服，汗出即瘥。

三因独活散 治气虚感风，或惊恐相乘，肝胆受邪，使上气不守正位，致头招摇，手足颤掉，渐成目昏。

独活 防风 芎䓖 甘菊花 细辛 地骨皮 甘草炙，各等分

上为粗末，每服三钱，水一盏半煎至一盏，去滓，煎取清汁六分，入竹沥少许，再煎一二沸，食后温服，日二服。

治拘挛麻木

千金薏苡仁汤 治筋挛不可屈伸。

薏苡仁 白菝 芍药 桂心 酸枣仁 牛膝 干姜 甘草各一两 附子三枚

上以醇酒一斗渍一宿，微火煎三沸，

---

① 軃（duǒ 朵）曳 谓四肢痿弱而拖曳无力。軃，软弱无力。

每服一升，日三，扶杖起行，不耐酒服五合。

防风散　治风虚劳，筋脉拘挛，腰膝疼痛。

防风　五加皮　萆薢酒浸　薏苡仁　海桐皮　枳壳麸炒　赤芍药　熟地黄　黄芪　桂心　杜仲炒去丝　牛膝酒浸，各一两　续断　鼠粘子　羚羊角屑各七钱半

上为细末，每服二钱，温酒调下，日三四服。忌生冷、油腻、毒滑、鱼肉。

开结舒经汤　治妇人七情六郁，凝结经络，手足麻痹不仁。

当归　川芎　橘红　半夏曲　南星　乌药　香附　紫苏　羌活　苍术各八分　桂枝　木香各五分　甘草炙，四分

上锉，用生姜五七片取汁，水煎，入姜汁、竹沥各半盏，食后徐徐服。

防风汤　治血痹，皮肤不仁。

防风二钱　当归一钱半　独活　桂心　秦艽去芦　赤茯苓　赤芍药　黄芩　杏仁去皮尖　甘草炙，各一钱

上作一服，用水二钟、生姜五片煎至一钟，不拘时服。一方有葛根、麻黄，无独活、赤芍药。

治瘾疹瘙痒

加味四物汤　治风虚，瘾疹瘙痒，血不荣于腠理。

当归　川芎　芍药　生地黄　黄芩各一钱　浮萍草为末，另入

上前五味锉散，煎汤，调入浮萍末服之。

何首乌散　治妇人血风，皮肤瘙痒，心神烦闷，及血风游走不定，并宜服之。

何首乌　防风　白蒺藜　枳壳　天麻　僵蚕　胡麻　茺蔚子　蔓荆子各等分

上为细末，每服二钱，煎茵陈汤调下，无时。

一方　治皮肤有风热，遍身生瘾疹。

牛蒡子水煮一两净，晒干，炒令香　浮萍蒸过，焙干，各等分

上为细末，每服二钱，薄荷汤调下，日二服。

治飞尸血厥

白薇汤　治血厥，卒死不知人。

白薇　当归各一两　人参半两　甘草二钱半

上㕮咀，每服五钱，水二盏煎至一盏，温服。

仓公散　治卒鬼击鬼痒鬼刺，心腹如刺，下血即死不知人，及卧魇啮①脚趾不觉者，并诸毒气等疾。

瓜蒂末《九蒿卫生方》无瓜蒂末，有皂角末　藜芦末　雄黄研　礜石煅研，各等分

上为细末研停，用少许吹入鼻中，得嚏气通便活，末嚏再吹，以得嚏为度。此药能起死人，恐皂角者为正。

积　块　门

论妇人诸积形状

准绳云：《大全良方》分痃癖诸气、疝瘕、八瘕、腹中瘀血、癥痞、食癥、血癥，凡七门。痃者，在腹内近脐左右各有一条筋脉急痛，大者如臂，次者如指，因气而成，如弦之状②，故名曰痃。癖者，僻在两肋之间，有时而痛，故名曰癖。疝者痛也，瘕者假也，其结聚浮假而痛，推移乃动也。八瘕者，黄瘕、青瘕、燥瘕、血瘕、脂瘕、狐瘕、蛇瘕、鳖瘕，积在腹内或肠胃之间，与脏气结搏坚牢，虽推之不移。名曰癥，言其病形可徵验也；气壅

---

① 啮　原作"齿"，据《千金要方》卷十二改。
② 如弦之状　"弦"原作"痃"，据康熙本改。

塞为痞，言其气痞塞不宣畅也。伤食成块，坚而不移，名曰食癥；瘀血成块，坚而不移，名曰血癥。若夫腹中瘀血，则积而未坚，未至于成块者也。大抵以推之不动为癥，推之动为瘕也。至夫疝与㿗癖则与痛俱，痛即现，不痛即隐，在脐左右为㿗，在两肋之间为癖，在小腹①而牵引腰胁为疝。恐学者一时难了，未免淆乱，故总叙而条析之。

论妇人八瘕所因

病源曰：八瘕者，皆胞胎生产，月水往来，血脉精气不调之所生也。肾为阴，主开闭，左为胞门，右为子户，主定月水生子之道。胞门子户，主子精神气所出入，合于中黄门、玉门四边，主持关元，禁闭子精。脐下三寸名曰关元，主藏魂魄②，妇人之胞，三焦之府，常所从止。然妇人经脉俞络合调，则月水以时来至，故能生子而无病。妇人荣卫经络断绝不通，邪气便得往来，入合于脏。若生血未尽而合阴阳，即令妇人血脉挛急，小腹重急，支满胸胁，腰背相引，四肢疼痛，饮食不调，结牢恶血不除，月水不时，或月前月后因生积聚，如怀胎状。邪气甚盛者，令人恍惚多梦，寒热，四肢不欲动，阴中生气，肿内生风，甚者小便不利，苦痛如淋状，面目黄黑，岁月久即不复生子也。

黄瘕者，妇人月水始下若新伤堕，血气未止，卧寝未定，五脏六腑虚羸，精神不足，因向大风便利，阴阳开阖，关节四远中于风湿，气从下上入于阴中，稽留不去，名为阴虚，则生黄瘕，黄瘕之聚，令人苦四肢寒热，身重淋露，卧不欲食，左胁下有气结牢，不可得抑③，若腰背相引痛，月水不利，令人不产，小腹急，下引阴中如刺，不得小便，或时寒热，下赤黄

汁，令人无子。当刺关元、气冲，行以毒药，瘕下即愈。

青瘕者，妇人新产未满十日起行以④浣洗太早，阴阳虚，玉门四边皆解散，子户未安，骨肉皆痛，手臂不举，饮食未复，内脏吸吸，又当风卧，不自隐蔽，若居湿席，令人苦寒，洒洒入腹，烦闷沉淖，恶血不除，结热不得散，则生青瘕，聚在左右胁下，藏于背膂，上与肩胛腰下挛急，腹下有气起，喜唾，不可⑤多食，四肢不欲动摇，手足肿，面目黄，大小便难，其后月水为之不通利，或不复禁，状如崩中，此自过所致，令人少子。疗之当刺胃管⑥，行以毒药有法，瘕当下，即愈。

燥瘕者，妇人月水下，恶血未尽，其人虚惫，而以夏月热行疾步，若举重移轻，汗出交流，气血未平，而卒以患怒，致腹中猥咽不泄，经脉挛急，内结不舒，烦潦少力，气上达胸膈，背膂少腹壅急，月水与气俱不通利，而反以饮清快心，月水横流，溢入他脏不去，有热则生燥瘕之聚，大如半杯，上下腹中苦痛，还⑦两胁下，上引心而烦，害饮食，欲呕吐，胸及腹中不得太息，腰背重，喜卧盗汗，足痠削，久立而痛，小便失时，忽然自出，若失精，月水闭塞，大便涩难，病如此者，其人少子。疗之以长针，按而刺之法度，行以毒药，瘕当下，即愈。

血瘕者，妇人月水新下，未满日数而中止，因饮食过度，五谷气盛，溢入他脏，若大饥寒，吸吸不足，呼吸未调而自

---

① 小腹　"腹"原作"脐"，据康熙本改。
② 藏魂魄　"藏"原作"脏"，据康熙本改。
③ 抑　按压。
④ 以　以及。
⑤ 可　原作"不"，据康熙本改。
⑥ 胃管　即胃脘。管，通"脘"。
⑦ 还　康熙本作"连"。

劳动，血下未定，左右走肠胃之间，留络不去，内有寒热，与月水合会，为血瘕之聚，令人腰痛，不可以俯仰，横骨下有积气牢如石，少腹里急苦痛，背脊疼，深达腰腹，下牵阴里，若生风冷，子门僻，月水不时，乍来乍不来，此病令人无子。疗之，瘕当下，即愈。

脂瘕者，妇人月水新来，若生未满三十日以合阴阳，络脉分，胞门伤，子户失禁，关节散，五脏六腑津液流行，阴道瞤动，百脉关枢四解，外不见其形，子精与血气相遇，犯禁，子精化不足成子，则生脂瘕之聚，令人支满里急，痹引少腹重，腰背如刺状，四肢不举，饮食不甘，卧不安席，左右走腹中切痛，时瘥时甚，或时少气头眩，身体解㑊，苦寒恶风，膀胱胀，月水乍来乍去，不如常度，大小便血不止，如此者令人无子。疗之当刺以长针，行以毒药，瘕当下，即愈。

狐瘕者，妇人月水当日数来而反悲哀忧恐，若以远行逢暴风疾雨，雷电惊恐，衣被沉湿，罢倦①少气，心中恍忽未定，四肢懈惰振寒，苦瘭痹气绝，精神游亡，邪气入于阴里不去，则生狐瘕之聚，食人子脏，令人月水闭不通，少腹瘀滞，胸胁腰背痛，阴中肿，小便难，胞门子户不受，男精不藏，气盛令人嗜食，欲呕喜唾，多所思，如有身状，四肢不举，有此病者终身无子。其瘕有手足成形者杀人，未成者可疗，以长针急持刺之，行以毒药有法，瘕当下，即愈。

蛇瘕者，妇人月水已下新止，适闭未复，胞门子户劳伤，阴阳未平，荣卫分行，若其中风，暴病赢劣，饮食未调，若起行当风，及度泥涂，因冲寒太早，若坐湿地，名阴阳乱，腹中虚，若远行道路，饮污井之水，食不洁之食，吞蛇鼠之精，留络不去，因生蛇瘕之聚，上食心肝长

大，其形若漆②，在脐上下，还疠左右胁，不得吐气，两股胫间苦疼，少腹多热，小便赤黄，膀胱引阴中挛急，腰背③俱痛，难以动作，喜发寒热，月水或多或少，有此病者不复生子。其瘕手足成形者杀人，未成者可治，疗有法，行以毒药，瘕当下，即愈。

鳖瘕者，妇人月水新至，其人剧作罢劳，汗出衣服润湿，不以时去之，若当风睡，足践湿地，恍忽觉悟，蹠立未安，颜色未平，复见所好，心为之开，魂魄感动，五内脱消，若入水浣洗沐浴，不以时出而神不守，水精与邪气俱入，至三焦之中幕，玉门先闭，津液妄行，留络不去，因生鳖瘕之聚，大如小桮④，令人少腹内切痛，恶气左右走，上下腹中苦痛，若存若亡，持之跃手，下引阴里，腰背亦痛，不可以息，月水不通，面目黄黑，脱声少气，有此病者令人绝子。其瘕有手足成形者杀人，未成者可治，疗有法度，以长针按疗之，行以毒药，瘕当下，即愈。

论妇人癥痞

大全云：妇人癥痞，由饮食失节，脾胃亏损，邪正相搏，积于腹中，牢固不动。有可徵验，故名曰癥；气道壅塞⑤，故名曰痞。得冷则发，冷入子脏则不孕，入胞络则月水不通。

薛氏曰：前证若脾胃虚弱，用六君子加芎、归；若肝脾虚弱，用补中益气及归脾汤；若肝火郁滞，佐以芦荟丸、六味丸，外贴阿魏膏。患者须慎七情六淫，饮

①　罢倦　即疲倦。罢，通"疲"。
②　其形若漆　《诸病源候论》卷三十八同，康熙本"漆"作"膝"。
③　腰背　"背"原作"月"，据《诸病源候论》卷三十八改。
④　桮　同"盉"。
⑤　气道壅塞　"塞"原作"寒"，据康熙本改。

食起居，治者不时审察病机而药之，庶几有效。

论食癥

大全云：妇人食癥，脏腑虚弱，月候来时食生冷之物，脾胃既虚，不能消化，与脏气相搏，结聚成块，日渐生长，盘牢不移，故谓之食癥也。

薛氏曰：前证若形气虚弱，须先调补脾胃为主，而佐以消导；若形气充实，当先疏导为主，而佐以补脾胃。若气壅血滞而不行者，宜用乌药散散而行之（散用乌药、莪术醋浸炒、桂心、当归、桃仁、青皮、木香各等分为末，每二钱热酒调下）；脾气虚而血不行者，宜用四君、芎、归补而行之；若脾气郁血不行者，宜用归脾汤解而行之；若肝脾血燥而不行者，宜用加味逍遥散清而行之。大抵食积痞块之证为有形，盖邪气胜则实，真气夺则虚，当养正辟邪而积自除矣。虽然，坚者削之，客者除之，胃气未虚或可少用，若病久虚弱者不可轻试也。

论血癥

大全云：妇人寒热失节，脏腑气虚，风冷在内，饮食不消，与血气相结，渐生颗块，盘牢不移动者是也，皆因血气劳伤，月水往来，经络痞塞，恶血不除，结聚所生，久而不瘥，则心腹两胁苦痛，害于饮食，肌肤羸瘦。问：癥，一也，何以知是血癥？曰：血之外证，瞀闷烦躁，迷忘惊狂，痰呕汗多，骨热肢冷，其蓄在下焦者，必脐下结急，外热内痛，尺脉洪而数也，桃仁、五灵脂、生地黄、牛膝、大黄、甘草祛逐之。

薛氏曰：前证多兼七情亏损五脏，气血乖违而致。盖气主嘘之，血主濡之，脾统血，肝藏血，故郁结伤脾，恚怒伤肝者

多患之。腹胁作痛，正属肝脾二经证也。洁古云：养正积自除。东垣云：人以胃气为主。治法当主于固元气，而佐以攻伐之剂。必需之岁月，若期速效，投以峻剂，反致有误。

论腹中瘀血

大全云：妇人月经否涩不通，或产后余秽未尽，因而乘风取凉，为风冷所乘，血得冷则成瘀血也。血瘀在内，则时时体热面黄，瘀久不消，则为积聚癥瘕矣。

薛氏曰：前证若郁结伤脾，用加味归脾汤；若恚怒伤肝，用加味逍遥散；若产后恶露，用失笑散；若肝脾亏损，用六君子、柴胡，以补元气为主；胃气虚弱，用补中益气汤加茯苓、半夏为主。大凡腹中作痛畏手按者，此内有瘀血。若形体如常，属病气元气俱实，用桃仁承气汤直下之；若痛而肢体倦怠，饮食少思，此脾胃受伤，属病气有余元气不足，用当归散调和之。若痛而喜手按腹，形体倦怠，饮食少思，此形气病气俱不足，用六君、炮姜、芎、归纯补之；若痛而大便不实，饮食难化，此脾肾虚寒，用六君、炮姜、肉果温补之；若痛而作呕，少食，此脾胃虚弱，用六君、炮姜、藿香；若痛而呕吐，不食泄泻，用六君加姜、桂，若兼手足逆冷，自汗，更加附子。此证多有因攻伐而致者。

论痃癖

大全云：痃者，在腹内近脐左右各有一条筋脉急痛，大者如臂，次者如指，因气而成，如弦之状，名曰痃也；癖者，为癖侧在两肋之间，有时而痛，故曰癖也。二者皆阴阳不和，经络痞隔，饮食停滞，不得宣流，邪冷之气搏结不散，得冷则发作疼痛。夫痃癖癥瘕，血气块硬，发歇刺

痛，甚则欲死，究而言之，皆血之所为。仆尝治一妇人，血气刺痛，极不可忍，甚而死，一二日方省，医巫并治，数年不愈。仆以葱白散、乌鸡煎丸，遂安。又尝治一妇人，血气作楚，如一小盘样走注刺痛，要一人扶定方少止，亦用此二药而愈。寻常小小血气，用此二药亦有奇效，故录于后。

论疝瘕

大全云：妇人疝瘕，由饮食不节，寒温不调，气血劳伤，脏腑虚弱，风冷入腹，与血相结所生。疝者痛也，瘕者假也，结聚浮假而痛，推移乃动也。妇人之病有异于丈夫者，或因产后血虚受寒，或因经水往来取冷过度，非独因饮食失节，多挟于血气所成也。其脉弦急者生，虚弱小者死。尺脉涩而浮牢，为血实气虚，其发腹痛，逆气上行，此为胞中有恶血，久则结成血瘕也。

薛氏曰：子和云：遗溺闭癃，阴痿胕痹，精滑白淫，皆男子之疝也；若血涸月事不行，行后小腹有块，或时动移，前阴突出，后阴痔核，皆女子之疝也。但女子不谓之疝，而谓之瘕。一妇人小腹痞胀，小便时下白带，小水淋沥。此肝经湿热下注，用龙胆①泻肝汤而愈。一妇人小腹胀痛，小水不利，或胸乳作痛，或胁肋作胀，或气逆心吻。余以为肝火而血伤脾，用四物、柴胡、青皮、玄胡索、木香而愈。一妇人小腹痞闷，小便不利，内热体倦懒食，用八珍汤加柴胡、山栀、龙胆草治之而安。

论肠覃

李氏曰：肠覃乃寒气客于大肠，与胃相搏，大肠为肺传送，肺主气，气得热则行，得冷则凝，凝则清气散，而浊气结而

为瘕。覃延②日久不已，瘜肉乃生，始如鸡卵，久如怀胎，按之坚，推之移，月事时下，或多或少，气病而血未病也，宜二陈汤加香附以开之，或香粉丸。

论妇人癥瘕并属血病

准绳云：古方有五积、六聚、七癥、八瘕之名。五脏之气积名曰积，故积有五；六腑之气聚名曰聚，故聚有六。杂病，《准绳》言之详矣。若夫七癥八瘕，则妇人居多。七者火数，属心，盖血生于心；八者木数，属肝，盖血归于肝。虽曰强分，理似不混。夫癥者坚也，坚则难破；瘕者假也，假物成形。古人将妇人病为痼疾，以蛟龙等为生瘕，然亦不必如此执泥。妇人癥瘕并属血病，龙、蛇、鱼、鳖、肉、发、虱瘕等事皆出偶然，但饮食间误中之，留聚腹脏，假血而成，自有活性。亦犹永徽中僧病噎者，腹中有一物，其状如鱼，即生瘕也。与夫宿血停凝结为痞块，虽内外所感之不同，治法当以类相从。所为③医者意也，如以散梳治虱瘕，铜屑治龙瘕，曲糵治米瘕，石灰治酒瘕，如此等类，学者可以理解也。

李氏曰：癥者坚而不移，瘕者坚而能移。七癥八瘕，经亦不详。虽有蛇、蛟、鳖、肉、发、虱、米等名，偶因食物相感，假血而成形耳。瘕比癥稍轻。其为病所以异于男子者，皆由产后及经水行时，或食生冷，以致脾虚，与脏气相结，或七情气郁生痰，皆必挟瘀血而后成形。要知癥瘕痃癖石瘕肠覃食癥血癥食瘕血瘕种种不一，尽皆痞块之异名耳。

---

① 龙胆　原作"龙肝"，据康熙本改。
② 覃延　即迁延。覃，延。
③ 所为　即所谓。为，通"谓"。

论癥瘕亦有热

李氏曰：经云：大肠移热于小肠，小肠移热于大肠，两热相搏，则血溢而为伏瘕，月事不利。以此推之，癥瘕皆有热者。盖瘀血亦有热燥逼成，况阳气怒火蕴聚，饮食湿热拂郁结成，未可专以寒冷论也。大概虚冷者，内炙散、琥珀丸、温白丸；热者，消块丸、黄连化积丸，外贴三圣膏、神效阿魏散；久不愈者，猪肝散、辰砂一粒丹、神圣代针散。

论治积须养正气

薛新甫云：妇人疝癖癥瘕，大抵因饮食起居七情失宜，亏损脏腑，气血乖违，阴络受伤，循行失度所致。

罗谦甫云：养正积自除。必先调养，使荣卫充实。若不消散，方可议下。但除之不以渐，则必有颠覆之害。若不守禁忌，纵情嗜欲，其有不丧身者鲜矣。一妇人内热作渴，饮食少思，腹内初如鸡卵，渐大四寸许，经水三月一至，肢体消瘦，齿颊似疮，脉洪数而虚，左关尤甚。此肝脾郁结之证，外贴阿魏膏，午前用补中益气汤，午后用加味归脾汤，两月许肝火稍退，脾土少健，午前补中益气下六味丸，午后逍遥散下归脾丸，又月余，日用芦荟丸二服，空心以逍遥散下，日晡以归脾汤下，喜其谨疾，调理年余而愈。一妇人腹内一块，不时上攻，或作痛有声，或吞酸痞闷，月经不调，小便不利，二年余矣，面色青黄。余以为肝脾气滞，以六君加芎、归、柴胡、炒连、木香、吴茱萸各少许二剂，却与归脾汤送下芦荟丸，三月余肝脾和而诸证退，又与调中益气汤加茯苓、牡丹皮，中气健而经自调。一妇人性多郁善怒，勤于女工，小腹内结一块，或作痛，或痞闷，月经不调，恪服伐肝之剂，内热寒热，胸膈不利，饮食不甘，形体日瘦，牙龈蚀烂。此脾土不能生肺金，肺金不能生肾水，肾水不能生肝木，当滋化源，用补中益气汤、六味丸，至仲春而愈。一妇人经候过期，发热倦怠，或用四物、黄连之类，反两月一度，且少而成块，又用峻药通之，两目如帛所蔽。余曰：脾为诸阴之首，目为血脉之宗。此脾伤，五脏皆为失所，不能归于目也。遂用补中益气、济生归脾二汤专主脾胃，年余而愈。松江太守何恭人性善怒，腹结一块年余，上腭蚀透，血气虚极，时季冬，肝脉洪数，按之弦紧，或用伐肝木清胃火之药。余曰：真气虚而邪气实也，恐伐肝木，至春不能发生耳。用八珍汤以生气血，用地黄丸以滋肾水①，肝脉顿退。因大怒，耳内出血，肝脉仍大，烦热作渴。此无根之火也，仍以前药加肉桂二剂，脉敛热退。复因大怒，果卒于季冬辛巳日，乃金克木故也。

李氏曰：善治癥瘕者，调其气而破其血，消其食而豁其痰，衰其大半而止，不可猛攻峻施，以伤元气，宁扶脾正气，待其自化，此开郁正元散之由名也。愈后宜大小乌鸡丸、八珍汤、交加散、交加地黄丸调之。凡攻击之药，病重病受，病轻胃气受之而伤矣。或云待块消尽而后补养，则胃气之存也几希。

论痰积用吐下

子和云：戴人过谯，遇一卒说出妻②事。戴人问其故，答曰：吾妇为室女时，心下有冷积如覆杯，按之如水声，以热手熨之如冰。娶来已十五年矣，恐断我嗣，是故弃之。戴人曰：公毋黜也。如用吾

---

① 滋肾水　"滋"原作"兹"，据康熙本改。
② 出妻　即休妻。

药，病可除，孕可得。卒从之。戴人诊其脉，沉而迟，尺脉洪大而有力，非无子之候也，可不逾年而孕。其良人笑曰：试之。先以三圣散，吐涎一斗，心下平软。次服白术调中汤、五苓散，后以四物汤和之，不再月气血合度，数月而娠二子。戴人尝曰：用吾此法，无不子之妇。此言不诬（三圣散用防风、瓜蒂各三两，藜芦一两，为粗末，以斋汁煎服，制煎法详见《儒门事亲》。白术调中汤用白术、茯苓、泽泻、橘红各半两，甘草一两，干姜、官桂、砂仁、藿香各二钱半，为末，白汤化，蜜调，服二钱，无时）。阳夏张主簿之妻病肥气，初如酒杯大，发寒热十五余年，后因性急悲感，病益甚，惟心下三指许无病，满腹如石片，不能坐卧，针灸匝①矣，徒劳人耳。乃邀戴人诊之，曰：此肥气也，得之季夏戊己日，在左胁下如覆杯，久不愈令人发痎疟。以瓜蒂散吐之，鱼腥黄涎约一二缶，至夜继用舟车丸、通经散投之，五更黄涎脓水相半五六行，凡有积处皆觉痛，后用白术散、当归散、和血流经之药，如斯涌泄，凡三四次方愈。（瓜蒂散、舟车丸方见杂病伤食、痰饮二门。通经散用橘红、当归、甘遂，以面包不令透水，煮百余沸，用冷水浸过，去面晒干，三味各等分，为细末，每服三钱，临卧温淡酒调下。白术散，白术、黄芩、当归各等分，为末，每服二三钱，水煎，食前服。当归散，当归、杜蒺藜等分，为末，米饮调服，食前。此吐下兼施，且甘遂等逐水太峻，用者审之）

脉　　法

脉经曰：妇人疝瘕积聚，脉弦急者生，虚弱者死。少阴脉浮而紧，紧则疝瘕，腹中痛，半产而堕伤，浮则亡血，恶寒绝产。

通治诸积

开郁正元散　治痰饮血气郁结，食积，气不升降，积聚胀痛，宜此利气行血，和脾消导。

白术　陈皮　青皮　香附　山楂　海粉　桔梗　茯苓　砂仁　玄胡索　神曲炒　麦芽炒　甘草炙，各等分

上锉，每服一两，生姜三片水煎服。

大七气汤　治积聚癥瘕，随气上下，心腹疠痛，上气窒塞，小腹胀满，大小便不利。

京三棱　蓬术各煨，切　青皮去白　陈皮去白　香附炒　藿香叶　益智仁　桔梗　肉桂不见火，各一两　甘草炙，五钱

上㕮咀，每服五钱，水二盏煎至一盏，食前温服。

荆蓬煎丸　治癥瘕痃癖，冷热积聚，宿食不消，呕吐辛酸，久服通利三焦，升降阴阳，顺气消食。

京三棱酒浸　蓬术醋浸，以上二味各浸，冬三日，夏一日，晒干，秤各二两，同以去壳巴豆二十粒炒黄色，去豆不用　枳壳麸炒　青皮去穰　茴香微炒　木香不见火　槟榔各一两

上为细末，生姜汁打糊，为丸如豌豆大，每服三五十丸，白汤或生姜汤下，食远服。

助气丸　治三焦痞闭，胸膈满闷，气不流通，蕴结成积，痃癖气块，并皆治之。

京三棱　蓬术以上二味各用湿纸包，灰火中煨透，切片，各三两二钱　青皮去白　陈皮去白　白术各一两五钱　枳壳麸炒，去穰　槟榔　木香各一两

上为末，糊丸桐子大，每服五十丸，滚水下。

————————

① 针灸匝　谓针灸用遍。匝，周遍。

胜红丸　治脾积气滞，胸膈满闷，气促不安，呕吐清水，丈夫酒积，女人脾血积气，小儿食积。

京三棱　莪茂_{二味同醋煮}　青皮　陈皮_{去白}　干姜_炮　良姜_{炒，各一两}　香附子_{净炒，二两}

上为末，醋糊丸如桐子大，每服三十丸，生姜汤下，虚者以补药下之。一方加神曲、麦芽。

三棱煎　治妇人血瘕血癥，食积痰滞。

三棱　莪术_{各二两}　青皮_{去白}　半夏_{汤泡七次}　麦芽_{炒，各一两}

上用好醋六升煮干，为末，醋糊丸如桐子大，每服五十丸，淡醋汤下，痰积姜汤下。

香棱丸　治一切积聚，破痰癖，消癥块。

木香　丁香_{各半两}　枳壳_{麸炒}　三棱_{酒浸一夕}　莪茂_{细锉，每一两用巴豆三十粒去壳同炒，待巴豆黄色，去巴豆不用}　青皮_制　川楝子肉　茴香_{炒，各等分}

上为末，醋煮面糊，丸如桐子大，朱砂为衣，每服三十丸，姜盐汤或温酒下，无时。

硝石大丸　治七癥八瘕，聚结杯块，及妇人带下绝产，腹中有癥瘕者，当先下。此药但去癥瘕，不下水谷，不令人困。

硝石_{六两，朴硝亦得}　大黄_{八两}　人参　甘草_{各二两}

上为末，以三年苦酒三升置铜石器中，先纳大黄微火熬微沸，常搅不息，至七分纳余药，复熬成膏至可丸，即丸如鸡子中黄大。凡合药当先斋戒一宿，勿令小儿妇人奴婢等见之。每服二丸，若不能服大丸者，可分作小丸，然亦不可过四丸也，羸者少与，强者可二十日五服。妇人服之，或下如鸡肝，或如米泔赤黑等物二三升，后忌风冷，作一杯粥食之，然后作羹臛自养。

剪红丸　治妇人伏梁积聚，心下硬块不散。

白牵牛_{生用，一两二钱}　槟榔　芜荑仁_{去扇，各六钱}　雷丸_{五钱}　土朱_{即红土，三钱}　巴豆_{去油净，一钱}

上为细末，滴水为丸如指顶大，每服一丸，空心蜜水下，二时许下积块，温米汤补之。

鸡鸣紫丸　治妇人腹中癥瘕积聚。

大黄_{二两}　前胡　人参_{各四分}　皂荚_{炙，去皮子}　藜芦　巴豆_{去皮心，熬}　礜石_炼　乌喙_{炮，去皮，各一两半}　代赭_{五分}　阿胶_{一两半，炙}　桂心_{二分}　杏仁_{去皮尖，熬}　干姜　甘草_{各三分}

上一十四味捣筛为末，炼蜜和，丸如桐子大，鸡鸣时饮服一丸，日益一丸，至五丸止，仍从一丸起。下白者风也，赤者癥瘕也，青者疝也，黄者心腹病也，如白泔烂腐者水也。

乌头丸　主治心腹积聚，膈中气闷，胀满疝瘕，内伤瘀血，产乳余疾及诸不足。

乌头_{炮，去皮}　巴豆_{去心皮，熬，各半两}　人参　消石_{各一两}　大黄_{二两}　戎盐_{一两半}　苦参　黄芩　䗪虫_熬　半夏_洗　桂心_{各三分}

上一十一味捣筛为末，纳蜜、青牛胆汁拌和，捣三千杵，丸如桐子大，宿不食，酒服五丸，卧须臾当下。黄者，心腹积也；青如粥汁，膈上邪气也；下崩血如腐肉者，内伤也；赤如血者，乳余疾也；如虫刺者，虫也。下已必渴，渴饮粥，饥食苏糜[①]，三日后当温食，食必肥浓，四十日平复。

----

① 苏糜　即酥糜。苏，同"酥"。

温白丸　治心腹积聚癥瘕，大如杯碗，胸胁胀满，及十种水气，痞塞，反胃吐逆，并治。

川乌二两半　茯苓　人参　蜀椒　肉桂　干姜　柴胡　桔梗　菖蒲各一两　吴茱萸　紫菀　黄连　厚朴　皂角　巴豆霜各五钱

上为末，炼蜜丸如桐子大，每服五丸，生姜汤下。

猪肝丸　治一切癥瘕刺痛，数年不愈者，神效。

用豮猪肝一具，入巴豆五十粒扎在肝内，以醋三碗熬令烂熟，去巴豆捣烂，入三棱末，和丸如桐子大，每服五丸，热酒下。

阿魏膏　治一切痞块。

羌活　独活　玄参　官桂　赤芍药　穿山甲　生地黄　两头尖　大黄　白芷　天麻各五钱　红花四钱　木鳖子十枚，去壳　槐柳桃枝各三钱　乱发鸡子大一团

上用香油二斤四两煎黑，去粗[1]入发，煎发化，仍去粗，徐下黄丹，煎软硬得中，入芒硝、阿魏、苏合油、乳香、没药各五钱，麝香三钱，调匀即成膏矣，摊贴患处。黄丹须用真正者方效。凡贴膏药，先用朴硝随患处铺平半指厚，以纸盖，用热熨斗熨良久，如硝耗再加熨之，二时许方贴膏药。

分 治 八 瘕

皂荚散　疗黄瘕导方。

皂荚一两，炙，去皮子　蜀椒一两，去汗　细辛一两半

上捣散，以三角囊大如指长二寸贮之，纳阴中，欲便闷则出之，已则复纳之，恶血毕出，乃洗以温汤。三日勿近男子，忌生菜等。

疗青瘕坐导方

戎盐一升　皂荚半两，去皮子，炙　细辛一两

上捣散，以三角囊大如指长三寸贮之，纳阴中，但卧瘕当下，青如葵汁，养之如产法。

疗燥瘕方

大黄如鸡子许　干姜各二两　黄连三两　桂心一尺　厚朴四两[2]，炙　郁李仁一两，去皮尖，炒　䗪虫三枚，炒　鸡肶胵中黄膜一枚，炙

上捣散，早朝空腹以温酒一盏和三钱顿服，瘕当下，毕，养之如产妇法，三月勿合阴阳，无子者当有。

疗血瘕攻刺腹胁时痛导药方

大黄　当归各半两　山茱萸　皂荚去皮弦，各一两　细辛　戎盐各二钱半

上捣，以香脂丸如指大，每用一丸，绵裹纳阴中，正坐良久，瘕当自下，养如乳妇法。

疗妇人血瘕痛方

干姜　乌贼鱼骨炙，各一两　桃仁一两，去皮尖

上捣散，酒服二方寸匕，日二。一方无桃仁。

桃仁煎　治妇人血瘕血积，经候不通。

桃仁　大黄各一两　虻虫半两，炒黑　朴硝另研，一两

上为末，以醇醋二升半银石器中慢火煎，取一升五合，下大黄、虻虫、桃仁，不住手搅，煎至可丸，下朴硝，搅匀出之，丸如梧桐子大。前一日不用吃晚饭，五更初用温酒吞下五丸，日午取下，如赤豆汁，或如鸡肝、虾蟆衣之状，未下再服，如鲜血来即止，续以调补气血药补之。《本事方》云：顷年在毗陵，有一贵

---

① 粗　康熙本作"渣"。
② 四两　原作"十颗"，据康熙本改。

宦妻患小便不通，脐腹胀不可忍，众医皆作淋，治以八正散之类，愈甚。予诊之，曰：此血瘕也，非瞑眩药不可去。用此药更初服，至日午大痛不可忍，遂卧，少顷下血块如拳者数枚，小便如黑豆汁一二升，痛止得愈。此药治病的切，然猛烈伤人，气虚血弱者不可轻用也。

疗脂瘕方

皂荚七钱半，去皮子　矾石烧，二钱半
五味子　蜀椒去汗　细辛　干姜各半两

上捣散，以香脂和，如大豆著男子阴头，以合阴阳，不三行其瘕即愈。

导散方

皂荚炙，去皮子　吴茱萸　当归各一两
蜀椒去汗　干姜　大黄　戎盐各二两　细辛炒　矾石烧　五味子各二分

上捣筛为散，以轻绢袋如指大长三寸盛药令满，纳阴中，坐卧随意，勿行走，小便时去之，另换新者。

疗狐瘕方

取新死鼠一枚，裹以新絮，涂以黄土，穿地坎，足没鼠形，置其中，桑柴火灼其上，一日一夜出之，研为末，纳桂心末二钱半，酒服二方寸匕，病当下，甚者不过再服，瘥。

疗蛇瘕方

大黄　黄芩　芒硝各半两　甘草大如指，一尺，炙　乌贼鱼骨二枚　皂荚六枚，去皮弦子，酥炙

上捣，以水六升煮之三数沸，绞去滓，下硝，适寒温服之，十日一剂，空腹服之，瘕当下。

疗鳖瘕方

大黄一两半　干姜　侧子各半两　附子人参各三钱七分半　蟅虫一寸匕，炒　桂心一两二钱半　细辛　土鳖各七钱半　白术一两

上捣散，以酒服方寸匕，日三。

治瘕痞

穿山甲散　治妇人瘕痞及恶血气攻，心腹疼痛，面无颜色，四肢瘦弱。

穿山甲灰炒爆　鳖甲醋炙　赤芍药　大黄炒　干漆炒令烟尽　桂心各一两　川芎　芫花醋炒　当归各半两　麝香二钱半，另研

上为细末，入麝和匀，每服一钱，热酒调下，无时。

蓬莪茂丸　治妇人瘕痞，腹胁妨痛，令人体瘦，不思饮食。

莪茂七钱半　当归焙　桂心　赤芍药　槟榔　昆布　琥珀研　枳壳　木香各半两　桃仁　鳖甲　大黄各一两

上为末，炼蜜丸如桐子大，食前米饮下二十丸。

丁香丸　治妇人瘕痞，结块不散，心腹疼痛。

雄雀粪炒黄　鳖甲各一两　硇砂　当归焙　芫花醋炒干，各半两　巴豆去皮心油，二分半

上为末，研匀，醋煮面糊，丸如小豆大，当归酒下三丸。

桃仁散　治妇人瘕痞，心腹胀满，不能饮食，体瘦无力。

桃仁一两，汤浸，去皮尖双仁者，麸炒令微黄　诃子皮　白术　赤芍药　当归各七钱半　京三棱微炒，一两　陈皮去白，三两　鳖甲醋炙，去裙襕，一两半

上为散，每服三钱，水一盏入生姜一钱三分，煎至六分，去滓，食前稍热服。

上方皆攻积之药，性多犷悍，用者慎之。

治食瘕

黄连化积丸　治妇人死血食积痰饮成块在两胁，动作雷鸣，嘈杂眩晕，身热，时作时止。

黄连一两五钱，用吴茱萸、益智各炒一半，去萸、智　萝卜子炒，一两半　香附　山楂各一两　川芎　山栀炒　三棱煨，切　蓬术煨，切　神曲炒　桃仁去皮尖，各五钱

上为末，蒸饼丸如桐子大，每服七八十丸，白汤下。一方有白芥子炒一两半、青皮五钱。

小三棱煎丸　治食癥酒癖，血瘕气块，时发刺痛，全不思食，及一切积滞不消，心腹坚胀，痰饮，呕哕噫酸，胁肋刺痛，脾气横泄。

三棱　莪术各四两　芫花一两

上同入磁器中，用米醋五升浸满，封器口，以灰火煨令干，取出棱、术，将芫花以余醋炒令微焦，同棱、术焙干为末，醋糊丸如绿豆大，每服十五丸，生姜汤下。妇人血分，男子脾气横泄，肿满如水，桑白皮煎汤下。

硇砂丸　治妇人食癥久不消，令人瘦弱食少。

硇砂　青礞石　穿山甲炙　三棱炒　干漆炒令烟尽　硫黄各半两　巴豆三十枚，去皮心，炒，不去油

上为末，用软饭丸如小豆大，每服五丸，生姜橘皮汤下。

礞石丸　治妇人食癥，块久不消，攻刺心腹疼痛。

青礞石　巴豆去皮心油　朱砂　粉霜并研　木香末各二钱半　硇砂半两

上研匀，以糯米软饭和，丸如绿豆大，每服二丸，空心温酒下，取下恶物为度。

上二方犯硇砂、巴豆，非胃气强壮而积气坚顽，势不两立者，不可轻用也。

芦荟丸　治疳癖，肌肉消瘦，发热潮热，饮食少思，口干作渴，或肝疳食积，口鼻生疮，牙龈蚀烂等证。

芦荟　胡黄连　黄连炒焦　木香　白芜荑炒　青皮各五钱　当归　茯苓　陈皮各

一两半　甘草炙，七钱

上为末，米糊丸如桐子大，每服七八十丸，米饮下。

治　血　癥

增味四物汤　治妇人血积。

当归　川芎　芍药　熟地黄　三棱　广茂　肉桂　干漆炒烟尽，各等分

上为粗末，每服五钱，水煎服。予妻曾患小腹积块，每遇寒触，剧痛不可忍，诸医治莫效，予用此一服，立止。

六合汤　治妇人经事不行，腹中结块，腰腿重痛。

当归　川芎　白芍药　熟地黄酒洗　官桂　蓬术煨，切，各等分

上㕮咀，每服四钱，水煎，空心服。

血竭散　治妇人血瘕作痛，脐下胀满，月经不行，发热体倦。

当归八分　芍药炒　桂心　血竭　蒲黄炒，各六分　玄胡索炒，四分

上为细末，每服二钱，空心酒调下。

牡丹散　治妇人久虚羸瘦，血块走注，心腹疼痛。

牡丹皮　当归　玄胡索　桂心各一两　赤芍药　牛膝　莪术各三两　京三棱一两半

上为粗末，每服三钱，水、酒各半盏煎服。

乌金散　治妇人血气癥，血风劳，及心烦躁，筋骨冷痛，四肢困瘦。

黑豆　没药　当归

上先将黑豆入瓶内，固济留嘴通气，用炭火二斤煅存性，以泥塞嘴，退火，次日出研，入后药同研，每服温酒下二钱，重者不过三五服。忌食鱼物。

神圣代针散　治血积疝气及心惊欲死，小肠气搐如角弓，膀胱肿硬，一切气刺虚痛，并妇人血癖血迷血晕血刺冲心，胞衣不下，难产及一切痛疾，服之神效。

当归　白芷　乳香　没药各五钱　青红　蜻蜓去足翅，一两

上为末，每服一字，甚者五分，先点好茶一盏，次糁药末在茶上，不得吹搅，立地细细呷之。

当归丸　治妇人月经不调，血积证。

当归　赤芍药　川芎　熟地黄　广茂　京三棱各半两　神曲炒　百草霜各二钱半

上为细末，酒糊为丸如桐子大，温水下六七十丸。

破血丸　治妇人血海虚冷，百病变生，或月候不调，崩中带下，癥瘕癖块，并皆治之。

当归　芍药　熟地黄　牛膝　肉桂　莪术　玄胡索　蒲黄炒　香附子炒　菊花　茴香炒，各一两

上为末，用乌豆一升醋煮，焙干为末，再入醋三碗，煮至一碗，留为糊，丸如桐子大，每服三十丸，温酒、醋汤任下。血气攻刺，姜汤下；癥块绞痛，当归汤下。忌鸭肉、羊血。

琥珀丸　治妇人血瘕，腹中有块，攻刺小腹痛重，或腰背相引为痛，久而不治，黄瘦羸乏。

琥珀　白芍药　川乌　牛膝　鳖甲　莪术　当归　厚朴各一两　木香　泽兰　官桂各五钱　麝香五分

上为末，酒糊丸如桐子大，每服七十丸，米饮下。

万病丸　治室女月经不通，脐下坚结如杯升，发热往来，下痢羸瘦，此为血瘕。若生肉瘕不可为也。

干漆杵碎，炒令出烟一时久　牛膝酒浸一宿，各一两六钱　生地黄四两八钱，取汁

上以地黄汁入二药末，慢火熬，候可丸即丸如桐子大，空心米饮或温酒下一丸，日再，勿妄加，病去药止。女人气血

虚经不行者，不可服之。

大黄煎　治妇人血癥血瘕，食积痰滞。

川大黄七钱半，碎，微炒　鳖甲醋炙黄，去裙襕，一两　牛膝去芦，一两　干漆一两，炒烟尽

上为末，用米醋一升煎为膏，每服一钱，食前温酒调下。

大红花丸　治妇人血积癥瘕，经络涩滞。

川大黄　红花各二两　䗪虫十个，去翅足

上取大黄七钱，醋熬成膏，和药丸如桐子大，每服五七丸，食后温酒下，日三服。

治腹中瘀血

桃奴散　治血蛊及瘀血停积，经水不通，男子跌损扑伤，皆效。

桃奴炒　猳鼠粪炒　玄胡索　肉桂　五灵脂炒　香附炒　砂仁　桃仁各等分

上为末，每服三钱，酒调服。

大黄汤　治妇人血瘀不消及扑损血瘀。

大黄生用　桃仁汤浸，去皮尖双仁，各一两　桂去粗皮　郁李仁去皮，研，各半两　生姜　地黄各一两

上粗捣筛，每服三钱，水、酒各半盏同煎至七分，去滓，温服。

川当归散　理荣卫，消瘀血，出声音，治痰嗽。

生地黄一两　川当归　白芍药　牡丹皮　子芩　木通　华阴细辛　麦门冬去心　甘草各半两

上㕮咀，每服三钱，生姜三片水煎，温服。

琥珀散　治妇人经络痞塞，腹内瘀血，痛不可忍。

琥珀　乳香　没药各另研细末，五钱

上每服二钱，水、酒各半盏煎至七分，入地黄自然汁二合，再煎数沸，去渣，入温酒服，不拘时候。

地榆散　治败血。

何首乌　肉桂　地榆　香白芷各等分

上为粗末，每服二钱，米泔一盏半、沙糖一小块煎至八分，去滓，空心、食前服。

治痃癖

当归散　治妇人痃癖，气攻心腹，痛不能饮食。

当归微炒　槟榔各七钱半　木香　桂心　陈橘皮去白，各半两　京三棱　郁李仁去皮，微炒　桃仁去皮，炒微黄　吴茱萸汤泡七次，焙干，各一两

上件粗捣筛，每服三钱，水一中盏煎至六分，去滓，不计时候稍热服。

麝香丸　治妇人痃癖冷气兼疰气，心腹痛不可忍。

麝香半两，另研　阿魏二钱半，面裹煨令面熟　五灵脂　桃仁　三棱各七钱半　芫花醋炒　槟榔各一两　莪茂　桂心　没药　木香　当归各半两

上为细末，入麝香令匀，粳米软饭为丸如桐子大，每服十丸，淡醋汤下，无时。

鸡爪三棱丸　治五脏痃癖，气块年深者，一月取效。

鸡爪三棱　石三棱　京三棱　青皮去白　陈皮去白　木香各半两　槟榔　肉豆蔻各一两　硇砂三钱

上为末，生姜汁打糊，丸如桐子大，每服二十丸，生姜汤下，空心临卧各一服。忌生冷硬粘物。

葱白散　专治一切冷气不和及本脏膀胱气攻冲疼痛，大治妇人胎前后腹痛胎不安，或血刺痛者，兼能治血脏宿冷，百节

倦痛，肌体怯弱，劳伤带癖，久服尽除，但妇人一切疾病，最宜服此。（与后乌鸡煎丸兼服）

川芎　当归　枳壳　厚朴　桂心　干姜　芍药　舶上茴香　青皮　苦楝子　木香　熟地黄　麦芽　三棱　莪茂　茯苓　神曲　人参各等分

上为细末，每服三钱，水一盏、连须葱白二寸拍破、盐半钱煎至七分，纳大黄、诃子。宜相度病状，如大便不利，入大黄同煎，不入盐；如大便自利，入诃子煎。

乌鸡煎丸　治妇人胎前产后诸般疾患，并皆治之。

乌雄鸡一只　乌药　石床①　牡丹皮　人参　白术　黄芪各一两　苍术米泔浸，切，焙，一两半　海桐皮　肉桂去粗皮　附子炮，去皮脐　白芍药　蓬莪术　川乌炮　红花　陈皮各二两　玄胡索　肉豆蔻　木香　琥珀　熟地黄洗，焙　草果各半两

上细锉，用乌雄鸡一只，汤挦去②毛及肠肚，将上件药安放鸡肚中，用新磁瓶以好酒一斗同煮令干，去鸡骨，以油单盛，焙干为细末，炼蜜和，丸如梧桐子大，每服三十丸。胎前产后伤寒，蜜糖酒下；胎前气闷壮热，炒姜酒下；赤白带下，生姜地黄酒下；产后败血注心，童子小便炒姜酒下；产后血块填筑，心腹疼痛，玄胡索酒下；胎前呕逆，姜汤下；催生，炒蜀葵子酒下；安胎，盐酒下；室女经脉当通不通，四肢疼痛，煎红花酒下；血气攻刺，心腹疼痛，煎当归酒下；血晕，棕榈烧灰酒调，吞下；血邪，研朱砂、麝香酒下；血闷，煎乌梅汤，研朱砂下；子宫久冷，温酒或枣汤下，空心日一服；血风劳，人参酒吞下；小腹疼痛，炒

---

① 石床　康熙本作"蛇床"。
② 挦（xián 闲）去　即拔去。挦，拔。

茴香盐酒吞下；血散四肢，遍身虚浮黄肿，赤小豆酒下；常服，温酒醋汤任下，并空心食前服。朱先生云：此药大治心气脾疼，用之见效，仆尝以此治浮肿，立效。陈宜人病血气作，楚痛不可忍，服诸药无效。召仆诊之，两关脉弱沉，为肝脉沉差紧，此血气渐成痃癖也，只以此二药治之愈。四明马朝奉后院亦病此，用二药亦愈。

四等丸 治妇人痃癖气，心腹疼痛，饮食不消。

大黄锉碎，微炒 诃梨勒去核 槟榔 木香各等分

上为细末，酒煮面糊和，丸如桐子大，每食前以生姜橘皮汤下十五丸，温酒亦得。

又方 鳖甲醋炙黄，去裙襕 川大黄锉碎，微炒 京三棱炮裂，各等分

上为末，醋煮面糊丸如桐子大，每食前以生姜汤下十丸。

硇砂煎丸 消磨积块痃癖，一切凝滞。

黑附子二个各重五钱以上者，炮，去皮脐，剜作瓮子 硇砂三钱，用水一盏续续化开，在瓮子内火上熬干 木香三钱 破故纸隔纸微炒 荜拨各一两

上将飞过硇砂末封在瓮子内，却用剜出附子末盖口，用和成白面裹附子，灰火中煨黄色，去面，同木香等为细末，醋调煮糊，为丸如桐子大，每服十五丸至三十丸，生姜汤下。

木香硇砂丸 治妇人痃癖积聚，血块刺痛，脾胃虚寒，宿食不消，久不瘥者。

木香 硇砂另研 丁香 官桂 附子炮 干漆炒烟尽 细墨 大黄锉碎，为末 乳香另研 广茂 青皮 京三棱 没药另研 猪牙皂角 干姜炮，各等分 巴豆霜减半

上除硇砂、乳香、没药外，同为末，

以好醋一升化开硇砂，去滓，银器中慢火熬，次下巴豆霜、大黄熬成膏，将前药末与膏子为丸如麻子大，每服三五十丸，食后温酒送下，加至大便利为度。

上四方皆攻积之剂，全无补性，虚人禁用，实者亦须以四君子、四物汤药兼服乃可。

治疝瘕

蟠葱散 治妇人脾胃虚冷，气滞不行，攻刺心腹，痛连胸胁间，膀胱小肠疝气，及妇人血气癥瘕痛。

三棱 莪茂 茯苓 青皮各六两 苍术米泔浸一宿 缩砂 槟榔 丁皮 甘草炒，各四两 延胡索 肉桂 干姜各二两

上为末，每服三钱，水一盏、连须葱白一茎煎，空心热服。

宝鉴蒺藜汤 治阴疝，小腹作痛，小便不利，手足逆冷，或腹胁闷痛。

蒺藜去刺 附子炮 栀子去皮，各半两

上为末，每服三钱，水煎，食前温服。

丹溪定痛散 治寒疝疼痛，速效。

枳壳十五枚 山栀子炒 棠球子 吴茱萸 荔枝核炮，各等分

上为末，用长流水调下一二钱，空心服。

辰砂一粒丹 治气郁心疼，及小肠膀胱疝气痛不可止。

附子 郁金 橘红各等分

上为末，醋糊丸如枣核大，辰砂为衣，每服一丸，男子酒下，女人醋汤下，又服神圣代针散。

干漆散 治妇人疝瘕久不消，令人黄瘦尪羸，两胁妨闷，心腹疼痛。

干漆炒令烟尽 木香 芫花醋炒 赤芍药 桂心 当归 川芎 琥珀各半两 大黄炒，二两 牛膝七钱半 桃仁一两 麝香二

钱半

上为细末，每服一钱，温酒调下无时。

当归散　治妇人疝瘕及血气攻刺，心腹疼痛不可忍。

鳖甲醋炙，二两　当归锉，微炒　桂心　槟榔　大黄锉，微炒，各一两　川芎　吴茱萸汤泡七次　木香　青皮去白，各半两　蓬莪茂　赤芍药　桃仁汤浸，去皮尖，麸炒微黄，各七钱五分

上为散，每服三钱，姜一钱三分水煎，热服不拘时。

硇砂丸　治妇人疝瘕及积瘀血在脏，时攻腹胁疼痛。

川芒硝　硇砂各一两　当归　雄黄　桂心各半两　大黄炮　三棱各二两

上为细末，米醋一碗熬大黄末为膏，次入余药末，和丸如桐子大，空心温酒下十丸，渐加至二十丸，以利下恶物为度。

巴豆丸　治妇人疝瘕及血气疼痛。

巴豆去皮心，醋煮半日，二钱半　硇砂　大黄炒，各一两　五灵脂　桃仁各七钱半　木香半两，以上各另为末

上炼蜜丸如绿豆大，空心淡醋汤下五丸，热酒亦可。

黑神丸

神曲　茴香各四两　木香　椒炒香出汗　丁香各半两　槟榔四两　漆六两，半生，半用重汤煮半日令香

上除椒、漆外，五物皆半生半炒，为细末，用前生熟漆和，丸如弹子大，又用茴香末十二两铺阴地荫干，候干，并茴香收器中，至极干去茴香。治肾气，膀胱疝癖，及疝坠五膈，血崩，产后诸血，漏下赤白，并一丸，分四服，死胎一丸，皆绵灰酒下；难产，炒葵子四十九枚，捣碎，酒煎下。诸疾不过三服，疝气十服，膈气癥瘕五服，血瘕三丸，当瘥。一妇病腹中

有大块如杯，每发痛不可忍，诸药莫愈，投此丸，尽三服杯气尽消，终身不作。

睎露丸　治寒伤于内，气凝不流，结于肠外，久为癥瘕，时作疼痛，腰不得伸，名曰肠覃。

广莪酒浸，锉　三棱酒浸，锉，各一两　干漆洗去腥，炒烟尽　川乌各五钱　硇砂四钱　青皮　雄黄另研　茴香盐炒　穿山甲炮，各三钱　轻粉一钱，另研　麝香半钱，另研　巴豆三十个，去皮，切开

上除研药外，将巴豆炒三棱、广莪二味深黄色，去巴豆不用，共为末，入研药匀，生姜汁打糊，丸如桐子大，每服二十丸至三十丸，姜汤或酒下，空心食前。

乌喙丸　治肠覃，亦治乳余，并男子疝气。

乌喙炮，去皮尖，一钱　半夏汤洗，四钱　石膏煅　藜芦炒　牡蒙　茯苓酒浸　桂心　干姜炮，各一钱　巴豆七个，研膏

《千金翼》有苁蓉，无茯苓，名牡蒙丸。

上为末，炼蜜丸如绿豆大，每服三五丸，食后酒、饮任下。

见晛丹　治寒客于下焦，血气闭塞而成瘕，日以益大，状如怀子，名曰石瘕。

附子炮，去皮脐，四钱　鬼羽箭　紫石英各三钱　泽泻　肉桂　玄胡索　木香各二钱血竭一钱半，另研　水蛭一钱　槟榔二钱半　桃仁三十个，另研　三棱五钱　大黄三钱

上为细末，用酒糊为丸如桐子大，每服三十丸，醋汤或温酒下，食前。

石英散　治妇人血结胞门，或为癥瘕在腹胁间，心腹胀满肿急，如石水状，俗谓之血蛊。

紫石英一两　归尾　马鞭草　乌梅　红花炒，各半两　蓬术炮　三棱炮　苏木节　没药琥珀研，各一钱　甘草一钱

上为末，浓煎苏木，酒调下二钱，不

饮酒，姜汤调服。

四香散 治脾气血气，血蛊气蛊，水蛊石蛊。

大茄焙，五两 桂心 干姜 砂仁 茴香各一两 陈皮 人参 川芎 胡椒 白矾各五钱 木香 沉香 乳香 甘草各一分

上为末，每服二钱，陈米饮调服。忌羊肉。

浮 肿 门

良方论曰： 妇人经水不通则化为血，血不通复化为水。故先因经水断绝，后至四肢浮肿，致小便不通，名曰血分，宜用椒仁丸；若先因小便不通，后身面浮肿，致经水不通，名曰水分，宜用葶苈丸。经水不通而化为水，流走四肢，悉皆肿满，亦名血分，其症与水症相类，实非水也，用人参丸。

薛氏曰： 按前症或因饮食起居失养，或因六淫七情失宜，以致脾胃亏损，不能生发统摄，气血乖违，行失常道。若先断经，后浮肿，此血化为水，名曰血分，宜椒仁丸治之；若先浮肿，后经水不通，此水化为血，名曰水分，宜葶苈丸治之。此属形气不足，邪淫队道①，必用此药以宣导其邪，而佐以补辅元气之剂，庶使药力有所仗而行，则邪自不能容，而真气亦不至于复伤矣。大凡月水不通，凝结于内，久而变为血瘕，血水相并，亦为水肿。

李氏曰： 经水断而后肿，名曰血分，乃瘀血化水，闭塞胞门，比水肿更难治，但能调其经则水自消，小调经散、葶归丸；先浮肿而后经水不通，名曰水分，乃脾不能制血，与水并浮，肌肉为之虚肿，红矾丸、通用肾气丸。水分，君泽泻，加防己、葶苈、木通；血分，君牡丹皮，加牛膝、红花。有经闭脚肿者，桑白皮散。

脉 法

仲景云： 寸口脉沉而迟，沉则为水，迟则为寒，寒水相搏。趺阳脉②伏，水谷不化，脾气衰则鹜溏，胃气衰则身体肿。少阳脉滑，少阴脉细，男子则小便不利，妇人则经水不通，经为血，血不利则为水，名曰血分是也。师曰：寸口脉沉而数，数则为出，沉则为入，出则为阳实，入则为阴结。趺阳脉微而弦，微则无胃气，弦则不得息。少阴脉沉而滑，沉则为在里，滑则为实，沉滑相搏，血结胞门，其瘕不泻，经络不通，名曰血分。

治 方

椒仁丸 治先因经水断绝，后至四肢浮肿，小便不通，血化为水，名曰血分。

椒仁 随续子去皮，研 甘遂 附子炮 郁李仁 黑牵牛 五灵脂研碎 当归 吴茱萸 延胡索各五钱 芫花醋浸 石膏各二钱 胆矾 信砒各一钱 蚖青糯米炒黄，去头翅足 斑蝥糯米炒黄，各十个

上为末，面糊丸如豌豆大，每服一丸，橘皮汤下。此方药虽峻利，所用不多，若畏而不服，有养病害身之患。常治虚弱之人，亦未见其有误也。

葶苈丸 治先因小便不利，后至身面浮肿，经水不通，水化为血，名曰水分。

甜葶苈炒，另研 随续子去壳，另研，各五钱 干笋末一两

上为末，枣肉丸如桐子大，每服七丸，煎扁竹汤下。如大便利者，减随续子、葶苈各一钱，加白术五钱。

———————

① 队道 即隧道。指经脉。队，通"隧"。
② 趺阳脉 《金匮要略方论》卷中作"跗阳脉"。按跗阳脉，即趺阳脉。趺，脚掌。趺阳，即脚掌之阳面，亦即足背。

人参丸一名蓴归丸　治经脉不利化为水，流走四肢，悉皆肿满，名曰血分。其候与水相类，若作水治之非也，宜用此方。

人参　当归　大黄湿纸裹，饭上蒸熟，切，炒桂心　瞿麦穗　赤芍药　白茯苓各半两　蓴苈炒，另研，一钱

上为末，炼蜜丸如桐子大，每服十五丸至二三十丸，空心米饮下。

小调经散　治败血停积五脏，日久腐烂成水，变为浮肿。忌用利水之药。产后浮肿亦宜。

当归　赤芍药　桂心各一两　没药琥珀　甘草各一钱　细辛　麝香各五分

上为末，每服五分，温酒入姜汁调服。

桑白皮散　治脚气感发，两脚浮肿，小便赤涩，腹胁胀满气急，坐卧不得。

桑白皮炒　郁李仁各一钱　赤茯苓二钱木香　防己酒洗　大腹皮各五钱　苏子炒木通　槟榔　青皮各七分半

上锉一服，加生姜三片，水煎服。

正脘散　治中焦虚痞，两胁气痛，面目手足浮肿，大便秘涩，兼治脚气。

白术　川芎　木香　陈皮　槟榔　甘草各七钱半　大腹皮　紫苏　沉香　木瓜独活各一两

上㕮咀，每服三钱，水煎，食后服。

大调经散　治荣卫不调，阴阳相乘，憎寒发热，自汗肿满。

大豆炒，去皮，一两半　茯苓一两　真琥珀一钱

上为末，每服一钱，浓煎乌豆紫苏汤下。

大腹皮饮　治妇人血婴，单单腹肿。

大腹皮　防己　木通　厚朴　瓜蒌黄芪　枳壳　桑白皮　大黄　陈皮　青皮五味子各等分

上锉，每服一两，水煎，去滓，入酒少许服。

大黄甘遂汤　治妇人小腹满如敦敦状，小便微微而不竭，产后者，惟水与血并结血室也。

大黄半两　甘遂炮　阿胶炒，各一两

上锉，每服二钱，水一盏煎七分服，其血当下。

前阴诸证门

论阴户肿痛

良方论曰：妇人横痃[①]，一名便痈，一名便毒，俗名痞子，或肝经湿热下注，或郁怒伤损脾肝，其外症或两拗小腹肿痛，或玉门焮肿作痛，或寒热往来，憎寒壮热，其内症或小便涩滞，或腹内急痛，或小腹痞闷，或上攻两胁，或晡热重坠。若两拗小腹肿痛，肝经湿热壅滞也，用龙胆泻肝汤；玉门肿胀，肝火血虚也，用加味逍遥散及龙胆泻肝汤加木香。若概投散血攻毒之剂，则误甚矣。又曰：妇人阴肿，因胞络素虚，风邪客之，乘于阴部，与血气相搏，令气痞涩，腠理壅闭不泄越，故令肿也。

薛氏曰：妇人阴肿，若气血虚弱，用补中益气汤举而补之；肝经湿热，用龙胆泻肝汤渗而清之。

李氏曰：阴户两旁肿痛，手足不能舒伸者，用四物汤，入乳香末同捣成饼，安阴中，立效；阴肿痛极，便秘欲死者，枳橘熨；但肿痛者，四物汤加柴胡、山柏、牡丹皮、龙胆草；如时常阴痛者，四物汤加藁本、防风；阴户肿痛不闭者，逍遥散、十全大补汤；肿消不闭者，补中益气

---

① 横痃　原作"痃痃"，据康熙本改。

汤，肿痛者加山栀、牡丹皮；湿痒出水又痛者，忧思过也，归脾汤加柴胡、山栀、牡丹皮、芍药、生甘草；溃烂者，逍遥散；阴户肿痛不闭，寒热溺涩，体倦少食者，补中益气汤加升麻、柴胡至一钱量，入茯苓、山栀；阴户不闭，小便淋沥，腹中一物攻动胀痛者，逍遥散加柴胡、山栀、车前子。

论阴痒生虫

大全云：妇人阴痒者，是虫蚀所为，三虫在于肠胃之间，因脏虚三虫动作，蚀于阴内，其虫作热，微则为痒，重者乃痛也。

薛氏曰：前证属肝经所化，当用龙胆泻肝汤、逍遥散以主其内，外以桃仁研膏，和雄黄末或鸡肝，纳阴中以制其虫。一妇人胸膈不利，内热作渴，饮食不甘，肢体倦怠，阴中闷痒，小便赤涩，此郁怒伤肝所致，用归脾汤加山栀而愈。复因怒，患处并小腹胀痛，用小柴胡加山栀、芎、归、芍药，痛止，用逍遥散加山栀而愈。又因劳役，患处肿胀，小便仍涩，用补中益气加山栀、茯苓、丹皮而痊。一妇人阴内痛痒，不时出水，食少体倦。此肝脾气虚，湿热下注，用归脾加丹皮、山栀、芍药、生草主之而安。一妇人阴内痒痛，内热倦怠，饮食少思。此肝脾郁怒，元气亏损，湿热所致，用参、芪、归、术、陈皮、柴胡、炒栀、车前、升麻、芍药、丹皮、茯苓而瘥。若阴中有虫痒痛，亦属肝木，以桃仁、雄黄研，纳阴中以杀之，仍用清肝解郁之药。有以鸡肝纳之者，乃取虫之法也。一方捣新桃叶，绵裹纳阴中，日三两易。

李氏曰：阴中生虫䘌如小蛆者，乃湿热甚而心气又郁，气血凝滞而生，宜藿香养胃汤、补心汤、硫鲤丸，外用生艾汁调雄黄末，烧烟熏之，更用雄黄锐散[①]纳阴中。阴中生细虫，痒不可忍，食入脏腑即死，令人发寒热，与劳症相似，先以蛇床子煎汤洗净拭干，后用梓树皮焙干为末，入枯矾四分之一、麝香少许，敷之，立效。如下疰生虫，所下如柿汁臭秽，及心中疼痛，闷绝虚烦甚者，不治。

论阴户生疮

大全云：妇人少阴脉数而滑者，阴中有疮，名曰䘌，或痛或痒，如虫行状，脓水淋沥，亦有阴蚀几尽者，皆由心神烦郁，脾胃虚弱，致气血留滞耳。故经云：诸痛痒疮，皆属于心。又云：阳明主肌肉，治之当补心养胃，外以熏洗坐导药治之乃可。

薛氏曰：妇人阴中生疮，乃七情郁火，伤损肝脾，湿热下注，其外症有阴中舒出如蛇，俗呼阴挺，有翻突如饼，俗呼阴菌，亦有如鸡冠花，亦有生诸虫，亦有肿痛湿痒，溃烂出水，胀闷脱坠者，其内症口干内热，体倦，经候不调，或饮食无味，晡热发热，胸膈不利，胁肋不调，小腹痞胀，赤白带下，小水淋涩。其治法：肿痛者宜用四物汤加柴胡、山栀、牡丹皮、龙胆草，湿痒者宜用归脾汤加山栀、牡丹皮、柴胡，淋涩者宜用龙胆泻胀汤加白术、牡丹皮，溃腐者宜用加味逍遥散，肿闷脱坠者宜用补中益气汤加山栀、牡丹皮，佐以外治之法。

论阴挺下脱

大全云：妇人阴挺下脱，或因胞络伤损，或因子脏虚冷，或因分娩用力所致。

薛氏曰：阴挺下脱，当升补元气为主。若肝脾郁结，气虚下陷，用补中益气

---

① 锐散　细散。锐，细小。

汤；若肝火湿热，小便涩滞，用龙胆泻肝汤。一妇人阴中突出如菌，四围肿痛，小便频数，内热晡热，似痒似痛，小便重坠。此肝脾郁结，盖肝火湿热而肿痛，脾虚下陷而重坠也，先以补中益气加山栀、茯苓、车前子、青皮以清肝火，升脾气，更以加味归脾汤调理脾郁，外以生猪脂和藜芦末涂之而收。一妇人阴中挺出五寸许，闷痛重坠，水出淋沥，小便涩滞。夕与龙胆泻肝汤分利湿热，朝与补中益气汤升补脾气，诸证渐愈，再与归脾汤加山栀、川芎、茯苓、黄柏间服，调理而愈。后因劳役或怒气，下部湿痒，小水不利，仍用前药，即愈。

论阴冷

良方云：妇人阴冷，因劳伤子脏，风冷客之也。

薛氏曰：阴冷属肝经有湿热，外乘风冷所致。若小便涩滞，或小腹痞痛，用龙胆泻肝汤；若内热寒热，或经候不调，用加味逍遥散；若寒热体倦，饮食少思，用加味四君子汤；若郁怒发热，少寐懒食，用加味归脾汤。一妇人阴中寒冷，小便黄涩，内热寒热，口苦胁胀。此因肝经湿热，用龙胆汤祛利湿热，用加味逍遥散调补气血而安。一妇人所患同前，更寒热呕吐，两股肿痛。先用小柴胡加山栀一剂，寒热呕吐顿止，次用龙胆泻肝汤一剂，肿痛顿消。一妇人阴中寒冷，小便澄清，腹中亦冷，饮食少思，大便不实，下元虚冷。治以八味丸月余，饮食渐加，大便渐实，又月余诸证悉愈。

论交接出血作痛

薛氏曰：女人交接辄出血作痛，此肝火动脾而不能摄血也，用补中益气汤、济生归脾汤。若出血过多而见他症，但用前药调补肝脾。一妇人交接出血作痛，发热口渴，欲呕，或用寒凉药，前证益甚，不时作呕，饮食少思，形体日瘦。余曰：证属肝火而药复伤脾所致也。先用六君子汤加山栀、柴胡，脾胃健而诸证愈，又用加味逍遥散而形气复。一妇人阴肿下坠，闷痛出水，胸腹不利，小便频数，内热晡热，口苦耳鸣。此肝脾火证，用小柴胡汤加车前、龙胆草、苓、术、升麻二剂，稍愈，又用加味逍遥散加升麻数剂，渐愈，乃以加味归脾汤加升麻、柴胡并补中益气汤加山栀数剂，顿愈，仍用加味逍遥散、加味归脾汤二药调理，全愈。一妇人患前证，或用寒凉败毒药，饮食不入，时欲作呕，小腹重坠。余谓此脾胃复损，元气下陷，先用补中益气汤加炮姜二剂，重坠顿愈，又加茯苓、半夏二十余剂而愈，乃以归脾汤少加柴胡、升麻并六味地黄丸而康。

论伤丈夫头痛

薛氏曰：妇人交接伤丈夫头痛，当用补中益气汤、六味地黄丸，以滋化源为主。补遗局方来复丹治妇人与男子交接相伤，因而四肢沉重，头痛昏晕，米饮吞下五十丸。

脉　法

脉经曰：少阴脉滑而数者，阴中生疮；少阴脉弦者，白肠必挺核。

治阴户肿痛

龙胆泻肝汤　治肝经湿热，下部两拗肿掀作痛，小便涩滞，阴挺如菌，或出物如虫等症。

龙胆草酒炒　泽泻各一钱①　车前子炒

---

① 各一钱　"一"字原缺，据康熙本补。

木通　生地黄_{酒炒}　当归_{酒拌}　山栀子_炒

黄芩_炒　生甘草_{各五分}

上锉，水煎服。玉门肿胀，加木香。

加味四物汤　治阴户肿痛。

当归　川芎　芍药　生地黄　柴胡

山栀子　牡丹皮　龙胆草

上锉，水煎服。

九味柴胡汤　治肝经湿热下注，便毒肿痛，或小腹胁肋结核，凡肝胆经部分一切疮疡，或风热结核瘰疬，并皆治之。

柴胡　黄芩_炒，_{各一钱}　人参　山栀_炒

半夏　龙胆草_{炒焦}　当归　芍药_炒　甘草

_{各五分}

上锉，水煎服。

加味小柴胡汤　治肝经下部肿胀，小便不利，或寒热往来，或晡热潮热，或胸胁作痛。

柴胡_{二钱}　黄芩_炒，_{一钱}　人参　半夏

山栀子　牡丹皮_{各七分}　甘草_炙，_{五分}

上锉，加生姜，水煎服。

加味逍遥散　治妇人肝脾血虚，湿热流注下部，阴内溃烂痒痛，发热晡热寒热等症。

当归　芍药　白术_炒　茯苓　甘草_炙，

_{各一钱}　柴胡　牡丹皮　山栀_炒，_{各五分}

上锉，水煎服。外以鹤虱草煎汤洗。

菖蒲散　治妇人阴户肿痛，月水涩滞。

菖蒲　当归_{各一两}，_炒　秦艽_{二两}　吴

茱萸_制，_{五钱}

上为末，每服五钱，空心葱汤调下，或水煎服。《千金翼方》有阿胶、葱白，无秦艽。

麻黄汤洗方　治妇人阴肿或疮烂。

麻黄　黄连　蛇床子_{各二两}　北艾叶

_{一两半}　乌梅_{十个}

上锉细，以水一斗煮取五升，去滓，热洗。避风冷。

当归汤　治妇人产后中风阴肿。

当归　独活_{各三两}　白芷　地榆皮

矾石_煅，_{各二两}

《千金方》有败酱，分两小异。

上五味㕮咀，以水一斗五升，煮取一斗二升，洗浴之。

经心录方　治妇人阴中肿痛不可忍。

艾叶_{五两}　防风_{三两}　大戟_{二两}

上锉细，以水一斗，煮取五升，热洗，日三次。宜避风冷。

白矾散　治妇人阴肿坚痛。

白矾_{半两}　甘草_{半分}，_生　大黄_{一分}

上为末，水和，用枣大绵裹，纳阴中，日两换，以愈为度。

黑白散　治妇人阴中肿痛。

小麦　朴硝　白矾　五倍子　葱白

上件煎汤，频洗。

枳橘熨　治妇人阴肿如石，痛不可忍，二便不利。

枳实　陈皮_{各四两}

上二味炒令香热，以绢袋盛之，遍身从上至下及阴肿处频频熨之，冷则又换，直至喉中觉枳实气，则痛止肿消便利矣。

杂方　治妇人阴中肿痛。

用枳壳半斤切碎，炒热，布裹包熨之，冷即易。一方用枳实。

一方　用铁精粉敷上。

一方　以甘菊苗研烂，百沸汤淋洗熏浸。

一方　用马鞭草捣烂涂之。

治阴痒生虫

大黄散　治妇人阴痒入骨。

大黄_{微炒}　黄芩　黄芪_炙，_{各一两}　赤

芍药　玄参　丹参　吴茱萸　蛇床子_{各半}

_两

上为细末，每服二钱，食前温酒调服。

硫鲤丸 治阴中生虫，亦治茄子疾。

大鲤鱼一个去头皮，入硫黄一两，故纸裹，黄泥固济，火煅烟尽，为末，米糊丸如桐子大，每服二十九，温酒下。

广济方 疗妇人阴痒不止。

蚺蛇胆 雄黄 硫黄 朱砂 硝石 芫黄各半两 藜芦二钱半

上为细末，以腊月猪脂和如膏，用故布作缠子如①指长一寸半，以药涂上，纳阴中，日一易之，易时宜用猪椒根三五两，水煮稍热洗，干拭纳之。

一方 治阴中生细虫，痒不可忍，若食入脏腑即死。

梓树皮焙干，为末，二钱 枯矾五分 麝香少许

上和一处，研匀敷之，立效。

治阴中痒如虫行状方

芎䓖一两 矾石十八铢 丹砂少许

上三味治下筛，取绵裹药，着阴中，虫自死。

又方 桃仁、雄黄研匀，纳阴中，仍服清肝解郁之药。

又方 蛇床子、白矾煎水，淋洗即止。

又方 狼牙二两细锉，蛇床子三两，以水三升煮十沸，热洗。

又方 蒲黄、水银二味研匀，敷入阴内。

又方 取牛肝或猪肝截五寸，绳头②纳阴中半日，虫入肝取出，立效。

又方 取鸡肝乘热纳阴中，如有虫当尽下。

又方 新桃叶捣烂，绵裹纳阴中，日三两易。

又方 生艾汁调雄黄末，烧烟熏之，更用雄黄末纳阴中。

圣惠方 疗阴中有虫，痒且痛，目肿身黄，欲得男子，漏血下白，少气，思美食。

用鲤鱼长一尺去头肉，取骨捣末，熬黄黑，以猪脂和，以绢袋盛，如常法纳阴中，至痛处即止，虫当自出。

崔氏疗阴痒不可忍方

杏仁烧作灰，乘热绵裹纳阴中，日二易之。

又方 蒜煮汤洗之。一方用枸杞根。

又方 小蓟不拘多少水煮作汤，热洗，日三次。

治阴户生疮

补心汤 治妇人阴户生疮，名曰䘌疮，或痛或痒，如虫行状，脓水淋沥，阴蚀已尽，治之当补心养胃。

人参 茯苓 前胡 半夏汤泡七次③ 川芎各七钱半 陈皮 枳壳去穰，麸炒 紫苏桔梗 干姜 甘草各五钱 当归 白芍药各一两 熟地黄一两半

上锉，每服四钱，加姜、枣煎服。如湿热有虫者，去姜、苏、参、梗四味，加苦参、北艾、桃仁、吴茱萸、水炒黄连。

藿香养胃汤 治阳明经虚，不荣肌肉，阴中生疮不愈。

藿香 薏苡仁 神曲炒 乌药去木 砂仁 半夏曲 茯苓 白术 人参各五分 荜澄茄 甘草各三分半

上锉，姜、枣煎服。

一方 治阴内生疮，脓水淋沥，或痒痛。

升麻 白芷 黄连 木通 当归 川芎 白术 茯苓

上锉，水煎服，更用塌肿汤浴洗。

塌肿汤 治妇人阴户生疮，或痒痛，或脓水淋沥。

---

① 如 原作"加"，据康熙本改。
② 绳头 康熙本作"绳系"。
③ 汤泡七次 "泡"原作"炮"，据康熙本改。

甘草 干漆各三钱 生地黄 黄芩 当归 川芎各二钱 鳖甲炙，五钱

上锉作一剂，用水数碗煎数沸，去粗，常洗患处。

治阴疮方

芜荑 芎藭 黄芩 甘草 黄连 白芷 附子 矾石 雄黄各六铢

上㕮咀，取猪脂四两合煎，敷之。

治妇人阴疮与男子妬精疮大同小异方

黄丹 枯白矾 萹蓄 藁本各一两 荆芥 蛇床子研极细 白蛇皮一条，烧灰 硫黄各半两

上为细末，另以荆芥、蛇床子煎汤温洗，软帛渗干，清油调涂。如疮湿，干末掺之。

治瘑疮

因月后便行房，致成湛浊，伏流阴道，瘑疮遂生，搔痒无时，先用胡椒、葱白作汤，一日两三度淋洗，却服后药。

黄芪盐水炙 菟丝子酒浸，蒸 沙苑蒺藜炒 黑牵牛炒 赤石脂 龙骨

上为末，炼蜜丸桐子大，每服二十丸，燕窝蒸酒，澄上清者吞下。

黄芩汤洗方

疗妇人阴中生疮。

当归 大黄 黄芩 川芎 雄黄 矾石各二分 黄连一分，凡方中有云分者，音作忿，每一分二钱半也

上切，以水五升取①四升，洗疮，日三度。

雄黄散

雄黄 川芎 当归 北细辛 川椒 藜芦 辰砂

上为末，绵裹纳阴中，又敷外疮上。忌如常法。

当归汤

治妇人阴蚀疮。

当归 川芎 芍药 甘草各二两 地榆三两

一方有蛇床子，不用川芎。

上细切，以水五升煮取三升，去滓，熏洗，日三夜二。

又方

五倍子 甘草 滑石 黄丹各等分

上为末，先以甘草汤洗，然后敷之。

治男女阴蚀略尽方

虾蟆 兔屎各等分

上二味为末，取敷疮上。

又方

蒲黄一升 水银一两

上二味研，以粉其上。

肘后方

治妇人阴户生疮，作痒或痛。

杏仁炒 雄黄 白矾各五钱 麝香二分

上为细末，敷入阴中。一方单用硫黄研细敷之，亦效。

铜绿散

治男妇阴部湿淹疮。

五倍子五钱 白矾一钱 乳香五分 轻粉一字 铜绿少许

上为末，洗净掺之。

麝香杏仁散

治妇人阴疮。

麝香少许 杏仁不以多少②，烧存性

上为细末，如疮口深，用小绢袋子二个盛药满，系口，临上药炙热③，安在阴内，立愈。

柏蛤散

治下疳湿疮。

黄柏以磁锋刮末 蛤粉各等分

上掺上即愈。盖黄柏去热，蛤粉燥湿故也。

又方

平胃散加贯众末，每服二钱，煮熟猪肝拌药，纳阴户，数日可安。

治 阴 痔

治妇人阴中生痔

凡九窍有肉突出者，皆名为痔。

用乌头七个烧存性，用小瓦罐盛醋淬

---

① 取 当作"煮取"二字。
② 不以多少 康熙本"以"作"拘"。
③ 临上药炙热 康熙本"药"作"床"。

之，乘热熏，候通手沃之^①，良。

洗方　治茄子疾。

茄皮　白矾　马椿头根　朴硝　泽兰
石灰炒，少许

上煮水熏洗，妙。

敷药　治茄子疾。

朴硝为末，黄荆柴烧沥调敷，或浓铁
浆水调敷。

治茄子疾　心躁连绵，黄水易治，白
水难愈。

用生枳壳为散，煎汤熏洗，却用绵帛
包枳壳淬，纳入阴中，即日渐消。

治阴挺下脱

当归散　治妇人阴中突出一物长五六
寸，名阴挺，又名㿉疝^②。

当归　黄芩各二两　牡蛎一两五钱　猬
皮炙，一两　赤芍药五钱

上为末，每服二钱，食前温酒调下，
滚汤亦可。禁举重。如不应，更以补中益
气汤倍加升麻、柴胡兼服之。

黄芩散　治妇人阴脱。

黄芩　猬皮各半两　芍药一两　当归七
钱半　牡蛎炒　竹皮各二两半　松皮及实百日
阴干，烧灰，一方用狐茎

上七味捣筛为散，饮服方寸匕，日
三。禁劳及冷食。

又方　治阴挺。

当归　穿山甲　蒲黄炒，各半两　辰砂
一钱　麝香少许

上为末，每服二钱，酒调下，尤效。

三茱丸　治阴中生一物所大，牵引腰
腹，膨痛至甚，不思饮食，皆因多服热药
及煎煿，或犯非理房事，兼意淫不遂，名
阴挺。

食茱萸　吴茱萸汤浸，微炒　山茱萸肉
舶上茴香　白蒺藜　桔梗慢火炒　青皮
去白，各一两　五味子　海藻洗，焙　大腹皮

酒洗，晒干　川楝子去核　玄胡索各一两二钱半

上为末，酒糊丸如梧子大，每服三十
五丸，木通汤下。下虚，加川乌炮去皮、
肉桂去粗皮各一两；腰腹痛甚，加桃仁去
皮尖麸炒别研、青皮去白、枳实去穰各一
两，真南木香七钱半，服之。一方每服二
钱，生地黄汤调，仍用金毛狗脊、五倍
子、白矾、水杨根、鱼腥草、山黄连各一
两为散，分作四服，以有嘴瓦罐煎熟，预
以银锡作一长小筒，下透罐嘴，嘴上贯挺
上，先熏后洗，立效，更服白薇散，凌霄
花少许煎。

一捻金丸　服前药未效，却用。

玄胡索　舶上茴香　吴茱萸炒　川楝
子去核　青木香各二两

上为末，粳米饭糊丸如桐子大，每服
三五十丸，空心木通汤服，又用梅花脑子
半钱、铁孕粉一钱，水调刷上。如阴畔生
疮，以凉血饮，每服三钱，加凌霄花少许
煎，空心服，见效。

治妇人阴挺出下脱方

桂心一方作川椒　吴茱萸一两，生用　戎
盐二两

上药并炒令色变，捣罗为末，以绵裹
如指大，纳阴中，日再易之，甚妙。

又方　川椒　川乌头并生用　白及各半
两

上捣罗为末，绵裹一钱纳阴中，深三
寸，腹中热即止，来日再用之。

又方　蛇床子五两　乌梅二七枚

以水五升煮取三升，去滓，稍热洗
之，每日夜三五度用。

又方　硫黄、乌贼骨各半两捣罗为
末，敷之。

又方　铁精细研，以羊脂调，布裹炙

---

① 候通手沃之　"候"下当有"温"字。
② 㿉疝　原作"癞疝"，据康熙本改。

热熨之，以瘥为度。

又方　用羊脂煎，令适冷暖，取涂上，以铁精敷之，多少令调，以火炙布暖熨肛上，渐推纳之，然后末磁石，酒服方寸匕，日三服。亦治脱肛。

熏洗法　用荆芥穗、臭椿树皮、藿香叶煎汤熏洗，即入。

托药　用蓖麻子叶（有九角者好）、飞过白矾为末，以纸片摊药托入。

掺药　先以淡竹根煎汤洗，仍用五倍子、白矾为末干掺，立效。

敷药　用温盐水洗软，却用五灵脂烧烟熏，次用蓖麻子研烂涂上吸入，如入即洗去。

治阴冷

五加皮浸酒方　治妇人癖瘦阴冷。

五加皮　干姜　丹参　蛇床子　熟地黄　杜仲各三两　地骨皮　天门冬各一两钟乳粉四两

一方用枸杞子，无地骨皮。

上九味锉碎，以生绢袋盛，用酒十五升渍二宿，每服一盏，空心食前饮之。

八味丸　治血弱不能荣养脏腑，津液枯涩，风寒客于子脏，以致阴冷。

熟地黄半斤，杵膏　山茱萸肉　干山药各四两　牡丹皮　白茯苓　泽泻各三两　肉桂　附子各一两

上为末，和地黄膏，加炼蜜，为丸如桐子大，每服七八十丸，空心食前白滚汤下。

治妇人阴冷方

远志　干姜生用　莲花各半两　蛇床子　五味子各一两

上捣罗为末，每用兼以兔粪涂阴门，用绵裹一钱，纳阴中，热即为效。

又方　蛇床子　吴茱萸　甜葶苈各半两　没石子一枚

上为末，绵裹枣许大，纳阴中，令腹内热为度。

又方　蛇床子一两　吴茱萸一两半，生用

一方用麝香。

上为末，炼蜜丸如酸枣大，以绵裹纳阴中，下恶物为度。

温中坐药　用蛇床子为末，白粉少许和匀如枣大，绵裹纳之，自然温热为效。

又方　吴茱萸入牛胆中令满，阴干百日，每取二十粒研碎，帛裹纳阴中，良久如火热。

治交接出血作痛

千金方　治女人交接出血。

桂心、伏龙胆各五钱为末，酒服方寸匕，瘥止。

又方　黄连六分　牛膝　甘草各四分。每一分二钱半也。

上细切，以水四升煮取二升，洗，日三四度，瘥。

又方　乱发、青皮二味烧灰，敷之。

又方　用熟艾紧裹一团，然后以绵裹，纳阴中。

集验方　疗女人交接，阳道违理，及他物所伤犯，血流沥不止。

取釜底墨，断葫芦涂药纳之。

又方　疗女童交接，阳道违理，血出不止。

用烧发并青布灰为粉，涂之。

一方　割鸡冠血涂之。

一方　以赤石脂末掺之。

一方　五倍子末掺，亦良。

一方　烧茧絮灰敷之。

治合阴阳辄痛不可忍方

黄连一两半　牛膝　甘草各一两

上三味㕮咀，以水四升煮取二升，洗，日四度。

治小户嫁痛方

甘草　生姜各五分　白芍药四分　桂心二分

上锉，以水二升煎三四沸，服，神效。

又方　牛膝五两以酒三升煮取一升半，去滓，分三服。

又方　大黄十八铢，好酒一升煮三沸，顿服之，佳。

又方　海螵蛸烧为末，酒调服方寸匕，日三服。

又方　小麦、甘草二味各等分，煎汤洗，甚效。

治伤丈夫头痛

集验方　疗女人伤丈夫，四肢沉重，嘘吸头痛。

生地黄八两　芍药五两　甘草二两　香豉一升　葱白一斤　生姜四两

上以水七升煮取二升半，分三服。不得重作，忌房事。

桑白皮汤　治妇人伤丈夫，苦头痛，欲呕心闷。

桑白皮半两　干姜一絫，《千金》作二两　桂心五寸　大枣二十枚，擘

上四味切，以酒一斗煮三四沸，去滓，分温服。衣适厚薄，毋令汗出。一方以水二大升煮取八合，分二服。

附 治 脚 疾

金莲稳步膏　治妇人脚指缝坏痛。

黄连　黄柏　黄丹　荆芥微炒，各等分

上为细末，掺脚指缝内，布扎缚，自然平稳不痛。

卷　　三

求　子　门

论求子须知先天之气

胡氏曰：男女交媾①，其所以凝结而成胎者，虽不离乎精血，犹为后天滓质之物，而一点先天真一之灵气萌于情欲之感者，妙合于其间，朱子所谓禀于有生之初，《悟真篇》所谓生身受气初者是也。医之上工因人无子，语男则主于精，语女则主于血，著论立方，男以补肾为要，女以调经为先，而又参之以补气行气之说，察其脉络，究其亏盈，审而治之，夫然后一举可孕，天下之男无不父，女无不母矣。

论求子脉须和平

陈楚良曰：人身气血各有虚实寒热之异，惟察脉可知，舍脉而独言药者，妄也。脉有十二经，应十二时，一日一周，与天同运，循环无端。其至也，既不宜太过而数，数则热矣；又不宜不及而迟，迟则寒矣。不宜太有力而实，非正气能自实也，正气虚而火邪来乘以实之也，治法先当散郁以伐其邪，邪去而后正可补也；不宜太无力而虚，虚乃正气正血虚也，治法惟当补其气血耳。亦有男妇上热下寒表实里虚而未得子者，法当临睡时服凉膈之药以清其上，每晨食未入口时服补药以温其下，暂进升散之药以达其表，久服厚味之

药以实其里。又有女人气多血少，寒热不调，月水违期，或后或先，白带频下而无子者，皆当诊脉而以活法治之。务欲使其夫妇之脉皆和平有力，不热不寒，交合有期，不妄用精，必能生子，子不殇夭。故欲得子者，必须对脉立方，因病用药。

论求子先调经

楼氏曰：求子之法，莫先调经。每见妇人之无子者，其经必或前或后，或多或少，或将行作痛，或行后作痛，或紫或黑，或淡或凝而不调，不调则血气乖争，不能成孕矣。详夫不调之由，其或前或后及行后作痛者，虚也，其少而淡者血虚也，多者气虚也；其将行作痛及凝块不散者，滞也，紫黑色者滞而挟热也。治法：血虚者，四物；气虚者，四物加参、芪；滞者，香附、缩砂、木香、槟榔、桃仁、玄胡；滞久而沉痼者，吐之下之；脉证热者，四物加芩、连；脉证寒者，四物加桂、附及紫石英之类是也。直至积去滞行虚回，然后气血和平，能孕子也。予每治经不调者，只一味香附末，醋为丸服之，亦百发百中也。

论求子贵养精血

袁了凡先生云：聚精之道，一曰寡欲，二曰节劳，三曰息怒，四曰戒酒，五曰慎味。今之谈养生者，多言采阴补阳，

---

① 交媾　"媾"原作"妬"，据文义改。

久战不泄，此为大谬。肾为精之府，凡男女交接必扰其肾，肾动则精血随之而流外，虽不泄，精已离宫。未能坚忍者，亦必有真精数点随阳之痿而溢出，此其验也。如火之有烟焰，岂有复反于薪者哉。是故贵寡欲。精成于血，不独房室之交损吾之精，凡日用损血之事皆当深戒。如目劳于视，则血以视耗；耳劳于听，则血以听耗；心劳于思，则血以思耗。吾随事而节之，则血得其养而与日俱积矣。是故贵节劳。主闭藏者肾也，司疏泄者肝也，二脏皆有相火，而其系上属于心，心君火也，怒则伤肝而相火动，动则疏泄者用事，而闭藏不得其职，虽不交合，亦暗流而潜耗矣。是故当息怒。人身之血各归其舍，则常凝。酒能动血，人饮酒则面赤，手足俱红，是扰其血而奔驰之也。血气既衰之人数月无房事，精始厚而可用，然使一夜大醉，精随薄矣。是故宜戒酒。《内经》云：精不足者，补之以味。然酸郁之味不能生精，惟恬澹之味乃能补精耳。盖万物皆有真味，调和胜而真味衰矣。不论腥素淡，煮之得法，自有一段冲和恬澹之气益人肠胃。《洪范》论味而曰：稼穑作甘。世间之物惟五谷得味之正，但能淡食谷味，最能养精。又凡煮粥饭而中有厚汁滚作一团者，此米之精液所聚也，食之最能生精。试之有效。炼精有诀，全在肾家下手。内肾一窍名玄关，外肾一窍名牝户。真精未泄，乾体未破，则外肾阳气至子时而兴，人身之气与天地之气两相吻合。精泄体破，而吾身阳生之候渐晚，有丑而生者，次则寅而生者，又次则卯而生者，有终不生者，始与天地不相应矣。炼之之诀：须半夜子时即披衣起坐，两手搓极热，以一手将外肾兜住，以一手掩脐，而凝神于内肾，久久习之而精旺矣。

论孕子必知絪缊之时

袁了凡先生云：天地生物，必有絪缊之时；万物化生，必有乐育之时。猫犬至微，将受妊也，其雌必狂呼而奔跳，以有絪缊乐育之气触之而不能自止耳。此天然之节候，生化之真机也。世人种子有云：三十时辰两日半，二十八九君须算。此特言其大概耳，非的论也。《丹经》云：一月止有一日，一日止有一时。凡妇人一月经行一度，必有一日絪缊之候，于一时辰间气蒸而热，昏而闷，有欲交接不可忍之状，此的候也。于此时逆而取之则成丹，顺而施之则成胎矣。其曰三日月出庚，又曰温温铅鼎，光透帘帏，皆言其景象也。当其欲情浓动之时，子宫内有如莲花蕊者，不拘经净几日，自然挺出阴中，如莲蕊初开。内人洗下体，以手探之自知也，但含羞不肯言耳。男子预密告之，令其自言，一举即中矣。

论合男女必当其年

褚尚书·求男论云：建平孝王妃姬皆丽，无子，择民家未笄女子入御，又无子。问曰：求男有道乎。澄对曰：合男女必当其年。男虽十六而精通，必三十而娶；女虽十四而天癸至，必二十而嫁。皆欲阴阳完实，然后交而孕，孕而育，育而子坚壮强寿。今未笄之女天癸始至，已近男色，阴气早泄，未完而伤，未实而动，是以交而不孕，孕而不育，育而子脆不寿。此王之所以无子也。然妇人有所产皆女者，有所产皆男者，大王诚能访求多男妇人至宫府，有男之道也。王曰：善。未再期，生六男。夫老阳遇少阴，老阴遇少阳，亦有子之道也。

论男女精血盛衰

褚尚书曰：饮食五味，养髓骨肉血，肌肤毛发。男子为阳，阳中必有阴，阴之中数八，故一八而阳精升，二八而阳精溢；女子为阴，阴中必有阳，阳之中数七，故一七而阴血升，二七而阴血溢。阳精阴血，皆饮食五味之秀实①也。方其升也，智虑开明，齿牙更始，发黄者黑，筋弱者强；暨其溢也，凡充身肢体手足耳目之余，虽针芥之沥无有不下。凡子形肖父母者，以其精血尝于父母之身无所不历也。是以父一肢废，则子一肢不肖其父；母一目亏，则子一目不肖其母。精未通而御女，以通其精，则五体有不满之处，异日有难状之疾；阴已痿而思色，以降其精，则精不出内败，小便道涩而为淋。精已耗而复竭之，则大小便道牵疼，愈疼则愈欲大小便，愈便则愈疼。女人天癸既至，逾十年无男子合则不调，未逾十年思男子合亦不调，不调则旧血不出，新血误行，或溃而入骨，或变而之肿，或虽合而难子。合男子多则沥枯虚人，产乳众则血枯杀人。观其精血，思过半矣。

论成胎分男女之异

褚尚书曰：男女之合，二精皆畅。阴血先至，阳精后冲，血开裹精，精入为骨，而男形成矣；阳精先入，阴血后参，精开裹血，血入为本，而女形成矣。阳气聚面，故男子面重，溺死者必伏；阴气聚背，故女子背重，溺死者必仰。走兽溺死，仰伏皆然。阴阳均至，非男非女之身；精血散分，骈胎品胎②之兆。父少母老，产女必羸；母壮父衰，生男必弱。古之良工，首察乎此。气受偏瘁，与之补之。补羸女则养血壮脾，补弱男则壮脾节色。羸女宜及时而嫁，弱男宜待壮而婚。

此疾外所务之本，不可不察也。

丹溪曰：成胎以精血之后先分男女者，褚澄之论也，愚窃惑焉。后阅东垣方有曰：经水断后一二日，血海始净，精胜其血，感者成男；四五日后，血脉已旺，精不胜血，感者成女。此论亦为未莹③。何以言之。《易》曰：乾道成男，坤道成女。夫乾坤，阴阳之性情也；左右，阴阳之道路也；男女，阴阳之仪象也。父精母血，因感而会。精之泄，阳之施也；血能摄之，阴之化也。精成其骨，此万物资始于乾元也；血成其胞，此万物资生于坤元也。阴阳交媾，胎孕乃凝。胎之所居，名曰子宫，一系在下，上有两歧，一达于左，一达于右。精胜其血及刚日阳时感者，则阳为之主，受气于左子宫，而男形成；精不胜血及柔日阴时感者，则阴为之主，受气于右子宫，而女形成。或曰：分男分女，吾知之矣，其有双胎者将何如。曰：精气有余，歧而分之，血因分而摄之故也。若夫男女同孕者，刚日阳时，柔日阴时，感则阴阳混杂，不属左，不属右，受气于两歧之间者也。亦有三胎四胎五胎六胎者，犹是而已。或曰：其有男不可为父，女不可为母，与男女之兼形者，又若何而分之耶。予曰：男不可为父，得阳气之亏者也；女不可为母，得阴气之塞者也。兼形者，由阴为驳气所乘，而为状不一。以女兼男形者有二，一则遇男为妻，遇女为夫，一则可妻而不可夫。又有下为女体，上具男之全形，此又驳之甚者也。或曰：驳气所乘，独见于阴，而所乘之形又若是之不同耶。予曰：阴体虚，驳气易于乘也。驳气所乘，阴阳相混，无所为

---

① 秀实　植物的花与果。此喻精微所聚凝。
② 骈胎品胎　谓双胞胎或多胞胎。骈，并。品，多。
③ 未莹　谓未明。莹，明白。

主，不可属左，不可属右，受气于两歧之间，随所得驳气之轻重而成形，故所兼之形有不可得而同也。

论男女各由百脉齐到

程鸣谦云：褚澄氏言男女交合，阴血先至，阳精后冲，而男形成；阳精先入，阴血后参，而女形成。信斯言也。人有精先泄而生男，精后泄而生女者，独何欤。东垣曰：经水才断一二日，血海始净，感者成男；四五日，血脉已旺，感者成女。至于六七日后，则虽交感亦不成胎。信斯言也。人有经始断交合生女，经久断交合生男者，亦有四五日以前交合无孕，八九日以后交合有孕者，独何欤。俞子木撰《广嗣要略》，著方立图，谓实阳能入虚阴，实阴不能受阳，即东垣之故见也。又谓微阳不能射阴，弱阴不能摄阳。信斯言也。世有尪羸之夫，怯弱之妇，屡屡受胎，虽欲止之而不能止者，亦有血气方刚，精力过人，顾乃艰于育嗣而莫之救者，独何欤。朱丹溪论治，专以妇人经水为主，然富贵之家侍妾已多，其中宁无月水当期者乎。有已经前夫频频生育，而娶此以图其易者，顾亦不能得胎，更遣与他人，转盼生男矣。岂不能受孕于此而能受孕于彼乎。愚以为父母之生子，如天地之生物。《易》曰：坤道其顺乎，承天而时行。夫知地之生物，不过顺承乎天，则知母之生子，亦不过顺承乎父而已。知母之顺承乎父，则种子者果以妇人为主乎，以男子为主乎。然所谓主于男子者，不拘老少，不拘强弱，不拘康宁病患，不拘精易泄难泄，只以交感之时百脉齐到为善耳。交感而百脉齐到，虽老虽弱，虽病患，虽易泄，亦可以成胎；交感而百脉参差，虽少虽强，虽康宁，虽难泄，亦难以成胎矣。妇人所媾之血[①] 固由于百脉合聚，

较之男子之精，不能无轻重之分也。孔子赞乾元资始曰大，赞坤元资生曰至，得无意乎。若男女之辨，又不以精血先后为拘，不以经尽几日为拘，不以夜半前后交感为拘，不以父强母弱母强父弱为拘，只以精血各由百脉之齐到者别胜负耳。是故精之百脉齐到，有以胜乎血，则成男矣；血之百脉齐到，有以胜乎精，则成女矣。至有既孕而小产者，有产而不育，有育而不寿者，有寿而黄耇无疆[②] 者，则亦精血之坚脆分为修短耳。世人不察其精血之坚脆已定于禀受之初，乃以小产专责之母，以不育专付之儿，以寿夭专诿之数，不亦谬乎。

赶经法

求嗣全书载赶经调和诀，云有一女人月经来时专在下弦之期，必用养血之法以逐之。视其色紫，则知血热，服凉血药以缓其气，则气血和而来迟，渐渐赶之，定到初头。视其色淡短少者，则服养血和血药养其命门，亦赶到初头。察女人肥瘦强弱而用药，一月便不能合，赶之之久，定到上弦。此赶经之法也，以女人上弦交多生男耳。又有一等女人，身体肥胖，子宫脂膜长满，经水虽调，亦令无子，须服开子宫之药，以消其脂膜。

逐月养胎法

袁先生云：巢氏论妇人妊娠，一月名胎胚，足厥阴脉养之；二月名始膏，足少阳脉养之；三月名始胎，手少阴脉养之；四月始受水精以行血脉，手少阳脉养之；五月始受火精以成其气，足太阴养之；六

---

① 所媾之血　"媾"原作"拘"，据文义改。
② 黄耇无疆　谓高寿而延绵无尽。黄，谓老人白发落而更生黄发。耇，谓老人面斑。参见《汉书·师丹传》。

月始受金精以成其筋，足阳明脉养之；七月始受木精以成其骨，手太阴脉养之；八月始受土精以成肤革，手阳明脉养之；九月始受石精以成毛发，足少阴脉养之；十月脏腑关节人神俱备，足太阳脉养之。此其大略也，若求其细，则受胎在腹，七日一变，展转相成，各有生相，大集经备矣。今妇人堕胎，在三月五月七月者多，在二四六月者少。脏阴而腑阳，三月属心，五月属脾，七月属肺，皆在五脏之脉，阴常易亏，故多堕耳。如昔曾三月堕胎，则心脉受伤，须先调心，不然至三月复堕；昔曾五月堕胎，则脾脉受伤，宜先治脾，不然至五月复堕。惟有一月之内堕胎，则人皆不知有胎，但知不受妊，不知其受而堕也。一月属肝，怒则堕，多洗下体则窍开，亦堕。一次既堕则肝脉受伤，他次亦堕。今之无子者，大半是一月堕胎，非尽不受妊也。故凡初交之后，最宜将息，勿复交接，以扰其子宫，勿令怒，勿令劳，勿令举重，勿令洗浴，而又多服养肝平气之药，胎可固矣。

论痰饮不孕

张子和云：戴人过谯都营中饮，会有一卒说出妻事。戴人问其故，答曰：吾妇为室女时，心下有冷积如覆盆，按之如水声，以热手熨之如冰。娶来已十五年矣，恐断吾嗣，是以去之。戴人曰：公勿黜也。如用吾药，病可除，孕可得。卒从之。戴人诊其脉，寸脉沉而迟，尺脉洪大有力，非无子之候也，可不逾年而孕。其良人叹曰：试之。先以三圣散吐涎一斗，心下平软，次服白术调中汤、五苓散，后以四物汤和之，不再月气血合度，数月而娠一子。戴人常曰：用吾此法，无不子之妇。此言不诬。一妇人年三十四岁，梦与鬼神交，惊怕异常，及见神堂阴司，舟楫桥梁，如此一十五年，竟无妊娠，巫祈觋祷无所不至，钻肌灸肉孔穴万千，黄瘦，发热引饮，中满足肿，委命于天。一日苦请戴人，戴人曰：阳火盛于上，阴水盛于下。见鬼神者，阴之灵；神堂者，阴之所；舟楫桥梁，水之用。两手寸脉皆沉而伏，知胸中有实痰也。凡三涌三泄三汗，不旬日而无梦，一月而有娠。

论求子禁用热剂

丹溪·秦桂丸论曰：无子之因，多起于妇人。医者不求其因起于何处，遍阅古方，惟秦桂丸，其辞确，其意专，用温热药近乎人情，欣然受之，锐然[①] 服之，甘受燔灼之祸，犹憒然不悔。何者，阳精之施，阴血能摄之，精成其子，血成其胞，胎孕乃成。今妇人之无子者，率由血少不足以摄精也。血之少也，固非一端，然欲得子者，必须调补阴血，使无亏欠，乃可推其有余，以成其胎孕。何乃轻用热剂，煎熬脏腑，血气沸腾，祸不旋踵矣。或曰：春气温和则万物发生，冬气寒凛则万物消陨。非秦桂丸之温热，何以得子脏温暖而成胎耶。予曰：《诗》曰：妇人和平，则乐有子。和则血气均，平则阴阳不争。今得此药，经血必转紫黑，渐成衰少，或先或后，始则饮食骤进，久则口苦而干，阴阳不平，血气不和，疾病蜂起，焉能成胎。纵然成胎，生子亦多病而不寿，以秦桂丸耗损天真之阴也。戒之慎之。（按秦桂丸施于肥人而少其丸数，兼服调理补药，亦无妨，但忌施于瘦人火多者也）

论孕子杂法

丹溪曰：妇人无子者，多由血少不能

---

① 锐然 急切貌。

摄精。俗医悉谓子宫虚冷，投以辛热之药，煎熬脏腑，血气沸腾，祸不旋踵。或有服艾者，不知艾性至热，入火灸则下行，入药服则上行，多服则致毒，咎将谁挽。若是肥盛妇人禀受甚厚，恣于酒食之人，经水不调，不能成胎，谓之躯脂满溢，闭塞子宫，宜行湿燥痰，用星、半、苍术、台芎、防风、羌活、滑石、或导痰汤之类；若是瘦怯性急之人，经水不调，不能成胎，谓之子宫干涩无血，不能摄受精气，宜凉血降火，或四物汤加香附、黄芩、柴胡养血养阴等药。东垣用六味地黄丸以补妇人之阴血不足，无子服之者能使胎孕。

薛氏曰：妇人之不孕，亦有因六淫七情之邪有伤冲任，或宿疾淹留，传遗脏腑，或子宫虚冷，或气旺血衰，或血中伏热，又有脾胃虚损，不能营养冲任。审此更当察其男子之形质虚实何如，有肾虚精弱不能融育成胎者，有禀赋元弱气血虚损者，有嗜欲无度阴精衰惫者，各当求其源而治之。至于大要，则当审男女之尺脉。若左尺微细，或虚大无力者，用八味丸；左尺洪大，按之无力者，用六味丸；两尺俱微细，或浮大者，用十补丸。若误用辛热燥血，不惟无益，反受其害。

脉　法

素问曰：督脉生病，女子不孕。

脉经曰：妇人少腹冷，恶寒久，年少者得之，此为无子，年大者得之绝产。脉微弱而涩，年少得此为无子，中年得此为绝产。肥人脉细，胞有寒，故令少子，其色黄者，胸中有寒。

治血虚不孕

加味四物汤　治妇人不孕，久服有子，甚好。

当归　川芎各二钱　白术微炒　熟地黄酒洗,各一钱半　白茯苓　芍药微炒　续断　阿胶各一钱　香附醋煮,八分　橘红七分　甘草炙,三分

上锉，水二钟煎八分，食远服。

加味四物汤　治血气两虚不孕。

当归酒洗　白芍药炒　肉苁蓉各二钱　川芎　熟地黄酒洗　白术　白茯苓各一钱　人参五分

上锉，水煎服。每月经前三服，经正行三服，经行后三服。

调经种玉汤　凡妇人无子，多因七情所伤，致使血衰气盛，经水不调，或前或后，或多或少，或色淡如水，或紫如血块，或崩漏带下，或肚腹疼痛，或子宫虚冷，不能受孕，宜进此药，百发百中，效可通神。

当归酒洗　川芎　吴茱萸炒,各四钱　熟地黄酒洗　香附子炒,各六钱　白芍药酒炒　白茯苓去皮　陈皮　牡丹皮　玄胡索各三钱

上锉作四剂，每一剂加生姜三片，水一碗半煎一碗，空心温服，渣再煎，临卧服，待经至之日服起，一日一剂，药尽经止，则当交媾，即成孕矣。纵不成孕，经当对期，俟经来再服四剂，必孕无疑。若过期而经水色淡者，加官桂、炒干姜、熟艾各二钱；若先期三五日色紫者，加条芩三钱。

经验育胎丸　治妇人久无子嗣，服此经调血盛，子宫温暖成孕，孕后服之可保胎气坚固。

当归酒浸　熟地黄酒蒸　白术　香附各四两　砂仁三两　芍药酒炒　川芎　川续断酒洗　陈皮　黄芩酒炒,各二两

上为细末，糯米糊丸如桐子大，每服七八十丸，空心淡醋汤下，酒亦可，以干

物压之。

妇人归附丸 不但种子，且无小产、产后诸症。

香附子大者，砂罐内醋煮极熟，水洗，焙干，为末，一斤　当归大者，去芦梢用身，酒洗，切片，焙干，为末，十两　鹿角大者，刮去粗皮，镑末二三两，绵纸垫铁锅内，文火炒，为细末，用二两

上三味和匀，醋糊丸如桐子大，每服三钱，早起、临睡各一服，白滚汤下，一月经后入房即孕。

神仙附益丹 不惟治妇人百病，而生育之功效如神。

香附米一斤，用童便浸透，取出，水洗净，露一宿，晒干，再浸再露再晒，如此二次，用好醋浸透过宿，晒干，为末　益母草十二两，东流水洗净，烘干，为末

上再用香附四两、北艾一两煮汁，用三分、醋七分和前药，为丸如桐子大，每服五七十丸，空心、临卧淡醋汤下。

加味地黄丸 治妇人久无孕育者，效如影响。

熟地黄四两　山茱萸肉　山药各二两　白茯苓　牡丹皮各一两五钱　泽泻　香附子童便炒，各一两　蕲艾醋煮，五钱

上为末，炼蜜丸如桐子大，每服七八十丸，滚汤下。

金莲种子仙方 女人服之有孕。

熟地黄酒洗　川芎酒洗　当归酒洗　白芍药酒炒黄　益母草　苍术米泔水浸一宿，各三两　蛇床子酒洗，炒　条芩酒炒　覆盆子炒　玄胡索微炒　陈皮水洗，去白　丹参水洗，各二两　砂仁去壳，一两五钱　山茱萸酒浸，去核　香附四制，各五两

上为极细末，先用白毛乌骨雄鸡一只，预先喂养一月，勿令与雌鸡同处，临时将鸡缢死，不出血，干去毛，剖开，去肠内污物并嗉内宿食、胿内黄皮，用酒洗净一应事件，仍装入鸡肚内，不令见水，置坛内，入酒二斤封固，重汤煮烂，取出

割下净肉，捣如泥，仍将鸡骨用酥油和原汁或酒炙㑰①，为末，入前药末内拌匀，再用醋煮米糊，同鸡肉木臼内捣极细，为丸如桐子大，每服四五十丸，渐至八九十丸，空心清米饮下。如月信先期而至者，加黄芩、地骨皮、黄连各一两半，清米饮下；如月信后期而至者，加黄芪一两，人参、白术各一两半，温酒或淡盐汤下；如白带者，加苍术、白术、升麻、白芷各一两半，淡姜汤下。

百子建中丸 女人服此药，调经养血，安胎顺气，不问胎前产后，月事参差，有余不足诸症，悉皆治之。

当归酒洗　南川芎　白芍药酒炒　熟地黄姜汁浸，焙　真阿胶蛤粉炒成珠　蕲艾叶醋煮，各二两　香附子醋浸，炒干，十二两

上为细末，炼蜜丸如桐子大，每服八十丸，空心白沸汤点醋少许下，内寒者温酒下。

加味养荣丸 此方服之有孕，且无小产之患。

当归酒浸　熟地黄酒浸　白术各二两　芍药　川芎　黄芩　香附各一两半　陈皮　贝母去心　茯苓　麦门冬去心，各一两　阿胶　甘草炙，各五钱　黑豆炒，去皮，四十九粒

上为细末，炼蜜丸如桐子大，每服七八十丸，食前空心，汤、酒任下。忌食诸血。

加味香附丸 男服聚精丸，女服此。

香附一斤，分四份，一份酒浸二宿，捣碎，炒；一份米醋浸，同上；一份童便浸，同上；一份用山栀四两煎浓汁浸，同上　泽兰净叶六两，酒洗　海螵蛸六两，捣稍碎，炒　当归四两，酒洗　川芎三两　白芍药四两，酒炒　熟地黄八两，捣膏，焙干

上为末，用浮小麦、面、酒、醋、水

————

① 炙㑰(sù 速) 谓于容器内煎炙。㑰，鼎中食。

打糊，为丸如绿豆大，每日早晚两服，白汤、酒任下。忌食莱菔及牛肉生冷。

大五补丸　瘦人无孕，乃无血摄精，宜润。

天门冬去心　麦门冬去心　菖蒲　茯苓　人参　益智　枸杞子　地骨皮　远志肉　熟地黄各等分

上为细末，炼蜜丸如桐子大，每服三十丸，空心酒下。服本方数服后，以七宣丸泄之。

神效墨附丸　治妇人久无子而经事不调，及数堕胎者，服之可立致效。

香附子一斤，分四份，用米醋、童便、盐水、酒各浸一日夜　绵艾四两，用醋二碗同香附煮干，捣烂成饼，新瓦焙干　白茯苓　人参　当归　川芎熟地黄酒浸一宿　上等徽墨火煅，醋淬，各一两　木香五钱

上九味各另为末，醋糊丸如桐子大，每服五十丸，空心好酒下。

青蒿乌鸡丸　妇人服能令多子。

青蒿即野蒿，五月采，一斤　香附子童便、盐水、酒、醋各浸四两，炒，共一斤　蕲艾醋煮　秦当归酒浸一宿，炒　牡丹皮　地骨皮　白芍药酒浸，炒　黄芪蜜炙　茯苓　人参　白术　川芎各二两　鳖甲醋煮，一两五钱

上为细末，取白毛乌骨雄鸡一只初发声者绞杀，干去毛，不用水汤，亦不用水洗，惟用水去脚上粗皮，用好酒入磁器内，同熟地黄二两煮，鸡熟去骨，合前药捣烂作饼，复晒干，为末，仍用煮鸡酒调糯米粉为糊，丸如桐子大，每服七八十丸，酒下，日二三服，不拘时，一月见效。造药忌铁器。

大乌鸡丸　治女人羸瘦，血虚有热，经水不调，崩漏带下，不能成胎及骨蒸等证。

香附一斤，四制　熟地黄四两　生地黄　当归　白芍药　人参各三两　川芎　鳖甲各三两半　白术　黄芪　牛膝　柴胡　牡丹皮　知母　贝母各二两　黄连　地骨皮玄胡索　干姜各一两　白茯苓二两半　秦艽一两半　艾叶　青蒿各四两

上香附等二十一味俱为细末，用白毛乌骨鸡一只绨死，去毛与肠，将艾、蒿各一半装入腹内，将鸡并余艾、蒿同入坛内，以童便和水浸过鸡二寸许，隔汤煮烂，取出去骨，焙肉干，为末，如有筋骨疼痛者，去肉焙骨焦，为末，与前末和匀，鸡汁打糊，为丸如桐子大，每服五六十丸，渐加至七八十丸，温酒或米饮下。忌煎炒苋菜。

十全济阴丸　《方论》曰：胎嗣主于济阴者，何也。盖人之所禀，阳常有余，阴常不足；气常有余，血常不足。在女人癸水易亏而难盈，以至不育。旧方多以辛香燥热之剂，为温暖子宫，偏助阳气，反耗阴血，岂能成胎。况女性多气多郁，气多则为火，郁多则血滞，故经脉不行，诸病交作，生育之道遂阻矣。又如脾胃虚弱者，偏用四物寒凉等药，则脾胃益虚，饮食顿减，使气血无资生之地，何以得成胎孕。为子嗣之计者，莫如养血、顺气、调经为本，而兼以甘温养脾，辛温开郁，斯为至当。其调经之法，又当因人而加减之，初无一定之法也。此方则以当归身养血和气，为君，入手少阴经，以心主血也，入足太阴经，以脾裹血也，入手厥阴经，以肝藏血也；熟地黄补肾中元气，生心血，与芍药同用又生肝血，川芎乃血中之气药，下行血海，通经导气，为臣；人参通经活血，助熟地黄以补下元，白术利腰脐间血，与人参同用补益脾气，香附疏气散郁，佐泽兰能生新血而和平气体，牡丹皮养新血，去坏血，固真气，行结气，同山药能强阴补虚，枸杞子补肾水而止下血腰疼，为佐；紫石英补心气，散心中结

气，填补下焦，艾叶助香附和百脉，温子宫，兼行血药而平其寒，炙甘草通经脉血气而和诸药，且缓肝经之急，为使。十年不孕者，此药主之。

当归身酒洗 熟地黄 香附子童便煮，各四两 干山药 白术各二两五钱 枸杞子 人参各二两 蕲艾叶去梗筋，二两，同香附用陈醋、老酒煮一时，捣烂，焙干 川芎 白芍药 牡丹皮 紫石英火煅淬，各一两五钱 泽兰一两 紫河车一具，在净水内洗去秽血，用银针挑去紫筋

上各药俱咀片，同河车入砂锅内，用陈老酒三碗、陈米醋一碗、清白童便一碗、米泔水数碗和匀，倾入锅内，浮于药寸许，如尚少再加米泔，以锅盖盖密，勿令透气，桑柴火慢煮，以河车融化汁干为度，同药俱取出，在石臼内捣极烂，捻作饼子，日晒夜露三昼夜，宜在月满之时，以受日精月华，仍焙干，为末，炼蜜捣千余杵，丸如桐子大，每服五十丸，渐加至八九十丸，空心淡盐汤下，随用早饭，使药下行。忌食生萝卜。凡月经过期而行，或少，或不行，皆血寒血少也，尺脉必微弱，加桂心五钱（夏月三钱），黄芪一两炙；先期而来者，血热也，脉来必数，加条实黄芩二两炒，酒制生地黄一两五钱，腹痛加白芍药一两；凡经将行而腹中先作痛者，血实而气滞也，去血成块者，气凝也，脉来弦数滑大，加玄胡索一两酒炒，陈皮八钱、广木香、柴胡梢各五钱；凡经水行后作痛者，气血俱虚也，尺脉必虚涩而兼紧，加炒干姜三钱、白茯苓一两，桂心夏月二钱，余月五钱；凡经行三五日后腹中绵绵作痛，或淋沥不止，血因气滞未尽也，尺脉见沉涩或沉弦，加广木香五钱、柴胡六钱；凡经水紫色及黑色，血热之甚也，尺脉见洪数，加条实黄芩一两，黄柏一两炒，生地黄一两五钱酒浸；凡过

期行经而色淡者，肥人则有湿痰，加白茯苓水淘、陈皮、苍术米泔浸一宿盐水炒各一两，白术五钱，减去熟地黄一两，瘦人则血虚少而水混之，加桂心五钱；经行或来或断，或发寒热者，加柴胡八钱、白茯苓一两；凡经脉不调，多白带者，肥人主胃中湿痰流注，加制过苍术、白茯苓各一两五钱，减熟地黄一两，凡瘦人气多血少脾虚，加木香五钱，牡蛎火煅、赤石脂火煅、白茯苓各一两；凡多崩漏者，减香附、艾叶各一两，加荆芥穗炒黑一两，黄芩一两五钱；血崩或多，加阿胶珠一两，干姜五钱炒黑，黄芪一两炙；元气虚弱，经水闭者，加牛膝二两酒洗，属寒加桂心五钱，属热加黄芩一两酒炒；凡婢妾素见忌于嫡室者，必多抑郁，以致经水不调，加法制香附二两，或血弱心虚，交感时惊恐不宁，则精气不聚，加琥珀另研、酸枣仁隔纱略炒、茯神各一两，辰砂水飞、紫石英各五钱。

治宫冷不孕

调生丸一名诜诜丸 治妇人冲任虚寒，胎孕不成，成多损坠。

泽兰叶 当归洗，焙 熟地黄洗，焙 川芎白芍药 牡丹皮 玄胡索 石斛酒浸，炒，各一两 白术一两半 干姜炮 肉桂去皮，各五钱

上为末，醋糊丸如桐子大，每服五十丸，空心酒下。

调气暖宫丸

当归酒洗 川芎 肉桂各二两 白芍药煨 香附 艾叶醋炒 阿胶蛤粉炒成珠，各四两

上为末，醋糊丸如桐子大，每服五十丸，食前米汤下。

艾附暖宫丸 治妇人子宫虚冷，带下白淫，面色痿黄，四肢疼痛，倦怠无力，

饮食减少，经脉不调，血无颜色，肚腹时痛，久无子息。服药更能戒恼怒生冷，累用经验。

香附子六两，用醋五升以砂石罐煮一昼夜，捣烂成饼，慢火焙干　艾叶大者，去枝梗　川归酒洗，各三两　大川芎　吴茱萸去梗　黄芪　白芍药淡酒炒，各二两　续断去芦，一两五钱　生地黄酒洗，一两　官桂五钱

上共为细末，用上好醋打糊，丸如桐子大，每服五七十丸，淡醋汤食远下。择壬子日或天德月德日修合。

胜金丸一名女金丹　治妇人久虚，或产后失调，触犯禁忌，断产少子，及经事迟来，赤白带下，腰脚重痛，寒热不一，身体瘦削，眩晕呕逆。此药善调经候，每日一丸，若胎前三日一丸，产后二日一丸，去一切杂症，效难具述，珍之宝之。

香附子十五两，醋浸三日　当归　川芎　白芍药　人参　白术　茯苓　甘草炙　桂心　白薇　玄胡索　牡丹皮　藁本　香白芷　没药另研　赤石脂另研，各一两

上除香附、没药、赤石脂，其余十三味用好酒浸三日，去酒晒干，通前香附一处为末，方入没药、石脂，炼蜜为丸如弹子大，每服一丸，五更初嚼服，温酒送下，白汤亦可。此药多在四十九丸后，以癸水调平受孕为度，倘有孕，依前三日一服，无所忌戒。一方去没药，加沉香；一方去桂心，加熟地黄，丸如桐子大，每服五十丸，空心温酒或白汤下，以干物压之。

白薇丸　治妇人无子或断绪，上热下冷，百病皆主之。

白薇　熟地黄　川椒去目及闭口者，微炒出汗　白龙骨各一两　麦门冬去心，一两半　藁本　卷柏　白芷　覆盆子　桃仁汤浸，去皮尖双仁，麸炒微黄　人参　白茯苓　桂心　菖蒲　远志去心，各七钱半　车前子　当归微炒　芎䓖　蛇床子　细辛　干姜炮，各半两

上为细末，炼蜜丸桐子大，每服三十丸，空心日午温酒下。昔有数人无嗣，俱用此方，逾年而皆有子。

秦桂丸　治妇人血海久冷，不能孕育。

附子一方用香附　白薇　半夏　茯苓　杜仲　厚朴　当归　秦艽各三两　防风　肉桂　干姜　牛膝　沙参各二两二钱　细辛　人参各四钱

上为末，炼蜜丸如桐子大，每服五十丸，空心酒下，无效更加丸数。经调受补者，服七日即交合，孕后忌服。

南岳魏夫人济阴丹　治妇人血海虚冷，久无孕育及数堕胎，一切经候不调，崩中漏下，积聚诸证。

秦艽　人参　藁本　石斛　甘草　蚕布烧灰　桔梗各二两　京墨煅，醋淬　木香　桃仁去皮尖，炒，各一两　糯米炒，一升　川芎　当归　肉桂　干姜炮　细辛　牡丹皮各一两半　茯苓三两　熟地黄酒蒸　香附子炒　泽兰叶各四两　川椒炒，去目　山药各三两　苍术米泔浸，八两　大豆黄卷炒，半斤

一方川椒、山药各七钱半。

上为末，炼蜜为剂，每两作六丸，每服一丸，细嚼，空心温醋、酒、汤任下，或以醋调糊，丸如桐子大，每服五十丸亦可。

紫石英丸　治妇人子宫久冷，不成孕育，及数经堕胎，月候不匀，崩中漏下，七癥八瘕，白淫白带，并宜服之。

紫石英　天门冬　桂心　川芎　卷柏　乌头炮　熟地黄　辛夷仁　禹余粮煅，醋淬　当归　石斛各三两　紫葳　牡蒙各二两　粉草　乌贼骨烧灰　薯蓣各一两半　牛膝　柏子仁炒　食茱萸　桑寄生　牡丹皮　人参　细辛　厚朴　续断　干姜炮，各一两

上为末，炼蜜丸如桐子大，每服五十

丸，空心米饮、温酒任下，以腹中热为度。不禁房室，如夫不在不可服。

荡胞汤 治妇人全不产育及断绝久不产二三十年者。

朴硝 牡丹皮 当归 大黄蒸一饭久 桃仁各三两 细辛 厚朴姜汁炙 苦梗 赤芍药 人参 茯苓 桂心 甘草 牛膝 陈皮各二两 附子炮，一两半 虻虫炒焦，去翅足 水蛭炒，各十枚

上为末，每服六钱，水、酒各半盏煎至六分，温服，日二服，夜一服，温覆得少汗，必下积血与冷赤脓如小豆汁。若斟酌不尽，力弱大困，不堪更服，只一二服止。如恶物不尽，用坐导药。

坐导药 治妇人全不产及断续，服前荡胞汤恶物不尽，用此方。

皂角去皮子，一两 吴茱萸 当归各二两 大黄 细辛 五味子 干姜炮，各一两 白矾枯 戎盐 蜀椒各半两

一方无大黄，有黄葵花半两。

上为细末，以绢袋盛如指状，入妇人阴户中，坐卧任意，勿行走，小便时去之，一日一度易新者，必下清黄冷汁，汁尽止。若未见病出，可十日安之。本为子宫有冷恶物，故令无子，值天阴冷则发疼痛，须候病出尽方已，不可中辍，每日早晚用苦菜煎汤熏之。

纳药续生丸

母丁香 附子 肉豆蔻 枯矾 乌鱼骨

上为末，糊丸为软丸，绵裹纳阴中。

治痰塞不孕

丹溪植芝汤 治妇人肥盛无子，以身中有脂膜闭塞子宫也，宜先服此调理。

当归酒洗，一两 川芎七钱半 白芍药 白术 半夏汤泡 香附 陈皮各一两 茯苓二两 甘草半两

上锉作十帖，每帖加生姜三片，水煎，吞后丸子。

丹溪茂芝丸

白术二两 半夏曲 川芎 香附子各一两 茯苓 神曲炒，各半两 橘红四钱 甘草炙，二钱

上为末，粥丸桐子大，每服八十丸，煎汤下。如热多，加黄连、枳实各一两。服此药后，却服螽斯丸。

螽斯丸 即前秦桂丸无当归、防风二味

上每服五丸，空心酒下，加至十丸不妨，觉有娠三月后，不可更服。按此方即秦桂丸也，丹溪忌服之者。盖忌于瘦人无血者，若肥人湿多者，又兼前调理药，而所服丸数十减其九，只服五分①，无妨也，累试有效。

消脂膜导痰汤

半夏姜制 南星火炮 橘红 枳壳去穰，麸炒 茯苓 滑石研细，各一钱 川芎 防风羌活各五分 车前子七分

上细切作一服，加生姜五片，水煎，空心服，以干物压之。

一方 治肥盛妇人禀受甚厚，恣于酒食，经水不调，不能成胎，谓之躯脂满溢，闭塞子宫。

南星 半夏 羌活 苍术 台芎 防风 滑石

上锉，水煎服。或导痰汤亦可。

治婢妾不孕

煮附丸 治妾婢多郁，情不宣畅，经多不调，故难孕，此方最妙，不须更服他药。

香附子不拘多少，去毛与粗皮，米泔水浸一宿，晒干，用上好米醋砂锅内煮之，旋添醋旋煮，以极烂为度，取出焙

---

① 五分 康熙本作"五丸"。

干,为末,仍用醋糊为丸如桐子大,每服五七十丸,经不调者即调,久不孕者亦孕。

一方 治妇人妒妾,误夫无子,常服不妒。

天门冬去心　赤黍米去壳,微炒　薏苡仁去壳,炒,各四两

上为末,炼蜜丸如桐子大,每服八九十丸,白汤下。

附断子法

用白面曲一升、无灰酒五升打作糊,煮二升半,用绢帛滤去渣①,作三服,候月经将来日,晚下吃一服,天明吃一服,月经即行,终身绝子。一方用故蚕纸方圆一尺,烧为末,酒饮调服,终身不复怀孕。一云产后酒服之。又方用油煎水银,一日方息,空心服枣核大一丸,永断孕,不损人。一方四物汤五钱,加芸薹子二钱,于经行后空心温服。

良方论曰:《易》曰:天地之大德曰生。然妇人有临产艰难,或生育不已而欲断之,故录验方以补用。若服水银、虻虫、水蛭之类,不惟孕不复怀,且祸在反掌。

薛氏曰:大抵断产之法多用峻厉,往往有不起者,是则产之害未若断产之害也。吾闻阁老张罗峰、太常李恒斋俱因服断产之剂,自谓形体俱怯,遇劳必病,有由然也。按《夷坚志》,载东京女子白牡丹以售堕胎药,生得恶报。今虽列如上方,以备万一之用,用者尚其慎之。

胎 前 门

论胎属十二经所养

虞氏曰:《脉经》云:诊其脉,手少阴之脉动甚者,妊子②也。盖手少阴,心脉也,心主血脉故也。又肾为胞门子户,尺中肾脉按之不绝,当妊子也。又曰:妇人妊娠一月之时足厥阴脉养之,二月足少阳脉养之,三月手心主③脉养之,四月手少阳脉养之,五月足太阴脉养之,六月足阳明脉养之,七月手太阴脉养之,八月手阳明脉养之,九月足少阴脉养之,十月足太阳脉养之,是以诸经脉各养三十日也。若夫至期当养之经虚实不调,则胎孕为之不安,甚则下血而堕矣。夫手足十二经气血盈亏不同,如手足厥阴太阳少气多血,手足太阴少阴少血多气,手足少阳气多血少,手足阳明气盛血多。安胎之法,宜各按月依经,视其气血虚实而调之,庶无胎堕之患。其或感冒风寒,别生异证,又宜各按法而调治之。

论治胎产三禁

洁古云:治胎产之病,从厥阴经论之,是祖气生化之源也。厥阴与少阳相为表里,故治法无犯胃气及上二焦,为三禁,不可汗,不可下,不可利小便。发汗者同伤寒下早之证,利大便则脉数而已动于脾,利小便则内亡津液,胃中枯燥。制药之法能不犯三禁,则荣卫自和而寒热止矣。如发渴则白虎,气弱则黄芪,血刺痛而和以当归,腹中疼而加之芍药。大抵产病,天行从增损柴胡,杂证从增损四物,宜详察脉证而用之。

论胎前调理法

集略云:母之肾脏系于胎,是母之真

---

① 滤去渣 “渣”原作“查”。今改。查,同“渣”。

② 妊子 “妊”原作“始”,据《脉经》卷九改。

③ 手心主 原作“手少阴”,据《脉经》卷九改。

气，子之所赖也。受妊之后，宜令镇静，则血气安和，须内远七情，外薄五味，大冷大热之物皆在所禁，使雾露风邪不得投间而入，亦不得交合阴阳，触动欲火。务谨节饮食，若食兔缺唇，食犬无声，食杂鱼而致疮癣。心气大惊而癫疾，肾气不足而解颅①，脾胃不和而羸瘦，心气虚乏而神不足。儿从母气，不可不慎也。苟无胎痛胎动泻痢及风寒外邪，不可轻易服药，不得已，在审度疾势轻重，药性高下，不必多品。然父少母老，产女必羸；母壮父衰，生男必弱。气受偏瘁，与之补之，补羸女则养血壮脾，补弱男则壮脾节色。羸女宜及时而嫁，弱男及待壮而婚。昔人论年老有子者，男不过八八，女不过七七，则知血气在人固自有量，夫岂逃阴阳之至数哉。

论胎前脾胃气血为要

张叔承曰：孕一月始名膏，二月始名胚，三月始名胎。当胚膏之始，真气方遇，如桃花凝聚，其柔脆易坏也。食必忌辛辣，恐散其凝结；味必稍甘美，欲扶其柔脆。二气既凝，如泥在钧②，如金在熔③，惟陶冶之所成。故食气于母，所以养其形；食味于母，所以养其精。形精为滋育，气味为本。故天之五气，地之五味，母食之而子又食之，外则充乎形质，内则滋乎胎气，母寒亦寒，母热亦热，母饥亦饥，母饱亦饱，皆因虚而感，随感而变。胎教之说，信不可忽。膏粱④之家，纵恣口腹，暴怒淫欲，饮食七情之火钟之于内，胎气受之，怯者即变诸病，壮者毒不即发，而痘疹疮惊遗祸于后。呼神吁天，咎将谁执。故孕妇以脾胃气血为要，如或饮食不节，七情内伤，脾胃受亏，气血无助而生诸病，随其所苦，以法治之，务底于平⑤。如护婴儿，三步一回头，中

病即止，慎无过治。

论胎前用药法

丹溪曰：胎前当清热养血。产妇因火逼动胎，逆上作喘急者，急用条芩、香附之类为末调下，条芩水中取沉者为佳。黄芩安胎，乃上中二焦药，能降火下行。天行不息，所以生生而无穷。茺蔚子治血行气，有补阴之妙，命名益母，以其行中有补也，故曰胎前无滞，产后无虚，难产可煎作膏。条芩、白术乃安胎之圣药，俗以黄芩为寒而不用，反谓温热药能养胎，殊不知胎孕宜清热养血，使血循经而不妄行，乃能养胎。怀妊嗜物乃一脏之虚，如爱酸物，乃肝脏不⑥能养胎而虚也。有孕八九个月必用顺气，须用枳壳、紫苏梗。

孕 妇 食 忌

鸡肉合糯米食，令子生寸白虫；食犬肉，令子无声；鲤鱼同鸡子食，令子生疳多疮；食兔肉，令子缺唇；食羊肝，令子多厄；食鳖肉，令子项短缩头；鸭子与桑椹同食，令子倒生心寒；鲜鱼同田鸡食，令子喑哑；雀肉同豆酱食，令子面生黩黯黑子；食螃蟹，令子横生；食生姜，令子多指；食冰浆，令绝产；食雀肉饮酒，令子多淫无耻；食茨菰，消胎气；食驴马肉，过月难产；豆酱合藿香食之，堕胎；食山羊肉，令子多病；食鳅鳝无鳞鱼，难产；食诸般菌，生子惊风而夭；食雀脑，令子患雀目。

---

① 解颅 "解"原作"鲜"，据康熙本改。
② 钧 制陶的转轮。
③ 熔 铸器的模具。
④ 膏粱 即膏粱。粱，通"粱"。精米。
⑤ 底于平 谓恢复到健康状态。底，引致，达到。
⑥ 不 原作"止"，据康熙本改。

孕妇药忌

歌曰：蚖斑水蛭及虻虫，乌头附子与天雄。野葛水银并巴豆，牛膝薏苡连蜈蚣。三棱代赭芫花麝，大戟蛇脱黄雌雄。牙硝芒硝牡丹桂，槐花牵牛皂角同。半夏南星与通草，瞿麦干姜蟹甲爪。硇砂干漆兼桃仁，地胆茅根莫用好。

孕妇起居忌

便产须知云：勿乱服药，勿过饮酒，勿妄针灸，勿向非常地便，勿举重登高涉险。心有大惊犯之，产难，子必癫痫。勿多睡卧，时时行步。勿劳力过伤，使肾气不足，生子解颅，脑破不合。衣毋太温，食毋太饱。若脾胃不和，荣卫虚怯，子必羸瘦多病。自家及邻家修造动土，犯其胎气，令子破形殒命，刀犯者形必伤，泥犯者窍必塞，打击者色青黯，系缚者相拘挛。有此等验如影响，切宜避之。

候 胎 法

脉经曰：妇人怀躯七月而不可知，时时衄血而转筋者，此为躯也，衄时嚏而动者非躯也。

素问云：妇人足少阴脉动甚者，妊子也。阴搏阳别，谓之有子。（王注云：阴，谓尺中也；搏，谓搏触于手也。尺脉搏击，与寸脉殊别，则为有孕之兆）

脉经曰：妊娠初时寸微小，呼吸五至，三月而尺数也。脉滑疾，重以手按之散者，胎已三月也。脉重手按之不散，但疾不滑者，五月也。尺脉左偏大为男，右偏大为女，左右俱大产二子。大者如实状。妇人妊娠四月，欲知男女，法左疾为男，右疾为女，俱疾为生二子。

王子亨云：妊娠三部俱滑而疾，在左为男，在右为女。遣妊娠人面南行，还复呼之，左回首者是男，右回首者是女。看上圊时，夫从后急呼之，左回首是男，右回者首是女也。

楼全善[1]云：按丹溪云：男受胎在左子宫，女受胎在右子宫。斯言大契是说也。盖男受胎在左，则左重，故回首时慎护重处而就左也；女胎在右，则右重，故回首时慎护重处而就右也。推之于脉，其义亦然。胎在左，则血气护胎而盛于左，故脉亦从之，而左疾为男，左大为男也；胎在右，则血气护胎而盛于右，故脉亦从之，而右疾为女，右大为女也。亦犹经云：阴搏阳别，谓之有子。言受胎处在脐腹之下，则血气护胎而盛于下，故阴之尺脉鼓搏有力，而与阳之寸脉殊别也。又如痈疽，发上则血气从上而寸脉盛，发下则血气从下而尺脉盛，发左则血气从左而左脉盛，发右则血气从右而右脉盛也。丹溪以左大顺男、右大顺女为医人之左右手，盖智者之一失也。

诊妇人有妊歌

肝为血兮肺为气，血为荣兮气为卫。阴阳配耦不参差，两脏通和皆类例。血衰气旺定无孕，血旺气衰应有体。寸微关滑尺带数，流利往为并雀啄。小儿之脉已见形，数月怀耽[2]犹未觉。左疾为男右为女，流利相通速来去。两手关脉大相应，已形亦在前通语。左手带纵两个儿，右手带横一双女。左手脉逆生三男，右手脉顺还三女。寸关尺部皆相应，一男一女分形证。有时子死母身存，或即母亡存子命。往来三部通流利，滑数相参皆替替。阳实阴虚脉得明，遍满胸膛皆逆气。左手太阳浮大男，右手太阴沉细女。诸阳为男诸阴

---

① 楼全善　"楼"原作"娄"，据文义改。按楼全善，名英，明代医家。
② 怀耽　谓受孕而怀胎。耽，受承。

女，指下分明长记取。三部沉正等无绝①，尺内不止真胎妇。夫乘妻兮纵气雾，妻乘夫兮横气助。子乘母兮逆气参，母乘子兮顺气护。小儿日足胎成聚，身热脉乱无所苦。汗出不食吐逆时，精神结备其中住。滑疾不散三月胎，但疾不散五月母。弦紧牢强滑利安，沉细而微归泉路。

神方验胎散 妇人三两个月月经不行，疑是两身，却疑血滞，心烦，寒热恍惚，此药可验。

真雀脑芎一两 当归全用重一两者，只用七钱

上二味为细末，分作二服，浓煎好艾汤一盏调下，或好酒调服亦得。可待三两个时辰间，觉脐腹微动仍频，即有胎也，动罢即愈，安稳无虞。如不是胎即不动，所滞恶物自行，母亦安也。如服药不觉效，再煎红花汤调下，必有神效。

验胎方 经脉不行已经三月者。

用川芎为细末，浓煎艾叶汤，空心调下二钱，觉腹内微动则有胎也，否则是经滞。

艾醋汤 如过月难明有无，或月数未足难明。

用好醋炆②艾，服半盏后，腹中翻，大痛是有孕，不为痛定无。

探胎散 妇人胎气有无疑似之间，以此探之，有胎则吐，无则不吐。

皂角去皮 甘草炙，各一钱 黄连五分
上为细末，作一服，温酒调服。

逐月养胎法

北齐名医徐之才云：妊娠一月名始胚，饮食精熟，酸美受御，宜食大麦，毋食腥辛，是谓才正。妊娠一月，足厥阴脉养，不可针灸其经（如大敦、行间、太冲、中封、五里、中郄等穴是也），足厥阴内属于肝，肝主筋及血，一月之时血行否涩，不为力事，寝必安静，无令恐畏。

妊娠二月名始膏，无食辛臊，居必静处，男子勿劳，百节皆痛，是为胎始结。妊娠二月，足少阳脉养，不可针灸其经（如胆窍、丘墟、阳辅③、绝骨、外丘④、阳陵泉等穴是也），足少阳内属于胆，胆主精，二月之时儿精成于胞里，当慎护惊动也。

妊娠三月名始胎，当此之时，未有定仪，见物而化，欲生男者操弓矢，欲生女者弄珠玑，欲子美好数视璧玉，欲子贤良端坐清虚，是谓外象而内感者也。妊娠三月，手心主脉养，不可针灸其经（如中冲、劳宫、大陵、内关、间使、郄门、曲泽等穴是也），手心主内属于心，无悲哀思虑惊动。

妊娠四月，始受水精，以成血脉，食宜稻粳，羹宜鱼雁，是谓盛血气，以通耳目而行经络。妊娠四月，手少阳脉养，不可针灸其经（如关冲、阳池、内关⑤、三阳、天井⑥、曲垣⑦等穴是也），手少阳内输三焦，四月之时儿六腑顺成，当静形体，和心志，节饮食。

妊娠五月，始受火精，以成其气，卧必晏起，沐浴浣衣，深其居处，厚其衣服，朝吸天光，以避寒殃，其食稻麦，其羹牛羊，和以茱萸，调以五味，是谓养气，以定五脏。妊娠五月，足太阴脉养，不可针灸其经（如隐白、大都、公孙、商丘、三阴交、漏谷、阴陵泉等穴是也），足太阴内输于脾，五月之时儿四肢皆成，

---

① 绝 康熙本作"疑"。
② 炆 微火燉。
③ 阳辅 原作"付阳"，据文义改。考"跗阳"，是足太阳膀胱经穴。
④ 外丘 原作"外立"，据康熙本改。
⑤ 内关 当作"外关"。
⑥ 天井 原作"大井"，据康熙本改。
⑦ 曲垣 经穴名，属手太阳小肠经。非本经穴。

无大饥，无甚饱，无食干燥，无自炙热，无大劳倦。

　　妊娠六月，始受金精，以成其筋，身欲微劳，无得静处，出游于野，数观走犬，及视走马，食宜鸷鸟猛兽之肉，是谓变腠理纫筋，以养其力，以坚背膂。妊娠六月，足阳明脉养，不可针灸其经（如厉兑、丰隆、阴市、上下廉、三里等穴是也），足阳明内属于胃，主其口目，六月之时儿口目皆成，调五味，食甘美，无太饱。

　　妊娠七月，胎受木精，以成其骨，劳身摇肢，无使定止，动作屈伸，以运血气，居处必燥，饮食避寒，常食稻粳，以密腠理，是谓养骨而坚齿。妊娠七月，手太阴脉养，不可针灸其经（如少商、鱼际、列缺、尺泽、天府等穴是也），手太阴内属于肺，主皮毛，七月之时儿皮毛已成，无大言，无号哭，无薄衣，无洗浴，无寒饮。

　　妊娠八月，始受土精，以成肤革，和心静息，无使气极，是谓密腠理而光泽颜色。妊娠八月，手阳明脉养，不可针灸其经（如商阳、二间、合谷、上下廉、三里、曲池、肩井①、肩髃等穴是也），手阳明内属于大肠，主九窍，八月之时儿九窍皆成，无食燥物，无辄失食，无忍大起。

　　妊娠九月，始受石精，以成皮毛，六腑百节，莫不毕备，饮醴食甘，缓带自持而待之，是谓养毛发，致才力。妊娠九月，足少阴脉养，不可针灸其经（如涌泉、然谷、太溪、交信、筑宾、伏溜等穴是也），足少阴内属于肾，肾主续缕，九月之时儿脉续缕皆成，无处湿冷，无著炙衣。

　　妊娠十月，五脏俱备，六腑齐通，纳天地气于丹田，故使关节人神皆备，但俟时而生。

　　妊娠一月始胚，二月始膏，三月始胞，四月形体成，五月能动，六月筋骨立，七月毛发生，八月脏腑具，九月谷气入胃，十月诸神备，即产矣。宜服滑胎药，入月即服。

　　乌雌鸡汤　妊娠一月，阴阳新合为胎，寒多为痛，热多卒惊，举重腰痛，腹满胞急，卒有所下，当预安之，宜服此。

　　乌雌鸡一只，治如食法　茯苓　阿胶各二两　吴茱萸一升　麦门冬五合，去心　人参　白术　芍药各三两　甘草　生姜各一两

　　上㕮咀，以水一斗二升煮鸡汁，取六升，去鸡下药，煎取三升，纳酒三升，并胶烊尽，取三升，每服一升，日三。

　　补胎汤　若曾伤一月胎者，当预服此。

　　细辛一两　防风二两　干地黄　白术各三两　生姜四两　吴茱萸　大麦各五合　乌梅一升

　　上㕮咀，以水七升煮取二升半，分三服，先食服。寒多者，倍细辛、茱萸；热多渴者，去之，加瓜蒌根二两；若有所思，加柏子、人参。一方有人参一两。

　　艾叶汤　妊娠二月，始阴阳踞经，有寒多坏不成，有热即萎悴，中风寒，有所动摇，心满，脐下悬急，腰背强痛，卒有所下，乍寒乍热，宜服此。

　　艾叶　丹参　当归　麻黄各二两　人参　阿胶各三两　甘草一两　生姜六两　大枣十二枚

　　上㕮咀，以酒三升、水一斗煮减半，去滓纳胶，煎取三升，分三服。一方用乌雌鸡一只煮汁，并头血煎药。

　　黄连汤　若曾伤二月胎者，当预服此。

　　黄连　人参各一两　吴茱萸五合　生姜

————
① 肩井　经穴名，属足少阳胆经。非本经穴。

三两 生地黄五两

一方用阿胶，一方用当归半两。

上㕮咀，以酢浆七升煮取三升，分四服，日三夜一，十日一修合。若颇觉不安，加乌梅① 一升，水煎，不用浆。

雄鸡汤 妊娠三月为定形，有寒大便青，有热小便难，不赤即黄，卒惊恐忧愁嗔怒，喜顿仆，动于经脉，腹满，绕脐苦痛，或腰痛，卒有所下，宜服此。

雄鸡一只，治如食法 黄芩 白术 生姜各一两 麦门冬五合 芍药 人参 茯苓 甘草 阿胶各二两 大枣十二枚，擘

上㕮咀，以水一斗三升煮鸡减半，出鸡纳药，煮取半，纳清酒三升并胶，煎取三升，分三服，一日令尽。一方用当归、川芎各二两，不用黄芩、生姜。

茯神汤 若曾伤三月胎者，当预服此。

茯神 丹参 龙骨各一两 人参 当归阿胶 甘草各二两 大枣二十一枚，擘 赤小豆二十粒

上㕮咀，以酢浆一斗煮取三升，分四服，先食服，七日后服一剂。腰痛者，加桑寄生二两。《深师》有薤白二两、麻子一升。

菊花汤 妊娠四月，有寒心下愠愠欲呕，胸膈满，不欲食，有热小便难，数数如淋，脐下苦急，卒风寒，颈项强痛，寒热，或惊动身躯，腰背腹痛，往来有时，胎上迫胸，心烦不得安，卒有所下，宜服此。

菊花鸡子大一枚 麦门冬一升 人参一两半 甘草 当归各二两 麻黄 阿胶各三两 半夏四两 生姜五两 大枣十二枚

上㕮咀，以水八升煮减半，纳清酒三升，并阿胶煎取三升，分三服，温卧当汗，以粉粉之，护风寒四五日。一方用乌雌鸡一只煮汁煎药。

调中汤 若曾伤四月胎者，当预服此。

白术 枳实 李根白皮 厚朴 柴胡各三两 白芍药 生姜各四两 当归一两半 芎䓖 续断 甘草各一两 乌梅一升

上㕮咀，以水一斗煮取三升，分四服，日三夜一，八日后复服一剂。

阿胶汤 妊娠五月，有热苦头眩，心乱呕吐，有寒苦腹满痛，小便数，卒有恐怖，四肢疼痛，寒热，胎动无常处，腹痛，闷顿欲仆，卒有所下，宜服此。

阿胶四两 人参一两 当归 芍药 甘草 黄芩各二两 麦门冬一升 吴茱萸七合 旋覆花二合 生姜六两

上㕮咀，以水九升煮药减半，纳清酒三升，并胶微火煎取三升半，分四服，日三夜一，先食服，便愈，不瘥再服。一方用乌雌鸡一只割取咽血，纳酒中，以水煮鸡汁，煎减半，纳酒并胶，煎取三升半，分四服。

安中汤 若曾伤五月胎者，当预服此。

黄芩一两 当归 芎䓖 干地黄 人参各二两 甘草 芍药各三两 麦门冬一升 五味子 大麻仁各五合 生姜六两 大枣三十五枚

上㕮咀，以水七升、清酒五升煮取三升半，分四服，日三夜一，七日复服一剂。

麦门冬汤 妊娠六月，卒有所动不安，寒热往来，腹内胀满，身体肿，惊怖，忽有所下，腹痛如欲产，手足烦疼，宜服此。

麦门冬一升 人参 甘草 黄芩各二两 干地黄三两 阿胶四两 生姜六两 大枣十五枚

上以水七升煮减半，纳清酒二升，并

---

① 乌梅 "梅"字原脱，据康熙本补。

胶煎取三升，分三服，中间进糜粥。一方用乌雌鸡一只煮汁煎药。

柴胡汤　若曾伤六月胎者，当预服此。

柴胡四两　干地黄五两　白术　芍药一作紫葳　芎䓖　麦门冬　甘草各二两　苁蓉一两　生姜六两　大枣三十枚

一方有黄芩二两。

上以水一斗煮取三升，分四服，日三夜一，中间进糜粥，勿食生冷及坚硬之物，七日更服一剂。

葱白汤　妊娠七月，忽惊恐摇动，腹痛，卒有所下，手足厥冷，脉若伤寒，烦热，腹满短气，常苦颈项及腰背强。

葱白三四寸长，十四茎　黄芪　当归　甘草各三两　人参一两半　黄芩一两　阿胶四两　麦门冬　半夏各一升　旋覆花二合　生姜八两

上㕮咀，以水二升煮减半，纳清酒三升及胶，煎取四升，每服一升，日三夜一，温卧当汗出，若不出者加麻黄二两，煮服如前法。若秋后，勿强责汗。一方以黄雌鸡一只割咽取血，纳酒中，煮鸡取汁以煎药。

杏仁汤　若曾伤七月胎者，当预服此。

杏仁　甘草各二两　紫菀一两　钟乳　干姜各三两　麦门冬　吴茱萸各一升　五味子三合　粳米五合

上㕮咀，以水八升煮取三升半，分四服，日三夜一，中间进食，七日服一剂。一方用白鸡一只煮汁煎药。

芍药汤　妊娠八月，中风寒，有所犯触，身体尽痛，乍寒乍热，胎动不安，常苦头眩痛，绕脐下寒，时时小便白如米汁，或青或黄，或使寒栗，腰背苦冷而痛，目䀮䀮。

芍药　生姜各四两　人参　白术　当归　甘草各三两　厚朴二两　薤切，一升

上㕮咀，以水五升、清酒四升合煮取三升，分三服，日三夜一。一方用乌雌鸡煮汁，以煎前药。

葵子汤　若曾伤八月胎者，当预服此。

葵子二升　芍药四两　白术　柴胡各三两　厚朴　甘草各二两　生姜六两　大枣二十枚

上㕮咀，以水九升煮取三升，分三服，日三，凡十日一剂。一方用乌雌鸡一只煮汁煎药。

半夏汤　妊娠九月，若卒得下痢，腹满悬急，胎上冲心，腰背痛，不可转侧，短气，宜服此。

半夏　麦门冬　吴茱萸　当归　阿胶各三两　生姜一两　大枣十二枚

上㕮咀，以水九升煮取三升，去滓，纳白蜜八合，微火上温，服四服痢即止。一方用乌雌鸡一只煮汁煎药。

猪肾汤　若曾伤九月胎者，当预服此。

猪肾一具　白术四两　茯苓　桑寄生　干姜　干地黄　芎䓖各三两　附子中者，一枚　大豆三合　麦门冬一升

上㕮咀，以水一斗煮肾令熟，去肾纳诸药，煎取三升半，分四服，日三夜一，十日更一剂。

恶　阻

恶阻，谓呕吐、恶心、头眩、恶食、择食是也。

千金方云：凡妇人虚羸，血气不足，肾气又弱，或当风饮冷太过，心下有痰水者，欲有胎而喜病阻。所谓欲有胎者，其人月水尚来，颜色肌肤如常，但苦沉重愦闷，不欲食饮，又不知其患所在，脉理顺时平和，则是欲有娠也，如此经二月日

后，便觉不通，则结胎也。阻病者，患心中愦愦，头重眼眩，四肢沉重，懈惰不欲执作，恶闻食气，欲啖咸酸果实，多卧少起，世谓恶食，其至三四月日以上，皆大剧吐逆，不能自胜举也。此由经血既闭，水渍于脏，脏气不宣通，故心烦愦闷，气逆而呕吐也。血脉不通，经络否涩，则四肢沉重，挟风则头目眩也。觉如此候者，便宜服半夏茯苓汤数剂，后将茯苓丸，痰水消除，便欲食也。既得食力，体强气壮，力足养胎，母便健矣。

大全云：妊娠禀受怯弱，便有阻病，其状颜色如故，脉息和顺，但觉肢体沉重，头目昏眩，择食，恶闻食气，好食咸酸，甚者或作寒热，心中愦闷，呕吐痰水，恍忽不能支持，巢氏谓之恶阻，但证有轻重耳，轻者不服药亦不妨，重者须以药疗之。《千金方》以半夏茯苓汤、茯苓丸专治阻病，然此二药比来少有服者，以半夏有动胎之性，盖胎初结，虑其易散，此不可不谨也。张仲景《伤寒论》有用黄龙汤者，小柴胡汤中去半夏是也，此盖为妊娠而设焉。

李茂翁云：若左脉弱而呕，服诸药不止者，当服理血归原药则愈，经云无阴则呕是也。

薛氏曰：前证若中脘停痰，用二陈汤加枳壳；若饮食停滞，用六君子加枳壳；若脾胃虚弱，用异功散；若胃气不足，用人参橘皮汤，兼气恼加枳壳，胸胁痞闷再加苏梗，胁痛再加柴胡；若饮食少思，用六君子加紫苏、枳壳；头晕体倦，用六君子汤。若脾胃虚弱，呕吐不食，用半夏茯苓汤，盖半夏乃健脾气化痰滞之主药也。脾胃虚弱而呕吐，或痰涎壅滞，饮食少思，胎不安，必用茯苓半夏汤倍加白术，然半夏、白术、茯苓、陈皮、砂仁善能安胎气，健脾胃，予常用之，验。

张叔承曰：孕三二月，恶心而阻隔饮食是也。亦有六七个月尚病呕者，治同。恶阻，治先脾胃，清火化痰。吐甚者，愈止愈急，仲景法停药月余自安。有因饮食失宜，停滞作呕者，当和中消导，不可作恶阻治，脾胃弱者加参、术。恶阻必用大半夏汤加减，头眩痰多加旋覆花，有火加姜汁炒黄连、竹茹。日久津液损，胃燥干哕，不纳汤水，二陈合四物加竹沥、姜汁，润以降之。右脉必弦数，左脉微弱，昧者谓半夏犯胎，地黄泥隔①，乃知常而不知变者。吐多，脉弱体倦，不纳谷，六君子汤加麦糵、生姜；吐而心烦，竹茹、麦糵、前胡、橘红、芦根煎汤，徐徐饮；恶阻兼腰痛，胎欲堕，二陈、四物加白术、黄芪、黄芩、阿胶煎服，胀闷加缩砂；左脉弦急，心下胀闷，恶心不止，挟肝气上冲也，茯苓汤下抑青丸二十四粒；孕妇口酸，或吐虽定，每食粥则口酸，皆肝火盛，用川芎、陈皮、炒栀子、茯苓、生姜下抑青丸（方见杂病火门）；吐定之后须大补，参、术、归、芪、陈皮、茯苓，有火加条芩，腰痛加杜仲、续断，作汤，每日一服；因食冷物及凉药吐不止，丁香、炮姜加半夏汤温之。

半夏茯苓汤 治妊娠恶阻，呕吐心烦，头目眩晕，恶闻食气，好食酸咸，多卧少起，百节烦疼，羸瘦有痰，胎孕不牢。

半夏汤洗七次，姜汁炒黄 白茯苓 陈皮各一钱 熟地黄胸满者去 旋覆花无嗽痰涎不用 桔梗 人参 芍药 川芎 细辛 甘草各五分 生姜三片

上十二味㕮咀，水煎，空心服，兼服后茯苓丸。一方无旋覆花，有紫苏叶。有热，加黄芩；有客热烦渴，口疮，去橘

———
① 隔 同"膈"。

皮、细辛，加前胡、知母各七分半；若腹冷下利，去地黄，加炒桂心五分；若胃中虚热，大便秘，小便赤涩，去地黄，加大黄七分半、黄芩一钱。

陈皮半夏汤　治怀妊气血不足，胎气始盛，逆动胃气，恶阻呕吐，不进饮食。

陈皮_{去白，盐水炒}　茯苓_{各一钱}　半夏_{制，一钱半}　子芩_{淡姜汁炒}　枳壳_{麸炒}　紫苏_{各八分}　甘草_{炙，五分}

上切一剂，生姜三片、水一钟煎七分，食远温服。

旋覆花汤　疗妊娠六七月间胎不安常处，亦治阻病。

旋覆花_{五分}　白术　厚朴　枳壳　黄芩　茯苓_{各一钱五分}　半夏　芍药　生姜_{各一钱}

上咬咀作一服，水煎，食前温服。

缩砂二陈汤　治妊娠脾胃虚弱，饮食不化，呕吐不止。

半夏　陈皮_{去白}　砂仁_{炒，各一钱}　白茯苓_{二钱}　甘草_{炙，五分}

上加生姜三片、枣一枚、乌梅肉少许，水煎服，一二剂后服茯苓丸。

人参橘皮汤　治妊娠恶阻，吐逆痰水，不食，心虚烦闷。

人参　橘皮_{去白}　茯苓　麦门冬_{去心}　白术　厚朴_{姜汁炒，各一钱}　甘草_{炙，五分}

上作一服，加生姜七片、竹茹如弹子大，水煎服。

青竹茹汤　妊娠恶阻，呕吐不食，多从痰治。

竹茹_{弹子大一团}　橘皮　白茯苓_{各一钱半}　半夏_{汤泡七次}　生姜_{各二钱}

上锉，水煎，温服。忌羊肉、饧、鲊等物。

芦根汤　治妊娠呕吐不食，兼吐痰水。

生芦根_{七分}　橘红_{四分}　生姜_{六分}　槟榔_{二分}　枇杷叶_{三分}

上切，以水二盏煎七分，空心热服。

一方　治妊娠恶食，心中烦愦，热闷呕吐。

青竹茹　麦门冬_{各三两}　前胡_{二两}　橘皮_{一两}　芦根_{一握}

如体热，四肢烦热，加地骨皮一两。

上切细，以水一大升煮半升，去渣，分两服，食前。

人参半夏丸　治妊娠恶阻，醋①心，胸腹冷痛，吐逆不食。

人参　半夏_{汤泡七次}　干生姜_{各半两}

上为末，以生地黄汁浸，蒸饼为丸如桐子大，每服四十丸，米饮下。楼氏曰：《大全方》论半夏动胎而不用，今仲景岂独不知此，而用于此方乎？予治妊娠阻病，累用半夏，未尝动胎也，经云有故无殒是也。

茯苓丸　治妊娠恶阻，心中烦闷，吐痰眩晕。先服半夏茯苓汤两剂，后服此药。

赤茯苓　人参　桂心_熬　干姜_炮　半夏_{洗七次，焙}　陈皮_{各一两}　白术　葛根　甘草_炙枳壳_{去白，麸炒黄，各二两，一方枳壳作枳实}

上为细末，炼蜜丸如桐子大，每服五十丸，空心米饮下，日三服。一方加麦门冬。妊娠忌桂，故熬。

归原散　治妊娠恶阻，呕吐不止，头痛，全不入食，服诸药无效者。

人参　甘草　川芎　当归　芍药　丁香_{各半两}　白茯苓　白术　陈皮_{各一两半}　桔梗_炒　枳壳_{炒，各二钱半}　半夏_{洗，炒黄，一两}

上咬咀，每服三钱，加生姜五片、枣一枚，水煎服。

---

① 醋　康熙本作"酸"。

橘皮汤　治妊娠呕吐，不下食。

橘皮　竹茹　人参　白术各二钱　生姜一钱　厚朴一钱半

上锉，水煎服。恶阻恶食责之脾虚，呕吐责之有火，所谓诸逆冲上，皆属于火也。此方竹茹能平少火，厚朴能下逆气，橘皮、生姜所以开胃，人参、白术所以益脾。开胃益脾，欲其安谷云尔。

白术汤　治胃虚恶阻吐水，甚至十余日水浆不入者。

白术炒，一两　人参五钱　丁香二钱半　甘草一钱

上为细末，每服二钱，加生姜五片，水煎，食前温服。

人参丁香散　治妊娠恶阻，胃寒吐逆，翻胃吐食及心腹刺痛。

人参五钱　丁香　藿香各二钱半

上㕮咀，每服五钱，水煎服。

二香散　治妊娠始动不安，气不升降，呕吐酸水，起坐觉重。

香附子一两　藿香叶　甘草各二钱

上为细末，每服二钱，沸汤调下不拘时。

保生汤　治妊娠恶阻，少食呕吐，或兼吐泻作渴。

人参一钱　白术炒　甘草炒　香附　乌梅一方作乌药　橘红各五分

上锉，加生姜，水煎服。觉恶心呕吐，加丁香。

缩砂散　治妊娠胃虚气逆，呕吐不食。

缩砂仁为末，每服二钱，生姜汤或米饮调服。

胎动不安

大全云：妊娠胎动不安者，由冲任经虚，受胎不实也，亦有饮酒房室过度，损动不安者，有误击触而胎动者，有喜怒气宇不舒，伤于心肝，触动血脉者，有信医宜服暖补，反为药所害者。有因母病而胎动者，但治母病，其胎自安；有胎不坚固，动及母疾，但当安胎，其母自愈。当以母形色察之，若面赤舌青，儿死母活；面青舌赤，口中沫出，母死子活；若唇口青，两边沫出者，子母俱死。

张叔承曰：气血旺，脾胃和，胎自无虞。一或有乖，其胎即堕，以胎元全赖气血以养，气血又藉脾胃饮食化生。如胎妇脾胃不和，食不甘美，急宜酌量调理。有因饮食不节而致者，有郁结伤中而致者，诊脉审证，理脾进食为要。

丹溪曰：因火动胎，逆上作喘者，急用条实黄芩、白术、香附之类。俗以黄芩寒而不用，反谓温热养胎，殊不知人之怀孕，如钟悬在梁，梁软则钟坠。用白术益脾，以培万物之母，条芩固中气泻火，能滋子户之阴，使火不妄动，兴其利而除其害，其胎自安，所以为安胎之圣药也。缩砂安胎，以其止痛行气故耳。劳神动怒，情欲之火，俱能坠胎，推原其本，皆因于热。火能消物，造化自然。古方谓风冷伤于子宫而堕，未达病情者也。如惯坠之妇，或中气不调，食少，且不必养血，先理脾胃，次服补中益气汤，使血气自生。左脉微弱，身痛夜热，腰痛，胎不安，属血虚，四物加杜仲、芩、术、秦艽；右脉寸关大而无力，似滑而不流利，倦怠，惰于言语，属气虚，补中益气汤加山药、杜仲、子芩；两手脉俱弱，胎常坠，属气血虚，八珍汤加山药、杜仲、续断、芩、术。如有扑跌所伤，逐污生新为主，佛手散神妙。腹痛，加益母草，服下痛止，母子俱安；若胎已损，则污物并下，再加童便浸香附、益母草、陈皮，煎浓汁饮之；如从高坠下，腹痛下血，烦闷，加生地、黄芪，补以安之；因使内腹痛，下血，加

参、术、陈皮、茯苓、炙甘草、砂仁末，痛时加五灵脂一钱。

安胎散　妊娠常服安胎。

白术　当归各一钱　黄芩一钱五分　甘草炙，三分

上锉，水煎服。如腹胀，加神曲、麦芽各二分半；气虚泄泻，加人参三分、陈皮二分；潮热，加柴胡一钱；气上逆，加枳壳三分。

芩术汤　常服健脾清热，致胎不动。

子芩一两，炒　白术五钱

一方芩、术各半两，再加当归二钱。

上锉，水煎服。一方用芩、术等分，为末，粥丸桐子大，每服五十丸，白汤下，名安胎丸。一方加砂仁五钱。

金匮当归散　此方养血清热，孕妇宜常服之。如瘦人血少有热，胎动不安，素曾半产者，皆宜服之，以清其源而无后患也。

当归　川芎　白芍药　黄芩各一两　白术二两

上为末，每服二钱，酒、饮调服，日再服，或用酒糊为丸如桐子大，每服五十丸，茶、汤任下，日三服。

益母丸　常服安胎，能令小儿无热毒奶牙之患。

益母草四两，酒蒸　当归三两，酒洗　熟地黄一两半，酒洗，晒干摘断，姜汁拌浸　香附酒炒　川芎各一两五钱　白芍药酒炒　白术土炒　砂仁各一两　黄芩酒炒，八钱

上为末，炼蜜丸如桐子大，每服七八十丸，白汤下。

钓藤汤　治妊娠八九月，胎动腹痛，面青冷汗，气欲绝者，此由劳动用力伤胎宫，宜急治之。

钓藤钩　当归　茯神去木　人参各一钱　苦梗一钱五分　桑寄生五分

上锉，水煎服。烦热，加石膏二钱半。

十圣散　治因母疾病，气衰血少，不能护养其胎，以致不安者，宜此主之。（即十全大补汤加减）

人参　黄芪　白术　地黄　砂仁各五分　甘草炙　当归　川芎　芍药炒，各一钱　川续断八分

上锉，水煎服。

黄芪汤　治胎动不安，腹痛，下黄汁。

黄芪　川芎各一两　糯米一合

上细锉，水二大盏煎至一盏三分，温服。

佛手散　治妊娠因事筑磕，胎动不安，或子死腹中，恶露不下，疼痛不已。用此药探之，若不损则痛止，子母俱安，若胎损立便逐下。

当归去芦，酒浸，三钱　芎𦬊二钱

一方加紫苏，各等分。

上锉，先用酒一钟煎干，再入水一钟，煎二三沸，温服。

小胶艾汤　治伤损动胎，下血腹痛。

阿胶炒成珠，一两　艾叶二两

上锉，水煎服。《指迷方》加秦艽一两。

胶艾芎归汤　治妊娠二三月上至八九月顿仆失跌，胎动不安，腰腹痛欲死，已有所下。

阿胶　川芎各三两　当归　艾叶　甘草各二两

一方无甘草，有干地黄。八九个月加砂仁。

上细切，以水七升煮取二升半，分三服。

胶茹芎归汤　治妊娠胎动去血，腰腹痛。

阿胶二两　芎𦬊　当归　青竹茹各五两

上四味，以水一斗半煮银二斤，取六

升，去银纳药，煎取二升半，纳胶令烊，分三服。不瘥，重作一方，用甘草二两。

葱白汤 治妊娠胎动不安，腹痛。

当归 芎藭 续断各三两 阿胶二两 葱白切，一升

上五味㕮咀，以水一斗先煮银六七两，取七升，去银纳药，煎取二升半，下胶令烊，分三服，不瘥重作。

阿胶散 治妊娠或因倾仆，或因毒药，胎动不安，腰腹疼痛，或有所下。

阿胶蛤粉炒成珠 艾叶炒 当归酒浸 川芎 白芍药炒 熟地黄洗 黄芪 甘草炙，各一钱

上㕮咀，加生姜五片、枣一枚，水煎，空心服。

治动胎见血 腰痛，小腹疼，月水不通，阴中肿痛方。

当归 蒲黄各二两 吴茱萸 阿胶各一两 葱白一斤，切

上五味以水九升煮取二升半，去滓，纳胶令烊，分三服。

一方 治妊娠从高坠下，腹中下血，烦闷。

生地黄 益母草各一两 当归 黄芪各半两

上㕮咀，每服四钱，水一盏、姜四片煎至六分，去渣服。

一方 治妊娠误有失坠，胎动不安，腹中痛楚。

砂仁 紫苏 艾叶 葱

上以酒煎，不拘时服。

一方 治妊娠偶有所伤，胎动不安，痛不可忍。

缩砂不拘多少，和皮炒黑色，为末，热酒下二钱，不饮酒者米饮下，腹中觉热，胎自安矣，极效。

竹茹酒 治妊娠误有失坠，损血，胎损疼痛。

青竹茹二合，好酒一升煮三五沸，分三服，即安。

单行竹沥方 治妊娠为夫所动欲死。

取淡竹断两头节，烧中央，器盛两头得汁，饮之立效。

单行艾叶方 治妊娠胎动，昼夜叫呼，口噤唇搴，及下重痢不息，亦治妊娠腰痛，及妊娠热病，并妊娠卒下血。

艾叶㕮咀，以好酒五升煮取四升，去滓，更煎一升服，口闭者格口灌之，药下即瘥。

三物解毒汤 治误服毒药胎动。

甘草 黑豆 淡竹叶各等分

上用水浓煎服。

白扁豆散 治妊娠误服诸般毒药毒物。

白扁豆生去皮，为细末，米饮调服方寸匕，神效，或浓煎亦可。

一方 用靛蓝叶草捣取汁一碗，急服即止。

胎漏下血妊娠经来

大全云：夫妊娠漏胎者，谓妊娠数月而经水时下也，此由冲任脉虚，不能约制手太阳少阴之经血故也。冲任之脉为经络之海，起于胞内。手太阳小肠脉也，手少阴心脉也，是二经为表里，上为乳汁，下为月水。有娠之人经水所以断者，壅之养胎，蓄之以为乳汁也。冲任气虚则胞内泄，不能制其经血，故月水时下，亦名胞漏，血尽则人毙矣。又有因劳役喜怒哀乐不节，饮食生冷，触冒风寒，遂致胎动。若母有宿疾，子脏为风冷所乘，气血失度，使胎不安，故令下血也。曾有一[①]娠妇，月信不绝而胎不损，问产科熊宗古。答曰：妇人血盛气衰，其人必肥。既

---

① 一 原作"以"，据康熙本改。

娠之后，月信常① 来而胎不动，若据晚进观之，便以为漏胎。若作漏胎治之，则胎必堕；若不作漏胎治，则其胎未必堕。今推宗古之言，诚有旨也。巢氏云：妇人经闭不利，另有所苦者，是谓有子。以其经血蓄之以养胎，拥之为乳汁也。有子之后，蓄以养胎矣，岂可复能散动耶。所以然者，有妊而月信每至，是亦未必因血盛也。若谓妇人荣经有风，则经血喜动，以其风胜则可也。既荣经为风所胜，则所来者非养胎之血。以此辨之，若作漏胎治之，必服保养补胎之药，且胎不损，强以药滋之，乃所谓实实虚虚也，其胎终堕宜矣。若医者知荣经有风之理，专以一药治风，经信可止，或不服药，胎亦无恙。然而有胎本不固，而因房室不节，先漏而后堕者，须作漏胎治之，此又不可不审也。大抵妊娠经来不多，而饮食精神如故，六脉和缓滑大无病者，血盛有余也，儿大能饮，自不来矣。

叔卿按：胎漏必非时淋漓而下，经行必按月次第而来。此亦易辨，识者详之。

方氏曰：胎动胎漏皆下血，而胎动有腹痛，胎漏无腹痛为异尔。故胎动宜行气，胎漏宜清热。

李氏曰：尿血自尿门下血，胎漏自人门下血。妊娠尿血属胞热者多，四物汤加山栀、发灰、单苦荬菜饮亦妙；因暑者，益元散加升麻煎汤；下稍虚者，胶艾四物汤；久者，用龙骨一钱、蒲黄五钱为末，酒调服。

脉经曰：妇人怀躯六月七月，暴下斗余水，其胎必倚而堕，此非时孤浆预下故也。

薛氏曰：胎漏，黄汁下，或如豆汁。若因肝脾湿热，用升阳除湿汤；血崩，肝脾风热，用加味逍遥散；肝脾郁怒，用加味归脾汤；脾胃气虚，用钱氏白术散；若脾气下陷，用补中益气汤；肝经风热，用防风黄芩丸；风入肠胃，用胃风汤。

张叔承曰：孕妇忽然下黄汁如胶，或如豆汁，胎动腹痛，是气虚也，佛手散加黄芪、糯米，煎浓汁服，不痛单用芪、糯。下赤汁，属血虚有火，正方用子芩、芎、归，奇方用银苎酒。

加减胶艾汤 治胎动漏血，有效。

阿胶炒成珠 当归 川芎 白芍药炒 地榆各一钱 艾叶炒 甘草各五分

一方有干地黄，无地榆。

上锉一服，水煎，饥服。胎漏血多，起于气恼血逆火动之故，可加炒黄芩、妙香附、炒砂仁研细同煎。或有受胎至四五个月即堕，或至六七个月漏血要堕者，宜前方去艾叶、地榆，加白术、黄芩、茯苓、熟地黄、续断。有气盛，亦加香附、砂仁；气虚，加人参、黄芪之类。如伤堕多次，受孕后便宜服千金紫苏饮及前加减法，汤丸相间，庶免再堕。

安胎散 治妊娠卒然腰痛，下血不已。

当归 川芎 白芍药炒 熟地黄 阿胶炒 艾叶 黄芪各一钱 甘草炙 地榆各五分

如有热，加黄芩炒一钱。

上锉一剂，加姜、枣，水煎服。

加减保胎饮 治胎漏，常常不安，时时下血不止。

当归酒洗 白术各二钱半 黄芩一钱半 砂仁砂锅炒，五分

上锉，水煎服。一方无当归，有阿胶，为末，煎艾汤调服二钱。

大全方 治妊娠三四月腹痛，时时下血。

当归 熟地黄 艾叶各六两 续断二两

---

① 常 原作"当"，据康熙本改。

阿胶 鸡苏 竹茹各一两

上用水一升煎取七合，空心再服。

如圣汤 治胎动腹痛，或为胎漏。

鲤鱼皮 当归酒浸 白芍药 熟地黄酒蒸 川芎 川续断酒浸 阿胶蛤粉炒成珠 甘草炙，各等分

上㕮咀，每服四钱，加苎根少许、生姜五片，水煎，温服。

安胎当归汤 治妊娠举动惊悸，胎不安，小腹痛引腰络，下血。

当归 川芎 阿胶炒 人参各一两 大枣十二枚 艾叶一把

一方有甘草，无参、枣。

上以水、酒各三升煮至三升，纳胶令烊，分三服。

枳壳汤 治胎漏下血，及因事下血。

枳壳去穰，麸炒 黄芩各半两 白术一两

上锉，水煎，食前温服。一方加生地，入少酒煎。

当归寄生汤 治妊娠胎漏，非时下血。

当归 川芎 艾叶 白术各一钱 人参 桑寄生 续断 熟地黄各二钱

上水煎，空心温服。

桑寄生散 治胎漏，经血妄行，淋沥不已。

桑寄生 当归酒浸 川芎 白术 人参 茯神去木 川续断酒浸 阿胶蛤粉炒成珠 香附炒，各一两 甘草炙，五钱

上㕮咀，每服四钱，加生姜五片，水煎，不拘时温服。

二黄散 治妇人胎漏下血。

生地黄 熟地黄各等分

上为细末，每服二钱，煎白术、枳壳汤调，食前服。或㕮咀，水煎服。

阿胶散 治妊娠无故卒然下血。

阿胶蛤粉炒成珠，二两，为末 生地黄半斤，捣取汁

上以清酒三升搅匀，温热，分三服。

一方 治胎漏下血不止，胞干即死，宜急治之。

生地黄汁一升 陈酒五合

上同煎三五沸，温三服，以止为度。

一方 治妊娠下血如月信，恐致胞干损子。

熟地黄一两 干姜炮，五钱

上为末，每服三钱，日夜三四服。

榆白皮散 治妊孕胎漏去血，恐其难产，常宜服之。

榆白皮 葵根 大麻仁 瞿麦各二钱 木通一钱 牛膝酒浸，焙，一钱半

上㕮咀，水煎，温服。

一方 治妊娠忽暴下血数升，胎躁不安。

榆白皮三两 熟地黄四两 当归 生姜各二两 葵子一升，《肘后方》不用

上锉，以水五升煮取二升半，分三服，不瘥，更作服之。

子芩散 治肝经有热，妄行下血。

细条黄芩炒，为末，每服一钱，以秤锤烧赤淬酒，热调服。若脾胃虚，不宜用。

防风散 治肝经有风，以致血得风而流散不归经。

防风为末，每服一钱，白汤调服。

防风黄芩丸 治肝经有风热，致血崩便血尿血。

条芩炒焦 防风各等分

上为末，酒糊丸如桐子大，每服三五十丸，食远或食前米饮或温酒送下。

上三方治肝经风热之剂。

桂枝茯苓丸 仲景云：妇人宿有癥病，经断未及三月①，而得漏下不止，胎

---

① 未及三月 "未"原作"来"，据康熙本、《金匮要略方论》卷下改。

动在脐上者，为癥痼害。妊娠六月动者，前三月经水利时，胎下血者，后断三月，衃也。所以血不止者，其癥不去故也，当下其癥，桂枝茯苓丸主之。（楼氏曰：凡胎动多当脐，今动在脐上，故知是癥也）

桂枝　茯苓　牡丹皮　桃仁去皮尖，炒　芍药各等分

上五味末之，炼蜜丸如兔屎大，每日食前服一丸，不知，加至三丸。

本事方　治胎动下血不止。

取桃树上干不落桃子烧灰，和水服，瘥。《本草》云：桃奴破血，又治伏梁气积。

上二方治癥病破血之剂。

大全方　治妊娠忽然下黄汁如胶，或如豆汁等物，或胎动腹痛。

黄芪炒，六两　糯米五合

上以水七升煎取二升，分为四服。一方加川芎。

银苎酒　治妊娠下黄汁，或如赤豆汁。

苎根去黑皮，切，二两　银五两，或金银首饰

上用水、酒各一大盏煎服。

上二方治漏下黄汁豆汁之剂。

烦躁即子烦，附口干

大全云：妊娠苦烦闷者，以四月受少阴君火气以养精，六月受少阳相火气以养气，若母心惊胆寒，多有烦闷，名曰子烦也。

产宝云：夫妊娠而子烦者，是肺脏虚而热乘于心，则令心烦也。停痰积饮在心胸之间，或冲于心，亦令烦也。若热而烦者，但热而已；若有痰饮而烦者，呕吐涎沫，恶闻食气，烦躁不安也。大凡妊娠之人，既停痰积饮，又寒热相搏，气郁不舒，或烦躁，或呕吐涎沫，剧则胎动不安，均谓子烦也。

薛氏曰：前证若因内热，用竹叶汤；气滞，用紫苏饮；痰滞，用二陈、白术、黄芩、枳壳；气郁，用分气饮加川芎；脾胃虚弱，用六君、紫苏、山栀。

大全云：妊娠烦躁口干者，足太阴脾之经其气通于口，手少阴心之经其气通于舌，若脏腑气虚，荣卫不理，阴阳隔绝，热乘于心脾，津液枯少，故令心烦而口干也，与子烦大同小异，宜用知母丸。

薛氏曰：前证若胃经实火，用竹叶石膏汤；若胃经虚热，用人参黄芪散；若胃经气虚，用补中益气汤；若肺经虚热，用紫苏饮；若肝经火动，用加味逍遥散；若脾气郁结，用加味归脾汤；若肾经火动，加味地黄丸。

竹叶汤　治妊娠心惊胆怯，终日烦闷，名曰子烦。

白茯苓三钱　麦门冬去心　防风　黄芩各二钱

上作一服，加竹叶十片，水煎，服无时。《千金方》用竹沥，不用竹叶。一方有知母，无黄芩。一方有人参，无黄芩。

知母饮　治妊娠心脾壅热，咽膈渴苦，烦闷多惊。

知母　麦门冬去心　赤茯苓各一钱半　黄芩　黄芪各二钱　甘草一钱

上作一服，水二钟入桑白皮半钱，煎至一钟，再入竹沥些少，同煎一二沸，服无时。

犀角散　治子烦。

犀角屑磨水，时入　地骨皮　条芩　麦门冬去心　赤茯苓各一钱　甘草五分

上切作一服，水二钟煎八分，入竹沥一合，温服。

人参散　治妊娠热乘心脾，津液枯少，烦躁干渴。

人参　麦门冬去心　赤茯苓　地骨皮

干葛　黄芩炒　犀角镑,各七钱半　甘草半两

　　上锉，每服三钱，水煎服。

　　竹茹汤　疗妊娠烦躁，或胎不安。

　　用淡青竹刮茹一两，以水一大升煮取四合，徐徐服尽为度。

　　葱豉饮　治妊娠心烦，热不止。

　　葱白一握　豉二合

　　上以水二大盏煎至一盏半，去滓，温分三服。

　　一母丸　治妊娠因服药致胎气不安，有似虚烦不得卧，巢氏谓之子烦也。医者不知，作虚烦治之，损动胎气宜矣。

　　知母二两洗焙，为细末，枣肉丸如弹子大，每服一丸，煎人参汤下。

心腹胀满即子悬

　　大全云：妊娠心腹胀满者，由腹内素有寒气，致令停饮，重因触冷饮发动，与气相争①，故令心腹胀满也。

　　薛氏曰：前证若外感风寒，内伤饮食，用藿香正气散；若食伤脾胃，用六君子汤；若阳气壅滞，胎上逼心，用紫苏饮。一妊妇饮食停滞，心腹胀满，或用人参养胃汤加青皮、山楂、枳壳，其胀益甚，其胎上攻，恶心不食，右关脉浮大，按之则弦。此脾土不足，肝木所侮，用六君子加柴胡、升麻而愈。后小腹痞闷，用补中益气汤升举脾气而瘥。一妊妇腹胀，小便不利，吐逆，诸医杂进温胃宽气等药，服之后吐，转加胀满凑心②，验之胎死已久，服下死胎药，不能通。因得鲤鱼汤，其论曰：妊妇通身肿满，或心胸急胀，名曰胎水。遂去妊妇胸前看之，胸肚不分。急以鲤鱼汤三五服，大小便皆下恶水，肿消胀去，方得分娩死胎。此证盖因怀妊腹大，不自知觉，人人皆谓娠孕如此，终不知胎水之患也。

　　李氏曰：子悬者，心腹胀满痛也。妊孕四五个月以来相火养胎，以致胎热气逆凑心，胸腹胀满疼痛，宜紫苏饮。有郁，心腹胀满甚者，加莪术及丁香少许；不食者，芩术汤倍白术，加芍药。火盛极，一时心气闷绝而死，紫苏饮连进救之。此症两尺脉绝者，有误服动胎药，子死腹中，则憎寒，手指唇爪俱青，全以舌为证验，芎归汤救之。

　　仲景云：妇人怀妊六七月，脉弦发热，其胎愈胀，腹痛恶寒者，少腹如扇，所以然者，子脏寒故也，当以附子汤温其脏。妇人伤胎，怀身腹满，不得小便，从腰以上重③，如有水气状，怀身七月，太阴当养不养，此心气实，当刺泻劳宫及关元，小便微利则愈。

　　紫苏饮　治胎气不和，凑上心腹，胀满疼痛，谓之子悬，兼治临产惊恐气结，连日不下。（一方无川芎，名七宝散）

　　紫苏叶二钱　大腹皮　川芎　白芍药　陈皮去白　当归各一钱　人参　甘草各五分

　　上锉作一服，加生姜三片、葱白七寸，水煎服。《本事方》云：曾有一妇累日产不下，服遍催生药，不验。予曰：此必坐草太早，心怀一点惧，气结而不行，然非不顺也。《素问》云：恐则气下。盖恐则精神怯，怯则上焦闭，闭则气还，还则下焦胀，气乃不行矣。得此药，一服便产。及妇人六七月子悬者，予用此数数有验，不十服胎便近下。陈方甫治一妇有孕七个月，远归，忽然胎上冲心而痛，坐卧不安，两医治之无效，遂说胎已死矣，用蓖麻子研烂，加麝香调，贴脐中以下之，命在垂亡。召陈诊视，两尺脉绝，他脉平和，陈问二医作何证治之。答曰：死胎

---

　　① 与气相争　"争"原作"平"，据康熙本改。

　　② 胀满凑心　谓全身肿胀近及心胸。凑，近及。

　　③ 从腰以上重　《金匮要略方论》卷下"上"作"下"。

也。陈曰：何以知之。曰：两尺脉沉绝，以此知之。陈曰：此说出何经。二医无答。陈曰：此子悬也。若是胎死，却有辨处。面赤舌青，子死母活；面青舌赤，吐沫，母死子活；唇口俱青，母子俱死。今面不赤，口不青，其子未死，是胎上逼心，宜以紫苏饮治之。至十服，而胎近下矣。

诃梨勒散　疗妊娠心腹胀满，气冲胸膈、烦闷，四肢少力，不思饮食。

诃梨勒　赤茯苓　前胡各一两　陈皮　大腹皮　桑白皮各七钱半　枳壳　川芎　白术各半两

上锉，每服四钱，姜三片、枣一枚水煎服。

保胎和气饮　专治胎前四五个月身体困倦，气急发热，饮食无味，贪睡头晕等症。

枳壳四钱　厚朴　香附子各三钱　砂仁　苍术　橘红各二钱　苏叶一钱　甘草九分　小茴香一钱半

上锉，分作三服，水煎服。

瘦胎饮　专治胎前五六个月胎孕困弱，肿重贪睡，食不知味，肚胀胎动。

当归二钱　白芍药　益母草　枳壳各四钱　砂仁　香附子　益智各三钱　甘草一钱

上锉，分作三服，每服水一钟半煎至七分，空心温服。

枳壳汤　治妇人妊胎腹胀。

枳壳三两　黄芩二两，一方只用一两

上为粗末，每服五钱，水煎服。如腹满，身体沉重，加白术一两。

葱白汤　治胎上逼心烦闷，又治胎动困笃。

用葱白二七茎，浓煮汁饮之，若胎未死即安，已死即出，未效再服。楼全善云：此方神效，脉浮滑者宜之。《本草》

云：葱白通阳气，安胎。

一方　治胎动上逼心痛。

取艾叶如鸡子大一团，以头醋四升煎至二升，分温服。

仓公下气汤　治心腹两胁胀闷，饮食少思，四肢无力。

羌活　赤芍药炒　甘草炙　槟榔　青皮　大腹皮　陈皮　赤茯苓　半夏姜制　桑白皮炒，各五分　桂心二分　紫苏茎二钱

上锉，加生姜五片、枣一枚，水煎服。

当归汤　治胎动冲心，烦闷欲死，安胎止痛。

当归酒浸　川芎　人参　阿胶　甘草炙，各一两半　连根葱白一握

上细锉，以水二升煎四味至升半，去滓，下葱再煎，减三合，温服，一剂分为二三服。

安胎和气饮　治胎冷腹胀，痛引两胁，小便频数，大便虚滑。

诃子面裹煨，去核　白术各二钱　陈皮去白高良姜炒　木香不见火　白芍药　陈米炒甘草炙，各一钱

上作一服，生姜五片水煎服。忌生冷之物。

仲景附子汤　妇人怀妊六七月，脉弦发热，其胎愈胀，腹痛恶寒者，少腹如扇，所以然者，子脏寒故也，当以此汤温其脏。

附子二枚，炮，去皮，破八片　白术四两茯苓　芍药各三两　人参二两

上五味以水八升煮取三升，去滓，温服一升，日三服。

心　痛

大全云：妊娠心痛，乃风邪痰饮交结。若伤心正经，为真心痛，朝发夕死，夕发旦死；若伤心支络，则乍安乍作；若

伤于子脏，则胎动而血下。

薛氏曰：前证若饮食所伤，用平胃散加枳壳、山楂；若因错杂诸邪，当审其因而治之。一妊妇心痛，烦热作渴，用白术散即愈。后因停食，其痛仍作，胸腹膨满，按之则痛，此因饮食停滞，用人参养胃汤，按之不痛，乃脾胃受伤，以六君子补之而愈。一妊妇心腹作痛，胸胁作胀，吞酸不食，此肝脾气滞，用二陈、山楂、山栀、青皮、木香而愈。又因怒仍痛，胎动不食，面色青黄，肝脉弦紧，脾脉弦长，此肝木乘土，用六君子汤加升麻、柴胡、木香而愈。

火龙散 治妊娠心气疼。

川楝子 茴香炒，各三钱 艾叶末盐炒，一钱半

上作一服，水二钟煎至一钟，不拘时服。

产宝方 治妊娠卒心痛，气欲绝。

川芎 当归 茯苓 厚朴制，各一分

上共药一两（分音忿，一分者，二钱半也），用水六升煎取二升，分二服。

千金方 疗妊娠心痛。

青竹茹一升 羊脂八两 白蜜三两

上三味合煎，每服枣核大三枚，食前顿服，日三服。

一方 治妊娠忽然心痛，闷绝欲死者，谓之中恶。

生地黄二钱 枳壳一钱 木香三分

上锉，酒煎服。

一方 橘皮三两、豆豉五两为末，炼蜜为丸如桐子大，温水下二七丸，无时。

杂方 青竹茹一升，酒二升煮取一升半，去滓，分温顿服。

一方 破鸡子一枚，酒调服之。

一方 大麻子三升研，水八升煮取五升，分五服。

雷公炮炙论云：心痛欲死，急觅延胡。

心 腹 痛

大全云：妊娠心腹痛者，或由宿有冷疼，或新触风寒，皆由脏虚而致发动也，邪正相击而并于气，随气上下，上冲于心则心痛，下攻于腹则腹痛，故令心腹痛也。妊娠而痛者，邪正二气交攻于内，若不时瘥者，其痛冲击胞络，必致动胎，甚则伤堕也。又云：妊娠心腹疼痛，多是风寒湿冷痰饮与脏气相击，故令腹痛，攻伤不已则致胎动也。

薛氏曰：前证若风寒痰饮，用金沸草散；杂病咳嗽，胎气郁结，加香附、川芎；若饮食停滞，用六君加紫苏、枳壳；若怒动肝火，前药更加柴胡、山栀；若郁结伤脾，用归脾汤加枳壳、山栀。一妊妇心腹作痛，吐痰恶心，胎气上攻，饮食少思。此脾虚气滞而为痰，用六君子加柴胡、枳壳，诸证渐退，饮食渐进，又用四君子加枳壳、山栀、桔梗而安。后因怒两胁气胀，中脘作痛，恶寒呕吐，用六君加柴胡、升麻、木香，一剂而愈。

川芎散 治妊娠素有冷气，忽心腹痛如刀刺。

川芎 当归各一钱 人参 吴茱萸 厚朴姜制，各五分 芍药七分半 茯苓 桔梗各四分 枳壳 甘草各二分

上剂水煎，稍热服。

当归芍药散 治妊娠腹中绞痛，心下急痛，及疗产后崩中，去血过多，眩晕虚乏。

白芍药炒，四两 当归 茯苓 白术各二两 泽泻 川芎各一两

上为细末，每服二钱，食前温酒调服。

阿胶散 治妊娠胎动，腹中疼痛，不思饮食。

当归炒 陈皮各一两 白术 白茯苓 阿胶炒 川芎各七钱半 甘草二钱半

上吹咀，每服三钱，水一盏、姜三片、枣一枚煎七分服。

一方 治妊娠患腹痛，并胎动不安。

当归三两 川芎 阿胶 人参 厚朴各二两 葱白切，一升

一方有甘草。

上吹咀，以水七升煎取三升，分三服。

治妊娠 二三个月忽心腹疞痛不安，兼治腰痛。

当归三钱 阿胶炒 甘草炙，各二钱 葱白四寸

上切作二服，每服用水二钟煎至一钟，温服。

治妊妇四五个月忽心腹疞痛

大枣十四枚，炒令黑 盐烧令赤

上为末，取一撮许，酒调服之，立愈。一方单用烧盐三指撮，酒调下。

香茇散 治妊娠五个月以后常胸膈间气刺满痛，或肠鸣，以至呕逆减食，此由喜怒忧虑过度，饮食失节之所致也。蔡元度宠人有子，夫人怒，欲逐之，遂病，医官王师复处此方，三服而愈。

广中莪茂炒，一两 丁香半两 粉草二钱半

上为细末，空心盐汤点服一大钱，觉胸中如物按下。

古今录验方 疗妊娠腹内冷痛，忽胎动。

薤白一升 当归切，四两

上以水五升煮取二升，作三服。

一方 治妊娠胎动欲落，腹中痛不可忍。

上等银一斤 茅根二斤，去黑皮

上以水九升煮银，取五升，入清酒一升同煎茅根，取三升，分三服，立安。

一方 治妊娠腹痛。

用生地黄三斤捣汁，酒一升合煎减半，顿服，愈。

腹　　痛即子痛

仲景云：妇人怀胎，腹中诸疾痛，当归芍药散主之。

脉经曰：妇人有胎腹痛，其人不安，若胎病不动[1]，欲知生死，令人摸之[2]，如覆杯者则男，如肘颈参差起者女也。冷在何面，冷者为死，温者为生。

薛氏曰：若腹中不时作痛，或小腹重坠，名胎痛，用地黄当归汤，未应，加参、术、陈皮。或因脾气虚，用四君子加当归、地黄；中气虚，用补中益气汤。

芍药芩术汤 治妊娠腹中满痛叉心，不得饮食。

芍药四两 黄芩三两 白术六两

上三味吹咀，以水六升煮取三升，分三服，半日令药尽，微下水，令易生，月饮一剂为善。

地黄当归汤 治妇人有孕胎痛。

当归一两 熟地黄二两

上为末，作一服，水三升煎至一升，去渣，顿服。未效，加人参、白术、陈皮；因气者，加砂仁。

加味四物汤 治血少胎痛。

当归 川芎 白芍药 熟地黄 香附子各等分

上为末，每服三钱，紫苏汤调下。

小　腹　痛

大全云：妊娠小腹痛者，由胞络虚，风寒相搏，痛甚，亦令胎动也。

薛氏曰：前证若风寒所搏，用紫苏饮

---

① 胎病不动 《脉经》卷九"动"作"长"。
② 令人摸之 "摸"原作"模"，据康熙本、《脉经》卷九改。

加生姜；气血虚，用八珍汤；脾气虚，用六君子汤；中气虚，用补中益气汤；若腹胀痛，用安胎饮加升麻、白术，不应，兼补中益气汤。一妊妇小腹作痛，其胎不安，气攻左右，或时逆上，小便不利，用小柴胡汤加青皮、山栀清肝火而愈。后因怒小腹胀满，小便不利，水道重坠，胎仍不安，此亦肝木炽盛所致，用龙胆泻肝汤一剂，诸证顿愈，乃以四君子加柴胡、升麻，以培脾土而安。

疗妊娠被惊恼 胎向下不安，小腹痛连腰，下血。

当归 川芎各八分 阿胶炙 人参 艾叶各四分 茯苓十分 大枣二十个

上细切，以水四升煮取二升，温分三服。

补遗方 治妊妇小腹痛，胎动不安。

川芎为细末，酒调下。

一方 用川芎、当归等分，煎服。

腰腹及背痛

大全曰：肾主腰足，因劳伤损动，其经虚则风冷乘之，则腰痛，冷气乘虚入腹则腹痛，故令腰腹相引而痛，其痛不止，多动胎气。妇人肾以系胞，妊娠而腰痛甚者，则胞堕也。

薛氏曰：前证若外邪所伤，用独活寄生汤；劳伤元气，用八珍汤加杜仲、砂仁、胶、艾；脾肾不足，以前药加白术、补骨脂；气血郁滞，用紫苏饮加桔梗、枳壳；肝火所动，用小柴胡汤加白术、枳壳、山栀；肝脾郁结，用归脾汤加柴胡、枳壳。一妊妇颈项强直，腰背作痛。此膀胱经风邪所致，用拔萃羌活汤一剂而愈，又用独活寄生汤及八珍汤，以祛邪固本而痊。

汪石山治一妇怀妊八月，尝病腰痛[1]，不能转侧，大便燥结，医用人参等

补剂，痛益加，用硝、黄通利之药，燥结虽行，而痛如故。汪诊之，脉稍洪近映，曰：血热血滞也，宜用四物加木香、乳、没、黄柏、火麻仁。煎服四五帖，痛稍减，燥结润，复加发热面赤，或时恶寒，仍用前方去乳香、没药，加柴胡、黄芩，服二帖而寒热除。又背心觉寒，腰痛复作，汪曰：血已利矣，可于前方加人参一钱。服之而安。

通气散 治妊娠腰痛，状不可忍，此药神效。

破故纸瓦上炒香，为末

上先嚼胡桃肉一个，烂后以温酒调下三钱，空心服。

五加皮散 治妊娠腰痛不可忍，或跨痛[2]，先服此散。

杜仲四两，炒 五加皮 阿胶炙，另入 防风 狗脊 川芎 白芍药 细辛 萆薢各三两 杏仁八十个，去皮尖，麸炒

上㕮咀，以水九升煮取二升，去渣下胶，作三服。

五加皮丸 治妊娠腰痛不可忍者，次服此丸。

续断炒 杜仲各二两半 芎䓖 独活各三两 五加皮 狗脊 萆薢 芍药 诃子肉各四两

上为细末，炼蜜丸如桐子大，每服四十丸，空心酒下，日三服。

疗触动胎以致腰痛背痛

杜仲 五加皮 当归 芍药 川芎 萆薢各等分

上锉细，以水七升煮取一升半，分温三服。

小品苎根汤 疗损动胎，腰腹痛，去血，胎动向下。

---

① 尝病腰痛 即常病腰痛。尝，通"常"。
② 跨痛 即胯痛。跨，通"胯"。

生地黄　苎根各二两　当归　芍药
阿胶　甘草各一两

上细切，以水六升煮取二升，去滓，
纳胶煎烊，分温三服。忌海藻、芜荑。

大地黄丸　治产前后腰腹疼，一切血
疼，兼治血气虚，四肢不举，骨髓热疼。

熟地黄二两　乌梅肉　当归各一两

上为细末，炼蜜丸如弹子大，每服一
丸，空心白汤嚼下。

紫酒　治妊娠腰痛如折，亦治常人卒
腰痛者。

大黑豆二合炒令香熟，以酒一大盏煮
取七分，去豆，空心顿服。

杂方　治胎动腰痛抢心，或下血。

取葱白不拘多少，浓煎汁饮之。

一方　用鹿角长六寸，烧令赤，酒中
淬，再烧再淬，以角碎为度，取酒饮之，
鹿角为末，服方寸匕。

一方　用菖蒲汁酒一升服之。

胎水肿满即子肿、子满、子气

产宝论曰：妊娠肿满，由脏气本弱，
因产重虚，土不克水，血散入四肢，遂致
腹胀，手足面目皆浮肿，小便秘涩。

陈无择云：凡妇人宿有风寒冷湿，妊
娠喜脚肿，俗呼为皱脚，亦有通身肿满，
心腹急胀，名曰胎水。

张仲景曰：妇人本肌肉肥盛，头举自
满，今反羸瘦，头举中隆，胞系了戾，亦
多致此病，但利小便即愈，宜服肾气丸，
盖药中有茯苓故也，地黄为君，功在补
胞。

论曰：凡妊娠之人，无使气极。若心
静气和，则胎气安稳。若中风寒邪气，及
有所触犯，则随邪而生病也。凡妊娠，经
血壅闭以养胎，若忽然虚肿，乃胎中挟
水，水血相搏，脾胃恶湿，主身之肌肉，
湿渍气弱则肌肉虚，水气流溢，故令身肿

满也。然其由有自，或因泄泻下痢，脏腑
虚滑，耗损脾胃，或因寒热疟疾，烦渴引
饮太过，湿渍脾胃，皆能使头面或手足浮
肿也。然水渍于胞，儿未成形，则胎多损
坏。及其临产日脚微肿，乃胞脏水少血
多，水出于外，故现微肿则易生也。宿有
寒气，因寒冷所触，故能令腹胀肿满也。

产乳集论曰：妊娠自三月成胎之后，
两足自脚面渐肿腿膝以来，行步艰辛，以
至喘闷，饮食不美，似水气状，至于脚指
间有黄水出者，谓之子气，直至分娩方
消。此由妇人素有风气，或冲任经有血
风，未可妄投汤药。亦恐大段甚者，虑将
产之际费力，有不测之忧，故不可不治于
未产之前也。古方论中少有言者。元丰
中，淮南陈景初名医也，独有方论治此
病，方名初谓之香附散，李伯时易名曰天
仙藤散也。

薛氏曰：前证若胸满腹胀，小便不
通，遍身浮肿，用鲤鱼汤，脾胃虚弱佐以
四君子；若面目虚浮，肢体如水气，用全
生白术散，如未应用六君子汤；脾虚湿
热，下部作肿，用补中益气加茯苓；若饮
食失宜，呕吐泄泻，用六君子汤；若腿足
发肿，喘闷不安，或指缝出水，用天仙藤
散，脾胃虚弱兼四君子汤，如未应用补中
益气汤；若脾肺气滞，用加味归脾汤，佐
以加味逍遥散。

白术散　治妊娠面目虚浮，四肢肿如
水气，名曰子肿。

白术二钱半　茯苓皮一钱半　陈皮　生
姜皮　大腹皮　桑白皮各一钱

去白术，名五皮散，或加木香。

上锉，水煎服。或为细末，每服三
钱，米饮调下。

木通散　治妊娠身体浮肿，四肢胀
急，小便不利。

木通　香薷　紫苏茎叶各一钱　枳壳

麸炒 槟榔 条芩各五分 木香 诃子皮各三分

上锉，加生姜三片，水煎，食前服。

葶苈散 治妊娠遍身洪肿。

葶苈子一两 白术五两 茯苓 桑白皮 郁李仁各二两

上为粗末，水六升煎取二升，分三服，小便利即瘥。

千金鲤鱼汤 治妊娠腹胀满，或浑身浮肿，小便赤涩。

当归 白芍药各一钱 白茯苓一钱半 白术二钱 橘红五分 鲤鱼一尾

上作一服，将鲤鱼去鳞肠，白水煮熟，去鱼，用汁一盏半入生姜三片，煎至一盏，空心服，胎水即下。如未尽，腹闷未除，再合一剂服之。一方无橘红。

防己汤 治妊娠脾虚，遍身浮肿，腹胀喘促，小便不利。

防己一钱半 桑白皮炒 紫苏茎叶 赤茯苓各二钱 木香五分

上锉一服，加生姜四片，水煎服。如大便不通，加枳壳、槟榔。

泽泻散 治妊娠遍身浮肿，上气喘急，大便不通，小便赤涩，谓之子满。

泽泻 桑白皮炒 木通 枳壳麸炒 槟榔 赤茯苓各一钱半

上锉一服，加生姜五片，水煎服。

天仙藤散 治妊娠自三月成胎之后，两足自脚面渐肿至腿膝，行步艰难，喘闷妨食，状似水气，甚至足指间有黄水出者，谓之子气。

天仙藤洗，略炒，即青木香藤 香附子炒 陈皮 甘草 乌药 木香各等分，一方作木瓜

上锉，每服五钱，加生姜三片、紫苏五叶，水煎，日三服，肿消止药。

产宝方 疗妊娠身肿有水气，心腹胀满，小便少。

茯苓四两 杏仁 槟榔各三两 旋覆花 郁李仁各一两

上㕮咀，以水六升煮取二升，分温三服，小便通即瘥。

崔氏方 疗妊娠体肿有水气，心腹急满。

茯苓 白术各四两 旋覆花二两 杏仁 黄芩各三两

上细切，以水七升煮取二升半，分温三服。忌桃、李、雀肉、酢物。

肾着汤 治妊娠腰脚肿痛。

茯苓 白术各二钱 干姜炮 甘草各一钱 杏仁一钱半

上㕮咀，水煎服。一方无干姜。

治妊娠手脚皆肿挛急方

赤小豆五升 商陆根一斤，切

上以水三斗煮一斗，稍稍饮之尽。一方加泽漆一斤。

子和方 治妊娠从脚上至腹肿，小便不利，微渴。

猪苓五两为末，以热水调服方寸匕，日三服。

腹哭钟鸣

产宝方 治小儿在腹中哭，及孕妇腹内钟鸣。

取空房下鼠穴中土一块，令孕妇嚼之，即止。或为末，入麝香少许，酒调下二钱，立愈。然麝香开窍，当酌量用之。

补遗方 治孕妇腹中儿哭。

用黄连浓煎汁，母常呷之，即止。

一法 小儿腹哭者，盖脐带上疙瘩儿含口中，因妊妇登高举臂，脱出儿口，以此作声，令妊妇曲腰就地如拾物，仍入儿口，即止。

积 聚

黄帝问曰：妇人重身，毒之何如。岐

伯曰：有故无殒。帝曰：愿闻其故。岐伯曰：大积大聚，其可犯也。衰其太半而止，过者死。

香粉丸　治血块如盘，有孕难服峻剂，此方主之。

香附子醋煮，四两　桃仁去皮尖，一两
海粉醋煮，二两　白术一两

上为末，面糊丸服。一方神曲糊丸。

伤　食

大全曰：经云：饮食自倍，肠胃乃伤。又云：阴之所生，本在五味；阴之五宫，伤在五味。若妊子饮食不节，生冷毒物恣性食啖，致伤脾胃。故妊娠伤食最难得药，唯木香丸、白术散二方最稳捷。

薛氏曰：东垣先生云：脾胃之气壮，则过时而不饥，多食而不伤。盖胃主司纳，脾主消化，五脏之本也。然食倍而伤者，乃脾虚而不化也，若投以峻剂，则脾胃复伤，而胎亦损矣，当审其所因而调治之。若饮食停滞，或肚腹作痛，用平胃散；腹满泄泻，用六君子汤；若脾气下陷，用补中益气汤。凡嗳觉药气，且戒药饵，节饮食。经云：损其脾者，调其饮食，适其寒温。大凡脾胃虚弱，饮食难化，以白术、陈皮为末等分，陈曲糊丸，常服最善。枳术丸但可暂用，枳实峻厉，能耗真气，治者慎之。一妊妇因停食服枳术丸，胸腹不利，饮食益少，更服消导宽中之剂，其胎下坠。余谓：此脾气虚而不能承载也。用补中益气及六君子汤，中气渐健，其胎渐安，又用八珍汤加柴胡、升麻调理而痊。

平胃散　治妊娠饮食停滞，或肚腹作痛。

苍术米泔浸，炒　厚朴姜制　陈皮各一钱
甘草炙，五分

上锉，加生姜三片、枣一枚，水煎服。呕吐恶心，加枳壳、砂仁。吞酸嗳腐，加黄连三分、吴茱萸二分。

六君子汤　治脾胃虚弱，饮食难化，或腹满泄泻。

人参　白术　茯苓　甘草炙　半夏
陈皮各一钱

上锉，加生姜三片、枣一枚，水煎服。停滞肉食，倍加山楂；停滞面食，倍加麦蘖；停滞糯食，用白酒曲一味；停滞米饮，倍加谷蘖；鱼腥所伤，倍加陈皮；伤辛热之物，加黄连；伤性冷之物，加砂仁、木香，如不应更加肉豆蔻、补骨脂，再不应用四神丸。

木香丸　治妊娠脾胃虚弱，饮食不消，肚腹膨胀，或呕吐泄泻。

木香二钱　三棱　人参　白茯苓各三钱

上为末，面糊丸如绿豆大，每服三四十丸，熟水下。

白术散　治妊娠脾胃虚弱，气不调和，饮食易伤。

白术炒　紫苏各一两　人参　白芷炒，各七钱半　川芎　诃子皮　青皮各半两　甘草炒，二钱半

上每服二钱，加生姜三片，水煎服。一方无白芷。

中　恶

大全云：夫妊娠忽然心腹刺痛，闷绝欲死者，谓之中恶，邪恶之气中胎伤于人也。所以然者，血气自养而为精神之主，若血气不和则精神衰弱，故邪毒之气得以中之，妊娠之病亦致损胎也。

薛氏曰：前证当调补正气为善，用金银藤一味煎汤饮之。

当归散　治妊娠中恶，心腹疼痛。

当归　丁香　川芎各三两　青橘皮二两

吴茱萸半两，去梗①，汤泡三次，炒黑

上为细末，温酒调下一钱，无时。

又方 生干地黄一两 枳壳 木香各七钱半

上为细末，每服一钱，酒调下。

又方 苦梗二两细锉，略炒，生姜半两，水煎服之。

散滞汤 治触冒恶气，伤胎肚痛，手不可近，发热，不思食。

青皮三钱 黄芩 芍药各二钱 归尾一钱半 川芎一钱 木香五分 甘草炙，少许

上分二帖，水三盏先煮苎根两大片至二盏，去苎根，入前药同煎至一盏，热服。

补遗方 治妊娠中恶，心腹绞急切痛，如鬼击之状，不可按摩，或吐血，或衄血者。

用熟艾如拳大煮汁，频服。

一方 用盐一盏、水二盏调和服，以冷水噀之，吐出即安。

一方 用灶心土为末，每二钱井水调服，白汤亦可。

伤 寒

吴氏曰：凡妊娠伤寒，六经治例皆同，但要安胎为主，凡药中有犯胎者则不可用也。如藿香正气散、十味芎苏散、参苏饮、小柴胡汤之类，有半夏能犯胎，如用须去之。若痰多呕逆，必用之，以半夏曲则可。如无，沸汤泡七次，去皮脐，生姜自然汁拌，晒干，乃可用也。凡川乌、附子、天雄、侧子、肉桂、干姜、大黄、芒硝、芫花、甘遂、大戟、蜀漆、水蛭、虻虫、桃仁、牡丹皮、干漆、代赭石、瞿麦、牛膝等类之物，皆动胎之药，凡用必须斟酌，仔细详之。大抵妊娠伤寒，合用汤剂②，必加黄芩、白术，二味能安胎也，或以此二味煎汤与之，或为细末，白

汤调下二三钱，亦佳。如妊妇素禀弱者，药中四物汤佐之，不可缺也。且如用小柴胡汤，去半夏，加白术，合四物汤用之，可以保胎除热也，其效如神。余皆仿此，用之则妙矣。

万密斋云：妊娠伤寒，专以清热安胎为主。或汗或下，各宜随其五脏表里所见脉证主治，勿犯胎气。故在表发汗，以香苏散为主方；半表半里则和解之，以黄龙汤为主方；在里则下之，以三黄解毒汤为主方。此吾家传之秘，活人甚多。如古方六合汤，虽分治详明，犹不及此切当。(古方六合汤，自表虚四物汤至四物大黄汤，共计十五方，详见第一卷调经门四物汤加减条下)

白术散 治伤寒热病，先以此安胎，但觉头疼发热便可服，二三服即瘥。若四肢厥逆，阴症也，不可用。

白术 黄芩各等分，新瓦上炒

上细切，每服三钱，加生姜三片、大枣一枚，水煎服。

安胎阿胶散 治妊娠伤寒时气，先服此以安胎，却以主药间服。

阿胶炙 白术炒 桑寄生 人参 白茯苓各等分

上为末，每服一钱，用糯米饮调下，日三服。

香苏散 凡妊妇伤寒，勿论日数，但见恶寒头疼，此主之。

香附炒黑 紫苏各二钱 陈皮一钱 甘草五分

上锉，加生姜三片、葱五根，水煎服。头痛，加川芎、白芷各一钱，名芎芷香苏散。假令得肝脉，其外症善洁，面青善怒，其三部脉俱浮而弦，恶寒里和，谓

---

① 去梗 "梗"原作"粳"，据康熙本改。
② 合用汤剂 谓应当用汤剂。合，当，应该。

清便自调也，本方加羌活、防风各一钱，谓肝主风，是胆受病也；假令得心脉，其外症面赤，口干善笑，其三部脉俱浮而洪，恶寒里和，本方加黄芩、石膏各一钱半，谓心主热，是小肠受病也；假令得脾脉，面黄，善噫善思，尺寸脉俱浮而缓，恶寒里和，本方加白术、防己各一钱半，谓脾主湿，是阳明受病也；假令得肺脉，其外症面白，善嚏善悲，不乐欲哭，其尺寸脉俱浮而涩，恶寒里和，本方加黄芪、防风各一钱，谓肺主燥，是大肠受病也；假令得肾脉，其外症面黑善恐，其尺寸脉俱浮而濡，恶寒里和，本方加附子炮一钱，谓肾主寒，是膀胱经受病也。（附子犯胎，用吴茱萸温之可也）

羌活汤　河间①云：解利伤寒，不问何经所受，虽不能尽解，亦无坏症，尤益妊妇。

羌活二钱　白术一钱半　防风　川芎　白芷　黄芩　甘草炙，各一钱　细辛三分

上锉，水煎，服无时。如无汗，去白术，用苍术。

黄龙汤　妊妇伤寒得之三五日后，外有恶寒发热，内有烦渴引饮②，小便赤涩之症，此邪在半表半里也，宜此方主之。

柴胡二钱　黄芩一钱半　人参　甘草各一钱

上加姜、枣，水煎服。如寒热往来，无汗口干，加葛根二钱，去枣，入葱白三根；如头疼不止，加川芎、白芷各一钱，去枣，加葱白三根；如发热有汗，口渴，加白术、瓜蒌根各一钱半；如脉浮大有力，大热大渴，本方合人参白虎汤，去姜、枣；如心烦不得卧，加白茯苓、麦门冬各一钱；如呕哕，加半夏制、白茯苓各一钱，去枣；如胸膈满痛，加枳壳炒、香附子炒黑、川芎各一钱；如大便秘，初加大黄五分，得利则止，不利加一钱，以利

为度。

三黄解毒汤　妊娠伤寒五六日后，表邪悉罢，并无头疼恶寒之症，止③烦躁，发热大渴，小便赤，大便秘，或利下赤水，六脉沉实，此病邪在里也，宜此方主之。

黄芩　黄连　黄柏　山栀　大黄各等分

上锉，水煎服，更随五脏脉症加减。假令得肝脉，其内症烦满消渴，溲便难，尺寸脉沉弦有力，是肝经本脏病也，本方加当归一钱半、甘草五分，倍山栀；假令得心脉，其内症烦躁心痛，掌中热而哕，尺寸脉沉数有力，是心经本脏受病也，本方加麦门冬一钱、竹茹一团，倍黄连；假令得脾脉，其内症腹胀满，谵妄，其脉沉缓有力，是脾经本脏受病也，本方加枳实炒、厚朴姜汁炒各一钱半，倍大黄；假令得肺脉，其内症喘咳胸满，尺寸脉沉涩有力，是肺经本脏受病也，本方加葶苈炒一钱、桔梗五分，倍黄芩；假令得肾脉，泄如下重，足胫寒而逆，尺寸脉沉而石，是肾经本脏受病也，加干姜炮五分、熟地黄一钱半，倍黄柏。

黄芪解肌汤　治妊娠伤风自汗。

人参　黄芪　当归　川芎　甘草炙，各半两　芍药六钱

上㕮咀，每服八钱，水煎服。加苍术、生地黄亦可。

桂枝芍药当归汤　治妇人有孕伤寒，脉浮头重，腹中切痛，宜此方。

桂枝　芍药　当归各一两

上锉细，每服一两，水煎服。

芍药汤　妇人妊娠伤寒自利，腹中痛，食饮不下，脉沉者，太阴病也，宜此

---

① 河间　原作"河涧"，据康熙本改。
② 烦渴引饮　"饮"原作"渴"，据康熙本改。
③ 止　仅仅。

方。

　　芍药　白术　茯苓　甘草各一两

　　上锉，每服一两，水煎服。

　　加减当归六黄汤　治妊娠伤寒发汗后，汗漏不止，胎气损者。

　　当归身　黄芪炙　生地黄　黄芩　白术　阿胶珠　炙甘草各等分

　　上用浮小麦一撮煎汤，去麦，下药五钱，煎七分，温服。

　　加味黄芩汤　治妊妇伤寒下后，协热而利不止，胎气损者。

　　黄芩二钱　白芍药　白术　白茯苓　炙甘草　阿胶各一钱

　　上用水一盏半煎一盏，后入阿胶，再煎八分服。

　　加味竹叶汤　妊妇汗下后，热不除者，虚也，此方主之。

　　人参　麦门冬　炙甘草　阿胶　生地黄各一钱

　　上加竹叶十二片、粳米一合，煎服。

　　黄龙四物汤　治妊妇伤寒瘥后发热者，宜此方。

　　柴胡二钱　黄芩一钱半　人参　甘草　当归　川芎　芍药　地黄各一钱

　　上锉，水煎服。若因于食者，本方加枳实。

　　加减四物汤　治妊妇伤寒热极发斑，状如锦纹者。

　　当归　白芍药　生地黄　黄芩各等分

　　上锉，每服八钱，水煎服。

　　栀子大青汤　治妊娠伤寒发斑，变为黑色。

　　升麻　黄芩　栀子各二两　大青　杏仁各半两

　　一方无黄芩，有小草、甘草，名升麻六物汤。

　　上㕮咀，每服五钱，水一盏半、细切葱白三寸煎服。

　　一方　治妊娠伤寒发斑忽黑，小便如血，胎欲落。

　　栀子　升麻各四两　青黛二两　生地黄二十枚　石膏八两　葱白切，一升　黄芩三两

　　上水煎，分三服。忌热物。又以井中泥涂心下，干则易。

　　护胎法　治伤寒热病，护胎。

　　用白药子不拘多少为末，以鸡蛋清①调，摊于纸上，如碗大，贴脐下胎存处，干以湿水润之。

　　护胎法　治孕妇一切有热内外诸症。

　　伏龙肝为末，用井底泥调，敷心下，令胎不伤。

中　风

　　大全论曰：夫四时八方之气为风也，常以冬至之日候之。若从其乡来者，长养万物；若不从其乡来者，名为虚邪，贼害万物，人体虚则中之。若风邪客于皮肤，入于经络，即顽痹不仁；若入于筋脉，挟寒则挛急㖞僻，挟温则弛纵痿软；若入脏腑，则恍惚惊悸。凡五脏俞皆在背，脏腑虚，寒邪皆从俞而入，随所伤脏腑经络而为诸病。妊娠中风，若不早治则令堕胎也。

　　薛氏曰：按《机要》云：风本为热，热胜则风动，宜以静胜其躁，是亦养血也。治法须少汗，亦宜少下，多汗则虚其卫，多下则损其荣。虽有汗下之戒，而有中脏中腑之分。中腑者多著四肢，则脉浮恶寒，拘急不仁；中脏者多著九窍，则唇缓失音，耳聋鼻塞②，目瞀便秘。中腑者宜汗之，中脏者宜下之。表里已和，宜治在经，当以大药养之。此中风之要法，妊娠患之，亦当宜此施治，而佐以安胎之

---

　　① 鸡蛋清　原作"鸡弹清"，据康熙本改。
　　② 鼻塞　"塞"原作"寒"，据康熙本改。

药。

防风散　治妊娠中风卒倒，心神闷乱，口噤不能言，四肢急强。

防风去芦　葛根　桑寄生各一两　羚羊角屑　细辛去苗　当归　甘菊花　汉防己去皮　秦艽去芦　茯神去木　甘草炙，各半两

上㕮咀，每服八钱，水一中盏半、生姜五片煎至一大盏，去滓，入竹沥半合搅匀，温服无时。

生犀角散　治妊娠卒中风不语，四肢强直，心神昏愦。

生犀角屑　麻黄去节，各一两　防风去芦赤箭　羌活　当归　人参各去芦　葛根　赤芍药各七钱半　秦艽　甘草炙，各半两石膏一两半

上㕮咀，每服八钱，煎服法如前。

防己散　治妊娠中风，口眼㖞斜，手足顽痹。

防己去皮　羌活　防风各去芦　麻黄去节　黄松木节　羚羊角屑各一两　桂心荆芥穗　薏苡仁　桑寄生　甘草炙，各一两

上㕮咀，每服五钱，生姜五片水煎，温服不拘时。

白僵蚕散　治妊娠中风口噤，心膈痰涎壅滞，言语不得，四肢强直。

白僵蚕炒　天麻　独活去芦，各一两麻黄去节，一两半　乌犀角屑七钱半　白附子炮半夏汤洗七次，姜制　天南星炮　藿香各半两　龙脑二钱半，另研

上为细末，入研药令匀，每服一钱，生姜薄荷汤调下，不拘时，日三服。

消风散　治妊娠头旋目眩，视物不见，腮颊肿核。

防风　羌活　当归酒洗　川芎　白芷荆芥穗　甘菊花　羚羊角镑　大豆黄卷炒石膏煅，各五分　甘草二分半

上为细末，作一服，加芽茶五分、水一盏半，煎至一盏，食后温服。

赤箭丸　治妊娠中风，手足不随，筋脉缓急，言语謇涩，皮肤不仁。

赤箭　萆薢酒浸　麻黄去节　独活去芦鼠粘子　熟干地黄　羚羊角屑各一两　阿胶炒　防风去芦　芎䓖　当归去芦，炒　薏苡仁　五加皮　秦艽去芦　汉防己去皮柏子仁　酸枣仁炒　丹参去芦，各七钱半

上为细末，炼蜜和捣三五百下，丸如桐子大，每服三十丸，豆淋酒送下，食前。

白术酒　治妊娠中风口噤，语言不得。

白术一两半　独活一两　黑豆一合，炒上细锉，以酒三升煎取一升半，去滓，温分四服。口噤者，拗口灌之，得汗即愈。

治妊娠因感外风如中风状不省人事

熟艾三两，陈米醋炒令极热，以绵帛裹，熨脐下，良久即省。

风痓即子痫[1]

大全云：妊娠体虚受风而伤太阳之经络，后复遇风寒相搏，发则口噤背强，名之曰痓，又云痉，其候冒闷不识人，须臾自醒，良久复作，谓之风痓，一名子痫，一名子冒，甚则反张。

薛氏曰：前证若心肝风热，用钩藤汤；肝脾血虚，加味逍遥散；肝脾郁怒，加味归脾汤；气逆痰滞，紫苏饮；肝火风热，钩藤散；脾郁痰滞，二陈、姜汁、竹沥。若兼证相杂，当参照子烦门。

丹溪治一妇人怀妊六月发痫，手足扬直，面紫黑色，合眼涎出，昏愦不省人事，半时而醒，医与震灵丹五十余帖，其疾时作时止，无减证，直至临产方自愈。产一女，蓐中子母皆安。次年，其夫疑丹

_____
① 子痫　原作"子痛"，据康熙本改。

毒必作，求治之。诊其脉，浮取弦，重取涩，按至骨则沉实带数。时正二月，因未见其痫发正状，未敢与药。意其旧年痫发时乃五月，欲待其时，度此疾必作，当审谛施治。至五月半其疾果作，皆是午巳两时，遂教以自制防风通圣散，用生甘草，加桃仁多，红花少，或服或吐，至四五剂，疾渐疏而轻，后发为疥而愈。

羚羊角散　治妊娠冒闷，头项强直，角弓反张，名曰子痫风痓。

羚羊角镑　独活　酸枣仁炒　五加皮　薏苡仁炒　防风　当归酒浸　川芎　茯神去木杏仁各五分　木香　甘草各二分

上㕮咀，加生姜五片，水煎服。

葛根汤　疗妊娠临月因发风痓，忽闷愦不识人，吐逆眩倒，少醒复发，名曰子痫。

葛根　贝母去心　牡丹皮　防风　防己　当归　川芎　白茯苓　官桂　泽泻　甘草各二两　石膏碎　独活　人参各三两

上㕮咀，每服八钱，水煎服。贝母令人易产，若未临月者以升麻代之。忌海藻、菘菜、酢物。此方犯桂与牡丹，不如羚羊角散之安。

芎活汤　治子痫，兼用产后逐恶血，下胞衣。

川芎　羌活各等分

上锉，水煎，入酒少许，温服。

羌活酒　治妊娠中风痓，口噤，四肢强直，角弓反张。

羌活去芦，一两半　防风去芦，一两　黑豆一合，炒，去皮

上前二味㕮咀，好酒五升浸一宿，每服用黑豆一合炒令熟，投入药酒一大盏，候沸即住，去滓，分两服灌之。

瘛疭

薛氏曰：瘛者，筋脉急而缩也；疭者，筋脉缓而伸也。一缩一伸，手足相引，搐搦不已，大抵与婴孩发搐相似，谓之瘛疭也。此证多属风，盖风主摇动。骆龙吉云：心主脉，肝主筋；心属火，肝属木；火主热，木主风。风火相炽，则为瘛疭也。治法：若因风热，用钩藤汤加柴胡、山栀、黄芩、白术，以平肝木，降心火，养气血，若风痰上涌加竹沥、南星、半夏，若风邪急搐加全蝎、僵蚕；亏损气血，用八珍汤加钩藤、山栀为主；若无力抽搐，戴眼反折，汗出如珠者，肝绝也，皆不治。一妊妇四肢不能伸，服祛风燥血之剂，遗屎痰甚，四肢抽搐。余谓肝火血燥，用八珍汤加炒黑黄芩为主，佐以钩藤汤而安。后因怒前证复作，小便下血，寒热少寐，饮食少思，用钩藤散加山栀、柴胡而血止，用加味逍遥散，寒热退而得寐，用六君子汤加芍药、钩藤钩，饮食进而渐安。

钩藤汤　方见胎动不安。

子喑

大全云：孕妇不语，非病也。间有如此者不须服药，临产月但服保生丸、四物汤之类，产下便语得，亦自然之理，非药之功也。医家不说与人，临月则与寻常之药，产后能语，则以为医之功。岂其功也哉。

黄帝问曰：人有重身九月而喑，此为何也。岐伯对曰：胞之络脉绝也。帝曰：何以言之。岐伯曰：胞络者系于肾，少阴之脉贯肾，系舌本，故不能言。帝曰：治之奈何。岐伯曰：无治也，当十月复。

咳嗽

大全云：夫肺内主气，外司皮毛，皮毛不密，寒邪乘之则咳嗽。秋则肺受之，冬则肾受之，春则肝受之，夏则心受之。

其嗽不已，则传于腑。妊娠病久不已，则伤胎也。

薛氏曰：前证若秋间风邪伤肺，用金沸草散（杂咳嗽）；夏间火邪克金，用人参平腑散（杂喘）；冬间寒邪伤肺，用人参败毒散（杂伤湿）；春间风邪伤肺，用参苏饮（杂发热）。若脾肺气虚，用六君、芎、归、桔梗；若血虚，四物加桑白皮、杏仁、桔梗；肾火上炎，用六味丸加五味子煎服；脾胃气虚，风寒所伤，用补中益气加桑皮、杏仁、桔梗。盖肺属辛金，生于己土，嗽久不愈者，多因脾土虚而不能生肺气，而腠理不密，以致外邪复感，或因肺气虚不能生水，以致阴火上炎所致。治法：当壮土金，生肾水为善。一妊妇嗽则便自出，此肺气不足，肾气亏损，不能司摄，用补中益气汤以培土金，六味丸加五味以生肾气而愈。一妊妇咳嗽，其痰上涌，日五六碗许，诸药不应。予以为此水泛为痰，用六味丸料及四君子汤各一剂稍愈，数剂而安。一妊妇因怒咳嗽吐痰，两胁作痛。此肝火伤肺金，以小柴胡汤加山栀、枳壳、白术、茯苓治之而愈，但欲作呕，此肝侮脾也，用六君子加升麻、柴胡而愈。

桔梗散 治妊娠肺壅咳嗽，喘急不食。

天门冬去心 赤茯苓各一钱 桑白皮 桔梗 紫苏各五分 麻黄去节，三分 贝母 人参甘草炒，各二分

一方有杏仁，无贝母。

上锉，加生姜，水煎服。

马兜铃散 治妊娠胎气壅塞，咳嗽气喘。

马兜铃 苦梗 人参 甘草 贝母各五分 桑白皮 陈皮去白 大腹皮黑豆水浸洗 紫苏各一钱 五味子二分半

一方有枳壳，无人参、贝母、桑白皮三味。

上锉一服，加生姜三片，水煎服。

百合散 治妊娠风壅咳嗽，痰多喘满。

百合蒸 紫菀茸洗 贝母去心 白芍药 前胡 赤茯苓 桔梗炒，各一钱 甘草炙，五分

上作一服，水二钟、生姜五片煎至一钟，温服。

紫菀汤 治妊娠咳嗽不止，胎动不安。

紫菀 麦门冬去心，各一两 桔梗半两 杏仁 桑白皮 甘草各二钱半

一方有防风五分。

上咬咀，每服三钱，加竹茹一块，水煎，去滓，入蜜半匙，再煎一二沸，温服。

喘　急

吕沧洲治经历哈散侍人病喘不得卧，众作肺气受风邪治之。吕诊之，气口盛于人迎一倍，厥阴弦动而疾，两尺俱短而离经，因告之曰：病盖得之毒药动血，以致胎死不下，奔迫而上冲，非风寒作喘也。乃用催生汤加芎、归，煮二三升服之，夜半果下一死胎，喘即止。哈散密嘱曰：病妾诚有怀，以室人见嫉，故药去之，众所不知也。众惭而去。

平安散 治妊娠上气喘急，大便不通，呕吐不食，腹胁胀痛。

川芎 木香各一钱半 陈皮 熟地黄洗 干姜炮 生姜 厚朴制炒 甘草各一钱

上作一服，水二钟入烧盐一捻，煎至一钟，不拘时服。

桔梗汤

马兜铃散

并见前咳嗽条。

吐血衄血咳唾血

大全云：妊娠吐血者，皆由脏腑有伤。凡忧思惊怒，皆伤脏腑，气逆于上，血随而溢，心闷胸满，久而不已，心闷甚者死。妊娠病此，多堕胎也。

薛氏曰：前证若肝经怒火，先用小柴胡加山栀、生地，次用前药合四物，后用加味逍遥散；肝经风热，防风子芩丸；心经有热，朱砂安神丸；心气不足，补心汤；思虑伤心，妙香散；胃经有火，犀角地黄汤；膏粱积热，加味清胃散；郁结伤脾，加味归脾汤；肺经有火，黄芩清肺饮。

河间[1] **生地黄散** 治吐血，衄血咯血，溺血下血，诸见血无寒，皆属于热，但血家证，皆宜服此药。

生地黄 熟地黄 枸杞子 地骨皮 天门冬 黄芪 白芍药 黄芩 甘草各等分

上㕮咀，每服一两，水煎服。如脉微，身凉恶风，每两加桂半钱；若下血，加地榆。

局方必胜散 治男妇血妄流溢，吐血衄血，呕血咯血。

熟干地黄 小蓟并根用 人参 蒲黄微炒 当归去芦 芎藭 乌梅肉各一两

上件药捣罗为粗散，每服五钱，水煎，温服。

疟 疾

大全云：妊娠病疟，乃夏伤于暑，客于皮肤，至秋而发。阳盛则热，阴盛则寒，阴阳相离，寒热俱作。其发晏者，由风邪客于风府，循膂而下，卫气至一日一夜常大会于风府，故发日晏；其发早者，卫气之行风府，日下一节，二十一日下至尾骶，二十二日入脊内，上注于伏冲之脉，其行九日出缺盆，其气既止，故发更早；其间日发者，风邪内搏五脏，横连募原，其道远，其气深，其行迟，不能日作也。妊娠而发，多伤于胎。

薛氏曰：前证因脾胃虚弱，饮食停滞，或外邪所感，或郁怒伤脾，或暑邪所伏。审系饮食停滞，用六君子加桔梗、苍术、藿香；外邪多而饮食少，用藿香正气散；外邪少而饮食多，用人参养胃汤；劳伤元气，用补中益气汤；若郁怒所伤，用小柴胡汤兼归脾汤；若木侮土，久而不愈，用六君子为主，佐以安胎药，仍参三阴三阳经而治之。

七宝汤 治男妇一切疟疾，或先寒后热，或先热后寒，或寒多热少，或热多寒少，或一日一发，或一日两三发，或连日发，或间日发，或三四日一发，不问鬼疟食疟，不伏水土，山岚瘴气，似疟者并皆治之。

常山 厚朴姜制 青皮 陈皮并不去白，一云去白 甘草炒 槟榔 草果去皮，各等分

上㕮咀，每服半两，于未发隔夜用水酒各一盏煎至一大盏，去滓，露一宿，再用酒水煎滓，亦露一宿，来日当发之早，荡温[2]，面东先服头药，少顷再服药滓，大有神效。《准绳》云：尝治一妊妇六七个月患疟，先寒后热，六脉浮紧，医用柴胡桂枝，无效。予曰：此非常山不愈。众医难之。越数日疾甚，乃从予治，以七宝散一服瘥。黄帝问：妇人重身，毒之奈何。岐伯曰：有故无殒。帝曰：何谓也。岐伯曰：大积大聚，其可犯也，衰其大半而止。诚审药物之性，明治疗之方，何疑攻治哉。

人参养胃汤 治妊娠疟疾，寒多热

---

① 河间 原作"河涧"，据康熙本改。
② 荡温 即烫温。荡，同"烫"。

少，或但寒不热，头痛恶心，身痛，面色青白，脉弦迟者。驱邪散治证亦同。

半夏　厚朴制　橘红各八分　苍术一钱　藿香叶　草果　茯苓　人参各五分　甘草炙，三分

上加生姜七片、乌梅一个，水煎服。

清脾汤　治妊娠疟疾，寒少热多，或但热不寒，口苦舌干，大便秘涩，不进饮食，脉弦数者。

青皮　厚朴姜制　白术　草果　茯苓　半夏　黄芩　柴胡　甘草炙，各五分

上加生姜，水煎服。

驱邪散　治妊娠停食感冷，发为疟疾。

高良姜炒　白术　草果仁　橘红　藿香叶　缩砂仁　白茯苓各一钱半　甘草炙，五分

上㕮咀作一服，加生姜五片、枣一枚，水煎服。

柴胡散　治妊娠疟疾。

柴胡二钱　生大黄二钱　生黄芩一钱半　甘草一钱

上作一服，水煎，临发日五更温服，取利为度。

又方　常山　石膏各一两　黄芩　甘草炙，各半两　乌梅七个

上细切，以水、酒各一碗浸一宿，平旦煎至一碗，去滓，分二服，临发时服。

上二方犯常山、大黄吐下之剂，若六脉浮紧有力，中有顽痰积热者用之，所谓有故无殒也。其他疗治方法已备杂证疟门。若热甚恐致动胎者，亦如伤寒热病治方，以白药子、伏龙肝等涂脐上下可也。

霍　乱

大全云：饮食过度，触冒风冷，阴阳不和，清浊相干，谓之霍乱。其间或先吐，或腹痛吐利，是因于热也；若头痛体疼，发热，是挟风邪也。若风折皮肤，则气不宣通，而风热上冲为头痛；若风入肠胃，则泄利呕吐，甚则手足逆冷，此阳气暴竭，谓之四逆。妊娠患之，多致伤胎也。

薛氏曰：前证若因内伤饮食，外感风寒，用藿香正气散；若因饮食停滞，用平胃散；果脾胃顿伤①，阳气虚寒，手足逆冷者，须用温补之剂。治当详审，毋使动胎也。

万密斋曰：霍乱者，阳明胃经之病名也。盖因平日五味肥酸，腐积成痰，七情郁结，气盛为火，停蓄胃中，乍因寒热之感，邪正交争，阴阳相混，故令心腹绞痛，吐利并作，挥霍变乱，故名霍乱。如邪在上胃脘②，则当心而痛，其吐多；邪在下胃脘，则当脐而痛，其利多；邪在中脘，则腹中痛，吐利俱多。吐多则伤气，利多则伤血，血气受伤，不能护养其胎，况邪气鼓击胎元，母寿未有不殒者矣。此危恶之证，不可不亟治也，宜香苏散加藿香叶主之。

加味香苏散　治妊娠霍乱，随寒热加减。

香附炒　紫苏各二钱　陈皮一钱　甘草炙　藿香叶　缩砂各五分

上锉，水煎服。如转筋，加木瓜一钱；胎动不安，加白术一钱半；如夏月得之，加黄芩一钱半、黄连一钱、香薷二钱；如冬月得之，加人参、白术各一钱，干姜炮五分。

回生散　治中气不和，霍乱吐泻，但一点胃气存者，服之回生。

陈皮去白　藿香各五钱

上为末，水煎，温服。

① 顿伤　谓损伤而败坏。顿，败坏。
② 上胃脘　"脘"原作"腕"，据康熙本改。

七味白术散 治脾胃虚弱，吐泻作渴，不食。

白术 人参 茯苓 甘草炙 木香 藿香各半两 干葛一两

上为末，沸汤调服二钱，吐甚者加生姜汁，频频服之。

理中汤 治妊娠霍乱腹痛，四肢逆冷，汗出，脉虚弱者。

白术 人参 干姜炮 甘草炙，各一钱

上锉，水煎服。甚者，加熟附子五分。

人参散 治妊娠霍乱吐泻，心烦腹痛，饮食不入。

人参 厚朴姜制 橘红各二钱 当归炒 干姜炮 甘草炙，各一钱

上作一服，加生姜三片、枣一枚，水煎服。

白术散 治妊娠霍乱腹痛，吐利不止。

白术炒 益智仁 枳壳麸炒 橘红各七钱半 草豆蔻煨，去皮 良姜炒，各半两

上为散，每服三钱，入生姜半分，水煎，去滓，温服。

木瓜煎 治妊娠霍乱吐泻，转筋闷绝。

吴茱萸汤洗七次 生姜切，各七钱半 木瓜竹刀切，一两半

上细锉，水二盏煎一盏二分，去滓，分三服，热服。一方有茴香七钱半、甘草一钱、茱萸半两，加紫苏煎。

上四方用干姜、豆蔻、茱萸，俱大温之剂，若发热烦渴，脉数阳证者，服之即死，宜用竹茹汤、益元散、桂苓甘露饮。

泄 泻

大全云：妊娠泄泻，或青或白，水谷不化，腹痛肠鸣，谓之洞泄；水谷不化，喜饮呕逆，谓之协热下利。并以五苓散利小便，次以黄连阿胶丸或三黄熟艾汤安之。若泻黄有沫，肠鸣腹痛，脉沉紧数，用戊己丸和之；嗳腐不食，胃脉沉紧，用感应丸下之，后调和脾胃。若风冷水谷不化如豆汁，用胃风汤；寒冷脐下，阴冷洞泄，用理中汤、治中汤；伏暑，心烦渴，泻水，用四苓散；伤湿泄泻，小便自利，用不换金正气散、胃苓汤。此四证之大略也。

薛氏曰：泄泻，若米食所伤，用六君加谷蘖；面食所伤，用六君加麦蘖；肉食所伤，用六君加山楂。若兼寒热作呕，乃肝木侮脾土，用六君加柴胡、生姜；兼呕吐腹痛，手足逆冷，乃寒水侮土，六君加姜、桂，不应，用钱氏益黄散；若元气下陷，发热作渴，肢体倦怠，用补中益气汤；若泄泻色黄，乃脾土之真色，用六君加木香、肉果；若作呕不食，腹痛恶寒，乃脾土虚寒，用六君加木香、姜、桂；若泻在五更浸晨①，饮食少思，乃脾肾虚弱，五更服四神丸，日间服白术散，如不应，或愈而复作，或饮食少思，急用八味丸补命门火，以生脾土为善。进士王缴微之内怀妊泄泻，恶食作呕。余曰：脾气伤也。其夫忧之，强进米饮。余谓饮亦能伤胃，且不必强，俟脾胃醒，宿滞自化，饮食自进。不信，别用人参养胃汤饮之，吐水酸苦，又欲投降火寒药。余曰：若然，则胃气益伤也。经云：损其脾胃者，调其饮食，适其寒温。后不药果愈。

胃苓汤 治脾湿太过，胃气不和，腹痛泄泻，水谷不化，阴阳不分。此平胃散与五苓散合方也。

苍术 厚朴 陈皮 白术 茯苓 猪苓 泽泻各一钱 官桂 甘草炙，各五分

上加生姜三片、枣二枚，水煎，食远

_____

① 侵晨 黎明拂晓之时。侵，临近。

服。

不换金正气散　治妊妇伤湿泄泻。

苍术　厚朴　陈皮　藿香　半夏_{各一}钱　甘草_{五分}

上加姜、枣，煎服。

胃风汤　治风冷乘虚入客肠胃，米谷不化，泄泻注下，及肠胃湿毒，下如豆汁，或下瘀血，或下鱼脑，日夜无度。

人参　白术　茯苓　当归　川芎　芍药　肉桂_{各等分}

上锉，每服八钱，入粟米一撮，水煎服。如腹痛，加木香。

加味理中汤　治妊娠泄泻。

人参　白术　白芍药　白茯苓　干姜　黄连　藿香叶　木香　诃子肉　肉豆蔻　甘草_{各一钱}

上锉，水二钟、生姜三片、大枣二枚煎一钟，饥时服。

加味治中汤　治饮食过多，脾胃之气不足以运化而泻。

人参　白术　干姜_炮　甘草_{炙，各一钱}陈皮_{去白}　青皮_{各七分}　砂仁_{五分}

上锉，水煎服。

钱氏益黄散　治妊娠泄泻，呕吐腹痛，手足厥逆。

陈皮　青皮　诃子肉_{各五钱}　丁香_{二钱}甘草_{炙，三钱}

上为末，每服三钱，水煎服。

草果散　治脏腑虚寒腹痛，泄泻无度。

厚朴_{姜汁拌炒，二两}　肉豆蔻_{十个，面煨}草豆蔻_{十个，煨}

上每服三钱，加生姜煎服。

痢　疾

大全云：妊娠饮食生冷，脾胃不能克化，致令心腹疼痛。若血分病则色赤，气分病则色白，血气俱病则赤白相杂。若热

乘大肠，血虚受患则成血痢也。

薛氏曰：治痢之法，当参前篇。其下黄水，乃脾土亏损，真色^①下陷也，当升补中气；若黄而兼青，乃肝木克脾土，宜平肝补脾；若黄而兼白，乃子令母虚，须补脾胃；若黄而兼黑，是水反侮土矣，必温补脾胃；若黄而兼赤，乃心母益子，但补中益气。若肠胃虚弱，风邪客之，用胃风汤，或胎气不安，急补脾胃而自安矣。凡安胎之药，当临病制宜，不必拘用阿胶、艾叶之类。地官胡成甫之内妊娠久痢，自用消导理气之剂，腹内重坠，胎气不安，又用阿胶、艾叶之类，不应。余曰：腹重坠下，元气虚也；胎动不安，内热盛也。遂用补中益气汤而安，又用六君子汤全愈。

壶仙翁治汤总兵夫人妊娠病痢不止，翁诊其脉，虚而滑，两关若涩。此由胎气不和，相火炎上而有热，似痢实非也，乃用黄芩、白术以安胎，四物、生地黄以调血，数剂而安。

白术汤_{一名三物汤}　治孕妇下痢脓血^②。

白术　黄芩　当归_{各等分}

上㕮咀，每服三钱至四钱，水二盏煎至一盏，去滓，温服，日夜三次。嗽者，加桑白皮，食后服之。

当归芍药汤　治妊娠腹中疠痛，下痢赤白。

当归　白芍药　川芎　白茯苓　泽泻_{各五钱}　白术_{七分半}

上为细末，温酒或米饮任意调服。一方无川芎，有条芩、甘草、黄连、木香、槟榔，㕮咀，煎服。

黄连汤　治妊娠下痢赤白脓血不止。

黄连_{八分}　厚朴_制　阿胶_炙　当归

---

① 真色　康熙本作"真气"。
② 脓血　"脓"原作"浓"，据康熙本改。

干姜各六分　黄柏　艾叶各四分

上为细末，空心米饮调下方寸匕，日三服。

蒙姜黄连丸　治妊娠下痢赤白，谷道肿痛，冷热皆可服。

干姜炮　黄连炒　缩砂仁炮　川芎　阿胶蛤粉炒　白术各一两　乳香二钱，另研　枳壳去白，麸炒，半两

上为末，用乌梅三个取肉，入少醋糊同杵，丸如桐子大，每服四十丸。白痢，干姜汤下；赤痢，甘草汤下；赤白痢，干姜甘草汤下。一方有木香二钱。

三黄熟艾汤　治妊娠挟热下痢。

黄连　黄芩　黄柏　熟艾各等分

上锉，每服五钱，水煎服。呕，加橘皮、生姜。

归芪汤　治妊娠下痢腹痛，小便涩滞。

黄芪　当归炒，各一两　糯米一合

上细切，分四服，水煎服。

治妊娠下痢方

人参　黄芩　酸石榴皮各三两　榉皮四两　糯米三合

上五味咬咀，以水七升煮取二升半，分三服。

治妊娠患　脓血赤滞，鱼脑白滞，脐腹绞痛不可忍者。

薤白切，一斤　酸石榴皮　黄柏各三两，《产宝》作黄连　阿胶二两　地榆四两

上五味咬咀，以水七升煮取二升半，分三服。

治妊娠注下不止方

阿胶　艾叶　酸石榴皮各二两

上三味以水七升煮取二升，去滓，纳胶令烊，分三服。

大宁散　治妊娠下痢赤白灰色，泄泻疼痛，垂死者。

黑豆二十粒　甘草二寸半，半生半炙　粟谷二个，去顶，半生半炒

上为粗末，作一服，加生姜三片，水煎，食前服，神效。

厚朴散　治妊娠下痢黄水不绝。

厚朴姜炙　黄连各三两　肉豆蔻五个，连皮用

上锉，水煎，徐徐服。一方肉豆蔻止用一枚。

苍术地榆汤　治脾经受湿，下血痢，神效。

苍术三两　地榆一两

上锉，每服一两，水二盏煎八分，温服。

鸭蛋汤　治妇人胎前产后赤白痢，立效。

生姜年少者百钱，老者二百钱，重取自然汁[1]　鸭子一个，打碎，入姜汁内搅匀

上二味煎至八分，入蒲黄三钱，煎五七沸，空心温服。

二黄散　治妊娠下痢赤白，绞刺疼痛。

鸡子一枚，乌鸡者佳，倾出清，留黄用　黄丹一钱，入鸡子壳内，同黄搅匀，以厚纸糊牢，盐泥固济，火上煨干

上研为细末，每服二钱，米饮调下，一服愈者是男，二服愈者是女。

大小便不通

大全云：妊娠大小便不通，由脏腑之热所致。若大肠热则大便不通，小肠热则小便不利，大小肠俱热则大小便俱不通，更推其因而药之。

薛氏曰：前证若大肠血燥，用四物汤加条芩、桃仁；大肠气滞，用紫苏饮加杏仁、条芩；肠胃气虚，用六君子加紫苏、杏仁；肝脾蕴热，用龙胆泻肝汤；心肝虚

---

① 汁　原作"汗"，据康熙本改。

热，用加味逍遥散加车前子。亚卿李蒲汀侧室妊娠大小便不利，或用降火理气之剂，元气反虚，肝脉弦急，脾脉迟滞，视其面色，青黄不泽。余曰：此郁怒所致也。用加味归脾汤为主，佐以加味逍遥散而安。主政王天成之内妊娠痢疾，愈后二便不通，其家世医，自用清热之剂，未效。余诊其脉，浮大而涩，此气血虚也，朝用八珍汤加桃仁、杏仁，夕用加味逍遥散加车前子而痊。

大腹皮散　治妊娠大小便不通。

大腹皮　赤茯苓　枳壳麸炒，各一两　甘草炙，二钱

上为细末，每服二钱，浓煎葱白汤调下。一方锉作散，入郁李仁去皮尖一钱半，水煎，空心连服，以通为度。如不通，必大腑热秘，用枳壳炒一钱半、大黄炮二钱、甘草炙一钱，研为细末，作三服，浓煎葱白汤调下。

当归散　治妊娠因怒肚腹胀痛，四肢浮肿，气急作喘，大便难，小便涩，产门肿。

当归五分　赤茯苓　枳壳麸炒　白芍药　川芎各一钱　白姜炮　木香煨　粉草各三分

上用姜，水煎服。气弱，枳壳减半；大便秘，加蜜同煎。

一方　治妊娠大小便不通，腹胁痞闷，不思饮食。

大黄炒　木通　槟榔各一两　枳壳麸炒，七钱半　诃黎勒四个，去核，半生半煨　大腹子三枚

上为末，用童便一盏、葱白二寸煎六分，调服二钱。

一方　治妊娠风气，大便秘涩。

枳壳麸炒，三两　防风二两　甘草炙，一两

上为末，每服一二钱，空心用白滚汤调服，日三次。

又方　车前子一两　大黄半两，炒

上为末，每服三钱，蜜汤调服。

又方　治虚羸大便秘。

枳壳制　阿胶炒，各等分

上为细末，炼蜜和剂，杵二三千下，丸如桐子大，别研滑石末为衣，温汤下二十丸，半日来未通，再服三十丸，止于五十丸。

葵子汤　治妊娠得病六七日以上，身热入脏，大小便不利，安胎除热。

葵子二升　滑石四两，碎

上以水五升煮取一升，去滓尽服，须臾当下便愈。一方用葵子一合、朴硝二两，每服三钱，水煎，温服。

甘遂散　疗妊娠子淋，大小便并不利，气急，已服猪苓散不瘥，宜服此下之。（猪苓散：猪苓一味为末，白汤调方寸匕，加至二匕，日三夜二）

用泰山赤皮甘遂二两为末，以白蜜二合和，服如豆大一粒，觉心下烦得微下者日一服，下之后还服猪苓散，不得下日两服，渐加至半钱，以微利为度。

上陈良甫所录诸方，今并存之。内甘遂、朴硝，非至实至危，不得已而为之，不可轻用。其他亦宜审订而用之，仍味薛氏之说，而参之以杂病诸方，庶无误也。

小便不通转胞

大全云：妊娠小便不通，为小肠有热，传于胞而不通耳。若兼心肺气滞，则致喘急。

陈无择云：妊娠胎满逼胞，多致小便不利。若心肾气虚，清浊相干，则为诸淋；若胞系了戾，小便不通，名曰转胞；若胎满尿出，名曰遗尿。

丹溪云：转胞病，胎妇禀受弱者忧闷多者性急躁者食味厚者大率有之。古方皆

用滑利疏导药，鲜有应效。因思胞为胎所压，转在一边，胞系了戾不通耳。胎若举起，悬在中央，胞系得疏，水道自行。然胎之坠下，必有其由。一日，吴宅宠人患此，脉之两手似涩，重取则弦，左手稍和。予曰：此得之忧患。涩为血少气多，弦为有饮。血少则胞弱而不能自举，气多有饮，中焦不清而隘，则胞知所避而就下，故喜坠。遂以四物汤加参、术、半夏、陈皮、生甘草、生姜，空心饮，随以指探喉中吐出药汁，候少顷气定，又与一帖，次日亦然，如是八帖而安。此法果为的确，恐偶中耳，后有数人历历有效，未知果何如耶。仲景云：妇人本肌盛，头举身满，今反羸瘦，头举中空减，胞系了戾，亦致胞转。其义未详，必有能知之者。一妇人四十一岁，妊孕九个月转胞，小便不出三日矣，下急脚肿，不堪存活，来告急。予往视之，见其形瘁，脉之右涩而左稍和。此饱食而气伤，胎系弱，不能自举而下坠，压着膀胱，偏在一边，气急为其所闭，所以水窍不能出也，转胞之病，大率如此。予遂制一方补血养气，血气既正，胎系自举，则不下坠，方有安之理。遂作人参、当归身尾、白芍药、白术、带白陈皮、炙甘草、半夏、生姜煎浓汤，与四帖，任其叫唬，至次早又与四帖，药渣作一帖，煎令顿饮之，探喉令吐出此药汤，小便立通，皆黑水。后就此方加大腹皮、枳壳、青葱叶、缩砂仁，二十帖与之，以防产前后之虚，果得就褥平安，产后亦健。一妇人妊娠七八个月，患小便不通，百医不能利，转加急胀。诊其脉细弱，予意其血气虚弱，不能承载[1]其胎，故胎重坠下，压住膀胱下口，因此溺不得出，若服补药升扶，胎起则自下。药力未至，愈加急满，遂令一老妇用香油涂手，自产门入，托起其胎，溺出如注，

胀急顿解，一面却以人参、黄芪、升麻大剂煮服，或少有急满，仍用手托放取溺，如此三日后，胎渐起，小便如故。

薛氏曰：前证亦有脾肺气虚，不能下输膀胱者，亦有气热郁结膀胱，津液不利者，亦有金为火烁[2]，脾土湿热甚而不利者，更当详审施治。司徒李杏冈仲子室孕五月，小便不利，诸药不应。余曰：非八味丸不能救。不信，别用分利之药，肚腹肿胀，以致不起。儒者王文远室患此，小腹肿胀，几至于殆。用八味丸一服，小便滴沥，再以前丸之料加车前子，一剂即利，肚腹顿宽而安。

仲景云：问曰：妇人病，饮食如故，烦热不得卧而反倚息者，何也？师曰：此名转胞，不得溺也。以胞系了戾，故致此病，但利小便则愈，宜肾气丸主之。

冬葵子散 治孕妇转胞，小便不通，及男子小便不通，皆效。

冬葵子 山栀子炒 滑石各半两 木通三钱

上锉一剂，水煎，空心温服。外以冬葵子、滑石、栀子为末，田螺肉捣膏，或生葱汁调膏，贴脐中，立通。

全生茯苓散 治妊娠小便不通。

赤茯苓 冬葵子各等分

上㕮咀，每服五钱，水煎，空心服。《济生方》加发灰少许，极效。

葵榆汤 治妊娠小便不通，脐下妨闷，心神顿乱[3]。

葵子研 榆白皮切，各一两 葱白七茎

上水煎，分三服。一方无葱白。

独圣散 治妊娠小便不通。

蔓荆子为末，每服二钱，食前浓煎葱白汤调下。

---

① 不能承载 原作"不然水载"，据康熙本改。
② 烁 通"铄"。
③ 顿乱 神昏心乱。顿，昏乱。

归母苦参丸　治妊娠小便难，饮食如故。

当归　贝母　苦参各四两

上为末，炼蜜丸如小豆大，饮服三丸，加至十丸，男子加滑石半两。

杂方　治妊娠卒不得小便。

杏仁去皮尖，炒黄①，捣丸如绿豆大，灯心汤吞七粒。

一方　捣杏仁，入滑石末，饮丸小豆大，每服二十丸，白汤下。

一方　滑石为末，水和涂脐下。

一方　车前子捣汁，调滑石末，涂脐周围四寸，热易之。

一方　紫菀为丸，井花水调下二钱。

一方　桑螵蛸捣末，米饮服方寸匕，日三。

子　淋

大全云：妊娠小便淋者，乃肾与膀胱虚热，不能制水，然妊娠胞系于肾，肾间虚热而成斯证，甚者心烦闷乱，名曰子淋也。

薛氏曰：前证若小便涩少淋沥，用安荣散；若腿足转筋而小便不利，急用八味丸，缓则不救；若服燥剂而小便频数或不利，用生地黄、茯苓、牛膝、黄柏、知母、芎、归、甘草；若频数而色黄，用四物加黄柏、知母、五味、麦门、玄参；若肺气虚而短少，用补中益气加山药、麦门；若阴挺痿痹而频数，用地黄丸；若热结膀胱而不利，用五淋散；若脾肺燥不能化生，宜黄芩清肺饮；若膀胱阴虚，阳无所生，用滋肾丸；若膀胱阳虚，阴无所化，用肾气丸。

万密斋曰：子淋之病，须分二症：一则妊母自病，一则子为母病。然妊母自病，又分二症：或服食辛热因生内热者，或自汗自利津液燥者。其子为母病，亦分

二症：或胎气热壅者，或胎形迫塞者。症既不同，治亦有别也，大抵热则清之，燥则润之，壅则通之，塞则行之。此治之之法也。

五淋散　治孕妇热结膀胱，小便淋沥。

赤芍药　山栀子各二钱　赤茯苓一钱二分　当归一钱　子芩六分　甘草五分

上锉，水煎服。一方加生地黄、泽泻、木通、滑石、车前子各等分。

子淋散　治妊娠小便涩痛频数。

麦门冬去心　赤茯苓　大腹皮　木通　甘草　淡竹叶

上锉，水煎，空心服。一方无甘草、大腹皮二味。

安荣散　治妊娠小便涩少，遂成淋沥，名曰子淋。

麦门冬去心　通草　滑石　人参　细辛各二钱　当归酒浸　灯草　甘草各半两

上为细末，每服二钱，煎麦门冬汤调下。一方无滑石、灯心，有车前子、萹蓄。此方恐滑石太重而滑胎，若临月可用，若六七个月以前宜斟酌之。

加味木通汤　治妊妇奉养太厚，喜食炙煿酒面辛热之物，以致内热，小便赤涩作痛者。

木通　生地黄　赤芍药　条芩　甘草梢各等分

上锉，加淡竹叶十二片，水煎服。

生津汤　治妊妇尝病自汗，或因下痢后，小便短少不痛者，此津液不足也，此方主之。

当归　甘草炙，各五钱　麦门冬去心　通草　滑石各三钱　人参　细辛各一钱

上为细末，每服二三钱，灯心煎汤，空心调服。

————
① 炒黄　"炒"原作"沙"，据康熙本改。

冬葵子汤 治妊妇素淡滋味，不嗜辛酸，病小便赤涩而痛者，此胎热也，此方主之。

冬葵子一两 赤芍药 条芩各半两 赤茯苓 车前子各三钱

上为末，每服二钱，米饮调服。如小便不通，恐是转胞，加发灰少许，极效。

大腹皮散 治妊妇八九月胎形肥硕，小便短少，小腹胀，身重恶寒，起则晕眩欲倒，此胎气逼塞，膀胱之气不行也，宜此方主之。

方见前大小便不通。

地肤子汤 治孕妇小便涩数，名曰子淋。

地肤子 车前子 知母 黄芩 赤茯苓 白芍药 枳壳麸炒 升麻 通草 甘草炙，各三分

上切一剂，水煎服。

地肤大黄汤 治妊娠子淋，宜下。

地肤子 大黄炒，各三两 知母 黄芩炒 猪苓 赤芍药 通草 升麻 枳实炒 甘草各二两

上锉，每服四五钱，水煎服。

疗妊娠数月 小便淋沥疼痛，心烦闷乱，不思饮食。

瞿麦穗 赤茯苓 桑白皮 木通 葵子各一两 黄芩 芍药 枳壳 车前子各半两

上锉，每服四钱，水煎，温服。

忘忧散 治妊娠心经蕴热，小便赤涩，淋沥作痛。

琥珀不拘多少 萱草根一握

上琥珀为细末，每服五分，浓煎萱草根汤调服。

补遗方 治胎前诸般淋沥，小便不通。

槟榔 赤芍药各等分

上锉，每服五钱，水煎，温服，甚效。

一方 治子淋，小便数出，或热疼痛，及子烦。

地肤草四两以水四升煮取二升半，分三服。或新取地肤草捣取自然汁服亦可。不独治子淋，凡小便淋闭，服之无不效验。

杂方 治妊娠子淋。

葵子一升以水三升煮取二升，分再服。

一方 葵根一把以水三升煮取二升，分再服。

一方 芜菁子七合为末，水和服方寸匕，日三。

一方 猪苓为末，白汤调方寸匕，加至二匕。并治尿血。

遗 尿

薛氏曰：若脬中有热，宜用加味逍遥散；若脾肺气虚，宜用补中益气汤加益智；若肝肾阴虚，宜用六味丸。一妊妇遗尿内热，肝脉洪数，按之微弱，或两太阳作痛，胁肋作胀。余以为肝火血虚，用加味逍遥散、六味地黄丸，寻愈。后又寒热，或发热，或患怒，前证仍作，用八珍散、逍遥散兼服，以清肝火养肝血而痊。

白薇散 治妊娠尿出不知。

白薇 白芍药各等分

上为末，每服三钱，食前温酒调服。

桑螵蛸散 治妊娠小便不禁。

桑螵蛸炙黄二十枚，为末，每服二钱，空心米饮调下。

一方 白矾 牡蛎

上为末，每服二钱，酒调下。

一方 益智为末，米饮下，亦效。

尿 血

大全云：妊妇劳伤经络，有热在内，

热乘于血，血得热则流溢，渗入脬，故令尿血也。

薛氏曰：前证因怒动火者，宜小柴胡汤加山栀；因劳动火者，宜补中益气汤；因厚味积热，宜清胃散杂病齿加犀角、连翘、甘草；因肝经血热，宜加味逍遥散；因脾气下陷，宜补中益气汤；因脾虚血热，宜加味逍遥散。一妊妇因怒尿血，内热作渴，寒热往来，胸乳间作胀，饮食少思，肝脉弦弱。此肝经血虚而热也，用加味逍遥散、六味地黄丸兼服，渐愈，又用八珍汤加柴胡、丹皮、山栀而痊。

续断汤 治妊娠下血及尿血。

当归 生地黄各一两 续断半两 赤芍药二钱半

上为末，每服二钱，空心葱白汤调下。

一方 治妊娠尿血。

阿胶炒 熟地黄各等分

上为细末，空心粥饮调下二钱。一方单用阿胶炒焦调服。

姜蜜汤 治妊娠小便尿血。

生姜七片 蜜半盏 白茅根一握

上入水浓煎服。

加减五苓散

本方去桂，加阿胶炒，同为粗末，每服四钱，用车前子、白茅根浓煎，温服。

杂方 用葵子一升研细，水五升煮二升，分温三服。

一方 用生艾一斤，酒五升煮二升，分三服。

一方 用生地黄一斤，酒四升煮二升，分三服。

一方 白茅根浓煎汤，吞酒蒸黄连丸。

一方 用鹿角胶二两，酒煮消尽，顿服。

治妊娠无故尿血

龙骨一两 蒲黄半两

上为末，每服二钱，酒调，日三服。

眼 目

一妇将临月，忽然两目失明，不见灯火，头痛眩晕，项腮肿满，不能转颈，诸治不瘥，反加危困。偶得消风散服之，病减七八，获安分娩，其眼吊起，人物不辨。乃以四物汤加荆芥、防风，更服眼科天门冬饮子，二方间服，目渐稍明。大忌酒、面、煎炙、鸡、羊、鹅、鸭、豆腐、辛辣热物并房劳。此证因怀妊多居火间，衣着太暖[①]，伏热在内，或酒面炙煿太过，以致胎热也。

天门冬饮子 治妊娠肝经风热上攻，眼目带吊失明。

天门冬去心 知母 茺蔚子 五味子 防风去芦 茯苓去皮 川羌活去芦 人参各一钱

上作一服，水二钟、生姜三片煎至一钟，食后服。

脏 躁 悲 伤

仲景云：妇人脏躁，悲伤欲哭，象如神灵所作，数欠伸，甘麦大枣汤主之。

许学士云：乡里有一妇人数次无故悲泣不止，或谓之有祟，祈禳请祷备至，终不应。予忽忆《金匮》有一证云：妇人脏躁，悲伤欲哭，象如神灵，数欠伸者，宜甘麦大枣汤。予急令治药，尽剂而愈。古人识病制方，种种绝妙如此。

薛氏曰：前证或因寒水攻心，或肺有风邪者，治当审察。一妊妇无故自悲，用大枣汤二剂而愈。后复患，又用前汤，佐以四君子加山栀而安。一妊妇悲哀烦躁，其夫询之，云：我无故，但自欲悲耳。用

---

① 衣着太暖 "暖"原作"缓"，据康熙本改。

淡竹茹汤为主，佐以八珍汤而安。

甘麦大枣汤 治妇人脏躁，悲伤不止。

甘草三两 小麦一升 大枣十枚

上以水六升煮取三升，温分三服。亦补脾气。

淡竹茹汤 治妊妇心虚惊悸，脏躁悲伤不止，又治虚烦，甚效。

麦门冬去心 小麦 半夏汤泡，各一钱半 人参 白茯苓各一钱 甘草五分

上锉，加生姜五片、枣一枚、淡竹茹指大一团，水煎服。

又方 治胎脏躁，悲哭及自笑自哭。

用红枣烧存性，米饮调下。

妊 病 下 胎

大全云：妊娠羸瘦，或挟疾病，脏腑虚损，气血枯竭，既不能养胎，致胎动而不坚固，终不能安者，则可下之，免害妊妇也。

薛氏曰：前证宜用腰腹背痛门方论主之，其胎果不能安者，方可议下，慎之慎之。大中丞许少薇公向令金坛时，夫人胎漏，疗治不止，时迫于上。许公①欲因其势遂下②之，谋于余，余第令服佛手散，以为可安即安，不可安即下，顺其自然而已。既数服，公忧疑不决，女科医者检方以进，乃用牛膝一两酒煎服，谓牛膝固补下部药耳，用之何害。公遂信而服之，而胎果下。余时有从母之戚，未及知，比知而驰至，则闻盈庭皆桂麝气。盖因胞衣未下，女医③又进香桂散矣，血遂暴下如大河决，不可复止，亟煎独参汤，未成而卒。公哀伤甫定而过余谢，且询④余曰：牛膝，补药而能堕胎，何也。余对曰：生则宣而熟则补，故破血之与填精，如箭锋相拄，岂独牛膝哉。鹿角亦堕胎破血，而煎为白胶则安胎止血。因其熟

而信其生，此之谓粗工。公叹恨无已。余故特著之，以为世戒。

桂心散 治妊娠因病胎不能安者，可下之。

桂心 瓜蒌 牛膝 瞿麦各五分 当归一钱

上锉，水煎服。

一方 单用牛膝一两，酒一钟煎七分，作二服。

千金神造汤 妇人脉阴阳俱盛，名曰双躯。若少阴微紧者，血即凝浊，经养不周，胎即偏夭，其一独死，其一独生，不去其死，害母失胎，此方主之。

蟹爪一升 阿胶三两 甘草二两

上锉，取东流水一斗，先煮蟹爪、甘草至三升，去柤，下胶令烊，顿服之，不能，分再服。

下胎方 治妊娠母因疾病，胎不能安，可下之。

取七月七日法面（《大全》作曲）四两，水二大盏煎取一盏三分，绵滤去滓，分温三服，立下。

又方 大曲五升，清酒一斗煮二沸，去查，分五服，隔宿勿食，但再服，其子如糜，母无疾苦。千金不传之妙。

又方 麦蘖一升为末，和水煮二升，服之即下，神效。

又方 附子二枚为末，以淳苦酒和涂右足，去之，大良。

又方 取鸡子一枚，以三指撮盐放鸡子中，服之，立出。

防 胎 自 堕

丹溪云：阳施阴化，胎孕乃成。血气

---

① 许公 "许"原作"计"，据文义改。
② 遂下 恐当作"逐下"。
③ 女医 "女"原作"许"，据康熙本改。
④ 询 原作"谂"，据康熙本改。

虚损，不足营养，其胎自堕。或劳怒伤情，内火便动，亦能堕胎。推原其本，皆因于热。火能消物，造化自然，《病源》乃谓风冷伤于子脏而堕，此未得病情者也。予见贾氏妇，但有孕至三月左右必堕。诊其脉，左手大而无力，重取则涩，知其血少也。以其妙年，只补中气，使血自荣。时正夏初，教以浓煎白术汤下黄芩末一钱，服三四十帖，遂得保全其生。因而思之，堕因内热而虚者，于理为多。曰热曰虚，当分轻重。盖孕至三月，正属相火，所以易堕。不然，何以黄芩、熟艾、阿胶等为安胎妙药耶。好生之工，幸无轻视。一妇年三十余，或经住，或成形未具，其胎必堕。察其性急多怒，色黑气实，此相火太盛，不能生气化胎，反食气伤精故也。因令住经第二月用黄芩、白术、当归、甘草，服至三月尽止药，后生一子。一妇经住三月后，尺脉或涩或微弱，其妇却无病。知是子宫真气不全，故阳不施，阴不化，精血虽凝，终不成形，至产血块，或产血胞。一妇腹渐大如怀子，至十月求易产药，察其神色甚困，难与之药，不数日生白虫半桶。盖由妇之元气太虚，精血虽凝，不能成胎而为秽腐，蕴积之久，湿化为热，湿热生虫，理之所有，亦须周十月之气，发动而产，终非佳兆。其妇不及月死。湿热生虫，譬之沟渠污浊积久不流，则诸虫生于其间矣。

汪石山治一妇，长瘦，色黄白，性躁急，年三十余，常患堕胎，已七八见矣。诊其脉，皆柔软无力，两尺虽浮，而弱不任寻按。曰：此因胎堕太多，气血耗甚，胎无滋养，故频堕。譬之水涸而禾枯，土削而木倒也。况三月五月正属少阳火动之时，加以性躁而急发之，故堕多在三五七月也。宜大补阴汤去桂，加黄柏、黄芩煎服，仍用研末蜜丸服之，庶可保生，服半

年胎固，而生二子。

钱仲阳治一孕妇病，医言胎且堕。钱曰：妊者五脏传养，率六旬乃更，候其月偏补之，何必堕。已而母子皆全。

陈斗岩治一妇，有胎四月堕下，逾旬腹肿，发热气喘，脉洪盛，面赤，口鼻舌青黑。陈诊之，曰：脉洪盛者，胎未堕也；面赤，心火盛而血干也；舌青，口鼻黑，肝既绝而胎死矣。内外皆曰胎堕久矣。复诊，色脉如前，以蛇脱煎汤下平胃散，加芒硝、归尾一倍服之，须臾腹鸣如雷，腰腹阵痛，复一死胎随下，病亦愈。

程仁甫治一妇年近四十，禀气素弱，自去其胎，五日内渐渐腹胀，如鼓至心前，上吐不能，食用补药不效。诊六脉微弱，但只叫胀死。此乃损伤脾气而作胀，然急则治其标，若泥丹溪法，恐缓不及事矣。用桃仁承气加枳实、厚朴，倍硝黄，煎服四分，吐去其一。次早仍不通，事急，又服琥珀丸三钱，至申时大通，胀减，但体倦，四肢无力，口不知味，发热，再用参、芪、归、芍、楂、术、陈皮八剂而安。

江应宿治汪镐妻三十五岁，厌产，误服打胎药，下血如崩旬余，腹痛一阵即行，或时鼻衄，诸药不效。诊得六脉数而微弦，乃厥阳之火泛逆，投四物，换生地黄，加阿胶、炒黑山栀、蒲黄，一剂愈。

薛氏云：大抵治法须审某月属某经育养而药之。

芎蓣补中汤　治怀妊血气虚弱，不能卫养，以致数月而堕，名曰半产。（每见妇人孕不能满十月而损堕，得服此遂安全）

芎蓣　五味子　阿胶蛤粉炒　干姜炮各一钱　黄芪去芦，蜜炙　当归酒浸　白芍药白术各一钱半　杜仲去皮，炒，去系　人参木香不见火　甘草炙，各五分

上作一服，水二钟煎至一钟，不拘时服。

阿胶汤　治妊娠数堕胎，小腹疼痛不可忍。

阿胶炙燥　熟干地黄焙　艾叶微炒　芎䓖　当归切，焙　杜仲去粗皮，炙，锉　白术各一两

上㕮咀，每服四钱，枣三枚水煎，食前温服。

千金保胎丸　凡女人受孕，经三月而胎堕者，虽气血不足，乃中冲脉有伤，中冲脉即阳明胃经，供应胎孕，至此时必须节饮食，绝欲戒怒，庶免小产之患，服此可以保全。

白术土炒　熟地黄姜汁炒　杜仲姜汁炒，各四两　当归酒洗　续断酒洗　阿胶蛤粉炒　香附米四制　益母草　条芩炒，各二两　陈皮川芎　艾叶醋煮，各一两　砂仁炒，五钱

上为细末，煮枣肉为丸如梧桐子大，每服百丸，空心米汤下。

杜仲丸　治妊娠三两个月，胎动不安，防其欲堕，宜预服之。

杜仲去粗皮，姜汁炒，去丝　续断酒浸，各二两

上为末，枣肉杵丸桐子大，每服七十丸，米饮下。

删繁方　治妊娠怀胎，数落而不结实，或冷或热，百病之源。

黄芪　人参　白术　甘草　川芎　地黄　吴茱萸各等分

一方有当归、干姜。

上为末，空心温酒调下二钱。忌菘菜、桃、李、雀肉、醋物。

楼氏曰：按丹溪论，俱是虚热而无寒者，今姑存此一方，以俟施之于千百而一者也。

胎堕后为半产

夫妊娠日月未足，胎气未全而产者，谓之半产。盖由妊妇冲任气虚，不能滋养于胎，胎气不固，或颠扑闪坠，致气血损动，或因热病温疟之类，皆令半产。仲景谓寒虚相搏，此名为革，妇人则半产漏下是也。又云：半产，俗呼小产，或三四月，或五六月，皆为半产，以男女成形故也。或忧恐悲哀暴怒，或因劳力打扑损动，或触冒暑热。忌黑神散，恐犯热药，转生他疾。宜玉烛散、和经汤之类。《便产须知》云：小产不可轻视，将养十倍于正产可也。又云：半产即肌肉腐烂，补其虚损，生其肌肉，益其气血，去其风邪，养其脏气，将养过于正产十倍，无不平复。宜审之。

薛氏曰：小产重于大产。盖大产如栗熟自脱，小产如生采，破其皮壳，断其根蒂也。但人轻忽，致死者多。治法：宜补形气，生新血，去瘀血。若未足月，痛而欲产，芎归补中汤倍加知母止之；若产而血不止，人参黄芪汤补之；若产而心腹痛，当归川芎汤主之；胎气弱而小产者，八珍汤固之；若出血过多而发热，圣愈汤；汗不止，急用独参汤；发热烦躁，肉𥆧筋惕，八珍汤；大渴面赤，脉洪而虚，当归补血汤；身热面赤，脉沉而微，四君加姜、附。东垣云：昼发热而夜安静，是阳气自旺于阴分也；昼安静而夜发热，是阳气下陷于阴中也。如昼夜俱发热者，是重阳无阴也，当峻补其阴。王太仆云：如大寒而甚，热之不热，是无火也，热来复去，昼见夜伏，夜发昼止，时节而动，是无火也；如大热而甚，寒之不寒，是无水也，热动复止，倏忽往来，时动时止，是无水也。若阳气自旺者，补中益气汤；阳气陷于阴者，四物二连汤；重阳无阴者，四物汤；无火者，八味丸；无水者，六味丸。一妊妇五月服剪红丸堕胎，腹中胀痛，服破血药，益甚，手按之愈痛。余

曰：此峻药重伤，脾胃受患。用八珍倍参、芪，加半夏①、乳、没，二剂痛止，数剂全愈。史仲子室年甫二十，疫②胎堕，时咳，服清肺解表，喘急不寐。请视，余曰：脾土虚不能生肺金，药重损之。与补中益气加茯苓、半夏、五味、炮姜，四剂渐愈，再往视，又与八珍加五味及十全大补汤而全愈。

东垣云：妇人分娩及半产漏下，昏冒不省，瞑目无所知觉，盖因血暴亡，有形血去，则心神无所养。心与包络者，君火相火也，得血则安，亡血则危。火上炽，故令人昏冒。火胜其肺，瞑目不省人事，是阴血暴去，不能镇抚也。血已亏损，往往用滑石、甘草、石膏之类，乃辛甘大寒之药，能泻气中之热，是血亏泻气，乃阴亏泻阳，使二者俱伤，反为不足虚劳之病。昏迷不省者，上焦心肺之热也，此无形之热，用寒凉之药驱令下行，岂不知上焦之病悉属于表，乃阴证也，汗之则愈，今反下之，幸而不死，暴亏气血，必夭天年。又不知《内经》有说：病气不足，宜补不宜泻。但瞑目之病，悉属于阴，宜汗不宜下。又不知伤寒郁冒，得汗则愈，是禁用寒凉药也。分娩半产，本气不病，是暴去其血，亡血补血，又何疑焉。补其血则神昌，常时血下降亡，今当补而升举之，心得血而养，神不昏矣。血若暴下，是秋冬之令太旺，今举而升之，助其阳，则目张神不昏矣。今立一方，补血养血，生血益阳，以补手足厥阴之不足也，名全生活血汤。（半产后诸证更于产后方论中参用之）

人参汤　治半产后血下过多，心惊体颤，头目运转③，或寒或热，脐腹虚胀疼痛。

人参　麦门冬去心　生干地黄　当归洗　芍药炒　黄芪　白茯苓　甘草炙，各一两

上㕮咀，每服三钱，水一盏煎七分，食前温服。

人参黄芪汤　治小产气虚，血下不止。

人参　黄芪炒　白术炒　当归　白芍药炒　艾叶各一钱　阿胶炒，二钱

上作一剂，水煎服。

龙骨散　疗因损娠下恶血不止。

龙骨　当归　地黄各二两　芍药　地榆　干姜　阿胶各一两半　艾叶一两，炒　蒲黄一两二钱半　牛角䚡炙焦，二两半

上为细末，食前用米饮调下二钱。

全生活血汤　治妇人分娩及半产漏下，昏冒不省，此因血暴亡，心神无所养也，用此补血升阳。

升麻　白芍药各三钱　当归酒洗　葛根　柴胡去苗　羌活　独活　防风　甘草炙，各二钱　川芎　藁本各一钱五分　生地黄夏月加　熟地黄各一钱　蔓荆子　细辛各五分　红花三分

上㕮咀，每服五钱，水二盏煎至一盏，去滓，食前稍热服。

以上治血下过多之剂。

生地黄汤　治妊娠胎气损动，气血不调，或攧扑闪坠，以致胎堕，堕后恶滞不尽，腹中疗痛。

生干地黄一两　大黄暴煨　芍药炒　白茯苓　当归炒　细辛去苗　黄芩　甘草炙　桂去粗皮，各半两

上㕮咀，每服五钱，水一盏半入生姜、大枣拍碎，同煎至一盏，去滓，不拘时温服。

当归酒　治妊娠堕胎后血不出。

当归炙令香　芍药炒，各二两

上㕮咀，每服三钱，无灰酒一盏入生

---

① 加半夏　"加"字原脱，据康熙本补。
② 疫　康熙本作"困疫"二字。
③ 运转　即头晕目眩。运，通"晕"。

地黄汁一合，银器内慢火① 煎至七分，去滓，温服，以恶血下为度。

乌金散　治妊娠堕胎后血不下，兼治诸疾血病。

好墨二两，折二寸挺子，烧通赤，用好醋一升蘸七遍，又再烧通赤，放冷，别研为末　没药研　麒麟竭各二钱半　麝香一钱

上为细末，每服温酒调下一钱匕。如血迷心，用童便加酒调下二钱匕。

红蓝花散　治堕胎后血不出奔心，闷绝不识人。

红蓝花微炒　男子发烧存性　京墨烧红　血竭研　蒲黄隔纸炒，各等分

上为细末，以童便小半盏调二钱服之，立效。

白蜜汤　治堕胎后恶血不出。

白蜜二两　生地黄取汁一盏　酒半盏

上汁与酒共入铜器中煎五七沸，入蜜搅匀，分两服，服三剂，百病可愈。

以上治恶血不出之剂。

当归汤　治妊娠堕胎，胞衣不出。

当归切，炒　牛膝酒浸，各一两半　木通　滑石研，各二两　冬葵子炒，二合　瞿麦穗一两

上㕮咀，每服三钱，水煎服，未下再服，以下为度。

地黄汤　治胞衣不出。

蒲黄炒　生姜切，炒，各二钱半　生地黄半两，以铜竹刀切，炒

上以无灰酒三盏于银器内同煎至二盏，去滓，分三服，未下再作服。

泽兰汤　治胞衣不出。

泽兰叶切，研　滑石末各半两　生麻油少许

上以水三盏先煎泽兰至一盏半，去滓，入滑石末并油，更煎三沸，顿服之，未下更服。

蒲黄酒　治胞衣不下。

蒲黄炒，一合　槐子十四枚，为末

上以酒三盏煎至二盏，去滓，分温二服，未下更作服。

以上治胞衣不下之剂。

当归川芎汤　治小产后瘀血，心腹痛，或发热恶寒。

当归　川芎　熟地黄　白芍药炒　玄胡索炒　红花　香附　青皮炒　泽兰　牡丹皮　桃仁各等分

上水煎，入童便、酒各小半盏服。若以手按腹愈痛，此瘀血为患，宜此药，或失笑散消之；若按之不痛，此是血虚，宜四物汤加参、苓、白术。

芎劳汤　治堕胎，心腹疼痛。

芎劳　芍药　白术　阿胶炒令爆　甘草炙，各一两

一方无白术，有人参。

上㕮咀②，每服三钱，入艾叶、糯米、生姜同煎，食前服。

胎 不 长

大全云：妊娠不长者，因有宿疾，或因失调，以致脏腑衰损，气血虚弱而胎不长也。当治其疾疢③，益其气血，则胎自长矣。

薛立斋治一妊妇胎六月，体倦懒食，面黄晡热而胎不长，因劳欲坠。此脾气不足也，用八珍汤倍加参、术、茯苓三十余剂，脾胃渐健，胎安而长矣。一妊娠因怒寒热往来，内热晡热，胁痛呕吐，胎至八月而不长。此因肝脾郁怒所致，用六君加柴胡、山栀、枳壳、紫苏、桔梗，病愈而胎亦长矣。

安胎白术散　治妊娠宿有冷，胎痿不长，或失于将理，伤胎多堕，此药补荣

---

① 火　原作"水"，据康熙本改。
② 㕮咀　"㕮"字原脱，据康熙本补。
③ 疾疢　疾病。疢，久病。

卫，养胎气。

白术　川芎各一两　吴茱萸汤泡，半两
甘草炙，一两半

上为细末，每服二钱，食前温酒调下。忌生冷果实。

黄芪汤　治妊娠胎不长，安胎和气，思食，利四肢。

黄芪炒　白术炒　陈皮　麦门冬去心
白茯苓　前胡　人参各七分半　川芎　甘草炒，各五分

上加生姜三片、枣二枚，水煎，食前服。

长胎白术丸　治孕妇宿有风冷，胎痿不长，或将理失宜，伤动胎气，多致损堕，常服益血保胎，调补冲任。

白术　川芎　阿胶　生地黄各六分
当归一两　牡蛎二分　川椒三分

上为末，炼蜜丸如桐子大，每服三十丸，米饮下。

先期欲产过期不产

大全云：妇人怀胎，有七月八月而产者，有至九月十月而产者，有经一年二年乃至四年而后产者，各依后法治。

楼氏曰：先期欲产者，凉血安胎；过期不产者，补血行滞。

薛氏云：一妊妇八个月胎欲坠似产，卧久少安，日晡益甚。此气血虚弱，朝用补中益气汤加茯苓、半夏，随愈，更以八珍汤调理而安。

知母丸　治妊娠日月未足而痛如欲产者，兼治产难及子烦。

知母不以多少为细末，炼蜜丸如鸡头实大，温酒嚼下，日三服。一方丸如桐子大，粥饮下二十丸。

槐子丸　治妊娠月数不足而似欲产，腹痛者。

槐子　蒲黄各等分

上为细末，蜜丸如桐子大，温酒下二十丸，以痛止为度。

又方　取蒲黄筛过如枣核大，以井花水调服。

又方　捣菖蒲根汁一二升，灌喉中。

又方　梁上尘、灶突墨同为末，空心温酒服方寸匕。

加味四物汤　治过月不产者，用此补血行滞。

四物汤　香附　桃仁　枳壳　缩砂
紫苏

上用水煎服，即生。

鬼　胎

大全云：夫人脏腑调和，则血气充实，风邪鬼魅不能干之。若荣卫虚损，则精神衰弱，妖魅鬼精得入于脏，状如怀娠，故曰鬼胎也。

薛氏曰：前证因七情脾肺亏损，气血虚弱，行失常道，冲任乖违而致之者，乃元气不足，病气有余也。若见经候不调就行调补，庶免此证。治法以补元气为主，而佐以雄黄丸之类行散之。若脾经郁结气逆者，用加味归脾汤调补之；若脾虚血不足者，用六君、芎、归培养之；肝火血耗者，用加味逍遥散滋抑之；肝脾郁怒者，用加味归脾、逍遥二药兼服；肾肝虚弱者，用六味地黄丸。一妇人经闭八月，肚腹渐大，面色或青或黄，用胎证之药，不应。余诊视之，曰：面青脉涩，寒热往来，肝经血病也；面黄腹大，少食体倦，脾经血病也。此郁怒伤脾肝之证，非胎也。不信，仍用治胎散之类，不验。余用加味归脾、逍遥二药各二十余剂，诸证稍愈。彼欲速效，别服通经丸一服，下血昏愦，自汗恶寒，手足俱冷，呕吐不食。余用人参、炮姜二剂，渐愈，又用十全大补五十余剂而安。

斩鬼丹　治鬼胎如抱一瓮。

吴茱萸　川乌<small>一方作川芎</small>　秦艽　柴胡　白僵蚕　巴戟　巴豆<small>不去油</small>　芫花<small>醋煮，各二两</small>

上为末，炼蜜丸如桐子大，每服七丸，蜜酒送下，即出恶物而愈。轻者去芫花、巴豆、巴戟，只用前五味。

斑玄丸　治鬼胎，惑于妖魅，状似癥瘕，一切气血痛亦效。

斑蝥<small>去头足翅，炒</small>　玄胡索<small>炒，各三钱</small>

上为末，糊丸，酒下，或为末，以温酒调下半钱，以胎下为度。

雄黄丸　治鬼胎瘀血腹痛。

雄黄<small>细研</small>　鬼臼<small>去毛</small>　莽草　丹砂<small>细研</small>　巴豆<small>去油</small>　獭肝<small>炙黄，各半两</small>　蜥蜴<small>一枚，炙黄</small>　蜈蚣<small>一条，炙黄</small>

上为细末，炼蜜丸如桐子大，每服二丸，空心温酒下，日两服，后当利，如不利加至三丸。初下清水，次下虫如马尾状无数，病极者下蛇虫，或如蛤蟆卵、鸡子，或如白膏，或如豆汁，其病即除。

枳实槟榔丸　治妊娠癥瘕癖块及二者疑似之间者，久服安养胎气，消散癥瘕，兼宽膈进食。

枳实　槟榔　黄连　黄柏　黄芩　当归　阿胶<small>炒成珠</small>　木香各半两

上为末，水和丸如小豆大，每服三十丸，温米饮下不计时，日三服。

卷　四

临 产 门

论临产调理法

大全云：凡妊娠至临月，当安神定虑，时常步履，不可多睡饱食，过饮酒醴杂药，宜先贴产图，依位密铺床帐，预请老练稳婆，备办汤药器物。欲产时，不可多人喧哄怆惶，但用老妇二人扶行，及凭物站立。若见浆水，腰腹痛甚，是胎离其经，令产母仰卧，令儿转身，头向产门，用药催生。坐草，若心烦，用水调服白蜜一匙；觉饥，吃糜粥少许。勿令饥渴，恐乏其力。不可强服催药，早于坐草，慎之。

薛氏曰：欲产之时，觉腹内转动，即当正身仰卧，待儿转身向下时作痛，试捏产母手中指中节或本节跳动，方与临盆，即产矣。若初觉，不仰卧，以待转胞，或未产而水频下，此胞衣已破，血水先干，必有逆生难产之患。若胎衣破而不得分娩者，保生无忧散以固其血，自然生息。如血已耗损，用八珍汤料一斤、益母草半斤，水数碗煎熟，不时饮之，亦有得生者。凡孕妇只腹痛，未产也，若连腰痛甚者，将产也，盖肾候于腰，胞系于肾故也。凡孕家宜预请有仁心知事稳婆，当以恩结其心，先与说知，倘有生息不顺，只说未产，或遇双胎，只说胎衣未下。恐惊则气散，愈难生息，余家亲验之。大抵难产多患于郁闷安佚① 富贵之家，治法虽云胎前清气，产后补血，不可专执。若脾胃不实，气血不充，宜预调补，不然，临产必有患难。

论临产催生法

大全云：大凡生产，自有时候。未见时候，切不可强服催生滑胎等药，或势不得已则服之。又云：切不可坐早及令② 坐婆乱动手（凡催生药，必候腰痛甚，胎陷下，浆血破，方可服）。大法：滑以流通涩滞，苦以驱逐闭塞，香以开窍逐血。气滞者行气，胞浆先破疲困者固血。

丹溪云：催生只用佛手散，最稳当，又效捷。

张叔承曰：《内经》云：一息不运则机缄穷，一毫不续则穹壤判。所谓气血周流，循环无端，少有不续则身危矣。且妊娠之妇，子在腹中，母子一气流通，全赖浆水滋养。十月数足，血气完全，形神俱备，忽如梦觉，自能求路而出。既出胞外，母子分体，呼吸殊息，岂可久羁于内，而使气血不运不续哉。夫胎元壮健者，胞既拆③ 而浆随下，故易产。其困弱者转头迟慢，胞浆既干，污血来塞，道路阻滞，是以横生逆产，子死腹中，而产母之命在须臾，可不畏乎。凡遇产时，胞浆既下，逾时尚未分娩，便当设计用药逐

---

① 安佚　即安逸。佚，通"逸"。
② 令　原作"今"，据康熙本改。
③ 拆　同"坼"，破，裂开。

去恶血，使子路通畅而无难产之患，岂可袖手。窃以为催生之药固在速议，犹当觅老成惯收生婆，用手取下为佳。若腰腹未甚痛，微见浆下，名为试浆，实非胞内真浆也，且宜宽心守待，切不可便令稳婆接取。产母用力逼胎太早，多致横逆不顺，切宜谨慎。其或先见手足不顺者，额偏露者，但当以手拨正，待其自下可也。若胎衣下迟，犹为可惧，宜多方用药逐下，慎不可用粗率之妇摘取。尝见擗破尿脬致终身之害者，有取下肝叶而产妇随殒者，可不谨哉。至如难产之妇，皆是胎前不谨所致，非独难产，诸疾由是而生焉。或乍寒乍热，似疟非疟；或大热头痛拘急，有类伤寒；或卒中口噤，如痉如痫；或左瘫右痪，角弓反张；或妄言见鬼，心神恍惚；或耳目口鼻忽觉黑气，如烟熏之状；或腹中作痛，绵绵不绝。以上诸症，若非恶露未净，即是劳伤气血大虚之症。

丹溪曰：凡产前当清热养血为主，产后当大补气血为主，虽有杂症，以末治之。此万世不易之确论也。虽然，亦有离褥太早，或澡浴身垢，以致感冒风湿，或多啖鸡子糍粽难化之物，皆能恶寒发热，变症多端。医者宜潜心诊视，不可苟且妄治，以夭折天年也。

论难产由于安佚气滞

大全云：妇人以血为主，惟气顺则血和，胎安则产顺。今富贵之家过于安逸，以致气滞而胎不转，或为交合使精血聚于胞中，皆致产难。若腹或痛或止，名曰弄胎，稳婆不悟，入手试水，致胞破浆干，儿难转身，亦难生矣。凡产，直候痛极，儿逼产门，方可坐草。时当盛暑，倘或血晕血溢，当饮清水解之。冬末春初，产室用火和暖，下部衣服尤当温厚，方免胎寒血结。若临月洗头濯足，亦致产难。

论难产由于气虚不运

丹溪曰：世之难产者，往往见于郁闷安佚之人，富贵豢养之家，若贫贱辛苦者无有也。古方书止有瘦胎饮一论，而其方为湖阳公主作也。实非极至之言，何也，见其有用此方者，其难自若。予表妹苦于难产，后遇胎孕则触而去之。予甚悯焉，视其形肥[1]，勤于针指[2]，构思旬日，忽自悟曰：此正与湖阳公主相反。彼奉养之人，其气必实，耗其气使平和，故易产。今形肥知其气虚，久坐知其不运，必气愈弱，儿在胞胎，因母气不能自运耳。当补其母之气，则儿健易产矣。令其有孕至六七个月来告，遂于《大全方》紫苏饮加补气药，与数十帖，因得男而甚快。后遂以此方随母形色性禀，参时令加减与之，无不应者，因名其方曰达生散。

论难产由于血滞血干

郭稽中曰：产难者，因儿转身，将儿枕血块破碎，与胞中败血壅滞儿身，不能便利，是以难产，急服胜金散消其血，使儿自易生。

陈无择云：多因儿未转顺，坐草太早，或努力太过，以致胞衣破而血水干，产路涩而儿难下，宜先服催生如神散以固其血。设或逆生横产，当用前法针刺之。

大全云：治胞浆先破，恶水来多，胎干不得下，须先与四物汤补养血气，次煎浓葱汤，放冷，令坐婆洗产户，须是款曲洗，令气上下通畅，更用酥油、滑石末涂产户里，次服神妙乳朱丹，或葵子如圣散。

---

① 形肥 "肥"原作"惟"，据康熙本改。
② 针指 康熙本作"指蕾"。指，同"蕾"。针指，谓女工。

杨子健十产论

一曰正产者，妇人怀胎十月满足，忽腰腹作阵疼痛相次，胎气顿陷，至于脐腹痛极，乃至腰间重痛，谷道挺进，继之浆破血出，儿子遂生。名曰正产。

二曰伤产者，盖一人之生，阴注阳定，各有时日，不可改移。今有未产一月以前，忽然脐腹疼痛，有如欲产，仍却无事，是名试月，非正产也。但一切产母未有正产之候，即不可令人抱腰，产母亦不可妄乱用力。盖欲产之妇脐腹疼痛，儿身未顺，收生之妇却教产母虚乱用力，儿身才方转动，却被产母用力一逼，使儿错路，忽横忽倒，不能正生，皆缘产母用力未当之所致也。凡产母用力，须待儿子顺身，临逼门户，方始用力一送，令儿下生，此方是产母之用力当也。若未有正产之候而用力伤早，并妄服药饼[①]，令儿下生，譬如揠苗而助长，无益而有害矣。此名伤产。

三曰催生者，言妇人欲产，浆破血下，脐腹作阵疼痛极甚，腰重，谷道挺进，已见是正产之候，但儿却未生，即可服药以催之。或有经及数日，产母困苦，已分明见得是正产之候，但儿子难生，亦可服药以助产母之正气，令儿速得下生。此名催产。

四曰冻产者，冬月天冷，产母经血得冷则凝，以致儿子不能生下，此害最深。若冬月产者，下部不可脱去绵衣，并不可坐卧寒处，当满房著火，常有暖气，令产母背身向火，令脐下腿膝间常暖，血得热则流散，使儿易生。此名冻产。

五曰热产者，盛夏之月，产妇要温凉得所，不可恣意取凉，伤损胎气，亦不可人多，热气逼袭产母，使产母血沸，而有发热，头痛面赤，昏昏如醉，乃至不知人事。此名热产。

六曰横产者，儿先露手，或先露臂，此由产母未当用力而用之过也。儿身未顺，用力一逼，遂至身横不能生下。当令产母安然仰卧，后令看生之人先推其手令入，直上渐渐逼身，以中指摩其肩，推上而正之，或以指攀其耳而正之。须是产母仰卧，然后推儿直上，徐徐正之。候其身正，煎催生药一盏吃了，方可用力，令儿下生。此名横产。

七曰倒产者，产母胎气不足，关键不牢，用力太早，致令儿子不能回转，便直下先露其足。当令产母仰卧，令看生之人推其足入去，不可令产母用分毫力，亦不得惊恐，使儿自顺云。

八曰偏产者，儿身未正，产母用力一逼，致令儿头偏拄左腿，或偏拄右腿，故头虽露，偏拄一畔不能生下。当令产母仰卧，次令看生之人轻轻推儿近上，以手正其头，令儿头顶端正，然后令产母用力一送，即便生下。若是小儿头后骨偏拄谷道，只露其额，当令看生之人以绵衣炙温裹手，于谷道外方轻轻推儿头令正，便令产母用力送儿生也。此名偏产。

九曰碍产者，儿身已顺，而露正顶，不能生下，盖因儿身回转，肚带攀其肩，以此露正顶而不能生。当令产母仰卧，令看生之人轻推儿近上，徐徐引手以中指按儿肩下，拨其肚带，仍须候儿身正顺，方令产母用力一送，使儿生下。此名碍产。

十曰坐产者，儿将欲生，其母疲倦，久坐椅褥，抵其生路。急于高处系一手巾，令产母以手攀之，轻轻屈足坐身，令儿生下，非坐在物上也。此名坐产。

十一曰盘肠产者，临产母肠先出，然后儿生。赵都运恭人每产则大肠先出，然

后产子，产后其肠不收，甚以为苦，医不能疗。偶在建昌得坐婆一法而收之。其法以醋半盏、新汲水七分调停，噀产母面，每噀一缩，三噀收尽。此良法也。

产 难 治 验

淳于意治菑川王美人怀子而不乳[①]，召臣意往，饮以莨䓒药一撮，以酒饮之，旋乳。意复诊其脉，而脉躁，躁者有余病。即饮以消石一剂，出血，血如豆，比五六枚。

滑伯仁治一妇难产，七日而不乳，且食甚少。伯仁视之，以凉粥一盂，捣枫叶，煎汤，调啖之，旋乳。或诘其理，滑曰：此妇食甚少，未有无谷气而生者。夫枫叶，先生先落，后生后落，故以作汤饮也。

庞安常治一妇产七日而子不下，百治不效。庞视之，令其家人以汤温其腰腹，自为上下拊摩，孕者觉肠胃微痛，呻吟间生一男。其家惊喜而不知所以，庞曰：儿已出胞，但一手误执母肠不能脱，非符药所能为。吾隔腹扪儿手所在，针其虎口，痛即缩手，所以遽生，无他术也。取儿视之，右手虎口针痕存焉。一妇累日产不下，服催生药不效。庞曰：此必坐草太早，心下怀惧，气结而不行，非不顺也。《素问》云：恐则气下。盖恐则精神怯，怯则上焦闭，闭则气逆，逆则下焦胀，气乃不行矣。以紫苏饮一服，便产。及治妇人子悬证。（紫苏饮见胎前胀满）

吴夌山治一妇产难，三日不下，服破血行经之药，俱罔效。吴因制一方，以车前子为君，冬葵子[②]为臣，白芷、枳壳为佐使，已服午产。众医异之，吴曰：《本草》谓催生以此为君，《毛诗》采芣苢，以防难产是也。

刘复真遇府判女产不利，已敛[③]。刘

取红花浓煎，扶女于凳上，以绵帛蘸汤盦之，连以浇帛上，以器盛水，又暖又淋，久而苏醒，遂生男子。盖遇严冬血冷，凝滞不行，温即产，见亦神矣哉。

一医宿客店，值店妇产数日不下，下体已冷，无药，甚窘。以椒、橙、茱萸等煎汤，可下手则和，脐腹人门处皆淋洗之，气温血行，遂产。

论交骨不开

薛氏曰：交骨不开，产门不闭，皆由元气素弱，胎前失于调摄，以致血气不能运达而然也。交骨不开，阴气虚也，用加味芎归汤、补中益气汤；产门不闭，气血虚也，用十全大补汤。地官李孟卿娶三十五岁女为继室，妊娠，虑其产难，索加味芎归汤四帖备用，至期果产门不开，止服一帖，顿然分娩。上舍费怀德之室产门不开，两日未生，服前药一剂，即时而产。上舍传此方，用之者无有不验。一妇人分娩最易，至四十妊娠下血甚多，产门开，与前汤一剂，又以无忧散斤许煎熟，时时饮之，以助其血而产。

论胎死腹中

准绳云：产难，子死腹中者，多因惊动太早，或触犯禁忌，致令产难，胞浆已破，无血养胎，枯涸而死故也。须验产母舌，若青黑，其胎死矣，当下之。大法：寒者热以行之，热者凉以行之，燥者滑以润之，危急者毒药下之。一稳婆之女勤苦负重，妊娠，腹中阴冷重坠，口中甚秽。余意其胎必死，令视其舌，果青黑，与朴硝半两许服之，随下秽水而愈。一妇胎

---

① 不乳 谓不能生产。乳，生产。
② 冬葵子 原作"冬葵子子"，据康熙本删一"子"字。
③ 敛 殓敛，给死者穿衣。

死，服朴硝而下秽水，肢体倦怠，气息奄奄，用四君为主，佐以四物、姜、桂，调补而愈。

胎杀禁忌

凡胎杀所在，不宜修整。虽邻家兴动，孕妇当避。纵不堕胎，令儿破形，色青体挛，窍塞夭殒。正月在房床，二月在窗户，三月在门堂，四月在灶，五月在身床，六月在床仓，七月在碓磨，八月在厕户，九月在门房，十月在床房，十一月在炉灶，十二月在床房。子丑日在中堂，寅卯辰酉日在灶，巳午日在门，未申日在篱下，戌亥日在房。以上禁忌总要全不修理为高。

房中游神

癸巳、甲午、己未、丙申、丁酉日在房内北，癸卯日在房内西，甲辰、乙巳、丙午、丁未日在房内东，六戊、六己日在房中，庚子、辛丑、壬寅日在房内南。凡游神所在，忌安床换帐，致重物于床中，必主堕胎。

生子所向方

子、午、卯、酉日宜西南，寅、申、巳、亥日宜西北，辰、戌、丑、未日宜东南。

藏胎衣方

宜生气方上，正月子方，二月丑方，三寅、四卯、五辰、六巳、七午、八未、九申、十酉、十一月戌、十二月亥方。如生气方有不便，依历日藏于奏书博士月德方上。忌月空、三杀、太岁方上。

临产脉法

脉诀云：欲产之妇脉离经，沉细而滑也同名。夜半觉痛应分诞，来日日午定知生。身重体热寒又频，舌下之脉黑复青。反舌上冷子当死，腹中须遣母归冥。面赤舌青细寻看，母活子死定应难。唇口俱青沫又出，母子俱死总教拚。面青舌赤沫出频，母死子活定知真。不信若能看应验，寻之贤哲不虚陈。

脉经云：怀娠六七月，脉实大牢强弦紧者生，沉细者死。脉匀细易产，大浮缓气散难产。

临月束胎方

束胎丸　胎瘦易生，服至产则已。

白术　枳壳去穰，麸炒，各等分

上为末，烧饭丸如桐子大，入月，一日食前服三五十丸，温水下。

达生散　孕至八九个月内，服十数帖甚好，易产。

大腹皮三钱　人参　陈皮　紫苏茎叶各五分　归身尾　白术　白芍药各一钱　甘草炙，二钱

上切作一服，入青葱五叶、黄杨脑七个（即黄杨树叶梢儿，食少胎瘦者不须用），水煎服。或加枳壳、砂仁。春加川芎，夏加黄芩，秋加泽泻，冬加砂仁。气虚，倍参、术；气实，加香附、陈皮；血虚，加当归、地黄；形实，倍紫苏；性急多怒，加黄连、柴胡；热甚，加黄芩；湿痰，加滑石、半夏；食积，加山楂；食后易饥，倍黄杨脑；腹痛，加木香、官桂。

又方　第九个月服。

黄芩酒炒，一两，怯弱人不宜凉药者减半　白术一两　枳壳麸炒　滑石各七钱半，临月十前小便多者减此一味

上为末，粥丸桐子大，每服五十丸，空心热汤下。气实人宜服，多则恐损元气。

滑胎枳壳散　妊孕七八个月常宜服，

滑胎易产。湖阳公主每产累日不下，南山道人进此方。

商州枳壳麸炒，二两　粉甘草炙，一两

上为细末，每服二钱，百沸汤点服，日三服。温隐居加当归、广木香各等分。许学士云：枳壳性苦寒，若单服之，恐有胎寒胎痛之疾，以地黄当归汤蜜丸，佐之可也，名内补丸。盖枳壳散破气有余，而内补丸补血不足也。

内补丸　治妊娠冲任脉虚，补血安胎，与枳壳散间服。

熟地黄二两　当归一两，微炒

上为末，炼蜜丸桐子大，每服三四十丸，温酒或汤① 下。

蒸大黄丸　治妊娠养胎，令易产。

大黄三十铢，蒸　枳实　芎䓖　白术　杏仁各十八铢　芍药　干姜　厚朴各十二铢　吴茱萸二两

上为末，蜜丸桐子大，空腹酒下二丸，日三，不知稍加之。

张氏方　治妊娠胎肥壅隘②，动止艰辛，临月服之，缩胎易产，兼治肠中诸疾，下气宽膈。

枳壳五两　甘草一两半　香附三两，炒，去毛

上为末，姜汤点服。如丈夫妇人冷气攻刺，胸胁疼痛者，用葱白三寸同煎服；妇人脾寒，血气成块作痛，热酒调服；大小便不通，白牵牛汤调服。

保生无忧散　治妊娠身居安逸，口厌甘肥，忧乐不常，食物不节，致胞胎肥厚，根蒂坚牢，或瘦人血少胎弱，临褥难产，入月服之则易生也。

当归　川芎　白芍药　枳壳麸炒　木香甘草炙，各一钱半　乳香另研　血余烧存性，另研，各五分

上作一服，水煎，入乳香、血余和匀，不拘时服。

神寝丸　瘦胎滑利易产，临入月服之，神效。

通明乳香半两，另研　枳壳麸炒，一两

上为末，炼蜜丸如桐子大，每服三十丸，空心温酒下。

滑胎令易产方

阿胶八两　滑石三两　车前子一升

上为末，饮服方寸匕，日再。

难产催生方

三合济生汤　以枳壳、芎归、达生三方，抽其精粹而合成此汤，治临产艰难，虽一二日不下者，服此自然转动下生。

当归三钱　川芎　枳壳麸炒，各二钱　香附子炒　大腹皮姜汁洗，各一钱半　苏叶八分　粉草七分

上用水煎，待腰腹痛甚，服之即产。一方加白芷一钱。

佛手散即芎归汤　治妊娠因事仆跌，子死腹中，恶露妄行，疼痛不已，口噤欲绝，用此药探之，若子死腹中，立便逐下，若腹痛随止，子母俱安。又治临产艰难，胞衣不下，及产后血晕，不省人事，状如中风，血崩，恶露不止，腹中血刺疼痛，血滞浮肿，入心经③ 语言颠倒，如见鬼神，血风相搏，身热头痛，或似疟非疟，一切胎前产后危急狼狈垂死等症，并皆治之。丹溪云：催生只用佛手散，最稳当，又效捷。

当归酒洗，去芦，一两　川芎七钱，一方各等分

上细锉，分作四服，每服先用水一盏煎将干，投酒一盏半，煎五七沸，温服。如口噤，撬开灌之，如人行五里许再灌一服，尽此四服便省，立产，神验。如难产

① 汤　康熙本作"滚汤"二字。
② 壅隘　谓壅滞阻隔。隘，同"厄"。阻隔。
③ 入心经　康熙本"入"上有"血"字。

倒横，子死腹中，先用黑豆炒熟，入白水、童便各一盏，用药四钱煎服；如胎产五七日不下垂死，及矮石女子交骨不开者，加龟板，并生育过妇人头发烧灰为末，每三钱酒调服。

来苏散　治临产用力太过，气脉衰微，精神困倦，头眩目晕，口噤面青发直，不省人事。

木香　神曲炒　陈皮去白　麦蘖炒　黄芪　阿胶珠　白芍药　苎根　甘草各三钱　糯米一合半　生姜切碎，炒黑，一钱

上锉细，水煎，抷口灌之，连进为妙。

神应黑散一名催生□神散①　治横生逆产，其功甚大，并治胎前产后虚损，月水不止，崩漏等症。

百草霜　白芷不见火，各等分

上为末，每服二钱，以童便、米醋和如膏，加沸汤调下，或童便、酒煎，进二服。然血得黑则止，此药大能固血，又免血涸，甚妙。一方加白滑石，煎芎归汤调下。

催生立应散　治难产及横生逆产。

车前子　当归各一两　冬葵子　白芷各三钱　牛膝　大腹皮　枳壳　川芎各二钱　白芍药一钱

上锉，水煎熟，入酒少许服，立瘥。

治难产方

牛膝五两　通草　瞿麦各三两　槐枝切，二升　榆白皮切　大麻仁各一升

上六味咬咀，以水一斗二升煮取三升半，分五服。

榆白皮散　治妊娠滑胎易生。

榆白皮　甘草各二两　葵子一两

上为末，每服五钱，水煎服。一方单用榆白皮焙干，为末，临月日三服方寸匕，令产极易。

如圣散　专治孕妇难产。

紫苏叶　当归各等分

上咬咀，每服三五钱，用长流水煎服。如无长流水，以水顺搅动煎。

催生散　治难产，并胞衣不下。

白芷　伏龙肝　百草霜　滑石各一钱　甘草五分

一方无伏龙肝、甘草二味。

上为细末，用芎归汤入酒、童便各少许，调服二次，立效。

催生饮　治临产生育艰难。

当归　川芎　大腹皮洗　枳壳麸炒　白芷各等分

上锉，水煎，温服。一方无大腹皮，有益母草、火麻仁。

催生汤　候产母腹痛腰痛，见胞浆水下方服。

桃仁炒，去皮　赤芍药　牡丹皮　官桂　白茯苓去皮，各一钱

上锉一剂，水煎，热服。

活水无忧散　专治十月已满，多因恣情及多吃热毒之物，瘀血相搏，临产横逆之厄，怆忙不谨，触死胎儿在腹，服此一二帖，加乌金丸二颗，效如神。

益母草二两　急性子　当归各四钱　陈枳壳一两　生地黄　苏叶　白芍药各二钱　肉桂川芎　陈艾各一钱　甘草八分　活鲤鱼一个

上分作二服，每服用水三碗，先将鱼入水坐火上略温，急取鱼出，鱼死则难取效矣，后下药煎至二碗，临服之时加入好醋一茶匙，每一碗和调乌金丸一颗。如死胎不下，急取无根水再煎药粗，连服二次。

七圣散一名七宝散　临产腰痛方可服。

当归　玄胡索　香白芷　白矾　姜黄　没药　桂心各等分

---

① 催生□神散　康熙本作"催生如神散"。

上为细末，每服三钱，烧犁头令红，淬酒调下，临阵疼时一二服，立产。

一方 治产难累日，气力乏尽不得生，此是宿有病者，宜此方。

阿胶二两 赤小豆二升

上以水九升煮豆令熟，去滓，纳胶令烊，每服五合，不觉更服，不过三服即出。

胜金散 产难盖因儿枕破，与败血裹其子，故难产，但服此药，逐其败血，即自生，逆生横生并治之。

麝香末一钱，研 盐豉一两，以青布裹了烧红，急研细

上每服一钱，用秤锤烧赤淬酒下。

一方 治横生先露手足。

阿胶炒 滑石各一两 冬葵子一合

上每服四钱，水煎，连进二三服。一方有酥油一两。

油蜜煎 治难产，沥将尽，胞干，胎不得下。

用香油、蜂蜜、小便各一碗和匀，铜锅内慢火煎一二滚，掠去沫，调白滑石末一两，或益母草末，搅匀顿服，外以油、蜜于母腹脐上下摩之。或油煎一盏服之亦可。一方止用油、蜜、小便，能下难产。

兔脑丸 一名催生丹 治难产及横生逆产。

兔脑腊月者，去皮膜，研如膏 明乳香二钱半，细研 母丁香为末，一钱 麝香一字，另研细

上研匀，用兔脑髓和，为丸如鸡头大，阴干，油纸封裹，每一丸破水后温水下，即产，随男左女右，手中握药出。

柞木饮子 治产难，或横或倒，胎烂，腹中胀闷，服之立下如神。

生柞木一大握，长一尺，洗净，寸锉，生用 甘草大者，五寸，锉五段

上用新汲水三升半入新磁瓶内，以纸

三重封紧，文武火煎至一升半，候产妇腰重痛欲坐草时，温饮一小盏，便觉心下开豁，如觉渴，再饮一盏至三四盏，觉下重便生，此方最验。

催生如圣散

黄蜀葵子不以多少焙干，为末，热酒调下二钱，神效。如无子，花亦可。若胎漏血干，难产痛极者，并进三服，良久腹中气宽，胎滑即产。须见正产候，方可服之。如打扑胎死，红花酒下。歌曰：黄葵子炒七十粒，细研酒调济君急。若还临危产难时，免得全家俱哭泣。

催生如意散 治横生倒产。

人参 乳香各一钱 辰砂二钱。一方只用五分

上为末，临产时急用鸡子清一个调药末，再用姜汁调开冷服，即时顺产，子母无恙。

催生铅丹 治横逆难产。

用黑铅一钱，将小铫子火上熔化，投入水银一钱，急搅，结成砂子，倾出，以熟绢衣角纽成丸子如绿豆大，临产时麝香水吞下二丸，立下。

三退散 治横逆难产，子死腹中。

蛇退一条 蝉退十四枚 人退即男子头发，如鸡蛋[①] 大一团

上俱烧灰，为末，分三服，酒调下。

滑胎散 催生神效。

益元散一两 蛇退一条，烧灰存性 蝉退全者，五个，烧灰 穿山甲一片，烧灰存性 男子乱发一团，香油熬化

上为细末，用齑水一碗和药，煎二沸，入发灰拌匀，冷定服之，立下。

一方 治产不顺。

蛇脱一条，全者 蚕脱一张

上入新瓦瓶内，盐泥固济，火烧存

---

① 鸡蛋 原作"鸡弹"，据康熙本改。

性，为末，煎榆白皮汤调下一钱，三服觉痛便生。

一方　用蛇退一条全者烧灰，入麝香一字，酒调二钱，面东服。如横生逆产，以余渣涂所出手足，即顺也。

神妙乳砂丹

明乳香为末，以猪心血为丸如桐子大，朱砂为衣，日干，每服一丸，嚼碎冷酒下，良久未生，再服。难产，以莲叶蒂七个水煎，化服二丸，良久未生，再服；如胞浆先干，胎不得下，急服大料四物汤，滋其血气，并浓煎葱汤熏洗产户，更用油烛涂产户内，却服前药；如胎死不下，用朴硝五钱，滚汤调下，或平胃散一服；如胞衣未下，酒、水服一丸，即下；产门不开，用加味芎归汤，仍服二丸。此药灵验如神，合时须五月五日午时，极妙，或七月七日、三月三日及月初上辰日亦可。

一方　乳香、朱砂等分为末，麝香酒调下。

又方　通明乳香一块如皂子大为末，腰痛时用冷水、醋少许调服，扶立，令两手拿石燕子二个，念医灵药圣三遍，行数步，坐草便生，更无痛楚。此法似迂，用者云甚验。

一方　乳香研细，五月五日滴水丸如鸡头大，每服一粒，无灰酒下，名开骨膏。

一方　用大朱砂于端午晒起，以百日为度，研为细末，取腊月兔脑髓丸如绿豆大，欲产时粥饮下一丸，良久便生，其药男左女右手中握出。晒朱砂不得着雨。

如神散

催生累效灵验，于理固难通，于事实殊效。

用路上草鞋一只取鼻梁上绳洗净烧灰，童便和酒调下三钱。一名千里马，此药委是神奇。

小品方　疗横生倒产，手足先出。

用粗针刺儿手足入二分许，儿得痛，惊转即缩，自当回顺而生。

一方　用盐涂儿足底，又可急搔爪之，并以盐摩产妇腹上，即产。

黄金散　治生产一二日难分娩者，服之如神。

真金箔大者五片，小者七片，以小磁钟将水少许，去纸入金在内，用指研匀，后再添水至半钟，一面先令一人扶产妇虚坐，又令一妇人用两手大指按定产母两肩上肩井穴，前药温服，其胎即下。此催生圣药，如产月未足，又能安之。

胜金丹　治难产神妙。

败兔毫笔头一枚烧为灰，研细，捣生藕汁一盏下之，立产。若产母虚弱及素有冷疾者，恐藕冷动气，即于银器内重汤暖过后服。

催生万金不传遇仙丹

蓖麻子十四粒，去壳　朱砂　雄黄　蛇蜕一尺，烧存性

上为末，浆水饭和，丸如弹子大，临产时先用椒汤淋渫①脐下，次安药一丸于脐中，用蜡纸②数重覆上，以阔帛束之，须臾生下，急取去药，一丸可用三次。

如圣膏　治产难，并治胞衣不下，兼治死胎。

蓖麻子七粒去壳，细研成膏，涂脚心，胞即下，速洗去，不洗肠出。却用此膏涂顶上，肠自缩入。

一方　蓖麻子百粒、雄黄一钱细研，如上法涂之。

一方　蓖麻子三粒、巴豆四粒各去壳，入麝香研细，贴在脐中。歌曰：三麻

---

① 淋渫　淋洗。渫，去污。
② 蜡纸　"蜡"原作"腊"，据康熙本改。

四豆脱 衣裳，研碎将来入麝香。若有妇人遭产难，贴在脐中两分张。

立圣丹 治产难横逆恶候，死胎不下，并治神验。

寒水石四两，内二两生，二两煅赤，研细 朱砂一两

上同研如深桃花色，每用三分，井花水调如薄糊，以纸花剪如杏叶大摊上，贴脐心，候干再易，不过三上便产。

治产难杂方

益母草捣取汁七合，煎半，顿服，立下。无新者，以干者一大把，水七合煎服。

一方 令产妇两手各握石燕一枚，须臾即下。

一方 云母粉半两温酒调服，入口即产，万不失一。

一方 桂心为末，童便、酒调服一钱，神效，名救苦散。

一方 用伏龙肝研末，每服一钱，酒调下，儿头带土而下。

一方 腊月兔头煅为末，葱白煎汤调服二钱，立生。

一方 烧铜钱通红，放酒中饮之。

一方 吞皂子二枚，立出。

一方 用鱼胶一尺，新瓦上煅灰，陈醋或温酒调服，立下。

一方 好墨新汲水浓磨服之，墨水裹儿出。

一方 取弓弩弦以缚腰，及烧弩牙令赤，纳酒中饮之，皆取法于快速之义也。

一方 神曲末水服方寸匕。

一方 赤小豆为末，东流水服方寸匕。

一方 当归末酒调一钱服，良久再服。

一方 车轴脂吞大豆许两丸。

一方 红苋菜与马齿苋同煮熟，临产

食之，即下。

一方 车前子为末，酒服二钱。

一方 令夫唾妇口中二七过，立出。

一方 取本夫裈带五寸，烧存性，酒调服下。

一方 取槐树东枝，令产妇把之，易产。

一方 用紫苏煎汤，调益元散服之，即产。

一方 吞槐子十四粒，即下。

一方 取槐子十四枚、蒲黄一合，纳酒中温服，须臾不生，再服之，水服亦得。

一方 生姜汁、生地黄汁各半升合煎① 熟，顿服之。

一方 苏叶煎汤，洗脐腹阴门。

治交骨不开

龟壳散 治交骨不开，不能生产。

当归 川芎各一两 败龟板一个，酥炙 妇人头发生长过者，一握，烧存性

上为散，每服五钱，水煎服，约人行五里即生。如胎死，亦下。灼过龟板亦可。

治胎死腹中

乌金散 治难产热病，胎死腹中，或因颠仆，或从高坠下，或房室惊搐，或临产惊动太早，触犯禁忌，或产时未到，经行先下，恶露已尽，致胎干子死，身冷，不能自出。但视产母面赤舌青，是其候也；面青舌赤，母死子活；唇青吐沫，子母俱毙。又有双胎，或一死一活，其候难知，临时观变可也。

熟地黄洗，切，焙干，酒炒 真蒲黄 大当归 交趾桂 杨芍药 军姜去皮 粉草

————————

① 煎 原作"前"。据康熙本改。

各一两　小黑豆四两　百草霜五钱

上为末，每用二钱，米醋半合许、沸汤六七分浸起，温服。疑贰之际，且进佛手散，酒、水合煎二三服探之，若未死，子母俱安，若胎已死，立便逐下。的①知其胎死，进此药后更进香桂散，须臾如手推下。常用催生，更加好滑石末半两、葵子五十粒槌碎、黄柘叶七八皮、葱白二寸，顺流水煎汤调下，盖滑石能利小便，柘叶行气逐血，葱白内通阳气，气盛血行即产矣。

香桂散　下死胎。

麝香五分，另研，一方用当门子一个　官桂三钱，为末，一方用桂枝二钱

上和匀，作一服，温童便、酒或葱汤调服，须臾如手推下。此方比之用水银等，不损血气。一方加白芷三钱。一方单用桂末一钱，童便调下，名救苦散。

平胃散　治死胎不下，指甲青，舌青胀闷，口中作屎臭。

苍术米泔浸　陈皮　厚朴姜汁炒，各一钱甘草炙，五分

上锉一剂，酒、水各一盏煎至一盏，投朴硝半两，再煎三五沸，温服，其胎化血水下。或只用朴硝半两研细，以童便调，温服，亦妙。或用二钱，以顺流水调下。

一方　治妊娠三五个月胎死在腹中不出。

大腹子　赤芍药　榆白皮各三两　当归炒，一两　滑石七钱半　瞿麦　葵子炒茯苓　粉草　黄芩各半两

上为粗末，每服四钱，水煎服。

千金神造汤　治动胎及产难，子死腹中，并妊娠两儿，一死一生，服之令死者出，生者安，神验。

蟹爪一升　甘草二尺　阿胶三两

上三味，以东流水一斗先煮蟹爪、甘草，得三升，去滓，次纳胶令烊，顿服之，不能，分再服。若人困②，捌口纳药，药入即活。煎药作东向灶，用苇薪煮之。

一方　治胎死腹中，干燥着背。

葵子一升　阿胶五两

上以水五升煮取二升，顿服之，未出再煮服。

一方　治难产，或子死腹中，或半生不下，或半着脊骨，及坐草不产，血气上抢母心，面无颜色，气欲绝，及治胞水早干，胎涩不下。

猪脂成煎者　白蜜各一升　淳酒二升

上三味共煎至二升服，分温二服，不能服者随多少缓缓服之。治产后恶血不除，上抢心痛烦急者，以地黄汁代淳酒。

一方　治胎死腹中，或半产不下。

官桂五钱　牡丹皮　川芎　葵子各一钱二分

上为细末，每服三钱，煎葱白汤调下。

半夏汤　治胎衣不下，或子死腹中，或血冲上昏闷，或血暴下，及胞干而不能产者。

半夏曲一两半　桂去皮，七钱半　大黄五两　桃仁三十个，去皮尖，炒

上为粗末，先服四物汤一二服，次用此药三钱、生姜三片，水煎服。如未效，次服下胎丸。

下胎丸　治产难，胞衣不出，横倒者及儿死腹中，母气欲绝。

半夏生　白蔹各二两

上为细末，服方寸匕，小难一服，横生二服，倒生三服，儿死四服。亦可加代赭、瞿麦各二两。一方滴水丸如桐子大，食后用半夏汤下三二丸，续续加至五七

---

① 的　确，的确。
② 困　谓病困，即病重已极。困，极。

丸。一方下三十丸，渐加至五十丸。

一方　治生产不顺，胎死腹中，胞衣不下，临产危急，妙。

蛇退一条, 全者, 香油灯上烧, 研　麝香少许

上为末，童便、酒各半盏调，一服即生，效。

霹雳夺命丹　治临产蓦然气痿，目翻口噤，面黑唇青，沫出口中，子母俱损，两脸微红，子死母活。

蛇退一条, 瓦罐内煅　蚕退烧, 二钱　男子发烧灰, 一钱　乳香五分　黑铅二钱半　水银七分半, 依前法作　千里马即路上左脚旧草鞋, 一只, 取鞋鼻洗净, 烧灰, 一钱

上为末，以癞猪心血丸如桐子大，金银箔七片为衣，每服二丸，用倒流水灌下，或入伏龙肝调下，土着儿头戴出为妙。

宣明硇砂散　治胎死腹中不下。

硇砂研细　当归各一两

上研极细，只分作二服，温酒调下，如重车行五里不下，再服。

牛膝丸　下死胎。

杜牛膝三两　紫金藤　蜀葵根各七钱　当归四钱　肉桂二钱　麝香五分

上为末，米糊为丸如梧桐子大，朱砂为衣，每服五十丸，乳香汤送下。

一方　治产难数日，子死腹中不出，母气欲绝。

瞿麦六两　通草　桂心各三两　牛膝　榆白皮各四两

上细切，用水九升煮取三升，去粗，分三服，顿饮即下。一方无榆皮，有天花粉四两，大能堕胎。

如圣膏　治难产及死胎，并胞衣不下。

巴豆四粒, 去壳　蓖麻子三粒, 去壳　麝香少许

上共捣如泥，摊绢帛上。如胎死腹中，贴脐上，一时产下，即时揭去；如胞衣不下，贴脚心，胞衣下即洗去，若稍迟肠便出，即移此膏涂顶上，即入。

一字神散　治子死腹中，胞衣不下，胞破不生，累有神验。

鬼臼不拘多少，黄色者，去毛，研为末，以手指捻之如粉，极细为度，此药不用罗，每服三钱，用无灰酒一盏煎至八分，通口服，立生如神。

治死胎杂方

用辰砂一两，以水煮数沸，为末，取酒服之，立出。

一方　真珠二两为末，酒调服尽，立出。

一方　葵子为末，酒服方寸匕。若口噤不开，格口灌之，药下即活。

一方　鹿角屑一两、葱五茎、豆豉半合水煎服。

一方　鹿角烧灰存性，为末，每服三钱，温酒调下。

一方　水银半两、桂末三钱温酒调下，粥饮亦得。

一方　锡粉、水银各一钱枣肉丸如大豆大，水吞下，立出。

一方　用鸡子黄一个，生姜自然汁一合调匀，顿服，分娩后用芸薹子粥补之。

一方　瞿麦二两锉碎，水八盏煎一盏服，未出再服。

一方　灶心黄土为末，酒调服二钱。

一方　锅底墨酒调服。

一方　米、麦、赤小豆同煮浓汁服，立出。

一方　红花酒煮汁，服二三盏。

一方　以利斧煅赤，置酒中，待温饮之，其子自下。

一方　用雄鸡粪二十一枚，水二升五合下米作粥食，即下。

一方　取三家鸡卵各一枚、三家盐各一撮、三家水各一升合煮，令产妇东向饮之，立出。

一方　取夫尿二升煮令沸，饮之。

一方　以黄牡牛粪涂母腹上，立出。

一方　以牛粪炒令大热，入醋半盏，以青布包裹，于母脐上下熨之，立下。

一方　用乌鸡一只去毛细切，水煎三二升汤，通手用衣帛蘸摩腹中，胎自出。

一方　榆白皮煮汁，服二升。

一方　治有孕月数未足，子死腹中，母欲闷绝。

取大豆三升，醋煮浓汁三升，顿服。

一方　用瓜蒌根一味焙，为末，每服二钱，取顺流水调下。

产后门·上

论产后调理法

大全云：凡生产毕，饮热童便一盏，不得便卧，且宜闭目而坐，须臾上床，宜仰卧不宜侧卧，宜竖膝未可伸足，高倚床头，厚铺裀褥，遮围四壁，使无孔隙，免致贼风，及以醋涂鼻，或用醋炭及烧漆器，更以手从心擀至脐下，使恶露不滞，如此三日，以防血晕血逆。不问腹痛不痛，有病无病，以童便和酒半盏，温服五七服，妙。酒虽行血，亦不可多，恐引血入四肢，且能昏晕。宜频食白粥少许，一月之后宜食羊肉猪蹄少许，仍慎言语、七情、寒暑、梳头、洗足，以百日为度，若气血素弱者不计日月，否则患手足腰腿痠痛等证，名曰褥劳，最难治疗。初产时，不可问是男女，恐因言语而泄气，或以爱憎而动气，皆能致病；不可独宿，恐致虚惊；不可刮舌，恐伤心气；不可刷齿，恐致血逆。须血气平复，方可治事。犯时微

若秋毫，成病重如山岳，可不戒哉。

盛程斋云：若产后将息如法，四肢安和，无诸疾苦，亦须先服黑神散四服，亦略备补益丸散之类，不可过多，又恐因药致疾，不可不戒。或产妇血盛，初经生产，觉气闷不安者，调七宝散服之，若宁帖[1] 不须服。若三日后觉壮热头痛，胸腹气刺者，不可便作伤寒伤风治之，此是乳汁将行，宜服玉露散一二服，如无此证不须服。若因床帐太暖，或产妇气盛，或素多喜怒，觉目眩晕，如在舟车，精神郁冒者，此是血晕，即须服血晕药一二服。或觉粥食不美，虚困，即服四顺理中丸一二服，若不如此不须服。若于两三日间觉腹中时时作痛者，此为儿枕痛，必须服治儿枕药一二服。若大便秘，或小便涩，切不可服通利药，以其无津液故也。若投通利之药，则滑泄不禁，不可治也，切须戒之。若秘甚必欲通利，方可服和暖药，即通。

论产后大补血气为主

丹溪曰：产后当大补气血为主，虽有杂证，以末治之。产后补虚，用参、术、黄芪、陈皮、归身尾、川芎、炙甘草。如发热，轻则加茯苓淡渗之，其热自除，重则加干姜。凡产后有病，先固气血。产后一切病多是血虚，皆不可发表。新产后不可用芍药，以其酸寒，能伐生发之气故也。大抵胎前毋滞，产后毋虚。

论产后服热药之误

丹溪曰：或问：初产之妇，好血已亏，污血或留，彼黑神散非要药乎。答曰：至哉坤元，万物资生，理之常也。初产之妇，好血未必亏，污血未必积，脏腑

---

① 宁帖　谓神宁心静。帖，安静。

未必寒，何以药为。饮食起居，勤加调护，何病之有。诚有污血，体怯而寒，与之数帖，亦自简便。或有他病，当求病起何因，病在何经，气病治气，血病治血，何用拘执① 此方，例令服饵。设有性急者，形瘦者，本有怒火者，夏月坐褥者，时有火令，姜、桂皆为禁药。至于将护之法，尤为悖理，肉汁发阴经之火，易成内伤之病也。先哲具有训戒，胡为以羊鸡浓汁作糜，而又常服当归建中汤、四顺理中丸，虽是补剂，并是偏热，脏腑无寒，何处消受。若夫儿之初生，母腹顿宽，便啖鸡子，且吃夥盐②，不思鸡子难化，夥盐发热，展转生证，不知所因，率尔用药，宁③ 不误人。予每见产妇之无疾者，必教之以却去黑神散与夫鸡子夥盐诸品肉食，且与白粥将理，间以些少鳖鱼煮令淡食之，半月后方与少肉，若鸡子亦须豁开淡煮，大能养胃却疾。彼富贵之家，骄恣之妇，卒有白带头风，气痛膈满，痰逆口干，经事不调，发秃体倦，皆是阳盛阴虚之病。天生血气，本自平和，曰盛曰虚，又乌知非此等谬迷有以兆之耶。

论新产三病

仲景云：问：新产妇人有三病，一者病痓，二者病郁冒，三者大便难，何谓也。师曰：新产血虚，多汗出，喜中风，故令病痓；亡血复汗，寒多，故令郁冒；亡津液，胃燥，故大便难。（产妇郁冒即今世所谓血晕也）

论产后寒热变症

叔卿按：妇人产后之疾，总不出二端，非恶血不行，则下血过多而已。治疗之法：不行者消瘀行滞，过多者养血补虚。其中寒热变症，靡所不有。而张子和谓产后之疾皆是败血恶物，又谓产属自然，有热无寒，治疗之方止用四物汤与调胃承气汤相合，名玉烛散，又以四物汤与凉膈散相合，名三和汤，用此二方利下恶物，后服淡甘之剂。此言是矣。但此方施于气实胃强之人果属恶物未尽者为当，即胃气虽不甚强，而偶尔腹胁胀满，大便秘结，浑身壮热及恶露不快，用之亦宜，若腹胁不胀，大便不秘而恶血自行，轻用大黄泻之，可乎。即恶血不行逆上，昏闷不省人事，只用蒲黄、五灵脂各炒等分，以水、酒或童便调服，名失笑散，须臾即下，何必辄用大黄也。余尝谓产后二症，若恶露不行，冲逆反上，致昏晕不醒者，用失笑散下咽即醒，若下血过多，致元气暴绝不醒者，亡在斯须，用清魂散下咽即苏，二方真起死回生之要药也，醒后频以芎归汤服之，万无一失，何必用玉烛、三和为哉。渠又谓黑神散，大热之药。无故轻用，诚所不可，若冬时天气严寒，偶为寒气所触，血闭不行，则此药亦安可少也。渠又谓产以阴阳和合而生，如禾黍瓜果之自然，不得有寒。不思产原无寒，产后内虚，风冷乘之，安得尽谓之无。大抵病情变化，千态万状，执一法以概众人，胶固之见也，试举一二言之。余庚子年改官南驾部，内人于十二月中产难，经一宿始取下，危困殆甚，越数日，忽洞泻清水，顷刻数十行，点水入口即下，而口鼻气皆冷。余时从外夜归，仓皇无药，偶挟有止痢神效参香散，抄一匕，以米饮调下，顷刻即止。次日以参、芪、姜、桂温补大剂服之，数日始平。此可谓产后无虚寒乎。又余里一妇人产后六日，忽喘嗽交作，痰血兼涌而上，气息奄奄，饮食不

① 拘执　原作"海治"，据康熙本改。
② 夥（huǒ 伙）盐　多盐。夥，多。
③ 宁（níng）　难道，岂。

入，人扶而坐者数日，少①就枕则气遽绝。其夫急求救于余，余思新产何能有此，此必胃气暴虚，故饮食不纳，而痰血乘虚而涌出耳。用六君子汤煎成，调入失笑散一钱，一服痰血俱止，嗽喘亦定，次日用芎、归、参、术之类二剂，遂大安。对症之药，神妙如此，倘误用玉烛、三和之类，讵②可生乎。又一妇人产后六七日，浑身发热而别无他症。此下血过多，阴虚生内热耳，用人参、黄芪、芎、归、白术、陈皮、甘草、干姜，一剂而热止。此可谓产后无补耶。大抵治病之法，实则泻之，虚则补之，热则凉之，寒则温之，此一定之法。至产后血气大伤，诸病蜂起，虚实寒热，叠见递出，用药尤宜斟酌。每见一二庸医医产后腹痛，不察来历，轻用大黄下之，轻者遽重，重者遽死，杀人如刀，祸不旋踵。噫，可悲也夫！

产后诸忌

千金云：凡产满百日，乃可会合，不尔，至死虚羸，百疾滋长，慎之。凡妇人患风气，脐下虚冷，莫不由此早行房故也。产后七日内，恶血未尽，不可服汤，候脐下块散，乃进羊肉汤，有痛甚切者不在此例。候两三日消息，可服泽兰丸，此至满月丸药尽为佳，不尔，虚损不可平复也。至极消瘦，不可救者，服五石泽兰丸补之，服法必七日之外，不得早服也。凡妇人因暑月产乳，取凉太多，得风冷，腹中积聚，百疾竞起，迄至于死，百方疗不能瘥，桃仁煎主之，出褥后服之，妇人总令无病，每至秋冬须服一二剂，以至年内常将服之，佳。

脉　法

脉经曰：诊妇人生产之后，寸口脉洪疾不调者死，沉微附骨不绝者生。妇人新生乳子，脉沉小滑者生，实大坚弦急者死。

丹溪曰：产前脉细小，产后脉洪大者多死。又曰：产前脉当洪数，既产而洪数如故者，多主死。（此亦大概言之，今见产后岂无脉洪数而生者）

产后通治方

四味散　治产后一切诸疾，才方分娩，一服尤妙。

当归　玄胡索　血竭　没药各等分

上为细末，每服二钱，用童子小便一钟煎六分，食前温服。如心膈烦，倍当归；气闷喘急，倍玄胡索；恶露不快，倍血竭；心腹撮痛，倍没药。

黑神散　治产后恶露不尽，或胎衣不下，血气攻冲，心腹痞满，或脐腹坚胀撮痛，及血晕神昏，眼黑口噤，产后瘀血诸疾，并皆治之。

当归　芍药　熟地黄　干姜炮　桂心　蒲黄炒　甘草炙，各四两　黑豆炒，去皮，半升

上为细末，每服二钱，酒、童便各半盏同煎，调服。楼氏曰：黑神散，寒多及秋冬者宜之，若性急形瘦及夏月宜审之。

黑龙丹　治产后一切血疾，产难，胞衣不下，血迷血晕，不省人事，危急恶疾垂死者，但灌药得下，无不全活，神验不可言。

当归　五灵脂　川芎　良姜　熟地黄各二两

上五味锉细，以砂罐盛，用赤石脂泥缝，纸筋盐泥固济，炭火十斤煅令通赤，去火，候冷取开，看成黑糟色，取出细研，却入后药。

---

① 少　稍，略微。
② 讵　岂，难道。

百草霜一两 硫黄 乳香各二钱 花蕊石 琥珀各一钱

上五味并研细，与前五味合，再研匀，以米醋煮面糊丸如弹子大，每服一丸，炭火烧令通赤，投入生姜自然汁浸，研碎，以童便合酒调灌下。郭茂恂记云：熙宁初，从事濮上幕府，郡之褥医胡姓者为予言，数政之前有朱汴水，部施① 黑龙丹，凡产后诸病危甚垂死者无不愈，郡中及村落人赖以全活者甚众，汴受代归，妇人数千号泣遮道送行。先人自三峰谪官淮阳，家嫂马氏褥中大病，医者康从变投丹，立愈，访之乃得于汴也。且言每鬻一粒，辄受千钱，必其获厚利，不欲求之。后起守汝海，从变钱别一驿，临行出此方为献。每以救人，无不验者。卢道原侍郎再帅泾原时，姨母妊娠，至临潼就褥，后数日，有盗夜入其室，惊怖成疾，众医不能治，乃以恸弟尝遗此药，服之遂安。家人金华君在秦生文度，数日苦头痛，未止又心痛，痛发两股上下走注，疾势甚恶，昏躁烦愦，目视灯如金色，匀饮不下，服药甚众，无效。恸弟曰：黑龙丹可服。初以半粒投之，即能饮粥，而他药入，辄吐出不受。觉痛稍缓，又投半粒，又得安眠。自中夜服药至五鼓，下恶物数升，头痛顿减，又至食时，复下数升，涣然醒愈。盖败血所致，其效如此。建中靖国元年五月二十日记。郭恸序云：仲氏嫂金华君在秦产，七日而不食，始言头痛，头痛而心痛，既而目睛痛如割，如是者更作更止，相去瞬息间，每头痛甚欲取大石压，食久渐定，心痛作则以十指抓壁，血流掌，痛定目复痛，又以两手自剜取之，如是者十日不已。国医二三辈，郡官中有善医者亦数人，相顾无以为计，且言某药犯芎，可以愈头痛，犯姜黄，可以治心痛，率皆悠悠不根之言，竟不知病本所起。张

益困顿，医益术殚，予度疾势危矣，非神丹不可愈，方治药而张召予夫妇，付以诸子，与仲氏别，惨怛不复言。予瞑目戒张曰：第安心养疾。亟出召伯氏曰：事急矣，进此丹可乎。仲氏尚迟迟，以两日不食，恐不胜任。黄昏进半粒，疾少间，中夜再服，药下瞑目，寝如平昔，平旦一行三升许如蝗虫子，三疾减半，巳刻又行如前，则顿愈矣。遣荆钗辈视之，奄殆无气，午后体方凉，气方属，乃微言索饮，自此遂平复。大抵产者以去败血为先，血滞不快乃至是尔。后生夫妇不习此理，老妪庸医不能中病，所以疾苦之人十死八九，大数虽定，岂得无夭。不遇良医，终抱遗恨。今以施人，俾终天年，非祈于报者，所冀救疾苦养性命尔。崇宁元年五月五日序。

乌金散 治产后一十八证。

乌金子即大乌豆 肉桂去粗皮 当归去芦，洗真蒲黄 皂荚不蛀者，煅存性 青皮去白 木香血余洗净，煅 赤芍药 紫葳 大蓟根 小蓟根 蚕退纸煅存性，新绵灰亦可 棕毛煅存性，各半两 红花一两 川乌一个，生用 朱砂少许，细研 血竭少许，细研

上一十八味除灰药等别研外，并为细末，入研药一处和匀，每服一钱，姜汤或芍药或凌霄花煎酒调下，甚者日夜三四服。忌鸡、猪、鱼、羊一切生冷油腻等物。第一胎死产不下，二产难，三胎衣不下，四产后眼花，五产后口干心闷，六产后寒热似疟疾，七产后败血，四肢浮肿，寒热不定，八产后血邪，如鬼神癫狂，言语无度，九产后失音不语，十产后腹痛，十一产后百节痠疼，十二产后败血似鸡肝，十三产后咳嗽，寒热不定，十四产后胸胁气满呕逆，十五产后小便涩，十六产

---

① 部施 分施。部，分。

后舌干，鼻中血出，绕项生斑，十七产后腰疼如角弓，十八产后喉中如蝉声。以上十八证并治。万氏曰：余尝合此剂，所在济人，积有年矣。但古方元①有虻虫、水蛭、鲤鱼皮，余平生不忍用肉药，由是以大蓟、小蓟、紫葳代之，又去芫花、巴豆，而入蚕退纸、血竭，别撰醋煮大黄膏，临证加减，妙不可言，自得之妙，未尝语人。今既集方，故尽发此秘。锦纹川大黄不拘多少，米泔浸经宿，去粗皮，为细末，用陈年米醋酌量多少先熬稠粘，旋入大黄末，不住手搅令极匀，以磁器贮之，纸封口，毋致蒸发，临用量轻重虚实，入乌金散内服之，人壮病实者半弹子大，以下渐少。或以膏子圆②如小弹子大，或如圆眼大，或如皂子大，阴干，收之密器内，临用旋看虚实，以一圆令患人嚼破，以乌金散送之，或以热醋浸化，入药服之。如寻常产后内热，恶露作痛，俗名儿枕痛，及大便不利秘结者，并煎四物汤，浸化一圆同服；如发寒热如疟，内热者，煎小柴胡汤，浸化十丸服之，未效者再进，并不损人。大能活血荡秽，润燥清神，开胃倍食，兼治男女老幼血疾，除伤寒大病表未解者，一切服之如神。

地黄丸　治产后腹痛，眼见黑花，或发狂如见鬼状，或胎衣不下，失音不语，心胸胀满，水谷不化，口干烦渴，寒热往来，口内生疮，咽喉肿毒，心中松悸，夜不得睡，产后中风，角弓反张，面赤，牙关紧急，或崩中如豚肝，脐腹疠痛，烦躁恍惚，及受胎不稳，唇口指甲青黑。

生地黄　生姜各二斤，研取汁，留滓　蒲黄　当归各四两

上于银石器内取生地黄汁炒生姜滓，以生姜汁炒地黄滓，各令干，四味同焙，研为细末，醋煮面糊为丸如弹子大，每服一丸，食前当归酒化下。

济阴返魂丹　即益母丸　治胎前产后一切病症，功效不能具述。

益母草一味，此草生二种，用紫花者，白花者不是。于端午小暑或六月六日花正开时连根收采，透风处阴干，用时不犯铜铁器，以石臼捣，罗为细末，炼蜜丸弹子大，每服一丸，各照后开汤送下。若量加木香、当归、赤芍药，尤妙。其药不限丸数，以病愈为度，日服三五丸，或丸如桐子大，服五七十丸，熬膏尤妙。治法具于后。熬膏法：益母草不拘多少，连根叶茎洗净，石臼内捣烂，以麻布滤取浓汁，入砂锅内文火熬成膏，如黑砂糖色为度，入磁罐内收贮，每服一茶匙。胎前脐腹刺痛，胎动不安，下血不止，水煎秦艽米汤下，或当归汤亦可；胎前产后脐腹作痛作声，或寒热往来，状如疟疾者，温米汤下；临产并产后各先用一丸童便酒化下，安魂定魄，血气自然调顺，诸疾不生，又能破血，养脉息，调经络，功效不能尽述；产后胎衣不下，落在胞中，及产前一切产难，横生不顺，死胎经日不下，胀满，腹中心闷、心痛，炒盐汤下；产后中风，牙关紧急，半身不遂，失音不语，童便、无灰酒各半下；产后气喘咳嗽，胸膈不利，恶心，口吐酸水，面目浮肿，两胁疼痛，举动失力，温酒下；产后两太阳痛，呵吹，心松气短，肌体羸瘦，不思饮食，血风身热，手足顽麻，百节疼痛，温米汤下；产后眼前黑暗，血晕血热，口干烦闷，如见鬼神，狂言，不省人事，薄荷自然汁下，如无生者，浓煎干薄荷汤下，及童便、酒各半下；产后面垢颜赤，五心烦热，或结成血块，腹脐奔痛，时发寒热，有冷汗者，童便、酒各半下，或温薄

---

① 元　同"原"。原本。
② 圆　同"丸"。

荷汤下；产后余血恶露不尽，结滞腹脐刺痛，恶物上冲，心胸满闷，童便、温酒各半下；产后未经满月，血气不通，咳嗽，四肢无力，临睡自汗不止，月水不调，久而不治则为骨蒸，童便、酒下；产后鼻衄，口干舌黑，童便、酒下；产后大小便不通，烦躁口苦，薄荷自然汁下，如无生者，浓煎干薄荷汤；产后痢疾，米汤下；产后血泻，枣汤下；产后赤白带下，胶艾汤下；血崩漏下，糯米汤下；勒奶痛，或成痈，为末，水调涂乳上，一宿自瘥，或生捣烂，敷上亦可；妇人久无子息，温酒下一丸，服至一月，有孕。此药于产前清热养血，产后推陈致新，有事之家，理宜预备。

胞衣不下

大全云：夫有产儿出胞衣不落者，世谓之息胞，由产初时用力，比产儿出而体已疲惫，不复能用力，产胞经停之间而外冷乘之，则血道涩，故胞衣不出。须急以方药救治，不妨害于儿。所奈①者胞系连儿脐，胞不出，即不得以时断脐浴洗，冷气伤儿，则成病也。旧法胞衣不出，恐损儿者，依法截脐而已。产处须顺四时方面，并避五行禁忌。若有触犯，多令产妇难产。

郭稽中论曰：胎衣不下者何。答曰：母生子讫，流血入衣中，衣为血所胀，故不得下。治之稍缓胀满，腹以次上冲心胸，疼痛喘急者，但服夺命丹以逐去衣中之血，血散胀消，胎衣自下，牛膝汤亦效。

薛氏曰：有因恶露入衣，胀而不能出，有因元气亏损，而不能送出。其恶露流衣中者，腹中胀痛，用夺命丹或失笑散以消瘀血，缓则不救；其元气不能送者，腹中不胀痛，用保生无忧散以补固元气，

或用蓖麻子肉一两细研成膏，涂母右脚心，衣下即洗去。缓则肠亦出，如肠不上，仍用此膏涂脑顶，则肠自入，益母丸亦效。家人妇胎衣不出，胸腹胀痛，手不敢近。此瘀血为患，用热酒下失笑散一剂，恶露胎衣并下。一产妇胎衣不出，腹不胀痛，手按之痛稍缓。此是气虚而不能送出，用无忧散而下。前证，余询诸稳婆，云：宜服益母草丸，或就以产妇头发入口作呕，胎衣自出，其不出者必死。授与前法，甚效。一产妇产后面赤，五心烦热，败血入胞，胞衣不下，热有冷汗②。思但去其败血，其衣自下，遂用乌豆二合炒透，然后烧红铁秤锤，同豆淬其酒，将豆淋酒，化下益母丹二丸，胞衣从血而出，余证尽平。

夺命丹　治胞衣不下，盖儿之初生，恶血流入衣中，为血所胀塞，故不得下，须臾冲上逼心即死，急服此药。

黑附子炮，五钱　牡丹皮一两　干漆炒烟尽，二钱五分

上为细末，用米醋一升、大黄末一两同煮成膏，和前药为丸如桐子大，每服五七丸，温酒下。华佗危病方用大附子，无牡丹皮。

夺命丸　治胞衣不下，并治胎死。

牡丹皮　桃仁　茯苓　赤芍药　桂心各等分

上为末，蜜丸弹子大，每一丸醋汤化下，或葱白煎浓汤下，尤妙，连进两丸，死胎腐烂立出。

脱衣散　治胞衣不下。

川牛膝　木通各三钱　滑石四钱　归尾　枳壳各二钱　冬葵子二钱半

上水煎，温服。

牛膝汤　治胞衣不出，脐腹坚胀，急

---

① 奈　无奈。
② 热有冷汗　康熙本"有"上无"热"字。

痛即杀人，服此药胞即烂下，死胎亦下。

牛膝 瞿麦各一两 当归尾 通草各一两半 滑石二两 葵子半升

一方有桂心二两。

上细切，以水九升煮取三升，分三服。

牛膝散 治胞衣不出，腹中胀痛，急服此药，腐化而下，缓则不救。

牛膝 川芎 朴硝 蒲黄各七钱半 当归一两五钱 桂心五钱

上锉，每服五钱，加生姜三片、生地黄一钱，水煎服。

加桂芎归汤 有胎衣不下，因产母元气虚薄者，以此温之自下。

川芎 当归各二钱 官桂四钱

上锉一服，水煎服。

芎䓖散 治胎衣不下。

芎䓖 当归焙，各半两 榆白皮一两，锉

上为细末，每服二钱，食前用生地黄汁同温酒调下。

花蕊石散 治产后败血不尽，血迷血晕，胎死腹中，胎衣不下，至死但心头暖者，急用一钱化水即出，其效如神。

花蕊石一斤 上色硫黄四两，各研细

上和匀，先用纸泥封固瓦罐一个，入二药，仍封固阴干，如急用以火笼内炙干，用炭火煅赤，去火，次日取出细研，每服一钱，童便、热酒下。《准绳》云：一亲戚妇人产后胞衣不下，血胀迷闷，不省人事，告之曰：死矣。予曰：此血胀也，可用花蕊石散救之。因以一钱童便调灌下，即苏，其胎衣与恶水旋即下而无恙。（此药便是疗金疮花蕊石散，寻常人自宜时时收蓄防急）

一方 治胎衣不出。

牛膝一两 葵子一合

上锉，以水一升煮半升，去查，分二服。

千金备急丹 治产后恶血冲心，胎衣不下，并腹中瘀血成块。

锦纹大黄一两为细末，用酽醋半升同煎如膏，丸如桐子大，温醋汤下五丸或七丸，须臾恶血下，即愈。

胡氏方 治产后胞衣不下，惟有花蕊石散一药最为要紧。若乡居药局远者，仓卒无之，今有一妙法，产讫胞衣不下，稍久则血流胞中，为血所胀，上冲心胸，喘急疼痛，必致危笃，若有此证，宜急断脐带，以少物系带，必用力牢固系之，然后截断，使其子血脉不潮入胞中，胞衣自当萎缩而下，纵淹延数日，亦不害人，累效有验。

治胞衣不下杂方

五灵脂为细末，温酒调下二钱。

一方 蒲黄如枣许以井花水服。

一方 皂角刺烧，为末，温酒调下一钱。

一方 荷叶锉碎，水煎浓汁，温服。

一方 蛇退炒，为细末，酒下二钱。

一方 黑豆一合炒熟，入醋一盏，煎三五沸，去豆，分三服。酒煮亦可。

一方 取灶内黄土一寸研细，醋调匀，纳于脐中，续煎甘草汤三四合服之，出。

一方 墨三寸为末，酒服。

一方 取小麦合小豆煮浓汁饮之，立出。

一方 用赤小豆一升烧过，水三升煮二升，取汁温服，立下。

一方 生地黄汁一升、苦酒三合暖服之。

一方 灶突墨三指撮许以水、苦酒调服，立出。

一方 鸡子一枚、苦酒一合和饮之。

一方 生男，吞赤小豆七枚；生女，吞十四枚，即出。

一方 浸苎水浓煮，饮二碗，立下。

一方 取产母鞋底炙热，熨大小腹上下二七次。

一方 取初洗儿汤服下一盏，勿令产母知。

一方 瓜蒌实一个取子研细，用酒、童便各半盏相和，煎至七分，去滓，温服。（如无实，根亦得）

一方 红花一两酒煮浓汁服。

一方 以鹿角镑为屑，研细三分，煮葱白汤调下。

一方 凡欲产时，必先脱常所着衣以笼灶，胞衣自下，仍易产。

一方 取夫单衣盖井上，立出。

血 晕厥逆附

大全云：产后血晕者，由败血流入肝经，眼黑花，头目旋晕，不能起坐，甚至昏闷不省人事，谓之血晕，细酒调黑神散最佳，庸医或作暗风中风治之。凡晕，血热乘虚逆上凑心，故昏迷不省，气闭欲绝是也，然其由有三：有用心使力过多而晕，有下血多而晕，有下血少而晕。其晕虽同，治之则异，当详审之。下血多而晕者，但昏闷烦乱而已，当以补血清心药；下血少而晕者，乃恶露不下，上抢于心，心下满急，神昏口噤，绝不知人，当以破血行血药。古法有云：产妇才分娩讫，预烧秤锤或黄石子，硬炭烧令通赤，置器中，急于床前以醋沃之，得醋气可除血晕，产后一月，时作为妙。

崔氏云：凡晕者，皆是虚热，血气奔进，腹中空所致。欲分娩者，第一须先取酽醋以涂口鼻，仍置醋于旁，使闻其气，兼细细饮之，此为上法。如觉晕即以醋噀面，苏来即饮醋，仍少与解之（一云仍少与水解之）。一法烧干漆令烟浓，熏产母面即醒（如无干漆，取旧漆器火烧烟熏亦妙）。

郭稽中曰：产后血晕者何。答曰：产后气血暴虚，未得安静，血随气上，迷乱心神，故眼前生花，极甚者令人闷绝不知人，口噤，神昏气冷，医者不识，呼为暗风，若作此治之，病必难愈，但服清魂散即省。

薛氏曰：产后元气亏损，恶露乘虚上攻，眼花头晕，或心下满闷，神昏口噤，或痰壅盛者，急用失笑散主之；若血下多而晕，或神昏烦乱者，大剂芎归汤补之，或芸薹子散，或童子小便，有痰加二陈汤；若因劳心力而致者，宜补中益气汤加香附；若因气血虚极，不省人事，用清魂散，继以芎归汤及大补气血之剂。凡产可用醋、漆器熏，或用半夏末冷水和丸，入鼻孔中，并无前患。丹溪先生云：血晕，因气血俱虚，痰火泛上，宜以二陈汤导痰，或加减朱砂安神丸以麦门冬汤下亦可。大凡产后口眼㖞斜等证，当大补气血为主，而兼以治痰。若脾胃虚而不固者，用六君子汤，至五七个月当服安胎饮，至八九个月再加大腹皮、黄杨脑，如临产时更宜服保生无忧散，庶无前患。家人妇产后小腹作痛，忽牙关紧急。灌以失笑散，良久而苏，又用四物加炮姜、白术、陈皮而愈。一产妇因产饮酒，恶露甚多，患血晕，口出酒气。此血得酒热而妄行，虚而作晕也，以佛手散加干葛二钱，一剂而痊。酒性剽悍，入月及产后不宜饮，恐致前证。产室人众，喧嚷气热，亦致此证。奉化陆严治新昌徐氏妇，病产后暴死，但胸膈微热。陆诊之，曰：此血闷也。用红花数十斤，以大锅煮之，候汤沸以木桶盛之，将病者寝其上熏之，汤气微复加之，有顷妇人指动，半日遂苏。此与许胤宗治王太后之意同。

仲景云：产妇郁冒，其脉微弱，不能食，大便反坚，但头汗出，所以然者，血虚而厥，厥而必冒，冒家欲解，必大汗出，以血虚下厥，孤阳上出，故头汗出。所以产妇喜汗出者，亡阴血虚，阳气独盛，故当汗出，阴阳乃复。大便坚，呕不能食，小柴胡汤主之。病解能食，七八日更发热者，此为胃实，大承气汤主之。

今按：郁冒，即晕也。观此则产后血晕有汗、下、和解三法，当分表里虚实，精而别之。

清魂散　产后血晕者，气血暴虚，未得安静，血随气上，迷乱心神，故眼前生花，极甚者令人闷绝不知人，口噤，神昏气冷，宜先取干漆或漆器烧烟，鼻中熏之，频置醋炭房内，次进此药即醒。

泽兰叶　人参各二钱半　川芎半两　荆芥穗一两　甘草二钱。一方无此味

上为细末，每服二钱，用温酒、热汤各半盏或入童便调，急灌之，下咽眼即开，气定即醒。

芎归汤　治产后去血过多，昏晕不省。

芎劳　当归去芦，酒洗，焙，各等分

上㕮咀，每服四钱，水煎，热服不拘时。如腹中刺痛，加酒炒白芍药，甚者加桂心；心下疼痛，加玄胡索；口干烦渴，加乌梅、麦门冬；发寒热，加干姜、白芍药；水停心下，微有呕逆，加茯苓、生姜；虚烦不得眠，加人参、竹叶；恶血不下，腰腹重痛，加牡丹皮；血逆上，加五灵脂、蒲黄；血崩不止，加香附子；咳嗽痰多，加紫菀、半夏、生姜；头痛，加荆芥穗；腹胁膨胀，加厚朴；腰疼膝痛，加牛膝；小便不利，加车前子；大便秘涩，加生地黄、橘红、杏仁。

正迷四物汤　治产后迷晕欲死，不省人事。

本方四钱　五灵脂生五分，炒五分

上㕮咀，预先水煎，临时温服。

保命集方　治产后血晕危困，此下多，血虚也，补之。

当归炒　赤芍药炒，各二钱半　生地黄汁一大盏

上锉，水煎三五沸，温服。如觉烦热，去当归，入童便半盏服之。一国医曾以此献禁中，用之大效，厚获赏赞。

以上治去血过多昏晕之剂。

醋墨　才产便服，免致昏晕。

松烟墨或京墨不拘多少，用炭火煅红，以米醋淬之，再煅再淬，如此七次，研极细，才产毕即用一二钱，以童子小便调下，淡醋汤、温酒亦可。

独行散　治产后血晕，昏迷不省，冲心闷绝。

五灵脂半生半炒为末，每服二钱，温酒调灌，入喉即愈。不愈，更加蒲黄炒等分，名失笑散。一方加荆芥等分为末，童便调下。

夺命散　治产后血晕，血入心经，言语颠倒，健忘失志，及产后百病。

血竭　没药各等分

上为末，才产下便用童便与细酒各半盏煎一二沸，调下二钱，良久再服，其恶血自下行，更不冲上。或只用白汤调下。

红花散　治产后血昏血晕血崩，及月事不匀，远年干血气。

干荷叶　牡丹皮　川归　红花　蒲黄炒，各等分

上为细末，每服半两，酒煎，和渣温服。如胎衣不下，榆白皮汤调半两，立效。

广济方　治产后血晕，心闷不识人，神言鬼语，气急欲绝。

芍药　甘草各一两　丹参四分，并㕮咀白蜜　生姜汁各一合　生地黄汁一升

上用水二升先煎前三味，取八合，下

后三味，分三服。

又方 荷叶二枚，炙 甘草二两 真蒲黄一两 白蜜一匙 生地黄汁半升

上前二味切细，以水三升煮取一升，去滓，入蒲黄、蜜、生地黄汁，暖服，立愈。

鹿角散 治产后血晕，此乃虚火载血，渐渐晕将上来。

用鹿角烧灰，出火毒，研极细，用好酒、童便调灌下，一呷即醒。此物行血极效。

郁金散 治产后血上冲心已死，并下胎。

郁金烧存性，为末，每二钱酽醋一合调灌之，立活。

治血晕杂方 产后血晕，全不省人事，极危殆者。

用韭菜切，入有嘴瓶内，煎热醋沃之，以瓶口对产妇鼻孔熏之，即醒。

一方 如觉晕即以醋噀面，醒来仍与醋细细呷之，又以醋涂口鼻，并置醋于旁，使常闻其气。

一方 麒麟竭一两细研为末，非时温酒调下二钱匕。

一方 红花一两捣为末，分作二服，酒二钟煎取一钟，并服，如口噤斡开灌之，速效。

一方 用红花三两新者，无灰酒、童便各半升煮取一盏，服之。

一方 用苏木三两细锉，水五升煮取二升，分再服，瘥。无苏木，取绯衣煮汁服之亦得。（以上俱破血轻剂）

牡丹散 治产后血晕，闷绝口噤，则斡开口灌之。

牡丹皮 大黄煨 芒硝各一两 冬瓜子半合 桃仁三十个，去皮尖

上锉，每服五钱，水三钟煎至一钟半，去滓，入硝又煎，分二服。

产书一方 治产后心烦，手脚烦热，气力欲尽，血晕，连心头硬，及寒热不禁。

接骨木① 破之如算子大一握，以水一升煎取半升，分温二服。或小便数，恶血不止，服之即瘥。此木煎三遍，其力一般。此是起死之方。（以上二方俱重剂，点滴不出者宜用）

以上治恶血攻冲昏晕之剂。

荆芥散 治产后风虚血晕，精神昏昧。

荆芥一两三钱 桃仁炒，五钱

上为细末，温水调下三钱。微喘，加杏仁炒、甘草各三钱。

一方 治产后血晕。

用荆芥穗为末，童便调下二三钱，极妙。

一方 用多年陈荆芥穗灯烟上燎焦黑存性，每服三钱，童便、少酒调下，极妙。

一方 治产后血晕，身痉直，戴眼，口角与目外眦② 向上牵急，不知人。

取鸡子一枚，去壳取清，以荆芥末二钱调服，仍依次调治（荆芥气虚人不可服）。

以上治风虚血晕之剂。

仓公散 治产后血厥而冒。

瓜蒂 藜芦 白矾 雄黄等分

上为末，每用少许吹鼻嚏③，内服白薇汤。

白薇汤 治产后胃弱不食，脉微，多汗亡血，发厥郁冒等证。

白薇 当归各六钱 人参三钱 甘草一

---

① 接骨木 原作"按骨木"，据康熙本改。按接骨木为忍冬科植物接骨木的茎枝，功能祛风利湿，活血止痛。
② 眦 原作"眵"，据康熙本改。
③ 嚏 康熙本作"取嚏"二字。

钱半

上切，分作二帖，水煎服。

以上治血厥之剂。

恶露不下

大全云：夫恶露不下者，由产后脏腑劳伤，气血虚损，或胞络挟于宿冷，或产后当风取凉，风冷乘虚而搏于血，则壅滞不宣，积蓄在内，故令恶露不下也。

薛氏曰：前证若恶露不下，用失笑散；若气滞血凝，用花蕊石散。一产妇患前证，服峻厉之剂，恶露随下，久而昏愦，以手护其腹。余曰：此脾气复伤作痛，故用手护也。以人参理中汤加肉桂二剂补之而愈。

大全方　疗产后三四日恶露不下。

芍药十分　知母八分　当归　蒲黄
生姜各四分　红花二分　荷叶中心蒂七枚
生地黄汁二合

上以水二升煎至七合，去滓服。

起枕散　治产后恶血不行，心腹及儿枕作痛，甚危。

当归　白芍药酒炒，各三钱　川芎二钱
白芷　官桂　玄胡索　牡丹皮　蒲黄炒
五灵脂炒　没药各一钱

上，水煎，入童便，空心服。

荷叶散　治产后恶露不下，腹中疼痛，心神烦闷。

干荷叶二两　鬼箭羽　桃仁　刘寄奴
蒲黄各一两

上为粗末，每服三钱，以童便一大盏、姜二片、生地黄一分捶碎同煎至六分，热服。

通瘀饮　治产后恶露不通，心慌昏沉，寒热交攻。

归尾　大黄各三钱　白术　木通各一钱
红花五分　桃仁三十个，捣烂，另入

上用水一碗、酒一小盏煎三沸，入桃仁再煎二沸，温服。

广济方　疗产后恶露不下。

川牛膝　大黄各二两　牡丹皮　当归
各一两半　芍药　蒲黄　桂心各一两

上为末，以生地黄汁调，酒服方寸匕，日二服，血下愈。

大黄汤　治产后恶露不尽。

大黄　当归　芍药　牡丹皮　甘草
生姜各三两　吴茱萸一升

上七味㕮咀，以水一斗① 煮取四升，去滓，分四服，一日令尽。加人参一两，名人参大黄汤。

保命集方　治妇人恶血不下。

当归　芫花炒，各等分

上为细末，每服三钱，酒调下。

又　用好墨醋淬，末，童便、酒下。

没药丸　治产后恶露方行而忽然断绝，骤作寒热，脐腹百脉皆痛，如锥刺非常，此由冷热不调，或思虑动作，气所壅遏，血蓄经络。

当归一两　芍药　桂心各半两　桃仁去皮尖，炒，研　没药研，各二钱半　虻虫去翅足，炒　水蛭炒焦，各三十枚

上为末，醋糊丸如豌豆大，醋汤下三丸。

黑龙丹② 见前通治条

治恶血不下杂方

一方　用蒲黄三两炒，水三升煮取一升，顿服。

一方　用益母草捣绞汁，每服一小钟，入酒一合，温服。

一方　用麻子五合，酒一升浸一宿，明旦去滓，温服一升，不瘥，再服一升。

血露不绝

大全云：夫产后恶露不绝者，由产后

① 一斗　"斗"原作"升"，据文义改。
② 黑龙丹　原作"里龙丹"，据前文改。

伤于经血，虚损不足，或分解之时，恶血不尽，在于腹中，而脏腑挟于宿冷，致气血不调，故令恶露淋沥不绝也。

薛氏曰： 前证若肝气热而不能主血，用六味地黄丸；若肝气虚而不能藏血，用逍遥散；若脾气虚而不能摄血，用六君子汤；若胃气下陷而不能统血，用补中益气汤；若肝经郁热而血不归源，用加味归脾汤；若肝经怒火而血妄行，用加味四物汤；若气血俱虚，用十全大补汤；若肝经风邪而血沸腾，用一味防风丸。

加味四物汤 治产后月余经血淋沥不止，此陷下者举之也，治血崩亦奇效。

当归 川芎 白芍药炒 熟地黄 白芷升麻各一钱 血余灰另入

上锉，水煎服。族弟妇产后半月，离褥过劳，下血倾盆，急以求救。余用此药一服，立止，其效如神。

一方 疗产后七八日恶露不止。

败酱草 当归各六分 芍药 续断各八分 川芎 竹茹各四分 生地黄炒干，十二分

上细锉，以水二升煮取八合，空心顿服。

独圣汤 疗产后亡血过多，心腹彻痛，然后血下，久而不止，亦治赤白带下年深，诸药不能疗者，良验。

贯众状如刺猬者，一个，全用，只揉去毛花蔓用之，不锉断

上用好醋蘸湿，慢火炙令香熟，候冷为细末，用米饮调下二钱，空心食前服。

千金方① 治产后恶血不尽，或经月或半岁者。

升麻三两，清酒五升煮取二升半，分温再服。

以上清补之剂。

乌金散 治产后血迷血晕，败血不止，淋沥不断，脐腹疼痛，头目昏眩，多汗无力，及崩中下血不止。

麒麟竭 男子乱发灰 松墨煅，醋淬百草霜 当归 肉桂 赤芍药 延胡索鲤鱼鳞烧存性，各等分

上为末，每服二钱，空心温酒调下。

一方 治产后恶血不绝，崩血不可禁，腹中绞痛，气息急。

乱发烧，一两 阿胶二两 代赭石 干姜各三两 干地黄四两 马蹄壳一个，烧 牛角䚡五两，酥炙

上为细末，炼蜜丸如桐子大，每服三四十丸，空心米饮下，日二服。

豆淋酒 治产后犹有余血水气者。

黑豆五升熬令烟尽，投磁器内，以酒一斗淬之，饮。盖豆淋酒治污血，又能发表也。

蒲醋饮子 治新产压血，逐败滋新，此药治血神效，又非黑神散之可比也，月内每日一二服尤良，及疗一切恶露与血积。

真蒲黄不拘多少，熬米醋令稠，和药成膏，每服一弹大，食前醋汤化开服。

一方 用蒲黄二两水煎，顿服。

一方 疗产后泄血不止无禁度，及治腹痛胸膈闷。

姜黄为末，酒服方寸匕，日三四服。（胡氏云：姜黄治恶露不止）

以上行污血之剂。

牡蛎散 治产后恶露淋沥不绝，心闷短气，四肢乏弱，头目昏重，五心烦热，面黄体瘦。

牡蛎粉煅 川芎 熟地黄 茯苓 龙骨各二钱 当归炒 续断 艾叶 人参五味子 地榆各一钱 甘草五分

上锉，分二帖，加生姜三片、枣一枚，水煎，食前服。此收涩之剂，虚脱者

---

① 千金方 "千"字原缺，据康熙本、《备急千金要方》卷三·恶露补。

宜用。

血 崩 不 止

陈氏曰：产后血崩者何。答曰：产卧伤耗经脉，未得平复，劳役损动，致血暴崩，淋沥不止，或因酸咸不节伤蠹，荣卫衰弱，亦变崩中。若小腹满痛，肝经已坏，为难治，急服固经丸以止之。

陈无择评曰：血崩不是轻病，况产后有此，是谓重伤。恐不止咸酸不节而能致之，多因惊忧患怒，脏气不平，或产后服断血药早，致恶血不消，郁满作坚，亦成崩中。固经丸自难责效，不若大料煮芎劳汤加芍药，候定，续次随证诸药治之为得。

薛氏曰：前证若血滞小腹胀满，用失笑散；血少小腹虚痞，芎劳汤；肝火血妄行，加味逍遥散；脾郁不统血，加味归脾汤；脾气虚不摄血，补中益气汤；厚味积热伤血，清胃散加槐花；风热相搏伤血，四君子汤加防风、枳壳。一产妇血崩，小腹胀痛，用破气行血之剂，其崩如涌，四肢不收，恶寒呕吐，大便频泻。余用六君加炮黑干姜四剂，稍愈，又以十全大补三十余剂而痊。一产妇血崩，因怒其血如涌，仆地，口噤目斜，手足抽搐。此肝经血耗生风，余用六味丸料一剂，诸证悉退，但食少晡热，佐以四君、柴胡、牡丹皮而愈。

准绳云：产后血崩，素有热者，奇效四物汤良。（方见血崩）

芎归加芍药汤　治产后血崩眩晕，不知人事。

川芎　当归　芍药炒，各等分

上咬咀，每服四钱，水煎，热服。一方加黄芩、白术。

加味四物汤　治产后血崩，如豆汁紫黑过多者。

当归　川芎　芍药炒　生地黄　蒲黄炒　白芷　蓟根　阿胶　艾叶各一钱

上锉，水煎服。

熟干地黄散　治产后崩中，头目旋运[①]，神思昏迷，四肢烦乱，不知人事。

熟干地黄　黄芪　伏龙肝　赤石脂各一两　当归七钱半　川芎　阿胶　艾叶　白术　人参　甘草各半两

上咬咀，每服四钱，生姜三片水煎，温服。

阿胶丸　治产后崩中，下血不止，虚赢无力。

阿胶　赤石脂各一两半　续断　川芎　当归　丹参　甘草各一两　龙骨　鹿茸酥炙　乌贼鱼骨　鳖甲炙，各二两

上为细末，炼蜜丸如桐子大，空心温酒下二三十丸。

白芷丸　治妇人产后所下过多，及崩中伤损，虚竭少气，面目失色，腹中痛。

白芷　续断　当归　干姜　阿胶炙，各一两　附子一两，炮，去皮　干地黄五两

上七味捣筛为末，炼蜜和，丸如桐子大，酒服二十丸，日四五服。无当归，用芎劳代之；无续断，用大蓟根代之亦可；加蒲黄一两，为善。

瑞莲散　治产后恶血崩漏，状如涌泉。

瑞莲一百枚，烧灰存性　棕榈烧存性　当归各一两　官桂半两　槟榔二枚　川芎　鲤鱼鳞各七钱半

上为细末，每服三钱，煨生姜酒调服，如未止更进一服。或非时血崩，无药可治，但进三服即止。

白芍药散　治产后崩中下血，淋沥不绝，黄瘦虚损。

白芍药　黄芪　熟干地黄　桂心　干

---

① 头目旋运　谓头晕而视物旋动。运，通"晕"。

姜 牡蛎 鹿角胶 乌贼鱼骨 龙骨各一
两

上为末，每服二钱，食前温温下。

又方 熟地黄 赤石脂各一两 当归
鹿茸 牡蛎各半两

上为细末，食前以粥饮调下二钱。

固经丸 治产后血气未复而有房事，
及劳役伤损，致血暴崩，或淋沥不止。

艾叶 赤石脂煅 补骨脂炒 木贼各
半两 附子一枚，炮，去皮脐

上为细末，糊丸如桐子大，每服二十
丸，温酒或米饮下。

补遗方 治产后血崩。

香附子炒赤，二两 莲蓬壳五枚，烧存性

上为末，米饮调下二钱。

千金方 治产后崩中，下血不止。

菖蒲一两半锉，酒二钟煎一钟，去
渣，分三服，食前。

心 痛

大全云：产后心痛为阴血亏损，随火
上冲心络，名曰心胞络痛，宜大岩蜜汤治
之。若寒伤心经，名曰真心痛，朝发夕
死，夕发朝死，无药可救。

薛氏曰：前证若阳气虚寒，用岩蜜汤
温之；瘀血上冲，用失笑散散之；血既散
而痛仍作，用八珍汤补之。大凡心腹作
痛，以手按之却不痛，此血虚也，须用补
养之剂。一产妇患前证，昏愦口噤①，冷
汗不止，手足厥逆。用六君子加附子一钱
以回其阳，二剂顿苏，又以十全大补汤养
其血气而安。一产妇患前证，手不敢近
腹。用失笑散一服，下瘀血而愈，次日腹
痛，亦用前药而安。一产妇患前证，用大
黄等药，其血虽下，复患头痛，发热恶
寒，次日昏愦，自以两手坚护其腹，不得
诊脉，视其面色青白。余谓脾气虚寒而痛
也，用六君子汤加姜、桂而痛止，又用八

珍汤加姜、桂调理而安。

七气手拈散 治产后心气攻痛。

玄胡索 小茴香 白芍药 枳壳麸炒
干漆炒，各二钱 石菖蒲 黄连 香附子
苏叶各一钱半 没药 乳香各一钱 甘草
六分

上锉散，分作二服，每服用水一盏
半、生姜三片煎至七分，空心服。

大岩蜜汤一名桂心汤 治素有宿寒，
因产大虚，寒搏于血，血凝不散，上冲心
之络脉，故作心痛。

熟地黄 当归酒浸 独活 吴茱萸炒
白芍药炒 干姜 桂心不见火 小草各一
钱 细辛 甘草各五分

上锉，水煎，入蜜重煮服。或云：熟
地黄泥膈，安能去痛，合用②生干地黄。
《千金翼》不用蜜。

蜀椒汤 治产后心痛，此大寒冷所
为。

蜀椒二合 芍药 当归 半夏 人参
茯苓 桂心 甘草各二两 蜜一升 生姜
汁五合

上十味㕮咀，以水九升煮椒令沸，然
后纳诸药煮取二升半，去滓，纳姜汁及蜜
煎取三升，一服五合，渐加至六合。禁勿
冷食。

失笑散 治产后恶血上攻，心腹疞痛
欲死，及儿枕痛，或牙关紧急，一服可
愈。

蒲黄炒 五灵脂各等分

上为细末，每服二钱，用酽醋调膏，
入水一盏煎服。

金黄散 治恶血上冲，心腹作痛，或
发热作渴。

延胡索 蒲黄各一钱 桂心二分

上为末，酒调服。

---

① 口噤 "噤"原作"禁"，据康熙本改。
② 合用 当用。合，当，应该。

火龙散　治产后气滞心痛。

茴香_炒　川楝子_{炒，各一两}　艾叶_{盐炒，}
半两

上为末，水煎服。

伏龙肝散　治产后恶物不出，上攻心痛。

赤伏龙肝研细，每服三五钱，温酒调下，泻出恶物，立止。

鱼墨散　治妇人血崩心痛甚者，名曰杀血心痛，小产下血多而心痛者亦然。

用乌贼鱼墨炒，为末，醋汤调下。此鱼腹多有墨汁，见人过，必吐其墨以蔽身。

圣惠方　治产后恶血冲心痛，气闷欲绝。

用桂心三两捣为细末，狗胆汁和，丸如樱桃大，每服二丸，热酒磨下，不拘时。

一方　治产后血不尽，心腹痛。

荷叶炒令香，为末，水煎下方寸匕。

腹　痛并小腹痛

薛氏曰：产后小腹作痛，俗名儿枕块，用失笑散行散之；若恶露既去而仍痛，用四神散调补之，若不应用八珍汤；若痛而恶心，或欲作呕，用六君子汤；若痛而泄泻，用六君子汤送四神丸；若泄泻痛而或后重，用补中益气汤送四神丸；若胸膈饱胀，或恶食吞酸，或腹痛手不可按，此是饮食所致，当用二陈加山楂、白术以消导；若食既消而仍痛，或按之不痛，或更加头痛，烦热作渴，恶寒欲呕等证，此是中气被伤，宜补脾胃为主；若发热腹痛，按之痛甚，不恶食，不吞酸，此是瘀血停滞，用失笑散以消之；若止是发热头痛，或兼腹痛，按之却不痛，此是血虚，用四物加炮姜、参、术以补之。如发渴用白虎，气弱用黄芪，血刺痛则用当

归，腹中痛则加芍药，宜详察脉证而用之。一产妇腹痛发热，气口脉大。余以为饮食停滞，不信，乃破血补虚，反寒热头痛，呕吐涎沫，又用降火化痰理气，四肢逆冷，泄泻下坠，始悔，问余曰：何也。余曰：此脾胃虚之变症也，法当温补。遂用六君加炮姜二钱，肉桂、木香各一钱，四剂诸证悉退，再用补中益气之剂，元气悉复。一妇人产后腹痛后重，去痢无度，形体倦怠，饮食不甘，怀抱久郁，患茧唇，寐而盗汗如雨，竟夜不敢寐，神思消烁①。余曰：气血虚而有热。用当归六黄汤纳黄芩、连、柏炒黑，一剂汗顿止，再剂全止，乃用归脾汤、八珍散兼服，元气渐复而愈。一产妇小腹作痛，服行气破血之药，不效，其脉洪数。此瘀血内溃为脓也，以瓜子仁汤二剂，痛止，更以太乙膏下脓而愈。产后多有此病，纵非痛，用之更效。一产妇小腹痛，小便不利，用薏苡仁汤二剂，痛止，更以四物加红花、桃仁下瘀血而愈。大抵此证皆因荣卫不调，或瘀血停滞所致，若脉洪数已有脓，脉但数微有脓，脉迟紧乃瘀血，下之即愈。若腹胀大，转侧作水声，或脓从脐出，或从大便出，宜用蜡矾丸、太乙膏及托里药。一产妇小腹作痛有块，脉芤而涩，以四物加玄胡、红花、桃仁、牛膝、木香治之而愈。一妇产后小腹患痛，服瓜子仁汤，下瘀血而痊。凡瘀血停滞，宜急治之，缓则腐化为脓，最难治疗，若流注关节则患骨疽，失治多为败证。一妇人寒月中产后腹大痛，觉有块，百方不治。一人教以羊肉四两、熟地黄二两、生姜一两水煎服之，二三次愈。

大全云：儿枕者，由母胎中宿有血块，因产时其血破散，与儿俱下，则无患

_____
① 消烁　谓消损。烁，通"铄"。

也。若产妇脏腑风冷，使血凝滞在于小腹，不能流通，则令结聚疼痛，名之曰儿枕也。

金匮云：产后七八日，无太阳证，少腹坚痛，此恶露不尽，不大便，烦躁发热，切脉微实，再倍发热，日晡时烦躁者，不食，食则谵语，至夜即愈，宜大承气汤主之，热在里，结在膀胱也。

大全云：产后恶血虽常通行，或因外感五邪，内伤七气，致令斩然而止，余血壅滞，所下不尽，故令腹痛，当审其因而治之。一产妇小腹痛甚，牙关紧急。此瘀血内停，灌以失笑散，下血而苏，又用四物加炮姜、白术、陈皮而愈。一妇人经水来，比常度过多不止，遂用涩药止之，致腹作痛。此乃气血凝滞也，用失笑散二服而愈。

以上数段言恶露不尽。

大全云：以恶露不尽腹痛，及儿枕心腹刺痛，小腹疼痛，寒疝，分为四门。由母胎中宿有血块，产后不与儿俱下，而仍在腹作痛，谓之儿枕。其恶露下不快而作痛者，胎中原无积聚，不为儿枕也。若恶露已尽，或由它故腹痛，如仲景枳实芍药散证，或由血虚腹痛，如仲景当归生姜羊肉汤证，自当别论。故复胪列诸名方于后。若服枳实芍药散不愈，仍当求责瘀血也，故下瘀血汤诸方附焉，而补虚诸方终之，不复立寒疝条。

加味四物汤 治产后恶露不尽，腹痛。

当归 川芎 芍药炒 熟地黄各一钱 香附炒 五灵脂炒，二味另为末，各一钱，临服调入

上锉一服，水煎服。痛甚者，加桃仁泥四分。

海藏加味四物汤 治产后败血作痛。

四物汤加玄胡索、没药、白芷。

上锉，水煎服。一方止加玄胡索。一方止加苦楝。

四物一黄散 治产后腹中血块作痛。

当归 川芎 熟地黄酒洗 白芍药炒，各五钱 蒲黄炒，二钱五分

一方更加荆芥炒。

上为细末，每服二钱，空心温酒调下。

当归蒲延散 治产后血瘕作痛，脐下胀满，或月经不行，发热体倦。

当归二两 芍药炒 桂心 血竭 蒲黄炒，各一两半 延胡索炒，一两

上为末，每服二钱，空心热酒调下。

玄胡索散 治产后恶血攻刺腹痛，及一切血气刺痛，不论新旧虚实，皆可服之。

当归酒浸 玄胡索 赤芍药 蒲黄隔纸炒 桂皮 乳香 没药各等分

上研为细末，每服三钱，温酒调，空心服。

延胡索散 治产后儿枕腹痛。

延胡索 当归各一两 赤芍药五钱 肉桂七钱半 蒲黄炒 琥珀各二钱半 红蓝花二钱

上为末，每服三钱，童便合酒调，食前服。

疗新产后七八日腹痛两胁痛

当归 刘寄奴 苦梗各十二分 芍药 茯苓各八分 陈皮 延胡索别为末 桂心各四分

上㕮咀，以水二升煮取八合，调延胡索末，空心服。

乌金散 治恶露败血走刺心腹，儿枕痛，坐卧不得，余血不快。

川芎七钱半，烧燃，盖甄中存性 黑附子半枚，炮，去皮脐

上为细末，每三钱童便和酒调服，痛止血下方住服。

地黄散　治产后恶血不尽，腹中疼痛。

生地黄炒　当归炒，各一两　生姜五钱，切碎，新瓦上炒令焦黑

上为细末，姜酒调下二钱，空心服。一方加蒲黄，为丸。

四神散　治产后瘀血不消，积聚作块，心腹切痛。

当归　川芎　赤芍药　干姜炮，各等分

上为末，每服二钱，空心热酒调下。

黑神散　治产后血块痛，及经行后腹痛，并经脉不调。

熟地黄一斤　陈生姜半斤

上二味拌匀，同炒干，为末，每服二钱，乌梅汤调下。常服酒调；经脉不通，乌梅、荆芥酒调下。

丹溪方　治产后血块痛，发热。

五灵脂略炒　牡丹皮　没药　滑石

上研细，分五帖，豆淋酒下之，食前服。

卷荷散　治产后血上冲心，血刺血晕，血气腹痛，恶露不快，并皆治之。

初出卷荷　红花　当归各一两　蒲黄纸炒　牡丹皮各半两

上为细末，每服三钱，空心盐酒调下。

荷叶散　治产后恶露不下，腹中疼痛，心神烦闷。

干荷叶二两　刘寄奴　蒲黄各一两　桃仁去皮尖，麸炒，半两

上㕮咀，每服四钱，童子小便一盏、生姜三片、生地黄一分煎至六分，热服不拘时。一方有鬼箭羽。

隐居泽兰汤　治产后恶露不尽，腹痛不除，小腹急痛，痛引腰背，或胸满少气。

泽兰炒　生地黄　当归　芍药炒　生姜各一钱　甘草五分　大枣四个

上锉，水煎服，日三。堕身欲死，服亦瘥。

桃仁芍药汤　治产后腹中疾痛。

桃仁半升　芍药　芎䓖　当归　干漆　桂心　甘草各二两

上七味㕮咀，以水八升煮取三升，分三服。

败酱汤　治产后疼痛引腰，腹中如锥刀所刺。

败酱三两　桂心　芎䓖各一两半　当归一两

上四味㕮咀，以清酒二升、水四升微火煮取二升，去滓，适寒温服七合，日三，食前服之。

又方　治产后下血不尽，腹内坚痛不可忍。

当归　芍药　桂心各三两　桃仁一百二十粒，制

上水六升煮二升，温分两服。未瘥，加大黄。

又方　治产后恶露不尽，结聚小腹疼痛。

当归七钱半　香附子制，一两　赤芍药　青皮　木香　桂心　琥珀　没药各半两

上为细末，以乌豆淋酒调服二钱。

产宝方　治产后余血作疼兼块者。

桂心　姜黄各等分

上为细末，酒调方寸匕，血下尽，妙。一方单用桂末，温酒服方寸匕。

延胡索散一名三圣散，一名如神汤　治产后脐下痛，并腰痛。

延胡索　桂心各半两　当归一两

上为细末，热酒调下二钱。

桂香散　治产后脐下疼痛不止。

当归　川芎各二钱半　桂心半两

上为细末，分为三服，每服酒一盏煎三五沸，更入童便少许，煎至七分，温服，甚者不过再服即瘥。

香灵丸 治产后恶露不尽，小腹作痛。

五灵脂 香附子

一方加蛤粉。

上为末，醋糊丸，甚者入桃仁不去皮尖。

当归血竭丸 治产后恶露不下，结聚成块，心胸痞闷，及脐下坚痛。

当归 血竭 芍药 蓬术炮，各二两 五灵脂四两

上为细末，醋糊和，丸如梧桐子大，每服五十丸，食前温酒送下。

当归养血丸 治产后恶血不散，发渴，心腹疼痛，及恶露不快，脐下急痛，连及腰脚疼痛。

当归 赤芍药 牡丹皮 延胡索各二两 桂心一两

上为末，炼蜜丸如桐子大，空心酒下三四十丸。痛甚者，细嚼下。

紫金丸 治产后恶露不快，腰腹小腹如刺，时作寒热，头痛，不思饮食，亦治久有瘀血，月水不调，亦可疗心痛。

五灵脂水淘去砂石，焙干炒，为末 真蒲黄各等分

上以好米醋调五灵脂，慢火熬成膏，次以蒲黄末搜和，丸如樱桃大，每服一丸，水与童便各半盏煎至七分，令药化温服之，少顷再一服，恶露即下。久有瘀血成块，月信不利者，并用酒磨下。

大黄干漆汤 治新产后有血，腹中切痛。

大黄 干漆 干地黄 桂心 干姜各二两

上五味㕮咀，以水三升、清酒五升煮取三升，去滓，温服一升，血当下。若不瘥，明旦服一升，满三服病无不瘥。

千金方 治产后恶露不尽，腹中刺痛不可忍。

大黄 黄芩 桃仁各三两 当归 桂心 甘草各二两 芍药四两 生地黄六两

上八味以水九升煮取二升半，食前分三服。

玉烛散 治产后恶露不尽，脐腹疼痛，大便燥结，时发寒热。此四物汤与调胃承气汤合方也。

当归 川芎 赤芍药 熟地黄 大黄 朴硝 甘草各一钱半

上作一服，水煎，食前温服。诸方治败血作痛，皆是温剂，热则流通之理。惟此一方却是凉剂，盖为败血凝滞发热，大便燥结者设也，非大便燥结者慎不可用。

枳实芍药散 《金匮》云：产后腹痛，烦满不得卧，此方主之。

枳实炒令黑，勿太过 芍药各等分

上杵为散，服方寸匕，日三服，并主痈脓，以麦粥下之。

下瘀血汤 产妇腹痛，法当以枳实芍药散，假令不愈者，此为腹中有干血着脐下，宜此方。

大黄二两 桃仁二十枚 䗪虫二十枚，炒，去足

上三味末之，炼蜜和为四丸，以酒一升煎一丸，取八合，顿服之，新血下如豚肝。

保命方 治血晕血结，或聚于胸中，或偏于小腹，或连于胁肋，四物汤四两，倍当归、川芎，加鬼箭羽、红花、玄胡各一两，同为粗末，加下四味煎，调没药散服。

虻虫一钱，去翅足，炒 水蛭一钱，炒 麝香少许 没药①

上为末，入前药调服，血下痛止，只服一服。

以上治瘀血腹痛之剂。

———————

① 没药 原脱剂量。

增损四物汤　治产后阴阳不和，乍寒乍热，恶露停滞，亦令寒热，但看小腹急痛为异。

当归酒浸　白芍药　川芎　人参各一两

甘草炙，半两　干姜一两

上㕮咀，每服四钱，姜三片水煎，无时热服。

独圣汤　治产后血虚腹痛。

当归一味为细末，每服二钱，水一盏煎七分，温服。

当归散　治产后阴血虚弱，或气滞血凝，以致发热腹痛，或腹胁胀满。

当归　干姜各等分

上锉，每服三钱，水煎服。

定痛散　治产后恶血不止，腹中作痛。

当归　芍药炒，各二钱　肉桂一钱

上切作一服，水、酒合一盏半加生姜五片，煎一盏服。

当归建中汤　治妇人产后虚羸不足，腹中刺痛不止，吸吸少气，或苦少腹中急，痛引腰背，不能饮食。

当归四两　芍药炒，六两　桂枝三两

甘草炙，二两　生姜三两　大枣十二枚

上六味以水一斗煮取三升，分温三服，一日令尽。若大虚，加饴糖六两，汤成纳，于火上暖令饴消；若去血过多，崩伤内衄不止，加地黄六两、阿胶二两，合八味汤，纳阿胶服之。

内补芎䓖汤　治产后虚羸及崩伤过多虚竭，腹中疼痛。

芎䓖　干地黄各四两　芍药五两　桂心二两　干姜　甘草炙，各三两　大枣四十枚

上七味㕮咀，以水一斗二升煮取三升，去滓，分三服，不瘥，复作至三剂。若有寒，苦微下，加附子三两。

大补中当归汤　治产后虚损不足，腹中拘急，或溺血，少腹苦痛，或从高坠下

犯内，及金疮血多内伤，男子亦宜服之。

当归　芎䓖　续断　桂心　麦门冬　干姜各三两　芍药四两　干地黄六两　吴茱萸一升　白芷　甘草各二两　大枣四十枚

上十二味㕮咀，以酒一斗渍药一宿，明旦以水一斗合煮取五升，去滓，分五服，日三夜二。有黄芪入二两，益佳[①]。

羊肉汤　治产妇脾虚，为寒邪所乘，以致腹痛，及寒月生产，寒气入于产门，脐下胀满，手不可犯。

精羖羊肉四两　当归　川芎各半两　生姜一两

上以水十盏、酒三盏煎至四盏，分四次空心服，加葱、盐亦可。《衍义》云：一妇人产当寒月，寒气入产门，脐下胀满，手不得犯，此寒疝也，医将治之以抵当汤，谓其有瘀血也。予教之曰：非其治也，可服张仲景羊肉汤。少减作，二服遂愈。

千金方　治产后余疾，腹中绞痛，瘦乏，不下食。

当归　黄芪　芍药各六分　干地黄　白术各八分　桂心　甘草各四分　大枣十四枚

上㕮咀，水二升煮取八合，空心服。忌生冷。

以上治虚寒腹痛之剂。

独活汤　治产后腹痛，引腰背拘急痛。

独活　当归　芍药　桂心　生姜各三两　甘草二两　大枣二十枚

上七味㕮咀，以水八升煮取三升，去滓，分三服，服后相去如人行十里久再进。

吴茱萸汤　治妇人先有寒冷，胸满痛，或心腹刺痛，或呕吐食少，或肿或寒，或下痢，气息绵惙欲绝，产后益剧，

————————

① 益佳　"佳"原作"桂"，据文义改。

皆主之。

吴茱萸二两 干地黄十八铢 当归 防风 桔梗 干姜 细辛 甘草各十二铢

上八味咬咀，以水四升煮取一升半，去滓，分再服。

疗妇人先患冷气因产后发腹痛

当归 川芎 芍药 茯苓 桂心 吴茱萸 甘草炙，各六分 桃仁十分

上咬咀，以水七升煮取二升，去滓，分三服。

生料五积散 治产后内有余血，外感寒邪，相搏而腹痛。

苍术二钱四分 麻黄去根节 橘红 枳壳各六分 桔梗一钱二分 厚朴 干姜炮，各四分 当归 白芍药 川芎 白茯苓 半夏 白芷 肉桂 甘草炙，各三分

上加姜、葱，水煎服。非真受寒气者，不可轻用。

以上治寒邪腹痛之剂。

胁 胀 痛

大全云：产后两胁胀满气痛，由膀胱宿有停水，因产后恶露下不尽，水壅痞，与气相搏，积在膀胱，故令胁肋胀满，气与水相激，故令痛也。

薛氏曰：前证若肝经血瘀，用玄胡索散；若肝经气滞，用四君、青皮、柴胡；若肝经血虚，用四物、参、术、柴胡；气血俱虚，用八珍、柴胡；若肾水不足，不能生肝，用六味丸；若肺金势盛，克制肝木，用泻白散。仍参前各论主之。一产妇因怒两胁胀痛，吐血甚多，发热恶寒，胸腹胀痛。余以为气血俱虚，用八珍加柴胡、丹皮、炮姜而血顿止，又用十全大补汤而寒热渐退。此证苟非用姜、桂辛温助脾肺以行药势，不惟无以施其功，而反助其胀耳。

干地黄汤 治产后两胁满痛，兼除百病。

干地黄 芍药各三两 当归 蒲黄二两 桂心六两 甘草一两 生姜五两 大枣二十枚

上咬咀，以水一斗煮取二升半，分服，日三。

经效方 治产后肝经气滞不平，胁肋腹痛，或寒热往来，内热晡热。

当归一钱半 芍药炒 苦梗炒 槟榔 枳壳麸炒，各八分 桂心 青木香 柴胡各六分

上锉，水煎服。

苏葛汤 疗产后恶露不下，血气壅痞，胁胀痛，不下食。

苏木 紫葛各十二分 芍药 当归各八分 桂心 蒲黄各六分 生地黄汁三合

上咬咀，以水二升煎取七合，下蒲黄，分两服。

经效方 理血气烦闷，胁肋胀满及痛。

芍药八分 当归六分 延胡索 蒲黄各四分 荷叶蒂炙，三枚

上水二升煎取七合，后入蒲黄，空心分二服。

当归散 治产后腹痛，胁肋胀满。

当归 干姜各等分

上为末，每服三钱，水煎，入盐、醋少许，食前热服。一方酒煎。

广济方 疗产后腹痛气胀，胁下闷，不下食，兼微利。

厚朴八分 人参 当归 茯苓 甘草各六分 陈皮 生姜各四分

上咬咀，以水二升煎取八合，去滓，分温服。

抵圣汤 治产后腹胁闷满，或呕吐者。

赤芍药 半夏 泽兰叶 陈皮 人参 甘草各等分

上㕮咀，每服四钱，姜五片水煎，温服。

蒲黄汤 治产后余疾，有积血不去，腹大短气，不得饮食，上冲胸胁，时时烦愦逆满，手足惝疼，胃中结热。

蒲黄半两 大黄 芒硝 甘草 黄芩各一两 大枣三十枚

上六味㕮咀，以水五升煮取一升，清朝服，至日中下。若不止，进冷粥半盏即止；若不下，与少热饮自下，人羸者半之。《千金翼》名大黄汤，而不用芒硝。

腰　痛

大全云：肾主腰脚，产后腰痛者，为女人肾位系于胞，产则劳伤肾气，损动胞络，虚未平复而风冷客之，冷气乘腰，故令腰痛也。若寒冷邪气连滞背脊，则痛久未已，后忽有娠，必致损动，盖胞络属肾，肾主腰故也。

薛氏曰：前证真气虚，邪乘之者，用当归黄芪汤或十全大补为主，佐以寄生汤，如不应，用十全大补加附子。一产妇腰痛腹胀，善噫，诸药皆呕。余以为脾虚血弱，用白术一味炒黄，每剂一两，米泔煎，时饮匙许，四剂后渐安，百余剂而愈。

当归黄芪汤 治产后失血过多，腰痛，身热自汗。

当归三两 黄芪 白芍药炒，各二两

上㕮咀，每服六钱，加生姜五片，水一盏半煎至一盏，温服不拘时。

玄胡四物汤 治血癥腹痛及血刺腰痛。

当归 川芎 白芍药 熟地黄各七钱半 玄胡索酒煮，二两

上为细末，每服三钱，酒调下。

如神汤 治产后瘀血腰疼。

当归 玄胡索 桂心各等分

上锉，每服五钱，水、酒各半煎服。

又如神汤 逐败血，去风湿。

即生料五积散加桃仁。（五积散方见前腹痛条）

广济方 疗产后虚冷，血气流入腰腿，痛不可转。

败酱 当归各八分 川芎 芍药 桂心各六分

上㕮咀，水二升煮取八合，分温二服。忌葱。

千金大豆酒 疗产后中风，腰背强痛，中风烦热苦渴，头身皆重，此因风冷及伤寒所致。

用大豆五合炒令烟出，以酒一升投之，密盖令温，去豆，服一升，日夜数服，卧取微汗，避风。亦有加羌活服者，亦佳。

寄生防风汤 治产后风邪头眩，腰痛不可转侧，四肢沉重，行步艰难。

独活 川芎 芍药炒黄 桂心 续断 桑寄生 生姜各六分 当归 防风各八分

上锉，水煎服。

桃仁汤 治产后恶露方行，忽然渐少，断续不来，腰中重痛，或流注两股，痛如锥刺，此由血滞于经络，不即通之，必作痈疽，宜桃仁汤，恐作痈者，预服五香连翘汤。

桃仁去皮尖 苏木 生地黄各半两 虻虫去足翅，炒 水蛭炒，各三十个

上每服三钱，水煎，空心热服，恶露下即住服。

五香连翘汤 治产后瘀血，腰痛作痈。

木香 丁香 沉香 乳香 麝香 升麻 独活 桑寄生 连翘 木通各二两

上为粗末，每服五钱，水煎，入竹沥少许服。

头 痛

大全云：夫人头者，诸阳之会也。凡产后五脏皆虚，胃气亏弱，饮食不充，谷气尚乏，则令虚热，阳气不守，上凑于头，阳实阴虚，则令头痛也。又有产后败血头痛，不可不知，黑龙丹言之甚详。

薛氏曰：前证若中气虚，用补中益气汤加蔓荆子；若血虚，用四物加参、术；血气俱虚，用八珍汤；若因风寒所伤，用补中益气汤加川芎。一产妇患头痛，日用补中益气汤不缺，已三年矣，稍劳则恶寒内热。为阳气虚，以前汤加附子一钱，数剂不发。一妇人产后头痛面青二年矣，日服四物等药。余谓肾水不能生肝木而血虚，用六味丸加五味子，两月而痊。

一奇散 即芎归汤 治产后血虚头痛。

当归 川芎各二钱半

上为细末，每服二钱，水一盏煎七分，温服。

芎乌散 治产后气滞头痛。

天台乌药 大川芎各等分

上为细末，每服三钱，烧红秤锤淬酒调服。

芎附散 治产后气虚头痛及败血作梗头痛，诸药不效者。

川芎一两 大附子一个，去皮脐，切四片，拌酽醋一碗，炙附子蘸醋尽

上为末，每服二钱，清茶调服。

加减四物汤 治产后头痛血虚，痰癖寒厥，皆令头痛。

苍术一两六钱 羌活 川芎 防风 香附炒 白芷各一两 石膏二两半 细辛一两半 当归 甘草各五钱

上锉，每服一两，水煎，服无时。如有汗者，知气虚头痛也，加芍药三两、桂一两半，生姜煎；如痰癖头痛，加半夏三两、茯苓一两，生姜煎；如热痰头痛，加白芷三两、石膏三两、知母一两；如寒厥头痛，加天麻三两、附子一两半、生姜三片，煎服。

遍 身 疼 痛

大全云：产后遍身疼痛者何。答曰：产后百节开张，血脉流散，遇气弱则经络肉分之间血多流滞，累日不散则骨节不利，筋脉急引，故腰背不得转侧，手足不能动摇，身热头痛也。若医以为伤寒治之，则汗出而筋脉动惕，手足厥冷，变生他病。但服趁痛散除之。

薛氏曰：前证若以手按而痛甚，是血滞也，用四物、炮姜、红花、桃仁、泽兰补而散之；若按而痛稍缓，是血虚也，用四物、炮姜、人参、白术补而养之。一产妇身腹作痛，发热不食，烦躁不寐，盗汗胁痛，服解散祛血之药，不时昏愦，六脉洪大如无。用补中益气加炮姜、半夏，一剂顿退二三，又剂寝食甘美，但背强而痛，用八珍散、大补汤调理而安。一产妇遍身头项作痛，恶寒拘急，脉浮紧。此风寒之证也，用五积散一剂，汗出而愈，但倦怠发热，此邪风去而真气虚也，用八珍汤调补而痊。一妇六月产后多汗人倦，不敢袒被，故汗出被里，冷则浸渍，得风湿疼痛，遂以羌活续断汤数服而愈。

趁痛散 治产后气弱血滞，筋脉拘挛，腰背强直，遍身疼痛。

当归 官桂 白术 黄芪 独活 牛膝 生姜各五钱 甘草炙 薤白各二钱半

上㕮咀，每服五钱，水煎，食前服。加桑寄生半两，尤佳。陈无择评曰：趁痛散不特治产后气弱血滞，兼能治太阳经感风头疼，腰背痛，自汗发热。若其感寒伤食，忧恐惊怒，皆致身疼发热头痛，况有褥劳，诸证尤甚，趁痛散皆不能疗，不若五积散入醋煎，用却不妨。

五积散 治产后身痛,兼感寒伤食,头痛身疼。

方见前腹痛条。与四物汤各半服之,稳当。

加味四物汤 治产后血虚身痛。

当归 川芎 芍药 熟地黄 人参 白术 干姜炮,各一钱

上锉作一服,水煎服。

大全方 治产后遍身青肿疼痛及众疾。

牛膝 大麦蘖各等分

上为细末,以新瓦罐子中填一重麦蘖,一重牛膝,如此填满,用盐泥固济,火煅过赤,放冷,研为散,但是产后诸疾,热酒调下二钱。

脚 气

大全云:产后热闷气上,转为脚气者何。答曰:产卧血虚生热,复因春夏取凉过多,地之蒸湿,因足履之,所以着为脚气,其状热闷擘疼,惊悸心烦,呕吐气上,皆其候也。可服小续命汤(方见后中风条),两三剂必愈。若医者误以逐败血药攻之,则血去而疾益增矣。

陈无择评曰:脚气固是常病,未闻产后能转为者。往读《千金》,见产妇多有此疾之语,便出是证,文辞害意盖可见矣。设是热闷气上,如何便服续命汤。此药本主少阳经中风,非均治诸经脚气。要须依脚气方论阴阳经络调之,此涉专门,未易轻论,既非产后要病,更不繁引。

准绳云:陈无择虽有此论,然小续命汤加减与之,用无不效。故《百问》云:寒中三阳,所患必冷,小续命汤主之(加生姜汁更快);暑中三阴,所患必热,小续命汤去附子,减桂一半。大烦躁者,紫雪最良,如无紫雪,用真薄荷煎冷水嚼下。(楼云:诸方必与四物汤各半服之)

薛氏曰:前证当补气血为主,佐以小续命汤、寄生汤,如不应,用大防风汤。一产妇患前证,或用独活寄生汤而痓,后复作,服前汤,其汗如水,更加口噤吐痰。余用十全大补汤培养血气,渐愈,后饮食日少,肌体日瘦,吐痰如涌,此命门火衰,脾土虚寒,用八味丸及加味归脾汤,诸证渐退,肌肉渐生。

独活寄生汤 治肝肾虚弱,或久履湿冷之地,或洗足当风,湿毒内攻,两胫缓纵,挛痛痹弱,或皮肉紫破,足膝挛重,又专治产后脚气。

川独活三两 桑寄生如无,以续断代 杜仲炒 牛膝去芦,酒浸 细辛 官桂不见火 白茯苓 防风 川芎 当归 人参 熟地黄酒洗 芍药 秦艽各二两 甘草炙,一两

上㕮咀,每服四钱,姜五片水煎,温服。

大防风汤 治阴虚邪袭,腿膝肿痛等症。

防风 附子炮 牛膝酒浸 白术炒 羌活 人参 肉桂 黄芪炒,各一钱 川芎 熟地黄各一钱半 芍药炒 杜仲姜汁炒 甘草炙,各五分

上锉,水煎服。

外 感 风 邪

李氏曰:产后外感,离床太早,或换衣袭风,冷入于下部,令人寒热似疟,头疼不歇。血虚者,芎归汤加人参、紫苏、干葛;血气虚者,补虚汤加陈皮、干姜;寒热甚者,熟料五积散;热不止者,黄龙汤主之。如体盛发热恶寒及疟痢者,小柴胡汤合四君子、四物汤,加黄芪,名三分散。切不可以伤寒治法。若误服热药过多,热症大见,久而便闭者,柴胡破瘀汤或四物汤加大黄、芒硝暂服,即调补之。

良方曰:产后外感风寒,发热,头痛

身疼，虽如伤寒时气，当用麻黄，亦不可轻易。如早起劳动，为寒所伤，则淅淅恶寒，翕翕发热，头项肩背骨节皆痛，至七八日乃瘥。若大便坚，作呕，不能食，用小柴胡汤加生姜、地黄。

吴氏曰：新产后患伤寒，不可轻易发汗。盖有产时伤力发热，去血过多发热，恶露不去发热，三日蒸乳发热，或有早起动劳，饮食停滞，一皆发热，状类伤寒，要在仔细详辨，切不可辄便发汗。大抵产后大血空虚，若汗之则变筋惕肉𥆧，或郁冒昏迷而不省，或风搐搦而不定，或大便秘涩而难去。其害非轻，切宜详审。凡有发热，且与四物汤，以川芎、当归为君最多，白芍药须炒过酒蒸熟，地黄佐之。如发热，加软苗柴胡、人参、干姜主之最效，盖干姜之辛热，能引血药入血分，气药入气分也，且能去恶养新，有阳生阴长之道，以热治热，深合《内经》之旨。予尝用之，取效如神，故录以劝之。如有恶露未尽者，益母丸、黑神散必兼用之；若胃虚少食者，必加白术、茯苓；有痰呕逆者，必加陈皮、半夏。其余六经，各条治例皆同，但药中必加四物汤为主，乃养血务本之要也。

大全云：凡产后发热，头痛身疼，不可便作感冒治之。此等多是血虚，或败血作梗，宜以平和之剂与服，必效，如玉露散或四物汤加北柴胡等分煎服。若便以小柴胡汤及竹叶石膏汤之类，竟不救者多矣。产后中风，数十日不解，头微痛，恶寒，时时有热，心下闷，干呕，汗出虽多，阳旦证耳，可与阳旦汤。（即桂枝汤，方见伤寒）

加味芎当汤 治产后血气虚，外感风寒，头痛，憎寒壮热。

当归 川芎各二钱 人参 紫苏 干葛各一钱

上锉，加生姜三片，水煎服。

竹叶汤 治产后中风，发热面赤，喘而头痛。

竹叶一把 葛根三根 防风 桔梗 桂枝 人参 甘草炙，各一两

上㕮咀，每服五钱，枣一枚、姜五片、水一盏半煎一盏，去滓服，温覆使汗出。若头项强，用大附子半钱，煎药扬去沫；呕者，加半夏一钱。

中　风

大全云：夫产后中风者，由产时伤动血气，劳损经络，未曾平复，起早劳动，致使气虚而风邪乘虚入之，故中风。风邪冷气客于皮肤经络，但疼痹，羸乏不任[①]，少气。大凡筋脉挟寒则挛急㖞僻，挟温则纵缓虚弱，若入诸脏，恍惚惊悸，随其所伤腑脏经络而生病焉。

郭稽中论曰：产后中风者何。答曰：产后五七日内强力下床，或一月之内伤于房室，或怀忧怒，扰荡冲和，或因食生硬，伤动脏腑，得病之初，眼涩口噤，肌肉瞤搐，渐至腰脊筋急强直者，不可治。此乃人作，非偶尔中风所得也。

薛氏曰：前证果外邪所属，形气不足，病气有余，当补元气为主，稍佐以治病之药。若强力不休，月内入房，属形气俱不足，当纯补元气，多有复苏者。若误投风药，乃促其危也。

丹溪云：产后中风，口眼㖞斜，必用大补气血，然后治痰，当以左右手脉分其气血多少以治。切不可作中风治，用小续命汤及发表治风之药。

大全云：产后下血过多，虚极生风者何。答曰：妇人以荣血为主，因产血下太多，气无所主，唇青肉冷，汗出，目眩神

①　羸乏不任　谓体弱不能任事。

昏，命在须臾者，此但虚极生风也。如此则急服济危上丹，若以风药治之则误矣。

薛氏曰：前证若心脾血气俱虚，用大补汤，如不应，加附子、钩藤钩。若肝经血虚，用逍遥散加钓藤。经云：脾之荣在唇，心之液为汗。若心脾二脏虚极，急用参附汤救之。一妇人患前证，或用诸补剂，四肢逆冷，自汗泄泻，肠鸣腹痛。余以[1]阳气虚寒，用六君子、姜、附，各加至五钱，不应，以参、附各一两始应，良久不服，仍肠鸣腹痛，复灸关元穴百余壮，及服十全大补汤方效。

大全云：产后中风口噤者，是血气虚而风入于颔颊夹口之筋也。手三阳之筋结入于颔，产则劳损脏腑，伤于筋脉，风若乘之，其三阳之筋脉则偏持之[2]，筋得风冷则急，故令口噤也。

大全云：产后角弓反张者，是体虚受风，风入诸阳之经也。人阴阳经络周环于身，风邪乘虚入于诸阳之经，则腰背反折，挛急如角弓之状也。

薛氏曰：前证因气血耗损，腠理不密，汗出过多而患之者，乃虚象也，宜固气血为主，佐以本方。丹溪云：产后当大补气血为先，虽有他证，以末治之。如恶寒发热等证，乃气血虚甚之极也，宜大剂参、芪、归、术、肉桂以培养之，如不应，急用炮附子，再不应，用人参一两、炮附子二三钱，名参附汤，倘犹未应，乃药力未能及也，宜多用之。

张叔承曰：产后脉浮大无力，即芤脉也，乃失血之脉。误认外感，立见倾危。其发热者，乃血虚阳无所依，浮散于外而为然，必用参、芪大补，少佐炮姜以收浮热。

小续命汤 治产后中风，身体缓急，或顽痹不仁，或口眼㖞斜，牙关紧急，角弓反张。

防风一钱　麻黄去节　黄芩　芍药　人参各八分　川芎　防己　肉桂各七分　附子炮　杏仁去皮尖，麸炒，各五分　甘草炙，四分

上锉，加生姜，水煎，温服。有热，去附子，减桂一半；有汗，去麻黄，加干葛；骨节烦疼，去附子，加芍药；精神恍惚，加茯神、远志；烦心多惊，加犀角；呕逆腹胀，加人参、半夏；骨间疼痛，加附子、官桂；脏寒下痢，去防风、黄芩，加附子、白术；烦闷，大便涩，去附子，加芍药，入竹沥；盛冬初春，去黄芩。

华佗愈风散 治产后中风口噤，牙关紧急，手足瘛疭，如角弓状，亦治产后血晕，不省人事，四肢强直，或心眼倒筑，吐泻欲死。此药清神气，通血脉，其效如神。

荆芥穗略焙

《指迷方》加当归等分。

上为末，每服三钱，黑豆淬酒调服，或童子小便亦可。口噤者，斡开灌之，或吹鼻中，皆效。李时珍曰：此方诸书盛称其妙。姚僧垣[3]《集验方》以酒服，名如圣散，药下可立待应效。陈氏方名举卿古拜散。萧存敬方用古老钱煎汤服，名一捻金。许叔微《本事方》云：此药委[4]有奇效神圣之功。一妇人产后睡久，及醒则昏昏如醉，不省人事。医用此药及交加散，云服后当睡，必以左手搔头，用之果然。昝殷《产宝方》云：此病多因怒气伤肝，或忧气内郁，或坐草受风而成，宜服此药也。戴氏《证治要诀》名独行散。贾似道《悦生随抄》呼为再生丹。

干葛汤 疗产后中风，口噤不能言。

---

① 以　认为。
② 偏持之　谓独受风邪。持，受。
③ 姚僧垣　原作"姚僧坦"，据康熙本改。
④ 委　确实。

独活二两 干葛一两半 甘草炙，半两
生姜一两二钱半

上㕮咀，每服一两，水煎，温服无时。

防风汤 治产后中风，背项强急，胸满短气。

防风 独活各去芦 葛根各五两 当归
人参 白芍药 甘草炙，各二两

一方有干姜。

上㕮咀，每服八钱，水一盏半、枣二枚煎一盏，温服。

云岐方 治产后中风，半身手足不遂，言语謇涩，恍惚多忘，精神不定。

独活 当归 芍药 防风 川芎 玄参 天麻各五钱 桂心三钱

上㕮咀，以水八升煮取二升半，分为三服，觉效，更作一剂，又作丸，每服二十丸。如有热，加葛根五钱；有冷，加白术五钱；有气症，加生姜一两半；手足不遂，加牛膝一钱半、草薢三钱、黄芪四钱；腹痛，加芍药、当归各七钱半；不食，加人参五钱、玄参一两。若寒中三阴，所患必冷，小续命汤加姜煎；若暑中三阳，所患必热，小续命汤去附子，减桂一半，加薄荷煎。

防风羊角汤 治产后气血不足，风邪所袭，肢节挛痛，背项强直。

防风一两 赤芍药炒 桂心各半两 羚羊角 川芎 羌活 当归 酸枣仁炒 牛蒡子炒，各三钱

上锉，每服四钱，水煎服。

川芎散 治产后中风，身背拘急，有如绳束。

川芎 羌活 羚羊角屑 酸枣仁炒
芍药炒黄，各四两 桑白皮一两半 防风去芦，一两二钱

上锉，每服一两，水煎，日进三服。

济危上丹 治产后去血过多，气无所

主，以致唇青肉冷，汗出，目瞑神昏，命在须臾，此虚极生风也，急服此药，若以风药治之则误矣。

乳香 五灵脂 硫黄 玄精石以上各另研极细 阿胶蛤粉炒 卷柏生用 桑寄生 陈皮去白，各等分

上将前四味同研匀，入石臼内微火炒，再研极细，后入余药末，用生地黄汁丸如桐子大，每服五十丸，食前温酒或当归汤下。

大豆紫汤 治产后风虚，五缓六急，手足顽麻，气血不调等证。

独活去芦，一两半 大豆半升 酒三升

上先用酒浸独活，煎一两沸，别炒大豆令极热焦烟出，以酒沃之，去滓，每服一二合许，得少汗则愈，日夜数服，一以去风，一以消血结。如妊娠折伤，胎死在腹中，服此即瘥。一方无独活，只用大豆炒焦淋酒服。

独活酒 治产后中风。

独活一斤 桂心三两 秦艽五两

上三味㕮咀，以酒一斗半渍三日，饮五合，稍加至一升，不能多饮，随性服。

鸡矢酒 治产后中风及男子诸风，并产后百疾，神效。

乌鸡粪一升半 大豆一升

上先炒豆令声绝，次炒鸡粪令黄，以清酒三升乘热先淋鸡粪，次淋大豆，取汁，每服一升，温服取汗，病重者凡四五服，无不愈。

交加散 治产前后百病，兼治妇人荣卫不通，经脉不调，腹中撮痛①，气多血少，结聚为瘕，产后中风，并宜服之。

生地黄一升，研取自然汁 生姜十二两，研取自然汁

上将地黄汁炒生姜滓，生姜汁炒地黄

———————

① 撮痛 牵急而痛。

滓，各稍干，焙为细末，每服三钱，温酒调下，寻常腹痛亦宜服，产后尤不可离。

伏龙肝散　治产后中风口噤，不能语言，腰背疼痛。

伏龙肝一两半　干姜炮，半两

上为细末，每服二钱，温酒调下不拘时，日进二服。

一物独活汤　疗产后中风虚人不可服他药者，此药及一物白鲜汤主之，亦可与独活合煮服。

川独活三两细切，以水三升煮取一升，分服，奈酒者亦可酒水煮。白鲜皮亦依独活法。

羌活散　治产后中风语涩，四肢拘急。

羌活三两为末，每服五钱，水、酒各半盏煎服。

上产后中风，用续命汤及羌活发散之药，必详气血，以四物、四君子相与各半，停对分两，服之可也。

发　痉一作痉

郭稽中曰：产后汗出多而变痉者，因产后血虚，腠理不密，故多汗，因遇风邪搏之，则变痉也。痉者，口噤不开，项强而直，如发痫之状，摇头马鸣，身反折，须臾又发，气息如绝，宜速斡口灌小续命汤，稍缓即汗出如雨，手摸空者，不可治也。

薛氏曰：产后发痉，因去血过多，元气亏极，或外邪相搏，以致牙关紧急，四肢痉强，或腰背反张，肢体抽搐。若有汗而不恶寒者，曰柔痉；无汗而恶寒者，曰刚痉。由亡血过多，筋无所养而致，故伤寒汗下过多，溃疡脓血大泄多患之，乃败症也。急以十全大补汤大补血气，如不应，急加附子，或保无虞。若攻风邪，死无疑矣。一产妇牙关紧急，腰背反张，四肢抽搐，两目连札。余以为去血过多，元气亏损，阴火炽盛，用十全大补汤加炮姜，一剂而苏，又数剂而安。余在吴江史万湖第，入更时闻喧嚷，云其家人妇忽仆，牙关紧急，已死矣。询云是新产妇出直厨[①]，余意其劳伤血气而发痉也，急用十全大补汤加附子煎滚，令人推正其身，一人以手夹正其面，却挖开其口，将药灌之，不咽，药已冷，令侧其面出之，仍正其面，复灌以热药，又冷又灌，如此五次方咽下，随灌以热药[②]，遂苏。

夷坚志云：杜壬治郝质子妇产四日，瘈疭戴眼，弓背反张。壬以为痉病，与大豆紫汤、独活汤而愈。政和间，余妻方分娩，犹在褥中，忽作此证，头足反接，相去几二尺，家人惊骇，以数婢强拗之不直。适记所云，而药草有独活，乃急为之，召医未至，连进三剂，遂能直，医至即愈矣，更不须用大豆紫汤。古人处方，神验屡矣。

陈临川云：凡产后口噤，腰背强直，角弓反张，皆名曰痉，又名曰痓。古人察有汗无汗，以分刚柔阴阳而治。今《产宝》诸书有中风口噤一门，又有角弓反张一门，其实一也。如憎寒发热，有类伤寒，皆不论及。岂可只以一二药治之。

小续命汤　治产后汗多变痉，口噤背强，或摇头马嘶，不时举发，气息如绝。方见前中风。

陈临川云：虽然陈无择评曰：产后汗出多变痉，亦令服小续命汤。此又难信，既汗多，如何更服麻黄、官桂、防己、黄芩辈。不若大豆紫汤为佳，局方大圣散亦良药也。愚观朱奉议云：凡刚柔二痉，小续命汤并可加减与之。若柔痉自汗者去麻

---

① 直厨　即值厨。直，通"值"
② 热药　"热"原作"熟"，据文义改。

黄加葛根之说，朱奉议必有所据，虽大豆紫汤、大圣散良，亦不可偏见曲说，有妨古人之意。

大豆紫汤　治中风头眩，恶风自汗，吐冷水，及产后百病，或中风痱^①痉，背强口噤，直视烦热，脉紧大者不治。

方见前中风。

大豆汤　治产后卒中风发痉，倒闷不知人，及妊娠挟风，兼治在褥诸疾。

大豆五升，炒令微焦　葛根　独活各八两　防己六两

上㕮咀，每服五钱，酒二盏煎至一盏半，去粗，温服不拘时，日三服。

独活汤　治产后中风，口噤不能言。

独活五两　防风　秦艽　桂心　当归　白术　附子炮，去皮　甘草炙，各二两　防己一两　葛根　生姜各三两

上㕮咀，以水一斗二升煮取三升，去滓，分三服。

小独活汤　治产后百日中风痉，口噤不开。

独活八两　葛根　生姜各六两　甘草二两

上㕮咀，以水九升煮取三升，去滓，分四服，微汗佳。

一方　治产后中柔风，诸体疼痛，自汗出者，及余百疾。

独活八两　当归四两

上㕮咀，以酒八升煮取四升，去滓，分四服，日三夜一，取微汗。若上气者，加桂心二两，不瘥更作。

羚羊角饮子　治产后气实，腹中坚硬，两胁胀满，心中烦热，渴欲饮水，欲成刚痉中风之疾。

羚羊角半两，镑　防风　羌活　桔梗并去芦　败酱各八钱　桂心　柴胡　大黄浸过煨，各一两二钱

上㕮咀，每服五钱，水一大盏半同煎至一盏，去粗，温服不拘时。更服地黄酒，用地黄切一升，炒令黑，瓷瓶中下热酒三升，密封口煮令减半，任意服之。

防风当归散

防风　当归　川芎　地黄各等分

上锉，每服一两，水三盏煎至二盏，温服。

楼氏曰：续命汤、大豆紫汤、举卿古拜散，太阳厥阴药也，邪实，脉浮弦有力者固宜，但产后血气大虚之人不宜轻发其表，但用防风当归散治之为妙。

瘛疭

薛氏曰：瘛者，筋脉拘急也；疭者，筋脉弛纵也。经云：肝主筋而藏血。盖肝气为阳为火，肝血为阴为水，前证因产后阴血去多，阳火炽盛，筋无所养而然耳。故痈疽脓水过多，金疮出血过甚，则阳随阴散，亦多致此。治法：当用八珍加丹皮、钩藤以生阴血，则阳火自退，诸证自愈。如不应，当用四君、芎、归、丹皮、钩藤以补脾土。盖血生于至阴，至阴者脾土也，故小儿吐泻之后，脾胃亏损，亦多患之，乃虚象也，无风可逐，无痰可消。若属阳气脱陷者，用补中益气加姜、桂，阳气虚败者，用十全大补加桂、附，亦有复生者。此等证候若肢体恶寒，脉微细者，此为真状；若脉浮大，发热烦渴，此为假象。惟当固本为善。若无力抽搐，戴眼反折，汗出如珠流者，皆不治。一产妇因劳两臂不能屈，服苏合香丸，肢体痿软，汗出如水。余谓前药辛香，耗散真气，腠理虚而津液妄泄也，先用十全大补汤加五味子补实腠理，收敛真气，汗顿止，又佐以四君子调补元气，渐愈，用逍遥散、大补汤调理而痊。一产妇先胸胁乳

---

① 痱　中风病。

内胀痛，后因怒口噤吐痰，臂不能伸，小便自遗，左三部脉弦。余谓此肝经血虚而风火所致，不能养筋，先用加味逍遥散治之，臂能屈伸，又以补肝散、六味丸，诸证悉愈。一妇人发痖，遗尿自汗，面赤，或时面青，饮食如故，肝脉弦紧。余曰：此肝经血燥风热，名痖也，肝主小便，其色青，入心则赤，法当滋阴血，清肝火。遂用加味逍遥散，不数剂，诸证悉退而安。一妇人产后血风患此，以小续命汤数服而安。产后因虚伤风瘛疭，同伤寒表证未传入里，宜服防风汤。

防风汤　治风虚发热，项背拘急，肢节不随，恍惚狂言，来去无时，不自觉悟，亦治脚气缓弱，甚效。此药温和不虚人。

秦艽　独活　麻黄去节　半夏汤洗七次防风去芦，各二两　升麻　防己　白术　石膏煅　白芍药　黄芩　当归去芦　远志去骨人参去芦　甘草各一两

上为粗末，每服四钱，水二中盏、生姜七八片煎至一盏，去滓，取清汁六分，入麝香末少许，食后、临卧带热服。

华佗愈风散　方见前中风。

当归散　治产后中风，牙关紧急，不省人事，口吐涎沫，手足瘛疭。

当归去芦　荆芥穗各等分

上为细末，每服二钱，水一盏、酒半盏煎至一盏，灌之。如牙关紧急，斡开微微灌之，但下咽即生。屡用救人，大有神效。

增损柴胡汤　治产后感异证，手足牵搐，涎潮昏闷。

柴胡三钱　黄芩一钱二分　人参　甘草炙　半夏各一钱半　黄芪二钱半　石膏二钱知母一钱

上㕮咀，分二服，水二盏、生姜三片、枣二枚煎八分，不拘时服。

秦艽汤　前症已去，次服此药，去其风邪。

秦艽　芍药　柴胡各一钱七分　防风黄芩各一钱二分　人参　半夏各一钱　甘草炙，一钱三分

上㕮咀作二帖，每帖加生姜三片，水煎，食远服。

拘　挛

大全云：产后中风，筋脉四肢挛急者，是气血不足，脏腑俱虚，月内未满，起早劳役，动伤脏腑，虚损未复，为风所乘。风邪冷气初客于皮肤经络，则令人顽痹不仁，羸乏少气，风气入于筋脉，挟寒则挛急也。

薛氏曰：肝属木而主筋，前证若肝经风热血燥，用加味逍遥散，如不应，当用六味地黄丸以补肾水。经云：风客淫气，精乃亡，邪伤肝也。仍参前杂证诸风血方论治之。一产妇筋挛臂软，肌肉瞤动。此气血俱虚而自热也，用十全大补汤而安。一产妇手麻，服愈风丹，遍身皆麻，神思倦怠。余谓气血虚弱，用十全大补加炮姜数剂，渐愈，去姜又数剂，及逍遥散而痊。

血风汤　治产后诸风挛急，或痿弱无力。

当归　川芎　芍药　熟地黄　白术茯苓　羌活　防风　秦艽　白芷各一两

上为细末，一半炼蜜为丸如桐子大，一半末，温酒调下五七十丸。

舒筋汤　治一切筋骨拘挛疼痛，盖因风湿所伤，气血凝滞，经络不行所致，其效如神。

羌活　白术　当归　赤芍药　海桐皮姜黄各一钱　甘草炙，五分

上切作一服，加生姜三片，水煎，去滓，磨沉香水少许入内，温服，上痛食

后，腰以下痛食前。

芎藭散　治产后中风，四肢筋脉挛急疼痛，背项强急。

芎藭　羌活　当归　酸枣仁炒　羚羊角屑各七钱半　防风　牛蒡子炒，各一两　桂心　赤芍药各半两

上㕮咀，每服八钱，水煎，温服不拘时。薛氏曰：前方如未应，当用八珍汤，更不应，用十全大补汤。

防己膏　治产后中风，四肢筋脉挛急，身体麻痹。

汉防己去皮，半斤　茵芋五两

上㕮咀，用酒五升浸药一宿，取猪肪脂一斤文武火熬，三上三下成膏，摊在纸花上，贴病人患处，以热手不住摩膏上。

不　语

大全云：人心有七孔三毛，产后虚弱，多致停积，败血闭于心窍，神志不能明了。又心气通于舌，心气闭塞则舌亦强矣，故令不语，但服七珍散。

薛氏曰：经云：大肠之脉散舌下。又云：脾之脉，是动则病舌本强，不能言。又云：肾之别脉上入于心，系舌本，虚则不能言。窃谓前证若心肾气虚，用七珍散；肾虚风热，地黄饮；大肠风热，加味逍遥散加防风、白芷；脾经风热，秦艽升麻汤；肝经风热，柴胡清汗散加防风、白芷；脾气郁结，加味归脾汤加升麻；肝木太过，小柴胡加钩藤钩；脾受土侮，六君加升麻、白芷、钩藤钩；肝脾血虚，用佛手散；脾气虚，用四君子；气血俱虚，八珍汤，如不应，用独参汤，更不应，急加附子补其气而生其血，若竟用血药则误矣。一产妇不语，用七珍散而愈。后复不语，内热晡热，肢体倦怠，饮食不进，用加味归脾汤为主，佐以七珍散而愈。后因怒不语口噤，腰背反张，手足发搐，或小

便见血，面赤，或青或黄，或时兼赤。余曰：面青，肝之本色也；黄者，脾气虚也；赤者，心血虚也。用八珍汤加钩藤钩、茯苓、远志，渐愈，又用加味归脾汤而痊。

李氏曰：有临产服汤药过多，胃湿使然者，熟料五积散、六君子汤；痰热迷心不语者，导痰汤；或痰气郁滞，闭目不语者，用孤凤散。

七珍散　治产后虚弱，多致停积，败血闭于心窍，神志不明，又心气通于舌，心气闭塞则舌亦强，故令不语。

人参　石菖蒲　生地黄　川芎各一两　细辛一钱　防风　辰砂[①]另研，各五钱

上为细末，每服一钱，薄荷煎汤调服。

胡氏孤凤散　治产后闭目不语。

生白矾为末，每服一钱，热水调下。

一方　治产后不语。

人参　石莲肉不去心　石菖蒲各等分

上锉，每服五钱，水煎服。

逐血补心汤　产后失音不语者，心肺二窍被血所侵，又感伤风故也。

当归一钱半　赤芍药　生地黄　桔梗　苏叶　前胡　茯苓　防风　牛胆南星　黄连　粉葛　红花各一钱　人参　薄荷　升麻各七分　半夏一钱二分　甘草五分

上锉，加生姜三片，水煎，空心服。

狂言谵语

大全云：产后语言颠倒，或狂言谵语，如见鬼神者，其源不一，须仔细辨证，用药治疗。产后惊风，言语乱道，如见鬼神，精神不定者，研好朱砂酒调，下龙虎丹（方见《局方》）三丸作一服，兼琥珀地黄丸服之。一则因产后心虚，败血

---

① 辰砂　原作"唇砂"，据康熙本改。

停积，上干于心而狂言独语者，当在乍见鬼神条求之；二则产后脏虚，心神惊悸，志意不安，言语错乱，不自觉知，神思不安者，当在惊悸条求之；三则宿有风毒，因产心虚气弱，腰背强直，或歌哭嗔笑，言语乱道，当作风痓治疗，当在心惊中风条求之；四则产后心虚中风，心神恍惚，言语错乱，当在中风恍惚条求之；五则产后多因败血迷乱心经而癫狂，言语错乱无常，或晕闷者，当于本卷血晕类中求之；六则因产后感冒风寒，恶露斩然不行，增寒发热如疟，昼日明了，暮则谵语，如见鬼状，当作热入血室治之，宜琥珀地黄丸及四物汤，只用生干地黄加北柴胡等分煎服，如不退者，以小柴胡汤加生干地黄如黄芩分两，煎服愈。虽然以上诸证大抵胎前产后，自有专门一定之法，毫发不同。如产后首当逐败生新，然后仔细详辨疾证，不可妄立名色，自生新意。加减方药，大宜对证，依古法施治，未有不安者也。

薛氏曰：前证当固胃气为主，而佐以见证之药，若一于攻痰则误矣。一产妇形体甚倦，时发谵语。用柏子散稍愈，又用加味归脾汤而愈。又因怒，仍狂言胁痛，小便下血，用加味逍遥散以清肝火，养肝血，顿瘥，又佐以加味归脾汤而安。

一灵三圣散　治产后败血冲心，发热，狂言奔走，脉虚大者。

干荷叶　生干地黄　牡丹皮各二钱　生蒲黄另研，二钱

上前三味浓煎汤，调入蒲黄末，一服即定。

夺命散　治产后血晕入心经，语言癫狂，健忘失志。（方见前血晕）

调经散　治血气虚损，阴虚发热，或瘀血停滞，以致心神烦躁，如见鬼神，或言语谵妄。

没药　琥珀并细研　桂心各一钱　赤芍药炒　当归酒浸，各一两　细辛二钱半　麝香少许

上为细末，每服半钱，生姜汁、温酒各少许调服。或用苏合香丸一钱，以童便调服，即醒。

柏子仁散　治产后元气虚弱，瘀血停滞，狂言乱语，乍见鬼神。

柏子仁　远志　生地黄焙　人参　当归　桑寄生　防风　琥珀另研　甘草炙，各等分

上为粗末，先用白羊心一个切片，以水三盏煮取清汁七分，入药末五钱，煎至六分服。

妙香散　治产后心神颠倒，语言散乱，如见鬼神。

干山药　白茯苓　茯神去木　黄芪　远志去心，各一两　人参　甘草　桔梗各五钱　辰砂三钱　木香二钱五分　麝香一钱

上为末，每服二钱，温酒调服。一方用生干地黄、当归二味煎汤调服，立效。

乌金散　治产后三五日或半月之间，忽狂言乱语，目见鬼神等证。

当归　川芎　赤芍药　熟地黄　白术　远志肉　酸枣仁　茯神去木　辰砂另研入　羌活　防风　香附子各二钱　半夏三钱　白芷　陈皮各一钱五分　人参　麦门冬　牛膝　天麻　全蝎各一钱　甘草九分

上锉作二服，姜三片、葱三枝，入金、银同煎服。

四物补心汤　治产后言语恍惚，颠倒错乱。

当归　川芎　赤芍药　生地黄　白术　半夏　桔梗　茯神各四钱　陈皮三钱　甘草一钱

上锉为散，分作六服，每用姜三片，水煎，空心服。有热，加酒炒黄连二钱，无热不用。

宁神膏 治失血过多，心神昏闷，言语失常，不得睡卧。

辰砂　乳香　酸枣仁炒　人参　茯苓各一两　琥珀七钱半

上为末，每服一钱，灯心、枣子煎汤调服，或蜜丸弹子大，薄荷煎汤化下一丸。

琥珀地黄丸 治心血虚而言语谵妄，及发狂见鬼等症。

琥珀另研　玄胡索糯米同炒赤，去米　当归各一两　蒲黄炒，四两　生地黄　生姜各二斤

上地黄、生姜各另捣汁留渣，以生姜汁炒地黄渣，地黄汁炒生姜渣，各干，与前四味俱为末，炼蜜丸如弹子大，每服一丸，当归煎汤下。

癫　狂

大全云：疗产后因惊败血冲心，昏闷发狂，如有鬼祟，宜用局方大圣泽兰散，加好辰砂，研令极细，每服加一字许，煎酸枣仁汤调下，一服可安。

薛氏曰：前证乃血虚，神不守舍，非补养元气不可，仍参后各门互用。一产妇患前证，或用大泽兰汤而愈。后又怔忡妄言，其痰甚多，用茯苓散补其心虚，顿愈，又用八珍散加远志、茯神养其气血而痊。一产妇亦患此证，用化痰安神等药，病益甚，神思消烁。余以为心脾血气不足，用大剂参、术、芎、归、茯神、酸枣仁四斤余而安，乃以归脾汤五十余剂而愈。

大圣泽兰散 治妇人血海虚冷，久无子息，及产后败血冲心，中风口噤，子死腹中，擘开口灌药，须臾生下，便得无恙，治堕胎，腹中攻刺疼痛，横生逆产，胎衣不下，血晕血癖，血滞血崩，血入四肢，一应血脏有患及诸种风气，或伤寒吐逆咳嗽，寒热往来，遍身生疮，头痛恶心，经脉不调，赤白带下，乳生恶气，胎脏虚冷，数曾堕胎，崩中不定，因此成疾，室女经脉不通，并宜服之，常服暖子宫，和血气，悦颜色，退风冷，消除万病，兼疗丈夫五劳七伤，虚损等病。

泽兰叶　石膏研，各二两　生地黄一两半　当归　川芎　芍药　芜荑　甘草炙，各一两七钱　肉桂一两二钱半　厚朴姜汁炒　白茯苓　防风　细辛　吴茱萸汤洗七次　卷柏　柏子仁微炒　桔梗各一两　黄芪　人参　白术　丹参　五味子　川椒去目闭口，微炒　川乌头炮，去皮脐　干姜炮　藁本去苗　白芷各七钱半　白薇　阿胶碎，炒燥，各半两

上为细末，每服二钱，空心、临卧热酒调下，若急疾不拘时，日三服。

大泽兰汤 治产后败血上冲，癫狂。

泽兰叶三两　当归酒洗　芍药炒　生地黄各一两　甘草五钱　砂仁三钱

上为末，每服二钱，煎酸枣仁汤调下。

柴胡四物汤 治产后发热，狂言奔走，脉虚大者。

当归　川芎　芍药　生地黄　柴胡等分

上锉，水煎服。如不愈，更加甘草，倍柴胡、生地黄。

抱胆丸 治产后遇惊发狂，或遇经行发狂。

水银二两　黑铅一两五钱　朱砂一两，细研　乳香一两，细研

上将黑铅入铫内，火熔开，下水银搅结成砂子，下朱砂、乳香，乘热用柳木槌研匀，丸如鸡头实大，每服一丸，空心薄荷汤下，得睡勿惊，觉来即安。妙香散亦善。

辰砂远志丸 治产后中风惊狂，起卧

不安，或痰涎①上涌。

石菖蒲　远志去心　人参　茯神去木　辰砂各三钱　川芎　山药　铁粉　麦门冬去心　细辛　天麻　半夏汤泡　南星　白附子各一两

上为末，姜汁糊丸如绿豆大，别以朱砂为衣，每服三十丸，临卧姜汤下。

加味八珍汤　产后癫狂，乃血虚神不守舍，非补养元气不可，用此或茯苓散、归脾汤。

人参　白术　茯苓　甘草炙　当归　川芎　芍药炒　熟地黄　远志去心　茯神去木，各一钱

上锉，加姜、枣，水煎服。

何氏方　治产后因败血及邪气入心，如见祟物，癫狂。

大辰砂一二钱重研令极细，人乳三四茶脚许调，仍掘取紫项活地龙一条入药，候地龙滚三滚，取出地龙不用，不令带药出，但欲得地龙身上涎耳，却入无灰酒与前乳汁相和，七八分盏重汤温，遇疾作，分三二服。

乍见鬼神 与前癫狂谵语门参看

大全云：心主身之血脉，因产伤耗血脉，心气虚则败血停积，上干于心，心不受触②，遂致心中烦躁，卧起不安，乍见鬼神，言语颠错。医人不识，呼为风邪，如此治必不得愈。但服调经散，每服加龙脑一捻，得睡即安。

薛氏曰：前证若败血停滞，用调经散；若血虚发热，用八珍加炮姜；若心血虚损，用柏子仁散。大抵此证皆心脾血少所致，但调补胃气，则痰清而神自安矣。若果系鬼祟所附，即灸鬼穴可愈。其或不起者，多因豁痰降火攻伐之过也。一产妇患前证，或用调经散，愈而复作，仍服前药，益甚，痰涎上涌，朝寒暮热。余朝用八珍散，夕用加味归脾汤，各五十余剂而愈。

调经散　方见前狂言谵语

琥珀散　治产后瘀血攻心，迷闷，妄言见鬼。

人参　茯神　生地黄　阿胶珠各七钱半　朱砂五钱，另研　甘草　琥珀　铁粉另研　麝香另研，各一钱

上为细末，每服一钱，用金、银煎汤调下。

茯神散　治产后血邪，心神恍惚，言语失度，睡卧不安。

茯神去木，一两　人参　黄芪　赤芍药　牛膝　琥珀研　龙齿研，各七钱半　生地黄一两半　桂心半两

上为末，每服三钱，水煎服。

一方　治产后血晕，心迷狂乱，恍惚如见鬼。

生益母草三合，根亦可　生地黄汁二合　童便一合③　鸡子清三枚

上同煎三四沸后，入鸡子清搅匀，作一服。

惊悸怔忡

大全云：产后脏虚，心神惊悸者，由体虚心气不足，心之经为风邪所乘也，或恐惧忧迫，令心气受于风邪，邪搏于心则惊不自安。若惊不已则悸动不定，其状目睛不转而不能动。诊其脉，动而弱者，惊悸也，动则为惊，弱则为悸矣。

薛氏曰：按人之所主者心，心之所主者血。心血一虚，神气不守，此惊悸所由作也，当补气血为主。一产妇患前证，二度服琥珀地黄丸、局方妙香散，随效。再

---

①　痰涎　"涎"原作"延"，据康熙本改。
②　心不受触　谓心脏不受邪气触犯。触，犯，触犯。
③　一合　原缺，据康熙本补。

患服之,其症益甚,而脉浮大,按之如无,发热恶寒。此血气俱虚,用十全大补、加味归脾二汤,各百余剂而愈,后遇惊恐劳怒复作,仍服前药而安。

加味四物汤 治产后血少,怔忡无时。

当归 川芎 白芍药炒 熟地黄酒洗 茯神去木,各一钱 远志去心 酸枣仁炒,各七分

上㕮咀,水煎,食远服。

茯神汤 治产后忽苦心中冲悸,或志意不定,恍恍惚惚,言语错谬,心虚所致。

茯神去木,四两 茯苓 人参各三两 当归 芍药 桂心 甘草各二两 生姜八两 大枣三十枚,擘

上九味㕮咀,以水一斗煮取三升,分三服,日三。

远志汤 治产后忽苦心中冲悸不定,志意不安,言语错误,惚惚愦愦,情不自觉。

远志去心 人参 麦门冬去心 当归 桂心 甘草炙,各二两 茯苓五两 芍药一两 生姜六两 大枣二十枚,擘

上十味㕮咀,以水一斗煮取三升,分三服,日三,羸者分四服。产后得此,是心虚所致。无当归,用芎劳。若其人心胸中气逆,加半夏三两洗去滑。

白茯苓散 治产后心神惊悸,言语失常。

白茯苓 人参 熟地黄各一两半 黄芪 当归 白芍药 远志去心 麦门冬去心 桂心 甘草炙,各一两 石菖蒲 桑寄生各七钱半

上㕮咀,每服八钱,水一大盏半、生姜五片、枣三枚、竹叶三七片煎至一大盏,去滓,温服无时。

熟干地黄散 治产后心神惊悸,神思不安。

熟干地黄二两 黄芪 白薇 龙齿另研,各一两 人参 茯神去木 羌活 远志肉各七钱半 桂心 防风 甘草炙,各半两

上㕮咀,每服五钱,水一大盏半、生姜五片、枣三枚煎至一大盏,去滓,温服不拘时。一方无黄芪,有荆芥。

产乳七宝散 初产后服之,调和血气,补虚,安心神,镇惊悸。

当归 川芎 人参 白茯苓 桂心 羚羊角烧存性 朱砂水飞,各二钱 干姜一钱

上为细末,每服一钱,用羌活、豆淋酒调下,不饮酒,用清米饮调下。如觉心烦热闷,以麦门冬去心煎汤调下;若心下烦闷而痛,用童便调下;若觉心胸烦热,即减姜、桂,觉寒却加之;腹痛,加当归;心闷,加羚羊角;心虚气怯,加桂心;不思饮食或恶心,加人参;虚烦,加茯苓。以意斟酌,日二夜一服之。

人参散 治产后脏腑虚,心怔惊悸,言语错乱。

人参 麦门冬去心,各八钱 茯神 远志去心 独活 防风 生地黄 甘草炙 天竺黄另研 龙齿另研 朱砂水飞,各四钱 牛黄另研 白薇各二钱 龙脑另研 麝香另研,各一钱

上为细末,每服二钱,薄荷酒调下,不拘时。

琥珀散 治血虚惊悸少寐,及产后败血停留,少腹作痛。

辰砂另研 没药 琥珀并研细 当归等分

上为细末,每服二钱,空心、日午、临卧白汤调下。

茯苓散 疗产后狂语,志意不定,精神昏乱,心气虚,风邪所致。

茯苓一方用茯神 生地黄各三两 远志 白薇 龙齿各三两五钱 人参 防风 独

活各二两

上为末，以银一斤、水一斗五升煮取七升，下诸药煮取三升，温分三服。忌菘菜、猪肉、生冷。一方加荆芥二两、甘草一两二钱半。

一方　疗产后多虚羸弱，若大汗利，皆至于死，此重虚故也，若中风语谬，昏闷不知人者，宜服此。

人参　茯苓　羌活　远志　大枣各二两　竹沥一升

上用水六升煮取三升，下竹沥更煎二升半，分三服。

归脾汤　治产后血气大虚，心神惊悸，怔忡不寐，或心脾伤痛，嗜卧少食，或忧思伤脾，血虚发热。

人参　黄芪炒　白术炒　白茯苓　龙眼肉　当归　远志去心　酸枣仁炒，各一钱　木香甘草炙，各五分

上加姜、枣煎服。加柴胡、牡丹皮，名加味归脾汤。

甘草丸　治产后虚悸少气，心神不安，恍惚不觉。

甘草炙　远志去心　菖蒲各三两　人参　茯苓　麦门冬去心　干姜各二两　泽泻　桂心各一两　大枣五十枚

上捣筛为末，炼蜜和，丸如大豆许，酒服二十丸，日四五服，夜二服，不知稍增。若无泽泻，用术代之；若胸中冷，增干姜。

远志丸　治产后脏虚不足，心神惊悸，志意不安，腹中急痛，或时怕怖，夜卧不宁。

远志去心　麦门冬去心　黄芪　当归炒　人参　白术　独活去芦　白茯苓　桂心　柏子仁　石菖蒲　熟地黄　山茱萸　钟乳粉　阿胶碎，炒，各一两

上为细末，炼蜜和捣五七百下，丸如桐子大，每服三十丸，温酒送下，不拘时，日进二服。

白茯苓丸　治产后心虚惊悸，神志不安。

白茯苓　熟地黄各一两　人参　桂心　远志去心　石菖蒲　柏子仁　琥珀另研，各半两

上为细末，炼蜜和捣三二百下，丸如桐子大，每服三十丸，不拘时粥饮送下。

恍　惚

大全云：产后中风恍惚者，由心主血，血气通于荣卫脏腑，遍循经络，产则血气俱伤，五脏皆虚，荣卫不足，即为风邪所乘，则令心神恍惚不定也。

薛氏曰：前证当大补血气为主，而佐以后方为善，盖风为虚极之假象也，固其本源，诸病自退。若专治风，则速其危矣。一产妇患前证，盗汗自汗，发热晡热，面色黄白，四肢畏冷。此气血俱虚，用八珍汤不应，更用十全大补、加味归脾二汤始应，后因劳怒发厥昏愦，左目牵紧，两唇抽动，小便自遗。余谓肝火炽盛，用十全大补加钩藤、山栀而安，再用十全大补汤、辰砂远志丸而愈。

安心汤　治产后心忡恐悸，恍恍惚惚，不自知觉，言语错误，虚烦短气，志意不定，此是心虚所致。

当归　芍药　茯神去木　人参各三两　远志去心　甘草炙，各二两　麦门冬去心，一升　大枣三十枚，擘

上八味㕮咀，以水一斗煮取三升，分三服，日三。若苦虚烦短气者，加生淡竹叶二升，以水一斗二升煮取一斗，乃纳诸药；胸中少气者，益甘草一两为善。

茯苓汤　疗产后暴苦心悸不定，言语错乱，恍惚愦愦，此皆心虚所致。

茯苓五两　芍药　当归　桂心　甘草各二两　麦门冬去心，一升　生姜一两半　大

枣三十枚

上为散，用水三升煎取一升，去滓，分作两服。

经效方　疗产后心虚怔悸，志意不定，烦躁恍惚。

茯神　当归　芍药　人参　麦门冬去心　酸枣仁炒　黄芩　甘草　白鲜皮各三两　大枣七枚

上为粗末，水二升煮取七合，去滓，温服。

人参丸　主产后大虚心悸，志意不悦，恍惚不自觉，心中恐畏，夜不得眠，虚烦少气，亦治男子虚，心悸不定。

人参　茯苓　麦门冬去心　甘草炙，各三两　薯蓣　干姜　菖蒲　泽泻各二两　桂心一两　大枣五十枚，作膏

加远志二两尤善。

上一十味捣筛为末，炼蜜和枣肉为丸如梧子大，空心酒下二十丸，日三夜一服，不知，稍增至三十丸。若风气，加当归、独活各三两。

琥珀散　治产后中风，恍惚语涩，心神烦闷，四肢不随。

琥珀另研　茯神去木，各一两　远志去心　石菖蒲　黄芪　人参　麦门冬去心　芎䓖　赤芍药　防风　独活　桑寄生　羚羊角屑各半两　甘草炙，二钱半

上㕮咀，每服五钱，水煎，温服不拘时。

远志散　治产后中风，心神恍惚，言语错乱，烦闷，睡卧不安。

远志去心　防风去芦，各一两　当归　茯神去木　酸枣仁炒　麦门冬去心　桑寄生　独活去芦　羚羊角屑　桂心各七钱半　甘草炙，半两

上㕮咀，每服五钱，水煎服。

天麻丸　疗产后中风，恍惚语涩，四肢不随。

天麻　防风去芦　羌活去芦　朱砂水飞，各一两　僵蚕炒，七钱半　干蝎炒　五灵脂炒　白附子炮，各半两　雄雀粪炒　牛黄另研，各二钱半

上为细末，糯米饭为丸如梧子大，每服二三十丸，薄荷酒送下，日进二服。

辰砂远志丸　主产后中风，消风化痰，安神镇心。

辰砂　远志肉甘草煮　石菖蒲　人参　茯神去木，各五钱　川芎　山药　麦门冬去心　细辛　天麻　半夏　南星　白附子　铁粉各一两

上为末，姜汁煮糊丸如绿豆大，别以朱砂为衣，每服三十丸，夜卧生姜汤吞下。

卷　　五

产后门·下

虚　烦

大全云：余血奔心，盖是分娩①了，不便与童子小便，并擀心下，及卧太速，兼食不相宜之物所致，但能依方疗之，无不痊可②。

薛氏曰：四物汤如茯神、远志，治产后虚烦，十全大补汤尤妙。论见发热条。

陈氏曰：寻常治诸虚烦热者，以竹叶石膏汤、温胆汤，不知产后与寻常不同，如石膏等药不宜轻用，用之必死。

金黄散　治产后恶血冲心，时发烦躁。

玄胡索　蒲黄各半两　桂心二钱半

上为细末，乌梅煎汤，调下二钱。

荷叶散　疗产后七日内宿血不散，时时冲心迷闷。

荷叶一两七钱半　延胡索二两　地黄汁二合

上用水二升煮二味，取八合，下延胡索，分三服，空心。忌肉食一日。

川芎散　疗产后余血不尽，奔冲心，烦闷腹痛。

川芎　生干地黄　芍药　枳壳各等分

上为末，酒调方寸匕，日二服。

集验方　疗产后血气烦。

生地黄汁　清酒各一升

上二味相和，煎一沸，分为两服。

经效方　疗产后气虚，冷搏于血，血气结滞，上冲心，腹胀满。

当归　川芎　桂心　吴茱萸　橘皮　生姜各一两　芍药二两

上㕮咀，以水三升煮取一升，去滓，空心服。

没药丸　治产后心胸烦躁，恶血不快。

没药　蛮姜　延胡索　当归　干漆炒　桂心　牛膝　牡丹皮　干姜各等分

上为细末，醋煮面糊为丸如桐子大，煎曲汤下十丸至十五丸。

治血气烦闷杂方

生藕汁饮二升，效。竹沥亦得。

一方　陈白梅碎，煎汤饮。

一方　用蒲黄隔纸炒，每服一钱，东流水煎汤下。用失笑散亦佳。

一方　疗产后余血攻心，或下血不止，心闷，面青冷，气欲绝。

用羊血一盏顿服，若不定更服，立效。

一方　赤小豆三七枚烧作末，以冷水和，顿服之。

以上治余血奔心之剂。

人参当归汤　治产后去血过多，血虚则阴虚，阴虚生内热，令人心烦短气，自汗头痛。

人参　当归　熟地黄　麦门冬去心

---

① 娩　原作"解"，据康熙本改。
② 痊可　即痊愈。可，病愈。

肉桂各二钱 白芍药炒，二钱半

上用水二钟、粳米一合、竹叶十片、大枣二枚煎至一钟，食远服。血热甚者，加生地黄二钱。

竹叶汤 治产后短气欲绝，心中烦闷。

竹叶切细 麦门去心 小麦各一升 甘草一两 生姜二两 大枣十二个

一方有茯苓二两。

上切，以水一斗煮竹叶、小麦至八升，去渣，纳余药煮取三升，去渣，温服。虚悸，加人参二两；无谷气①者，加粳米五合；气逆者，加半夏二两。

甘竹茹汤 治产后内虚，烦热短气。

甘竹茹一升 人参 茯苓 甘草一两 黄芩三两

上㕮咀，以水六升煮取二升，去滓，分三服，日三。

薤白汤 治产后胸中烦热逆气。

薤白 半夏 人参 甘草各一两 瓜蒌根二两 麦门冬半斤

热甚，加知母、石膏。

上㕮咀，以水一斗三升煮取四升，去滓，分五服，日三夜二。

芍药栀豉汤 治产后虚烦不得眠。

芍药 当归 栀子各五钱 香豉半合

上用水二钟半先煮前三味，得二钟，纳香豉煮取一钟半，去滓，分二服，温服。（此虽云岐法，不若仲景酸枣汤稳当）

以上治血气虚烦之剂。

仲景二物黄芩汤 妇人在草褥自发露得风，四肢苦烦热，头痛者与小柴胡汤，头不痛但烦者，此汤主之。

黄芩一两 苦参二两 干地黄四两

上三味以水八升煮取二升，温服一升，多吐下虫。

竹皮大丸 治妇人产后中虚，烦乱呕逆，安中益气。

生竹茹 石膏各二分 桂枝 白薇各一分 甘草七分

上五味为末，枣肉和，丸如弹子大，以饮服一丸，日三夜二服。有热，倍白薇；烦喘，加柏实一分。

以上治中风烦热之剂。

经验方 治产后烦躁，此重可去怯之义也。

禹余粮一枚状如酸馅者，入地埋一半，四面紧筑②，用炭一秤发项火一斤煅，去火三分耗二为度，用湿土罨一宿方取出，打去外面一层，只用里内细研，水淘澄五七度，将纸衬干，再研数千遍，用甘草汤调二钱匕，只一服立效。

发 渴

熊氏曰：产后心烦发渴，宜清心莲子饮。

薛氏曰：前证若出血过多，虚火上炎，用童子小便，或四物、白术、麦门、丹皮；若胃气虚而有热，用竹叶归芪汤；若血虚发热，用八珍加麦门、五味；若血脱发热烦躁，用当归补血汤；若胃气虚弱，用补中益气汤或七味白术散。一产妇患前证，朝寒暮热，肚腹作痛，以手按之不痛。余以为血气俱虚，用八珍之类治之，彼反行逐血，更加发热烦躁，余用当归补血汤，热躁渐止，用八珍、麦门、五味，气血渐复。

李氏曰：产后烦渴，气虚者，生脉散；血虚者，四物汤加天花粉、麦门冬；气血俱虚作渴，头眩脚弱，饮食无味者，用人参二钱、麦门冬一钱半、熟地黄七分、天花粉三钱、甘草五分，糯米、姜、枣煎服。

---

① 无谷气 康熙本作"少气力"。
② 紧筑 谓捣土使坚实。筑，捣。

千金竹叶汤　疗产后虚渴，少气力。

竹叶三升　人参　茯苓　甘草各一两小麦五合　麦门冬五两　半夏　生姜各三两大枣十五个

上㕮咀，以水九升先煮竹叶、小麦、姜、枣，取七升，去滓，入余药再煎取二升，每服五合，日三夜一。

竹叶归芪汤　治胃气虚热，口干作渴，恶冷饮食者。

竹叶一钱半　黄芪二钱　人参　白术当归各一钱　麦门冬去心，七分　甘草炙，五分

上锉，水煎服。

熟地黄汤　治产后虚渴不止，少气，脚弱眼眩，饮食无味。

熟地黄酒洗，一钱半　人参　麦门冬去心，各二钱　瓜蒌根四钱　甘草炙，五分

上㕮咀作一服，加糯米一撮、生姜三片、枣二枚，水煎服。

七味白术散　治中风虚弱，津液短少，口干作渴，或因吐泻所致。

人参　白术炒　白茯苓　甘草炙　藿香木香　干葛各一钱

上锉一服，水煎服。

清心莲子饮　治产后心烦发渴。

麦门冬去心　黄芩　地骨皮　车前子甘草炙，各一钱半　人参　黄芪蜜炙　白茯苓　石莲肉各七分半

一方加远志、石菖蒲各一钱。

上另用麦门冬二十粒，水二盏煎一盏，水中沉冷，空心温服。发热，加柴胡、薄荷。

产宝方　疗产后大渴不止。

芦根切，一升　麦门冬生，四两　瓜蒌根人参　茯苓　甘草三两　大枣二十枚

上以水九升煮取三升，分三服，顿服，四剂即瘥。忌菘菜。

瓜蒌根汤　疗产后血渴。

瓜蒌根四两　麦门冬去心　人参各三两生干地黄　甘草各二两　土瓜根五两　大枣二十枚

上㕮咀，以水八升煮取二升半，分三服。

黄芩散　治产后血渴，饮水不止。

黄芩　麦门冬各等分

上㕮咀，每服三钱，水一盏煎八分，温服无时。

一方　疗血渴及产后渴。

用莲子心生取为细末，米饮调下二钱，效。

一方　治产后出血太多，虚烦发渴。

用真正蒲黄末二钱，白汤调下。如渴燥甚，井花水下。

一方　治产后中风烦渴。

用红花子五合微炒，研碎，以水煎浓，徐徐呷之。

桃花散　治产后不烦而渴。

新石灰一两　黄丹五钱

上为细末，渴时用井水调下一钱。

自　汗

大全云：产后虚汗不止者，由阴气虚而阳气加之，里虚表实，阳气独发于外，故汗出也。血为阴，产则伤血，是为阴气虚也，气为阳，其气实者，阳加于阴，故令汗出，而阴气虚弱不复者，则汗出不止也。凡产后血气皆虚，故多汗，因之遇风则变成痓，纵不成痓，亦虚乏短气，身体柴瘦，唇口干燥，久则经水断绝，由津液竭①故也。

薛氏曰：按前证属血气俱虚，急用十全大补汤，如不应，用参附、芪附等汤。若汗多亡阳发痓，尤当用前药。王海藏先生云：头汗出至颈而还，额上偏多，盖额为六阳之所会也，由虚热熏蒸而出。窃谓

---

① 津液竭　"竭"原作"渴"，据康熙本改。

前证当以部位分之，额左属肝①，额右属肺，鼻属脾，颐属肾，额属心。治者审之。一产妇略闻音响，其汗如水而昏愦，诸药到口即呕。余以为脾气虚败，用参附末为细丸，时含三五粒，随液咽下，乃渐加之至钱许，却服参附汤而痊。一产妇盗汗不止，遂致废寝，神思疲甚，口干引饮。余谓血虚有热，用当归补血汤以代茶，又以当归六黄汤，纳黄芩、连、柏炒黑，倍加人参、五味子，二剂而愈。

大全云：凡产后忽冒闷汗出，不识人，治用鸡子及竹沥。（二法见前血晕）

薛氏曰：前证属太虚，宜固元气为主。其汗不止，必变柔痉。东垣先生云：妇人分娩及半产漏下，昏冒目瞑②，盖因血暴亡而火上炽，但补其血则神自昌。若常时血下，当补而升举其气，阳得血而神安，则目明矣。今立一方，以补手足厥阴之血，兼益阳气，名曰全生活血汤。

黄芪汤 治产后虚汗不止。

黄芪二钱 白术 防风 熟地黄 牡蛎煅为粉 白茯苓 麦门冬去心 甘草炙，各五分

上切作一服，加大枣一枚，水煎服。

麻黄根散 治产后虚汗不止。

当归 黄芪炒 麻黄根 牡蛎粉 人参甘草炙，各等分

上锉，每服四钱，水煎服。

止汗散 治产后盗汗不止，一应汗多者皆可服。

牡蛎煅成粉 小麦麸炒令黄色，碾成粉，各等分

上和匀，煮生猪肉汁调下二钱，无时。

当归二黄汤 治产后自汗盗汗，胃气虚弱，服别药则呕吐不能入。

当归 黄芪各一两 麻黄根半两

上㕮咀，每三钱水煎服。一方无麻黄根，用白芍药。

当归六黄汤 治血气虚热，盗汗不止。

当归 黄芪炒 熟地黄各二钱 生地黄 黄柏炒黑 黄芩炒黑 黄连炒黑，各一钱

上水煎服。不应，加人参、白术；心血不足，加酸枣仁。

人参汤 治产后诸虚不足，发热盗汗。

人参 当归各等分

上为末，以猪腰子一只去脂膜，切小片子，以水三升、糯米半合、葱白两条煮米熟，取清汁一盏，入药二钱煎至八分，温服不拘时。

参附汤 治阳气虚寒，自汗恶寒，或手足逆冷，大便自利，或脐腹疼痛，吃逆不食，或汗多发痉等症。

人参一两 附子炮，五钱

上作一服，加姜、枣，水煎，徐徐服。

芪附汤 治阳气虚脱，恶寒自汗，或口噤痰涌，四肢逆冷，或吐泻腹痛，饮食不入，及一切虚寒等症。

黄芪一两 附子炮，五钱

上锉一剂，加姜、枣，水煎服。如不应，倍加附子方得全济。

千金方 疗产后风虚汗出，小便短少，四肢拘急，难以屈伸。

甘草炙，一两 附子炮，五钱 桂心 芍药炒，各一两半

上锉，每服三钱，加生姜四片、大枣一枚，水煎服。忌猪肉冷水生葱等物。

全生活血汤 治产后冒闷发热，自汗盗汗，目眈眈③，四肢无力，口干头晕，

---

① 额左属肝 "肝"原作"肺"，据康熙本改。
② 目瞑 "目"原作"日"，据康熙本改。
③ 眈眈 目不明貌。

行步欹侧①。

麻黄　芍药炒，各三钱　当归　柴胡
防风　羌活　独活　葛根　甘草炙，各二钱
川芎　藁本各一钱五分　生地黄　熟地黄各
一钱　细辛　蔓荆子各五分　红花三分

上锉，每服五钱，水煎，热服。

发　热

薛氏曰：产后虚烦发热，乃阳随阴散，气血俱虚。若恶寒发热，烦躁作渴，急用十全大补汤，若热愈甚，急加桂、附；若作渴面赤，宜用当归补血汤。若误认为火证，投以凉剂，祸在反掌。王太仆先生云：若大寒而甚，热之不热，是无火也，热来复去，昼见夜伏，夜发昼止，不时而热，是无火也，当治其心；如大热而甚，寒之不寒，是无水也，热动复止，倏忽往来，时动时止，是无水也，当助其肾。故心盛则生热，肾盛则生寒；肾虚则寒动于中，心虚则热收于内。又热不胜寒，是无火也；寒不胜热，是无水也。治法：前证无水者六味丸，无火者八味丸，气血俱虚者八珍汤与十全大补汤。大尹俞君之内产后发热晡热，吐血便血，兼盗汗，小便频数，胸胁胀痛，肚腹痞闷。余曰：此诸脏虚损也，治当固本为善。自恃知医，用降火之剂，更加泻利肠鸣，呕吐不食，腹痛足冷，始信余言。诊其脉，或浮洪，或沉细，或如无，其面或青黄，或赤白，此虚寒假热之状。时虽仲夏，当舍时从证，先用六君子汤加炮姜、肉桂数剂，胃气渐复，诸证渐退，更佐以十全大补汤，半载全愈。儒者杨敬之内人所患同前，但唾痰涎，或②用温补化痰之剂，不应，面色黧黑，两尺浮大，按之微细。此因命门火虚，不能生脾土，脾土不能生诸脏而为患也，用八味丸补土之母而痊。一妇产后三日起早，况气血未定，遂感身

热，目暗如风状，即以清魂散二服，得微汗而愈。

滑伯仁治一产妇恶露不行，脐腹痛，头疼寒热，众皆以为感寒，温以姜、附，益大热，手足搐搦，语谵目撺。诊其脉，弦而洪数，面赤目闭，语喃喃不可辨，舌黑如炙，燥无津润，胸腹按之不胜手，盖燥剂搏其血，内热而风生，血蓄而为痛也。曰：此产后热入血室，因而生风。即先为清热降火，治风凉血，两服颇爽，继以琥珀、牛黄等，稍解人事，后以张从正三和散行血破瘀，三四服恶露大下如初，时产已十日矣，于是诸证悉平。一妇盛暑月中产三日发热，其脉虚疾而大，恶露不行，败血攻心，狂言叫呼奔走，拿捉不住。以干荷叶、生地黄、牡丹皮浓煎汤，调下生蒲黄二钱，一服即定，恶露旋下而安。

一妇产后时发昏瞀，身热汗多，眩晕口渴，或时头痛恶心，医用四物凉血之剂，病不减，又用小柴胡，病益甚。石山至，诊得浮洪搏指，汪曰：产后而得是脉，又且汗多，而脉不为汗衰，法在不治，所幸者不喘不泄耳，其脉如是，盖凉药所激也。用人参三钱，黄芪二钱，甘草、当归各七分，白术、门冬各一钱，干姜、陈皮、黄芩各五分，煎服五剂，脉敛而病渐安。王金宪宜人③产后因沐浴发热呕恶，渴欲引冷水瓜果，谵语若狂，饮食不进，体素丰厚，不受补，医用清凉，热增剧。诊得六脉浮大洪数，汪曰：产后暴损气血，孤阳外浮，内真寒而外假热，宜大补气血。与八珍汤加炮姜八分，热减大半。病人自以素不宜参、芪，不肯再

---

①　行步欹（jī 机）侧　谓步态不正。欹，倾斜不正。

②　或　有人。

③　宜人　明清时以五品官之妻、母封宜人。

服，过一日，复大热如火，复与前剂，潜加参、芪、炮姜，连进二三服，热退身凉而愈。

丹溪曰：产后发热，用参、术、黄芪、陈皮、当归、川芎、炙甘草补虚，轻则加茯苓淡渗之，其热自除，重则加干姜。或云：大热而用干姜何也。曰：此热非有余之邪热，乃阴虚生内热耳。盖干姜能入肺分，利肺气，又能入肝分，引众药生血，然不可独用，必与补阴血药同用。此造化自然之妙，非天下之至神，其孰能与于此哉。

王节斋云：凡妇人产后阴血虚，阳无所依而浮散于外，故多发热。治法：用四物汤补阴血，而以炙干姜之苦温从治，收其浮散，使归依于阴。然产后脾胃虚，多有过服饮食伤滞而发热者，误作血虚则不效矣。但遇产后发热者，须审问服何饮食，有无伤积。若有胸膈饱闷，嗳气恶食泄泻等证，只作伤食治之；若发热而饮食自调者，方用补血正法。

张叔承曰：产后气血两亏，脾胃俱弱，或过用荤食，不能运化而作热，寸关必弦滑，症兼饱闷嗳气恶食泄泻呕吐等症，用四君子汤加厚朴、山楂。若胸膈饱闷，食少发热，或食而难化，此为脾气弱，宜六君子加炮姜。若误用峻剂，腹痛热渴，寒热呕吐，乃中气复伤，急以六君子加炮姜，误用柴、芩立危。

丹溪方 治产后发热。

当归 川芎 黄芪 人参 白术 白茯苓各一钱 甘草各一钱 甘草炙，五分

上锉，水煎服。热甚，加干姜。一方加熟地黄、陈皮。

加味四物汤 治产后血虚发热。

当归 川芎 白芍药炒 熟地黄 白茯苓各一钱

上水煎服。热甚，加炒干姜；虚烦，加茯神、远志。

抽薪散 治产后血虚发热。

当归 熟地黄各四钱 干姜炒黑，一钱

上锉一剂，水煎服。

当归补血汤 治肌热躁热，目赤面红，烦渴引饮，昼夜不息，脉大而虚，重按全无，此脉虚血虚也，用此药大补，神效，若误服白虎汤必死。

当归三钱 黄芪一两

上锉作一服，水煎服。

芍药汤 治产后虚热头痛，亦治腹中拘急痛。

白芍药 干地黄 牡蛎各五两 桂心三两

上四味咬咀，以水一斗煮取二升半，去滓，分三服，日三。若通身发热，加黄芩二两。

加味逍遥散 治产后发热，口干作渴，唇裂生疮。

当归 芍药 干葛各二钱 生地黄 川芎 黄芩各一钱半 柴胡一钱 人参 麦门冬各九分 乌梅二个 甘草六分

上锉散，分作二服，用水一钟煎七分，空心服。

犀角饮子 治产后亡津液虚损，时自汗出，发热困倦，唇口干燥。

犀角 麦门冬 白术各半两 柴胡一两 枳壳麸炒 地骨皮 生地黄 当归 人参 茯苓 黄芪 黄芩 甘草炙，各七钱

上咬咀，每服四钱，入生姜三片、浮麦七十粒，同水煎。

三合散 治产后日久虚劳发热。（即四物、四君子、小柴胡三方合）

当归 川芎 芍药 熟地黄 白术 白茯苓 黄芪各一钱 人参 柴胡各一钱半 黄芩 半夏 甘草各五分

上作一服，加生姜三片、红枣一枚，水煎，食前服。

往 来 寒 热

郭稽中曰：产后乍寒乍热者何。答曰：阴阳不和，败血不散，能令乍寒乍热。产后血气虚损，阴阳不和，阴胜则乍寒，阳胜则乍热，阴阳相乘，则或寒或热。若因产劳伤，脏腑血弱，不得宣越，故令败血不散，入于肺则热，入于脾则寒，医人若误作疟疾治之则谬矣。阴阳不和，宜增损四物汤；败血不散，宜夺命丹。又问：二者何以别之。时有刺痛者，败血也；但寒热无他证者，阴阳不和也。增损四物汤不一，皆随病加减。

陈无择评曰：乍寒乍热，荣卫不和，难以轻议。若其败血不散，岂止入脾肺二脏耶？大抵一阴闭一阳，即作寒热，阴盛故寒，阳胜故热。只可云败血循经流入，闭诸阴则寒，闭诸阳则热，血气与卫气解则休，遇再会再复作。大调经散、五积散入醋煎，佳。

薛氏曰：产后寒热，因气血虚弱，或脾胃亏损，乃不足之证。经云：阴虚则发热，阳虚则恶寒。若兼大便不通，尤属气血虚弱，切不可用发表降火。若寸口脉微，名阳气不足，阴气上入于阳中则恶寒，用补中益气汤；尺部脉弱，名阴气不足，阳气下陷于阴中则发热，用六味地黄丸。大抵阴不足，阳往从之，则阳内陷而发热；阳不足，阴往从之，则阴上入而恶寒。此阴阳不归其分，以致寒热交争，故恶寒而发热也，当用八珍汤。若病后四肢发热，或形气倦怠，此元气未复，湿热乘之故耳，宜补中益气汤；若肌热，大渴引饮，目赤面红，此血虚发热，用当归补血汤，若认为寒则误矣。一产妇恶寒发热，用十全大补加炮姜治之而愈。但饮食不甘，肢体倦怠，用补中益气而安。又饮食后犯怒，恶寒发热，抽搐咬牙，难候其

脉，视其面色，青中隐黄，欲按其腹，以手护之。此肝木侮脾土，饮食停滞而作，用六君加木香一剂而安。一产妇恶寒发热，余欲用八珍加炮姜治之。其家知医，以为风寒，用小柴胡汤。余曰：寒热不时，乃气血虚也。不信，仍服一剂，汗出不止，谵语不绝，烦热作渴，肢体抽搐。余用十全大补汤二剂，益甚，脉洪大，重按如无，仍以前汤加附子四剂，稍缓，数剂而安。

吴茭山治一妇人产后去血过多，食后着恼，头疼身痛，寒热如疟。左手弦大，微有寒邪，右手弦滑不匀，食饮痰火也，二者因虚而得，宜养正祛邪。遂以茯苓补心汤去地黄，加羌活、青皮、葱、枣，三服汗出身凉，其患渐瘥，然后以八物汤调理半月后全愈。一妇产后恶露未尽，瘀血入络，又感寒邪，身热如疟，即以生料五积散五帖，恶露自下而寒热除。又一妇产后恶露未尽，因起抹身[①]，寒气客于经络，乍寒乍热，脉紧而弦，以葱白散二帖而安。

一少妇初产四日，冷物伤脾胃，但觉身分不快，呕逆，饮食少，心腹满闷，时或腹胁刺痛，晨恶寒，晚潮热，夜则恍惚谵语，昼则抽搐，颇类风状，变异多端。诸医莫测，或作虚风，或云血凝实热，用甘温而行血，以寒凉退实热，如此半月不效。汪至，见医满座，亦局缩[②]，诊其脉，弦而紧，遂令按之，小腹急痛，知瘀血未尽也。思患者大势，恶露已下，未必还有余血，偶因寒凉所伤，瘀血停滞下焦，日久客于经络，所以变生诸证，须得大调经散，倍入琥珀，化诸恶血成水，其患方愈。遂合前药服之，五日后行恶水斗

---

① 抹身　谓以水拭身，即沐浴。抹，以水擦拭。
② 局缩　退缩。局，迫屈不伸。

许，臭不可近，患人觉倦，病势渐减，然后以人参养荣汤数十帖，月余如初。

柴胡四物汤 治产后往来寒热，及日久虚劳，微有寒热，脉沉而数。

当归 川芎 芍药 熟地黄各一钱半 柴胡八钱 人参 黄芩 半夏 甘草各三钱

上锉，每服一两，水煎服。

增损柴胡汤 治产后虚弱，寒热如疟，饮食少，腹胀。

柴胡 人参 甘草 半夏炒 陈皮 川芎 白芍药炒，各等分

上咬咀，每服八钱，加生姜五片、枣二枚，水煎服。

增损四物汤 治产后阴虚发热，或暮发寒热。

当归 川芎 生地黄 柴胡各等分

上锉，每服五钱，水煎服。

增损四物汤 治产后阴阳不和，乍寒乍热，如有恶露未尽，停滞胞络，亦能令人寒热，但小腹急痛为异。

当归 白芍药 川芎 人参 干姜各一两 甘草炙，半两

上咬咀，每服四钱，加生姜三片，水煎服。

更生散 治产后去血过多，或不止，或眩晕，眼暗口噤，发热憎寒。

人参 当归 熟地黄姜汁炒，各一两 川芎 荆芥穗香油灯上烧过 干姜炒黑，各三钱

上锉，水煎，空心服。如血大下不止，加龙骨、赤石脂各火煅等分，每二钱用前药调服，外以五倍子末津调，纳脐中，即止。

大调经散 治产后血虚，恶露未消，气为败浊凝滞，荣卫不调，阴阳相乘，憎寒发热，或自汗，或肿满，皆气血未平之所为也。

大豆一两半，炒，去皮 茯苓一两 真琥珀一钱

上为细末，每服二钱，浓煎乌豆紫苏汤下。

黄龙汤 治产后伤风，热入胞室，寒热如疟，及病后劳复，余热不解。

柴胡四钱八分 黄芩 人参 甘草各一钱八分

上作一服，水煎服。

小柴胡加生地黄汤 治产后往来寒热而脉弦者，少阳也。

柴胡二两 黄芩五钱 人参三钱 半夏制，一两五钱 生地黄 栀子 枳壳麸炒，各五钱 大枣三枚

上锉，水煎服。

加减乌金散 治产后寒热似疟。（此治错杂之邪）

厚朴 柴胡 黄芩 麻黄 羌活 草果 半夏各二钱 当归 川芎 白芍药 熟地黄 陈皮 茯苓 桔梗各一钱五分 桂枝 苍术 白芷 枳壳各一钱 甘草九分

上锉为散，分作两服，每服用水一钟半、姜三片、葱三茎煎至一钟，不拘时服。有汗，多当归、川芎、白芍药、熟地黄；有胀，多厚朴、陈皮；有热，多柴胡、黄芩；有寒，多苍术、草果、桂枝；有痰，多半夏、桔梗、茯苓；有头痛，多川芎、白芷、羌活；有泻，去枳壳、甘草不用；有余血块在腹，作潮热疼痛，加三棱、莪术，多用玄胡索、八角茴香；遍身痛，加羌活、独活；寒热往来，加黄芩、柴胡。

产宝方 疗产后恶寒壮热，一夜三五度发恶语，口中生疮，时时干呕，困乏闷绝。

人参 独活 白鲜皮 葛根 防风 青竹茹 远志各一两半 茯神二两 白蔹二两半 玄参三两 竹沥二升半

上取银一斤，水一斗五升煮取七升，下诸药重煮取三升，分温三服。忌鱼、

酒、湿面等物。

知母汤 治产后乍寒乍热，通身温壮，胸心烦闷。

知母三两 芍药 黄芩各二两 桂心甘草各一两

上吹咀，用水五升煮取二升半，分三服。

一方不用桂心，用生地

疟 疾

楼氏曰：产后疟疾，多由污血挟寒热而作，大法宜柴胡四物汤调之，热多者草果饮子，寒多者生熟饮子。

补遗云：产后疟疾，热多寒少者，清脾汤；寒多热少者，养胃汤；久而不已者，七宝饮截之。

薛氏云：产后疟疾，因脾胃虚弱，饮食停滞，或因外邪所感，或郁怒伤脾，或暑邪所伏。审系饮食，用六君加桔梗、苍术、藿香；如外邪多而饮食少，用藿香正气散；如外邪少而饮食多，用人参养胃汤；饮食劳役，用补中益气汤；气血虚弱，用十全大补加炮姜；虚寒，用六君加姜、桂，元气脱陷急加附子。大凡久疟，多属元气虚寒，盖气虚则寒，血虚则热，胃虚则恶寒，阴火下流则寒热交作，或吐泻不食，腹痛烦渴，发热谵语，或手足逆冷，寒战如栗。虽见百证，当峻温补，其病自退。若误用清脾截疟之类，多致不起。一产妇患疟，发热作渴，胸膈胀满，遍身作痛，三日不食，咽酸嗳气。此是饮食所伤，脾胃不能消化，用六君加神曲、山楂，四剂而不作酸，乃去神曲、山楂，又数剂而饮食进，其大便不通，至三十五日计进饮食七十余碗，腹始闷，令用猪胆汁导而通之，其粪且不甚燥。一产妇患疟久不愈，百病蜂起，其脉或洪大，或微细，或弦紧，或沉伏，难以名状。用六君

加炮姜二十余剂，脉证稍得，又用参术煎膏，佐以归脾汤，百余剂而瘥。一产妇朝寒暮热，或不时寒热，久不愈。用六君子、补中益气兼服，百余剂而寻愈。

叔卿按：一疟疾用药百余剂，世岂有此治法。此非药之效，乃病久自息耳。丹溪、立斋用药多如此，殊为可笑。

草果饮子 治产后疟疾寒热相半者，或多热者。

半夏炮 赤茯苓 甘草炙 草果炮,去皮 川芎 陈皮 白芷各二钱 青皮去白 良姜 紫苏各二钱半 干葛四钱

上吹咀，每服三钱，加生姜三片、枣一枚，水煎，当发日侵早连服三服，无有不安者。

生熟饮子 治产后疟疾多寒者。

肉豆蔻 草果仁 厚朴生用，去皮 半夏 陈皮 甘草 大枣去核 生姜各等分

上八味锉碎和匀，一半用生，一半用湿纸裹煨令香熟，去纸，与生者和匀，每服五钱，水煎，食前一服，食后一服。

清脾饮 治产后疟疾热多寒少者。

人参养胃汤 治产后疟疾寒多热少者。

七宝饮 治产后疟疾久而不已者，以此截之。

方俱见胎前疟疾。

褥 劳

大全云：产后褥劳者，此由生产日浅，血气虚弱，饮食未平复，不满日月，气血虚羸，将养失所，而风冷客之。风冷搏于气血，则不能温于肌肤，使人虚乏劳倦，乍卧乍起，颜容憔悴，食饮不消；风冷邪气而感于肺，肺受微寒，故咳嗽口干，遂觉头昏，百节疼痛；荣卫受于风邪，流注脏腑，须臾频发，时有盗汗，寒

热如疟，背膊烦闷①，四肢不举，沉重着床。此则褥劳之候也。又曰：妇人因产理不顺，疲极筋力，忧劳心虑，致令虚羸喘乏，寒热如疟，头痛自汗，肢体倦怠，咳嗽痰逆，腹中绞刺，名曰褥劳。

薛氏曰：按前证当扶养正气为主，用六君子汤加当归。若脾肺气虚而咳嗽口干，用补中益气加麦门、五味；若因中气虚而口干头晕，用补中益气加蔓荆子；若肝经血虚而肢体作痛，用四物、参、术；若因肝肾虚弱而自汗盗汗，寒热往来者，用六味丸加五味子；若因脾虚血弱，肚腹作痛，月经不调，用八珍汤倍加白术；若因脾虚血燥，皮肤瘙痒，用加味逍遥散。大抵此证多因脾胃虚弱，饮食减少，以致诸经疲惫而作，当补脾胃，饮食一进，精气生化，诸脏有所倚赖，其病自愈矣。仍参虚烦发热方论主治。

汪氏治一妇产未满月②，因怒气血流如水，三日方止，随又劳苦，四肢无力，睡而汗出，日晡潮热，口干，五心如炙，诸医用柴、芩、薄荷之类，其热愈炽。诊其脉，弦大无力，此褥劳也。以四物汤一两，入胡黄连、秦艽、青蒿各半钱，数服热退身凉，后以黄连八珍丸一料而安。

白茯苓散 治产后褥劳，头目四肢疼痛，寒热如疟。

白茯苓一两 当归 川芎 熟地黄 白芍药炒 黄芪 人参 桂心各半两

上先以水三盏入猪腰一双、姜三片、枣三枚，煎至二盏，去粗，入前药半两，煎一盏服。

黄芪建中汤 治产后诸虚不足，发热，或恶寒腹痛。

黄芪炒 肉桂各一两 白芍药炒,二两 甘草炙,七钱

上锉，每服五钱，用姜、枣，水煎服，日二三次。虚甚，加附子。

当归建中汤 治产后劳伤，虚羸不足，腹中疼痛，呼吸少气，小腹拘急，痛连腰背，时自汗出，不思饮食，产讫直至月满一日三服，令人身壮强健。

当归四两 白芍药六两 桂心三两 黄芪一两半

上锉，每服四钱，加姜、枣，水煎，入饴糖一块再煎，稍热服。如崩中衄血，加阿胶、地黄。

加味佛手散 治产后血虚，劳倦盗汗，多困少力，咳嗽有痰。

当归 川芎 黄芪蜜炙,各一两 柴胡 前胡各二钱半

上㕮咀，每服五钱，水一大盏，桃、柳枝各三寸，枣子、乌梅各一枚，生姜一片煎服。如有痰，不用乌梅。

云岐熟地黄散 治产后褥劳，皆由体虚气力未壮，劳复所起，四肢烦疼，时发寒热，不思饮食。

熟地黄 人参 白芍药 白茯苓 白术 续断各一两 黄芪 当归 川芎 五味子 桂心各七钱半

上㕮咀，每服四钱，生姜三片、枣一枚水煎服。《大全方》有麦门冬七钱半。一方无桂心、五味、续断，有柴胡、黄芩、半夏各七钱半。

黄芪丸 治产后褥劳，寒热进退，头目眩痛，骨节痠疼，气力羸乏。

黄芪 鳖甲 当归炒,各一两 川芎 白芍药 桂心 续断 牛膝 苁蓉 柏子仁 沉香 枳壳各七钱半 五味子 熟地黄各半两

上为细末，炼蜜丸如桐子大，每服四五十丸，食后粥饮下。

石子汤 疗产后虚羸喘乏，乍寒乍热

---

① 背膊烦闷 谓肢体疲乏而感郁闷不快。烦，疲劳。

② 产未满月 "未"原作"来"，据康熙本改。

如疟，四肢疼痛，面色萎黄，名曰褥劳。

猪石子一双，去脂膜，四破　香豉一方无此，有知母　葱切　粳米　当归　芍药各二两

上咬咀，分两剂，每剂用水三升煮取一小碗，去滓，分三服。《广济方》无芍药，有人参。《许仁则方》无香豉，有生姜二两、桂心一两、葱白止一两。

人参鳖甲散　治褥劳，皆由在产内未满百日，体中虚损，血气尚弱，失于将理，或劳动作伤，致成褥劳，其状虚羸，乍起乍卧，饮食不消，时有咳嗽，头中昏痛，发歇无常，夜有盗汗，寒热如疟，背膊拘急，沉困在床，服此大效。

黄芪　鳖甲各一两　牛膝七钱半　人参　白茯苓　当归　白芍药　桑寄生　麦门冬去心　熟地黄　桃仁　桂心　甘草各半两　续断二钱半

上为细末，每服先以猪肾一对去筋膜，以水两大盏、生姜半分、枣三枚煎至一盏，去猪肾、姜、枣，然后入药末二钱、葱白三寸、乌梅一个、荆芥五穗，煎至七分，去滓，空心晚食前温服，神效。

胡氏牡丹散　治产后虚羸，发热自汗，欲变褥劳，或血气所搏，经候不调，或寒热羸瘦。

当归　白芍药　人参　五加皮　地骨皮各半两　牡丹皮三钱　桂心　没药各二钱

上为细末，每服二钱，水、酒各半盏，如不饮酒只用水一盏，开元钱一枚麻油蘸之，同煎七分，去滓，通口服，煎不得搅，吃不得吹。

黄芪煮散　治产后褥劳，肌肤黄瘦，面无颜色，或憎寒壮热，四肢疲疼，心烦头痛。

鳖甲醋煮　黄芪各一两　牛膝七钱半　当归　芍药　熟地黄　人参　白茯苓　麦门冬去心　桑寄生　桂心　甘草炙，各半两

上为细末，每服用猪子一对去脂膜切破，先以水一盏入姜半分、枣三枚，煎至七分，去猪子、姜、枣，却下药五钱，更煎至四分，去滓，空心、晚食前温服，二滓并煎。

猪腰子粥　治产后褥劳发热。

猪腰子一个去白膜，切作柳叶片，用盐、酒拌，先用糯米一合入葱、椒煮粥，盐、醋调和，将腰子铺盆底，以热粥盖之，如作盦状，空心服之。

虚羸

产宝云：产后虚羸者，皆由产后亏损血气所致。须当慎起居，节饮食六淫七情，调养百日，庶保无疾。若中年及难产者，毋论日期，必须调养平复，方可涉喧①，否则气血复伤，虚羸之证作矣。

薛氏曰：前证产伤气血者，用八珍汤；饮食伤胃者，用四君子汤；停食伤脾者，用六君子汤；劳伤元气者，用补中益气汤。若嗳气觉有药味者，此药复伤胃也，但用四君子汤徐徐少饮，以调脾胃。若胃气一建，血气自生，诸证自愈矣。

大全云：冷劳者，产则血气劳伤，脏腑虚弱，而风冷客之。冷搏于血气，血气不能温于肌肤，使人虚乏疲顿，致羸损不平复，若久不平复，风冷入于子脏，则胞脏冷，使人无子。

薛氏曰：前证若血气虚弱，用八珍汤；血气虚寒，用十全大补汤；胃气虚弱，用补中益气汤；脾气虚弱，用六君子汤；命门火衰，用八味丸；肝脾血虚，用加味逍遥散；肝脾郁怒，用加味归脾汤。

补虚汤　治产后一切杂病，只大补气血为主。

人参　白术各一钱　黄芪　当归　川

---

① 涉喧　谓涉手杂务。喧，声大而嘈杂。此谓杂务。

芎 陈皮各五分 甘草炙，三分

上锉，加生姜三片，水煎服。热轻，倍加茯苓；热甚，加炒黑干姜三分。

加味四君子汤 新产之后虽无疾，故宜将息，调理脾胃，美进饮食，则脏腑易平，气血自然和调，百疾不生也。

人参 白术 茯苓 甘草炙 黄芪 陈皮 缩砂仁 藿香各等分

上锉散，每服四钱，生姜三片、枣一枚水煎，温服。

四顺理中丸 治新产血气俱伤，脾胃不调，百日内宜常服。

人参去芦 白术 干姜炮，各一两 甘草炙，半两

上为细末，炼蜜丸如桐子大，每五十丸空心米饮下。

黄芪四物汤 新产不可用芍药，以其酸寒，能伐生发之气，只以黄芪易芍药，为补虚之要药。

黄芪 当归 川芎 熟地黄各等分

上锉，每服四钱，水煎服。气虚，加参、术、茯苓、甘草；发热，加干姜；自汗多者，少用川芎，勿用茯苓，倍加蜜炙黄芪；口渴，加五味子、麦门冬；腹痛者，非芍药不可，虽新产亦用，但以酒炒不妨。（产后不用芍药，亦丹溪之谬言）

十全大补汤 治产后血气未复，形体虚弱，发热恶寒，不能饮食。

人参 白术 茯苓 黄芪 当归 川芎 白芍药炒 熟地黄各一钱 肉桂 甘草各五分

上锉，加生姜五片、枣三枚，水煎服。

当归芍药汤 治产后虚损，逆害饮食。

当归一两半 芍药 干地黄 人参 桂心 甘草 生姜各一两 大枣二十枚

上八味㕮咀，以水七升煮取三升，去滓，分三服，日三。

内补黄芪汤 治妇人七伤，身体疼痛，小腹急满，面目黄黑，不能食饮，并诸虚不足，少气，心悸不安。

黄芪 当归 芍药 干地黄 半夏各三两 茯苓 人参 桂心 远志去心 麦门冬去心 甘草炙，各二两 五味子三十枚

上㕮咀，以水一斗煮取三升，去滓，每服五合，日三夜一。

当归羊肉汤 治产后虽无疾，但觉虚弱，兼心腹痛。

肥羊肉一斤，去脂 当归五两 黄芪四两 生姜六两

上先以水一斗煮羊肉，取清汁八升，后下三味煮取二升五合，分为四服。若觉恶露不尽，加桂三两；恶露下多，加川芎三两；有寒，加茱萸一两；有气，加细辛二两；有热，加生地黄汁二合；气虚，加人参二两。

羊肉黄芪汤 治产后虚乏，补益。

羊肉三斤 黄芪三两 当归 芍药 干地黄 茯苓 麦门冬 桂心 甘草各二两 大枣三十枚

上十味㕮咀，以水二斗煮羊肉，取一斗，去肉，纳诸药煎取三升，去滓，分三服，日三。

黄雌鸡汤 治产后虚羸腹痛。

小黄雌鸡一只，去头足翅羽肠肚，细切 当归 白术 熟地黄 桂心 黄芪炒，各半两

上先以水七钟煮鸡至三钟，每用汁一钟、药四钱煎，日三服。

产宝方 治产后虚羸，不生肌肉。

黄芪炒 当归 芍药炒 人参各三分 川芎 桂心 甘草炙 生姜各四分 大枣十二枚

《千金方》无黄芪，止八味。

上九味用水七升煮三升，分温三服。

生地黄煎 治妇人产后虚羸短气，胸

胁逆满，风气。

石斛 紫菀各四两 人参三两 桂心二两 茯苓一两 麦门冬去心，二升 甘草炙，一尺 桃仁半升

上八味合捣筛，以生地黄汁八升、淳清酒八升合调铜器中，炭火上纳鹿角胶一斤，数搅之得一升，次纳饴三升、白蜜三升于铜器中，釜汤上煎令稠，药成，先食服如弹丸一枚，日三，不知，稍加至二丸。《千金方》有大黄八两，名石斛地黄煎。

一方 治产后虚劳，骨节疼痛，头痛，汗不止。

黄芪三两 当归 人参 生姜各二两 淡豉二合 猪肾二枚 粳米三合 薤白三合

上以水一斗五升先煮猪肾，取六升，下诸药煮取二升，分为三服。

一方 猪肾一双入葱、豉作臛，如常食之。

大补益当归丸 治产后虚羸不足，胸中少气，腹中拘急疼痛，或引腰背痛，或产后所下过多不止，虚竭乏气，腹中痛，昼夜不得眠，及崩中，面目失色，唇口干燥，亦主男子伤绝，或从高坠下有所伤之处，或损血吐下及金疮等症。

当归 芎䓖 续断 干姜 阿胶炙 甘草炙，各四两 附子炮，去皮 白芷 吴茱萸 白术各三两 干地黄十两 赤芍药 桂心各二两

若有真蒲黄，可加一升为善。

上一十三味捣筛为末，炼蜜和，丸如梧桐子大，酒服二十丸，日三夜一，渐加至五十丸。

千金增损泽兰丸 疗产后百病，理血气，补虚劳。

泽兰 当归 甘草 川芎各一两七钱半 麦门冬去心，二两 人参 北防风 牛膝各一两二钱半 熟地黄 柏子仁 石斛各一两半

白术 白芷 北细辛 干姜 桂心 附子炮，各一两 厚朴 藁本 芜荑各五钱

上共为细末，炼蜜丸如桐子大，温酒下二十丸。

痞 闷

郭稽中曰：问：产后口干痞闷者何。答曰：产后荣卫大虚，血气未定，食面太早，胃不能消化，面毒结聚于胃脘，上熏胸中，是以口干燥渴，心下痞闷。医者不识，认为胸膈壅滞，以药下之，万不得一。但服见现丸则愈。

陈无择评曰：产后口干痞闷，未必只因食面。或产母内积忧烦，外伤燥热，饮食甘肥，使口干痞闷，当随其所因调之可也。心烦，宜四物汤去地黄，加人参、乌梅煎。若外伤燥热，看属何经，当随经为治，难以备举。饮食所伤，见现丸却能作效。

薛氏曰：前证若宿食停滞，用六君加枳实、神曲，若因肉食所致，更加山楂，若因鱼鲙之类，再加陈皮。其物既消而仍痞，或反作痛作呕，此脾胃受伤，用六君子汤，或咽酸嗳腐，加炮姜，作泻更加升麻，如不应，佐以四神丸，或间用补中益气汤。一妇人食用黍，烦渴，痞闷腹痛，大便欲去不去，服消导之药，不应，饮食日减，肌体日瘦，半年矣。余谓此食积为患，用大酒曲炒为末，温酒调服二钱，俄而腹鸣，良久仍下粽而愈。一妇人食鱼鲊，腹痛患痢，诸药不应。用陈皮、白术等分为末，以陈皮汤送下，数剂而愈。

见现丸 治产后血气虚弱，饮食停积，口干烦闷，心下痞痛。

姜黄炒 荜澄茄 良姜 三棱醋煨 蓬术醋煨 人参 陈皮去白，各等分

上为细末，用萝卜慢火煮令极熟，研烂，取余汁煮面糊，丸如桐子大，每服三五十丸，萝卜汤或白汤下。

腹 胀

郭稽中曰：产后腹满闷，呕吐不定者何。答曰：败血散于脾胃，脾受之则不能运化精微而成腹胀，胃受之则不能受纳水谷而生吐逆。医者不识，若以寻常治胀止吐药治之，病与药不相干，转更伤动正气，疾愈难治。但服抵圣汤则愈。

薛氏曰：前证若败血伤于脾胃，宜用前方；若饮食停于脾，宜用六君加厚朴；若饮食伤于胃，宜用六君子汤。大凡损其脾者，当节其饮食为善。一产妇患前证，或用抵当汤，败血已下，前证益甚，小腹重坠，似欲去后。余谓此脾气虚而下陷，用补中益气汤加炮姜温补脾气，重坠如失，又用六君子汤而安。

抵圣汤 治产后腹胀满闷，呕吐不定，盖败血入于脾胃，而脾不能运化，故胃不能纳谷，以致呕吐腹胀。

赤芍药 半夏汤泡 泽兰叶 陈皮去白 人参各一钱 甘草炙，五分

上作一服，加生姜三片，水煎，温服。恶露过多者，去泽兰、赤芍药，倍加陈皮、生姜。

香砂养胃汤 治产后呕吐，饮食不下，腹胀者，此败血攻于脾胃之间，日久成反胃之症。

半夏一钱 白术 陈皮 茯苓 厚朴 香附子各八分 人参 藿香 砂仁 槟榔 草果各五分 甘草四分

上锉，加生姜三片、乌梅一个，水煎服。

六君子加厚朴汤 治饮食停滞于脾，以致腹胀呕吐。

人参 白术 茯苓 甘草炙，减半 陈皮去白 半夏汤泡七次 厚朴姜制，各一钱

上锉，加生姜三片，水煎服。

加味平胃散 治产后腹胀

厚朴姜制 苍术米泔浸，炒 陈皮 甘草炙 人参各一钱

上锉，水煎服。

紫金丹[①] 治产后冲胀，胸中有物，状如噎气。

代赭石 磋砺石各等分

上为细末，醋糊丸如桐子大，每服三五十丸，酒下。胸中痛，加当归，汤下，久服治血癖。

又方 代赭石一两 桃仁三钱，炒，去皮尖 大黄五钱

上为末，薄荷水为糊，丸如桐子大，每服三五十丸，温水下无时。

白圣散 治产后腹大坚满，喘不能卧。

樟柳根三两 大戟一两半 甘遂一两，炒

上为极细末，每服二三钱，热汤调下，取大便宣利为度。此药主水气之圣药也。（此药峻利，不可轻用）

浮 肿

郭稽中曰：产后四肢浮肿者，败血乘虚停积，循经流入四肢，留淫日深，却还不得，腐坏如水，故令面黄，四肢浮肿。医人不识，便作水气治之，投以甘遂、大戟等药以导其水。夫产后既虚，又以药虚之，是谓重虚，往往多致夭柱。但服小调经散，血行肿消则愈。

陈无择曰：产后浮肿多端，有自怀妊肿至产后不退者，亦有产后失于将理，外感寒暑风湿，内则喜怒忧惊，血与气搏，留滞经络。气分血分不可不辨，要当随所因脉证治之。小调经散治血分固效，但力浅难凭，不若吴茱萸汤、枳术汤、夺魂散、大调经散，皆要药也。又论曰：夫产后劳伤血气，腠理虚则为风邪所乘，邪搏

―――――

① 紫金丹 原作"柴金丹"，据康熙本改。

于气，不得宣越，故令虚肿轻浮，是邪搏于气，气肿也。若皮肤如熟李状，则变为水肿。气肿者，发汗即愈；水肿者，利小便瘥也。

洁古云：如产后风寒在表，面目四肢浮肿，宜局方七圣丸，白汤下，日加，以利为度。如浮肿至膝，喘嗽，加木香，槟榔倍之，气多也；如浮肿，又头痛昏冒，加羌活、川芎，谓[①]风多也；如只浮肿，止七圣丸本方服。

东垣云：中满分消丸（杂病胀满），用四物汤吞之。

丹溪云：产后肿必用大补气血为主，少佐以苍术、茯苓，使水自利。

薛氏曰：前证若寒水侮土，宜养脾肺；若气虚浮肿，宜益脾胃；若水气浮肿，宜补中气。当参杂证本门主治。一产妇饮食少思，服消导之剂，四肢浮肿，余谓中气不足，朝用补中益气汤，夕用六君子汤而愈。后因怒腹胀，误服沉香化气丸，吐泻不止，饮食不进，小便不利，肚腹四肢浮肿，用金匮加减肾气丸而愈。一产妇泄泻，四肢面目浮肿，喘促恶寒。余谓脾肺虚寒，用六君加姜、桂而泄泻愈，用补中益气而脾胃健。

杜氏治张宣徽侍宠，产后半月忽患浮肿，急召产科医治，经半月不瘥，病热转剧。召杜治之，杜至，曰：诸医作何病。张曰：皆云水气浮肿。杜曰：非也。且水气发，咳嗽，小便涩是也。今爱宠小便不涩，不作咳嗽，惟手足寒，乃血脏虚，气塞不通流，面生浮肿。遂用益血和气药治之，旬日病去七八，经半月全愈。所用之药乃《灵苑方》牡丹散也。其方云：治血脏风虚冷。今产科家多用此药治产后诸病，如神，更名损金汤者是也。（牡丹散见血晕）

一妇产后四肢浮肿，寒热往来，盖因败血流入经络，渗入四肢，气喘咳嗽，胸膈不利，口吐酸水，两胁疼痛。遂用旋覆花汤，微汗渐解，频服小调经，用泽兰梗煎汤调下，肿气渐消。

大调经散　治产后肿满，喘急烦渴，小便不利。

方见前往来寒热。

小调经散　治败血乘虚停积，流入经络，四肢浮肿。

没药　琥珀　桂心　芍药　当归各一钱　细辛　麝香各半钱

一方有炙甘草二钱。

上为细末，每服半钱，姜汁、温酒各少许调服。

经验方　治产后遍身青肿疼痛，及产后血水疾。

干漆　大麦蘖各等分

上各为细末，以新瓦罐子中铺一重麦蘖一重干漆，如此填满，用盐泥固济，火煅通赤，放冷研为散，但是产后诸疾，热酒调下二钱。

枳术汤　治心腹坚大如盘，边如旋盘，水饮所作，名曰气分。

枳实一两半　白术三两

上㕮咀，每服四钱，水一盏半煎至七分，去滓，温服，腹中软即当散也。

正脾散　治产后通身浮肿，及治妇人大病后脾气虚弱，中满腹胀等症。

蓬莪术　香附子童便浸　茴香　甘草炙　陈皮各等分

上为细末，每服二钱，灯心草、木通汤下。

小调中汤　治产后一切浮肿，但用此药，无不效者。

茯苓　当归　白芍药　陈皮各一钱　白术一钱五分

_____

① 谓　通"为"。因为。

上切一剂，煎汤，调后药末。

没药 琥珀 桂心各一钱 细辛 麝香各五分

橘皮酒 治产后肌浮，以此行气。

橘皮为末，每服二钱，酒调服。

丹溪方 妇人产后浮肿，小便少，口渴，恶寒无力，脉皆沉，此体虚而有湿热之积，必上焦满闷，宜补中导水行气可也。

白术二两半 陈皮一两 川芎半两 木通六钱 茯苓三钱

上用水煎，下与点丸二十五丸。（黄芩为末，粥丸，名与点丸，亦名清金丸）

夺魂散 治产后虚肿喘促，利小便则愈。

生姜三两，取汁 白面三两 大半夏七枚

上以生姜汁溲面，裹半夏为七饼子，煨焦熟，为末，水调一盏，小便利为效。

张氏方 治产后血虚，风肿水肿。

泽兰叶 防己各等分

上为末，每服二钱，温酒调下，不饮者醋汤调亦可。

汉防己散 治产后风虚，气壅上攻，头面浮肿。（此药虚人戒服）

汉防己 猪苓 枳壳 桑白皮各一两 商陆 甘草各七钱半

上为粗末，每服四钱，生姜三片水煎，空心温服。

七圣丸 治产后风气壅盛，面目四肢浮肿，涕唾稠粘，咽干口燥，心腹胁肋胀满，大便秘，小便赤，睡卧不安。

肉桂去皮 川芎 大黄酒蒸 槟榔 木香各半两 羌活 郁李仁去皮，各一两

上为末，炼蜜丸如桐子大，每服十五丸，食后温汤下。山岚瘴气最宜服，量虚实加减。如浮肿，又头痛昏冒，加羌活、川芎，谓风多也；如只浮肿，止用本方。

加味吴茱萸汤 治妇人脏气本虚，宿挟风冷，胸膈满痛，腹胁绞刺，呕吐恶心，饮食减少，身面虚浮，恶寒战栗，或泄泻不止，少气羸困，及因生产脏气暴虚，邪冷内胜，宿疾转增。（此治风寒之剂）

吴茱萸一两半 干姜 桂心 防风 细辛 当归 牡丹皮 赤茯苓 半夏 苦梗 麦门冬 甘草各半两

上为粗末，每服四钱，水煎，食前热服。

大补汤 产后百日外面青浮肿，唇白气急者，乃大虚之证，有汗，急服此汤，加瞿麦、大腹皮。

当归头 大川芎 白芍药 熟地黄 白术 人参多 白茯苓多 黄芪 厚朴 五味子 干姜上中 甘草少

上锉散，服此二帖不退，却加川乌、木香，另磨入。有泻，加诃子、肉豆蔻、粟壳。

加味八物汤 治产后遍身浮肿，气急潮热。

人参 白茯苓 熟地黄 小茴香各三钱 白术 川芎各四钱 当归 白芍药 香附子各五钱 柴胡 黄芩 甘草各一钱

上锉散，分作六七服，每服加生姜三片，水煎，空心热服，尽此药方服调经丸。若肚痛，加延胡索、干漆、枳壳各三钱；若呕吐恶心，加良姜、砂仁各二钱；若手足麻痹，加肉桂一钱半；若咳嗽，加五味子、款冬花、杏仁。

加减金匮肾气丸 治脾肾虚寒，腰重脚肿，小便不利，或肚腹肿胀，四肢浮肿，或喘急痰盛，已成蛊证，其效如神。此证多因脾胃虚弱，治失其宜，元气复伤而变证者，非此药不能救。

熟地黄四两，捣碎，酒拌，杵膏 白茯苓三两 山药 山茱萸 泽泻 牡丹皮 牛膝 车前子 官桂各一两 附子五钱

上为末，和地黄、炼蜜，丸如桐子

大，每服七八十丸，空心白汤下。

积聚　血瘕即儿枕，宜与腹痛条参看

大全云：夫积者，阴气也，五脏所生；聚者，阳气也，六腑所成。皆由饮食不节，寒热不调，致五脏之气积，六腑之气聚。积者，痛不离其部；聚者，其痛无有常处。所以然者，积为阴气，阴性沉伏，故痛不离其部；聚为阳气，阳性浮动，故痛无常处。产后血气伤于脏腑，脏腑虚弱，为风冷所乘，搏于脏腑，与血气相结，故成积聚癥块也。

薛氏曰：前证乃真气亏损，邪气乘之，况产后得之，尤当固真气为主。若求旦夕之效而攻其邪，则速其危矣。当参前杂证积聚诸方论治之。一产妇腹中似有一块，或时作痛而转动，按之不痛，面色痿黄，痛则皎白①，脉浮而涩。余谓此肝气虚而血弱也，不信，乃用破血行气，痛益甚，转动无常，又认以为血鳖，专用破血驱逐之药，痛攻两胁，肚腹尤甚，益信为血鳖确，服下虫等药，去血甚多，形气愈虚，肢节间各结小核，隐于肉里，以为鳖子畏药而走於外。余曰：肝藏血而养诸筋，此因肝血复损，筋涸而挛结耳。盖肢节胸项皆属肝胆部分，养其脾土，补金水以滋肝血，则筋自舒。遂用八珍汤、逍遥散、归脾汤，加减调治而愈。一妇人月经不调，两拗肿胀，小便涩滞，腹中一块作痛，或上攻胁腹，或下攻小腹，发热晡热，恶寒，肌肤消瘦，饮食无味，殊②类瘵证，久而不愈。余谓肝脾血气亏损，用八珍汤、逍遥散、归脾汤，随证互服而愈。

大全云：新产后有血与气相搏而痛者，谓之瘕，瘕之言假也，谓其痛浮假无定处也。此由夙有风冷，血气不治，至产血下则少，故致此病也。不急治则多成积结，妨害月水，轻则否涩，重则不通也。

薛氏曰：前证乃寒邪乘客，气血壅结，此因气病而血病也，当补养胃气，调和月经，宽缓静养为善。《难经》云：任脉之病，男子为七疝，女子为瘕聚。当参前后各论治之。

河间芍药汤　治产后诸积不可攻，宜养阴去热，其病自安。

芍药一斤　黄芩　茯苓各六两

上锉散，每服半两，水煎，温服，日三。

四神散　治产后瘀血不消，积聚作块，心腹切痛。

方见前腹痛条。

当归蒲延散　治血瘕作痛，脐下胀满，或月经不行，发热体倦。

方见前腹痛条。

当归血竭丸　治产后恶物不下，结聚成块，心胸痞闷，及脐下坚痛。

方见前腹痛条。

一方　消产后血块。

滑石三钱　没药　血竭各二钱

上为末，醋丸服，瓦楞子丸亦可。

又方　消产后血块，极好。

血竭　五灵脂

上为末，醋糊丸服。

桂心丸　治产后血气不散，积聚成块，上攻心腹，或成寒热，四肢羸瘦烦疼。

桂心　当归　赤芍药　牡丹皮　没药　槟榔各半两　干漆炒烟尽　青皮各七钱半　厚朴制　三棱煨　玄胡索　大黄　桃仁去皮尖　鳖甲酥炙，各一两

上为细末，炼蜜丸如桐子大，每服三四十丸，食前温酒下。

---

① 皎白　即苍白。皎，色白貌。
② 殊　极，甚。

没药散 治血晕血结，或聚于胸中，或偏于小腹，或连于胁肋。

没药 虻虫二钱，去翅足，炒 水蛭一钱，炒麝香少许

上为末，先用四物汤四两，倍当归、川芎，加鬼箭、红花、玄胡索各一两，同为粗末，水煎成，然后入前药调服，血下痛止，只一服。

治子门闭 血聚腹中，生肉瘕，脏寒所致方。

干漆半斤 生地黄汁三升 生牛膝汁一升

上三味，先捣漆为散，纳汁中搅，微火煎，为丸如梧子大，酒服三丸，日再，若觉腹中痛，食后服之。

产宝方 疗血瘕痛无定处。

童便三升 生地黄汁 生藕汁各一升 生姜汁三升

上先煎前三味约三分减二，次下姜汁，慢火煎如稀饧，每服取一合，暖酒调下。

千金方 疗血瘕。

生干地黄一两 乌贼鱼骨二两

上为细末，空心温酒调服二钱匕。

霍　乱

大全云：产后霍乱，气血俱伤，脏腑虚损，或饮食不消，触冒风冷所致。阴阳不顺，清浊相干，气乱于肠胃之间，真邪相搏，冷热不调，上吐下痢，故曰霍乱也。经云：渴而饮水者，五苓散；寒多不饮水者，理中丸；大段虚冷①者，加附子，来复丹亦妙。

薛氏曰：一产妇停食霍乱，用藿香正气散之类，已愈，后胸腹膨胀，饮食稍过即呕吐，或作泻，余谓此脾胃俱虚，用六君子汤加木香治之，渐愈。后因饮食失调兼恚怒，患霍乱，胸腹大痛，手足逆冷，用附子散又用八味丸以补土母而康。设

泥痛无补法而用辛散，或用平补之剂，必致不起。一妇人吐泻咽酸，面目浮肿。此脾气虚寒，先用六君加炮姜为主，佐以越鞠丸而咽酸愈，又用补中益气加茯苓、半夏而脾胃康。

回生散 治一切霍乱吐泻，极效。
方见胎前霍乱。

五苓散 治霍乱渴而饮水者。
白术炒 茯苓 猪苓各一钱 泽泻二钱半 桂三分
上锉作一服，水煎服。

理中丸 治脾胃虚寒，呕吐泄泻，饮食少思，肚腹膨胀。
人参 白术炒 干姜炮 甘草炙，各一钱
上为末，米糊丸如弹子大，每服一丸，嚼细，白汤下。

白术散 治产后霍乱吐泻，腹痛烦渴，手足逆冷，或大便不实。
白术 橘红 麦门冬去心 人参 干姜炮，各一两 甘草半两
上锉，每服四钱，姜水煎服。

参苓白术散 疗产后霍乱吐利，身热带渴者良，大病后调助脾胃，此药最好。
人参 白术 白茯苓 山药微炒，各一两 莲肉去心 薏苡仁 白扁豆炒 甘草炙，各七钱，桔梗 砂仁各三钱
上为细末，每服二钱，煎枣汤调下，或枣肉丸，米饮下亦可。

温中散 治产后霍乱，吐泻不止。
人参 白术 当归 草豆蔻仁 干姜各一两 厚朴姜制，一两半
上为粗末，每服三钱，水煎服。

附子散 疗产后霍乱不止，手足逆冷。
附子炮 桂心 吴茱萸洗 丁香 当

① 大段虚冷　谓虚冷之极。大段，重要，此谓极、甚。

归 白术 人参 橘红 甘草炙,各半两

上为细末,每服二钱,粥饮调下。

高良姜散 治产后霍乱吐利,腹中疗痛。

良姜 当归 草豆蔻仁各等分

上为细末,每服二钱,用粥饮调下。

上二方非真寒不可用。

藿香正气散 治外感风寒,内停饮食,头疼寒热,或霍乱泄泻,或作疟疾。

藿香一钱半 桔梗炒 大腹皮 紫苏 茯苓 白术炒 白芷 半夏曲 陈皮 厚朴制,各一钱 甘草炙,五分

上锉,加姜、枣,水煎服。

来复丹 治伏暑吐泻,身热脉弱,其效如神,仓卒间须用此药。

硝石一两,同硫黄火上微炒,用柳木条搅结砂子,不可火大 舶上硫黄 太阴玄精石研,各一两 五灵脂去砂石 青皮 陈皮各二两

上为末,醋糊丸如小豆大,每服三十丸,空心米饮下。《易简方》云:硝石性寒,佐以陈皮,其性疏快,硫黄性寒味涩,若作暖药以止泻,误矣。盖由啖食生冷,或冒暑热之气,中脘闭结,挥霍变乱,非此药不能通利三焦,分理阴阳,其功甚速。

一方 治吐逆不受汤药者。

伏龙肝为细末,每服三钱,米饮调上即受。

呕 吐 不 食

大全云:夫胃为水谷之海,水谷之精以为血气,荣润脏腑,因产则脏腑伤动,有时而气独盛者,则气乘肠胃,肠胃燥涩,其气则逆,故呕逆不下食也。

薛氏曰:前证若因饮食过时,用四君子汤;饮食过多,用六君子汤;饮食过时而兼劳役,用补中益气;若因饮食停滞,用人参养胃汤;脾胃气虚,用六君子汤;

胃气虚寒,加炮姜、木香;寒水侮土,用益黄散;肝木侮脾土,用六君、升麻、柴胡;命门火衰,不能生土,用八味丸;呕吐泄泻,手足俱冷,或肚腹作痛,乃阳气虚寒,急用附子理中汤,多有生者。一产妇朝吐痰,夜发热,昼夜无寐,或用清痰降火,肌体日瘦,饮食日少,前证愈甚。脾血耗也,遂用六君子汤、加味逍遥散、加味归脾汤,以次调理而痊。

香灵丸 治产后呕不止者。

丁香 辰砂另研,各六分 五灵脂一钱

上香、脂先研,后入砂再研匀,用狗胆或猪胆丸如鸡头大,每服一丸,生姜、陈皮汤磨下。

蒲黄散 治产后三四日恶露不下,呕逆壮热。

芍药二两五钱 当归 知母 生姜 蒲黄各二两 红花五钱 荷叶心中蒂一个 生地黄汁一盏

上㕮咀,水二升煎至一升,去粗,下蒲黄煎数沸,空心分三服。

橘皮半夏汤 治产后胃虚呕逆。

橘皮一两 半夏 甘草炙,各半两 藿香三两

上锉,每服五钱,加生姜五片,水煎服。

开胃散 治产后胃虚呕吐,胸满不食。

人参一两 诃子一两半 甘草炙,半两

上锉,每服五钱,加生姜五片,水煎服。

姜术散 治产后更无他疾,但多呕逆,不能食。

白术一两二钱半 生姜一两半

上锉作一服,酒、水各二升煎取一升,分三服。

石莲散 治产后胃寒咳逆,呕吐不食,或腹作胀。

石莲肉一两半 白茯苓一两 丁香五钱

上为细末，每服三钱，用姜汤或米饮调下，日三服。

钱氏益黄散 治脾胃虚寒，水反来侮，以致呕吐不食，或肚腹作痛，或大便不实，手足逆冷等症。

陈皮一两 青皮 诃子肉 甘草炙 丁香各二钱

上为粗末，每服四钱，水煎服。

加味四君子汤 治产后呕逆不已。

人参 白术 茯苓 甘草炙 半夏 陈皮 藿香 砂仁各等分

上锉，每服四钱，加生姜三片、枣一枚，水煎，温服。

一方 治内热呕吐，服前药不效者。

枇杷叶去毛，蜜炙 茅根各五钱

上煎浓汤，入芦根汁半盏，和匀服。

吃 逆

大全云：夫肺主气，五脏六腑俱禀于气。产后则气血伤，脏腑皆损，而风冷搏于气，气则逆上，而又脾虚聚冷，胃中伏寒，因食热物，冷热气相冲击，使气厥而不顺，则吃逆①也。脾者主中焦，为三焦之关，五脏之仓廪，贮积水谷，若阴阳气虚，使荣卫气厥逆，则致生斯病也。经云：吃噎者，胃寒所生。服药无效者，灸期门三壮必愈。期门穴乃胃之大路。

薛氏曰：前证属胃气虚寒之恶候，如用后方未应，急投参附汤，亦有复生者。

丁香散 治产后心烦，咳噎不止。

丁香 白豆蔻各半两 伏龙肝一两

上为细末，每服一钱，煎桃仁、吴茱萸汤调下，如人行五里再服。

姜桂散 治产后咳逆三日不止，欲死。

肉桂五钱 姜汁三合

上锉，同煎，服二合，以大火炙手，摩令背热，时时涂药汁，尽妙②。

羌活散 治吃逆。

羌活 附子炮 茴香炒，各五钱 木香 白姜炮，各二钱半

上五味为末，每服二钱，水一盏、盐一捻煎十数沸，热服，一服止。

一方 治产后吃逆。

干柿一个切碎，以水一盏煎六分，热呷。

一方 治产后吃逆三五日不止，欲死。

陈壁窠③ 三五个水煎，呷，瘥。（即峰子窠）

补遗 治产后吃逆，橘皮汤及大橘皮汤皆效。

上诸方当审寒热虚实用之。如寒者，宜丁香、姜、桂；热者，宜干柿、竹茹；实者，宜香附、橘皮；虚者，宜人参，甚则附子佐之。误施则有噬脐之悔④，慎之。

咳 嗽

大全云：肺者主气。因产后血虚，肺经一感微邪，便成咳嗽。或风或热，或寒或湿，皆令人咳嗽也。若产后吃盐太早而咳嗽者，难治。产后血气不通咳嗽者何。答曰：产后咳嗽，多因食热面壅纳，或热病，或有气块，发时冲心痛，气急咳嗽，四肢寒热，心闷口干，或时烦躁，睡梦惊悸，气虚，肢体无力，宜服局方黑神散、五积散，加枣煎服。

薛氏曰：产后咳嗽，或因阴血耗损，或因肺气亏伤，或阴火上炎，或风寒所

---

① 吃逆 康熙本作"呃逆"。
② 尽妙 谓极尽其妙。尽，极尽。
③ 陈壁窠 原作"陈壁窠"，据康熙本改。
④ 噬脐之悔 谓莫可追及之悔。噬脐，自噬腹脐，喻不可及。

感。主治之法：若阴血虚者，用芎、归、熟地、参、术；肺气伤者，用四君、芎、归、桔梗；阴火上炎者，六味地黄加参、术；风寒所感者，补中益气加桔梗、紫苏。若瘀血入肺发喘，急用二味参苏饮，多有得生者；若兼口鼻起黑，或鼻出血，急用前饮，亦有得生者。然而所患悉因胃气不足，盖胃为五脏之根本，人身之根蒂，胃气一虚，五脏失所，百病生焉。但患者多谓腠理不密所致，殊不知肺辛金，生于已土，亦因土虚不能生金。而腠理不密，外邪所感，其阴火上炎，亦壮土金，生肾水，以制火为善，若径治其病则误矣。一产妇咳嗽声重，鼻塞流涕。此风寒所感，用参苏饮一钟，顿愈六七，乃与补中益气加桔梗、茯苓、半夏，一剂而痊，又与六君子加黄芪以实其腠理而安。一产妇咳嗽痰盛，面赤口干，内热晡热，辄作无时。此阴火上炎，当补脾肾，遂用补中益气汤、六味地黄丸而愈。一产妇咳而腹满，不食涕唾，面肿气逆。此病在胃，关于肺，用异功散而愈。

李氏曰：产后咳嗽，多是瘀血入肺，二母散加桃仁、杏仁、人参、茯苓，水煎，其余以意会之可也。

旋覆花汤 治产后感冒风寒，咳嗽喘满，痰涎壅盛，鼻塞声重。有汗者不宜服。

旋覆花　麻黄　赤芍药　荆芥穗　前胡　茯苓　半夏曲　五味子　甘草炙　杏仁去皮尖，麸炒，各等分

有汗者去麻黄。

上㕮咀，每服四钱，生姜三片、枣一枚水煎，食前温服。

集验方 疗产后感风伤寒，咳嗽，多痰唾粘。

甘草　桔梗各一两半　款冬花一两　麦门冬去心　生地黄各三两　豆豉二合　葱白一握

上㕮咀，水二升煮取八合，去滓，食后分两服。

二母散 治产后恶露上攻，流入肺经，咳嗽不已。

知母　贝母　白茯苓　人参各二钱　桃仁去皮尖　杏仁去皮尖，各一钱

上㕮咀作一服，水煎，食后服。

异功散 治脾胃虚弱，饮食少思，或久患咳嗽，或腹满不食，面浮气逆等症。

人参　白术炒　白茯苓　甘草炙　陈皮各一钱

上锉一剂，加姜、枣，水煎服。

经效方 疗咳嗽多痰，唾粘气急。

前胡　五味子　紫菀　贝母各一两半　桑白皮　茯苓各二两　淡竹叶二十片

上㕮咀，水二升煎取八合，去滓，食后分两服。

一方 疗产后咳嗽气喘。

百部根　苦梗各六分　桑白皮二十分　干百合　赤茯苓各八分

上㕮咀，水二升煮取七合，去滓，食后分两服。

喘　急

楼氏曰：产后喘极危，多死也。

郭稽中曰：产后喉中气急喘促者何。答曰：荣者血也，卫者气也，荣行脉中，卫行脉外，相随上下，谓之荣卫。因产所下过多，荣血暴竭，卫气无主，独聚肺中，故令喘也，此名孤阳绝阴，为难治。若恶露不快，败血停凝，上熏于肺，亦令喘急，但服夺命丹（胞衣不下），血去喘自定。

陈无择评曰：产后喘急固可畏，若是败血上熏于肺，犹可责效夺命丹。若感风寒，或因忧怒，饮食咸冷等，夺命丹未可

均济①，况孤阳绝阴乎。若荣血暴绝，宜大料煮芎䓖汤，亦可救；伤风寒，宜旋覆花汤；性理郁发，宜小调经散，用桑白皮、杏仁煎汤调下；伤食，宜服见现丸、五积散、芎䓖汤。

薛氏曰：前证若脾肺气虚弱，用六君、桔梗，若兼外邪更加紫苏；若中气虚寒，用补中益气加炮姜、肉桂，若阳气虚脱更加附子；若瘀血入肺，急用二味参苏饮。一产妇喘促自汗，手足俱冷，常以手护脐腹。此阳气虚脱，用参附汤四剂而愈。浦江吴辉妻孕时足肿，七月初旬产，后二月洗浴，即气喘，但坐不得卧者五个月，恶风，得暖稍宽，两关脉动，尺寸皆虚，百药不效。用牡丹皮、桃仁、桂枝、茯苓、干姜、枳实、厚朴、桑白皮、紫苏、五味、瓜蒌仁煎汤服之，即宽，二三服得卧，其疾如失，盖作污血感寒治之也。

夺命散 治产后败血冲心，胸满上喘，命在须臾。

方见前血晕。

二味参苏饮 治产后血入于肺，面黑，发喘欲死者。

人参一两，为末 苏木二两，槌碎

上用水二碗煮苏木，取汁一碗，调人参末，随时加减服。

旋覆花汤 治产后伤风寒，喘嗽，痰涎壅盛。

方见前咳嗽。

见现丸 治产后伤咸冷饮食而喘者。

方见前痞闷。

五味子汤 治产后喘促，脉浮而厥。

五味子杵，炒 人参 杏仁各二钱 麦门冬去心 陈皮各一钱

上加生姜三片，枣二枚，水煎服。

六君加失笑散 治产后喘急不能卧，痰与血杂涌而上，此脾胃气虚而败血乘之也，服此立止。

六君子料六钱，加生姜三片，水煎成，调入蒲黄、五灵脂各炒五分，搅匀，温服，少顷滓再煎，再入蒲、灵末服之，神效。余一日庄居，一乡人踵门哀恳，道其妻产后数日，喘促不能卧，痰与血交涌而上，日夜两人扶坐，才侧身便壅绝，乞救疗之。时无从检方书，以意度之，新产后血气大虚，脾胃顿损，故虚痰壅盛而败血乘之耳。用六君子汤煎成，调入失笑散一服，痰血俱下，喘亦立止。次日来谢，云：诸病皆去，惟不能食。再与参、苓、白术、芎、归之类，二帖全愈。对症之药，神妙如此，故特附于此，使世之医者知变通而用之耳。

大补汤 治产后百日外面青浮肿，唇白气急，有汗，乃大虚之证，急宜服此。

方见前浮肿。

鼻衄

郭稽中曰：产后口鼻黑气起及鼻衄者何。答曰：阳明者，经脉之海，起于鼻交颊中，还出颊口，交人中，左之右，右之左。产后气虚血散，荣卫不理，散乱入于诸经，却还不得，故令口鼻黑气起及变鼻衄。此缘产后虚热变生此证，胃绝肺败，不可治。

经验方云：急取绯线一条，并产妇顶心发两条紧系中指节上，即止，无药可治，亦禳厌②之一端也。

薛氏曰：按胃脉侠口③，绕承浆，盖鼻准属脾上，鼻孔属肺金。诚胃虚肺损，气脱血死之证，急用二味参苏饮，加附子五钱，亦有得生者。

汪石山治一妇人产后血逆上行，鼻衄

---

① 均济 谓全部治愈。均，皆，都。济，病愈。
② 禳厌 谓驱除邪鬼之气。
③ 侠口 即夹于口旁。侠，通"夹"。

口干，心躁舌黑。盖因瘀血上升，遂用益母丸二丸，童便化下，鼻衄渐止，下血渐通。

李氏曰：此产后虚热所致，犀角地黄汤救之。

加味参苏饮

人参一两　苏木二两　附子五钱

上锉，水煎服。

月水不调更与调经门参看

大全云：产后月水不调者，由产伤动血气，虚损未复，而风邪冷热之气客于经络，乍冷乍热，冷则血结，热则血消，故令血或多或少，或在月前，或在月后，故名不调也。

薛氏曰：前证若过期而作痛者，气血俱虚也，八珍汤加柴胡、牡丹皮；不及期而来，血热也，四物汤加山栀、柴胡；将来而作痛者，血实也，四物加桃仁、红花；过期而来者，血虚也，四物加参、术；紫黑成块者，血热也，四物加炒栀子、炒黄连、牡丹皮；作痛而色淡者，痰多也，四物合二陈汤。治当临证制宜。一产妇月经不调，内热燥渴，服寒凉之剂，血更如崩，腹胀寒热，作呕少食。用六君子汤二十余剂，诸病悉愈，以加味逍遥散调理而安。

琥珀散　治产后经脉不调，四肢烦疼，饮食全少，日渐羸瘦。

琥珀　当归　生干地黄　牛膝各一两　赤芍药　桃仁各半两

上为粗末，每服三钱，加生姜三片，水煎服。

姜黄丸　治产后虚乏不足，胸心短气，腹内紧急，腰背疼痛，月水不调，食少烦渴，四肢无力。

姜黄　当归　熟地黄　牡丹皮　川芎　续断　白术　厚朴制　桂心　桃仁各一两

赤芍药　木香各七钱半　羚羊角屑二钱半

上为细末，炼蜜丸如桐子大，每服三十丸，食前温酒下。

月水不通更与经闭门参看

大全云：夫产伤动于血气，其后虚损未复，而为风冷所伤。血之为性，得冷则凝结，故风冷伤于经，血结于胞络之间，故令月水不通也。凡血结月水不通，则成血瘕，水血相并，复遇脾胃衰弱，肌肉虚者，则为水肿也。妇人冲任之脉为经血之海，皆起于胞内，而手太阳小肠之经、手少阴心经，此二经上为乳汁，下为月水。若产后月水不通者，盖新产之后劳伤气血，或去血过多，乳汁通行，自是不通。若乳子岁半或一岁之内而月经不行，此是常候，即非病也，何必通之，谚云奶假是也。若半岁而行者，或四五个月便经行者，皆是少壮血盛之人，注受极易，产乳必众。其子失乳，必四肢尪羸，肚大青筋，头大发焦，好啖泥土，病名无辜。若经血有余者，不可以药止之。若产后一二岁月经不通而无疾苦，何必服药。或劳伤气血，冲任脉虚，气血衰少而不能行者，但服健脾胃资气血之药，自然通行。若用牛膝、红花、苏木、干漆、虻虫、水蛭等药以通之，则为害滋大[1]，经水枯竭，则无以滋养，其[2]能行乎。《初虞世》所谓索万金于乞丐之手，虽捶楚并下，而不可得也，后之学者更宜详审而疗之。

薛氏曰：前证若脾胃虚弱，用六君子汤；若兼郁火伤脾，用归脾汤加牡丹皮、山栀；若怒火伤血，宜用四物汤合小柴胡；气血俱虚，用八珍汤加牡丹皮。仍参前论主之。一产妇月经年余不通，内热晡

---

[1]　滋大　谓更为深重。滋，更加。
[2]　其　岂，难道。

热，服分气丸，经行不止，恶寒作渴，食少倦怠，胸满气壅。朝用加味逍遥散，夕用四君子汤，月许诸证稍愈，佐以八珍汤，兼服两月而愈。

泄　泻

郭稽中曰：产后腹痛及泻利者何。答曰：产后肠胃虚怯，寒邪易侵。若未满月饮冷当风，乘虚袭留于肓膜，散于腹胁，故腹痛作阵，或如锥刀所刺，流入大肠，水谷不化，洞泄肠鸣，或下赤白，肬胁填胀，或痛走不定，急服调中汤，立愈。若医者以为积滞取之，祸不旋踵，谨之谨之。

陈无择评曰：产后下痢，非止一证，当随所因而调之。既云饮冷当风，何所不至，寒热风湿，本属外因，喜怒忧思，还从内性，况劳逸饥饱皆能致病。若其洞泄，可服调中汤，赤白滞下，非此能愈。各随门类，别有立方。

薛氏曰：产后泻利，或因饮食伤损脾土，或脾土虚不能消食，当审而治之。若米食所伤，用六君加谷蘖；若面食所伤，用六君加麦蘖；若肉食所伤，用六君加山楂、神曲。凡兼呕吐，皆加藿香。若兼咽酸或呕吐，用前药送越鞠丸。若肝木来侮脾土，用六君加柴胡、炮姜；若寒水反来侮土，用钱氏益黄散；若久泻或元气下陷，兼补中益气汤以升发阳气；若泻痢色黄，乃脾土真气，宜加木香、肉果；若脾土虚寒，当用六君子加木香、姜、桂；若脾肾虚寒，用补中益气及四神丸；若属命门火衰而脾土虚寒，用八味丸以补土母；若小便涩滞，肢体渐肿，或兼喘咳，用金匮肾气丸以补脾肾，利水道；若胃气虚弱而四肢浮肿，治须补胃为主。若久而不愈，或非饮食所伤而致，乃属肾气亏损，盖胞胎主于任而系于肾，况九月十月乃肾

与膀胱所养，必用四神、六味、八味三药以补肾，若用分利导水之剂，是虚其虚也。一产妇泻利，发热作渴，吐痰甚多，肌体消瘦，饮食少思，或胸膈痞满，或小腹胀坠，年余矣。余以为脾胃泻，朝用二神丸，夕用六君子，三月余而痊。一妇产后泄泻，兼呕吐咽酸，面目浮肿。此脾气虚寒，先用六君加炮姜为主，佐以越鞠丸而咽酸愈，又用补中益气加茯苓、半夏而脾胃康。一产妇泻利年余，形体骨立，内热晡热，自汗盗汗，口舌糜烂，日吐痰三碗许，脉洪大，重按全无。此命门火衰，脾土虚寒而假热，吐痰者乃脾虚不能统摄归源也，用八味丸补火以生土，用补中益气汤兼补肺金而脾胃健。一产妇腹痛后重，去痢无度，形体倦怠，饮食不进，与死为邻。此脾肾俱虚，用四神丸、十全大补汤而愈，但饮食难化，肢体倦怠，用补中益气汤而康。一妇人五月患痢，日夜无度，小腹坠痛，发热恶寒。用六君子汤送香连丸二服，渐愈，仍①以前汤送四神丸四服，全愈。至七月终，怠情嗜卧，四肢不收，体重节痛，口舌干燥，饮食无味，大便不实，小便频数，洒淅恶寒，凄惨不乐②，此肺与脾胃俱虚而阳气寒不伸也，用升阳益胃汤而痊。

汪石山治一妇产后滑泄，勺水粒米弗容，时即泄下，如此半月余，众皆危之，或用五苓散、平胃散，病益甚。汪诊之，脉皆濡缓而弱，曰：此产中劳力以伤其胃也，若用汤药，愈滋胃湿，非所宜也。令以参苓白术散除砂仁，加陈皮、肉豆蔻，煎姜枣汤调服，旬余而安。

调中汤　治产后肠胃虚怯，冷气乘之，腹胁刺痛，洞泄不止。

---

① 仍　乃，于是。
② 不乐　"乐"原作"药"，据康熙本改。

良姜　当归去芦，酒浸　肉桂不见火　白芍药炒　川芎　附子炮，去皮脐，各一两　人参　甘草炙，各半两

上㕮咀，每服三钱，水煎服。

豆蔻理中丸　治产后元气虚弱，脐腹疼痛，泄泻不止，又治男子脾胃虚弱，久泄不止。

人参一两　白术二两　干姜炮　甘草炙，各五钱　肉豆蔻面裹煨，七钱

上为细末，炼蜜丸如桐子大，每服四五十丸，空心米饮下。酒煮面糊丸亦可。

阿胶丸　治产后虚冷洞下，心腹绞痛，兼泄泻不止。

阿胶四两　人参　甘草　白术　当归　干地黄　黄连　龙骨　桂心　附子各二两

上十味为末，蜜丸如桐子大，温酒服二十丸，日三。

神效参香散　治产后脾胃虚寒，泄泻洞下，及痢疾日久，秽积已尽，滑溜不止，用此收涩如神。

人参　木香各二钱　肉豆蔻煨　白茯苓　白扁豆各四钱　陈皮　罂粟壳去蒂穰，醋炙，各一两

上为细末，每服一钱匕，清米饮调下，食远服。万历己亥余官金陵，内人十二月产难，经宿始娩，越旬日洞泻，点水入口即下，内人恐惧大哭，自谓必死。余偶有此药，用一钱以米饮调服，才下咽泻即止。真起死回生之药也。

以上诸方，惟寒中洞泄者宜之。若肠胃有热者，当服黄连之类，更于杂证泄泻门中参之，不可概用温涩之药也。

痢　疾

大全云：产后痢疾者，由产劳伤，脏腑不足，日月未满，虚乏未复，或劳动太早，或误食生冷。若行起太早，则外伤风冷，乘虚入于肠胃，若误食生冷难化之物，伤于脾胃，皆令洞泄水泻，甚者变为痢也。若血渗入大肠，则为血痢，难治，世谓之产子痢也。得冷则白，或如鱼脑；得热则赤黄，或为瘀血；若冷热相搏，则下痢赤白，或脓血①相杂；若下痢青色，则极冷也。若饮食不进，便利无常，日夜无度，产后本虚，更加久痢不止，无力瘦乏，愈见羸弱，谓之虚羸下痢。又有产后气血不顺而下痢赤白，谓之气痢。治之之法：热则凉之，冷则温之，冷热相搏则调之，滑者涩之，虚羸者补之，水谷不分者当利小便。若产妇性情执着，不能宽解，须当顺其气，未有不安者也。

薛氏曰：前证白属气分而赤属血分也，其论详见泻利。一产妇食鸡子，腹中作痛，面色青黄，服平胃、二陈，更下痢腹胀，用流气饮子，又小腹一块不时上攻，饮食愈少。此脾胃虚寒，肝木克侮所致，用补中益气加木香、吴茱萸，渐愈，又用八珍大补，兼服调理，寻愈。一妇产后痢，未至月满，因食冷物及酒，冷热与血攻击，滞下纯血，缠坠极痛，其脉大无力，口干。用黄芩芍药汤，三服而安。产后下痢作渴者，水谷之精化为血气津液，以养脏腑，脏腑虚燥，故痢而渴。若引饮则难止，反溢水气，脾胃既虚，不能克水，水自流溢，浸渍皮肤，则令人肿。但止其渴，痢则自瘥。

薛氏曰：前证若渴而不喜冷饮，属胃气虚，不能生津液，宜用七味白术散；夜间发热口渴，属肾水弱而不能润，宜用六味丸，并佐以益气汤，以滋化源。一产妇泻痢发热，作渴吐痰，肌体消瘦，饮食少思，或胸膈痞闷，或小腹胀坠，年余矣。余以为脾肾之泻，朝用二神丸，夕用六君子，三月余而痊。一产妇患前证，形体倦

---

① 脓血　"脓"原作"浓"，据康熙本改。

急，饮食不进，与死为邻。此脾胃俱虚也，用四神丸、十全大补汤而愈。

救急散　治产后赤白痢，腹中绞痛。

芍药　阿胶　艾叶　熟地黄各一两　当归　甘草各三两

上咬咀，水煎，分二服，空心饮。

胶蜡汤　治产后三日内下诸杂五色痢。

阿胶　黄柏各一两　蜡如棋子，三个　当归一两半　黄连二两　陈廪米一升

上六味咬咀，以水八升煮米蟹目沸，去米纳药，煮取二升，去滓，纳胶、蜡令烊，分四服，一日令尽。

白头翁加甘草阿胶汤　治产后下痢虚极。《脉经》作热痢重下，新产虚极者。

白头翁　甘草炙　阿胶炒，各二钱　黄连黄柏　秦皮去皮，各三钱

上锉作二服，水煎，纳胶令消尽，温服。

干地黄汤　治产后下痢。

干地黄二两　白头翁　黄连各一两　蜜蜡一方寸　阿胶如手掌大，一枚

上五味咬咀，以水五升煮取二升半，去滓，纳胶、蜡令烊，分三服，日三。《千金翼》用干姜一两。

槐连四物汤　治产后热滑血痢，脐腹疼痛。

当归　川芎　赤芍药炒　生地黄　槐花炒　黄连炒，各一钱　御米壳去蒂隔，蜜炙，五分

上锉，水煎服。

黄连丸　治产后热滑赤白痢，腹中搅痛不可忍。

黄连四两　黄芩　黄柏各二两　栀子仁阿胶　蒲黄各一两　当归二两半

上为末，炼蜜丸如桐子大，每服六七十丸，米饮下，日三夜一。

生地黄汤　治产后忽着寒热下痢。

生地黄五两　甘草　黄连　桂心各一两赤石脂二两　大枣二十枚　淡竹叶二升，一作竹皮

上七味咬咀，以水一斗煮竹叶，取七升，去滓纳药，煮取二升半，分三服，日三。

治产后赤白痢久不断身面悉肿

大豆微熬　小麦　蒲黄各一升　吴茱萸半升

上四味以水九升煮取三升，去滓，分三服。此方神验。亦可以水五升、酒一升煎取四升，分四服。

治产后痢赤白心腹刺痛

薤白一两　当归二两　酸石榴皮三两地榆四两　粳米五合

上五味咬咀，以水六升煮取二升半，去滓，分三服。《必效方》加厚朴一两，阿胶、人参、甘草、黄连各一两半。

加味四君子汤　治产后脾胃虚弱，下痢赤白，神效。

人参　白术　白茯苓　甘草炙　黄芪各一钱　罂粟壳炙，去蒂膈，五分

上锉，水煎服。

神效参香散　治痢疾日久，秽积已少，腹中不痛，或微痛不窘，但滑溜不止，乃收功之后药也。

方见前泄泻。

当归汤　治产后下痢赤白，腹痛。

当归　龙骨各三两　干姜　白术各二两芎䓖二两半　附子　白艾　甘草各一两

上八味咬咀，以水六升煮取二升，去滓，分三服，一日令尽。

桂蜜汤　治产后余寒下痢，便脓血赤白，日数十行，腹痛，时下血。

桂心　甘草　干姜各二两　附子一两当归三两　赤石脂十两　蜜一升

上七味咬咀，以水六升煮取二升，去滓纳蜜，煎一两沸，分三服，日二

赤石脂丸　治产后虚冷下痢。

赤石脂三两　当归　白术　黄连　干姜　秦皮　甘草各二两　蜀椒　附子各一两

上九味为末，蜜丸如桐子大，酒服二十丸，日三。《千金翼》作散，空腹服方寸匕。

龙骨丸　治产后虚冷，下血及谷，下昼夜夜无数，兼治产后恶露不断。

龙骨四两　干姜　桂心　甘草各二两

上四味为末，蜜丸如桐子大，暖酒服二十九丸，日三。一方加人参、地黄各二两。

一方　治产后血泻不禁，余血作痛兼块，属寒滑者。

桂心　干姜各等分

上为末，空心酒调服方寸匕。

神仙感应方　产后固无积痢，多有因食荤味早，亦作泻痢者，百无一生，非此方不能救之，三二服立止，不然，荏苒日月①，必致不救。如不因食荤不可服。

神曲炒，三钱　人参　枳壳麸炒，去穰，各一钱　赤石脂　熟地黄　白术各二钱

上为细末，每服三钱，空心米饮调下。

连翘丸　治产后久病赤白痢，盖因脾胃不和，气滞积聚所致，心腹胀满，干呕酸心，饮食不下，胸膈噎塞，胁肋疼痛，危困者。

连翘　陈皮去白　京三棱各一钱半　肉桂不见火　槟榔　牵牛子取头末　蓬术　青皮去白，各一钱　肉豆蔻面裹煨　好墨各半钱

上为细末，面糊丸如桐子大，每服三十丸，米饮下。或用水煎服亦可。

以上二方治积痢。

三圣散　治产后血痢不止。

乌鱼骨炒　烧绵灰　血余灰汗脂者，各等分

上为细末，每服一钱，煎石榴皮调下，热服。

一方　治产后痢，日五十行者。

取木里蠹虫粪炒黄，急以水沃之，令稀稠得所，服之即瘥。

治产后诸痢杂方

取苍耳叶捣汁半盏，日三四温服。

一方　煮薤白食之

一方　羊肾脂炒薤白，空心食之。

一方　败龟版一枚米醋炙，研为末，醋汤调下。

治产后血痢杂方

一方　用阿胶二两，以酒一升半煮一升，顿服。

一方　用生马齿苋捣汁二大合，煎一沸，下蜜一合调，顿服。

必效方　疗产后痢而渴饮无度数。

麦门冬三两　乌梅二十个

上细锉，水一升煮取七合，细呷。

经效方　疗产后久痢，津液涸，渴不止。

龙骨十二分　厚朴　茯苓　黄芪　麦门冬　人参各八分　生姜六分　大枣十四个

上细锉，以水一大升煮取七合，空心分两服。

录验方　疗产后痢日久，津液枯竭，四肢浮肿，口干舌燥。

冬瓜一枚黄泥糊厚五寸，煨烂熟，去皮，绞汁服之，瘥。

七味白术散　治产后痢，津液竭，渴不止。

方见前发渴。

以上四方治痢疾发渴。

大 便 秘 涩

郭稽中曰：产后大便秘涩者何。答曰：产卧水血俱下，肠胃虚竭，津液不

---

① 荏苒日月　谓时日渐移。荏苒，渐移，推移。

足，是以大便秘涩不通也。若过五六日腹中闷胀者，此乃燥屎在脏腑，以其干涩未能出耳，宜服麻仁丸以津润之。若误以为有热，投之寒药，则阳消阴长，变证百出，性命危矣。

薛氏曰：产后大便不通，因去血过多，大肠干涸，或血虚火燥干涸，不可计其日期，饮食数多，用药通之润之。必[①]待腹满觉胀，自欲去而不能者，乃结在直肠，宜用猪胆汁润之。若服苦寒药润通，反伤中焦元气，或愈加难通，或通而泻不能止，必成败证。若属血虚火燥，用加味逍遥散；气血俱虚，用八珍汤。慎不可用麻仁、杏仁、枳壳之类。一产妇大便不通七日矣，饮食如常，腹中如故。余曰：饮食所入虽倍常数，腹不满胀。用八珍加桃仁、杏仁，至二十一日腹满欲去，用猪汁润之，先去干粪五七块，后皆常粪而安。一产妇大便八日不通，用通利之药，中脘作痛，饮食甚少。或云：通则不痛，痛则不通。乃用蜜导之，大便不禁，吃逆不食。余曰：此脾肾复伤。用六君加吴茱、肉果、骨脂、五味数剂，喜其年壮而愈，不然多致不起。一产妇大便秘结，小腹胀痛，用大黄等药，致吐泻不食，腹痛胸痞，余用六君子加木香、炮姜治之而愈。一妇人大便秘涩，诸药不应，苦不可言，令饮人乳而愈。

李氏曰：产后大便闭者，芎䓖汤加防风、枳壳、甘草；秘涩者，麻仁丸或苏麻粥。盖产后去血多则郁冒，郁冒则多汗，多汗则大便闭，皆血虚也。

调导散　治妇人产前产后大便不通。

当归　川芎　防风　枳壳各四钱　甘草炙，二钱

上㕮咀，每服一两，用生姜三片、枣一枚，水煎，温服。忌动风物。

麻仁丸　治产后去血过多，津液枯竭，不能转送，大便闭涩。

大麻仁研如泥　枳壳麸炒　人参各一两　大黄半两

上为末，炼蜜丸如桐子大，每服二十丸，空心温酒、米饮任下，未通渐加丸数，不可太过。一方加当归半两，尤佳。

评曰：产后不得利，利者百无一生。去血过多脏燥，大便秘涩，则固当滑之，大黄似难轻用，唯葱涎调腊茶为丸，复以腊茶下之，必通。或只用四物汤，以生地易熟地，加青皮去白煎服，甚效。叔卿按：产后固不可轻用大黄。若大肠干涩不通，或恶露点滴不出，不得大黄以宣利之，则结滞决不能行，但用时须兼温和之药，如玉烛散、三和汤之类是也，利后仍即以参、术、芎、归、甘草等药调补之，不然，元气下脱，后将不可收拾矣。

滋肠五仁丸　治产后血气虚损，大肠闭涩，传道艰难。

杏仁去皮，面炒　桃仁如上制，各一两　柏子仁五钱　松子仁二钱半　郁李仁一钱，面炒　橘红四两，为末

一方加当归梢五钱。

上五仁另研为膏，合橘皮末和匀再研，炼蜜丸如桐子大，每服三十丸，加至五六十丸，食前清米饮下。

阿胶枳壳丸　治产后大便秘涩。

阿胶　枳壳各等分

上为末，炼蜜丸如桐子大，滑石末为衣，温水下二十丸，未通再服。

苏麻粥　妇人产后有三种疾，郁冒则多汗，汗多则大便秘，故难于用药，惟麻子苏子粥最为稳当。

苏子　大麻子各半合，洗净

上研极细，用水再研取汁一盏，分二次煮粥啜下。《本事方》云：此粥不惟产

————————

① 必若，如果。

后可服，大抵老人诸虚风秘皆宜服之。尝有一人母年八十四，忽尔腹痛头疼，恶心不食，召医数十，议皆用补脾进食，治风清利头目等药，数日虽愈，全不入食，其家忧惶。予辩说前药皆误矣，此症正是老人风秘，脏腑壅滞，聚于胸中则腹胀恶心，不思饮食，又上至于颠则头痛神不清也。若脏腑流畅，诸疾悉去矣。予令作此粥，两啜而气泄，先下结粪如胡桃者十余枚，后渐得通利，不用药而自愈矣。单用麻仁擂烂①，以滚汤泡，取清汁饮之，亦妙。

兵部手集方　治产后秘结不通，膨满气急，坐卧俱难。

用大麦蘖炒黄，为末，酒下一合，神效。

大小便不通

大全云：产后大小便不通者，肠胃本挟于热，因产血水俱下，津液燥竭，肠胃痞涩，热气结于肠胃，故令大小便不通也。

薛氏曰：尝治一产妇大小便不通，诸药不应，将危矣，令饮牛乳，一日稍通，三日而瘥。人乳尤善。

通气散　治产后大小便不通。

陈皮　苏叶　枳壳麸炒　木通各等分

上锉散，每服四钱，水煎，温服，立通。

桃花散　治膀胱气滞血涩，大小便秘。

桃仁　葵子　滑石　槟榔各等分

上为细末，每服二钱，空心葱白汤调下。

枳壳丸　治产后大小便涩滞。

木香二钱　枳壳麸炒　麻仁炒黄　大黄各一两

上为末，炼蜜丸如桐子大，每服三十丸，温水送下。食后如饮食不化，亦宜服之。

一方　治产后大小便不利，下血。

车前子　黄芩　蒲黄　牡蛎　生地黄　芍药各一两五钱

上为细末，空心米饮调服方寸匕，忌面蒜。

金钥匙散　治产后大小便不通，腹胀等症。

滑石　蒲黄各等分

上为细末，酒调下二钱。

遗屎

薛氏曰：产后遗屎，若脾肾虚弱，用还少丹，仍以补中益气汤为主，虚寒加肉豆蔻、补骨脂，或四神丸；若脾肾虚寒，用八味丸兼四神丸，仍佐以前二方。按产后遗屎，乃肾气不固，宜五味子丸主之。一产妇大便不实，饮食少思，或侵晨遗屎。此中气虚寒，脾肾不足，用补中益气送四神丸而瘥。一产妇小便出粪，名大小肠交，乃气血俱虚，失行常道，先用六君子汤二剂，又用五苓散二剂而瘥。寻常肠交亦可用。

补遗方　疗产后遗粪不知，亦治遗尿。

白蔹　芍药各等分

上为末，酒调服方寸匕。

集验方　疗产后遗粪，亦治男子。

枯矾　牡蛎煅，各等分

上为末，酒调服方寸匕，日三服。

加味补中益气汤　治脾肾虚寒，大便不禁。

黄芪　人参　白术　甘草炙，各一钱　当归　陈皮各七分　升麻　柴胡各三分　肉豆蔻　补骨脂各五分

————————

① 擂烂　"擂"原作"榴"，据文义改。

上锉一剂，水煎服。

还少丹　治脾肾虚弱遗粪。

肉苁蓉　远志去心　茴香　巴戟　干山药　枸杞子　熟地黄　石菖蒲　山茱萸去核　牛膝　杜仲去皮，姜制　楮实子　五味子　白茯苓各二两

上为末，用枣肉百枚同炼蜜丸如桐子大，每服五七十丸，空心温酒或盐汤下，日三服。

四神丸　治脾肾虚弱，大便不实，或五更作泻

破故纸炒　吴茱萸炒，各四两　肉豆蔻生用　五味子各二两

上为末，用大红枣四十九枚，生姜四两切碎，同枣用水煮熟，去姜，取枣肉和药，丸如桐子大，每服五十丸，空心盐汤下。

五味子散　治肾泄。

五味子二两　吴茱萸半两

上炒香熟，研为细末，每服二钱，陈米饮调下。

广济方　疗产后遗粪，亦治男子。

取故燕窝中草烧为末，以酒调下半盏。

淋　闭

大全云：产后诸淋，因产有热气客于脬中，内虚则频数，热则小便涩痛，故谓之淋。又有因产损气，虚则挟热，热则搏于血，即流渗于胞中，故血随小便出而为血淋。淋者，淋沥之谓也。

三因论曰：治诸产前后淋闭，其法不同，产前当安胎，产后当去血。如其冷热膏石气淋等，为治则一，但量其虚实而用之。瞿麦、蒲黄最是产后要药，唯当寻究其所因，则不失机要矣。

薛氏曰：按前证若膀胱虚热，用六味丸；若阴虚而阳无以化，用滋阴肾气丸。

盖土生金，金生水，当滋化源也。一产妇小水淋沥，或时自出，用分利降火之剂，二年不愈。余以为肺肾之气虚，用补中益气汤、六味地黄丸而痊。

茅根汤　治产后诸淋，无问冷热膏石气结，悉主之。

白茅根五钱　瞿麦穗　白茯苓各二钱半　葵子　人参各一钱二分半　蒲黄　桃胶　滑石　甘草各六分　紫贝一个，煅　石首鱼脑砂二个，煅

上锉，分二帖，加生姜三片、灯心二十根，水煎服。或为末，每服二钱，木通煎汤调下。如气壅闭，木通、橘皮煎汤调下。

石韦汤　治产后卒淋血淋，气淋石淋。

石韦去毛　通草　黄芩　甘草炙，各二两　榆皮五两　葵子二升　白术　生姜切，各三两　大枣三十枚，擘

一方用芍药。一方有瞿麦，无白术。

上九味㕮咀，以水八升煮取二升半，分三服。

葵根汤　治产后淋涩。

葵根切，一升，干，二两　车前子一升　乱发烧灰　大黄　桂心　滑石各一两　通草三两　生姜六两，切

上八味㕮咀，以水七升煮取二升半，分为三服。《千金方》有冬瓜汁七合。

滑石散　治产后热淋。

滑石一两二钱，研　通草　车前子　葵子各一两

上为末，以浆水调服方寸匕，至二匕为妙。

滑石通苓散　产后小便紧涩不通者，因血热积于小肠，经水不利，恣食热毒之物，即成淋涩故也。

赤茯苓　泽泻　木通　黄连　猪苓各八分　白术　瞿麦　山栀子　车前子各五分

滑石四分

上锉，加灯心十二茎，水煎，空心服。

加味四物汤　诸淋皆属于热，用此累效。

当归　川芎　赤芍药　生地黄　甘草梢　杜牛膝　木通各一钱　桃仁去皮尖，五个　滑石一钱半　木香三分

上锉，水煎服。

一方　疗产后淋，小便痛及血淋。

白茅根五两　瞿麦　车前子各二两　鲤鱼齿一百枚，为末　通草三两　冬葵子二合

上以水二升煮取一升，入鱼齿末，空心服。

张氏方　疗产后小便不通，淋闭。

陈皮一两去白，为末，空心温酒调下二钱，一服便通。

疗卒不得小便方

杏仁十四枚去皮尖，炒，为末，和饮顿服。

灸脐法　治产后小便不通，腹胀如鼓，闷乱不醒，盖缘未产之前内积冷气，遂致产时尿胞运动不顺。

用盐填脐中，却以葱白剥去粗皮十余根作一缚，切作一指厚，安盐上，用大艾炷满葱饼上以火灸之，觉热气入腹内，即时便通，神验。

小 便 数

大全云：夫产后小便数者，乃气虚不能制故也。

薛氏曰：前证若因稳婆不慎，以致胞损而小便淋沥者，用八珍汤以补气血；若因膀胱气虚而小便频数，当补脾肺；若膀胱阴虚而小便淋沥，须补脾肾。一产妇小便频数，时复寒战。乃属脾肺虚弱，用补中益气汤加山茱、山药为主，佐以桑螵蛸散而愈。后患发热晡热，盗汗血汗，月水不调，用加味逍遥散而安。一产妇患前证，吐痰发热，日晡作渴。此膀胱阴虚，用补中益气汤及六味丸而愈。又患痢后小便频数，手足俱冷，属阳气虚寒，用前汤及八味丸而瘳。

桑螵蛸散　治产后阳气虚弱，小便频数及遗尿。

桑螵蛸三十个，炒　鹿茸酥炙　黄芪各三两　牡蛎煨　人参　厚朴　赤石脂各二两

上为末，每服二钱，空心粥饮调下。《外台方》无厚朴、石脂，有甘草、生姜。

瓜蒌汤　疗产后小便数兼渴。

瓜蒌根　人参各三两　黄连　桑螵蛸炙　甘草炙　生姜各二两　大枣五十枚

《千金翼》有麦门冬。

上细切，用水七升煮二升半，分三服。忌猪肉、冷水。

补遗方　疗产后小便数或遗尿。

益智仁为末，米饮调服。

小 便 不 禁

陈氏曰：妇人产褥，产理不顺，致伤膀胱，遗尿无时。

丹溪云：尝见收生者不谨，损破产妇尿脬，致病淋沥，遂成废疾。一日，有徐妇年壮难产得此。因思肌肉破伤在外者宜可补完，胞虽在腹，恐亦可治，遂诊其脉，虚甚，予曰：难产之由多是气虚，产后血气尤虚，试与峻补。因以参、芪为君，芎、归为臣，桃仁、陈皮、黄芪、茯苓为佐，煎以猪羊胞中汤，极饥时饮之，但剂小，率用一两，至一月而安。盖令气血骤长，其胞自完，恐稍缓亦难成功矣。

薛氏曰：前证若脾肺阳虚，用补中益气汤加益智；若肝肾阴虚，用六味地黄丸；若肝肾之气虚寒，用八味地黄丸。一产妇小便不禁，二年不愈，面色或青赤，或黄白。此肝脾气虚血热，用加味逍遥散

为主，渐愈，佐以六味地黄丸而痊。后因怒小便自遗，大便不实，左目顿紧，面色顿赤，仍用前散，佐以六君子汤，以清肝火生肝血培脾土而痊。

张叔承曰：遗尿，气血大虚，不能约束，宜八珍汤加升麻、柴胡，甚者加熟附子一片。

千金方　治产后小便不禁。

白薇　芍药各等分

上为末，温酒调下方寸匕，日三服。

又方　治产后小便不禁。

桑螵蛸半两，炙　龙骨一两

上为末，每服二钱，粥饮调下。

鸡内金散　治产后溺床失禁。

用雄鸡肶胵一具并肠洗，烧为末，温酒调服方寸匕。

广济方　疗产后小便不禁。

用鸡尾毛烧灰存性，酒调下一钱匕，日三服。

黄芪当归汤　妇人产后尿不禁，面微浮，略发热于午后，此膀胱为坐婆所伤。

黄芪　归身尾　芍药各一钱半　白术一钱　人参　陈皮各五分　甘草炙，少许

上水煎，热服之。

固脬散　治妇人临产时伤手脬破，小便不禁。

黄丝绢自然黄者，染黄者不用，取三尺，以炭灰汁煮极烂，以清水洗去灰令净　黄蜡半两　蜜一两　白茅根　马屁勃为末，各二钱

上用水二升再煎至一盏，空心顿服，服时饮气服之，不得作声，如作声无效。

补脬散　治产后伤动脬破，终日不小便，但淋沥不干。

生丝绢黄色者，一尺　白牡丹根皮　白及各一钱

上用水一碗煎，至绢烂如饧服之，勿作声，作声无效。

小 便 出 血

大全云：产后小便出血者，因血气虚而热乘之，血得热则流散，渗于胞内，故血随小便出。

薛氏曰：一产妇尿血面黄，胁胀少食。此肝木乘脾土也，用加味逍遥、补中益气兼服而愈。后为怀抱不乐，食少体倦，惊悸无寐，血仍作，用加味归脾汤二十余剂，将愈，惑于众论，服犀角地黄汤，诸证复作，仍服前汤而愈。

血余散　治产后小便出血。

乱发不拘多少，汤洗净，烧灰，研为末，米饮调服方寸匕。

滑石散　治产后小便出血。

滑石研　发灰等分

上二味为末，每服一钱，生地黄汁调下。

崔氏方　疗产后血渗入大小肠。

蜜一大合　车前子捣汁，二升

上二味相合煎沸，分两服。

补遗方　治产后小便出血。

川牛膝去芦，水煎服。

又方　生地黄汁半升　生姜自然汁半合

上二味相和服之。

大 便 下 血

薛氏曰：产后便血，或饮食起居，或六淫七情，以致元气亏损，阳络外伤。治法：若因膏粱积热，用加味清胃散；若因淳酒湿毒，葛花解酲汤；若因怒动肝火，六君加芍药、柴胡、芎、归；若因郁结伤脾，加味归脾汤；若因思虑伤心，妙香散；若因大肠风热，四物加侧柏、荆、防、枳壳、槐花；若因大肠血热，四物加芩、连；若因肠胃虚弱，六君加升麻、柴胡；若因肠胃虚寒，六君加肉蔻、木香；若因元气下陷，补中益气加茯苓、半夏；

若因气虚用六君、升麻，若因血虚用四物，气血俱虚用八珍，俱加柴胡、升麻。大凡病久或元气虚弱，见病百端，皆因脾胃亏损，内真寒而外假热，但用六君子或补中益气加炮姜温补脾气，诸证悉退。若四肢畏冷，属阳气虚寒，急加附子。病因多端，当临证制宜，庶无误矣。一产妇粪后下血，诸药不应，饮食少思，肢体倦怠。此中气虚弱，用补中益气加吴茱炒黄连五分，四剂顿止，但怔忡少寐，盗汗未止，用归脾汤治之而痊。一妇人但怒便血，寒热口苦，或胸胁胀痛，或小腹痞闷。此木乘土，用六君加山栀、柴胡而愈，又用补中益气、加味逍遥二药而不复作。一妇人久下血在粪前，属脾胃虚寒，元气下陷，用补中益气汤加连炒吴茱一钱，数剂稍缓，乃加生吴茱五分，数剂而愈。一妇人产后便血，口干饮汤，胸胁膨满，小腹闷坠，内热晡热，饮食不甘，体倦面黄，日晡则赤，洒渐恶寒。此脾肺气虚，先用六君加炮姜、木香，诸证渐愈，用补中益气，将愈，用归脾汤，全愈。后饮食失节，劳役兼怒气，发热血崩，夜间热甚，谵语不绝。此热入血室，用加味小柴胡二剂而热退，用补中益气而血止，用逍遥散、归脾汤调理而康。

加味清胃散 治因膏粱积热便血。

当归身酒浸，一钱 黄连 生地黄酒洗 升麻各二钱 牡丹皮一钱半 石膏三钱

上锉，水煎服。一方无石膏，有犀角、连翘、甘草。

的奇散 治产后恶露不行，余血渗入大肠，洞泻不禁，下青黑物，亦验。

用荆芥大者四五穗，于盏内燃火烧成灰，不得犯油火，入麝香少许研匀，沸汤一两呷调下。此药虽微，能愈大病，幸勿忽之。

产 肠 不 收

三因方云：妇人趣产[1]，劳力努咽太过[2]，致阴下脱若脱肛状，及阴下挺出，逼迫肿痛，举重房劳，皆能发作，清水续续，小便淋露。

丹溪云：一妇人三十余岁生女，二日后产户一物如手帕下，有帕尖，约重一斤。予思之，此因胎前劳乏伤气，成肝痿所致，却喜血不甚虚。其时岁暮天寒，恐冷干坏了，急与炙黄芪半钱、人参一钱、白术五分、当归一钱半、升麻五分，三帖连服之，即收上得汗，通身乃安。但下裔沾席处干者落一片，约五六两重，盖脂膜也。食进得眠，诊其脉皆涩，左略弦，视其形却实，与白术、芍药各钱半，陈皮一钱，生姜一片，煎二三帖以养之。一妇人产子后，阴户中下一物如合钵状，有二歧。其夫来求治，予思之，此子宫也，必气血弱而下坠。遂用升麻、当归、黄芪，大料二帖与之。半日后其夫复来，曰：服二次后觉响一声，视之，已收阴户讫，但因经宿干着席上，破一片如掌心大在席。其妻在家哭泣，恐伤破不可复生。予思之，此非肠胃，乃糟粕也。肌肉破尚可复完，若气血充盛必可生满。遂用四物汤加人参，与一百帖，三年后复有子。治子宫下，用黄芪一钱半、人参一钱、当归七分、升麻三分、甘草二分，作一帖，水一钟煎至五分，去滓，食前服，却用五倍子末泡汤洗，又用末敷之，如此数次，宜多服药，永不下。一妇产后水道中出肉线一条，长三四尺，动之则痛欲绝。先服失笑散数次，以带皮姜三斤研烂，入清油二斤煎，油干为度，用绢兜起肉线，屈曲于水

---

[1] 趣产 促产。趣，促使。
[2] 努咽太过 康熙本作"努极"二字。

道边，以前姜熏之，冷则熨之，一日夜缩其大半，二者即尽入，再服失笑散、芎归汤调理之。如肉线断则不可矣。

当归黄芪散　治产后阴脱，谓阴户中脱下也。

当归　白芍药　黄芪　人参各二钱　升麻五分

一方有甘草，无芍药。

上锉作一服，水煎，食前温服。外用五倍子泡汤洗，又用末敷之。

加味八珍汤　治产后生肠不收。

八珍汤八钱　黄芪一钱　防风　升麻各五分

上锉一服，水煎服。外以荆芥、藿香、樗皮煎汤熏洗。

加味四物汤　治因产用力过多，阴门突出。

四物汤四钱　龙骨另研少许，临服入

上锉，水煎服。阴痛者，加藁木、防风，去龙骨。

硫黄散　治产后劳力努咽大过，致阴下脱若脱肛状，及阴下挺出，逼迫肿痛，举动房劳，皆能发作，清水续续，小便淋沥。

硫黄　乌贼鱼骨各半两　五味子二钱半

上为末，掺①患处，日三易。

乌椒汤　治阴下挺出。

蜀椒一方不用此味　乌头　白及各半两

上为末，以方寸匕绵裹，纳阴中入三寸，腹中热易之，一日一度，明旦乃复着，七日愈。

寸金散　治妇人子肠下不收。

蛇床子　韶脑　胡芦巴　紫梢花各等分

上为末，每服五七钱，水半碗②淋洗之，三二遍为效。

复元汤　治产后子宫不收。

荆芥穗　藿香叶　臭椿皮各等分

上吹咀，煎汤熏洗，子宫即入。

一方　有临产则子肠先出，产后肠不收，名曰盘肠献花产。

治法：令产母仰卧，却用好米醋半盏和新汲水七分搅匀，忽噀产母面或背，每一噀令一缩，三噀三缩，肠则尽收，此良法也。

一方　产肠出，俗用冷水噀母面，其肠自收，此法虚弱之人切不可用，恐惊怯成病，或即脱绝，以此方治之。

用蓖麻四十粒一方云十四粒去壳研烂，涂产母脑顶，自然收上，如收了，即以水洗去顶上蓖麻。

又方　治肠出久而不收，为风吹干，不能收者。

以磨刀水少许火上温过，以润盘肠，仍煎好磁石汤一杯，令产母饮之，自收。

丹溪方　产后肠不收。

用香油五斤煎热，盛盆俟温，坐油盆中约一顿食时，以皂角末吹入鼻中，嚏作立上，妙。

杂方　治盘肠产。

半夏为末，搐鼻中，肠自上。

一方　全蝎不以多少为末，口噙水，鼻内搐之，立效。

一方　以大纸捻蘸香油，点灯吹灭，以熏产母鼻中，肠即上矣。

杂方　治产后阴肿不收。

铁精、羊脂二味搅令稠，布裹炙热熨，推纳之。

一方　单用铁精粉上，推纳之。

一方　用枳壳二两，去穰锉碎，煎汤温浸，良久即入。

一方　用人屎③，烧酒调下寸匕。

一方　肠出，盛以洁净漆器，浓煎黄

---

① 掺　涂拭。
② 水半碗　康熙本"水"上有"煎"字。
③ 人屎　康熙本作"人尿"。

芪汤浸之，肠即上。

一立 蛇退、蛇床子二味炒热，布裹熨患处。亦治产后阴痛。

一方 单用蛇床子一升炒热，帛裹熨患处。亦治阴痛。

一方 烧兔头末，敷之。

一方 以温水洗软，却用雄鼠粪烧烟熏入。

灸法 治产后阴脱，灸脐下横纹二七壮。

一法 妇人阴挺出，四肢淫泺，身闷，少海主之。（一作照海）

一法 妇人胞胎门落颓不收常湿，灸神关、玉泉五十壮。身交① （脐下指缝中），灸五十壮，三报。

又法 玉泉旁开三寸，灸随年壮，三报。

女人阴门冷肿 灸归来三十壮。

产门不闭肿痛

薛氏曰：玉门不闭，气血虚弱也，用十全大补汤；肿胀燋痛，肝经虚热也，加味逍遥散；若因忧怒，肝脾气血伤也，加味归脾汤；若因暴怒，肝火血伤也，龙胆泻肝汤。一产妇玉门不闭，发热恶寒。用十全大补加五味子数剂而寒热退，用补中益气加五味子数剂而玉门闭。一妇人脾胃素弱，兼有肝火，产后玉门肿痛，寒热作渴，呕吐不食，外敷大黄等药，内用驱利之剂，肿及于臀，诸证蜂起。此真气虚而邪气盛也，先用六君子以固肠胃，次用补中益气以升阳气，不数剂而全愈。一产妇患此失治，肿溃不已，形体消瘦，饮食少思，朝寒暮热，自汗盗汗，半年矣。用补中益气汤加茯苓、半夏，脓水渐少，饮食渐进，又用归脾肠，共五十余剂而愈。一产妇玉门不闭，小便沥，腹内一块攻走胁下，或胀或痛，用加味逍遥散加车前子而

愈。一妇人子宫肿大，二日方入，损落一片，殊类猪肝，面黄体倦，饮食无味，内热晡热，自汗盗汗。用十全大补汤二十余剂，诸证悉愈，仍复生育。

十全大补汤 治产后血气大虚，阴门不闭，发热恶寒。

本方加五味子，水煎服。

硫黄汤 治产后玉门开而不闭。

硫黄四两 吴茱萸 菟丝子各一两半 蛇床子一两

上锉，每服四钱，水一碗煎汤，频洗之，自敛。

敛阴法 治新产后阴肿下脱及产门不合。

新石灰半升先放在脚盆内，后以沸汤冲入，乘热于上熏之，俟温，用手掬清者沃淋之，未效日再用。

当归汤 治产后脏中风冷，阴肿痛。

当归 独活 白芷 地榆各三两 败酱《千金翼》② 不用 矾石各三两

上锉碎，以水一斗半煮取五升，适冷暖洗阴，日三。

一方 治妇人子宫大痛不可忍，并产后生肠不收。

五倍子 白矾各等分

上为末，温酒泡洗，干掺亦可。

桃仁膏 治产后阴肿烦闷。

桃仁去皮尖 五倍子 枯矾各等分

上为末，研桃仁膏拌匀，敷之。

一方 单用桃仁去皮，捣烂敷之，日四五次。

万应丸 治产后小户痛不可忍。

知母一味去皮炒，为末，炼蜜丸如弹子大，每服一丸，清酒一盏化下。

一方 治产后阴肉两旁肿痛，手足不

————————

① 身交 康熙本作"阴交"。

② 《千金翼》 "千"字原脱，据康熙本补。

能舒仲者。

用四季葱入乳香同捣成饼，安于阴户两旁，良久即愈。

又方 皂荚半两 半夏 大黄 细辛各十八铢 蛇床子三十铢

上五味治下筛，用薄绢囊盛大如指，纳阴中，日二易，即瘥。

又方 吴茱萸 蜀椒各一升 戎盐如鸡子大

上三味皆熬令变色，为末，以绵裹如半鸡子大，纳阴中，日一易，二十日瘥。

治阴痒脱方

用烧矾一味研为末，空心酒调服方寸匕①。

治阴户疼痛方

取乌贼鱼骨烧末，酒下方寸匕，日三服。

一方 用牛膝五两，酒三升煮一升半，去渣，分三服。

一方 用枳实半斤碎，炒令热，以故绵裹熨，冷即易之。

乳 病 门

乳 汁 不 行

大全云：凡妇人乳汁或行或不行者，皆由气血虚弱，经络不调所致也。乳汁勿令投于地，蛊蚁②食之，令乳无汁。若乳盈溢，可泼东壁上，佳，或有产后必③有乳。若乳虽胀而产后䏏④作者，此年少之人初经产，乳有风热耳，须服清利之药则乳行。若累经产而无乳者，亡津液故也，须服滋溢之药以动之。若虽有乳却又不甚多者，须服通经之药以动之，仍以羹臛引之，盖妇人之乳资于冲脉，与胃经通故也。有屡经产而乳汁常多者，亦妇人血气不衰使然也。大抵妇人素有疾在冲任经者，乳汁少而其色带黄，所生之子怯弱而多疾。

三因方云：产妇有二种乳脉不行：有血气盛而壅闭不行者，有血少气弱涩而不行者。虚当补之，盛当疏之，盛者当用通草、漏芦、土瓜根辈，虚者当用炼成钟乳粉、猪蹄、鲫鱼之属，概可见矣。

薛氏曰：前证若气血虚弱而不能化生，宜壮脾胃；怒动肝胆而乳肿汁出，宜清肝火。夫乳汁乃气血所化，在上为乳，在下为经，若屡产无乳，或大便涩滞，当滋化源。一产妇因乳少服药通之，致乳房肿胀，发热作渴。余谓血气虚，以玉露散补之而愈。

张叔承曰：冲任血旺，脾胃气壮，饮食调匀，则乳足而浓，以生化之源旺也。若脾胃气弱，饮食少进，冲任素亏，则乳少而薄，所乳之子亦怯弱多病。然有生之后，全赖乳以养育，虚实寒热，乳随母变，子食其乳，形亦因之。甚哉，调摄之方，乳母不可不预讲也。李时珍曰：人乳无定性。善格物理者也。乳以浓白光彩，入盏中上面莹然如玉为上。黄色清薄为下，不可哺儿。乳母宜肥瘦适中，无病经调，善食者佳，太肥则多痰，太瘦则多火，儿食其乳，亦复如是。贫家不能觅乳母，自乳而乳不佳者，审脾胃气血孰虚孰病，调理得乳佳，母子俱好。如血不足而潮热，子食其乳亦热，儿医谬指为惊为风，妄投丸剂，卒至夭枉，良可太息。向有一儿昏睡一日不醒，举家惊惶，医指为惊痰，投药罔效。一高医诊之，曰：此儿中酒。得无乳母曾痛饮乎。询之果然，停药而醒。举此为例，其他可知矣。乳少

---

① 方寸匕　"寸"原作"方"，据文义改。
② 蛊蚁　康熙本作"虫蚁"。
③ 必　疑为泌字之误。
④ 䏏（xing幸）　肿痛。

者，心下不舒，闷瞆食少，不能生乳而乳少，宜舒郁健脾，香附、抚芎、枳、术、曲、蘗之类；潮热自汗，脉数涩，体瘦口干而乳少，是血虚，四物汤加天花粉、麦门冬、知母、地骨皮之类；气口脉涩，恶心少食，体肥，是胃虚有痰，六君子汤加枳实、通草；脉不滑，但虚大，面白多汗者，属气虚，补中益气汤倍黄芪，加通草；乳胀大，发热不通，是乳结也，漏芦、通草、穿山甲、陈皮、天花粉、木通、土瓜煎服；血盛而壅蔽不行，此方疏之；乳不服，四肢软弱，两手脉微弱，是气血弱不能生乳，宜用猪蹄汤煎参、术、芪、归、通草等补以助之。钟乳粉生乳极妙。鲫鱼汤生乳，是补胃也。

通草散　治产后血气盛实，乳汁不通。

桔梗二钱　瞿麦　柴胡　天花粉各一钱　通草七分　青皮　白芷　赤芍药　连翘　木通　甘草各五分

上锉一剂，水煎细饮，更摩乳房。

漏芦散　治妇人肥盛，气脉壅滞，乳汁不通，或经络凝滞，乳内胀痛，或作痈肿，将欲成脓者，此药服之，自然内消，乳汁通行。

漏芦二两半　蛇退炙，十条　瓜蒌十枚，急火煅存性，一方用根十条切片，炒焦

上为末，每服二钱，酒调下，仍食猪蹄羹助之。《经验方》有牡蛎烧存性。一方只用牡蛎煅末，酒调服。

秘传涌泉散　治乳妇气脉壅塞，乳汁不行，及经络凝滞，奶乳胀痛，或作痈肿。

王不留行　白丁香　漏芦　天花粉　僵蚕　穿山甲少炮黄色，各等分，一方无此味

上为末，每服四钱，用猪悬蹄煮汁调下。

罗氏涌泉散　治气滞少乳。

瞿麦穗　麦门冬去心　王不留行　龙骨一方无此味　穿山甲炮黄，各等分

上为细末，每服一钱，热酒调下，先食猪悬蹄羹，后服此药，服后以木梳刮左右乳房三十余下，日三服。

涌泉散　治乳汁不通，不问虚盛，先用木梳频刮乳房，后服药。

穿山甲炒　白僵蚕炒　肉豆蔻面包煨熟，各四钱　皂角五钱　胡桃仁去皮，四两　芝麻炒，半斤

上为细末，每服不拘多少，温酒调下，任意食之。

产宝方　治产后乳无汁，是气血旺而乳来迟也。

土瓜根　漏芦各三两　通草四两　甘草二两

上锉碎，以水八升煮取二升，分温三服。一方加桂心，并为末，酒服方寸匕。

胡桃散　治妇人少乳及乳汁不行。

核桃仁去皮，十个，捣烂　穿山甲为末，一钱

上捣和一处，黄酒调服。

皂角散　治乳汁不通及乳结硬疼痛。

皂角烧灰　蛤粉

上为末，每服二钱，热酒调服。歌曰：妇人吹乳意如何，皂角烧灰蛤粉和。热酒一杯调八字，须臾揉散笑呵呵。

张氏方　滋益气脉荣卫，行津液。

葵子炒香　缩砂仁各等分

上为细末，每服二钱，热酒调下。

杂方　下乳汁。

瓜蒌子洗净，炒令香熟，瓦上搨①令白色，为末，酒调下一钱，合面卧，少时再服。

一方　瓜蒌一枚熟捣，以白酒一斗煮取四升，去滓，温饮一升，日三。

---

① 搨（dá 达）同"拓"。打。

一方 土瓜根为末,酒调下一钱,日三服。

一方 京三棱三个,水二碗煮取一碗,洗之,取汁下为度,极妙。

一方 穿山甲洗净一两,灰炒燥,为细末,酒调服方寸匕,治产乳无汁,亦治乳结痈肿。

一方 用丝瓜连子烧存性,酒下一二钱,被盖取汗,即通。

以上治乳滞不行之剂。

加味四物汤 治气血虚,乳汁不通。

当归 川芎 白芍药酒炒 生地黄 木通 王不留行 天花粉各等分

上锉一剂,用豮猪蹄旁肉四两煎汤二钟,入药煎服,先将葱汤频洗乳房。

玉露散 治产后乳脉不行,身体壮热疼痛,头目昏眩,大便涩滞,此药凉膈压热下乳。

人参 白茯苓 当归各五分 芍药七分 川芎 桔梗炒 白芷各一钱 甘草五分

上㕮咀,水煎,食后服。如热甚,大便秘,加大黄炒三分。

当归补血加葱白汤 治产后无乳。

当归二钱 黄芪一两 葱白十根

上锉,水煎服。

通脉散 治女人乳少。

当归 天花粉 木通 牡蛎 穿山甲各等分

上为细末,用猪蹄汤入酒少许调服。

通乳汤 治产后气血不足,经血衰弱,乳汁涩少。

猪蹄下节,四只 通草二两 川芎一两 穿山甲十四片,炒黄 甘草一钱

上用水五升煮汁,饮之,忌生冷,避风寒,夜卧不宜失盖,更以葱汤频洗乳房。

一方 治乳汁不通。

当归 穿山甲酥炙,各五钱 天花粉

王不留行 甘草各三钱

上为细末,每服三钱,猪蹄汤或热酒调下,其乳即通。

漏芦汤 治妇人乳无汁。

漏芦 通草各二两 石钟乳一两 黍米一升

上四味㕮咀,米泔渍,揢㧊[①] 取汁三升,煮药三沸,去滓,作饮饮之,日三。

漏芦散 治同前。

漏芦半两 石钟乳 瓜蒌根各四两 蛴螬三合

上四味治下筛,先食糖水服方寸匕,日三。

钟乳汤 治妇人乳无汁。

石钟乳 硝石一方用滑石 白石脂各六铢 通草十二铢 桔梗半两

上五味㕮咀,以水五升煮三沸,三上三下,去滓,纳硝石令烊,分服。

又方 石钟乳 通草各等分

上为末,粥饮服方寸匕,日三,后可兼养两儿。一方二味酒五升渍一宿,明旦煮沸,去滓,服一升,日三,夏冷冬温服。一方石钟乳、漏芦二味饮服。

又方 石钟乳四两 瓜蒌根 通草各五两 漏芦三两 甘草二两。一方不用

一方用瓜蒌实一枚。一方有桂心。

上五味㕮咀,以水一斗煮取三升,分三服。

又方 石钟乳四两 瓜蒌根 漏芦各三两 白头翁一两 滑石 通草各二两

上六味治下筛,以酒服方寸匕,日三。

鲫鱼汤 下乳汁。

鲫鱼七寸 猪肪半斤 石钟乳 漏芦各八两

---

① 揢㧊 "揢"原作"楷",据文义改。

上四味切，猪肪、鱼不许洗治，清酒一斗二升合煮，鱼熟药成，绞去滓，适寒温分五服，其间相去须臾一饮，令药力相及为佳。

猪蹄汤 治奶妇气少力衰，脉涩不行，绝乳汁。

猪蹄一只 通草四两

上将猪蹄净洗，依食法治，次用水一斗同通草浸，煮得四五升，取汁饮之，未下更作一料。

立效散 下乳汁。

粳米 糯米各半合 莴苣子一合，并淘净 生甘草半两

上研细，用水二升煎取一升，去滓，分三服，立下。

又方 治乳汁少。

瓜蒌根 薄荷秆身各等分

上为粗末，先吃羊蹄汁一碗，次服药，后再吃葱丝羊羹汤少许，立效。

钟乳散 治乳妇气少血衰，脉涩不行，乳汁绝少。

成炼钟乳粉研细，浓煎漏芦汤，调下二钱。

杂方 有人乳汁不行已十七日，诸药无效，遇有人送赤豆一斗，遂时常煮粥食之，当夜乳脉通行。

一方 炒芝麻捣烂，入盐少许服之。

一方 麦门冬不拘多少去心，焙，为末，以酒磨犀角约一钱许，暖调二钱服之，不过两服，乳汁便下。

以上治乳少不行之剂。

乳 汁 自 出

大全云：产后乳汁自出，盖是身虚所致，宜服补药以止之。若乳多溢[①]满急痛者，温帛熨之。《产宝》有是论，却无方以治之。若有此证，但以漏芦散亦可。有未产前乳汁自出者，谓之乳泣，生子多

不育。经书未尝论及。

薛氏曰：前证气血俱虚，用十全大补汤；肝经血热，用加味逍遥散；肝经怒火，用四物、参、术、柴、栀；肝脾郁怒，用加味归脾汤。一产妇劳役，忽乳汁如涌，昏昧吐痰。此阳气虚而厥也，灌以独参汤而苏，更以十全大补汤数剂而安。若妇人气血方盛，乳房作胀，或无儿饮胀痛，憎寒发热，用麦芽二三两炒熟，水煎服之，立消。其耗散血气如此，何脾胃虚弱饮食不消方中多用之。

漏芦散 方见前。

兔怀汤 欲摘乳者，用此方通其月经，则乳汁不行。

当归尾 赤芍药 红花酒浸 牛膝酒浸，各五钱

上锉，水煎服。

一方 治妇人血气方盛，乳房作胀，或无儿食乳，要消者服此立消。

麦芽二两炒熟，水煎服。一方炒为末，煎四物汤调服，即止。

吹 乳 痈 肿

大全云：产后吹奶者，因儿吃奶之次儿忽自睡，呼气不通，乳时不泄，蓄积在内，遂成肿硬，壅闭乳道，津液不通，伤结疼痛，亦有不痒不痛，肿硬如石，名曰吹奶，若不急治，肿甚成痈。产后吹奶，最宜急治，不尔结痈，逮至死者，速服皂角散、瓜蒌散，敷以天南星散，以手揉之则散矣。

薛氏曰：前证用药，切不可损其气血。

丹溪云：乳房阳明所经，乳头厥阴所属。乳子之母不知调养，忿怒所逆，郁闷所遏，厚味所酿，以致厥阴之气不行，故

---

① 溢 原作"温"，据康熙本改。

窍不通而汁不得出,阳明之热沸腾,故热甚而化脓。亦有所乳之子膈有滞痰,口气熏热,含乳而睡,热气所吹,遂生结核。于初起时便须忍痛揉令稍软,吮令汁透,自可消散。失此不治,必成痈疖。治法:疏厥阴之滞以青皮,清阳明之热以细研石膏,行污浊之血以生甘草节,消肿导毒以瓜蒌子,或加没药、青橘叶、皂角刺、金银花、当归头,或汤或散,加减随意消息,然须少酒佐之。若以艾火两三壮于肿处,其效尤捷。彼村工喜于自炫,便妄用针刀,引惹拙病,良可哀悯。

李氏曰:妇人之乳,男子之肾,皆性命根也。初起烦渴呕吐者,胆胃风热也,甚则毒气上冲,咽膈妨碍,寒热者,肝邪也。此皆表证,宜不换金正气散加天花粉,能止渴呕,定寒热。咽膈有碍者,甘桔汤加生姜,或护心散。如溃后见此四症为虚。饮食厚味,忿怒忧郁,以致胃火上蒸乳房,汁化为浊脓,肝经气滞,乳头窍塞不通,致令结核不散,痛不可忍。初起便宜隔①蒜灸法,切忌针刀,能饮者,一醉膏加芎、归各一分,一服两服即效,不能饮者瓜蒌散。结核亦有气血虚弱,略被外感内伤,以致痰瘀凝滞,俱以芷贝散为主。血虚,合四物汤,更加参、术、柴胡、升麻;气虚,合四君子汤,更加芎、归、柴胡、升麻;忧思伤脾者,归脾汤加瓜蒌根、贝母、白芷、连翘、甘草节,水酒各半煎服。有肝火结核,肿痛甚者,清肝解郁汤。吹乳,因乳子膈有痰滞,口气熏热,含乳而睡,风热吹入乳房,凝住不散作痛。初起须忍痛揉令稍软,吸令汁透,自可消散,不散,宜益元散,冷姜汤或井水调,一日一夜服三五十次,自解,重者解毒汤顿服之,挟气者芷贝散、单青皮汤,外用漏芦为末,水调敷。又有乳汁不行,奶乳胀痛者,涌泉散。核久内胀作

痛,外肿坚硬,手不可近,谓之乳痈。未溃者,仍服瓜蒌散、内托升麻汤或复元通气散加藜芦,虚者托里消毒散;将溃,两乳间出黑头,疮顶下作黑眼者,内托升麻汤;已溃寒热者,内托十宣散;少食口干者,补中益气汤;晡热内热者,八物汤加五味子;胃虚呕者,六君子汤加香附、砂仁;胃寒呕吐或泻者,六君子汤加干姜、藿香;遇劳肿痛者,八物汤倍参、芪、归、术;遇怒肿痛者,八物汤加山栀。

张叔承曰:世俗皆以为所乳之子膈上有热,口气熏蒸,因而乳肿,恐太穿凿。乳头属厥阴肝,乳房属阳明胃,气恼所郁,厚味所酿,二经之脉不清,污浊凝结而成肿硬。急须早治,缓则溃而成痈,当于外科书中求之。初起宜忍痛揉散,令大人吮去毒乳。如发寒热,用败毒散散之;不寒热,但肿硬者,用青皮、柴胡疏厥阴之滞,甘草节治污浊之血,瓜蒌解郁热,赤芍、连翘、天花粉解散消肿;口干,胃火盛,加石膏。

王捐庵曰:隆庆庚午予自秋闱归,则亡妹已病。盖自七月乳肿痛不散,八月用火针取脓,医以十全大补汤与之,外敷铁箍散,不效,反加喘闷。九月产一女,溃势益大,而乳房烂尽,延及胸腋,脓水稠粘,出脓几六七升,略无敛势。十一月始归就医,改用解毒和平中剂,外掺生肌散、龙骨、寒水石等剂,脓出不止,流溅所及,即肿泡溃脓,两旁紫黑,疮口十数,胸前腋下皆肿溃,不可动侧,其势可畏。余谓产后毒气乘虚而炽,宜多服黄芪,解毒补血,益气生肌,而医不敢用。十二月中旬后益甚,疮口廿余,诸药尽试不效,始改用予药。时脓秽粘滞,煎楮叶猪蹄汤沃之,顿爽。乃治一方,名黄芪托

---

① 隔 原作“膈”,据康熙本改。

里汤。黄芪之甘温，以排脓益气生肌，为君；甘草补胃气解毒，当归身和血生血，为臣；升麻、葛根、漏芦为足阳明本经药，及连翘、防风皆散结疏经，瓜蒌仁、黍粘子解毒去肿，皂角刺引至溃处，白芷入阳明，败脓长肌；又用川芎三月及肉桂、炒柏，为引用。每剂入酒一盏，煎送白玉霜丸，疏脓解毒。时脓水稠粘，方盛未已，不可遽用收涩之药，理宜追之，以翠青锭子外掺，明日脓水顿稀，痛定秽解，始有向安之势。至辛未新正，患处皆生新肉，有紫肿处俱用葱熨法，随手消散。但近腋足少阳分尚未敛，乃加柴胡一钱、青皮三分，及倍川芎，脓水将净者，即用搜脓散掺之，元霄后遂全安。时康祖为广德宰，事张王甚谨，后授温倅，左乳生痛，继又胸臆间结核，大如拳，坚如石，荏苒半载，百疗莫效，已而牵掣臂腋，彻于肩，痛楚特甚。吁祷王祠下，梦闻语曰：若要安，但用生姜自然汁制香附服之。觉①呼其子，检《本草》视之，二物治证相符，访医者亦云有理，遂用香附子去毛，姜汁浸一宿，为末，二钱米饮调，方数服，疮脓流出，肿硬渐消，自是获愈。一妇人禀实性躁，怀抱久郁，左乳内结一核，按之微痛，以连翘饮子二十余剂，少退，更以八珍加青皮、香附、桔梗、贝母，二十余剂而消。

消毒饮　治吹乳乳痈并便毒。如憎寒壮热，或头痛者，先服人参败毒散一二剂，方可服此药，如无前证，即服此二三剂，或肿不消，宜服托里药。

当归　白芷　青皮去白　贝母　柴胡　天花粉　僵蚕炒　金银花各二钱

上锉一剂，水煎服。便毒，加大黄煨一钱，空心服。

连翘饮子　治乳痈。

连翘　瓜蒌仁　川芎　皂荚刺　橘叶　青皮　甘草节　桃仁各二钱

上作一服，水煎，食远服。如已破者，加参、芪、当归；未破者，加柴胡、升麻。

一方　治血脉凝注②不散，结成吹乳乳痈，肿痛不可忍者。

天花粉　金银花　皂角刺　穿山甲土炒　当归尾　白芷梢　瓜蒌仁　贝母去心　甘草节

上锉，酒煎服。

又方　治妇人乳中结核。

升麻　连翘　青皮　甘草节各二钱　瓜蒌仁三钱

上作一服，水煎，食后细细呷之。

内托升麻汤　治妇人两乳间出黑头，疮顶陷下作黑眼，并乳痈初起亦治。

升麻　当归身　葛根　连翘　黄柏各二钱　黄芪三钱　牛蒡子　甘草炙，各一钱　肉桂五分

上作一服，水一钟、酒半钟煎，食后服。

清肝解郁汤　治肝经血虚风热，或肝经郁火伤血，乳内结核，或为肿溃不愈，凡肝胆经血气不和之症皆宜用此药。

人参去芦　茯苓　熟地黄　芍药炒　贝母去心　山栀炒，各一钱　白术　当归各一钱五分　柴胡　牡丹皮　川芎　陈皮各八分　甘草五分

上水煎服。

一方　乳栗破，少有生，必大补③。

人参　黄芪　白术　当归　川芎　连翘　白芍药　甘草节

上锉，水煎服。一方有青皮、瓜蒌，无白术。乳岩小破，加柴胡。

一方　治乳硬痛。

---

①　觉（jiào 叫）　睡醒。
②　凝注　恐当作"凝住"。
③　必大补　康熙本此下有"或庶几耳"四字。

当归 甘草各三钱 没药一钱

上作一服，水煎，入酒少许，热饮。

金银花散 治乳脉不行，结成痈肿，疼痛不可忍者。

金银花 当归 黄芪蜜炙 甘草各二钱半

上作一服，水煎，入酒半钟，食后温服。

丹溪方 治乳肿痛。

青皮 石膏煅 连翘 皂角刺炒 黄药子 当归头 木通各一钱 生甘草三分

上作一贴，水入好酒些少同煎服。

一方 治乳痈奶劳㿔肿。

石膏煅 桦皮烧 瓜蒌子 青皮 甘草节

上锉，水煎服。

一方 治乳有核。

南星 贝母 甘草节 瓜蒌各一两 连翘半两

上以水煎，入酒服。

复元通气散 治妇人乳痈及一切肿毒。

木香 茴香 青皮 穿山甲酥炙 陈皮 白芷 甘草 漏芦 贝母去心，姜制，各等分

上为细末，每服三钱，好酒调下。

治乳痈方

青皮 瓜蒌 橘叶 连翘 桃仁留尖 皂角刺 甘草节

上水煎服。如破，多加参、芪。

神效瓜蒌散 治妇人乳痈乳岩，神效。

黄瓜蒌子多者，不去皮，焙干研烂 当归酒洗 生甘草各五钱 乳香 没药各另研，二钱半

上作一剂，用好酒三碗于银石器中慢火熬至碗半，分为三次，食后服。如有乳岩，便服此药，可杜绝病根。如毒气已成，能化脓为黄水，毒未成即内消。疾甚者，再合一服，以愈为度。立效散与此间服，神效，但于瓜蒌散方减去当归，加紫色皂角刺一两六钱是也。

究源五物汤 治痈疽发背乳痈通用。

瓜蒌研，一枚 皂角刺半烧带生 没药各半两 乳香 甘草各二钱半

上锉，用醇酒三升煎取二升，时时饮之，痛不可忍立止。

瓜蒌散 治吹乳。

乳香一钱，研 瓜蒌一个。一方用根一两

上锉，用酒煎服，或为末，温酒服二钱，外用南星末温汤调涂。

橘香散 治乳痈未结即散，已结即溃，极痛不可忍者，药下即不疼，神验，因小儿吹乳变成斯疾者，并皆治之。

陈皮去白，干面炒黄，为末，一两 麝香一分

上研匀，酒调下二钱，被盖汗出即愈。

补遗方 治吹乳结实肿痛。

陈皮一两 甘草一钱

上锉，水煎，分两服，次用荆芥、羌活、独活煎汤熏洗，即散。

一方 治乳痈。

夜明砂 瓜蒌炒 阿魏

上为末，饭丸，酒吞下。

通和汤 治妇人乳痈，疼痛不可忍者。

穿山甲炮黄 木通各一两 自然铜半两，醋淬七次

上为末，每服二钱，热酒调下，食远服。

二灰散 治产后乳汁不泄，结滞不消，热毒。

蔓荆子烧 皂角刺烧，各等分

上为末，每服二钱，温酒调下无时。

夜明散 治吹乳乳痈。

蜘蛛三个 红枣三枚，去核

上每枣一枚入蜘蛛一个，夹于内炒熟，口嚼吃，用烧酒送下，未成者立消，已成者立溃。

独胜散　治妇人吹奶，初觉身热头痛，寒热及胸乳肿硬，是其候也，服之能令下乳汁，通血脉，立能自消。

白丁香真者

上为末，每服二钱，酒调服，肿硬立消，甚者不过三服。

一方　治妇人吹乳硬肿，身发热憎寒，疼痛难忍，不进饮食者，服之良验。

鹿角一两炭火煅存性，研细，分作二服，先将药末五钱入锅，次下无灰酒一碗，滚数沸，倒在碗内，乘热尽饮，卧服，汗出即安。

一方　用鹿角锉为细末，酒调二三钱服，亦效。

一方　用鹿角于粗石上磨取白汁涂之，干又涂。

一方　用鹿角屑炒黄为末，温酒调下，仍以牙梳梳四旁，愈。

胜金丹　治吹乳结核不散肿痛者，神效，亦治乳岩。

百齿霜即梳齿上头垢

上用无根水丸如鸡头子大，以黄丹为衣，每服一丸或二丸，好酒下，如不饮酒白汤下，不可化开，亦不可令病人知，极有效验。一方用饭丸桐子大。

一方　治乳痈及无名肿毒初起。

用五叶藤（一名五龙爪）不拘多少、生姜一块、好酒一碗擂烂，去渣，热服，汗出为度，仍以渣敷患处。

敷乳方

天南星　皂角刺烧带生　半夏生，各三分 白芷　草乌　直僵蚕焙，各一分

上为细末，多用葱白研取汁，入蜜调敷，若破疮口，用膏药贴。

葱熨法　治吹乳乳痈，登时立消。

用连根葱一大把捣烂，成饼一指厚，摊乳上，用瓦罐盛灰火覆葱上，须臾汗出，即愈。

一方　治吹奶。

金银花　天荞麦　紫葛藤各等分

上以醋煎，洗患处，立消。如无荞、藤二味，只金银花亦可。

一方　治乳痈。

大黄　鼠粪新者，各一分　黄连三分

上三味捣为末，以黍米粥清和，敷乳四边，痛止即愈。无黍米，粟米、粳米亦得。

柳根熨方　治乳痈二三百日，众疗不瘥，但坚紫色青。

用柳根削取上皮，捣令熟，熬令温，盛著练囊中熨乳上，干则易之，一宿即愈。

杂方　治吹乳乳痈。

用新柏叶一握洗净，以朴硝一勺同入白内杵之，旋加清水，纽取[1]自然汁半碗，先令病人饮三两口，仍用鸡翎蘸汁扫于患处，中间留一眼，四边频频扫之，其肿自消。

一方　用生地黄擂汁涂之，一日三五次，立效。

一方　用山药捣烂，敷上即消，消即去之，迟则肉腐。

一方　采嫩桑叶研细，米饮[2]调，摊纸花，贴患处。

一方　用蒲公英捣烂，畬患处，神妙。

一方　用天南星为末，以温酒调涂。

一方　以益母草为末调涂，或生捣烂用之。

一方　治吹乳。

---

① 纽取　即扭取。纽，同"扭"。
② 米饮　"饮"原作"余"，据康熙本改。

用桑树蛀屑饭捣成膏，贴之。

一方 用远志酒煎服，滓敷患处。

一方 用野椒叶和药一同捣膏，敷患处。

一方 用鼠粘子加射干，酒吞下。

一方 治乳痈。

用人牙齿烧存性，研为细末，以酥调，涂贴痈上。

一方 治吹乳初觉。

用白纸一小块写山、田、火三字，如左乳患𤺥[①] 于右鞋底，右乳患𤺥于右鞋底，神效。忌金石揉熨。

一方 治乳痈初发。

用贝母为末，每服二钱，温酒调下，即以两手覆按于桌上，垂乳良久，自通。

一方 用真桦皮为末，酒服方寸匕，睡醒已失。

一方 用蒲公英、忍冬藤酒煎服，即欲睡，是其效也。

一方 单用蒲公英煮汁饮及封之，立消。

一方 治吹乳。

用猪牙皂角去皮弦，蜜炙，为末，酒调服之。

一方 用大车头边油垢丸如桐子大，每服五十丸，温酒下。

一方 螃蟹去足用盖，烧存性，为末，每服二钱，黄酒下。

一方 用黍子一合，黄酒下，即散。

一方 治吹乳未成脓者。

用鼠粪二十一粒研为细末，冷水调服，立效。

一方 治吹乳。

用半夏一个为末，将葱白半寸捣和为丸，绵裹塞鼻中，一夜即愈，左乳塞右鼻，右乳塞左鼻，初服甚妙。

一方 用芭蕉叶捣烂，敷贴。

一方 用鼠粪五十粒、麝香一字为末，食后热酒一盏调服，立愈。

一方 取白丁香捣罗为散，不时温酒调下。

一方 金银花阴干，为末，温酒调下。

一方 用皂角烧灰一钱、蛤粉一钱，热酒调服，即效。

治吹乳不痒不痛肿硬如石

取青皮二两汤浸，去穰炒，为末，神效。

一方 取瓜蒌黄色大者一枚熟捣，以白酒一斗煮至四升，去滓，温服一升，日三服。

一方 以水调面如粥饮，即投无灰酒一盏，共搅极熟如稀粥，热吃，仍令人徐徐按之，药行即瘥。

一方 生、炙甘草各一钱新水煎服，即令人吮乳。

治吹乳乳痈

用金银花、蒲公英即紫花地丁各等分，用水、酒各一钟煎一钟，不拘时温服，渣捣烂敷患处。不能饮者，加些酒可也。

一方 用橘红四两或橘叶煎汤，热服，立效。

一方 用枣七枚去核，取鼠粪七粒入枣内，火煅存性，研末，入麝香少许，温酒调服。

一方 火煅石膏，碗覆地上出火毒，酒调三钱服。

一方 紫苏煎汤，频频热服，以滓敷乳上，妙。

一方 用白面半升炒黄色，以醋煮为糊，涂乳上，即消。

一方 用橘红麸炒微黄，研末，二钱加麝少许，酒服。

治乳痈成脓痛不可忍

① 𤺥（xǐ 洗） 踩。

用蜂房烧灰为末，每服二钱，水一盏煎六分，去滓，食后温服，大效。

治害乳腐烂

用靴内年久桦皮烧灰，酒服。

妬 乳

夫妬乳者，由新产后儿未能饮之，及乳不泄，或乳胀，捏其汁不尽，皆令乳汁蓄结，与血气相搏，即壮热，大渴引饮，牢强掣痛，手不得近是也。初觉便知，以手揎捏去汁，更令旁人助吮引之，不尔，或作疮有脓，其热势盛，必成痈也。轻则为吹乳妬乳，重则为痈，虽有专门，不可不知。

集验论曰：凡妇人女子乳头生小浅热疮，搔之黄汁出，浸淫为长，百种疗不瘥者，动经年月，名为妬乳病。妇人饮儿者，乳皆欲断，世谓苟抄乳是也，宜以赤龙皮汤及天麻汤洗之，敷二物飞乌膏及飞乌散佳。始作者，可敷以黄芩漏芦散、黄连胡粉散，并佳。

连翘汤　治产后妬乳，并痈实者下之。

连翘　升麻　玄参　芍药　白蔹　防风　射干　杏仁　芒硝　大黄　甘草各一钱

上作一服，水二钟煎至一钟，食后服。

瓜蒌散　治乳初结胀不消，令败乳自退。

瓜蒌一个，半生半炒　粉草一寸，半生半炙　生姜一块，半生半煨

上锉，用酒二碗煎服，少顷痛不可忍，即搜去败乳[1]，临卧再一服，顺所患处乳侧卧于床上，令[2]其药行故也。一方无生姜，用麦芽。

一方　治妬乳。

黄芩　白蔹　芍药

上为末，以浆水饮服半钱匕，日三。若左乳汁结者，即捋去右乳汁；若右乳汁结者，可捋去左乳汁。

赤龙皮汤　治妬乳。

槲皮三升，水一斗煮五升，夏冷洗，秋冬温之，分以洗乳。

天麻汤　治妬乳，亦洗浸淫黄烂热疮痒疽湿阴蚀疮，小儿头疮。

天麻草五升以水一斗半煎取一斗，随寒温分洗乳，以杀痒[3]也，洗毕，敷膏散。

飞乌散　治乳头生疮及诸热浸淫，丈夫阴蚀痒湿，小儿头疮痦蚀等疮，并以此敷之。

维粉烧朱砂作水银上黑烟，三两，熬令焦爆　枯矾三两，烧粉

上二味筛为细末，以甲煎和之令如脂，以敷乳疮，日三，有汁可用干掺。

黄连胡粉膏　治乳疮，并诸湿痒黄烂肥疮。

黄连二两，为末　胡粉二两半　水银一两，同研令消散

上三味相和，皮裹熟挼之，自和合也，纵不成一家，且得水银细散入粉中，以敷乳疮。

一方　治妬乳生疮。

蜂房　猪甲中土　车辙中土各等分

上三味为末，苦酒和，敷之。

鹿角散　治妇人乳头生疮汁出，疼痛欲死，不可忍者。

鹿角三分　甘草一分

上二味为末，和以鸡子黄，于铜器中置温处，炙上敷之，日再即愈，神验不传。

杂方　治妬乳乳痈。

---

① 搜去败乳　"搜"恐当作"捋"。
② 令　原作"今"，据康熙本改。
③ 杀痒　谓去除瘙痒。杀，去除。

烧自死蛇为灰，和以猪膏涂之，大良。

一方 葵茎及子捣筛为末，酒服方寸匕，即愈。

一方 鸡屎干为末，酒服方寸匕，须臾三服，愈。

一方 马溺涂之，立愈。

一方 取捣米槌二枚炙令热，以絮及故帛裹乳上，以槌更互熨之，瘥止，已用立效。

一方 皂角十条以酒一升揉取汁，硝石半两煎成膏，敷之。

一方 蔓荆子捣烂，酒服，仍以滓敷患处。

一方 用赤小豆酒研烂，温服，滓封患处。

一方 仙人掌草一握、小酒糟一块、生姜一大块同研烂，入桂末少许炒，酒服，滓罨患处。

一方 治乳头裂破。
用丁香为末，敷之。

一方 用秋茄子裂开者阴干，烧存性，水调涂之。

补遗方 治妇人乳头小浅疮烂痒。
用芙蓉花或叶干为末，掺之。

乳 岩

丹溪云：妇人不得于夫，不得于舅姑，忧怒郁遏，时日积累，脾气消沮，肝气横逆，遂成隐核如鳖棋子，不痛不痒，十数年后方为疮陷，名曰奶岩，以其疮形嵌凹似岩穴也，不可治矣。若于始生之际便能消释病根，使心清神安，然后施之治法，亦有可安之理。予族侄妇年十八岁时曾得此，察其形脉稍实，但性急躁，伉俪自谐，所难者后姑耳。遂以单方青皮汤，间以加减四物汤，行经络之剂，两月而安。此病多因厚味湿热之痰停蓄膈间，与滞乳相搏而成，又有滞乳因儿口气吹嘘而成，又有拗怒气激滞而生者。煅石膏、烧桦皮、瓜蒌子、甘草节、青皮，皆神效药也。妇人此病，若早治之便可立消。有月经时悉是轻病，五六十后无月经时不可作轻易看也。一妇年六十，厚味郁气而形实多妒，夏无汗而性急，忽左乳结一小核，大如棋子，不痛，自觉神思不佳，不知食味，才半月。以人参调青皮、甘草末，入生姜汁细细呷，一日夜五六次，至五七日消矣。此乃妒岩之始，不早治，隐至五年十年以后发，不痛不痒，必于乳下溃一窍如岩穴出脓，又或五七年十年，虽饮食如故，洞见五内乃死。惟不得于夫者有之，妇人以夫为天，失于所天，乃能生此。此谓之岩者，以其入穴之嵌岈空洞而外无所见，故名曰岩。患此者，必经久淹延，惟此妇治之早，正消患于未形，余者皆死，凡十余人。又治一初嫁之妇，只以青皮、甘草与之，安。

龚氏曰：妇人乳岩，始有核肿如鳖棋子大，不痛不痒，五七年方成疮。初便宜多服疏气行血之药，须情思如意则可愈。如成疮之后，则如岩穴之凹，或如人口有唇，赤汁脓水，浸淫胸腹，气攻疼痛，用五灰膏去蠹肉[①]，生新肉，渐渐收敛。此疾多生于忧郁积忿中年妇人，未破者尚可治，成疮者终不可治，宜服十六味流气饮。

薛氏曰：乳岩乃七情所伤，肝经血气枯槁之证。大抵郁闷则脾气阻，肝气逆，遂成隐核，不痛不痒，人多忽之，最难治疗。若一有此，宜戒七情，远厚味，解郁结，更以养血气之药治之，庶可保全，否则不治。惟一妇服益气养荣汤百余剂，血气渐复，更以木香饼灸之，喜其谨疾，年

————————

① 蠹肉 败坏的肤肉。蠹，损坏。

余而消。余不信，乃服克伐行气之剂，如流气饮、败毒散，反大如覆碗，自出清脓，不敛而殁。

李氏曰：有郁怒伤肝脾，结核如鳖棋子大，不痛不痒，五七年后外肿紫黑，内渐溃烂，名曰乳岩，滴尽气血方死。急用十六味流气饮及单青皮汤兼服，虚者只用清肝解郁汤或十全大补汤，更加清心静养，庶可苟延岁月。经年以后，必于乳下溃一穴出脓，及中年无夫妇人死尤速。惟初起不分属何经络，急用葱白寸许、生半夏一枚捣烂，为丸如芡实大，以绵塞之，如患左塞右鼻，患右塞左鼻，二宿而消。

青皮散　治乳岩初起如鳖棋子，不痛不痒，须趁早服之，免致年久溃烂。

青皮　甘草

上为末，用人参煎汤，入生姜汁调，细细呷之，一日夜五六次，至消乃已。年少妇人只用白汤调下。

十六味流气饮　治乳岩。

当归　川芎　白芍药　黄芪　人参官桂　厚朴　桔梗　枳壳　乌药　木通槟榔　白芷　防风　紫苏　甘草

上锉一剂，水煎，食远、临卧频服，外用五灰膏去其蠹肉，生新肉，渐渐收敛（五灰膏见痔漏门）。乳痈，加青皮。

益气养荣汤　治抑郁及劳伤血气，颈项两乳或四肢肿硬，或软而不赤不痛，日晡微热，或溃而不敛，并皆治之。

人参　白术炒，各二钱　茯苓　陈皮贝母　香附子　当归酒拌　川芎　黄芪盐水拌炒[①]　熟地黄酒拌　芍药炒　桔梗甘草炒，各一钱

上锉一剂，加生姜三片，水煎，食远服。胸痞，减人参、熟地黄各三分；口干，加五味子、麦门冬；往来寒热，加软柴胡、地骨皮；脓清，加人参、黄芪；脓多，加川芎、当归；脓不止，加人参、黄芪、当归；肌肉迟生，加白蔹、官桂。

木香饼　治一切气滞结肿或痛，或闪肭，及风寒所伤作痛，并效。

木香五钱　生地黄一两

上木香为末，地黄杵膏和匀，量患处大小作饼，置肿处，以热熨斗熨之。

乳　悬

芎归汤　治产后瘀血上攻，忽两乳伸长，细小如肠，直过小腹，痛不可忍，名曰乳悬，危证。

川芎　当归各一斤

上用水煎浓汤，不时温服，再用二斤逐旋烧烟，安在病人前桌子下，令病人曲身低头，将口鼻及病乳常吸烟气。未甚缩，再用一料，则瘀血消而乳头自复矣。若更不复旧，用蓖麻子捣烂，贴顶上，片时收，即洗去。

---

①　拌炒　"炒"原作"抄"，据康熙本改。

济阳纲目

明·武之望　撰

苏　礼　任娟莉　王　怡　郑怀林

张琳叶　焦振廉　胡　玲　卢　棣　　校注

济阳纲目原序

余昔见同年① 王公宇泰② 辑《证治准绳》，剧爱其旁搜博雅，古今悉备，遂手订之。删其杂证，专以女科名篇曰"济阴"。又因其证各有治，治各有方，取纲举目张之意，志以"纲目"焉。夫医也者，近治已，远治人。兼男女而跻之春台，统阴阳而登诸寿域，斯广惠于无穷。余自庚申岁③ 梓④《济阴纲目》，业已行世。因念阴阳一理，济阴有书，济阳何可无书。而况人生负阴抱阳，一切奇异不经⑤ 不治之疾无论矣。如偶尔之风寒暑热，内外感伤，与治法之轻重缓急，君臣佐使，所谓呼吸存亡之变，等于用兵，转盼补救之功，同于澍雨⑥ 者，又胡可轻哉！余尝遍观群书，粤自灵素以来，名哲代作，著述日繁。汉有七家，唐得六十四，宋益以一百九十有七，其余可传者，共五百九十六部，一万有九十二卷，而吾熙朝⑦之彦续⑧有万余卷。汗牛充栋，诚难枚举。然简册浩繁，虽有见地之真，不乏偏执之弊，学者望洋而叹，安识指归⑨ 也。余幼治儒经，长嗜岐黄，缘济阴之术，海内不以为谬。复于公余汇集众编，别异比类，总以议论特出，独具卓识⑩ 者，择而录之。即如四大家中，张长沙之论伤寒，刘河间之原病式，李东垣之明内伤，朱丹溪之治阴虚，立言虽异，而要皆阐《内经》之微旨，发前贤之未备，不相撦拾而实相发明⑪ 者也。余用是分门别类，或采其论证而论必悉证之原，或摘其治方而方必尽治之变。派分支析，次序有伦⑫。仿前纲目之例，命以《济阳》，共计卷一百有八。庶两仪⑬ 并育，万类咸生。译贝叶⑭ 而参三要之禅，不独推恩⑮ 于巾帼；睹金丹而悟九还之旨，亦可嘉惠⑯ 于士夫⑰ 矣！岂不善哉。

天启六年⑱ 岁在丙寅冬十二月中浣⑲ 骊下武之望叔卿氏书

---

① 同年　同榜之人。顾炎武《亭林文集》："……同榜之士，谓之同年。"武之望与王肯堂为同科进士，故称。
② 王公宇泰　即王肯堂。明代著名医家，字宇泰，号损庵。江苏金坛人。著有《六科证治准绳》四十四卷。
③ 庚申岁　此指明光宗泰昌元年，即公元1620年。
④ 梓　雕版印刷。
⑤ 不经　缺乏根据，不近情理。
⑥ 澍雨　时雨。按澍(shù 树)，时雨，透雨。
⑦ 熙朝　盛朝。宋·陈师道《后山集·贺翰林曾学士书》："……鲁卫同升，亦熙朝之故事。"
⑧ 彦续　贤士之续。按"彦"，贤士。《尔雅·释训》："美士为彦。"
⑨ 指归　意旨。
⑩ 卓议　高明的见解。按"卓"，高明。
⑪ 发明　启发，阐明。
⑫ 伦　条理。
⑬ 两仪　天地。
⑭ 贝叶　即贝叶书，指佛经。
⑮ 推恩　施恩惠于他人。
⑯ 嘉惠　对他人所给予恩惠的敬称。
⑰ 士夫　男子。按"士夫"本指少年男子。
⑱ 天启六年　即公元1626年。按"天启"是明熹宗朱由校的年号。
⑲ 中浣　农历每月十一日至二十日。

注梓济阳纲目序

理无巨细，贵求其当，况医乎。守一家之传，难免掛漏；阅诸氏之说，又苦浩繁。求所谓简核精当，证论备乎变通，治法了如指掌者，恒不数觏。骊阳武叔卿先生，吾关中鸿儒也。擢巍科，位督抚，功垂青史，为一代名臣，而生平尤精於轩岐。所著《济阴纲目》《疹科类编》等书，海内奉为圭臬。又著有《济阳纲目》，余稔闻之而未获一睹。嘉庆甲子秋闱后偶失调，遂成久疴，迄今留心于刀圭药饵者已廿余年，凡古今寿世青编，名山秘册，无不搜罗购备，研究而讨论之。因之家设药室，印施方药，远近赖者甚众。然窃思以方药救人，何如以秘书寿世，甲申复求遗书，因及《济阳纲目》，而访诸其裔，则藏版已毁失无存。迩闻仲庠周公文辉、刘公家具有是书抄本，假观之，见其因证发论，既於寒热虚实本末深浅之致，克悉其情；因论选方，复於温凉补泻缓急轻重之宜，亦尽其变。旁搜博览，别类分门，萃诸家之精蕴，集医方之大成。论赅而精，方备而确，较《济阴》一书，证异功同，洵可宝也。即欲付诸剞劂，以广其传，但编帙甚富，兼抄本鱼鲁过多，文义亦复错误难读。余不揣谫陋，汇辑诸书，校而正之，间亦采古人成说，注而释之。庶文无遗漏，字无舛讹，简核精当，经纬分明。俾读者因端竟委，豁然心目。不独庸工下医得所折衷，而先生更番济世之心，亦可以不朽矣。

时道光五年岁次乙酉清明前三日泾阳张楠荫斋甫识

重校济阳纲目序

予于庚辰抱病，久而未瘳，因翻阅医书，与医者讨论之，而卷帙浩繁，病躯难支。予曰，是必得一分门别类，源委精确者，使予一快目焉。适荫斋侄持《济阳纲目》浼予校正。《济阳纲目》乃武叔卿先生之编辑，荫斋之注释也。予阅之，喜不自胜。因揣摩调理，而予病渐愈。盖其于证也，各有类；其于类也，各有论。本之《内经》，以主其纲；晰之名家，以定其目。脉法治方，无不悉底至当。而荫斋又参阅诸家，究心考证，注而释之，是真可以泽被斯世矣。予养病之暇，校而正之，纵使不知医，不能脉者，对证检方，而亦得其治法焉。不惟予幸沾先生之泽，天下后世亦无不被荫斋之仁惠矣。予故乐而记之。

时道光四年岁次甲申菊月张应濬文溪甫书于守愚书屋

张荫斋先生注梓济阳纲目序

一

医书之理微矣哉。作者圣，述者明，参两大之权而妙三折之用，能回九死于一生，昔人谓其通乎仙道，良非诬也。自后世庸工俗子，目不睹《金匮》玉版之藏，心不达《素问》《灵枢》之旨，往往抄撮汤头等歌，辄以人命为儿戏。而稍具聪明者，又借口于尽信不如无之说，以自掩其疏。于是乎古人之良法微意，散见诸琅函秘笈者，徒供脉望儳吻矣。骊下武叔卿先生，为吾关中理学名臣，文章政事而外，尤精岐黄之术。所著《济阴纲目》一书，风行海内二百余年，全活者不可以数计，续又有《济阳》之刻，惜原版久佚无存。嘉庆癸酉，余主讲池阳，闻荐绅家有秘藏此书者，屡求苦不可得。今年仲夏，偶抱宿疴，张生秋芬持其尊人所注全册，为余捡方，且述重加剖厥之意，浼余校正舛讹。余受而读之，见其博引广征，门分类别，纲举而目张，择精而语详，与《济阴》同一机轴。可谓集医家之大成，登斯民于寿域者矣。虽然先生有济世之功，而不能保遗编之不蚀于风雨，自非荫斋先生粤若稽古，详释释义，出而广布之天下，后世亦乌识古仁人君子之用心，固有如是其恳且挚者。而因以通神明，赞化育，起沉痼而跻之春台。然则是书之刊，即谓之叔卿再生可也。

时在道光乙酉中秋节之前五日，赐进士出身内阁中书汉票签厅行走加二级通家愚弟长安李僎顿首拜

二

盖自尼山不言医而天下之知医者少，然自尼山不言医而天下之论医者多。何也？择理不精，折衷鲜据，故累千万言而不觉其详也。要之，古今之学问、经济、政事、治术，莫不由圣贤之正心诚意、格物致知出之，余读《济阳纲目》而有得焉。《纲目》者，关中武叔卿先生手辑编也。先生少与同年王肯堂先生医学齐名，余尝披其《济阴》《疹科》等书，而想见其为人。然余窃异叔卿济世之心，既加详于妇子，必广惠于黎元，则《济阴》外别有所谓《济阳》也，何其书之不少概见哉。癸未，余奉简校试三秦，甫下车，即访关中文献，先辈遗集。乃于王三原、马溪田、吕泾野及先生文策，颇尽搜罗，而《济阳》一书，则竟缺如。今岁仲夏，偶于李菘安同年馆得其抄本数册，余异之，因询其由，知为泾邑张荫斋先生抄释，已缮写雠校，将付枣梨，而菘安借以捡方者也。携归竟览，见其议论有本，援引有据，而于阴阳燥湿之变化，一综之脉理药性，审证立方，随时运用，节节卷卷，考证精详，直令观者了如指掌，洵足以括《素问》《内经》

《准绳》于不逮也。先生早登黄甲，饱经史，学问经济，无一不参古圣贤之精微；政事治理，无一不超古大臣之纲纪。余僻处偏隅，长列艺苑，翰墨词章，固属本业，而医则茫无所解。然幼善病，自调参术，其于岐黄，亦不啻三折肱矣。昔范文正以不得为良相，愿为良医是祷，岂非以医之事小而医之道则大乎。夫调燮阴阳，参赞天地，医之治人与相之治国等。今先生出道德之绪余以医民，而人即得以医家医天下医后世何。莫非从正心诚意，格物致知中来者乎。虽然此书版毁无存，嗜古家鲜有什袭，使不有荫斋先生信好诚求，引证悉注，发前贤之未发，无毫发之有憾，重镌而寿之世，则断简残编，风雨消蚀，而隋珠和璧，百世下何以见赏识之有真哉。余故阅竟，即援笔而乐为之序。

　　　　　　时乙酉小阳月上浣觉庵居士琼州张岳崧书于三原试院之能自强斋

续刻济阳纲目序

一

　　春懵学寡识，中年后以家居多暇，留意轩岐。即闻骊阳军门武叔卿先生所著《济阴纲目》《济阳纲目》二书，为医学之大观。其《济阴纲目》风行海内二百余年，刀圭家莫不奉为准绳，春既得而读之矣，而《济阳纲目》未之获睹。先诚斋胞叔亦业轩岐，酷爱各名家医书，常言叔卿先生二书告成后，原版一存家祠，一存居第。明季烽燧频惊，居第就毁，而祠宇幸全，故彼存而此失也。然嗜古之家，必有钞本，汝曹搜罗焉。春因屡求之坊市及藏书家，皆不可得。道光乙酉，闻邑张荫斋先生旧藏钞本，方事剞劂，惜梓仅半而荫斋公作古。嗣君辈屡欲续刻，以卷帙浩繁，力绵不果。近从其季弟海舫处假观之，见其分门类，叙先后，证论脉法，井井有条，学者开卷既易于寻方，病者揣脉无难于对证。而荫斋公又集百家之精华，汇诸书之奥旨，附以己说。诸论之中，细注释焉；各方之下，复引证焉。真所谓济阳之宝筏，纲举而目张者也，安可听其湮没而不传哉！因函致海航，嘱其善体兄志，以毕此工，复为许输微资，俾当局者不至叹空拳之奋。将来是书出而叔卿先生数百年济世之心传，即荫斋先生数十载释义之功，亦不朽矣！爰为之序而附其书以归之。

道光十五年乙未仲夏月泾阳姚时春宜之甫序

二

　　呜呼！此先君子所撰《济阳纲目》之序文也。先君素好善，凡乡邻之谋义举而力不从心者，辄毅然引为己任，盖天性然也。兹书本为荫斋公未竟之工，先君惜其美之不克终也，而因有助刊之说。乃荫斋公既捐馆舍，而先君亦不久辞尘，遂致前此之商略，竟成画饼，殆是书之厄乎！近与海舫公游，偶道及此，幸有同心，因输资鸠工，一切悉由海舫公督办，甫两载而事已讫。庶几我两家父兄之遗憾，或可以稍补云尔。

咸丰六年冬月初一日男恩谨识

校刊济阳纲目序

炽自束发就学，每见先子问难于孝廉石抑斋夫子曰：管见井窥，不堪著述，审音辨体，尤未易言。彼时炽尚幼稚，不知其所校何书，所注何典。然素识先子邃于轩岐，窃意其为医书也。及稍长，又见先子闭户翻书，终日不倦，二十年如一日，炽从旁熟视，乃知其为《济阳纲目》也。道光辛卯，炽从先秋芬兄肄业乾州学署，甲午冬得先子病音，即同兄归里，见先子容貌甚羸，精神短少，而犹兢兢焉持《纲目》一书，手不释卷。迨易箦时，呼炽兄弟至榻前，语之曰：吾之诗文，不愿汝曹梓也。向所刊《丛书辑要》《痘疹捷要》《瘟疫稀痘》诸书，已行于世。惟《济阳纲目》，吾之欲刊也有年矣。近者梓工甫集，而老病已寻，汝曹其有以继之。炽泣而志之，弗敢忘。厥后屡欲续刊，而门衰力薄，为郁辖者久之。甲寅春，同邑姚君锡三承其尊人遗命，出资付锓，嘱炽亲加校雠。炽何人斯，敢膺巨任，顾念姚君善体其亲之心，而亦可藉补吾亲之憾也。爰取字学诸书，考其点画，别其舛讹。惟是炽浅见寡闻，其中帝虎鲁鱼，未经厘订者，恐复不少。世有博雅君子，能匡其所不逮焉，则幸甚。

咸丰六年十一月冬至前三日泾阳张尔炽辅清甫谨识

重印济阳纲目序

武之望先生，明季吾扬知医之名宦也，著有循声。当解放之初，扬州市人民政府右侧传达室之北墙，嵌有明代《江都县题名记》丰碑一块，武公题名及到任去任年月，均详镌于上。无何，原屋改建，因建议移置后园，本拟先拓一纸，拓工谓竖拓较难，不若放平后再拓，及至兴工，石竟崩碎，乃知其曾经遭火，遂无法再得其拓本矣。幸事前曾与康熙《江都县志》相校，原文几已大部录入志中，今当广陵古籍刻印社印其医籍，嘱余作序之际，因复检旧志，录其记载于下：

"武之望，临潼人，进士，万历十九年任。"见康熙《江都县志》卷七，七页。又於卷十四，五十四页名宦传中有云：

"武之望，陕西临潼人，戊子举乡试第一，明年成进士，令霍邱，万历十九年，调繁江都。之望长身玉立，丰采映人，政和教肃，士民安之，事上官，恭不为阿、直不为抗。乡大夫书刺敕门者，必露封而后进，一时请托顿绝。太守议复王塘，之望赞之甚力，会有挠者，垂成而败。三年，召为吏部考功主事。"

然事有巧合者，当土改之际，曾有明版《济阴纲目》入藏于扬州文物管理委员会，时会中同仁乞余鉴定，曾详加考证，原文载入《中华医史杂志》1954年四期中（246～249页）。

《济阴纲目》，乃武君见王肯堂《妇科证治准绳》之庞杂也，乃复加整理，条分缕析，使其纲举目张。后又经康熙间汪淇整理加案，流传更广，几成为中医妇科必读之书。

入清，张楠张尔炽乔梓又发现其《济阳纲目》手稿，乃为刻版印行。虽对原稿之真否，有所争论，然体例略同，资料丰富，可资参考，似又不应疑之太甚。1955年陕西又曾发现其遗著儿科，名《慈幼纲目》。二十年前，乞予鉴定，曾一见之。去岁，余曾亲赴西安访查，尚未得其要领。

今广陵古籍刻印社影印此书，嘱予作序，并为检补缺页，予谓此举有双重意义，不仅为地方名宦之著作，且又是地方之医药著作也。

方今吾道待昌，故予亦从事中医古籍之出版工作，曾有《扬州医药丛刊》之设想，拟仿《四部丛刊》例，广搜扬人及有关人士之作（包括流寓，名宦等），兼及扬地所刻医书。他日，若果实现，亦乡邦史乘中应记之盛事也。刻印社同人其能赞襄此举乎。

壬戌中秋扬州耿鉴庭于北京颐和园益寿堂

目　录

卷一·上

中　风

论中风形状之异

黄帝问曰：风之伤人也，或为寒热，或为热中，或为寒中，或为疠风，或为偏枯，或为风也。其病各异，其名不同。或内至五脏六腑，不知其解，愿闻其说。岐伯对曰：风气藏于皮肤之间，内不得通，外不得泄。风者，善行而数变。腠理开则洒然寒，闭则热而闷。其寒也，则衰食饮，其热也，则消肌肉，故使人怢栗而不能食，名曰寒热（怢，陀骨切，音突，忽忘也。栗，惧也，卒振寒貌）。风气与阳明入胃，循脉而上，至目内眦。其人肥则风气不得外泄，则为热中而目黄。人瘦则外泄而寒，则为寒中而泣出。风气与太阳俱入。行诸脉腧（风由太阳经入者，自背而下，凡脏腑之腧皆附焉，故邪必行诸脉腧），散于分肉之间，与卫气相干，其道不利，故使肌肉偾膜（昌真切，音嗔，肉胀起也）而有疡。卫气有所凝而不行，故其肉有不仁也。疠者，有荣气热胕（腐同），其气不清，故使其鼻柱坏而色败，皮肤疡溃，风寒客于脉而不去，名曰疠风，或名曰寒热（风寒客于血脉，久留不去则荣气化热，皮肤胕溃，气血不清，败坏为疠，故脉要精微论曰，脉风成为疠也）。以春甲乙伤于风者为肝风，以夏丙丁伤于风者为心风，以季夏戊己伤于邪者为脾风，以秋庚辛中于邪者为肺风，以冬壬癸中于邪者为肾风（此明风邪内至五脏也）。风中五脏六腑之腧，亦为脏腑之风，各入其门户，所中则为偏风。风气循风府而上，则为脑风。风入系头，则为目风眼寒。饮酒中风，则为漏风。入房汗出中风，则为内风。新沐中风，则为首风。久风入中，则为肠风飧泄。外在腠理，则为泄风（自上文风气循风府而上至此，共七种，所以明或有风也，故有其病各异，其名不同之义）。故风者，百病之长也。至其变化，乃为他病也，无常方然，致有风气也（无常方然者，言变化之多，而其致之者，则皆因于风气耳）。帝曰：五脏风之形状不同者何，愿闻其诊及其病能（凡察病之法，皆谓之诊。凡致病之害，皆谓之能）。岐伯曰：肺风之状，多汗恶风，色胼（胼普硬切，烹上声，浅白也）然白，时咳短气，昼日则瘥，暮则甚，诊在眉上，其色白。心风之状，多汗恶风，焦绝（唇舌焦燥，津液干绝），善怒吓（惊也），赤色，病甚则言不可快，诊在口（兼唇而言），其色赤。肝风之状，多汗恶风，善悲（气并于肺则悲，肝病而肺气乘之，故善悲），色微苍，嗌（音益）干善怒，时憎女子，诊在目下，其色青。脾风之状，多汗恶风，身体怠惰，四肢不欲动，色薄微黄，不嗜食，诊在鼻上，其色黄。肾风之状，多汗恶风，面庞（莫江切，音忙，浮惨貌）然浮肿，脊痛不能正立，其色炱①，隐曲（隐曲，阴道也）不利，诊在肌上（肌肉本主于脾，今其风水合邪，反侮乎土，故诊在肌上），其色黑。胃风之状，颈多汗，恶风，食饮不下，膈塞不通，腹善满，失衣则䐜胀，食寒则泄（失衣，则阳明受寒于外，故为䐜胀；食寒，则胃气受伤于内，故为泄泻）。诊形瘦而腹大（此下当详明六腑之病，而止言胃风者，以胃为六腑之长，即如本输篇所谓大肠小肠皆属于胃之意。胃病则脐在其中矣）。首风之状（首为诸阳之会，因沐中风），头面多汗恶风，当先风一日则病甚，头痛不可以出内，至其风日，则病少愈（凡患首风者，止作无时，故凡于风气将发，必先风一日而病甚，头痛，以阳邪居于阳分，阳性先而速也，先至必先衰，是以至其风日，则病少愈。内，谓房室之内，不可出者，畏风寒也）。漏风之状（漏风之病，因于饮酒中风），或多汗，常不可单衣，食则汗出，甚则身汗喘息，恶风，衣常濡，口干善渴，不能劳事。泄风之状（泄风者，表不固也），多汗，汗出泄衣上，口中干，上渍（前知切，身半以上，汗多如渍）其风，不能劳事，身体尽痛则寒。帝曰：善。

楼氏②曰：上五脏风证，多汗恶风，其治法用仲景桂枝汤之类。孙真人皆灸本脏背腧，兼用续命汤治之。（腧，春遇切，音戍，五脏腧穴）

千金云：岐伯中风大法有四：一曰偏枯，半身不遂；二曰风痱，于身无痛，四肢不收；三曰风懿，奄忽不知人；四曰风痹，诸痹类风状。

选要云：风之为病，种类甚多，大要有四：一曰偏枯，谓血气偏虚，半身不遂，肌肉枯瘦，骨间疼痛；二曰风痱，谓神智不乱，身体无痛，四肢不举，一臂不遂；三曰风懿，谓忽然迷仆（芳故切，音

赴，偃也，僵也），舌强不语，喉中窒塞，噫噫有声；四曰风痹，谓风寒湿三气合而为痹。其人身顽肉厚，不知痛痒，风多则走注，寒多则疼痛，湿多则重着。在筋则筋屈而不伸，在脉则血凝而不流，在肉则不仁，在骨则隆重是也。

纲目曰：仲景云：风之为病，当半身不遂，或但臂不遂者，此为痹，脉微而数，中风使然。无择诸方论中，所谓左瘫右痪者。盖邪气中人，邪气反缓，正气即急，正气引邪，喝（空娲切，音跬，口戾不正也）僻不遂也。风懿者，以心闷闭不能言，但噫噫（音医，痛伤之声也）作声。盖肺气入心则能言，邪气中心，肺涎（徐延切）潮塞，故使然也。四肢缓纵为风痱者，以风邪散注于关节，气不能行，故使四肢不遂也。舌强不能言者，以风入心脾经，心之别脉，系于舌本，脾之脉，连舌本，散舌下，今风邪入其经络，故舌不转而不能言也。四肢拘挛者，以中风冷，邪气入肝脏，使诸经挛急，屈而不伸也。风柔者，以风热入于肝脏，使诸经张缓而不收也，故经曰：寒则挛急，热则弛张。风颤（音战）者，以风入于肝脏经络，上气不守正位，故使头招面摇，手足颤掉也，风暗（音音）者，以风冷之气客于中，滞而不能发，故使口噤而不能言也。与前所谓涎塞心肺同候，此以口噤为差耳。腲（邬贿切，舒迟貌）腿风者，半身不遂，失音不语，临事不前，亦偏中于心肺经所致也。

李氏曰：风为百病长，善行数变，为卒中昏倒，为𥇥视喝僻，为搐搦反张，或为寒中，或为热中，或为疬风，入阳经则狂，入阴经则颠，入皮肤则痒，入筋则拘

---

① 炱（tái 台）　黑色。
② 楼氏　"楼"原作"娄"，今改。按楼氏即明代医家楼英，著《医学纲目》。

挛，入骨节则疼痛，入肉分与卫气相搏则不仁，与荣气相搏则半身不遂，入经瘫痪，入络肤顽，入腑即不识人，入脏即舌强吐沫，挟热则痿缓，挟寒则拘挛，挟湿则肿满。有真中者，有兼中、似中者。阳病身热，阴病身凉，乌附行经，不可概用。

论风分在腑在脏在经浅深之异

要略云：风之为病，当半身不遂，经络空虚，贼邪不泻，或左或右，邪气反缓，正气即急，正气引邪，喝僻不遂。邪在于络，肌肤不仁，在经即重不胜，邪入腑则不识人，入脏即难言，口吐涎。

楼氏纲目曰：《灵枢经》云：虚邪偏客于身半，其入深，内居荣卫，荣卫稍衰，则真气去，邪气独留，发为偏枯。故其邪气浅者，脉偏痛。又云：偏枯，身偏不用而痛，言不变，志不乱，病在分腠之间，巨针取之（巨针，大针也，《灵枢·九针十二原篇》第九针曰：大针尖如挺，其锋微圆，以泻机关之水也），益其不足损其有余，乃可复也。痱之为病也（痱犹言废也），身无痛者，四肢不收（上言身偏不用而痛，此言身不知痛而四肢不收，是偏枯痱病之辨也），志乱不甚，其言微，知可治，甚则不能言，不可治也。此《内经》论中风之浅深也。其偏枯身偏痛而言不变，志不乱者，邪在分腠之间，即仲景、东垣所谓邪中腑是也。痱病无痛，手足不收，而言暗智乱者，邪入于里，即仲景、东垣所谓邪中脏是也。

张洁古云：风者百病之始，善行而数变。行者动也，风本为热，热胜则风动，宜以静胜其躁，养血是也。治须少汗，亦宜少下。多汗则虚其卫，多下则损其荣，汗下各得其宜，然后可治。其在经虽有汗下之戒，而有中脏中腑之分，中腑者宜汗之，中脏者宜下之，此虽合汗下，亦不可过也。仲景云：汗多则亡阳，下多则亡阴，亡阳则损气，亡阴则损形。故经言血气者，人之神，不可不谨养也。初谓表里不和，须汗下之，表里已和，是宜治之在经也。其中腑者，面颜显五色，有表证而脉浮，恶风恶寒，拘急不仁，或中身之后，或中身之前，或中身之侧，皆曰中腑也，其病多易治。其中脏者，唇吻不收，舌不转而失音，鼻不闻香臭，耳聋而眼瞀，大小便秘结，皆曰中脏也，其病多难治。若风中腑者，先以加减续命汤随证发其表。如兼中脏，则大便多秘结，宜以三化汤通其滞。表里证已定，别无变端，后以大药和而治之。大抵中腑者多着四肢，中脏者多滞九窍。虽中腑者多兼中脏之证，至于舌强失音，久服大药，能自愈也。

李东垣云：风中血脉则口眼喝斜，中腑则肢节废，中脏则性命危。此三者治各不同，如中血脉，外有六经之形证，则从小续命汤加减，及疏风汤治之；如中腑，内有便溺之阻隔，宜三化汤，或《局方》中麻仁丸通利之。外无六经之形证，内无便溺之阻隔，宜养血通气，大秦艽汤、羌活愈风汤治之。中脏痰涎昏冒，宜至宝丹之类镇坠。若中血脉、中腑之病，初不宜用脑麝牛黄，为麝香入脾治肉，牛黄入肝治筋，龙脑入肾治骨，恐引风深入骨髓，如油入面，莫之能出。又不可一概用大戟、芫花、甘遂泻大便，损其阴血，则真气愈虚。（洁古言中脏者大小秘结。东垣言中腑者有便溺阻隔。二说当以东垣为主。盖大小秘结，不中脏者亦有之，中脏者亦有大小便不秘结者也。刘宗厚曰：此分在里在经之三证，立汗下调养之三法，可谓开后学之盲聋，但所用诸方，学者宜详审之）

薛立斋曰：中风者，即《内经》所谓偏枯、风痱、风懿、风痹是也，而有中腑、中脏、中血脉之分焉。夫中腑者为在表，中脏者为在里，中血脉者为在中。在表者宜微汗，在里者宜微下，在中者宜调荣。中腑者多着四肢，如手足拘急不仁，恶风寒，此数者病浅，皆易治，用加减续命汤之类。中脏者多滞九窍，如眼瞀者，中于肝；舌不能言者，中于心；唇缓便秘者，中于脾；鼻塞者，中于肺；耳聋者，中于肾。此数者病深，多难治。中血脉者，外无六经之证，内无便溺之阻，肢不能举，口不能言，用大秦艽汤主之。中腑者多兼中脏，如左关脉浮弦，面目青，左胁偏痛，筋脉拘急，目眴（音纯）头目眩，手足不收，坐踞不得，此中胆兼中肝也，用犀角散之类。如左寸脉浮洪，面赤，汗多，恶风，心神颠倒，言语謇涩，舌强口干，怔（音忠，惊也）悸恍惚，此中小肠兼中心也，用麻黄散之类。如右关脉浮缓，或浮大，面唇黄，汗多恶风，口喝语涩，身重，怠惰嗜卧，肌肤不仁，皮肉瞤动，腹胀不食，此中胃兼中脾也，用防风散之类。如右寸脉浮涩而短，面色白，鼻流清涕，多喘，胸中冒闷，短气，自汗，声嘶，四肢痿弱，此中大肠兼中肺也，用五味子汤之类。如左尺脉浮滑，面色黧黑，腰脊痛引小腹，不能俯仰，两耳虚鸣，骨节疼痛，足痿善恐，此中膀胱兼中肾也，用独活散之类。此皆言真中风也，其间亦有气血之分焉。盖气虚而中者，由元气虚而贼风袭之，则右手足不仁，用六君子汤加钩藤、姜汁、竹沥。血虚而中者，由阴血虚而贼风袭之，则左手足不仁，用四物汤加钩藤、竹沥、姜汁。气血俱虚而中者，则左右手足皆不仁也，用八珍汤加钩藤、姜汁、竹沥。

楼氏曰：中风，世俗之称也，其证卒然仆倒，口眼㖞邪，半身不遂，或舌强不言，唇吻不收是也。然名各有不同，其卒然仆倒者，经称为击仆，世又称为卒中，乃初中风时如此也。其口眼㖞邪，半身不遂者，经称为偏枯，世又称为左瘫右痪。及腲腿风，乃中倒后之证，邪之浅者如此也。其舌强不言，唇吻不收者，经称为痱病，又称为风懿、风气，亦中倒后之证，邪之深者如此也。东垣以邪浅为中脉中腑而易治，邪深为中脏而难治者，得之矣。凡病偏枯，必先仆倒，故《内经》连名称为击仆偏枯也。后世迷失经意，以偏枯痱病之旨，一以中风名之，遂指偏枯为枯细之枯，而非左瘫右痪之证，习俗之弊，至于如此也。殊不知仲景云：骨伤则痿，名曰枯。盖痿缓不收，则筋骨肌肉无气以生，脉道不利，手足不禀水谷之气，故曰枯，非细之谓也。或积日累月，渐成细者间有之，非可便指枯为细也。

论中风要分阴阳

准绳云：阴中，颜青脸白，痰厥喘塞，昏乱眩晕，㖞斜不遂，或手足厥冷，不知人，多汗；阳中，脸赤如醉怒，牙关紧急，上视，强直掉眩。《素问》云：诸风掉眩，肢痛，强直，筋缩，为厥阴风木之气。自大寒至小满，风木君火二气之位。风主动，善行数变，木旺生火，风火属阳，多为兼化。且阳明燥金，主于紧敛缩劲，风木为病，反见燥金之化，由亢则害，承乃制，谓己过极，则反似胜己之化，故木极似金。况风能胜湿而为燥，风病势甚而成筋缩，燥之甚也。

论中风肺肝二经居多

叶氏曰：风之中人，虽曰五脏六腑俱受，然惟肺肝二经居多。盖风邪之入，由于皮毛之虚，皮毛者肺之合也，皮毛受邪，则内客于肺，肝主筋，属东方风木，气之相感，以类而从，故风邪乘虚，肝脏先受，则筋缓不荣，所以有喝斜瘫痪之状也。

论风非外来乃本气病

发明曰：经曰：阳之气，以天地之疾风名之。此中风者，非外来风邪，乃本气病也。凡人年逾四旬，气衰之际，或因忧喜忿怒伤其气者，多有此疾。壮盛之时无有也，若肥盛则间有之，亦是形盛气衰而如此。治法当和脏腑，通经络，便是治风。然亦有邪风袭虚伤之者也，治法轻重有三，见前，分在经、在腑、在脏之异。

准绳云：卒仆偏枯之证，虽有多因，未有不因真气不周而病者。故黄芪为必用之君药，防风为必用之臣药。黄芪助真气者也，防风载黄芪助真气，以周于身者也，亦有治风之功焉。许学士治王太后中风口噤，煎二药熏之而愈，况服之乎。多怒加羚羊角，渴加葛根汁、秦艽，口噤口喝亦加秦艽，恍惚错语加茯神、远志，不得睡加炒酸枣仁，不能言加竹沥、荆沥、梨汁、陈酱汁、生葛汁、人乳汁，内热加梨汁、人乳汁、生地黄汁，痰多加竹沥、荆沥，少佐以姜汁。

荫按：每治此证，用诸汁以取奇功，为其行经络，渗分肉，捷于汤散故也。

论中风先调气

东垣曰：中风为百病之长，乃气血闭而不行，此最重疾。凡治风之药皆辛温，上通天气，以发生为体，是元气始出地之根蒂也。

严用和云：人之元气强壮，荣卫和平，腠理密致，外邪焉能为害。或因七情饮食劳役，致真气先虚，荣卫空疏，邪气乘虚而入。故治此病，若内因七情而得者，法当调气，不当治风。外因六淫而得者，亦当先调气，后依所感六气治之。此良法也，宜八味顺气散。

荫按：刘宗厚曰：此说真气先虚，荣卫空疏，邪气乘虚而入，扩前人所未发。但既曰虚矣，邪又入矣，补虚散邪，理所当然。而止曰调者，意其谓因病而起，气壅不通，调使通畅调达，则真气自复，邪气自行之义，惜乎不能详也。况中风治法，岂止一端而已。

治风先顺气和血

戴复庵云：治风之法，初得之，即当顺气，及其久也，即当活血。久患风疾，四物汤吞活络丹愈者，正是此义。若先不顺气，遽用乌、附，又不活血，徒用防风、天麻、羌活辈，吾未见其能治也。然顺气之药则可，破气、泻气之药则不可。

叶氏曰：治痰先治气，气顺则痰利。治风先治血，血行风自灭。人知痰之盛，而不知气之逆；人知风之作，而不知血之滞。顺气活血，斯得病情矣。若初不顺气，遽用乌、附，又不养血，徒用防、麻，吾未见有能愈者也。

论风本于热

刘河间云：风病多因热盛，俗云风者，言末而忘其本也。所以中风而有瘫痪诸证者，非谓肝木之风实甚而卒中之也，亦非外中于风。良因将息失宜，而心火暴甚，肾水虚衰，不能制之，则阴虚阳实，而热气怫（音佛，郁也）郁，心神昏冒，筋骨不为用而卒倒无所知也。多因喜怒思悲恐之五志，有所过极。而卒中者，皆为热甚故也。所谓肥人多中风者，肥则腠理致密而多郁滞，气血难以通利，若阳热又甚而郁结甚，故多卒中也。其瘦者，腠理疏通而多汗泄，血液衰少而为燥热，故多有劳嗽之疾也。然肥人反劳者，由暴然亡液，损血过极故也。瘦人反中风者，由暴然阳热太甚，而郁结不通故也。若微则但僵仆。气血流通，筋脉不挛缓者，发过如故。或热气太甚，郁滞不通，阴气暴绝，阳气后竭而死。痰涎者，由热甚则水化制火而生。偏枯者，与经络一偏相同。否者，痹而瘫痪也。口噤筋急者，由风热太甚，以胜水湿，又津液滞于胸膈，以为痰涎，则筋太燥，然燥金主于收敛劲切故也。或筋反缓者，乃燥之甚，血液衰少也。诸筋挛易愈，诸筋痿难复，以燥之微甚也。

准绳云：有热盛生风而为卒仆偏枯者，以麻、桂、乌、附投之则殆，当以河间法治之。《绀珠经》云：以火为本，以风为标。心火暴甚，肾水必衰，肺金既摧，肝木自旺。治法先以降心火为主，或清心汤或泻心汤，大作剂料服之，心火降则肝木自平矣。次以防风通圣散汗之，或大便闭塞，三化汤下之。内邪已除，外邪已尽，当以羌活愈风汤常服之，宣其气血，导其经络，病自已矣。或舌謇不语者，转舌膏或活命金丹以治之，此圣人心法也。或有中风，便牙关紧急，浆粥不入，急以三一承气汤灌于鼻中，待药下，则口自开矣，然后按法治之。

论东南多属湿痰

丹溪曰：真中风邪者，东垣中血脉、中腑中脏之说甚好，子和三法亦可治。诸书只谓外中风邪，惟刘河间作将息失宜，水不制火，极是。然地有不同，西北人外，中者亦有东南人，只是湿土生痰，痰生热，热生风也。《局方》本为外感立方，而以内伤热证混同出治，其害匪轻。大率主血虚有痰，或挟火与湿，治法以痰为先，补养次之。又须分气虚血虚。气虚卒倒，参芪汤补之；有痰则浓煎参汤，加竹沥、姜汁；血虚，四物汤补之，俱用姜汁炒过；有痰再加竹沥、姜汁，能食者，去竹沥加荆沥。半身不遂，大抵多痰，在左属死血与瘀血，宜四物汤加桃仁、红花、竹沥、姜汁；在右属痰，有热并气虚，宜二陈汤，四君子等汤加竹沥、姜汁。肥白人多湿，少用乌头、附子行经。凡用乌、附，必用童便煮过，以杀其毒。瘦人阴虚火热，用四物汤加牛膝、竹沥、黄芩、黄柏，有痰者加痰药。治痰气实而能食，用荆沥。气虚少食用竹沥。此二味开经络，行血气故也。入四物汤，必用姜汁助之。

治风用汗吐下三法

张子和曰：诸风掉眩，皆属肝木。掉摇眩晕，目喎筋急，手搐瘛疭（音炽纵，瘛病），皆厥阴肝木之用也。经云：风淫所胜，平以辛凉。世何以热药治风耶。予治惊风瘛病，屡用汗吐下三法，随治愈。木郁达之者，吐之令其条达也。汗者，风随汗出也。下者，推陈致新也。失音闷乱，口眼喎斜，可用三圣散吐之。始牙关紧急，鼻内灌之，吐出涎，口自开也。次用通圣散、凉膈散，大人参半夏丸，甘露饮、除热养液之寒药，排而用之。（刘云：按此法的系邪气卒中，痰涎壅盛，实热者可用，否则不敢轻易也）

丹溪云：治中风方，续命、排风、越婢等，悉能除去，而千金多用麻黄，令人不得虑虚，以风邪不得汗则不能泄也。然此治中风，不汗者为宜，若自汗者更用麻黄，则津液转脱，反为大害。中风自汗，仲景虽处以桂枝汤，至于不住发搐，口眼瞤动，遍身汗出者，岂胜对治。此时独活汤、续命煮散能复荣卫，却风邪，不可却也。凡中风年老虚弱者不可吐，气虚卒倒者不可吐。

集略论曰：夫风乃六淫中之一，天之邪气。人在气中，形虚者即感之、伤之、中之，皆自外而入者也。古人用药皆是发散表邪之剂，以其自表而入，亦当自表而出也。至于东垣分在经、在腑、在脏，而有汗下调养之法，可谓详备。若刘河间以为热甚制金，不能平木，或湿土过甚，反兼木化，皆非外中于风，乃因内热而生。丹溪谓数千年得经意者，河间一人耳。由是观之，若病由风邪而得，元气壮实者，当从古方发散例，但用药不宜小续命汤，须分所挟有寒热温凉之异，受邪有脏腑经络之殊。若病因内热而生者，当从河间之论，不当如子和专以汗吐下为法。盖病有虚实，难以概论。《内经》之法，风淫于内，治以辛凉。可清热退风，开结滞，散郁闭，使宣通而愈，勿用金石大热之剂。如初得风，觉牙关紧急，不省人事，寸脉滑实而痰盛，按法吐去风痰，待牙关活动，进调苏合香丸即醒。气血虚者，又非所宜，令气少顺，分表里虚实，行汗下吐三法，仍分服清心降火。若邪在表，身热恶寒，脉浮数，无汗，通圣散加全蝎治之。若里虚便利，不渴，脉沉弱，自汗，通圣散去芒硝、大黄，加天麻、全蝎、川乌；无热者，小续命汤主之，用麻黄、黄连能解表。瘫痪日久，宜铁弹丸治之，亦可通经络也。诸风浅者，宜散风之药，通圣散、排风汤调之。寒气盛者，以乌药顺之。刘宗厚又谓：通圣、凉膈、甘露饮之剂，惟痰涎壅盛，实热者可用，否则不可轻易也。诸风药无定式，弱者宜耳垂下灸三壮，兼以蓖麻之膏贴之。凡病之作，多发于每年十二月大寒终气之后，及己亥之月，厥阴肝木主事之时，故风木甚者，必待此三时而作也。

发明云：治风当通因通用，惟宜宣发以散之，不可便以苦寒之药妄下，及龙麝朱砂牛黄诸镇坠之药泻之，须慎之。

荫按：此言风本外邪，惟宜宣散，此风在表之时也。如伤寒中风，传入于胃，亦未尝不可用。论中便字、妄字可见其意。便者有早与急之义；妄者，谓有不当下之义。

治风分内外补泻

叶氏曰：此证外感内伤，相兼而成者也。至于仲景、无择、思邈则专主外感，河间、东垣、丹溪则专主内伤。内伤者，未必不由外邪侵侮而作；外感者，未必不本体虚，荣卫失调所致。今详邪浅者，宜先泻外感为主，补内伤佐之；邪深者，宜补内伤为主，泻外感佐之。或先散外邪，而后调补，或先补内伤而后宣解，全在活法，量标本轻重施治也。继而王安道论中风，分真中、类中，恐人一以风为外邪，故将三子所因，而分真类之目，固可使人易知，殊不知类之一字，原有本病之名，而特以外形相似他病，故可言类，如中寒中暑是也。若以昔人论风为真中风，而以河间主火，东垣主气，丹溪主湿为类中风，恐为不然。盖昔人论中风者，言其证也，三子论中风者，言其因也，知乎此，则中风之候详且明矣。愚故曰外感内伤相兼而成，或相因而为病，岂可以中风一证而歧为二哉。

治风分前后缓急

李氏曰：风证皆痰为患，故治以开关化痰为先，急则祛风，缓则顺气，久则活血。如真气渐复，痰饮渐消，或有风邪未退，羌活愈风汤调之。实者川芎茶调散，虚者万宝回春汤，未可全以风治也。

治风须药灸取效

本事方云：凡中风，续命、排风、风引、竹沥诸汤，及神精丹、茵芋酒① 之类，更加以灸，无不愈者。然此病积聚之久，非一日所能攻，皆大剂久而取效。《唐书》载王太后风喑不语，医者蒸黄芪防风汤数斛，以熏之得瘥。盖此类也。今人服三五盏求效，则责医也亦速矣。孟子曰：七年之病，必求三年之艾。久而后知尔。《肘后方》云：凡治中风，莫如续命之类。然此可扶持初病，若要收全功，火艾为良。中风皆因脉道不利，血气闭塞也，灸则唤醒脉道，而血气得通，故收全功。

论中风不当与痿证同治

丹溪曰：今世所谓风病，大率与诸痿证混同论治，由《局方》多以治风之药通治痿也。古圣论风痿，各有条目，源流不同，治法亦异。夫风病外感，善行数变，其病多实，发表行滞，有何不可。《局方》治风之外，又历述神魂恍惚，起便须人，手足不遂，神志昏愦，瘫痪㾓（同痪，音坛）曳，手足筋衰，眩晕倒仆，半身不遂，脚膝软弱，四肢无力，颤掉拘挛，不语语涩，诸痿等证，悉皆治之。不思诸痿皆起于肺热，传入五脏，散为诸证。其昏惑、瘛疭、瞀闷、瞀昧、暴病郁冒，蒙昧、暴暗、瘛昧，皆属于火。曰四肢不举，舌本强，足痿不收，痰涎有声，皆属于土，悉是湿热之病，当作诸痿论治，若以外感风邪治之，能免实实虚虚之过乎。若夫岐伯、仲景、孙思邈之言风，大意专指外感。刘河间之言风，明指内伤热证，实与痿证所言诸痿生于热相合。外感之邪有寒热虚实，而挟寒者多。内热之伤皆是虚证，无寒可散，无实可泻。《局方》本为外感立方，而以内伤热证混同一治，其为害也，似非细故。

楼氏曰：丹溪之论，盖因《局方》治中风猛浪，用发表行湿之药，戕贼血气，诛伐根本，不知补养之法，故引痿病以救《局方》之失，而其言如此。然《局方》所述中风手足不遂，起便须人，神魂恍惚，不语语涩等证，即《内经》热病相同，至于异处，不得不察。《针经·刺节真邪》云：真气去，邪独留，发为偏枯。痿论云：阳明虚则宗筋纵（前阴所聚之筋，为诸筋之会），带脉不引，而足痿不用（带脉起于季胁，围身一周，阳明虚则血气少，不能润养宗筋，故至弛纵。宗筋纵，则带脉不能收引，故足痿不为用也）。由是知手足不遂者，在偏枯则手足为邪气阻塞脉道而然，在痿病则阳明虚，宗筋纵，带脉不引而然也。痱病有言变志乱之证，痿病则无之也。痱病又名风痱，而内伤外感兼备，痿病独得于内伤也。痱病发于击仆之暴，痿病发于怠惰之渐也。凡此皆明痱与痿明是两疾也。

论风有真中兼中似中

李氏曰：西北风高，多真中，宜分治之。东南地湿，多兼中、似中，须审虚实治之。河间主火，东垣主气，丹溪主湿，三子所主虽殊，而实同也。况湿则中气不运而生痰，痰因火动而生风，又兼二子之见也。兼中者，东垣所谓非外邪径伤，乃本气病也。有醉后当风，头面多汗，善渴者，名曰漏风，宜黄芪六一汤加参、术、牡蛎、干葛。有房劳中风，下体多汗，曰内风，十全大补汤加附子、防风。如入风府曰脑风，入系头曰目风，在腠理为泄风，与漏风同，但身尽疼耳。久则为肠风，食后曰胃风，又名夹食中风，久则为下血。旧以西北风高，真中宜分脏腑经络调治，东南地湿，兼中、似中宜分气血虚

---

① 茵芋酒 "芋"原作"竿"，今改。

实痰火多少调治。然真中兼中，南北互有，且治脏腑者，可不分气血之虚实乎！治气血者，又可不分脏腑经络之邪多少乎！大抵外感重而内伤轻者，先须分表里法，祛风为主，次用气血痰法调治；内伤重而外感轻者，先用调补气血痰法为主，次分脏腑经络祛风。此活法也。

论类中风诸证

刘宗厚曰：按经云：风之伤人也，为病善行而数变，变至他证之类。故为治不得其病情者，往往或以风为他证，或以他证为风，皆不免乎得失之诮。惟近代河间、东垣、丹溪诸先生者出，始论他证之非中风，治法当异，此又卢氏治例，可谓深达病情之机者，即河间所论五志过极为病之例，非真中风也。而王安道又曰：人有卒暴僵仆，或偏枯，或四肢不举，或不知人，或死或不死者，世以中风呼之，而方书亦以中风治之，因尝考诸《内经》，论风为诸证，其卒暴僵仆，不知人，四肢不举者，并无所论，止有偏枯一语而已。及观《千金方》，则皆引岐伯之旨，《金匮要略》略具脉证，邪在络在经在腑在脏之异。由是观之，则卒暴僵仆、不知人、偏枯、四肢不举等证，固为因风而致者矣，乃用大小续命、西州续命、排风、八风等诸汤散治之。及近代河间、东垣、丹溪三子者出，始与昔人有异。河间主于火，东垣主于气，丹溪主于湿，反似风为虚象，而大异于昔人矣。吁！昔人之与三子者，果孰是欤，果孰非欤。若以三子为是，则三子未出之前，固有从昔人而治愈者矣；以昔人为是，则三子已出之后，亦有从三子而治愈者矣。故不善读书者，往往不得其奥。以余观之，昔人与三子之论，皆不可偏废，但三子以类乎中风之病，视为中风而立论，故使后人疑惑而不能决。殊不知因于风者，真中风也，因火、因气、因于湿者，类中风而非中风也。三子所论者，自是因火、因气、因湿，而为暴病暴死之证，与风何相干哉。如《内经》所谓三阴三阳发病，为偏枯痿痹，四肢不举，亦未尝必因于风而后能也。夫风火气湿之殊，望闻问切之间，岂无所辨乎。辨之为风，则从昔人以治，辨之为火、气、湿，则从三子以治，如此庶乎析理明而用法当矣。惟其以因火因气因湿之证，分而出之，则真中风病彰矣。所谓西北有中风，东南无中风者，其然欤否欤，斯辨诸子所论名实相紊，而不明真中风之异，可谓真切，又何疑丹溪东南无中风之语哉。夫风者，天地之大气也，五运之造化，四时之正令耳，上下八方，无所不至者。且人在气中，形虚者即感之伤之中之，有轻重不同，实八风虚实之异耳。矧有痿湿、火热、痰气虚诸证而似中风，故古今治例不一。是以徐先生折衷诸经之旨，辨以上诸证不得与中风同治，又岂惟三子所论哉。然王氏以扩充其例，因有是辨，亦不害其为叮咛也。

李氏曰：有五痹类风状，如中暑、中寒、中湿、痰厥、气厥、食厥、热厥、虚晕等证，皆卒倒不语。但风必有歪斜搐搦之证为异，虽内伤兼中亦然。但风懿、风痱、偏枯、痹风，四证见一，便作风治。惟有轻重缓急之分，轻者发过如故，或口舌无恙，手足颤拽者，大省风汤加人参、没药等分，水煎服，得汗即愈。或四肢无恙，口喎语涩者，古防风汤入麝一厘调服。或自醒能言，能食，惟身体不遂者，地仙丹。

薛氏曰：与中风相类者，则有中寒、中暑、中湿、中火、中气、食厥、劳伤、房劳等证。如中于寒者，谓冬月卒中寒气，昏冒，口噤肢挛，恶寒，脉浮紧，用麻黄、桂枝、理中汤之类。中于暑者，谓夏月卒冒炎暑，昏冒，痿厥，吐泻，喘满，用十味香薷饮之类。中于湿者，丹溪谓东南之人因湿土生痰，痰生热，热生风也，用清燥汤之类，加竹沥、姜汁。中于火者，河间所谓非肝木之风内中，六淫之邪外侵，良由五志过极，火盛水衰，热气拂郁，昏冒而卒仆也，用六味丸、四君子、独参汤之类。内有恚（胡桂切，音慧，恨也）怒伤肝，火动上炎者，用柴胡汤之类。中于气者，由七情过极，气厥昏冒，或牙关紧急，用苏合香丸之类。误作风治者死。食厥者，过于饮食，胃气自伤，不能运化，故昏冒也，用六君子加木香。劳伤者，过于劳役，耗损元气，脾胃虚衰，不任风寒，故昏冒也，用补中益气汤。房劳者，因肾虚精耗，气不归源，故昏冒也，用六味丸。此皆类中风者也。夫《内经》主于风，河间主于火，东垣主于气，丹溪主于湿。愚之斯论，僭补前人之阙[1]也。若夫地之南北，人之虚实，固有不同，大略相似，当随变治之。

论劳伤似中风

准绳云：有元气素弱，或过于劳役，或伤于嗜欲，而卒然厥仆，状类中风者，手必散[2]，口必开，非大剂参、芪，用至斤许，岂能回元气于无何有之乡哉。亦有不仆而但舌强，语涩，痰壅，口眼㖞斜，肢体不遂者，作中风治必殆，以六君子汤加诸汁治之。

论内因似中风

卢砥镜[3]曰：经云：神伤于思虑则内脱，意伤于忧愁则肢废，魂伤于悲哀则筋挛，魄伤于喜乐则皮槁，志伤于盛怒则腰脊难以俯仰也。何侍郎有女适夫，夫早世，女患十指拳挛，掌垂莫举，肤体疮

痏栗栗然，汤剂杂进，饮食顿减，几于半载。适与诊之，则非风也。正乃忧愁悲哀所致耳，病属内因。于是料内因药，仍以鹿角胶辈，多用麝香，熬膏贴痿垂处，渐得掌能举，指能伸，病渐近安。

论湿病似中风

元戎云：酒湿之为病，亦能作痹证，口眼㖞斜，半身不遂，浑似中风，舌强不正，当泻湿毒，不可作风病治之而汗也。《衍义》论甚当，《易简》所言与此相同。

论中气似风

许学士云：世言气中者，虽不见于方书，然暴怒伤阴，暴喜伤阳，忧愁不已，气多厥逆。往往得此病，便觉涎潮昏塞，牙关紧急，若便作中风用药，多致杀人。惟宜苏合香丸灌之便醒，然后随寒热虚实而调之，无不愈者。经云：无故而喑，脉不至，不治自已。谓气暴逆也，气复则已。审如是，则不服药自可。

刘宗厚曰：按气中之说，即七情内火之动气厥逆，由其本虚故也，用苏合香丸通行经络，其决裂之性如摧枯拉朽，恐气血虚者非所宜也。后云不治自复之意，盖警用药之失，实胜误于庸医之手也。

准绳云：中气因七情内伤，气逆为病，痰涎昏塞，牙关紧急。七情皆能为中，因怒而中者尤多，大略与中风相似。风与气亦自难辨，风中身温，气中身冷；风中多痰涎，气中无痰涎；风中脉浮，应人迎；气中脉沉，应气口。以气药治风则可，以风药治气则不可。才觉中气，急以苏合香丸灌之，候醒，继以八味顺气散加

---

① 阙　用同"缺"。
② 散　撒，放开。
③ 卢砥镜　即卢祖常，宋代医家，别号砥镜老人。著《续易简方论》等。

香附三五钱，或木香调气散。尚有余痰，未尽平复，宜多进四七汤及星香散。若其人本虚，痰气上逆，关格不通，上下升降，或大便虚秘，宜用三和丹。

论中食似风

准绳云：中食之证，忽然厥逆昏迷，口不能言，肢不能举，状似中风，皆因饮食过伤，醉饱之后，或感风寒，或着气恼，以致填塞胸中，胃气有所不行，阴阳痞隔，升降不通，此内伤之至重者，人多不识。若误作中风中气，而以祛风行气之药重伤胃气，其死可立而待。不若先煎姜盐汤，探吐其食，仍视其风寒尚在，以藿香正气散解之。气滞不行者，以八味顺气散调之。吐后别无他证，只用平胃散加白术、茯苓、半夏、曲、柏之类调理。如遇此卒暴之病，必须审问明白，或方食醉饱，或饮食过伤，但觉胸膈痞闷，痰涎壅塞，气口脉紧盛者，且作食滞治之。戴云：人之饮食，下咽而入肝，由肝而入脾，由脾而入胃，因食所伤，肝气不理，故痰涎壅塞，若中风然。亦有半身不遂者，肝主筋故也，治以风药则误矣。

薷按：复庵，名医也。饮食下咽而先入肝，于理难通，其必有谓矣。姑存之以俟问。

论中恶似风

准绳云：中恶之证，因冒犯不正之气，忽然手足逆冷，肌肤粟起，头面青黑，精神不守，或错言妄语，牙紧口噤，或头旋晕倒，昏不知人，即此是卒厥客忤，飞尸鬼击。吊死问丧，入庙登冢，多有此病。苏合香丸灌之，候稍苏，以调气散和平胃散服，名调气平胃散。

论卒中暴厥

准绳曰：经云：暴病卒死，皆属于火。注云：火性速疾故也。然初治之药，不寒而温，不降而升，甚者从治也。俗有中风、中气、中食、中寒、中暑、中湿、中恶之别，但见卒然仆倒，昏不知人，或痰涎壅塞，咽喉作声，或口眼㖞斜，手足瘫痪，或半身不遂，或六脉沉伏，或指下浮盛者，并可用麻油、姜汁、竹沥，调苏合香丸。如口噤，抉开①灌之。或用三生饮一两，加人参一两，煎成，入竹沥二三杯，姜汁少许；如抉不开，不可进药，急以生半夏为末，吹入鼻中。或用细辛、皂角、菖蒲为末吹入，得嚏则苏。此可以验其受病深浅，又知其可治不可治。若口开、手撒、遗尿者，虚极而阳暴脱也，速用大料参芪接补之，及脐下大艾灸之。

选要曰：若气虚阳脱，卒然倒仆，手足厥逆，自汗出，当用三建、星香、三生之类温经行湿，以回阳气。凡中风初中卒倒，牙关紧急，不省人事，可用苏合香丸灌之，候其苏醒，便不可用。若痰涎壅盛，宜用青州白丸子、苏合丸相合，用竹沥、姜汁灌之，然后用顺气之药治之，切不可骤用脑麝香燥治风之药，恐引风入于骨髓故也。如风痹顽麻，半身不遂，语言謇涩者，亦可用治风之药如铁弹丸、换骨、如圣，或酒浸之药，皆可用也。传心方云：治男子妇人涎潮于心，卒然中倒，当即时扶入暖室中，扶策正坐，当面作好醋炭熏之，令醋气冲入口鼻内，良久，其涎潮聚于心，自收归旧。轻者即时苏醒，重者亦省人事，唯不可吃一滴汤水入喉也。如吃汤水，则其涎永系于心络不能去，必成废人。凡中人，发直，吐沫摇

---

① 抉开 撬开。

头，上窜直视，口开手撒，眼合，气喘遗尿，不知人，或面赤如妆，或头面青黑，汗缀如珠，声如鼾睡，皆不可治。

准绳云： 旧说口开心绝，手撒脾绝，眼合肝绝，遗尿肾绝，声如鼾肺绝，皆为不治之证。然五证不全见者，速服参芪膏，灸脐下，亦有得生者。卒中，眼上戴不能视者，灸第二椎骨、第五椎上各七壮，一齐下火，炷如半枣核大。

丹溪曰： 初中昏倒，急掐人中至醒，然后用药。一人患滞（即痢）下，一夕昏仆，目上视，溲注汗泄，脉大无伦。此阴虚阳暴绝也，盖得之病后酒色。灸气海（穴在脐下一寸半）渐苏，服人参膏数升而愈。夏月卒倒为暑气，有因火者，内火外火，合而炎灼也。有因痰者，暑气激痰，塞碍心窍也，二者皆宜吐之，吐后用药调理。

论痰涎壅盛

丹溪云： 痰壅盛者、口眼㖞斜者、不能言者，皆当用吐法。轻者、醒者，用瓜蒂散，或虾汁，或稀涎散吐之。重者、口噤者，用藜芦少许，加麝，灌入鼻内吐之，一吐不已，再吐之。亦有不可吐者，虚甚故也。

准绳云： 痰涎壅盛者宜吐之，急救稀涎散、碧霞散，二药不大呕吐，但微微令涎自口角流出，自苏。痰涎壅盛，用橘红一斤，逆流水五碗煮数滚，去橘红再煮至一碗，顿服，白汤导之，吐痰之圣药也。竹沥、荆沥少佐姜汁，加入二陈汤、星香散中，乃必用之药。戴云：肥人多中风，以气盛于外而歉于内也。肺为气出入之道，人肥者必气急，气急必肺邪盛，肺金克肝木，胆为肝之腑，故痰涎壅盛，所以治之，必先理气为急。中后气未尽顺，痰未尽降，调理之剂，唯当以藿香正气散和

星香散煎服。此药非特可以治中风之证，中气、中恶、霍乱尤宜。中后体虚有痰，宜四君子汤和星香散，或六君子汤和之。脉沉伏无热者，用三生饮加全蝎一个。养正丹可以坠下痰涎，镇安元气，气实者以星香汤吞之，气虚者以六君子汤吞之。

论口噤

准绳云： 以苏合香丸，或天南星、冰片末，或白梅末擦牙。以郁金、藜芦末搐鼻。以黄芪防风汤熏。针人中、颊车各四分。白矾半两，盐花一分，细研揸（直皆切，揸平声）点牙根下，更以半钱匕（音比）绵裹，安牙尽头。用甘草比中指节，截作五截，于生油内浸过，炭火上炙，候油入甘草，以物斡开牙关，令咬定甘草，可人行十里许时，又换甘草一截，后灌药，极效。

丹溪云： 许学士治王太后病风，不能言而脉沉，其事急矣，非大补不可也。若用有形之汤药，缓不及事。乃以防风、黄芪，煎汤数斛，置于床下，汤气熏蒸，满室如雾，使口鼻俱受之，其夕便得语。此非智者通神之法不能回也。盖人之口通乎地，鼻通乎天，口以养阴，鼻以养阳。天主清，故鼻不受有形而受无形；地主浊，故口受有形而兼乎无形也。

论口眼㖞斜

准绳云： 经曰：木不及曰委和（阳和委屈，发生少也）。委和之纪，其动软戾拘缓。又云：厥阴所至为软，盖软缩短也。木不及则金化，缩短乘之，以胜木之条达也。戾者，口目㖞斜也；拘者，筋脉拘强也。木为金之缩短牵引，而㖞斜拘强也。缓者，筋脉纵也。木为金乘，则土寡于畏，故土兼化缓纵于其空隙，而拘缓者自缓也。故口目㖞斜者，多属胃土，然有

筋脉之分焉。经曰：足之阳明，手之太阳，筋急则口目为僻，眦急不能卒视，此胃土之筋为㖞斜也。又曰：胃足阳明之脉，挟口环唇，所生病者，口㖞唇斜，此胃土之脉为㖞斜也。口目常动，故风生焉。耳鼻常静，故风息焉。治宜清阳汤、秦艽升麻汤。或二方合用，黄芪二钱，人参、当归、白芍各一钱，甘草、桂枝各五分，升麻、葛根、秦艽各一钱，白芷、防风、苏木、红花、酒黄柏各五分，水酒各半煎，稍热服。初起有外感者，加连须葱白三茎同煎，取微汗，第二服不用。外以酒煮桂，取汁一升，以故布浸拓病上，左㖞拓右，右㖞拓左。筋急㖞斜，药之可愈，脉急㖞斜，非灸不可。目斜灸承泣，口㖞灸地仓，如未效，于人迎、颊车灸之。

戴云：中而口眼㖞斜者，先烧皂角烟熏之，以逐去外邪。次烧乳香熏之，以顺其血脉。

罗谦甫云：太尉中武史公年六十八岁，于至元十月初侍国师于圣安寺丈室中，煤炭火一炉在左边，遂觉面热，左颊微有汗，师及左右诸人皆出，因左颊疏缓，被风寒客之，右颊急，口㖞于右，脉得浮紧，按之洪缓。予举医学提举忽君吉甫专科针灸，先以左颊上灸地仓穴一七壮，次灸颊车二七壮。后以右颊上热手熨之，议以升麻汤加防风、秦艽、白芷、桂枝发散风寒，数服而愈。或曰：世医多以续命等药治之，今君用升麻汤加四味，其理安在。对曰：足阳明经起于鼻交頞（鼻茎也）中，循鼻外入上齿中，手阳明之经亦贯于下齿中，况两颊皆属阳明，升麻汤乃阳明经药，白芷又行手阳明之经，秦艽治口噤，防风散风邪，桂枝实表而固荣卫，使邪不能再伤，此其理也。夫病有标本经络之别，药有气味厚薄之殊，察病之

源，用药之宜，其效如桴鼓之应。不明经络所过，不言药性所宜，徒执一方，不惟无益，而又害之者多矣，学者宜细思之。

纲目云：《内经》治口眼㖞斜，多属足阳明筋。盖足阳明筋结颊上，得寒则急，热则弛。左寒右热，则左颊筋急，牵引右之弛者，而右随急牵引㖞向左也。右寒左热，则右颊筋急牵引左之弛者，而左随急牵引㖞向右也。故其治法，以火灸，且为膏油熨其急者，以白酒调和桂末，涂其弛者，又以桑为钩，以钩其舌吻之㖞斜处，使正平而高下相等。复以水调生桑灰于钩柄之坎缝处，连颊涂之，以收其弛。兼饮姜酒，啖美肉，使筋脉气和，以助外之涂熨。不饮酒者，自强其筋骨，以手拊拍其急处，使证自去也。

张子和云：东杞一夫患口目㖞斜，其两手急数如弦之张，有力而实，其人壮气充，风火交胜，与调胃承气汤六两，以水四升煎作三升，分作四服，令稍热啜之，前后约泻四五十行，去一两，次以苦剂投之，解毒数服，以升降水火，不旬日愈。《脉诀》云：热则生风。一长吏病口目㖞斜，予疗之，目之斜灸以承泣，口之㖞灸以地仓，俱效。苟不效者，当灸人迎。夫气虚风入而为偏，上不得出，下不得泄，真气为邪气所陷，故宜灸，所以立愈。（楼氏曰：此乃脉急㖞斜，故灸之愈。若筋急㖞斜，非灸可愈，必用服药及用燔针劫刺其急处，或用马膏涂法可愈。故承泣、地仓、人迎，皆足阳明胃脉之所发也）

李氏曰：风邪初入反缓，正气反急，牵引口眼㖞僻，或左或右，急掐人中，拔顶发，灸耳垂珠，粟米大艾三五壮。外用南星、草乌各一两，白及一钱，僵蚕[①]

---

① 僵蚕　"僵"原作"姜"，今改。

七枚为末，姜汁调涂喝处，正即洗去。内用正舌药，白附子、僵蚕、全蝎等分为末，酒调服二钱。

楼氏曰：凡半身不遂者，必口眼喝斜，亦有无半身不遂之证而喝斜者。

论失音不语

素问云：太阴所谓入中为喑者，阳盛已衰，故为喑也。内夺而厥，则为音痱，此肾虚也，少阴不至者厥也。夫肾者藏精，主下焦地道之生育，故冲任二脉系焉。二脉与少阴肾之大络，同出肾下，起于胞中，其冲脉因称胞络，为十二经脉之海，遂名海焉。冲脉之上行者渗（与浸同，渐渍也）诸阳，灌诸精，下行者渗三阳，灌诸络而温肌肉，别络结于跗。因肾虚而肾络与胞络内绝，不通于上，则喑。肾脉不上循喉咙，挟舌本，则不能言。二络不通于下，则痱厥矣。如是者，以地黄饮子主之，竹沥、荆沥、大梨汁各三杯，生葛汁、人乳汁各二杯，陈酱汁半杯和匀，隔汤顿温服。有痰者，涤痰汤；内热者，凉膈散加石菖蒲、远志为末，炼蜜丸弹子大，朱砂为衣，每服一丸，薄荷汤化下，名转舌膏。宝鉴诃子汤，正舌散，茯神散。

李氏曰：不语有数端，有风中心脾者，资寿解语汤。有风中心经者，小续命汤去桂、附，加菖蒲。有痰塞心窍者，导痰汤加菖蒲、人参、竹茹，或芩、连。有舌本强硬，语言不正者，用蝎梢二钱半，茯苓一两，薄荷二两为末，酒调服二钱，或擦牙尤妙。又有风热壅者，有血虚气虚者，有肾虚，及老人忽言不出者，十全大补汤去桂，加菖蒲、远志。卒倒歪斜不语，名风懿，身软有汗者生，汗不出，身直者死。痰由水化制火，闭塞心窍不语。热者，凉膈散加黄连，或牛黄清心丸。虚者，星香散、三生饮、导痰汤、小省风汤。

论半身不遂

准绳曰：经云，胃脉沉鼓涩，胃外鼓大，心脉小坚急，皆隔偏枯。男子发左，女子发右（男为阳，左亦为阳，故偏枯发左为逆。女为阴，右亦为阴，故偏枯发右为逆）不喑，舌转，可治（虽逆于经，未甚于脏，乃为可治），三十日起。其从者喑，三岁起（从，顺也。男以右为从，女以左为从。男发右，女发左，证虽从而声则喑，是外轻而内重也，故必三岁而起）。年不满二十者，三岁死（以气血方刚之年，见偏枯废疾，此禀赋不足，早凋之兆也，故三岁死）。盖胃与脾为表里，阴阳异位，更实更虚，更逆更从，或从内，或从外。是故胃阳虚则内从于脾，内从于脾则脾之阴盛，故胃脉沉鼓涩也。涩为多血少气，胃之阳盛，则脾之阴虚，虚则不得与阳主内，反从其胃，越出于部分之外，故胃脉鼓大于臂外也。大为多气少血，心者，元阳君主宅之，生血主脉，因元阳不足，阴寒乘之，故心脉小坚急。小者，阳不足也，坚急，阴寒之邪也，夫如是，心胃之三等脉，凡有其一，即为偏枯者，何也？盖心是天真神机开发之本，胃是谷气充大真气之标，标本相得，则胸膈间之膻中气海所留宗气盈溢，分布四脏三焦，上下中外，无不周遍。若标本相失，则不能致其气于气海，而宗气散矣。故分布不周于经脉则偏枯，不周于五脏则喑。即此言之，是一条可为后之诸偏枯者纲领也。未有不因真气不周而病者也。故治疗之法，倘不用黄芪为君，人参、当归、白芍药为臣，防风、桂枝、钩藤、竹沥、荆沥、姜汁、韭汁、葛汁、梨汁、乳汁之属为之佐使，而杂沓乎乌、附、羌、独之属，以涸荣而耗卫，如此死者，医杀之也。

荫按：丹溪云：大率多痰，在左挟死血与瘀血，在右挟气虚与痰，亦是无本杜撰之谈，不必拘之。古方顺风匀气散、虎骨散、虎胫骨酒、黄芪酒皆可用。外用蚕沙两石，分作三袋，每袋可七斗，蒸热一袋着患处，如冷，再换一袋，依前法数数换易，百不禁，瘥止。须羊肚酿粳米，葱白、姜椒、豉等煮烂熟，日食一具，十日止。

李氏曰：半身不遂，或只一肢不遂，此名偏枯，言不变，智不乱，病在肤腠之间，温卧取汗。

张子和云：一衲子① 因阴雨卧湿地，一年手足皆不遂，若遇阴雨，其病转加，诸医皆作中风、偏枯治之，用当归、芍药、乳香、没药、自然铜之类，久服反加大便涩，风燥生，经岁不已。戴人以舟车丸下三十余行，去青黄沫水五升，次以淡剂渗泄之，数日手足能举。戴人曰：受风湿寒三气合而为痹，水湿得寒而浮蓄于皮腠之间，久而不去，内舍脏腑，宜用去水之药可也。水湿者，人身中之寒物也。寒去则血行，血行则气和，气和则愈矣。

论四肢瘫痪

病机云：四肢不举，俗曰瘫痪。经谓脾太过，则令人四肢不举（又曰，土太过则敦阜。阜，高也，敦，厚也，既厚且高则令除去）。此真膏粱之疾，其治泻令气弱阳衰，土平而愈，三化汤、调胃承气汤选而用之。若脾虚，亦令四肢不举，其治可补，十全散、加减四物，去邪留正。（刘宗厚曰：四肢不举，世俗皆以为中风病，此云脾土太过不及，皆能致之，岂可一概用药乎）

李氏曰：四肢瘫痪，此名风痱。智乱不能言者，难治。其证身体无痛，缓则四肢不举，急则一身皆仰，或左瘫右痪，或一臂不遂，时复转移一臂，祛风化痰，调气养血为主，换骨丹、黑虎丹、神仙飞步丹。

丹溪云：寒则脉急，热则筋缓。缓因于弛长，缩因于短促，若受湿则弛，弛因于宽而长。然寒与湿，未尝不挟热，三者皆因于湿。然外湿非内湿无以启之，不能成病。致湿之由，酒面为多，鱼与肉继以成之，若甘滑烧炙，香辛硬物，皆致湿之因，慎之慎之，药中肯綮矣。若将理失宜，虽圣医不治也。天产作阳，气浮发热，先哲格言。但是患痿之人，若不能淡薄食味，吾知其必不能安全也。

论小便不利

洁古云：中风如小便不利，不可以药利之。既已自汗，则津液外亡，小便自少，若利之，使荣卫枯竭，无以制火，烦热愈甚。当俟热退汗止，小便自行也。

论遗尿

丹溪云：遗尿者属气虚，以参、芪补之。

准绳云：遗尿，浓煎参芪汤，少加益智子，频啜之。

论中风能食多食少食

丹溪云：中风人能食，盖甲己化土，脾盛，故能多食。此脾愈盛，下克肾水，肾水亏则病增，宜广服药，不欲多食，病能自愈。中风多食，风木盛也，盛则克脾，脾受敌，求助于食。经曰，实则梦与，虚则梦取。当泻肝木，治风安脾，脾安则食少，是其效也。少食者为气虚，宜参、芪、竹沥。

---

① 衲子　僧徒的自称或代称。

论预防中风

宝鉴云：凡人初觉大指次指麻木不仁，或不用者，三年内必有中风之疾也，宜先服愈风汤、天麻丸各一料。此治未病之法也。

薛立斋曰：预防之理，当养气血，节饮食，戒七情，远帏幕可也。若服前方以预防，适所以招风取中也。

李氏曰：凡觉手足麻木，肌肉蠕动，如有虫行，心神愦乱，宜乌药顺气散。如眉棱骨痛者，风之兆也，宜古防风汤加芩、连。预防之法，御风丹、五参散、史国公浸酒方、单豨莶丸。

集略云：风痰惟形盛气衰，恃壮无忌者多得之，以素不能谨于性情、酒色、劳佚① 之际也。调养之法，亦惟致谨于七情、房室、起居而已矣。务静以胜其躁，勿性躁以速毙也。勿用药杂乱以致郁，勿针灸过当以益虚，勿妄投热药以济火，勿过用凉药以坏胃。老子云：审汝药名，时汝饮啜，啬汝精神，持之岁月，纵不得为全人，亦不至为废人矣。

脉　法

要略云：脉微而数，中风使然。又云：头痛脉滑者中风，风脉虚弱也。又寸口脉浮而紧，寸口脉缓而迟，皆曰中风也。

脉经曰：浮而大者风。又浮而缓，皮肤不仁，风寒入肌肉。又滑而浮散者，瘫痪风。又诊人被风不仁，痿躄，其脉虚者生，坚急疾者死。

又曰：寸口沉大而滑，沉则为实，滑则为气，气实相搏，入于脏则死，入于腑则愈。此为卒厥不知人，唇青身冷，为入脏死。身温和，汗出，为入腑而复自愈。脉阳浮而滑，阴濡而弱，或浮而滑，或沉而滑，或微而虚，或微数，寸口或微而缓，或缓而迟，皆为中风之证。大法浮迟者吉，急疾者凶。又脉浮而通者易治，大数而急者死。

准绳云：风邪中人，六脉多沉伏，亦有脉随气奔，指下洪盛者。浮迟吉，坚大急疾凶。浮迟为寒，虚大为暑，不当暑则为虚。浮涩为湿，浮大为风，浮数无热亦为风。微而数，浮而紧，沉而迟，皆气中。风应人迎，气应气口。洪大为火，滑为痰。更当察时月气候，及其人之起居，参以显证，而定病之主名，以施治疗。

脉诀举要曰：中风脉浮，滑兼痰气，其或沉滑，勿以风治。或浮或沉，而② 微而虚，扶危温痰，风未可疏。又曰：阳浮而滑，阴濡而弱，此名中风，勿用寒药。

或云：若脾脉缓而无力者，最为难治。盖风喜归肝，肝木克脾土，则大便洞泄，故不治也。

---

① 劳佚　即劳逸。按"佚"，通"逸"。
② 而　如；象似。

卷一·中

中　风

治卒中暴厥方

易简三生饮　治卒中，昏不知人，口眼㖞斜，半身不遂，咽喉作声，痰气上壅。无问外感风寒，内伤喜怒，或六脉沉浮，或指下浮盛，并宜服之。兼治痰厥、饮厥及气虚眩晕，悉有神效。但口开手散，眼合遗尿，声如鼾鼻者难治。

南星一两　川乌去皮　生附子各半两　木香二钱半

上㕮咀，每服半两，水二盏、生姜十片煎至六分，去粗①，温服。或口噤不省人事者，用细辛、皂角各少许为细末，以芦管吹入鼻中，候喷嚏，其人少苏，然后进药。痰涎壅盛者，每服加全蝎四枚，仍用养正丹镇坠之。一方，气盛人止用南星半两，木香一钱，生姜七片，名星香散。一方，气虚人用生附子并木香，如前数煎，名附香饮。亦有用天雄代附子者。并治卒中始作，无克效。如真气虚，为风邪所乘，加人参一两，大效。因气中，以净汤化苏合香丸，乘热灌服，仍用前药汁浓磨沉香一呷许，再煎一沸服之。候服药已定，审的②是风，方用醒风汤、小续命汤之类。中寒，则附子理中汤、姜附之类。中湿，则白术酒、术附汤之类皆可用。痰饮厥逆，气虚眩晕，止守本方。如痰涎壅盛，声如牵锯，服药不下者，宜灸关元、气海穴。

摄生饮　治一切卒中，不论中风、中寒、中暑、中湿，及痰厥、气厥之类。不省人事者，初作即用此方，神效。

南星湿纸包煨　半夏滚水泡　南木香各一钱半　苍术生用　细辛　石菖蒲　生甘草各一钱

上锉作一服，加生姜七片，水煎温服。痰盛，加全蝎炙二枚。

大圣一粒金丹　治中风昏仆，舌强涎潮，瘫痪偏枯，顽痹麻痹，癫痫倒地，开目作声，项强反张，口噤直视。

大川乌炮，去皮尖　大附子炮，去皮脐　白附子炮，各二两　五灵脂　僵蚕炒，去系嘴　白蒺藜炒，去刺，各一两　白矾枯　朱砂另研　没药另研　麝香另研，各半两

上为细末，用京墨半两，新汲水磨汁，按和药匀，每两作六丸，用金箔二百片为衣，令自干。每服一丸，用生姜汁磨开，温酒半盏调服，被盖取微汗为效。

苏合香丸　治男子妇人中风、中气，牙关紧闭，口眼㖞斜，不省人事，及卒暴心腹疼痛，霍乱惊搐、厥逆中恶，劳瘵传尸，骨蒸，鬼魅瘴疠，并小儿急慢惊风。

白术　青木香　乌犀角屑　香附子炮，去毛　诃黎勒煨，去皮　白檀香　安息香另为末，用无灰酒一升煮为膏　麝香　沉香　朱砂研飞　丁香　荜拨各二两　龙脑③研　苏

———
① 粗（zhā渣）　药滓。
② 的　副词。确实。
③ 龙脑　冰片之别名。

合香油入安息膏内　熏陆香另研,各一两。

上为细末,入安息香膏,及炼蜜和匀,丸如龙眼大,用蜡封裹。每服开取半丸,病重者一丸,姜汤或温酒化下。凡人痰气,及中风痰涎壅上,喉中有声,不能下者,用青州白丸子同丸,生姜自然汁化下,立效。产妇中风,小儿惊风,牙关紧硬不开,及不省者,擦牙即开,然后用风药治之。

小儿吐泻、惊风、疳,先用火焙此药,然后用生姜、葱白自然汁化开,白汤调灌。脚气冲心,用蓖麻子去壳捶碎,和丸,敷贴脚心,疼痛即止。心腹绞痛,中满呕吐,姜汤化下。大人小儿感冒风寒,咳嗽痰喘,葱白和姜汤调下。中风狂乱,如见鬼神者,白汤调服。霍乱吐泻,心腹疼痛,或下白痢,及妇人产后中风,血晕泄泻,腹疼不思饮食,淡姜汤调下。若预避山岚瘴气,及气羸多病,清晨常用温酒调下一丸,尤妙。小儿用大绯绢袋盛,当心带之,一切鬼邪不敢近。

萌按:如病人初中风,喉中痰塞,水饮难通,非香窜不能开窍,故集诸香以利窍;非辛热不能通塞,故用诸辛为佐使。犀角虽凉,凉而不滞;诃黎虽涩,涩而生津。世人用此方于初中之时,每每取效。丹溪谓辛香走散真气,又谓脑麝能引风入骨,如油入面,不可解也。但医者可用之以救急,毋令人多服可耳,用者慎之。

还魂汤　治卒感忤,鬼击飞尸,诸奄忽气绝,无复觉,或已死绞口,口噤不开,去齿下汤,汤入口不下者,分病人发,左右捉,踏肩引之,药下复增,取尽一升,须臾立苏。

麻黄三两　桂心二两　甘草一两　杏仁七十粒

上㕮咀,用水八升煮取三升,分三服。《肘后方》云:张仲景方无桂心,只

三味。

麻黄膏　治中风不省人事,卒然倒地,此膏最妙。

择王相日乙卯者,拣麻黄一秤,拣去根一寸长,取东流水三石三斗,以无油腻铛①,量大小盛五七斗,可先煮五沸,掠去滓,遂旋添水,尽至三五斗以来,漉去麻黄,淘在盆中,澄定良久,用细罗子滤去滓,取清者,铛内再熬至一斗,再澄再滤,取汁再熬,至升半已来为度,只是勤搅,勿令着底恐焦了。熬时忌鸡犬阴人,澄时须盖覆,不得飞入尘土,其药放一二年不妨。如膏稠,用水解熬再匀。凡中风卒倒,用此膏加入汤药内服,或用此膏丸药亦可。

治卒中风口噤方

通关散　治卒中风邪,昏闷不省,牙关紧急,汤水不下。

细辛去叶,洗净　猪牙皂角去子,各一钱

上为极细末,每用少许,吹入鼻内取嚏,就提头发,立苏。候有喷嚏,渐可施治,无嚏不治。一方加半夏一钱,一方又加藜芦、苦参,或只以生半夏末吹入鼻中亦可。

开关散　治中风牙关已紧,无门下药。

天南星五分　龙脑少许

上二味捣为末,五月五日修治,每用一字至半钱,以中指蘸药,揩大牙左右二三十遍,其口自开,然后下药。一方用乌梅肉擦其牙关,牙关酸软则易开,此酸先入筋之故也。其不开者,筋先绝也,不治。

通顶散　治中风中气,昏愦不知人事,口噤不能开,急用此吹鼻即苏。

① 铛(chēng撑)　温器,似锅,三足。

藜芦　生甘草　川芎　细辛　人参各
一钱　石膏五钱

上为细末，吹入鼻中一字，就提顶中
发，立苏。有嚏者，肺气未绝，可治。

搐鼻通天散　治卒暗中风倒地，牙关
紧急，人事昏沉。

川芎　细辛　白芷　防风　薄荷　藜
芦各一钱　猪牙皂角去皮，三个

上为细末，用芦简纳药，每用少许，
吹入鼻中。

通顶散　治中风暗风，卒然倒地，昏
迷不省人事，及阴证，大效。

藜芦去芦，八钱　川芎二钱　石菖蒲
薄荷　蔓荆子各一两

上为细末，每少许吹入鼻中，须臾嚏
出，即愈。

青金锭　治男女中风痰厥，牙关紧
急，口不得开，难以进药，并双鹅喉闭，
不能言者，小儿惊风痰迷，并效。

元胡索三钱　麝香一分　青黛六厘　牙
皂十四枚，火煨

上共研为细末，清水调做锭，重五
分，阴干。每用一锭，取井花凉水磨化，
用绵纸蘸药汁，滴入鼻孔，喉内痰响，取
出风痰，一刻得生，见效如神，百发百
中。

稀涎散　治中风不语，牙关紧急，单
双乳蛾①。

江子仁六枚，每枚分作两半　牙皂三钱，切
片明矾一两

上先将矾化开，入二味搅匀，待矾枯
为末，每用三分，诸病皆愈。痰涎壅盛者
以五分灯心汤下。喉中之痰逆上者即吐，
膈间者即下。

一方　治口噤。
郁金　藜芦
上为末，水调搐鼻。

一方　白矾半两　盐花一分

上为细末，揩点牙根下，更以半钱
匕，绵裹安牙尽头。

一方　单用白盐，揩牙即开。

一方　用甘草，比中指节，截作五
截，于生油内浸过，炭火上炙，候油入甘
草，以物斡开牙关，令咬定甘草，可人行
十里许时，又换甘草一截，后灌药极效。

一方　治口噤，卒不得语。

附子捣末，纳管中，吹入喉中，立
安。（《千金翼》云：吹喉中恐是吹鼻中）

白术酒　治妊娠中风口噤，语言不
得。

白术　独活各一两　黑豆炒一合
上锉，以酒三升煮取一升半，去粗温
服，分四服。口噤者，斡开灌之，即汗，
即愈。

一方　治中风通身冷，口噤，不知人
事。

用独活四两，好酒一升煎半升，俟温
再服。

熏法　治中风口噤，药不下者。
用黄芪防风煎汤数斛，置床下，气如
烟雾熏之。

针法　针人中、颊车各四分。

治卒中痰涎壅盛方

稀涎散　治中风，忽然昏倒若醉，形
体昏闷，四肢不收，风涎潮于上，膈气闭
不通。

猪牙皂角四挺，肥实不蛀者，去黑皮　白
矾光明者，一两

一方有半夏一两。

上为细末，研匀，轻者五分，重者三
字，温水调灌下，不大呕吐，但微微令涎
出一二升，便得醒，醒后缓缓调治。不可
便大投药饵，恐过伤人。

———————
① 乳蛾　相当于扁桃体肿大一类病症。

　　荫按：清阳在上，浊阴在下，则天冠地履，无暴仆也。若浊邪风涌而上，则清阳失位而倒置矣，故令人暴仆。所以痰涎涌塞者，风盛气涌而然也。经曰：病发而不足，标而本之，先治其标，后治其本，故不与疏风补虚，而先为之吐其涎沫。白矾之味咸苦，咸能软顽痰，苦能吐涎沫。皂角之味辛咸，辛能利气窍，咸能去污垢。名之曰稀涎，固夺门之兵也。师曰：凡吐中风之痰，使咽喉疏通，能进汤液便止。若攻尽其痰，则无液以养筋，能令人挛急偏枯，此大戒也。

　　独圣散　治中风痰迷心窍，癫狂烦乱，人事昏沉，痰涎壅盛，及五痫心风等证。

　　甜瓜蒂一两，炒黄色，瓜黄熟脱落者佳

　　上为细末，每服五分或一钱，量人虚实用之，以熟水或酸齑汁①调下，以吐为度。如不吐，须臾再进一服，倘不止，以白汤止之，或葱汤亦妙，或麝香少许，研水饮之即解。凡行吐法，宜于天气清明之日行之，晦日难得吐，病暴急者不拘。如吐风痰，加全蝎半钱微炒；如有虫者，加猪油五七点、雄黄末一钱，甚者加芫花末五分，立吐其虫；如湿肿满者，加赤小豆末一钱；凡吐，令人眼番②，吐时令闭双目。此药不可常用，大要辨其虚实，实可用，虚不可用吐，可服降火利气，安神定志之药。

　　二圣散　治证同前。
　　常山一两　葱管藜芦半两
　　上为粗末，每服二钱，用水一钟煎至七分，食后温服。

　　三仙散　治证同前。
　　防风去芦　瓜蒂微火烘，各五钱　葱管藜芦一两
　　上为粗末，每服三五钱，以齑水二钟煎七八沸，去粗，又用齑水一钟煎至半

钟，却将先二钟药汁合作一处，再熬五七沸，去粗澄清，放温，徐徐服之，不必尽剂，以吐为度。

　　四灵散　治证同前。
　　瓜蒂一钱　人参芦二钱　赤小豆　甘草各一钱半
　　上为细末，每服一二钱，或少至半钱，量情与之，食后齑汁调下。

　　五元散　治证同前。
　　猪牙皂角不蛀者，去皮弦，炙　绿矾各一钱　明矾二钱　赤小豆一钱　葱管藜芦五钱
　　上为细末，每服半钱或一二钱，浆水调下。如牙关紧闭，斡开灌之。

　　六应散　治证同前。
　　郁金　滑石　川芎各等分
　　上为细末，每服一二钱，量虚实加减，以齑汁调，空心服。凡服吐药，不须尽剂，服药后约人行十里未吐，以温茶一钟入香油数点投之，良久，以鹅翎喉内徐徐牵引，得吐即止，未吐，再投吐药。如服吐药吐不止者，以麝香少许研水饮之，即解。

　　碧霞散　此药不大吐，但微微令涎自口角流出，自苏。
　　石绿上色精好者，研筛，水飞，再研取二三钱　冰片三四豆许
　　上研匀，以生薄荷汁合温酒调服。

　　分涎散　治中风涎潮作声，口噤，手足搐搦。
　　藿香　全蝎炒　白附子　南星炮，各一两　丹砂　腻粉　粉霜各二钱
　　上为细末，每服一钱匕至二钱，薄荷汤或茶汤调下，未吐利再服。

　　夺命散　治卒暴中风，涎潮气闭，牙关紧急，眼目上视，破损伤风，搐搦潮

————————
① 齑（jī 机）汁　酱菜汁。
② 番　用同"翻"。

作，及小儿急惊风证，并皆治之。

甜葶苈　香白芷　天南星　半夏汤泡，去滑　巴豆去壳不去油，各等分

上为细末，每服半钱，用生姜自然汁一呷调下。牙关紧急，汤剂不下者，此药辄能治之。小儿以利痰或吐为愈。

解毒雄黄丸　治中风卒然倒仆，牙关紧急，不醒人事，并解上膈壅热，痰涎不利，咽喉肿闭，一应热毒。

郁金　雄黄研飞，各二钱半　巴豆去皮油，十四个

上为末，醋煮面糊，丸如绿豆大，每服七丸，用热茶清下，吐出顽涎立苏，未吐再服。如牙关紧急，斡开灌下。

胜金丸　治中风卒倒，痰涎壅盛，气闭不通。

生薄荷半两　牙皂二两，槌碎，水一升，二味一处浸，取汁研成膏　瓜蒂为末，一两　藜芦为末，二两　朱砂半两，另研

上将朱砂末分为二份，一份与二味末研匀，用膏子搜和，丸如龙眼大，以朱砂一份为衣。温酒化下一丸，甚者二丸，以吐为度。吐即醒，不醒者，不可治。

楼氏曰：必用方论中风无吐法，引金虎碧霞为戒，且如卒暴涎生，声如引锯，牙关紧急，气闭不行，汤药不能入，命在须臾者，执以无吐法可乎，但不当用银粉药，恐损脾，伤人四肢尔。予用此数方，每每有验。

一方　治急中风，口闭涎上，欲垂死者，一服即瘥。

江子[①] 二粒，去皮膜　白矾如拇指大一块，为末

上将二味在于新瓦上煅，令江子焦赤为度，为末，炼蜜丸如鸡头大，每服一丸，绵裹放患人口中近喉处，良久吐痰，立愈。

一方　用胆矾一分为末，温黄酒调下，吐痰为度。

一方　治中风口噤，涎潮壅塞，吐涎。

用皂角一挺，去皮涂猪脂，炙黄为末，每服一钱匕，非时温酒服。如气实脉盛，调二钱匕；如牙不开，用白梅揩齿，口开即灌药，吐出风涎瘥。

一方　治中风不省人事，牙关紧急。

用藜芦一两，去芦，浓煎防风汤，洗过焙干切，炒黄褐色，捣末。每半钱温水下，以吐涎为效，如人行三里许未吐，再服。

秘方　治中风痰厥，昏迷卒倒，不省人事欲绝者。

用巴豆去壳，纸包槌油，去豆不用，用纸捻作条子，送入鼻内，或加皂角末，尤良。或用前纸条烧烟，熏入鼻内亦可。

一方　治中风不语，喉中如拽锯声，口中涎沫。

取藜芦一分，天南星一枚去浮皮，却于脐上剜一坑子，纳入藜芦，陈醋和面包裹，四面用火逼令黄色，用捣，再研极细，生面为丸如小豆大，每服三丸，温酒下。

一方　吐痰之圣药也。

橘红一斤，逆流水五碗，煮数滚，去租，再煮至一碗，顿服，白汤导之。

吹鼻散　治痰中欲绝。

用大茶子一颗、糯米七粒，共为细末，以些少吹入鼻中，吐出稠痰数碗，病者即醒。

太白散　治中风痰气欲绝，心头尚温，喉中绝响。此药下痰如神。

千年古石灰刮去土，为细末，水飞过，每服三钱，水一碗煎至七分，温服。

太元汤　治证同前。

---

① 江子　巴豆之别名。

染布活靛缸水一盏，温而灌之，即能言。

雄附醒风汤　治中风涎潮，牙关紧急，不省人事。

附子重七钱，一个　天雄　南星各重一两一个，并生去皮脐　蝎梢五钱

上㕮咀，每服五钱，水一盏半、生姜七片煎七分，不拘时服。

碧霞丹　治卒中急风，眩晕僵仆，痰涎壅塞，心神迷闷，牙关紧急，目睛上视，及五种痫病，涎潮搐搦。

石绿研九度飞，十两　附子尖　乌头尖　蝎梢各七十个

上三味为末，入石绿令匀，面糊为丸如鸡头实大，每服急用薄荷汁化下一丸，更入酒半合，温暖服之，须臾吐出顽痰，然后随证治之。如牙关紧急，斡开灌之，立验。

治初中气道闭塞方

乌药顺气散　治一切风气攻注四肢，骨节疼痛，遍身顽麻，手足瘫痪，言语謇涩，口眼㖞斜，先宜多服此药，疏通气道，然后随证投以风药。

乌药　陈皮去白，各二钱　麻黄去根节　川芎　白芷　僵蚕炒，去丝嘴　枳壳麸炒　桔梗　甘草炙，各一钱　干姜炮，五分

上㕮咀作一服，加生姜三片、大枣一枚，水煎，食远服。

荫按：治风先理气，此治标之剂也。然必邪实初病之人，方可用之。若气虚久病者，则勿与，宜以补剂兼之。

八味顺气散　凡中风，宜先服此药，以顺其气，次用治风之药。

人参　白术　白茯苓　青皮去穰　陈皮去白　白芷　乌药各一钱　甘草炙，五分

上㕮咀，水煎，食远服。痰盛，加半夏一钱、生姜三片。

经曰：邪之所凑，其气必虚。故用四君子以补气。治痰之法，利气为先，故用青、陈、芷、乌以顺气。气顺则痰行而无壅塞之患，此标本兼施之治也。

治风中腑方

（中腑者，多著四肢，手足拘急不仁，面显五色，恶风寒。脉浮为在表，治用发散之剂）

小续命汤　治卒暴中风，不省人事，半身不遂，口眼㖞斜，手足颤掉，语言謇涩，肢体麻痹，神情昏乱，头目眩晕，痰涎壅盛，筋脉拘挛，及脚气缓弱，不能动履屈伸。凡外有六经之形证则从此方加减，以发其表。

麻黄　人参　黄芩酒炒　芍药酒炒　川芎　甘草炙　杏仁去皮尖，炒　防己去皮　桂枝各一钱　防风去芦，一钱半　附子炮，去皮脐，五分

上㕮咀，加生姜五片、枣一枚，水煎，食前热服。

凡中风，不审六经之形证，加减用药，虽治之，不能去其邪也。《内经》云：开则洒然寒，闭则热而闷。知暴中风邪，宜先以加减续命汤随证治之。太阳经中风，无汗恶寒，麻黄续命主之，依本方加麻黄、杏仁、防风各一倍。太阳经中风，有汗恶风，桂枝续命主之，依本方加桂枝、芍药、杏仁各一倍。阳明经中风，身热无汗，不恶寒，白虎续命主之，依本方加石膏、知母各一钱，或云去附子。阳明经中风，身热有汗，不恶风，葛根续命主之，依本方加葛根二钱，桂枝、黄芩各加一倍。太阴经中风，无汗身凉，附子续命主之，依本方加附子一倍，干姜一钱。少阴经中风，有汗无热，桂附续命主之，依本方加桂枝、附子、甘草各一倍。六经混淆，系之于少阳、厥阴，或肢节挛痛，或

麻木不仁，宜羌活连翘续命主之，依本方加羌活、连翘各一钱。

大法：春夏加石膏、知母、黄芩，秋冬加官桂、附子、芍药；热者，去附子加白附子；筋急语迟，脉弦者，倍人参，加薏苡仁、当归，去黄芩、芍药，以避中寒；烦躁不大便，去桂、附，倍加芍药、竹沥；日久大便不行，胸中不快，加枳壳、大黄；语言謇涩，手足颤掉，加石菖蒲、竹沥；口渴，加麦门冬、葛根、天花粉；身痛发搐，加羌活；烦渴多惊，加犀角、羚羊角；多怒，加羚羊角；恍惚错乱，加茯神、远志；痰多，加南星；自汗，去麻黄；舌燥加石膏，去桂、附；或歌，或笑，或哭，语言无所不妄，加白术，倍麻黄、人参、桂枝；肥人多湿，加乌、附行经，用童便浸煮，以杀其毒。

附云岐子加减法：如精神恍惚，加茯苓、远志；心烦多惊者，加犀角屑半钱；骨节间烦痛有热者，去附子，倍芍药；骨节冷痛，倍用桂枝、附子；躁闷小便涩者，去附子，倍芍药，入竹沥一合煎；脏寒下痢者，去防己、黄芩，倍附子、白术（热痢不可用附子）；脚弱，加牛膝、石斛各一钱；身疼痛，加秦艽一钱；腰痛，加桃仁、杜仲各半钱；失音，加杏仁一钱；如或歌笑语无所不及者，用麻黄三钱，人参、桂枝、白术各二钱，无附子、防风、生姜，有当归一钱；自汗者，去麻黄、杏仁，加白术；春加麻黄一钱，夏加黄芩七分，秋加当归四钱，冬加附子五分。

金匮续命汤 治中风痱，身不收，口不能言，冒昧不知痛处，拘急不能转侧。

麻黄去节，三两 桂枝去皮 当归 人参干姜 石膏碎，绵裹 甘草炙，各二两 川芎一两 杏仁去皮尖，十四枚

上㕮咀①，水煎服。

疏风汤 治表中风邪，半身不遂，麻木，语言微涩，季春初夏宜服。

麻黄去节，二两 杏仁炒，去皮尖 益智仁各一两 炙甘草 升麻各五钱

上㕮咀，每服五钱，水一小碗煎至六分，趁温服，脚蹬热水葫芦，候大汗出，去葫芦，冬月忌服。

疏风汤 治表中风邪。

麻黄去节 羌活 防风去芦，各一钱半川芎 细辛去土叶 杏仁去皮尖，炒，各一钱甘草五分

上锉，加生姜三片，水煎，食前热服取汗。

排风汤 治风虚冷湿，邪气入脏，狂言妄语，精神错乱，及五脏风发等证。

当归酒浸 白术 川芎 白芍药 肉桂 防风 白鲜皮 杏仁 甘草各二两麻黄去节 茯苓各三两 独活三两

上粗末，每服三钱，姜四片，水煎服。

荫按：丹溪曰：此云治邪气入脏，而又曰风发，又似有内出之意。夫病既在五脏，道远而所感深，用麻黄以发其表，能不犯诛伐无过之戒乎。查刘宗厚曰：此与小续命汤相类，而无所发明，因世俗用之，故收入。

三黄汤 治中风手足急拘，百节疼痛，烦热心乱，恶寒，终日不食，兼半身不遂，失音不语。

麻黄五钱 独活四钱 黄芩三钱 黄芪细辛各二钱

上锉，以水六升煮取二升，分作三服。一服小汗，二服大汗。心热，加大黄二钱；腹痛，加枳实一枚；气逆，加人参一钱，悸，加牡蛎三钱；渴，加瓜蒌根三钱；先有寒，加附子一枚。

---

① 㕮咀 "㕮"字原脱，今补。

治风中脏方[①]

（中脏者多滞九窍，唇缓失音，耳聋鼻塞，目瞀，二便闭涩，为在里，治用攻下之剂）

三化汤 治中风，外有六经之形证，先以加减续命汤，随证治之，若内有便溺之阻隔，复以此导之。

厚朴去皮，姜汁炒　大黄　枳实麸炒羌活各三钱

上㕮咀，水一钟半煎至一钟，食前服，以微利为度。

荫按：洁古言：中脏者，大小便秘结。东垣云：内有便溺之阻隔。盖大小便秘结，不中脏者亦有之，有中脏而大小便不秘结者，二者当详辨而治。

牛黄通膈汤 初觉中风一二日，实则急宜下之。

牛黄研，三钱　朴硝研，三钱　大黄甘草炙，各一两

上四味，除研药为末，每服一两，水二盏（除牛黄朴硝外）煎至一盏，去粗，入牛黄、朴硝一半调服，以利为度。须动三两行，未利再服，量虚实加减。

麻仁丸 治肠胃热燥，大便秘结。

大黄蒸焙，一斤　厚朴去皮，姜汁炒　枳实麸炒　芍药各半斤　麻仁别研，五两　杏仁去皮尖，炒，五两半

上为末，炼蜜和，丸如桐子大，每服二十丸，临卧用温水下，大便通利则止。

润肠丸 治证同前，老人宜服。

麻子仁另研　大黄酒煨，各一两半　桃仁泥另研　当归尾　枳实麸炒　白芍药升麻各半两　人参　生甘草　陈皮各三钱　木香　槟榔各二钱

上除麻仁、桃仁另研，余俱为末，却入二仁泥，炼蜜丸如桐子大，每服七八十丸，温水食前下。

祛风至宝丹 治风邪中脏，痰涎昏冒，及治诸风热。

防风　芍药各一两半　石膏　黄芩桔梗　天麻　熟地黄　人参　羌活　独活各一两　川芎　当归各二两半　滑石三两　甘草二两　白术一两三钱　连翘　荆芥穗　薄荷　麻黄去根不去节　芒硝　黄连　大黄黄柏　细辛　全蝎各五钱　栀子六钱

上为末，炼蜜丸如弹子大，每服一丸，细嚼，茶酒任下，临卧服。

前四方专攻里邪，此方乃发表攻里兼施也。

荫按：中腑虽宜汗，然汗多则亡阳。中脏虽宜下，然下多则亡阴。要在以意消息，不可过度。若中腑兼中脏者，药必兼用，先表之而后通之。若欲表里兼攻，则用防风通圣散。是在详病证浅深而酌用之，慎勿差误也。

治风中经络方

大秦艽汤 治中风外无六经之形证，内无便溺之阻隔，但血弱不能养筋，故手足不能运动，舌强不能言语，宜养血而脉自荣，此方主之。

秦艽　石膏各二两　甘草　川芎　当归　芍药　羌活　独活　防风　黄芩　白芷　生地黄　熟地黄　白茯苓　白术各一两　细辛五钱

上锉，每服一两，水煎，温服无时。天阴雨，加生姜七片；春夏，加知母一钱；如心下痞，加枳实一钱；痰盛，加竹沥、姜汁；语言不出，加石菖蒲一钱。

吴氏曰：中风虚邪也，流而不去，其病则实，故用驱风养血之剂兼而治之。用秦艽为君者，以其主宰一身之风，石膏所以去胃中总司之火，羌活去太阳百节之风

---

① 治风中脏方　"方"字原脱，今补。

疼，防风为诸药中之军卒，三阳数变之风邪，责之细辛，三阴内淫之风湿，责之苓、术。去厥阴经之风，则有川芎，去阳明经之风，则有白芷。风热干乎气，清以黄芩。风热干乎血，凉以生地。独活疗风湿在足少阴，甘草缓风邪上逆于肺。乃当归、芍药、熟地者，所以养血于疏风之后，一以济风药之燥，一使手得血而能握，足得血而能步也。

虞氏曰：此方用芎、归、芍药、生地黄以补血养筋，甚得体。既曰外无六经之形证，但当少用羌活、秦艽，引用以利关节。其防风、独活、细辛、白芷、石膏等药，恐太燥而耗血，虽用此祛风，止可六分之一，尤宜加竹沥、姜汁同剂最好。总之，荫以臆度之，必的系风邪卒中，有外感而无内伤者，斯可用之，否则不可轻用也。经曰：邪之所凑，其气必虚。达者详之。

羌活愈风汤 治肝肾虚，筋骨弱，语言艰涩，精神昏愦，风湿内弱，风热体重，或瘦而一肢偏枯，或肥而半身不遂。大抵心劳则百病生，静则万病息。此药能安心养神，调理阴阳，使无偏胜。《保命集》云：内邪已除，外邪已尽，当服此药，以行中导诸经，久服大风悉去，纵有微邪，只从此药加减服之。如觉风动，服此不致倒仆。

羌活 甘草炙 防风去芦 黄芪去芦 人参去芦 蔓荆子 川芎 细辛去芦 枳壳去穰，麸炒 地骨皮 麻黄去根 知母 独活 白芷 薄荷 杜仲炒，断丝 秦艽去芦 柴胡去苗 半夏汤洗，姜制 厚朴姜制 防己 熟地黄 前胡 当归去芦 枸杞子 甘菊花以上各二两 黄芩 白茯苓各三两 芍药 石膏 苍术 生地黄以上各四两 官桂一两

上三十三味，重七十五两，㕮咀，每服一两，水二钟煎至一钟，温服。如遇天阴，加生姜三片煎，空心一服，临卧再煎粗服，俱要食远服。空心咽下二丹丸，谓之重剂；临卧咽下四白丹，谓之轻剂。是动以安神，静以清肺。假令一气之微汗，用愈风汤三两，加麻黄一两，匀作四服，每服加生姜五七片，空心煎服，以粥投之，得微汗则住。如一旬之通利，用愈风汤三两，加大黄一两，亦匀作四服，每服加生姜五七片，临卧煎服，得利为度。

此药常服之，不可失于四时之辅。如望春大寒之后，加半夏、柴胡、人参各二两，木通四两，此迎而夺少阳之气也。如望夏谷雨之后，加石膏、黄芩、知母各二两，此迎而夺阳明之气也。如季夏之月，加防己、白术、茯苓各二两，此胜脾土之湿也。如初秋大暑之后，加厚朴二两，藿香、桂各一两，此迎而夺太阴之气也。如望冬霜降之后，加附子、官桂各一两，当归二两，此胜少阴之气也。如得春气候减冬所加药，四时加减类此。虽立此四时加减，更宜临病之际，审证之虚实，土地之所宜，邪气之多少。此药具七情六欲四气，无使五脏偏胜，及不动于荣卫。如风秘服之，则永不燥结；久泻服之，能自调适。初觉风气，便服此药，及《局方》中天麻丸各一料，相为表里，乃治未病之圣药也。若已病者，更宜常服，无问男女小儿，风痫急慢，急慢惊风，皆可服之。如解利四时伤寒，随四时加减服。

荫按：此方品味太多，不免混杂而无专主之功，用者当量病加减。

四白丹 清肺气养魄。谓中风者多昏冒，气不清利也。兼能坚强骨髓。

白术 白茯苓 人参 香附 砂仁 甘草 防风 川芎各半两 白芷一两 羌活 独活 薄荷各二钱半 知母 细辛各二钱 藿香 白檀香各一钱半 麝香一钱，另研

龙脑另研 牛黄另研,各半钱 甜竹叶二两

上为细末,炼蜜丸,每两作十丸,临卧嚼一丸,煎愈风汤送下。

二丹丸 治健忘,养神定志,和血,内以安神,外华腠理。前方清肺,此方安神。清中清者,归肺以助天真;清中浊者,坚强骨髓。浊中之清者,荣养于神;浊中之浊者,荣华腠理。

熟地黄 天门冬 丹参各一两半 茯神 麦门冬去心 甘草各一两 菖蒲 远志去心 人参各半两 朱砂二钱,为衣

上为细末,炼蜜丸如桐子大,每服六十丸,空心用愈风汤送下。

天麻丸 风能动而多变,因热胜则动,宜以静胜躁①,是养血也,宜和。是行荣卫壮筋骨也,非大药不能治。

天麻酒浸三宿,晒干 牛膝酒浸三宿,晒干 萆薢另为末 元参各六两 附子一两,炮 杜仲七两,炒,去丝 独活五两 羌活十两,或云十五两 当归十两,全用 生地黄六两,一方用十六两

上为细末,炼蜜丸如桐子大,每服五七十丸,病大者,加至百丸,空心、食前温酒或白汤下,平明服药,日高饥则食,不饥则止。大忌壅塞,失通利。故服药半月,稍觉壅塞,微以七宣丸疏之,使药可为用也。

刘宗厚曰:秦艽汤、愈风汤、天麻丸三方,东垣云调经养血安神之剂,然风而挟虚,理宜补养。仲景治风虚脚气,用八味丸,略露端绪,而世人莫能扩充之也。《局方》骨碎补丸治肝肾风虚,换腿丸治足三阴经虚,专用疏通燥痰之药,既失之矣。此三方较之《局方》虽优,亦所得不偿所失也。何以为然,秦艽汤、愈风汤虽皆有补血之药,而行经散风之剂居其大半,将何以养血而益筋骨也。天麻丸养血壮筋骨,庶几近理。

治中风挟气方

乌药顺气散 治风气攻注,四肢骨节疼痛,遍身顽麻。及疗瘫痪,语言謇涩,脚气步履艰难,脚膝痿弱。

方见前气道闭塞条。

荫按:此方太阴阳明气药也。药性主治,恐未必然。严氏调气之说或出于此。

严氏八味顺气散

方见前气道闭塞条。

荫按:宗厚曰:严氏谓真气虚而得此疾,法当调气,故用此药补虚行气,虽此论迥出前人,其用药则未也。何者,四君子补脾胃中气药也,更用白芷去手阳明经风,乌药通肾胃间气,陈皮理肺气,青皮泄肝气。若风果在手阳明经,而肝肺肾胃之气实者可用。但人身经有十二,皆能中邪,五脏之气,互有胜负,此方安能尽其变乎。又况真气先虚之人,亦难用此药也,学者详之。

人参顺气散 治一应中风,宜先服此药,疏通气道,然后进以风药。

干姜炮 人参各一两 川芎 甘草炙 桔梗 白术 白芷 陈皮去白 麻黄各四两 厚朴四两,去皮,姜制 葛根二两半

上㕮咀,每服五钱,生姜三片,葱白二根,水煎,食后服。

顺风匀气散 治中风中气,半身不遂,口眼㖞斜,先宜服此。或风湿腰腿疼痛,亦宜服之。

白术四钱 天麻一钱 人参二钱 乌药三钱 青皮 甘草炙 沉香 白芷 紫苏 木瓜各半钱

上㕮咀,分二帖,每帖加生姜三片,水煎,食远服。一方加陈皮、枳壳、半夏,无甘草。

———————

① 躁 原作"燥",今改。

搜风九宝散 治挟气中风，痰虽微去，当先服此顺气，并开其关窍，不致枯废，然后进以风药。

天雄 大附子 沉香 防风 南星炮 地龙去土 薄荷叶 全蝎去毒 木香不见火，各等分

上咬咀，每服二钱，加生姜五片，水煎熟，入麝香少许，服不拘时。

乌附丸 去风疏气。

川乌二十个 香附子半斤，姜汁浸一宿炒

上焙为末，酒糊丸如桐子大，每服十数丸，酒下。肌体肥壮有风疾，宜服。

木香丸 疏风顺气，调荣卫，宽胸膈，清头目，化痰涎，明视听，散积滞。

槟榔 大黄煨，各二两 陈皮去白，焙 木香 附子炮 人参各一两 川芎 羌活 独活 官桂 三棱炮，各半两 肉豆蔻六个，去皮

上为细末，每料末二两，入牵牛净末一两，蜜丸桐子大，每服十丸至十五丸，临卧生姜橘皮汤下。此药治疗极多，不能具述。

治中风挟痰方

导痰汤 治痰饮语涩，头目眩晕，或胸膈留饮，痞塞不通。

半夏 南星 陈皮去白 茯苓 枳实炒，各一两 甘草五钱

上锉，每服四钱，加生姜三片，水煎服。加香附、乌药、沉香、木香磨服，名顺气导痰汤；加黄芩、黄连，名清热导痰汤；加羌活、防风、白术，名祛风导痰汤；加远志、菖蒲、黄芩、黄连、朱砂，名安神导痰汤。

星附汤 治中风痰壅，六脉沉伏，昏不知人。

附子生用，去皮 南星生用，各一两 木香半两，不见火

上咬咀，每服四钱，加生姜九片，水煎温服。虚寒甚者，加天雄、川乌，名三建汤。

荩按：风本于热，岂有虚寒之理。但肥白人多湿，故用以取效耳，非肥白人不可用。

星香汤 治中风痰盛，服热药不得者。

南星六钱 木香二钱

上咬咀，每服四钱，加生姜十片，水煎服。

星附散 治中风虽能言，口不歪斜，而手足軃拽[1]者。

天南星姜制 半夏 人参 白附子 白茯苓 川乌去皮脐 黑附子去皮脐 白僵蚕 没药各等分

上咬咀，每服五钱，水、酒各一盏煎八分，热服并进，得汗为度。

小省风汤 治卒急中风，口噤全不能言，口眼㖞斜，筋脉急掣疼痛，风盛痰实，头目旋眩，胸膈烦满[2]，左瘫右痪，手足麻痹，骨节烦疼，步履艰辛，恍惚不定，神志昏愦，一切风证可服。此方散风豁痰降火，可谓标本兼治者也。

防风去芦 天南星生用，各三钱 半夏汤洗 黄芩各二钱 甘草生用，一钱

上咬咀作一服，生姜五片，水煎，不拘时服。气逆加木香，气虚加附子、沉香，胸满加人参，头晕加天麻、全蝎，煎熟，入麝香少许。

大省风汤 治中风痰涎壅盛，口眼歪斜，半身不遂。

半夏生用 防风各一两 甘草炙，半两 全蝎去毒，二两 白附子生用 川乌生用 木香 南星生用，各半两

---

[1] 軃（duǒ 躲）拽 即軃曳。指四肢弛缓不收，全身无力解堕的状态。

[2] 烦满 即"烦懑"。"满"通"懑"。

上咬咀，每服五钱，水一盏，姜十片，煎七分，温服。

大省风汤　治中风痰涎壅盛，半身不遂，及历节痛风，筋脉拘急。

天南星生用，八两　防风四两　独活附子生用，去皮脐　全蝎微炒　甘草生用，各二两

上咬咀，每服四钱，生姜十片，水煎温服。

贝母瓜蒌汤　治肥人中风口喝，手足麻木，左右俱作痰治。

贝母　瓜蒌　南星　荆芥　防风去芦　羌活　黄柏　黄芩　黄连　白术　陈皮去白　半夏汤泡七次　薄桂　威灵仙　天花粉　甘草炙，各等分

上锉，每服七钱，加生姜三片，水煎，至夜服，多食湿面，加附子、竹沥、姜汁，酒一匙行经。

二香三建汤　治中风六脉虚极，舌强不语，痰涎壅盛，精神如痴，手足偏废，不能举用。此等证候不可攻风，止可扶虚。

天雄　附子　川乌皆生用，去皮脐，各二钱　木香一钱　沉香①水磨，旋入用

上咬咀，分二帖，每服水二钟、生姜十片煎八分，去粗，食远温服。

化风丹　治一切中风痰厥，风痫，牙关紧急，不省人事，及小儿惊风搐搦，角弓反张，发热痰嗽，喘促，并皆治之。

天南星牛胆制过，五钱　天麻煨　防风去芦　荆芥穗　羌活　独活　人参去芦　细辛　川芎各一钱

一方加木香五分，尤效。

上为细末，炼蜜丸如芡实大，朱砂为衣，薄荷煎汤，研化服。因气恼，用紫苏汤化下。如牙关口噤，用少许擦牙即开。

四神丹　治手足顽麻，痰涎壅盛，头目昏眩，肩背拘急。

天麻　南星　防风各一两　薄荷五钱

上为末，酒糊丸如绿豆大，每服二十丸，荆芥、生姜煎汤下。

三生丸　治痰厥头痛，中风痰涎壅盛者。

半夏　白附子　天南星各等分

上为末，生姜自然汁浸，蒸饼为丸如绿豆大，每服四五十丸，食后姜汤下。

青州白丸子　治男妇风痰壅盛，手足瘫痪，呕吐涎沫，及小儿惊风，并皆治之。

半夏生用，七两　天南星生用，二两　白附子生用，二两　川乌头去皮脐，生用，半两

上捣罗为末，以生绢袋盛，于井花水内摆出，未出者更以手揉令出，以滓更研，再入绢袋，摆尽为度，于瓷盆中日晒夜露，每日一换新水，搅而复澄，春五夏三，秋七冬十日，去水，晒干如玉片，碎研，以糯米粉煎粥清为丸如绿豆大，常服二十丸，生姜汤下，不拘时。如瘫痪风，以温酒送下。如小儿惊风，薄荷汤下三五丸。

加味青州白丸子　治卒中风邪，半身不遂，口眼喝斜，痰涎闭塞，及小儿诸风，并皆治之。

白附子　天南星　半夏　川姜一云川芎。各二两　天麻　白僵蚕　全蝎各一两　川乌头去皮尖，半两

上并生用为细末，面糊为丸如梧桐子大，每服三五十丸，生姜汤下，不拘时。如瘫痪风，温酒下；小儿惊风，薄荷汤下。

真方白丸子　治中风痰涎壅盛，口喝不语，半身不遂，及小儿惊风潮搐。初觉中风，可常服之，永无风疾壅隔之患。

大半夏汤泡七次　白附子洗净，略炮　天

---

① 沉香　原脱剂量。

南星略炮 天麻 川乌头去皮,炮 全蝎去毒,炒 枳壳去穰,麸炒 木香各一两

上为细末,生姜汁打糊丸如桐子大,每服二十丸,食后临卧茶清热水下。瘫痪风,酒下,日三服。小儿惊风,薄荷汤下二丸。此方散风豁痰,又能利气,比上二方尤为得之。

上清白附子丸 治诸风痰甚,头目疼眩,旋运① 欲倒,呕哕恶心,恍惚不安,神思昏愦,肢体倦痛,颈项强硬,手足顽麻。常服除风化痰,清利头目。

白附子炮 半夏汤洗 川芎 菊花 南星炮 僵蚕炒 陈皮去白 旋覆花 天麻各一两 全蝎炒,半两

上为细末,用生姜汁浸,蒸饼为丸如桐子大,每服三十丸,食远生姜汤下。

琥珀寿星丸 安神定志,去风化痰。

天南星一斤,掘深坑二尺,用炭火三十斤于坑内烧红,取出炭火,扫净,用好酒五升浇之,将南星趁热下坑内,用盆急盖讫,泥壅合,经一宿开,取出为末,入琥珀末一两,朱砂末五钱,和匀,以生姜汁煮糊熟,然后入猪心血三具搅匀,和末为丸如桐子大,朱砂为衣。每服五十丸,空心人参汤下,日三服,神效。

苏青丹 治风痰壅盛,手足瘫痪,及小儿惊风。

青州白丸子末三两 苏和香丸末一两

上二味和匀,用姜汁面糊为丸如桐子大,每服三四十丸,淡姜汤下。

脑朱丹 治诸风痰盛,头痛目眩,气郁积滞,胸膈不利。

朱砂二两二钱半 龙脑一钱 白附子炮,去皮脐 石膏煅红令冷,各半斤。

上为末,烧粟米饭丸如小豆大,朱砂为衣,每服三十丸,食后茶酒送下。

乌龙丸 治诸风。

乌头三两 天南星 半夏曲 僵蚕炒

乌药 白胶香另研,各半两

上为末,酒糊丸如桐子大,每服四丸,空心酒下。

局方八风丹

半夏白矾制,一两 白僵蚕炒 白附子炮,各五钱 滑石研 天麻酒浸 龙脑 麝香研,各二钱半 寒水石烧赤水飞,半斤

上为细末,入碾药再碾匀,炼蜜丸樱桃大。细嚼一丸,荆芥汤茶汤任下,食后服。

辰砂天麻丸

天麻二两 南星二两,姜汁浸,切片 川芎二钱半 白附子炮,五钱 白芷一钱八分半 麝香二钱二分半 朱砂② 五钱一分,一半入药一半为衣

上为细末,水糊丸如桐子大,每服二十丸,荆芥汤下,不拘时。

治中风挟火方

防风通圣散 治风热壅盛,表里三焦皆实者,此方主之。

防风 川芎 当归 芍药 大黄 麻黄 薄荷叶 连翘 芒硝各五分 石膏 黄芩 桔梗各一钱 滑石三钱 甘草二钱 荆芥 栀子 白术各二分半

上㕮咀作一服,加生姜三片,水煎,服不拘时。如痰嗽,加半夏一钱。

荫按:夫防风、麻黄,解表药也,风热之在皮肤者,得之由汗而泄。荆芥、薄荷,清上药也,风热之在巅顶者,得之由鼻而泄。大黄、芒硝,通利药也,风热之在肠胃者,得之由大便而泄。滑石、栀子,水道药也,风热之在决渎者,得之由小便而泄。风淫于膈,肺胃受邪,石膏、桔梗,清肺胃也,而连翘、黄芩又所以祛诸经之游火。风之为患,肝木主之,川

---

① 旋运 "运"通"晕"。
② 朱砂 据方名当为"辰砂"。

芎、当归、白芍，和肝血也，而甘草、白术又所以和胃气而健脾。刘守贞氏长于治火，此方之旨，详且悉哉。

清气宣风散 治上焦风热，气不升降，膈上有痰，兼治两目赤涩，耳鸣耳塞不听[①]。

川芎 生地黄 半夏汤泡七次 羌活 僵蚕炒，各八分 当归 白术 芍药各一钱 防风去芦 枳壳麸炒 甘菊花 陈皮 荆芥 升麻 黄连 栀子炒，各五分 蛇蜕炒 茯苓各六分 甘草三分

上咬咀，分二帖，每帖加生姜三片、枣一枚，水煎，食远服。

仙术芎散 治风热壅盛，头目昏眩，明目聪耳，消痰清神。

苍术米泔浸，一两 川芎 连翘 黄芩 菊花 防风 大黄 栀子 当归 芍药 桔梗 藿香各五钱 石膏二两 滑石 甘草各三两 荆芥 薄荷 砂仁各三钱

上咬咀，每服五钱，水煎，食后服。

川芎石膏汤 治风热上攻，头目昏眩痛闷，风痰喘嗽，鼻塞口疮，烦渴淋闷，眼生翳膜。此药清神爽志，宣通气血，治中风偏枯，解中外诸邪，调理诸病劳复传染。

川芎 芍药 当归 山栀子 黄芩 大黄 菊花 荆芥穗 人参 白术各半两 防风 连翘 薄荷 石膏各一两 寒水石 桔梗各二两 甘草三两 砂仁二钱半 滑石四两

上为末，每服三钱，水煎，食后服。水调亦得，忌姜醋发热物。

犀角防风汤 治一切诸风，口眼㖞斜，手足瘫痪，语言謇涩，四肢麻木。

犀角磨水，临服时入 羌活 防风 天麻 甘草炙 麻黄 独活 山栀子各五分 滑石一钱五分 石膏七分 荆芥 连翘 当归 黄芩 薄荷 桔梗 白术 细辛

全蝎炒，各四分

上锉，加生姜五片，水煎，稍热服，取汗。大便秘结，加大黄一钱。

泻青丸 治中风发热。不能安卧。此风热烦躁之故也。

当归 川芎 栀子炒黑 羌活 大黄酒蒸 防风 龙胆草各等分。

上为末，炼蜜丸如弹子大，每服一丸，竹叶汤化下。

蔺按：吴氏曰：肝主风，少阳胆则其腑也，少阳之经行乎两胁，风热相干，故不能安卧。此方名曰泻青，泻肝胆也。

犀角丸 除三焦邪热，疏一切风气，治风盛痰实，头目昏重，肢节拘急，痰涎壅滞，肠胃燥涩，大小便难。

黄连去须 犀角镑，各十两 人参二十两 大黄八十两 黑牵牛一百二十两，炒，另捣取粉六十两

上为细末，与牵牛粉合和，炼蜜丸如桐子大，每服十五丸至二十丸，临卧温汤下，更量虚实加减。

龙星丹 治诸风热，痰涎壅盛。

牛胆南星 朱砂另研，为衣，各三钱 片脑另研，三字 牛黄另研，三字 麝香另研，三字 全蝎 防风 薄荷各一钱 黄芩 黄连各二钱 青黛另研，一钱

上为细末，炼蜜丸如龙眼大，每服一丸，嚼化。

清凉丹 治风热壅实，上攻头面，口眼㖞斜，语言不正，肌肉瞤动，面若虫行，及治伤寒热盛，狂言昏冒，刚痉，及一切风热，并皆治之。

南星腊月牛胆制，四两 石膏 蝎梢去毒，各一两半 大黄 防风 犀角屑 甘草炙 白花蛇 朱砂 珍珠各一两 牛黄三钱，另研 片脑半两，另研

上为细末，研匀，炼蜜丸，每两作十

---

① 不听 不闻。即听力减退。

丸，每服一丸，食后临卧薄荷汤化下。

搜风丸　治中风痰热上攻，眩晕昏迷，心腹痞痛，大小便结滞。

黄芩　大黄　枳实麸炒，各二两　滑石
牵牛各四两　半夏皂角、生姜、白矾煮　茯苓　寒水石　生白矾各一两　南星同半夏制
薄荷各半两

上为细末，滴水丸如小豆大，每服五十丸，淡姜汤下。

搜风丸　治风热上攻，目昏耳鸣，鼻塞头痛，眩晕，及治躁热，上热，上壅，痰涎逆嗽，心腹痞痛，大小便结滞。

牵牛　滑石各四两　大黄　黄芩　蛤粉各二两　半夏　寒水石　白矾　干生姜各一两　天南星　薄荷　人参　茯苓各半两
藿香叶二钱半

上为末，滴水丸如小豆大，每服十丸，加至二十丸，生姜汤下，日三服。

活命金丹　治中风神不清。

大黄　朴硝　甘草各二两　栀子仁一两
连翘四两　黄芩　薄荷　青黛　板蓝根各一两

上为细末，炼蜜丸如弹子大，朱砂为衣，金箔盖。每服一丸，茶清化开，食后临卧服。

地黄煎　治热风心烦闷，及脾胃热，不下食，冷补方。

生地黄汁　枸杞根汁各二升　生姜汁酥各三升　荆沥　竹沥各五升　人参　天门冬各八两　茯苓六两　大黄　栀子各四两

上十一味，后五味捣为细末，先煎地黄等汁成煎，次纳药末搅匀，每服一匕，日再，渐加至三匕，觉利减之。

荆沥汤　治患风人多热，宜服。

荆沥　竹沥　生姜汁各五合

上三味相和，温暖为一服，每日旦服煮散，午复进此，平复乃止。煮散方见后瘫痪

治中风挟寒暑湿方

附子汤　治中风挟寒，手足不仁，口眼㖞斜，牙关紧急。

附子炮，去皮脐　细辛　桂心各五钱
人参　防风各六钱　干姜炮，六钱

上㕮咀，每服四钱，加生姜五片、枣一枚，水煎，食前服。或为末，酒调下二钱。

防风汤　治中风挟暑，卒然晕倒，口眼㖞斜。

防风　泽泻　桂心　香薷　干姜炮
白龙面炒，去皮尖　甘草炙，各等分

上㕮咀，每服四钱，水一盏半煎七分，食前服。

搜风散湿饮　治中风挟湿。

当归　白术　独活　防己　防风　羌活　藁本　白芷　川芎　薄荷　陈皮　桂枝　甘草

上锉，水煎服。

健脾清湿饮

白术　秦艽　当归　木瓜各一钱　川芎　陈皮　龙胆草　牛膝各八分　威灵仙　芍药　薄荷各六分　甘草四分

上锉，水煎服。

清湿搜风顺气汤　治心胸痰气闷塞，腰膝无力，湿热疮痒，背痛，头目不清。

白术　橘红　半夏汤炮　白茯苓各一钱
枳实麸炒　芍药酒炒　抚芎酒洗　山栀子姜汁炒，各八分　苍术米泔水浸，炒　黄连姜汁浸，炒，各六分　甘草四分

上加生姜七片，水煎服。冬月加防风七分、白芷八分、羌活五分。

治中风挟虚方

八味顺气散　治中风气虚，痰涎壅盛。

方见前气道闭塞条。

小引风汤

防风 独活 细辛 川芎 五味子杵炒 白芍药炒 人参 白术 白茯苓 甘草各等分

上锉，每服五钱，生姜三片、杏仁五个，水煎服。加麻黄、苁蓉、附子、当归、羚羊角等分，即大引风汤也。

万宝回春汤

治一切虚风胃弱，气血凝滞，脉络拘挛，瘫痪疼痛，痰涎壅盛，不可专用风药。

黄芪三分 白术二分 白芍药炒，五分 半夏 茯神各一分半 甘草 人参 陈皮 当归 川芎 生地黄 熟地黄 麻黄 防风 防己 黄芩 杏仁 肉桂 干姜 黑附子 香附子各一分 川乌 乌药 沉香各半分

上锉，加生姜，煎服。

防风汤

治中风内虚，脚弱语謇。

防风 川芎 独活 桂心 麦门冬去心 生地黄 杜仲姜汁炒 丹参各一两 石斛酒炒，一两半

上为粗末，每服五钱，水一大盏、枣二枚同煎至七分，去粗，温服。

芎归饮

治中风后人事虚弱。

川芎 当归酒浸 防风去芦，各等分

上咬咀，每服五钱，水一钟半煎半钟，不拘时服。

续命煮散

治风气留滞，心中昏愦，四肢无力，口眼瞤动，手足搐搦，烦渴饮水。此药能扶荣卫，养气血，去虚风，中虚自汗，及妇人产后中风，尤宜服之。

防风 独活 当归酒洗 人参 细辛 葛根 芍药 川芎 甘草 熟地黄 远志去心 荆芥各五钱 官桂二钱半 半夏四钱，汤泡

汗多不止，加牡蛎粉。

上咬咀，每服一两，生姜三片，水煎，服不拘时。

独活汤

治风虚昏愦，不自知觉，手足瘛疭，坐卧不安，或发寒热。若血虚不能服发汗药，及中风自汗，尤宜服之。

川独活 羌活 人参 防风去芦 当归酒洗 细辛 茯神去木 半夏汤泡 桂心 白薇 远志去心 菖蒲去毛 川芎各五钱 甘草三钱

上咬咀，每服一两，生姜五片，水煎，食后温服。

独活煮散

治风痹。

独活八两 川芎 芍药 茯苓 防风 防己 葛根各六两 羚羊角 当归 人参 麦门冬 桂心 石膏各四两 磁石十两 白术五两 甘草三两

上锉碎，分为二十四服，每服生姜、生地黄切片一升，杏仁二七枚，以水二升煮取七合，夜晚服，或日一服，或间日服。

气虚治验

罗谦甫曰：张安抚年六十一岁，己未冬月患半身不遂，语言謇涩，心神昏愦，烦躁自汗，表虚恶风，如洒水雪，口不知味，鼻不闻香臭，耳闻木音则惊怖，小便频多，大便结燥。欲用大黄之类下之，则平日饮食减少，不敢用。不然则又满闷，昼夜不得瞑目而寐，最苦于此，约有三月余。凡三易医，病全不减。至庚申三月七日，又因风邪，加之痰嗽，咽干燥，疼痛不利，唾多，中脘气痞似噎。予因思经云：风寒伤形，忧恐忿怒伤气，气伤脏乃病，脏病形乃应。又云：阳之气，以天地之疾风名之。此风气下陷入阴中，不能生发上行，则为疾矣。又云：形乐志苦，病生于脉，神先病也，邪风加之，邪入于经，动无常处。前证互相出现，治病必求其本①。论时月，则宜升

---

① 治病必求其本 "本"后原衍"邪气乃复"四字，今删。

阳、补脾胃、泻风木。论病，则宜实表里，养卫气，泻肝木、润燥，益元气。慎怒是治其本也。宜以

加减冲和汤 治之：

柴胡 黄芪各五分 升麻 当归 甘草炙，各三分 半夏 黄柏酒洗 黄芩 陈皮 人参 芍药各二分

上㕮咀作一服，水二盏煎至一盏，去粗温服。自汗，加黄芪五分，五味子二十粒。昼夜不得睡，乃因心事烦扰，心火内动，上乘阳分，卫气不得交入阴分，故使然也，以朱砂安神丸服之，由是昼亦得睡。十日后，安抚曰：不得睡三月有余，今困睡不已，莫非他病生乎？予曰：不然。卫气者，昼则行阳二十五度，夜则行阴二十五度。此卫气交入阴分，循其天度，故得睡也，何病之有焉。只有眼白睛红，隐涩难开。宜以

当归连翘汤 洗之：

黄连 黄柏各五分 连翘四分 当归 甘草各三分

上作一服，水二盏煎一盏，时时热洗。十三日后，至日晡，微有闷乱不安，于前冲和汤中又加柴胡三分，以升少阳之气，饮三服，至十五日，全得安卧。减自汗、恶寒、燥热，胸隔痞，原小便多，服药后小便减少，大便一二日一行，鼻闻香臭，口知味，饮食如常，脉微弦而柔和，按之微有力。止有咽喉中妨闷，会厌后肿，舌赤，早晨语言快利，午后微涩，宜以

元参升麻汤 治之：

升麻 黄连各五分 黄芩炒，四分 连翘 桔梗各三分 鼠粘子 元参 僵蚕 甘草各二分 防风一分

上㕮咀，总作一服，水二盏煎至七分，去粗，稍热噙漱，时时咽之。前证良愈，只有牙齿无力，不能嚼物，宜以

牢牙散 治之：

羊胫骨灰 升麻各二钱 生地黄 黄连石膏各一钱 白茯苓 人参各五分 梧桐泪三分

上为细末，入麝香研匀，临卧擦牙，后以温水漱之。安抚初病时，右肩臂膊痛无主持，不能举动，多汗出，肌肉瘦，不能正卧，卧则痛甚。经云：汗出偏沮，使人偏枯。余思《针经》云：虚与实邻，决而通之。又云：留瘦不移，节而刺之，使经络通和，血气乃复。又云：陷下者灸之，为阳下陷入阴中，肩膊时痛，不能运动，以火导之，火引而上，补之温之。以上病皆宜灸刺。为此先刺十二经之井穴，于四月十二日，右肩臂上肩井穴内先针后灸二七壮。及至灸疮发，于枯瘦处渐添肌肉，汗出少，肩臂微有力。至五月初八日再灸左肩井，次于尺泽穴各灸二十八壮，引气下行，与正气相接。次日臂膊又添气力，自能摇动矣。时值仲夏，暑热渐盛，以

清肺饮子 补肺气，养脾胃，定心气。

白芍药五分 人参 升麻 柴胡各四分 天门冬 麦门冬各三分 陈皮二分半 甘草生二分，炙二分 黄芩 黄柏各三分

上㕮咀 作一服，水二二盏煎至一盏，去粗，温服。食后汗多，加黄芪五分，后以

润肠丸 治其胸膈痞满，大便涩滞。方见前中脏。

初六日得处暑节，暑犹未退，宜微收，实皮毛，益胃气。秋以胃气为本，以

益气调荣汤 主之 本药中加时药，使邪气不得伤也。

人参三分，为臣，益气和中 陈皮二分，为佐，顺气和中 熟地黄二分，为佐，养血润燥泻阴火 白芍药四分，为佐，补脾胃微收，治肝木之邪

白术三分，为佐，养胃和中，厚肠胃　升麻二分，为使，使阳明气上升，滋荣百脉　当归二分，为佐，和血润燥　黄芪五分，为君，实皮毛，止自汗，益元气　半夏三分，为佐，疗风痰，强胃进食

甘草二分，炙，为佐，引用，调和诸药，温中益气　柴胡二分，为使，引少阳之气，使出于胃中，乃风行于天上　麦门冬三分，为佐，犹有暑气未退，故加之安肺气，得秋分节不用

上㕮咀作一服，水二盏煎至一盏，去粗，温服。忌食辛热之物，反助暑邪，秋气不能收也。正气得复而安矣。

治五脏风邪方

射干汤　治肝经受病，多汗，恶风，善悲，嗌干，善怒，时憎女子，目下青黄色，可治。急灸肝腧百壮，更宜行经顺气。若目下大段青黑，一黄一白者，不可治。

射干　白芍药各一两　薏苡仁二两　桂心　牡蛎　石膏各半两

上㕮咀，每服五钱，水二盏煎至一盏，去粗，不拘时温服。

犀角散　治肝脏中风，筋脉拘挛，手足不收，坐踞不得，胸背强直，胸膈胀满，面赤心烦，言语謇涩，或风流注四肢，上攻头面作痛，口眼㖞斜，脚膝痛乏。

犀角屑　石膏各一两　羌活　羚羊角各七钱半　人参　甘菊花　独活　黄芩炒　天麻　枳壳去穰，麸炒　当归　黄芪　川芎　白术　酸枣仁炒　防风　白芷各五钱　甘草炙，二钱半

上锉，每服五钱，加生姜五片，水煎服。

真珠丸　治肝虚为风邪所干，则魂散而不守舍，状若惊悸。

真珠母三钱，另研　当归　熟地黄各一两半　人参　酸枣仁　柏子仁各一两　犀角　茯神去木　沉香　龙齿各五钱　虎睛一对

加麝香三钱

上为细末，炼蜜为丸如桐子大，辰砂为衣，每服四五十丸，金钱薄荷汤食后吞下，日三服。

独活汤

独活黑者　人参　羌活　防风　细辛　沙参　五味子　白茯苓　半夏曲　酸枣仁　甘草各一两

上㕮咀，每服四钱，加生姜三片、乌梅半个，水煎，温服。

许学士曰：绍兴癸丑，予待次四明。有董生者，患神气不安，卧则梦飞扬，虽身在床，而神魂离体，惊悸多魇，通宵不寐，更数医无效。予为诊视之，询曰：医作何病治之？董曰：众皆以为心病。予曰：以脉言之，肝经受邪，非心也。肝经因虚，邪气袭之。肝藏魂者也，游魂为变，平人肝不受邪，卧则魂归于肝，神静而得寐。今肝有邪，魂不得归，是以卧则魂扬，若离体也。肝主怒，故小怒则剧。董生欣然曰：前此未闻也，虽未服药，似觉沉疴去体矣，愿求药治之。予曰：公且持此说，与众医议所治之方，而徐质之。阅旬日复至，云：医遍议古今方书，无与病对者。予处此二方以赠之，服一月而病悉除。此方以真珠母为君，龙齿佐之。真珠母入肝为第一，龙齿与肝同类者也。龙齿、虎睛，今人例以为镇心药，殊不知龙齿安魂，虎睛定魄，各言其类也。东方苍龙，木也，属肝而藏魂；西方白虎，金也，属肺而藏魄。龙能变化，故魂游而不定；虎能专静，故魄止而能守。予谓治魄不安者宜以虎睛，治魂飞扬者宜以龙齿。万物有成理而不说，亦在夫人达之而已。

一方　治肝中风，心神烦热，言语謇涩，不得眠卧。

竹沥　荆沥　葛根汁各三合　生姜汁　白蜜各一合

上五味相调和令匀，每温服一合，频频饮之。

竹沥汤 治中风入肝脾经，四肢不遂，舌强语謇。

威灵仙 附子炮 桔梗 防风 蔓荆子 枳壳 当归 川芎各等分

上为粗末，每服四钱，水一盏、竹沥半盏、生姜四片同煎至八分，去粗，温服，日三四，忌口。

远志汤 治心经受病，多汗，恶风，善怒，赤色，口不能言，但得偃卧，不可转侧，闷乱冒绝，汗出。风中于心也，唇色正赤，犹可治，急灸心俞百壮。或青黄不定，面色瞪瞪①，战栗动者，不可治。

远志去心，二钱半 人参去芦 石菖蒲 赤芍药各一两 羌活去芦 细辛洗，去苗 麻黄根，各半两 白术一两

上为细末，每服二钱，煎小麦汤下，不拘时，日进二服。

牛黄散 治心脏中风，恍惚恐惧，闷乱不得睡卧，语言错乱。

牛黄另研 麝香另研 犀角屑 羚羊角屑 龙齿另研 防风 天麻 独活 人参 沙参 茯神去木 川升麻 甘草炙 白鲜皮 远志去心 天竺黄另研，各二钱半 龙脑另研，一钱 朱砂水飞 铁粉另研 麦门冬去心，各一两

上为细末，每服二钱，煎麦门冬汤调下，不拘时。

麻黄散 治心脏中风，虚寒颤，心惊掣悸，语声混浊，口㖞，冒昧好笑。

麻黄去节 白术 防风 芎䓖 甘草炙 汉防己各半两 当归 人参 远志去心 川升麻 桂心 茯神去木 羌活去芦，各七钱半

上㕮咀，每服五钱，水一中盏、生姜五片煎至五分，去粗，入荆沥半合，更煎一二沸，温服无时。

茯神散 治心脏中风，精神不安，语涩昏闷，四肢沉重。

茯神去木 羌活 麻黄去节 龙齿另研，各一两 赤芍药 甘草炙，各半两 蔓荆子 薏苡仁 麦门冬去心 人参去芦 防风 远志去心 犀角屑各七钱半

上㕮咀，每服四钱，水一盏半、生姜四片煎至一盏，去粗，温服，不拘时。

犀角丸 治心脏中风，言语颠倒，神思错乱，头面心胸烦热，或时舌强语涩，惊悸不安。

犀角屑 羚羊角屑 天麻 防风 远志去心 羌活 沙参 茯神去木 川升麻 天门冬去心 葳蕤去皮 元参各七钱半 牛黄另研 麝香另研，各二钱半 龙齿另研 铁粉另研 朱砂水飞，各一两 金箔研 银箔研，各五十片

上为细末，炼蜜和，捣五七百下，丸如桐子大，每服五十丸，薄荷汤下，不拘时。

牛黄定志丸 治心经中风，精神不安。此药压惊镇心，化涎安神。

牛黄研 龙脑研 干蝎炒 僵蚕炒 白附子炮 南星牛胆制，各半两 雄黄研 乌蛇酒浸，去皮骨 天麻酒浸，焙 甘草炙，各一两 半夏汤泡七次 丹砂研，各二两 琥珀研，七钱半 麝香研，三钱半

上为细末，炼蜜丸如鸡头大，每服一丸，细嚼，荆芥人参汤下，食后临卧服。

石斛酒 治心脏中风，下注腰脚。除头面游风，兼补虚损。

石斛四两 黄芪去芦 人参 防风各一两半 丹砂水飞 杜仲去粗皮，锉 牛膝酒洗 五味子 白茯苓 山药 山茱萸 萆薢各二两 细辛一两 天门冬去心 生姜各三两 薏苡仁 枸杞子各半升

———————

① 瞪瞪 直视貌。按"瞪"，同"瞠"，直视

上㕮咀，酒五升同浸一宿，每服酒[1]二三合，加至一升。酒力须要相续，不可断绝。

白术汤　治脾经受病，多汗恶风，身体怠惰，四肢不动，不能饮食，口色黄者可治。其状但踞而腹满，通身黄色，口吐咸水，风中于脾也，急灸脾腧百壮。目下及手足青色者不可治。

白术　厚朴姜制　防风各一两　附子炮，去皮脐　橘皮去白　白鲜皮　五加皮各半两

上㕮咀，每服五钱，水二盏、生姜五片煎一盏半，去粗，温服无时。

防风散　治脾脏中风，手足缓弱，舌强语涩，胸膈烦闷，志意恍惚，身体沉重。

防风　麻黄去节　人参　川芎　附子炮，去皮脐　桂心　黄芪　赤茯苓　酸枣仁　白术　独活　桑白皮　羚羊角各七钱半　甘草炙，半两

上㕮咀，每服四钱，水一中盏、生姜五片煎至六分，去粗，温服不拘时。

防风散　治脾脏中风，多汗恶风，身体怠惰，四肢不能动，色微黄，不嗜食，舌强语涩，口㖞斜僻，肌肤不仁，腹胀心烦，翕翕发热，神思如醉，其脉浮缓，胸满痰涎，志意昏浊。

独活一钱半　防风　茯神去木　人参　附子炮，去皮脐　前胡　沙参　半夏汤泡七次　黄芪炒　旋覆花　羚羊角镑末　甘草炙，各一钱

上锉，加生姜，水煎服。

七圣散　治脾脏中风，心腹烦躁，头面微肿，冷汗频出。

枳壳去穰，麸炒　天麻各一两　川大黄　地骨皮　白蒺藜　川芎各半两　薏苡仁七钱半

上为细末，每服二钱，温水调下，不拘时。忌食生冷、油腻、猪、鸡。

五味子汤　治肺经受病，多汗恶风，时咳短气，昼瘥夜甚，其状偃卧，胸满息促，冒闷，风中于肺也。其鼻两边，下至于口，上至于眉，色白，急灸肺腧百壮。若色黄，其肺已伤，化而为血，不可治也。妄语，撮空指地，拈衣摸床，如此数日必死矣。

五味子　杏仁炒，去皮尖　桂心各半两　防风　川芎　赤芍药　甘草炙，各一两　川椒二钱半

上㕮咀，每服五钱，水二盏煎至一盏半，去粗，温服不拘时。

独活细辛散　治肺脏中风，胸满短气，冒闷汗出，嘘吸颤掉，声嘶体重。四肢痿弱，或头痛项强，背痛鼻干，心闷语謇。

独活　细辛　附子炮，去皮脐　甘菊花　麻黄去芦　白芷　五味子炒　紫菀茸　赤茯苓　肉桂　白术　川芎　桑白皮　防风　杏仁麸炒，去皮尖，各一钱　甘草炙，五分

上锉，水煎服。

萆薢散　治肾经受病，多汗恶风，面庞浮肿，脊骨痛，不能行立，肌肤变色，但坐而腰痛，此风中肾经也，视胁下左右上下有赤黄色如饼者，可治，急灸肾腧百余壮。齿黄，发须黄，面如土色者，不可治。

萆薢酒浸　狗脊　杜仲去皮，锉，炒　白茯苓各一两　何首乌　天雄炮，去皮脐　泽泻各半两

上为细末，每服二钱，米饮调下，无时。

独活散　治肾脏中风，腰脊疼痛，不得俯仰，两脚冷痹，缓弱不随，头昏耳聋，语音浑浊，肌色黧黑，四肢沉重。

独活　附子炮，去皮脐　当归酒洗　防

---

[1]　每服酒　"服"字原脱，据文义补。

风　天麻　桂心各一两　川芎　甘菊花　枳壳麸炒　山茱萸去核　黄芪炒　丹参　牛膝酒浸　萆薢酒浸　细辛　菖蒲　白术　甘草炙，各五钱

上锉，每服四钱，加生姜五片，水煎，温服无时。

治中风昏冒方

八风散　治风气上攻，头目昏眩，肢体拘急，皮肤瘙痒，瘾疹成疮，及治寒壅不调，鼻塞声重。

藿香半斤　白芷　前胡各一斤　黄芪　人参　甘草炙，各二斤　羌活　防风各三斤

上为细末，每服二钱，水一盏，入薄荷少许，煎至七分，去粗，食后温服。腊茶清调一大钱亦得。

一方㕮咀，每服一两，水煎，食后温服。

消风散　治诸风上攻，头目昏眩，顽背拘急，鼻塞声重，耳作蝉鸣，及皮肤顽麻，瘙痒，瘾疹，及妇人血风，头皮肿痒，并宜服之。

荆芥　防风　芎劳　藿香　陈皮　茯苓　甘草炙　僵蚕　蝉蜕去土炒，各二两　羌活一两　人参五钱

上㕮咀，每服八钱，加葱白二根，水煎，食后服。或为末，每服二钱，葱汤调下。

牛黄清心丸　治诸风缓纵不随，语言謇涩，心怔健忘，恍惚去来，头目眩冒，胸中烦郁，痰涎壅塞，精神昏愦；又治心气不足，神志不定，惊恐怕怖，悲忧惨戚，虚烦少睡，喜怒无时，或发狂癫，神情昏乱。

白术　防风　当归　白芍药　黄芩　麦门冬去心，各一两半　白茯苓　芎劳　杏仁去皮尖双仁，麸炒黄，另研　柴胡　桔梗各一两二钱半　人参去芦　神曲研　蒲黄炒，各二

两半　羚羊角屑，一两　麝香研，一两　肉桂去粗皮　大豆黄卷碎炒，各一两七钱半　龙脑研，一两　犀角屑二两　牛黄研，一两二钱　雄黄研飞，八钱　阿胶碎炒，一两七钱半　白蔹　干姜炮，各七钱半　干山药七两　甘草锉炒，五两　金箔一千二百片，内四百片为衣　大枣一百枚，蒸熟去皮核，研成膏

上除枣、杏仁、金箔、二角及牛黄、雄黄、脑麝四味另为末，余为细末，合一处和匀，用炼蜜与枣膏为丸，每两作十丸，金箔为衣。每服一丸，温水化下，食后服。或作圆眼核大，以黄蜡包裹，小儿惊痫，酌量多少，以竹叶汤温化。

至圣保命金丹　治中风口眼㖞斜，手足弹拽，语言謇涩，四肢不举，精神昏愦，痰涎并多。

贯众一两　生地黄七钱　大黄半两　青黛　板蓝根各三钱　朱砂研　牛黄　蒲黄　薄荷各二钱半　珠子研　龙脑研，各一钱半　麝香研，一钱

上为末，入研药和匀，蜜丸芡实大，金箔为衣。每用一丸，细嚼，茶清送下，新汲水亦得。如病人嚼不得，用薄荷汤化下，无时。此药镇坠痰涎，大有神效。

活命金丹　治中风不语，半身不遂，肢节痹疼，痰涎潮上，咽嗌不利，胸膈痞满，上实下虚，气闭面赤，汗后余热不退，劳病诸药不治，无问男女老幼，皆可服。

板蓝根　贯众　甘草　干葛　桂心　芒硝各一两　大黄一两半　珠子粉　牛黄　青黛　薄荷　生犀角各五钱　辰砂四钱，研，一钱为衣　麝香　龙脑各二钱

上为细末，和匀，蜜水浸蒸饼为剂，每两作十丸，就湿用朱砂，再用金箔四十片为衣，腊月修合，瓷器收贮，多年不坏。如疗风毒，茶清化下。解毒药，新汲水下。汗后余热劳病及小儿惊风，热病，用薄荷汤化下。

千金保命丹 治诸风瘫痪，不能语言，心忪[1]健忘，恍惚去来，头目晕眩，胸中烦郁，痰涎壅塞，抑气攻心，精神昏愦；又治心气不足，神志不定，惊恐怕怖，悲忧惨戚，虚烦少睡，喜怒不时，或发狂癫，及小儿惊痫，惊风抽搐不定，及大人暗风，并羊癫猪癫发叫。

朱砂　南星　僵蚕炒　犀角镑　麦门冬去心　枳壳　地骨皮　神曲　茯神去木　远志去心　人参　柴胡　毫车　天竺黄　防风　甘草　桔梗　白术　升麻各一两　荆芥　黄芩各二两　麻黄　白附子炮　雄黄　龙脑　胆矾　蝉蜕　天麻各半两　琥珀　牛黄各三钱　珍珠二钱　牙硝四钱　金箔一百片　脑子　麝香各少许

上为细末，炼蜜丸如弹子，每服一丸，薄荷汤化下，不拘时。忌猪、羊、虾、核桃，动风引痰之物及猪、羊血。更加大川乌炮去皮脐、半夏姜制、白芷、川芎各一两，猪牙皂角半两，和前药丸服，尤效。

局方至宝丹 疗卒中急风不语，中恶气绝，又疗心肺积热，及小儿诸痫，急惊，心热。

安息香一两半，为末，以无灰酒搅澄飞过，滤去砂石，约取净数一两，慢火熬成膏子　生乌犀屑　生玳瑁屑　琥珀　朱砂　雄黄各一两　牛黄半两　龙脑　麝香各二钱半　银箔　金箔各五十片，一半为衣

上将生犀、玳瑁为细末，入余药研匀，将安息香膏重汤煮，凝成后，入诸药和搜[2]成剂，入不津器中盛，旋丸如桐子大。每服三丸至五丸，人参汤下。小儿用一二丸。

一方加人参一两、天南星半两、龙齿四钱。

荫按：但凡用丹剂者，为风入骨髓，不能得出，故用龙、麝、牛、雄、犀、珀、珠、金，皆入骨髓透肌骨之剂，使风邪得以外出也。若中血脉，中腑之病，初不宜用龙麝牛黄，恐引风入骨髓，如油入面，莫之能出。若中脏，痰涎昏冒，烦热者，宜用之下痰，镇坠清神。

---

① 心忪（zhōng 忠）　心悸。按"忪"，心跳，惊惧。
② 搜　当作"溲"。"溲"，拌和。

卷一·下

中 风

治中风身痛方

蠲痹汤 治风湿相搏，身体烦疼，手足冷痹，四肢沉重。

当归酒洗 赤芍药煨 黄芪蜜炙 姜黄 羌活各二钱半 甘草五分

一方有防风一钱半。

上锉，水二钟、姜三片、枣二枚煎，服不拘时。

十味锉散 治中风血弱臂痛，连及筋骨，举动艰难。

附子炮，三两 当归洗 黄芪炙 白芍药各二两 川芎 防风 白术各一两半 肉桂一两 茯苓 熟地各七钱半

上锉，每服四钱，加生姜八片、枣三枚，水煎，食后临卧服。

追风如圣散 治风湿疼痛，如神效。

生草乌去皮，一两二钱 川芎 苍术酒浸一宿，晒干，各一两

上各为细末，称足分两，方合一处，每服一分或七八厘，临睡茶清调下，以被盖之出微汗，次日忌盐、醋半日。

驱风养血汤 治筋骨疼痛。

土茯苓一两五钱 杜仲酒炒，断丝 牛膝 白茯苓 秦艽 肉桂 生地黄各五钱 甘草炙，二钱半

上锉，每服五钱，用水煎熟，入酒服，不拘时。

三圣散 治半身不遂，口眼㖞斜，骨节疼痛，遍身尽痛，一切风疾，血脉凝滞，筋络拘挛，行步艰难。

元胡索炒 当归酒洗 官桂各等分

上为末，每服二钱，早晚各一服。如腰痛，加杜仲、茴香炒。

十龙换骨丹 治诸风半身不遂，手足疼痛。

羌活 独活 防风 何首乌 川芎 川乌火炮过 当归 海桐皮 天麻 草乌用水煮熟，等分

上为细末，炼蜜丸如弹子大，每服一丸，细嚼，热酒送下。病在上临卧服，病在下空心服。

定风丸 治半身不遂，日夜疼痛，不绝声者。

川乌 草乌 附子俱生姜煮过，各一两五钱 川椒一两

上为细末，酒糊丸如绿豆大，每服九丸，不可多服，日进三次，空心酒下。

铁弹丸 治卒暴中风，神志昏愦，牙关紧急，目睛直视，手足瘈疭，口面㖞斜，涎潮语涩，筋挛骨痛，瘫痪偏枯，或麻木不仁，或瘙痒无常，应是风疾，及打扑伤损，肢节疼痛，皆治之。通经络，活血脉。

乳香另研 没药另研，各一两 川乌头炮，去皮脐，为一两半 五灵脂酒浸，淘去砂石，干，四两，为末 麝香细研，一钱

上先将乳香、没药于阴凉处细研，次入麝，次入药末再研匀，滴水丸如弹子

大。每服一丸，食后临卧薄荷酒磨化服。

铁弹丸 治中风，瘫痪偏枯，筋挛骨痛，麻木不仁，皮肤瘙痒，及打扑伤损，肢节疼痛，并皆治之。此药能通经络，活血脉。

地龙去土 白胶香 防风 没药 草乌水温炮 白芷 木鳖子去壳 五灵脂 当归各一两 京墨三钱 麝香二钱，另研 乳香五钱

上为末，糯米糊为丸如弹子大，每服一丸，擂碎，用生姜酒化下，不拘时。

续命丹一名神授保生丹 治男子妇人左瘫右痪，口眼㖞斜，半身不遂，失音不语，遍身疼痛，打扑伤损，外感风邪，及诸风痫暗风，角弓反张，目睛上视，搐搦无时，但患风疾，皆可服之。

天南星用米泔水浸七日，每日换水，削去皮脐，薄切晒干，寒天加二日 川乌头用清水浸七日，同上制 草乌头制法如前，各六两 五灵脂清水淘去砂石，晒干，用姜汁浸晒十日，日添姜汁，直候色转黑，六两 地龙去土，水洗净，四两 滴乳香 没药 白僵蚕炒，断丝，去足嘴 羌活 天麻各二两 全蝎去毒，生用 白附子生用 辰砂 轻粉 雄黄各一两 片脑一钱半 麝香一钱二分半

上为细末，用生姜自然汁煮糯米饭，搜和作剂，于石臼内杵五千下，成锭子，晒干，以瓷罐收贮。每服一锭，生姜自然汁和好酒一处磨化，临卧通口热服，以衣被厚盖，汗出为度。服药后，忌诸动风之物三七日。

金弹子 治诸风、左瘫右痪，手足顽麻，半身不遂，口眼歪斜，寒湿筋骨疼痛，偏坠疝气等证。

天麻 升麻 草乌 防风 荆芥 石斛 细辛 半夏 白芷 羌活 秦艽 甘草 川芎 苍术 僵蚕 蝉退 全蝎 蜂房 乌药 当归 风藤 乳香 没药 朱砂 雄黄 金银花 两头尖① 何首乌

石菖蒲各五钱 木香三钱 麝香一钱

上共为细末听用，外取麻黄去节二斤、紫背浮萍八两，共用水煎浓，去粗，再熬成膏，和匀为丸如圆眼大，金箔为衣。每服一丸，葱、姜煎酒送下。

治中风小便不利方

三因白散子 治肝肾中风，痰涎壅塞，不语，呕吐痰沫，头目昏眩；兼治阴证伤寒，六脉沉伏，及霍乱吐泻，小便淋沥不通。

大附子去皮脐，生用 滑石桂府者，各半两 制半夏七钱半

上为末，每服二钱，水二盏、姜七片、蜜半匙煎七分，空心冷服。霍乱，加藿香；小便不利，加木通、灯心、茅根。

治口眼㖞斜方

古防风汤 治卒中，口眼㖞斜，言语謇涩，四肢如故，别无所苦。

防风 羌活各三钱 甘草一分

上锉，水煎，入麝一厘调服。一方取空青末如豆大一枚，含之即愈。

不换金丹 治中风口㖞。

荆芥穗 白僵蚕 甘草炙 防风去芦 天麻各一两 川乌头生用 白附子生用 羌活去芦 细辛去叶 川芎 蝎梢去毒，炒 藿香各半两 薄荷三两

上为细末，炼蜜和丸如弹子大，每服一丸，细嚼，茶清任下。如口㖞向左，用此药涂右腮上便正。

清阳汤 治眼㖞斜，颊腮紧急，胃中火盛，汗不出而小便数。

黄芪 当归身 升麻各二钱 葛根一钱半 炙甘草 红花 黄柏酒炒 桂枝各一钱 苏木 生甘草各五分

---

① 两头尖 竹节香附之别名。

上吹咀作一服，酒三盏煎至一盏三分，去粗，稍热食前服讫，以火熨摩紧急处即愈。夫口㖞筋急者，是筋脉血络中大寒，此药少代燔针，劫刺恶血，以去凝结，内泄冲脉之火炽。

一方 治中风，面目相引，口偏着耳，牙车急，舌不得转。

独活三两 竹沥 生地黄汁各一升

上三味合煎取一升，顿服，即愈。

秦艽升麻汤 治中风手足阳明经，口眼㖞斜，四肢拘急，恶风寒。

升麻 干葛 甘草炙 芍药 人参各五钱 秦艽 白芷 防风 桂枝各三钱

上吹咀，每服一两，水二盏、连须葱白三茎煎至一盏，去粗，稍热食后服药，毕，避风寒卧，得微汗出则止。

丹溪方 治一人口眼㖞斜，先自右边牙疼。

白术一钱半 南星一钱 防风 苍术 半夏各五分 茯苓 桂枝各三分 甘草炙，二分

上锉，水煎，入姜汁一合服。

定风饼子 治风客阳经，邪伤腠理，背脊强直，口眼㖞斜，体热恶寒，痰厥头痛，肉瞤筋惕，卒颈鼻渊，及饮酒过多，呕吐涎沫，头痛眩晕，如坐车船。常服解风邪伤寒，辟①雾露瘴气，爽慧神志，诸风不生。

天麻 川乌 南星 半夏 川姜 川芎 白茯苓 甘草生，各等分

上为细末，姜汁为丸如龙眼大，作饼子，朱砂为衣，每服一饼，细嚼，热姜汤下，不拘时。

枳茹酒 主口僻眼急，诸药不瘥，大验②。

枳实上青刮取末，欲至心止，得茹五升，微火炒去湿气，以酒一斗渍，微火暖，令得药味，随性饮之。

豆淋酒 治口㖞。

大豆三升炒令焦，好酒三升淋取汁，顿服，一日一服。

三蚣散 治诸风，口眼㖞斜。

蜈蚣三条，用蜜炙一条，酒浸一条，纸裹煨熟一条 白芷半两 南星三个，每个切作四块，逐个如蜈蚣法制

上为细末，入真麝香少许，热酒调一盏，食后服。

牵正散 治中风口眼㖞斜，无他证者。

白附子 白僵蚕 全蝎去毒，并生用，各等分

上为末，每服二钱，热酒调下，不拘时。

一方 治中贼风，口偏不能语者。

吴茱萸一升，清酒一升，和煮四五沸，服半升，日三服，得少汗瘥。

涂法 《内经》治口眼㖞斜，多属足阳明筋病。盖足阳明筋结颊上，得寒则急，得热则弛，左寒右热，则左颊筋急，牵引右之弛而右随急，牵右㖞者左也。右寒左热，则右颊筋急，牵引左之弛者而左随急，牵左㖞向右也。故其治法，以火灸，且为之膏油熨其急者，以白酒调和桂末，涂其弛者，又以桑为钩，钩其舌吻之㖞僻处，使正平而高下相等，复以水调生桑灰，于钩柄之坎缝处，连颊涂之，以收其弛。兼饮姜酒，啖美肉，使筋脉气和，以助外之涂熨。不饮酒者，自强其筋骨，以手拊拍其急处，使证自去也。

改容膏 治中风，口眼㖞僻。

蓖麻子一两 真冰片三分

寒月加干姜、附子各一钱。

上共捣为膏，㖞僻在左，以此膏敷其

---

① 辟 通"避"。
② 大验 此二字原在"诸药不瘥"之前，文义不通。今据文义乙正。

右，在右，以此膏敷其左。今日敷之，明日改正，故曰改容。或以蜣螂冰片敷之，或以鳝鱼血冰片敷之，皆良。盖此三物者，皆引风拔毒之品也，佐以冰片，取其利气而善走窍，佐以姜、附，取其温热而利严寒。此惟冬月加之，他时弗用也。

天仙膏 治卒暴中风，口眼㖞斜。

天南星一大个　白及二钱　大草乌头一个　僵蚕七个

上为末，用生鳝血调成膏，敷㖞处，觉正洗去。

天南星膏 治同前。

天南星不拘多少

上为末，用生姜自然汁调，左㖞贴右，右㖞贴左，如正洗去。

一方 用蓖麻子去壳捣烂，右㖞涂左，左㖞涂右，或取鳝鱼血，入麝香少许，涂之即正。

一方 酒煮桂枝汁一升，以故布浸拓病上则正。左㖞斜拓右，右㖞斜拓左。此秘方不传，常用大效。

一方 大皂荚一两去皮子，捣筛，以三年石灰末水和，左㖞涂右，右㖞涂左，干又涂之。

一方 取硬石灰一合，以醋炒和泥，于患偏风牵口㖞斜人口唇上不患处一边涂之，立便牵正。

一方 牡蛎　附子　矾石　灶下黄土各等分

上四味为末，取三年雄鸡冠血和药敷其上，持镜看，候欲复故，便急洗去之，不速去便过，不复还也。《千金翼》云：偏左涂右，偏右涂左。

一方 治中风口㖞。

用巴豆七枚，去皮烂研，㖞左涂右手心，㖞右涂左手心，仍以暖水一盏，安向手心，须臾即便正，洗去药，并频抽掣中指。

治中风口㖞灸法

以笔管五寸长插入耳内，外以面塞四围，勿令透风，一头以艾灸七七壮，右㖞灸左，左㖞灸右，耳痛亦灸得。又法于耳垂下，用麦粒大艾柱灸三壮，左㖞灸右，右㖞灸左。

治失音不语方

涤痰汤 治中风，痰迷心窍，舌强不能言。

南星姜制　半夏汤泡七次，各二钱半　枳实麸炒　茯苓各二钱　橘红一钱半　石菖蒲　人参各一钱　竹茹七分　甘草五分

上作一服，水二钟、生姜七片煎至一钟，食后通口服。

清心散 治舌强不能言语。

青黛　硼砂　薄荷各二钱　冰片　牛黄各三分

上为细末，先以蜜水洗舌上，后以姜汁擦之，将药蜜水调稀，擦舌本上。

诃子汤① 治诸风，失音不语。

诃子①四个，半生半炮　桔梗一两，半生半熟　甘草一寸，半生半熟

上为细末，每服五钱，用童子小便一钟煎至七沸，温服。甚者不过三服效。

正舌散 治中风，舌强语塞。

雄黄研　荆芥各等分

上为末，每服二钱，用豆淋酒调下。

茯神散 治中风，舌本强硬，语言不正。

茯神去木微炒，一两　薄荷焙，二两　蝎梢去毒，二钱五分

上为末，每服一二钱，温酒调下。

转舌膏 治中风瘫痪，舌塞不语。

连翘　薄荷各一两　栀子炒　大黄酒浸炒　黄芩酒炒　朴硝一方用玄明粉　甘草各五

① 诃子　"诃"原作"柯"，今改。

钱　远志甘草水炮，一两　石菖蒲六钱

上为细末，炼蜜丸如弹子大，朱砂为衣，每服一丸，细嚼，薄荷汤化下，食后临卧服。

一方加桔梗、防风各五钱，川芎、犀角各三钱，柿霜一两。

三圣散　治中风，舌强不语，痰涎壅滞者。

没药研　琥珀研，各二钱　干蝎七枚，全者，炒

上为细末，每服三钱匕，用鹅梨汁半盏，皂角末一钱匕，浓煎汤一合，与梨汁相和调下，须臾吐出涎毒，便能语。

神仙解语丹　治中风，语言不正。

白附子炮　石菖蒲　远志去心　全蝎　羌活　天麻　南星炮，各一两　白僵蚕半两

上为细末，炼蜜丸如绿豆大，每服二三十丸，薄荷汤下。一方有木香，无僵蚕，用面糊丸。

资寿解语汤　治心脾中风，舌强不语，半身不遂。

防风去芦　附子炮　天麻　酸枣仁各一两　羚羊角屑　官桂各七钱半　羌活　甘草各五钱

上㕮咀，每服四钱，水一盏煎八分，去粗，入竹沥两匙，再煎数沸，温服。

地黄饮子　治舌喑不能言，足废不能用，肾虚弱，其气厥，不至舌下。

熟地黄　巴戟去心　山茱萸去核　肉苁蓉酒浸，焙　附子炮　五味子　白茯苓　菖蒲　远志去心　麦门冬去心　官桂　石斛各等分

上为末，每服三钱，生姜五片、枣一枚、薄荷七叶、水一盏半煎八分，服无时。

一方　治中风不语。

取龟尿少许，点于舌，神效。取龟尿法，置龟于新荷叶上，以猪发鼻内戳之，立出。

治半身不遂方

顺风匀气散　治中风中气，半身不遂，口眼㖞斜，先宜服此。

方见前挟气条。

愈风润燥汤　治半身不遂，口眼㖞斜，头目眩晕，痰火炽盛，筋骨时疼。此乃原于血虚血热，挟痰挟火，经络肌表之间，先已有其病根，后因感冒风寒，或过嗜醇酒膏粱而助痰火，或恼怒而逆肝气，遂有此半身不遂之证。其在于经络肌表筋骨之间，尚未入脏腑，并以此方治之。盖此方有补血活血之功，不致于滞；有健脾燥湿消痰之能，不至于燥。又清热，运动疏风，开经络，通腠理，内固根本，外散病邪，王道剂也，多服见功。

白术　川芎各一钱半　南星　半夏　芍药　茯苓　天麻各一钱　川当归　生地黄　熟地黄　牛膝　酸枣仁　黄芩　橘红各八分　羌活　防风　桂各六分　红花　甘草炙，各四分　黄柏三分

上水煎，入竹沥、姜汁，侵晨服。

全生虎骨散　治半身不遂，肌肉干瘦，名曰偏枯。忌用麻黄发汗，恐津液枯竭，惟当润筋去风。

当归二两　赤芍药　续断　白术　藁本　虎骨各一两　乌蛇肉半两

上为细末，每服二钱，食后温酒调下。骨中疼痛，加地黄二两；脏寒自利，加天雄半两。

虎胫骨酒　治中风偏枯不随，一切诸风挛拳。

石斛去根　石楠叶　防风　虎胫骨酥炙　当归　茵芋叶　杜仲炒　牛膝　川续断　芎䓖　金毛狗脊燎去毛　巴戟去心，各一两

上锉如豆大，以绢囊盛之，用无灰好腊酒一斗，渍十日，每热服一盏，无时，

有量服二三盏。

黄芪酒　治风湿痹，身体癃①麻，皮肤瘙痒，筋脉拘挛，言语謇涩，手足不遂，时觉不仁。

黄芪　独活　防风去芦　细辛去苗　牛膝　川芎　白附子炮，去皮脐　蜀椒去目并合口者，炒出汗　甘草炙，各三两　川乌炮，去皮脐　山茱萸去核　秦艽去苗土　葛根各二两　真官桂去粗皮　当归切焙，各二两半　大黄生锉，一两　白术　大干姜炮，各一两半

上锉如麻豆大，用夹绢囊盛贮，以清酒一斗浸之，春夏五日，秋冬七日。初服一合，日二夜一，渐增之，以知为度。虚弱者，加苁蓉二两；下利者，加女萎三两；多忘，加石菖蒲、紫石英各二两；心下多水，加茯苓、人参各二两，山药三两。酒尽，可更以酒二斗重渍服之。不尔，可曝粗，捣下筛，酒服方寸匕，不知稍增之。服一剂得力，令人耐寒冷，补虚，治诸风冷神妙。少壮人服勿熬炼，老弱人微熬之。

风药圣饼子　治半身不遂，手足顽麻，口眼㖞斜，痰涎壅盛，及一切风，他药不效者。小儿惊风，大人头风，妇人血风，并皆治之。

川乌生　草乌生　麻黄去节，各一两　白芷二两　苍术　何首乌　白附子　白僵蚕　川芎各五钱　防风　干姜　藿香　荆芥各二钱半　雄黄一钱六分

上为末，醋糊丸如桐子大，捏作饼子，每服二饼，嚼碎，茶清送下，食后服。

本事方　治中风，半身不遂，甚妙。

穿山甲左瘫用左脚，右瘫用右脚　川乌头　红海蛤各二两

上为末，每用半两，生葱自然汁调成膏，作饼子，约一寸半厚，左患贴左脚，右患贴右脚，贴在足掌心内，用旧绢片紧扎定，于密房中无风处，椅子上上，用汤一盆，将有药脚浸于汤中，用小心人扶病人，恐汗出不能支持，候汗出急去药，如汗欲出时，身麻木，以汗周遍为妙。如未效，半月后再用一次，神妙。

一方　治卒中，手足不遂。

用麦麸五升，入乌头尖一升，连翘半升，同甑炊令大热，铺在席下，以手足不遂处卧之，令热气熏蒸，候出汗为度，日用三次，原药再蒸用之。候两日外，别用新药。如无乌头尖，只用草乌头半升，不去皮尖，研作粗末亦可。

千金方　治半身不遂。

用蚕砂两石，分作三袋，每袋可七斗，蒸热一袋，着患处，如冷再换一袋，依前方数数换易，百不禁，瘥止。须羊肚酿糯米、葱白、姜、椒、豉等，煮烂熟吃，日食一具，十日止。此方千金不传。

治四肢瘫痪方

大乌药顺气散　治诸风，左瘫右痪，此药疏风，化痰，顺气，神效。

当归　芍药　川芎　生地黄　乌药　陈皮　香附子　砂仁　枳壳　黄芩　半夏　防风　紫苏　桔硬　甘草　地龙各五钱　乳香　没药　盆沉香各二钱半，此三味另为末，煎药熟入内服

上锉，每服一两，加生姜三片、枣二枚，水煎服。

一方　治一妇人年六十，手足瘫痪，不语，痰涎。

防风　荆芥　羌活　南星　麻黄　木通　茯苓　厚朴　桔梗　甘草　没药　乳香　全蝎　红花

上作末，酒调下，不拘时。春脉渐伏，以淡盐汤甀汁，每早一碗，吐五日，

―――――――

① 癃（qún 群）　肢体麻痹。

仍以白术、陈皮、甘草、厚朴、菖蒲，一日二贴，后以川芎、山栀、豆豉、瓜蒂、绿豆粉、齑汤吐了，用苍术、南星、生姜、牛膝、茯苓，酒糊丸，服十日后。夜间微汗，手足动而能言。

竹沥汤 治风痱，四肢不收，心神恍惚，不知人，不能言。方患热风者，必先用此以制热毒。

竹沥二升 生葛汁一升 生姜汁五合

上三味，相和温服，分三服，平旦、日晡、夜各一服。服讫，觉四肢有力，次进后方。

竹沥一升 生葛汁五合 芎䓖 防己 附子 人参 芍药 黄芩 桂心 甘草各一两 麻黄 防风各一两半 羚羊角三两 生姜四两 石膏六两 杏仁四十枚

上十六味㕮咀，以水七升煎减半，纳沥再煮，取二升五合，分三服，取汗。间五日，更服一剂。频服三剂，渐觉少损，仍进后方。

竹沥三升 防风 升麻 羚羊角 防己 桂心 芎䓖各二两 麻黄三两

上八味㕮咀，以水四升合竹沥煮取二升半，分三服，两日服一剂。常用加独活三两。此方神良，频进三剂。若手足冷者，加生姜五两、白术二两。若未除，更进后方。

竹沥一升 人参 甘草 芎䓖 独活 升麻各二两 防风 麻黄 芍药各二两半 白术 黄芩 防己 石膏 附子一作杏仁 桂心 羚羊角 生姜各二两

上十七味㕮咀，以水八升煮减半，纳沥煮取二升半，分三服，相去如人行十里久更服。若有气者，加陈皮、牛膝、五加皮各一两

换骨丹 治瘫痪中风，口眼㖞斜，半身不遂，并一切风痫，暗风，并宜服之。

颂曰：我有换骨丹，传之极幽秘，疏

开病者心，扶起衰翁臂。气壮即延年，神清目不睡，南山张仙翁，三百八十岁。槐皮芎术芷，仙人防己蔓，十件各停匀，苦味香减半。龙麝即少许，朱砂作衣缠，麻黄煎膏丸，大小如指弹。修合在深房，勿令阴人①见，夜卧服一粒，遍身汗津满。万病自消除，神仙为侣伴。

槐角取子 桑白皮 仙术 川芎 香白芷 人参 威灵仙 防风去芦 何首乌 蔓荆子各四两 广木香一方作香附 五味子 苦参各二两 朱砂研，一方无 龙脑研 麝香研，各少许 麻黄②煎成膏

上件俱为细末，用麻黄膏和匀，入白内杵一万五千下，每两分作十丸，每服一丸，研碎，温酒半盏浸化，以物盖之，不可透气，食后临卧，一呷咽下，用被盖卧，汗出即瘥。如不饮酒，白汤化下。

万灵丹 治二十四般气，三十六种风，左瘫右痪，口眼㖞斜，半身不遂，语言謇涩，风湿疼痛，一切诸风，并皆治之。

苍术米泔浸，四两 全蝎去毒炒，三钱 朱砂另研，三钱半 石斛去芦 天麻 草乌炮 川乌炮，去皮脐 川芎 何首乌去黑皮 甘草炙 细辛 荆芥 当归酒浸 羌活去芦 防风去芦 麻黄各五钱 雄黄另研，二钱半

上为细末，炼蜜为丸如弹子大，每服一丸，不拘时候，用温酒化下。

追风如圣散 治男子妇人，诸般风疾，左瘫右痪，口眼歪斜，语言謇涩，行步艰难，半身不遂，及破伤风，或疯狗咬伤，湿气等证，并可治之。如服药后通身汗麻，是药之效也。或麻久不过者，用茶清解之无事。惟妊妇不可服。

川乌面炮火煨 苍术米泔浸 草乌炮，各

---

① 阴人 女人。
② 麻黄 原脱剂量。

四两　石斛一两　麻黄　甘草　天麻　全蝎去毒炒　前胡一方作细辛　当归　藁本　防风　荆芥　何首乌　白芷　川芎各五钱　人参　两头尖各三钱

上为细末，每服五分，病沉者一钱，用无灰好酒调，食远临睡服，忌一切热物。

镇风丹　治男妇远年近日风湿，筋骨痛，半身不遂，左瘫右痪，四肢麻痹，风邪入骨，手足顽麻拘挛，屈伸无力，言语失音，不能行动，及暴中风邪，不省人事。

川乌去皮脐，生用　川芎　赤小豆　甘草　麻黄　羌活　白芷　香附子炒，去毛　草乌　南星　芍药　细辛去叶，各二两　地龙去土　白茯苓　甘松　官桂　防风去芦　天麻酒浸　没药另研　白胶香另研　白附子炮，各一两　乳香另研　麝香另研　朱砂另研，为衣　全蝎各五钱　白术　当归去芦，各二钱半

上为细末，炼蜜丸，每两作十丸，朱砂为衣，每服一丸，细嚼酒下，不饮酒茶下。暴中风邪，并破伤风，小儿急慢惊风，生姜汁同酒下。

活络丹　治中风瘫痪，手足不用，日久不愈者，经络中有湿痰死血也，此方主之。

胆南星　川乌炮，去皮脐　草乌炮，去皮，各六两　地龙去土火干　焙乳香去油　没药各二两二钱

上为细末，炼蜜丸如弹子大，每服一丸，细嚼酒下。

荫按：胆南星之辛烈，所以燥湿痰，二乌之辛热，所以散寒湿。地龙即蚯蚓也，湿土所生，用之者何？《易》曰：方以类聚。欲其引星乌直达湿痰所聚之处，所谓同气相求也。亦《内经》佐以所利，和以所宜之意，风邪注于肢节，久久则血脉凝聚不行，故用乳香、没药以消瘀血。

神效活络丹　治风湿诸痹，肩臂腰膝筋骨疼痛，口眼㖞斜，半身不遂，行步艰辛，筋脉拘挛。此药能清心，明目，宽膈，宣通气血，年逾四十，预服十数丸，至老不生风病。

白花蛇二两，酒浸焙干　乌梢蛇半两，酒浸焙干　麻黄二两，去节　细辛一两　全蝎一两半，去毒　两头尖二两，酒浸　赤芍药一两　贯芎二两　防风二两半　菖根二两半　没药一两，另研　血竭七钱半，另研　朱砂一两，另研　乌羊屑半两　地龙半两，去土　甘草二两，去皮炙　丁香一两　白僵蚕一两，炒　乳香一两，研　麝香半两，研　片脑一钱半，另研　官桂一两，去粗皮　草豆蔻二两　羌活二两　虎胫骨一两，酥炙　元参一两　牛黄二钱半，另研　天麻二两　威灵仙一两半，酒浸　藿香二两　天竺黄一两　败龟板一两，酥炙　人参一两　何首乌二两　白芷二两　乌药一两　安息香一两　青皮一两　黑附子一两，去皮炮　香附一两　白豆蔻一两　骨碎补一两　黄连二两　茯苓一两　黄芩二两　白术一两　熟地黄二两　松香脂半两　大黄二两　当归一两半　木香二两　沉香二两　金箔为衣

上为细末，炼蜜为丸如弹子大，每服一丸，细嚼，温酒、酒清漱下，随证上下，食前后服。头风擂茶下。

家宝丹　治一切风疾瘫痪，痿痹不仁，口眼㖞斜，邪入髓者，可服。

川乌　南星　五灵脂姜汁制　草乌各六两　天麻　羌活　僵蚕炒，各三两　地龙四两　白附子　全蝎　没药　乳香　辰砂各二两　雄黄　轻粉各一两　片脑半两　麝香二钱半

上为末，作散，调三分，不觉调五分，或蜜丸如弹子大，含化，茶酒送下。

仙传黑虎丹　治男子妇人虚弱，血气衰败，筋骨寒冷，外感风湿，传于经络，手足麻木，腰腿疼痛，久则偏枯，左瘫右痪，口眼㖞斜，诸中风气，不能行履，并治之。

草乌洗净，去皮，切片　苍术米泔浸二宿，切片　生姜擂碎，各一斤　葱连须叶白擂碎，半斤

上四味和一处，拌匀㵀①之，春五日，夏三日，秋七日，冬十日，每日一番拌匀，候日数足晒干。

五灵脂洗净 乳香 没药各五钱 穿山甲火煅存性，二两 自然铜火煅醋淬七次，一两

上同前药为末，用好醋糊为丸如桐子大，每服三十丸，空心热酒下，间日服尤妙。妇人血海虚冷，肚腹疼痛，临卧醋汤下，止服二三十丸，不可多服。服后不可饮冷水冷物，但觉麻木为效。孕妇不可服。

安魂琥珀丹 治中风左瘫右痪，口眼㖞斜，心神不安。

天麻 川芎 防风 细辛 白芷 羌活 川乌炮，去皮脐 荆芥穗 僵蚕各一两

薄荷叶三两 全蝎 粉甘草 藿香 朱砂细研水飞，各半两 麝香 珍珠 琥珀各一两

上为细末，炼蜜丸如弹子大，金箔为衣，空心茶清或酒送下一丸。若蛇伤狗咬，破伤风，牙关紧急，先用一丸擦牙，后用茶清调下一丸。如小儿初觉似痘疹，即用茶清调一丸与服，大能安魂定魄，及疏风顺气。

四生丸 治中风，左瘫右痪，口眼㖞斜。

川乌去皮 五灵脂 当归尾 骨碎补各等分

上为末，用无灰酒打糊丸如桐子大，每服十丸，加至十五丸，温酒下。服此药不可服灵宝丹。

神仙飞步丹 治诸风湿瘫痪等证。

苍术八两 草乌四两，不去皮尖 川芎香白芷各一两

上用生姜、连须葱各四两捣烂，和药末拌匀，以瓷器筑药②于内，纸封，勿令出气。春三夏二，秋五冬七日，取出晒干或焙干，为细末，醋糊丸如桐子大，每服十五丸，空心茶酒任下，忌发热之物，加至二十丸，孕妇勿用。

脑麝祛风丸 治左瘫右痪最效。

白花蛇头一个带颈三寸，酒浸炙 乌梢蛇尾二个长七寸，酒浸炙 川乌尖七个，去黑皮 附子底四个，去黑皮 南星炮 半夏姜制 白附子 防风 细辛 天麻 全蝎去毒炒 僵蚕炒，去丝嘴 草乌炮，各半两 片脑 麝香各另研一分

上为细末，生姜汁糊为丸如桐子大，每服五十丸，煎小续命汤下。

白龙丹 治男子妇人诸般风证，左瘫右痪，半身不遂，口眼㖞斜，腰背疼痛，手足顽麻，语言謇涩，行步艰难，遍身疮疥，上攻头目，耳内蝉鸣，痰涎不利，皮肤瘙痒，偏正头疼，一切诸风病，皆治之。

川芎 防风各十二两 滑石一斤 草乌十两，生用 两头尖 甘草各八两 川乌 桔梗 寒水石各四两 何首乌二两四钱 地骨皮 茴香各一两七钱 广木香一两半 白及一两四钱 藁本 甘松 白芷 香附子 良姜 薄荷 当归 白芍药 羌活 川椒去子炒 零陵香 藿香叶 全蝎生用 细辛 荆芥穗 甘菊花 麻黄去根，各一两 人参 升麻 天麻 僵蚕炒，断丝 干葛各七钱 蕲州白花蛇一条，去头尾，酒浸三日，去骨皮，将肉焙干为末 乌梢蛇一条，同上制 麝香一钱，同滑石为衣 豆粉四两，为糊 白面半斤，蛇酒为糊

上四十一味为末，蛇酒打糊，为丸如弹子大，滑石为衣，晒干收用。每服一丸，临卧茶清或酒化服，忌热性物。

灵应丹 治瘫痪，四肢不举，风痹等疾。

麻黄五斤去根节，锉一寸长，取河水

---

① 㵀（è 饿） 指因堆积、密封而发热。
② 筑药 捣药。按"筑"，捣。

五斗，以无油腻锅煮至一斗，以来漉去麻黄，冷定，用细罗子滤去柤，取清者锅内再熬成膏。熬时勤搅，勿令着底焦了。

白芷　桑白皮　苍术　甘松　浮萍各二两　川芎　苦参各三两

上为细末，以麻黄膏为丸如弹子大。每服一丸，温酒化下，临卧服。隔二三日再服，手足即时轻快。及治卒中风邪，涎潮不利，小儿惊风，服之立效。但熬时忌鸡、犬、妇人见之。

金枣儿　治中风不语，左瘫右痪，口眼㖞斜，不省人事，及破伤风，牙关紧急，角弓反张，或疯狗咬伤，并皆治之。

苍术米泔浸　细辛去叶　白术　当归酒洗　天麻　草乌各一两　川乌炮，去皮脐　防风去芦　两头尖　川芎各一两三钱　香白芷八钱　没药　乳香　雄黄　朱砂　白花蛇酒浸，去骨，各五钱　穿山甲酥炙　蝉蜕洗，各三钱　麝香二钱　金箔五贴

上为细末，炼蜜丸如枣核大，用金箔为衣，每服一丸或半丸，温酒化服。

轻脚丸　治左瘫右痪，脚弱不能行履。

木鳖子别研　白胶香别研　白芍药各二两　草乌去皮尖，四两　赤小豆一两，别研为末，打糊

上末之，赤豆糊为丸如桐子大。每服七丸，加至十丸，温酒或木瓜汤下，病在上食后临卧服，病在下空心服。忌热物少时。

伏虎丹　专治左瘫右痪。

生干地黄　蔓荆子　白僵蚕炒，去丝，各二钱半　五灵脂半两　踯躅花炒　南星　白胶香　草乌炮，各一两

上末之，酒煮半夏末为糊，丸如龙眼大，每服一丸，分四服，酒吞下，日进二服。此建康乌衣巷有老人姓钟，素好道，因酒患风，百治无效。一日忽有道人至，授此方药服之，道人忽不见，已而病除，

乃知仙方也。

左经丸　治左瘫右痪，手足颤掉，言语謇涩，浑身疼痛，筋脉拘挛，不得屈伸，项背强直，下注脚膝，行履艰难，及跌扑闪䏏，外伤内损，常服通经络，活血脉，疏风顺气，壮骨轻身。

黑豆一斤，以般蝥二十一枚去头足同煮，候豆胀为度，去之，取豆焙干。般蝥音班谋，一名斑猫　川乌炮，去皮脐，二两　乳香研，一两　没药一两半　草乌炮，四两

上为末，醋糊丸如桐子大，每服三十丸，温酒下，不拘时。

骨碎补丸　治肝肾风虚，上攻下注，筋脉拘挛，骨节疼痛，头面浮肿，手臂少力，腰背强痛，脚膝缓弱，屈伸不利，行履艰难。

荆芥穗　白附子炮　牛膝酒浸，焙干　肉苁蓉酒浸一宿切片，焙　骨碎补去毛，炒　威灵仙　缩砂仁各半两　地龙去土，微炒　没药各二钱半　自然铜醋淬九遍　草乌头炮，去皮脐　半夏汤浸七次，各半两

上为细末，酒煮面糊为丸如桐子大，每服五丸至七丸，温酒下。妇人醋汤或当归酒下。妊娠不宜服。

镇风丸一名黑神丸　治瘫痪风，手足弹曳，口眼㖞斜，语言謇涩，步履不能。

草乌去皮脐，生用　五灵脂去砂石，各一两　麝香五钱

上为末，研极细，用飞罗面好酒捣成膏，每两作十块，用生姜汁好酒磨下。一方无麝，六月六日丸如弹子大，用薄荷酒化下。一方用川乌，并有脑麝，用水丸桐子大。

轻骨丹　治中风瘫痪，四肢不遂，风痹等疾。

苦参　桑白皮　白芷　苍术　甘松　川芎各三两　麻黄去节，五两，用河水三升煮至一升，去柤，熬成膏

上为末，入麻黄膏和，丸如弹子大，每服一丸，温酒研化服之，卧取汗。五七日间再服，手足当即轻快。卒中涎潮，分利涎后用之。一方有浮萍四两。

古硫附丸 治虚风瘫痪，神效。

用附子一枚，重一两，以童便入粉草五钱煮一日，附子中心无白点为度，取出挖空，入矾制硫黄五钱，以末盖之。又用面包入火内煨熟，去面，取硫、附同捣，丸如桐子大。每服七分或五分，量虚实大小，温酒送下，不拘时。

白龙须经验方 此药性平无毒，专治男子妇人风湿腰腿疼痛，动止艰难，左瘫右痪，口眼㖞斜，半身不遂，不拘远年近日，及妇人产后，气血流散胫骨，头目昏暗，腰腿疼痛不可忍者。一切并皆治之，惟劳证瘫痪不应。

白龙须[①] 研为细末，每服气壮者一钱，气虚者七分，用无灰好酒调下，将卧房床帐封固，不许通风。如病在左，就将左边身挨床睡；如病在右，就将右边身挨床睡。汗出待自干，不许多盖被褥。三日不许下床见风，违者如故。一方用前药三钱，放瓷盆内，入酒锅中，烧酒一壶，病者每日先服桔梗汤一小白钟，少顷，次服药酒二小白钟，早一服，临睡一服。此酒可治未深之病，效验如神，慎之秘之。但白龙须，人不知所产所生之处，有等万缠草，根生于白线树根，其细丝相类，但有枝茎，且稍粗，采者不认真实，一概充用，故不效也。此药极难得，十无一真，药无苗，近水旁有乱石处，寄生搜风树根下，其药石树之余精也，细如鬓丝，无枝茎，条条直生是也，无水无石不产。古人传方云，若得白龙须一斤，如得黄金数斗，勿得轻易，宜珍重藏之。一名天济化龙须，一名地生潜龙须，一名活人老龙须，此四名俱不载[②]于本草。一方初服

如前法，出汗三日之后，食后日服白龙须一分，好酒下，隔一日服二分，又隔一日服三分，又隔一日服四分，又隔一日服五分，以五分为止。如隔一日，从头照前次第每服之，周而复始，服至月余，其病渐愈矣。隔日服者所为年久，痰老气微，谓之升阳降气，调髓蒸骨，追风逐邪，排血安神，全忌房事、羊、鱼、鸡、肉，并蒜、韭、寒冷之物，又不可过饮酒，多米粥，少面食。一方妇人产后，血气流散胫骨，或腰腿手足肿痛者，先服当归汤，日进二服为通胫，次日服白龙须七分，酒调下，汗出待干即愈。一方男妇风湿腰腿疼痛麻木，动止艰难者，先服渗湿汤，加小续命汤作一服，不汗谓之气滞，次日服白龙须如前方，老少加减，汗出即愈。

以上诸方治瘫痪，攻邪解痛之剂。

加味大补汤 治左右手足瘫痪，用此大补血气。

黄芪蜜炙 人参 白术 白茯苓 当归酒洗 川芎 白芍药酒炒 大附子面裹煨，去皮脐 沉香 木香 肉桂 甘草各三分 乌药 牛膝去芦，酒洗 杜仲去皮，酒炒 木瓜 防风去芦 羌活 独活 薏苡仁各五分

上锉一剂，加姜、枣，煎服。

侧子散 治中风手足不遂，言语謇涩，今用屡效。

侧子炮，一两 附子炮 罗参 白术煨 白茯神去皮 肉桂 赤芍药 当归去芦，酒洗 川芎 秦艽去芦，各一两 防己七钱半 防风 麻黄 粉草炙，各五钱 甘菊花去梗 北细辛去苗 白茯苓去皮，各二两

上㕮咀，每服五钱，生姜三片、枣一枚水煎服，不拘时。

---

① 白龙须 为八角枫科植物华瓜木或瓜木的侧根及须状根，性味辛苦微温有毒，功能活血镇痛，祛风活络。

② 载 原作"开"，据文义改。

荫按：用药治病之法，寒因热用，热因寒用，正治也。今中风瘫痪之证，本风火阳邪，而用乌、附等热药治之，何哉？盖中风瘫痪，乃湿痰死血，结滞于脏腑经络之间，非乌、附热药而能开散流通之乎！此非正治，乃从治也。书云：从多从少，各观其事。则从治之药，但可用为引经而已，不可多用，不可过服。

大防风汤　去风顺气，和血壮筋，又治痢后脚痛，缓弱不能行履，名曰痢风，或两膝肿痛，脚胫枯瘦，名曰鹤膝风。

熟地黄酒洗　白术　当归　芍药　黄芪　杜仲去粗皮，炒，断丝，各二两　川芎　附子炮，去皮脐，各一两半　羌活去芦　人参去芦　防风去芦　牛膝酒浸，去芦　甘草炙，各一两

上㕮咀，每服四钱，生姜七片、枣一枚水煎，食后温服。

大三五七散　治八风五痹，瘫痪㾓曳，口眼㖞斜，眉角牵引，项背拘强，牙关紧急，心中愦闷，神色如醉，遍身发热，骨节烦疼，肌肉麻木，腰膝不仁，皮肤瞤动，或如虫行，又治阳虚头痛，风寒入脑，目旋运转，如舟船之上，耳内蝉鸣，或如风雨之声应，风寒湿痹，脚气缓弱等疾。

山茱萸　干姜炮　茯苓去皮，各三斤　细辛一斤半　防风四斤　附子炮，去皮脐，三十五枚

上为细末，温酒调下二钱，食前服。

舒筋保安散　治左瘫右痪，筋脉拘挛，身体不遂，脚腿少力，干湿脚气，及湿滞经络，走注疼痛，久不能去，用此宣通则愈。

木瓜五两　草薢　五灵脂　牛膝酒浸　续断　白僵蚕　松节　白芍药　乌药　天麻　威灵仙　黄芪　当归　防风　虎骨酒炙，各二两

上用无灰酒一斗浸上药二七日，紧封扎坛口，待日数足，取药焙干，捣为细末，每服二钱，就用浸药酒半盏调下。如酒尽，用米汤下。一方加金毛狗脊一两，却将乳香、白胶香各一两同研，入干药末内。

五加皮酒　去一切风湿痿痹，壮筋骨，添精髓，常服益人。

用五加皮洗刮去骨，煎汁，和曲米酿成酒，饮之。或用五加皮一斤，锉碎，袋盛入好酒一金华坛，煮滚，不拘时饮，微酼。一方加当归、牛膝、地榆。

史国公药酒方　专治风疾，半身偏枯，手足拘挛，不堪行步，神效。

防风去芦　秦艽去芦　油松节　虎胫骨酥炙　鳖甲醋炙　白术炒，各二两　羌活　草薢　晚蚕砂炒　当归酒洗　川牛膝去芦　杜仲去皮，姜炒，各三两　苍耳子四两　枸杞子五两　干茄根八两

上锉碎，盛布袋中，放大坛内，入无灰好酒三十五斤，封坛口，浸十四日满，将坛入水锅悬煮一时，埋土内三日去火毒。每日清晨午后各服五七钟，酒尽，以药柤晒干，捣为细末，酒糊为丸，加：

白茯苓　甘草　陈皮　半夏姜制　厚朴姜炒　苍术米泔浸二日　香附　枳壳去穰　麻黄　防风　羌活　独活　细辛　白芷　干姜　官桂各一两　乌药　川乌　草乌三味各炮，去皮脐　砂仁　杏仁去皮尖　木香　沉香　川椒　小茴香　天门冬去心　麦门冬去心　五味子　枸杞子　牛膝　破故纸　肉苁蓉　何首乌　五加皮　小红枣　胡桃肉泡，去皮　北蜜各八两　真酥油[①]

上共四十四味俱锉片，用生绢袋盛之，用好酒一大金花坛，浸药三日，封固，放锅内悬煮三个时辰，取出，埋土中

————————
① 真酥油　原脱用量。

三日出火毒。每日空心服三盏,日进三服。其药粗晒干为末,本酒打糊丸如桐子大,每服三十丸,空心本酒下。

愈风丹 治足三阴亏损,风邪所伤,致肢体麻木,手足不遂等证。

天麻 牛膝酒浸焙 萆薢另研细 元参各六两 独活五两 肉桂三两 杜仲七两 羌活十四两 当归 熟地黄 生地黄各一斤

上为末,炼蜜丸如桐子大,常服五七十丸,病大百丸,食前温酒、白汤任下。

健步虎潜丸 治中风,左瘫右痪,手足不能动,舌强謇于言。此方滋补,宜于虚热者。

黄芪盐水炒,一两半 白芍药盐酒炒,二两 人参一两 白术二两 白茯神去木,一两 当归酒洗,一两半 生地黄酒洗,二两 熟地黄二两 枸杞子酒洗,一两半 五味子五钱 虎胫骨酥炙,二两 龟板酥炙,一两半 牛膝酒洗,二两 杜仲姜酒炒,二两 破故纸盐酒炒,一两 黄柏人乳拌,盐酒炒,三两 知母同上制,二两 麦门冬去心,二两 远志甘草水泡,去心,二两 石菖蒲一两 酸枣仁炒,一两 沉香五钱 木香一两 薏苡仁炒,一两 羌活酒洗,一两 独活酒洗,一两 防风酒洗,一两 大附子童便浸煮,去皮脐,五钱

上为细末,炼蜜加猪脊髓五条为丸如桐子大,每服百丸,空心盐汤、温酒任下。

鹿角霜丸 治虚损半身痿弱,或二三年不能动履者。此方温补,宜于虚寒者。

当归酒洗,三两 黄芪蜜水炒 人参 白茯苓 白术 川芎 白芍药酒炒 熟地黄酒蒸 苍术米泔浸 破故纸酒炒 杜仲酒炒,各二两 牛膝酒洗,去芦 肉苁蓉酒洗 续断 虎胫骨酥炙 木瓜 川乌炮,去皮尖,各一两半 槟榔 羌活 独活 大附子童便浸湿,面包煨,去皮脐,各一两 木香二钱 生甘草五钱 鹿角霜一斤 乌药炒,一两半 防风一两半 肉桂一两 小茴香炒,一两

上为细末,好酒煮米糊为丸如桐子大,每服七十丸,空心米汤下,酒亦可。

换腿丸 治肾经虚弱,下注腰膝,或当风取凉,冷气所乘,沉重少力,移步迟缓,筋脉挛痛,不能屈伸,脚心隐痛,有妨履地。大治干湿脚气,赤肿痛楚,发作无时,呻吟难忍,气满喘促,举动艰难,面色黎黑,传送秘涩,并皆疗之。

薏苡仁 石楠叶 南星洗,姜制炒 川牛膝酒浸,焙 肉桂 当归 天麻 附子炮,去皮脐 羌活 防风去芦 石斛去根 萆薢微炙 黄芪蜜炙 续断各一两 苍术米泔浸,一两半 槟榔半两 干木瓜四两

上为细末,面糊丸如桐子大,每服三十丸至五十丸,空心温酒或木瓜汤下,日二三服。常服舒筋轻足,永无脚气之患。昔有人患此疾,服之一月,脚力顿健,委有换腿之功。

木瓜丸 治肾经虚弱,下攻腰膝,沉重少力,腿脚肿痒,疰破生疮,脚心隐痛,筋脉拘挛,或腰膝缓弱,步履艰难,举重喘促,面色黧黑,大小便秘涩,饮食减少,无问久新,并宜服之。

熟地黄洗,焙 陈皮去白 乌药各四两 黑牵牛炒,三两 石楠藤 杏仁去皮尖 当归 苁蓉酒浸,焙 干木瓜 续断 牛膝酒浸,各二两 赤芍药一两

上为细末,酒糊丸如桐子大,空心木瓜汤吞三五十丸,温酒亦得。

夺命还真丹 治中风半身不遂,手足瘫痪,口眼㖞斜,语言謇涩,一切诸风,痰火气郁,湿热疼痛,惊痫之疾。

羌活一两五钱 当归 白芍药 白茯苓 半夏姜制 枳壳麸炒 桔梗 防风 麻黄 柴胡 知母 软石膏 杜仲酒炒 小茴香酒炒 甘草 薄荷叶

桐子大,每服五十丸,酒送下,日三服,忌食动风物。此药大有补益,衰年染

患者尤宜。

蠲风饮子 治中风瘫痪，口眼歪斜，及一切手足走注疼痛，肢节挛急，麻痹不仁等证。其效如神，真万举万全之药也。

防风 杜仲姜汁炒 羌活 白芷 当归 川芎 生地黄酒浸 白芍药 川牛膝去芦，酒浸一日 秦艽去芦 何首乌 川萆薢 苍术 白术 木通去皮 威灵仙 大枫子肉 血藤即过山龙 防己 丁公藤各一两 荆芥穗 海桐皮去粗皮 五加皮 天南星煨制 半夏汤泡七次 橘红去白 赤茯苓去皮 桑寄生 天麻 僵蚕炒 钩藤钩各五钱 薄桂去粗皮 草乌头去皮尖 甘草节 川乌炮，去皮脐 猪牙皂角各二钱半 两头尖 阴地蕨一名地茶 大蓟 小蓟 理省藤各一两半 桑络藤一两半 生姜二两，另杵碎

上各切细，用无灰酒二斗五升，以瓷罐一个，盛酒浸药，以皮纸十数重包封罐口，冬半月，夏七日，春秋十日。每日清晨、午前、午后、临卧各服一大白盏。忌鸡、猪、鱼、羊、驴、马、飞禽、虾、蟹等，及煎煿水果面食，一切动风发气之物。

药酒方 治风瘫，比史国公万病无忧药酒又效。

生地黄 北细辛 藁本 柴胡 白术 熟地黄 苍耳子 羌活 赤芍药 皂角刺 当归 白芍药 刘寄奴 桃仁 桔梗 木瓜 威灵仙各二两 木通 牛膝 川芎 蝉蜕各一两 乌药五钱

上㕮咀①作二分，每分用好酒十斤浸内，固封坛口，锅内煮之，上用淘净米一碗，待米蒸熟，则药酒成矣。每日食后服二次，随人之量大小服。

仙酒方 世传南京留守窦文炳。患足拘挛，半身不遂，奉化县尉李能传此方，依合浸酒一斗，饮及二升，能运手足，三升能伸腰背，至四升脱如释负。

枸杞二斤 牛蒡子半升 牛蒡根一斤 天麻子一升 苍术米泔浸，瓦器蒸熟 牛膝 秦艽 羌活 防风 桔梗 晚蚕砂 枳壳各二两 天麻半斤 当归三两

上为粗末，无灰酒二三斗，瓷坛浸七日，勿令面近酒，恐气触伤目。每日空心午、夜各温进一杯。忌鱼、面三个月。

神秘浸酒方 治左瘫右痪，半身不遂，口眼㖞斜，一切诸风，疼痛不可忍者，治之如神。

何首乌 石菖蒲 桑树上络藤 苍耳子炒研，各一两 生地黄 明天麻 天南星姜汁炒 牛膝 当归 半夏姜汁炒 木瓜各七钱 白附子 白茯苓 五灵脂炒 蚕砂炒 苍术米泔浸，炒 红花 草乌末 陈皮去白 防风 防己 芍药 川芎 黄柏各五钱 甘草三钱

上㕮咀，以布袋盛，悬入坛内，无灰酒一斗，瓶口封固，重汤煮五炷香，不拘时服饮。

药酒方 治风瘫不能行动。

防风去芦 萆薢 当归 桔梗 败龟板 虎骨 川牛膝 枸杞 秦艽 晚蚕砂炒黄 羌活 干茄根饭上蒸过 苍术炒七次，捣碎 苍耳子 五加皮各二两

上锉碎，用绢袋盛药，以无灰酒一斗浸坛内密固，煮滚，封七日开取。不可以面向坛口，恐药气冲眼。每日早、午、晚间，病人自取酒一小盏服之，不许多服。病痊酒尽，以药柤晒干，研为细末，酒糊丸如桐子大，每服五十丸，酒送下，日三服。忌食动风物。

秘传药酒方 治瘫痪腿痛，手足麻痒，不能动移者。

当归 白芍药炒 生地黄 牛膝 秦艽 木瓜 黄柏盐水炒 杜仲姜汁炒 防风 陈皮各一两 南川芎 羌活 独活各八钱

① 㕮咀 "㕮"字原脱，今补。

白芷七钱　槟榔五钱　肉桂　甘草蜜炙，各三钱　油松节五钱

久痛，加虎胫骨酥炙八钱、苍术炒一两。

上锉，入绢袋内，入南酒或无灰酒，重汤煮一炷香为度，早晚随量饮之，不忌诸物。

蜜桃酥　治男妇久患风寒湿痹，左瘫右痪。

当归　川芎　白芍药　生地黄　人参　白术各一两　白术　人参　天麻　独活　藁本　木香　菟丝子酒制，各七钱五分　熟地黄　生地黄　陈皮去白　官桂　全蝎去毒　僵蚕炒　菊花　川芎　黄芩　黄连　地骨皮　蔓荆子各五钱　细辛三钱　蛤蚧酥炙，一对

上三十七味为末，炼蜜丸如弹子大，金箔为衣，每服一丸，细嚼，茶酒任下。如中风瘫痪癫疾，茶酒下；如遍身筋骨疼痛及心气痛，及不省人事，热醋下；如洗头风及暗风，茶清下；如惊痫，口吐涎沫，温酒下；如妇人胎前产后，经脉不调，酒煎香附汤下。

荫按：上方以羌活愈风汤为本，最能行导诸经，滋养气血，使阴阳无偏胜，久服大风悉去，始终调理之良剂也。

煮散　凡风痹，服药得瘥讫，可常服此，以除余风。

防风　防己　独活　秦艽　黄芪　人参　白术　芎䓖　芍药　茯神　远志　羚羊角　升麻　石斛　牛膝　五加皮　丹参　甘草　厚朴　陈皮　天门冬去心　地骨皮　黄芩　桂心各一两　干地黄　杜仲　麻黄　藁本　槟榔　乌犀角　生姜各半两　薏苡仁一升　石膏六两

上三十三味捣筛为末，和匀，每服三两，以水三升煮取一升，去粗，顿服之。取汗。日服，若觉心中烦热[①]，以竹沥代水煮之。

以上诸方治瘫痪，顺气和血之剂。

治中风杂方

丹溪加减二陈汤　凡中风证，悉以二陈汤加姜汁、竹沥为主，余各随证加用。

陈皮去白　半夏　白茯苓　甘草炙，各一钱

上水煎，加竹沥、姜汁温服。风痰盛，喉如拽锯者，加南星、枳壳、皂角、防风、瓜蒌仁；如血虚者，加当归、川芎、白芍药、生地黄；有瘀血，加桃仁、红花；如气虚，加人参、白术、黄芪；自汗者，以黄芪为君，少用茯苓、半夏，或佐以附子；如风邪盛，自汗，身体痛者，加防风、羌活、薄桂；头目不利，或头痛如破，加川芎、白芷、荆芥穗、细辛、蔓荆子；顶痛者去川芎，加藁本，或加酒炒片芩；如无汗，身体痛，脉浮缓有力，或浮紧或浮弦，皆风寒在表之证，本方加羌活、防风、川芎、白芷、苍术、秦艽之类，或只用小续命汤，倍麻黄以表之；如大便秘结不行，四物三化汤以微利之，三五日一去可也；心血亏欠，致心神恍惚，本方加黄连、远志、菖蒲，或心摇动惊悸者，更加酸枣仁、茯神、侧柏叶、竹茹，连前共作一剂，煎服。

散风汤

防风　羌活　枳壳　桔梗　川芎各六分　白芍药薄酒炒，各一钱　茯苓七分　陈皮　半夏　白术　荆芥各五分　甘草四分

上锉，加生姜三片，水煎，食远服。无汗，拘急，加麻黄、葱白；头疼，加白芷、细辛；气虚有汗，加人参、黄芪；血虚无力，加生地黄、川归身；口干有热，加黄芩、柴胡、粉葛；四肢恶寒，加桂枝

————

① 烦热　"烦"原作"繁"，今改。

以上各五分；风痰，加胆南星一钱；胸中多痰不利，满闷，加竹沥、姜汁；抽搐，加天麻、僵蚕炒去头足八分。

羌活益气汤

羌活　川芎　当归　生地黄　龙胆草　半夏　陈皮　薄荷　防风　独活　黄芩　甘草

上锉，水煎服。

防风天麻散　治风麻痹走注，肢节疼痛，中风偏枯，或暴喑不语，内外风热壅滞。解昏眩，西北方人多用之，与后方同。

防风　川芎　天麻　白芷　羌活　荆芥穗　小草乌　白附子　当归　甘草各半两　滑石二两

上为末，热酒化蜜少许，调半钱，加至一钱，觉药力运行，微麻为度。或炼蜜丸弹子大，热酒化下一丸或半丸，白汤化下亦得。

经验如圣散　治中风，身体麻木走痛，眩晕，头疼，牙关紧急，手足搐搦，涎潮闷乱，及破伤风，一切风证。

苍术一斤　防风　白芷　川芎各八两　川乌五两　草乌　细辛各四两　天麻二两

上为末，每服半钱或一钱，温酒调下，茶清亦得。如疯狗蛇蝎等所伤，先用浆水，口含洗净，用此贴上，仍服之至效。金疮血出不止，贴上立定。

赵敬斋方　治口眼㖞斜，左手左足，不得举动，半身不遂，语言謇涩，或时妄言，身上无热，左手脉三部皆伏。

黄松节　枳壳　独活　牡丹皮　羌活　川芎　黄芪盐水浸，略炙　杏仁去皮尖，各一钱　全蝎一钱三分　防己　丹参各一钱二分　荆芥穗八分

上锉，加生姜三片，水煎，饥时服。

必效竹沥汤　治中风痰涎壅盛，言语塞滞，四肢缓纵。

秦艽　防风　独活　附子炮，去皮脐，各一钱

上㕮咀，以水二盏煎至半盏，入生地黄汁、竹沥各半盏，再煎至四五沸，作四服。病既去，以他药调治未效，再服最效。

羌活丸　治风气不调，头目昏痛，鼻塞声重，痰涎壅滞，遍身拘急，骨节烦疼，天阴先觉不安。

羌活　甘菊花　麻黄　川芎　防风　石膏　前胡　黄芩　细辛　蔓荆子　枳壳　茯苓　甘草各一两　朱砂一两半，另研，为衣

上为细末，水打面糊为丸如桐子大，朱砂为衣，每服四十丸，食后生姜汤下。

御风丹　治一切中风，半身不遂，神昏语蹇，口眼㖞斜，妇人头风，血风，暗风，倒仆呕哕，涎痰，手足麻痹。

川芎　白芍药　桔梗　细辛　白僵蚕炒　羌活　南星姜制，各半两　麻黄去根节　防风去芦　白芷各一两半　甘草炙　干生姜各七钱半　朱砂二钱半，为衣

上为细末，炼蜜为丸如弹子大，每服一丸，热酒化下，食前，日三服。

愈风丹　治风疾，常宜服此调理。

防风　连翘　麻黄　黄柏　黄连各半两　川芎　当归　赤芍药　薄荷叶　石膏　桔梗　何首乌各一两　熟地黄　羌活　细辛　甘菊花　天麻各一两　黄芩一两半　白术　荆芥各二钱半　栀子七钱半　滑石五两　甘草二两　僵蚕半两

热甚，加大黄、朴硝各一两，朱砂、金箔为衣。

上为细末，炼蜜丸如弹子大，每服一丸，细嚼，茶酒化下。

愈风丹　治三十六种风。

苍术酒浸　香白芷　南川乌火炮　南草乌火炮，各四两　天麻　当归酒洗　防风

何首乌火炮 荆芥穗 麻黄去根节 石斛去根，酒洗 甘草各一两 川芎五钱

上为细末，炼蜜为丸如弹子大，每服一丸，临卧，茶清下。勿见风，忌猪肉、雀肉、三白。急闷风，茶汤下；产后咳嗽肺风，红花汤下；遍身筋骨疼痛，乳香汤下；腰疼、耳聋，肾气风，荆芥汤下；眉毛脱落，大风，天麻汤下；口发狂言，气心风，朱砂汤下；十指断裂，盐汤下；饮食无味，皂角汤下；遍身疥癣，肺风，茶下；口眼㖞斜，茶汤下；迎风冷泪，米泔汤下；手足皮肿，天麻汤下；大肠下血，烧独蒜汤下；心胸闷，膈噎塞，姜汤下；发狂吐沫，荆芥汤下；身疼黄肿，当归汤下；五般色淋，盐汤下；鼻生赤点，葱汤下；手足热困，苏木汤下；须发脱落，盐汤下；小儿脐风撮口，朱砂汤下；耳作蝉声，川椒汤下；口吐酸水，茴香汤下；膀胱疼痛，艾醋汤下；起坐艰难，地黄汤下；偏正头疼，茶汤下；眼跳热痒，米汤下；手足麻痹，石榴皮汤下；小儿急慢惊风，金煎汤下；小儿吐虫，皂角汤下；妇人赤白带下，甘草汤下。

豨莶丸 治中风，口眼㖞斜，时吐涎沫，语言謇涩，手足缓弱，骨节疼痛，此方主之良。

豨莶草一名火杴草[1]，其叶似苍耳，对节而生，带猪苓气者是

上五月五日、六月六日、七月七日、九月九日收采，不拘多少，九蒸九晒，每蒸用酒蜜水洒之，蒸一饭久，曝干为末，炼蜜丸如桐子大。每服百丸，空心温酒、米饮任下。

萌按：盖骨节疼痛，壅疾也。壅者喜通，此物味辛苦而气寒，用九蒸九晒、则苦寒之浊味皆去。而气轻清矣。《本草》云：轻可以去实。盖轻清则无窍不入，故能透骨驱风，劲健筋骨。若蒸晒不满于九，浊味犹存，阴体尚在，则不能透骨驱风而却病也。此阴阳清浊之义，惟明者求之。

追风散 治一切急风，角弓反张，四肢抽掣，牙关紧急，骨节疼痛，及破伤风。

川乌去皮脐 南星去脐 附子去皮脐 白附子 白花蛇酒浸，去皮骨 丹砂研，各一两 蝎梢七钱半 腻粉研，二钱半 麝香研，三分

上并生用，捣罗为末，和匀，瓷盒收。每服五分至一钱，豆淋酒或煎葱白酒下。口噤者，用少药揩牙，即开为妙。

骊龙珠 治中风百证。

白花蛇五钱，酥炙 番木鳖一个，酥炙 半夏 孩儿茶各一钱半 麻黄去节 乳香 没药各三钱 虎胫骨一两，酥炙 寒水石四两，盐泥固火煅红

上为末，酒糊为丸如弹子大，放铅盒内，起白毛取出，揩毛。遇患，将一丸灯上烧烟起为末，好酒送下。大汗如雨，不可见风，汗干即愈。

续命丹 治男子妇人卒中诸风，口眼㖞斜，言语謇涩，牙关紧急，半身不遂，手足搐搦，顽痹疼痛，涎潮闷乱，妇人血风，喘嗽吐逆，坐卧不安。

羌活 川芎 南星姜制 白鲜皮 川乌 海桐皮 肉桂 当归 防风 熟地黄 干葛各一两 地榆 虎骨 朱砂 铅白霜 乌蛇生 牛黄 雄黄各三钱 轻粉二钱 麻黄去节，四两，酒三升煮取一升，不用麻黄用酒

上为末，以麻黄酒汁入蜜半斤，熬成膏，和药为丸如弹子大。每服一丸，豆淋酒下，或葱酒化下，不拘时。中书左丞张仲谦患半身不遂，麻木，太医刘之益与服之，汗大出，一服而愈。

———————
[1] 火杴草 原作"火燉草"，今改。

服桑枝法

嫩桑枝一小升细切炒香，以水三大升煎取二升，一日服尽，无时。《图经》云：桑枝温平，不凉不热，可以常服，疗体中风痒，干燥，脚底风气，四肢拘挛，上气眼晕，肺气咳嗽。消食，利小便，久服身轻，聪明耳目，令人光泽，兼疗口干。《仙经》云：一切仙药，不得桑煎不服。政和间何子尝病两臂痛，服诸药不效，依此方作数剂即愈。

灵草丹　治一切风疾，及治脚气，打扑伤损，浑身麻痹。

采紫背浮萍草，摊于竹筛内，下着水，晒干为细末，炼蜜为丸如弹子大，每服二丸，用黑豆淋酒化下。

荫按：本草云：不在山兮不在岸，采我之时七月半，一任瘫风与瘓风，些小微风都不算，豆淋酒内下三钱，铁幞头①上也出汗。

乌荆丸　治诸风缓纵，言语謇涩，遍身顽麻，皮肤瘙痒，又治妇人血风，头痛眼晕。如肠风脏毒，下血不止，服之尤效。

川乌炮，去皮脐，一两　荆芥穗二两

上为末，醋煮面糊丸如桐子大，每服二十丸，温酒、熟水任下。

加味乌荆丸　治因形寒伤风，头痛，鼻塞声重，或老人头风，宿疾发而又感风寒，一切虚风，上攻头目，咽膈不利。

荆芥二两　天麻　附子　白附子　乌药　当归　川芎各一两

上为细末，炼蜜丸如弹子大，朱砂为衣，食后细嚼一丸，茶下。

龙脑丸　治中风，身如角弓反张，不语昏闷。

龙脑细研，一钱　麝香研　蝉壳　牛黄各细研，二钱半　干蝎炒　南星炮　朱砂炒　阿胶炒　香墨　白附子炮　防风　羚羊角

屑　肉桂去皮　羌活各半两　乌蛇肉酒浸，去皮骨，炙黄，七钱半

上为末，入别研药和匀，炼蜜和捣三五百杵，丸如绿豆大，每服十丸，用水酒下，不拘时。

治鸡爪风方

治鸡爪风方　治手足摆动，不能举物。

五加皮　海桐皮　牡丹皮　川乌炮　川芎　赤芍药各五钱　干姜　肉桂各一钱

上为末，每服三钱，水一盏，将古铜钱一个，入清油内浸，每煎药，入此钱同煎，不拘时服。

灸鸡爪风方　治妇人月间得此，不时发手足挛拳，束如鸡爪，疼痛。

于左右膝骨两旁各有一小窝，共四穴，俗谓之鬼眼，各灸三壮，登时愈。

预防中风方

愈风汤　初觉风动，服此不致倒仆，此乃治未病之圣药也。

羌活　甘草　防风　当归　蔓荆子　川芎　细辛　黄芪　枳壳　人参　麻黄　白芷　甘菊花　薄荷　枸杞子　柴胡　知母　地骨皮　独活　杜仲　秦艽　黄芩　芍药各三两　石膏　苍术　生地黄各四两　肉桂一两

上锉，每服一两，生姜三片水煎，空心服。临卧煎粗再服。

加减防风通圣散　预防风疾，常服取效。

防风　川芎　当归　芍药　薄荷　麻黄　连翘各半两　黄芩　桔梗各二两　甘草一两　荆芥　白术各二钱半　乌药　羌活　天麻　僵蚕

---

① 幞头　头巾。

上锉，每服六钱，生姜三片水煎服。体虚气弱者，磨木香；痰涎壅盛者，加南星、半夏、枳实。

天麻丸　治风因热而生，热盛则动，宜以静胜其燥，是养血也。此药行荣卫，壮筋骨。

天麻　牛膝酒浸三日　萆薢另捣　元参各六两　杜仲姜汁炒，断丝，七两　附子炮，一两　羌活十四两　川当归酒浸，十两　生地黄四两

一方有独活五两，去肾间风。

上为末，炼蜜丸如桐子大，每服七十丸，空心温酒、白汤任下。服药半月后觉壅塞，以七宣丸疏之。

搜风顺气丸　治三十六种风，七十二般气，上热下冷，腰腿疼痛，四肢无力，恶疮下注，风气脚气。一应男妇年高气弱，并宜常服。此药顺三焦，和五脏，润肠胃，除风湿，久服宣通气血，清热润燥，通利大小便，则诸病自愈。

菟丝子淘净，酒煮烂，捣为饼，焙干　麻仁微炒，去壳，另研　山茱萸酒蒸，去核　郁李仁汤泡，去皮　山药酒蒸　牛膝酒浸一宿麸炒，去穰　槟榔　独活各二两　车前子酒浸，二两半　大黄酒蒸黑，五两

上为细末，炼蜜丸如梧桐子大，每服五七十丸，茶酒米饮任下，早晨临卧各一服，百无所忌。久觉大肠微动，以羊肚肺羹补之。此药膏粱之家，肥甘太过，以致大便结燥，尤宜服之。老人大肠无血，大便结燥，尤宜。

竹沥枳术丸　化痰，清火，健脾。中风，于未病之先服此药，但人少知，此理至妙。若与搜风顺气丸相间服之，何中风之有也。

白术二两　枳实麸炒　苍术米泔浸，盐水炒　南星白矾、生姜、牙皂同煮干　半夏同南星制　白茯苓去皮　黄芩酒炒　陈皮去白　山楂蒸，去核　白芥子炒，各一两　黄连姜汁炒当归酒洗，各五钱

上为细末，以神曲六两、生姜汁一盏、竹沥一碗煮糊，为丸如桐子大。每服一百丸，淡姜汤送下，食远服。

卷　二

中　寒

论中寒与伤寒不同

丹溪曰：有卒中天地之寒气曰中寒。仲景论伤寒，而未及乎中寒。先哲治冒大寒而昏中者，用附子理中汤，其议药则得之矣。曰伤，曰中，未有议其异同者。夫伤寒有即病，有不即病，因其旧有郁热，风寒外束，肌腠自密，郁发为热。病邪循经而入，以渐而深。初用麻黄桂枝辈微表而安，以病体不甚虚也。中寒则仓卒感受，其病即发而暴，因其腠理疏豁，一身受邪，难分经络，无热可发，温补自解，此气太虚也，不急治则死。

准绳曰：中寒之证，身体强直，口噤不语，或四肢战掉，或洒洒恶寒，或翕翕发热，或卒然眩晕，身无汗者，此寒毒所中也。其异于伤寒何也？曰：伤寒发热，而中寒不发热也。仲景于伤寒详之，而中寒不成热者未之及，何也？曰：阳动阴静，动则变生，静则不变，寒虽阴邪，既郁而成热，遂从乎阳动。传变不一，靡有定方，故极推其所之之病，不得不详也。其不成热者，则是邪中于阴形之中，一定而不移，不移则不变，不变则止在所中寒处而生病，是故略而不必详也。治之，先用酒调苏合香丸，轻则五积散加香附一钱、麝香少许，重则用姜附汤。若人渐苏，身体回暖，稍能言语，须更问其别有

何证。寒脉紧迟，挟气带洪，攻刺作痛，附子理中汤加木香半钱。挟风带浮，眩晕不仁，加防风一钱；挟湿带濡，肿满疼痛，加白术一钱；筋脉牵急，加木瓜一钱；肢节疼痛，加桂一钱。亦可灸丹田穴，以多为妙。大抵中在皮肤，则为浮。中在肉，则为痹，为重，为聚液，分裂而痛。中经络，或痛在四肢，或痛在胸胁，或痛在胫背，或小腹痛引睾丸，或经脉引注脏腑之膜原，为心腹痛。或注连脏腑，则痛死不知人。中于筋骨，为筋挛骨痛，屈伸不利。中腑脏，则仲景述在《金匮要略》中。所谓肺中寒者，出浊涕。肝中寒者，两臂不能举，舌本强，善太息，胸中痛而不得转侧，则吐而汗出也。心中寒者，其人苦心中如啖蒜状，剧者心痛彻背，背痛彻心，譬如虫蛀，其脉浮者，自吐乃愈。不言脾肾二脏中寒者，阙文也。然所谓中寒者，乃中五脏所居畔界之郭①内，阻隔其经，脏气不得出入，故病若真中脏则死矣。

李氏曰：伤寒循经渐入，中寒不问冬夏。或当风取凉，或坐地受冷，肃杀之气，自皮肤卒入脏腑，昏倒，四肢拘挛，强直厥冷，与中风相似。但牙紧，四肢不动为异耳。急用葱饼熨脐并灸气海，手足温暖可生。如极冷唇青，厥逆无脉，舌本短缩者，须臾即死。

---

① 郭　外城。此谓界限。

论中寒本乎肾虚

选要曰：夫寒者，天地严凝杀厉之气也。人以肾为根本，惟肾则受寒，惟寒则伤肾。肾气一虚，寒邪交作，急痛拘挛，战掉强直，昏迷厥冷，口噤失音，此中寒也。无汗恶寒，头痛面惨，发热拘急，手足微冷，此感寒也。霍乱转筋，洞泄下利，干呕吐逆，积饮停痰，此寒邪入于肠胃也。或为疝瘕，或为脚气痿痹，或为腰膝冷痛，或为虚劳阴萎，或小腹急痛，皆寒邪所为也。

论中寒本乎内虚

丹溪曰：中寒，有卒中天地之寒气者，有口得寒物者，用药主乎温散，从补中益气汤中加发散药。属内伤者十居八九，其法邪之所凑，其气必虚，必先用参、芪托住正气，气虚甚者少加附子，以行参、芪之气。如果气虚者，方可用此法。若胃气太虚，必当温散，理中汤相宜，甚者加附子。

戴氏曰：此中寒，谓身受肃杀之气，口伤生冷之物，因胃气太虚，肤腠疏豁，病者脉沉细，手足厥冷，息微身倦，虽身热亦不渴，倦言动者是也。宜急温之，迟则不救矣。与热证若相似而实不同。凡脉数者，或饮水者，烦躁动摇者，皆热病。寒热二证，若水火然，不可得而同治，误则杀人。

荫按：中寒者，寒邪直中三阴也。寒为天地杀厉之气，多由气体虚弱之人，或调护失宜，冲斥道路，一时为寒气所中，则昏不知人，口噤失音，四肢强直，拘急疼痛者。先用热酒、姜汁各半盏灌服，稍苏后进理中汤。

李氏曰：内伤劳役，感寒困倦，补中益气汤加姜、附。如内伤生冷，感寒腹痛，附子理中汤。如内伤房室，感寒厥冷，四逆汤。脉脱，三建汤、炼脐法。

论寒中三阴

李氏曰：中寒者，寒邪直中三阴也。仓卒难分经络，急煎姜附理中汤救之。次审中脘疼痛，此寒中太阴也，理中汤，甚者加附子。若脉沉足冷，此中少阴也，四逆汤加吴茱萸。或脐腹疼痛，五积散加吴茱萸。若小腹疼痛，此中厥阴也，当归四逆汤加吴茱萸，或五味子。如阴盛烦躁，热药冷饮，或加些凉药为引。温中散冷，补暖下元，阳气复而寒自消矣。切忌吐下。方兼补血者，寒泣[①]血故也。

论寒中五脏

永类钤方云：肝中寒，其脉人迎并左关紧而弦，其证恶寒发热，面赤如有汗，胸中烦，胁下挛急，足不得伸。心中寒者，其脉人迎并左寸紧而洪，其证如啖蒜齑，甚则心痛彻背，恶寒，四肢厥，自吐，昏塞不省。脾中寒，其脉人迎并右关紧而沉，其证心腹胀，四肢挛急，噯噫不通，脏气不传，或秘或泄。肺中寒，其脉人迎并右寸紧而涩，其证善吐浊涕，气短不能报息，洒洒而寒，吸吸而咳。肾中寒，其脉人迎并左尺紧而滑，其证色黑，气弱，吸吸少气，耳聋，腰痛，膝下拘疼，昏不知人。治当审微甚，甚则以姜附汤为主，微则不换金正气散加附子，附子五积散。脐腹痛，四肢厥，附子理中汤，姜附汤。入肝加木瓜，入肺加桑白皮，入脾加术，入心加茯苓。

论暑月中寒从乎中治

海藏云：六月大热之气，反得大寒之

---

① 泣 通"涩"。滞涩。

病，气难布息，身凉脉迟，何以治之。答曰：病有标本，病热为本，寒为标，用凉则顺时而失本，用热则顺本而失时。故不从乎标本，而从乎中治者何，用温是已，然既曰温，则不能治大寒之病，治大寒者非姜、桂不可，若用姜、桂，又似非温治之例，然衰其大半乃止，脉得四至，余病便无令治之足矣。虽用姜、桂，是亦中治也，非温而何。经曰：中热远热。虽用之不当，然胜至可犯，亦其理也。

脉　法

袖珍论曰：中寒脉多迟而紧，挟风则脉带浮。眩晕不仁，兼湿则脉濡而四肢疼痛。

治　方

附子理中汤　治五脏中寒，口噤强直，失音不语，手足厥冷，兼治胃脘停痰，冷气刺痛。

人参　白术　干姜炮　甘草炙，各二钱半　附子炮，二钱

上㕮咀，水三钟煎八分，温服。如口噤，斡开灌之。一方为末，炼蜜丸，每两作十丸，每服一丸，以水一盏化破，煎七分服，名附子理中丸。

姜附汤　治中寒口噤，四肢强直，失音不语，忽然晕倒，口吐涎沫，状如暗风，手足厥冷，或复烦躁，兼治阴证伤寒，大便自利而发热者。

干姜　熟附子各等分

上㕮咀，每服四钱，水一盏半煎至七分，去粗温服。肢节痛，加桂；挟气攻刺，加木香；挟风不仁，加防风；挟湿，加白术；筋脉牵急，加木爪。或虑此药性太燥，即以附子理中汤相继服饵。姜、附本治伤寒经下后，又复发汗，内外俱虚，身无大热，昼则烦躁，夜则安静，

不呕不渴，六脉沉伏，并宜服此。不知脉者，更宜审之。兼治中脘虚寒，久积痰水，心腹冷痛，霍乱转筋，四肢厥逆。

四逆汤　治伤寒自利，脉微欲绝，手足厥冷。

附子一枚，去皮脐，生用　干姜五钱　甘草炙，六钱

上㕮咀作二剂，每服水一盏煎七分，温服不拘时。

沉附汤　治虚寒无阳，胃弱干呕。

附子炮　干姜炮，各五钱　白术　沉香各二钱半　甘草炙，二钱

上㕮咀，分二帖，每服加生姜五片，水煎，食前服。

三建汤

大川乌　附子　天雄并炮，各等分

上锉，每服四钱，水二盏加生姜十五片，煎服。

温中汤　治病人脉沉迟或紧，皆是胃中寒也，及胸膈[1]满闷，身体拘急，手足逆冷，急宜温之。

丁皮　厚朴各一两　干姜　白术　陈皮　丁香各二钱

上为细末，每服二钱，葱白煎汤调下，不拘时。

理气治中汤　治寒气攻心，呕逆，心腹绞痛或泄泻，四肢厥冷，或疝气攻筑，小腹疼痛，并宜服之。

人参　白术炒　干姜炮　甘草炙　青皮去穰　陈皮去白，各一钱　木香七分

上㕮咀作一服，加生姜三片水煎，食前温服。

大建中汤　治内虚里急，少气，手足厥逆，少腹挛急，或腹满眩急，不能食，起即微汗出，阴缩，或腹中寒痛，不堪劳苦，唇口干，精自出，或手乍寒乍热，而

---

① 膈　原作"隔"，今改。

烦冤酸痛，不能久立。补中益气。

人参 当归各三钱 黄芪 芍药酒炒 半夏各二钱 桂心 甘草炙，各一钱 附子半钱 生姜五钱 枣三枚

上咬咀，用水五盏煎至三盏，去租，分三服。

回阳救急汤 治伤寒初起，无头痛，无身热，便就怕寒，四肢逆冷，或过于肘膝，或腹痛吐泻，或口吐白沫，或流冷涎，或战栗，面如刀刮，引衣倦卧，不渴，脉来沉迟无力，即是寒中阴经真阴证，不从阳经传来。

人参 白术 茯苓 陈皮 半夏 干姜 肉桂 附子炮，去皮脐 五味子 甘草炙

上锉一剂，加生姜，水煎服。呕吐涎沫，或小腹痛，加盐炒茱萸；无脉，加猪胆汁一匙；泄泻不止，加黄芪、升麻；呕吐不止，加生姜汁；仓卒无药，可用葱熨法，或艾灸关元、气海二三十壮，使热气通其内，逼邪出于外，以复阳气。稍得苏醒，灌入姜汁，煎服回阳汤。

生料五积散 治感冒寒邪，头疼身痛，项强拘急，恶寒呕吐，或有腹痛。又治伤寒发热，头疼恶风，无问内伤生冷，外感风寒，及寒湿客于经络，腰脚疫疼，及妇人经滞腹痛，并皆治之。

苍术米泔浸，二钱 陈皮去白 麻黄去根节，各一钱 厚朴 桔梗 枳壳去穰，麸炒 芍药 当归 白茯苓 干姜烂，各八分 川芎 白芷 半夏汤洗 官桂各七分 甘草炙，六分

上咬咀作一服，加生姜三片、葱白三根，水煎热服。冒寒，用煨姜；挟气，加吴茱萸；妇人调经催生，加艾醋。

附子麻黄汤 治中寒湿，昏晕缓弱，腰脊强急，口眼㖞斜，语声浑浊，胸腹膜胀，气上喘急，不能转动。

干姜 附子 麻黄 人参 白术 甘草炙，各等分

上锉，水煎服。

不换金正气散 治四时伤寒，温疫时气，头疼壮热，腰背拘急，山岚瘴气，寒热往来，霍乱吐泻，脏腑虚寒，下利赤白。

苍术制 橘皮去白 半夏曲炒 厚朴姜制 藿香各二钱 甘草炙，一钱

上锉作一服，水二钟、生姜五片、红枣二枚煎至一钟，去租，食前稍热服。忌生冷油腻毒物。若出远方，不服水土，尤宜服之。

白术散 治阴毒伤寒，心间烦躁，四肢逆冷。

白术 附子炮，去皮脐 川乌炮，去皮脐 桔梗 细辛各一两 干姜炮，半两

上为末，每服二钱，水一盏煎六分，热服不拘时。

肉桂散 治伤寒服凉药过多，心腹满胀，四肢逆冷，昏沉不识人，变为阴毒恶证。

肉桂三钱 人参 附子 当归 白芍药酒炒 陈皮 前胡各一两 白术 木香 厚朴姜制 良姜各三钱 吴茱萸五钱

上为粗末，每服五钱，水二钟、生姜三片、红枣三枚煎至八分，温服，不拘时。

人参养胃汤 治外感风寒，内伤生冷，增①寒壮热，头目昏疼，遍身麻痹。

苍术制 厚朴姜制 半夏汤泡，各一两 陈皮七钱半 人参 茯苓 藿香叶 草果去壳，各五钱 甘草炙，二钱半

上锉，每服一两，水一钟半、生姜七片、乌梅一个煎，热服。治饮食伤脾，发为痎疟，寒多者，加附子，名十味不换金

————
① 增 通"憎"，厌恶。

散。

术附理中丸　治中寒，心腹急痛。

人参　附子炮，去皮脐　干姜　白术　甘草炙　木香　丁香各等分

上为细末，炼蜜为丸如梧桐子大。每服六七十丸，白汤食前送下。

胡椒理中丸

白术五两　陈皮去白　良姜　荜拨①　干姜　甘草炙　款冬花　细辛　胡椒各四两

上为末，炼蜜丸如桐子大，每服五十丸，温汤、酒、米饮任下。

沉香桂附丸　治中寒，心腹冷痛，霍乱转筋等证。

沉香　附子炮，去皮脐　干姜炮　良姜炒官桂去粗皮　茴香炒　川乌炮，去皮脐　吴茱萸酒浸炒，各等分

上为细末，醋煮面糊丸如桐子大，每服五七十丸，米饮下，空腹食前，日进二服。忌生冷硬物。

真武汤　治伤生冷饮食，数日以后发热腹痛，头目昏沉，四肢疼痛，大便自利，小便或利或涩，或呕或咳，并宜服之。或已经发汗不解，仍发热者，心下悸，头眩晕，肉瞤动，振振欲擗②地者。此由饮食停留中脘所致。

白术　白茯苓　白芍药各一两　附子炮，一枚

上锉，每服五钱，加生姜五片，水煎，食前温服。小便利者，去茯苓；大便利者，去芍药，加干姜；咳，加五味子、细辛、干姜；呕，去附子，加生姜汁。

铁刷汤

良姜　茴香各二两　甘草炙，一两　苍术米泔浸一宿，八两

上为细末，每服二钱，生姜三片、盐一捻，水煎，温服，或热酒调下。

霹雳散

用附子一枚及半两者，炮熟取出，用冷灰培之，细研，入真腊茶一大钱同和，分二服。每服水一盏煎六分，临熟入蜜半匙，放温服之。

大己寒丸

荜拨　肉桂各四两　干姜炮　良姜各六两

上为细末，水煮面糊丸，如桐子大，每服二十粒，食前米饮下。

搐鼻夺命散　治阴证及中风不省人事，大效。

藜芦　石菖蒲　谷精草　东平薄荷头荆叶各二钱　川芎　细辛各二钱半

上为细末，先令患者吃葱茶一盏，后噙水在口，次以芦管吹药入鼻中，即时痰唾涕喷见效。一方无细辛，名通神散。

一方　治阴毒伤寒。

用乌豆一合，炒令黑烟起，入水中，煎三五沸服，候汗出回阳，立瘥。

灸阴证法

气海穴在脐下一寸五分，丹田在脐下二寸，关元在脐下三寸，用艾火灸二七壮，但手足温暖，脉至知人事，无汗要有汗，汗出即生，不暖不省者死。

熨法　治三阴中寒，一切虚冷厥逆，呕哕，阴盛阳虚，及阴毒伤寒，四肢厥冷，脐腹痛，咽喉疼，呕吐下利，身背强，自汗，脉沉细，唇青面黑，诸虚冷证，皆宜用之。

肥葱细切　麦各三升　盐二两

用水和匀，分作二次，于铛锅内炒令其热，用重绢包之，乘热熨脐上，冷更易一包。葱包既冷，再用盐水拌湿炒焦，依前用之。至煤烂③不用，别取葱面，日

---

① 荜拨　原作"荜朴"，今改。
② 擗　原作"躃"，今改。按"擗"，捶打。此谓跌仆。
③ 煤烂　"煤"当作"霉"。

夜相续，熨之不住，至身体温热，脉壮，阳气复来而后止。如大小便不通，用此亦可行其势。

蒸脐法

用麝香、半夏、皂荚各一字为末，填脐中，用生姜切薄片贴脐上，放大艾火灸姜片上，蒸灸二七壮。灸关元、气海二十壮。热气通于内，寒气逼于外，阴自退而阳自复矣。

熨脐法

用葱头缚一把，切去叶，留白根，切饼二寸许，连缚四五饼。先将麝香、硫黄二字，填于脐中，放葱饼于脐上，以熨斗盛火于葱饼上熨之，如饼烂再换饼熨。热气入腹以通阳气，如大小便不通，以利为止。

揉脐法

用吴茱萸二三合、麸皮一升、食盐一合拌匀热炒，以绢包之，于腹上下热揉熨之，自然有效也。

合掌膏　治急证伤寒，不省人事者，不消服药。

川乌　草乌　斑蝥　毛豆　细辛　胡椒　明矾　干姜　麻黄各等分

上共为细末，每一次用三钱，好醋一匙，打糊为丸核桃大，安在患人手心，两手合扎紧，夹在腿裆内，以被盖暖，出汗为度，如醒去药，就用黄泥水洗手。

卷　三

中　暑

论暑病与热病不同

活人书云：夏月发热，恶寒头疼，身体肢节痛重，其脉洪盛者，热病也。冬伤于寒，因暑气而发为热病，治法与伤寒同。中暑与热病，外证相似，但热病者脉盛，中暑者脉虚，以此别之。《甲乙经》云：脉盛身寒，得之伤寒，脉虚身热，得之伤暑。盖寒伤形而不伤气，所以脉盛。热伤气而不伤形，所以脉虚。又有湿温与中暑同，但身凉不渴为异耳。

论暑有冒有伤有中浅深之异

戴氏曰：暑有冒、有伤、有中。或腹痛水泻者，胃与大肠受之。恶心者，胃口有痰饮。此二者，冒暑也。可用黄连香薷饮。或身热头疼，燥乱不安，或身如针刺者，此为热伤肉分也，当以解毒汤，白虎汤加柴胡，气虚加人参，此为伤暑。或咳嗽发寒热，盗汗不止，脉数者，热在肺经，火乘金也，此谓中暑，宜清肺汤、柴胡汤、天水散之类治之。气伤甚者，清暑益气汤。

李氏曰：中暑归心，神昏卒倒，伤暑肉分，周身烦躁，或如针刺，或有赤肿。盖天气浮于地表，故人气亦浮于肌表也。冒暑入肠胃，腹痛恶心，呕泻。伏暑即冒暑，久而藏伏三焦肠胃之间。热伤气而不

伤形，旬月莫觉，变出寒热不定，霍乱吐泻，膨胀中满，疟痢烦渴，腹痛下血等证。但暑病多无身痛，间有痛者，或为燥浴水湿① 相搏耳。

论暑分动静阴阳

东垣曰：静而得之为中暑。中暑阴证，当发散也。或避暑热，纳凉于深堂大厦，或过服生冷得之者，名曰中暑。其病必头痛恶寒，身形拘急，肢体疼痛而心烦，肌肤大热，无汗。为房室之阴寒所遏，使周身阳气不得伸越，世多以大顺散主之是也。动而得之为中热。中热者阳证，为热伤元气，非形体受病也。若行人或农夫于日中劳役得之者，名曰中热。其病必苦头痛，发燥热，恶热，扪之肌肤大热，必大渴引饮，汗大泄，无气以动，乃为天热外伤肺气，人参白虎汤主之。

王安道曰：暑热之气一也，皆夏月中伤其邪而为病焉，岂以一暑热分为阴阳二证而名之耶。其避暑于深堂大厦，及恣食藏冰瓜果，寒凉之物，正经所谓口得寒物，身犯寒气之病耳。自当同秋冬即病阴证伤寒处治，不可名中暑也。

论暑伤五脏为证不同

陈无择曰：暑热喜归心，心中之，使人噎闷，昏不知人。入肝则眩晕顽痹。入脾则昏睡不觉。入肺则喘满痿躄。入肾

———————
① 燥浴水湿　"浴"疑作"与"。

则消渴。凡中暍，始治之，切不得用冷，唯宜温养，得冷则死。道途中无汤，即以热土熨脐中，仍使更溺其上，概可见矣。凡觉中暑，急嚼生姜一大块，水送下。如已迷闷，嚼大蒜一大瓣，水送下。如不能嚼，水研灌之，立醒。

刘宗厚曰：暑暍之证，变易不等，岂止归五脏也，冷热当凭脉证用之。盖人之形气有虚实，所感有轻重。轻则后时而发，至秋成疟痢是也。重则即时发者，如以上之证。至有轻变重，重变轻，亦自感有浅深，传有兼并尔。况人之形志苦乐不一，岂得无变异乎。大抵四时之证皆然。

论暑热伤气为痿厥诸证

东垣曰：夫脾胃虚弱，必上焦之气不足，遇夏天热盛，损伤元气，急惰嗜卧，四肢不收，精神不足，两脚痿软，遇早晚寒厥，日高之后，阳气将旺，复热如火，乃阴阳气血俱不足也。或四肢困倦，精神短少，懒于动作，胸满气促，肢节沉疼。或气高而喘，身热而烦，心下痞闷，小便黄而少，大便溏而频。或利出黄糜，或如泔色，或渴或不渴，不思饮食，自汗体重，或汗少者，血先病而气不病也。其脉中得洪缓，若湿气相搏，必加之以迟迟，病虽互换少差，其天暑湿令则一也，宜以清燥之剂治之。或有所远行劳倦，逢大热而渴，渴则阳气内伐，内伐则热舍于肾，肾者水脏也，今不能胜火，则骨枯髓虚，足不任身，发为骨痿者，生于火热也。此湿热成痿，令人骨乏无力，或热厥而阴虚，或寒厥而气虚。厥者，四肢如在火中为热厥，四肢寒冷者为寒厥。寒厥则腹中有寒，热厥则腹中有热，为脾主四肢故也。

按：宗厚曰：此论暑热证候即同冬月伤寒，传变为证之不一也。彼为寒邪伤形，此则暑热伤气，若真气元气虚甚，必有于一时不救者，与伤寒阴毒顷刻害人实同。故东垣启是病例，大开后人之盲聩矣。学者当审究其机宜，与痿门兼看。

论中暑宜补真气

东垣曰：夫脾胃虚弱，遇六七月间，河涨霖雨，诸物皆润，人汗沾衣，身重短气，甚则四肢痿软，行步不正，脚敧[①]眼黑，此肾水与膀胱俱竭之状也，当急救之。滋肺气以补水之上源，又使庚大肠不受邪热，不令汗大泄也。汗泄甚则津液亡，神无所依。经云：津液相成，神乃自生。津者，庚大肠所主。三伏之义，为庚金受囚也。若亡津液，汗大泄，湿令亢甚，则清肃之气亡。燥金受囚，风木无制，故风湿相搏，骨节烦疼，一身尽痛。亢则害，承乃制也。五月常服五味子，是泻丙火，补庚金大肠，益五脏之元气。壬膀胱之寒，已绝于巳，癸肾水已绝于午，今更逢湿旺，助热为邪，西方北方之寒清绝矣。圣人立法，夏月宜补者，补天元真气，非补热火也，令人夏食寒是也。为热伤元气，以人参、麦门冬、五味子生脉。脉者，元气也。

丹溪曰：夏月阳气尽出于地，人之腹属地，气于此时浮于肌表，散于皮毛，腹中之阳虚矣。经曰：夏气在经络，长夏气在肌肉。所以表实者里必虚，世言夏月伏阴在内，此阴字，有虚之义，若作阴冷看，误甚矣。前人治暑，有用玉龙丹、大顺散、桂苓丸，单煮良姜。与缩脾饮，用草果等。盖以凉台水馆，阴木寒泉，水果冰雪之伤，自内及外，不用温热，病何由安，非为伏阴而用也。火令之时，流金铄石，何冷之有。孙真人生脉散，令人夏月

---

① 敧（qī奇） 歪斜。

服之，非虚而何。

论暑火证治大法

贾元良曰[1]：暑者，相火行令也。夏月人感之，自口齿而入，伤心包络之经，其脉虚，外证头疼，口干，面垢，自汗，倦怠少气，或背寒，恶热气。甚者迷闷不省，而为霍乱吐利，痰滞呕逆，腹痛泻利，下血，发黄，生斑，皆是其证。甚者火热制金，不能平木，搐搦不省人事。其脉虚浮。一曰浮者风也。虚者暑也。俗名暑风证者，皆是相火甚而行令也。先以温水化苏合香丸，次进黄连香薷饮加羌活，或只用双解散加香薷尤良。大抵治暑之法，清心利小便甚好，若自汗甚者，不可利小便，宜白虎汤清解之。次分表里治之，如在表，头疼恶寒，双解散加香薷及二香散、十味香薷散之类解之。如在半表半里者，泄泻烦渴，饮水吐逆，五苓散治之。热甚烦渴者，益元散清之。若表解里热甚，宜半夏解毒汤下神芎丸，酒蒸黄连丸等。或人平日素弱，及老人冒暑，脉微，下利渴而喜温，或厥冷不省人事，宜竹叶石膏汤加熟附半个，冷饮。次以来复丹、五苓散治之。凡夏月暑证不可服诸热燥剂，致斑毒发黄，小水不通，闷乱而死矣。

按：宗厚曰：此言治暑之法，可谓详备。然云暑风相火为病，而[2]先用苏合香丸，至用双解，皆当审谛脉证施治，不可少有差失。详苏合香，但可用于阴寒所遏，或内伤生冷太过，及气中或中恶者，此等又不可谓之暑风相火之证矣。盖暑证有阴阳，二者不同治法，寒热霄壤之隔，学者慎之。

论中暑证治

准绳云：中暑之证，面垢闷倒，昏不知人，冷汗自出，手足微冷，或吐或泻，或喘或满。以来复丹末同苏合香丸，用汤调灌。或以来复丹研末，汤调灌之。却暑散水调灌下亦得。其人稍苏，则用香薷饮。香薷汤煎熟去粗，入麝香少许服。或剥蒜肉入鼻中，或研蒜水解灌之。盖中伤暑毒，阳外阴内，诸暑药多有暖剂，如大顺之用姜桂，枇杷叶散之用丁香，香薷饮之用香薷。香薷味辛性暖，蒜亦辛暖，又蒜气臭烈，能通诸窍，大概极臭极香之物，皆能通窍故也。热死人切勿便与冷水，及卧冷地，正如冻死人须先与冷水，若遽近火即死。一法行路喝死人，惟得置日中，或令近火，以热汤灌之即活。初觉中暑，即以日晒瓦或布蘸热汤，更易熨其心腹脐下，急以二气丹末，汤调灌下。一方用不蛀皂角，不拘多少，刮去黑皮，烧烟欲尽，用盆合于地上，周围勿令透烟，每用皂角灰一两，甘草末六钱，和匀，每服一钱，新汲水调下，气虚人温浆水调下，昏迷不省者不过二服。盖中暑人痰塞关窍，皂角能疏利去痰故也。又有暑途一证，似中而轻，欲睡懒语，实人香薷饮加黄连一钱，虚人星香饮加香薷一钱。苏后冷汗不止，手足尚逆，烦闷多渴者，宜香薷饮。苏后为医者过投冷剂，致吐利不止，外热内寒，烦躁多渴，甚欲裸形，状如伤寒阴盛格阳，宜用温药，香薷饮加附子浸冷服。渴者，缩脾饮加附子，亦浸冷服。

论伤暑证治

准绳曰：《此事难知》云：伤暑有二，动而伤暑，心火大盛，肺气全亏，故身脉洪大。动而火胜者，热伤气也，辛苦人多

---

① 曰 原讹作"田"，今改。
② 而 原作"面"，今改。

得之，白虎加人参汤。静而伤暑，火乘金位，肺气出表，故恶寒，脉沉疾。静而湿胜者，身体重也，安乐之人多受之，白虎加苍术汤。伤暑必自汗，背寒面垢，或口热烦闷，或头疼发热，神思倦怠殊甚，暑伤气而不伤形故也。但身体不痛，与感风寒异，宜香薷饮、香薷汤、六合汤。暑热发渴，脉虚，用人参白虎汤，或用竹叶石膏汤亦好。呕而渴者，浸冷香薷汤，或五苓散兼吞消暑丸。呕不止者，枇杷叶散去毛根吞来复丹。呕而有痰，却暑散吞消暑丸，或小半夏茯苓汤，或消暑饮。泻而渴，生料平胃散和生料五苓散各半贴，名胃苓散；或理中汤加黄连，名连理汤。泻定仍渴，春泽汤或缩脾饮。吐泻脉沉微甚者，不可用凉药，可用大顺散加熟附子等分，或附子理中汤加炒芍药。泻而腹痛有积者，生料五苓散、霍香正气散各半帖。若泻虽无积，其腹痛甚，生料五苓散加木香七分，或六和汤加木香半钱，或不加木香，止与二药煎熟去粗，调下苏合香丸。又有不泻而腹干痛者，六和汤煎熟调苏合香丸。泻而发热者，胃苓散。泻而发渴者，胃苓散兼进缩脾饮。泻渴兼作未透者，汤化苏合香丸，吞来复丹，或研来复丹作末，白汤调下。已透者香薷饮。感冒外发热者，六合汤、香薷汤、香薷饮。身热烦者，五苓散，或香薷汤加黄连一钱。热而汗多，畏风甚者，生料五苓散。热而渴者，五苓散兼进缩脾饮。暑气攻里，热不解，心烦口干，辰砂五苓散，或香薷饮加黄连一钱。若大渴不住，辰砂五苓散吞酒煮黄连丸。暑气攻里，腹内刺痛，小便不通，生料五苓散加木香七钱，或止用益元散。冒暑饮酒，引暑入肠内，酒热与暑气相并，发热大渴，小便不利，其色如血，生料五苓散去桂，加黄连一钱，或五苓散去桂，吞酒煮黄连丸。暑气入肠胃，

而大便艰涩不通者，加味香薷饮，仍佐以三黄丸。暑气入心，身烦热而肿者，辰砂五苓散，或香薷饮加黄连一钱。暑先入心者，心属南方离火，各从其类。小肠为心之腑，利心经暑毒，使由小肠中出，五苓散利小便，为治暑上剂也。伤暑而伤食者，其人头疼背寒，自汗发热，畏食恶心，噫酸臭气，胸膈痞满，六和汤倍砂仁。若因暑渴，饮食冷物，致内伤生冷，外伤暑气，亦宜此药。有伤于暑，因而露卧，又为冷气所入，其人自汗怯风，身疼头痛，去衣则凛，着衣则烦，或已发热，或未发热，并宜六和汤内加扁豆、砂仁。一方用霍香，一方用紫苏正治。已感于暑，而复外感于风寒，或内伤生冷，以霍香、紫苏，兼能解表，砂仁、扁豆兼能温中。然感暑又感冷，亦有无汗者，只宜前药。若加以感风，则断然多汗，审是此证，宜生料五苓散内用桂枝为佳，市井中多有此病。往往日间冒热经营，夜间开窗眠卧，欲取清凉，失盖不觉，用药所当详审。有此证而发潮热，似疟犹未成疟者，六和汤、养胃汤各半帖，相和煎。有此证而鼻流清涕，或鼻孔热气时出者，六和汤加川芎半钱，羌活、黄芩各七分。有因伤暑，遂极饮冷水，以致暑毒留结心胸，精神昏愦，语音不出者，煎香薷汤化苏合香丸。若先饮冷，后伤暑者，五苓散主之。此必心下痞恢，生姜汤调服佳，或四君子汤调中亦可。中和后，或小便不利，或茎中痛，宜蒲黄三钱，滑石五钱，甘草一钱。

有因伤暑，用水沃面，或入水洗浴，暑湿相搏，自汗发热，身重，小便不利，宜五苓散。伤暑而大汗不止，甚则真元耗散，宜急收其汗，生料五苓散倍桂，加黄芪如术之数。伤暑自汗，手足厥冷者，煎六和汤调苏合香丸。伤暑自汗，手足时自

搐搦者，谓之暑风，缘已伤于暑，毛孔开而又邪风乘之，宜香薷饮，或香薷汤，并加羌活一钱。痰盛者，六和汤半帖和星香散半帖。暑月身痒如针刺，间有赤肿处，亦名暑风，末子六和汤和消风散，酒调服。暑风而加以吐泻交作者，六和汤、霍香正气散各半帖，加全蝎三个。有暑毒客于上焦，胸膈痞塞，汤药至口即出，不能过关，或上气喘急，六和汤浸冷，入麝香少许。

荫按：伤暑心下痞闷者；暑动其痰也，不可谓暑毒攻心，宜清暑化痰汤。

伏暑烦渴而多痰热者，于消暑丸中，每两入黄连末二钱，名黄连消暑丸，或二陈汤，或小半夏茯苓汤，并可加黄连一钱。暑气久而不解，遂成伏暑，内外俱热，烦躁自汗，大渴喜冷，宜香薷饮加黄连一钱，继进白虎汤。若服药不愈者，暑毒深入，结热在里，谵语烦渴，不欲近衣，大便秘结，小便赤涩，当用调胃承气汤，或三黄石膏汤。

论 注 夏

丹溪曰：注夏属阴虚，元气不足，夏初春末，头疼脚软，食少体热者是也。宜补中益气汤去柴胡、升麻，加炒黄柏、白芍药。挟痰者，加南星、半夏、陈皮煎服，又或用生脉散。

李氏曰：内伤劳役，或素气血虚弱病暑者，一以滋补为主，慎用大热大冷之剂。暑中尿赤者，清暑益气汤。暑轻力倦者，补中益气汤，或为丸。中暍，暂加香薷、扁豆。阴虚者，滋阴降火汤、肾气汤。三伏炎蒸，大热伤气，养生家谓此时纵酒恣色，令人内肾腐烂，至秋方凝，甚则化水而死。时常御暑，体实者，香薷饮、益元散，虚者忌用。盖脾虚者，不必因暑劳役，及乘凉致病，每遇春末夏初，

头疼脚软，食少体热，名注夏病。宜补中益气汤去升、柴，加黄柏、芍药、五味子、麦门冬，有痰加半夏、姜汁，实三伏却暑之圣药也。如气衰，精神不足，烦渴懒食者，生脉散、诱行丸，通用谢传万病无忧散。

脉 法

经曰：脉虚身热，得之伤暑。脉弦细芤迟，脉虚而微弱，或浮大而散，或隐不见。

许学士云：伤暑，其脉弦细芤迟，何也？《内经》曰：寒伤形，热伤气。盖伤气而不伤形，则气消而脉虚弱，所谓弦细芤迟，皆虚脉也。仲景以弦为阴，而朱肱亦曰中暑脉细弱，则皆虚脉也，可知矣。

脉诀举要曰：暑伤于气，所以脉虚弦细芤迟，体状无余。

丹溪曰：暑脉微弱，按之无力，又脉来隐伏。

治中暑烦渴方

香薷饮　治伏暑引饮，口燥咽干，腹痛霍乱，或吐或泻，并皆治之。

香薷一斤　厚朴姜汁炙　白扁豆微炒，各半斤

上吹咀，每服三钱，水一盏入酒少许，煎七分，沉冷，不拘时服。一方加黄连四两，姜汁同炒令黄色，名黄连香薷饮。如有搐搦，加羌活。

徐氏曰：世俗用于暑月中煎饮，然气虚者不可过多，盖厚朴泄气药也。

荫按：用是方于伏热之时，自觉酷暑蒸炎，或远行伤于暑热，服一二剂诚当。今人坐高堂广厦之中，身对冰盘，口啖瓜果，暑气原浅，每求此药服之，是谓诛伐太过。

香薷汤　驱暑和中通用。

香薷二两　厚朴姜汁炒　白扁豆炒　茯神各一两　甘草炙，半两

上为细末，每服二钱，不拘时，沸汤点服，盐汤亦得。或只㕮咀，每服七钱，水煎服。

泼火散一名地榆散　治伤暑烦躁，口苦舌干，头痛恶心，不思饮食，及中暑昏迷，不省人事，欲死者，并治血痢。

地榆　赤芍药　黄连去须　青皮去白，各等分

上为末，每服三钱，浆水调服。如无，只以新汲水亦得。若血痢，水煎服。

白虎汤　治暑热发渴。

石膏五钱　知母二钱　甘草一钱　粳米一撮

上锉作一服，水煎米熟，去粗，温服。加人参一钱半，名人参白虎汤；加苍术一钱，名苍术白虎汤。

益元散一名六一散，一名天水散　治中暑，身热烦渴，小便不利。

滑石六两，水飞　甘草一两

上为末，每服三钱，新汲水调服。如心神恍惚，每料加辰砂三钱，用白沸汤调下，名辰砂益元散；如茎中痛，加蒲黄三两，加薄荷少许，名鸡苏散。加青黛少许，名若玉散[①]。治疗并同。

桂苓甘露饮　治伏暑引饮过多，肚腹膨胀，小便不利，湿热为患者。

茯苓　泽泻各一两　猪苓去皮　白术炒　桂心炒，各五钱　滑石四两　石膏　寒水石各二两

上为末，每服二钱，热汤、冷水任调下，入蜜少许尤好。张子和方加人参、藿香各半两，甘草、葛根各一两，木香二钱半。

玉露散　治暑渴。

寒水石　滑石　石膏　甘草　瓜蒌根各等分

上为细末，每服五钱，新汲水调服。

竹叶石膏汤　治伏暑内外热炽，烦躁大渴。

石膏半两　麦门冬去心　人参各二钱　半夏一钱　甘草炙，五分

上㕮咀作一服，加生姜五片、青竹叶十四片、糯米一撮，水煎服。

春泽汤　治伏暑发热，烦渴引饮，小便不利。

泽泻三钱　猪苓　茯苓　白术各二钱　人参　麦门冬去心，各一钱半　桂心一钱

上㕮咀，每服七钱，水一钟半加灯心二十茎，煎一钟，食远服。渴甚，去桂，加五味子、黄连各二钱。

丹溪方　治暑渴。

生地黄　麦门冬去心　牛膝　黄柏炒　知母　葛根　甘草

上锉，水煎服。

枇杷叶散　治中暑伏热，烦渴引饮，呕哕恶心，头目昏眩。

香薷七钱半　白茅根　麦门冬去心　干木瓜　甘草炙，各一两　丁香　陈皮　厚朴姜汁炒　枇杷叶炙，各五钱

上为末，每服二钱，加生姜三片，水煎服。如烦躁，冷水调下。

柴胡天水散　治中暑脉数，盗汗不止，发寒热者，此热在肺分。

柴胡三钱　黄芩二钱　滑石二钱半　甘草炙，一钱

上为末，水煎服，或白汤调亦好。一方有人参二钱。

酒煮黄连丸　治伏暑发热烦渴，呕吐恶心。

黄连十二两　好酒五斤

上以酒煮黄连，干为末，滴水丸如桐子大，热汤下三五十丸，胸膈凉，不渴为

————

① 若玉散　《宣明论方》卷十作"碧玉散"。

验。

三黄石膏汤 治暑毒深入，结热在里，谵语烦渴，不欲近衣，大便秘结，小便赤涩。

黄连三钱 黄柏 山栀子 元参各一钱 黄芩 知母各一钱五分 石膏三钱 甘草七分

上锉，水煎服。

龙须散 治中暑昏闷，不省人事，及泄泻霍乱作渴，一服即愈，亦能解暑毒。

甘草炙，一两 五倍子生用，一方作五味子 白矾生 乌梅去核，各二两 飞罗面一两，一方用清明日面，佳

上为末拌匀，每服二钱，新汲水调下。

千里水葫芦 治路上行人，暑热作渴，茶水不便，用此药备之，俟渴时即用一丸噙化，止渴生津，清热，止嗽化痰，甚妙。

硼砂 柿霜 乌梅肉 薄荷叶 白沙糖各等分

上为细末，用乌梅肉为丸，每用一丸噙化。

水葫芦丸一名旅行丸 治冒暑毒，解烦渴，生津液。

川百药煎① 三两 麦门冬去心 乌梅肉 白梅肉 干葛 甘草各五钱 人参二钱

上为细末，面糊丸如鸡头实大，每服一丸，含化。夏月出行，一丸可度一日。

治中暑吐利方

五苓散 治中暑烦渴，身热头痛，霍乱吐泻，小便赤涩，心神恍惚。

泽泻二两半 赤茯苓 猪苓 白术 肉桂各一两半

上㕮咀，每服五钱，水煎，食前服。或为末，每服二钱，白汤调下。本方去桂，名四苓散；加茵陈，名茵陈五苓散；

加辰砂等分，减桂三之一，名辰砂五苓散；加车前子，名加味五苓散。初痢及积聚，食黄酒疸，加大黄；阳毒，加升麻、芍药，去桂；狂言妄语，加辰砂、酸枣仁；头痛目眩，加川芎、羌活；咳嗽，加桔梗、五味子；心气不足，加人参、麦门冬；痰多，加陈皮、半夏；喘急，加马兜苓、桑白皮；气块，加三棱、蓬术；心热，加黄连、石莲肉；身疼急拘，加麻黄；口干嗳水，加乌梅、干葛；眼黄酒疸及五疸，加茵陈、木通、滑石；血衄，加栀子、乌梅；伏暑鼻衄，加茅根，煎调百草霜；五心热如劳，加桔梗、柴胡；有痰有热，加桑白皮、人参、前胡；水肿，加甜葶苈、木通、滑石、木香；吊肾气，加吴茱萸、枳壳；小肠气痛，加小茴香、木通；霍乱转筋，加藿香、木瓜；小便不利，加木通、滑石、车前子；喘咳心烦，不得眠，加阿胶；疝气，加小茴香、川楝子、槟榔，去桂，姜葱煎，入盐一捻同服；女子血积，加桃仁、牡丹皮；呕吐，去桂，加半夏、生姜。

薷苓汤 治夏秋暑湿致腹痛霍乱吐泻，欲成痢疾等证。

黄连姜汁炒 厚朴姜汁炒 扁豆炒 香薷 白术 茯苓 猪苓各一钱 泽泻一钱二分 甘草炙，三分

上水煎，食前凉服，粗再煎。

桂苓白术散 治冒暑湿热，吐泻转筋，腹痛，小儿亦可服。

茯苓 泽泻各一两 猪苓 白术 官桂各五钱 甘草 石膏 寒水石各二两 滑石四两

上为末，每服二钱，热汤新汲水，或生姜汤调下。

———————

① 百药煎 为五倍子同茶叶等经发酵制成的块状物。性味酸甘平，功能润肺化痰，涩肠止泻，清热解毒。

刘廷瑞方不用猪苓。

解暑三白散 治冒暑伏热，霍乱呕吐，小便不利，头目昏眩。

泽泻 白术 白茯苓各等分

上㕮咀，每服四钱，水一钟加生姜五片、灯心十茎，煎八分，不拘时服。

香朴饮子 治大人小儿伏热吐泻，虚烦霍乱。

人参 茯苓 甘草 紫苏叶 乌梅肉 木瓜 泽泻 香薷 半夏曲 厚朴 白扁豆炒

上作一服，加生姜三片、枣一枚，水煎，食前服。

谢传万病无忧散 专治夏月霍乱吐泻，烦渴尿赤，似疟非疟，似痢非痢，不服水土等证。常服可防疟痢。

草果 黄连 滑石 泽泻各一两二钱 枳壳 木通 陈皮 厚朴 赤茯苓 车前子 猪苓 砂仁各八钱 香薷 白扁豆各二两，炒 白术 小茴香各五钱六分 木香 甘草各二钱半

上为末，每服二钱，滚水调服。素虚者，温酒或茶清下，忌米饮，孕妇勿服。如不善服末者，煎三沸服，或晾冷服，不尔则吐。

却暑散 治冒暑伏热，头目眩晕，呕吐泻痢，烦闷背寒，面垢。

赤茯苓 生甘草各四两 寒食面 生姜各一斤

上为末，每服二钱，白汤调下。

大黄龙丸 治中暑身热头疼，状如脾寒，或烦渴呕吐，昏闷不食。

舶上硫黄舶，音白，海中大船 硝石各一两 白矾 滑石 雄黄各五钱 白面四两

上五味为末，入面和匀，滴水丸如桐子大，每服三十丸，新汲水下。

来复丹 治上盛下虚，里寒外热，伏暑，泄泻如水。

五灵脂一两 陈皮去白，二两 硝石一两 硫黄一两，同硝石为末，入铫内以柳枝搅，不可用火太猛，恐伤药力，候得所，研细末，名二气丹 太阴元精石另研 青皮去白，各二两

上将五灵脂、青皮、陈皮为末，次入元精石末，及前二气末，拌匀，醋打面糊丸如豌豆①大，每服三十丸，空心米饮下。

治暑伤元气方

十味香薷饮 治内伤不足，伏暑，身体倦怠，神昏头重，吐痢。常服养阴避暑，调理阴阳。

香薷一两 人参 陈皮 白术 茯苓 黄芪 白扁豆炒 木瓜 厚朴姜制 甘草炙，各半两

上㕮咀，每作七钱，水煎，不拘时服。

清暑益气汤 治长夏湿热蒸人，人感之四肢困倦，精神短少，懒于动作，胸满气促，肢节疼痛，或气高而喘，身热而烦，心下膨胀，小便赤而数，大便溏而频，或痢或渴，不思饮食，自汗身重。

黄芪汗少减五分 苍术各一钱半 升麻一钱 人参 白术 陈皮 神曲 泽泻各五分 黄柏酒浸 当归 青皮 麦门冬去心 干葛 甘草炙，各三分 五味子九枚

上锉作一服，水煎，稍热食远服。

《内经》曰：阳气者，卫外而为固也，热则气泄。今暑邪干卫，故身热自汗，以黄芪甘温补之为君，人参、陈皮、当归、甘草，甘微温补中益气为臣，苍术、白术、泽泻、渗利而除湿，升麻、葛根，苦甘平，善解肌热，又以风胜湿也，湿热则食不消而作痞满，故以炒曲甘辛，青皮辛温，消食快气。肾恶燥，急食辛以润之，

———————

① 豌豆 原作"莞豆"，今改。

故以黄柏辛苦寒，借其气味，泻热补水。虚者滋其化源，以人参、五味子、麦门冬，酸甘微寒，救天暑之伤于庚金为佐。

荫按：皆由饮食劳倦，伤其脾胃，乘天暑而病作也。但药中犯泽泻、猪苓、茯苓、灯心、通草、木通，淡味渗利小便之类，皆从时令之旺气，以泄脾胃之客邪，而补金水之不及也。此正方已是从权①而立之，若于其时病湿热脾旺之证，或小便已数，肾肝不受邪者，若误用之，必大泻真阴，竭绝肾水，先损其两目也。复立变证加减法于后。

如心火乘脾，乃血受火邪，而不能升发，阳气伏于地中。地者人之脾也，必用当归和血，少用黄柏，以滋真阴。如脾胃不足之证，须少用升麻，乃足阳明、太阴引经之药也，使行阳道。自脾胃中右迁少阳，行春令，生万物之根蒂也。更少加柴胡，使诸经右迁，生阴阳之气，以滋春之和气也。

如脾虚，缘心火亢盛而乘其土也，其次肺气受邪，为热所伤，必须用黄芪最多，甘草次之，人参又次之，三者皆甘温之阳药也。脾始虚，肺气先绝，故用黄芪之甘温，以益皮毛之气而闭腠理，不令自汗而损元气也。上喘气短，懒言语，须用人参以补之。心火乘脾，须用炙甘草，以泻火热，而补脾胃中元气。甘草最少，恐滋满也。若脾胃之急痛，并脾胃大虚，腹中急缩，腹皮急缩者，却宜多用。经曰：急者缓之。若从权，必加升麻以引之，恐左迁之邪坚盛，卒不肯退，反致项上及臀尻肉添而行阴道，故引之以行阳道，使清气出地，右迁而上行，以和阴阳之气也。若中满者去甘草，咳甚者去人参，口干嗌干者加干葛。

如脾胃既虚，不能升浮，为阴火伤其生发之气，荣血大亏，荣气伏于地中，阴火炽盛，日渐煎熬，血气亏少。且心包与心主血，血减则心无所养，致使心乱而烦，病名曰悗。悗者，心惑而烦闷不安也。是由清气不升，浊气不降，清浊相干，乱于胸中，使周身血气逆行而乱。经云，从下上者，引而去之。故当加辛温甘温之剂生阳，阳生而阴长也，或曰：甘温何能生血，又非血药也。曰：仲景之法，血虚以人参补之，阳旺则能生阴血也。更加当归和血，又宜少加黄柏，以救肾水。盖甘寒泻热火，火减则心气得平而安也。如烦乱犹不能止，少加黄连以去之。盖将补肾水，使肾水旺而心火自降，扶持地中阳气也。

如气浮心乱，则以朱砂安神丸镇固之，得烦减，勿再服，以防泻阳气之反陷也。如心下痞，亦少加黄连。气乱于胸，为清浊相干，故以陈皮理之，能助阳气之升而散滞气，又助诸甘辛为用。故长夏湿土客邪火旺，可从权加苍术、白术、泽泻，上下分消其湿热之气。湿气太胜，主食不消化，故食减不知谷味，加炒曲以消之，复加五味子、麦门冬、人参，泻火益肺气，助秋损也。此三伏长夏正旺之时药也，学者详之。

清暑汤　节斋云：伏暑发热，是火邪伤心，元气耗散，汗大泄，无气以动，其脉虚迟无力，是热邪伤荣也。

人参　黄芪蜜炙　麦门冬去心　白芍药　陈皮　白茯苓各一钱　白术一钱二分　黄连炒　甘草各五分　香薷　知母各七分　黄柏三分

上锉，加生姜三片、水一钟半煎七分，食前温服。

途中消暑饮　夏暑若在途中，常服壮元气，消热驱暑，免中暑、霍乱、泄泻、

---

① 从权　从其变通。"权"，变通，权变。

痢疾等证。

人参一钱二分　白术一钱五分　白茯苓
白芍药炒　麦门冬去心,各一钱　陈皮七分
甘草炙,五分　知母炒　香薷各七分　五
味子十粒　黄芩炒,三分

上锉,加生姜三片、水一钟半煎七
分,食前温服。

人参益气汤　治暑热伤气,四肢困
倦,嗜卧,两手指麻木。

黄芪蜜炙　甘草炙,各二钱半　人参一钱
半　白芍药一钱　五味子二十个　升麻七分
柴胡八分

上㕮咀,作一服,用水二钟煎八分,
不拘时服。

驱暑建中汤　治伤暑,汗大出不止,
甚则真元耗散,宜用此收其汗。

黄芪一钱半　人参　白术　白茯苓
白芍药　当归　香薷各一钱　白扁豆　陈
皮各八分　木瓜七分　甘草炙,五分　桂枝四
分

上锉,水二钟、枣二枚煎八分服。此
即十味香薷饮去厚朴,加归、芍、桂枝
也。

黄芪汤　治中暍,脉弦细芤迟。

人参　黄芪　白术　甘草　茯苓　芍
药各等分

上㕮咀,每服三钱,水一大盏加生姜
三片,煎六分,去粗,温服。

清肺生脉饮　治暑入肺,咳嗽,脾胃
虚弱,气喘气促。

黄芪二钱　人参　麦门冬　当归　生
地黄各五分　五味子十粒

上锉,水煎服。

治暑伤脾胃方

消暑十全散　治伏暑,胃气不和,心
腹满痛。

香薷　白扁豆炒　厚朴姜制　甘草炙

白术　茯苓　紫苏　木瓜　藿香　檀香
各一钱

上㕮咀作一服,加生姜三片,水煎,
食远服。

六和汤　治心脾不调,气不升降,霍
乱转筋,呕吐泄泻,寒热交作,痰喘咳
嗽,胃脘痞满,头目昏痛,肢体浮肿,嗜
卧倦怠,小便赤涩,并伤寒阴阳不分,冒
暑伏热,烦闷,或成痢疾,中酒,烦渴畏
食,并皆治之。

缩砂　半夏汤泡七次　杏仁去皮尖　人
参　藿香　白扁豆炒　赤茯苓　香薷　厚
朴姜制　木瓜各一钱　甘草炙,五分

上㕮咀作一服,水二钟、生姜三片、
枣一枚煎至一钟,温服不拘时。

荫按:夫六和者,和六腑也。脾胃
者,六腑之总司,故凡六腑不和之病,先
于脾胃调之。脾胃一治,则水精四布,五
经并行,虽百骸九窍皆大和矣,况六腑
乎。

缩脾散　消暑气,除烦渴,止霍乱吐
泻,和脾养胃。一云夏月伏热,为酒所伤
者,此方主之。

砂仁　草果　乌梅肉各二钱　甘草炙,
一钱　白扁豆炒　干葛各一钱半

上㕮咀作一服,加生姜五片,水煎
服。一方沉冷服。

香薷缩脾饮　驱暑和中,除烦止渴。

缩砂仁　草果仁　乌梅肉　香薷　甘
草炒,各一两半　白干葛　白扁豆各一两,炒

上锉,每服三钱,加生姜五片,水
煎,微温服。

五圣汤　治暑病呕恶,每遇夏月,不
进饮食,疲倦少力,见日色则头昏痛,恶
心多睡。

贯众　黄连　吴茱萸汤泡七次　茯苓
甘草炙,各半两

上㕮咀,分二服,每服用水二碗煎取

一碗，去粗放冷，候日午时，先取香熟甜瓜一枚，切去皮，作十二片，先嚼瓜一片，呷药一二呷，送下了，再如前嚼呷，看吃得几片，以药汁尽为度。不损脾胃，不动脏腑。须是觉大烦时服之。

清暑丸　治伏暑引饮，脾胃不和。

半夏一斤　生甘草　茯苓各半斤

上为末，姜汁煮糊为丸如桐子大，每服五十丸，熟汤下。

香薷丸　治大人小儿伤暑伏热，燥渴瞀闷，头目昏眩，胸膈烦满，呕哕恶心，口苦舌干，肢体困倦，不思饮食，霍乱吐利转筋，并宜服之。

香薷去根，一两　干木瓜　紫苏去粗梗　藿香　茯神去木，各五钱　檀香　丁香　甘草炙，各二钱半

上为细末，炼蜜丸如鸡头实大。每服一丸至二丸，细嚼温酒下。或新汲水化下亦得，小儿每服半丸。

清暑化痰汤　治伤暑心下痞闷，此暑动其痰也。

香薷一钱五分　黄连　白扁豆炒　枳实　厚朴姜汁炒　橘红　半夏　茯苓各一钱　甘草五分

上加生姜三片，水煎，食远服。

治暑伤生冷方

大顺散　治冒暑伏热，引饮过多，脾胃受湿，水谷不分，清浊相干，阴阳气逆，霍乱呕吐，脏腑不调。

荫按：此非治暑，乃治暑月饮冷受伤之脾胃尔。若非饮冷致病，勿执方以治。

干姜　肉桂　杏仁炒，各四两　甘草三两

上先将甘草用白蜜炒，次入干姜，却下杏仁同炒，共为末。每服二三钱，白汤调下。

冷香饮子　治老人虚人伏暑烦躁，引饮无度，恶心疲倦，服凉药不得者。

草果仁五钱　附子炮，去皮脐　橘红各三钱　甘草炙，一钱半

上㕮咀作一服，加生姜三片，水煎沉冷，不拘时服。

冷香汤　治夏秋伤暑引饮，过食生冷，脾胃不和，或成霍乱之证。

良姜　檀香　附子　甘草炙，各二两　丁香一钱　川姜三分　草豆蔻去壳五个

上为末，每服二钱，以水二钟煎二沸，贮瓶内沉井底，待冷取服[①]，大能消水止渴。

益胃汤　治夏秋暑热，过饮食冷物茶水，伤其内，又过取凉风伤其外，以致恶寒发热，胸膈饱闷，饮食不进，或兼呕吐泄泻，此内外俱伤寒冷也。

人参　干姜炒紫色　厚朴姜水炒　陈皮　羌活　枳实　白茯苓各一钱　白术一钱半　甘草炙，五分

上锉，加生姜三片，水二盏煎七分，食前温服。

桂苓丸　治冒暑烦渴，饮水过多，心腹胀满，小便赤少。

肉桂去皮　赤茯苓去皮，各五两

上为细末，炼蜜丸，每两作十丸，细嚼，白汤、冷水任下，每服一丸。

二气丹　治伏暑伤冷，二气交错，中脘痞闷，或头痛恶心，并皆治之。

硝石　硫磺各等分

上二味为末，银器内文武火炒令鹅黄色，再碾细，用糯米煮糊，为丸如梧桐子大，每服四十丸，新汲水下。

治暑兼风寒方

二香散　治四时感冒寒暑，呕恶，泄泻腹痛，瘴气，饮冷当风，头疼身热，伤

―――――――――
① 待冷取服　"待"原作"代"，今改。

食不化，及南方风土。暑月伤风伤寒，悉以此药解表发散。

香薷 香附各二钱 苍术 陈皮 紫苏各一钱 厚朴姜汁炒 白扁豆炒 甘草各五分

上锉散，姜、葱煎服。加木瓜尤妙。

胃风汤 治大人小儿，饮食必乘风凉，以致风冷乘虚客于肠胃，食饮不下，形瘦腹大，水谷泄泻，腹胁胀痛，恶风，头痛多汗，及肠胃湿毒，利如豆汁，下瘀血。亦看挟证加减。

人参 白术 茯苓 当归 川芎 白芍药各一钱 肉桂去皮，五分

上锉，加粟米一撮，水煎，不拘时服。

羌活香薷饮 治卒中昏冒倒仆，角弓反张，不省人事，手足或发搐搦，此为暑风。

黄连香薷饮

方见前。 一方① 加羌活。

上锉，水煎服。

治暑暍变证方

九似丸 治伏暑暍变生诸证，头疼壮热似伤寒，寒热往来似疟疾，翻胃吐食似膈气，大便下血似肠风，小便不利似淋沥，饮水无度似消渴，四肢困倦似虚劳，眼睛黄赤似酒疸，遍身黄肿似食黄。

舶上块子硫黄 元精石 滑石 甘草炙 石膏煅，河水浸一宿 白矾 盆硝各半两 寒食面一两

上为细末，滴水丸如弹子大，每服一丸，用熟水一呷许，浸透其药，然后入姜汁、蜜各少许，先嚼芝麻一捻咽下，无时。

治注夏方

加减补中益气汤 治注夏属阴虚，元气不足，夏初春末，头疼脚软，饮食少，体热者。

黄芪 人参 白术 甘草炙 陈皮 当归 芍药 黄柏 麦门冬去心 五味子

上锉，水煎，空心温服。挟痰，加半夏、姜汁。

黄芪人参汤 治脾胃虚弱，必上焦之气不足，遇夏天气热甚，损伤元气，怠惰嗜卧，四肢不收，精神不足，两脚痿软，遇早晚寒厥，日高之后阳气将旺，复热如火。此乃阴阳气血俱不足，而天气之热助本病也。庚大肠辛肺金为热所乘而作。当先助元气，治庚辛之不足，此汤主之。

黄芪一钱，如自汗过多加一钱 人参去芦，五分 甘草炙，二分 白术五分 苍术半钱，无汗一钱 橘皮不去白，二分 黄柏酒洗，三分 神曲炒，三分 五味子九粒 麦门冬去心，二分 归身酒洗，二分 升麻六分

上㕮咀作一服，水二盏煎至一盏，去柤，稍热食远或空心服之。忌酒湿面大料之物，及过食冷物。如心下痞闷，加黄连二三分；如胃脘当心痛，减大寒药，加草豆蔻仁五分；如胁下痛或缩急，加柴胡二三分；如头痛，目中溜火，加黄连二三分，川芎三分；如头目不清，上壅上热，加蔓荆子三分、藁本二分、细辛一分、川芎三分、生地黄二分；如气短，精神少，梦寐间困乏无力，加五味子九粒；如大便涩滞，隔一二日不见者，致食少，食不下，血少，血中伏火而不得润也，加当归身、生地黄各五分，桃仁三个去皮尖另研，麻子仁另研泥五分；如大便通行，所加之药勿再服。如大便又不快利，勿用别药，少加大黄煨半钱；如又不利者，非血结血秘而不通也，是热则生风，其病人必显风证。血药不可复加。止常服黄芪人参

---

① 一方 "方字原脱，今补。

汤，药只用羌活、防风各半两，二味㕮咀，以水四盏煎至一盏，去粗，空心服之，大便必大走也；一服便止；如胸中气滞，加青皮，并去白陈皮倍之，去其邪气。此病本元气不足，惟当补元气，不当泻之。如气滞太甚，或补药太过，或人心下有忧滞郁结之事，更加木香、砂仁、白豆蔻仁各二分；如腹痛，不恶寒者，加白芍药半钱，黄芩二分，却减五味子。

参归益元汤　治注夏病。

人参五分　白茯苓　麦门冬去心　白芍药　熟地黄各一钱　陈皮　黄柏酒炒　知母酒炒，各七分　五味子十粒　甘草炙，三分

上锉一剂，加枣一枚，乌梅一个，炒米一撮，水煎服。饱闷，加砂仁、白豆蔻；恶心，加乌梅、莲肉、炒米；哕，加竹茹；烦躁，加辰砂、酸枣仁、竹茹；泻，加炒白术、山药、砂仁、乌梅，去熟地黄、知母、黄柏；小水短少，加木通、山栀；胃脘不开，不思饮食，加厚朴、白豆蔻、益智①、砂仁、莲肉，去熟地黄、知母、黄柏；腰痛，加杜仲、破故纸、茴香；腿痠无力，加牛膝、杜仲；皮焦，加地骨皮；头目眩晕，加川芎；虚汗，加黄芪、白术、酸枣仁；梦遗，加牡蛎、山药、辰砂、椿根皮；虚损烦热，加辰砂、酸枣仁、竹茹；口苦舌干，加山栀、乌梅、干葛。

生脉散　生津止渴，夏月宜常服之，以代茶汤。

人参　麦门冬去心，各三钱　五味子十五粒

上锉，水煎服。夏月加黄芪、甘草，令人气力涌出。一方加黄芪、黄柏；一方加白术。

东垣曰：孙真人云，五月常服五味子，是泻丙火，补庚金大肠，益五脏之元气。圣人立法，夏月宜补者，补天元之真气，非补热火也，令人夏食寒是也。为热伤元气，以人参、麦门冬、五味子生脉者，元气也，人参之甘，补元气泻热火也，麦门冬之苦寒，补水之源而肃燥金也，五味子之酸，以泻火补庚大肠与肺金也。服参与五味子不得者，白术、乌梅代之。

代茶汤　健脾止渴，夏月服之以代茶。

白术一钱半　麦门冬去心，一钱

上煎作汤代茶，服此一盏，可当茶三盏。夏月吃茶水多必泄泻，白术补脾燥湿，麦门冬生津止渴也。

丹溪方　治妇人患注夏，手足酸软而发热。

白术　黄柏炒　白芍药　陈皮　当归各一钱　苍术五分　甘草生，三分

上锉，加生姜二片，水煎服。

---

① 益智　原作"益知"，今改。

卷　四

中　湿

论湿为诸证

经云：诸湿肿满，皆属脾土。湿胜则濡泻，地之湿气，感则害人皮肉筋脉。

原病式曰：诸痉强直，积饮痞膈，中满霍乱，吐下，体重胕肿，肉如泥，按之不起，皆属于湿。（胕，音肤，足背也）

统旨云：风寒暑湿，皆能中人。惟湿气积久，留滞关节，久而能病，非如风寒暑之暴。中湿之证，关节痛重，浮肿喘满，腹胀烦闷，昏不知人。其脉必沉而缓，或沉而微细，宜除湿汤、白术酒。

论湿为痿为痹为痛为肿
所挟寒热不同

经曰：因于湿，首如裹，湿热不攘，大筋緛[①]短，小筋弛长。緛短为拘，弛长为痿。因于气为肿，四维相代，阳气乃竭。（裹者，若以物蒙裹也。攘，退也）

荫按：宗厚发丹溪曰：湿者，土之浊气，首为诸阳之会，其位高，其气清，其体虚，故聪明系焉。浊气熏蒸，清道不通，沉重不利，似乎有物蒙之。失而不治，湿郁为热，热留不去，大筋緛短者，热伤血，不能养筋，故为拘挛。小筋弛长者，湿伤筋，不能束骨，故为痿弱。因于湿，首如裹，各三字为句，湿热不攘以下，各四字为句，文整而意明。第四章，

因于气为肿，下文不叙，恐有脱简。然王注曰：素常气疾，湿热加之，气湿热争，故为肿也。邪气渐盛，正气渐微，阳气衰少，致邪代正，气不宣通，故四维发肿。诸阳受气于四肢也，但今人见膝间关节肿疼，全以为风治者，多误矣。

风寒湿三气杂至，合而为痹也。湿气胜者，为着痹也。其多汗而濡者，阳气少，阴气盛也。伤于寒湿，肌肤尽痛，名曰肌痹。

荫又按：湿证挟寒，内甚则腹痛下利，外甚则四肢沉重疼痛，或肌肉濡溃，痹而不仁也。挟风，多外甚而身重痛，汗出。挟热内甚则泻痢。外甚则或痛、或热、或肿、发黄。如此等证，虽内伤外感不同，况有错杂之邪合至，当论其先后多少，分治可也。

经曰：寒湿之中人也，皮肤不收，肌肉坚紧，荣血泣，卫气去，故曰虚。虚者，聂[②]、辟[③]、气不足。按之则气足以温之，故快然而不痛。（营血涩于脉中，卫气去于脉外，所以为虚。言语轻小曰聂，足弱不能行曰辟。气虚作痛者，按之可以致气，气至则阳聚阴散，故快然而痛止）

荫又按：东垣曰：此清虚之地气伤人也，必从足始，故地之湿气，感则害人皮肉筋脉。夫百病之变，皆生于风雨寒暑，

---

① 緛（ruǎn 软）　缩短。
② 聂　附耳小声说话。今作"嗫"。
③ 辟　通"躄"。脚病。

及饮食居处，阴阳喜怒。《针经》解云：若身形不虚，外邪不能伤也。

要略曰：太阳病，关节疼痛而烦，脉沉而细者，此名中湿，亦曰湿痹。其候小便不利，大便反快。但当利其小便。一身尽痛发热，日晡所剧者，此名风湿。此病伤于汗出当风，或久伤冷所致也。风湿，脉浮身重，汗出恶风。风湿相搏，身体疼痛，不能转侧，不呕不渴，脉浮虚而涩。风湿相搏，骨节疼烦，掣痛不得屈伸。近之则痛剧，汗出短气，小便不利，恶风不欲去衣，或身微肿也。

荫按：以上论风湿寒湿之异。

湿家之为病，一身尽疼，发热，身色如熏黄也。湿家病，身疼发热，面黄而喘，头痛鼻塞而烦，其脉大，自能饮食，腹中和无病，病在头中寒湿，故鼻塞，纳药鼻中则愈。

荫按：以上前一病，本湿热证例而论，不言热，无治法。当分出之湿家者，唯东南方湿热证多。丹溪曰：湿热相火为病，十居八九。东垣有湿热证例，详见热门。

论中湿为脾虚所致

陈无择曰：脾虚多中湿，故曰湿流关节，中之多使人膜胀，四肢关节疼痛而烦，久则浮肿喘满，昏不知人。挟风则眩晕呕哕。兼寒则挛拳掣痛。治之不得猛发汗，及灼艾泄泻，惟利小便为佳也。

刘宗厚曰：按脾虚中湿，内因多中满、痞膈、泻痢，外感多为痿痹、胕肿、疼痛等证。盖脾主肌肉尔，况有挟风寒暑热不一，详前人以挟风与湿在表者，宜解肌。兼寒与湿，在半表半里者，宜温散，宜渗泄。惟湿热在里宜下。里虚者，宜分消，实脾土为上。外感非脾虚，宜汗之、灸之，要在适中病情也。

论治湿大法

贾真孙曰：湿为土气，热能生湿，故夏热则万物湿润，秋凉则万物干燥。湿病本不自生，因热而怫郁，不能宣行水道，故停滞而生湿也。况脾土脆弱之人，易为感受。岂必水不流而后为湿哉？人只知风寒之威严，不知暑湿之炎暄[①]，感人于冥冥之中也。《原病式》云：诸痉项强，积饮等证，皆属于湿。或胕肿体寒而有水气，必小便赤少。或渴，是蓄热入里极深，非病寒也。大抵治法，宜理脾清热利小便为上。故治湿不利小便，非其治也，宜桂、苓、甘露、木香、葶苈、木通治之。守贞师曰：葶苈木香散下神芎丸，此药下水湿，消肿胀，利小便，理脾胃，无出乎此也。腹胀脚肿甚者，舟车丸下之。湿热内深发黄，茵陈汤下之，或佐以防己、黄芪。一身尽肿痛，或无汗，是湿流关节，邪气在表，宜五苓散加官桂、苍术微汗之，不可大汗。若自汗出多，热燥津液，内水不利，切勿利之，重损津液也，宜防风白术甘草汤主之。其湿证有二，湿热证多，湿寒证少，当以脉证明辨之，如脉滑数，小便赤涩，引饮自汗为湿热证，若小便自利清白，大便泻利，身疼无汗，为湿寒证。治之宜五苓散加生附、苍术、木瓜主之。

论治湿分内外上下

准绳云：湿有天之湿，雾露雨是也。天本乎气，故先中表之荣卫。有地之湿，水泥是也。地本乎形，故先伤皮肉筋骨血脉。有饮食之湿，酒水乳酪之类是也，胃为水谷之海，故伤于脾胃。有汗液之湿，汗液亦气也，止感于外。有人气之湿，太

---

① 暄 同"暖"。

阴湿土之所化也，乃动于中。治天之湿，当同司天法。湿上甚而热者，平以苦温，佐以甘辛，以汗为效而止。如《金匮要略》诸条之谓风湿相搏，身上疼痛者是也。治地之湿，当同在泉法。湿淫于内，治以苦热，佐以酸淡，以苦燥之，以淡泄之。治饮食之湿，在中夺之，在上吐之，在下引而竭之。汗液之湿，同司天者治。虽人气属太阴脾土所化之湿者，在气交之分也，与前四治有同有异，何者？土兼四气，寒热温凉，升降浮沉，备在其中。脾胃者，阴阳异位，更实更虚，更逆更从，是故阳盛则木胜，合为风湿。至阳盛则火胜，合为湿热。阴盛则金胜，合为燥湿。至阴盛则水胜，合为阴湿。为兼四气，故淫泆①上下中外，无处不到。大率在上则病呕吐，头重胸满，在外则身重肿，在下则足胫胕肿，在中则腹胀，中满痞塞。当分上下中外而治，随其所兼寒热温凉，以为佐使。至若先因乘克，以致脾虚浸渍而成湿者，则先治胜克之邪。或脾胃本自虚而生湿者，则用补虚为主。或郁热而成湿者，则以发热为要。或脾胃之湿，淫泆流于四脏筋骨皮肉血脉之间者，大概湿主乎否塞，以致所受之脏，涩不得通疏，本脏之病，因而发焉。其筋骨皮肉血脉受之，则发为痿痹，缓弱痛重，不任为用。所治之药，各有所入，能入于此者，不能入于彼。且湿淫为病，《内经》所论，叠出于各篇。本草治湿，亦不一而见。凡切于治功者，便是要药。今丹溪书乃止归重苍术一味，岂理也哉。

伤湿为病，发热恶寒，身重自汗，骨节疼痛，小便秘涩，大便多泄，腰脚痹冷，皆因坐卧卑湿，或冒雨露，或着湿衣所致，并除湿汤。具前诸证而腰痛特甚，不可转侧，如缠五六贯②重者。湿气入肾，肾主水，水流湿，从其类也，肾着

汤、渗湿汤。小便秘，大便溏，雨淫腹疾故也，五苓散吞戊己丸。戊己属土，土克水，因以得名。五苓散乃湿家要药，所谓治湿不利小便，非其治也。伤湿而兼感风者，既有前项证，而又恶风不欲去衣被，或额上微汗，或身体微肿，汗渍衣湿，当风坐卧，多有此证。宜除湿汤、桂枝汤各半帖合服，令微发汗。若大发其汗，则风去湿在。已得汗而发热不去者，败毒散加苍术一钱，防己半钱。伤湿又兼感寒，有前诸证，但无汗，惨惨烦痛，宜五积散和除湿汤半帖，和五苓散半帖。伤湿而兼感风寒者，汗出身重，恶风喘满，骨节烦疼，状如历节风，脐下连脚，冷痹不能屈伸。所谓风寒湿合而成痹，宜防己黄芪汤，或五痹汤。若因浴出，未解裙衫，身上未干，忽而熟睡，攻及肾经，外肾肿痛，腰背挛曲，只以五苓散一帖，入真珠少许，下青木香丸，如此三服，脏腑才过，肿消腰直，其痛自止。湿热相搏者，清热渗湿汤。其证肩背沉重疼痛，上热，胸膈不利，及遍身疼痛者，拈痛汤。酒面乳酪停滞不能运化，而湿自内盛者，除湿散及苍白二陈汤加消息之药燥之。有破伤肤，因澡浴，湿气从疮口中入，其人昏迷沉重，状类中湿，名曰破伤湿，宜白术酒。

丹溪曰：六气之内，湿热为病十居八九。湿有自外入者，有自内得者。阴雨地湿，皆从外入，治宜汗散，久则通疏渗泄之。内湿宜淡渗。湿在上，宜微汗而解。经曰：湿上甚而热，治以苦温，佐以甘辛，以汗为效而止也。不欲多汗，故不用麻黄、干葛等剂。湿在中下，宜利小便，此淡渗治湿也。一云上部湿，苍术功烈，

----

① 淫泆（yì 佚）　淫溢。按"泆"同"溢"。
② 贯　古钱中间有孔，可用绳索贯穿成串，一千钱称一贯。

下部湿，宜升麻提之。苍术治湿，上下部都可用。二陈汤加酒芩、羌活、苍术，散风行湿最妙。《局方》用燥剂，为劫湿病也，湿得燥则豁然而收。脾胃受湿，沉困无力，怠惰好卧。去湿痰，须用白术。凡肥人沉困怠惰是湿热，宜苍术、茯苓、滑石。凡肥白人沉困怠惰，是气虚，宜二术、人参、半夏、草果、厚朴、芍药。凡黑瘦而沉困怠惰者是热，宜白术、黄芩。风湿相搏，一身尽痛，用黄芪防己汤。若湿盛气实者，以神佑丸、舟车丸下之。气虚者，桑皮、茯苓、人参、葶苈、木香之类。如风湿身痛，微肿恶风，宜杏仁汤。

李氏曰：风寒暑暴伤，人便觉湿气熏袭，人多不觉有自外入者，长夏郁热，山泽蒸气，冒雨行湿，汗透沾衣，多腰脚肿痛。有自内得者，生冷面酒滞脾，生湿郁热，多肚腹肿胀。西北人多内湿，东南人多外湿。又分上中下，湿在上，宜微汗。在中下，宜利二便或升提。湿初入，身沉重，多困倦，或肢节痛，或一身尽痛，甚则湿聚为痰，昏不知人，为直视，为郑声。上熏喘嗽，茯苓汤。首如蒙者，单苍术膏妙。着脾则浮黄肿满，或脐下硬，退黄丸。如大便泄，术附汤、三白汤、渗湿汤。湿，下先受之，着肾，故腰脚挛痛，独活寄生汤、当归拈痛汤、肾着汤、青娥丸。治外湿，当微汗通经络，有汗，防己黄芪汤或羌活胜湿汤；无汗者，五苓散加苍术通经络、神仙飞步丹、乳香黑虎丹。治内湿，当渗小便，利大便，渗剂五苓散。黄，加茵陈一倍；身痛，加羌活一倍；湿盛膨胀者，又当以车前、木通、葶苈，利水行气为君，而以参、术、茯苓为佐，或以二术为君，而以利水药为佐。湿郁肢胀，或遍身浮肿者，皆自内而出也，量虚实利之。如不利者，退黄丸妙。单中湿，用除湿汤。兼风，合桂枝汤，或防风汤、败毒散；兼寒，合五积散，或姜附汤；兼暑，合五苓散。大抵百病兼风，则必恶风有汗，眩晕，兼寒则必恶寒无汗，或挛痛，兼暑则必面垢烦渴，兼湿则必肿满沉倦。四气互相兼并，惟寒湿湿热为病尤多。以尿赤有渴为湿热，以便清不渴为寒湿。昔有专用五积散治寒湿，防风通圣散治湿热，宜哉。内外湿热，通用燥脾并升散。燥脾、枳术丸、大安丸、单苍术丸。除湿，通用二陈汤，或平胃散，加桑白皮为主。湿在上焦，加羌活、苍术；微汗，有热，加黄芩；中焦湿，加猪苓、泽泻渗利；热，加黄连；下焦湿，加升麻、防风升提，热加防己、黄柏、龙胆草。肥人多湿，加苍术、滑石；瘦人多热，加黄芩、芍药。沉困，加参、术，又四制苍柏丸，三精丸。元气实而湿热甚者，导水丸，或除湿丹、舟车丸。

脉　法

脉经曰：脉沉而缓，沉而细微缓者，皆中湿。脉浮，风湿。脉大或浮虚而涩者，皆寒湿。脉来滑疾，身热烦喘，胸满口燥，发黄者，湿热。脉洪而缓，阴阳两虚，湿热自甚。脉洪而动，湿热为痛也。

又曰：脉浮而缓，湿在表也。脉沉而缓，湿在里也。或弦而缓，或缓而浮，皆风湿相搏也。

脉诀举要曰：或涩或细，或濡或缓，是皆中湿，可得而断。

治外中诸湿方

除湿汤　治诸湿所伤，身体重着，腰脚酸疼，大便溏泄，小便或涩或利。

苍术米泔浸，炒　厚朴姜制　半夏曲炒，各二两　白术　陈皮去白　白茯苓　藿香各一两　甘草炙，七钱

上㕮咀，每服五钱，加生姜七片，枣一枚，水煎，食前温服。

加味二陈汤　治诸湿。

陈皮去白 半夏 茯苓 甘草炙 苍术米泔浸①, 炒 羌活 黄芩炒, 各一钱

上锉, 加生姜, 水煎服。湿在上, 倍苍术; 湿在下, 加升麻; 内湿, 加猪苓、泽泻; 中焦湿与痛热, 加黄连; 肥白人, 因湿沉困怠惰, 是气虚, 加二术, 人参; 黑瘦人, 沉困怠惰, 是湿热, 加白术、黄芩、炒芍药。

元戎加味五苓散 治湿胜身痛, 小便不利, 体重发渴。

茯苓 猪苓 白术 泽泻 桂 羌活
上锉, 水煎服。

治中湿挟风方

除风湿羌活汤 治风湿相搏, 一身尽痛。

羌活七分 防风 苍术米泔浸, 炒 藁本 升麻 柴胡各一钱

上锉一剂, 水煎服。凡下焦有湿, 龙胆草、防己为君, 甘草、黄柏为佐。

羌活胜湿汤 治外伤于湿, 脊痛项强, 腰似折, 项似拔, 上冲头痛, 一身尽痛, 及足太阳经不行。

羌活 独活各二钱 防风 藁本 蔓荆子 川芎各一钱 甘草炙, 五分

上锉作一服, 加生姜五片, 红枣一枚, 水煎服。如身重, 腰沉沉然, 乃经中有湿热也, 加苍术二钱, 黄柏一钱, 附子五分。

疏风胜湿汤 治风湿上攻, 头项强痛, 身腰屈硬, 麻痹不仁等证。

羌活 独活 防风 苍术米泔浸, 炒 蔓荆子 川芎 防己各等分

上锉, 加生姜三片, 水煎服。有热, 加酒炒黄芩; 身痹无汗, 加麻黄、荆芥。

杏仁汤 治风湿, 身痛微肿, 恶风。

官桂五钱 天门冬 芍药 麻黄各二钱半 杏仁七个

上锉一剂, 水三盏、生姜十片煎, 分二服。

防己黄芪汤 治风湿相搏, 客于皮肤, 四肢少力, 关节烦疼, 脉浮身重, 汗出恶风。

防己三钱 黄芪四钱 白术二钱 甘草一钱

上作一服, 入生姜三片, 红枣一枚, 水煎, 不拘时服。喘者, 加麻黄; 胃气不和, 加芍药; 气上冲, 加桂枝; 下有寒, 加细辛。

调卫汤 治湿胜自汗, 补卫气虚弱, 表虚不任外寒。

黄芪 麻黄根各一钱 羌活七分 当归梢 生甘草 生黄芩 半夏汤泡, 各五分 麦门冬去心 生地黄各三分 五味子七枚 猪苓二分 苏木 红花各一钱

上㕮咀作一服, 水煎, 稍热服。中风证必多汗, 汗多不得重发汗, 故禁麻黄而用根节也。

治中湿挟风寒方

桂枝附子汤 治风湿相搏, 身体烦疼, 不能自侧, 不呕不渴, 脉浮虚而涩者, 此汤主之。

桂枝八钱 生姜六钱 附子三钱 甘草炙, 四钱

上㕮咀, 入大枣, 作二次煎服。若小便自利者, 去桂枝加白术汤主之。服后其人如冒状, 勿怪。

甘草附子汤 治风湿相搏, 骨节疼烦, 掣痛不得屈伸, 近之则痛剧, 汗出短气, 小便不利, 恶风不欲去衣, 或身微肿痛者。

甘草炙, 四钱 附子三钱 白术四钱 桂枝八钱

————————
① 米泔浸 "浸"字原脱, 今补。

上㕮咀，水煎服。《金匮》减桂枝，加生姜、大枣，名白术附子汤。

麻黄加术汤　治感风寒湿气，身体烦疼，无汗发热者。

麻黄六钱　桂枝四钱　甘草炙，二钱　杏仁二十五个　白术八钱

上㕮咀，每服四钱，水煎服，取微汗。《金匮》减桂、术，加薏苡仁，名麻黄杏仁薏苡甘草汤，治湿胜身疼，日晡所剧者。

羌附汤　治风湿相搏，手足掣痛，不可屈伸，或身微浮肿。

羌活　附子炮，去皮脐　白术　甘草炙，各等分

上㕮咀，每服五钱，生姜五片，水一钟煎七分，温服。

渗湿汤　治坐卧湿地，或为风露所袭，身重脚弱，关节疼痛，发热恶寒，或多汗恶风，或小便不利，大便溏泄。

白术三钱　干姜炮　白芍药炒　附子炮，去皮脐　白茯苓　人参各一钱　桂枝不见火甘草炙，各五分

上作一服，加生姜五片，枣一枚，水煎服，不拘时。

生料五积散　治外感风寒湿，身体重痛。

方见中寒。

治中湿挟寒方

渗湿汤　治寒湿所伤，身体重着，如坐水中，或小便秘涩，大便溏泄。此证多因坐卧湿地，或阴雨所袭而致。

苍术米泔浸，炒　白术　橘皮　茯苓　干姜炮　甘草炙，各二两　丁香一两

上每服四钱，加生姜三片、枣一枚，水煎，食前服。

术附汤　治风湿相搏，腰脊疼痛，四肢重着，不呕不渴，大便坚硬，小便自利。

白术四两　附子炮，去皮脐，一两半　甘草炙，二两

上㕮咀，每服三钱，加姜、枣，煎服。

生附汤　治受湿，腰痛腿肿。

附子生用　牛膝酒浸，焙　厚朴姜制　干姜生用　白术　茯苓　甘草炙，各二钱半　苍术炒　杜仲姜炒，各半两

上㕮咀，每服五钱，姜三片，枣一枚，水煎，食前服。

肾着汤　治肾虚伤湿，身重腰冷，如坐水中，不渴，小便自利。

干姜炒　茯苓去皮，各二钱半　甘草炙　白术各一钱

上作一服，水煎，食前温服。

白术酒　治中湿，遍身骨节疼痛，不能转侧，及皮肉痛难着。

白术一两

上细切，作一服，用无灰酒一盏半煎至一盏，温服。不能饮酒，以水代之。

苍术丸　健胃燥湿，壮筋骨，明目，能治风湿。

苍术一斤，米泔水浸，竹刀刮去皮，晒干为片，用童便、酒各浸半斤，过一宿，晒干为末，每服一钱，空心盐汤或酒调下。或加白茯苓六两，神曲糊为丸绿豆大，每服七十丸更好。二术补脾，生附行经，治湿要药也。

苓术汤　治暑湿郁发，半身不遂。

附子炮　泽泻　茯苓　白术　干姜　桂心各等分

上㕮咀，每服四钱，水煎，空心服。

茯苓白术汤　治感湿挟暑，汗未干而浴，暑湿相搏。

茯苓　白术　干姜　甘草炙　桂心

上㕮咀，每服四钱，水煎，温服。

白术茯苓干姜汤　治风湿挟暑，烦渴

引饮，恶寒微汗。

白术 茯苓 干姜 细辛 乌梅 桂心 干葛 甘草 陈皮 豆豉各等分

上为末，每服二钱，白汤调下。

治内伤水湿方

平胃散 治湿淫于内，脾胃不能克制，有积饮，痞膈中满者。

苍术八两 陈皮 厚朴各五两 甘草炙，三两

上吹咀，每服五钱，加姜、枣煎服。一方加草果。

对金饮子 治脾胃受湿，腹胀，米谷不化，饮食不进，身体沉重，肢节痠疼，皮肤微肿。

平胃散一两 桑白皮炒，一两

上为末，每服二三钱，入姜煎服。

苍白二陈汤 治酒面乳酪，停滞不能运化，而湿自内盛者。

二陈汤四钱 苍术 白术各一钱

上锉，加生姜煎服。

五苓散 治湿生于内，水泻，小便不利。

茯苓 猪苓 白术各一两 泽泻二两半 官桂一两

上为末，每服二三钱，热汤调下。

导滞通经汤 治脾湿有余，气不宣通，面目手足肿，注闷而痛。

白术 茯苓 泽泻 陈皮去白 木香

上吹咀，每服五钱，水煎服。

茯苓汤 治脾气不实，不能制湿，以故水溢四肢，手足浮肿，小便赤涩，气急喘满。

赤茯苓 泽泻 香附子 陈皮 桑白皮 大腹皮 干姜各等分

上吹咀，每服一两，水煎，温服不拘时。

大橘皮汤 治湿热内甚，心腹胀满，并水肿，小便不利，大便滑泄，并宜服之。

橘皮去白，一钱半 白术 茯苓 猪苓 泽泻各一钱 肉桂七分 槟榔六分 木香五分 滑石 甘草炙，各四分

上锉一服，加生姜五片，水煎，食前服。

葶苈木香散 治湿热，消肿胀，利小便，健脾胃。

葶苈子 茯苓 猪苓 白术各一两 木香 木通 泽泻 甘草 桂枝各半两 滑石三两

上为末，汤调服。

赤茯苓丸 治内湿太过，四肢肿满，腹胀喘急，气不宣通，小便赤涩。

葶苈四两 防己二两 赤茯苓一两 木香半两

上为末，枣肉丸如桐子大，每服五十丸，桑白皮汤下。

舟车丸 治湿胜气实者，以此宣通之。

大黄二两 牵牛去头末，四两 甘遂 大戟 芫花 青皮 陈皮各一两 木香半两

上为细末，水丸如桐子大，每服六七十丸，白汤下。随证加减。

治内生湿热方

清燥汤 六七月之间，湿令大行，子能令母实而热旺，湿热相合而刑庚大肠，故用寒凉以救之。燥金受湿热之邪，绝寒水生化之源，源绝则肾亏，痿厥之病大作，腰以下痿软瘫痪，不能动矣。行步不正，两足欹侧①，此汤主之。

黄芪一钱半 黄连去须 苍术 白术各一钱 陈皮五分 五味子九粒 人参 白茯

_____

① 欹侧 倾斜。按"欹"，倾斜不正。"侧"，倾斜。

苓 升麻各三分 当归一钱二分 泽泻五分
柴胡 麦门冬 生地黄 神曲炒 猪苓
黄柏酒炒 甘草炙,各二分

上锉如麻豆大,水煎,去粗,稍热空
心服。

清热渗湿汤

黄柏盐水炒,二钱 苍术 白术各一钱半
茯苓 泽泻 黄连各一钱 甘草五分

上锉,水煎服。如单用渗湿,去连、
柏,加陈皮、干姜。

茯苓渗湿汤

治湿郁成黄疸,寒热呕
吐而渴,身体面目俱黄,小便不利,不思
饮食,莫能安卧。

苍术 白术 陈皮 青皮 枳实 黄
芩 黄连 栀子 防己各四分 赤茯苓
泽泻各五分 茵陈六分 猪苓一钱

上锉作一服,水煎服。

山精丸

健脾去湿,息火消痰。

苍术三斤,先用米泔浸三日,竹刀刮去粗皮,
阴干用 枸杞子 地骨皮各一斤 桑椹子一
斗许,取汁去粗,将苍术浸入汁内令透,取出晒干,
如是者九次,用木杵捣为细末

上并为细末,炼蜜丸如弹子大,每服
一丸或二丸,白沸汤下。 一方无枸杞,
名三精丸,苍术、地骨皮各一斤。

四制苍柏丸

湿阴降火,开胃进食,
除周身之湿。

黄柏四斤,用乳汁、童便、米泔各浸一斤,酥
炙一斤,浸炙各十三次 苍术先用粳米泔浸过,刮
去黑皮,净得一斤,用川椒、破故纸、五味子、川芎
各炒四两,去各炒药

上为细末,炼蜜为丸如梧桐子大,每
服三十丸,早酒下,午茶汤下,晚白汤
下。

二妙散

治湿热腰膝疼痛,此方主之。

黄柏乳润一宿 苍术米泔浸七日,各等分
上为末,空心酒服三钱。

枳术导滞丸

治伤湿热之物,不得施
化,而作痞满闷乱。

茯苓 黄芩炒 白术 黄连炒,各三钱
泽泻二钱 枳实麸炒 神曲各五钱 大黄
一两

上为末,汤浸蒸饼为丸如桐子大,每
服五七十丸,温水下。

宣明导水丸

治一切湿热证。常服除
痰饮,消酒食,清头目,利咽膈,能令遍
身气血[1] 结滞宣通而愈。

大黄锦纹者 黄芩中枯者,各二两 牵牛
滑石各四两

上为细末,滴水丸如小豆大,温水下
十丸至十五丸,每服加十丸,日三服,冷
水下亦得,炼蜜丸愈佳。或久病热郁,无
间瘦悴老弱,并一切证可下者,始自十
丸,每服加十丸,以利为度。或热甚必须
急下者,便服四五十丸,未利再服,以意
消息[2]。三五岁孩儿,丸如麻子大。去湿
热腰痛,泄水湿肿痛,及久雨,加甘遂一
两;去遍身走注肿痛,加白芥子一两;退
湿散肿毒,止痛,及久旱,加朴硝一两;
散结滞,通关节,润肠胃,行滞气,通血
脉,加郁李仁一两;去腰腿沉重,加樟柳
根一两。

除湿丹

治诸湿客搏,腰膝重痛,足
胫浮肿,筋脉拘急,津液凝涩,便溺不
利,目赤隐疹,痈疽发背,疥癣疮疖,及
走注脚气,尽皆治之。

槟榔 甘遂 威灵仙 赤芍药 葶苈
各二两 乳香 没药各一两 牵牛 大戟各
三两 陈皮四两

上为末,面糊丸如桐子大,每服五十
丸至八十丸,食前温水下。服药前后,忌
酒湿面二三日。宜淡粥补胃尤佳。一方无
葶苈,有泽泻、青皮各一两。

---

① 气血 此二字原在"宣通"之后,今据文义
乙正。
② 消息 犹斟酌。即根据病情的变化,决定服
药的量和次数。

卷　五

感　冒

论

风寒初中之名，若日久传经，便为伤寒，当于专门方论中求之。

吴氏曰：六气袭人，深者为中，次者为伤，轻者为感冒，以头痛发热而无六经之证可求也。古昔明医，未尝析此。

治　方

九味羌活汤　治春夏秋非时感冒，发热恶寒，头痛项强，或无汗，或自汗，或伤风见寒脉，或伤寒见风脉，并宜服之。此药不犯三阳禁忌，为四时发散之通剂也。

羌活　苍术各一钱半　防风　黄芩　川芎　白芷　甘草　生地黄各一钱　细辛五分

上加生姜三片，枣一枚，水煎，热服，覆盖取汗，汗后不解宜再服。服后不作汗，加苏叶；如汗不止，加黄芪；再不止，以小柴胡汤加桂枝、芍药一钱，如神；原有汗，去苍术，加白术；渴，加知母、石膏；胸中满闷，加枳壳、桔梗，去生地黄；喘而身热恶寒，加杏仁、生地黄汁；欲汗下兼行，加大黄。

荫按：羌活治太阳肢节痛，大无不通，小无不入，乃拨乱反正之主也；防风治一身尽痛，听君将命令而行，随所使引而至；苍术，雄壮上行之气，能除湿气，下安太阴，使邪气不转脾经；甘草缓里急和诸药；白芷治阳明头痛在额；川芎治厥阴头痛在脑；生地黄治少阴心热在内；黄芩治太阴肺热在胸；细辛治少阴肾经苦头痛。此易老所制方，凡见表证，悉宜服之，实解利之神药也。

羌活散　治伤寒一二日，头疼，恶寒发热，脊项强。脉洪大紧数。

川羌活　苍术米泔浸炒，各一钱半　防风　川芎　桔梗　白茯苓　枳壳麸炒，各一钱　甘草三分

上咬咀作一服，加生姜三片，葱一根，水煎，不拘时热服。无汗恶寒者，加麻黄八分；有汗恶寒者，加桂枝八分。

加减冲和汤　治四时伤风，头疼发热，恶风自汗，脉浮缓者。（此即九味羌活汤去苍术、细辛，加白术、黄芪是也）

羌活一钱　白术　黄芪各一钱半　防风　黄芩　白芷　川芎　生地黄各五分　甘草三分

上锉，加生姜三片，枣二枚，水煎服。

香苏散　治四时感冒风邪，头痛发热，轻者用之。或服发表药后，余邪不解，胸膈痞痛，服此立愈。

香附子　紫苏梗各二钱　陈皮去白，一钱　甘草五分

上锉作一服，加生姜三片、连须葱白二茎，同煎，热服。头痛，加川芎、白芷；头痛如斧劈，加石膏、连须葱头；偏

正头风，加细辛、石膏、薄荷；太阳穴痛，加荆芥穗、石膏；伤风自汗，加桂枝；伤寒无汗，加麻黄去节、干姜；伤风恶寒，加苍术；伤风，咳嗽不止，加半夏、杏仁；伤风，胸膈痞塞，加制枳壳；伤风，发热不退，加柴胡、黄芩；伤风，鼻塞声重，咽膈不和，加苦梗、旋覆花；伤风，痰涎壅盛，加白附子、天南星；伤风，鼻内出血，加茅花；伤风，气促不安，加大腹皮、桑白皮；伤风，鼻塞不通，头昏，加羌活、荆芥；伤风不散，吐血不时，加生地黄；伤风不解，耳内出脓疼痛，加羌活、荆芥；伤风不解，咽喉肿痛，加苦梗；伤风，中脘寒，不思饮食，加去白青皮、枳壳；伤风，呕吐恶心不止，加丁香、半夏；伤风，头晕眼花，颠倒，支持不住，加熟附子；伤风，时作寒栗，加桂枝；伤风痰壅，呕恶不止，加白附子、旋覆花、半夏；伤风后，时作虚热不退，加人参；伤风，饮食不能消化，加缩砂仁、青皮；伤风，一向不解，作潮热，白日至日中不退，日日如是，加地骨皮、柴胡、人参、菴蕳；初感风，头痛作热，鼻塞声重，加羌活、川芎；感风，腰疼不能伸屈，加官桂、桃仁；感风，浑身痛不止，加芍药、紫金皮；感风，颈项强急，头不能转，加羌活、官桂；肚腹疼痛，加木香；腹肚痛剌不可忍，加姜黄、茱萸七粒；小腹疼痛无时，不可忍，加木香、姜、枣；妇人忽然大便痛肿，不能下地，加木香、木瓜、茱萸；妇人被气所苦，胸膈痞疼，胁肋刺痛，小便急疼，加木香、枳壳；妇人被气所苦疼，加木香、砂仁；脾胃不和，中脘不快，加谷芽、神曲；伤食呕吐，泄泻腹痛，加干姜、木香；心卒痛者，加延胡索酒一盏；饮酒太过，忽遍身发疸，或两目昏黄，加山茵陈、山栀子；中酒吐恶，加乌梅、丁香；

妇人经水将行，先作寒热，加苏木、红花；妇人产后，虚热不退，烦渴，加人参、地黄；产后，发热不退，加人参、黄芪；产后腰疼不已，加当归、官桂；冷嗽不已，加干姜、五味子、杏仁；脾寒，加良姜、青皮、草果；脚气，加木香、木瓜、牛膝、紫金皮、茱萸、川楝子；感风寒，发热头疼，加不换金正气散；感寒头痛，壮热恶寒，身痛不能转动，加生料五积散；饮食不下，欲吐不吐，加丁香、萝卜子；感寒头痛，发热身疼，分阴阳，加败毒散、石膏；妇人产后风，脚手疼痛，生料五积散、人参败毒散加木瓜，不换金正气散加生地黄、川芎同煎。

蔄按：昔古人治风寒，必分六经见证用药，然亦有只是发热头痛，恶寒鼻塞，而六经之证不甚显者，总以疏表利气之药主之而已。况南方风气柔弱，伤于风寒，俗称感冒。感冒者，受邪肤浅之名也。《内经》曰：卑湿之地，春气常存，感风之证尤多，所以令人头痛发热而无六经之证可求者。其感人也，由鼻而入，实于上部，不在六经。是方也，香附、紫苏、陈皮之辛苦，所以疏邪而正气；甘草之甘平，所以和中而辅正尔。

十味芎苏散　治感冒，外有头痛，发热恶寒，内有咳嗽，吐痰气涌者，此方主之。

川芎七钱　半夏制，六钱　柴胡　茯苓各五钱　紫苏叶　干葛各三钱五分　陈皮去白　枳壳去穰　桔梗　甘草各三钱

上㕮咀，每服五钱或一两，加姜、枣煎服。

吴氏曰：川芎、苏叶、干葛、柴胡，解表药也，表解则头痛恶寒发热自愈，桔梗、半夏、陈皮、枳壳、茯苓、甘草，和里药也，里和则咳嗽吐痰气涌自除。

参苏饮　治劳倦感冒，及妊娠感冒，

并宜此方。

人参 紫苏 半夏制 陈皮去白 茯苓 木香 枳壳炒 干葛 前胡去芦 桔梗 甘草各五钱

每服一两，加生姜七片，枣一枚，水煎热服。

荫按：感冒宜解表，故用紫苏、干葛、前胡；劳倦妊娠宜补里，故用人参、茯苓、甘草、木香、半夏、枳壳、桔梗、陈皮，所以和利表里之气，气和则神和，神和则无病矣。

行气香苏饮 治内伤生冷坚硬之物，肚腹胀满疼痛，外感风寒湿气，头痛身热憎寒，及七情恼怒相冲，饮食不下，心腹气痛。

紫苏 陈皮 香附 乌药 川芎 羌活 枳壳麸炒 麻黄 苍术各一钱 甘草炙，五分

上加生姜二片，水煎温服。

藿香正气散 治外感发热头疼，内因痰饮凝滞为热，或中脘痞满，呕逆恶心，凡受四时不正之气，憎寒壮热者，此方主之。

茯苓 白芷 大腹皮 苏叶 藿香 白术炒 陈皮去白 厚朴姜汁炒 桔梗 半夏各一钱 甘草炙，五分

上加生姜三片，枣一枚，水煎，热服。欲汗，以被盖，再煎服。

荫按：治风寒客于皮毛，理宜解表。四时不正之气，由鼻而入，故不用大汗以解表，但用芬香利气之品以主之。白芷、紫苏、藿香、陈皮、腹皮、厚朴、桔梗，皆气胜者也，故足以正不正之气；白术、茯苓、半夏、甘草，则甘平之品耳，所以培养中气，而树中营之帜者也。

不换金正气散 治四时伤寒，瘟疫时气，及山岚瘴气，寒热往来，霍乱吐泻，下痢赤白，并宜服之。若出远方，不伏水土者，宜常服之。

苍术米泔浸 厚朴姜制 陈皮去白 甘草 半夏 藿香各等分

上㕮咀，每服四钱，水一盏加生姜三片、枣二枚，煎七分，食前热服。

和解散 治四时伤寒，头痛烦躁，自汗，咳嗽吐利。

苍术去皮，一斤 藁本 桔梗 甘草各半斤 陈皮洗 厚朴去粗皮，姜汁炙，各四两

上为粗末，每服三钱，水一盏半、生姜三片、枣二个煎七分，不拘时热服。

清解散 治一切感冒。

苍术炒 荆芥各二两 麻黄一两半 甘草一两

上㕮咀，每服一两，水二钟、生姜三片、葱白一茎同煎七分，去粗，微热服，以被盖覆，取汗为度。

神术汤 治内伤冷饮，外感寒邪，无汗者。

苍术制 防风各二两 甘草炒，一两

上㕮咀，加葱白、生姜同煎服。如太阳证，发热恶寒，脉浮而紧者，加羌活二钱；如太阳证，脉浮紧中带弦数者，是兼少阳也，加柴胡二钱；如太阳证，脉浮紧中带洪者，是兼阳明也，加黄芩二钱；妇人服者，加当归或加木香，或加藁本各二钱；如治吹奶，煎调六一散三五钱，神效。六气加减例：太阳寒水司天（辰戌之岁）加羌活、桂枝，余岁非时变寒亦加，冬亦加。阳明燥金司天（卯酉之岁）加白芷、升麻，余岁非时变凉湿亦加，秋亦加。少阳相火司天（寅申之岁）加黄芩、地黄，余岁非时变雨湿亦加，夏亦加。太阴湿土司天（丑未之岁）加白术、藁本，余岁非时变热湿亦加，夏末秋初亦加。少阴君火司天（子午之岁）加细辛、独活，余岁非时变热亦加，春末夏初亦加。厥阴风木司天（巳亥之岁）加川芎、防风，余

岁非时变温和亦加，夏亦加。

养胃汤　治外感风寒，内伤生冷，憎寒壮热，头目昏疼，不问风寒二证，夹食停痰，俱能治之。但感风邪，以微汗为好。

半夏汤洗七次　厚朴姜汁炒　苍术米泔浸炒，各一两　橘红七钱半　藿香叶洗去土　草果去皮膜　茯苓去皮　人参各半两　炙甘草二钱半

上㕮咀，每服四钱，水一盏半、生姜七片、乌梅一个煎六分，热服。兼治饮食伤脾，发为痎疟，寒多者，加附子为十味，名不换金散。

大白术汤　和解四时伤寒，混解六经，不犯禁忌。

白术　石膏各二两　防风　羌活　川芎各一两　白芷一两半　知母七钱　黄芩　枳实各五钱　甘草五钱或一两　细辛三钱

上为粗末，每服半两，水一盏半煎至一盏，温服。未解，更一服。两服药柤又作一服。春倍防风、羌活，夏倍黄芩、知母，季夏雨淫，倍白术、白芷，秋加桂枝五钱，冬加桂八钱或一两。

黄芪汤　有汗则能止之。

白术　黄芪　防风各等分

上㕮咀，每服五七钱至一两，水煎，温服。汗多恶风甚者，加桂枝。

川芎汤　无汗则能发之。

川芎　苍术　羌活各等分

上㕮咀，每服五七钱至一两，水煎，热服。无汗恶寒甚者，加麻黄一二钱。

荫按：盖有汗不得服麻黄，无汗不得服桂枝。然春夏汗孔疏，虽有汗，不得服桂枝，宜用黄芪汤和解之。秋冬汗孔闭，虽无汗，不当服麻黄，宜用川芎汤和解之。春夏有汗，脉微而弱，恶风恶寒者，乃太阳证，秋冬之脉也，宜用黄芪汤，无汗，用川芎汤。秋冬有汗，脉盛而浮，发热恶热者，乃阳明春夏之脉也，宜用黄芪汤，无汗亦用川芎汤。大抵有汗，皆宜黄芪汤；无汗，皆宜川芎汤。然须审其壮怯，不可妄用。

卷　六

伤　风

论

陈无择曰：春伤于风，乃四时之序也。或表中风邪，循经流注，以日传变，与伤寒无异。但寒涩血，故无汗恶寒；风散气，故有汗恶风，为不同耳。仲景太阳经分伤风伤寒为二途，而后人纂集者，不分门类。兹特别立伤风一门，且依先哲，以太阳为始，分注六经，学者当自知之。

叶氏曰：无择分伤风，六经用药，可谓发前人之未备。然伤风伤寒之辨，惟在太阳经为然，其传至阳明少阳及三阴之经，则风与寒皆变而为热，无复二者之分矣。今无择例以桂枝汤治太阳伤风之剂，统治诸经，但加各经之药，是徒知伤风传变与伤寒同，而不知用药与伤寒传经者亦不异，此则失仲景之意也。统旨曰：伤风多属于肺，肺主皮毛故也。咳嗽声重，喷嚏鼻塞，此感冒之轻者，当微解之。其稍重，亦头疼发热，恶风憎寒，即宜发散。先伤饮食而后伤风者，当以白术、枳实、青皮、陈皮、曲糵消导其里，兼用川芎、羌活、防风、干葛、紫苏以解其表。起居不时，房劳之后，致伤风者，先以参、术、芎、归补其虚，佐入防风、羌活、干葛微解其表。以上二证乃挟食挟虚而受风者，亦宜内外交治，不可专于解表也。鼻塞不闻香臭者，有新旧寒热之异。新病者，乃偶感风寒所致，或声哑重，或流清涕，宜以神术散、参苏饮加麻黄，发散其邪。旧病者，原因肺经素蕴火邪，火郁之甚，而畏见风寒，但遇寒月便塞，略感即发，当以清肺化痰汤，少加降火通气之剂，切不可以为肺寒而用解表辛温之药，非徒无益，而反有所害[①]也。

丹溪曰：伤风证属肺者多（风邪入于腠理，肺主皮毛故也），宜辛温或辛凉之剂散之。一时伤风，头痛发热，恶寒怕风，便宜解散，用防风、羌活、升麻、葛根、白芷、台芎、荆芥之类补药、痰药，随证加减。饮食过伤，又兼伤风，必用白术、陈皮、山楂、麦糵、青皮、枳实消导其里，兼用台芎、防风、羌活以解其表。因起居不常，房劳之后，以致感伤，必须以补气血为主，用参、术、芎、归以补其里，兼用防风、羌活等以解其表。小儿伤风，咳嗽吐痰，用二陈汤加防风、枳壳、白术、桔梗。有热，加黄芩、柴胡。

戴氏曰：新咳嗽，鼻塞声重者是也。

彭氏曰：外感伤风，鼻塞声重，左脉浮缓者是。

李氏曰：冒风恶寒，多属于肺。盖肺主皮毛，通膀胱，最易感冒，新咳嗽、恶风、鼻塞、声重、喷嚏是也，柴胡半夏汤、参苏饮。寒月，麻黄、杏仁。饮重者，头疼身痛，寒热，咽干音哑，柴胡桂枝汤、防风冲和汤。头痛甚者，川芎茶调

---

① 害　原作"助"，据文义改。

散。痰多者，金沸草散。挟热，人参败毒散、升麻葛根汤。挟寒，十神汤。挟寒湿，消风百解散。挟湿，神术散。挟暑，香葛汤。时行，柴胡升麻汤。服食过厚，素有痰火，时常鼻塞流涕，声重咳嗽，略被外感，则防风通圣散或大黄、黄芩等分为丸，白水下。素虚者，只用防风、羌活、川芎，随宜加入补药痰药中；伤食，加桑白皮、陈皮、青皮、山楂、麦芽；挟形寒饮冷，加姜、桂；挟房劳，加参、术、归、地；挟劳役，补中益气汤加羌活、防风。风虚甚者，羌活丸、加味乌荆丸。风重传里，一同伤寒治法。风久甚，能为气血之害，盖风能燥血散气，故古用桂附八物等汤。久不愈者，只宜三白汤加减饮之，切忌疏泄。虽初起，非寒月无汗，麻黄禁用。

治　方

桂枝汤　治太阳经伤风，头疼身痛，或翕翕发热，或洒洒恶风，自汗。无汗者不可服。

桂枝　芍药各三两　甘草炙，一两

上㕮咀，每服五钱，加生姜三片、枣二枚，水煎，温服不拘时。惟春初可依此方，自春末夏至以前，宜加黄芩半两；夏至后，加知母半两，石膏二两，或升麻半两；若病人素虚寒，不用加减。

加减冲和汤　治太阳伤风，有汗，脉浮缓。

羌活一钱　白术一钱半　防风　白芷　川芎　黄芩　生地黄各五分　甘草三分

上锉一服，加生姜三片、枣二枚，水煎服。若一服汗还未止，加黄芪一钱五分，芍药一钱。仍未止，以小柴胡加桂枝、芍药各一钱。

芎芷香苏散　治伤风。

川芎　白芷　羌活　香附　陈皮　甘草各一钱　薄荷　苏叶各八分

加荆芥、防风各七分，名荆芥防芎苏散。

上作一服，加生姜三片、葱白二寸，水煎，热服。有痰，加半夏、茯苓；咳嗽，加杏仁、桑白皮。

神术散　治四时瘟疫，头痛发热，及伤风鼻塞声重。

苍术米泔浸，五两　藁本　香白芷　细辛　羌活　川芎　甘草炙，各二两

上为末，每服三钱，水一盏，加生姜三片、葱白三寸，煎七分，不拘时温服。如伤风鼻塞，用葱茶调下二钱。

消风百解散　治伤风头疼，发热恶寒，咳嗽，鼻塞声重。

荆芥　白芷　陈皮去白　麻黄　苍术各四两　甘草炙，二两

上㕮咀，每服五钱，生姜三片、葱白三茎水煎服。如咳嗽，再加乌梅煎。

川芎茶调散　治诸风上攻，头目昏重，偏正头疼，鼻塞声重。

薄荷八两　川芎　荆芥去梗，各四两　羌活　白芷　甘草各二两　细辛一两　防风一两半

上为细末，每服二钱，食后茶清调下。

人参败毒散　治伤寒头痛，壮热恶寒，及风痰咳嗽，鼻塞声重。

人参　羌活　独活　芎劳　柴胡　前胡　枳壳　桔梗　茯苓　甘草炙，各等分

上锉，每服三钱，生姜三片，薄荷少许水煎服。如心经蕴热，口干舌燥，加黄芩。

葱白散　治四时伤寒，头痛壮热，肢体烦疼，小便赤涩，及伤风鼻塞，咳嗽痰涎，山岚瘴气，并皆治之。

麻黄去根节，三两　川芎　苍术米泔浸　白术各二两　石膏　干葛　甘草炙，各一两

上咬咀，每服五钱，加生姜三片、葱白二寸，水煎，热服不拘时。如欲汗，并进数服。

冲和散　治感冒风湿之气，头目不清，鼻塞声重，肢体倦怠，欠伸出泪。

苍术米泔浸炒，六两　荆芥穗二两　甘草一两一钱半

上咬咀，每服五钱，水一盏煎八分，去粗，热服不拘时。

八风散　治风气上攻，头目昏眩，肢体拘急，皮肤瘙痒，瘾疹成疮，及治壅塞不调，鼻塞声重。

羌活　防风各三两　人参　黄芪　甘草各二两　白芷　前胡各一两　藿香半两

上为细末，每服二钱，水一盏入薄荷少许，煎汤调下，食后温服，茶清亦可。

消风散　治诸风上攻，头目昏眩，项背拘急，鼻嚏声重，耳作蝉鸣，及皮肤顽麻，瘙痒瘾疹，妇人血风，头皮肿痒，并皆治之。

荆芥穗　甘草炙　陈皮去白　厚朴姜制，各半两　白僵蚕炒　人参　茯苓　防风　芎䒷　藿香叶　蝉蜕去土，炒　羌活各一两

上为细末，每服二钱，用荆芥茶清调下。遍身疮癣，温酒下。

金沸草散　治肺经受风，头目昏疼，咳嗽声重，涕唾稠粘。

旋覆花去梗，二两　荆芥穗四两　麻黄去节　前胡去芦，各二两　甘草炙　赤芍药　半夏姜制，各一两

上咬咀，每服五钱，加生姜三片、枣一枚，水煎，温服。

柴胡升麻汤　治头痛，壮热恶风，体疼鼻塞，咽干，痰盛咳嗽，涕唾稠粘。

柴胡　前胡　黄芩各六两半　荆芥七两半　赤芍药　石膏各十两　升麻五两　桑白皮　干葛各七两

上咬咀，每服一两，加生姜，水煎，

热服。有痰，加半夏、贝母。

清肺化痰汤　治肺经素蕴火邪，但遇风寒便鼻塞声重，此火郁之甚也。用此药降火利气，不可过用辛温解表。

桔梗　枳壳　半夏　橘红　茯苓　前胡各一钱二分　黄芩一钱半　细辛一钱　甘草五分

上加生姜三片，水煎，食后服。

羌活散　治风气不调，头目昏眩，痰涎壅滞，遍身拘急，及风邪塞壅，头痛项强，鼻塞声重，肢体烦疼，天阴风雨预觉不安。

羌活　防风　麻黄去根节　前胡　蔓荆子　细辛　川芎　枳壳　白茯苓　黄芩　石膏　甘菊花　甘草炙，各一两

上咬咀，每服一两，加生姜四片、薄荷三叶，水煎，温服。

羌活丸　治风气不调，头目昏眩，痰涎壅滞，遍身拘急，及风邪塞壅，头痛项强，鼻塞声重，肢节烦疼，天阴先觉不安。

羌活　麻黄去根节　防风　细辛　蔓荆子去白皮　川芎　甘菊花　前胡　黄芩　枳壳　白茯苓　石膏①　甘草炙，各一两　朱砂一两五钱，为衣

上为末，水糊丸如桐子大，每服四十丸，食后姜汤下。

大辰砂丸　清头目，化痰涎，及感冒风寒，声重，头目昏眩，项背拘急，皮肤瘙痒，并皆治之。

防风去芦，二两　天麻　川芎　白芷　甘草炙，各一两　薄荷叶　细辛各半两　朱砂一两，为衣

上以七味为末，炼蜜丸如弹子大，朱砂为衣，每服一丸，细嚼，食后姜汤下，茶清亦可。

———————
① 石膏　原作"石羔"，今改。

卷 七

瘟 疫

论 瘟 疫

伤寒论曰：春时应暖而复大寒，夏时应热而反大凉，秋时应凉而反大热，冬时应寒而反大温，此非其时而有其气。是以一岁之中，长幼之病多相似者，此则时行之气也。

庞安常曰：疫气之发，大则流行天下，次则一方，次则一乡，次则偏着一家，悉由运气郁发，有胜有伏，迁正退位之所致也。

陶氏曰：夫疫气之中人，轻重不一，仲景无治法，后人用败毒散治，甚得其理，然亦有愈，有不愈者。盖疫气有浅深，资禀有壮怯。怯而受疠气之深者，治之为难；壮实而所感又浅，则庶几可愈。切不可作伤寒证治而大汗大下也。但当从乎中治，而用少阳、阳明二经药。少阳，小柴胡汤；阳明，升麻葛根汤。看所中阴阳经络脉法，而以二方加减治之，殊为切当。

活人云：春应暖而清气折之，则实邪在肝，升麻解肌汤主之。夏应暑而寒气折之，则实邪在心，调中汤、射干汤、半夏桂枝甘草汤选用之。秋应凉而反大热抑之，则实邪在肺，白虎加苍术汤、茵陈汁调五苓散。冬应寒而反大温抑之，则实邪在肾，宜葳蕤汤。

指掌云：疫疠者，又非瘟病之比，此皆寒热不调，四时不正之气。是以一方之内，长幼率皆相似，谓之天行时气，治法与伤寒不同，又不可拘于日数。仲景曰：疫气之行，无以脉诊，盖随时以施治也，以平为期，不可过取。四时之中，土无正位，分居四季，当随其经而取之。

丹溪曰：众人病一般者，此天行时疫也。治有三法：宜补、宜散、宜降。用大黄、黄芩、黄连、人参、桔梗、苍术、防风、滑石、香附、人中黄为末，神曲糊为丸，每服五七十丸。气虚，四君子汤；血虚，四物汤；痰多，二陈汤送下，甚者加童便。瘟疫惟有三因治法可用，（以其分内外因也）当推岁运。冬瘟为病，非其时而有其气也。冬时严寒，君心当闭藏，而反泄于外，而得之左手脉大于右手，浮缓而盛，按之无力，宜补药带表。

龚氏曰：冬应寒而反温，春发瘟疫，败毒散主之。春应温而反清凉，夏发燥疫，大柴胡汤主之。夏应热而反寒，秋发寒疫，五积散主之。秋应凉而反淫雨，冬发湿疫，五苓散主之。人参败毒散，治四时瘟疫通用。羌活冲和汤，治瘟疫初感一二日间，服之取汗，其效速焉。

陶尚文治瘟疫法：若病只在少阳经者，小柴胡加防风、羌活，微发之而愈。若病兼阳明经者，小柴胡合升麻葛根汤服之。若见太阳证，便大便泄者，以小柴胡去黄芩，对五苓散。尤当看脉、寒热，若无寒，去桂留苓。若小便不利，是膀胱本病，加桂五苓散。若入太阴经，无热证见者，用理中汤。此证必须腹痛而泻，明日泻止痛止，仍用小柴胡和之。若入少阴经及厥阴经，用阴阳伤寒传经法治之。若初看未端的[1]，且先以败毒散治之，看归在何经，再随经施治，无不效者。若发黄，小柴胡合去桂五苓散。未退，茯苓渗湿汤。瘟疫作渴，本方加石膏、知母。湿温，渴，苍术白虎汤。瘟疫发狂，不识人，大柴胡汤加当归。如大便泄者，三黄石膏汤，柴苓汤。瘟疫胸膈满闷，本方加枳壳、橘红、黄连。若大便不通，大柴胡汤微利之。

脉 法

脉阳濡弱，阴弦紧，更遇温气，变为瘟疫。

瘟病二三日，体热，腹满，头痛，食饮如故，脉直而疾，八日死。瘟病四五日，头痛，腹满而吐，脉来细而强，十二日死。瘟病八九日，头身不疼，目不赤，色不变而反利，脉来牒牒[2]，按之不鼓手，时大，心下坚，十七日死。瘟病汗不出，出不至足者，死。厥逆，汗自出，脉坚强急者生，虚软者死。瘟病下利，腹中痛甚者，死。

治瘟疫方

九味羌活汤又名羌活冲和汤 治瘟疫初感一二日间，憎寒壮热，头疼身痛，口渴，服之取汗而愈，其效如神。

羌活 防风 苍术各一钱半 甘草 川芎 白芷 生地黄 黄芩各一钱 细辛五分

上加生姜三片、葱白三根，水煎，温服，食后。取微汗为度，如无汗，啜稀热粥助之。此药非独治三时暴寒，春可治温，夏可治热，秋可治湿，治杂病，亦有神效也。

六神通解散 治时行三月后，谓之晚发，头痛，身热恶寒，脉洪数，先服九味羌活汤，不愈，后服此药。

麻黄五钱 石膏 滑石 黄芩各二两 苍术四两 甘草一两

上每服一两，加生姜三片、葱白五寸、豆豉五十粒，水煎，热服取汗，中病则已。一方加川芎、羌活、细辛。一方用防风一两半，去麻黄，或云秋冬去防风，加麻黄。

凡疫病初起之时，用藿香正气散煎一大锅，每人服一碗，以防未然。若已病者，用九味羌活汤、六神通解散，皆有奇功。刘草窗曰：未病之人三五日一服，乃却疫捷法。

十神汤 治时令不正，瘟疫妄行，感冒发热，或欲出疹。此药不问阴阳，两感风寒，并皆治之。

麻黄去节 升麻 葛根 赤芍药 川芎 白芷 紫苏 陈皮 香附 甘草炙，各等分

上㕮咀，每服三钱，水一盏半加生姜五片，煎七分，温服不拘时。如发热头痛，加连翘、葱白。中满气实，加枳壳。

人参败毒散 治瘟疫，四时通用。

人参 茯苓 羌活 独活 川芎 柴胡 枳壳 前胡 桔梗各一钱 甘草五分 一方加黄芩

上锉，加生姜三片、薄荷少许，水煎服。

此药治伤寒瘟疫，风湿风眩，四肢痛，憎寒壮热，项强睛疼，不问老人小儿，皆可服。或岭南烟瘴之地，或瘟疫时行，或人多风痰，或处卑湿之地，脚气痿

---

① 端的 审视要害。按"端"，详审。"的"，目标。

② 牒牒 谓脉来累累如循长竿强直者，属结脉。

弱者，此药不可缺也。

人中黄丸　治疫毒。

大黄　黄芩　黄连　人参　桔梗　苍术　防风　滑石　香附　人中黄各等分

上为细末，神曲糊为丸，每服五七十丸，气虚，煎四君子汤下；血虚，煎四物汤下；痰多，煎二陈汤下；热甚者，加童便。

造人中黄法　冬月以竹一段，刮去青，留底一节，余节打通，以大甘草纳竹筒内，以木塞其上窍，以有节一头插于粪缸中，浸一月取出，晒干听用，名曰人中黄，大治疫毒。

又方　治瘟病，亦治食积痰热，降阴火。

人中黄，饭丸如绿豆大，每服十五丸。

一方　治时疫。

苍术　白术　山楂　川芎　陈皮　半夏　茯苓　甘草

上锉，水煎服。如头痛，加酒芩；口渴，加干葛；身痛，加羌活、薄桂、防风、芍药。

五瘟丹　治四时瘟疫流行，伤寒发热，并热疟热病。

黄连属火，戊癸之年为君　黄柏属水，丙辛之年为君　黄芩属金，乙庚之年为君　甘草属土，甲己之年为君　山栀属木，丁壬之年为君　香附　紫苏以上各一两，以值年药为君者倍一两

上七味皆生用，于冬至日置为末，用锦纹大黄三两浓煎汤，去粗，熬成膏，和前药为丸如弹子大，朱砂、雄黄末为衣，再贴金箔，每服一丸，冷水磨服。

小柴胡汤　治瘟疫，内虚发热，胸胁痞闷，及在半表半里，非汗非下之证，此少阳经药也。

柴胡三钱　黄芩二钱　人参　半夏各一钱半　甘草七分

上加生姜三片、枣一枚，水煎，食前服。咳嗽，加五味子；烦渴，加瓜蒌根；胁下痞硬①，加枳实；衄血，加生地黄、白茅花；痰盛又喘，加桑白皮、乌梅。

升麻葛根汤　治大人小儿时气瘟疫，头痛发热，无汗恶寒，及疮疹发癍，此阳明经药也。一云治冬瘟。

升麻　葛根　芍药　甘草各等分

上㕮咀，每服三钱，水煎，热服。热甚者，用元参，去芍药、葛根，名升麻汤。

清热解肌汤　治伤寒，瘟疫天行，头痛壮热。

葛根一两　黄芩　芍药　甘草炙，各半两

上㕮咀，每服五钱，水一盏半、枣一枚煎七分，温服，日三次。如三四日不解，脉浮者，宜重服发汗。脉沉实，宜下之。

柴胡升麻汤　治时行瘟疫，壮热恶风，头疼体重，鼻塞咽干，痰盛咳嗽，涕唾稠粘。

柴胡去芦　前胡去芦　干葛　赤芍药　石膏炒，各一两　荆芥一两半　升麻半两　黄芩　桑白皮各六钱半

上㕮咀，每服五钱，水一盏加生姜三片、豉十余粒同煎，热服。

香葛汤　治四时感冒不正之气，头痛身疼项强，寒热呕恶，痰嗽，腹痛泄泻，不问阴阳两感，风寒温瘴，并宜服之。

升麻　葛根　芍药　紫苏　香附　陈皮去白　苍术制　薄荷各一两　川芎　白芷　甘草各半两

上㕮咀，每服五钱，水一盏半、生姜三片煎，热服不拘时。

葳蕤汤　治风瘟，憎寒壮热，头疼身

---

① 硬　原作"鞕"，今改。

痛，口渴面肿者，此方主之。

萎蕤二钱半　麻黄　白薇　青木香
羌活　杏仁　川芎　甘草各五分　石膏
甘菊各一钱半

上作一服，水煎服。

大青龙加黄芩汤　治寒疫头疼，身热
无汗，恶风烦躁者，此方主之。

麻黄去节，六两　桂枝洗净　甘草各二两
杏仁去皮尖，四十枚　黄芩七钱　生姜三两
石膏如鸡子大　大枣十二枚

上每服五钱，水煎，温服取汗。

白虎加苍术汤　治湿瘟，憎寒壮热，
口渴，一身尽痛，脉沉细者，此方主之。

石膏一斤　知母六两　苍术制　甘草各
二两　粳米六合

上共分作四服，水煎服。

荫按：若湿毒藏于肌肤，更遇于瘟，
名曰湿瘟。湿为阴邪，故憎寒；瘟为阳
邪，故壮热；瘟热入里，故口渴；湿流百
节，故一身尽痛；湿为阴，故脉沉细。石
膏、知母、甘草、粳米，白虎汤也，所以
解瘟热。加苍术者，取其辛燥，能治湿
也。

竹叶石膏汤　治伤寒时气，表里俱
虚，遍身发热，心胸烦闷，得汗已解，内
无津液，少气欲吐。

石膏一两　麦门冬去心，五钱半　半夏汤
泡，二钱半　人参　甘草炙，各二钱

上㕮咀，每服五钱，水一钟入青竹
叶、生姜各五片，煎至半钟，去粗，入粳
米百余粒，再煎米熟，去米，温服不拘
时。一云竹叶十片。

黄连解毒汤　治时疫三日已汗解，或
因饮酒复剧，苦烦闷，干呕口燥，呻吟错
语不睡。

黄连三钱　黄芩　黄柏　栀子各二钱

上水煎，去粗，温服。如腹满呕吐，
或欲作利者，每服加半夏三枚生用，厚

朴、茯苓各二钱，生姜三片。

三黄石膏汤　治瘟毒表里俱盛，五心
烦热，两目如火，鼻干面赤，大渴舌燥
者，此方主之。

石膏三钱　黄芩　黄连　黄柏各一钱半
麻黄去节　栀子各一钱　淡豆豉半合

上锉作一服，水煎，连进三五剂，
愈。

漏芦汤　治疫疬积热，时生疙瘩，头
面洪肿，咽嗌填塞，及一切危恶疫疬。

漏芦　升麻　大黄　黄芩　蓝叶　元
参各等分

上㕮咀，每服二钱，水煎服。肿热
甚，加芒硝二钱。

消毒丸　治疫毒内郁，时成疙瘩。

大黄酒浸　牡蛎炙　僵蚕炒各等分

上为末，炼蜜丸如弹子大，新水化一
丸。加桔梗、大力子，尤妙。

黄连橘皮汤　治瘟毒发癍。

黄连四两　陈皮　枳实　杏仁去皮尖
麻黄汤泡，去节　葛根各二两　厚朴姜汁炙
甘草各一两

上锉，每服五钱，水煎，温服。

黑奴丸　治瘟毒发癍，烦躁，大渴倍
常，时行热病，六七日未得汗，脉洪大或
数，面赤目胀，身痛大热，狂言欲走，渴
甚。又五六日以上不解，热在胸中，口噤
不能言，为坏伤寒，医所不治，弃为死
人，精魄已竭，斡开其口，灌
药下咽，即活。

黄芩　釜底煤　芒硝　麻黄　灶突墨
梁上尘　小麦奴各一两　大黄一两三钱

上为细末，炼蜜为丸如弹子大，新汲
水化服一丸，饮水尽，足当发寒，寒已汗
出，乃瘥。若时顷不汗，再服一丸，须见
微利。若不大渴，不可与此药。

沃渍法　治瘟热内外皆实，喜饮水入
水者。

取新汲井水一大缸，使病人坐其水中，复以大杓盛水，自项沃之，水热，则病减矣。病人喜饮冷，亦听其大啜，毋得阻也。行此法者，《易》曰：水盛则火灭。经曰：行水渍之，和其中外，可使毕已。此之谓也。

甘桔汤　治冬温咽喉肿痛。

甘草　桔梗各等分

上细切，水煎，时时频呷。

丹溪方　解一切灾病。

用粉草五两，细切微炒，量病人吃得多少酒，取无灰酒一处研，去粗，温服，须臾大泻，毒亦随出。虽十分渴，亦不可饮水，饮水难救。

老君神明散　治瘟疫。

白术一钱　桔梗一钱　细辛　附子炮，去黑皮，各一两　乌头四两，炮，去皮尖

上五味为粗末，缝绢袋盛带之，居闾里①皆无病。若有疫疠者，温酒服方寸匕，覆取汗，得吐则瘥。若经三四日，抄三四匕，以水一碗煮令大沸，分三服。

圣散子　时毒流行，一切不问阴阳之感，连服取瘥，不可与伤寒比也。若疾疫之行，平旦辄②煮一釜，不问老幼良贱，各服一大盏，即时气不入。（苏内翰序，全文见《活人书》）

苍术　白术　麻黄　防风　独活　藁本　细辛　柴胡　半夏　茯苓　枳壳麸炒　厚朴姜制　藿香　甘草　芍药　石菖蒲　猪苓　泽泻　吴茱萸汤泡　良姜　附子炮，去皮脂，各半钱　草豆蔻十个，面裹煨，去皮

上吹咀，每服五钱，水一盏半煮取八分，热服，余粗再煎，空心服。

上二方治疫虽不分阴阳，然亦寒多表多者宜之，若热毒内盛者忌用。

避　瘟　方

宣圣避瘟方

腊月二十四日五更取井花水，平旦第一汲盛净器中，浸乳香，至岁旦③五更暖令温，从小至大，每人以乳香一小块，饮水三呷，咽下，则一年不患时疫。

洁古雄黄丸　避时疫，可与病人同床，传着衣服，亦不相染。

雄黄一两，研　赤小豆炒　丹参　鬼箭羽各二两

上为细末，炼蜜丸如桐子大，每日空心以温水下五丸。

冷饮子　能避瘟疫时灾，兼补下元。

茴香夏用根，冬用子　远志去心　草薢　苁蓉各三分　附子炮，两个　桑螵蛸炙，二十枚

上共为细末，分作二帖，每帖大羊肾一具去脂膜，用水一碗半煎，露一宿，空心冷服，每季吃四帖。

屠苏酒　此华佗方也，元旦饮之，避疫疠一切不正之气。

赤术　桂心各七钱半　防风一两　大黄　桔梗　蜀椒各五钱七分　菝葜五钱　乌头二钱半　赤小豆十四枚

上吹咀，以三角缝袋盛之，以十二月除夜悬井底至泥，元旦日取出置酒中，煎数沸，举家东向，从少至长，序饮之，药粗还投井中。岁饮此水，一世无病。一方无防风、赤小豆二味，赤术作白术。

神圣避瘟丹

苍术倍用　羌活　独活　白芷　香附　大黄　甘松　三柰④　赤箭　雄黄各等分

上为末，面糊为丸如弹子大，黄丹为衣，晒干，正月初一日侵晨焚一炷，避瘟。

---

① 闾里　泛指乡里。
② 辄　就。
③ 岁旦　古历正月初一。
④ 三柰　即"山柰"。

避瘟丹

虎头骨二两　朱砂　雄黄　鬼臼　芜荑　鬼箭　藜芦①

上为末，炼蜜丸如弹子大，囊盛一丸，男左女右，系于背上。或当病者户内烧之，一切鬼邪不敢进。兼治妇人与鬼魅交通。

吾成子萤火丸

主避疫疾恶气，百鬼虎狼，蛇虺蜂虿诸毒，五兵白刃，盗贼凶害，皆避之。

萤火　鬼箭羽去皮　蒺藜各一两　雄黄　雌黄各二两　矾石一两，烧汁尽　羚羊皮　锻灶灰②　铁锤柄入煅处烧，一分半

上九味捣为散，以鸡子黄并雄鸡冠一具和之，如杏仁大，作三角缝囊盛五丸，带左臂上，仍可挂于户上。

太仓公避瘟丹

凡官舍久无人到，积湿容易侵入，预制此烧之，可远此害，极宜于暑月烧之，以除瘟疫，并散邪气。

茅术一斤　台乌　白术　黄连　羌活各半斤　川乌　草乌　细辛　紫草　防风　独活　藁本　白芷　香附　当归　荆芥　天麻　官桂　甘松　三奈　干姜　麻黄　芍药　牙皂　甘草各四两　麝香三分

上为末，枣肉丸如弹子大，每一丸烧之。

一方　凡入瘟疫之家，以麻油涂鼻孔中，然后入病家，则不相传。既出，以纸捻探鼻，深入令喷嚏为佳。

一方　用雄黄末，水调涂鼻孔中，虽与病人同卧，亦不相染。

一方　以雄黄、苍术为细末，香油调敷鼻内，则邪气不入。

一方　预饮雄黄烧酒一二盏，然后入病家，则不相传染。

---

① 朱砂……藜芦　原脱用量。
② 羚羊皮　锻灶灰　二药原脱剂量。

卷 八

大 头 瘟

论

纲目云：运气大头病皆属火，盖经所谓上肿者，即其属也。经云：少阳司天之政（寅申之岁），风热参布，太阴横流，寒乃时至，（此皆木火之化，火盛则寒水来复），民病上怫（音佛，心郁不舒也），肿，色变。又云：少阴司天之政（子午之岁），热病生于上，清病生于下（少阴司天，阳明在泉，上火下金，故热病生于上，清病生于下），民病嗌干肿上。终之气，燥令行，余火内格，肿于上，咳喘。（燥金之客，加于寒水之主，金气收，故五气之余火内格而为病，如此格拒也）。其治方，东垣普济消毒饮子得之矣。

丹溪曰：大头天行病，乃湿气在高巅之上，用羌活、黄芩酒炒、大黄酒蒸，随病加减，不可用降药。

东垣曰：夫大头病者，虽为在身在上，热邪伏于已，又感天地四时非节瘟疫之气所着，所以成此疾。至于溃裂脓出，而又染他人，所以谓之疫疬也。大抵足阳明邪热太甚，资实少阳相火为之炽，多在少阳或在阳明，甚则逆传太阳。视其肿势在何部分，随其经而取之。湿热为肿，木盛为痛，此邪发于首，多在两耳前后所先见出者为主为根，治之宜早，药不宜速，恐过其病，上热未除，中寒已作，有伤人

命矣。此疾是自内而之外也，是为血病。况头部受邪，现见于无形之处，至高之分，当先缓而后急。先缓者，谓邪气在上所著，无形之分，既著无形，所传无定，若用重剂大泻之，则其邪不去，反过其病矣。虽用缓药，若急服之，或食前或顿服，咸失缓之体，则药不能腾升，徐溃无形之邪，或药性味形状，拟象服饵，皆须不离缓体，及寒药或炒或酒浸之类是也。后急者，谓前缓剂已经高分，泻邪气入于中，是到阴部。入于中，染于内之有形质之所，若不速去，反损阴分，此中治却为客热所当急也。治客以急，此之谓也。治主以缓，先缓谓也。谓阳邪在上，阴邪在下，各为本家，病不从先后。错其缓急，不惟不能解其纷，而复致其乱矣。此所以治主当缓，治客当急。谓阳分受阳邪，阴分受阴邪者，主也。阳分受阴邪，阴分受阳邪者，客也。凡所谓急者，当急去之，此治客以急也。假令少阳、阳明之为病，少阳者，谓邪出于耳前后也；阳明者，首面大肿也。先以黄芩、黄连、甘草通炒锉煎，少少不住服呷之。或一剂毕，再用大黄，或酒浸，或煨，又以鼠粘子新瓦上炒，㕮咀，煎成去柤，纳芒硝各等分，亦时时呷之。当食后用，徐得微利。并邪气已，只服前药，如不已，再服后药，依前次第用之。取大便利，邪已即止。如阳明行经，加升麻、葛根、芍药之类。太阳行经，加羌活、防风、荆芥之类。选而加之，并与上药相合用之，不可独用也。

齐氏曰：时毒者，为四时邪毒之气，而感之于人也。其候发于鼻面耳项咽喉，赤肿无头，或结核有根，令人憎寒，发热头痛，或肢体痛甚者。恍惚不安，咽喉闭塞，人不识者，将为伤寒，便服解药。一二日肿气增益，方悟，始求疮医。原夫此疾，古无方论，世俗通为丹瘤，病家恶言时毒，切恐传染。考之于经曰：人身忽经变赤，状如涂丹，谓之丹毒。此风热恶毒所为，与夫时毒特不同耳。盖时毒初状如伤寒，五七日间，乃能杀人，治者宜精辨之。先诊其脉，滑数浮洪沉紧弦涩，皆其候也。盖浮数者，邪气在表也。沉涩者，邪气深也。气实之人，急服化毒丹以攻之。热实不利，大黄汤下之。其有表证者，解毒升麻汤以发之。或年高气软者，五香连翘汤主之。又于鼻内嗅通气散，取十余嚏作效。若嗅药不嚏者，不可治。如嚏出脓血者，治之必愈。左右看病之人，每日用嗅药嚏之，必不传染。其病人每日用嚏药三五次，以泄热毒。此治时毒之良法也。经三四日不解者，不可大下，犹宜和解之，服犀角连翘散之类。至七八日，大小便通利，头目肿起高赤者，可服托里散、黄芪散。宜针镰砭割出血，泄其毒气。十日外不治自愈也。此病若五日以前精神昏乱，咽喉闭塞，语声不出，头面不肿，食不知味者，必死之候，治之无功矣。然而此病有阴有阳，有可汗，有可下。尝见粗工，但云热毒，就用寒药，殊不知病有微甚，治有从逆，不可不审也。

李氏曰：大头肿痛，又名雷头风。时行毒湿在高巅之上，故头面痛肿疙瘩，甚则咽嗌堵塞，害人最速。冬过后多病此，证似伤寒，寒热身痛。治法分表里三阳，连两目鼻面肿者，阳明也。发耳前后并头角者，少阳也。脑后项下肿起者，太阳也。脉浮，表证多者，清震汤，或败毒散加荆、防。脉沉，里证见者，宜羌活、黄芩俱酒炒，大黄酒蒸为主。阳明加干葛、升麻、芍药、石膏，少阳加瓜蒌子、牛蒡子，太阳加荆芥、防风，水煎，时时呷之，取大便邪气去则止。甚者，加芒硝，或防风通圣散加牛蒡子、元参，俱用酒炒，微微下之。咽喉肿痛者，用僵蚕一两，大黄二两，蜜丸如弹，井水化服。凶荒劳役，宜普济消毒饮以安。里虚者，加参、归。便秘，加大黄，或人中黄丸，亦妙。服后俱仰卧，使药气上行。故非便秘热盛，忌用降下之药，若表里俱解，肿不消者，用磁锋砭去血，外用通关散，倍加踯躅，及藜芦少许，搐鼻，嚏，以泄其毒。久不愈，欲作脓者，内服托里消毒散。体倦，食少，恶寒者，补中益气汤加桔梗。溃后肿赤不消，脓清色白者，六君子汤加桔梗、芎、归。元气素弱，脉微者，用参、术、芎、归、陈皮、柴胡、升麻、甘草各等分，以升举阳气，用牛蒡子、元参、连翘、桔梗减半，以解热毒。肿赤便属纯阳，脉微便属纯阴，慎之。

薛氏曰：时毒，谓毒发于面鼻耳项也。里实而不利者，下之；表实而不解者，散之；表里俱实而不解者，解表攻里；表里俱解而不消者，和之；肿甚焮痛者，砭去恶血，更用消毒之剂；不作脓或不溃者，托之。饥年普患者，不宜用峻利，当审而治之。一男子头面肿痛，服硝黄败毒之剂愈甚。诊之脉浮数，邪在表尚未解，用荆防败毒散二剂，势退大半，更以葛根牛蒡子汤四剂而痊。《内经》云：身半以上肿，天之气也；身半以下肿，地之气也。乃邪客心肺之间，上攻头目而为肿。此感四时不正之气为患，与夫膏粱积热之证不同。硝黄之剂，非大便秘实不可用。若不审其因，不辨其虚实表里，概用攻之，必致有误。常见饥馑之际，刍荛[①]之人多患之。乃是胃气有损，邪气从之为患，不可不察。一男子服表散药愈炽，发热便秘，诊其脉沉实，此邪在里也，以大黄汤下之，里证悉退，以葛根牛蒡子汤，浮肿亦消，惟赤肿尚存，更以托里药溃之而愈。一老人冬月头面耳项俱肿痛甚，便秘脉实，此表里俱实病也，饮防风通圣散不应，遂砭患处，出黑血，仍投前药即应，又以荆防败毒散而瘳。盖前药不应者，毒血凝聚上部经络，药力难达故也。恶血既去，其药自效。或拘用寒远寒（远，避忌之谓，用寒者，无犯司气之寒，然攻里则不远寒），及年高畏用硝黄，而用托里，与夫寻常消毒之剂，或不砭泄其毒，鲜不危矣。予尝治邪在外者，用葛根牛蒡子汤、人参败毒散，或普济消毒饮子。邪在里者，五利大黄汤、栀子仁汤。表里俱不解者，防风通圣散。表里俱解而肿不退者，犀角升麻汤。如肿甚者，砭患处出恶血，以泄其毒，或用通关散[②]取嚏，以泄其毒，十日外自愈。若嚏出脓血即愈，欲其作脓者，用托里消毒散。欲其收敛者，用托里散，此法最为稳当。五七日咽喉肿闭，言语不出，头面不肿，食不知味者，不治。

丹溪曰：蛤蟆瘟属风热，解毒丸下之。或防风通圣散加减用之，或用小柴胡加防风、羌活、荆芥、薄荷、桔梗煎服，外以侧柏叶自然汁调蚯蚓粪敷之，或用丁香尖、附子尖、南星末醋调敷之，或五叶藤汁，或车前草汁，皆可敷。

脉　法

时毒天行，其脉滑数浮洪，沉紧弦涩，皆其候也。盖浮数者，邪气在表也。沉涩者，邪气深也。

治大头瘟方

二黄汤　治天行大头疫瘟。

黄芩酒炒　黄连酒炒　生甘草各二两

上锉，每服三钱，水煎，温服，徐徐细呷之。如未退，再加鼠粘子、酒蒸大黄煎，入芒硝，亦细细频与服之，微利为度。肿减后去后三味，只服前药，取邪气已则止。前药各宜加引经药。阳明渴，加石膏；少阳渴，加瓜蒌根；阳明行经，加升麻、葛根、芍药、甘草；太阳行经，加羌活、荆芥、防风。或云头痛，加酒芩；口干，加干葛；身痛，加羌活、桂枝、防风、芍药。

东垣方　治大头天行病。

羌活　黄芩酒炒　大黄酒蒸

上加减，水煎服。

普济消毒饮子　泰和二年四月，民多疫疠，初觉憎寒壮热体重，次传头面肿盛，目不能开，上喘，咽喉不利，舌干口燥。俗云大头伤寒，诸药杂治，终莫能愈，渐至危笃。东垣曰：身半以上，天之气也。邪热客于心肺之间，上攻头目而为肿耳，须用下项药，共为细末，半用汤调，时时服之；半用蜜丸嚼化，服尽良愈，活者甚众，时人皆曰天方。遂刻诸石，以传永久。

黄芩酒炒　黄连酒炒，各五钱　人参三钱　陈皮去白　甘草　元参各二钱　连翘　板蓝根　马勃　鼠粘子各一钱　白僵蚕炒　升麻各七分　柴胡二分　桔梗三分

上为末，服如上法。或加防风、川芎、薄荷、当归身，细切五钱，水煎，时时稍热服之。如大便秘，加酒蒸大黄一钱或二钱，以利之。

---

① 刍荛　谓草野之人。
② 通关散　"关"原作"元"，今改。

牛蒡芩连汤　治积热在上，头顶肿起，或面肿，多从耳根上起，俗名大头瘟，并治烟瘴。

黄芩酒炒，二钱半　黄连　桔梗　石膏各一钱半　连翘　牛蒡子炒研　元参　甘草各一钱　荆芥　防风　羌活　大黄各三分

上锉一剂，加生姜一片，水煎，食后细细呷，温服。每一盏做二十次服。常令药在上，勿令饮食在后也。

荆防败毒散　治时毒肿痛发热，左手脉浮数。

人参　茯苓　甘草　桔梗　川芎　枳壳　柴胡　前胡　羌活　独活　防风　荆芥各等分

上锉，每服七八钱，加生姜、薄荷，水煎服。

葛根牛蒡子汤　治时毒肿痛，脉数而少力者。

葛根　牛蒡子半生半炒，杵碎　贯众　甘草　江西豆豉各二钱

上锉一剂，水一钟半煎八分，食后服。

五利大黄汤　治时毒，头面燋肿赤痛，烦渴便秘，脉实数。

大黄煨　黄芩　升麻各二钱　栀子　芒硝各一钱二分

上作一剂，水一钟半煎六分，空心热服。

栀子仁汤　治时毒头面肿痛，大便秘结，脉沉数。

山栀仁炒　牛蒡子炒　升麻　枳壳麸炒去穰　郁金　大黄煨，各等分

上为细末，每服三钱，蜜水调下。

治大头病兼治喉痹歌

人间治疫有仙方，一两僵蚕二大黄，
姜汁为丸如弹子，井花调蜜便清凉。

内府仙方　治肿项大头病，虾蟆瘟病。

僵蚕二两　姜黄二钱半　蝉退六钱半　大黄四两

上为细末，姜汁打糊为丸，重一钱一枚。大人服一丸，小儿半丸，蜜水调服，立愈。

人黄散　治四时疫疠，大头天行等病。

粪缸岸置风露中年远者佳，水飞研细，一两　甘草三钱　雄黄　辰砂各一钱半

上为细末，每服二钱，煎薄荷桔梗汤调下，日三五服。煎药用甘草、桔梗、茯苓、藁本、白术各半钱，水煎服。

二圣救苦丸　治伤寒瘟疫，不论传经过经可服。

大黄四两，酒拌蒸，晒干　牙皂二两

上共为末，水打稀糊为丸如绿豆大，每服五七十丸，冷绿豆汤下，以汗为度。

龚氏曰：万历丙戌春，余客大梁属，瘟疫大作，其证间巷相染，甚至灭门。其证头疼身痛，憎寒壮热，头面颈项赤肿，咽喉肿痛，昏愦等证。此乃冬应寒而反热，人受不正之气，至春发为瘟疫，至春发为热病，名曰大头瘟，大热之证也。余用此方，以牙皂开关窍而发其表，以大黄泻诸火而通其里，一服即汗，一汗即愈，真仙方也。但禀气稍壮者，百发百中。虚弱者，先以人参败毒散，轻者即愈。如未愈，用牛蒡芩连汤，可收全效。

一方　治疫毒头肿。

甘草　桔梗　鼠粘子　大黄　芒硝

上水煎，频频细呷之。

黑白散　治大头病如神。

乌黑蛇　白花蛇①　各去头尾，酒浸　雄黄二钱　大黄煨，半两

上为极细末，每服一二钱，白汤调下，不拘时。

————————

① 乌黑蛇白花蛇　此二药均脱用量。

五香麻黄汤　凡伤寒热病后，忽发浮肿，或着头面，或着唇口颈项，或着胸背，或着四肢，或偏着两足，不痛不赤者，此方主之。

麻黄去节　防风去芦　独活去土　秦艽去芦　萎蕤　枳实麸炒　白薇　甘草　沉香　青木香各二钱　熏陆香　鸡舌香各一钱　麝香五分

上为末，水调服。

通气散　治大头病㩌肿，咽喉不利，取嚏以泄其毒。

元胡索一钱五分　川芎一钱　藜芦五分　猪牙皂角一钱　羊踯躅花二分半

上为细末，用纸捻蘸少许纴①于鼻内，取嚏为效。

托里消毒散　治时毒，表里俱解，肿尚不退，欲其作脓。

人参　黄芪盐水拌炒　当归酒拌　川芎　芍药　白术　茯苓各一钱　白芷　金银花各七分　甘草五分

上作一剂，用水二钟煎八分，食后服。

一方　治大头瘟，病肿脸颈项者。

用福建靛花《本草纲目》蓝质浮水面者为靛花三钱、烧酒一钟、鸡子清一个，入内打匀，吃下，不时而愈，肿即消，神方也。

一方　治大头风。

用大黄、芒硝为末，以井底泥调涂之。此方若在表者忌之，在里者宜之。

治虾蟆瘟方

防风通圣散　虾蟆瘟属风热，此方加减用之。

防风　川芎　当归　芍药　大黄　芒硝　连翘　薄荷　麻黄各五钱　桔梗　石膏　黄芩各一两　荆芥穗　白术　山栀各二两半　滑石三两　甘草二两

上锉，每服一两，加生姜三片，水煎服。

加味小柴胡汤

柴胡　黄芩　人参　半夏　甘草　防风　羌活　荆芥　薄荷

上锉，水煎服。

---

① 纴（rèn 认）穿，引。

卷　九

瘴　疠

论

李氏曰：东南两广，山峻水恶，地湿沤热，如春秋时月，外感山岚瘴雾毒气，发寒热，胸满不食，此毒从口鼻入也。宜清上热，解内毒，降气行痰，不宜发汗。平胃散加芩、连、升麻、北柴胡、桔梗、枳壳、木香、木通、姜煎服。如寒月外感风寒，气闭发热，头疼自汗如疟。南方气升，或胸满痰壅，饮食不进，与北方伤寒只伤表而里自和者不同，宜解表清热，行痰降气。二陈汤加北柴胡、黄芩、苍术、羌活、川芎，水煎服，微汗即止。如内伤饮食得者，理脾却瘴汤、补中益气汤、不换金正气散、枳术丸。虚甚或挟房劳者，一粒金丹。热者，柴芩汤、承气汤、三黄汤合竹叶石膏汤，或三黄枳术丸。平洋土坚水热，山谷土润水冷，俱以平胃散为主，随水土风气冷热加减，或变疟痢黄疸疮疖，俱于各类求之。然以扶脾胃为本。凡纵酒色，及食鱼肉，时新菜果笋蕨生冷，糯饭烧酒，及油炒酱煿，鸡鸭面食，过饥过饱，歇卧处有秽气，半夜失盖，早行沾露，空腹出外，皆能发瘴。仕宦商贾游外，俱宜节饮食，谨起居，以防之。

宋潜溪曰：凡人感冒山岚烟雾，蛇虺毒气，其证恶寒战栗，发作头疼，休作无时。仲夏得者为炎瘴，为青草瘴。孟秋得者为黄茅瘴，为楸头瘴。或由饥饱，或由虚怯，或涉溪涧，或冲烟雾者，谓之黑脚瘴、虾蟆瘴、痖瘴。所感不同，方亦异用。平日不喜酒色，调节饮食，夜又知诸避忌，卧洁净，不臭秽气，虽犯瘴月分，病不能侵。大段此病只是乘虚而入，不可不知。

治瘴疠方

太无神术散　专治山岚瘴气之妙剂也。

陈皮二钱　苍术　厚朴各一钱　甘草　菖蒲各五分　藿香二分

上作一服，加生姜三片、枣一枚，水煎服。

一方无菖蒲，有香附一钱，名神术散气散。

赵氏曰：此方出《心印绀珠》，其功效前人评之详矣。但未病者，宜服补中益气加苍术等剂，使外邪不能入，可也。

解毒柴芩汤　凡仕宦携家小初入广地，水土不服者，能戒去煎物及油炒酱煿，鸡鸭面食，与夫生冷烧酒之类不伤，而只外感其岚瘴之毒，或恶寒发热，类疟之状，则病必轻，须服此药，可随手作效。

柴胡　黄芩各二钱　陈皮　半夏各一钱　猪苓　泽泻　白术各五分　茯苓一钱　黄连　甘草各四分

上锉，加生姜三片，水煎服。三五服即安，仍戒饮食一七日。

承气兼三黄竹叶石膏汤　若过食煎煿酱面等厚味，而感岚瘴之毒，宜服此药，斯能去其积热瘴毒也。

枳实一钱　厚朴二钱　大黄三钱　朴硝二钱　石膏五钱　知母一钱　黄连　黄柏　黄芩各七分　山栀仁一钱　甘草五分

上作一服，加竹叶七片，水煎空心服，通利三五次，以白粥补。热深者二服方能通利，在临时消息之。

荫按：凡北人多食煎煿，至广地热，不知避忌，贪食热味，婢仆尤甚，所以凡染瘴病，极其危殆。此则不按风土，纵口腹之欲，以自取之也。医不知此，反用补药，随致夭枉，实为可矜①。若士君子能戒慎，兼每晨回避瘴气，必待日光，先饮食之，然后出外，则能免此病也，书此以为处瘴乡者之戒。

加味柴胡汤　治挟岚瘴溪源蒸毒之气，其状血乘上焦，病欲来时，令人迷困，甚则发躁狂妄，亦有哑而不能言者，皆由败血瘀心，毒涎聚于脾经所致。

柴胡　黄芩　半夏　人参　甘草　枳壳　大黄各等分

上㕮咀，每服五钱，加姜、枣，水煎，空心服，哑瘴食后服。

治瘴疟方

丹砂　雄黄各一两　鬼臼半两　阿魏一两

上丹砂、雄黄并研为细末，用水飞过，鬼臼捣为末，阿魏用酒半斤熬成膏，和为丸如鸡头大，绯绢袋贮十丸，常执手中，频嗅其气，瘴疟不能着人。如遇已病者，井花水嚼下三丸、五丸即瘥。

---

① 矜　惋惜。

卷 十

内 伤

论内伤诸证与外感不同

辨阴证阳证

东垣曰：甚哉！阴阳之证，不可不详也。遍观《内经》所说变化百病，其源皆由喜怒过度，饮食失节，寒温不适，劳役所伤而然。夫元气、谷气、荣气、清气、卫气、生发诸阳上升之气，此六者，皆饮食入胃，谷气上行，胃气之异名，其实一也。既脾胃有伤，则中气不足，中气不足则六腑阳气皆绝于外，故经言五脏之气已绝于外者，是六腑之元气病也。气伤脏乃病，脏病则形乃应，是五脏六腑真气皆不足也。惟阴火独旺，上乘阳分，故荣卫失守，诸病生焉。其中变化，皆由中气不足，乃生发耳。后有脾胃以受劳役之疾，饮食又复失节，耽病日久，事息心安，饱食太甚，病乃大作。概其外感风寒，六淫客邪，皆有余之病，当泻不当补。饮食失节，中气不足之病，当补不当泻。举世医者皆以饮食失节、劳役所伤、中气不足之证认作外感风寒、有余客邪之病，重泻其表，使荣卫之气外绝，其死只在旬日之间，所谓差之毫厘，谬以千里，可不详辨乎。按《阴阳应象论》云：天之邪气，感则害人五脏，是八益（八为少阴之数，八益者，言阴长之由也）之邪。乃风邪伤人筋骨，风从上受之，风伤筋，寒伤骨。盖有形之物受病也，系在下焦肝肾是也。肝肾者，地之气。《难经》解云：肝肾之气已绝于内，以其肝主筋，肾主骨，故风邪感则筋骨疼痛，筋骨之绝，则肾肝之本亦绝矣，乃有余之证也。又云：水谷之寒热，感则害人六腑，是七损（七为少阳之数，七损者，言阳消之渐也）之病，乃内伤饮食也。《黄帝针经》解云：适饮食不节，劳役所伤，湿从下受之。谓脾胃之气不足而反下行，极则冲脉之火逆而上，是无形质之元气受病也，系在上焦心肺是也。心肺者，天之气，故《难经》解云：心肺之气已绝于外，以其心主荣，肺主卫。荣者，血也。脉者，血之府，神之所居也。卫者，元气七神之别名，卫护周身，在於皮毛之间也。肺绝，故皮毛先绝，神无所依，故内伤饮食，则亦恶风寒，是荣卫失守，皮肤间无阳以滋养，不能任风寒也。皮毛之绝，则心肺之本亦绝矣。盖胃气不升，元气不至，无以滋养心肺，乃不足之证也。计受病不一，饮食失节，劳役所伤，因而饱食，内伤者极多，外伤者间而有之。世俗不知，往往将元气不足之证，便作外伤风寒，表实之证，而反治心肺，是重绝其表也，安得不死乎。若曰不然，请以目见者证之。向者壬辰改元，京师戒严，解围之后，都人之不受病者万无一二，既病而死者继踵而不绝，此岂俱感风寒外伤者耶。大抵人在围城中，饮食不节，起居不时，动经两月，胃气亏乏久矣。一旦饱食太过，感而伤人，而又调治失宜，其死无疑。余所亲见，有表发者，有以巴豆推之者，有以承气汤下之者，俄而变结胸发黄，又以陷胸汤丸及茵陈汤下之，无不死者。盖初非伤寒，以调治差误，变而似真伤寒之证，皆药之罪也。辄以平生已试之效，著《内外伤辨论》一篇，同志者触类而长之，庶免后人之横夭耳。

辨脉

东垣曰：古人以脉上辨内外伤于人迎气口，人迎脉大于气口，为外伤；气口脉大于人迎，为内伤。此辨固是，但其说有所未尽耳。外感风寒，皆有余之证，是从前客邪来也，其病必见于左手，左手主表，乃行阳二十五度。内伤饮食，及饮食不节，劳役所伤，皆不足之病也，必见于右手，右手主里，乃行阴二十五度。故外感寒邪，则独左寸人迎脉浮紧。按之洪大紧者，后甚于弦，是足太阳寒水之脉。按之洪大而有力，中见手少阴心火之脉，丁与壬合，内显洪大，乃伤寒脉也。若外感风邪，则人迎脉缓，而大于气口一倍，或两倍三倍。内伤饮食，则右寸气口脉大于人迎一倍，伤之重者，过在手少阴则两倍，太阴则三倍，此内伤饮食之脉。若饮食不节，劳役过甚，则心脉变见于气口，是心火刑肺，其肝木挟心火之势，亦来薄[1]肺。经云：侮所不胜，寡于畏者是也。故气口脉大急而涩数，时一代而涩也。涩者，肺之本脉。大者，元气不相接，脾胃不及之脉。洪大而数者。心脉刑肺也。急者，肝木挟心火而反克肺金也。若不甚劳役，惟右关脾脉大而数，谓独大于五脉，数中显缓，时一代也。如饮食不节，寒温失所，则先右关胃脉损弱，甚则隐而不见，惟内显脾脉之大数微缓，时一代也。宿食不消，则独右关脉沉而滑。经云：脉滑者，有宿食也。以此辨之，岂不

明白易见乎。

辨寒热

内伤寒邪之证，与饮食失节、劳役形质之病，及内伤饮食，俱有寒热，举世尽将内伤饮食、劳役不足之病作外伤寒邪，表实有余之证，反泻其表，枉死者岂胜言哉。皆由不辨其寒热耳，今细为分解之。外伤寒邪，发热恶寒，寒热并作。其热也，翕翕发热，又为之拂拂发热，发于皮毛之上，如羽毛之拂，明其热在表也，是寒邪犯高之高者也。皮肤毛腠者，阳之分也，是卫之元气所滋养之方也。以寒邪乘之，郁遏阳分，阳不得伸，故发热也。其面赤，鼻气壅塞不通，心中烦闷，稍以袒露其皮肤，已不能禁其寒矣。其表上虚热，止此而已。其恶寒也，虽重衣下幕[2]，逼近烈火，终不能御其寒，一时一日，增加愈甚，必待传入里作下证乃罢。其寒热齐作，无有间断也。其内伤饮食不节，或劳役所伤，亦有头痛项强腰痛，与太阳表证微有相似，余皆不同，论中辨之矣。内伤不足之病，表上无阳，不能禁风寒也。此则常常有之。其燥热发于肾间者，间而有之。与外中寒邪，略不相似，其恶风寒也。盖脾胃不足，荣气下流而乘肾肝，此痿痹厥气逆之渐也。若胃气平常，饮食入胃，其荣气上行，以舒于心肺，以滋养上焦之皮肤，腠理之元气也。既下流，其心肺无所禀受，皮肤间无阳，失其荣卫之外护，故阳分皮毛之间虚弱，但见风见寒，或居阴寒处，无日阳处，便恶之也，此常当有之，无间断者也。但避风寒，或温暖处，或添衣盖温，养其皮肤，所恶风寒，便不见矣。是热也，非表伤寒邪，皮毛间发热也。乃肾间受脾胃下

---

[1] 薄　通"搏"。搏击。
[2] 幕（màn　慢）　同"幔"。挂在屋内的帐幕。

流之湿气，闭塞其下，致阴火上冲，作蒸蒸而燥热。上彻头顶，旁彻皮毛，浑身燥热作，须待祖衣露居，近寒凉处即已，或热极而汗出亦解。彼外伤恶寒发热，岂有汗出者乎。若得汗则病愈矣，以此辨之，岂不如黑白之易见乎。当内虚而伤之者，燥热也。或因口吸风寒之气，郁其阴火，使咽膈不通。其吸入之气欲入，为膈上冲脉之火所拒，使阴气不得入，其胸中之气为外风寒所遏而不得伸，令人口开目瞪。极则声发于外，气不能上下，塞于咽中而气欲绝。又或因哕、因呕、因吐而燥。发热必有所因，方有此证，其表虚恶风寒之证复见矣。表虚之弱，为阴火所乘，燥发须臾而过。其表虚无阳，不任风寒复见矣，是表虚无阳，常常有之，其燥热则间而有之。此二者不齐，燥作寒已，寒作燥已，非如外伤之寒热齐作，无有间断也。百病俱有身热，又谓之肌热，又谓之皮肤间热，以手扪之方知者是也，乃肌体有形之热也。亦须皆待阴阳既和，汗出则愈矣，慎不可于此上辨之。以其虚实内外，病皆有之，故难辨耳。只依先说，病人自觉发热恶寒之热及燥作之热上辨之，为准则矣。

辨外感八风之邪

或有饮食劳倦所伤之重者，三二日间，特与外感者相似，其余证有特异名者，若不将两证重别分解，犹恐将内伤不足之证，误作有余外感风邪，虽辞理有重复处，但欲病者易辨，医者易治耳。

外感八风之邪，乃有余证也。内伤饮食不节，劳役所伤，皆不足之病也。其内伤，亦恶风自汗，若在温暖无风处，则不恶矣。与外伤鼻流清涕、头痛自汗颇相似，细分之特异耳。外感风邪，其恶风自汗，头痛，鼻流清涕，常常有之，一日一时，增加愈甚，直至传入里作下证乃罢。

语声重浊，高厉有力，鼻息塞壅而不通，能食，腹中和，口知味，大小便如常，筋骨疼痛，不能动摇，便着床枕，非扶不起。其内伤与饮食不节，劳役所伤，然亦恶风，居露地中，遇大漫风起，却不恶也，惟门窗隙中些小贼风来，必大恶也，与伤风、伤寒俱不同矣。况鼻流清涕，头痛自汗，间而有之。鼻中气短，少气不足以息，语则气短而怯弱妨食，或食不下，或不欲食，三者互有之。腹中不和，或腹中急而不能伸，口不知五谷之味，小便频数而不渴。初劳役得病，食少，小便黄赤，大便常难，或涩或结，或虚坐，只见些小白脓，时有下气，或泄黄如糜。或溏泄白色，或结而不通。若心下痞，或胸中闭塞，如刀劙①之痛。二者亦互作不并出也。有时胃脘当心而痛，上支两胁痛，必脐下相火之势，如巨川之水，不可遏而上行，使阳明之经逆行，乱于胸中，其气无止息，甚则高喘。热伤元气，令四肢不收，无气以动，而懒倦嗜卧。以外感风寒俱无此证，故易为分辨耳。

辨手心手背

内伤及劳役，饮食不节病，手心热，手背不热。外感风寒，则手背热，手心不热。此辨至甚皎然。

辨口鼻

若饮食劳役所伤，其外证在口，必口失谷味，必腹中不和，必不欲言，纵勉强对答，声必怯弱，口沃沫多唾，鼻中清涕或有或无，即阴证也。外伤风寒，则其外证必显在鼻。鼻气不利，声重浊不清利，其言壅塞盛有力，而口中必和。伤寒则面赤，鼻壅塞而干；伤风则鼻流清涕而已。《内经》云：鼻者，肺之候。肺气通于天。外伤风寒，则鼻为之不利。口者，坤土

①　劙（zhú　竹）砍。

也，脾气通于口。饮食失节，劳役所伤，不知谷味，亦不知五味。又云：伤食恶食，伤食明矣。

辨气少气盛

外伤风寒者，故其气壅盛而有余。内伤饮食劳役者，其口鼻中皆气短促，不足以息。何以分之？盖外伤风寒者，心肺元气初无减损，又添邪气助之，使鼻气壅塞不利，面赤不通，其鼻中气不能出，并从口出。但发一言，必前轻而后重，其言高，其声壮厉而有力。是伤寒则鼻干无涕，面壅色赤，其言前轻后重，其声壮厉而有力者，乃有余之验也。伤风则决然鼻流清涕，其声嘎，其言响如从瓮中出，亦前轻而后重，高揭而有力，皆气盛有余之验也。内伤饮食劳役者，心肺之气先损，为热所伤。热既伤气，四肢无力以动，故口鼻中皆短气少气，上喘懒语，人有所问，十不欲对其一，纵勉强答之，其气亦怯，其声亦低，是其气短少不足之验也。明白如此，虽妇人女子亦能辨之，岂有医者反不能辨之乎。

辨头痛

内证头痛，有时而作，有时而止。外证头痛，常常有之，直须传入里方罢。此又内外证之不同者也。

辨筋骨四肢

内伤等病，是心肺之气已绝于外，必怠惰嗜卧，四肢沉困不收，此乃热伤元气。脾主四肢，既为热所乘，无气以动。经云：热伤气。又云：热则骨消筋缓，此之谓也。若外感风寒，是肾肝之气已绝于内。肾主骨，为寒；肝主筋，为风。自古肾肝之病同一治，以其递相维持也。故经言胆主筋，膀胱主骨是也。或中风，或伤寒，得病之日便着床枕，非扶不起，筋骨为之疼痛，不能动摇，乃形质之伤。经云：寒伤形。又云：寒则筋挛骨痛。此之

谓也。

辨外伤不恶食

若劳役、饮食失节、寒温不适，此三者皆恶食。

仲景《伤寒论》曰：中风能食，伤寒不能食，二者皆口中和而不恶食。若劳役所伤，及饮食失节，寒温不适，三者俱恶食，口不知五味，亦不知五谷之味。只此一辨，足以分内外有余不足之二证也。伤寒证虽不能食，而不恶食，口中和，知五味，亦知谷味。盖无内证，则心气和，脾气通，知五谷之味矣。

辨渴与不渴

以上十一段，俱辨内伤与外感不同，系东垣全论。

外感风寒之邪，三日以外谷消水去，邪气传里，始有渴也。内伤饮食，劳役久病者，必不渴，是邪气在血脉中，有余故也。初劳役形质，饮食失节，伤之重者，必有渴。以其心火炽上，克于肺金，故渴也。又当以此辨之，虽渴欲饮冷水者，当徐少与之，不可纵意而饮，恐水多峻下，则胃气愈弱，轻则为胀，重则传变诸疾，必反覆闷乱，百脉不安，夜加增剧，不得安卧，不可不预度也。

论饮食劳倦为胃气不足所致

东垣曰：古之至人，穷于阴阳之化，究乎生死之际，所著《内经》，悉言人以胃气为本。盖人受水谷之气以生，所谓清气、荣气、卫气、春升之气，皆胃气之别称也。夫胃为水谷之海，饮食入胃，游溢精气，上输于脾，脾气散精，上归于肺，通调水道，下输膀胱，水精四布，五经并行，合于四时五脏，阴阳揆度①以为常也。苟饮食失节，寒温不适，则脾胃乃

―――――――

① 揆度　度量。按"揆"，度量。

伤。喜怒忧恐，劳役过度，而损耗元气。既脾胃气衰，元气不足，而心火独盛。心火者，阴火也，起于下焦，其系系于心。心不主令，相火代之。相火，下焦包络之火，元气之贼也。火与元气不两立，一胜则一负。脾胃气虚则下流于肾，阴火得以乘其土位。故脾胃之证始得，则气高而喘，身热而烦，其脉洪大，而头痛或渴不止，皮肤不任风寒，而生寒热。盖阴火上冲则气高而喘，身烦热，为头痛，为渴，而脉洪大。脾胃之气下流，使谷气不得升浮，是春生之令不行，则无阳以护其荣卫。不任风寒，乃生寒热，皆脾胃之气不足所致也。然而与外感风寒所得之证，颇同而实异。内伤脾胃，乃伤其气，外感风寒，乃伤其形。伤外为有余，有余者泻之。伤内为不足，不足者补之。汗之、下之、吐之、克之，皆泻也。温之、和之、调之、养之，皆补也。内伤不足之病，苟误作外感有余之病，而反泻之，则虚其虚也。实实虚虚，如此死者，医杀之耳。然则奈何？惟当以甘温之剂，补其中而升其阳，甘寒以泻其火，则愈矣。《内经》曰：劳者温之，损者温之。又云：温能除大热。大忌苦寒之药，损其脾胃。脾胃之证，始得则热中，今立补中益气汤治之。

论劳倦所伤始为热中

东垣曰：《调经篇》云：阴虚生内热。岐伯曰：有所劳倦，形气衰少，谷气不盛，上焦不行，下脘不通，而胃气热，热气熏胸中，故内热。《举痛论》云：劳则气耗，劳则喘，且汗出，内外皆越，故气耗矣。夫喜怒不节，起居不时，有所劳伤，皆损其气，气衰则火旺，火旺则乘其脾土。脾主四肢，故困热，无气以动，懒于语言，动作喘乏，表热自汗，心烦不安。当病之时，宜安心静坐，以养其气，

以甘寒泻其热火，以酸味收其散气，以甘温补其中气。经言：劳者温之，损者温之是也。《金匮要略》云：平人脉大为劳，脉极虚亦为劳。夫劳之为病，其脉浮大，手足烦热，春夏剧，秋冬瘥（脉大者，热邪也。烦热者，气损也。春夏剧者，时助邪也。秋冬瘥者，时胜邪也）。以黄芪建中汤治之，此亦温之之意也。

王安道曰：经云：阴虚生内热。又云：有所劳倦，形气衰少，谷气不盛，上焦不行，下脘不通，胃气热，热气熏胸中，故内热。嗟夫！此内伤之说之原乎，请释其义。夫人身之阴阳，有以表里言者，有以上下之分言者，有以升降呼吸之气言者，余如动静语默起居之类甚多，不必悉举。此所谓阴虚之虚，其所指与数者皆不同。盖劳动之过，则阳和之气，皆亢极而化为火矣。况水谷之味又少入，是故阳愈盛阴愈衰也。此阴虚之虚，盖指身中之阴气，与水谷之味耳。或以下焦阴分为言，或以肾水真阴为言，皆非也。夫有所劳倦者过动，属火也。形气衰少者，壮火食气也。谷气不盛者，劳伤元气，则少食而气衰也。上焦不行者，清阳不升也。下脘不通者，浊阴不降也。夫胃受水谷，故清阳升而浊阴降，以传化出入，滋荣一身也。今胃不能纳而谷气衰少，则清无升浊无降矣。故曰上焦不行，下脘不通。然非绝不行不通也，但比之平常无病时，则谓之不行不通耳。上不行，下不通，则郁矣。郁则少火皆成壮火，而胃居上焦下脘两者之间，故胃气热，热则上炎，故熏胸中而为内热也。斯东垣所谓劳伤形体，所谓饮食失节而致热者。

论内伤始为热中
病似外感阳证

准绳云：头痛大作，四肢痓闷，气高

而喘，身热而烦，上气鼻息不调，四肢困倦不收，无气以动，无气以言，或烦躁闷乱，心烦不安，或渴不止。病久者，邪气在血脉中，有湿故不渴。如病渴，是心火炎上克肺金，故渴。或表虚不任风寒，目不欲开，恶食，口不知味，右手气口脉大于左手人迎三倍。其气口脉急大而数，时一代而涩。涩是肺之本脉，代是无气不相接，乃脾胃不足之脉。大是洪大，洪大而数，乃心脉刑肺。急是弦急，乃肝木挟心火克肺金也。其右关脾脉比五脉独大而数，数中时显一代。此不甚劳役，是饮食不时，寒温失所，则无右关胃脉损弱，隐而不见，惟内显脾脉如此也。治用补中益气汤。

论内伤末传寒中
病似外感阴证

准绳云：腹胀，胃脘当心痛，四肢两胁，隔噎不通，或涎唾，或清涕，或多溺，足下痛，不能任身履地，骨乏无力，喜唾，两丸多冷，阴阴作痛，或妄见鬼状，梦亡人，腰背胛眼脊膂皆痛，不渴不泻，脉盛大而涩，名曰寒中，治用神圣复气汤、白术附子汤、草豆蔻丸。

李氏曰：内伤始病热中，末传寒中，阴胜生寒中，多因调治差误，或妄下之所致。遇寒则四肢厥冷，心腹绞痛，冷汗自出，乃肾之脾胃虚，宜辛热温药理中下二焦。

论似外感阳明中热证

东垣云：有天气大热时，劳役得病，或路途劳役，或田野中劳役，或身体怯弱，食少劳役，或长斋久素，胃气久虚劳役。其病肌体壮热，躁热闷乱，大恶热，渴饮水，以劳役过甚之故。身亦疼痛，此与阳明伤寒热白虎汤证相似，但脾胃大虚，元气不足，口鼻中气皆短促而上喘，至日转以后，是阳明得时之际，必少减。若是外中热之病，必到日晡之际大作谵语，其热增加，大渴饮水，烦闷不止。其劳役不足者皆无此证，尤易为分解。

论似外感恶风寒证

东垣云：或因劳役动作，肾间阴火沸腾，事闲之际，或于阴凉处解脱衣裳，更有新沐浴，于背阴处坐卧，其阴火不行，还归皮肤，腠理极虚，无阳被风，与阴凉所遏，表虚不任风寒，自认外感风寒，求医解表，以重绝元气，取祸如反掌。苟幸而免者，致虚劳血气皆弱，不能完复。且表虚之人，为风寒所遏，亦是虚邪犯表。始病一二日之间，时与外中贼邪有余之证，颇有相似处，故致疑惑请医者，只于气少气盛上辨之。其外伤贼邪，必语气前轻后重，高厉而有力。若是劳役所伤，饮食不节，表虚不足之病，必短气气促，上气高喘，懒语，其声困弱而无力，至易见也。其厘毫之误，则千里之谬矣。

论内伤似外感杂证

准绳云：饮食失节，劳役所伤，脾胃中州变寒走痛而发黄，治用小建中汤，或理中汤，或大建中汤，选而用之。

论饮食伤与劳倦伤不同

王安道曰：劳倦伤，饮食伤，二者虽均为内伤，然不可混而为一。《难经》所谓饮食则伤脾者，盖为脾主饮食，而四肢亦属脾。故饮食失节，劳役四肢，皆能伤于脾尔。非谓二者同类而无辨也。夫劳倦伤，饮食伤，虽与风寒暑湿有余之病不同，然饮食伤又与劳倦伤不同。劳倦伤诚不足矣，饮食伤尤当于不足之中分其有余不足也。何也，盖饥饿不饮食与饮食太过虽均属失节，然必明其有两者之分，方尽无不及无太过之中道也。夫饥饿不饮食者，胃气空虚，此为不足，固失节也。饮食自倍而停滞者，胃气受伤，此不足之中兼有余，亦失节也。以受伤言则不足，以停滞言则有余矣。惟其不足故补益，惟其有余故消导。亦有物滞气伤，必补益消导兼行者。亦有物暂滞而气不甚伤，宜消导独行，不须补益者。又有既停滞而复自化，不须消导，但当补益，或亦不须补益者。洁古、东垣枳术丸之类，虽曰消导，固有补益之意存乎其间。其他如木香分气丸、枳实导气丸、大枳壳丸之类，虽无补益，然施之于物暂滞，气不甚伤者，岂不可哉，但不宜视为通行之药耳。且所滞之物，非枳术之力所能去者，亦安可泥于消导而不知变乎。故备急丸、煮黄丸、感应丸、瓜蒂散之推逐者，洁古、东垣亦何常委之而弗用也。故善将兵者，攻亦当，守亦当，不善者则宜攻而守，宜守而攻。其败也，非兵之罪，用兵者之罪耳。观乎此，则知消导补益推逐之理矣。

明医杂著云：东垣诸饮食劳倦为内伤不足之证，用补中益气汤，《溯洄集》中又论不足之中，又当分别饮食伤为有余，劳倦伤为不足。予谓伤饮食而留积不化，以致宿食郁热，热发于外，此谓有余之证，法当消导，东垣自有枳术丸等治法具于饮食门矣。其补中益气方论，却谓人因伤饥食饱，致损脾胃，非有积滞者也，故只用补药。盖脾胃全赖饮食之养，今因饥饱不时，失其所养，则脾胃虚矣。又脾主四肢，若劳力辛苦，伤其四肢，则根本竭矣。或专因饮食不调，或专因劳力过度，或饮食不调之后，加之劳力，或劳力过度之后，继以不调。故皆谓之内伤元气不足之证，而宜用补药也。但须于此四者之间，审察明白，略为加减，则无不效矣。

论劳伤心力不同

李氏曰：劳倦亦有二焉：劳力纯乎伤气而无汗者，补中益气之旨也；劳心兼伤乎血而有汗者，黄芪建中之义也；心力俱劳，气血俱伤者，双和散之所由名也。又房劳伤肾证与劳倦相似，七情动气脉与饮食无异，俱不可不细辨之。

论房劳与劳倦不同

李氏曰：夫劳倦饮食，伤损气分，既有阴气阳气之分，则思虑色欲，损伤血分，又岂无有阴血阳血之异乎。以此见血阴气阳者，分阴分阳之义也。气血各自有阴阳者，阴阳互为其根之理也。大法阳气虚者，宜桂、附兼参、芪峻补。阴气虚者，参、术、甘草缓而益之。阴分血虚者，生地黄、元参、龟板、知母、黄柏补之；阳分血虚者，茯苓、参、归、远志之类补之。论至于此，东垣、丹溪之功大矣哉。均一内伤发热也，劳倦因阳气之下陷，宜补其气，以升提之。房劳因阳火之上升，宜滋其阴以降下之。一升一降，迥然不同矣。

论内伤外感兼见
治有轻重缓急

赵氏曰：人迎脉大于气口，为外伤；气口脉大于人迎，为内伤。外伤则寒热齐作而无间，内伤则寒热间作而不齐。外伤恶寒虽近烈火而不除，内伤恶寒得就温暖而即解。外伤恶风，乃不禁一切风寒；内伤恶风，惟恶夫些小贼风。外伤证显在鼻，故鼻气不利而壅盛有力。内伤者不然，内伤证显在口，故口不知味而腹中不和，外伤者无此。外伤则邪气有余，发言壮厉且先轻而后重；内伤则元气不足，出言懒怯且先重而后轻。外伤手背热而手心不热，内伤则手心热而手背不热。东垣辨法，大要如此。然有内伤而无外感，有外感而无内伤，以此辨之，则判然矣。苟或内伤外感兼病而相挟者，则其脉证必并见而难辨，尤宜细心求之。若显内证多者，则是内伤重而外感轻，宜以补养为先。若显外证多者，则是外感重而内伤轻，宜以发散为急。此东垣未之及也，因赘其略。

戴氏曰：凡内外兼证，或内伤重而外感轻者，为内伤挟外感证，治法宜先补益而后散邪，或以补中益气为主治，加散邪药。当以六经脉证参究，各加本经药治之。或外感重而内伤轻者，为外感挟内伤证，治法宜先散邪而后补益，或以辛凉等解散药为君，而以参、术、茯、苓、芎、归等药为臣佐，是其治也。

论内外邪交伤脏腑

王安道曰：经云：天之邪气，感则害人五脏；水谷寒热，感则害人六腑。又曰：犯贼风虚邪者，阳受之；饮食不节，起居不时者，阴受之。阳受之则入六腑，阴受之则入五脏。两说似反而实不反也。盖内外之伤，脏腑皆尝受之。但随其所从所发之处而为病耳。经曰：东风入肝，西风入肺，南心北肾，西南则舍于脾。观此则天之邪气，固伤五脏矣。然虚邪中人，从皮肤而入，其传自络脉而经而腧而伏冲之脉，以至于肠胃。又曰：东北风伤人，内舍于大肠，西北舍于小肠，东南舍于胃，则天之邪气，又岂不伤六腑乎。经曰：饮食自倍，肠胃乃伤。则水谷寒热固伤六腑矣。又曰：形寒饮冷伤肺，饮食劳倦伤脾。亦未尝不伤五脏也。至于地之湿气，亦未必专害皮肉筋脉，而不能害脏腑；水谷亦未必专害脏腑，而不能害皮肉筋脉也。但以邪气无形，脏主藏精气，故以类相从而多伤脏。水谷有形，腑主传化

物，故因其所由而多伤腑。湿气浸润，其性缓慢，故从下而上，从浅而深，而多伤于皮肉筋脉耳。孰谓湿气全无及于脏腑之理哉。

论内伤兼杂证治法

丹溪曰：东垣内外伤辨甚详，世之病此者为多。但有挟痰者，有挟外邪者，有热郁于内而发者，皆以补元气为主，看所挟而兼用药。挟痰者，以补中益气加半夏，更以姜汁、竹沥传送。气虚者，必少加附子，以行参、芪之气。凡内伤发斑，因胃气虚甚，是火游行于外，亦痰热所致。火则降而补之，痰热则微汗以散之，切不可下，恐生危证。内伤病退后，燥渴不解者，有余热在肺家，可用参、芩、甘草少许，姜汁冷服，或茶匙挑姜汁与之。虚者，可用人参。

李氏曰：饮食七情，俱能闭塞三焦，熏蒸肺胃清道。肺为气主，由是而失其宣化之常，所以气口独紧且盛，其病呕泻痞满腹痛，亦大相似。但伤食恶食，七情虽作，饱亦不恶食，临时消息问察。

集略云：内伤勿论挟疫挟外邪，皆以补元气为主，看所挟而兼用药，切不可以苦寒泻胃，不可以发汗泻表，戒怒性不助肝木为妙。平日调养，无待饥甚而后食，食不可太饱，或觉微渴而饮，饮不欲太频，常令饱中饥，饥中饱耳。暮无饱食，食无即就寝。王叔和谓：日无杂食。夏至秋分，少食肥腻饼𪢮瓜果之属，恐生诸暴病。适其寒温，夏宜高明，勿居高房广厦，以致中暑。勿居阴地风窦，以致中寒。冬宜固密，勿薄衣冲寒，以致伤寒。勿烘熏重装，以致伤暑。平其七情，若过虑神劳气竭，太喜伤心坠阳，太怒气逆呕血，忧恐无时，郁而生涎，成五噎之病。节其劳役，勿用力过度，动作形苦，食少

事烦，亦不可久坐久卧，使血气凝滞。譬犹户枢不蠹，流水不腐，以其常动故也。

治内伤虚中有热方

补中益气汤 治形神劳役，或饮食失节，以致脾胃虚损，清气下陷，发热头痛，四肢倦怠，心烦肌瘦，日渐羸弱。此药能升元气，退虚热，补脾胃，生气血。

黄芪病甚劳役热甚者，一钱 甘草炙，各五分 人参去芦，三分，有嗽去之（以上三味，除湿热烦热之圣药也） 当归身三分，酒洗，焙干或晒干，以和血脉 橘皮不去白，二分或三分，以导气，又能益元气，得诸甘药乃可，若独用泻脾胃 升麻二分或三分，引胃气上腾复其本位 柴胡二分或三分，引清气行，少阳之气上升 白术三分，除胃中热，利腰脐间血

上件㕮咀，都作一服，水二盏煎至一盏，去楂，早饭后温服。如伤之重者，不过二服而愈。若病日久者，以权立加减法治之。

按立方本旨云：夫脾胃虚者，因饮食劳倦，心火亢甚而乘其土位。其次肺气受邪，须用黄芪最多，人参、甘草次之。脾胃一虚，肺气先绝，故用黄芪以益皮毛而闭腠理，不令自汗，损其元气。上喘气短，人参以补之。心火乘脾，须炙甘草之甘以泻火热，而补脾胃中元气。若脾胃急痛并大虚，腹中急缩者，宜多用之。经云：急者缓之。白术苦甘温，除胃中热，利腰脐间血。胃中清气在下，必加升麻、柴胡以引之。引黄芪、甘草甘温之气味上升，能补卫气之散、解而实其表也，又缓带脉之缩急。二味苦平，味之薄者，阴中之阳，引清气上升也。气乱于胸中，为清浊相干，用去白陈皮以理之，又能助阳气上升，以散滞气，助诸甘辛为用。脾胃气虚，不能升浮，为阴火伤其生发之气。荣血大亏，荣气不营，阴火炽盛，是血中伏火，日渐煎熬，血气日减。心包与心主

血，血减则心无所养，致使心乱而烦，病名曰悗。悗者，心惑而烦闷不安也，故加辛甘微温之剂生阳气。阳生则阴长，故血虚以人参补之，更以当归和之，少加黄柏以救肾水，能泻阴中之伏火。如烦犹不止，少加生地黄补肾水，水旺而心火自降。如气浮心乱，以朱砂安神丸镇固之则愈。四时用药加减法。以手扪之而肌表热者，表证也，只服补中益气汤一二服，得微汗则已。非正发汗，乃阴阳气和，自然汗出也。若更烦乱，如腹中或周身有刺痛，皆血涩不足，加当归身五分或一钱；如精神短少，加人参五分，五味子十二个；头痛，加蔓荆子三分；痛甚，加川芎五分；顶痛、脑痛加藁本五分，细辛三分。诸头痛并用此四味足矣。若头上有热，则此不能治，别以清空膏主之。如头痛有痰，沉重懒倦者，太阴痰厥头痛加半夏五分，生姜三分；耳鸣目黄，颊颔肿，颈肩臑肘臂外后廉痛，面赤，脉洪大者，以羌活二钱，防风、藁本各七分，甘草五分通其经血，加黄芩、黄连各三分消其肿，人参五分，黄芪七分，益元气而泻火邪，另作一服与之。嗌痛颔肿，脉洪大，面赤者，加黄芩、甘草各三分，桔梗七分；口干嗌干者，加葛根五分，升引胃气上行以润之。久病痰嗽，肺中伏火，去人参，初病勿去之。冬月，或春寒，或秋凉，咳嗽，各宜加不去根节麻黄五分。如春令大温，只加佛耳草、款冬花各五分；夏月病嗽，加五味子三五个，麦门冬五分；如舌上白滑苔①者，是胸中有寒，勿用之；夏月不嗽，亦加人参二分或三分，并五味子、麦门冬各等分，救肺受火邪也；食不下，乃胸中胃上有寒，或气涩滞，加青皮、木香各三分，陈皮五分。此

---

① 苔 原作"胎"，今改。

三味为定法。如冬月加益智仁、草豆蔻仁各五分；如夏月加黄芩、黄连各五分；如秋月加槟榔、草豆蔻、白豆蔻、缩砂各五分。如春初犹寒，少加辛热之剂，以补春气之不足，为风药之佐，益智、草豆蔻可也；心下痞夯（用力举重物也）闷者，加芍药、黄连各一钱；如痞腹胀，加枳实、木香、缩砂仁各三分，厚朴七分；如天寒，少加干姜或肉桂；心下痞，觉中寒，加附子、黄连各一钱；不能食而心下痞，加生姜、陈皮各一钱；能食而心下痞，加黄连五分，枳实三分；脉缓有痰而痞，加半夏、黄连各一钱；脉弦，四肢满，便难而心下痞，加柴胡七分，黄连五分，甘草三分；胸中气壅滞，加青皮二分。如气促少气，去之；腹中痛者，加白芍药五分，炙甘草三分；如恶寒冷痛者，加桂心三分；如恶热喜寒而腹痛者，于已加白芍药、甘草二味中更加生黄芩三二分，如夏月腹痛而不恶热者，亦然，治时热也；如天凉时恶热而痛，于已加白芍药、甘草、黄芩中，更少加桂；如天寒时腹痛，去芍药，味酸而寒故也，加益智仁三分，或加半夏五分，生姜三片；如腹中痛，恶寒而脉弦者，是木来克土也，小建中汤主之；盖芍药味酸，于土中泻木为君。如脉沉细，腹中痛，以理中汤主之。干姜辛热，于土中泻水，以为主也。如脉缓，体重，节痛，腹胀自利，米谷不化，是湿胜也，以平胃散主之。苍术苦辛温，泻湿为主也。胁下痛，或胁下缩急，俱加柴胡三分，甚则五分，甘草三分；脐下痛，加真熟地黄五分，其痛立止；如不已者，乃大寒也，加肉桂五分。《内经》所说，少腹痛皆寒证，从复法相报中来也。经云：大胜必大复。从热病中变而作也，非伤寒厥阴之证，乃下焦血结膀胱也，仲景以抵当汤并丸主之。身有疼痛者湿，若身重者，

亦湿，加去桂五苓散一钱；如风湿相搏，一身尽痛，加羌活七分，防风、藁本根各五分，升麻、苍术各一钱，勿用五苓。所以然者，为风药已能胜湿，故别作一服与之。如病去勿再服，以诸风药损人元气，而益其病故也。小便遗失，肺金虚也，宜安卧养气，以黄芪、人参之类补之，不愈，则是有热也，加黄柏、生地黄各五分，切禁劳役。如卧而多惊，小便淋者，邪在少阳厥阴，宜太阳经所加之药，更添柴胡五分。如淋，加泽泻五分，此下焦风寒合病也。经云：肾肝之病同一治。为俱在下焦，非风药行经则不可。乃受客邪之湿热也，宜升举发散以除之。大便秘涩，加当归梢一钱，大黄酒洗煨五分或一钱。闭涩不行者，煎成正药，先用清者一口，调元明粉五分或一钱，得行则止。此病不宜下，下之必变凶证也。脚膝痿软，行步乏力，或痛，乃肾肝伏热，加黄柏五分，空心服，不已，更加汉防己五分。脉缓，显沉困急惰无力者，加苍术、泽泻、人参、白术、茯苓、五味子各五分。上一方加减，是饮食劳倦，喜怒不节，始病热中，则可用之。若末传寒中，则不可用也。盖甘酸适足益其病耳，如黄芪、人参、甘草、芍药、五味子之类是也。

调中益气汤 治因饥饱劳役，损伤脾胃，元气不足，其脉弦或洪缓，按之无力中之下时一涩，其证身体沉重，四肢困倦，百节烦疼，胸满气短，膈咽不通，心烦不安，耳聋耳鸣，目有瘀肉，热壅如火，视物昏花，口中沃沫，饮食失味，忽肥忽瘦，怠惰嗜卧，溺色变赤，或清利而数，或上饮下便，或时飧泄[①]，腹中虚痛，不思饮食。

黄芪一钱 人参 甘草炙 当归 白

---
① 飧泄 "飧"原作"餐"，今改。

术各五分 白芍药 柴胡 升麻各三分 橘皮二分 五味子十五粒。一方即补中益气汤以苍术换白术，以木香换当归，而无芍药、五味子

上锉作一服，水二盏煎至一盏，去柤，食前温服。

菡按：经云：劳则气耗，热则伤气。以黄芪、甘草之甘泻热为主，以白芍药、五味子之酸能收耗散之气。又曰：劳者温之，损者温之。以人参甘温补气不足，当归辛温补血不足，故以为臣。白术、橘皮甘苦温除胃中客热，以养胃气为佐。升麻、柴胡苦平，味之薄者，阴中之阳，为脾胃之气下溜，上气不足，故从阴引阳以补之，又以行阳明之经为使也。

如时显热燥，是下元阴火蒸蒸发也，加生地黄二分，黄柏三分；如大便虚坐不得，或大便了而不了，腹中当逼迫，此血虚血涩也，加当归身五分；如身体沉重，虽小便数多，亦加茯苓五分，苍术一钱，泽泻五分，黄柏三分，时暂从权而去湿也，不可常用；如胃气不和，加汤泡半夏五分，生姜三片；有嗽者，加生地黄三分，以制半夏之毒；如痰厥头痛，非半夏不能除，此足太阴脾经邪所作也。如无以上证，只服黄芪一钱，人参三分，甘草、苍术各五分，橘皮酒洗三分，柴胡、升麻、黄柏酒洗各二分，水煎服。如恶热而渴，或腹痛者，更加芍药五分，生黄芩二分；如恶寒腹痛，加桂心三分，去黄芩；如冬月腹痛，不可用芍药，盖其性大寒也，只加干姜二分，或半夏五七分，以生姜制之。如秋冬之月，胃脉四道，为冲脉所逆，并胁下少阳脉二道，而反上行，病名曰厥逆。《内经》曰：逆气上行，满脉去形，七神昏绝，离去其形而死矣。其证气上冲咽，不得息而喘息有音，不得卧，加吴茱萸五分或一钱，汤洗去苦，观厥气多少而用之。如夏月有此证，为大热也。

盖此病随四时为寒热温凉也，宜以酒黄连、酒黄柏、酒知母各等分，为细末，熟汤丸如桐子大，每服二百丸，白汤送下，空心服，仍多饮热汤，服毕少时，便以美饮食压之，不令胃中停留，直至下元，以泻冲脉之邪也。大抵治饮食劳倦所得之病，乃虚劳七损证也，当用温平甘多辛少之药治之，是其本法也。如时上见寒热，病四时也。又或将理不如法，或酒食过多，或辛热之食作病，或寒冷之食作病，或居大寒大热之处，益其病，当临时制宜，暂用大寒大热治法而取效，此从权也，不可以得效之故而久用之，必致难治矣。

升阳顺气汤 治因饮食不节，劳役所伤，腹胁胀闷短气，遇春则口淡无味，遇夏虽热犹有恶寒，饥则常如饱，不喜食冷物。

黄芪一两 半夏三钱，汤泡 草豆蔻二钱 神曲炒，一钱五分 升麻 柴胡 当归身 陈皮各一钱 甘草炙 黄柏各五分 人参去芦，三分

上㕮咀，每服三钱，水二盏、生姜三片煎至一盏，去柤，食前温服。

脾胃不足之证，须用升麻、柴胡，苦平，味之薄者，阴中之阳，引脾胃中清气行于阳道及诸经，生发阴阳之气，以滋春气之和也。又引黄芪、人参、甘草甘温之气味上行，充实腠理，使阳气得卫外而为固也。凡治脾胃之药，多以升阳补气名之者，以此也。

升阳补气汤 治饥饱劳役，胃气不足，脾气下溜，气短无力，不耐寒热，早饭后转增昏闷，频要眠睡，怠惰，四肢不收，懒倦动作，及五心烦热。

厚朴姜制，五分 升麻 羌活 白芍药 独活 防风 甘草炙 泽泻各一钱 生地黄一钱五分 柴胡二钱五分

上件为粗末，每服五钱，生姜三片、枣二枚水煎，食前温服。如腹胀及窄狭，加厚朴一倍；如腹中似硬，加砂仁三分。

参术调中汤　泻热补气，止嗽定喘，和脾胃，进饮食。

白术五分　黄芪四分　桑白皮　甘草炙　人参各三分　麦门冬去心　青皮去白　陈皮去白　地骨皮　白茯苓各二分　五味子二十个

上件㕮咀如麻豆大，水二盏煎至一盏，去粗，早饭后温服。忌多语言劳役。

荫按：经云：火位之主，其泻以甘。以黄芪甘温泻热补气，桑白皮苦微寒泻肺火定喘，故以为君。肺欲收，急食酸以收之，以五味子之酸收耗散之气，止咳嗽。脾胃不足，以甘补之，故用人参、白术、炙甘草，苦甘温，补脾缓中为臣。地骨皮苦微寒善解肌热，茯苓甘平降肺火麦门冬甘微寒保肺气，为佐。青皮、陈皮去白，苦辛温，散胸中滞气，为使也。

当归补血汤　治肌热燥热，困渴引饮，目赤面红，昼夜不息，其脉洪大而虚，重按全无。《内经》曰：脉虚血虚。又云：血虚发热。证象白虎，脉不长实为辨耳，误服白虎汤必死。此病得之于饥困劳役[1]。

黄芪一两　当归酒洗，二两

上㕮咀，水二盏煎至一盏，空心、食前温服。

黄芪人参汤　夫脾胃虚弱，必上焦之气不足，遇夏天气热，损伤元气，怠惰嗜卧，四肢不收，精神不足，两脚痿软，遇早晚寒厥，日高之后，阳气将旺，复热如火，乃阴阳气血俱不足，故或热厥而阴虚，或寒厥而气虚，口不知味，目中溜火，而视物晄晄无所见，小便频数，大便难而结秘，胃脘当心而痛，两胁痛或急缩，脐下周围如绳束之急，甚则如刀刺，腹难舒伸，胸中闭塞，时显呕哕，或有痰嗽，口沃白沫，舌强，腰背胛眼皆痛，头痛时作，食不下，或食入即饱，全不思食，自汗尤甚。若阴气覆在皮肤之上，皆天气之热助本病，乃庚大肠、辛肺金为热所乘而作。当先助元气，理治庚辛之不足，此汤主之。

黄芪一钱，如自汗过多更加一钱　升麻六分　人参去芦　橘皮不去白　麦门冬去心　苍术无汗更加五分　白术各五分　黄柏酒洗　神曲炒，各三分　当归身酒洗　炙甘草各二钱　五味子九个

上件㕮咀，水二盏煎至一盏，去粗，稍热服，食远或空心服。忌酒湿面大料物之类及冷物。如心下痞闷，加黄连三分；如胃脘当心痛，减大寒药，加草豆蔻仁五分；如胁下痛，或缩急，加柴胡三分；如头痛，目中溜火，加黄连三分，川芎三分；如头痛，目不清利，加蔓荆子、川芎各三分，藁本、生地黄各二分，细辛一分；如气短，精神困乏，加五味子九个；如大便涩滞，一二日不见者，致食少、食不下，血少，血中伏火而不得润也，加当归身、生地黄、麻子仁泥各五分，桃仁三枚；如大便又不快利，勿用别药，少加大黄煨五分；如又不利者，非血结血秘而不通也，是热则生风，其病人必显风证，单血药不可复加之，止常服本方，另用防风、羌活各五钱水煎，空心服之，其大便必大走也，一服即止；如胸中气滞，加青皮一二分，去白橘皮倍之；如气滞太甚，或补药太过，病人心下有忧郁之事，更加木香、砂仁各二三分，白豆蔻二分；如腹痛不恶寒者，加白芍药五分，黄芩二分，却减五味子。

升阳散火汤　治男子妇人四肢发困

————————
[1]　饥困劳役　"饥"原作"肌"，今改。

热、肌热、筋骨间热，表热如火燎于肌肤，扪之烙手。夫四肢属脾，脾者，土也，热伏地中。此病多因血虚而得之，又有胃虚，过食冷物，郁遏阳气于脾土之中，并宜服之。

升麻 葛根 独活 羌活 白芍药 人参各五钱 炙甘草 柴胡各三钱 防风 生甘草各二钱

上㕮咀如麻豆大，每服五钱，水煎，温服不拘时。忌寒冷之物。

泻阴火升阳汤 治肌热烦热，面赤，少食，喘咳，痰盛，右关脉缓弱，或弦或浮数。

黄芪 甘草 苍术 羌活各一钱 柴胡一钱五分 升麻八分 人参 黄芩各七分 黄连酒炒 石膏各五分，深秋勿用

上锉，水煎，早饭后午饭前服。

荫按：此发脾胃火邪之剂，又心胆肝肺膀胱药也。泻阴火，升发阳气，荣养气血者，须忌酒湿面大料物之类，恐大湿热之物，复助火邪而愈损元气也。亦忌冷水及寒凉淡渗之物及诸果，恐阳气不能生旺也。宜温食薄滋味，以助阳气。大抵此法此药，欲令阳气升浮耳。若渗泻淡味，皆为滋阴之味，为大禁也。虽然亦有从权而用之者，如见肾火旺，及督任冲三脉盛，则用黄柏、知母酒洗火炒，量加之，但不可久服，恐伤阴为害也。小便赤或涩当利之，大便涩当行之。此亦从权也，得利勿再服。此虽立食禁法，若可食之物一切禁之，则胃气失所养也，亦当从权食之以滋胃。

清神益气汤 白枢判年六十二，素有脾胃虚损病，目疾时作，身面目睛俱黄，小便或黄或白，大便不调，饮食减少，气短上气，怠惰嗜卧，四肢不收。至六月中，目疾复作，医以泻肝散下数行，而前疾增剧。予谓大黄、牵牛虽除湿热而不能走经络，下咽不入肝经，先入胃中，大黄苦寒，重虚其胃，牵牛其味至辛，能泻气，重虚其肺。嗽大作，盖标实不去，本虚愈甚，加之适当暑雨之际，素有黄证之人，所以增剧也，制此方服之而愈。

防风 苍术 泽泻各三分 升麻 茯苓各二分 生姜五分

此药能走经，除湿热而不守，故不泻本脏。补肺与脾胃，本中气之虚弱。

人参五分 白术 白芍药 生甘草 橘皮各二分 青皮一分

此药皆能守本而不走经。不走经者，不滋经络中邪；守者，能补脏之元气。

人参 麦门冬各二分 五味子三分 黄柏一分

此药去时令浮热湿蒸。

上锉如麻豆大，水二盏煎至一盏，稍热空心服。

升阳汤 治一日大便三四次，溏而不多，有时泄泻，腹中鸣，小便黄。

黄芪三钱 甘草二钱 升麻六分 柴胡 当归 橘皮 益智仁各三分 红花少许

上㕮咀，分作二服，每服水二大盏，煎至一盏，去粗，稍热服。

益胃汤 治头闷，劳动则微痛，小喜饮食，四肢怠惰，躁热短气，口不知味，肠鸣，大便微溏黄色，身体昏闷，口干，不喜食冷。

苍术一钱五分 升麻 陈皮 当归梢各五分 人参 白术 柴胡 黄芩 益智仁各三分 黄芪 半夏 甘草各二分

上㕮咀，水二大盏煎至一盏，去粗，食前稍热服。忌饮食失节、生冷硬物、酒、湿面。

升阳益胃汤 治肺及脾胃虚，则怠惰嗜卧，四肢不收，时值秋燥令行，湿热少退，体重节痛，口燥舌干，饮食无味，大便不调，小便频数，不欲食，食不消，兼

见肺病，洒淅恶寒，惨惨不乐，面色恶而不和，乃阳气不伸故也，当升阳益气，此药主之。

黄芪二两　半夏洗，此一味脉涩者用　人参去芦　甘草炙，各一两　独活　防风以秋旺，故以辛温弱之　白芍药何故秋旺用人参、白术、白芍药之类反补肺，为脾胃虚则肺受邪，故因时而补，易为力也　羌活各五钱　橘皮四钱　茯苓小便利，不渴者勿用　柴胡　泽泻不淋勿用　白术各三钱　黄连一钱

上吹咀，每服三钱，水三盏、生姜五片、枣二枚煎至一盏，去粗，早饭后温服，或加至五钱。服药后如小便罢而病增剧，是不宜利小便，当少去茯苓、泽泻。若喜食，一二日不可饱食，恐胃再伤。以药力尚少，胃气不得转运升发也，须滋味之食或美食，助其药力，益升浮之气，而滋其胃气。慎不可淡食，以损药力，而助邪气之降沉也。可以小役形体，使胃与药转运升发，慎勿大劳役，使气复伤。若脾胃得安静尤佳。若胃气稍强，少食果以助谷药之力。经云：五谷为养，五果为助者也。

人参芍药汤　治脾胃虚弱，气促憔悴。

麦门冬二分　当归身　人参各三分　炙甘草　白芍药　黄芪各一钱　五味子五个

上吹咀，分作二服，水煎，稍热服。

陶节庵调荣养卫汤

人参　黄芪　白术　甘草　当归　生地黄　川芎　陈皮　柴胡　羌活　防风　细辛

上水二钟、姜三片、枣二枚水煎，温服。如元气不足者，加升麻少许，须知元气者，至阴之下求其升；口渴，加天花粉、知母；喘嗽，加杏仁，去升麻；汗不止，加芍药，去升麻、细辛；胸中烦热，加山栀、竹茹；干呕者，加姜汁炒半夏；

胸中饱闷，加枳壳、桔梗，去生地黄、甘草、黄芪、白术少许；痰盛者，加瓜蒌仁、贝母，去防风、细辛；腹痛，去芪、术，加芍药、干姜和之；因血郁内伤有痛处，或大便黑，加桃仁、红花，去芍、辛、羌、防、芪、术；甚者，加大黄下尽瘀血则愈。

王节斋补气汤　凡遇劳倦辛苦，用力过多，即服此二三剂，免生内伤发热之病。此方主于补气。

黄芪蜜炙，二钱五分　人参　白术　陈皮　麦门冬去心，各一钱　茯苓八分　甘草炙，七分　五味子二十粒

上锉一剂，加生姜三片、枣一枚，水煎，温服。如劳倦甚，加熟附子四五分。

王节斋补血汤　凡遇劳心思虑，损伤精神，头眩目昏，心虚气短，惊烦热，服此一二剂。此方主于补血。

人参一钱二分　当归酒洗　白芍药炒　麦门冬去心　茯神去木　酸枣仁炒　生地黄各一钱　川芎　陈皮　山栀子炒　甘草炙，各五分　五味子十五粒

上锉一剂，加姜、枣，水煎服。

双和散　治身心俱劳，气血俱伤，或房室之后劳役，或劳役之后犯房，及大病后虚劳气乏等证。此药不热不冷，温而有补。

黄芪　当归　川芎　熟地黄各一钱　白芍药二钱五分　官桂　甘草炙，各七分半

上加姜、枣，煎服。阴虚火动者，宜善加减。

东垣麦门冬清肺饮　治脾胃虚弱，气促气喘，精神短少，衄血吐血。

紫菀茸一钱五分　黄芪　白芍药　甘草各一钱　人参　麦门冬去心，各五分　当归身三分　五味子三个

上吹咀，分作二服，每服水二盏煎至一盏，食后温服。《局方》中大阿胶丸亦

宜用。

人参清镇丸　治热止嗽，消痰定喘。

柴胡　人参各一两五钱　生黄芩　半夏　甘草炙，各七钱五分　青黛六钱　天门冬去心，三钱　陈皮去白　五味子去核，各二钱

上为细末，水糊为丸如梧桐子大，每服三十丸至五十丸，食后温白汤送下。

朱砂安神丸

朱砂五钱，另研　甘草五钱五分　生地黄一钱五分　黄连去须，酒洗，六钱　当归去芦，二钱五分

上件除朱砂外，四味共为细末，汤浸蒸饼为丸如黍米大，以朱砂为衣，每服十五丸或二十丸，津唾咽下，食后，或温水凉水少许送下亦得。

《内经》曰：热淫所胜，治以甘寒，以苦泻之。以黄连之苦寒去心烦、除湿热，为君；以甘草、生地黄之甘寒泻火补气，滋生阴血，为臣；以当归补其血不足，朱砂纳浮游之火，而安神明也。

益气丸　治语言多损气，懒语，补上益气。

人参　麦门冬去心，各三钱　橘皮　桔梗　甘草炙，各五钱　五味子二十一粒

上为极细末，水浸油饼为丸如鸡头大，每服一丸，细嚼，浸唾咽下。油饼，和油烧饼也。

治内伤虚中有寒方

理中丸　心肺在膈上为阳，肾肝在膈下为阴，此上下脏也。脾胃属土，处在中州，在五脏为孤脏，在三焦曰中焦，因中焦治在中，一有不调，此药专主，故名曰理中丸。

人参　白术　甘草炙　干姜炮，各等分

上为末，炼蜜为丸如鸡子黄大，每一丸以沸汤数合研碎，温服，日三二次。

荫按：人参味甘温，《内经》曰：脾欲缓，急食甘以缓之。缓中益脾，必以甘为主，是以人参为君。白术味甘温，《内经》曰：脾恶湿，甘胜湿，温中胜湿，必以甘为助，是以白术为臣。甘草味甘平，《内经》曰：五味所入，甘先入脾。脾不足者，以甘补之，补中助脾，必须甘剂，是以甘草为佐。干姜味辛热，喜温而恶寒者，胃也，寒则中焦不治。《内经》曰：寒淫所胜，平以辛热。散寒温胃，必先辛剂，是以干姜为使。脾胃居中，病则邪气上下左右无所不之[①]，故立加减法：倘若脐下筑[②]者，肾气动也，去白术，加桂。气壅而不泻，则筑然动也。白术味甘补气，去白术则气易散。桂辛热，肾气动者，欲作奔豚也，必服辛热以散之，故加桂以散肾气。经曰：以肾能泄奔豚故也。若吐多者，去白术，加生姜。气上逆者，则吐多，术甘而壅，非气逆者所宜。《千金》曰：呕家多服生姜。以其辛散，故吐多者加之。若下多者，还用白术。气泄而不收，则下多。术甘壅补，使正气收而不下泄也。或曰：湿胜则濡泄。术专除湿，故下多者加之。若悸者，加茯苓。饮聚则悸，茯苓味甘，渗泄伏水，是所宜也。倘腹中痛者，加人参。虚则痛。《内经》曰：补可以去弱。人参、羊肉之属是也。若寒多者，倍干姜，以辛热能散寒也。如腹满者，去白术，加附子。《内经》曰：甘者令人中满。术甘壅补，于腹中满者去之，附子味辛热，气壅郁，腹为之满，以热胜寒，以辛散满，故加附子。《内经》曰：热者寒之，寒者热之。此之谓也。

建中汤　《内经》曰：肝生于左，肺生于右，心胃在上，肾处在下。左右上下，四脏居焉。脾者，土也，应中央，处

———————
① 之　至。
② 脐下筑　脐下跳动不宁，如有物杵捣。

四脏之中州，治中焦，生育荣卫，通行津液。一有不调，则荣卫失所育，津液失所行，必以此汤温中益脾，是以建中名之焉。

芍药六两　桂枝　甘草炙，各二两　大枣七枚，去核　生姜三两，切片　胶饴一升

上㕮咀，以水七升煎至三升，去粗，入胶饴更上微火令消，温服一升，日三升。

荫按：胶饴味甘温，甘草味甘平。脾欲缓，急食甘以缓之。建脾①者，必以甘为主，故以胶饴为君，而甘草为臣。桂辛热，散也润也。荣卫不足，润而散之。芍药味酸微寒，收也涩也。津液不通，收而行之，是以桂芍药为佐。生姜味辛温。大枣味甘温。胃者卫之源。脾者荣之相。《黄帝针经》云：荣出中焦，卫出上焦是也。卫为阳，不足者，益之必以辛；荣为阴，不足者，补之必以甘。甘辛相合，脾胃建而荣卫通，是以姜、枣为使也。或谓桂枝汤解表而芍药数少，建中汤温里而芍药数多，殊不知二者远近之制。皮肤之邪为近，则制小其服也，故桂枝汤芍药相佐，桂枝以发散，非与建中同体。心腹之邪为远，则制大其服也，故建中汤芍药佐胶饴以建脾，非与桂枝同用尔。《内经》曰：近而奇偶，制小其服，远而奇偶，制大其服。此之谓也。呕家不用此汤，以味甜故也。

黄芪建中汤　治男子妇人诸虚不足，羸乏少力。此药大生气血，补益荣卫。

黄芪三钱　白芍药炒，四钱　肉桂一钱五分　甘草炙，二钱

上㕮咀，加姜、枣煎，食远服。

加味黄芪汤又名保元汤　治阳虚恶寒。

黄芪二钱　人参　白术　甘草炙，各一钱　肉桂五分

上锉，水煎服。甚者加附子。

强胃汤　治因饮食劳役所伤，腹胁满闷，气短，遇春口淡无味，遇夏虽热而恶寒，常如饱，不喜食冷物。

黄芪一两　人参　半夏各三钱　草豆蔻三钱　神曲　生姜各一钱五分　陈皮　当归　升麻　柴胡各一钱　甘草炙　黄柏各五分

上㕮咀，每服三钱，水煎，食前温服。

温胃汤　专治服寒药，多致脾胃虚弱，胃脘痛。

黄芪　陈皮各七分　人参　甘草　缩砂仁　益智　厚朴各二分　白豆蔻　干生姜　泽泻　姜黄各三分

上为极细末，每服三钱，水一盏煎至半盏，食前温服。

育气汤　通流百脉，调畅脾元，补中脘，益气海，祛阴寒，止腹痛，进饮食，大益脏虚疼痛。

人参　白术　白茯苓　木香　丁香　藿香　缩砂　白豆蔻　荜澄茄　炙甘草各五钱　干山药一两　陈橘皮去白　青皮去白，各二钱半　加白檀香五钱

上十四味为末，每服一钱至二钱，用木瓜汤调下，空心食前。盐汤亦得。

神圣复气汤　治复气乘冬，足太阳寒气，足少阴肾水之旺。子能令母实，手太阴肺实，反来侮土，火木受邪，腰背胸膈闭塞疼痛，善嚏，口中涎，目中泣，鼻中流浊涕不止，或如瘜肉，不闻香臭，咳嗽痰沫，上热如火，下寒如冰，头阵痛，目中流火，视物䀮䀮，耳鸣耳聋，头并口鼻，或恶风寒，喜日阳，夜卧不安，常觉痰塞，膈咽不通，口失味，两胁缩急而痛，牙齿动摇，不能嚼物，阴汗，前阴冷，行步欹侧，起居艰难，掌中风，寒痹

---

① 建脾　即健脾。"建"，通"健"。

麻木，小便数而昼多夜频，欠气短喘，渴，少气不足以息，卒遗失无度，妇人白带，阴户中大痛，牵心而痛，鬓黑失色，男子控睾，牵心腹阴阴而痛，面如赭色，食少，大小便不调，烦心霍乱，逆气里急，腹皮色白，后出余气，腹不能努，或肠鸣，膝下筋急，肩胛①大痛，此皆寒水来复，火土之仇也。

黑附子炮，去皮脐　干姜炮，各三分　防风　郁李仁汤浸，去皮尖　人参各五分　当归身六分　半夏汤泡　升麻各七分　甘草　藁本各八分　柴胡　羌活各一钱　白葵花五朵，去心，细剪入

上件水五盏煎至二盏，入下项药：

橘皮五分　草豆蔻仁面裹烧熟，去皮　黄芪各一钱

上件，入在内，再煎至一盏，再入下项药：

生地黄酒洗二分　黄柏酒浸　黄连酒浸　枳壳各三分

上四味，预一日另用新水浸。又以：

细辛二分　川芎细末　蔓荆子各三分

上三味，预一日亦另用新水浸，煎正药，作一大盏，不去粗，入此浸者药，再上火煎至一盏，去粗，稍热空心服。又能治啮颊、啮唇、啮舌，舌根强硬等证，如神。忌肉汤，宜食肉，不助经络中火邪也。大抵肾与膀胱经中有寒，元气不足者，皆宜服之，神效。于月生月满时，隔三五日一服。如急病，不拘时分。

白术附子汤

白术　附子炮　陈皮　苍术制　厚朴制　半夏汤泡　茯苓　泽泻各一两　猪苓去皮，五钱　肉桂四钱

上锉，每服五钱，水一盏、生姜三片煎至半盏，食前温服。量虚实加减。

---

① 肩胛　"肩"原作"有"，今改。

卷 十 一

饮 食

论饮食调摄之宜

彭氏曰：人知饮食所以养生，不知饮食失调，亦以害生。故能消息使适其宜，是谓贤哲防于未病。凡一切饮食，勿论四时，常欲温暖。夏月伏阴在内，暖食尤宜。不欲苦饱，饱则筋脉横解，肠澼为痔，因而大饮，则气乃暴逆。养生之道，不欲食后便卧，及终日稳坐，皆能凝结气血，久即损寿，食后常以手摩腹数百遍，仰面呵气数百口，趑趄缓行数百步，谓之消食。食后便卧，令人患肺气头风中痞之疾。盖荣卫不通，气血凝滞故尔。故食讫，当行步踌躇，有作修为乃佳。语曰：流水不腐，户枢不蠹。其动然也。食饱不得速步、走马、登高、涉险，恐气满而激，致伤脏腑。不欲夜食，脾好音声，闻声即动而磨食，日入之后，万响都绝，脾乃不磨，食之即不易消，不消即损胃，损胃即不受谷气，谷气不受即多吐，多吐即为翻胃之疾矣。食欲少而数，不欲顿而多，常欲令饱中饥，饥中饱为善尔。食热物后，不宜再食冷物。食冷物后，不宜再食热物。冷热相激，必患牙齿疼痛。瓜果不熟，禽兽自死，及生鲊煿煎之物，与夫油腻难消，粉粥冷淘之物，皆能生痰，生疮疡，生癥癖，并不宜食。五味入口，不欲偏多，多则随其脏腑各有所损。故咸多

伤心，甘多伤肾，辛多伤肝，苦多伤肺，酸多伤脾。《内经》曰：多食咸则脉凝泣而变色（咸从水化，水能克火，故病在心之脉与色），多食苦则皮槁而毛拔（苦从火化，火能克金，故病在肺之皮毛）。多食辛，则筋急而爪枯（辛从金化，金能克木，故病在肝之筋爪）。多食酸，则肉胝皱而唇揭（酸从木化，木能克土，故病在脾之肉与唇）。多食甘，则骨肉痛而发落（甘从土化，土能克水，故病在肾之骨与发）。偏之为害如此，故上士淡泊，其次中和，此饮食之大节也。饮酒少则益人，多则损人，气畅而止可也。饮少则能引滞气导药力，润肌肤益颜色，通荣卫，辟秽恶。过多而醉，则肝浮胆横，诸脉冲激，由之败肾毁筋，腐骨消胃，久之神散魄溟，不能饮食，独与酒宜，去死无日矣。饱食之后，尤宜忌之。饮觉过多，吐之为妙。饮酒后，不可饮冷水冷茶，被酒引入肾中，停为冷毒，日久必然腰膝沉重，膀胱冷痛，水肿消渴，挛躄（音辟，足不能行也）之疾作矣。酒后不可风中坐卧，袒肉操扇。此当毛孔尽开，风邪易入，感之令人四肢不遂。不欲极饥而食，食不可过饱。不欲极渴而饮，饮不可过多。食过多则结积，饮过多则成痰癖。故曰：大渴不大饮，大饥不大食。恐血气失常，卒然不救也。荒年饥殍，饱食即死，是其验也。嗟乎，善养生者养内，不善养生者养外。养内者，安恬脏腑，调顺血脉，使一身之气流行冲和，百病不作。养外者，恣

口腹之欲，极滋味之美，穷饮食之乐。虽肌体充腴，容色悦怿，而酷烈之气，内蚀脏腑，形神虚矣，安能保合太和，以臻遐龄。庄子曰：人之可畏者，衽席饮食之间。而不知为之戒也，其此之谓乎。

论饮食过多之害

罗谦甫曰：阴气者，静则神藏，躁则消亡。饮食自倍，肠胃乃伤。谓食物无贪于多，贵在有节，所以保冲和而遂颐养也。若贪多务饱，饫①塞难消，徒积暗伤，以召疾患。盖食物饱甚，耗气非一，或食不下而上涌呕吐，以泄真元。或饮不消而作痰咯唾，以耗神水。大便频数而泄，耗谷气之化生。溲便清利而浊，耗源泉之浸润。至于精清冷而下漏，汗淋漓而外泄，莫不由食物过伤，滋味太厚。如能节满意之食，省爽口之味，常不至于饱甚。即顿顿必无伤，物物皆为益，津液内蓄，精华和凝，邪毒不能犯，疾疹无由作矣。

论饮食伤脾

东垣曰："四十九难"云：饮食劳倦则伤脾。又云：饮食自倍，肠胃乃伤，肠澼为痔。夫脾者，行胃津液，磨胃中之谷，主五味也。胃既伤，则饮食不化，口不知味，四肢困倦，心腹痞满，兀兀欲吐而恶食，或飧泄②，或为肠澼，此胃伤脾亦伤明矣。大抵伤饮伤食，其治不同。伤饮者，无形之气也。宜发汗，利小便，以导其湿。伤食者，有形之物也。轻则消化，或损其谷，此最为妙也。重则方可吐下。数方区分类析于后，宜酌量用之。

论饮食自倍肠胃
乃伤分而治之

东垣曰："阴阳应象论"云：水谷之寒热，感则害人六腑。"痹论"云：阴气者，静则神藏，躁则消亡。饮食自倍，肠胃乃伤。此乃混言之也。分之为二，饮也，食也。饮者，水也，无形之气也。因而大饮，则气逆形寒，饮冷则伤肺，肺病则为喘咳，为肿，为水泻，轻则当发汗，利小便，使上下分消其湿，解醒汤、五苓散、生姜、半夏、枳实、白术之类是也。如重而蓄积为满者，芫花、大戟、甘遂、牵牛之属利下之。此其大法也。食者，物也，有形之血也。如生气通天论云：因而饱食，筋脉横解，肠澼为痔。又云：食伤太阴厥阴，寸口大于人迎两倍三倍者，或呕吐，或痞满，或下痢肠澼，当分寒热轻重治之。轻则内消，重则除下。如伤寒物者，半夏、神曲、干姜、三棱、广茂、巴豆之类主之。如伤热物者，枳实、白术、青皮、陈皮、麦蘖、黄连、大黄之类主之。亦有宜吐者，"阴阳应象论"云：在上者，因而越之。瓜蒂散之属主之。然而不可过剂，过则反伤脾胃。盖先因饮食自伤，又加之以药过，故肠胃复伤而气不能化，食愈难消矣，渐至羸困。故"五常政大论"云：大毒治病，十去其六。常毒治病，十去其七。小毒治病，十去其八。无毒治病，十去其九。凡毒药治病，不可过之。此圣人之深戒也。（所谓去其六七八九者，病去六七八九分而止也）

论伤食宜下宜吐

洁古云：大抵气口脉紧盛者宜下，尺脉绝者宜吐。经曰：气口脉盛，伤于食。心胃满而口无味。口与气口同口曰坤者，口乃脾之候，故胃伤而气口紧盛。夫伤有多少，有轻重，如气口一盛，得脉六至，

---

① 饫（yù 峪） 饱食。
② 飧泄 完谷不化之泄泻。

则伤于厥阴，乃伤之轻也，枳术丸之类主之。气口二盛，得脉七至，则伤于少阴，乃伤之重也，雄黄圣饼子、木香槟榔丸、枳壳丸之类主之。气口三盛，脉得八至九至，则伤太阴，填塞闷乱，则心胃大痛，备急丸、保神丸、消积丸之类主之。兀兀欲吐不已，俗呼食迷风是也。经曰：上部有脉，下部无脉，其人当吐，不吐者死，瓜蒂散主之。如不能吐，是无治也。经曰：其高者，因而越之，此之谓也。或曰：盛食填塞，胸中痞乱，两寸脉当用事，今反两尺脉不见，其理安在？曰：胸中有食，是木郁宜达，故探吐之。食者，物也。物者，坤土也，是足太阴之号也。胸中者，肺也，为物所塞。肺者，手太阴金也。金主杀伐，与坤土俱在手上而旺于天。金能克木，故肝木发生之气，伏于地下，非木郁而何。吐去上焦阴土之物，木得舒畅，则郁结去矣。食塞于上，脉绝于下，若不明天地之道，无由达此至理。水火者，阴阳之征兆，天地之别名也。故独阳不生，独阴不长，天之用在于地下，则万物生长。地之用在于天上，则万物收藏。此乃天地交而万物通也，此天地相根之道也。故阳火之根，本于地下。阴水之源，本于天上。故曰：水出高源。故人五脏主有形之物。物者，阴也，阴者，水也。右三部脉主之，偏见于寸口。食塞于上，是绝五脏之源，源绝则水不下流。两尺脉之绝，此其理也，何疑之有。然必视所伤之物冷热，随证加减。如伤冷物一分，热物二分，则用寒药二停，热药一停，随时消息。经云：必先岁气，无伐天和，此之谓也。（五运有纪，六气有序，四时有令，阴阳有节，皆岁气也。人气应之，以生长收藏，即天和也。设不知岁气变迁而妄呼寒热，则邪正盛衰无所辨，未免于犯岁气，伐天和矣。天柱之由，此其

为甚）

论伤食宜补

又云：既有三阴可下之法，亦必有三阴可补之法，故云内伤三阴，可用温剂。若饮冷内伤，虽云损胃，未知色脉各在何经。若面色青黑，脉浮沉不一，弦而弱者，伤在厥阴。若面色红赤，脉浮沉不一，细而微者，伤在少阴。若面色黄洁，脉浮沉不一，缓而迟者，伤在太阴也。伤在厥阴肝之经，当归四逆汤加吴茱萸、生姜之类主之。伤在少阴肾之经，通脉四逆汤主之。伤在太阴脾之经，理中丸汤主之。大便软者宜汤，结者宜丸。

论内伤饮食用药所宜所禁

东垣曰：夫伤饮食，付药者，受药者，皆以为琐末细事，是以所当重者为轻，利害非细。殊不思胃气者，荣气也，卫气也，谷气也，清气也，资少阳生发之气也。人之真气衰旺，皆在饮食入胃，胃和则谷气上升。谷气者，升腾之气也，乃足少阳胆。手少阳元气始发，生长万化之别名也。饮食一伤，若消导药的对，其所伤之物既消，则胃气愈旺，五谷之精华上腾，乃清气为天者也。精气神气皆强盛，七神护卫，生气不乏，增益大旺，气血周流，则百病不能侵。虽有大风苛毒，弗能害也。此一药之用，其利博哉。易水张先生尝戒不可用峻利食药。食药下咽，未至药丸施化，其标皮之力始开，便言空快也。所伤之物已去，若更待一两时辰许药尽化，开其峻利，药必有情性，病去之后脾胃安得不损乎？脾胃既损，是真气元气败坏，促人之寿。当时用枳术丸一药，消化胃中所伤，下胃不能即去，须待一两时辰许则消化，是先补而后化其所伤，则不峻利矣。因用荷叶烧饭为丸，荷叶一物，

中央空虚，象震卦之体。震者，动也，人感之生足少阳甲胆也。甲胆者，风也，生化万物之根蒂也。《左传》云：履端于始，序则不愆。人之饮食入胃，营气上行，即少阳甲胆之气也。其手少阳三焦经，人之元气也。手足经同法，便是少阳元气生发也。胃气、谷气、元气、甲胆上升之气，一也，异名虽多，止是胃气上升者也。荷叶之体，生于水上之下，出于秽污①之中，而不为秽污所染，挺然独立，其色青，形乃空清而象风木者也。食药感此气之化，胃气何由不上升乎。其主意用此一味为引用，可谓远识深虑，合于道者也。若内伤脾胃，以辛热之物，酒肉之类，自觉不快，觅药于医者，此风习以为常，医者亦不问所伤，即付之以集香丸、巴豆大热药之类下之，大便下则物去，遗留食之热性，药之热性，重伤元气，七神不炽。经云：热伤气。正谓此也。其人必无气以动而热困，四肢不举，传变诸疾，不可胜数，使人真气自此衰矣。若伤生冷硬物，世医或用大黄、牵牛二味大寒药投之，物随药下，所伤去矣，遗留食之寒性，药之寒性，重泻其阳，阳去则皮肤筋肉血脉无所依倚，便为虚损之证。论言及此，令人寒心。夫辛辣气薄之药，无故不可乱服，非止牵牛而已。《至真要大论》云：五味入胃，各归所喜攻。攻者，克伐泻也。辛味下咽，先攻泻肺之正气。正气者，真气元气也。其牵牛之辛辣猛烈，夺人尤甚。饮食所伤，脾胃受邪，当以苦味泻其肠胃可也，肺与元气何罪之有。夫牵牛不可用者有五，此其一也。况胃主血，为物所伤，物者，有形之物也，皆是血病，血病泻气，此其二也。且饮食伤于中焦，止合克化消导其食，重泻上焦肺中已虚之气，此其三也。食伤肠胃，当塞因塞用，又寒因寒用，枳实、大黄苦寒之物，以治有形

是也，反以辛辣牵牛散泻真气，犯大禁，四也。殊不知《针经》有云：外来客邪风寒，伤人五脏，若误泻胃气必死，误补亦死。其死也，无气以动故静。若内伤肠胃，而反泻五脏必死，误补亦死。其死也，阴气有余故燥。今内伤肠胃，是谓六腑不足之病，反泻上焦虚无肺气，肺者，五脏之一数也，为牵牛之类朝损暮损，其元气消耗，此乃暗里折人寿数，犯大禁，五也，良可哀叹。经曰：胃恶热而喜清，大肠恶清冷而喜热，两者不和，何以调之。岐伯曰：调此者，饮食衣服亦欲适寒温，使寒无凄怆，暑无出汗。饮食者，热无灼灼，寒无沧沧，寒温中适，故气将持，乃不致邪僻也（详见本经）。是必有因用，岂可用俱热俱寒之食药致损者与。《内经》云：内伤者，其气口脉反大于人迎一倍二倍三倍，分经用药。又曰：上部有脉，下部无脉，其人当吐，不吐者死。如但食不纳，恶心欲吐者，不问一倍二倍，不当正以瓜蒂散吐之，但以指或以物探去之。若所伤之物去不尽者，更诊其脉，问其所伤，以食药去之，以应塞因塞用。又谓之寒因寒用，泄而下降，乃应太阴之用，其中更加升发之药，令其元气上升。塞因塞用，因曲而为之直。何为曲，内伤胃气是也。因治其饮食之内伤，而使生气增益，胃气复完，此乃因曲而为之直也。若依分经用药，其所伤之物，寒热温凉，生硬柔软，所伤不一，难立定法，只随所伤之物不同，各立治法，临时加减用之其药。又须问病人从来禀气盛衰，所伤寒物热物，是喜食而食之耶，不可服破气药。若乘饥困而食之耶，当益胃气。或为人所勉强劝食之，宜损血而益气也。诊其脉候，伤于何脏，方可与对病之药，岂可

_____

① 污　原作"汗"，据《兰室秘藏》卷上改。

妄泻天真生气，以轻丧身宝乎。且如先食而不伤，继之以寒物，因后食致前食亦不消化而伤者，当问热食寒食，孰多孰少，斟酌与药，无不当矣。譬如伤热物二分，寒物一分，则当用寒药二分，热药一分，相合而与之，则荣卫之气必得周流。更有或先饮酒而后伤寒冷之食，及伤热食、冷水与冰，如此不等，皆当验其节次，所伤之物，约量寒热之剂分数，各各对证而与之，无不取验。

论中食似风

统旨云：中食之证，忽然厥逆昏迷，口不能言，肢不能举，状似中风，皆因饮食过伤，醉饱之后，或感风寒，或着气恼，以致填塞胸中，胃气有所不行，阴阳痞膈，升降不通，此内伤之至重者，人多不识。若误作中风中气，而以祛风行气之药重伤胃气，其死可立而待。不若先煎姜盐汤，探吐其食，仍视其风寒尚在者，以藿香正气散解之。气滞不行者，以八味顺气散调之。吐后别无他证，只用平胃散加白术、茯苓、半夏、曲蘗之类调理。如遇此卒暴之病，必须要审问明白，或方食醉饱，或饮食过伤，但觉胸膈痞闷，痰涎壅塞，气口脉紧盛者，且作食滞治之。

论饮食杂治法

病源曰：宿食不消，由脏气虚弱，寒气在于脾胃之间，故使谷不化也。宿谷未消，新谷又入，脾气既弱，故不能磨之，则经宿而不消也，令人腹胀气急，胸膈痞塞，咽酸噫败卵臭，时复憎寒壮热，或头痛如疟之状，皆其证也。凡伤食必恶食，胸中有物，宜用消导之剂。若伤食挟外感者，不可专攻其食，用行气香苏散兼而治之。

丹溪曰：伤食必恶食，气口脉必紧盛，胸膈必痞塞，亦有头痛发热者，但身不痛。恶食者，胸中有物，宜导痰运脾，用二陈汤加白术、山楂、川芎、苍术服之。闻食气即呕，二陈汤加砂仁一钱，青皮五分服之。忧抑伤脾，不思饮食，炒黄连、酒芍药、香附同清六丸末，用姜汁浸蒸饼丸服。一人嗜酒，痛饮不醉，忽糟粕出前窍，尿溺出后窍，脉沉涩，与四物汤加海金砂、木香、槟榔、木通、桃仁，八贴而安。

或云：伤食必恶食，心口按之，必刺痛。

准绳云：凡诸脾脉，微洪，伤苦涩物，经曰：咸胜苦。微弦，伤冷硬物，经云：温以克之。微涩，伤辛辣物，经云：苦胜辛。微滑，伤腥咸物，经云：甘胜咸。弦紧，伤酸硬物，经云：辛胜酸。洪缓，伤甜烂物，经云：酸胜甘。微迟，伤冷痰积聚恶物，温胃化痰。单伏，主物不消化，曲、蘗、三棱、广茂之类。浮洪而数，皆中酒，葛根、陈皮、茯苓。伤食作泻不止，于应服药中，加肉豆蔻、益智仁以收固之。伤食兼感风寒，其证与前同，但添身疼，气口人迎俱盛，俗谓夹食伤寒，宜生料五积散或养胃汤、香苏饮、和解散。

李氏曰：伤食恶食，先分上下，次审寒热，以行吐泻。停于上脘，气壅痰盛者，宜吐。如伤冷食，腹胀气逆，噫气吞酸，恶心，欲吐不吐，宜平胃散，入盐少许探吐。如伤热物，或酒面发热，心口刺痛，停痰停饮，伏火，宜二陈汤加黄连、枳实探吐。伤重，填塞胸中，下部无脉，体实年壮者，方敢瓜蒂散吐之。寻常饮食过饱，在膈，以手探吐为好。停宿中下脘者，宜下以逐之。如伤冷物，腹胀满痛者，木香见晛丸、丁香脾积丸，感应丸。如伤热物，痞满者，二黄丸。日晡潮热盛者，小承气汤。寒热两伤者，大黄备急丸、除原散。体弱者，下药兼补，保和丸。凡伤食，乃中焦血病，如牵牛猛烈伤气，及一切峻攻，反伤胃气。又现有吐者，二陈汤加砂仁、黄连、青皮、枳实。现有泻者，胃苓汤加山楂、麦芽，或三白汤，随时令寒暑选用。如身受寒气，口又伤冷，初得便宜辛温理中，稍久郁而为热，当兼辛凉散之。吐下未净，消导之，红丸子、枳术丸、保和丸、大安丸、平补枳术丸、单山楂丸。吐下已虚，补益之，四君子汤、六君子汤、补中益气汤。忧思伤脾，全不食者，温胆汤神效。忧思兼伤食者，木香化滞汤。瘦倦气抑不食者，二妙苍柏散加香附、白芍药、陈皮、半夏、黄连、扁柏等分，白术为君，姜汁曲丸服。带痰气满不食者，三补丸加苍术，倍香附。醉饱行房，以致蓄血，胃口时痛者，大调中汤，或八物汤加砂仁之类。

荫按：《名医方考》载厨家造索粉，杏仁近之即烂，今后凡遇粉伤者，宜加焉。客有货瓜果者，一遇糯米，无不化烂。今后凡遇伤于瓜果者，宜入之。舟人以橄榄木为樯，凡鱼触之，无有不死。又尝以橄榄木为桌，以鱼骨置之，少时柔软，今后凡遇食鱼而伤者，及噎鱼骨者，皆宜用之。凡花果草木，一触麝香，无不萎落。今后凡遇伤于果实蔬菜者，宜主之。门外植枳枸木者，门内造酒必不熟，屋内有此木作柱亦然，故曰枳枸解酒，过于葛花。今后凡遇伤酒、中酒者，宜用之。客有蒸猪首者，或告之曰，是草猪母豮之首也，皮厚而不易烹，能多入山楂，则易烹矣，试之果然。今后但遇伤于肉味者，只此足矣。

论 伤 酒

东垣曰：酒者，大热有毒，气味俱阳，乃无形之物也。若伤之，止当发散，汗出则愈矣。其次莫如利小便，乃上下分消其湿。今之病酒者，往往服酒癥丸，大热之药下之。又有用牵牛、大黄下之者。是无形元气受病，反下有形阴血，乖误甚矣。酒性大热，已伤元气，而复重泻之，亦损肾水真阴，及有形血气俱为不足，如此则阴血愈虚，真水愈弱，阳毒之热大旺，反增其阴火，是以元气销铄，折人长命，不然则虚损之病成矣。酒疸下之，久则为黑疸，慎不可犯，宜以葛花解醒汤主之。

海藏曰：治酒病宜发汗，若利小便，炎焰不肯下行，故曰火郁则发之。以辛温散之，是从其体性也。是知利小便，则湿去热不去。若动大便，尤为疏陋。盖大便者，有形质之物。酒者，无形之水。从汗发之，湿热俱去，是为近理。故治以苦温，发其火也。佐以苦寒，除其湿也。

准绳云：按酒之为物，气热而质湿，饮之而昏醉狂易者，热也，宜以汗去之，既醒则热去而湿留，止宜利小便而已。二者宜酌而用之，大抵葛花解醒汤备矣。

又云：伤酒恶心呕逆，吐出宿酒，昏冒眩晕，头痛如破，宜冲和汤、半夏茯苓汤，或理中汤加干葛七分，或用末子理中汤和缩脾饮。酒渴，缩脾汤或煎干葛汤调五苓散。久困于酒，遂成酒积，腹痛泄泻，或暴饮有灰酒，亦能致然，并宜酒煮黄连丸。多饮结成酒癖，腹中有块，随气上下，冲和汤加蓬术五分。酒停胸膈为痰饮者，枳实半夏汤加神曲、麦芽各五分，冲和汤加半夏一钱，茯苓七分。解酒毒无如枳矩子之妙。一名枳椇，一名木蜜，俗呼癞汉指头，北人名曰烂瓜，江南谓之白石树，杭州货卖，名蜜屈立，诗所谓南山有枸是也。树形似白杨，其子着枝端，如小指，长数寸，屈曲相连，春生秋熟，经霜后取，食如饧美。以此木作屋柱，令一室之酒味皆淡薄。赵以德治酒人发热，用枳椇子而愈，即此也。

脉　　法

脉诀举要曰：气口紧盛者，为伤于食。食不消化，浮滑而疾。

心法附录曰：伤食之证，右手气口必紧盛，胸膈痞塞，噫气如败卵臭，亦有头痛发热，但身不痛为异耳。

治伤食消导兼补方

枳术丸　治痞，消食强胃。

白术二两　枳实去穰，麸炒，一两

上为末，荷叶裹煨饭法，用粳米淘净，量以熟水和，取生荷叶三四层包之，上撮其口，埋于灰火中，露出上口撮余荷叶，勿令泄水，以饭熟为度。如无生荷叶，以干者浸湿，包饭煨之，捣烂，为丸如梧桐子大，每服五七十丸，用白汤送下。此药久服，能使人胃气强实，虽过食而不复伤也。若加陈皮一两，名橘皮枳术丸，治老幼元气虚弱，饮食不消，或脏腑不调，心下痞闷；若加半夏一两，名半夏枳术丸，治因冷食内伤；若加神曲、大麦蘖面炒各一两，名曲蘖枳术丸，治勉强多食，心腹满闷不快；若加木香一两，名木香枳术丸，破滞气，消饮食，开胃进食。此上四方制法，俱同本方，但各量所伤服之。

一方：如伤湿面，心腹满闷，肢体沉重，加萝卜子五钱，神曲一两，红花三钱；伤湿热不化，加茯苓、芩、连各三钱，泽泻二钱，大黄一两，神曲糊丸；若伤豆粉湿面油腻，加半夏、神曲各一两，陈皮七钱，黄芩五钱，枯矾三钱；伤酥酪乳饼，一切冷病，加除湿丹一料，车前子、泽泻各五钱，神曲一两，干生姜、半夏、红花、甘草各三钱，茯苓七钱；如气弱食少，加陈皮；饮食难化，疼痛泄泻，加人参、白芍药、神曲、麦蘖各一两，砂仁、木香各五钱；痰火胸膈郁塞，咽酸噫气，吞酸，或酒积泄结痛，加黄连、白芍药、陈皮各一两，石膏、甘草各五钱，砂仁、木香各二钱，川芎四钱；痞块，加黄连、厚朴各五钱；积坚，加莪术、昆布各三钱；伤冷腹痛，溏泻，加半夏一两，砂仁、干姜、神曲、麦芽各五钱；挟气伤食，加川芎、香附各一两，木香、黄连各五钱；胸膈不利，过服香燥，以致胃脘干燥，噎膈反胃，加黄连、山栀、桔梗、甘草、石膏各五钱，白芍药、当归各一两；胸膈顽痰胶结，大便燥闭，加芒硝五钱；素有痰，加半夏、陈皮、茯苓各一两，芩、连各五钱；素有气，加木香一两；能食好食，食后反饱难化，此胃火旺，脾阴虚也，加白芍药一两五钱，石膏一两，人参七钱，甘草五钱，黄连、香附、木香各四钱；年高人脾虚血燥，易饥易饱，便燥，加白芍药、当归各一两，人参七钱，升麻、甘草各四钱，山楂、麦芽、桃仁各五钱。

加味枳术丸

白术米泔浸一日，四两　黑枳实去穰，曲炒，二两　半夏姜汤泡七次　陈皮　神曲炒　麦芽炒　山楂肉各一两五钱

上为细末，用新鲜荷叶数片，煮汤去叶，入老仓米，亦如寻常造饭之法，甑内以荷叶铺盖，方全气味，乘热捣烂，用细绢绞精华汁，以药末揉拌成剂，为丸如桐子大，每服一百丸，食远用白滚汤送下。或只用蒸饼为丸。或胃寒，或冬月，加砂仁一两；气滞，加木香五钱；常有痰火，又兼胸膈痞闷，加黄连、茯苓各一两。

橘半枳术丸　理脾化痰，开胃进食。

白术炒，二两　枳实麸炒　陈皮炒，各一

两半夏姜汤泡，一两五钱

上为末，水煮神曲糊为丸如桐子大，每服七十丸，白汤下。

橘连枳术丸 补脾和胃，清热消痰。

白术三两 枳实麸炒 陈皮去白 黄连酒炒，各一两

上为末，荷叶煨饭丸如桐子大，每服五十丸，食后温水下。

竹沥枳术丸 化痰清火，健脾消食。

白术二两 枳实麸炒 莪术米泔浸，炒 南星白矾、生姜、牙皂同煮干 半夏同南星制 白茯苓 陈皮去白 黄芩酒炒 山楂去核 白芥子炒，各一两 黄连姜汁炒 当归各五钱

上为末，用神曲六两、生姜汁一盏、竹沥一碗煮糊，丸如桐子大，每服百丸，食远白汤下。

橘半消化丸 消食化痰，开郁下气。

白术二两 苍术 陈皮 半夏 白茯苓 神曲 山楂 抚芎 香附各一两 连翘 萝卜子炒，各五钱

上为细末，神曲糊丸服。

大安丸 脾经消导之药，虚者宜斟酌用之。

白术 山楂各二两 神曲炒 半夏 茯苓各一两 陈皮 连翘 萝卜子炒，各五钱

上为末，神曲糊丸服。

香砂和中汤 治饮食所伤脾胃呕吐，胸满嗳噫，或胸腹胀痛。

藿香 砂仁各一钱二分 苍术米泔浸炒，二钱 厚朴姜汁炒 半夏 茯苓 陈皮 青皮 枳实麸炒，各一钱 甘草三分

上生姜三片，水煎，食前服。如大便泻，去枳实、青皮，加神曲、山楂。

加味二陈汤 导痰补脾，消食行气。

陈皮 半夏 茯苓 苍术 白术 香附 山楂各一钱 川芎 神曲炒，各七分 麦蘖炒 砂仁各五分 甘草炙，三分

上除神曲、麦蘖面细研，炒另包，余细切作一服，加生姜三片、大枣一枚，水煎成，调入神曲、麦蘖服。

化食养脾汤 治或先因劳役而后伤于饮食，或先伤饮食而后犯于房劳，此皆不足之中，兼乎有余，宜此汤治之。

人参一钱 白术一钱五分 白茯苓 陈皮 神曲炒 半夏姜汤泡 麦芽炒 山楂各一钱 砂仁八分 甘草炙，三分

上姜三片，水煎，食前服。胸腹痞胀甚者，加厚朴、枳实各一钱；胃脘痛，加草豆蔻仁一钱；气滞痰盛者，去参，加香附一钱，半夏倍之。

溯原散一名除原散

凡伤食物，以致恶寒发热久不愈，或伤寒后食诸物，致食复潮热不已，必询问其先食何物所伤，即以原食之物，烧存性一两，细研为末，别用生韭菜连根叶一握捣汁调服，过一二时，以东垣枳实导滞丸百余粒催之，其所伤之宿食即下，热退而愈。

法制陈皮 消食化气，宽利胸膈，美进饮食。

茴香炒 甘草炙，各二两 青盐炒，一两 干生姜 乌梅肉各五钱 白檀香二钱五分

上六味为末，外以陈皮半斤，汤浸去白，净四两切作细条子，用水一大碗煎药末三两，同陈皮条子一处慢火煮，候陈皮极软，控干，少时用干药末，拌匀焙干，每服不拘多少，细嚼，温姜汤下，无时。

法制槟榔 治酒食过度，胸膈膨满，口吐清水，一切积聚。

鸡心槟榔一两，切作小块 缩砂取仁 白豆蔻取仁 丁香切作细条 粉草切作细块，各一两 橘皮去白，切作细条 生姜各半斤，切作细条

上件用河水二碗浸一宿，次日用慢火砂锅内煮干，焙干入新瓶收。每服一撮，

细嚼，酒下，或为细末，汤调服，亦可。

治伤食吐法方

瓜蒂散　治大满大实，气上冲逆，上部有脉，下部无脉，填塞闷乱者用之。如尺寸俱盛者，宜用备急丸。凡血虚者，不可吐。

瓜蒂炒　赤小豆各等分

上为细末，每服二钱，温浆水调下，取吐为度。仲景以香豉七合煮取汁，和散一匕服之。若不至两尺脉绝者，不宜便服，此药恐损元气，令人胃气不复。若止胸中窒塞，闷乱不通，以物探之，得吐则已。如探不去，方以此剂吐之。

盐汤探吐法　治饮食自倍，胸膈满胀，宜以此法吐之。

食盐四合，烧

上以温汤二升和匀，饮之，以指探吐。

治伤热食方

保和丸　治食积酒积。

山楂肉二两　半夏姜制　橘红　白茯苓　神曲炒　麦芽炒，各一两　连翘　萝卜子　黄连各五钱

上为末，滴水丸如桐子大，每服五七十丸，食后白汤下。一方无茯苓、连翘。

三黄枳术丸　治伤肉食湿面，辛辣厚味之物，填塞闷乱，胸膈不快。

黄芩二两　黄连酒炒　大黄煨　神曲炒　白术　陈皮各一两　枳实五钱

上为末，汤浸蒸饼为丸如绿豆大，每服五十丸，白汤下。

白术丸　治伤豆粉湿面油腻之物。

白术　半夏　神曲炒　枳实炒，各一两　橘皮七钱　黄芩五钱　白矾枯三钱

上为末，汤浸蒸饼为丸如绿豆大一倍，每服五十丸，白汤下。量所伤，加减

服之。

槟榔丸　治饮食过多，心腹胀闷。

槟榔二钱五分　陈皮　牵牛各一两　木香二钱五分　枳实炒，一两

上为末，醋糊丸，每服三四十丸，生姜汤下。

消滞丸　消酒、消食、消痰、消气、消痞、消胀、消肿、消痛、消积、消滞，此药消而不见，响而不动，药本寻常，其功甚妙。

黑牵牛炒，二两　香附米炒　五灵脂各一两

上为末，醋糊丸如豆大，每服二十丸，生姜汤食后下。

一方　治伤索粉片积。

用紫苏浓煎汁，加杏仁泥，服之即散。

除湿益气丸　治伤湿面，心腹满闷，肌体沉重。

枳实炒　白术　黄芩生　神曲炒，各一两　红花三分　萝卜子炒熟，五钱

上为末，荷叶饭丸桐子大，每服五十丸，白汤下。

上二黄丸　治伤热食痞闷，兀兀欲吐，烦乱不安。

黄芩二两　黄连酒洗，一两　升麻　柴胡各三钱　甘草二钱　枳实炒，五钱

上为末，汤浸蒸饼为丸绿豆大，每服五七十丸，白汤下。

枳实导滞丸　治伤湿热之物，不得旋化，而作痞满，闷乱不安。

黄芩　茯苓　白术　黄连各三钱　泽泻二钱　大黄一两　枳实炒　神曲炒，各五钱

上为末，汤浸蒸饼为丸桐子大，每服五七十丸，温水下，食远。量强弱加减丸数，以利为度。

以上俱消导热食之剂，伤轻者选用。

枳术青皮汤　治过食热物，有伤太阴厥阴，呕吐痞胀，泻痢或不泻痢者。

枳实 白术 橘红 黄连姜汁炒 麦芽炒 青皮 白芍药 山楂肉各一钱 大黄酒浸，一钱五分 甘草三分

上锉，水煎服。下之不下，亦自内消。

枳实大黄汤 治胸腹有食积，大便不通者。

枳实 大黄 厚朴 槟榔 甘草

上锉一服，水煎，空心温服，以利为度。腹痛甚，加木香。

金露丸 治内伤心痞，气不升降，水谷不消。

大黄一两 枳壳五钱 桔梗二两 牵牛二钱五分

上为末，荷叶裹煨，饭为丸如桐子大，每服三五十丸，食后白汤下。

木香和中丸 和脾胃，消宿食，利胸膈，化痰涎，除膈热，进饮食。

木香 槟榔 青皮 橘红 黄芩 枳壳 青礞石各五钱 沉香二钱 滑石二两 大黄一两一钱 黑牵牛头末，二两三钱

上为末，水丸如桐子大，每服五十丸，食后姜汤、茶清任下。

木香槟榔丸 治一切气滞，心腹痞满，胁肋胀闷，大小便结滞，不快利者，并宜服之。

木香 槟榔 青皮去白 陈皮去白 枳壳麸炒 广茂煨切 黄连 黄柏各一两 香附 大黄炒，各三两 黑牵牛生取头末，四两，或云三两

上为末，滴水丸如豌豆大，每服三五十丸，食后生姜汤下，加至微利为度。一方有黄芩、当归。

大枳壳丸 治一切酒食所伤，胸膈闭闷疼痛，饮食不消，两胁刺痛，呕吐恶心，并皆治之。

枳壳麸炒 木香 陈皮去白 青皮 人参 白术 茯苓 厚朴姜汁炒 蓬术煨香

熟 半夏汤泡七次 三棱 黑牵牛炒 麦蘖微炒 神曲炒黄，各一两 槟榔 大黄锦纹者，各二两

一方有干生姜五钱。

上为末，姜汁糊丸如桐子大，每服三四十丸，姜汤下，食后服。

以上俱推逐热食之剂，伤甚者选用。

治伤冷食方

香砂平胃散 治伤冷食。

香附炒，一钱 砂仁七分 苍术米泔炒，一钱 陈皮一钱 甘草五分 枳实麸炒，八分 木香五分 藿香八分

上锉一剂，姜一片水煎服。肉食不化，加山楂、草果；米粉面食不化，加神曲、麦芽；生冷瓜果不化，加干姜、青皮；饮酒伤者，加黄连、干葛、乌梅；吐泻不止，加茯苓、白术、半夏、乌梅，去枳实。

内消散 治过食寒硬之物，致伤太阴，或呕吐痞满胀痛。

陈皮 半夏 茯苓 枳实 山楂肉 神曲 砂仁 香附 三棱 蓬术 干生姜

上锉一剂，水煎，温服。

香壳散 醒脾去积，顺气化痰。

青皮炒 陈皮炒，各四两 半夏二两五钱 枳壳炒，二两 枳实炒 山楂 神曲炒 麦蘖炒 三棱炒 蓬术炒 木香 槟榔 萝卜子炒 草果各一两 香附子醋浸，一两五钱 陈仓米一升，用巴豆二十粒炒黄，去巴豆

上为细末，每服三钱，白汤调服，或为丸亦可。

木香化滞汤 治因忧气食冷湿面，结于中脘，腹皮底微痛，心下痞满，不思饮食，食之不散，常常痞气。

枳实麸炒 半夏泡 草豆蔻 甘草炙，各一两 柴胡四钱 橘皮 木香各三钱 当归二钱 红花五分

上锉，每服五钱，加生姜五片，水

煎，食远稍热服。忌生冷酒湿面。

半夏枳术丸　治食冷伤脾胃，胃中有痰。

白术四两　枳实麸炒　半夏姜制，各二两

上为细末，荷叶煨饭丸如桐子大，每服五十丸，食远白汤下。

木香干姜枳术丸　破除滞气，消寒饮食。

白术一两五钱　枳实炒，一两　干姜炮，五钱　木香三钱

上为末，荷叶烧饭为丸如梧桐子大，每服三五十丸，食前温水下。

加味枳术丸　治痞消食化痰，止嗽宽中利膈，助胃和脾。

白术二两　枳实麸炒　半夏姜制　神曲炒　麦芽炒　山楂各一两　陈皮　姜黄各五钱　木香不见火，二钱半

上为末，蒸饼打糊为丸如梧桐子大，每服七八十丸，食远姜汤下。

沉香化滞丸　消积滞，化痰饮，去恶气，解酒积中满，呕哕恶心。

蓬术醋炒，三两　香附炒　陈皮各二两　木香　砂仁　藿香　麦芽炒　神曲炒　甘草炙，各一两　沉香五钱

上为细末，酒糊丸如绿豆大，每服五十丸，空心沸汤下。

红丸子　壮脾胃，消宿食，去膨胀，并治冷痎。

京三棱水浸软　蓬术煨　陈皮去白　青皮去白，各五两　干姜炮　胡椒各三两

上为末，醋糊为丸如桐子大，以矾红为衣，每服二十丸，食后姜汤下。小儿临时加减与服。本方加神曲、麦芽同炒各等分，名内消丸。

易简红丸子修合治疗之法并见《局方》

蓬术　三棱　橘皮　青皮　胡椒　干姜　阿魏　红矾

上每服六十丸，姜汤下，治大人小儿脾胃之证，极有神效。但三棱、蓬术本能破癥消癖，其性猛烈，人不以此为常服之剂。然今所用者，以生产之处隔绝，二药不得其真，乃以红蒲根之类代之，性虽相近，而功力不同。此药须是合令精致，用好米醋煮陈米粉为丸。若修合之时，去阿魏、红矾，名小橘皮煎，治寻常饮食所伤，中脘痞满，服之应手而愈。大病之后，谷食难化，及治中脘停聚，并生姜汤下；脾寒疟疾，生姜橘皮汤下；心腹胀痛，紫苏橘皮汤下；脾疼作楚，葛蒲汤下；酒疸谷疸，遍身昏黄，大麦汤下；两胁引乳痛，沉香汤下；酒积食积，面黄腹胀，时或干呕，煨姜汤下；妇人脾血作楚，及血癥气块，经血不调，或过时不来，并用醋汤咽下；寒热往来者，尤宜服之。产后状如癫痫者，此乃败血上攻，迷乱心神所致，当以此药热醋汤下，其效尤速。男子妇人癫疾，未必皆由心经蓄热，亦有因胆气不舒，遂致痰饮上迷心窍，故成斯疾。若服凉剂过多，则愈见昏乱，以此药衣以辰砂，用橘叶煎汤咽下，名小镇心丸。妊妇恶阻呕吐，全不纳食，百药不治，惟此最妙，乃佐二陈汤服之。但人疑其堕胎，必不信服，每易名用之，时有神效。但恐妊妇偶尔损动，必归咎此药耳。

丁香烂饭丸　治冷食伤太阴，又治卒心胃痛。

丁香　木香　广茂炮　京三棱炮，各一钱　甘草炙　丁香皮各二钱　缩砂仁　益智仁各三钱　香附子五钱　甘松净，二钱

上为末，汤浸蒸饼为丸如绿豆大，每服三十丸，白汤下。

十香丸　治伤冷食，膈满胀痛，或气滞积聚，皆可服之。

甘松炒　益智仁炒　香附子各四两　青皮醋炒　陈皮去白　蓬术　京三棱各二两　砂仁一两五钱　木香　甘草炙，各一两

上为末，水浸蒸饼为丸桐子大，每服五十丸，食前姜汤下。

大七香丸 治脾胃虚冷，心膈噎塞，渐成膈气，脾泄泻利，反胃呕吐。

香附子二两 麦蘖一两 丁香皮三两五钱 缩砂仁 藿香 官桂 陈皮 甘草各二两五钱 甘松 乌药各六钱五分

上十味为末，蜜丸弹子大，每服一丸，酒、盐汤任嚼下。忌生冷肥腻物。或丸如桐子大，每服三十丸。

小七香丸 温中快膈，化积和气。治中酒呕逆，气膈食噎，茶酒食积，小儿疳气。

甘松八两 益智仁六两 香附子炒 丁香皮 甘草炙，各十二两 蓬术煨 缩砂各二两

上为末，蒸饼为丸如绿豆大，每服二十丸，温酒、姜汤、热水任下。

集香丸 宽中理气，消酒逐痰，进美饮食。

缩砂仁 丁香皮各五钱 甘草七钱五分 麦蘖七钱 甘松一两二钱五分 香附子一两五钱 丁香 白檀香 益智各二钱五分 白豆蔻 木香 蓬术① 沉香各三钱五分 一方加神曲

上为末，姜汁浸蒸饼为丸如鸡头实大，细嚼下。

木香饼子 治同集香丸。

香附子 川芎 木香 吴白芷 姜黄炮 砂仁 甘松 桂去浮皮，各二两 甘草一两五钱

上为细末，水浸蒸饼为丸，生姜汤、白汤任下十饼至十五饼。

木香饼子②

缩砂仁十二两 广茂十两 甘松五两，水洗 木香四两五钱 檀香四两 丁香二钱五分

上为细末，甘草膏丸，每两作二百五十丸，捏作饼子。

槟榔丸 消宿食，破滞气。

槟榔三钱 木香 人参各二钱 陈皮五钱 甘草一钱

上为末，蒸饼丸，每服二三十丸，食前白汤下。

以上俱消导冷食之剂，伤轻者选用。

消积集香丸 治寒饮食所伤，心腹满闷疼痛，及消散积聚痃癖气块久不愈者。

木香 陈皮 青皮 京三棱炮 广茂炮 黑牵牛炒 白牵牛炒 茴香炒，各五钱 巴豆半两，不去皮，用白米一勺同炒米黑，去米

上为末，醋糊丸如桐子大，每服七丸至十丸，温姜汤下，无时，以利为度。忌生冷硬物。

木香见晛③丸 治伤生冷硬物，心腹满闷疼痛。

巴豆霜五分 京三棱煨 神曲炒 石三棱去皮穰，各一两 木香二钱 香附炒，五钱 升麻三钱 柴胡三钱 草豆蔻面裹煨，五钱

上为末，汤浸，蒸饼为丸如绿豆大，每服一二十丸，白汤送下。

三棱消积丸 治伤生冷硬物，不能消化，心腹满闷。

京三棱炮，七钱 广茂炮，七钱 青皮 陈皮各五钱 丁香皮 益智各三钱 神曲炒，七钱 茴香炒，五钱 巴豆和米皮炒焦，去米，五钱

上为细末，醋糊丸如桐子大，每服十丸至二十丸，温姜汤下，食前。量虚实加减，得更衣，止后服。

备急丹 治伤寒冷之物，心腹卒痛如锥刺，及胀满不快，气急，诸卒暴百病。

锦纹川大黄 干姜 巴豆先去皮膜心，去油用霜

上三味各另为末等分，同一处研匀，

---

① 蓬术 即蓬莪术。此后原衍"广茂"，今删。按"广茂"，蓬莪术之异名。

② 木香饼子 此方服法原脱。

③ 晛（xiàn 现）日气，日光。

炼蜜成剂，杵千余下，丸如大豌豆大，夜卧温水下一丸。如气实者，加一丸；如卒病，不计时候服。妇人有孕不可服。

神保丸 治心膈痛，腹痛，血痛，肾气痛，胁下痛，大便不通，气噎，宿食不消。

木香 胡椒各二钱五分 巴豆十枚，去皮油心膜，研 干蝎七枚

上四味为末，汤浸蒸饼为丸麻子大，朱砂三钱为衣，每服五丸。如心膈痛，柿蒂灯心汤下；如腹痛，柿蒂煨姜煎汤下；如血痛，炒姜醋汤下；如肾气痛，胁下痛，茴香酒下；如大便不通，蜜调槟榔末一钱下；如气噎，木香汤下；如宿食不消，茶酒浆饮任下。

雄黄圣饼子 治一切酒食所伤，心腹满闷不快。

雄黄五钱 巴豆一百个，去油心膜 白面十两，重罗过

上三件，除白面，余同为细末，共面和匀，用新水和作饼子如手大，以水再煮浮于汤上，漉出，看硬软捏作饼子如桐子大，每服五七饼，加至十饼、十五饼。嚼食一饼利一行，二饼利二行，食前茶酒任下。

感应丸 治虚中积冷，气弱有伤停积，胃脘不能传化；或因气伤冷，因饥饱食，饮酒过多，心下坚满，两胁胀痛，心腹大疼，霍乱吐泻，大便频，后重迟涩，久痢赤白，脓血相杂，米谷不化，愈而复发；又治中酒，呕吐痰逆，恶心喜唾，头旋，胸膈痞满，四肢倦怠，不思饮食，不拘新旧冷积，并皆治之。

木香 肉豆蔻 丁香各一两五钱 干姜炮，一两 巴豆七十个，去皮心膜，研出油 杏仁一百四十粒，汤泡，去皮尖，研 百草霜二两

上前四味为末，外入百草霜、杏仁、巴豆，同和匀，用好蜡六两熔化成汁，以

重绢滤其粗，更以好酒一升，于银石器内煮蜡数沸，倾出，候酒冷其蜡自浮于上，取蜡秤用丸，春夏修合用清油一两，铫内熬令香熟，次下酒煮蜡四两，同化成汁，就铫内乘热拌和前药末，秋冬修合用清油一两半，成剂，分作小锭子，油纸裹，旋丸，每服三五丸，空心姜汤下。

海藏神应丸 治一切冷物冷水，及乳酥所伤，小腹痛，肠鸣，水谷不化。

丁香 木香各二钱 巴豆 杏仁 百草霜 干姜各五钱 黄蜡二两

上先将黄蜡用好醋煮，去粗秽，将巴豆、杏仁同炒黑烟尽，研如泥，将黄蜡再上火，春夏入香油半两，秋冬八钱，溶开下杏仁、巴豆搅匀，次下丁香、木香等药末，研匀，搓作锭子，油纸裹，旋丸桐子大，每服三五丸，温米汤送下，食前，日三服，大有神效。

丁香脾积丸 治诸般食积气滞，胸膈胀满，心腹刺痛。

良姜醋煮 丁香 木香 巴豆去油，各五钱 莪术 三棱各一两 青皮一两 皂荚烧，三片 百草霜三匙

上为末，面糊丸麻子大，每服十丸至二十丸，五更白汤下，利去三五行，以粥补住。如止是脾积气，陈皮煎汤下；吐酸，姜汤下；夏月呕吐，藿香甘草汤下；小肠气，炒茴香酒下；妇人血气刺痛，醋汤下；冬月呕吐，菖蒲汤下；小儿疳气，使君子煎汤下。

如意丸 治气虚积冷，停食不消，心下坚痞，噫宿腐气，及霍乱吐泻，水谷不化，一切食积之疾，并皆治之。

半夏汤洗 三棱 莪术 枳壳去穰 槟榔 陈皮 干姜 黄连各三两 巴豆三十七粒，连壳同用

上锉如豆大，用好醋煮干，焙为末，薄糊丸如绿豆大，每服十丸至二十丸，食

后用茶清、姜汤任下。孕妇不宜服。

阿魏丸 治脾胃怯弱，过食肉面生果之物，停积中焦，不能克化，以致腹胀刺痛，呕恶不食，或利或秘，并皆治之。

阿魏酒浸化 官桂不见火 蓬术炒 麦芽炒 神曲炒 青皮去白 萝卜子炒 白术 干姜炮，各半两 百草霜三钱 巴豆去皮心膜油，七个

上为末，薄糊丸如绿豆大，每服二十丸。面伤，面汤下；生果伤，麝香汤下。

化滞丸 理一切气，化一切积，夺造化有通塞之功，调阴阳有补泻之妙，久坚沉痼磨之自消，暴积乍留导之自去。

南木香坚实者，不见火 丁香去苞，不见火 青皮四花者，去穣 橘皮去白 黄连大者，各二钱半 半夏为末，姜汁和饼，阴干，二钱半 京三棱慢火煨 蓬术慢火煨，各四钱八分 巴豆去心膜，以瓦器醋浸一宿熬干，六钱 乌梅取肉焙干为末，五钱，用米醋调略清，慢火熬成膏，和入前药

上各制为极细末，通和匀，用白面八钱水调得所，慢火打糊，为丸如黍米大，每服五丸、七丸，人盛者十丸，空心橘皮汤下。常服磨滞，不欲通泄，津液咽下。停食饱闷，枳壳汤下；但有所积之物，取本汁饮冷下；因食吐不止，津液咽下，即止。食泻不休，及霍乱呕吐，俱用冷水下；若赤痢，冷甘草汤下；白痢，冷干姜汤下；赤白痢，冷甘草干姜汤下；心痛，石菖蒲汤下；诸气痛，生姜橘皮汤下；小肠气痛，茴香汤下；若妇人血气痛，当归汤下（一云当归酒下）。孕妇不宜服。如小儿，量岁数加减用，疳积常服，米饮下，不拘时。若欲宣通，滚姜汤下，仍加丸数，未利再服，利多饮冷水一口即止。此药得热则行，得冷则止。

煮黄丸 治饮食过多，心腹胀满，胁肋走气，痃癖刺痛，如神。

雄黄研，一两 巴豆去皮心，研如泥，五钱

上入白面二两同研匀，滴水丸如桐子大，滚浆水煮十二丸，滤入冷浆水内，令沉冷，每用时用浸药冷浆下一丸，一日十二时尽十二丸，以微利为度，不必尽剂。

以上俱逐推冷食之剂，伤轻者选用。

治伤肉食方

宽中丸 治胸膈痞闷，停滞饮食，及一切肉食不化，腹胀发热。

山楂不拘多少，蒸熟晒干

上为末，神曲糊丸如桐子大，每服七八十丸，白汤下。

獭肝丸 治食鱼鲙不消，生瘕，常欲食鲙者。

獭骨肝肺 大黄各八分 芦根 鹤骨各七分 桔梗五分 干姜 桂心各四分 斑蝥炙，二十一枚

上为细末，炼蜜丸如桐子大，酒服十丸至十五丸，日再，瘥。

仲景方 治食鲙在心胸间不化，吐不出，速下除之，久成癥病。

陈皮一两 大黄 朴硝各二两

上三味，用水一大升煮取半升，顿服消。

又方 用马鞭草捣汁饮。又，饮姜叶汁一升，亦消。又，可服吐药吐之。

一方 治食狗肉不消，心下坚，或腹胀，口干，大渴心急，发热，狂言妄语，或洞下。

用杏仁一升，去皮研，以沸汤三升和，绞汁三服，狗肉原片皆出净。一方以芦根水煮汁饮之，消。

治伤食挟外感方

行气香苏饮 治内伤生冷，饮食厚味，坚硬之物，肚腹胀满，疼痛，外感风寒湿气，头痛身热憎寒，遍身骨节麻木疼痛，七情恼怒相冲，饮食不下，心腹气

痛。

紫苏　陈皮　香附　乌药　川芎　羌活　枳壳麸炒　麻黄　苍术　甘草

上锉，生姜三片水煎，温服。外感风寒，加葱白三根；内伤饮食，加山楂、神曲。

冲和汤　即参苏饮加木香。

人参　紫苏　半夏制　陈皮去白　茯苓　木香　枳壳炒　干葛　前胡　桔梗　甘草各等分

上锉，每服一两，加生姜七片、枣一枚，水煎服。

和解散　治四时伤寒，头痛烦躁，自汗，咳嗽，吐利。

苍术去皮，一斤　厚朴去粗皮，姜汁制　陈皮洗，各四两　藁本　桔梗　甘草各半斤

上为粗末，每服三钱，水一盏半、姜三片、枣二枚煎七分，不拘时热服。

治伤酒方

葛花解酲汤　治饮酒太过，呕吐痰逆，心神烦乱，胸膈痞塞，手足战摇，饮食减少，小便不利。

青皮三分　木香五分　橘皮去白　人参　猪苓　白茯苓各一钱五分　神曲炒　泽泻　干生姜　白术各二钱　白豆蔻　葛花　砂仁各五钱

上为极细末，每服三钱，白汤调下，但得微汗，酒病去矣。此盖不得已而用之，岂可恃此日日饮酒。此方气味辛辣，偶因病酒服之，则不损元气。何者，敌酒病也。

葛花汤　治伤酒之仙药，能上下分消其湿。

葛根面　小豆花　藿香叶　白豆蔻　益智仁　缩砂仁　香附子　车前子　葛花　葛蕊　白檀　木香　丁香　沉香　橙皮　陈皮　姜屑　官桂　白术　泽泻　茯苓

人参　甘草各等分

上为细末，汤点服，酒调亦得，姜糊丸桐子大，酒下之亦可。服毕，但鼻准微汗，即解。

枳实半夏汤　治酒停胸膈，为痰饮者。

枳实麸炒　半夏各等分

加麦芽。一方并加神曲。

上锉，每服七钱，水二盏、生姜五片煎八分，温服无时。

加味二陈汤　治伤酒恶心呕逆，吐出宿酒，昏冒眩晕，头痛如破。

陈皮　半夏　茯苓　甘草　黄连　干葛各一钱

上锉，加生姜三片，水煎服。

中暑门缩脾饮亦可用。或五苓散，用干葛煎汤调服。

加味冲和汤　治多饮结成酒癖，腹中有块，随气上下。

紫苏叶一钱半　干葛　前胡　桔梗　枳壳　橘红　半夏　茯苓　黄连各一钱　人参　木香　甘草各五分　蓬术七分

上加生姜三片，水煎，食远服。如热盛，去木香，加黄芩、柴胡。

酒煮黄连丸　治久困于酒，遂成酒积，腹痛泄泻，或暴饮有灰酒，亦能致之。

黄连十二两　好酒五升

上将黄连以酒煮干，碾末，用神曲打糊，为丸如桐子大，每服七八十丸，食前白汤下。

曲芽丸　治酒积癖不消，心腹胀满，噫酸呕逆不食，胁肋疼痛。

神曲炒　麦芽炒，各一两　黄连半两，锉，同巴豆三粒炒黄，去巴豆

上为细末，沸汤搜和丸如桐子大，每服五十丸，食前姜汤下。

三制三黄丸　治饮酒心下痞。

黄芩去枯，酒浸一半，火炒一半，生用一半

上三停分两，匀为细末，糊丸桐子大，每服三十丸，温水送下，量轻重加减。此治热酒所伤，若伤冷酒，则下神应丸。

乌梅丸 治酒毒，化痰消食。

乌梅一斤 半夏 白矾各八两 生姜二两

上四味为细末，以新瓦两片夹定，火焙三昼夜，次入：

神曲 麦芽 陈皮 青皮 蓬术 枳壳 丁香皮 大腹子各四两

上共为细末，水糊丸如桐子大，每服四五十丸，姜汤下。

百杯丸 治酒停胸中，膈气痞满，面色黄黑，将成癖疾，饮食不进，日渐羸瘦。如欲饮者，先服不醉。

生姜一斤，去皮切片，以盐二两腌一宿，焙干

橘红 干姜各三两 广莪炮，三钱 三棱炮 甘草炙，各二钱 丁香五十枚 白豆蔻 砂仁各三十粒 益智仁二十粒 木香 茴香炒，各一钱

上为末，炼蜜丸，每两作五丸，朱砂为衣，生姜汤细嚼下。

解酒化毒丹 治饮酒过度，遍身手足发热，口干烦渴，小便赤少。

白滑石水飞，一升 白粉葛 大粉草各三两

上为末，每服三钱，冷水、热汤任调服，日进二三次，不拘时。

一方 治中酒不醒，及伤食。

巴豆去油，三粒 乌梅二枚 丁香三粒 胡椒五粒

上为末，入饭同捣二三千下，为丸如桐子大，细嚼，丁香汤下五七丸，小儿一丸。

一方 治饮酒房劳受热，积日不食，四月中热，饮酒不已，酒入百脉心气，令

人错谬失常。

人参 芍药 白薇 瓜蒌根 枳实 知母各一钱 生地黄 酸枣仁各二钱 茯神一方作茯苓，一钱半 甘草五分

上㕮咀，水煎服。

神仙列仙散 治饮酒所伤，以致遍身疼痛，腰脚强跛，手足烦麻，胃脘疼痛，胸膈满闷，肚腹膨胀，呕吐泻利及酒食停久，一应积聚，黄疸热臌，并皆治之。

木香 沉香 茴香微炒 槟榔各一钱 萹蓄二钱 瞿麦五钱 麦芽一两半 大黄微炒焙，一两

上为末，每服三五钱，五更热酒调下。能饮者，多饮二三杯不妨。仰面卧，手叉胸前，至天明取下，大便如鱼脑，小便如血，为效。忌生冷硬物及荤腥，只啖米粥。

乌梅丸 消酒食神效。

神曲炒 乌梅 麦芽 龙脑叶

上为末，以甘草煎膏子为丸。

硼砂丸 消酒清膈。

硼砂三钱 薄荷一钱 冰片 麝香各五分

上为末，以甘草膏子为丸，辰砂为衣。

酒癥丸 治饮酒过度，头旋，恶心呕吐，酒停，遇酒即吐，久而成癖者。

雄黄如皂角子大 巴豆不去油皮 蝎梢各十五枚

上研细，入白面五两半，水和丸如豌豆大，候稍干，入麸炒香，将一丸放水中，浮即去麸，每服二丸，温酒下，茶亦可。

一方 治饮酒头痛。

竹茹五两，以水八升煮取五升，去粗令冷，纳破鸡子五枚，搅匀，更煮二沸，饮二升，使尽瘥。

一方 治饮酒，腹满不消。

煮盐汤，以竹筒灌大孔中。

一方　治饮酒中毒。

煮大豆三沸，饮汁三升。　一方，捣茅根汁，饮三升。　一方，酒渍干椹汁服之。

一方　治恶酒健嗔。

取空井中倒生草，烧灰饮之，勿令知。　一方，取其人床上尘，和酒饮之。

一方　饮酒令无酒气。

干蔓菁根二七枚，蒸三遍，为细末，每服二钱许，酒后水调服。

一方　治酒醉不醒，又治大醉连日，烦毒不堪。

葛根绞汁一斗二升，饮取醒止。　一方，用菘子二合，研细，并水调服。

一方　治连月饮酒，咽喉烂，舌上生疮。

火麻仁一升　黄芩二两，《肘后方》用黄柏

上为末，蜜丸，含之。

一方　治酒醉中酒，恐烂五脏。

以汤著槽中，渍之，冷复易，夏亦用汤。凡醉不得安卧不动，必须使人摇转不住，特忌当风席地，及水洗、饮水、交接。

葱豉汤　治酒病。

葱白、豆豉各一升，以水四升煮取二升，顿服。

益脾丸　治饮酒不醉，又益脾胃。

葛花二两　小豆花一两　绿豆花五钱
木香二钱半

上件为末，蜜丸如梧子大，每十丸，红花汤下，或夜饮津液下五丸，最妙。一方有草豆蔻一两去皮。

葛花散　饮酒令人不醉。

葛花　小豆花各一两

上件为末，每服三钱，仍进葛汁，及枇杷叶饮，倍能饮酒。

不醉方

绿豆　小豆　葛根等分

上为末，当未饮酒之前，用冷水调一匙或二匙服之，令人不醉。

不醉丹

白葛花　天门冬　白茯苓　牡丹蕊
小豆花　缩砂仁　葛根　官桂　甘草　海
盐　木香　泽泻　人参　陈皮　枸杞

上为细末，炼蜜丸如弹子大，每服一丸，细嚼热酒下。一丸可饮十盏，十丸可饮百盏。

万杯不醉丹

白葛根四两，青盐水浸一夜，取出晒干　白果芽白果内青芽，一两，蜜浸一日，砂锅内焙干
细芽茶四两　绿豆花四两，阴干　葛花一两，童便浸七日，焙干　豌豆花五钱　菊花蕊未开口菊青朵头，四两　真牛黄一钱　陈皮四两，青盐水浸一日以上，青盐用一两，水化　青盐四两，盛入牛胆内煮一炷香，同胆皮共用

上共为细末，用胆汁①为丸如桐子大，饮酒半醉，吞一丸，其酒自解，再饮时再服，如此经年不醉。

橙香丸一名万杯丸

木香　沉香各二钱　白檀　甘草各半两
橙皮　葛面各一两　橘红一两半　白豆蔻
益智子　砂仁各三十枚　生姜四两，切破，盐腌一宿，晒干或焙干，秤二钱半

上为细末，水浸，蒸饼为丸如桐子大，细嚼一二十丸，白汤下。或减甘草，用甘草膏子丸。

百杯丸

缩砂仁　高茶各一两　诃子一个　麝香
一钱　脑子少许

上为细末，炼蜜丸，每一两作十丸，未饮酒先细嚼一丸，酒下。

一方　饮酒令人不醉。

柏子仁　麻子仁各二两

上为末，一服进酒三倍。

---

① 胆汁　"汁"字原脱，今补。

一方　鸡肶胵　干葛等分

上为末，面糊丸如桐子大，每服五十丸，酒送下。

一方　九月九日采甘菊花为末，饮酒时服方寸匕。一方，小豆花阴干，百日为末，服之。一方，五月五日取井中倒生草枝，阴干为末，酒服之。

断酒方　酒七升着瓶中，熟朱砂半两着酒中，急塞瓶口，安着猪圈中，任猪摇动，经七日，取酒尽饮。

又方　故毡中菒耳子①七枚烧作灰，黄昏时暖一杯酒，咒言与病狂人饮也，勿令知之，后不喜饮酒也。

又方　白猪乳汁一升饮之，永不饮酒。一方，刮马汗和酒与饮，终身不饮。一方，白狗乳汁，酒服之。一方，鸬鹚屎烧灰，水服方寸匕，永断。一方，自死蛴螬干，捣末，和酒与饮，永世闻酒即呕，神验。一方，酒客吐中肉七枚，阴干，烧末服之。一方，故纺车弦烧灰，和酒与服。

治伤饮方

五苓散　治烦渴饮水过多，或水入即吐，心中淡淡，停湿在内，小便不利。

肉桂一两　茯苓　猪苓　白术各一两半
泽泻二两半

上为细末，每服二钱，热汤调服，不拘时候。服讫多饮热汤，有汗出即愈。伤冷饮者，煎五苓散，送半夏枳术丸；伤饮不恶寒，胸中微觉夯闷身重，饮食不化者，或小便不利者，五苓散去桂，依煎斟酌服之；如瘀热在里，身发黄疸，浓煎茵陈汤调下，食前服之；如疸发渴，及中暑引饮，亦可用水调服。

除湿散　治伤马牛乳酪及冷水一切冷物。

茯苓七钱　泽泻　车前子炒，各五钱
半夏汤泡　干姜各三钱　甘草炙　红花各二钱

上为细末，每服三钱，食前白汤调下。

导饮丸　治水饮。

苍术　白茯苓各一两　独活七钱　黄连五钱　吴茱萸三钱

上为细末，神曲糊丸服。

茱萸丸　治水饮。

滑石六两　甘草　吴茱萸各一两

上为末，水丸服。

豆蔻平胃散　治胃寒，饮不消。

苍术　陈皮　厚朴　甘草　白豆蔻
人参　茯苓各等分

上加生姜，水煎服。

枳术汤　治心腹坚大如盘，饮水所作，名曰气分。

枳实　白术各等分

上锉，加荷叶少许，水煎服。

---

① 菒（gǎo搞）耳子　枯草子。按"菒"，枯草。

卷 十 二

脾 胃

论脾胃调养之宜

选要论曰：脾胃者，属乎中州土也，消化水谷，荣养五脏六腑，四肢百骸，此土能生万物之义也。经云：饮食入胃，游溢精气，上输于脾，脾气散精，上归于肺，通调水道，下输膀胱，水精四布（水因气生，气为水母，肺气所及，水精布焉），五经并行（五经，五脏之经络也），合于四时五脏，阴阳揆度（四时五脏皆合于阴阳揆度），以为常也。凡人之生，皆以胃气为本。又经曰：谷入于胃，脉道乃行。水入于经，其血乃成。又曰：安谷则昌，绝谷则亡。则脾胃岂可以不保养乎。保养之法，在乎调其饮食，适其寒暄，时其饥饱，不以生冷伤之，不使寒暑侵之。不为七情六欲所动，则五脏自然平和，百病何由而生。其或摄生不谨，将理失宜，或为生冷寒暑七情六欲所伤，则变证百出而脾胃虚矣。脾胃既虚，则五脏六腑、四肢百骸将何所荣养耶。经云：饮食劳倦则伤脾，脾伤则内闭九窍（上七窍，五官也，下二窍，二阴也），外壅肌肉，卫气解散。此谓自伤气之削也（真阳受伤，元气如削，非由天降，自作之耳）。盖饮食伤胃，劳倦伤脾，治疗之法，当审其脾胃之虚实，别其所伤之缘由。若伤于饮者，饮乃无形之物，或微汗散之于表，或淡渗利之于下。伤于食者，或损谷以和之，或强脾以磨之。果因食物停滞甚盛而作闷乱者，吐下以夺之。伤于寒者则温之，伤于热者则清之，寒热共伤者，各从其性以和之。不可一例过用香燥之药，恐郁滞久而火邪盛，则反剧矣。若夫饮食劳倦，伤其脾胃，使元气下陷，而为中气不足之证，又当从东垣治内伤法，必用升补气血之剂以调之和之，温之养之，使生生之气增益，则脾胃壮而完复矣。

论脾胃分阴阳气血

王节斋曰：人之一身，脾胃为主。胃阳主气，脾阴主血，胃司纳受，脾司运化，一纳一运，化生精气，津液上升，糟粕下降，斯无病矣。人惟饮食不节，起居不时，损伤脾胃。胃损则不能纳，脾损则不能化，脾胃俱损纳化皆难。元气斯弱，百邪易侵，而饱闷、痞积、关格、吐逆、腹痛、泄痢等证作矣。况人于饮食岂能一一节调，一或有伤，脾胃便损，饮食减常，元气渐惫矣。故洁古制枳术之丸，东垣发脾胃之论，使人常以调理脾胃为主也。后人称为医中王道，厥有旨哉。近世论治脾胃者，不分阴阳气血，率皆理胃。所用之药，又皆辛温燥热，助火消阴之剂，遂致胃火益旺，脾阴愈伤，清纯冲和之气，变为燥热，胃脘干枯，大肠燥结，脾脏渐绝，而死期迫矣。殊不知脾属土，属湿，位居长夏。故湿热之病，十居八九。况土旺四季，寒热温凉，各随其时，岂可偏用辛热之剂哉。

李氏曰：脾性湿，主乎血，阴也；胃火化，主乎气，阳也。太湿则气滞，太干则血燥。湿热调停，则能食能化，而气血生旺。苟或寒湿伤脾，则停饮难化，或不思食。燥热伤胃，则停食不消，或善食而瘦。由是脾胃不和，交相为病，胃变为寒，脾变为热。大概以脉浮缓而迟或带紧为寒湿，脉浮缓而实，或细而数为燥热。又肥人多湿，瘦人多热，更参以饮食厚薄可也。

论脾胃虚实传变

东垣曰："五脏别论"云：胃、大肠、小肠、三焦、膀胱，此五者天气之所生也，其气象天，故泻而不藏，此受五脏浊气，名曰传化之腑，此不能久留，输泻者也。所谓五脏者，藏精气而不泻也，故满而不能实；六腑者，传化物而不藏，故实而不能满。所以然者，水谷入口，则胃实而肠虚，食下，则肠实而胃虚，故曰实而不满，满而不实也。"阴阳应象大论"云：谷气通于脾（山谷土气，脾为土脏，故相通）。六经为川（六经者，三阴三阳也，周流气血，故为人之川），肠胃为海，九窍为水注之气（言水气之注也）。九窍者，五脏主之。五脏皆得胃气乃能通利。"通评虚实论"云：头痛耳鸣，九窍不利，肠胃之所生也。胃气一虚，耳目口鼻俱为之病。"经脉别论"云：食气入胃，散精于肝，淫气于筋（浸淫滋养于筋也）。食气入胃，浊气归心（浊气者，食气之厚者也），淫精于脉，脉气流经，经气归于肺，肺朝百脉，输精于皮毛，毛脉合精，行气于腑（肺主毛，心主脉，肺藏气，心生血。一气一血，称为父母二脏，独居胸中，故曰毛脉合精，行气于腑。腑者，气聚之府也，是谓气海，亦曰膻中）。腑精

神明，留于四脏，气归于权衡（宗气积于肺，神明出于心，气盛则神王，故腑气之精为神明，神王则脏安，故肺肝脾肾四脏，无不赖神明之留，以为主宰，然后脏气咸得其平，而归于权衡矣。权衡，平也）。权衡以平，气口成寸，以决死生（脏腑之气，既得其平，则必变见于气口而成寸尺也。气口者，脉之大会，百脉俱朝于此，故可以决生死）。饮入于胃，游溢精气，上输于脾，脾气散精，上归于肺，通调水道，下输膀胱，水精四布，五经并行，合于四时五脏，阴阳揆度，以为常也。又云：阴之所生，本于五味（味得地气，故能生五脏之阴），阴之五宫（五脏也），伤在五味。至于五味，口嗜而欲食之，必自裁制，勿使过焉，过则伤其正也。谨和五味，骨正筋柔，气血以流，腠理以密。如是则骨气以精，谨道如法，长有天命。"平人气象论"云：人以水谷为本，故人绝水谷则死，脉无胃气亦死。所谓无胃气者，但得真脏脉，不得胃气也。所谓脉不得胃气者，肝不弦，肾不石也（五脏以胃气为本，若脉无胃气而真脏之脉独见者死。如春弦应肝，冬石应肾，但弦但石而无胃气，是胃气绝而肝肾之真脏见也。然但弦但石，虽为真脏，若肝无气则不弦，肾无气则不石，亦由五脏不得胃气而然，与真脏无胃者等耳）。历观诸篇而参考之，则元气之充足，皆由脾胃之气无所伤，而后能滋养元气。若胃气之本弱，饮食自倍，则脾胃之气既伤，而元气亦不能充，此诸病之所由生也。内经之旨，皎如日星，犹恐后人有所未达，故《灵枢经》中复申其说。经云：水谷入口，其味有五，各注其海，津液各走其道。胃者，水谷之海，其输上在气街，下至三里（胃气运行之输，上者在气街，即气冲穴，下者至三里，在膝下三寸）。

水谷之海有余（水谷留滞于中也）则腹满，若不足（脾虚不能运，胃虚不能纳也）则肌不受谷食。人之所受气者，谷也。谷之所注者，胃也。胃者，水谷气血之海也。海之所行云气者，天下也。胃之所出气血者，经隧也（隧，音遂，伏道也。水谷入胃，化气化血，以行于经隧之中）。经隧者，五脏六腑之大络也。又云：五谷入于胃也，其糟粕、津液、宗气分为三隧（糟粕之道，出于下焦，津液之道，出于中焦；宗气之道，出于上焦），故宗气积于胸中，出于喉咙，以贯心脉而行呼吸焉。荣气者，泌（泉水涓流不已也）其津液，注之于脉，化以为血，以荣四末，内注五脏六腑，以应刻数焉（昼夜之百刻也）。卫气者，出其悍气之剽疾，而先行于四末、分肉、皮肤之间而不休者也。又云：中焦之所出，亦并胃中（中脘之分也）。 出上焦之后（下也），此所受气者，泌糟粕，蒸津液，化其精微，上注于肺脉，乃化而为血，以奉生身，莫贵于此。故夫饮食失节，寒湿不适，脾胃乃伤。此固喜怒忧恐损耗元气，资助心火。火与元气不两立。火胜则乘其土位，此所以病也。《调经篇》云：病生阴者（内伤曰阴），得之饮食居处，阴阳喜怒。又云：阴虚则内热，有所劳倦，形气少衰，谷气不盛，上焦不行，下脘不通，胃气热，热气熏胸中，故为内热。脾胃一伤，五乱互作，其始病身痛壮热，头痛目眩，肢体沉重，四肢不收，怠惰嗜卧，为热所伤，元气不能运用，故四肢困怠如此。圣人著之于经，谓人以胃土为本。成文演义，互相发明，不一而止，粗工不解读，妄意施用，本以活人，反以害人。今举经中言病从脾胃所生，及养生当实元气者，条陈之。"生气通天论"云：苍天之气，清净则志意治，顺之则阳气固（苍天之阳气清净光明，人能法天道之清净，则志意治而不乱，阳气固而不衰），虽有贼邪，弗能害也。此因时之序（在乎因时序而调之也），故圣人传（受也）精神，服（佩也）天气而通神明。失之则内闭九窍，外壅肌肉，卫气解散。此谓自伤气之削也。阳气者，烦劳则张，精绝，辟积于夏，使人煎厥（言起居不节，致伤阳气也。辟，病也。烦劳过度，则形气施张于外，精神竭绝于中，阳扰阴亏，不胜炎热，故病积至夏日以益甚，令人五心烦热，如煎如熬，孤阳外浮，真阴内夺，气逆而厥，故名煎厥），目盲耳闭，溃溃乎若坏都（溃溃，坏貌。都，城郭也）。故苍天之气贵清净，阳气恶烦劳，病从脾胃生者，一也。"五常政大论"云：阴精所奉（阴精所奉之地，阳气坚固），其人寿。阳精所降（阳精所降之地，阳气已泄），其人夭。阴精所奉，谓脾胃既和，谷气上升，春夏令行，故其人寿。阳精所降，谓脾胃不和，谷气下流，收藏令行，故其人夭。病从脾胃生者，一也。"六节脏象论"云：脾胃、大肠、小肠、三焦、膀胱者，仓廪之本，营之居也，名曰器（营者，水谷之精气。水谷贮于六腑，故为营之所居，而皆名曰器），能化糟粕，转味而入出者也。其华在唇四白（唇之四际白肉也），其充在肌，其味甘，其色黄，此至阴之类，通于土气（脾以阴中之至阴而分王四季，故通于土气，此虽若指脾为言，而实总结六腑者，皆仓廪之本，无非统于脾气也，故曰此至阴之类），凡十一脏，皆取决于胆也（五脏六腑共为十一，禀赋不同，情志亦异，必资胆气，庶得各成其用，故皆取决于胆也）。胆者，少阳春升之气。春气升，则万化安，故胆气春升，则余脏从之。胆气不升，则飧泄肠澼，不一而起矣。病从脾胃生者，三也。经云：天食人以五气，地食人以五味（臊气入肝，焦气入心，香气入脾，腥气入肺，腐气入肾也。酸先入肝，苦先入心，甘先入脾，辛先入肺，咸先入肾也）。五气入鼻，藏于心肺，上使五色修明，音声能彰（心主血，华于面，故五色修明。肺主气，发于声，故声音彰著）。五味入口，藏于肠胃，味有所藏，以养五气，气和而生，津液相成，神乃自生（气和而化生津液以成精，精气充而神自生，人生之道，止于是耳）。此谓之气者，上焦开发，宣五谷味，熏肤充身泽毛，若雾露之溉。气或乖错，人何以生。病从脾胃生者，四也。岂特四者，至于经云天地之邪气，感则害人五脏六腑及形气俱虚，乃受外邪，不因虚邪，贼邪不能独伤人。诸病从脾胃而生明矣。圣人旨意，重见叠出，详尽如此，且垂戒云：法于阴阳，和于术数（法，取法也，和调也。术数，修身养性之法也。天以阴阳化生万物，人以阴阳荣养一身，阴阳之道，顺之则生，逆之则死，故知道者，必法则于天地，和调于术数也）。饮食有节（所以养内），起居有常（所以养外），不妄作劳（保其天真），故能形与神俱，而尽终其天年，度百岁乃去。由是言之，饮食起居之际，可不慎哉。

论脾胃胜衰

东垣曰：胃中元气盛，则能食而不伤，过时而不肌，脾胃俱旺，则能食而肥，脾胃俱虚，则不能食而瘦，或少食而肥，虽肥而四肢不举，盖脾实而邪气盛也。又有善食而瘦者，胃伏火邪于气分，则能食，脾虚则肌肉削，即食㑊（音亦，尺脉缓涩，谓之解㑊。又，病名，善食而瘦，谓之食㑊）也。叔和云：多食亦肌虚，此之谓也。夫饮食不节则胃病，胃病则气短，精神少，而生大热，有时而显火

上行，独燎其面。黄帝《针经》云：面热者，足阳明病。胃既病，则脾无所禀受，脾为死阴，不主时也（位居中央，寄王四时，不得独主于时也），故亦从而病焉。形体劳役则脾病，脾病，则怠惰嗜卧，四肢不收，大便泄泻。脾既病，则胃不能独行津液，故亦从而病焉。大抵脾胃虚弱，阳气不能生长，是春夏之令不行，五脏之气不生。脾病则下流乘肾，土克水则骨乏无力，是为骨蚀（音食，亏败曰蚀。凡物侵蠹皆曰蚀）。令人骨髓空虚，足不能履地，是阴气重叠，此阴盛阳虚之证。大法云：汗之则愈，下之则死。若用辛甘之药滋胃，当升当浮，使生长之气旺。言其汗者，非正发汗也，为助阳也。夫胃病其脉缓，脾病其脉迟，且其人当脐有动气，按之牢若痛。若火乘土位，其脉洪缓，更有身热，心中不便之证。此阳气衰弱，不能生发，不当于五脏中用药法治之，当从"脏气法时论"中升降浮沉补泻法用药耳。如脉缓，病怠惰嗜卧，四肢不收，或大便泄泻，此湿胜，从平胃散。若脉弦，气弱自汗，四肢发热，或大便泄泻，或皮毛枯槁，发脱落，从黄芪建中汤。脉虚而血弱，于四物汤中摘一味或二味，以本显证中加之。或真气虚弱及气短脉弱，从四君子汤。或渴或小便闭涩，赤黄多少，从五苓散去桂，摘一二味加正药中。以上五药，当于本证中随所兼见证加减。假令表虚自汗，春夏加黄芪，秋冬加桂。如腹中急缩，或脉弦，加防风。急甚，加甘草。腹中窄狭，或气短者，亦加之。腹满气不转者勿加。虽气不转而脾胃中气不和者勿去，但加厚朴以破滞气，然亦不可多用，于甘草五分中加一分可也。腹中夯闷，此非腹胀，乃散而不收，可加芍药收之。如肺气短促或不足者，加人参、白芍药。中焦用白芍药，则脾中升阳，使肝胆之邪，

不敢犯也。腹中窄狭及缩急者去之。及诸酸涩药，亦不可用。腹中痛者，加甘草、白芍药。稼穑作甘，甘者己也。曲直作酸，酸者甲也。甲己化土，此仲景妙法也。腹痛兼发热，加黄芩。恶寒或腹中觉寒，加桂。怠惰嗜卧，有湿，胃虚不能食，或沉困或泄泻，加苍术。自汗，加白术。小便不利，加茯苓，渴亦加之。气弱者，加白茯苓、人参。气盛者，加赤茯苓、缩砂仁。气复不能转运，有热者，微加黄连。心烦乱，亦加之。小便少者，加猪苓、泽泻。汗多，津液竭于上，勿加之。是津液还入胃中，欲自行也。不渴，而小便闭塞不通，加炒黄柏、知母。小便涩者，加炒滑石。小便淋涩者，加泽泻。且五苓散治渴，而小便不利，无恶寒者，不得用桂。不渴而小便自利，妄见妄闻，乃瘀血证，用炒黄柏、知母，以除胸中燥热。窍不利而淋，加泽泻、炒滑石。只治窍不利者，六一散中加木通亦可。心脏热者，用钱氏方中导赤散。中满，或但腹胀者，加厚朴。气不顺，加橘皮。气滞，加青皮一、橘皮三。气短，小便利者，四君子汤中去茯苓，加黄芪以补之。如腹中气不转者，更加甘草一半。腹中刺痛，或周身刺痛者，或里急者，腹中不宽快是也，或虚坐而大便不得者，皆血虚也。血虚则里急，或血气虚弱而目睛痛者，皆加当归身。头痛者，加川芎。苦头痛，加细辛，此少阴头痛也。发脱落，及脐下痛，加熟地黄。予平昔调理脾胃虚弱，于此五药中加减。如五脏证中，互显一二证，各对证加药，无不验，然终不能使人完复。后或有因而再至者，亦由督任冲三脉为邪，皆胃气虚弱之所致也。法虽依证加减，执方疗病，不依《素问》法度耳。是以检讨《素问》、《难经》及《黄帝针经》中说，脾胃不足之源，乃阳气不足，阴气有余，当从六气不足，升降浮沉法，随证用药治之。盖脾胃不足，不同余脏，无定体故也。其治肝心肺肾，有余不足，或补或泻，惟益脾胃之药为切。经言至而不至，是为不及，所胜妄行，所生受病，所不胜薄之也（至，气至也。如春则暖气至，夏则热气至者是也。至而不至，谓时已至而气不至，此不及也。不及则所胜者妄行，所生者受病，所不胜者薄之。所生者，生我者也。如木不及则土无畏，所胜妄行也。土妄行则水受克，所生受病也。金因木衰而侮之，所不胜薄之也）。至而不至者，谓从后来者为虚邪，心与小肠来乘脾胃也。脾胃脉中见浮大而弦，其病或烦躁闷乱，或四肢发热，或口苦舌干咽干。盖心主火，小肠主热，火热来乘土位，乃湿热相合，故烦躁闷乱也。四肢者，脾胃也。火乘之，故四肢发热也。饮食不节，劳役所伤，以致脾胃虚弱，乃血所生病。主口中津液不行，故口干咽干也。病人自以为渴，医者治以五苓散，谓止渴燥而反加渴燥，乃重竭津液以至危亡。经云：虚则补其母。当于心与小肠中，以补脾胃之根蒂也。甘温之药为之主，以苦寒之药为之使，以酸味为之臣佐。以其心苦缓，急食酸以收之。心火旺，则肺金受邪，金虚则以酸补之，次以甘温及甘寒之剂，于脾胃中泻心火之亢盛，是治其本也。所胜妄行者，言心火旺，能令母实。母者，肝木也。肝木旺，则挟火势无所畏惧而妄行也。故脾胃先受之，或身体沉重，走注疼痛，盖湿热相搏而风热郁而不得伸，附著于有形也。或多怒者，风热下陷于地中也。或目病而生内障者，脾裹血，胃主血，心主脉，脉者血之府也。或云心主血。又云肝主血，肝之窍开于目也。或妄见妄闻，起妄心，夜梦亡人，四肢满闭，转筋，皆肝木火盛而为邪也。或生痿，或生痹，或生厥，或中风，或生恶疮，或作肾痿，或为上热下寒，为邪不一，皆以热不得升长，而木火遏于有形中也。所生受病者，言肺受土火木之邪，而清肃之气伤，或胸满，少气短气者，肺主诸气，五脏之气皆不足，而阳道不行也。或咳嗽，寒热者，湿热乘其内也。所不胜薄之者，水乘木之妄行，而反来侮土，故肾入心为汗，入肝为泣，入脾为涎，入肺为痰，为嗽为涕为嚏，为水出鼻也。一说下元土盛克水，致督任冲三脉盛，火旺煎熬，令水沸腾而乘脾肺，故痰涎唾出于口也。下行为阴汗，为外肾冷，为足不任地，为脚下隐痛，或水附木势而上，为眼涩为眵（侈支切，音鸱，目伤眦也），为冷泪，此皆由肺金之虚而寡于畏也。夫脾胃不足，皆为血病，是阳气不足，阴气有余，故九窍不通。诸阳气根于阴血中，阴血受火邪则阴盛，阴盛则上乘阳分，而阳道不行，无生发升腾之气。夫阳气走空窍者也，阴气附形质者也。如阴气附于土，阳气升于天，则各安其分也。今所立方中，有辛甘温药者，非独用也。复有甘苦大寒之剂，亦非独用也。以火酒二制为之，使引甘苦寒药至顶而复入于肾肝之下，此所谓升降浮沉之道，自耦①而奇，奇而至耦者也（阳分奇，阴分耦）。泻阴火，以诸风药升发阳气，以滋肝胆之用，是令阳气生上出于阴分。末用辛甘温药接其升药，使大发散于阳分，而令走九窍也。经云：食入于胃，散精于肝，淫气于筋，食入于胃，浊气归心，淫精于脉，脉气流经，经气归于肺，肺朝百脉，输精于皮毛，毛脉合精，行气于腑。且饮食入胃，先行阳道，而阳气升浮也。浮者，阳气散满皮毛。升者，充塞头顶，则九窍通利也。若饮食不节，损其胃气，不能克化，散于肝，归于心，溢于肺，食入则昏冒欲睡，得卧则食在一边，气暂得舒，是知升发之气不行者此也。经云：饮入于胃，游溢精气，上输于脾，脾气散精，上归于肺。病人饮入胃，遽觉至脐下，便欲小便，由精气不输于脾，不归于肺，则心火上攻，使口燥咽干，是阴气大盛，其理甚易知也。况脾胃病，则当脐有动气，按之牢若痛，有是者乃脾胃虚，无是则非也，亦可作明辨矣。

论大肠小肠五脏
皆属于胃胃虚则俱病

东垣曰：《针经》云：手阳明大肠、手太阳小肠皆属足阳明胃。小肠之穴在巨虚下廉（骨下侧也），大肠之穴在巨虚上廉（上侧也）。此二穴皆在足阳明胃，三里穴下也（三里穴，膝下三寸也。上廉，里下三寸也。下廉，上廉下三寸也）。大肠主津，小肠主液，大肠小肠受胃之荣气，乃能行津液于上焦，溉灌皮毛，充实腠理。若饮食不节，胃气不及，大肠小肠，无所禀受，故津液涸竭焉。《内经》云：耳鸣耳聋，九窍不利，肠胃之所生也。此胃弱不能滋养手太阳小肠、手阳明大肠，故有此证。然不止从胃弱而得之，故圣人混言肠胃之所生也。或曰：子谓混言肠胃所生，亦有据乎。予曰："玉机真藏论"云：脾不及，令人九窍不通。谓脾为死阴，受胃之阳气，能上升水谷之气于肺，上充皮毛，散入四脏。今脾无所禀，不能行气于脏腑，故有此证。此则脾虚九窍不通之谓也。虽言脾虚，亦胃之不足所致耳。此不言脾，不言肠胃，而言五脏者，又何也？予谓此说与上二说无以异也。盖谓脾不受胃之禀命，致五脏所主九窍不能上通天气，皆闭塞不利也。故以五脏言之，此三者止是胃虚所致耳，然亦何

① 耦　双数。用同"偶"。

止于此，胃虚则五脏六腑、十二经、十五络、四肢皆不得营运之气，而百病生焉，岂一端能尽之乎。

论脾胃虚则九窍不通

东垣曰：真气又名元气，乃先身生之精气也，非胃气不能滋之。胃气者，谷气也，荣气也，运气也，生气也，清气也，卫气也，阳气也。又天气，人气，地气，乃三焦之气。分而言之则异，其实一也，不当作异名异论而观之。饮食劳役所伤，自汗，小便数，阴火乘土位，清气不生，阳道不行，乃阴血伏火。况阳明胃土，右燥左热，故化燥火而津液不能停，且小便与汗，皆亡津液，津液至中宫，变化为血也。脉者，血之腑也。血亡则七神何依？百脉皆从此中变来也。人之百病，莫大于中风。有汗则风邪客之，无汗则阳气固密，腠理闭拒，诸邪不能伤也。或曰：经言阳不胜其阴，则五脏气争，九窍不通。又脾不及则令人九窍不通，名曰重强。又五脏不和，则九窍不通。又头痛耳鸣，九窍不通利，肠胃之所生也，请析而解之。答曰：夫脾者，阴土也。至阴之气，主静而不动。胃者，阳土也，主动而不息。阳气在于地下，乃能生化万物，故五运在上，六气在下，其脾长一尺掩太仓，太仓者胃之上口也。脾受胃禀，乃能熏蒸腐熟五谷者也。胃者，十二经之源，水谷之海也，平则万物安，病则万物危。五脏之气，上通九窍，五脏禀受气于六腑，六腑受气于胃。六腑者，在天为风寒暑湿燥火，此无形之气也。胃气和平，荣气上升，始生温热。温热者，春夏也。行阳二十五度，六阳升散之极。下而生阴，阴降则下行，为秋冬。行阴道为寒凉也。胃既受病，不能滋养，故六腑之气已绝，致阳道不行，阴火上行。五脏之气，各受一腑之化，乃能滋养皮肤、血脉、筋骨，故言五脏之气已绝于外，是六腑生气先绝，五脏无所禀受，而气后绝矣。肺本收下，又主五气，气绝则下流与脾土叠于下焦，故曰重强。胃气既病则下溜。经云：湿从下受之。脾为至阴，本乎地也。有形之土，下填九窍之源，使不能上通于天，故曰：五脏不和，则九窍不通。胃者，行清气而上，即地之阳气也。积阳成天，曰清阳出上窍，曰清阳实四肢，曰清阳发腠理者也。脾胃既为阴火所乘，谷气闭塞而下流，即清气不升，九窍为之不利。胃之一腑病，则十二经元气皆不足也。气少则津液不行，津液不行则血亏，故筋骨皮肉血脉皆弱，是气血俱羸弱矣。劳役动作，饮食饥饱，可不慎乎。凡有此病者，虽不变易他疾，已损其天年，更加之针灸用药差误，欲不夭枉，得乎？

论胃虚脏腑经络
皆无所受气而俱病

东垣曰：夫脾胃虚，则湿土之气溜于脐下，肾与膀胱受邪。膀胱主寒，肾为阴火，二者俱弱，润泽之气不行。大肠者，庚也，燥气也，主津；小肠者，丙也，热气也，主液。此皆属胃，胃虚则无所受气而亦虚，津液不濡，睡觉口燥咽干，而皮毛不泽也。甲胆，风也，温也，主生化周身之血气；丙小肠，热也，主长养周身之阳气。亦皆禀气于胃，则能浮散也，升发也。胃虚则胆及小肠温热生长之气俱不足，伏留于有形血脉之中，为热病，为中风，其为病不可胜纪。青赤黄白黑，五腑皆滞。三焦者，乃下焦元气生发之根蒂，为火乘之，是六腑之气俱衰也。腑者，府库之府，包含五脏及形质之物而藏焉。且六腑之气，外无所主，内有所受，感天地之风气而生甲胆，感暑气而生丙小肠，感湿化而生戊胃，感燥气而生庚大肠，感寒气而生壬膀胱，感天一之气而生三焦，此实父气无形也。风寒暑热燥火，乃温热寒凉之别称也。行阳二十五度，右迁而升浮降沉之化也。其虚也，皆由脾胃之弱。以五脏论之，心火亢甚，乘其脾土，曰热中。脉洪大而烦闷。《难经》云：脾病当脐有动气，按之牢若痛，动气筑筑然①，坚牢如有积而硬，若似痛也，甚则亦大痛，有是则脾虚病也，无则非也。更有一辨，食入则困倦，精神昏冒而欲睡者，脾亏弱也。且心火太盛，左迁入于肝木之分，风湿相搏，一身尽痛，其脉洪大而弦时缓，或为眩运战摇，或为麻木不仁，此皆风也。脾病，体重节痛，为痛痹，为寒痹，为诸湿痹，为痿软失力，为大疽大痈，若以辛热助邪，则为热病，为中风，其变不可胜纪。木旺运行北越，左迁入地，助其肾水，水得子助，入脾为痰涎，自入为唾，入肝为泪，入肺为涕，乘肝木而反克脾土明矣。当先于阴分，补其阳气升腾，行其阳道而走空窍。次加寒水之药降其阴火，黄柏、黄连之类是也。先补其阳，后泻其阴，脾胃俱旺，而复于中焦之本位，则阴阳气平矣。火曰炎上，水曰润下。今言肾主五液，上至头，出于空窍，俱作泣涕汗涎唾者，何也？曰：病痫者，涎沫出于口，冷汗出于身，清涕出于鼻，皆阳跷、阴跷、督、冲四脉之邪上行，肾水不任煎熬，沸腾上行为之也。此奇邪为病，不系五行阴阳十二经所拘。当从督冲二跷四穴中，奇邪之法治之。五脏外有所主，内无所受，谓外主皮毛血脉肌肉筋骨及各空窍是也。若胃气一虚，无所禀受，则四脏经络皆病，况脾全藉胃土平和，则有所受而生荣周身，四脏皆旺，十二神守职，皮毛固密，筋骨柔和，九窍通利，外邪不能侮也。

论胃虚元气不足诸病所生

东垣曰：夫饮食劳役皆自汗，乃足阳明化燥火，津液不能停，故汗出小便数也。邪之大者，莫若中风。风者，百病之长，善行而数变。虽然无虚邪，则风雨寒不能独伤人，必先中虚邪，然后贼邪得入矣。至于痿厥逆，皆由汗出而得之也。且冬，阳气伏藏于水土之下，如非常泄精，阳气已竭，则春令从何而得，万化俱失所矣。在人则饮食劳役，汗下时出，诸病遂生。予所以谆谆如此者，盖欲人知所慎也。

论忽肥忽瘦

东垣曰：《黄帝针经》云：寒热少气，血上下行。夫气虚不能寒，血虚不能热，血气俱虚，不能寒热。而胃虚不能上行，则肺气无所养，故少气。卫气既虚，不能寒也，下行乘肾肝，助火为毒，则阴分气衰血亏，故寒热少气。血上下行者，足阳明胃之脉衰，则冲脉并阳明之脉上行于阳分，逆行七十二度，脉之火大旺，逆阳明脉中血上行，其血冲满于上，若火时退伏于下，则血下行，故言血上下行，俗谓之忽肥忽瘦者是也。经曰：热伤气。又曰：壮火食气。故脾胃虚而火胜，则必少气不能卫护皮毛，通贯上焦之气而短少也。阴分血亏，阳分气削。阴阳之分，周身血气俱少，不能寒热，故言寒热少气也。《灵枢经》云：上焦开发，宣五谷味，熏肤充身泽毛，若雾露之溉。此则胃气平而上行也。

论天地阴阳生杀之理
在升降浮沉之间

东垣曰："阴阳应象论"云：天以阳

① 筑筑然 跳动貌。按"筑"，捣动。

生阴长，地以阳杀阴藏。岁以春为首，正正也，寅引也。少阳之气始于泉下，引阴升而在天地人之上，即天之分。百谷草木，皆甲折于此时。至立夏，少阴之火炽于太虚，则草木盛茂，垂枝布叶，乃阳之用，阴之体。此所谓天以阳生阴长。经言：岁半以前，天气主之，在乎升浮也。至秋而太阴之运，初自天而下逐，阴降而彻地，则金振燥令，风厉霜飞，品物咸殒，其枝独在，若乎毫毛。至冬则少阴之气复伏于泉下，水冰地坼，万类周密，阴之用，阳之体也。此所谓地以阳杀阴藏。经言：岁半以后，地气主之，在乎降沉也。至于春气温和，夏气暑热，秋气清凉，冬气冷冽，此则正气之序也。故曰：履端于始，序则不愆，升已而降，降已而升，如环无端，运化万物，其实一气也。设或阴阳错综，胜复之变，自此而起，万物之中，人一也，呼吸升降，效象天地，准绳阴阳。盖胃为水谷之海，饮食入胃，而精气先输脾归肺，上行春夏之令，以滋养周身，乃清气为天者也。升已而下输膀胱，行秋冬之令，为传化糟粕，转味而出，乃浊阴为地者也。若夫顺四时之气，起居有时，以避寒暑，饮食有节，及不暴喜怒，以颐神志，常欲四时均平，而无偏胜则安。不然损伤脾，真气下溜，或下泄而久不能升，是有秋冬而无春夏，乃生长之用，陷于殒杀之气，而百病皆起。或久升而不降，亦病焉。于此求之，则知履端之义矣。

论阴阳寿夭皆脾胃所为

东垣曰："五常政大论"云：阴精所奉，其人寿。阳精所降，其人夭。夫阴精所奉者，上奉于阳，谓春夏生长之气也。阳精所降者，下降于阴，谓秋冬收藏之气也。且如地之伏阴，其精遇春而变动，升

腾于上，即曰生发之气。升极而浮，即曰蕃秀之气。此六气右迁于天，乃天之清阳也。阳主生，故寿。天之元气，其精遇秋而退降坠于下，乃为收敛殒杀之气，降极而沉，是为闭藏之气，此五运左迁入地，乃地之浊阴也。阴主杀，故夭。根于外者，名曰气化，气止则化绝。根于内者，名曰神机，神去则机息。皆不升而降也。地气者，人之脾胃也。脾主五脏之气，肾主五脏之精，皆上奉于天，二者俱主生化，以奉升浮，是知春生下长[①]，皆从胃中出也。故动止饮食，各得其所，必清必净，不令损胃之元气，下乘肾肝，及行秋冬殒杀之令，则亦合于天数耳。

论五脏之气交变

东垣曰："五脏别论"云：五气入脾，藏于心肺。《难经》云：肺主鼻，鼻和则知香臭。洁古云：视听明而清凉，香臭辨而温暖。此内受天之气，而外利于九窍也。夫三焦之窍开于喉，出于鼻，鼻乃肺之窍，此体也，其闻香臭者用也。心主五臭舍于鼻。盖九窍之用，皆禀长生为近，心长生于酉，酉者肺，故知鼻为心之所用，而闻香臭也。耳者，上通天气，肾之窍也。乃肾之体而为肺之用。盖肺长生于子，子乃肾之舍，而肺居其中而能听音声也。一说，声者天之阳，音者天之[②]阴，在地为五律，在人为喉之窍，在口乃三焦之用。肺与心合而为言，出于口也。此口心之窍，开于舌为体，三焦于肺为用，又不可不知也。肝之窍通于目，离为火，能耀光而见物，故分别五色也。肝为之舍，肾主五精，鼻藏气于心肺，故曰主百脉而行阳道。经云：脱气者目盲，脱精者耳

---

① 春生下长　"下"当作"夏"。
② 之　原讹作"子"，今改。

聋。心肺有病而鼻为之不利，此明耳目口鼻为清气所奉于天，而心劳胃损，则受邪也。

论安养心神调治脾胃

东垣曰："灵兰秘典论"云：心者，君主之官，神明出焉。凡怒忿悲思恐惧，皆损元气。夫阴火之炽盛，由心生凝滞，七情不安故也。心脉者神之舍，心君不安，化而为火。火者，七神之贼也。故曰阴火太盛，经营之气不能颐养于神，乃脉病也。神无所养，津液不行，不能生血脉也。心之神，真气之别名也。得血则生，血生则脉旺。脉者，神之舍。若心生凝滞，七情离形，而脉中唯有火矣。善治斯疾者，惟在调和脾胃，使心无凝滞，或生欢欣，或逢喜事，或天气暄和，居温和之处，或食滋味，或眼前见欲爱事，则慧然如无病矣，盖胃中元气得舒伸故也。

论脾胃虚不可妄用吐药

东垣曰："六元政纪论"云：木郁则达之者，盖木性当动荡轩举，是其本体，今乃郁于地中，无所施为，即是风失其性。人身有木郁之证者，当开通之。乃可用吐法，以助风木，是木郁则达之之义也。又说木郁达之者，盖谓木初失其性，郁于地中，今既开发，行于天上，是发而不郁也。是木复其性也，有余也，有余则兼其所胜，脾土受邪，见之于木郁达之条下。不止此一验也。又厥阴司天，亦风木旺也。厥阴之胜，亦风木旺也，俱是脾胃受邪，见于上条。其说不同，或者不悟木郁达之四字之义，反作木郁治之，重实其实，脾胃又受木制，又复其木，正谓补有余而损不足也。既脾胃之气先已不足，岂不因此而重绝乎？再明胸中窒塞当吐，气口三倍大于人迎，是食伤太阴，上部有

脉，下部无脉，其人当吐不吐则死。以其下部无脉，知其木郁在下也。塞道不行，而肝气下绝矣。兼肺金主塞而不降，为物所隔，金能克木，肝木受邪，食塞胸咽，故曰在下者因而越之。仲景云：食烦，以瓜蒂散吐之。如经汗下，谓之虚烦，又名懊憹（痛悔也），烦躁不得眠，知其木郁也，以栀子豉汤吐之。昧者将隔咽不通，上支两胁腹胀，胃虚不足，乃浊气在上，则生䐜胀之病，吐之。况胃虚必怒，风木已来，乘陵[①]胃中，《内经》以铁落坠之，岂可反吐，助其风木之邪。不宜吐而吐，其差舛如天地之悬隔。大抵胸中窒塞，烦闷不止者，宜吐之耳。

论脾胃弱不可概用克伐

罗谦甫曰：脾胃弱而饮食难任者，不可以概用克伐之剂。宜钱氏异功散补之，自然能食。设或嗜食太过伤脾而痞满呕逆，权用枳实丸一服，慎勿多服。娄氏曰：予尝治翁氏久疟，食少汗多，先补剂加黄连、枳实月余，食反不进，汗亦不止。因悟谦甫此言，遂减去枳、连，纯用补剂，又令粥多于药而食进，又于原方内加附子三分半，一服而愈。

论余脏邪偏胜亦能损伤脾胃

李氏曰：脾胃为五脏主，若风寒暑湿燥一气偏胜，亦能损伤。假如脉弦，风邪所胜，胃风汤、黄芪建中汤、三白汤。脉洪，热邪所胜，泻黄散、清胃散、调胃承气汤。脉涩，燥邪所乘，八珍汤、钱氏白术散。脉沉细，寒邪所乘，益黄散、人参养胃汤丸、附子理中汤丸、补真丸。脉缓濡无力，或时隐伏，正气虚而损也，四君子汤、参苓白术散。脉缓太过，湿邪自甚

① 陵 侵犯。《玉篇·阜部》："陵，犯也。"

也，平胃散。

论用药寒热

方氏曰：脾胃虚弱，不能运化水谷，初时则为寒湿，宜用辛香燥热之剂以散之。丹溪曰：《局方》用燥药，为劫湿病也。湿得燥则豁然而收。苟饮食停积日久，湿能生热，热化为火，火能伤气耗血，则为燥热，宜用辛甘苦寒之剂以润之。

脉　法

脉浮滑而疾者，食不消，脾不磨。阳脉滑而紧，滑则胃气实，紧则脾气伤，得食不消者，此脾不和也。

治脾胃不和方

平胃散　治脾胃不和，不思饮食，心腹胁肋胀满刺痛，口苦无味，胸满短气，呕哕恶心，噫气吞酸，面色痿黄，肌体瘦弱，怠惰嗜卧，体重节痛，常多自利，或发霍乱，及五噎八痞，膈气反胃。

苍术米泔浸，五两　陈皮去白　厚朴去粗皮，姜制，各三两三钱　甘草炙，二两

上咬咀，每服五钱，入生姜二片、枣一枚，水煎，温服不拘时。或去姜、枣，带热空心食前服。常服调气暖胃，化宿食，消痰饮，辟风寒冷湿，四时非节之气。如小便赤涩，加白茯苓、泽泻；如米谷不化，食饮多伤，加枳实；如胸中气不快，心下痞塞，加枳壳、木香，或加砂仁、香附；如脾胃困弱，不思饮食，加黄芪、人参；如心下痞闷，腹胀者，加厚朴，甘草减半；如遇夏，则加炒黄芩；如遇雨水湿润，则加茯苓、泽泻；如有痰，加半夏、陈皮；如嗽，饮食减少，脉弦细，加黄芪、当归；如脉洪大缓，加黄芩、黄连；如大便硬，加大黄三钱，芒硝

二钱，先嚼面炒桃仁烂，以药送下；若泻脾湿，加白术、茯苓、丁香，为调胃散，一法加藿香、半夏；若水气肿满，加桑白皮；若妇人赤白带下，加黄芪；若酒伤，加丁香；若饮冷伤食，加高良姜；若滑肠泄泻，加肉豆蔻；若风痰，四肢沉困，加荆芥；若腿膝冷痛，加牛膝；若腿膝湿痹，加菟丝子；若浑身虚肿拘急，加地骨皮；若胃寒呕吐，加生姜，一方加茯苓、丁香；若气不舒快，中脘痞塞，加砂仁、香附三两，生姜煎服；若疟疾寒热，加柴胡；若小肠气痛，加苦楝、茴香；若白痢，加吴茱萸；若赤痢，加黄连；若转筋霍乱，加樟木皮，加干姜，为厚朴汤。与五苓散相半，为对金饮子；与益元散相合，为黄白散；加藿香、半夏，为不换金正气散。与钱氏异功散相合，为调胃散。

丹溪曰：或问：平胃散之温和，可以补养胃气乎？予曰：苍术性燥气烈，行湿解表，甚为有功。厚朴性温散气，非胀满实急者不用，承气用之可见矣。虽有陈皮、甘草之甘缓甘辛，亦是决裂耗散之剂，实无补土之利。经谓土气太过曰敦阜，亦能为病。况胃为水谷之海，多气多血，故因其病也用之，以泻有余之气，使之平耳。又须察其挟寒气，得寒物者，而后投之。胃气和平，便须却药。谓之和者，初非补之之谓，岂可以为补剂而常用之乎。或曰：调胃承气亦治胃病，谓之调者，似与平胃之平意义相近，何用药之相远也。予曰：调胃承气，治热中下二焦药也。经云：热淫于内，治之咸寒，佐以苦甘。功在乎导利，而行之以缓。平胃散止治湿，上焦药也。经曰：湿上甚而热，治以苦温，佐以甘辛，以汗为效而止。或曰：治湿不利小便，非其治也。此非仲景法耶，何子言之悖也。予曰：淡渗治湿，因有湿在中下二焦，今湿在上，宜以微汗

而解，不欲汗多，故不用麻黄、葛根辈耳。

调胃散　治阴阳气不和，三焦痞膈，腹胀满，呕吐恶心，痰嗽，手足虚肿，及五种膈气噎塞，脾胃不和，饮食减少。

厚朴姜制　陈皮去白　半夏姜汁制　藿香　甘草炙，各二两

上为细末，每服四钱，加生姜三片，水煎，食前温服。

枳缩二陈汤　理脾胃，顺气，宽膈，消痰饮。

砂仁　枳实　半夏　陈皮　茯苓　甘草炙，各一钱

上锉一服，加生姜五片，水煎，温服。

参苓平胃散　治脾胃不和，不思饮食，心腹胁肋胀满刺痛，口苦无味，胸满短气，呕哕恶心，噫气吞酸，面色萎黄，肌体瘦弱，怠惰嗜卧，体重节痛，常多自利，或发霍乱，及五噎八痞，膈气反胃，俱宜服之。

苍术米泔浸，八两　厚朴姜制　橘皮各五两甘草炙　人参　茯苓各二两

上㕮咀，每服六钱，加生姜三片、枣一枚，水煎，温服不拘时。　一方枣肉丸如小豆大，每服五十丸，姜汤下。

加味调中健脾汤

白术　苍术　厚朴　陈皮　茯苓各一钱　半夏　枳实各八分　人参七分　甘草五分

上锉，加生姜三片，水煎，食远温服。如头目眩痛，加川芎、白芷各一钱；如左胁气滞，加青皮、柴胡各一钱；如右胁痛，加枳壳一钱；如饮食肉物所伤，加神曲、麦芽、山楂各八分；如恶心呕哕，加藿香、砂仁各八分；如肺经有热，加黄芩七分；如小便涩，加栀子炒八分；如相火动，加黄柏、知母炒各八分；如大便

涩，加黄芩、当归各一钱；如脾热，加芍药一钱。

香砂养胃汤　理脾胃，逐寒邪，止呕吐。

茯苓一钱　陈皮　半夏泡　厚朴姜汁炒　苍术　砂仁　藿香各五分　人参四分　甘草炙，三分

上锉，水二钟、姜三片、枣一枚煎服。

醒脾育胃汤　治中焦之气不足，食后虚痞吞酸，完谷不化。

人参　白术　白茯苓各一钱　苍术　厚朴　陈皮　半夏　白芍药　砂仁　藿香　麦芽各八分　枳实五分

上锉，加生姜三片、枣二枚，水煎，食远服。

二陈加白苍楂芎汤　恶食者，胸中有物，导痰补脾。

白术　苍术　山楂　川芎　半夏　陈皮　茯苓　甘草

上加生姜，水煎服。

加味枳术丸　常服补益脾胃，调理脏腑。

白术四两，补脾胃为君　枳实通胃滞气，麸炒，二两　人参润肺安心，开脾助胃，二两　陈皮去白，二两，行气益脾　甘草炙，一两，健脾和中，斯四味为臣　川归酒洗，二两脾胃多气少血，以此润之白芍药三两，伐肝木，扶脾土　香附米童便浸，二两，开郁行气　黄连姜汁炒，二两，厚肠胃，去火，四味为佐　葛根一两五钱，足太阴阳明二经引药

上为细末，神曲糊为丸如桐子大，半饱半饥时白汤下百丸。

三补枳术丸　化痰清热，消食顺气，补脾胃。

白术二两　枳实麸炒　黄柏　青盐炒陈皮去白，各一两　贝母八钱　白茯苓五钱　黄连五钱　黄芩酒炒，五钱　山楂肉五钱　麦芽炒，三钱砂仁一钱　香附醋浸一宿，三钱

一方有神曲炒五钱。一方有苍术一两。

上为细末，荷叶煮饭为丸如桐子大，每服七八十丸，食后姜汤下。有热，茶汤下。

蒳按：人之精血元气，皆因谷气而生。脾乃肺之母，母实子盛，顺气消痰，理以类应。

香砂枳术丸　治脾胃虚弱，饮食减少，胸膈痞闷。

白术二两　枳实麸炒，一两　砂仁　香附各五钱

上为细末，荷叶煨饭丸如桐子大，每服五十丸，食远白汤下。

加味枳术丸　治痞消食，化痰止嗽，宽中利膈，助胃和脾。

白术二两　枳实麸炒　半夏姜制　神曲炒　麦芽炒　山楂各一两　陈皮　姜黄各五钱　木香不见火，二钱半

上为末，蒸饼打糊和丸如桐子大，每服七八十丸，食远姜汤下。

健脾丸　健脾胃，进饮食，养脾阴。

白术炒，五两　白茯苓　白芍药炒　陈皮洗净，不去白　半夏泡七次，各三两　神曲炒　山楂肉　当归身酒洗　川芎各二两　人参一两

上为细末，用荷叶汤浸，老米擂作糊，煮令极熟，和药捣丸如桐子大，每服百丸，食后白汤下，日二次。

加味健脾丸　治痰涎多食，肚腹饱胀，清热和中。

人参　白术焙　半夏汤泡　砂仁各一两　茯苓　青皮去穰　枳实麸炒　山楂去核，各一两半　陈皮炒　神曲炒黄色　香附子炒　麦芽炒净末　厚朴姜汁炒　苍术米泔浸，晒干，各二两　甘草炙，七钱

上共为末，用荷叶煮陈仓米饭，或仓米磨粉煮粥，丸如绿豆大，每服六七十丸，白米饮送下。

加味健脾丸

白术微炒，五两　陈皮洗净，存白　半夏姜汁泡七次，各三两　神曲炒　山楂蒸，去核　归身酒洗　白芍药炒　白茯苓各二两　川芎小者佳　黄连姜汁炒，各一两半　香附童便浸　枳实麸炒　甘草炙，各一两

上为末，荷叶包老米，慢火上蒸熟捣，丸赤小豆大，食后服八九十丸。

思食调中丸　治脾胃久弱，饮食不运，气滞，胸膈痞闷，呕逆痰水。

白术米泔浸，二两　人参七钱　木香五钱　砂仁去壳　香附米　橘皮　半夏曲炒　神曲炒　麦芽炒，各一两　炙甘草四钱

上为末，黄米粉打糊，为丸如桐子大，每服一百丸，食前白滚汤下。

宽中进食丸　滋形气，喜饮食。

大麦芽一两　半夏　猪苓去黑皮，各七钱　草豆蔻仁　神曲炒，各五钱　枳实麸炒，四钱　橘皮　白术　白茯苓　泽泻各二钱　缩砂仁一钱五分　干生姜　甘草炙　人参　青皮各一钱　木香五分

上为细末，汤浸蒸饼为丸如桐子大，每服三十丸，食后温米饮送下。

白术和胃丸　治病久厌厌不能食，而脏腑或结或溏。此胃气虚弱也，常服则和中理气，消痰去湿，和脾胃，进饮食。

白术一两二钱　半夏汤泡七次　厚朴姜制，各一两　陈皮去白，八钱　人参九钱　甘草炙，三钱　枳实麸炒　槟榔各一钱三分　木香一钱

上为细末，生姜汁浸蒸饼为丸如桐子大，每服三十丸，食远温水下。一方无人参，名和中丸。

和中丸　开胃进食。

人参一钱　白术三钱　陈皮一钱　甘草炙，三钱　干生姜一钱　木瓜一枚

上为末，蒸饼丸如桐子大，每服三五十丸，食前白汤下。

紫霞丹　宽中进食。

苍术半斤，米泔浸一宿　厚朴五两，姜制
陈皮五两　甘草炙，三两　香附子四两，米泔
水浸

上为末，神曲糊丸如弹子大，每服一
丸，姜汤下。

健脾补胃丸　此药和而平，甘而缓，
可以常服。

白术四两　山楂去核，三两，微炒　白芍
药冬月酒炒，余月酒润晒干　广陈皮去白，各一两
七钱贝母去心，一两

上为细末，以神曲调为膏，作糊丸如
绿豆大，每服三四十丸，食远白汤、米饮
任下。

加减保和丸　消痰利气，扶脾胃，进
饮食。

山楂　神曲炒　半夏汤泡七次　茯苓
香附酒浸　厚朴姜制，各三两　陈皮洗　连翘
萝卜子　黄芩　黄连酒浸炒，各二两　白术
五两　苍术米泔浸　枳实麸炒，各一两

上为末，姜汁打面糊为丸如桐子大，
每服五十丸，渐加至七八十丸，食后茶汤
任下。

一方　治脚气瘦倦，不思饮食。

白术二两　苍术　陈皮　黄连　黄柏
半夏各半两　香附　白芍药各一两　扁柏七
钱半

上为末，姜汁糊丸服。

一方　治忧抑伤脾，不思饮食。

黄连炒　芍药酒炒　香附各一两　滑石
六两　甘草一两　红曲二两

上为细末，姜汁浸炊饼为丸如桐子
大，每服五六十丸，食后白汤下。

治脾胃虚弱方

四君子汤　治脾胃气虚。

人参　白术　白茯苓各一钱　甘草炙，
五分

上作一剂，姜、枣、水同煎服。加陈
皮等分，名异功散。

六君子汤　治脾胃不和，不进饮食。

人参　白术　茯苓　甘草炙　陈皮
半夏各一钱

上锉，加生姜，水煎服。去半夏，名
异功散。

参苓白术散　治脾胃虚弱，饮食不
进，或致呕吐泄泻，及大病后调助脾胃，
此药最好。

人参　白术　白茯苓　山药微炒，各一
两　莲肉去心　薏苡仁各五钱　白扁豆炒
甘草炙，各七钱　桔梗　砂仁各三钱

上为细末，每服二钱，煎枣汤调下，
或枣肉丸，米饮下亦可。

七珍散　开胃进食，补脾养气。

人参　白术　黄芪蜜炙　山药炒　白
茯苓　粟米微炒　甘草炙，各等分

上为末，每服二钱，姜、枣煎服。如
不思饮食，加白扁豆一两，名八珍散。此
药温平不热，常服饮食自倍。

六神汤　治伤寒虚羸，不思饮食。

人参　白术　黄芪各一两　白茯苓
枳壳炒，各半两　一方用枳实　甘草炙，二钱

上为末，每服五钱，姜、枣同粳米合
许同煎，食前服。

钱氏白术散　治诸病虚热烦渴，津液
内耗，不问阴阳，皆可服之。

人参　白术　茯苓　甘草　木香　藿
香各一两　干葛二两

上为粗末，每服三钱至五钱，水一盏
煎至五分，温服。如饮水者，多煎与之，
无时。如不能食而渴，洁古先师倍加葛
根；如能食而渴，白虎汤加人参服之。

钱氏异功散　治脾胃虚弱，难任饮
食。

人参　白术　白茯苓　甘草炙　橘皮
木香各等分

上锉，每服五钱，加生姜三片、枣一枚，水煎，温服。

加减二陈汤 调理脾胃。

白术 茯苓各一钱 人参 陈皮去白 半夏泡 砂仁 麦芽各五分 甘草炙，三分

上锉，加生姜三片，水煎服。如闻食气则呕，只以二陈加砂仁一钱，青皮五分；如有气，本方减白术，去人参，加神曲、青皮；伤食饱闷，加山楂、枳实炒各五分；有痰火吞酸之证，加黄连姜汁炒五分；伤冷食不消，肚痛溏泻，加神曲。

和中散 和胃气，止吐泻。

石莲肉 白茯苓各二钱半 人参 白术 藿香 木香 白扁豆炒 天麻 甘草炙，各五钱

上㕮咀，每服四钱，加生姜三片，水煎服。

增损白术散 生津止渴，顺气下痰。

人参 白术 茯苓 葛根 藿香 木香各一两 陈皮二两 干生姜一钱

上㕮咀，每服一两，水煎，温服。

人参启脾汤 治脾胃虚弱，不进饮食，此药最效。

人参三钱 白术二钱 橘红一钱半 茯苓 半夏姜制 藿香 砂仁各一钱 神曲炒 麦芽炒 黄连微炒 甘草炙，各七分 木香五分

上锉一服，用水二钟加生姜三片、枣二枚，煎至一钟，食远服。口渴，加干葛一钱；头痛，加川芎一钱；腹痛，加苍术一钱；恶心呕吐，加白豆蔻一钱。

木香启中汤 补脾胃，进饮食，宽中顺气。

人参 白术 茯苓 陈皮 半夏姜制 木香 香附子 枳壳麸炒 缩砂 白豆蔻 甘草炙，各八分

上㕮咀作一服，用水二钟加生姜五片、枣一枚，煎至八分，去柤，食远温服。

藿香安胃散 治脾胃虚弱，不能饮食，呕吐，不待腐熟。

藿香 丁香 人参各二钱半 橘红半两

上㕮咀，加生姜三片，水煎，温服不拘时。

八珍汤 和血气，理脾胃。

当归 芍药 川芎 熟地黄 人参 白茯苓 砂仁 甘草

上㕮咀，每服三钱，加生姜七片、枣三枚，水煎，空心服。

橘皮竹茹汤 治胃热多渴，呕哕不食。

人参 甘草炙，各三两 赤茯苓 橘皮去白 半夏汤泡 麦门冬去心 枇杷叶 青竹茹各一两

上㕮咀，每服四钱，水一盏、生姜五片煎至七分，不拘时服。

凝神散 病后收敛胃气，清凉肌表。

人参 白术 茯苓 山药各一钱 粳米 扁豆炒 知母 生地黄 甘草炙，各五钱 淡竹叶 地骨皮 麦门冬各二钱半

上㕮咀，每服五钱，生姜三片、枣一枚、水煎，温服。

养胃进食丸 治脾胃虚弱，饮食减少，胸膈痞闷等证。

人参 茯苓 白术 甘草炙 陈皮 厚朴姜制，各三两 苍术焙，五两 麦芽炒 神曲炒，各一两半

上为细末，面糊丸如桐子大，每服三十丸，空心生姜汤下。

健脾丸 养脾进食，调理胃气，和养荣卫。

白术一两 苍术 莲子去心 陈皮 厚朴姜汁炒 茯苓 干山药各一两 砂仁八钱 人参 麦芽 川归酒洗，各七钱 木香一钱半

上为末，蒸枣肉为丸如桐子大，每服

六七十丸，食前米饮下。

补脾丸 有脾虚而恶汤药者制此丸，用汤吞，省口苦而易于从也。

白术半斤 苍术 茯苓 陈皮各三两 芍药半两

上为末，粥糊丸服。加润下丸，可作催生。上热甚者，加清金丸尤妙。与此药必无产患。

白术丸 同前。

白术一两 芍药炒，半两

上为末，粥丸服。冬月不用芍药，加肉豆蔻，泄者炒。一方加枯矾、半夏各一钱半，治脾泄。

瑞莲丸 治元气大虚，脾胃怯弱，泄泻不止，不思饮食。

白术土炒 莲肉去心 干山药炒 芡实各二两 白茯苓 橘红 白芍药酒炒，各一两 人参 甘草炙，各五钱

上为末，用猯猪肚一个洗净煮烂，捣和为丸如桐子大，每服百丸，空心，米汤送下。

补脾助元散 大补脾胃元气，令人能食，老年者最宜。

白术米泔浸一宿，晒干，铜锅内隔纸炒过，三两 白茯苓坚实者，去皮 陈皮去白，各一两 莲肉去心，一两半 大麦芽炒，取面五钱

上杵为细末，和匀，入白糖霜二钱，瓷器盛贮，常安火边，空心或食远白汤下二三匙。忌怒气。

食疗养脾法 养脾胃，润心肺，美饮食，止呕吐。

绿豆二升 糯米一升五合，俱炒香熟 家莲子去心，微炒，五合 陈麦面八两，炒熟 白术二两，无油者微炒

上各依法炒令香熟，除面俱和一处，用石磨磨罗过，每日清晨一次用两许，以姜蜜汤调下，但宜食前服。一方，如气虚胃弱而倦怠者，加入人参一两，干山药二两，其米面绿豆亦如前数，但不用面及白术。

一神丹 实肠胃，进饮食，常食代食物。

莲肉去心炒，一升 江米炒，一升

上共为细末，加白糖三四两再研匀，每日不拘次数，或干食，或米汤调下，任意用之，亦不足多少，常时忌生冷鸡鱼羊肉厚味。

参术调元膏 扶元气，补脾胃，进饮食，润肌肤，生精脉，补虚羸，固真气，救危急，真仙丹也。

白术雪白者一斤，去芦油 棟参四两

上二味俱锉成片，入砂锅内用净水十碗熬汁二碗，滤出粗，又熬取汁二碗，去粗，将前汁共一处滤净，文武火熬至二碗，加蜜半斤，再熬至滴水成珠为度，土中埋三日取出，每日服三四次，白米汤送下。如劳瘵阴虚火动者，去人参，名白术膏。

补真膏 大补真元，其功不能尽述。

人参去芦，四两 山药蒸熟，去皮 芡实水浸三日，去壳皮，蒸熟 莲肉水浸，去心皮 红枣蒸熟，去皮核 杏仁水泡，去皮，蒸熟 核桃肉水浸，去皮，各一斤 沉香三钱，研为末 酥油一斤 蜂蜜六斤，用锡盆分作三份，起入盆内滚汤炼蜜，入硬白糖为度，只用三斤干净

上前八味为细末，后将酥油和蜜蒸化和一处，搅匀如膏，盛入新瓷罐内一斤为度，用纸封固，勿令透风，每日清晨用白滚汤调服数匙，临卧时又一服。忌铁器。

参苓造化糕

人参 白茯苓各四两 白术 莲肉去心 山药 芡实各三两

上为细末，用粳米粉一斗入砂糖调匀，如法蒸糕食之。

理脾糕

百合 莲肉 山药 薏苡仁 芡实

白蒺藜各一升

上为末，用粳米粉一斗二升、糯米粉三升、砂糖一斤调匀，蒸糕晒干，常食。

白雪糕　内伤及虚劳泄泻者，宜当饭食之。

大米　糯米各一升　山药　莲肉去心　芡实各四两　白砂糖一斤半

上为细末，搅匀入笼蒸熟，任意食之。

五香糕

芡实四两　白术　茯苓各二两　人参一两　砂仁一钱

上为细末，用白粳米和糯米粉一斗、白糖一斤，拌匀，上甑蒸熟，食之。

二仙糕　养脾胃，益肾水，壮阴，固齿黑发。

人参　白茯苓　莲肉去心皮　山药　芡实仁各半斤　糯米一斗　粳米三升半　蜜白糖各半斤

上为细末，和匀，将蜜糖熔化，和末掺挼①得宜，用小木笼炊蒸之，上以米一撮成饭，则糕成矣，取起画作棋子块，慢火上烘干，作点心或作末，贮瓷器，每早一大匙，白沸汤调下，百日内见效，妙殊不尽。

九仙王道糕　寻常用，养精神，扶元气，健脾胃，进饮食，补虚损，生肌肉，除湿热。

莲肉去皮心　山药炒　白茯苓去皮　薏苡仁各四两　大麦芽炒　白扁豆炒　芡实去壳，各二两　柿霜一两　白糖二十两

上为细末，入粳米粉五升，蒸糕晒干，不拘时任意食之，米汤送下。

治脾胃虚寒方

理中汤　治脾胃虚寒。

人参　白术　干姜炮　甘草炙，各等分

上锉，每服五七钱，水煎，热服。如手足厥冷，饮食不入，或肠鸣切痛，呕逆吐泻，加附子炮，名附子理中汤。

治中汤　治脾胃不和，呕逆霍乱，或中满虚痞，泄泻等证。

人参　白术　茯苓　甘草炙　青皮　陈皮各等分

上每服五钱，水煎服。如呕，加半夏等分，丁香减半，名丁香温中汤。

加减补中汤　治脾冷，食不消化。

人参　黄芪　白术　甘草炙　陈皮　砂仁　肉豆蔻各等分

上锉，水煎服。

人参开胃汤　治脾胃不和，不思饮食。此药助胃进食。

人参　白术　茯苓　甘草炙　莲肉　橘红　半夏姜制　砂仁　木香　藿香　丁香　神曲炒　麦芽炒，各七分

上锉，加生姜三片，水煎，食远服。

白术汤　理脾和胃，顺气进食。

人参　白术　茯苓　甘草炙　当归　厚朴　干姜　桂心　桔梗各等分

上咬咀，每服四钱，加枣一枚，水煎，温服。

豆蔻橘红散　温脾养胃，升降阴阳，和三焦，化宿食。

丁香　木香各一两　白豆蔻仁　人参　白术　橘红　半夏曲　厚朴姜制　干姜炮　藿香叶　神曲炒　甘草炙，各半两

上咬咀，每服三钱，加生姜三片、枣一枚，水煎，温服。

加味进食散　治脾胃虚冷，及久病胃弱，全不食者。

人参一钱　厚朴姜制　陈皮　半夏　草果　良姜炒　麦芽炒　附子炮，去皮脐　肉豆蔻面裹煨　丁香不见火，各八分　青皮炒，七分甘草炙，五分

---

① 挼　同"挼。揉搓。

上锉作一服，加生姜三片、枣二枚，水煎，食远服。

附子建中汤 治脾气虚寒，腹膈胀满，身体沉重，面色萎黄，呕吐不食，大便自利。

附子炮，去皮脐 肉豆蔻面煨 白豆蔻 白术 厚朴姜汁炒 丁香 干姜炮 神曲炒红豆各一两 木香不见火 胡椒 甘草炙，各半两

上㕮咀，每服四钱，加生姜五片、枣二枚，水煎，温服。

八味汤 治脾胃虚寒，气不升降，心腹刺痛，脏腑虚滑。

吴茱萸汤泡七次 干姜炮，各二两 人参 当归洗焙 陈皮 肉桂 木香 丁香各一两

上㕮咀，每服四钱，水煎，温服。

温胃汤 专治服寒药过多，或脾胃虚弱，胃脘痛。

陈皮 黄芪各七钱 益智仁六钱 白豆蔻仁 泽泻 干生姜 姜黄各三钱 缩砂仁 甘草 厚朴 人参各二钱

上为细末，每服三钱，水一盏煎至七分，食前温服。如脉弦，恶寒腹痛，乃中气弱也，以仲景小建中汤加黄芪、钱氏异功散加芍药选而用之。如渴甚者，以白术散倍加葛根。

养胃汤 治脾胃虚寒，呕逆恶心，腹胁胀痛，肠鸣泄泻，或有外感，寒热如疟，骨节烦疼，并皆治之。

藿香 厚朴姜汁炒 半夏汤洗 茯苓各一两 草果 附子炮 甘草炙 陈皮去白 人参各一钱 白术半两

上㕮咀，每服四钱，加生姜五片、枣一枚、乌梅半个，水煎服。

补脾汤 治脾胃虚寒，泄泻腹满，气逆呕吐，饮食不消。

人参 茯苓 草果去皮 干姜炮，各一两 麦芽炒 甘草炙，各一两半 厚朴姜制 陈

皮去白 白术各七钱半

上㕮咀，每服四钱，水煎，空心服。

温脾散 开胃进食，利气散寒湿，温中。

青皮去白 陈皮去白 缩砂仁 舶上茴香炒 良姜 桔梗 白芷 厚朴各一两 木香 香附 麦芽 白术各半两 甘草炙，一两半 红豆 干葛各三钱

上㕮咀，每服三钱，加枣一枚，水煎，空心服。

养脾丸 治脾胃虚冷，心腹胀闷，呕逆恶心，泄泻。

人参 白茯苓 大麦芽炒，各一两 白术半两 干姜炮 缩砂去皮，各二两 甘草炙，一两半

上为末，炼蜜丸，每两作八丸，每服一丸，细嚼，姜汤下。

香砂理中丸 治脾胃虚弱，感寒停饮，心腹卒痛，厥冷，呕吐清水，饮食不进。

人参 白术 干姜炮 甘草炙，各二两 木香不见火 砂仁各五钱

上为细末，炼蜜为丸如桐子大，每服七八十丸，空心，白汤下。

八味理中丸 治脾胃虚寒，饮食不化，胸膈痞闷，或呕吐痰水，或肠鸣泄泻。

缩砂仁 川姜 麦芽各二两 白茯苓 神曲炒 人参各一两 白术四两 甘草炙，一两半

上为末，炼蜜丸，每两分作十丸，空心用一丸，姜汤嚼下，或加半夏曲一两。

启脾丸 治脾胃不和，气不升降，中满痞塞，心腹膨胀，肠鸣泄泻，不思饮食，服此最佳。

人参 白术 青皮 陈皮 神曲炒 麦芽炒 厚朴姜汁炒 砂仁 干姜炮，各一两半 甘草炙，一两半

上为细末，炼蜜丸如弹子大，每服一丸，食前细嚼，米饮下。

参苓壮脾丸　治脾胃虚寒，胸胁痞胀，心腹刺痛，或病后气衰，食不复常，及久患泻痢，肠胃虚滑，并宜服之。

人参　白术　茯苓　肉桂不见火　干姜炮　砂仁　胡椒　山药　白扁豆炒　神曲炒　麦芽炒，各二两

上为细末，炼蜜丸如弹子大，每服一丸，空心细嚼，白汤或酒送下。

和中益气丸　治脾胃不和，气不升降，呕吐减食，口苦吞酸，胸满短气，肢体怠惰，面色痿黄，中焦虚痞，不任攻击，脏气久寒，不受峻补，又疗心胸愊愊如满，五饮停滞不散。常服和中益气，进美饮食。或大便不通，尤宜服之。

陈皮去白　青皮去穰，各四两　砂仁二两　人参　官桂　肉豆蔻　茴香微炒　京三棱炮，各一两　白豆蔻一两　木香不见火　丁香各半两

上为细末，用白面打糊丸如桐子大，每服六十丸至七十丸，食远生姜汤下。

沉香温胃丸　治中焦气弱，脾胃受寒，饮食不美，气不调和，脏腑积冷，心腹疼痛，大便滑泄，腹中雷鸣，霍乱吐泻，手足厥逆，大便利无度，又治下焦阳虚，脐腹疼痛，及疗伤寒阴湿，形气沉困，自汗。

人参　白术　茯苓　甘草炙　当归　白芍药　沉香　吴茱萸洗　良姜　木香不见火，各一两　附子炮　巴戟酒浸，去心　干姜炮　茴香各二两　官桂一两半　丁香六钱

上为细末，用好醋打面糊丸如桐子大，每服五七十丸，空心米饮下，日三服。忌生冷之物。

生胃丹　生胃气，消痰沫，开胸膈，进饮食。

粟米四两，温水浸透，炊作饭，焙干，乘热用生姜自然汁和湿，再焙干，如是制七次　天南星三两，姜汁浸一宿，次日用生姜自然汁和纸筋黄土泥裹南星晒干，慢火炊半日，泥焦干取出用　人参　白术　茯苓各二两　陈皮　白豆蔻　缩砂　麦芽炒　半夏曲　青皮　荜澄茄　石莲肉各一两　南木香三钱

上为末，米糊粉丸如绿豆大，每服五十丸，姜汤下。

导宁纯阳丹　治真元虚损，心肾不安，精神耗散，脾土湿败，不能化食，所食五味之物不成精液，乃成痰涎，聚于中脘，不能传导，以致大肠燥涩，小便反多而赤，或时呕吐酸水，久或翻胃结肠。

苍术米泔浸三日，再换净水浸洗，切，晒干，以青盐水浸一宿　莲肉好者，去心，酒浸一宿，各四两

上用大公猪肚一个，壁土揉洗净，纳入前二味，以线密缝，用无灰酒煮烂，取起入石臼中捣烂，捏成小饼，烘干，研为细末。

南星四两，净切细，以姜汁一小盏浸宿，以灶心土同炒，去土不用　大半夏四两，汤泡去涎，晒干为末，以好醋浸七日，蒸熟不麻为度　橘皮四两，锉，灶心土炒　谷芽炒　厚朴　白术　麦芽炒　甘草　人参　茯苓　白豆蔻　三棱　莪术　缩砂　荜澄茄各一两　木香　丁香　沉香各半两　粟米四两，姜汁浸炒

上为末，稀面糊丸如桐子大，每服六七十丸，空心米饮下。

参术健脾丸　滋养脾胃，补益元气，进美饮食，温中下气，脐腹冷痛，亦能治之。

苍术八两，盐水醋米泔水各浸二两，葱白炒二两　人参　白术　白茯苓　干山药　破故纸酒浸，焙　枸杞子　菟丝子酒浸，焙　莲肉去心，各二两　川楝子取肉　五味子　牛膝各一两五钱　川椒　小茴香盐炒　陈皮　远志去心　木香不见火，各五钱

上为末，酒糊丸如桐子大，每服八十丸至一百丸，空心盐汤下，以干物压之。

桂曲丸 健脾胃，进饮食，克化生冷，温中下气。

人参 白术 陈皮去白 砂仁 丁香 肉豆蔻面煨 甘草炙 干姜 良姜 荜拨 桂枝各一两 神曲炒，二两

上为末，汤浸蒸饼丸如桐子大，每服七十丸，米饮下。

曲术丸 治脾胃停饮，腹胁胀满，不进饮食。

神曲十两，炒 白术五两 官桂 干姜各三两 吴茱萸 川椒各二两

上为末，薄糊丸如桐子大，每服五十丸，生姜汤下。有饮，加半夏曲二两，煎服。

厚朴丸 和脾暖胃，治心腹冷痛，胸膈虚痞，肠鸣腹胀。

厚朴姜制，四两 干姜炮 官桂 川椒炒，去目，各二两

上为末，水糊丸如桐子大，每服三五十丸，食前米饮下。

治脾肾虚寒方

二神丸 治脾肾虚寒，全不思食，或肠鸣泄泻。

破故纸炒，四两 肉豆蔻生，二两

上为末，用肥枣四十九个、生姜四两切片同煮，枣烂去姜，取枣剥去皮核，用肉研为膏，入药末杵丸如桐子大，每服三四十丸，盐汤下。一方加木香二两，名枣肉丸。

楼氏曰：有人全不进食，服补脾药皆不效，予授此方，服之顿能进食。此病不可全作脾气治，盖肾气怯弱，真元衰削，是以不能消化饮食。譬之鼎釜之中，置诸米谷，下无火力，终日不熟，其何能化？黄鲁直尝记服菟丝子，淘净①酒浸晒干，日挑数匙，以酒下之，十日外饮啖如汤沃雪，亦知此理也。

---

① 淘净 "淘"原作"陶"，今改。

卷　十　三

呃　逆

辨呃逆即哕病

准绳曰：呃逆，即《内经》所谓哕也。或曰：成无己、许学士固以哕为呃逆，然东垣、海藏又以哕为干呕，陈无择又以哕名咳逆，诸论不同，今子独取成许二家之说，何也？曰：哕，义具在《内经》，顾诸家不察耳。按《灵枢·杂病篇》末云：哕以草刺鼻嚏，嚏而已。无息而疾迎引之，立已（闭口鼻之气，使之无息，乃迎其气而引散之，乃可立已）。大惊之，亦可已。详此经文三法，正乃治呃逆之法。按呃逆，用纸捻刺鼻便嚏，嚏则呃逆立止。或闭口鼻气，使之无息，亦立已。或作冤盗贼大惊骇之，亦已。此予所以取成许二家之论哕为呃逆，为得经旨也。若以哕为干呕，设使干呕之人，或使之嚏，或使之无息，或使之大惊，其干呕能立已乎。哕非干呕也明矣。若以哕名咳逆，按《内经·生气通天论》曰：秋伤于湿，上逆而咳。“阴阳应象论”曰：秋伤于湿，冬生咳嗽。则咳逆为咳嗽无疑。以春夏冬三时，比例自见。孙真人《千金》曰：咳逆者，嗽也。本自明白，后人不知何以将咳逆误作呃逆，失之远矣。

论呃逆皆由病后胃虚所生

三因云：呃逆之病，古人以为哕耳。多因吐利之后，胃中虚寒，遂成此疾。亦有胃中虚，膈上热，哕至八九声相连，收气不回者。大抵伤寒久病后，老人、虚人及妇人产后多有此证者，皆病深之候也。亦有哕而心下痞悸者，有痰水所为，别无恶候者是。

论呃逆本于胃虚气逆及阴虚火上

赵以德曰：成无己云：哕者，俗谓之咳逆，呃呃然有声。然引咳逆是哕，非也。《内经》以哕与咳逆为两证，哕是胃病，咳逆是肺病，谓胃气逆为哕。注云：胃为水谷之海，肾与为关，关闭不利，则气逆而上。胃以包容水谷，性喜受寒，寒谷相搏，故为哕也。又谓阳明之复，咳哕。太阳之复，呕出清水，及为哕噫。少阴之复，哕噫。《灵枢》亦谓：谷入于胃，胃气上注于肺，今有故寒气与新谷气俱还入于胃，新故相乱，真邪相攻，气逆相逆，复出于胃，故为哕。补手太阴，泻足少阴。张仲景言哕者，皆在阳明证中。谓治家下之太早则哕，而阳明病不能食，攻其热必哕，皆因下后胃气虚而哕者也。至有风热内壅，气不能通，有潮热，时时哕者，与小柴胡汤和解之。哕而腹满，视前后知何部不利，利之者，此皆可治之证。至若病极谵语，甚者至哕，又不尿，腹满加哕者，皆不治。丹溪先生亦谓：呃逆，气逆也，气自脐下直冲，上出于口，而作声之名也。《内经》谓：诸逆冲上，皆属于火。东垣谓是阴火上冲而吸之气不得入，胃脉反逆，由阴中伏阳而作也。从四时用药法治。古方悉以胃弱言之，而不及火，且以丁香、柿蒂、竹茹、陈皮等剂治之，未审孰为降火，孰为补虚。人之阴气依胃为养，胃土伤损，则木气侮之，此土败木贼也。阴为火所乘不得内守，木挟相火乘之，故直冲清道而上。言胃弱者，阴弱也，虚之甚也，病人见此，似为危证。然亦有实者，不可不知。嗟乎！圣人之言胃气逆为哕者，非由一因而逆，缘王太仆用《灵枢》之意，竟作肾寒逆上之病注之，由是后代方论，或用热剂治寒，或用辛温散气，安知脾与胃一阴一阳也，二者不和亦逆，肾肝在下相凌亦逆。且肾之逆，未可便谓之寒也。左肾主水，性本润下，乌能自逆。必右肾相火炎上，挟其冲逆，须观所挟多寡，分正治反治以疗之。肝木之风从少阳相火冲克者，亦必治火，皆当如先生所言者以治。若别有其故而哕者，又必如仲景法随其攸利而治之。

论呃逆有虚有实

刘宗厚曰：呃逆一证，古方悉作胃寒所致，俱用丁香、柿蒂、姜、附等药，然此证有虚、有实、有火、有痰、有水气，不可专作寒论。盖伤寒发汗吐下之后，与泻利日久，及大病后，妇人产后有此者，皆脾胃气血大虚之故也。若平人食入太速而气噎，或饮水喜笑错喉而气抢，或因痰水停膈心下，或因暴怒气逆痰厥，或伤寒热病失下，而有此者，则皆属实也。夫水性润下，火性炎上，今其气自下冲上，非火而何？大抵治法，虚则补之。虚中须分寒热，如因汗吐下后，误服寒凉过多，当以温补之，如脾胃阴虚，火逆上冲，当以

平补之。挟热者，凉而补之。若夫实者，如伤寒失下，地道不通，因而呃逆，当以寒下之。如痰饮停蓄，或暴怒气逆痰厥，此等必形气俱实，别无恶候，皆随其邪之所在，而涌之、泄之、清之、利之也。世医凡遇此疾，首以丁香、柿蒂为言，殊不知此药不能补虚，不能降火，不能清气利痰，惟有温暖助火而已，岂宜总治此疾乎！

论呃逆杂治法

准绳云：胃伤阴虚，木挟相火，直冲清道而上者，宜参术汤下大补阴丸。吐利后，胃虚寒者，理中汤加附子、丁香、柿蒂。吐利后，胃虚热者，橘皮竹茹汤。《三因方》云：凡吐利后多作哕，此由胃中虚，膈上热，故哕或至八九声相连，收气不回，至于惊人者。若伤寒久病，得此甚恶，《内经》所谓坏病者是也。丹溪治赵立道，年近五十，质弱多怒，暑月，因饥后大怒，得滞下病，口渴，自以冷水调生蜜饮之，痢渐缓，五七日后，诊脉稍大不数，遂令止蜜水，且以参术调益元散与之，痢亦渐收。七八日后觉倦甚发呃，知其因下久而阴虚也。令守前药，然利尚未止，又以炼蜜与之，众皆尤①药之未当，欲用姜、附，曰：补药无速效，附子非补阴者，服之必死。众曰冷水饮多，得无寒乎？曰：炎暑如此，饮凉非寒，勿多疑，待以日数药力到，当自止。又四日而呃止，滞下亦安。又治陈择仁，年近七十，素厚味，有久嗽病，新秋患滞下，食大减，至五七日后呃作，脉皆大豁，众以为难。丹溪曰：形瘦者尚可为，以参术汤下大补丸，七日而安。楼全善治其兄，九月得滞下，每夜五十余行，呕逆，食不下，

---

① 尤　责怪。

五六日后加呃逆，与丁香一粒噙之，立止。但少时又至，遂用黄连泻心汤，加竹茹饮之，呃虽少止，滞下未安，若此者十余日。遂空心用御米壳[①]些少涩其滑，日间用参、术、陈皮之类补其虚。自服御米壳之后，呃声渐轻，滞下亦收而安。以上吐利后补虚例。

仲景云：哕而腹满，视其前后，知何部不利，利之即愈。大肠结燥，脉沉数者，调胃承气汤。大便不通，哕数谵语，小承气汤。

丹溪治超越陈氏，二十余岁，因饱后奔走数里，患哕，但食物则连哕百余声，半日不止，饮酒与汤则不作，至晚发热，脉涩数。以血入气中治之，用桃仁承气汤加红花煎服，下污血数次即减。再用木香和中丸加丁香服之，十日而愈（右下例有实积者宜之）。又治一女子，年逾笄[②]，性躁味厚，炎月因大怒而呃作，作则举身跳动，脉不可诊，神昏不知人。问之，乃知暴病。视其形气俱实，遂以人参芦二两煎汤，饮一碗，大吐顽痰数碗，大汗昏睡，一日而安。人参入手太阴，补阴中之阳者也。芦则反是，大泻太阴之阳。女子暴怒气上，肝主怒，肺主气。经曰：怒则气逆。因怒逆肝木，乘火侮肺，故呃大作而神昏。参芦善吐，痰尽则气降而火衰，金气复位，胃气得和而解。（右宣例痰郁者宜之）。

三因云：哕而心下坚痞眩悸者，膈间有痰水所为，虚不禁吐者，宜二陈汤、导痰汤加姜汁、竹沥。亦有污血而哕者，丹溪治超越陈氏用桃仁承气汤是也。虚不禁下者，于蓄血门求轻剂用之。仲景云：哕逆者，陈皮竹茹汤主之。又云：干呕哕，若手足厥者，陈皮汤主之。《本事方》用枳壳五钱、木香二钱半，细末，每服一钱，白汤调下。孙兆方用陈皮二两去白，水煎，通口服，或加枳壳一两。此皆破气之剂。气逆者宜之。唯陈皮竹茹汤，气逆而虚者宜之。水寒相搏者，小青龙汤，寒甚加附子尖炒。洁古柿钱散、宝鉴丁香柿蒂散、羌活附子汤皆热剂，唯寒呃宜之。

戴复庵以热呃唯伤寒有之。其他病发呃者，皆属寒。用半夏一两、生姜一两半，水一碗煎半碗，热服。或用丁香十粒、柿蒂十个切碎，白水一盏半煎。或理中汤加枳壳、茯苓各半钱，半夏一钱，不效，更加丁香十粒。亦有无病，偶然致呃，此缘气逆而生，重者或经一二日，宜小半夏茯苓汤加枳实半夏汤，或煎汤泡萝卜子，研取汁调木香调气散热服，逆气用之最佳。若胃中寒甚，呃逆不已，或复加以呕吐，轻剂不能取效，宜丁香煮散及以附子粳米汤增炒川椒、丁香，每服各二三十粒。

李氏曰：呃逆，分不足有余。不足因内伤脾胃，及大病后胃弱，多面青肢冷，便溏；有余因外感胃燥，及大怒大饱，多面红肢热，便闭。有余可治，不足者危。不足者，火炎阴虚。火乃元气之贼，人之阴气依胃气而养，胃土受伤则木气侵之，阴火所乘不得内守，木挟相火，直冲清道而上，乃虚之极也。膏粱湿热者，十味小柴胡汤吞单黄柏丸，或调益元散。胃火善食者，小半夏汤加山栀、黄芩吐之。火盛者，益元散加黄连、黄柏。自利，更加参、术、白芍药、陈皮。久病滞下，及妇人产后从脐下逆上，夜分转甚者，皆属阴虚，四物汤加知柏、陈皮、竹茹。贫苦大劳火动，浊升清陷者，补中益气汤，或合生脉散，加黄柏、附子少许。挟房劳者，琼玉膏。肾气不归元者，九味安肾丸。久

病寒搏火极，是危证。脉数，为火刑金，必死。凡伤寒吐下，及杂病久，每呃逆者，皆火欲上行，为胃中寒邪所遏，故搏而有声，俱宜丁香柿蒂散、羌活附子汤、理中汤倍参。久者三香散或木瓜根煎汤呷之。中虚昏聩，脉结者，炙甘草汤救之。有余者，饱食填塞胸中，气失升降，二陈汤加枳壳、砂仁。痰闭于上，火动于下，无别证，忽然发呃，从胸中起者，芩连二陈汤，或只用陈皮、半夏、姜煎服，或人参煎汤吐之，停痰或因怒郁瘀热者亦宜。盖参芦泻肺，肺衰气降，而火土复位矣。七情气郁者，木香匀气散，用萝卜煎汤下苏子降气汤。阳证失下，地道不通，因而潮热发呃，宜寒药下之，大柴胡汤。阳极脉微将脱者，宜凉膈散、解毒汤养阴退阳，不可大下。汗吐下后，胃热未除，小柴胡汤加橘皮、竹茹，或橘皮竹茹汤，单泻心汤。平人食物太速，饮水入肺，喜笑太多，亦属有余。食呃、笑呃，以纸捻鼻嚏或久闭气可止。水呃，小陷胸汤、小青龙汤去麻黄清之利之而已。凡汗吐下，服凉药过多者，当温补脾胃。阴火上冲者，当平补。挟热者，宜凉补。《局方》率用丁附温暖助火，损不足而益有余，宜乎呃逆之必死也。

诊　法

哕声频密①相连者，为实，可治。若半时哕一声者，为虚，难治，多死在旦夕。或云病久脾胃衰败而发呃逆，额上出汗，连声不绝者，最为恶候不治之证也。

脉　法

心脉小甚，为哕。肺脉散者，不治。脉浮而缓者，易治。弦急而按之不鼓者，难治。脉结或促或微，皆可治。脉代者，危。右关脉弦者，木乘土位，难治。

肺脉散者，是心火刑于肺也，不治。

治胃虚呃逆方

橘皮竹茹汤　治吐利后胃虚膈热而呃逆者，并治伤寒余热未解。

陈皮四钱，去白　竹茹　人参各二钱　甘草炙，一钱

上锉一服，加生姜三片、大枣一枚，水煎服。

倍陈汤　治胃虚呃逆，有效。

陈皮四钱　人参二钱　甘草四分

上锉，水煎服。

橘皮半夏生姜汤　治气虚有痰发呃。

陈皮去白　半夏汤泡七次　干生姜　人参各一钱　木通七分

上锉，水煎，温服。

六君子汤　治痰挟气虚发呃。

人参　白术　茯苓　陈皮　半夏各一钱　甘草炙，五分

上锉作一服，加生姜三片、大枣一枚，新汲水煎服。一方加竹茹，名参术竹茹汤。

十味小柴胡汤（一名人参白术汤）治气虚不足呃逆。

人参　黄芩　柴胡　干姜　山栀各七分半　白术　防风　半夏　甘草各五分　五味子九粒

上㕮咀作一服，加生姜三片，水煎服。

宝鉴炙甘草汤　治许伯威中气本弱，病伤寒八九日，医见其热甚，以凉药下之，又食梨三枚，冷伤脾胃，四肢冷，时发昏愦，其脉动而中止，有时自还，乃结脉也。心亦悸动，呃逆不绝，色变青黄，精神减少，目不欲开，蜷卧，恶人语，以此药治之。

①　密　原作"蜜"，今改。

甘草炙　生姜　桂枝　人参　生地黄减半　阿胶　麦门冬　麻子仁　大枣各等分

上锉，水煎服。

成无己云：补可以去弱。人参、大枣之甘以补不足之气，桂枝、生姜之辛以益正气。五脏痿弱，荣卫涸竭，湿剂所以润之，麻仁、阿胶、麦门冬、地黄之甘润经益血，复脉通心也。加以人参、桂枝急扶正气，生地黄减半，恐损阳气，锉一两服之，其证减半，再服而安。

治胃寒呃逆方

加味理中汤　治吐利后胃中虚寒呃逆。

人参　白术　干姜炮　甘草　附子丁香　柿蒂

上锉，水煎服。

温中散（一名丁香柿蒂散）　治吐利及病后胃中虚寒，呃逆至七八声相连，收气不回者，难治。

丁香　柿蒂　人参　茯苓　橘皮　良姜　半夏各一两　生姜一两半　甘草炙，七钱半

上锉，每服三钱，水煎，乘热顿服。或用此药调苏合香丸服，亦妙。

参附汤　治阳气虚寒，自汗恶寒，或手足逆冷，大便自利，或脐腹疼痛，呃逆不食，或汗多发痓等证。

人参一两　附子炮，五钱

上加姜、枣，水煎，徐徐服。去人参，加黄芪，名芪附汤。

丁香柿蒂散　治诸种呃噫，呕逆痰涎。

丁香　柿蒂　青皮　陈皮各一两

上为粗末，每服三钱，水一盏半煎七分，温服不拘时。

严氏柿蒂汤　治胃膈痞闷，呃逆不止。

柿蒂五钱　丁香三钱

上作一服，加生姜五片，水煎，食远热服。

柿钱散　治呃逆。

柿钱　丁香　人参各等分

上为细末，水煎，食后服。

丁香散　治呃逆噎汗。

丁香　柿蒂各一钱　良姜　甘草炙，各五分

上为末，每服二钱，用热汤点服，不拘时。

丁香柿蒂竹茹汤　治大病后中焦气塞，下焦呃逆。

丁香三粒　柿蒂　竹茹各三钱　陈皮一钱

上锉，水煎服。

增半汤　治胃虚中寒，停痰留饮，呕吐呃逆。

半夏汤泡，炒黄，三钱　藿香三钱　人参丁香皮各一钱半

上锉，加生姜七片，水煎服。

半夏生姜汤　治呃逆欲死。

半夏汤泡，六钱　生姜五钱

上锉作一服，水煎，去粗，服不拘时。

橘皮干姜汤　治哕。

人参　橘皮　桂心　干姜　通草　甘草炙，各一两

上㕮咀，每服四钱，水煎服。

茯苓半夏汤　治水寒停胃发呃。

茯苓　半夏　厚朴姜汁炒　陈皮　柿蒂各一钱　藿香八分　茴香七分　干姜　官桂　丁香　砂仁各五分　沉香　木香　甘草各三分

上锉一剂，加生姜三片，水煎服。

羌活附子散　治吐利后胃寒呃逆。

羌活　附子炮　茴香炒，各五钱　干姜炮木香各一两

上㕮咀，每服二钱，加枣半个、盐

少许，水煎服。

一方去木香，用丁香。《三因方》二香并用。

荜澄茄散　治噫气① 呃逆，亦治伤寒呃逆，日夜不定。

荜澄茄　良姜各等分

上为末，每服二钱，水煎沸，投醋半盏，呷之。

草豆蔻散　治寒气攻胃呃噫。

草豆蔻去皮　益智仁各一两　干柿蒂二两

上㕮咀，每服三钱，加生姜三片，水煎，热服。

陈皮汤

陈皮四两　生姜半斤

上以水七升煮取三升，温服一升，下咽即愈。

小青龙汤　治水寒相搏发呃。

麻黄　芍药　干姜　炙甘草　细辛　桂枝各三两　五味子　半夏汤洗，各半升

上八味，以水一斗先煮麻黄，减二升，去上沫，纳诸药煮取三升，去粗，温服一升。

本事方　治阴毒呃逆。

川乌头　干姜炮　附子炮　肉桂　芍药　甘草炙　半夏　吴茱萸　陈皮　大黄各等分

上为细末，每服一钱，姜五片煎，去浊粗，热服。此三阴经药也。

丁香散　治心烦呃噫。

丁香　白豆蔻各半两　伏龙肝一两

上为末，煎桃仁吴茱萸汤，调下一钱。

三香散　治胃冷呃逆，经久不利。

沉香　紫苏　白豆蔻各等分

上为细末，每服五七分，柿蒂煎汤调下。

桂苓白术丸　治呃逆，止咳嗽，散痞满，通壅塞，开坚结痛闷，进饮食，调和五脏。

辣桂　干姜各二钱半　茯苓　半夏汤泡，各一两　白术　陈皮去白　泽泻各半两

上为细末，面糊丸如小豆大，每服二三十丸，生姜汤下，日三服。病在上，食后服；病在下，食前服；病在中，不拘时。一方加黄柏、黄连各半两，水丸服。

呃逆丸

花椒微炒出汗，去目，为末，醋糊丸如桐子大，每服十五丸，醋汤下。

雄黄酒

雄黄一钱，酒一盏煎七分，急令患人嗅其热气，即止。

硫黄嗅法　治呃逆服药无效者。

硫黄　乳香各一钱半

上用酒一盏煎七分，急令患人嗅其热气，即止。

治气滞呃逆方

小半夏茯苓汤　治别无他证，偶尔致呃，此缘气逆所生。

半夏　茯苓　生姜　加枳壳

上锉，水煎服。

木香调气散　治中焦呃逆。

木香　檀香　白豆蔻仁　丁香各三钱　砂仁四钱　藿香　甘草炙，各五钱

上为末，每服二钱，盐汤调下。

香壳散

枳壳五钱　木香二钱半

上为细末，每服一钱，白汤调下，未可再与。

陈皮汤　治诸呃噫。

陈皮二两，汤浸，去白

锉，以水一升煎五合，通口服，顷刻更加枳壳一两去穰炒，同煎之。

---

① 噫气　即"嗳气"。按"噫"，今作"嗳"。

一方　治久患呃噫，连一二十声者。

取生姜汁半合、蜜一匙，煎令热，温服。如此三服[①]，立效。

治痰火呃逆方

芩连二陈汤　治痰闭于上，火动于下，忽然发呃，从胸中起者

陈皮　半夏　茯苓　甘草　黄芩　黄连

上加生姜，水煎服

黄连竹茹汤　治胃中痰火发呃。

黄连　竹茹　麦冬去心　山栀　半夏姜汁炒　陈皮各一钱　苏子八分　砂仁　沉香　木香　茴香各五分　甘草二分

上锉一剂，加生姜一片、乌梅一个，水煎，磨沉香、木香调服。

加味小柴胡汤　治身热烦渴发呃。

柴胡　黄芩　山栀　柿蒂　陈皮　砂仁　半夏姜汁炒　竹茹各一钱　藿香八分　茴香五分　沉香　木香　甘草各三分

上锉一剂，加生姜一片、乌梅一个，水煎服。

一方　治痰呃。

陈皮去白　半夏汤泡，各二分

上锉，加生姜，煎服。

一方　治痰火[②]呃逆。

黄连　黄柏　滑石

上锉，水煎服。益元散亦可用。

治阴火呃逆方

大补阴丸　降阴火，益肾水。

黄柏盐酒拌，新瓦上炒褐色　知母去皮，酒拌湿炒，各四两　熟地黄酒洗，焙干　败龟板酥炙黄，各六两

上为细末，猪脊髓加炼蜜为丸如桐子大，每服五十丸，空心姜盐汤下。

大补丸　治肾经火燥，下焦湿。

黄柏酒炒褐色

上为末，水丸，随证用药送下。

附　灸　法

灸呃逆法

乳根二穴，直乳下一寸六分，妇人在乳房下起肉处陷中，灸七壮即止，其效如神。一云妇人屈乳头向下，尽处骨间是穴。丈夫及乳小者以一指为率，男左女右，与乳正直下一指陷中动脉处是穴，艾炷如小豆大许，灸三壮。一法，男左女右，乳下黑尽处一韭叶许灸三壮，甚者二七壮。

又法

气海一穴直脐下一寸半，灸三七壮立止。一法，于脐下关元穴灸七壮，立愈。

---

① 如此三服　"服"原作"分"，据方义改。
② 痰火　"痰"原作"阴"，据篇题及方义改。

卷 十 四

噫 气

论噫为火土气郁

准绳云：《内经》所谓噫，即今所谓嗳气也。"宣明五气论"曰：心为噫。"痹论"曰：心痹者，脉不通，烦则心下鼓，暴上气而喘，嗌干善噫。"至真要大论"[1]曰：太阳司天，少阴之复，皆为哕噫。"刺禁论"：刺中心一日死，其动为噫。"阴阳别论"：二阳一阴发病，主惊骇，背痛，善噫善欠，名曰风厥。"脉解"：太阴所谓上走心为噫者，阴盛而上走于阳明，阳明络属心，故曰上走心为噫也。此乃噫从心出者也。"至真要大论"曰：厥阴在泉，腹胀善噫，得后与气则快然如衰。"玉版论"：太阴终者善噫。"灵枢"云：足太阴是动，病腹胀善噫。又云：寒气客于胃，厥逆从下上散，复出于胃，故为噫。仲景谓上焦受中焦气，未和不能消，是故能噫（卫出上焦）。又云：上焦不归者，噫而酢酸（不归，不至也。上焦之气不至其部，则物不能传化，故噫而吞酸）。由是观之，噫者是火土之气郁而不得发，故噫而出。王注解心为噫之义，象火炎上，烟随焰出，如痰闭膈间，中气不得伸而嗳者，亦土气内郁也。

论噫气杂治法

仲景云：痞而噫，旋覆代赭汤主之。

《本事方》心下蓄积痞闷，或作痛，多噫败卵气，枳壳散主之。丹溪云：胃中有实火，膈上有稠痰，故成嗳气，用二陈汤加香附、栀子仁、黄连、苏子、前胡、青黛、瓜蒌，或丸或汤服之。又云：噫气吞酸，此系食郁有热，火气冲上，用黄芩为君，南星、半夏、陈皮为佐，热多加青黛。李氏曰：气盛实嗳，食罢嗳转腐气，甚则物亦嗳转，多伤食，湿热所致。二陈汤加苍术、神曲、麦芽、姜炒黄连，或保和丸。不因饮食常嗳者，虚也。盖胃有浊气，膈有湿痰，俱能发嗳。六君子汤加沉香为君，厚朴、苏子为臣，吴茱萸为使。久者匀气丸，或苏合香丸。甚者，灵砂以镇坠之。叶氏曰：亦有食才下咽，未及运化，胃气抑而作嗳一两声者，此气升也，不须治。

脉 法

寸口脉弱而缓弱者，阳气不足。缓者，胃气有余，噫而吞酸，食卒不下，气填于膈上，寸脉紧，寒之实也。寒在上焦，胸中必满而噫。趺阳[2]脉微而涩，微无胃气，涩即伤脾。寒在膈而反下之，寒积不消，胃微脾伤，谷气不行，食已自噫。寒在胸膈，上虚下实，谷气不通，为闭塞之病。趺阳脉微涩，及寸脉紧而噫者，皆属寒。

---

① 至真要大论 原作"至真大要论"，今改。
② 趺阳 原作"趺阳"，今改。

太阴终者，腹胀闭，噫气呕逆。

治　方

加味二陈汤　随证加用。

半夏　陈皮　白茯苓　甘草炙，各一钱

上加生姜，煎服。痰，加南星、香附；火，加软石膏、栀子；宿食，加山楂、枳实、苍术、姜炒黄连。

星半汤　治噫气，胃中有火有痰。

南星制　半夏　软石膏　香附各等分

上锉，加生姜，水煎服。或姜汁浸，蒸饼作丸亦可。一方加炒栀子，或单用石膏，醋糊丸服。

枳壳散　治心下蓄积痞闷，或作痛，多噫败卵气。

枳壳　白术各半两　香附一两　槟榔二钱

上为细末，每服二钱，米饮调下，日三服，不拘时。

加味六君子汤　治胃有浊气，膈有湿痰，不因饮食，时常虚噫。

人参　白术　茯苓　甘草　半夏　陈皮　沉香　厚朴　紫苏子　吴茱萸

上锉，水煎服。

匀气丸　治气虚浊升多噫。

草豆蔻　橘皮　沉香　人参各五钱
益智仁　檀香　大腹子各一两

上为末，饭丸如桐子大，每服八十丸，淡姜汤下。

加减理中汤　治胃寒噫气。

白术　陈皮　干姜炮　甘草炙　木香　茴香　益智　香附　厚朴

上锉，加生姜，煎服。

破郁丹　治妇人噫气，胸紧，连十余声不尽，噫出气心头略宽，不噫即紧。

香附米醋煮　栀子仁炒，各四两　黄连姜汁炒，二两　枳实麸炒　槟榔　青皮去穣　莪术　瓜蒌仁　苏子各一两

上为末，水丸如桐子大，每服三十丸，食后滚水送下。

丹溪方　治宣州人，与前方，证皆除，气上筑心膈，噫气稍宽，脉之右关弱短，左关左尺长洪大而数，此肝有热，宜泻肝补脾。

白术二钱半　青皮一钱　木通五分　甘草二分

上锉，水煎，下保和丸十五粒、抑青丸二十粒。

卷 十 五

吐 酸 吞酸附

论吐酸属热

内经云：诸呕吐酸，皆属于热。又云：少阳之胜，呕酸。"原病式"云：酸者，肝木之味也。由火盛制金，不能平木，则肝木自甚，故为酸也。如饮食热，则易于酸矣，是以肝热则口酸也。或言为寒者，但谓伤生硬冷物，而喜噫醋吞酸。故俗医主于温和脾胃，岂知人之伤于寒也，则为病热。盖寒伤于皮毛，则腠理闭密，阳气怫郁而为热，故伤寒。热在表，以麻黄汤热药发散，使腠理开通，汗泄热退而愈也。凡内伤冷物者，或即阴胜阳而为病寒，或寒热相搏而致肠胃阳气怫郁，而为热。亦有内伤冷物而反病热，得汗泄身凉而愈也。或微而止为中酸，俗谓之醋心，法宜温药散之，亦犹解表之义。以使肠胃结滞开通，怫热散而和也。若久喜酸不已，则不宜温之，宜以寒药下之，后以凉药调之，结散热去则气和也。所以中酸不宜食粘滑油腻者，谓能令气不通畅也。宜食粝食蔬菜，能令气通利也。

戴氏曰：湿热在胃口上，饮食入胃，被湿热郁遏，其食不得传化，故作酸也。如谷肉在器，则易酸也。

论杂病吐酸与病机外邪不同

东垣曰：病机云：诸呕吐酸，皆属于热。此上焦受外来客邪也。胃气不受外邪，故呕。《伤寒论》云：呕家虽有阳明证，不可攻之，是未传入里，三阴不受邪也。亦可见此证在外也。仲景以生姜、半夏治之。孙真人云：呕家多用生姜，是呕家圣药。以杂病论之，呕吐酸水者，甚则酸水浸其心，不任其苦，其次则吐出酸水，令上下牙酸涩，不能相对，以大辛热剂疗之，必减酸，呕出酸水也。酸味者收气也，西方肺金旺也。寒水及金之子，子能令母实，故用大咸热之剂泻其子，以辛热为之佐，而泻肺之实。以病机之法作热攻之者，误矣。盖杂病醋心，浊气不降，欲为中满，寒药岂能治之乎。

辨《素问》东垣论酸不同

丹溪曰：或问：吐酸，《素问》以为热，东垣又言为寒，何也？子曰：吐酸与吞酸不同，吐酸是吐出酸水如醋，平时津液随上升之气，郁积而成。郁积之久，湿中生热，故从火化，遂作酸水而吐出，非热而何？其有积久不能自涌，伏于肺胃之间，吐不得上，咽不得下，肌表得风寒，则内热愈郁，而酸味刺心。肌表得温暖，则腠理开发，或得香热汤丸，则津液得行而暂解，非寒而何？故《素问》言热，言其本也。东垣言寒，言其末也。但东垣不言外得风寒，而作收气立说，欲泻肺金之实，谓寒药不可治酸，而用安胃汤，加减二陈汤，俱犯丁香无治湿热郁积之法，为未合经意。予尝治吞酸，用黄连、茱萸各炒，随时令迭为佐使，苍术、茯苓为辅，汤浸蒸饼为小丸吞之，仍教以粝食蔬果自养，则病易安。

论吐酸杂治法

刘宗厚曰：吐酸证，以病机言之则属于热，以脏腑论之则脾胃受病，以内邪言之则痰饮宿食之所为。故治法热者寒之，脾恶湿，以苦燥之，有痰饮者清之散之分利之，有宿食者消之导之驱逐之。《局方》不察斯故，率用辛热之药，岂吐酸专主于寒而无他证耶。

统旨云：噫腐咽酸，或每晨吐酸水数口，或膈间常有酸折，皆饮食伤胃之所为，平胃散加神曲、麦芽、茯苓、半夏。口吐清水，乃胃中湿热所为，宜平胃散加白术、茯苓、滑石、半夏，不宜纯用凉药。亦有胃寒而然者，理中汤主之。

准绳云：中脘有饮则嘈，有宿食则酸，故常嗳宿腐气，逆咽酸水，亦有每晨吐清酸水数口，日间无事者，亦有膈间常如酸折，皆饮食伤于中脘所致，生料平胃散加神曲、麦芽各一钱，或八味平胃散，有热则咽醋丸。膈间停饮，积久必吐酸水，神术丸。酒癖停饮，吐酸水，干姜丸。风痰眩冒头痛，恶心，吐酸水，半夏、南星、白附生为末，滴水丸桐子大，以生面为衣，阴干，每服十丸至二十丸，姜汤送下。参萸丸可以治吞酸，亦可治自利。酸心，用槟榔四两、陈皮二两，末之，空心，生蜜汤下方寸匕。

李氏曰：朝食甘美，至晡心腹刺酸吐出，此血虚火盛，宜四物汤加陈皮、黄连、黄芩、桃仁、红花、麻仁、甘草。便闭结者，更加大黄；气虚者，更合四君子汤。

许学士云：余平生有二疾，一则下血，二则膈中停饮。下血有时而止，停饮则无时。始因年少时夜坐为文，左向伏几案，是以饮食多坠向左边。中夜以后，稍困乏，必饮酒二三盏，既卧就枕，又向左边侧睡，气壮盛时殊不觉，三五年后，觉酒止[1]从左边下，漉漉有声，胁痛，饮食渐减，十数日必呕数升酸水，暑月，止是右边身有汗，染染常润，左边病处绝燥。遍访名医，及《海上方》服之，少有验者，间或中病，止得月余复作。其补如天雄、附子，矾石，其利如牵牛，甘遂、大戟，备尝之矣。予后揣度之，已成癖囊，如潦水之有科臼，不盈科不行，水必盈科而行也。清者可行，浊者依前停蓄，盖下无路以出之也。是以积之五七日，必呕而去，稍宽数日复作。脾土恶湿，而水则流湿，莫若燥脾以胜湿，崇土以堆科臼，则疾当去矣。于是悉屏诸药，一味服苍术，三月而除。自此后一向数年，不呕不吐，胸膈宽，饮啖如故。暑月汗周体而身凉，饮亦从中下。前此饮渍其肝，目亦多昏眩，其后灯下能书细字，皆苍术之力也。其法：苍术一斤去皮，切末之，用白芝麻半两，水二盏研滤取汁，大枣十五枚烂煮，去皮核，研，以麻汁匀研成稀膏，搜和，入白熟捣如桐子大，晒干，每日空腹温汤吞下五十丸，加至二百丸。忌桃、李、雀、鸽。初服时，必膈微燥，且以茅术制之。觉燥甚，再进山栀子散一服，久之不燥也。予服半年以后，止用燥裂味极辛者，削去皮，不浸，极有力，亦自然不燥。山栀散用山栀一味，干之为末，沸汤点服。故知久坐不可伏向一边，或运动，亦调息之法。

子和云：棠溪张凤村一田叟，病呕酸水十余年。本留饮，诸医皆以燥剂治之，

---
① 止　相当于"仅"、"只"。

中脘脐肕①，以火艾燔针刺之，疮未尝合。戴人以苦剂越之，其涎如胶，及出二三升，谈笑而愈。

吴氏曰：吞酸，小疾也，可暂而不可久。或以疾小而忽之，此不知其为翻胃之渐也。语曰：毫末不折，将寻斧柯。是故慎之。

脉　　法

脉弦而滑，两手或浮而弦，或浮而滑，或沉而迟，或紧而洪，或洪而数，或沉而迟，胸中有寒饮。洪数者，痰热在膈间，时吐酸水，欲成胃反也。

治湿热作酸方

清郁二陈汤　治酸水刺心，及吞酸嘈杂。

陈皮　半夏姜汁炒　茯苓　香附　黄连炒　栀子炒，各一钱　苍术制　川芎　枳实炒，各八分　白芍药炒，七分　神曲炒，五分　甘草三分

上锉一剂，加生姜三片，水煎服。或为丸服，尤效。

清胃汤　治胃热吐酸。

黄连用吴茱萸同炒，去吴茱萸不用　陈皮各三钱　茯苓　苍术　黄芩各一钱　甘草五分

上锉水煎，食前服。

苍连汤　治吐酸。

苍术米泔制　黄连姜汁炒　陈皮　半夏姜汁炒　茯苓　神曲，各一钱　吴茱萸炒　砂仁各五分　甘草三分

上锉一剂，加生姜三片，水煎，温服。

加减平胃散　治吞酸，吐酸。

苍术　陈皮　香附　砂仁　黄连炒　栀子炒　吴茱萸各一钱　甘草三分

上锉，加生姜，煎服。

茱连丸一名咽醋丸　治胃中湿热抑遏肝火，令人吞酸。

吴茱萸汤泡　陈皮去白　黄芩炒，各五钱　黄连陈壁土炒，一两　苍术米泔浸，七钱半

一方加茯苓、半夏、桔梗，名九味茱连丸。

上为细末，神曲糊丸如绿豆大，每服二三十丸，津液咽下。

回令丸（一名佐金丸）　泻肝火，行湿，为之反佐；开痞结，治肝邪，可助补脾药。

黄连六两　吴茱萸一两

上为末，粥丸服。一方茱、连二味，随时令寒热，迭为佐使。寒月倍茱萸，热月依本方。

参萸丸　上可治吞酸，下可治自利。又云：治湿热滞气者，湿热甚者，用之为向导。

吴茱萸水浸一宿，焙　黄连姜汁炒　甘草各一两　滑石六两

上为末，饭丸如桐子大，每服七八十丸，食远白汤下。一方无黄连。

治食积作酸方

加味平胃散　治吞酸，或宿食不化。

苍术生用　陈皮　厚朴生用　甘草炙　神曲炒　麦芽炒，各一钱

上㕮咀，每服五钱，生姜三片，水煎服。

八味平胃散　治饮食伤于胃脘，每晨吐清酸水数口，或膈间常如酸折。

厚朴去皮，姜汁炒　升麻　射干米泔浸　茯苓各一两半　大黄蒸　枳壳去穰，麸炒　甘草炙，各一两　芍药半两

上锉，每服四钱，水一盏煎七分，空心热服。

曲术丸　治中脘宿食留饮，酸蜇心

---

① 肕　胫骨上部。

痛，或口吐清水。

　　神曲炒，三两　　苍术米泔浸炒，一两半
陈皮去白，一两

　　上为细末，生姜汁另煮，神曲糊丸如
桐子大，每服七十丸，姜汤下。《三因方》
有砂仁一两。

　　丹溪方　治因外感凉气与宿食相搏，
心下酸戚，吐清水。

　　青皮三钱　人参　紫苏　枳壳　木通
甘草各二钱　黄芩　桔梗各一钱半　麻黄五分
　　上锉，水煎服。

治痰火作酸方

　　加味二陈汤　治痰火停食，腐化酸
水，吐出黄臭，或醋心不安。

　　陈皮　半夏　茯苓　甘草　山楂　神
曲　桔梗　南星　枇杷叶　黄连　竹茹
　　上锉，加生姜煎，临熟入姜汁一匙，
调服。

　　清痰丸　治吞酸嘈杂。

　　苍术三两　香附子一两半　半夏　瓜蒌
仁各一两　黄连　黄芩各五钱
　　上为末，面糊丸如桐子大，每服五十
丸，食远茶清下。

　　黄连清化丸　治吞酸挟痰血者。

　　黄连一两　吴茱萸洗，炒，一钱　半夏一
两半　陈皮半两　桃仁二十四个，研
　　上为末，神曲糊丸如绿豆大，每服一
百丸，生姜汤下。

　　火郁越鞠丸　治七情怫郁，吞酸，小
便赤，脉来沉数。

　　苍术米泔浸　山栀子黑炒　香附童便浸
抚芎　神曲炒　青黛飞
　　上为末，水丸服。

　　一方　治中风，痰涎眩瞑，呕吐酸
水，头痛恶心。

　　半夏二两　南星　白附子各一两，俱生用
　　上为末，滴水丸如桐子大，以生曲裹

衣，阴干，服十丸至二十丸，生姜汤下。

治停饮作酸方

　　神术丸　治停饮胁下，漉漉有声，饮
食减少，时呕酸水，用此燥脾以胜湿。

　　苍术一斤，去皮，为末
　　上用白芝麻半两，水二盏研滤取汁，
大枣十五枚煮烂，去皮核，同芝麻汁研
匀，成稀膏，搜和入白熟捣，为丸如桐子
大，晒干，每日空心吞下五十丸，加至二
百丸。忌桃、李、雀、鸽。初服觉燥，用
山栀一味为末，沸汤点服。

　　干姜丸　治酒癖停饮，吐酸水。

　　白术　半夏曲各一两　干姜　葛根
枳壳　橘红　前胡各五钱　吴茱萸　甘草
各二钱半
　　上为细末，炼蜜丸如桐子大，每服三
十丸，米饮下。

治寒郁作酸方

　　加减安胃汤　治脾胃虚寒，饮食入
胃，吐呕作酸，不待腐熟。

　　苍术　人参各二钱　陈皮二钱　吴茱萸
霍香各一钱半
　　上锉，水煎服。

　　加味二陈汤　治痰饮为患，呕吐头
眩，心悸，或因食生冷硬物，脾胃不和，
时吐酸水。

　　陈皮　半夏各二钱半　茯苓一钱半　甘
草七分半　丁香五分
　　上锉作一服，加生姜三片，水煎服。
一方二陈汤加丁香、木香、肉桂、干姜、
砂仁。

治气郁作酸方

　　透膈汤　治脾胃不和，中脘气滞，胸
膈满闷，噎塞不通，噫气吞酸，胁肋刺
胀，呕逆痰涎，饮食不下，及大便闭者。

木香　白豆蔻　缩砂仁　槟榔　枳壳
厚朴　半夏　青皮　陈皮　甘草　大黄
朴硝各等分

上㕮咀，每服一两，加生姜三片、
枣一枚，水煎，食后服。

橘皮一物汤　治吞酸诸药不效者，服
之立愈。

陈皮一两

上锉，水煎，食后服。余里一妇人，
患吞酸，疗之经年不愈，一日酸不能忍，
其夫漫取橘皮一掬①，煎汤与之，立止。
余官金陵时，一同僚妇患此，余令服此
汤，其酸亦愈。真妙方也。

一方　治酸心。

槟榔四两　陈皮二两

上捣为细末，每服方寸匕，空心生蜜
汤调下。

平肝顺气保中丸　治郁火伤脾，中气
不运，胃中伏火郁积生痰，致令呕吐吞酸

嘈杂，心腹胀闷。常服顺气和中，健脾开
胃，美进饮食，化痰消滞，清火抑肝。

白术土炒，四两　香附米童便浸，炒　陈
皮去白，各三两　小川芎　枳实炒　黄连姜汁
炒　神曲炒　山楂肉各二两　半夏姜汁炒，一
两半　白茯苓　栀子姜汁炒　莱菔子炒　干
生姜各一两　青皮香油炒，六钱　麦芽炒，七钱
砂仁炒　甘草炙，各四钱　木香三钱

上为末，竹沥打神曲糊为丸如绿豆
大，每服百丸，食后白汤下，日二服。

治虚火作酸方

加味四物汤　治朝食甘美，至晡心腹
刺酸吐出，此血虚火盛也。

当归　川芎　芍药　地黄　陈皮　黄
芩　黄连　桃仁　红花　麻仁　甘草

上锉，水煎服。大便闭结，加大黄；
气虚，合四君子汤。

---

① 掬　量词。相当于"捧"

卷 十 六

嘈 杂

论嘈杂由脾土受伤

准绳云：嘈杂与吞酸一类，皆由肺受火伤，不能平木，木挟相火乘肺，则脾冲和之气索矣。谷之精微不行，浊液攒聚，为痰为饮。其痰亦或从火木之成化酸，肝木摇动中土，故中土扰扰不宁而为嘈杂如饥状，每求食以自救，苟得少食，则嘈杂亦少止，止而复作。盖土虚不禁木所摇，故治法必当补土伐木，治痰饮若不以补土为君，务攻其邪，久久而虚，必变为反胃，为泻，为痞满，为眩晕等病矣。

论嘈杂痰火为患

虞氏曰：胃为水谷之海，无物不受。若湿面鱼腥，水果生冷，以及烹饪调和粘滑难化等物，恣食无节，朝伤暮损，而成清痰稠饮，滞于中宫，故为嘈杂，为吞酸，其证似饥非饥，似痛非痛，而有懊恢不自宁之况。其病或兼嗳气，或兼痞满，或兼恶心，渐至胃脘作痛，甚则为翻胃膈噎，实痰火之为患也。治法以南星、半夏、橘红之类消其痰，以芩、连、栀子、石膏、知母之类降其火，以苍术、白术、芍药之类建脾① 行湿，壮其本元，而又忌口节欲，无有不安者也。

吴氏曰：嘈杂，火证也，而痰次之。

终岁嘈杂者必夭。夭者，何也？燥万物者，莫若火也。（燥，火盛貌。）

论嘈杂杂治法

食郁嘈杂者，枳术丸加山楂、麦芽，有热加炒栀子、姜炒黄连，二味乃必用之药也。停饮者，曲术丸。胸满者，大安丸、保和丸。脉洪大者，火多，二陈汤加姜汁炒山栀、黄连。脉滑大者，痰多，二陈汤加南星、瓜蒌、芩、连、栀子。肥人嘈杂者，二陈汤少加抚芎、苍术、白术、炒栀子。脉弦细，身倦怠者，六君子汤加抚芎、苍术、白术、姜汁炒栀子。湿痰气滞，不喜食，用三补丸加苍术，倍香附。有用克伐药过多不能食，精神渐减，四君子汤加白芍、陈皮、姜汁炒黄连。心悬悬如饥，欲食之时，勿与以食，只服三圣丸佳。心下嘈杂者，导饮丸最妙。眩晕嘈杂者，是火动其痰也，二陈汤加栀子、芩、连。五更嘈者，思虑伤血分也，四物汤加香附、贝母、山栀、黄连、甘草。

脉 法

右寸关脉紧而滑，两寸弦滑，胸中有留饮。寸脉横者，膈上有横积也。右关弦急甚者，木乘土位。欲作胃反，难治。

① 建脾 即健脾。按"建"通"健"。

治食郁嘈杂方

消食清郁汤 治嘈杂闷乱，恶心，发热头痛。

陈皮 半夏姜汁炒 白茯苓 神曲炒 麦芽炒 山楂去核 香附米 川芎 枳壳去穰，麸炒 栀子炒 黄连姜汁炒 苍术米泔浸 藿香 甘草各等分

上锉，生姜三片，水煎服

香砂平胃散 治食郁嘈杂。

苍术米泔浸，炒 厚朴姜制 陈皮去白 甘草炙 香附 砂仁 黄连炒 山栀炒 川芎 白芍药 辰砂各等分

水煎服。

曲术丸 治停饮宿食，嘈杂。

神曲炒，三两 苍术米泔炒，一两半 陈皮一两

上为末，生姜汁煮神曲糊丸如绿豆大，每服七十丸，姜汤下。

交泰丸 治胸中痞闷嘈杂，大便稀则胸中颇快，大便坚则胸中痞闷难当，不思饮食。

白术土炒 黄连姜汁炒 吴茱萸汤泡，各二两 枳实麸炒，一两 归尾酒洗，三钱三分 大黄用当归、红花、吴茱萸、干漆各一两煎水，浸大黄一昼夜，切碎，晒干，仍以酒拌晒，九蒸九晒，用四两

上为细末，姜汁打神曲糊丸如绿豆大，每服七八十丸，白汤下，不拘时。

安脾丸 治嘈杂及吐食，脉弦者。肝乘于脾而吐，乃由脾土之虚，宜治风安脾，无羁绊于脾，故饮食自下。

半夏一两 槟榔二钱 雄黄一钱半

上为末，姜汁和，蒸饼为丸如桐子大，小儿丸黍米大，姜汤下，从少至多，渐加服之，以得其吐，能食为度。

治气郁嘈杂方

三圣丸 治气郁嘈杂，神效。

白术四两 橘红一两 黄连炒，五钱

上为细末，神曲糊丸如绿豆大，每服五十丸，食远津咽下，或姜汤下。

香连丹 治久郁心胸痞痛，或嘈杂干噎，吞酸。

香附 黄连各四两

上为末，神曲糊丸如桐子大，每服七十丸，白汤下。

加味三补丸 治郁火嘈杂，此方亦良。

黄芩 黄连 黄柏 香附醋浸五日，倍用 苍术泔浸七日，各一两

上为末，丸服。

治痰火嘈杂方

芩连二陈汤 治痰因火动，胃口作嘈。

陈皮 半夏姜制 茯苓 甘草炙 南星 黄芩 黄连 山栀子炒

上锉，加生姜三片，水煎服。热多，加青黛。一方二陈汤止加黄芩、栀子。

加味二陈汤 治肥人嘈杂。

陈皮 半夏 茯苓 甘草炙 抚芎① 苍术 白术 山栀子炒

上锉，加生姜煎服。

祛痰火丸 治胃中痰火，嗳气嘈杂。

南星 半夏各姜汤泡七次 香附童便浸 软石膏 栀子炒，各等分

上为细末，姜汁浸，蒸饼丸如桐子大，每服五十丸，姜汤下。或加生姜煎服亦可。

痰火越鞠丸 治痰因火动，令人嘈杂。

苍术米泔浸七日 抚芎 香附童便浸 山栀子炒黑 瓜蒌仁去油 南星牛胆者 海浮石研水飞 青黛水飞过

---

① 抚芎 川芎之别名。出《丹溪心法》。

上为末，神曲糊丸服。

治血虚嘈杂方

养血四物汤 治血虚嘈杂。

当归 川芎 白芍药 熟地黄 人参 茯苓 半夏 黄连 栀子炒 甘草炙

上锉，加生姜煎服，或去人参加香附、贝母，甚效。

当归补血汤 治心中血少而嘈，兼治惊悸怔忡。

当归 芍药 生地黄 熟地黄各三钱 人参五分 白术 白茯苓 麦门冬去心 山栀仁炒 陈皮各八分 甘草 辰砂研末，临服入，各三分 乌梅一个，去核 炒米百粒

上锉一剂，加枣二枚，水煎，温服。

卷 十 七

恶 心

论

戴氏曰：恶心者，无声无物，心中欲吐不吐，欲呕不呕。虽曰恶心，实非心经之病，皆在胃口上，宜用生姜，盖能开胃豁痰也。

统旨云：恶心者，欲吐不吐，心下快快者是也（快，欲亮切，央去声，怅也）。有热，有痰，有虚，有寒，有食停不化，皆能致此。痰热者，二陈汤加姜汁炒黄连、山栀、生姜。虚者，加参、术、砂仁。寒者，理中汤加藿香、砂仁、苍术、厚朴、生姜。食滞者，再加青皮、山楂、神曲、麦芽。

准绳云：恶心干呕，欲吐不吐，心下映漾，人如畏船，宜大半夏汤，或小半夏茯苓汤，或理中汤、治中汤，皆可用。

李氏曰：恶心欲吐不得吐，一见饮食便恶者，二陈汤加白豆蔻、香附、砂仁。胃寒不渴者，理中汤加陈皮、半夏、生姜各等分。胃虚，六君子汤加砂仁。挟火，加姜汁炒黄连少许。痰盛者，大小半夏汤。火盛者，二陈汤加姜汁炒芩连。船晕恶心治同。

治痰聚恶心方

大半夏汤　治恶心，亦治晕船。

半夏　陈皮去白　茯苓各二钱半

上咬咀，水二盏、生姜二钱半煎八分，食后服。

生姜半夏汤　治胸中似喘不喘，似呕不呕，彻心中愦愦然无奈者，此汤主之。

半夏半斤　生姜取自然汁一升

上先以水三升煮半夏，取二升，纳生姜汁煮取二升半，少冷，分四服，日三服，夜一服。

治风痰恶心方

茯苓半夏汤　治胃气虚弱，身重有痰，恶心欲吐。是邪气羁绊于脾胃之间，当先实其脾胃，此方主之。

白术　茯苓　半夏各一两　神曲炒，三钱大麦芽半两，炒黄　陈皮　天麻各二钱

上为粗末，每服五钱，加生姜五片，水煎，热服。

柴胡半夏汤　治旧有风证，不敢见风，眼涩昏黑，胸中有痰，恶心兀兀欲吐，但遇风觉皮肉紧，手足难举动，重如石，若在暖室，少出微汗，其证随减，再遇风病复如是，此方主之。

半夏二钱　神曲炒　苍术各一钱　白茯苓七分　柴胡　升麻　藁本各五分　生姜三片

上为粗末，作一服，水一盏煎至五沸，去粗，温服。

治火郁恶心方

芩连二陈汤　治胃口有热，时作恶心。

陈皮_{去白}　半夏　茯苓　甘草　黄芩_{姜汁炒}　黄连_{姜汁炒}

上㕮咀，加生姜五片，水煎服。一方去黄芩，用栀子炒。

治食停恶心方

加味二陈汤　治胃口停食，闻食恶心。

陈皮　半夏　茯苓　甘草　白豆蔻　香附子　砂仁

上锉，加生姜煎服。

治胃寒恶心方

加味生姜理中汤　治胃气虚寒，时作恶心。

人参　白术　生姜　甘草　半夏　陈皮_{各等分}

上锉，水煎服。兼食滞，加青皮、山楂、神曲、麦芽。

治胃虚恶心方

加味六君子汤　治胃气虚弱，不纳饮食，时作恶心。

人参　白术　茯苓　甘草　陈皮　半夏　砂仁

上锉，加生姜，煎服。

白术半夏汤　治脾虚停饮，痰逆恶心，中脘刺痛，腹胁搅疼，头目昏晕，肢节倦怠，不思饮食。

半夏_{六两}　陈皮_{二两半}　白术　丁香　赤茯苓_{各一两}　肉桂_{半两}

上锉，加生姜，煎服。

卷 十 八

呕 吐

论呕吐哕皆属于胃

东垣曰：夫呕吐哕者，俱属于胃，胃者总司也，以其气血多少为异耳。且如呕者，阳明也。阳明多血多气，故有声有物，气血俱病也。仲景云：呕多虽有阳明证，慎不可下。孙真人云：呕家多服生姜，乃呕吐之圣药也。气逆者必散之，故以生姜为主。吐者，太阳也，太阳多血少气，故有物无声，乃血病也。有食入则吐，有食已则吐，以陈皮去白主之。哕者，少阳也，少阳多气少血，故有声无物，乃气病也，以姜制半夏为主。故朱奉议治呕吐哕，以生姜、半夏、陈皮之类是也。究其三者之源，皆因脾气虚弱，或因寒气客胃，加之饮食所伤而致也。宜以丁香、藿香、半夏、茯苓、陈皮、生姜之类主之。若但有内伤而有此疾，宜察其虚实，使内消之。痰饮者必下之，当分其经，对证用药，不可乱也。

论胃虚不宜用辛药发散

准绳云：《金匮》方，诸呕吐谷不得下者，小半夏汤主之。又云：呕家本渴，渴者为欲解，今反不渴，心下有支饮故也，小半夏汤主之。用半夏一升，生姜半斤，水七升煮取一升半，分温再服。又云：卒呕吐，心下痞，有水，眩悸者，小

半夏加茯苓汤主之。即前方加茯苓四两也，然则生姜、半夏，固通治呕吐之正剂矣，然东垣云：辛药生姜之类治呕吐，但治上焦气壅表实之病，若胃虚谷气不行，胸中闭塞而呕者，唯宜益胃，推扬谷气而已，勿作表实用辛药泻之，故服小半夏汤不愈者，服大半夏汤立愈。此仲景心法也。

丹溪云：胃虚弱呕者，二陈加砂仁、藿香、白术。又云：久病呕者，胃气虚，不纳谷也，生姜、人参、黄芪、白术、香附治之。呕吐煎药，忌瓜蒌、杏仁、萝卜子、山栀。皆要作吐，丸药中带香药，行散不妨。

论呕吐有寒热痰食血气不同

直指方云：呕吐出于胃气之不和，人所共知也。然有胃寒，有胃热，有痰水，有宿食，有脓血，有气攻，又有风邪入胃。寒而呕吐，则喜热恶寒，四肢凄凉，法当以刚壮温之。热而呕吐，则喜冷恶热，烦躁口干，法当以清凉解之。痰水证者，涎沫怔忡，先渴后呕，与之消痰逐水辈。宿食证者，胸腹胀满，醋闷吞酸，与之消食去积辈。腥气臊气，熏炙恶心，此为脓血之聚，经所谓呕家痈脓，呕尽脓自愈是也。七情内郁，关格不平，此气攻之证，经所谓诸郁于胃则呕吐是也。若夫风邪入胃，人多不审，率用参、术助之，拦住其邪，尤关利害。其或恶闻食臭，汤水不下，粥药不纳，此则反番之垂绝者也。

辨之不早，何以为治乎？虽然足阳明之经，胃之脉络也，阳明之气，下行则顺，今逆上行，慎不可泄固也。然呕吐者，每每大便秘结，上下壅遏，气不流行，盍思所以区画①而利导之。他如汗后水药不入口者，呕逆而脉弱，小便复利，身微热而手足厥者，虚寒之极也，识者忧焉。

丹溪云：河间谓呕者为火气炎上，此特一端耳。有痰隔中焦，食不得下者，有气逆者，有寒气郁于胃口者，有食滞心肺之分，致新食不得下而反出者，但因火与痰者为多。胃中有热，膈上有痰，二陈汤加炒栀子、黄连、生姜。凡病欲吐者，切不可下，逆之故也。肝火出胃，逆上呕吐，抑青丸。夏月呕吐不止，五苓散加生姜汁。

准绳云：寒而呕吐，则喜热恶寒，四肢凄凉，或先觉咽酸，脉弱小而滑。因胃虚伤寒饮食，或伤寒汗下过多，胃中虚冷所致，当以刚壮温之，宜二陈汤加丁香十粒，或理中汤加枳实半钱，或丁香吴茱萸汤、藿香安胃散、铁刷汤，不效则温中汤，甚则附子理中汤，或治中汤加丁香，并须冷服。盖冷遇冷则相入，庶不吐出（罗谦甫云：诸药不愈者，红豆丸神效）。曾有患人用附子理中汤、四逆汤加丁香，到口即吐，后去干姜，只参、附加丁、木香煎熟，更磨入沉香，立吐定。盖虚寒痰气凝结，丁、附既温，佐以沉木香则通，干姜、白术则泥耳。热呕，食少则出，喜冷恶热，烦躁引饮，脉数而洪，宜二陈汤加黄连、炒栀子、枇杷叶、竹茹、干葛、生姜，入芦根汁服。《金匮》方：呕而发热者，小柴胡汤主之。洁古用小柴胡汤加青黛，以姜汁打糊丸，名清镇丸，治呕吐，脉弦头痛，盖本诸此。胃热而吐者，闻谷气即呕，药下亦呕，或伤寒未解，胸中有热，关脉洪者是也，并用芦根汁。

《金匮》方：呕吐而病在膈上，后思水解，急与之。思水者，猪苓散主之。呕而胸满者，吴茱萸汤主之。呕而渴，煮枇杷叶汁饮之。呕而肠鸣，心下痞者，半夏泻心汤主之。气呕吐，胸满膈胀，关格不通，不食常饱，食则常气逆而吐，此因盛怒中饮食而然，宜二陈汤加枳实、木香各半钱，或吴茱萸汤，不效则丁香透膈汤及五膈宽中汤。食呕吐，多因七情而得，有外感邪气并饮食不节而生，大概治以理中为先，二陈汤加枳实一钱，或加南星七分，沉香、木香各四分亦好，或只服枳南汤，或导痰汤。又有中脘伏痰，遇冷即发，俗谓之冷痛，或服新法半夏汤，或挝脾汤（挝，张瓜切，音窝）。有痰饮，粥药到咽即吐，人皆谓其番胃②，非也。此乃痰气结在咽膈之间，宜先以姜苏汤下灵砂丹，俟药可进，则以顺气之药继之。外有吐泻，及痢疾，或腹冷痛，进热药太骤，以致呕逆，宜二陈汤加砂仁、白豆蔻各半钱，沉香少许。呕吐，诸药不效，当借镇重之药以坠其逆气，宜姜苏汤下灵砂丹百粒，俟药得止，却以养正丹、半硫丸③导之。呕吐津液既去，其口必渴，不可因渴而遽以为热。

论阴虚邪逆呕哕

东垣曰：若阴虚，邪气逆上，窒塞呕哕，不足之病，此地道不通也，正当用生地黄、当归、桃仁、红花之类和血凉血润血，兼用甘草以补其气，微加大黄、芒硝以通其闭。大便利，邪气去，则气逆呕哕自不见矣。复有胸中虚热，谷气久虚，发而为呕哕者，但得五谷之阴以和之，则呕

---

① 区画　分别。按"区"，分别。"画"，划分界限。

② 番胃　即翻胃。按"番"，用同"翻"。

③ 半硫丸　"硫"原作"疏"，据本卷附方改。

哕自止。

论呕吐可下不可下

准绳曰：仲景云：病人欲吐者，不可下之。又用大黄、甘草治食已即吐，何也？曰：欲吐者，其病在上，因而越之可也。而逆之使下，则必抑塞愦乱而益以甚，故禁之。若既已吐矣，吐而不已，有升无降，则当逆而折之，引令下行，无速于大黄者，故不禁也。兵法曰：避其锐，击其惰。此之谓也。丹溪泥之，而曰：凡病呕吐，切不可下，固矣夫。

叶氏曰：丹溪云：凡病呕吐，切不可下，以其逆之故也。东垣云：吐而大便不通，则利大便，上药则所当禁也。二说相反，要当审其大便通与不通耳。丹溪执泥此证切不可下，其言未尽善也。

论漏气

准绳云：身背皆热，肘臂牵痛，其气不续，膈间厌闷，食入即先呕而后下，名曰漏气。此因上焦伤风，闭其腠理，经气失道，邪气内着，麦门冬汤主之。

论走哺

准绳云：下焦实热，大小便不通，气逆不续，呕逆不禁，名曰走哺，人参汤主之。

论吐食

准绳云：上焦气热上冲，食已暴吐，脉浮而洪，宜先降气和中，以桔梗汤调木香散二钱，隔夜空腹服之。三服后，气渐下，吐渐去，然后去木香散，加芍药二两、黄芪一两半，同煎服之，病愈则止。如大便燥结，食不尽下，以大承气汤去芒硝，微下之，少利为度，再服前药补之。如大便复结，又依前微下之，《保命集》用荆黄汤调槟榔散。中焦吐食，由食积与寒气相格，故吐而疼，宜服紫沉丸。《金匮》大黄甘草汤治食已即吐，又治吐水。吐食而脉弦者，由肝胜于脾而吐，乃由脾胃之虚，宜治风安胃，金花丸、青镇丸主之。《金匮》茯苓泽泻汤，治胃反，吐而渴欲饮水者。

论呕苦

经云：善呕，呕有苦，常太息，邪在胆，逆在胃。胆液泄则口苦，胃气逆则呕苦，故曰：呕取胆三里以下。胃气逆，则刺少阳血络，以开胆逆，却调虚实以去其邪。又云：口苦，呕宿汁，取阳陵泉。为胃主呕，而胆汁苦，故独取胆与胃也。阳明在泉，燥淫所胜，病喜呕，呕有苦。又云：阳明之胜，呕苦，治以苦温辛温。是运气呕苦皆属燥也。

论呕清水

经云：太阴之复，呕而密默①，唾吐清液，治以甘热。是呕水属湿，一味苍术丸主之。《金匮》方：心胸中有停痰宿水，自吐出水后，心胸间虚，气满不能食，茯苓饮主之，能消痰气，令能食。又云：渴欲饮水，水入则吐者，名曰水逆，五苓散主之。

论吐涎沫

金匮方：干呕，吐逆，吐涎沫，半夏干姜散主之。半夏、干姜各等分，杵为散，取方寸匕，浆水一升半煎至七合，顿服之。干呕，吐涎沫，头痛者，吴萸汤主之。妇人吐涎沫，医反下之，心下即痞，当先治其吐涎沫，小青龙汤主之。涎沫止，乃治痞，泻心汤主之。

---

① 密默　静默不欲言语。按"密"，静。

论呕脓

仲景云：呕家虽有痈脓，不可治，呕脓尽自愈。《仁斋直指》以地黄丸汤主之。

论呕吐虫

准绳云：仲景以吐蛔为胃中冷之故，则成蛔厥。宜理中汤加炒川椒五粒、槟榔半钱，吞乌梅丸。胃咳之状，咳而呕，呕甚则长虫出，亦用乌梅丸，取胃三里。有呕吐，诸药不止，别无他证，乃蛔在胸膈作呕，见药则动，动则不纳药，药出而蛔不出。虽非吐蛔之比，亦宜用吐蛔药。或于治呕药中，入炒川椒十粒，蛔见椒则头伏故也。

李氏曰：虫吐时，常恶心，胃口作痛，口吐清水，得食暂止，饥则甚者，胃中有蛔也。二陈汤加苦楝根、使君子、白术、乌梅，或用锡灰槟榔等分，米饮调服亦可。凡吐如清菜汁者死。

论晕船吐

李氏曰：晕船大吐，渴饮水者多死，惟童便饮之最妙。

诊脉法

准绳云：形状如新卧起，阳紧阴数，其人食已即吐。阳浮而数，亦为吐（或浮大，皆阳偏胜，阴不能配之也，为格，主吐逆，无阴，和之）。寸紧尺涩，其人胸满不能食而吐。寸口脉数，其人则吐。寸口脉细而数，数则为热，细则为寒，数为呕吐。《金匮》问：数为热，当消谷引食而反吐者，何也？曰：以发其汗，令阳微，膈气虚，脉乃数。数为客热，不能消谷，胃中虚冷，故吐也。跌阳脉微而涩（微则不利，涩则吐逆，谷不得入），或浮而涩（浮则虚，虚伤脾，脾伤则不磨，朝食暮吐，名反胃），寸口脉微而数（微则血虚，血虚则胃中寒），脉紧而涩者难治。关上脉浮大，风在胃中，心下澹澹，食欲呕。关上脉微浮，积热在胃中，呕吐蛔虫。关上脉紧而滑者，蛔动。脉紧而滑者，吐逆。脉小弱而涩，胃反。浮而洪为气，浮而匿为积，沉而迟为寒。跌阳脉浮，胃虚。呕而不食，恐怖者难治，宽缓生（寒气在上，阴气在下，二气并争，但出不入）。先呕却渴，此为欲解。先渴却呕，为水停心下，属饮。脉弱而呕，小便复利，身有微热，见厥者死。呕吐大痛，色如青菜叶者死。

脉诀举要曰：滑数为呕，代者霍乱。微滑者生，涩数凶。

治胃热呕吐方

黄连二陈汤　治胃中有热，膈上有痰，时作呕哕。

陈皮　半夏　茯苓　甘草　山栀子炒　黄连姜汁炒，各等分

上锉，每服八钱，生姜五片，水煎服。一方二陈汤加竹茹。

丹溪加味二陈汤　治胃中有火，膈上有痰，令人时常恶心，呕吐清水，作嗳气吞酸等证。

陈皮　半夏　茯苓　甘草　黄连姜汁炒　栀子炒　苍术　川芎　香附　砂仁　神曲炒　山楂　木香少许

上锉，加生姜，水煎服。一方有白术、干姜、牡荆子三味，无砂仁、神曲、山楂、木香。久病虚者，加人参、白术。胃寒者，加益智、草豆蔻、干姜、桂心之类，去黄连、栀子，又甚者加丁香、附子。如胁痛，或脾痛，右关脉弦，呕吐不已，此木来侮土，本方加人参、白术、升麻、柴胡、青皮、芍药、川芎、砂仁、神曲之类。如时常吐清水，或口干不喜食

冷，涎自下而涌上者，此脾热所致也，本
方加白术、芍药、升麻、土炒苓、连、栀
子、神曲、麦芽、干生姜，或丸或煎皆
可。如时常恶心，吐清水，心胃作痛，得
食则暂止，饥则甚者，此胃中有蛔也，本
方加苦楝根、使君子，煎服即愈。或用黑
锡灰、槟榔等分，米饮调下。

保中汤　治呕吐不止，饮食不下。

陈皮　半夏_{姜汁炒}　茯苓_{各八分}　白术
_{土炒}　藿香梗　黄芩_{土炒，各一钱}　黄连_{土炒}
山栀子_{姜汁炒，各二钱}　砂仁_{三分}　甘草_{二分}

上锉一剂，加生姜三片，长流水和娇
泥，澄清二钟，煎至一钟，稍冷频服。吐
逆甚，加伏龙肝[①] 一块同煎；因气，加
香附童便炒一钱、枳实麸炒八分，去白
术；心烦不寐，加竹茹八分。

橘栀竹茹汤　治胃中素热，恶心，呕
哕不止。

陈皮_{二钱}　栀子_{炒三钱}　竹茹_{一钱半}

上锉，水煎，入姜汁服。

葛根竹茹汤　治胃热心烦，呕吐不
止，或因饮酒过度而呕者，尤妙。

葛根_{三钱}　半夏_{二钱}　甘草_{三分}　竹茹
_{一团}

上锉一剂，加生姜五片，水煎，取冷
汁服。

加味橘皮竹茹汤　治胃热多渴，呕哕
不止。

橘皮　赤茯苓　半夏　麦门冬_{去心}
枇杷叶　竹茹_{各一钱}　人参　甘草_{各五分}

上锉，加生姜，水煎服。

小柴胡加竹茹汤　治发热而呕。

柴胡_{二钱}　半夏　橘皮_{各一钱}　黄芩
人参　甘草_{炙，各七分半}　竹茹_{一团}

上锉，加生姜七片，水煎，温服。

麦门冬汤　治烦热呕逆。

麦门冬_{去心}　黄连_{姜汁炒}　茅根　青竹

茹_{各二钱}　人参_{一钱}　甘草_{五分}

上锉，水煎，入生姜自然汁二三匙，
食前服。

枇杷叶散　定呕吐，和中利膈。

枇杷叶_{去毛，二钱}　人参　半夏_{各一钱}
茯苓_{五分}　茅根_{二两}

上细锉，每服四钱，水一盏半、生姜
七片慢火煎至七分，去渣，入槟榔末五
分，和匀服之。

槐花散　大凡吐多是膈热，热且生
痰，此药能化胃膈热涎，有殊效。

皂角_{去皮，烧烟绝}　白矾_{熬沸定}　槐花_炒
_{黄黑色}　甘草_{炙，各等分}

上为末，每服二钱，白汤调下。

半夏泻心汤　呕而肠鸣，心下痞者，
此汤主之。

半夏_{三升，汤泡}　黄芩　人参　炙甘草
干姜_{各三两}　黄连_{一两}　大枣_{十二枚}

上七味，以水七升煮取六升，去粗，
再服一升，日三服。

猪苓汤　呕吐而病在膈上，后思水
者，急与解之，此汤主之。

猪苓_{去皮}　茯苓　白术_{各等分}

上㕮咀，水煎服。

茱萸陈皮丸

苍术_{炒，七钱半}　吴茱萸_{煮少时，晒}　陈
皮黄连　黄芩[②]_{二味俱用陈壁土炒}

上为末，神曲煮糊丸如绿豆大，每服
三十五丸，生姜汤下。

椒茶饼　止呕吐，治翻胃，当时即
效。

川椒_{去目，隔纸焙，三两}　茶牙　桑白皮
飞罗面_{炒，各一两半}

上为末，炼蜜作饼，每重一钱，细
嚼，米汤下。

---

① 伏龙肝　"伏"原作"茯"，今改。
② 吴茱萸……黄芩　上药原脱用量。

三一承气汤　治呕吐，水浆不入，食即吐，大便秘或利而不松快，时觉腹痛满者，或下利赤白，而呕吐食不下者，或大小肠、膀胱结而不通，上为呕吐隔食。

大黄三钱（量人虚实加减）　芒硝厚朴姜汁炒　枳实麸炒,各三钱　甘草一钱

上锉，水煎服。

萌按：方氏曰：《三因方》呕吐证忌用利药，此言其常。然大小肠、膀胱热结而不通，上作呕吐隔食，若不用利药开通发泄，则呕吐何由而止。或只呕吐，而大小便不秘涩者，此药又所当忌也。

治胃寒呕吐方

理中汤　海藏加减例。

人参　白术　干姜炮　甘草炙,各等分

上锉，加生姜十片，水煎服。若为寒气、湿气所中者，加附子一两，名附子理中汤；若霍乱吐泻者，加橘红、青皮各一两，名治中汤；若干霍乱，心腹作痛，先吃盐汤少许，顿服，呕吐出，令透，即进此药；若呕吐者，于治中汤内加丁香、半夏各一两，生姜十片；若泄泻者，加橘红、茯苓各一两，名补中汤；若泄泻不已者，于补中汤中加附子一两，不喜饮食，水谷不化者，再加炒砂仁一两，共成八味；若霍乱吐下，心腹作痛，手足逆冷，本方去白术，加熟附子，名四顺汤；若霍乱后转筋者，加煅石膏一两；若脐下筑者，肾气动也，去术，加官桂一两，肾恶燥，故去术，恐作奔豚，故加桂；若悸多者，加茯苓一两；渴欲饮水者，加术半两；若寒者，加干姜半两；腹满者，去白术，加附子一两；若吐利后，胸痞欲绝，心膈高起急痛，手不可近者，加枳实、茯苓各一两，名枳实理中汤；若渴者，但于枳实汤中加瓜蒌根一两；若饮酒过多，及啖炙煿热物，发为鼻衄者，加川芎一两；

若伤胃吐血，以此药能理中脘，利阴阳，安定血脉，只用本方。中附子毒者，亦用此方。

《纲目》载杜医治验安业方：有阎氏家老妇人患呕吐，请石秀才医。曰：胃冷而呕。下理中丸至百余丸，其病不愈。石疑此患，召杜至，曰：药病正相投，何必多疑。石曰：何故药相投而病不愈。杜曰：寒气甚，药力未及，更进五十丸必愈。如其言，果愈。石于是师法于杜。

加味理中汤　治胃感寒呕吐不止。即本方加陈皮、丁香各等分。

治中汤　即理中汤加陈皮、青皮各等分。

温中汤　即理中汤加丁香。

加味二陈汤　治痰饮为患，或呕哕恶心，或头眩心悸，或中脘不快，或发为寒热，或饮食生冷，脾胃不和，并宜服之。

陈皮　半夏各五两　茯苓二两　甘草炙,一两半　丁香一两

上咬咀，每服四钱，水一盏、生姜三片、乌梅一个同煎至七分，去渣，热服。或治痰痞，加草豆蔻面裹煨熟一两半。

藿香安胃散　治脾胃虚寒，不能饮食，呕吐不待腐熟。

藿香一钱半　丁香　人参各二钱　橘红五钱

上为细末，每服二钱，生姜三片同煎，食前服。

藿香平胃散　治呕吐不止。

苍术泔浸,三两　半夏　陈皮去白,各二两厚朴制　藿香各一两　甘草炙,半两

上为粗末，每服五钱，生姜三片、枣三枚水煎，温服。

四味藿香汤　治胃寒呕吐，粥药不停。

藿香　人参　橘皮　半夏各等分

上锉，加生姜，煎服。

藿香半夏汤 治胃虚中寒，停痰留饮，哕逆呕吐。

藿香叶 半夏汤泡七次，炒黄色，各二两 丁香皮五钱

上㕮咀，每服三钱，姜七片，水煎，食前温服。

丁夏汤 治脾中虚寒，停痰留饮，哕逆呕吐。

丁香 半夏各三钱

上锉，加生姜，煎服。

香砂养胃汤 治脾胃虚寒呕逆，及饮食所伤，胸痞，肠鸣泄泻。

苍术一钱半 厚朴 陈皮各一钱二分 半夏 茯苓 藿香 砂仁各一钱 草果七分 人参六分 甘草四分

上锉，加生姜三片、枣一枚，水煎服。泻甚者，加白术、泽泻各一钱。一方无草果。

养胃汤 治脾胃虚冷，不思饮食，呕吐翻胃。

人参 橘红 白豆蔻仁 丁香 砂仁 肉豆蔻 附子炮 沉香 麦芽炒 神曲炒 甘草炙，各等分

上为细末，每服二钱，姜盐汤调下。

益黄散 治脾胃虚寒，水来侮土，而呕吐不食，或肚腹作痛，或大便不实，手足逆冷等证。

陈皮一两 青皮 诃子肉 丁香 甘草炙，各二钱

上锉，每服四钱，水煎服。

丁香散 治脾胃气弱呕吐，水谷不消。

丁香 白术 砂仁 草果各三钱 人参一两 当归 白豆蔻 藿香 甘草 神曲炒 诃子各半两 橘皮七钱半

上为末，每服二钱，姜枣汤调服。

丁香煮散 治脾胃虚冷，呕吐不食。

丁香不见火 干姜炮 川乌炮，去皮脐 甘草炙，各五分 红豆去皮 良姜 青皮 胡椒各一钱 陈皮二钱 益智仁去皮，三钱

上锉一服，加生姜三片、炒盐二分，水煎，食远服。

丁香吴茱萸汤 治呕吐哕，胃寒所致。

吴茱萸 草豆蔻 人参 苍术 黄芩各一钱 当归一钱半 升麻七分 柴胡 半夏 茯苓 干姜 丁香 甘草各五分

上作一服，水煎，食前热服。忌冷物。

丁附治中汤 治胃伤寒冷之物，以致心腹绞痛，而呕哕不止。

附子二钱 丁香 白术 干姜炮 陈皮 青皮各一钱 人参五分 甘草炙三分

上锉作一服，加生姜五片、大枣二枚，水煎，温服。

木香白术散（一名丁香半夏汤） 治呕而吐食，谓持实击强，是无积也。胃强而干呕，有声无物，脾强而吐食，持实击强，是以腹中痛，当以和之。

甘草炙，四钱 槟榔二钱 丁香 木香俱不见火，各一钱

上㕮咀，每服四钱，水二钟、生姜三片煎八分，食远服。或为细末，每服二钱，生姜芍药汤调下。

四逆汤 呕而脉弱，小便复利，身有微热，见厥者难治，此汤主之。

炙甘草二两 干姜一两半 附子一个，去皮

上㕮咀，以水三升煮取一升三合，去柤，分温再服。强人用大附一枚、干姜三两。

煨姜散 治呕吐不已，兼恶心。

生姜一大块，直切薄片，勿令拆断，层层掺盐于内，以水湿苎麻密缚，外又用纸包水湿，火煨令熟，取去麻纸，用姜捣烂，和稀米饮之。

白豆蔻散 治胃冷有积，吃食欲吐者。

白豆蔻五钱，为末，好酒调服。

铁刷汤　治寒积痰饮，呕吐不止，胸膈不快，不下饮食。

半夏四钱，汤泡　草豆蔻　丁香　干姜炮　诃子皮各三钱　生姜一两

上六味㕮咀，水五盏煎至二盏半，去粗，分三服，无时。大吐不止，加附子三钱、生姜半两。

吴茱萸汤　呕而胸满者，此汤主之。

吴茱萸一升　人参二两　生姜六两　大枣二十枚，擘

上㕮咀，以水五升煮取一升，温服七合，日三服。

丁香茯苓汤　治久积陈寒，流滞肠胃，呕吐痰沫，或有酸水，全不思食。

木香　丁香　干姜　附子　半夏　橘皮肉桂　砂仁各等分

上锉，加生姜，煎服。

红豆丸　治诸呕逆膈气，反胃吐食。

丁香　胡椒　砂仁　红豆各二十一粒

上为细末，姜汁糊丸如皂角子大，每服一丸，以大枣一枚去核填药，面裹煨熟，去面细嚼，白汤下，空心，日三服。罗谦甫云：诸药不效者，红豆丸神效。

温中汤　治脾寒呕吐，咳嗽自利。

半夏汤泡，焙　干姜各等分

上为细末，生姜和汁丸如桐子大，每服十丸，木瓜汤下，姜汤亦可。

许仁则半夏丸　治胃冷呕逆不食。

半夏洗去滑，一斤　小麦面一斤

上水和丸如弹子大，水煮熟，初服三五丸，二服加至十四五丸，旋煮间服。

七味人参丸　服前丸不应，可服此药。

人参　白术各五两　厚朴姜制　细辛各四两　橘皮　生姜各三两　桂心二两

上为末，炼蜜丸如桐子大，米饮下十丸，渐加至二十丸。

丁香半夏丸　治胃寒呕吐，吞咽酸水。

橘皮二两　白术一两半　半夏汤洗七次　干姜炮　丁香不见火，各一两

上为末，生姜自然汁打糊丸如桐子大，每服三十丸，生姜汤下。

丁香丸　治因冷物凝滞，胃寒不消，呕吐不止。

丁香不见火，半两　木香不见火　胡椒　藿香　甘草炙，各三钱　干姜炮　肉桂各二钱

上为细末，蒸饼打糊为丸如绿豆大，焙干，时时干嚼，不必饮汤水，水入即愈吐。如觉痿弱，更加附子。

助胃膏　治呕吐不食。

人参　白术　茯苓　橘皮　砂仁各二钱半　丁香　木香　肉豆蔻面煨　草果去皮，各一钱半　白豆蔻一钱

上为细末，炼蜜丸如弹子大，每服一丸，生姜煎汤化下。

青金丸　治呕吐不已。

硫黄二钱　水银一钱

上入铫①内，慢火化，以木片拨炒成砂，研至黑不见白星，姜汁糊丸绿豆大，每服二三十丸，米饮下。

杜医治验

王普侍郎病呕，饮食皆不得进，召孙，数日亦不愈，后复召杜。杜曰：治呕愈呕，此胃风也。遂用川乌一两净洗，去皮脐，不去尖，以浆水一碗煮干，每个做两片，复用浆水一碗煮尽，更做四片，每细嚼一片，以少温水下。少顷呕遂止，痛既少息。杜遂问曰：寻常好吃何物？曰：好吃甘甜之物。杜曰：是甘甜乃膏粱之物，积久成热，因而生风，非一朝一夕之故也。王服其说。

治胃虚呕吐方

大橘皮汤　理气和中，止呕逆。

① 铫（diào 钓）　有柄有流的小型烧器。

橘皮 甘草 生姜各三钱 人参五钱

上㕮咀，分作二服，水煎服之。一方加竹茹。

橘皮青竹茹汤 治呕逆。

陈皮 甘草各二钱 人参二钱半 竹茹三钱

上作三服，姜煎。《活人方》四味各等分，姜、枣煎服。

海藏橘皮茯苓生姜汤 治咳逆，解酒毒，止呕吐。

陈皮一两 茯苓五钱 炙甘草 生姜各三钱

上锉，生姜煎服。一法加葛根、神曲、半夏。

大半夏汤 反胃呕吐，服小半夏汤诸药不愈者，服此立愈。

半夏二升，洗，完用 人参三两 白蜜一升

上以水一斗三升，和蜜扬之二百四十遍，煮药取三升，温服一升，余分再服。

六君子汤 治久病胃虚，闻谷气而呕，不纳饮食。

人参 白术 茯苓 陈皮各一钱 半夏二钱 甘草炙，五分

上锉，加生姜三片，水煎，热服。或加香附一钱。

丹溪方 治久病呕者，胃虚不纳谷也。

人参 黄芪 白术 香附 生姜

上锉，水煎服。

人参安胃散 治脾胃虚热呕吐，或肠鸣泄泻不食。

人参一钱 黄芪炒，二钱 白芍药炒，七分生甘草 炙甘草各五分 白茯苓四分 陈皮三分 黄连二分

上锉，水煎服。

比和散 治呕吐月余，不纳水谷，闻食即呕者。

人参 白术 茯苓 神曲炒，各一钱 陈皮 藿香 砂仁 甘草炙，各五分

上锉作一服，用十年以上陈仓米一合、顺流水二钟煎沸，泡伏龙肝研细，搅混澄清，取一钟，加生姜三片、枣二枚，同煎七分，稍热服。别以陈仓米饮时啜之，日进三服，即止。

枇杷散 治胃虚多渴，呕哕不止。

枇杷叶去毛 人参 陈皮去白 半夏泡赤茯苓 甘草炙，各五钱 麦门冬去心 青竹茹各一两

上锉，生姜五片，水煎服。

单人参汤 治气虚呕吐。

人参二两，水三盏煎至八分，热服。兼以参汁煮粥食。若卒吐呕逆，粥饮入口即吐，困弱者，为丸服之，翻胃亦宜。

白术汤 治胃中虚损，及有痰而吐者。

半夏曲五钱 白术 茯苓 槟榔各二钱 木香 甘草各一钱

上为细末，每服二钱，生姜汤调下，食前服。

参香枳术丸 开胃进食，止呕吐。

人参 木香不见火，各三钱 枳实麸炒，一两 白术一两半 陈皮四钱 干生姜二钱半

上为末，荷叶包米煨饭，丸如桐子大，每服五七十丸，米饮下。

治食积呕吐方

藿香平胃散 治内伤饮食，填塞太阴，呕吐不已。

苍术一钱半 厚朴姜制 陈皮 藿香各一钱 砂仁 神曲炒，各五分 甘草炙，三分

上作一服，加生姜五片、大枣一枚，水煎，温服。

一方有半夏，无砂仁、神曲。

黄连六一汤 治因多食煎煿烧饼热面之类，以至胃脘当心而痛，或呕吐不已，

渐成反胃。

黄连六钱　甘草炙，一钱

上锉作一服，水煎，温服。

思食丸　助脾胃，消导饮食，止吐逆。

神曲炒　麦芽炒，各六钱　乌梅肉五钱

人参　干姜炮　甘草炙，各二钱

上为细末，炼蜜丸如桐子大，每服三五十丸，食前米饮下。

紫沉丸　治中焦吐食，由食积与寒气相格，故吐而疼，宜服此药。治小儿食积吐食，亦大妙。

陈皮五钱　半夏炒　乌梅肉　槟榔丁香各二钱　代赭石　砂仁各三钱　白术木香　沉香　杏仁去皮尖，各一钱　白豆蔻巴豆霜另研，各五分

上为细末，醋糊和丸如黍米大，每服五十丸，食后生姜汤下，吐愈则止。小儿丸如芝麻大。

治痰饮呕吐方

加味二陈汤　治停痰结气而呕。

陈皮　半夏各五两　茯苓三两　甘草一两半　砂仁一两　丁香五钱　生姜二两

水煎服。

生姜半夏汤元戎　止呕吐，开胃消食。

半夏汤洗　生姜切片，各三钱

上量水多少，煎至七分服。

姜橘汤活人　治呕哕，手足逆，亦治干呕。

橘皮去白　生姜切片，各三钱

上用水一钟煎七分服。加半夏，名橘皮半夏汤。

小半夏汤　呕家本渴，今反不渴，心下有支饮故也，此汤主之。（即前生姜半夏汤，分两不同）

半夏一升，洗　生姜半斤，各切薄片

上以水七升煮取一升半，去粗，分温再服。

小半夏加茯苓汤　卒呕吐，心下痞，膈间有水，眩悸者，此汤主之。

半夏一升，洗　生姜半斤　茯苓三两。一方四两

上锉，以水七升煮取一升半，分温再服。又云：先渴却呕，为水停心下，此属饮家，小半夏加茯苓汤主之。

活人大半夏汤　治痰饮脾胃不和。

半夏　生姜　茯苓

上为粗末，水煎。如热痰，加炙甘草；脾胃不和，加陈皮。

桔梗半夏汤　治冷热不合，令胸中痞痛，痰涎呕哕。

桔梗　半夏　陈皮各等分

上为粗末，水煎服。细末，姜糊丸亦可。

橘皮半夏汤　治积气痰痞，不下饮食，呕吐不止。

陈皮　半夏各二两　生姜一两半

上咬咀，水五盏煎至二大盏，去粗，分三服，食后临卧服。

半夏茯苓陈皮汤　消饮止呕，和中顺气。

半夏泡　茯苓　陈皮去白　生姜各一钱半

上咬咀，水二盏半煎一盏，去粗，临卧服。

枳实半夏汤　治痰饮停留，胸膈痞闷，或咳嗽气塞，头目昏重，喘呕恶心，项背拘急。

半夏　陈皮各一两　枳实半两

上锉，加生姜，煎服。

新法半夏汤　治脾胃气弱，痰饮不散，呕逆酸水，腹肋胀痞，头旋恶心，不思饮食。

大半夏四两，汤洗七次，切作两片，白矾末一两沸汤浸一昼夜，洗去矾，俟干，一片切作两片，姜

汁浸一昼夜，隔汤炖①，焙干为末，姜汁拌成饼，炙黄用　缩砂仁　神曲炒　陈皮去白　草果仁各一两　白豆蔻仁　丁香各半两　甘草二两，半生半炙

上为细末，每服二钱，先用生姜自然汁调成膏，入炒盐汤，不拘时，点服。

挝脾汤

麻油四两　良姜十五两　茴香炒，七两半　甘草十一两七钱

上用炒盐一斤同药炒，为细末，每服一钱，不拘时，白汤点服。

旋覆花汤　治中脘伏痰，吐逆眩晕，心下痞闷。

旋覆花　半夏汤泡七次　橘红　干姜炮，各一两　槟榔　人参去芦　甘草炙　白术各半两

上㕮咀，每服四钱，姜七片水煎，服不拘时。

半附汤　治胃冷生痰呕吐奇方。

半夏　生附子各二钱半

上锉，加生姜十片，水煎，空心服。或加木香少许，尤妙。

半夏丁香丸

半夏一两　丁香一钱

上为末，以生姜自然汁丸如桐子大，先以汤二盏煎沸，次下丸子药煮令极热，以匙调服，用药汁咽下，更服养正丹，或来复丹、黑锡丹之类，俟大便利即愈。如妊娠恶阻，古方用茯苓半夏汤，服者病反增剧，不若用此药，极有神验。

治气郁呕吐方

加味七气汤　治气郁呕吐。

半夏汤泡　厚朴姜汁炒　香附　枳壳各一钱二分　陈皮　茯苓　苍术各一钱　官桂五分　甘草四分

上锉，加生姜三片，水煎，食前服。

大藿香散　治七情伤感，气郁于中，变成呕吐，或作寒热，眩晕痞满，不进饮食。

藿香叶　半夏　白术　人参　木香不见火，各一两②　茯苓　桔梗　橘皮　枇杷叶甘草炙，各半两

上锉，每服五钱，姜五片、枣一枚水煎，食远服。

治肝邪呕吐方

加味二陈汤　治胁痛或脾痛，右关脉弦，呕吐不已，此木来乘土之分也。

陈皮　半夏　茯苓　甘草　人参　白术　升麻　柴胡　青皮　芍药　川芎　砂仁　神曲

上锉，加生姜五片，煎服。

治漏气方

麦门冬汤三因　治漏气。因上焦伤风，开其腠理，上焦之气，慓悍滑疾，遇开即出，经气失道，邪气内着，故有是证。

麦门冬去心　生芦根　竹茹　白术各五两　人参　陈皮　萎蕤各三两　茯苓　甘草炙，各二两

上锉散，每服四钱，水一盏半、姜五片、陈米一撮煎七分，去粗，热服。

治走哺方

人参汤三因　治走哺。盖下焦气起于胃下口，别入回肠，注于膀胱，并与胃，传糟粕而下大肠，今大小便不通，故知下焦实热之所为也。

人参　黄芩　知母　萎蕤　茯苓各三钱　芦根　竹茹　白术　栀子仁各半两　石膏煅，一两

上锉散，每服四钱，水一盏半煎七分，温服。

---

① 炖　原作"顿"，今改。
② 各一两　"一"字原脱，今补。

治 吐 食 方

桔梗汤　治上焦气热上冲，食已暴吐，脉浮而洪，宜先降气和中。

桔梗　白术各一钱半　神曲炒，二钱　陈皮去白　枳实炒　茯苓　厚朴姜汁炒，各一钱

上锉一服，水一盏半煎至一盏，取清汁调木香散二钱，隔夜空腹服之，三服后气渐下，吐渐去，然后去木香散，加芍药二钱、黄芪一钱半同煎，服之，病愈则止。如大便燥结，食不尽下，以大承气汤去硝微下之，少利为度，再服前药补之。如大便复结，又依前微下之。

木香散

木香　槟榔各等分

上为细末，同前药调下。

荆黄汤　治暴吐，上焦气热所冲也。经曰：诸呕吐酸，暴注下迫，皆属于火。脉洪而浮者，此汤主之。

荆芥五钱　人参二钱半　大黄一钱半　甘草一钱

上锉作一服，用水二盏煎至一盏，去柤，调槟榔散二钱，空心服之。

槟榔散

槟榔三钱　木香一钱半　轻粉少许

上为细末，用前药调服，为丸亦可，用水浸蒸饼，丸如小豆大，每服二十丸，食后服。

大黄甘草汤　治食已即吐，又治吐水。

大黄四两　甘草一两

上二味，以水三升煮取一升，分温再服。

金花丸　治吐食而脉弦者，由肝乘于脾而吐，乃由脾胃之虚，宜治风安胃。盖风痰羁绊于脾，故饮食不下。

半夏汤洗，一两　槟榔二钱　雄黄一钱半

上为细末，姜汁浸蒸饼为丸如桐子大。小儿另丸，姜汤下，从少至多，渐次服之，以吐止为度。

青镇丸　治上焦吐，头痛发热，有汗，脉弦。

柴胡一两　黄芩七钱半　人参五钱　半夏　甘草各三钱　青黛二钱半

上为细末，姜汁浸蒸饼丸如桐子大，每服五十丸，食后姜汤下。

茯苓泽泻汤　治胃反，吐而渴欲饮水者。

茯苓半斤　泽泻四两　白术三两　甘草　桂枝各二两　生姜四两

上六味①，以水一斗煮取三升，纳泽泻再煮，取二升半，温服八合，一日三服。

白术散　治食即吐，欲作反胃。

白术　茯苓　泽泻各等分

上为末，每服一钱，汤调温服。

治 干 呕 方

生姜橘皮汤金匮　治干呕哕，或致手足厥冷。

陈皮四两　生姜半斤

上二味，以水七升煮取三升，温服一升，下咽即愈。

开胃丸　治干呕，气逆不止。

半夏曲微炒，三两　人参一两半　白豆蔻去皮　陈皮去白　白术各二两

上为末，生姜汁同枣肉丸如桐子大，每服二三十丸，米饮下。

一方　治卒干呕不息，属热者。

取甘蔗汁温服半斤，日三次。又，以生姜自然汁服一升。或捣葛根，绞取汁，服一升，并瘥。

―――――――

① 六味　据后文"纳泽泻再煮"文，"六"字当作"五"。

治呕苦水方

丹溪方 治妇人清早呕苦水，脉涩而微，起转如常，此胃弱而上脘有湿也。

苍术 滑石各一两半 陈皮 半夏 山楂各一两 飞矾二两 黄芩七钱 桔梗 神曲炒，各五钱

上锉，姜水煎服。

治呕清水方

茯苓饮金匮 治心胸中有停痰宿水，自吐出水后心胸间虚，气满不能食，消痰气，令能食。

茯苓 人参 白术各三两 枳实二两 陈皮五钱 生姜四两

上六味，以水六升煮取一升八合，分温三服，如人行八九里进之。

丹溪方 治两手麻弦，饮后呕清水。

神曲 苍术 香附各五钱 半夏七钱半 益元散一两

上为末，姜汁浸蒸饼为丸服。

丹溪方 治吐清水。

苍术壁土炒 白术炒 陈皮 白茯苓 滑石炒

上锉，水煎服。

五苓散 治渴欲饮水，水入则吐者，名曰水逆。

茯苓 猪苓 泽泻 白术 官桂各一钱

上为末，生姜汁调服。

猪苓散 呕吐而病在膈上，后思水者，急与解之，此药主之。

猪苓 茯苓 白术各等分

上为末，饮服方寸匕，日三服。仲景云：呕吐思水解者，急与之。一人每呕水三二碗，诸药不效，但吃井花水一口即住，用白术茯苓汤愈，信知先贤不诬也。

一味苍术丸 治呕吐清水，如神。

苍术一斤，分作四份，一份酒浸，一份醋浸，一份糯米泔浸，一份童便浸，一日一换，各浸三日，取出焙干

上切片，以黑芝麻同炒香，共为末，酒糊为丸如桐子大，每空心白汤下五十丸。

丹溪方 一人年四十，因灸艾火太多，病肠内下血粪，肚痛，今痛自止，善呕清水，食不下，宜清胃口之热。

白术 连翘各一钱半 陈皮 地黄各一钱 黄芩 茯苓 甘草各五分

上锉，加生姜三片，煎服。

赤石脂散 治痰饮水吐无时节者，其源因冷饮过度，遂令脾胃气羸，不能消于饮食，饮食入胃，则皆变成冷水，反胃不停，皆赤石脂散主之。

赤石脂一斤捣筛，服方寸匕，酒饮时稍加至三匕，服尽一斤，终身不吐痰水，又不下痢，补五脏，令人肥健。有人痰饮，服药不愈，用此方愈。

治吐涎沫方

半夏干姜散 治干呕吐逆，吐涎沫。

半夏 干姜各等分

上二味杵为散，取方寸匕，浆水一升半煎取七合，顿服之。

吴茱萸汤 治气虚胃寒，呕吐冷涎，阴证干呕头痛通用。

吴茱萸 生姜各半两 人参二钱半

上锉，水二盏、枣一枚、煎至八分，去粗服。

小青龙汤 治吐涎沫。

麻黄 芍药 细辛 干姜 甘草 桂枝各一两 五味子 半夏各八钱一字

上用水三升三合半先煮麻黄，减七合，去上沫，纳诸药煮取一升，去粗，温服。

治呕脓方

地黄汤直指　治呕吐脓血。

生地黄洗，焙　川芎各一两　半夏制
甘草炙，各七钱半　南星汤洗七次　芍药　白
芷茯苓　北梗　前胡　知母　人参各半两

上锉，每服三钱半，姜五片、乌梅一
个、水煎服。

治呕吐虫方

加味二陈汤　治吐虫，时常恶心，胃
口作痛，口吐清水，得食暂止，饥则甚
者，胃中有蛔也。

本方加苦楝根、使君子。一方再加白
术、乌梅。

一方　治吐虫而呕。

黑锡炒成灰　槟榔为末，各等分
上二味和匀，用米饮调下。

乌梅丸　蛔厥者当吐蛔，今病者静而
复时烦，此为脏寒，蛔上入膈，故烦，须
臾复止，得食而呕又烦者，蛔闻食臭出，
其人当自吐蛔。

乌梅七十五个　细辛　附子　人参
黄柏　桂枝各一两半　干姜二两半　黄连四两
蜀椒　当归各一两

上为末，以苦酒渍乌梅，去核蒸熟，
杵成泥，和药令相得，纳臼中，与炼蜜杵
三千下，丸如桐子大，每服十丸，食前
服，日三，加至二十丸。禁生冷滑物。

钱氏白术散　冬月吐蛔，多是胃虚寒
而虫作，用此方治之。

人参　白术　茯苓　甘草　藿香　干
葛　木香　加丁香三粒
上作一服，水煎服。

雄矾瓜蒂散　治呕而流涎，脉平者，
虫家证也，此方吐之。

雄黄　明矾　苦瓜蒂炒，各五分
上共为末，酒调服。

卷 十 九

吐 利

论

成无己云：若止呕吐而利，经谓之吐利是也。上吐下利，躁扰烦乱，乃谓之霍乱，其与但称吐利者有异也。盖暴于旦夕者为霍乱，可数日久者为吐利。《纲目》以霍乱与伤寒吐利合为一门，今仍分为二，而以徐而日久者入此门。

脉经云：心乘肝，必吐利。

内经云：厥阴所至为呕泄。又云：木太过曰发生（木气有余，发生盛也），发生之纪，上微，则其气逆，其病吐利，是风木之为吐利者也（上微者，司天见少阴君火，少阳相火，木气有余而上行生火，子居母上是为气逆，故其为病如此）。又云：水太过曰流衍（衍，满而溢也），流衍之纪，其动漂泄沃涌，是寒水之为吐利者也。（漂浮于上也，泄泻于下也，沃灌也，涌溢也）

金匮云：干呕而利者，黄芩加半夏生姜汤主之，黄芩汤亦主之。

海藏云：上吐下泻不止，当渴而反不渴，脉微细而弱者，理中汤主之。

丹溪云：泄泻或呕吐，生姜汁汤调六一散服。

洁古云：有痰而泄利不止，甚则呕而欲吐，利下而不能食，由风痰羁绊脾胃之间，水煮金花丸主之。

诊 法

经云：咳呕腹痛且发泄，其脉绝，是逆也。

治干呕下利方

黄芩加半夏生姜汤 治干呕而利者。

黄芩 芍药各三两 半夏半斤 甘草炙，二两 生姜四两 大枣二十个

上六味，以水一斗煮取三升，去粗，温服一升，日再夜一服。

黄芩汤 治干呕下利。

黄芩 人参 干姜各三两 桂枝一两 大枣十二个 半夏半两

上六味，以水六升煮取三升，温分三服。

治虚寒吐利方

理中汤 上吐下利不止，当渴而反不渴，脉微细而弱者，属寒，理中汤主之。

人参 白术 干姜 甘草炙，各一钱

上加生姜，煎服。

益中膏 止吐泻。

人参 白术 茯苓 陈皮 甘草 诃子 木香 藿香 砂仁 肉豆蔻各等分

上为细末，炼蜜丸如弹子大，每服一丸，米饮化开，空心服。

治湿热吐利方

六一散 治呕吐泄泻属湿热者。

滑石六两 甘草一两

上为细末，每服三钱，生姜汁汤调服。

丹溪方　治一丈夫因辛苦发热，腰脚疼，吐泻交作。

白术　陈皮　滑石各三钱　木通　柴胡各钱半　人参一钱　甘草五分

上锉，水煎服。

治风痰吐利方

水煮金花丸　治有痰而泻利不止，甚则呕而欲吐，利下而不能食，由风痰羁绊脾胃之间。

半夏汤泡　南星汤洗　寒水石烧存性，各一两　天麻半两　雄黄一钱半　白面四两

上为末，滴水丸如桐子大。

卷 二 十

霍 乱

论霍乱分三因

陈无择曰：霍乱者，心腹卒痛，呕吐下利，憎寒壮热，头痛眩晕，先心痛则先吐，先腹痛则先利，心腹俱痛，吐利并作，甚则转筋入腹则毙。盖阴阳反戾，清浊相干，阳气暴升，阴气顿坠，阴阳痞隔，上下奔迫，宜详别三因以调之。外因伤风则恶风有汗，伤寒则恶寒无汗，冒湿则重着，伤暑则烦热。内因九气所致，郁聚痰涎，痞隔不通，遂致满闷，随其胜复，必作吐利，或饱食脍炙，恣餐乳酪冰脯寒浆旨酒[①]，胃既膜胀，脾脏停凝，必因郁发，遂成吐利，当从不内外因也。

论霍乱本于火风湿三气

刘河间曰：医之用药，如将帅之用兵。《本草》曰：良医不能以无药愈疾，犹良将无兵不足以胜敌也。故用药如用兵，转筋霍乱者，治法同用兵之急，不可缓也。故吐泻不止者，其本在于中焦，或因渴大饮，或饮而过量，或饥而饱甚，或湿邪内甚，故阴阳交而不和，是为吐泻。仲景曰：邪在上焦则吐，邪在下焦则泻，邪在中焦则既吐且泻，此为急病也。然吐利为急，十死一二。如挥霍撩乱而不得吐泻，此名干霍乱，必死。法曰：既有其入，必有所出，今有其入而不得其出者，否[②]也，塞也。故转筋吐泻者，其气有三，火风湿吐为暍（音谒，伤暑也，中热也。夏大旱，民多暍死）。王注曰：炎热搏烁，心之气也。火能炎上，故吐也，泻为湿也。叔和云：湿多成五泄。《内经》曰：湿胜则濡泄。又经曰：风胜则动。筋属肝而应于风木，故脚转筋燥急也。《内经》曰：诸转反戾[③]，水液浑浊，皆属于热。故仲景治法曰：热多欲饮水，五苓散。寒多不饮水者，理中丸。凡觉此证，或先五苓、益元、桂苓甘露散，乃吐泻之圣药也。慎无与粟米粥汤，谷入于胃则必死。《本草》曰：粟米味咸，微寒无毒，主养肾气，去脾胃中热，益气。霍乱者，脾胃极损不能传化，如与粟米，如人欲毙，更以利刀锯其首，岂能有生者耶？如吐泻多时，欲住之后，宜微以粥饮渐渐养之，以迟为妙。

论霍乱本于胃

保命集云：夫伤寒霍乱者，其本在于阳明胃经也。胃者，水谷之海，主禀四时，皆以胃气为本，与脾脏相表里，皆主中焦之气，腐熟水谷。脾胃相通，湿热相合，中焦气滞，或因寒饮，或因饮水，或伤水毒，或感湿气，冷热不调，水火相干，阴阳相抟，上下相离，荣卫不能相

---

① 旨酒　美酒。按"旨"，美味。
② 否（pǐ）　痞。闭塞不通。
③ 诸转反戾　"转"原作"筋"。据《素问·至真要大论》改。

维，故转筋挛痛，经络乱行，暴热吐泻。中焦胃气所主也，有从标而得之者，有从本而得之者，有从标本而得之者。六经之变，治各不同，察其脉色，知犯何经，随经标本，各施其治，此治霍乱之法也。

论霍乱诸邪所因
非一当以脾胃之湿为本

准绳云：或问霍乱病亦复有他论者乎？曰：尝考之《内经》，有太阴所至，为中满霍乱吐下。有吐郁之发，民病呕吐霍乱注下（上湿土霍乱即五苓散、理中丸之类）。有岁土不及，风乃大行，民病霍乱飧泄（上土虚风胜霍乱，即罗谦甫桂苓白术散之类）。有热至则身热霍乱吐下（上热霍乱，即《活人书》香薷散之类）。《灵枢》有足太阴之别（别者，络也，不曰络，而曰别者，以本经由此穴而别走邻经也）名曰公孙，去本节后一寸，在足大指本节后一寸，别走阳明，其别者，入络肠胃，厥气上逆则霍乱，实则肠中切痛，虚则鼓胀，取之所别也（厥气者，脾气失调，而或寒或热，皆为厥气逆而上行，则为霍乱。本经入腹属脾络胃，故其所病如此。治此者，当取所别之公孙也）。有清气在阴，浊气在阳，营气顺脉，卫气逆行，清浊相干，乱于肠胃，则为霍乱。取之足太阴阳明，不下，取之三里。巢氏因此一条乃云：霍乱者，由阴阳清浊二气相干，乱于肠胃间，因遇饮食而变发，则心腹绞痛。挟风而实者，身发热，头痛体疼；虚者，但心腹痛而已。亦有因饮酒食肉腥脍生冷过度，居处不节，或露卧湿地，或当风取凉，风冷之气归于三焦，传于脾胃，水谷不化，皆成霍乱。自巢氏之说行，后世守之以为法，无复知《内经》诸条者矣。至刘河间乃云：吐下霍乱，三焦为水谷传化之道路，热气甚，则传化失

常而吐泻霍乱，火性躁动故也。世俗止谓是停食者，误也。转筋者，亦是脾胃土衰，肝木自甚，热气燥铄于筋，则筋挛而痛，亦非寒也。张戴人则以风湿暍三气合而为邪，盖脾湿土为风木所克，郁则热乃发，发则心火炎上，故呕吐，呕吐者，暍也。脾湿下注，故注泄，注泄者，湿也。风急甚，故筋转，转筋者，风也。可谓善推病情者乎？王海藏亦谓风湿热外至，生冷物内加，内外合病者，此条殆似之矣。凡治病当从《内经》随宜施治，安可执一端而已哉。然则此病当以何者为要，曰：脾胃之湿为本，诸邪感动者为病之由。然其间脾胃有虚有实，邪有阴阳相干之孰甚，皆宜消息处治。至若《明理论》，谓伤寒吐利者由邪气所伤，霍乱吐利者由饮食所伤。其有兼伤寒之邪，内外不和者，加之头痛发热而吐利者，是霍乱伤寒也。原仲景之意，岂必在饮食始为是病，彼于寒邪传入中焦，胃气因之不和，阴阳否隔者，安得不有以至之乎？不然，何以用理中、四逆等治之。

论霍乱杂治法

准绳云：此疾多生夏秋之交，纵寒月有之，亦多由伏暑而然。病之将作，必先腹中绞痛（腹中急痛），吐泻之后，甚则转筋，此兼风也。手足厥冷，气少唇青，此兼寒也。身热烦渴，气粗口燥，此兼暑也。四肢重着，骨节烦疼，此兼湿也。伤风伤寒，当于伤寒吐利门中求之。若风暑合病，宜石膏理中汤。暑湿相搏，宜二香散。夏月中暑霍乱，上吐下利，心腹撮痛，大渴烦躁，四肢逆冷，汗自出，两脚转筋，宜香薷饮，井底沉极冷顿服之，桂苓白术汤亦妙。戴氏云：人于夏月多食瓜果，乃饮冷乘风，以致食留不化，因食成痞，隔绝上下，遂成霍乱，六合汤倍藿香

煎熟，调苏合香丸。湿霍乱，除湿汤、诃子散。七情郁结，五脏六腑互相刑克，阴阳不和，吐利交作，七气汤。霍乱转筋，吐泻不止，头目昏眩，须臾不救者，吴茱萸汤。霍乱吐利，转筋，四肢逆冷，须臾不救，急以茱萸食盐汤。霍乱多寒，肉冷脉绝，宜通脉四逆汤。有宜吐者，虽已自吐利，还用吐以提其气，用二陈汤探吐，或樟木煎汤亦可吐，或白矾汤亦可。三因吐法，用极咸盐汤三升，热饮一升，刺口令吐，宿食便尽，不吐更服，吐讫仍饮，三吐乃止。此法胜他法远矣，俗人鄙而不用，坐观其毙，哀哉！吐后随证调理，亦有可下者。如头痛发热，邪至风寒而来，中焦为寒热相半之分，邪稍高者，居阳分则为热，热多饮水者，五苓散以散之。如邪稍下者，居阴分则为寒，寒多不饮水者，理中丸以温之。如吐利后有表者，解之汗出，厥者温之。如既吐且利，小便利，大汗出，内外热者，亦温之。如吐下后，汗出，厥逆不解，脉欲绝者，四逆等汤治之。伤寒吐泻转筋，身热脉长，阳明本病也，宜和中平胃散、建中汤，或四君子汤。脉浮自汗者，四君子加桂五钱主之。脉浮无汗者，四君子加麻黄五钱主之。伤寒吐泻转筋，胁下痛，脉弦者，木克土也，故痛甚，平胃散加木瓜五钱亦可，治宜建中加柴胡木瓜汤。伤寒吐泻后，大小便不通，胃中实痛者，四君子加大黄一两主之。伤寒吐泻转筋，腹中痛，体重，脉沉而细者，宜四君子加芍药高良姜汤。伤寒吐泻，四肢拘急，脉沉而迟，此少阴霍乱也，宜四君子加姜附厚朴汤。厥阴霍乱，必四肢逆冷，脉微缓，宜建中加附子当归汤。

戴复庵云：霍乱之病，挥霍变乱，起于仓卒，与中恶相似，但有吐利为异耳。其证胸痞腹绞，气不升降，甚则手足厥逆，冷汗自出，或吐而不泻，或泻而不吐，或吐泻兼作，或吐泻不透，宜苏合香丸，以通其痞塞，继进藿香正气散加木香半钱，仍以苏合香丸调吞来复丹。若果泻已甚，则不可用来复丹。泻而不吐，胸膈痞满，先以阴阳汤，或浓盐汤顿服，以导其吐。已吐未吐，并藿香正气散，间进苏合香丸。吐而不泻，心腹绞痛，频欲登圊①（亲盈切，音清），苦于不通，藿香正气散加枳壳一钱多，下来复丹，欲捷则用生枳壳。若更不能作效，逼迫已甚，其势不容不用神保丸。但神保虽能通利，亦入大肠而后有功，若隔于上而不能下，转服转秘，须用来复丹研末，汤调吞下养正丹百粒，庶可引前药到下。吐泻兼作，心腹缠扰未安者，藿香正气散加官桂、木香各半钱，不愈则投四顺汤。吐利不止，元气耗散，病势危笃，或水粒不入，或口渴喜冷，或恶寒战掉，手足逆冷，或发热烦躁，欲去衣被，此盖内虚阴盛，却不可以其喜冷欲去衣被为热，宜理中汤，甚则附子理中汤，不效则四逆汤，并宜放十分冷服。霍乱已透，而余吐余泻未止，腹有余痛，宜一味报秋豆叶煎服，干者尤佳。霍乱并诸吐泻后，胸膈高起，痞塞欲绝，理中汤加枳实半钱、茯苓半钱，名枳实理中汤。吐泻已愈，而力怯精神未复者，十补散。

罗谦甫　治蒙古人因食酒肉饮潼乳得吐泻霍乱证，脉沉数，按之无力，所伤之物已出矣，即以新汲水半碗，调桂苓白术散，徐徐服之，稍得安静。又于墙阴掘地约二尺许，入新汲水搅之澄清，名曰地浆，用清一杯，再调服之，渐渐气和，吐泻遂止，翼日②微烦渴，却以钱氏白术

---

① 圊（qīng 青）　厕所。
② 翼日　次日。按"翼"，通"翌（翌）"。

散时时服之，良愈。或问：用地浆者何也？曰：坤为地，地属阴，土平曰静，顺感至阴之气，又于墙阴贮新汲水，取重阴之气也，阴中之阴能泄阳中之阳。霍乱证由暑热内伤而得之，故《痹论》云：阳气者，静则神藏，躁则消亡。又加暑热，七神迷乱，非至阴之气何由息乎！又治提学侍其公七十九岁，中暑，霍乱吐泻，昏冒不知人，脉七八至，洪大无力，头热如火，足寒如冰，半身不遂，牙关紧急。此年高气弱，不任暑气，阳不维阴则泻，阴不维阳则吐，阴阳不相维，则既吐且泻矣。前人见寒多以理中汤，热多以五苓散，作定法治之。今暑气极盛，阳明得时之际，况因动而得之，中暑明矣，非甘辛大寒之剂不能泻其暑热，坠浮焰之火而安神明也。遂以甘露散甘辛大寒泻热补气，加茯苓以分阴阳，冰水调灌之，渐省人事，诸证悉去，后慎言语，节饮食三日，以参术调中汤，以意增减服之，理其正气，逾旬方平复。

论霍乱转筋

陈氏云：转筋者，以阳明养宗筋，属胃与大肠。今暴吐下，津液顿亡，外感四气，内伤七情，饮食甜腻，攻闭诸脉。枯削于筋，宗筋失养，必致挛缩，甚则舌卷囊缩者，难治也。

刘宗厚云：霍乱者多转筋，大抵冷热不调，阴阳相搏，故转筋挛痛，甚者遍体转筋。此实阴阳之气反戾，风寒乘之，筋失血气所荣，而为挛缩急痛也耶。

荫按：叶氏曰：霍乱转筋，刘宗厚以为冷热不调云云，刘河间论转筋皆属于火，丹溪谓属于血热，二公之论转筋，非因于霍乱者也。其不因霍乱而转筋者，诚如二公之言，亦有血虚筋失所养，则转而急痛不能舒也。若夫霍乱而转筋，刘氏备

矣。亦有荣血中素有火热，卒然霍乱而风寒外束，荣中之热内郁，而其势猖狂，则筋亦为之转动也。大抵霍乱见此证者，多不可救，宜急治之。男子以手挽其阴，女子以手牵两乳，近两旁，此妙法也。

李氏曰：转筋轻者两脚，重者遍体转筋，手足厥冷。若欲绝者，仓卒之际，宜以盐填脐中，灼艾不计壮数，虽已死而胸中有暖气者立苏，急用木萸散加小茴香、甘草、苏叶，煎服，再研生蒜，涂脚掌心，虽昏危入腹者，亦效。

论霍乱烦渴

陈氏云：烦渴者，以阴阳反戾，清浊相干，水与谷并，小便秘涩，既走津液，肾必枯燥，引水自救，烦渴必矣，止渴汤主之。

准绳云：霍乱烦渴，以增损缩脾饮主之，能解伏热，消暑毒，止吐利。霍乱之后，服热药太多，烦躁作渴，尤宜服之。霍乱吐泻后，烦渴饮水，宜茯苓泽泻汤。霍乱已愈，烦热多渴，小便不利，宜小麦门冬汤。霍乱后恶心懒食，口干多渴，宜白术散。霍乱后利不止，冷汗出，腹胁胀，宜乌梅散。霍乱后下利无度，腹中绞痛，宜黄连丸。霍乱后下利见血，宜止血汤、赤石脂汤。

洁古老人云：霍乱转筋，吐泻不止，病在中焦，阴阳交而不和，发为疼痛。此病最急，不可与分毫粥饮，谷气入胃则必死矣。

论干霍乱

陈氏云：干霍乱者，忽然心腹胀满，绞刺疼痛，蛊毒烦冤，欲吐不吐，欲利不利，状若神明所附，顷刻之间，便致闷绝。亦涉三因，或脏虚，或肠胃素厚，故吐利不行。《准绳》云：干霍乱者，忽然

心腹胀满搅痛，欲吐不吐，欲泻不泻，躁乱愦愦无奈，俗名搅肠沙者是也。此由脾土郁极而不得发，以致火热内扰，阴阳不交，或表气发为自汗，或里气不通而作腹痛。然膈上为近阳也，膈下为近阴也，若欲阴阳之气行，必先自近从上开之，阳气得通，则先下之阳也。若欲阴阳之气行，必死于其火也。曰：方论皆谓脾胃有宿食，与冷气相搏，子何为言火耶？曰：神志昏冒，烦躁闷乱，非诸躁狂越之为属火者乎？不急治即死，非暴病暴死之属火者乎？但处治不可过于攻，攻之过则脾愈虚。亦不可过于热，热之过则内火愈炽。不可过于寒，寒之过则火必与捍格。须反佐以治，然后郁可升，食可出，而火可散矣。古方有用盐熬调以童便，非独用其降阴之不通，阴既不通，其血亦不行，兼用行血药也。此诚良法，足可为处方者比类矣。

丹溪云：吐提其气，最是良法。吐中兼有发散之义，有用解散者，不用凉药，但二陈汤加川芎、苍术、防风、白芷。戴复庵法：先以浓盐汤顿服，次调苏合香丸吞下来复丹，仍进藿香正气散加木香、枳壳各半钱。

荫按：夫干霍乱者，乃寒湿太甚，脾被绊而不能动，气被郁而不得行，所以卒痛而手足厥冷，恶心呕哕也。俗名搅肠沙者，盖言痛之甚也。北方刺青筋以出气血，南方括[1]胸背手足以行气血，俱能散病。然出气血不如行气血之为愈也。盖霍乱乃气病，非血病也。今刺青筋固能散气，而血因之以伤。况人之身，气常有余，血常不足。今不足者，又从而伤之，是不足之中又不足也，少壮之人庸或得免，而衰老之人则不免于死矣。慎之。

诊 法

内经曰：脉浮者霍乱。

脉微而涩，或代而散，或隐而伏，或大而虚。脉右关滑，为霍乱吐泻。脉洪者为热，脉弦者为饮。气口脉弦滑，膈间有宿食留饮，宜顺其性，以盐汤探吐之。脉结促代，不可断以死。脉大者生，微弱渐迟者死。脉洪大者易治，脉微，囊缩舌卷者，不治。

脉诀举要曰：滑数为呕，代者霍乱，微滑者生，涩数凶断。又曰：滑而不匀，必是吐泻霍乱之候，脉代勿讶。

准绳云：霍乱之后，阳气已脱，或遗尿而不知，或气少而不语，或膏汗如珠，或大躁欲入水，或四肢不收，皆不可治也。

治阳霍乱热多欲饮水者方

五苓散 治霍乱吐泻，烦渴引饮。

白术 茯苓 猪苓各一两半 泽泻二两半 桂一两

上为细末，冷水调下二钱，或水煎三沸，冷服亦得。一方减桂，加苏木，煎服，治霍乱吐泻如神。

香薷散活人 治阴阳不顺，清浊相干，气郁中焦，名为霍乱。此皆饱食多饮，复睡冷席，外邪内积，结而不散，阴阳二气，壅而不反。阳气欲降，阴气欲升，阴阳交错，变成吐利。百脉混乱，荣卫俱虚，冷搏筋转，皆宜服此。

香薷四两 厚朴去皮，姜汁炒 黄连姜汁炒，各二两 甘草半两

上为末，每服四钱，水煎。不犯铁器，慢火煎之。兼治不时吐利，霍乱，腹撮痛，大渴烦躁，四肢逆冷，冷汗自出，

---

① 括 同"刮"。

两脚转筋，痛不可忍者，须井中沉令极冷，顿服之乃效。

加味香薷饮　治伏暑，吐利不止，烦闷多渴。

香薷一斤　厚朴制　白扁豆各半斤　槟榔　黄连

上咬咀，每服三四钱，水煎服。

加味薷苓汤　治霍乱身热口渴，此热暑中也。

天花粉二钱　赤茯苓一钱　猪苓　泽泻　香薷　干葛各七分　白术　黄连　甘草各五分

上锉，加生姜，煎服。如热极，加知母、石膏；泄极，加升麻、黄芩、柴胡；腹痛，加芍药炒五分、桂三分，寒痛亦加此。

桂苓白术散宝鉴　治冒暑，饮食所伤，传受湿热内盛，霍乱吐泻，转筋急痛，满腹痛，小儿吐泻惊风，皆宜服此。

桂枝　人参　白术　白茯苓各半两　泽泻　甘草　石膏　寒水石各一两　滑石二两

一方有木香、藿香、葛根各半两。

上为细末，每服三钱，白汤调下。或新汲水、姜汤下亦可。

桂苓甘露饮宝鉴　治中暑霍乱吐泻，发渴引饮。流湿润燥，治痰涎，止咳嗽，调脏腑寒热。呕吐服之，令人遍身气液宣平，及治水肿泄利。

肉桂　藿香　人参各半两　木香二钱半　白茯苓　白术　甘草　泽泻　葛根　石膏　寒水石各一两　滑石二两

上为末，每服三钱，白汤、冷水任调下。

治阴霍乱寒多不饮水者方

加减理中汤　治过食生冷，遂成霍乱，吐下胀满，食不消，心腹痛。

人参　白术　干姜各三钱　甘草炙，一钱

上锉，用水二钟煎一钟，不拘时服。一方加生姜五片，为末，炼蜜丸如鸡头大，每服一丸，沸汤和下。若为寒湿气所中者，加附子一钱，名附子理中汤；若霍乱吐泻者，加橘红、青皮各一钱半，名治中汤；若干霍乱，心腹作痛，先以盐汤少许频服，候吐出令透，即进此药；若呕吐者，于治中汤内加丁皮、半夏各一钱，生姜十片，煎；若泄泻者，加橘红、茯苓各一钱，名补中汤；若溏泄不已者，于补中汤内加附子一钱，不喜饮食，水谷不化者，再加砂仁一钱；若霍乱呕吐，心腹作痛，手足逆冷，于本方内去白术，加熟附子，名四顺汤；若伤寒结胸，先加桔梗、枳壳等分，不愈者，及诸吐利后胸痞欲绝，心胸高起急痛，手不可近者，加枳实、白茯苓各一钱，名枳实理中汤；若渴者，再于枳实理中汤内加瓜蒌根一钱；若霍乱后转筋者，理中汤内加煅石膏一钱；若脐上筑者，肾气动也，去术，加官桂一钱半（肾恶燥，去术恐作奔豚，故加官桂）；若悸多者，加茯苓一钱；若渴欲饮水者，加白术半钱；若寒者，加干姜半钱；若腹满者，去白术，加附子一钱；若饮酒过多，多啖炙煿热食，发为鼻衄，加川芎一钱；若伤胃吐血，以此药能理中脘，分别阴阳，安定血脉，只用本方。一方，本方倍甘草，名四顺汤。

姜附汤　治中寒霍乱，吐泻转筋，手足厥冷，多汗。

干姜一两　附子生，去皮脐，一枚

上咬咀，每服三钱，水煎，温服。筋脉牵急，加木瓜；肢节痛，加桂二钱。

通脉四逆汤　治霍乱多寒，身冷脉绝。

吴茱萸炒，三钱　附子炮，二钱　桂心不

见火 甘草炙,各一钱半 白芍药 木通 细辛各五分

上作一服,水二钟、酒半钟、生姜七片、枣一枚煎一钟,温服。

人参散 治霍乱身体疼痛,四肢逆冷,服理中、四顺不效者。

人参 白芍药 当归炒 高良姜各一两 白术 陈皮去白 桂心 附子炮,去皮脐,各二两

上捣筛为末,每服四钱,加红枣三枚,水煎服。

诃子散 三因 治老幼霍乱,一服即效。

诃子炮,去核 厚朴姜制 陈皮 茯苓 神曲炒 麦芽炒 草果去壳 良姜炒 干姜炮 甘草炙,各等分

上为细末,每服二钱。候发不可忍时,用水煎,入盐少许服之。

半夏汤 保命 治霍乱转筋,吐泻不止。

半夏曲 茯苓 白术各五钱 淡桂二钱半 甘草炙,一钱

上为细末,每服二钱,渴者以凉水调下,不渴者以温水调下。

冷香汤 治夏秋伤暑引饮,过食生冷,脾胃不和,遂成霍乱之证。

良姜 附子炮,去皮脐 檀香 甘草炙,各二钱 草果一钱半 干姜炮,一钱 丁香三分

上㕮咀,分作二服,每服用水二钟、煎八分,去粗,贮瓶中,沉井内,待冷服之。

浆水散 治暴泻如水,周身汗出尽冷,脉微而弱,气少而不能语,甚而吐逆不止,此谓急病,宜治之以此。

半夏二钱 附子 桂心 干生姜 甘草炙,各一钱半 良姜三分半

上锉作一服,浆水煎服。

正胃汤 治霍乱吐泻不止。

枇杷叶拭去毛,炙 厚朴姜制 陈皮去白 桂心各一钱半

上锉一服,加生姜三片,水煎服。

木瓜汤 直指 治霍乱吐泻,转筋扰乱。

酸木瓜一两 吴茱萸洗,炒,半两 茴香微炒,三钱半 甘草炙,二钱

上㕮咀,每服四钱,生姜五片、紫苏十叶水煎,空心服。

一方用乌梅少许,无紫苏。

诃黎勒散 治霍乱呕吐,脾胃虚冷,气膈,不思饮食。

白术 陈皮去白 厚朴姜汁炒,各一两 人参 干姜炮 赤芍药 泽泻各半两 诃黎勒 肉桂各七钱半 甘草炙,二钱半

上㕮咀,每服四钱,加生姜三片,水煎服。

冷香饮子 治伏暑吐利烦躁。

草果仁三两 附子 橘红各一两 甘草半两

上㕮咀,每服一两,入姜煎水,放冷服。

吴茱萸汤 良方 治冒暑伏热,腹痛作泻或痢,并饮水过度,霍乱吐泻,其证始因饮冷,或冒寒,或忍饥,或大怒,或乘舟车,伤动胃气,令人上吐下泻并行,头旋眼晕,手脚转筋,四肢逆冷,用药迟慢,须臾不救。此即华陀危病方也。

吴茱萸 木瓜 食盐各半两

上同炒令焦,先用磁瓶盛水三升,煮令百沸,入药煎至二升以下,倾一盏,冷热随病人服之。卒无前药,用枯白矾为末,每服一大钱,沸汤调服。更无前药,用盐一撮、醋一盏、同煎至八分,温服。或盐梅咸酸等物,皆可服。

来复丹 方见中暑门。

一粒青金丹 治霍乱吐泻不止及转筋,诸药不效者。

硫黄一两 水银八钱

上二味铫子内炒，柳木篦子不住手搅匀，更以柳枝蘸冷醋，频频洒，候如铁色，结如青金块方成，刮下再研如粉，留小半为散，余以粽子尖三个，醋约半盏研稀，调得所成膏，和丸如鸡头大，朱砂为衣，每服一丸，丁香汤磨化下，热服。如服散，丁香汤调下一钱。伤寒，阴阳乘伏，用龙脑冷水磨下，日二三服。

治外邪霍乱方

藿香正气散　治四时不正之气，寒疫时气，山岚瘴气，雨湿蒸气，或中寒腹痛吐利，中暑冒风吐泻，中湿身重泄泻，或不服水土，脾胃不和，饮食停滞，复感外寒，头疼憎寒，或呕逆恶心，胸膈痞闷，或发热无汗者并治。

藿香二钱　紫苏　陈皮　厚朴姜汁炒
半夏姜汁炒　白术　茯苓　桔梗　大腹皮
白芷　甘草炙，各一钱

上锉一剂，生姜、枣煎，温服。霍乱转筋，加木瓜；腹痛，加炒芍药；寒痛，加官桂；冷甚，加干姜；饮食不化，心下痞闷，加香附、砂仁；米谷不化，加神曲、麦芽；肉食不化，加山楂；心下痞加枳实、青皮；中暑冒风，加香薷、扁豆；时气，增寒壮热，加柴胡、葛根；发热，加麦门冬、淡竹叶；口渴作泻，小便不利，合五苓散；湿热相搏，霍乱转筋，烦渴闷动，合黄连香薷散；心腹绞痛，加木香；若频欲登圊，不通利者，加枳壳。

荫按：龚氏曰：霍乱之疾，未有不由内伤生冷，外感风寒而至者，余用藿香正气散治之，百发百中，一岁之间，常治百人，未有不效者。但有热者须加姜炒黄连，寒甚加干姜，万无一失。又腹痛者，加桂；痛甚者，去藿香，加吴茱萸；小便不利，加茯苓；如干霍乱，加枳壳、茯苓、官桂，最佳。

加味二陈汤

陈皮　半夏　白茯苓　甘草　苍术
防风　川芎　白芷一云白术

上锉，生姜五片，水煎服。

不换金正气散　治霍乱转筋，呕吐泄泻，头疼不止。

苍术炒　厚朴姜汁炒　陈皮　半夏
藿香各二钱　甘草炙，一钱

上锉一服，加生姜五片、枣二个，水煎服。

二香散　治暑湿相搏，霍乱转筋，烦渴闷乱。

藿香　白术　厚朴姜制　陈皮　茯苓
半夏姜制　紫苏　桔梗　白芷　香薷　黄
连　白扁豆各一钱　大腹皮　甘草炙，各五
分

上锉一服，加生姜五片、葱白三根，水煎服。

藿苓汤　治外感风寒，内伤饮食，霍乱转筋，呕吐泄泻。

藿香　厚朴　白术　茯苓各一钱二分
猪苓　泽泻各一钱半　陈皮　半夏　桔梗
白芷　紫苏　大腹皮各一钱　肉桂六分　甘
草炙五分

上㕮咀作一服，加生姜五片，水煎，食远服。

活命散　治男子妇人小儿上吐下泻，霍乱不止，面色俱青黑，命欲临死者，宜服此药。

吴茱萸　干木瓜各一两　川芎　肉豆
蔻　草豆蔻各半两　防风　羌活　独活
干姜　细辛各二钱半　官桂一钱二分半

上为细末，每服三钱，浓煎木瓜汤，空心调，连租服。

治冷热不调霍乱方

回生散　治中气不和，霍乱吐泻，但一点胃气存者，服之回生。

陈皮去白 藿香各五钱

上为末，水煎，温服。

六和汤 治夏月饮食后，六腑不和，霍乱转筋，寒热交作。

香薷 厚朴姜汁炒，各二钱 藿香 赤茯苓 白扁豆姜汁略炒 木瓜各一钱 白术 人参 半夏 砂仁 杏仁 甘草炙，各五分

上锉，加生姜三片、枣一枚，水煎，温服。

椒豆散 治霍乱吐泻而不能服药者，效。

胡椒 绿豆各十九粒

上研烂，水煎服。如渴甚，新汲水调服。

一方 治霍乱吐泻。

干姜 胡椒 胡黄连各二分 绿豆粉五分

上为末，每服三分，沸汤点服。

阴阳汤 治霍乱吐利腹痛，服药即吐，无法可施。用百沸汤半碗、井花水半碗，合而服之，即安。

治胃气虚弱霍乱方

四君子汤 治霍乱，随证加减。

人参 白术 茯苓 甘草炙，各等分

上锉，每服一两，生姜五片，水煎，温服。如吐泻转筋，自汗，脉浮者，加桂五钱；如吐泻转筋，腹中痛，体重，脉沉而细者，加芍药、高良姜各一钱二分；如吐泻霍乱，四肢拘急，脉沉而迟者，加生姜、附子、厚朴各一钱半；如吐泻，小便不通，胃中实痛者，加大黄。

建中汤 治内虚，霍乱转筋。

桂枝一两 芍药二两 甘草炙，半两 胶饴半升 生姜一两 大枣六枚

上锉，每服一两，水三盏煮至一盏半，去粗，下胶饴两匙，煎化服。如吐泻

转筋，胁下痛，脉弦者，加木瓜、柴胡各一钱；如吐泻转筋，四肢厥冷，脉微缓者，加附子、当归。

人参散大全 治脾胃虚寒，霍乱吐泻，心烦腹痛，饮食不入。

人参 厚朴姜制 橘红各一钱 当归 干姜炮 甘草炙，各五分

上锉，加枣煎服。

三因白术散 治中暑，呕吐晕眩，及大病后调理失宜，劳复如初，及脾胃虚损，面色萎黄，饮食不美，口吐酸水，滑泄腹鸣，饮食所伤，霍乱吐泻，并宜服之。

白术 陈皮 白茯苓 青皮去白 甘草 桔梗 山药 白芷 香附子各三两 干姜半两

上锉，每服五钱，生姜三片、枣一枚、木瓜一片、苏叶三片水煎，食前服。吐泻，加白梅；喘，加桑白皮、杏仁；伤寒劳复，加薄荷；膈气，加木通，入麝香少许；中暑呕逆，加香薷；霍乱，加藿香；产后泄泻，加荆芥；气厥，入盐煎服。

治郁塞霍乱方

七气汤 治七情郁结，五脏之间互相刑克，阴阳不和，挥霍变乱，吐利交作。

半夏汤泡 厚朴姜制 芍药 茯苓各二钱 肉桂 紫苏叶 橘红 人参各一钱

上锉一服，水二钟、生姜七片、枣一枚煎一钟，温服。一方用水一盏、酒半盏同煎。

丹溪方 治六官霍乱，泄多吐少，口渴，脚转筋。

滑石三钱 白术二钱 苍术 厚朴 陈皮 干葛各一钱半 木通一钱 甘草炙，少许

上锉，入生姜五片，水煎，下保和丸

四五十粒。

加味半硫丸 治忧思过度，脾肺气闭，结聚痰饮，留滞肠胃，吐利交作，四肢厥冷，头目眩晕，或复发热。

硫黄不以多少，入猪脏内，缚定，以米泔、童便、水、酒各一碗煮干一半，取出洗净晒干，秤十两

半夏　人参　白茯苓各一两　石膏二钱半

上为末，姜汁浸，蒸饼为丸如桐子大，每服五十丸至百丸，空心米汤下。

红丸子 治脾胃虚冷，饮食失节，聚留肠胃，或因饮食不调，冲冲寒湿①，吐利并作，心腹绞痛。

莪术　三棱各醋煮二两　青皮炒　陈皮各五两　干姜　胡椒各二两　阿魏二钱半

上为末，陈米粉糊丸如桐子大，矾红为衣，每服百丸，生姜、甘草煎汤下。《三因方》无陈皮、干姜。

严氏水浸丹 治伏暑伤冷，冷热不调，口干烦渴。

黄丹一两一分，炒　巴豆二十五个，去皮心

上同研匀，用黄蜡作汁为丸如梧桐子大，每服五丸，以水浸少顷，别以新汲水吞下。此劫剂也。

治霍乱转筋方

杂方 治吐后转筋，热者宜之。

木瓜煮汁，饮之甚良。一方，香薷煮汁饮之。一方，烧栀子二十枚，研末，熟水调下。

加减理中汤 治霍乱转筋，寒者宜之。

本方去白术，加生附子一枚，或理中汤加陈胶，锉炒一钱，或以造曲蓼汁热浸，或用浓盐汤浸，仍令其扎缚腿胫。若筋入腹及通身转筋者，不可治。

直指木瓜汤 治吐泻不已，转筋扰闷。方见前阴霍乱条。

木瓜煎 治吐泻转筋闷乱。

吴茱萸汤洗七次　生姜切，各二钱半　木瓜木刀切，一两半

上每服二三钱，水煎服。

一方 治霍乱转筋。

皂角末一小豆许，入鼻中取嚏，便瘥。

一方 取蓼花一把，去两头，以水二升半煮一升半，顿服之。一方放温熏洗。

一方 治霍乱下利不止，转筋入腹，欲死。用生姜一两捣碎，以酒五盏煮三四沸，顿服。

一方 治霍乱两脚转筋，甚则遍体转筋，肚腹疼痛，手足厥冷，若欲绝者。

先于脐中灼艾，次取蓼一把，煎汤泡洗，次投以姜附理中汤之类。

治转筋法

男子以手挽其阴，女子以手牵其乳，近两边。此妙法也。

治霍乱转筋方

附子炮，去皮脐　白矾各三两　桃枝垂柳枝　葱根各切细三握　川椒三分　生姜一两，捣，以绵裹系脚心

上以水三斗煎二三十沸，盛来，看冷暖淋，多时为妙，如急，即加醋五升同煎用之。

灸法 灸承山二十七壮，神效。

治霍乱烦渴方

止渴汤良方　治霍乱烦渴。

人参去芦　麦门冬去心　茯苓去皮　桔梗　瓜蒌根　葛根　泽泻　甘草炙，各五钱

上为细末，每服二钱，不拘时蜜汤调下。

增损缩脾饮宝鉴　解伏热，消暑毒，止吐利。霍乱之后，服热药太多，烦躁作

---

① 冲冲寒湿　谓触动内伏的寒湿之气。按前"冲"，触犯。后"冲"，摇貌。冲冲，谓触而动之。

渴，尤宜服之。

草果 乌梅 甘草 砂仁各四两 干葛二两

上锉，每服五钱，加生姜五片同煎，以水浸极冷，旋旋服之，无时。

茯苓泽泻汤 三因 治霍乱吐泻后烦渴饮水。

茯苓八两 泽泻四两 甘草炙 桂心各二两 白术三两

上锉，每服四钱，生姜三片同煎，食前服。一方有小麦五两。

麦门冬汤 良方 治霍乱已愈，烦热多渴，有痰，小便不利。

麦门冬去心 白茯苓 半夏汤泡七次橘皮 白术各一钱半 人参 小麦 甘草炙各一钱

上锉，水二钟、生姜五片、乌梅少许同煎至一钟，不拘时服。

白术散 治伤寒杂病，一切吐泻，烦渴霍乱，虚损气弱，保养衰老，及治酒积呕哕。

人参 白术 茯苓 藿香各半两 葛根一两 木香二钱半 甘草炙，一两半

上为细末，每服二钱，白汤调下。如烦渴，加滑石二两，甚者加姜汁，续续饮之，不拘时。

既济汤 治霍乱后虚烦不得眠。

人参 甘草炙 淡竹叶 半夏汤洗附子炮，各五钱 麦门冬去心，一两

上㕮咀，每服四钱，加生姜五片、粳米百粒，水煎，温服。

参胡三白汤 治霍乱吐泻止后发热头疼，身痛口干，脉数者。

人参五分 白术 白茯苓 甘草炙当归 白芍药炒 陈皮 麦门冬去心 山栀子 柴胡各八分 五味子十粒 乌梅一个

上锉一剂，加枣一枚、灯心一团，水煎，温服。

治霍乱后下利见血方

乌梅散 良方 治霍乱后利不止，冷汗出，腹胁胀。

乌梅肉微炒 黄连去须，微炒 当归微炒附子炮裂，去皮脐 熟艾各七钱半 阿胶捣碎，炒令爆 肉豆蔻 赤石脂各一两 甘草炙，半两

上为细末，不拘时粥饮调下二钱。

黄连丸 良方 治霍乱后下利无度，腹中绞痛。

黄连去须，微炒 黄柏微炒 厚朴姜汁炙，各七钱半 当归微炒 干姜炮裂 木瓜不见火地榆各半两 阿胶捣碎，炒黄爆，一两

上为末，炼蜜和捣二三百杵，丸如桐子大，每服二十丸，不拘时粥饮下。

止血汤 良方 治霍乱下焦虚寒，或便利后见血。

当归焙 桂心去粗皮 继断各三两 生地黄焙 干姜炮，各四两 阿胶炙令爆 蒲黄甘草炙，各二两

上捣筛，每服三钱，水一盏 煎七分，去粗，温服，日三服。

赤石脂汤 良方 治霍乱下焦热结，或利下脓血，烦痛。

赤石脂四两 升麻 白术各一两半 乌梅去核，炒干 干姜炮裂，各一两 陈廪米微炒栀子仁各半两

上捣筛，每服五钱，水一盏半煎八分，去粗，空心温服。

治干霍乱方

厚朴汤 良方 治干霍乱。

厚朴生姜汁炙香 枳壳去穰，炒 高良姜槟榔 朴硝各七钱半 大黄炒，二两

上捣筛，每服三钱，水一盏半煎一盏，温服。

活命散 治脾元虚损，霍乱不吐泻，

腹胀如鼓，心胸痰壅。

丁香七粒　菖蒲根半两　甘草炙，一两
生姜半两　盐一合

上锉碎，用童便一盏半煎一盏，分二
次温服。

冬葵子汤良方　治干霍乱，大小便不
通，手足俱热闷乱。

冬葵子　滑石研　香薷各二两　木瓜一
枚，去皮穰

上捣筛，每服五钱，水二钟煎一钟，
温服，日四五次。

圣惠方　治搅肠痧，痛不可忍，辗转
在地，或起或仆，其肠绞缩在腹，此是中
毒之深，须臾令人死，古方名干霍乱。

用盐一两炒热，汤调，灌入病人口
中，盐气一到腹，其痛即定。一方饮后以
鸡翎扫咽喉间，吐出即愈。

三因吐法　治干霍乱，蛊毒，宿食不
消，积冷，心腹烦满，鬼气，用极咸盐汤
三升，热饮一升，刺口令吐宿食便尽，不
吐更服，吐讫复饮，三吐乃止。此法大胜
诸治，俗人以为田舍浅近，鄙而不用，守
死而已。凡有此证，即先用之。《元戎》
云：吐定用理中汤。

姜盐散　治霍乱欲吐不吐，欲泻不
泻。

盐一两　生姜半两，切碎

上同炒令色变，以水一碗煎，热服，
甚者加童子小便一盏。

陶节庵方　治干霍乱不得吐者。

皂角末三分　盐一撮

上以滚汤一碗调服，探吐。

一方　用枯白矾末一钱，百沸汤调
下。欲饮水者，掘地入水，令澄清与饮，
谓之地浆。

又方　将石砂炒令赤色，冷水淬之，
良久澄清水，服一二合。

经验方　治绞肠痧①。

陈樟木　陈壁土　陈艾各等分

上为末，水煎浓，去粗，连进三四服
即安。

又方　治急心痛，绞肠痧腹痛，呕吐
泄泻，及霍乱中暑，烦渴，不省人事。

用马粪研，同蜜搅，滤过，以新汲水
下，随手即愈。

盐熨法　治霍乱心腹作痛。

用炒盐二碗，布包，顿其胸前并腹肚
上，用熨斗火熨气透，又以炒盐熨其背，
则十分无事。

刺法　治干霍乱。

刺委中穴并十指头，出血亦好。（委
中穴，在腘中央纹中动脉是）

又法　治绞肠痧，手足厥冷，腹痛不
可忍者，以手蘸温水，于病者脚腕内拍
打，有紫黑点处，以针刺去恶血，即愈。

灸法　治霍乱已死，腹中有暖气者，
用盐纳脐中，灸七壮。

---

① 绞肠痧　原作"绞肠沙"，今改。后同。

卷二十一

关 格

论关格本于阴阳俱盛

经曰：邪在六腑则阳脉不和，阳脉不和则气留之，气留之则阳气盛矣。阳气太盛则阴脉不利，阴脉不利则血留之，血留之则阴气盛矣。阴气太盛，则阳气不得营也（阴阳乖乱，不能营行，彼此格拒，不相通也），故曰关；阳气太盛，则阴气弗能营也，故曰格；阴阳俱盛，不得相营，故曰关格。关格者，不得尽期而死也。（关者不得小便，格者吐逆，上下俱病也）

四明陈氏曰：腑有邪则阳脉盛，脏有邪则阴脉盛。阴脉盛者，阴气关于下；阳脉盛者，阳气格于上。然而未至于死。阴阳俱盛，则既关且格，格则吐而食不下，关则二阴闭，不得大小便而死矣。若脏腑气和而相营，阴不覆，阳不溢，何关格之有？

论关格本于阴阳不升降

准绳云：格则吐逆，上窍、五脏，阴极自地而升，是行阳道，乃东方之气，金石之变上壅是也。极则阳道不行，反闭于上，故令人吐逆，是地之气不能上行也，逆而下降，反行阴道，故气填塞而不入，则气口之脉大四倍于人迎，此清气反行浊道也，故曰格。关则不便，下窍、六腑，阳极自天而降，是行阴道，乃西方之气，

膏粱之物下泄是也。极则阴道不行，反闭于下，故不得小便，是天之气不得下通也，逆而上行，反行阳道，故血脉凝滞而不通，则人迎之脉大四倍于气口，此浊气反行清道也，故曰关。

丹溪云：有气虚不运者，补气药中升降，用补中益气汤加槟榔，使清气升而浊气降也。

戴氏曰：胸中觉有所碍，欲升不升，欲降不降，欲食不食，此为气之横格也。

论关格本于上寒下热

或云：寒在胸中，遏绝不入，无入之理，故曰格；热在下焦，填塞不通，无出之由，故曰关。格则吐逆，关则不得小便。

云岐子云：阴阳易位，病名关格。胸膈以上，阳气常在，则热为主病；身半以下，阴气常在，则寒为主病。寒反在胸中，舌上白胎[①]，而水浆不下，故曰格，格则吐逆；热反在丹田，小便不通，故曰关，关则不得小便。胸中有寒，以热药治之；丹田有热，以寒药治之；若胸中寒热兼有，以主客之法治之。治主当缓，治客当急。尺寸反者死，阴阳交者死。（叶氏曰：以上二说，一则以为阳在下而阴在上，一则以为寒在上而热在下，其说虽相反，要之皆病势之所有也）

丹溪云：寒在上，热在下，故多死。

————————

① 胎 同"苔"。

法当吐，以提其气之横格，不必在出痰也，用二陈汤探而吐之，吐中便有降。

辨关格病因与阴阳隔绝之病不同

准绳云：或问：关格之病因何如？曰：《内经》以脏腑阴阳之病诊见于外者，则在人迎、气口。谓人迎一盛（盛，犹倍也，以人迎寸口相较，或此大于彼，或彼大于此，而有三倍、四倍之殊也）病在少阳，二盛病在太阳，三盛病在阳明，四盛以上为格阳（人迎候阳，阳脉盛而阴无以通，故曰格阳）。寸口一盛病在厥阴，二盛，病在少阴，三盛病在太阴，四盛以上为关阴（寸口候阴，阴脉盛而阳无以交，故曰关阴）。人迎与寸口俱盛四倍以上（谓盛于平常之脉四倍也）为关格。关格之脉赢（败也，盛极则败，阴阳离绝不能相营，故至赢败），不能极尽也，于天地之精气则死矣。注谓：格者，阳盛之极，故格拒而食不得入也；关者，阴盛之极，故关闭而溲不通也。《灵枢》亦尝三言之，其二者皆如《内经》之论，人迎气口之盛，分经脉也。但更谓盛者是足经，盛而躁者是手经。至人迎四盛，且大且数，名曰溢阳，溢阳为外格；脉口四盛，且大且数，名曰溢阴，溢阴为内关。内关不通，死不治。人迎与太阴脉口俱盛四倍以上，命曰关格。关格者，与之短期。凡刺之道，从所分人迎一盛、二盛、三盛，泻其阳，补其所合之阴，二泻一补（一盛，泻足少阳补足厥阴。二盛，泻足太阳补足少阴。三盛，泻足阳明补足太阴。泻者二，补者一，泻倍于补也），脉口亦然。泻其阴，补其所合之阳，二补一泻（一盛，泻足厥阴补足少阳。二盛，泻足少阴补足太阳。三盛，泻足太阴补足阳明。补者二，泻者一，补倍于泻也），皆以上气和乃止。人迎与脉口俱盛三倍以上，命曰阴阳俱溢。如是者不开（即外关内格也），则血脉闭塞，气无所行，流淫于中，五脏内伤矣。一言邪在腑则阳脉不和，阳脉不和则气留之，气留之则阳气盛矣。阳气太盛则阴脉不利，阴脉不利则血留之，血留之则阴气盛矣。阴气太盛，则阳气不能荣也，故曰关；阳气太盛，则阴气不能荣也，故曰格；阴阳俱盛，不得相荣也，故曰关格。关格者，不得尽期而死也。由此而观，前之论人迎、寸口者，为人迎主外，气口主内，故分三阴三阳气之多寡，定一盛、二盛、三盛而言也。若此之不言人迎、寸口者，殆亦有谓焉。何则，此因论脉度及之，而以手足十二经周行上下者，是大经隧。然一阴一阳经相为脏腑之表里者，即有支横之路通其内外，脏腑之阴阳气与之相荣，故在两手寸关尺六部，以为诊法。浮则为腑，沉则为脏者，于阴阳之盛，岂尽从其部而见耶，故不复言人迎、气口耳。及张仲景之言关格者，则可见矣。如谓寸口脉浮而大，浮为虚，大为实。在尺为关，在寸为格。关则不得小便，格则吐逆。又谓心脉洪大而长，是心之本脉也。上微头小者，则汗出。下微本大者，则为关格不通，不得尿。头无汗者可治，有汗者死。又云：趺阳脉伏而涩，伏则吐逆，水谷不化，涩则食不得入，名曰关格。盖胃者，水谷之海，营之居也。营者，荣卫之根源，营之机不动，则卫气不布，卫气不布，则脉伏，伏则谷不化而吐逆。荣气不行，则脉涩，涩则食不入，如是皆为外格。未见内关之病，亦通言为关格矣。注乃又以涩脉为脾病，且脾者，阴脏也。脾病则阴盛，阴盛当为内关，岂以外格其饮食不入耶。盖关格之名义，格者，拒捍其外，入者不得内。关者，闭塞其内，出者不得泄。岂不明且尽乎？后世妄以小便不通为格，大便不通为关，泛指在下阴阳二窍者为言，及乎阴阳之大法者，不复穷已，抑非独此也。复有以阴阳隔绝之证，通为关格之病者，是非错乱，有可叹焉。夫隔绝之证，具于《内经》者，有曰：隔则闭绝，上下不通者，暴忧之病也。注云：忧愁则气闭塞不行，血脉断绝，故大小便不得通。有曰：病久，则传化之行上下不并，良医勿为。又有三阳结，谓之隔。注云：小肠膀胱热结。小肠热结则血脉躁，膀胱热结则津液固[①]，故隔塞而不便。又谓：三阳积则九窍皆塞。又谓：阳蓄积病死，而阳气当隔，隔者当泻，不亟正治，粗乃败之。原此数条，其与关格果何如耶！丹溪书云：必用吐，提其气之横格，不必在出痰也。又云：有痰，二陈汤吐之，吐中便有降。中气不运者，补气药中升降。此盖窃其治小便之法填于条下，蹈世俗之弊而不悟，悲夫！

治　　验

　　孙尚药治奉职赵令仪女，忽吐逆，大小便不通，烦乱，四肢渐冷，无脉，凡一日半。与大承气汤一剂，至夜半，渐得大便，脉渐和，翼日乃安。此关格之病，极为难治，垂死而活者，惟此一人耳。

脉　　法

　　两寸俱盛四倍以上。经曰：人迎大四倍于气口，名曰格；气口大四倍于人迎，名曰关。此谓俱盛四倍，盖以其病甚而至于上则遏绝，下则闭塞，关格俱病者言也。

　　准绳云：考之王氏《脉经》从"八十一难"，谓有太过，有不及，有阴阳相乘，有覆，有溢，有关，有格。然关之前者阳动也，脉当见九分而浮，过者法曰太过，减者法曰不及，遂上鱼为溢，为外关内

格，此阴乘之脉也；关以后者阴之动也，脉当见一寸而沉，过者法曰太过，减者法曰不及，遂入尺为覆，为内关外格，此阳乘之脉也。故覆溢是其真脏之脉，人不病自死，大抵亦人迎、气口之互见者也。

治　　方

　　止吐透格汤
　　陈皮　半夏姜汤泡，各二钱　茯苓　厚朴姜汤炒　苍术炒，各一钱半　藿香去土　砂仁捶碎　白豆蔻捶碎，各一钱
　　上锉，水二钟煎七分，入生姜汁三匙，频频徐徐服。如火热者，去藿、砂、豆蔻，加姜汁炒黄连、山栀、竹茹；郁结气滞者，加香附、贝母、槟榔。

　　通关导滞散
　　木香　槟榔　枳壳麸炒　厚朴姜汁炒归须各一钱　大黄三钱
　　上锉，水一钟半煎八分，食前服。如小便不通，加瞿麦、木通、滑石各一钱半，或用八正散。

　　两枳二陈汤　治关格，上焦痰壅，两手脉盛是也。
　　陈皮　半夏各二钱　白茯苓一钱半　南星　枳壳　枳实　甘草各一钱
　　上锉一剂，水煎服，用鹅翎于病人咽喉探吐之。如病人虚弱，不可用也。

　　枳缩二陈汤　治关格上下不通。
　　枳实麸炒，一钱　砂仁　白茯苓　贝母　陈皮　苏子炒　瓜蒌仁　厚朴姜汁炒　香附童便炒，各七分　抚芎八分　木香　沉香各五分　甘草三分
　　上锉一剂，加生姜三片，水煎，入竹沥，磨沉木香服。

　　木通二陈汤会编　治心脾疼后小便不通，皆是痰隔于中焦，气滞于下焦。

────────

　　① 津液固　"固"当作"涸"。

陈皮去白 半夏姜制 白茯苓 甘草
木通 枳壳

上加生姜,煎服,服后探吐。若不
吐,用加味小胃丹或加味控痰丸。

柏子仁汤

人参 半夏 白茯苓 陈皮 柏子仁
甘草炙 麝香少许,另研

上加生姜,煎,入麝香调匀和服,加
郁李仁,妙。

人参散

人参 麝香 片脑少许

上为末,甘草汤调服。

槟榔益气汤会编 治关格劳役后气虚
不运者。

黄芪 人参 白术 甘草 当归 陈
皮 升麻 柴胡 枳壳 槟榔多用

上锉,加生姜,煎服。

导气清利汤会编 治关格吐逆,大小
便不通。

人参 白术 陈皮 半夏 白茯苓
猪苓 泽泻 柏子仁 藿香 木通 栀子
甘草 槟榔 枳壳 厚朴姜制 黑牵牛
大黄 麝香少许

上锉,加生姜,煎服,兼服木香和中
丸。吐不止,灸气海、天枢。如又不通,
用蜜导。

藿香胃苓散 治关格吐逆,上下不
通。

藿香 苍术 厚朴 陈皮 甘草 白
术 茯苓 猪苓 泽泻各一钱 桂五分

上锉,加姜、枣,煎服。

既济丸会编 治关格脉沉细,手足厥
冷者。

人参 熟附子童便浸,各一钱 麝香少许

上为末,饭丸如桐子大,麝香为衣,
每服七丸,灯心汤下。

加味麻仁丸会编 治关格大小便不
通。

大黄一两 厚朴姜汁炒 当归 白芍药
麻仁 杏仁去皮尖 南木香 槟榔 枳壳
各五钱 麝香少许

上为末,蜜丸,熟水下。

皂角散 治大小便关格不通,经三五
日者。

大皂角烧存性

上为末,米汤调下三钱。又,以猪脂
一两煮熟,以汁及脂俱食之。又,服八正
散,加槟榔、枳壳、朴硝、桃仁、灯心、
茶根。

大承气汤 方见泄泻门。

一方 治关格胀满,大小便不通。

用独头蒜烧热,去皮纸裹,纳下部。

灸法 治关格证,吐逆而小便不利,
急宜先灸气海、天枢等穴各三七壮,其吐
必止,然后以益元散等药利小便。

卷二十二·上

泄泻滞痢

泄泻滞痢总论

洁古曰：脏腑泻利，其证多种，大抵从风湿热论之，是知寒少热多。寒则不能久也，故曰暴泄非阴，久泄非阳。论云：春宜缓形，形缓动则肝木乃荣，反静密则是行秋令。金能制木，风气内藏。夏至则火盛而金去，独火木旺而脾土损矣。轻则飧泄，身热脉洪，谷不能化。重则下痢，脓血稠粘，里急后重。故曰：诸泄稠粘，皆属于火。经云：溲而便脓血。知气行而血止也，宜大黄汤下之，是为重剂，黄芩芍药汤，是为轻剂，是实则泻其子。木能自虚，而脾土实矣，故经曰：春伤于风，夏为飧泄。此逆四时之气，人所为也（此一节热泄，所谓滞下也）。有自太阴脾经受湿而为水泄，虚滑身重，微满不知谷味。假令春，宜益黄散补之，夏宜泄之。法曰：宜补，宜泄，宜和，宜止。和则芍药汤，止则诃子汤。久则防变为脓血，是脾经传变于肾，谓之贼邪，故难愈也。若先利而后泻，谓之微邪，故易安。此皆脾土受湿，天之所为也，虽圣哲不能逃。口食味，鼻食气，从鼻而入，留滞于脾而为水泄也（此一节湿泄，所谓泄泻也）。有厥阴经动，下痢不止，其脉沉而迟，手足厥逆，脓血稠粘，此为难治，宜麻黄汤、小续命汤汗之。法云：为有表邪缩于内，

当散之而自愈（此一节风泄，所谓火泄也）。有暴下无声，身冷自汗，小便清利，大便不禁，气难布息，脉微，呕吐，急以重药温之，浆水散是也（此一节寒泄，所谓暴泄也）。故法曰：后重者宜下，腹痛者宜和，身重者宜除湿，脉弦者去风，脓血稠粘者以重药竭之，身冷自汗者以毒药温之，风邪内缩者宜汗之则愈，鹜溏为痢（鹜音务，鸭也，便如水而少有结粪者）宜温之而已。又曰：在表者发之，在里者下之，在上者涌之，在下者竭之，身表热者内疏之，小便涩者分利之。又曰：盛者和之，去者送之，过者止之。兵法曰：避其来锐，击其惰归。此之谓也。凡病泄而恶寒，太阴传少阴，为土来克水也，用除湿白术、茯苓安脾，芍药、桂枝、黄连破血。火邪不能胜水，太阴经不能传少阴而反助火邪，上乘肺经，而痢必白脓也，加当归、芍药之类是已。又里急后重，脉大而洪实，为里实证而痛甚，是有物结坠也，宜下之。若脉浮大，慎不可下。虽里急后重，脉沉细而弱者，谓寒邪在内而气散也，可温养而自安。里急后重闭者，大肠气不宣通也，宜加槟榔、木香宣通其气。若四肢慵倦，小便少或不利，大便走，沉困，饮食减少，宜调胃去湿，白术、芍药、茯苓三味水煎服。白术除脾胃之湿，芍药除胃之湿热，四肢困倦，茯苓能通水道走湿。如发热恶寒，腹不痛，加黄芩为主。如未见脓而恶寒，乃太阴欲传少阴也，加黄连为主，桂枝佐之。如腹痛

甚，加当归，倍芍药。如见血，加黄连为主，桂枝、当归佐之。如烦躁，或先便白脓后血，或发热，或恶寒，非黄连不能止上部血也。如恶寒脉沉，先血后便，非地榆不能除下部血也。如恶寒脉沉，或腰痛，或脐下痛，非黄芩不能除中部血也。如便脓血相杂，而脉浮大，慎勿以大黄下之，下之必死，谓气下竭也，而阳无所收。凡阴阳不和，惟以分阴阳之法治之。又曰：暴泄非阴，久泄非阳。有热者，脉疾，身动，声亮，暴注下迫，此阳也。寒者，脉沉而细，身困，鼻息微者，姜附汤主之。身重不举，术附汤主之。渴引饮者，是热在膈上，水多入，则自胸膈入胃中，胃本无热，因不胜其水，胃受水攻，故水谷一时下，此证当灸大椎三五壮，立已，乃督脉泻也。如用药，使车前子、雷丸、白术、茯苓之类，五苓散亦可。又有寒泄者，大腹满而泄，又有鹜溏者，是寒泄也。鹜者，鸭也，大便如水，其中有少结粪者是也。如此者，当用天麻、附子、干姜之类。又法曰：泄有虚实寒热，虚则无力，不及拈衣，便已泄出，谓不能禁固也。实则数至，圊而不便，俗云虚坐努责是也。里急后重，皆依前法，进退大承气汤主之。太阳病为挟热痢，凉膈散主之（表证误下，因而下痢不止，为挟热痢）。阳明为痼瘕，进退大承气汤主之。太阴湿胜濡泻，不可下而可温，四逆汤主之。少阴蛰风不动禁固，可涩，赤石脂丸、干姜汤主之。厥阴风泄，以风治，宜小续命汤、消风汤主之。少阳风气自动，大柴胡汤主之。

东垣曰：胃气和平，饮食入胃，精气则输于脾，上归于肺，行于百脉，而养荣卫也。若饮食一伤，起居不时，损其胃气，则上升精华之气反下降，是为飧泄，久则太阴传少阴而为肠澼。假令伤寒冷饮

食，䐜满而胀，传为飧泄者，宜温热之剂以消导之。伤湿热之物，而成脓血者，宜苦寒之剂以内疏之。风邪下陷者，升举之。湿气内盛者，分利之。里急者，下之。后重者，调之。腹痛者，和之。洞泄肠鸣无力，不及拈衣，其脉细微而弱者，温之收之。脓血稠粘，数至圊而不能便，其脉洪大而有力者，下之寒之。大抵治病，当求其所因，察何气之胜，取相克之药平之，随其所利而利之，以平为期，此治之大法也。泻痢久不止，或暴下者，皆太阴受病，不可离甘草、芍药。若不受湿则不痢，故须用白术。是以圣人立法，若四时下痢，于芍药、白术内，春加防风，夏加黄芩，秋加厚朴，冬加桂、附，然更详外证寒热处之。如里急后重，须加大黄。如身困倦，须用白术。若自汗逆冷，气息微，加桂、附以温之。如或后重，脓血稠粘，虽在盛冬，于温药内亦加大黄。

治五泄之法

保命集云：夫五泄之病，其治法各不同者，外证各异也。胃泄者，饮食不化，色黄，承气汤。脾泄者，腹胀满，泄注，食即呕吐逆，建中、理中汤。大肠泄者，食已窘迫，大便色白，肠鸣切痛，干姜附子汤。小肠泄者，溲而便脓血，少腹痛，承气汤。大瘕泄者，里急后重，数至圊而不能便，茎中痛，急利小便。五泄之病，胃、小肠、大瘕三证，皆以清凉饮子主之，其泄自止。厥阴证，加甘草以缓之。少阴证，里急后重，加大黄。又有太阴、阳明二证，当进退大承气汤主之。太阴证不能食是也，当先补而后泻之，乃进药法也。先煎厚朴半两，俱依本方制，水一盏半煎至一半服。若二三服后未已，谓有宿食未消，又加枳实二钱同煎服。若二三服泄又未已，如稍进食，尚有热毒，又加大

黄三钱推过，泄止住药。如泄未止，谓肠胃有久尘垢滑粘，加芒硝半合，宿垢去尽则愈也。阳明证能食是也，当先泻而后补，谓退药法也，先用大承气汤五钱，水一盏煎至七分，稍热服。如利过泄未止，去芒硝后，稍热退，减大黄一半，再煎两服。如热气虽已，其人必腹满，又减去大黄，与枳实厚朴汤，又煎三两服。如腹满退，泄亦自愈后，服厚朴汤数服，则已。（王损庵云：进退承气法，须审之脉证的知有积热，及形病俱实而后可下，此以上虽出洁古家珍，东垣活法机要，而多出于河间保命集之文，故其用药于疏荡为多，观者会其意，毋泥其辞可矣）

论五泄之变无湿不成

张子和曰：天之气一也，一之用为风火燥湿寒暑。故湿之气，一之一也。相乘而为五变，其化在天为雨，在地为泥，在人为脾，甚则为泄；故风而湿，其泄也胃；暑而湿，其泄也脾；燥而湿，其泄也大肠；热而湿，其泄也小肠；寒而湿，其泄也大瘕。若胃不已，变而为飧泄，飧泄不已，变而为洞泄，洞泄不已，变而为脾泄寒中，此风乘湿之变也。若脾泄不已，变而为霍乱，霍乱不已，变而为注下，注下不已，变而为肿蛊，此暑乘湿之变也。若大肠泄不已，变而为䐜胀，䐜胀不已，变而为肠鸣，肠鸣不已，变而为支满鹜溏，此燥乘湿之变也。若小肠泄不已，变而为肠澼，肠澼不已，变而为脏毒，脏毒不已，变而为前后便血，此热乘湿之变也。若大瘕泄不已，变而为脱肛，脱肛不已，变而为广肠痛，广肠痛不已，变而为乳痔肠风，此寒乘湿之变也。凡此二十五变，若无湿则终不成疾，况脾胃二土，共管中州，脾好饮，脾亦恶湿，此泄之所由生也。凡下痢之脉，微且小者生，浮大者死。水肿之脉[①]，反是浮大者生，沉细者死。夫病在里脉沉，在表脉浮。里当下之，表当汗之。下痢而脉浮滑，水肿者脉沉细，表里受病，故不治也。凡脏血便血，两手脉俱弦者死绝，俱滑大者生，血温身热者死。王太仆则曰：若下血而身热血温，是血去而外逸也，血属火故也。七日而死者，火之成数也。夫飧泄得之于风，亦汗可愈，或伏惊怖，则胆木受邪，暴下绿下，盖谓戊己见伐于甲木也。婴儿泄绿水，《素问》有婴儿风，理亦如之。洞泄者，飧泄之甚，但飧泄近于洞泄，洞泄久则寒中，温之可也。治法曰：和之则可也，汗之则不可。盖在腑则易治，入脏则难攻。洞泄寒中，自腑而入脏，宜和解而勿争。水肿之作者，未遽而然也。由湿遍于大肠，小溲自涩，水湿既潴，肿满日倍，面黄腹大，肢体如泥，湿气周身，难专一法。越其高而夺其下，发其表而渗其中。酸收而辛散，淡渗而苦坚，用攻剂以救其甚，缓剂以平其余。如是则孤精得气，独魄反阳。亦可保形，陈莝去而净腑洁矣。彼豆蔻、乌梅、罂粟囊勿骤用也。设病形一变，必致大误，或通而塞，或塞而通，塞塞通通，岂限一法。世俗止知塞剂之能塞，而不知通剂之能塞者，拘于方也。凡治湿皆以利小便为主，诸泄不已，宜灸水分穴，谓水谷之所别也，脐之上一寸半，灸五七壮。腹鸣如雷，水道行之候也。凡湿勿针，《内经》虽云缪刺其处，莫若以张长沙治伤寒法治之。盖泄者，亦四时伤寒之一也。仲景曰：上涌而下泄，表汗而里攻，半在表，半在里，则宜和解之。表里俱见，随证渗泄。此虽以治伤寒，其于治湿也同。仍察脉以视深浅，问年壮以视虚实，所投必如其意矣。

———————

① 水肿之脉　"水"原作"小"，据文义改。

顷商水县白堤酒监军昭信病飧泄，逾年不愈。此邑刘继先命予药之，为桂枝麻黄汤数两，一剂而愈。因作五泄图，撮《难》《素》本意，书录于上，诚有望于后之君子。

论泄泻滞下异状

丹溪云：泄泻之证，水谷或化或不化，并无努责，惟觉困倦。若滞下则不然，或脓或血，或脓血相杂，或肠垢，或无糟粕，或糟粕相杂，虽有痛不痛之异，然皆里急后重，逼迫恼人。

卷二十二·中

泄　泻

仲景下痢病脉证并治

金匮云：夫六腑气绝于外者，手足寒，上气脚缩。五脏气绝于内者，利不禁，甚者手足不仁。下利，脉沉弦者下重，脉大者为未止，脉微弱数，为欲自止，虽发热不死。下利，手足厥冷，无脉者，灸之不温，若脉不还，反微喘者死。少阴负趺阳者，为顺也。下利，有微热而渴，脉弱者当自愈。下利脉数，有微热汗出，当自愈，设脉紧为未解。下利脉数而渴者，当自愈，设不瘥，必圊脓血，以有热故也。下利脉反弦，发热身汗者，自愈。下利气者，当利小便。下利，寸脉反浮数，尺中自涩者，必圊脓血。下利清谷不可攻，其表汗出，必胀满。下利，脉沉而迟，其人面少赤，身微热。下利清谷者，必郁冒，汗出而解，病人必微厥，所以然者，其面戴阳，下虚故也。下利后，脉绝，手足厥冷，晬时①脉还，手足温者生，脉不还者死。下利腹胀满，身体疼痛者，必温其里，后攻其表。温里宜四逆汤，攻表宜桂枝汤。下利，三部脉皆平，按之心下坚，急下之，宜大承气汤。下利，脉迟而滑者，实也。利未欲止，急下之，宜大承气汤。下利，脉反滑者，当有所去，下乃愈，大承气汤。下利已瘥，至半月日时复发者，以病不尽故也，当下

之，宜大承气汤（以上数承气汤，本虚者当别议）。下利谵语者（谵，之廉切，音詹，疾而寐语也），有燥矢②故也，小承气汤主之。下利便脓血者，桃花汤主之。热利下重者，白头翁汤主之。下利后更烦，按之心下濡者，为虚烦也，栀子豉汤主之。下利清谷，里寒外热，汗出而厥者，通脉四逆汤主之。下利腹痛，紫参汤主之。干呕下利，黄芩汤主之。

荫按　仲景此下利一章，后世名医诸书皆以为法。古之所谓下利，即今之所谓泄泻也。内有治伤寒数方，仲景用治杂病，今全录之，使后人知云治伤寒有法，治杂病有方者非也。伤寒杂病，同一法矣。

论泻分寒热

病机机要云：脏腑泻利，其证多种，大抵从风湿热论，是知寒少热多，寒则不能久也，故曰暴泻非阳，久泻非阴。大便完谷下，有寒有热，热者，脉疾多动，音声响亮，暴注下迫，此阳也。寒者，脉沉而细，身不动作，目睛不了了，饮食不下，鼻准气息者，姜附汤主之。若身重，四肢不举，术附汤主之。

原病式曰：泻白为寒，青黄赤红黑皆以为热也。大抵泻利，小便清白不涩为寒，赤涩者为热。又完谷不化，而色不

----

① 晬（zuì 最）时　一周时。
② 矢　通"屎"。

变，吐利腥秽，澄澈清冷，小便清白不涩，身凉不渴，脉迟细而微者，寒也。谷虽不化，而色变非白，烦渴，小便赤涩者，热证也。凡谷消化者，无问色及他证，便为热也。寒泄而谷消化者，未之有也。或火性疾速而热甚，则传化失常，谷不能化而飧泄者，亦有之矣。仲景云：邪热不杀谷。然热得湿则飧泄也。

论泻分三因

三因严氏云：泄泻一证，经中所谓洞泄、飧泄、溏泄、溢泄（火逼血而妄行，故上溢于口鼻，下泄于二便）、濡泄，米谷注下是也。所因有内外，不内外，差殊耳。经云：春伤于风，夏必飧泄，又云：湿胜则濡泄，寒甚则洞泄，暑热盛亦为泄。至于七情感动，脏气不平，亦致溏泄。其如饮食不节，过食生冷而成泄泻者，乃脾胃有伤也。但停滞泄泻一证，直须积滞已消，然后用以断下药。今人往往便固止之，多成痢疾者。治法先理中焦，次分利水谷，治中不效，然后断下。

刘宗厚曰：泄泻一证，古方率以为肠胃虚寒，与风冷乘之为论，故多行涩热之剂。彼泻利者，岂无积滞？岂无热证乎？今观病机机要所论，有属寒、属风湿、属火之证，此因于外而伤者也。又云：厥阴经动，并胃气下降为泻利。《三因》所言，七情感动，脏气不平，亦致溏泄，此则因于内而伤者也。外则当调六气，内则当平五脏，况又有饮食所伤，肠胃停滞所致者，治法各不同也。然更有因胃气下流而泄者，在法则当升举。因风而成飧泄者，则当解散。因痰积于上焦，以致大肠之不固而泄者，又当去上焦之痰，而不治其泄。因脾胃气虚而泄者，又当补中益气，使胃气升腾而泄自止。盖各求其本而治可也。

论泻利有湿有热有风有寒

机要云：有太阴经受湿而为水泄，虚滑身重微满，不知谷味，久则防变，而为脓血。脾经传肾，谓之贼邪，故难愈。若先利而后滑，谓之微邪，故易瘥。此皆脾土受湿之所为也。有厥阴经下利不止，其脉沉而迟，手足厥逆，脓血稠粘，此难治，宜麻黄汤、小续命汗之。此有表邪缩于内，当泻表邪而愈。有暴下无声，身冷自汗，小便自利，大便不禁，气难布息，脉微呕吐，以重药温之，浆水散是也。

论泻有湿有火有痰有食积有气虚

戴复庵云：泻水腹不痛者，湿也；腹痛泻水肠鸣，痛一阵泻一阵者，火也；或泻或不泻者，或多或少者，痰也；腹痛甚而泻，泻后痛减者，食积也；饮食入胃，辄后之完谷不化者，气虚也。

论湿兼风寒热泻

戴氏曰：飧泄[①]者，水谷不化而完出，湿兼风也，溏泄者，渐下污积粘垢，湿兼热也；鹜泄者，所下澄澈清冷，小便清白，湿兼寒也；濡泄者，体重软弱，泄下多水，湿自甚也；滑泄者，久下不能禁固，湿胜气脱也。

罗谦甫曰：《内经》云：湿胜则濡泄。《甲乙经》云：寒气客于下焦，传为濡泄。夫脾者，五脏之至阴，其性恶寒湿。今寒湿之气内客于脾，故不能裨助胃气，腐熟水谷，致清浊不分，水入肠间，虚莫能制，故洞泄如水，随气而下谓之濡泄，法当除湿利小便也。治之以对金饮子。（此段言湿兼寒）湿兼热泻，用益元散、参萸丸。湿兼风，见飧泄条。

---

① 飧泄 "飧"原为"餐"，今改。

论 湿 泻

准绳云：湿多成五泄，湿泻脉濡细，乃太阴经脾土受湿。泄水虚滑，身重微满，不知谷味，口不渴，久雨泉溢河溢，或运气湿土司令之时，多有此疾，宜除湿汤吞戊己丸，佐以胃苓汤，重者术附汤。

统旨云：湿泻者，坐卧湿虚，或多饮水浆，以致湿气伤脾，土不制水，梅雨久阴多有此病，宜胃苓汤。

丹溪云：水泻用苍术、厚朴、陈皮、神曲、茯苓、猪苓、泽泻、地榆、甘草，冬加干姜等分。泻水多者，仍用五苓散。

夏月水泻，桂苓甘露饮。又云：泄泻注下，用生料五苓散加苍术、车前子，倍白术，为末，米汤调服。燥湿，四苓散加苍白二术炒。

李氏曰：湿泻如水倾下，肠鸣身重，腹不痛。外湿者，胃苓汤、除湿汤，或术附汤加茯苓。内湿者，白术芍药汤、白术茯苓汤、二白丸。风湿相搏者，曲芎丸。

张子和云：夫男子妇人病水湿泻不止，因服豆蔻、乌梅、姜、附峻热之剂，遂令三焦闭溢，水道不行，水满皮肤，身体痞肿，面黄腹大，小便赤涩，两足按之陷而复起。《内经》曰：诸湿肿满，皆属脾土。可用独圣散吐之。如时月寒凉，宜于暖室不透风处，用火一盆，以藉火力出汗，次以导水禹功散，量虚实泻十余行，湿去肿减则愈矣，是汗下吐三法齐行。既汗下吐讫，脏腑空虚，宜以淡浆粥养肠胃二三日，次服五苓散、益元散同煎，灯心汤调下。如势未尽，更宜服神助散，旧名葶苈散，可以流湿润燥，分阴阳，利小便。不利小便，非其法也。既平之后，宜大将息，忌鱼、盐、酒、肉、果木、房室等事，如此三年则可矣。如或不然，决死而不救也。（此言水湿闭溢者，宜汗下吐）

东垣曰：予病脾胃久衰，视听半失，此阴盛乘阳，加之气短，精神不足，此由弦脉令虚，多言之过也，皆阳气衰弱，不得舒伸，伏匿于阴中耳。癸卯岁六七月间，淫雨阴寒，逾月不止，时人多病泄利，一日予体重，肢节疼痛，大便泄并下者三，而小便闭塞。思其治法，按《内经》标本论，大小不利，无问标本，先利小便。又云：在下者引而竭之。亦是先利小便也。又云：诸泄利，小便不利，先分别之。又云：治湿不利小便，非其治也。皆言当利小便，必用淡味渗泄之剂以利之，是其法也。噫！圣人之法，虽布在方册，其不尽者可以意求耳。今客邪寒湿之淫，从外而入里，以暴加之，若从以上法度，用淡渗之剂以除之。病虽即已，是降之又降，是复益其阴而重竭其阳，则阳气愈削，而精神愈短矣。是阴重强阳重衰，反助其邪之谓也。故必用升阳风药则瘥，以羌活、独活、柴胡、升麻各一钱，防风、炙甘草各半钱㕮咀，水煎，稍热服。大法云：湿寒之胜，助风以平之。又曰：下者举之，得阳气升腾而去矣。又法云：客者除之，是因曲而为之直也。圣人之法可以类推，举一而知百者也。若不达升降浮沉之理，而一概施治，其愈者幸也。（此言脉强者，宜升阳除湿）

论 寒 泻

准绳云：寒泻脉沉细，或弦迟，身冷，口不渴，小便清白，或腹中绵绵作疼，宜理中汤、附子温中汤、浆水散。暴泄如水，周身汗出，一身尽冷，脉沉而弱，气少而不能语，甚者加吐，此谓紧病，宜以浆水散治之。若太阳经伤动，传太阴下利，为鹜溏。大肠不能禁固，卒然而下，中有硬物，欲起而又下，欲了而又不了，小便多清，此寒也，宜温之，春夏桂枝汤，秋冬白术汤。理中汤治泄泻，加橘皮、茯苓各一两，名补中汤。若溏泻不已者，于补中汤内加附子一两，不喜饮食，水谷不化者，再加砂仁一两，共成八味。仲景云：下利不止，医以理中与之，利益甚。理中者，理中焦，此利在下焦，赤石脂禹余粮汤主之。用此加法，则能理下焦矣。戴云：寒泻，寒气在腹，攻刺作痛，洞下清水，腹内雷鸣，米谷不化者，理中汤或附子补中汤吞大已寒丸，或附子桂香丸。畏食者，八味丸。原是冷泻，而烦躁引饮，转饮转泻者，参附汤、连理汤。如寒泻服上药未效，宜木香汤，或姜附汤、六柱汤吞震灵丹、养气丹。手足厥逆者，兼进朱砂丹。药食方入口而即下者，名曰直肠，难治。如泻已愈，而精神未复旧者，宜十补饮。寒泻，腹中大疼，服前药外，兼进乳豆丸。服诸热药以温中，并不见效，登圊不迭，秽物随出，此属下焦，宜桃花丸三十粒，诃梨勒丸以涩之。（按戴方多过于亢热，用者审之）

论暑热泻

准绳云：热泻，脉数疾或洪大，口干燥，身多动，音声响亮，暴注下迫，益元散加芩、连、灯心、淡竹叶之属。泄而身热，小便不利，口渴者，益元散、五苓散。若火多，四苓散加木通、黄芩。泄而困倦，不小便者，及脉数虚热者，宜参、术、滑石、苓、通。泻而脉滑坚者，实热，宜大承气汤。戴云：热泻粪色赤黄，弹响作疼，粪门焦痛，粪出谷道，犹如汤热，烦渴，小便不利，宜五苓散吞香连丸。凡泻，津液既去，口必渴，小便多是赤涩，未可便作热论。的知热泻，方用冷剂，不然勿妄投，以致增剧。玉龙丸治一切伏暑泄泻，神效。

丹溪云：湿热甚，下泻如汤热者，五苓散去桂，加黄芩、栀子、滑石、木通之类。

李氏曰：火泻，实火，口渴喜冷，痛一阵，泻一阵，肛门焦痛，其来暴速稠粘，五苓散去桂，加黄芩、芍药，或黄芩汤加木通、六一散。兼呕者，加姜汁。又火性急或米谷不化者，姜汁炒黄连为丸服。虚火，气虚不能泌别水谷者，卫生汤。阴虚火动，不能凝聚者，三白汤敛之，久者升阴丸。暑泻如水，烦渴尿赤，暴泻，实者薷苓汤加黄连、车前子，或桂苓甘露饮，虚者六和汤、清暑益气汤。有潮热者，柴苓汤、升麻葛根汤。日久，香连丸、黄连阿胶丸、来复丹。

子和云：殷辅之父年六十余，暑月病泄泻，日五六十行，自建碓镇来请戴人于陈州。其父喜饮水，家人辈争止之。戴人曰：夫暑月年老，津液衰少，岂可禁水。但劝之少饮，未及用药，先令速归。以绿豆、鸡卵十余枚同煮，卵熟取出，令豆软，下陈粳米作稀粥，搅令寒，食鸡卵以下之，一二顿病减大半。盖粳米鸡卵，皆能断痢，然后制抑火流湿之药，调顺而愈。

论冷热泻

准绳云：理中汤加茯苓、黄连，名连理汤，用之多有奇功。且如今当暑月，若的知暑泻，自合用暑药。的知冷泻，自合用热药，中间有一等盛暑，又复内伤生冷，非连理汤不可。下泄无度，泄后却弹过响，肛门热，小便赤涩，心下烦渴，且又喜冷，此药为宜。若原是暑泻，经久下元虚甚，日夜频，并暑毒之势依然而泻不已，复用暑药决不能取效，便用姜、桂辈，又似难施，疑似之间，尤宜用此。

李氏曰：似痢非痢，寒热不调之证，或热积于中，而以冷物冷药冰之，或水积于中，而以热物热药压之，故热与冷搏而成泻。或涩或溏，里急后重者，戊己丸、香连丸，或理中汤加黄连、木香。

论 飧 泄 （即风泻）

准绳云：飧泄，水谷不化而完出者是也。《史记·仓公传》迥风即此（迥，徒弄切，音洞，言风洞彻五脏也）。《机要》云：夫脾胃同湿土之化，主腐熟水谷，胃气和平，饮食入胃，精气则输于脾土，归于肺，行于百脉，而成荣卫。若饮食一伤，起居不时，损其胃气，则上升精华之气反下降，是为飧泄。久则太阴传少阴而为肠澼（此论胃气下降为飧泄）。又云：春宜缓形，形缓动则肝木乃荣，反静密则是行秋令。金能制木，风气内藏，夏至则火盛而金去，独火木旺而脾土损矣，轻则飧泄，身热脉洪，谷不能化。重则下利脓血稠粘。《良方》云：经云：春伤于风，夏必飧泄。盖风喜伤肝，春时木旺不受邪，反移气克于脾土，脾既受克，不能运化，因成积滞，夏秋之间再感暑湿风冷之气，发动而成利也。（此论春伤于风，夏必飧泄）

罗谦甫曰：经云：清气在下，则生飧泄。又云：久风入中，则为肠风飧泄。夫脾胃，土也。气冲和，以化为事。今清气下降而不升，则风邪久而干胃，是木贼土也。故冲和之气不能化，而令物完出，谓之飧泄。或饮食太过，肠胃所伤，亦致米谷不化，此俗呼水谷利也。法当下者举之，而消克之也，以加减木香散主之。

东垣曰：清气在下者，乃人之脾胃气衰，不能升发阳气，故用升麻、柴胡助甘辛之味，以引元气之升，不令下陷为飧泄也。

又曰：凡泄则水谷不化，谓之飧泄。是清气在下，乃胃气不升。上古圣人皆以升浮药扶持胃气，一服而愈。知病在中焦脾胃也。《脉诀》曰：湿多成五泄。湿者，胃之别名也。病本在胃，真气弱。真气者，谷气也，不能克化饮食，乃湿盛故也。以此论之，正以脾胃之弱故也。初病夺食，或绝不食一二日，使胃气日胜，泄不作也，今已成大泄矣。经云：治湿不利小便，非其治也。又云：下焦如渎。又云：在下者引而竭之。唯此证不宜此论。其病得之于胃气下流，清气不升，阳道不行，宜升宜举，不宜利小便。《灵枢》云：头有疾，取之足，谓阳病在阴也。足有疾，取之上，谓阴病在阳也。中有疾，旁取之，旁者，少阳甲胆是也。中者，脾胃也。脾胃有疾，取之足少阳。甲胆者，甲风是也，东方春也。胃中谷气者，便是风化也，作一体而认。故曰：胃中湿胜而成泄泻，宜助甲胆风胜以克之，又是升阳助清气上行之法也。又一说，中焦元气不足，溲便为之变，肠为之苦鸣，亦缘胃气不升，故令甲气上行。又云：风胜湿也。大抵此证本胃气弱，不能化食，夺食则一日而可止。夫夺食之理，为胃弱不能克化食则为泄。如食不下，何以作泄？更当以药滋养元气令和，候泄止，渐与食，胃胜则安矣。若食不化者，于升阳风药内加炒曲同煎。兼食入顿至心头者，胃之上口也，必口沃沫，或食入反出，皆胃口停寒，其右手关脉中弦，按之洪缓，是风热湿相合，谷气不行，清气不升，为弦脉之寒所隔，故不下也，曲之热亦能去之。若反胃者，更加半夏、生姜，入于风药内同煎。夺食少食，欲使胃气强盛也。若药剂大，则胃不胜药，泄亦不止，当渐渐与之。今病既久，已至衰弱，当以常法治之，不可多服饵也。人之肉如地之土，岂可人而无肉，故肉消尽则死矣。消瘦之人，有必死者八，《内经》有七，《外经》

有一。又病肌肉去尽，勿治之，天命也。如肌肉不至瘦尽，当急疗之，宜先夺食，而益胃气，便与升阳，先助真气，次用风药胜湿，以助升腾之气，病可已矣。余皆勿论，此治之上法也。（此段论治飧泄宜夺食，药用升阳除湿汤之类是也）

准绳曰：春伤于风，夏生飧泄。木在时为春，在人为肝，在天为风。风者，无形之清气也。当春之时，发为温令，反为寒折，是三春之月行三冬之令也，以是知水为太过矣。水既太过，金肃愈严，是所胜者乘之而妄行也。所胜者乘之，则木虚明矣。故经曰：从后来者为虚邪，木气既虚，火令不及，是所生者受病也。故所不胜者侮之，是以土来木之分，变而为飧泄也。故经曰：清气在下，则生飧泄。以其湿令当权，故飧泄之候，发之于夏也。若当春之时，木不发生，温令未显，止行冬令，是谓伤卫，以其阳气不出地之外也，当以麻黄汤发之。麻黄味苦，味之薄者，乃阴中之阳也。故从水中补木而泻水，发出津液为汗也。若春木既生，温令已显，阳气出于地之上，寒再至而复折之，当以轻发之，谓已得少阳之气，不必用麻黄也。春伤于风，夏生飧泄，所以病发于夏者，以木绝于夏，而土旺于长夏，湿本有下行之体，故飧泄于夏也。不病于春者，以其春时风虽有伤，木实当权，故飧泄不病于木之时，而发于湿之分也。经曰：至而不至，是为不及。所胜妄行，所不胜者薄之，所生者受病。此之谓也。

准绳云：仲景法：下利清谷，里寒外热，汗出而厥者，通脉四逆汤主之。河间法：飧泄，风冷入中，泄利不止，脉虚而细，日夜数行，口干腹痛不已，白术汤主之。东垣云：泄利飧泄，身热脉弦，腹痛而渴，及头痛微汗，宜防风芍药汤。东垣所云，内动之风也。经云：春伤于风，夏生飧泄。又云：久风为飧泄。又云：虚邪之中人也，始于皮肤，留而不去，传舍于络脉，留而不去，传舍于经，留而不去，传舍于输，留而不去，传舍于伏冲之脉，留而不去，传舍于肠胃。在肠胃之时，贲响腹胀，多寒则肠鸣飧泄，食不化，则非内动之风也。洁古云：大渴引饮，多致水谷一时下者，宜灸大椎三五壮，或用车前子、雷丸、白术、茯苓，及五苓散等药淡渗。又如久风为飧泄者，则不饮水而完谷出，治法当以宣风散导之，后服苍术防风汤。

张子和云：飧泄以风为根，风非汗不出，有病此者，腹中雷鸣泄注，水谷不分，小便涩滞，皆以脾胃虚寒故耳。服豆蔻、乌梅、粟壳、干姜、附子，曾无一效，中脘脐下，灸已数千，燥热转甚，津液涸竭，瘦削无力，饮食减少。延予视之，予以《应象论》曰：热气在下，水谷不分，化生飧泄。寒气在上，则生膜胀。而气不散何也？阴静而阳动故也。诊其脉，两手皆浮大而长，身表微热。用桂枝麻黄汤，以姜、枣煎，大剂连进三服，汗出终日，至旦而愈。次以胃风汤和其脏腑，调养阴阳，食进而愈。赵明之，米谷不消，腹作雷鸣，自五月至六月不愈。诸医以为脾受大寒，故并用圣散子、豆蔻丸，虽止一二日，药力尽而复作。诸医不知药之非，反责明之不忌口。戴人至而笑曰：春伤于风，夏必飧泄者，米谷不化而直过下出也。又曰：米谷不化，热气在下，久风入中，中者，脾胃也。风属甲乙，脾胃属戊己，甲乙能克戊己，肠中有风，故鸣。经曰：岁木太过，风气流行，脾土受邪，民病飧泄。诊其两手，脉皆浮数，为病在表也，可汗之。直断曰：风随汗出。以火二盆暗置床之下，不令病人见火，恐增其热，绐^①之入室，使服涌剂，以麻黄投之，乃闭其户，从外锁之，汗出如洗，待一时许开户，减火一半，须臾汗止，泄亦止。（此治风泄之法也，水自内出，宜炙、宜渗，风从外入，宜下、宜表）

准绳云：经云：脾虚则腹满肠鸣泄，食不化。又云：飧泄取三阴。三阴者，太阴也，宜补中益气汤，以白芍药代当归主之。又云：肾藏志，志有余，腹胀飧泄，必伤筋血。又云：肝足厥阴之脉所生病者，胸满呕逆飧泄。视盛虚寒热陷下施法，此皆内因无风者也。

论 气 泻

准绳云：气泻，肠鸣气走，胸膈痞闷，腹急而痛。泻则腹下稍可，须臾又急，亦有腹急气塞而不通者，此由中脘停滞，气不流转，水谷不分所致。戴法用大七香丸，入米煎服。久而不愈者，五膈宽中散吞震灵丹，仍佐以米饮调香附末。调气散、《金匮》诃梨勒散治气利。

论 痰 泻

统旨云：痰泻者，或泻或不泻，或多或少，粪稠粘如胶者是也，宜导痰汤，去枳壳，加苍白二术，或海石丸。

准绳云：痰泻，二陈汤、海石、青黛、黄芩、神曲、姜汁、竹沥为丸，每服三五十丸。少者必用吐法，吐之方愈。李氏曰：痰泻，因痰流肺中，以致大肠不固，二陈汤加白术、神曲。实者，海青丸；虚者，六君子汤。一男子夜数如厕，或教以生姜一两。碎之，半夏汤洗，与大枣各三十枚，水一升瓷瓶中慢火烧为熟水，时时呷之，数日便已。

论 积 滞 泻

准绳云：积滞泄泻，腹必刺痛方泄者是也。或肚腹满，按之坚者亦是也。受病浅者，宜神曲之类消导之；病深而顽者，必用进退承气之类下之方安。

论 饮 食 泻

准绳云：伤食泻，因饮食过多，脾胃之气不足以运化而泻。其人必噫气如败卵臭，宜治中汤加砂仁半钱，曲蘖枳术丸，或七香丸、红丸子，杂服。食积腹痛而泻，不可遽用治中兜住，宜先用消导推荡之药。或因食一物过伤而泻，后复食之即泻者，以脾为所伤，未复而然，宜大健脾汤（寒者可用），仍烧所伤之物存性，为末，三五钱调服。因食冷物，停滞伤脾，脾气不暖，所伤之物不能消化，泻出而食物如故，宜治中汤加干葛吞酒煮黄连丸。有脾气久虚，不受饮食者，食毕即肠鸣腹急，尽下所食之物方快，不食则无事，俗名录食泻，经年累月，宜快脾丸。因伤于酒，每晨起必泻者，宜理中汤加干葛吞酒煮黄连丸，或葛花解醒汤吞之。因伤面而泻者，养胃汤加莱菔子炒研一钱，痛者更加木香五分。泻甚者，去藿香，加炮姜如其数。

论 脾 虚 泻

丹溪云：脾泻当补脾气，健运复常，用炒白术四两、炒神曲三两、炒芍药三两半，冬月及春初加肉豆蔻，去芍药，或汤或丸服。如泻水腹不痛者，属气虚，宜四君子汤倍白术、黄芪、升麻、柴胡、防风之类，补以提之而愈。

准绳云：气虚泻，用四君子汤加曲、

---

① 绐（dài怠） 欺哄。

蘖、升麻吞二神加木香丸。

李氏曰：虚泻困倦无力，脾虚饮食所伤。有遇饮食即泻者，四君子汤加木香、砂仁、莲肉、陈糯米，为末，砂糖调服，久者只加升麻、白芍药，或平胃蒜肚丸。有停蓄饮食，数日乃泄，腹胀者，名湿泻，枳术丸、没石子丸。烦渴或兼呕者，钱氏白术散、参苓白术散。食少肠鸣，四肢困倦者，升阳除湿汤。日止夜泻者，启脾丸。

论脾肾虚泻

李云：脾泻久，传肾为肠澼，经年不愈者，调中健脾丸。老人脾肾虚泻者，用吴茱萸，盐水浸透，以羯猪①脏头一截，洗去脂膜，将茱萸入内，扎两头蒸烂，捣丸绿豆大，每五十丸，米汤下，暖膀胱，清水道，固大肠，进饮食。肾虚色欲所伤，泻多足冷，久则肉消，五鼓脐下绞痛，或只微响，溏泻一次者，吴茱萸散、二神丸、四神丸，阳虚者三味安肾丸、金锁正元丹、养气丹阴虚者，肾气丸。

准绳云：每日五更即泄泻，有酒积，有寒积，有食积，有肾虚，俗呼脾肾泄。有人每早须大泄一行，或腹痛，或不腹痛，空心服热药，亦无效。有人教以夜食前又进热药一服，遂安。如此常服，愈。盖暖药虽平旦服之，至夜力已尽，无以敌一夜阴气之故也。有人每五更将天明时必溏利一次，有人云此名肾泄，服五味子散，顿愈。有人久泄，早必泄一二行，泄后便轻快，脉滑而少弱，先予厚朴和中丸五十丸大下之，后以白术为君，枳壳、半夏、茯苓为臣，厚朴、炙甘草、芩、连、川芎、滑石为佐，吴茱萸十余粒为使，生姜煎服，十余帖而愈。戴云：有每日五更初洞泻，服止泻药并无效，米饮下五味丸，或专以北五味煎饮。虽节省饮食，大段忌口，但得日间上半夜无事，近五更其泻复作，此病在肾，分水饮下二神丸及椒朴丸，或平胃散下小茴香丸。二神丸合五味子散，名为四神丸，治泻尤妙。

论肝虚泻

李氏云：肝虚忿怒所伤，木克脾土，门户不束，厥而面青，当归厚朴汤，或熟料五积散去麻黄。汗多者，黄芪建中汤。

论暴泻

子和云：夫暴注，泻水不已。《内经》曰：注下也，注下水利也。暴速甚者属火，宜用水调甘露饮、五苓益元散，或以长流水煎，放冷凉服。凉膈通圣亦能治之。慎不可骤用罂粟壳、干姜、豆蔻之类，纵泻止，亦转生他疾，止可分阴阳，利水道而已。

荫按：暴注泻水，属火是矣。而《机要》复云：暴下无声，身冷自汗，小便自利，气难布息，宜以浆水散重药温之。则知暴泻有热有寒，要在辨其有声无声与身之冷热、气之长短，不可差也。

论虚滑久泻

东垣云：中焦气弱，脾胃受寒冷，大便滑泄，腹中雷鸣，或因误下，末传寒中，复遇时寒，四肢厥逆，心胃绞痛，冷汗不止，此肾之脾胃虚也，沉香温胃丸治之。

薛氏曰：滑泻，若脾胃虚寒下陷者，用补中益气汤加木香、肉豆蔻、补骨脂。若脾气虚寒不禁者，用六君子汤加炮姜、肉桂。若命门火衰，脾土虚寒者，用八味丸。若脾肾气血俱虚者，用十全大补汤送四神丸。若大便滑利，小便闭涩，或肢体渐肿，喘嗽唾痰，为脾胃亏损，宜金匮加

---

① 羯猪　阉割过的猪。

减肾气丸。

准绳云：《保命集》云：虚滑久而不止者，多传变为利。太阴传少阴，是为鬼邪，先以厚朴枳实汤防其传变。按此法，实者用之，虚者不若四神丸实肾之为得也。

收涩之剂，固肠丸、诃子散皆治热滑，扶脾丸、桃花丸、诃子丸、赤石脂禹余粮汤皆治寒滑。泻已愈，至明年此月日时复发者，有积故也。脾主信，故至期复发。热积，大承气汤；寒积，感应丸；虚者，以保和丸加三棱、蓬术之属投之。

统旨云：泻已愈，及期年而复发者，有积故也，宜下之。久泻不愈，则胃气下流，男子最忌，宜大补脾胃，加升麻、防风以提其下陷之气。

丹溪云：脾泻已久，大肠不禁，此脾气已脱，宜急涩之，以赤石脂、肉豆蔻、干姜之类。久病大肠气泄，用熟地黄半两、炒白芍药、知母各三钱，升麻、干姜各二钱，炙甘草一钱，为末，粥丸服之，仍用艾炷如麦粒，于百会穴灸三壮。如久泻，谷道不合，或脱肛，此元气下陷，及大肠不行收令而然，用白术、芍药、神曲、陈皮、肉豆蔻、诃子肉、乌梅为丸，以四君子汤加防风、升麻煎汤送下。

论泄而小便不利

准绳云：小便不利而泄，若津液偏渗于大肠，大便泻而小便少者，用胃苓散分利之。若阴阳已分，而小便短少，此脾肺气虚，不能生水也，宜补中益气汤加麦门、五味。阴火上炎而小便赤少，此肺气受伤不能生水也，用六味地黄丸加麦门、五味。肾经阴虚，阳无所生，而小便短少者，用滋肾丸、肾气丸。肾经阳虚，阴无所化，而小便短少者，用益气汤、六味丸。若误用渗泄分利，复伤阳气，阴无所

生，而小便益不利，则肿胀之证作，而疾危矣。凡大便泄，服理中汤。小便不利，大便反泄，不知气化之过，本肺不传化，以纯热之药治之，是以转泄。少服则不止，多服则愈热，所以不分，若以青皮、陈皮之类治之则可。经云：膀胱者，州都之官，津液藏焉，气化则能出矣。

论泄而口渴引饮

准绳云：泄而口渴引饮，此为津液内亡，用钱氏白术散，或补中益气汤。肾水不足之人患泄，或过服分利之剂而渴者，加减八味丸。失治必变小便不利、水肿胀满等危证矣。

论 溢 饮

罗谦甫云：水渍入胃，名为溢饮。滑泄，渴能饮水，水下复泄，泄而大渴，此无药证，当灸大椎（此第一椎下陷中，手足三阳督脉之会。针五分，留三呼，泄五吸，灸以年为壮）。

论治泻忌用涩药

丹溪云：世俗类用涩药治泻，若积久而虚者，或可用之。若初得者，必变他证，为祸不小。殊不知泻多因于湿，惟分利小水，最为上策。

论治泻用吐汗下三法

子和云：一讲僧病泄泻数年，丁香、豆蔻、干姜、附子、官桂、乌梅等燥药，燔针烧脐炳①腕，无有阙者。一日发昏不省，戴人诊，两手脉沉而有力。《脉诀》云：下利微小者生，脉洪浮大者无瘥。以瓜蒂散涌之，出寒痰数升，又以无忧散泄

---

① 炳（ruò 若） 烧。《素问·异法方宜论》王冰注："火艾烧灼，谓之灸炳。"

其虚中之积及燥粪盈斗，次以白术调中汤、五苓散、益元散调理，数日遂起。又一僧，初闻家遭兵革，心气不足，又为寇贼所惊，脏腑不调，后入京不伏水土，以至危笃。前后三年，八仙丸、鹿茸丸、烧肝散皆服之，不效，乃求药于戴人。戴人曰：此洞泄也，以谋虑久不决而成。肝主谋虑，甚则乘脾，久思则脾湿下流。乃上涌痰半盆，末后有血数点，肝藏血故也。又以舟车丸、浚川散下数行，仍使澡浴出汗，自尔日胜一日，常以胃风汤、白术散调养之，一月而强食复故。又李德卿妻，因产后病泄一年余，四肢瘦乏，诸医皆断为死证。戴人曰：两手脉皆微小，乃痢病之生脉。况洞泄属肝经，肝木克土而成，此疾亦是肠澼。澼者，胃中有积水也。先以舟车丸四五十粒，又以无忧散三四钱，下四五行。人皆骇之，病羸如此，尚可过耶？复以导饮丸又导之，渴则调以五苓散，向晚使人伺之，已起而绁床。前后约三四十行，以胃风汤调之，半月而能行，一月而安健。又刘德源，病洞泄逾年，食不化，肌瘦力乏，行步攲[1]倾，面色黧黑，举世治痢之药皆用之，无效。戴人往问之，乃出《内经》洞泄之说，虽不已疑，然畏其攻剂，夜焚香祷神。戴人先以舟车丸、无忧散下十余行，殊不困，已颇喜食。后以槟榔丸磨化其滞，待数日，病已大减。戴人以为去之不尽，当再服前药，德源亦欣然请下之，又下五行。次后数日，更以苦剂越之。往问其家，彼云：已下村中收索去也。

荫按：宗厚曰：子和为治，大率多用此三法。洞泄一证，纵其果有积滞郁结之甚，元气壮实者，亦不宜骤用此三法，况有积滞虽甚，而元气尤虚者。或设使果当用此三法，亦当如仲景察证，以辨其吐汗下，有可不可之殊。况仲景治利，又有合下、合温之法焉。此得非猛浪乎！

论治泻活法

赵以德云：昔闻先生言泄泻之病，其类多端，得于六淫五邪，饮食所伤之外，复有杂合之邪，似难执法而治。乃见先生治气暴脱而虚，顿泻，不知人，口眼俱闭，呼吸微甚，殆欲绝者，急灸气海，饮人参膏十余斤而愈。治阴虚而肾不能司禁固之权者，峻补其肾。治积痰在肺，致其所合大肠之气不固者，涌出上焦之痰，则肺气下降，而大肠之虚自复矣。治忧思太过，脾气结而不能升举，陷入下焦而成泄泻者，开其郁结，补其脾胃，使谷气升发也。凡此之类，不可枚举。因问：先生治病，何其神也？先生曰：无他。圆机活法具在《内经》，熟之自得之矣。

李氏曰：凡泻皆兼湿，初宜分理中焦，渗利下焦，久则升举。必滑脱不禁，然后用药涩之。其间有风胜，兼以解表，寒胜兼以温中，滑脱涩住，虚弱补益，食积消导，湿则淡渗，陷则升举，随证变用。又不可拘于次序，与痢大同。且补虚不可纯用甘温，太甘则生湿。清热亦不可太苦，苦则伤脾，每兼淡渗利窍为妙。

子和云：昔闻山东杨先生者，治府主洞泄不止。杨初对病人与众人谈日月星辰躔度[2]，及风雷云雨之变，自辰至未，而病者听之忘其圊。杨尝曰：治洞泄不已之人，先问其所爱之事，好棋者与之棋，好乐者与之笙笛，勿辍。

荫按：此治脾泄之法也，脾有所嗜则气自聚，气聚则足以收摄虚脱，故泄自止耳。

---

[1] 攲（qī 七）倾斜。
[2] 躔（chán 缠）度 日月星辰在天空中运行的法度。

诊　法

素问云：胃脉虚则泄，尺寒脉细谓之后泄。尺肤寒，其脉小者，泄少气。泄而脉大者，难治。病泄脉洪大，是逆也。

灵枢云：大便赤瓣[①]飧泄，脉小者手足寒，难已；飧泄，脉小，手足温，易已。腹鸣而满，四肢清泄，其脉大，是逆也，如是者不过十日死矣。腹大胀，四肢清，脱形泄，是逆也，如是者不及一日死矣。仲景诊法详见前。

脉经云：脉滑按之虚绝者，其人必下痢，肺脉小甚为泄，肾脉小甚为洞泄，泄注脉缓，时小结者生，浮大数者死。洞泄食不化，不得留，下脓血，脉微小留连者生，紧急者死。

内经曰：脉细，皮寒，少气，泄利前后，饮食不入，是为五虚，死。其浆粥入胃，泄注止，则虚者活（若用参术膏早救之，亦有生者）。《脉诀》云：下利微小，则为生脉。大浮洪者，无瘥日。《脉诀举要》曰：夏月泄泻，脉应暑湿，决而数溲，脉必虚极，治暑湿泻，分利小便，虚脱固肠，罔或不痊。楼氏曰：在下则泄泻不止，在上则吐痰不已者，皆死。盖气脱无所管摄故也。

治湿泻方

燥湿汤

白术二钱　白芍药　白茯苓各一钱半
泽泻　车前子各一钱　甘草五分

上锉，水煎服。水湿泻；加苍术；伤食停饮，加神曲、麦芽、山楂；腹中窄狭饱闷，加厚朴、枳实、木香；小便赤涩，加猪苓、木通、炒栀子；燥渴引饮，加干葛、石膏、麦门冬；酒积肠中，湿热暴下，加黄连、苍术；黄疸，加茵陈、炒山栀、木通；冷泻作痛，加木香、砂仁、山楂、炮干姜；久泄胃气下陷，加人参、黄芪、升麻、柴胡；久泻虚滑不禁，加肉豆蔻、诃子、煨木香；清晨溏泻，加破故纸、茴香、肉豆蔻。夏月，加香薷、厚朴；胜湿，加防风、白芷、羌活；夏秋之间，湿热大行，暴注水泄，炒黄连、苍术、升麻、木通。

胃苓汤（一名对金饮子）　治脾湿太过，胃气不和，腹痛泄泻，水谷不化，阴阳不分，此平胃散与五苓散合方也。

苍术　厚朴　陈皮　茯苓　猪苓　泽泻各一钱　白术一钱　官桂　甘草各五分

上锉，加生姜三片、枣二枚，水煎，食远温服。有热，加姜汁炒黄连一钱；口渴，加葛根一钱；泄泻注下如水，倍加苍术、白术，加车前子为末，空心米汤调下；湿热甚，肛门如热汤者，去桂，加滑石末二钱，黄芩、山栀炒各一钱，木通八分；腹中痛，下痢冷，喜热手烫[②]熨，口不燥渴者，乃寒泻也，三倍桂，加肉豆蔻面裹煨一钱，甚者加制附子、丁香各八分，作丸服。

平胃散　治伤湿泄泻。

苍术炒，三钱　厚朴姜制　陈皮各二钱
甘草炙，一钱

上作一服，加生姜三片、红枣二枚，水煎，不拘时服。如小便赤涩，加白茯苓、泽泻；如米谷不化，饮食伤多，加枳实；如胸中气不快，心下痞气，加枳壳、木香；如脾胃困弱，不思饮食，加人参、黄芪；如心下痞闷，加厚朴，减甘草；如遇夏，加炒黄芩；如遇雨水湿润时，加茯苓、泽泻；如有痰涎，加半夏、陈皮；如滑脱泄泻，加肉豆蔻；如白痢，加吴茱萸；如赤痢加黄连；如胃寒呕吐，加生

---

① 瓣　原作"辨"，据《脉经》《甲乙经》改。
② 烫　原作"荡"，据方义改。

姜,一法加茯苓、丁香;如气不舒快,中脘痞塞,加砂仁、香附;如饮食进退,加神曲、麦芽。

五苓散 治泄泻水多者,分利阴阳。

白茯苓 猪苓 泽泻 白术 官桂各一钱

上为末,温水调服或煎服。一方加车前子。一方加苍术、车前子、倍白术。一方加人参、滑石、甘草。

泻湿四苓散

白术三分,加至一两半 泽泻一两 茯苓 猪苓各五钱 苍术五钱

上锉,水煎服。甚者二术必用炒。

芍药和中汤 治男妇泄泻腹疼,兼痢疾红白。

苍术 白术各一钱 厚朴八分 白芍药 泽泻 猪苓 赤茯苓各七分 甘草五分 官桂三分,见红白不用

上锉,加生姜二片、枣一枚,水煎,食远服。

白术茯苓汤 治湿泻,又治湿热食泻。

白术炒 白茯苓各五钱

上锉,水煎服。一方有芍药等分,名白术散。

白术芍药汤机要 治太阴脾经受湿,水泻注下,体重微满,困弱无力,不欲饮食,暴泄无数,水谷不化,先宜和之。

白术炒 芍药炒,各四钱 甘草炒,二钱 俱炒黄,效速

上锉,水煎服。以上二方和中,除湿,利水,三白之妙用如此,凡泻之要药也。

苍术芍药汤 治泄泻腹痛甚者。

苍术 芍药各一两 黄芩半两

上锉,每服一两,入淡桂半钱,水煎服。此解散湿热上中二焦之剂,太阴经之药也。

升阳除湿汤东垣 治脾胃虚弱,不思饮食,肠鸣腹痛,泄泻无度,小便黄色,四肢困弱。经云:自下而上者,引而去之。

苍术炒,一钱五分 防风 升麻 柴胡 泽泻 猪苓 神曲炒,各一钱 陈皮 麦蘖炒 甘草炙,各八分

上锉一服,姜、枣煎,食后热服。如脾胃寒,肠鸣,加益智仁、半夏各一钱,非肠鸣不用。一方有羌活。

戊己丸和剂 治脾胃不足,湿热乘之,泄泻不止,米谷不化。

黄连去须 吴茱萸炒,去梗 白芍药炒,各三两

上为末,面糊丸如桐子大,每服五七十丸,空心米饮下,日三服。

坚中丸 治脾胃受湿,滑泄注下。

白术 赤茯苓 泽泻 黄连 黄柏各一两 人参 白芍药 陈皮 肉豆蔻 官桂 半夏曲各半两

上为末,酒浸蒸饼为丸如桐子大,每服五七十丸,温米饮下,食前服。

一方 止水泻,并妇人白带白水,极验。

白茯苓三两 风化石灰一两

上为末,糊丸如桐子大,每服二三十丸,空心米饮下。

一方 治小泻。

用草乌,半生半烧灰存性,为末,醋丸,空心井花水下七丸。

治寒泻方

理中汤 治脏腑停寒,泄泻不止。

人参 白术 干姜炮 甘草炙,各一钱

上锉,水煎服。泄泻,加橘红、茯苓各一钱;溏泻不已,加附子;不喜饮食,水谷不化,加砂仁,共成八味。

桂枝汤 治内寒泄泻,春夏宜之。

桂枝　芍药炒　白术各半两　甘草炙,二钱

上锉，每服半两，水一盏煎七分，去粗，温服。

白术散　治内寒暴泻，秋冬宜之。

白术　芍药煨,各三钱　干姜炮,半两　甘草炙,二钱

上为粗末，每服半两，水煎服。甚①则除去干姜，加附子三钱，谓辛能发散也。

四桂散济生　治元脏气虚，真阳耗散，脐腹冷痛，泄泻不止。

人参　白茯苓　附子炮　木香各一两

上㕮咀，每服三钱，水一盏半、生姜五片、盐少许煎七分，空心温服。滑泄不止，加肉豆蔻、诃子，名六柱散。（《活人书》有白术，无诃子）

浆水散洁古　治暴泄如水，周身汗出，一身尽冷，脉沉而弱，气少而不能语，甚者加吐，此谓紧病，宜以此治之。

半夏二两　良姜二钱半　干姜　肉桂　甘草炙　附子炮,各五钱

上为细末，每服三五钱，水煎，热服，甚者三四服。

参附汤得效　治冷泻，烦躁引饮，转饮转泻。

人参一两　附子炮,半两

上锉，每服半两，水二盏、生姜十片煎八分，温服无时。

通脉四逆汤金匮　治下利清谷，里寒外热，汗出而厥者。

附子大,一枚,生用　干姜三两,强者四两　甘草炙,二两

上三味，以水三升煮取一升一合，去粗，分温再服。

人参豆蔻散　治脾胃虚寒，脏腑滑泄。

人参　白术　茯苓　甘草炙　干姜煨

肉豆蔻煨　诃子煨　藿香　木香各等分

上锉，每服五钱，水煎，食前温服。

八味汤杨氏　治脾胃虚寒，气不升降，心腹刺痛，脏腑虚滑。

人参　当归洗焙　陈皮　肉桂　木香　丁香各一两　吴茱萸汤泡七次　干姜炮,各二两

上锉，每服四钱，水煎，温服。

附子温中汤　治中寒腹痛自利，米谷不化，脾胃虚弱，不喜饮食，懒言困倦嗜卧。

附子炮,去皮脐　干姜炮,各七钱　人参　甘草炙　白芍药　白茯苓　白术各五钱　厚朴姜制　草豆蔻面裹煨　陈皮各三钱

上锉，每服五钱或一两，加生姜五片，水煎，食前温服。

实肠散　治泄泻不止。

肉豆蔻煨　诃子炮　缩砂　陈皮　苍术炒　茯苓各一两　厚朴一两半　木香半两　甘草炙,四钱

上㕮咀，每服三钱，姜、枣煎服。手足冷者，加干姜。

当归散　治肠胃寒湿濡泻，腹中疗刺疼痛。

当归切,焙　干姜炮　肉豆蔻炮　木香各半两　诃黎勒炮,去核　黄连去须,炒,各七钱半

上为细末，每服三钱，用甘草、生姜各一分，黑豆一合，半生半炒，水四盏煎作二盏，作二次空心日午调服。

木香散和剂　治脾胃虚弱，内挟风冷，泄泻注下，水谷不化，脐腹疗痛，腹中雷鸣，及积寒久痢，肠滑不禁。

木香　丁香　当归去芦,酒焙　肉豆蔻炮　甘草炙,各二两　附子去皮脐,醋煮,切片焙　赤石脂各一两　藿香叶洗焙,四两　诃子皮一两五钱

①　甚　原作"芒"，据文义改。

上为末，每服一钱，水一盏半、生姜二片、枣一枚煎六分，空心温服。

木香散　治脏腑虚寒，下泄米谷，口舌生疮，或呕吐不食。

木香　破故纸炒，各一两　白术　橘红　赤芍药炒　桂心各半两　厚朴制　良姜　缩砂炒，各三钱　胡椒　吴茱萸泡，各一钱　肉豆蔻煨　槟榔各一个

上为末，每服三钱，用猪肝四两批薄，以药掺拌，量入水醋盐葱煮干，空心顿食，或丸桐子仁，每服百丸，粥饮下，日三服。

大藿香散　治脾胃虚寒，呕吐霍乱，心腹撮痛，泄泻不已，最能取效。

藿香叶去土，二两　陈皮去白　厚朴姜汁炒　青皮去白，炒　木香　人参　肉豆蔻面煨　良姜炒　大麦芽炒　神曲炒　诃子煨，去核　白茯苓　甘草炙，各一两　白干姜炮，半两

上为末，每服四钱。吐逆泄泻，不下食，或呕酸苦水，用水一大盏，煨生姜半块，盐一捻，煎服；水泄滑泄，肠气脏毒，陈米饮入盐，热调下；赤白痢，甘草黑豆汤下；脾胃虚冷，宿滞酒食，痰气作晕，入盐少许，嚼姜枣汤，热服。胃气咳逆，生姜自然汁一呷，入盐点服。此药大能消食顺气，利膈开胃。

调中散　治虚寒停食呕吐，肠鸣泄泻。

藿香叶　砂仁　蓬术煨　干姜炮　肉桂去粗皮　茴香炒　草果　麦芽炒　益智仁　橘红各一钱　苍术炒　神曲炒　桔梗各一钱半　甘草炙，三分

上作一服，加生姜三片、枣一枚，水煎，入盐少许，温服。

玉粉散　治冷极泄泻久作，滑肠不禁，不思饮食。

红豆　大附子炮，去皮脐　干姜炮，各半两　舶上硫黄另研，二钱半

上为末，每服二钱，空心半稀半稠粟米饮下，至晚又一服。重者十服，轻者三五服，安。

赤石脂禹余粮汤仲景　治大肠泄泻，服理中汤益甚者，利在下焦也，此汤主之。

赤石脂制　禹余粮制，各一两

上锉碎，分三服，每服水一盏半煎至八分，去粗，温服。

补脾丸　治滑泄不禁。

白术　赤石脂　肉豆蔻面裹煨　厚朴姜制　白姜炮，各一两　荜拨　附子炮　神曲炒　麦蘖炒，各半两

上为末，醋糊丸如桐子大，每服五十丸，空心米饮下。

扶脾丸　治脾胃虚寒，腹中痛，溏泄无度，饮食不化。

白术　茯苓　甘草炙　诃子皮　乌梅肉　半夏各二钱　神曲炒　麦蘖炒，各四钱　陈皮一钱　干姜　肉桂　红豆各五分

上为末，荷叶裹烧饭为丸如桐子大，每服五十丸，食前温水下。一方加藿香一钱。

蔻附丸　治元气不足，脏寒泄泻。

肉豆蔻面煨　白茯苓各四两　木香不见火，二两　干姜炮　附子煨，各一两

上为细末，姜汁糊丸如桐子大，每服五六十丸，食前莲子汤下。

缩砂丸　治大便滑泄，米谷不化，腹中疼痛，不思饮食。

缩砂　肉豆蔻　吴茱萸汤洗，焙　附子炮，去皮脐　诃子皮　黄连微炒，各二两　干姜炮　木香各半两

上为细末，水煮面糊为丸如桐子大，每服五七十丸，食前米饮下。

实肠丸　治肠胃虚弱，腹胀泄泻，时时刺痛。

黄连一两　肉豆蔻煨　干姜炮　白茯苓　当归　诃子煨，去核　丁香各半两　木香二钱半

上为细末，用猪胆汁煮糊和丸如桐子大，每服五十丸，空心米饮下。

木香丸　治肠痹多饮下泄，上气喘急，时发飧泄腹痛。

木香　白术　官桂　芜荑　诃子皮　良姜　附子炮，去皮　厚朴姜制　肉豆蔻各一两　干姜六钱半　甘草炙，五钱

上为末，面糊丸如桐子大，每服二十丸，空心姜汤下。

桂香丸　三因　治脏腑虚弱，内受风冷，水谷不化，滑泄注下，老人虚人危笃，累效。

肉豆蔻面裹煨　附子炮，去皮脐　白茯苓各一两　肉桂　干姜炮　木香各半两　丁香二钱半

上为末，姜汁糊丸如桐子大，每服五十丸，空心米饮下。

肉豆蔻丸　治脾胃虚弱，腹胁胀满，水谷不消，脏腑滑泄。

苍术米泔浸，八两　干姜炮　肉豆蔻煨　厚朴姜制　甘草炙　陈皮去白，各四两　茴香炒　肉桂去皮　川乌炮，去皮脐　诃子皮各二两

上为末，糊丸桐子大，每服五六十丸，米饮下。

万全丸　治大肠寒滑，小便精出，诸热药未效者。

赤石脂　干姜各一两　胡椒五钱

上为末，醋糊丸如桐子大，每服五七丸，米饮下。

火轮丸　治脾胃虚寒，心腹冷痛，泄泻不止，神效。

干姜炮　附子炮，去皮脐　肉豆蔻面裹煨，各等分

上为末，米糊丸如桐子大，每服五十丸，空心米汤下。

诃子丸　治脾胃不和，泄泻不止，诸药不效。

诃子皮　川姜　肉豆蔻　龙骨　赤石脂　木香　附子各等分

上为细末，糊丸桐子大，每服四十丸，米饮下。

一方　治冷泻腹痛。

白术　茯苓　猪苓各一两半　泽泻二两半　肉桂　木香　芍药　陈皮　干姜炮　甘草炙，各一两

上为细末，炼蜜丸如弹子大，每服一丸，空心米汤下。或作剂服，亦可。

吐泻丸

肉豆蔻五钱　滑石冬春一两二钱五分，夏二两五钱，秋二两

上为末，姜汁打神曲糊丸服之。

大已寒丸　治沉寒冷痼，脏腑虚怠，心腹绞痛，胁肋满胀，泄泻肠鸣，自利自汗。

荜拨　肉桂各四两　干姜炮　良姜各六两

上为末，水煮面糊丸如桐子大，每服三十丸，空心米饮下。

木香豆蔻丸　治脾泄危困。

青木香一两　肉豆蔻二两

上为末，枣肉丸桐子大，每服二十丸，米饮下。青木香伐肝，肉豆蔻温中，枣肉温中。盖久泄脾虚，中气必寒，肝木必乘虚克制，此方宜效。

厚肠丸　治泄泻不止。

干姜炮　厚朴姜制　附子炮，去皮脐　诃子炮，去核　肉豆蔻面裹煨　白龙骨　陈皮各等分

上为末，酒糊丸如桐子大，每服五十丸，米饮下。

禹余粮丸　治脾胃虚寒，滑泄不禁。

禹余粮煅　赤石脂煅　白龙骨　肉豆

蔻面煨 荜拨 干姜炮 诃子面裹煨 附子炮，去皮脐

上为末，醋糊丸如桐子大，每服七十丸，空心米饮下。

诃黎勒丸 治大肠虚冷，泄泻不止，胁肋引痛，饮食不化。

诃黎勒面煨 附子炮 肉豆蔻面煨 龙骨 荜拨 木香不见火 白茯苓各五钱 吴茱萸五钱

上为末，姜汁煮糊丸如桐子大，每服七十丸，空心米饮下。

治暑热泻方

加味四苓散 治火多泄泻。

茯苓 猪苓 泽泻 白术 黄芩 木通

上锉，水煎服。一方再加滑石、栀子。

薷苓汤 专治暑月泄泻，欲成痢疾。

黄连姜汁炒 厚朴姜汁炒 香薷 白扁豆炒 茯苓 猪苓 泽泻 白术各等分

上锉，加生姜三片，水煎服。

桂苓甘露饮 治饮水不消，呕吐泄利，或下痢赤白。

茯苓 猪苓 泽泻 白术 桂 滑石 寒水石 甘草

上为末，每服三钱，白汤调服。

益元散一名六一散 治身热泄泻，小便不利。

滑石六两 甘草炙，一两

上为细末，每服三钱，蜜汤调下，日三服。如解寒发汗，煎葱白豆豉汤调下四钱，并三服，以效为度。本方加红曲五钱，名清六丸，治泄泻。本方加干姜一两，或生姜汁，名温六丸，治泄泻或兼呕吐者，俱蒸饼丸服。

参萸丸丹溪 治湿热滞气者，湿热甚者，用为向导，上可治吞酸，下可治自利。

六一散一料，共七两，即益元散 吴茱萸煮过，二两

上为末，蒸饼为丸如桐子大，每服六七十丸，白汤下。

大承气汤

大黄 芒硝 厚朴去粗皮 枳实各半两

上锉如麻豆大，分半，用水一盏半、生姜三片煎六分，温服。

小承气汤

大黄半两 厚朴去粗皮 枳实各三钱

上锉如麻豆大，分作二服，水一盏、生姜三片煎至半盏，绞汁服，未利再服。

紫参汤金匮 治下利腹痛。

紫参半斤 甘草三两

上二味，以水五升先煮紫参，取三升，纳甘草，煮取一升半，分温三服。

黄芩汤金匮 治干呕下利。

黄芩 人参 干姜各三两 桂枝一两 大枣十二枚 半夏半升

上六味，以水七升煮取三升，分温三服。

玉龙丸 治一切暑毒伏暑，腹胀疼痛，神效。

硫黄 硝石 滑石 白矾各一两

上用无根水滴为丸。《夷坚甲志》云：昔虞丞相自渠州被召，途中冒暑得疾，泄利连月，梦壁间韵语方一纸，读之数过，其词曰："暑毒在脾，湿气连脚，不泄则痢，不痢则疟。独炼雄黄，蒸饼和药，甘草作汤，服之安乐。别作治疗，医家大错。"如方制药，服之遂愈。

治冷热泻方

连理汤 治盛暑又复内伤生冷，下泄无度，泄后却弹过响，肛门热，小便赤涩，心下烦渴，且又喜冷，此药为宜。

理中汤加茯苓、黄连。

上锉，水煎服。

来复丹局方 治伏暑，泄泻如水。

硝石一两，同硫黄火上微炒，柳条搅成砂子，不可火大 舶上硫黄 太阴元精石研，各一两 五灵脂去砂石 青皮 陈皮各一两

上为末，和匀，好醋糊为丸如豌豆大，每服三十丸，空心米饮下。

荫按：地硝石性寒，佐以陈皮，其性疏快，硫黄且能流通，若作暖药以止泻，误矣。盖由啖食生冷，或冒暑热之气，中脘闭结，挥霍变化，此药通利三焦，分理阴阳，服之甚验。

又方 治腹痛泄泻。

艾叶 车前子各一握，阴干

上细切，水煎，入姜汁再煎一沸，稍热服，立愈。

赤石脂丸仲景

赤石脂 干姜各一两 黄连 当归各二两

上为细末，炼蜜丸如桐子大，每服三十丸，米饮下。

治飧泻方

苍术防风汤 治挟风泄泻，脉强头痛，宜此微汗之。

苍术四钱 防风二钱

上锉，加生姜五片，水煎服。一方加白术二钱、麻黄一钱。洁古方单加麻黄。

防风芍药汤 治飧泄身热，脉强腹痛，头痛。

防风 芍药炒 黄芩炒，各二钱

上锉，水煎服。

神术散良方 治春伤于风，夏必飧泄。

苍术二钱 藁本 川芎 羌活 白芷各一钱 细辛 甘草炙，各五分

上锉一服，加生姜三片，水煎服。如欲汗，加葱白三茎。

胃风汤 治风冷乘虚入客肠胃，米谷不化，泄泻注下，及肠胃湿毒，下如豆汁，或下瘀血，或如鱼脑，日夜无度，久不得愈者。

人参 白术 茯苓 当归 川芎 芍药 肉桂各等分

上锉，每服八钱，入粟米一撮，水煎服。如腹痛，加木香。

补本丸

苍术 小椒去目，炒，各一两

上为细末，醋糊丸如桐子大，每服五十丸，食前水下。

曲芎丸 治脾胃中风湿，脏腑滑泄。

神曲 川芎 白术 附子炮，各等分

上为末，面糊丸如桐子大，每服三五十丸，米饮下。

荫按：左氏述楚子围萧，萧将溃，无社告申叔展。曰：有曲乎？有山鞠䓖乎？鞠䓖，芎䓖也，意欲令逃水中以避祸，是知芎䓖能除湿，当加术、附以制之，若脾湿而泻者，万无不中，亦治飧泄。

加减木香散 治脾气下陷，谷水不化，谓之飧泄。

木香 良姜 升麻 槟榔 人参各二钱半 神曲炒，二钱 肉豆蔻煨 吴茱萸炮 干姜炮 陈皮 砂仁各等分

上为细末，每服四钱，水煎服。宜加白术。

白术汤 治飧泄，风冷入中，泄利不止，脉虚而细，日夜数行，口干，腹痛不已。

白术二钱 当归 厚朴姜制，各一钱 龙骨 艾叶各五分

上为末，加生姜三片，水煎，空心服。

宣风散

槟榔二个 牵牛四两，半生半炒 陈皮 甘草各五钱

上为末，每服三五分，蜜汤调下。

吴茱萸散　治肠痹，寒湿内搏，腹满气急，大便飧泄。

吴茱萸汤泡，焙炒　肉豆蔻　干姜炮　甘草炙，各半两　缩砂仁　陈曲炒　白术各一两　厚朴姜汁炙　陈皮去白，焙　良姜各二两

上为细末，每服一钱，食前用米饮调服。

草豆蔻散　治肠痹，风寒湿内攻，腹痛飧泄。

草豆蔻　陈皮去白，各一两　官桂　白豆蔻仁　肉豆蔻　当归　木香　白术　丁香　良姜各半两

上为细末，每服一钱，食前生姜枣汤调服。

治气泻方

五膈宽中散　治中脘停滞，气不流转，胸膈痞闷，腹痛泄泻，久而不愈。

厚朴姜汁炙　香附子炒，各一斤　甘草五两　陈皮去白　青皮去白　缩砂仁　丁香各四两　木香三两　白豆蔻去皮，二两

上为细末，每服二钱，姜三片，盐少许，沸汤点服，不拘时。

诃黎勒散金匮　治气利。

诃黎勒十枚

上一味为散，粥饮和，顿服。

治痰泻方

倍术陈汤　治湿痰流注泄泻。

白术倍用　半夏　陈皮　茯苓各一钱　甘草五分

上锉，加生姜，三片，水煎服。一方加神曲。

加减导痰汤　治痰泻。

半夏　南星　橘红　茯苓　苍术　白术各一钱　甘草五分

上锉，加生姜，煎服。

海石丸　治痰积泄泻。

海石一两　青黛三钱　黄芩二钱　神曲一两，留半煮糊丸

上为末，糊丸桐子大，每服三五十丸，病少者必用吐法，吐之方愈。

甘遂半夏汤　病者脉伏，其人欲自利，利反快，虽利心下续坚满，此为留饮欲去故也，此汤主之。

甘遂大者，三枚　半夏十二枚　芍药五枚　甘草炙，指大一枚

上四味，以水二升煮取半升，去柤，以蜜半升和药汁煎取八合，顿服之。

水煮金花丸　治有痰而泄痢不止，甚则呕而欲吐，利下而不能食，由风痰羁绊脾胃之间。

半夏汤洗　天南星洗　寒水石烧存性，各一两　天麻半两　雄黄一钱半　白面四两

上为末，滴水为丸如桐子大，每服百丸，先煎浆水沸，下药煮令浮为度，漉出，生姜汤下，食前服。

治积滞泻方

温脾汤本事　治痼冷在肠胃间，泄泻腹痛，宜先取去，然后调治，不可畏虚以养病也。

厚朴　干姜　甘草　桂心　附子　大黄生，四钱，碎切，汤一盏渍半日，搦去滓，煎汤时和柤下

上细锉，用水二升半煎八合，后下大黄汁，再煎六合服。

荫按：刘宗厚曰：按泄利腹痛甚，证多有积滞者，固宜取去，岂但痼冷一端而已，须详证虚实寒热，随其所宜以调之。

陈曲丸宝鉴　磨积，止泻痢，治腹中冷疼。

陈曲一两半　官桂　人参　白术　干姜　厚朴　当归　甘草炙，各半两

上为末，炼蜜丸如桐子大，每服三五十丸，温酒或淡醋汤下，食前日二服。

进退承气汤　积滞泄泻，腹必刺痛。浅者神曲之类消导之，深而顽者，必用进退承气汤下之。方见前泄泻滞下总论。

治饮食泻方

加味治中汤　治饮食过多，脾胃之气不足以运化而泻。

人参　白术　干姜炮　甘草炙　陈皮去白　青皮　砂仁

上锉，水煎服。

加味平胃散　治食积泄泻。

苍术　厚朴　陈皮　甘草　白术　茯苓　半夏　神曲　山楂　泽泻

上锉，加生姜三片，水煎服。

大健脾散百一　治脾胃虚寒，不进饮食。

白术四两　川乌炮，去皮脐　草果仁　附子炮，去皮尖，各二两　橘红　半夏姜汁浸一宿　青皮　厚朴姜汁制　甘草　白茯苓　肉豆蔻　砂仁　神曲　茴香　檀香各一两　荜澄茄　干姜　白豆蔻　丁香各半两

上㕮咀，每服三钱，水一盏半、姜七片、枣一枚煎七分，空心温服。

快脾丸魏氏　治脾气久虚，不受饮食，食毕即肠鸣，尽下所食之物方快。

生姜六两，净洗切片，以飞面四两和匀，就日中晒干　缩砂仁三两　橘皮一两　丁香不见火　甘草炙，各二两

一方有白术三两。

上为末，炼蜜丸如弹子大，每服二丸，食前姜汤下。

曲蘗枳术丸　治伤食泄泻，噫气如败卵臭。

白术米泔浸，一日四两　枳实麸炒，二两　陈皮去白　半夏姜汤泡七次　神曲炒　麦芽炒　山楂肉各一钱五分

如胃寒或冬月，加砂仁一两；气滞不行，加木香五钱；常有痰火，又兼胸膈痞闷，加黄连、茯苓各一两。

上为细末，用鲜荷叶数片煮汤，去叶，入老仓米，如寻常造饭法，甑内以荷叶铺盖，方全气味，乘热捣烂，以细绢绞精华汁，揉拌成剂，为丸如桐子大，每服百丸，食远白汤送下。

曲蘗枳术丸　治食积泻。

白术一两　枳实麸炒　神曲炒　麦蘗炒，各一两

上为末，蒸饼丸服。

曲术丸　治饮食所伤，胸膈痞闷泄泻。

神曲　苍术米泔浸一宿，各等分

上为细末，面糊丸如桐子大，每服三十丸，温米饮下。

姜曲丸　治食积泻。

神曲六两　茴香半两　生姜二两

上为末，蒸饼丸如桐子大，每服五七十丸，白汤下。

二白丸　治奉养太过，饮食伤脾，常泻或痢。

白术二两　山楂　神曲炒，各一两半　白芍药　半夏　黄芩各五钱

上为末，荷叶包饭煨熟，捣丸桐子大，空心白汤下五七十丸。

神应丸　治一切冷物冷水，及童乳酥油所伤，肠痛，肠鸣泄泻，水谷不化。

丁香　木香各二钱　巴豆去壳油　杏仁同巴豆炒黑烟尽，研如泥　百草霜　干姜各五钱　黄蜡二两

上为末，先将黄蜡用好醋煮，去祖秽，再上火，春夏入香油半两，秋冬八钱，下巴豆、杏仁泥搅匀，次下丁香、木香诸末，研匀，搓作锭子，油纸裹，旋丸如桐子大，每服三五丸，食前温米汤下。

木香和中丸　治腹痛泄泻脉滑者，神

效累验。

木香　沉香　白豆蔻　枳实炒　槟榔　蓬术　青皮　陈皮　当归酒洗　木通　黄芩　黄连　缩砂　牙皂去皮子，蜜水炙干　郁李仁　三棱各一两　黄柏二两　香附　牵牛头末，各三两　大黄四两

上为末，水丸，每服三钱重，白汤或姜汤下。

平胃散　治酒泄，饮后独甚。

本方加丁香　砂仁　麦芽　神曲各五钱

上为末，每服三钱，空腹米饮调下，立愈。

酒蒸黄连丸　治伤于酒，每晨起必泻，宜生姜理中汤吞此丸。

黄连半斤，净，用酒二升浸，以瓦器置甑上蒸至烂，取出晒干

上为末，滴水丸如桐子大，每服五十丸，食前白汤下。

香茸丸　治饮酒多遂成酒泄，骨立不能食，但再饮一二盏泄作，几年矣。

嫩鹿茸草火燎去毛，用酥炙黄　肉豆蔻火煨，各一两　生麝香另研，一钱

上为末，白陈米饭为丸如桐子大，每服五十丸，空腹米饮下。热者，服酒煮黄连丸。

治脾虚泻方

加味六君子汤　治一切脾胃虚弱泄泻之证，及伤寒病后，米谷不化，肠中虚滑，发渴微痛，久不瘥者，及治小儿脾疳泄泻得痢。

人参　白术　白茯苓　黄芪　山药　甘草　砂仁各一两　厚朴　肉豆蔻面裹煨，另研，各七钱半

上为细末，每服二钱，用饭汤调服，不拘时。如渴，煎麦门冬汤调服。

加味四君子汤　治虚泻，饮食入胃不住，完谷不化。

人参　白术　茯苓　甘草炙　芍药炒　升麻各一钱

上锉，水煎服。

异功散　治脾胃虚冷，肠鸣腹痛，自利，不思饮食。

人参　白术　茯苓　甘草炙　陈皮各等分

上为末，每服五钱，姜、枣煎服。

钱氏白术散　治脾胃气虚，或吐或泻。

人参　白术　茯苓　甘草炙，各一钱　藿香　木香　干葛各五分

上锉，水煎服。

参苓白术散　治脾胃气虚，饮食不进，或致吐泻。

人参　白术　茯苓　甘草炙　山药　莲肉　白扁豆　薏苡仁　桔梗　砂仁各等分

上为细末，每服二钱，枣汤调服。或枣肉丸如桐子大，每服七十丸，空心米汤下。

卫生汤

人参　白术　茯苓　陈皮　甘草炙　山药　薏苡仁　泽泻　黄连各等分

上锉，水煎服。

一方　治脾泄，虽经年久者，半料可愈。

白术一两　白茯苓　人参　甘草炙，各三钱　广木香　砂仁各二钱　莲肉四两，泡，去皮心，微炒

上为末，以陈糯米一升炒熟为末，拌匀，或蜜或砂糖服。

黄连芍药汤　治泄泻腹痛兼痢疾，初得先用淡渗通利之剂，过六七日后，用养胃实肠之药。

黄连姜汁炒　白芍药酒炒　白术炒，各一钱二分　人参　甘草炙，各八分　砂仁炒，七分　肉豆蔻面包煨，五分　木香不见火，三分

上锉，水一钟半、生姜三片煎八分，空心温服。

补脾丸 治脾泄。

白术半两 白芍药二钱

上为细末，饭丸。冬月去芍药，加肉豆蔻、泽泻服之，又不止者，于内加飞矾一钱半。

启脾丸 治脾泄泻，五更时候泻者是也。

人参 白术 茯苓 山药 莲肉去心，各一两 甘草 陈皮 山楂 泽泻各五钱

上为细末，炼蜜丸如弹子大，每服一丸，空心米饮下，或散服亦好。

刘草窗治痛泻方 治脾虚肝实，泄泻不止。

白术炒，三钱 芍药炒，二钱 陈皮炒，一钱半 防风一钱

上锉，水煎服，或为丸亦可。如久泻，加升麻五分。

升阳除湿汤东垣 治脾胃虚弱，不思饮食，泄泻无度，小便黄色，四肢困弱。自下而上，引而去之。

苍术一钱 柴胡 升麻 羌活 防风 泽泻 猪苓 神曲各五分 陈皮 大麦蘖 甘草炙，各三分

上锉，水二盏煎一盏，去粗，空心服。如胃寒肠鸣，加益智、半夏各五分，姜、枣同煎，非肠鸣不用。

人参升胃汤 治一日大便三四次，溏而不多，有时泄泻腹鸣，小便黄。

黄芪二钱 人参 陈皮 炙甘草各一钱 升麻七分 柴胡 当归身 益智各五分 红花少许

上用水二盏煎一盏，食前稍热服。

升阳除湿防风汤 方见痢门治湿痢方。

平胃蒜肚丸 治脾泻，水泻，便红下血等证。久痢先行后，以此药补之，神效。

苍术 陈皮 厚朴各五两 川椒少许

上用豮猪肚一具，去脂膜，入大蒜装满，以线缝住，用冷水、热水各七碗，先将水烧滚，入肚煮，至水干为度，取出捣烂，入前药末，再捣至肚无丝方可，丸如桐子大，每服二钱，白汤下。

养元散 治泄泻，饮食少进。

糯米一升水浸一宿，滤干燥，慢火炒令极熟，为细末，入山药末一两、胡椒末少许，和匀，瓷罐收贮，每日侵晨用半盏，再入砂糖二匙，滚汤调服。其味极佳，且不厌人，大有滋补。久服之，其精寒不能成孕者，亦孕之。

一方加莲肉去心、芡实、山药各三两，亦效。

一方单用莲肉二两为末，空心无根水调服。

一方 治水泻痢疾，如神。

石莲肉二钱 细茶五钱 生姜三钱

上莲肉为末，姜茶煎调服。

治肾虚泻方

五味子散 有人每日五更初洞泻，服止泻药并无效，此名脾肾泄，感阴气而然，宜多用五味子以强肾水，补养五脏，次用吴茱萸除脾中之湿，湿少则脾健，脾健则制水不走。

五味子二两 吴茱萸半两，小颗绿色者

上二味同炒香熟，为细末，每服二钱，陈米饮下。

五味子丸 治下元虚寒，火不生土，及肾中之土不足，以致关门不闭，名曰肾泄，亦名脾肾泄。

人参 白术 五味子 破故纸炒，各二两 白茯苓 山药炒，各一两半 吴茱萸 川巴戟去心 肉豆蔻面裹煨，各一两 龙骨煅，五钱

上为末，酒糊丸如桐子大，每服七十丸，空心盐汤下。

五味子丸 本事

人参　白术　五味子　益智仁炒　川巴戟去心　肉苁蓉酒浸，焙　骨碎补去毛　土茴香炒　覆盆子　菟丝子　熟地黄洗　牡蛎　白龙骨各等分

上为末，炼蜜丸桐子大，每服七十丸，空心汤下。

二神丸 治脾肾气虚，清晨溏泻。

肉豆蔻二两，生　破故纸炒，四两

上为末，以大肥枣四十九枚、生姜四两切片同煮，枣烂去姜，取枣肉和，丸如桐子大，每服五十丸，空心盐汤下。

四神丸 治脾胃虚弱，大便不实，饮食不思，或泄泻腹痛等证。

肉豆蔻二两　破故纸四两　五味子二两　吴茱萸浸炒，一两

上为末，生姜八两、红枣一百枚煮熟，取枣肉和，丸如桐子大，每服五七十丸，空心或食前白汤下。

澹寮四神丸 治肾泄脾泄。

肉豆蔻生，二两　破故纸炒，四两　茴香炒，一两　木香半两

上为细末，生姜煮枣肉为丸如桐子大，盐汤下五七十丸。一方去木香、茴香，入神曲、麦蘖，如前丸服。

小茴香丸 本事

舶上茴香炒　胡芦巴　破故纸炒香龙骨各一两　木香一两半　胡桃肉三七个，研　羊腰子三对破开，盐半两擦炙熟，研如泥。

上为末，酒浸蒸饼杵熟，丸如桐子大，每服三五十丸，空心温酒送下。

椒朴丸

川椒炒，去汗　川厚朴姜汁炒　益智仁炒　陈皮　白姜　茴香炒，各等分

上用青盐等分，于银石器内以水浸干药，用慢火煮干，焙燥，为细末，酒糊丸

如梧桐子大，每服三十丸至四十丸，空心盐汤、温酒任下。

椒附丸 治肾脏虚寒，大便滑泻。

椒红炒　桑螵蛸炙　龙骨　山茱萸肉　附子炒　鹿茸酒蒸焙

上为末，酒糊丸，每六十丸米饮空心下。

金锁正元丹 治肾虚泄泻，小便频数，盗汗遗精，一切虚冷之证并治之。

肉蓉洗，焙　葫芦巴　紫巴戟去心，各一斤　补骨脂酒浸炒，十两　五倍子　茯苓各半斤　龙骨　朱砂各二两

上为末，米糊丸如桐子大，每服二十丸，温酒、盐汤任下。

调中健脾丸 治脾肾气虚，早晚溏泻，及脏寒久泻，亦宜。

白术　破故纸　诃子　肉豆蔻各一两　茯苓　陈皮各八钱　黄连　吴茱萸水洗，各七钱　神曲六钱　木香　厚朴　小茴香　砂仁　山药　莲子各五钱

上为末，粥丸桐子大，每服七十丸，莲子汤下。

参术健脾丸 滋养元气，补脾胃，益肾水，温下元，进饮食，调中下气。脐腹冷痛，泄泻年久不止。此药温补脾肾，除寒湿，大补诸虚。

苍术八两，用盐水浸二两，米泔浸二两，醋浸二两，葱白炒二两　人参　白术　白茯苓　干山药炒　破故纸酒炒　菟丝子酒制　枸杞子　莲肉去心，各二两　川楝肉　五味子　牛膝各一两半　川椒去目炒　小茴香炒　陈皮　木香不见火　远志甘草水泡，去心，各五钱

上为末，酒糊为丸如桐子大，每服八十丸，空心盐汤下，以干物压之。

香茸丸 治日久冷泻。

鹿茸五钱，酒浸炙　乳香三钱　肉豆蔻一两，每个作两片，入乳香在内，面裹煨

上为细末，陈米饭丸桐子大，每服五

十丸，空心米饭下。

神圣香姜散 治晨泄，又名湿泄。

宣黄连水浸，锉片，二两 生姜切骰子大，四两

上同一处淹一宿，银石器内慢火同炒，姜赤黄色为度，去姜不用，将黄连为末，每服二钱，茶清调下，一剂而愈。又用米饭酒调，治白痢尤妙。如若欲速效，一料只作二服。

治肝虚泻方

当归厚朴汤 治肝经受寒，面色青惨，厥而泄泻。

当归炒 厚朴制，各二两 官桂三两 良姜五两

上锉，每服三钱，水煎，食前服。

荫按：方氏曰：按经云：肾司闭藏，肝司疏泄。肝肾气虚，为病泄泻，何也？盖肾处在下，大小二便之门户，而肝者又为门户约束之具，肝肾气实，则能闭能束，故不泄泻。肝肾气虚，则闭束失职，故泄泻也。又肝者，脾之贼，肝经正虚邪盛，木能克土，亦作泄泻，此当归厚朴汤所以实肝而止泻也。

治暴泻方

桂苓甘露饮 方见前暑热条。

五苓散 方见前湿泻条。

益元散 方见前暑热条。

经验秘方 治暴泄注下，小便不通。

车前子一味炒，为末，每服二钱，米饮调下。其根叶亦可捣汁服。

荫按：此药利水道而不动元气者，欧阳文忠公尝得暴下，国医不能愈，人云：市中有此药，三文一帖，甚效。夫人买进之，一服而愈。后召卖药者问其方，但用车前子一味为末，米饮调下二钱匕。

以上四方，治热之剂。

浆水散 方见前寒泻条。

一方 治暴寒，水泄不止。

肉豆蔻三个，面裹，置火中煨令面焦，去面不用

上为细末，只作一服，用陈米饮调，食前服之，神验。丹溪云：肉豆蔻属金属土，温中补脾为有力。

朝真丹 治气虚伤冷，暴作水泻，日夜二三十行，腹痛不止。夏月路行备急。

硫黄一两半 枯白矾五钱

上同研细，用水浸蒸饼，去水，和丸如桐子大，朱砂为衣，每服十五丸，温米饮或盐汤下。

以上三方，治寒之剂。

治虚滑久泻方

诃子散 治泄久腹痛渐已，泻下渐少，宜此药止之。

诃子一两，半生半熟 木香五钱 黄连三钱 甘草二钱

上为细末，每服二钱，煎白术芍药汤调下。如止之不已，宜因其归而送之，于诃子散内加厚朴一两，竭其邪气也。

厚朴枳实汤 虚滑久而不止者，多传变为痢，太阴传少阴，是为鬼邪，先以此药防其传变。

厚朴 枳实各一两 诃子一两，半生半熟 木香半两 大黄三钱 黄连 甘草炙，各二钱

上为细末，每服三钱或五钱，水一盏半煎至一盏，温服。

荫查按：此法实者用之，虚者不若四神丸实肾之为得也。

除湿健脾汤 治久泻，色苍而齿疏，倦怠食减，下坠。

白术炒，一钱半 苍术米泔浸，炒 白茯苓 白芍药醋炒，各一钱 当归 陈皮各八分 猪苓 泽泻各七分 厚朴姜汁炒 防风各

六分　升麻　柴胡各五分　甘草炙，四分

上锉一剂，生姜三片、枣一枚水煎，早晚热服。久泻加南星，面包煨，七分。

九宝饮子　分利水谷，止泄泻。

粟壳蜜炙　青皮　陈皮　木通各一钱半　赤茯苓　黄芪　厚朴制　车前子炒　甘草炙，各一钱

上咬咀，用水二钟煎八分，食前服。

止泻秘方

人参　白术　干姜炮　诃子去核　茯苓　木香　藿香去土　肉豆蔻面裹煨　甘草炙，各一钱半

上作一服，水二钟煎至一钟，去粗，食前服。

固肠散　治脾胃虚弱，内受寒气，泄泻注下，水谷不分，冷热不调，下痢脓血，赤少白多，或如鱼脑，肠滑腹痛，遍数频并，心腹胀满，食减乏力。

陈米炒，二十两　木香不见火，一两　肉豆蔻生用，二两　干姜　甘草炙，各二两半　罂粟壳去蒂盖，蜜炙，二两

上为细末，每服二钱，酒一盏、生姜二片、枣一枚煎至七分，不拘时温服。如不饮酒，水煎亦得。忌酒、面、鱼腥等物。

八柱散　治肠胃虚寒，滑泄不禁。

人参　白术　肉豆蔻煨　干姜炒　诃子煨　附子面裹煨，去皮脐　粟壳蜜炒　甘草炙，各等分

上锉一剂，姜一片、乌梅一个、灯草一团水煎，温服。

家莲散　治经年久泻冷泄，及休息痢经年不止者。

莲肉水泡，去皮心，微火焙干，四两　厚朴姜汁浸炒　干姜炒黑色，各一两

上共为末，每服二三匙，米饮调下，日三服。

固中丸　治脾久泄，去后气不快者。

苍术　肉豆蔻煨，各一两

上为末，粥丸桐子大，每服五十丸，白汤下。于固中丸中加破故纸一两，名固下丸，治肾久泄。

东垣方　治老人奉养太过，饮食伤脾，常常泄泻，亦是脾泄。

白术炒，二两　白芍药酒炒，半两　神曲炒，一两半　山楂二两　半夏制，半两　黄芩炒，半两

上为末，青荷叶烧饭丸。一方只用白术、芍药、神曲俱炒，或散或丸服。

理气健脾丸　治男妇久泻不止，其效如神。

白术炒　当归酒洗，各六两　陈皮洗　白茯苓各三两　黄连姜汁炒　香附童便炒，各二两　枳实麸炒，一两五钱　山楂肉一两八钱　半夏水泡，一两二钱　神曲炒，二两半　白芍药煨，一两　木香五钱

上为细末，荷叶煮饭为丸如桐子大，每服八十丸，食后白汤下。

豆蔻饮得效　治滑泄如神。

陈米一两　肉豆蔻面裹煨　五味子　赤石脂研，各半两

上为末，每服二钱，粟米汤饮调下，日进三服。

龙骨散　治水泻腹痛，不纳饮食。

龙骨　当归炒　肉豆蔻面裹煨　木香各一两①　厚朴姜汁炙，二两

上为细末，每服二钱，食前粥饮调下。

南白胶香散　治脾胃虚寒，滑肠久泻，脐腹疼痛，无休止者。

御米壳醋炒，四两　龙骨　南白胶香各三两　甘草炙，七钱　干姜炮，半两

上为粗末，每服五钱，水煎，食前服。忌冷物伤胃。

————————

① 各一两　"一"字原脱，据方义补。

诃子丸本事 治脾胃不和，泄泻不止，诸药不效。

诃子皮 川姜 肉豆蔻 龙骨 木香 赤石脂 附子各等分

上为细末，米糊丸如桐子大，每服四十丸，米饮下。

荜拨丸 治滑泄，寒者宜之。

荜拨 川姜炮 丁香不见火 附子炮，去皮脐 吴茱萸炒 良姜 胡椒各一两 山茱萸去核 草豆蔻各半两

上为末，枣肉丸桐子大，每服五十丸，食前陈米饮下，日三服。

固肠丸得效 治脏腑滑泄，昼夜无度。

吴茱萸捡净 黄连去须 罂粟壳去梗蒂，各等分

上为末，醋糊丸如桐子大，每服三十丸，空心米饮下。

固肠断下丸 治虚寒久泻滑泄。

肉豆蔻 白术炒 诃子煨 白龙骨煨 当归身各一两 干姜煨 粟壳各五钱 木香煨，三钱

上为末，酒糊丸如桐子大，每服五七十丸，清米饮下。

大断下丸得效 治下利滑数，肌肉消瘦，饮食不入，脉细，皮寒，气少不能言，有时发虚热，由脾胃虚耗，耗则气夺，由谷气不入胃，胃无主以养，故形气消索，五脏之液不收，谓之五虚。此为难治，略能食者生。

附子炮 肉豆蔻 牡蛎煅 白矾枯 诃子去核，各一两 细辛 干姜炮 良姜 白龙骨 赤石脂 酸石榴皮醋煮干为度，焙干，各一两半

上为末，米糊丸如桐子大，每服三十丸，粟米汤下。

实脾固肠丸 治泻痢日久不止，及脾泄无度者。

白术土炒，四两 人参 茯苓 甘草炙 干姜炒，各二两 苍术米泔浸，炒 厚朴姜汁炒 陈皮各一两五钱 肉果面煨 诃子去核 粟壳去籽，蜜炒，各二两 砂仁去壳，一两

上为末，酒糊丸如桐子大，每服七十丸，空心米汤下。虚寒，加附子炮一两；滑脱不禁，加龙骨、赤石脂，俱煅，各一两。

升气实脏丸 治久泻，元气下陷，脾胃衰惫，大肠滑脱，肛门坠下，日夜无度，饮食不思，米谷不化，汤水直下，烦渴引饮，津液枯竭，肌瘦如柴，寒热互作。

白术土炒，二两 黄芪蜜炙 楝参 山药 莲肉去心 芡实各一两 白茯苓 升麻酒炒 柴胡酒炒 干姜炒黑 肉豆蔻面煨 粉草炙，各五钱 椿根皮酒炒二次，四两

上为末，阿胶水化开，为丸如黍米大，每服二钱，用糯米半生半炒煎汤送下。

升阴丸丹溪 治久病大肠气泻。

熟地黄五钱 白芍药 知母各三钱 升麻 干姜各一钱 甘草一钱

上为末，粥丸服，再灸百会三五壮。

固肠丸 治虚滑热泻。

樗皮四两 滑石二两

上为末，粥丸服。丹溪云：固肠丸性燥，若滞气未尽者，不可遽用。

乳豆丸得效 治滑泄不止，诸药无效。

肉豆蔻生为末

上用通明乳香，以酒浸过，研成膏，丸如梧桐子大，每服五十丸，空心米饮送下。

桃花丸和剂 治肠胃虚弱，冷气乘之，脐腹绞痛，下痢纯白，或冷热相搏，赤白相杂，肠滑不禁，日夜无度。

赤石脂 干姜炮，各等分

上为末，面糊丸如桐子大，每服三十

丸，空心食前米饮送下，日三服①。若痢久虚滑，去积不已，用苍术二两、防风一两，锉，水一碗煎至半碗，下此丸或赤石脂丸，小便利则安。

震灵丹 紫府元君南岳魏夫人方，出《道藏》，一名比金丹。　治男子真元衰惫，五劳七伤，脐腹冷痛，肢体酸痛，上盛下虚，头目晕眩，心神恍惚，血气衰微，及中风瘫痪，手足不遂，筋骨拘挛，腰膝沉重，容枯肌瘦，目暗耳聋，口苦舌干，饮食无味，心肾不足，精滑梦遗，膀胱疝坠，小肠淋沥，夜多盗汗，久泻久痢，呕吐不食，八风五痹，一切沉寒痼冷，服之如神，及治妇人血气不足，崩漏虚损，带下久冷，胎脏无子。

禹余粮 火煅醋淬，不计遍数，手捻得碎为度
紫石英　丁头代赭石 如禹余粮炮制　赤石脂 各四两

以上四味并作小块，入甘锅②内，盐泥固济候干，用炭十斤煅通红，火尽为度，入地埋出火毒二宿。

滴乳香 另研　五灵脂 去砂石节　没药 去砂石研，各二两　朱砂 水飞过，一两

上八味并为细末，以糯米粉煮糊为丸如鸡头实大，晒干出光，每一丸，空心温酒或冷水任下。常服镇心神，驻颜色，温脾胃，理腰膝，除尸疰盅毒，辟鬼魅邪疬，久服轻身，渐入仙道。忌猪、羊血，恐减药力。妇人醋汤下，孕妇不可服。

养气丹 治久冷泄泻，及休息痢疾，每服三十丸，多服收效。方见沉寒痼冷门。

治久泻脱肛方

丹溪方 治久泄，谷道不合，或脱肛，此元气下陷，及大肠不行收令而然。

白术　芍药 炒　神曲 炒　陈皮　肉豆蔻 煨　诃子肉　五倍子　乌梅 捣

上为末，和丸，以四君子汤加防风、升麻煎汤下。

丹溪方 治久泻脱肛。

人参　黄芪　川芎　当归　升麻
上锉，水煎服。

举肛丸 治泄泻虚寒脱肛者。

半夏　南星　枯白矾 各五钱　枯红矾
鸡冠花 炒　白附子 各五两　诃子皮 煅存性
黑附子 生　枳壳 各一两　猬皮 二枚，炙
瓜蒌 一枚，烧存性　胡桃仁 十五枚，烧存性

上为末，醋糊作丸，空心温酒下三十丸。

荫按：吴氏曰：湿盛则濡泻，久泻则胃虚，胃虚则脏寒，脏寒则无阳以升举，故令肛肠脱而不上。燥能去湿，故用半夏、南星；枯能制湿，故用红白枯矾；温能暖脏，故用黑白附子；若鸡冠、猬皮、枳壳，用以驱风；而诃子、瓜蒌、胡桃仁之灰，取其涩以固脱也。

收肛散 治热泻脱肛者，用此方涂之良。

熊胆 五分　孩儿茶 三分　冰片 一分
上为细末，乳调涂肛上，热汁下而肛收矣。

荫按：吴氏曰：热则肛门涩，涩则便不易出，不易出则令人努责之久，则令脱肛。此与寒脱不同者，此则肛门涩，寒脱则洞泄而不涩也。苦可以胜热，故用熊胆；涩可以固脱，故用儿茶；辛可以拔邪，故用冰片。此妙方也。

实肠丸 治久泻久痢，脱肛坠下，虚滑不禁。

臭椿树根皮 切碎，酒拌炒，不拘多少
上为末，用真阿胶水化开，丸如桐子大，每服三十五丸，空心米汤下。

---

① 日三服　"日三"二字原倒，今据方义乙正。
② 甘锅　即"坩埚"。熔化金属或其他物质的器皿。

卷二十二·下

滞　下①

论风寒暑湿皆能作痢

陈无择云：滞下之证，《内经》所载血溢、血泄、血便、注下。古方则有清脓血，近世呼痢疾，其实一也。多由脾胃不和，饮食过度，停积于肠胃，不能克化，又为风寒暑湿之气干之，故为此疾。伤热则赤，伤冷则白，伤风则纯下清血，伤湿则下如豆汁，冷热交并，赤白兼下。治法当先用通利之药，疏涤脏腑。

严氏云：先以巴豆等剂推其积滞，后辨以冷热风湿之证，用药调治。热赤者清之，冷白者温之，伤风而下清血者则祛逐之，伤湿而下豆汁者分利之，冷热相并，温凉以调之。仍须先调胃气，切不可骤用罂粟、诃子之药止之涩之，使停滞不泄，多致危殆。

刘宗厚曰：按赤白分冷热之说，河间论之甚详。其云风下清血，湿下豆羹汁者，盖谓风喜伤肝，肝主血，故下清血者为风也；湿喜伤脾，脾胃为五谷之海，无物不受，常兼四脏，盖豆汁之色，如五色之相杂，故下豆羹汁者为湿也。又云：治法当先通利，此迎而夺之之义。若有虚者亦宜审之，使果有积滞在肠胃者，方所当通利。然严氏谓巴豆等药，使用之于伤冷物则可，若用之于热者，为害非轻。又云风则祛逐，所谓祛逐者，果何法何药欤？

若以邪气当祛逐，则岂独于风而寒湿热为不可耶，此又失于明白。

论滞下分三因

陈无择云：古方风停肤腠，下瘀血，或下鲜血，湿毒下如豆羹汁，皆外所因之明文也。古方有五泄，因脏气郁结，随其所发，便利脓血，作青黄赤白黑色，一一不同，即内所因也。又饮食冷热，酒醴醯醢，纵情恣欲房室，致伤精血，肠胃粘溢，久积冷热，遂成毒痢，皆不内外因。治之先推其岁运，以平其外，察其郁结，以调其内，审其所伤，以治不内外，条然明白，不致妄投也。

辨利色分五脏

原病式曰：泻白为寒，青黄红赤黑，皆为热也。盖泻白者，肺之色也，由寒水制火，不能平金，则肺金自甚，故色白也。利色青者，肝木之气，由火甚制金，不能平木，故色青也。或言利色青为寒者，误也。仲景少阴病下利清水，色纯青，热在里也，大承气汤下之。及小儿热甚急惊，利色多青，为热明矣。利色黄者，由火甚，则水必衰，而脾土自旺，故色黄也。利色红为热，心火之色也。或赤，热深甚也。至若利色黑，亦言热者，由火热亢甚，则反兼水化制之，故色黑

① 滞下　此卷方论原颠倒淆乱，今依他卷体例乙正。

也。故伤寒阳明病，热极则日晡甚，则不识人，法当大承气下之。大便不黑者易治，黑者难治，诸痢同法。

刘宗厚曰：世人多以泻利之青白黑三色为寒，黄赤二色为热，今观河间分五脏之论，焕然耳目，而知世人之非也。或曰《内经》视络脉之色，曰寒多则凝泣，凝泣则青黑，热多则淖泽，淖泽则黄赤。又曰：黄赤则热多，白则寒。世俗之论，岂非本于此钦。愚曰：《内经》论经脉之常色，心赤肺白肝青脾黄肾黑也。阴络之色应其经，但阳络之色随四时而行，应无常色。遇天气之寒，则经络凝泣，故其色多青黑；遇天气之热，则经络淖泽，故其色多黄赤。此盖曰外气之寒热，而浮络相应而然。凡人之在冬月炎天，与夫久坐远行，其面色相应亦皆然，非如痢色之出于脏腑，随内气所感而生也。况滞下之证，多因湿热所致。《内经》曰：肺热者，色白而毛败；心热者，色赤而脉络溢；肝热者，色苍而爪枯；脾热者，色黄而肉蠕动；肾热者，色黑而齿槁。此杂论痿，亦可见五脏之内热，皆能显此五色。今滞下之论五色，意实相同，然不可与浮络之因外气相应者同语也。

辨赤白分冷热之误

原病式曰：或言下痢白为寒者，误也。若果为寒则不能消谷，何由反化为脓也。所谓下痢谷反为脓，如世之谷肉果菜，湿热甚则自然腐烂溃发，化为脓水也。其热为赤，热属心火故也。其湿为黄，湿属脾土故也。燥郁为白，属肺金也。经曰：诸气愤郁，皆属于肺。谓燥金之化也。然诸泻痢皆兼于湿，今反言气燥者，谓湿气甚于肠胃之内，肠胃怫热郁结，而又湿主于痞，以致气液不得宣通，因以成肠胃之燥，使烦渴不止也。如下痢

赤白，俗言寒热相兼，其说尤误。岂知水火阴阳寒热者，犹权衡也，一高则必一下，一盛则必一衰，岂能寒热俱甚于肠胃而同为痢乎。如热生疮疡而出白脓者，岂可以白为寒钦。其在皮肤之分，属肺金，故色白也。次在血脉之分，属心火，故为血疖也。在肌肉属脾土，故作黄脓。在筋脉属肝木，故其脓色带苍深。至骨属肾水，故紫黑血出也。各随五脏之部而见五色，是谓标也。本则一出于热，但分浅深而已。大法下迫窘痛，后重里急，小便赤涩，皆属燥热。而下痢白者，必多有之，然则为热明矣。

刘宗厚曰：河间谓赤白不当分冷热，乃属肺金心火之化。又谓五色各属五脏，本则一出于热，其论至当。但世患此疾者，赤白居多，今既不当分冷热为治，若专以辛苦寒退热，此则治本之法，所谓心火肺金之化者，抑有别钦。盖心主血，肺主气，白属肺金，则气受病也。赤属心火，此血受病也。赤白相杂，血气俱受病也。知此则肝青脾黄肾黑之说，亦可得而互明矣。

论痢疾标本乃气血心肺之病传于肠胃

准绳曰：滞下古以赤为热，白为冷，至刘河间、李东垣始非之。刘谓诸痢皆由乎热，而以赤属之心火，黄属之脾土，白属之肺金，青属肝木，黑乃热之极而反兼肾水之化。其诸泻利皆兼于湿，湿主于痞，以致怫郁，气不得宣通，湿热甚于肠胃之中，因以成肠胃之燥，故里急后重，小便赤涩。谓治诸痢，莫若以辛苦寒药而治，或微加辛热佐之。辛能开郁，苦能燥湿，寒能胜热，使气宣平而已。行血则便血自愈，调气则后重自除。李从脾胃病者而论则曰：上逆于肺为白，下传于阴为

赤。《卫生宝鉴》因谓：太阴主泻，传于少阴为痢。由泄亡津液而火就燥，肾恶燥，居下焦血分也，其受邪者，故便脓血。然亦赤黄为热，青白为寒。丹溪谓滞下因火热下迫，而致里急后重，用刘氏之治湿热，李氏之保脾土，更复一一较量气血虚实以施治。三家皆发前代之未发，而举其要也。予尝因是而研究之。自其五色分五脏者言，则可见湿热之中，具有五邪之相挟。自其上逆，传气血者言，则可见五脏六腑十二经脉之气血，诸邪皆得伤之，而为痢之赤白本。自其湿热为病者言，则可见由来致成湿热之故非一端。自其分痢有虚实者言，则可见凡在痢病者中所有之证，如烦躁者咽干，舌黑者哕噫，后重者，腹痛者，胀满者，脚痛肿弱之类，悉有虚实之殊。是故予于痢证，直断之种种为邪入胃，以成湿热，经络受伤，其气伤则病于肺，血伤则传于心。心肺者气血之主也，气血所行之方既病，安得不归所主之脏乎？而大小肠者，心肺之合也，出纳水谷，糟粕转输之官。胃乃大小肠之总司，又是五脏六腑十二经脉禀气之海，苟有内外之邪，凡损伤于经脏者，或移其邪入胃，胃属土湿之化，胃受邪则湿气不化，怫郁而成湿热矣。或心肺移气血之病，传之于合，大肠独受其病，则气凝注而成白痢。小肠独受其病，则血凝注而成赤痢。大小肠通受其病，则赤白相混而下。胃之湿热淫于大小肠者，亦如之，其色兼黄。若色之黑者有二，如色之焦黑，此极热兼水化之黑也。如黑之光若漆者，此瘀血也。或曰：治利从肠胃，世人所守之法也。今乃复求其初感之邪，与初受之经，将何为哉？曰：病在肠胃者，是其标也；所感之邪与初受之经者，是其本也。且《内经》于治标本，各有所宜施之先后。况所传变之法，又与伤寒表里无异，

何可不求之乎。岂止此而已，至若肠胃自感而病，亦当以邪正分，或正气先虚而受邪，或因邪而致虚，则以先者为本，后者为标。与夫积之新旧亦如之，旧积者，停食结痰所化之积也。新积者，旧积去后而气血复郁所生者也。旧积当先下之，新积则不宜下，其故何哉？盖肠胃之腐熟水谷，转输糟粕者，皆荣卫洒陈六腑之功。今肠胃有邪，则荣卫运行至此，其机为之阻，不能施化，故卫气郁而不舒，荣血泣而不行，于是饮食结痰停于胃，糟粕留于肠，与所郁气泣血之积相挟，成滞下病矣。如是者必当下之，以通壅塞，利荣卫之行。至于升降仍不行，卫气复郁，荣血复泣，又成新积，故病如初。若是者不必求邪以治，但理卫气以开通腠理，和荣血以调顺阴阳。阴阳调，腠理开，则升降之道行，其积不治而自消矣。然而旧积亦有不可下者，先因荣卫之虚不能转输其食积，必当先补荣卫，资肠胃之真气充溢，然后下之，庶无失矣。予数见俗方，惟守十数方治利，不过攻之、涩之而已矣。安知攻病之药，皆是耗气损血之剂，用之不已，甚至于气散血亡，五脏空虚，精惫神去而死。其固涩之，又皆足以增其气郁血泣之病，转生腹胀，下为足肿，上为喘呼，诸疾作焉。世人之法，何足守乎。

论热药治痢之误

原病式云：或曰：白痢既为热病，何故服辛热之药亦有愈者耶。盖辛热之药，能开发肠胃郁结，使气液宣通，流湿润燥，气和而已。盖病微者可愈，甚者郁结不开，其病转加而死矣。凡治热甚吐泻亦然。夫治诸痢者，莫若以辛苦寒药治，或微加辛热佐之则可。盖辛能发散，开通郁结。苦能燥湿，寒能胜热，使气宣平而已，如钱氏香连丸之类是也。故治诸痢

者，黄连、黄柏为君，以其至苦大寒，正主湿热之病，乃若世传辛热金石毒药，治诸吐泻下痢，或有愈者，以其善开郁结故也。然虽亦有验者，或不中效，反更加害。

论治痢通因通用之法

子和云：夫下利脓血，腹痛不止，可用调胃承气汤加姜、枣煎，更下脏连丸，泻讫以五苓益元调下。又一男子泻痢不止如倾，不敢冷坐，诸医皆以为寒，治延十载，两手寸脉皆滑。余不以为寒，所以寒者，水也。以茶调散涌寒水五七升。又以无忧散泻积水数十行，乃通因通用之法也。次以淡剂利水道。

刘宗厚曰：按此用吐下以治利，本《内经》通用之说，使肠胃虚滑者，其可下乎！中气虚弱者，其可吐乎！今云可下者，谓有积滞在肠胃，壅塞不通者也。可吐者，谓有痰饮在膈上不能降，以致大肠不能收敛者也。

论《局方》用热药涩药之非

丹溪曰：泻痢一证，《局方》用钟乳健脾丸、朝真丹、诃黎勒丸、大温脾丸等药，皆用热药为主，涩药为佐使，当为肠虚感寒而成滑者设也。彼泻利者，将无热证耶，将无积滞耶。《内经》曰：利有脓血，多属滞下。夫泻利证，其类尤多，先贤曰湿多成泄，此确论也。然有挟风者，固不可得而同矣。况风与湿之外，又有杂合受邪，似难例用涩热之药。《局方》出证有兼治里急者，有兼治后重者，有兼治里急后重者，此岂非滞下病乎。今泻利与滞下混同论治，实实虚虚之患，将不俟终日矣。经曰：暴注下迫，皆属于热。又曰：暴注皆属火。又曰：下利清白属于寒，属火热者二，属水寒者一，泻利一证

似乎属热者多，属寒者少。《局方》专以涩热为用，若用之于下利青白为寒者或可矣，所谓下迫者，即里急后重之谓也，其病属火，相火所为，其毒甚于热矣，投以涩热，非杀而何。

又云：仲景治痢，可下者率用承气汤加减下之。大黄之寒，其性善走，佐以厚朴之温，善行滞气，缓以甘草之甘，饮以汤液，灌涤肠胃，滋润轻快。积行即止。《局方》用砒、丹、巴、硇[1]类聚成丸，其气凶暴，其体重滞，积气已行，而毒气未消，犹暴贼手持兵刃，使之徘徊瞻顾于堂奥之间，纵有愈病之功，而肠胃清纯之气岂无损伤之患乎？其可温者，乃用姜、附温之，《局方》类以热药为主，涩药为佐，用之于下痢清白者犹可，其里急后重，经所谓下迫者属火热，加以涩药，非杀而何？

又云：痢疾乃外感兼内伤之候也，须分表里，当作表里治之。在表者，必恶寒发热，身首俱痛，宜以小柴胡汤去人参、枣子，加苍术、川芎、陈皮、生芍药，微汗以散之；在里者，必后重窘迫，腹痛，下积宜早，以大小承气、河间酒煎大黄汤之类下之。余邪未尽，更以芍药汤、香连丸之类以彻其邪。秽积已尽而更衣未息者，此大肠不行收令故也，宜以固肠丸、参香散之类以止涩之。噤口者，须详证按法调治，切不可轻用粟壳、肉豆蔻、诃子之类以试之，杀人于反掌之间也。但凡痢证不问轻重，若邪气正盛，而以粟壳之类止遏之，虽不死，亦成休息痢，二三年不能愈也。又不可轻用巴豆、牵牛等热毒之药攻之，盖病因热毒，又得热毒之剂，以火济火，不死何待？

---

[1] 砒丹巴硇　即砒石、丹砂、巴豆、硇砂。皆辛热有毒之品。

论滞下亦有挟虚挟寒

丹溪曰：或问：河间之言滞下，果无挟虚挟寒者乎，否乎？予曰：泄利之病，水谷或化或不化，并无努责，惟觉困倦。若滞下则不然，或脓或血，或脓血相杂，或肠垢，或无糟粕，或糟粕相混，虽有痛、不痛、大痛之异，然皆里急后重，逼迫恼人，似乎皆热证实也。予近年涉历，亦有大虚大寒者，不可不知，敢笔其略以备览。予从叔年逾五十，夏间患滞下病，腹微痛，所下褐色，后重频并，谷食大减，时有微热。察其脉，皆弦而涩，似数而稍长，却喜不甚浮大，两手相等，视其神气大减。予曰：此非滞下，乃忧虑所致，心血亏，脾气弱耳。遂以参、术为君，当归、陈皮为臣，川芎、炒芍药为佐使，时暄热甚，少加黄连，两月而安。娄长官年三十余，奉养厚者，夏秋间患滞下，腹大痛，有人教服单煮干姜，与一帖则痛定，少顷又作，又与之定，由是服干姜至三斤。八日视之，左脉弦而稍大似数，右脉弦而大稍减，亦似数，重取之似紧。予曰：此必醉饱后吃寒凉太过，当作虚寒治之。因其多服干姜，遂教用四物汤去地黄，加人参、白术、陈皮、酒红花、茯苓、桃仁，煎入生姜汁饮之，至一月而安。金氏妇年近四十，秋初尚热患滞下，腹但隐痛，夜重于昼，全不得睡，食亦稍减，口干不饮，已得治痢灵砂二帖矣。予观之，两手脉皆涩，且不匀，神思倦甚，饮食全减。日与四物汤，倍加白术，以陈皮佐之，与十数帖而安。此三病者，若因其逼迫而用竣剂，岂不误人。

刘宗厚曰：按滞下之证，古人多与泄泻同论，至《三因方》始能另立条目，盖实有不同。夫病有从外感而得者，须分六气之异。外既受伤，肠胃郁结，遂成赤白等证，当随其寒热温凉以调之。有因脏气发动，干犯肠胃而得者，须察其何脏相乘，以平治之。又有因饮食失节而得者，则又审其何物所伤，以消克之。世之感此疾者，其因诚不越乎是三者。但其受病之后，肠胃怫郁，脓血稠粘，里急后重，诸方虽有寒热虚实之论，刘河间则以为一出于热。然考之《内经》，似亦热多而寒少也。丹溪则以为亦有挟虚挟寒之证，深戒学者须宜识此。世之《局方》，不辨三因，专用涩热之药，其失甚矣。至河间立说，专用苦寒疏下之药，则亦未甚为当。何则，盖病有虚实，治有先后。若病势暴至，元气壮实，积滞胶固，须宜下之。病久气脱，虚滑不禁者，亦宜温之涩之。大抵治利，当从仲景、河间之法，可温则温，可下则下，或解表，或利小便，或待其自已。刘河间分别在表、在里，挟风、挟热、挟寒等证，后之作者，无越于斯。但气血一条，未尝表出立论，其于芍药汤下，有曰行血则便脓愈，调气则后重除。盖谓溲便脓血，血之滞也，故曰行血自愈；奔迫后重，气之实也，故曰调气自除。诚哉是言，但脓血赤白亦有气病血病之分，后重里急亦有气实血虚之异，学者又不可不察。

叶氏曰：按《原病式》谓痢虽有赤白，而一本于热，此足以破《局方》好行辛热者之弊。然痢之白者，不可尽归于热，亦有因于寒者。痢如冻胶，或如鼻涕，明是冷证。此缘多啖生冷，脾胃受伤，气凝而滞下生焉，非姜、桂之辛热不可也，但患此者，十之四五耳。且寒郁之久，多变为热，姜、桂之类始则可用，久则又宜通变矣。又有湿热为痢者，日久不愈，肠胃气虚，未传寒变，或过用冷药，以致肠胃中寒，此亦宜有以温之也。

论太阴受湿传肾为脓血痢

机要云：有太阴受湿而为水泄虚滑，身重微满，不知谷味，久则传[①]变而为脓血，脾经传肾谓之贼邪，故难愈。若先痢而后滑，谓之微邪，故易痊。此皆脾土受湿之所为也。

东垣治痢大法

病机机要云：后重则宜下，腹痛则宜和，身重则除湿，脉弦则去风。脓血稠粘，以重剂竭之；身冷自汗，以毒药温之；风邪内缩，宜汗之；鹜溏为利，当温之。又云：在外者发之，在里者下之，在上者涌之，在下者竭之，身表热者内疏之，小便涩者分利之。又曰：盛者和之，去者送之，至者止之。兵法曰：避其锐至，击其堕归。此之谓也。

秘藏云：假令伤寒饮食，膜胀满而传飧泄者，宜温热之剂以消导之；伤湿热之物而成脓血者，宜苦寒之剂以内疏之；风邪下陷者，升举之；湿气内胜者，分利之；里急者，下之；后重者调之；腹痛者，和之；洞泄肠鸣无力，不及拈衣，其脉弦细而弱者；温之收之；脓血稠粘，至圊而不能便，其脉洪大而有力者，寒之下之可。（按此分风寒湿热表里，温补寒下等治，至为切当，学者尤宜熟玩。但其里急后重腹痛之义未详，再观论于后）

论痢先荡积

丹溪云：痢初得一二日间，元气未虚，必推荡之，此通因通用法。调胃承气及大小承气汤下后，看其气病、血病而用药，气用参、术，血用四物。五日后不可下，脾胃气虚故也。壮实者亦可下。（虞氏曰：此亦大概言之，气血虚者难，一二日亦不可下，实者十余日后亦有下之而安

者）有男子五十余下利，昼有积，淡红色，夜无积，食自进。先吃小胃丹两服，再与四十丸，次六十丸，去积，却与断下。（此惟实者宜之，虚者以芍药汤、益元散、保和丸之类荡积）

准绳云：芍药汤治下血，调气。经曰：溲而便脓血，知气行而血止也，行血则便自安，调气则后重自除。益元散治身发热，下痢赤白，小便不利，荡胃中积聚。下痢势恶，频并窘痛，或久不愈，诸药不止，须吐下之，以开除湿热痞闷积滞，而使气液宣行者，宜元青丸逐之；元珠利积丸亦可。《元珠》[②]云：下痢赤白，腹满胀痛里急，上渴引饮，小水赤涩，此积滞也，宜泄其热中，用清肠丸、导气丸推其积滞，而利自止矣。凡治积聚之证，轻则温而利之，清肠丸是也；重者天真散、舟车丸下之，下后勿便补之。其或力倦，自觉气少恶食，此为挟虚证，宜加白术、当归身尾，甚者加人参。若又十分重者，止用此药，加陈皮补之，虚回而痢自止矣。丹溪治叶先生患滞下，后甚逼迫，正合承气证。但气口虚，形虽实而面黄积白，此必平日食过饱而胃受伤，着忍二三日辛苦，遂与参术陈皮芍药等补剂十余帖，至三日后胃气稍完，与承气二帖而安。苟不先补完胃气之伤，而遽行承气，岂免后患乎？

论痢先调气

戴云：痢疾古名滞下，以气滞成积，积成痢。治法当以顺气为先，须当开胃，故谓无饱死痢疾也。

准绳云：凡痢初发，不问赤白，里急后重，频欲登圊，及去而所下无多，既起

---

① 传 原作"防"，据文义改。
② 元珠 即《赤水玄珠》，综合性医书，明·孙一奎撰。

而腹内复急，宜用藿香正气散加木香半钱，吞感应丸，或苏合香丸吞感应丸。

统旨云：泻湿热，行滞气，芩、连、木香、槟榔、枳壳之类不可无。

丹溪云：古方用厚朴为行凝滞之气，稍行即去之，枳壳虽少缓亦不宜久服，只用陈皮以和诸药。古方多用粟壳治嗽与痢，但要先出病根，乃收功后药也。

论 赤 痢

准绳云：赤痢血色鲜红，或如蛇虫形，而间有血鲜者，此属热痢，宜藿香正气散加黑豆三十粒，五苓散加木香半钱、粟米少许，下黄连丸，或黄连阿胶丸、茶梅丸。热甚服上项药未效，宜白头翁汤。赤痢发热者，败毒散加陈仓米一撮煎。若血色暗如瘀，服凉药而所下愈多，去愈频者，当作冷痢，宜理中汤，或四君子汤加肉果一钱、木香半钱。加减平胃散、青六丸治血痢佳，诸血痢不止，宜多用地榆。

易简方云：血痢当服胃风汤、胶艾汤之类。心经伏热，下纯血，色必鲜红，用犀角生磨汁半钟，朱砂飞研二钱，牛黄三分，人参末三钱，和丸如麻子大，灯心、龙眼肉煎汤下六七分。脾经受湿下血痢，用苍术地榆汤。血痢久不止，腹中不痛，不里急后重，槐花丸，干姜于火上烧黑，不令成灰，磁碗合放冷为末，每服一钱，米饮调下，治血痢神效。仲景云：小肠有寒者，其人下重便血。可以此治之。

丹溪云：下血者宜凉血和血，当归、桃仁、黄芩之类，或用朴硝。有风邪下陷宜升提之，盖风伤肝，肝主血故也。有湿伤血，宜行湿清热。下坠异常，积中有紫黑血，而又痛甚者，此为死血，用桃仁细研，及滑石行之。

血痢久不愈者属阴虚，四物汤为主。

论 白 痢

东垣云：大便后有白脓，或只便白脓，因劳倦气虚，伤大肠也。以黄芪人参补之。如里急频见污衣者，血虚也，更加当归。如便白脓少有滑，频见污衣者，气脱，加附子皮，甚则加御米壳。如气涩者，只以甘药补气。当安卧不言，以养其气。（气涩忌御米壳，但服甘药，安卧不言）

戴云：白痢下如冻胶，或如鼻涕，此属冷痢，宜先多饮除湿汤加木香一钱，吞感应丸，继进理中汤。亦有下如鮓（音审，鱼子）色或如腊茶色者，亦宜用前白痢药。白腊治后重白脓。

论 冷热痢

李氏曰：冷热不调，赤白各半，古姜墨丸。或乍溏乍涩，似痢非痢，古萸连丸。

论 暑 痢

准绳云：感暑气而成痢疾者，其人自汗发热，面垢呕逆，渴欲引饮，腹内攻刺，小便不通，痢血频并，宜香薷饮加黄连一钱，佐以五苓散、益元散，白汤调服，不愈，则用蜜水调。感暑成痢，疼甚食不进，六和汤、藿香正气散各半帖，名木香交加散。

论 秋 痢

准绳云：老人深秋患痢，发呃逆呕者，黄柏炒燥研末，陈米饭为丸小豌豆大，每服三十丸，人参、白术、茯苓三味浓煎汤下，连服三剂即愈，切不可下丁香等热药。治冷痢，腹中不能食，肉豆蔻去皮，醋面裹煨熟捣末，粥饮下二钱匕。

世俗治夏中暑痢疾，用黄连香薷饮加

甘草、芍药、生姜神效者，盖夏月之痢多属于暑，洁古治处暑后秋冬间下痢，用厚朴丸大效者，盖秋冬之痢多属于寒，经所谓必先岁气，毋伐天和者是也。（厚朴丸方见膈气反胃门）

论 湿 痢

丹溪云：痢如豆汁者，湿也。盖脾胃为水谷之海，无物不受，常兼四脏，故有如五色之相染，当先通利，此迎而夺之之义。如虚宜审之。

李氏曰：湿痢腹胀身重，下如豆汁，或赤黑混浊，危证也，当归和血散、升阳除湿防风汤、升阳益胃汤、除湿汤、猪苓汤、戊己丸。

论 风 痢

李氏曰：风痢恶风，鼻塞身痛，色青或纯下清水，古苍防汤、神术散。青色带白者风寒，五积散。带红，胃风汤。青绿杂色，属风火湿，及五色俱下者，乃脾胃食积，及四气相并而作，古萸连丸救之。

论 寒 痢

罗谦甫云：至元乙亥，廉台王千户领兵镇涟水，此地卑湿，因劳役过度，饮食失节，至秋深疟痢并作，月余不愈，饮食全减，形容羸瘦，时已仲冬，求治于予，具陈其由。诊得脉弦细而微如蛛丝，身体沉重，手足寒逆，时复麻痹，皮肤痂疥，如疠风之状[1]，无力以动，心腹痞闷，呕逆不止。皆寒湿为病久淹，真气衰弱，形气不足，病气亦不足，阴阳皆不足也。《针经》云：阴阳皆虚，针所不为，灸之所为。《内经》云：损者益之，劳者温之。《十剂》云：补可去弱。先以理中汤加附子，温养脾胃，散寒湿。涩可去脱，养脏汤加附子，固肠胃，止泄痢。仍灸诸穴，

以并除之。经曰：腑会太仓。即中脘也，先灸五七壮，以温养脾胃之气，进美饮食。次灸气海百壮，生发元气，滋荣百脉，充实肌肉。复灸足三里，胃之合也，三七壮，引阳气下交阴分，亦助胃气。后又灸阳辅二七壮，接续阳气，令足胫温暖，除清湿之邪。迨月余，病退平复。

海藏云：六脉沉紧，按之不鼓，膀胱胜小肠也。或泻痢不止而腹胀，或纯便赤血，或杂以血脓，小便不多而不渴，精神短少，或面白色脱，此失血之故也。或面黄气短，此本气损少之故也。小肠者，手太阳丙火也。膀胱者，足太阳壬水也。是壬水乘于小肠之位，小肠被壬所克而外走也。诸手经短而足经长，兼五行相克论之，又足经来克手经。此火投于水，大寒水之证，宜温之可安。其与《难经》一证寒热相反，亦名曰小肠泻。此名火投于水，变为寒证。又外伤足太阳膀胱经，左脉俱浮，表阳之候也，忽变为内寒，亦旺火投盛水，而屈丙就壬化，脉反不浮而微沉，此内病与外病俱有。此火投水例，非精于脉诊者，孰能辨之。

论 时 疫 痢

大全良方云：有一方一家之内，上下传染，长幼相似，是疫毒痢也。治法虽当察运气之相胜，亦不可狎泥。当先察其虚实冷热，首用败毒散加人参、甘草、陈皮，随证用之。

论 食 毒 痢

陈无择云：饮食冷热，酒醴醯醢，肠胃粘溢，久积冷热，遂成毒痢。严用和云：或有饮食冷酒寒物，房室劳伤精血，而成久毒痢，则宜化毒以保卫之。

---

① 状 原作"壮"，今改。

刘宗厚曰：人之饮食过伤，恣食辛热寒冷之物，皆能致伤肠胃。肠胃一伤，不能运化传送，遂蓄积停滞而为痢。经曰：饮食不节，起居不时者，阴受之，阴受之则入五脏，膜满闭塞，下为飧泄，为肠澼是也。治法当先消化食毒，或可攻伐，然后随寒热温凉以调之。此二论本诸《内经》，而世所未言者也。

李氏曰：积痢，色黄或如鱼脑，腹胀痛，恶食者，保和丸，急痛神保丸。一切酒食积聚，或黄或赤，通元二八丹。伤酒甚，酒蒸黄连丸。伤水饮，腹胀痛者，温六丸。体实者，导水丸。

论虫䘌痢

李氏曰：虫䘌痢，黑如鸡肝，发渴，五内切痛，乃服五石汤丸。逼损真阴，其血自百脉经络而来，茜根丸救之，亦有宜温热药者。

论 发 热

丹溪云：身热挟外感者，不恶寒，用小柴胡去人参。发热恶寒身痛，此为表证，宜微汗和解，用苍术、川芎、陈皮、芍药、甘草、生姜煎服。发热不止者，属阴虚，用寒凉药必兼升药、温药。

李氏曰：痢疾初起，发热恶寒，头疼身痛，带表证也，热者九味羌活汤，寒者不换金正气散。

论 腹 痛

金匮云：下痢腹痛，紫参汤主之。

洁古云：厚朴丸治处暑后、秋冬间腹痛下痢，大效。

丹溪云：初下痢腹痛，不可用参、术，然气虚胃虚者可用。初得之，亦可用大承气、调胃承气下之，看其气病血病，然后加减用药。腹痛者，肺经之气郁在大肠之间者，以苦梗发之，然后用治痢药，气用气药，血用血药。其或痢后糟粕未实，或食粥稍多，或饥甚方食，肚中作痛，切不可惊恐，当以白术、陈皮各半煎汤，和之自安。粥多及食肉作痛者，宜夺食。夺食者，减其粥食，绝其肉味也。

又云：腹痛以白芍、甘草为君，当归、白术为佐。恶寒者加桂，恶热者加黄柏。气血俱虚，腹痛频并，后重不食，或产后得此者，四君子汤加当归、陈皮煎，下保和丸二三十粒。

东垣云：因伤冷水泻，变作赤白痢，腹痛减食，热燥，四肢困倦无力，宜茯苓汤。

罗谦甫云：下痢之后，小便利而腹中满痛不可忍，此名阴阳反错，不和之甚也，越桃散主之。

统旨云：机要谓腹痛宜和，和之一字，总言之耳。其证有五：因内气郁结不行，宜行气散郁；挟寒者，温中汤；火热者，黄芩芍药汤；积滞者，木香导滞汤；血虚者，当归芍药汤。

准绳云：仲景建中汤治利，不分赤白久新，但腹中大痛者神效，其脉弦急或涩浮大，按之空虚或举按皆无力者是也。下痢脓血稠粘，腹痛后重，身热久不愈，脉洪疾者，芍药黄芩汤。脓血痢无度，小便不通，腹中痛，当归导气汤。

论里急后重

病机云：里急后重，脉大而洪实，为里热甚而闭，是有物结坠也。若脉浮大甚不宜下，虽里急后重，而脉沉细弱者，谓寒在内而气散也，可温养自愈。里急后重闭者，大肠经气不宣通也，宜加槟榔、木香宣通其气。

原病式云：下迫，后重里急，窘迫急痛也，火性急速而能燥物故也。

仲景云：热利下重者，白头翁汤主之。下痢脓血，里急后重，日夜无度，宜导气汤。

洁古云：大瘕泄者，里急后重，数至圊而不能便，茎中痛，用清凉饮子主之，其泄自止。茎中痛者，属厥阴，加甘草梢。里急后重多者，属少阴，加大黄，令急推去旧物则轻矣。《内经》曰：因其重而减之。又云：在下者，引而竭之。里急后重，数至圊而不能便，皆宜进退大承气汤主之。

东垣云：下痢赤白，后重迟涩，宜感应丸。凡用诸承气等药推积之后，仍后重者，乃阳不升也，药中当加升麻升其阳，其重自去也。里急后重，数至圊而不能便，或少有白脓，或少血者，慎勿利之，宜升阳除湿防风汤。

丹溪云：或曰：治后重疏通之剂，罗谦甫水煮木香膏、东垣白术安胃散等方已尽矣。又有用御米壳等固涩之剂亦愈者，何也？曰：后重本因邪压大肠坠下，故大肠不能升上而重，是以用大黄、槟榔辈泻其所压之邪。今邪已泻，其重仍在者，知大肠虚滑，不能自收而重，是以用御米壳等涩剂固其滑，收其气，用亦愈也。然大肠为邪坠下之重，其重至圊后不减；大肠虚滑不收之重，其重至圊后随减。以此辨之，百不失一也。其或下坠异常，积中有紫黑血，而又痛甚，此为死血证，法当用桃仁泥、滑石粉行之。或口渴及大便口燥辣，是名挟热，即加黄芩。或口不渴，身不热，喜热手熨烫，是名挟寒，则加干姜。后重积与气坠下，服升消药不愈者，用秦艽、皂角子煨、大黄、当归、桃仁、枳壳、黄连等剂，若大肠风盛，可作丸服。其或下坠在血活之后，此为气滞证，宜前药加槟榔一枚。后重当和气，积与气坠下者，当兼升兼消，升谓升麻之类，消谓木香、槟榔之类。

刘宗厚曰：按里急者，窘迫急痛是也；后重者，大肠坠重而下也。夫里急后重，其证不一。有因火热者，所谓火性急速而能燥物是也；有因气滞者，此大肠经气壅而不宣通也；有因积滞壅盛者，是有物结坠也；有气虚者，此大肠气降而不能升也；有血虚者，所谓虚坐努责是也。治法：火热者寒之清之，气滞者调之，积滞者去之，气虚而降者升之举之，血虚者补之。各察其所因而已。

论虚坐努责

东垣云：虚坐而不得大便，皆因血虚也。血虚则里急，加当归身。凡后重逼迫，而得大便者，为有物而然。今虚坐努责而不得大便，知其血虚也，故用当归为君，生血药佐之。

丹溪云：其或气行血和积少，但虚坐努责，此为亡血证。倍用当归身尾，却以生地黄、生芍药、生桃仁佐之，复以陈皮和之，血生自安。

论脓血稠粘

罗谦甫曰：《内经》脓血稠粘，皆属相火，夫太阴主泻，少阴主痢，是先泄其①津液而火就燥，肾恶燥，居下焦血分，其受邪者，故便脓血。然赤黄为热，青白为寒，治须两审。治热以坚中丸、豆蔻丸、香连丸。治寒白胶香散，或多热少寒，水煮木香膏。虚滑频数，宜止宜涩，宜养脏汤。

洁古云：溲而便脓血者，小肠泄也，脉得五至以上洪大者，宜七宣丸。脉平和者，立秋至春分宜香连丸，春分至立秋宜芍药柏皮丸，四时皆宜加减平胃散。如有

---

① 其　原作"忘"，今改。

七宣丸证者，亦宜服此药，去其余邪，兼平胃气。

论 滑 脱

丹溪云：其或缠滞退减十之七八，秽积未尽，糟粕未实，当以炒芍药、炒白术、炙甘草、陈皮、茯苓煎汤，下固肠丸三十粒。然固肠丸性燥，恐尚有滞气未尽行者，但当单饮此汤，固肠丸未宜遽用。盖固肠丸者，虽有去湿实肠之功，其或久痢体虚气弱，滑泄不止，又当以诃子肉、豆蔻、白矾、半夏等药涩之，甚者添牡蛎，可择用之。然须以陈皮为佐，恐太涩亦能作疼。又甚者，灸天枢、气海，此二穴大能止泄。仲景云：下痢便脓血者，桃花汤主之。桃花汤主病属下焦，血虚且寒，非干姜之温、石脂之涩且重不能止血，用粳米之甘引入肠胃。

李氏曰：滑痢不禁，甚则脱肛。血分，四物汤加参、术、地榆、樗白皮；气分，真人养脏汤、大断下丸、灵砂苍榆汤。

论 脱 肛

东垣云：一老仆脱肛日久，近复下痢，里急后重，白多赤少，不任其苦。此非肉食膏粱者也，必多蔬食，或饮食不节，天气已寒，衣盖又薄，寒侵形体。不禁而肠头脱下者，寒也，滑也。真气不禁，形质不收，乃血脱也。此乃寒滑，气泄不固，故形质下脱也。当以涩去其脱而除其滑，以大热之剂除寒补阳，以补气之药升阳益气，以微咸之味固气上收，名之曰诃子皮散，一服减半，再服全愈。

戴云：脱肛一证，最难为药，热则肛门闭，寒则肛门脱。内用磁石研末，每二钱，食前米饮调下，外用铁锈磨汤荡洗。

论 大 孔 开

世云痢、大便不禁，其大孔开如空洞不闭者，用葱和花椒末捣烂，塞谷道中，并服酸涩固肠之剂收之，如御米壳、诃子皮之类是也，神效。

论 大 孔 痛

丹溪云：痢久，大孔痛，亦有寒热者，熟艾、黄蜡、诃子烧熏之。因热流于下，槟榔、木香、黄芩、黄连，加炒干姜。久下赤白，大孔痛不可忍，炒盐熨之，又炙积实熨之。

陈伯天性急，好酒色，奉养过厚，适有事多忧恐，患久疟，寒热无时，忽一日大发热，大便所下，皆是积滞，极臭，大孔极痛，呻吟不绝，其孔陷下。予曰：此大虚也，脉皆弦大而浮。遂以瓦片令敲圆如铜钱状，烧红，投童子小便中，急取起令干，以纸裹安痛处，其时寒，恐外寒乘虚而入也，以人参、当归、陈皮作浓[①]汤饮之，食淡味，至半月而安。

赵氏曰：仲景治法，大孔痛，一曰温之，一曰清之。若久病身冷自汗、脉沉小，宜温；暴病身热，脉洪，宜清。

论 泄 痢 而 呕

病机云：如痢或泄而呕者，胃中气不和也。上焦不和，治以生姜、橘皮；中焦不和，治以芍药、当归、桂、茯苓；下焦不和而寒，治以轻热药。甚，治以重热药。

统旨云：痢而呕者，谓胃气不和，宜姜橘白术汤。因火逆冲上而呕者，加姜汁炒黄连。胃虚而呕者，加人参，倍术。积滞毒气上攻而呕者，用木香导滞汤。阴虚

---

① 浓 原作"脓"，今改。

者，四物汤加参、术、苓、柏、陈皮。下痢呃逆同治。

李氏曰：下痢呕吐有寒热者，属半表，柴苓汤。顽痰在膈者，苓连二陈汤加防风、桔梗芦探吐。火冲上者，清六丸。毒滞上攻者，平胃散加黄连、木香、槟榔。虚呕食少者，四君子汤加陈皮、厚朴、麦门冬、竹茹，或温六丸。日久阴虚者，八物汤合二陈汤加枳梗。

论下痢呃逆

丹溪云：呃病自下冲上，属火之象，古方悉以胃弱言之，殊不知胃弱者阴虚也，虚之甚也。滞下之久多见此证，乃因久下而阴虚也，详见呃逆本门。

百一选方云：噤口痢是毒气上冲心肺所致，用石莲肉以通心气。

刘宗厚曰：按痢而能食，知胃未病也。若脾胃湿热之毒熏蒸而上，以致胃口闭塞而成噤口之证，理宜除胃口之邪热。而此云毒气上冲心肺，其毒不知指何者之邪。然亦有脾胃虚而得者，亦有误服利剂药毒犯胃者，又有服涩热之剂太早，而邪气闭遏于胃口者，必当求责。

准绳云：痢疾不纳食，或汤药入口随即吐出者，俗名噤口。有因邪留胃气，伏而不宣，脾气涩而不布，故呕逆而食不得入者；有阳气不足，胃中宿食因之未消，则噫而食卒不下者；有肝乘脾胃，发呕，饮食不入，纵入亦反出者；有水饮所停，气急而呕，谷不得入者；有火气炎炽，内格呕逆，而食不得入者；有胃气虚冷，食入反出者；有胃中邪热，不欲食者；有脾胃虚弱，不欲食者；有秽积在下，恶气熏蒸，而呕逆食不得入者。当各从其所因以为治。

世云以脉证辨之，如脾胃不弱，问而知其头疼心烦，手足温热，未尝多服凉药

者，此乃毒气上冲心肺，所以呕而不食，宜用败毒散，每服四钱，陈仓米一百粒、姜三片、枣一枚、水一盏半煎八分，温服。若其脉微弱，或心腹膨胀，手足厥冷，初病则不呕，因服罂粟壳、乌梅苦涩凉药太过，以致闻食先呕者，此乃脾胃虚弱，用山药一味，锉如小豆大，一半入银瓦铫内炒熟，一半生用，同为末，饭饮调下。

丹溪云：噤口痢，胃中热甚，大虚大热故也。用人参一钱、黄连姜炒一钱，浓煎汁，终日细细呷之。如吐再吃，但一呷下咽便开，痢亦自止，神效。又用田螺捣盫（音谙，覆也）脐中，以引下其热。胃口热结，当开以降之。人不知此，多用温药甘味，此以火济火，以滞益滞也。亦有误服热毒之药犯胃者，当推明而祛其毒，用粪蛆焙干为末，米饮调下一钱，甚效。

杨仁斋曰：下痢噤口不食者，虽曰脾虚，盖亦热气闭隔心胸间所致。俗用木香，则失之温，用山药，则失之闭。惟真料参苓白术散加石菖蒲末，以道地粳米饮乘热调下，或用人参、茯苓、石莲子肉入些菖蒲为末与之，胸次一开，自然思食。戴复庵用治中汤加木香半钱，或缩砂一钱。

论久痢

丹溪云：或在下则缠滞，在上则呕食。此为毒积未化，胃气未平，证当认其寒则温之，热则清之，虚则用参、术补之。毒解积下，食自进矣。治族叔年七十，禀壮形瘦，夏末患泄痢至秋，百方不应。视之，病虽久而神不瘁，小便涩少而不赤，两手脉俱涩而颇弦，自言胸微闷，食亦减。因悟此必多年沉积癖在肠胃，询其平生喜食何物，曰：喜食鲤鱼，三年无日不用。此积痰在肺，肺为大肠之脏，宜

大肠之不固也。当与澄其源而流自清，以茱萸、陈皮、青葱、蘿苜根①、生姜煎浓汤，和以砂糖，饮一碗许，自以指探喉中，至半时，吐痰半升如胶，其夜减半。次早又服，又吐半升而痢自止。又与平胃散加白术、黄连，旬日而安。朱仲荷年近七十，右手风挛多年。七月患泻痢，百药不愈。诊其脉，右手浮滑而洪数，予曰：此必太阴分有积痰，肺气壅郁不能下降，大肠虚而作泄。当治上焦。遂用萝卜子加浆水蜜，探之而吐得痰一块，大如碗，色如琥珀，稠粘如胶，痢遂止，不服他药。

一人患痢百余日，百法不效，六脉促急沉弦，细弱乞，左手为甚，昼夜十行。视之，秽物甚少，虽下清涕，中有紫黑血丝，食全不进。此非痢也，当作瘀血治之。其人问：瘀血何事而致。予曰：饱食急走，极力叫骂，欧②打颠扑，多受疼痛，盛怒不泄，补塞太过，大酒大肉，皆能致之。彼云：去岁枉受责杖，经涉两年，恐非此等瘀血。予曰：服吾药，瘀血下则生矣。以桃仁、乳香、没药、滑石，佐以槟榔、木香，神曲糊为丸，以米饮下百粒，至夜半不动，又依前法下二百粒，至天明下秽如烂鱼肠者二升半，困顿终日，渐与粥食而安。（此方当有大黄，无则难下）

洁古云：泄痢久不安，脓血稠粘，里急后重，日夜无度，宜大黄汤。用大黄一两锉，用好酒两大盏浸半日，同煮一盏半，去粗，分为二次，顿服之，痢止停服。未止再服，以利为度。又服芍药汤以和之，所以彻其毒也。

丹溪云：久痢体虚气弱，滑泄不止，又当以诃子肉、豆蔻、白矾、半夏、牡蛎之数，择用以涩之。然须以陈皮为佐，恐太涩亦能作疼。又甚者，灸天枢、气海。（天枢穴在脐旁各二寸，气海穴在脐下一寸半）

李氏曰：初病元气实者可行，若五六日脾胃虚者只宜和解，及分利小便，消导食积，无积不成痢也。稍久，以气血药中加升麻、柴胡、防风、苍术以提之。久甚，乃用粟壳、肉豆蔻、龙骨、牡蛎、诃子以涩之敛之。食少者，专调脾胃，饮食进而气血自和。盖痢，胃气为本也，其间有里急甚而无表者，即宜通利。有虚而不敢通者，或和解，或即升举。有气陷下痢如注者，即暂止涩。有滑脱痛甚者，痰火盛也，宜吐宜升，痰消火降，而大肠自敛。须凭脉证断之。虚痢困倦，谷食难化，腹微痛，或大痛，并无努责。血虚，淡红，通元二八丹，日久四物汤加升麻、香附、侧柏叶；气虚，色白如鼻涕冻胶，四君子汤、理中汤。俱加木香、肉桂、厚朴、茯苓，散风邪，利水道，开胃脘，日久者补中益气汤。虚甚，厥逆脉微者，四顺散、黑锡丹。

论休息痢

准绳云：休息痢多因兜住太早，积不尽除，或因痢愈而不善调理，以致时止时作，宜四君子汤加陈皮一钱、木香半钱，吞驻车丸。只缘兜住积滞，遂成休息。再投去积，却用兜剂。

李氏曰：休息痢经年月不瘥，有过服凉药，以致气血虚者，八物汤加陈皮、阿胶、芩、连少许，或十全大补汤。脾胃虚者，补中益气汤、参苓白术散。肾虚者，四神丸、赤石脂丸。有误服涩药，余毒不散者，古芩术汤、神效丸、六神丸。有积者，通元二八丹。积消毒散，脾胃已和，气血将复，然后用百中散以止之。若更涩

①　蘿（lù 鹿）苜根　疑为"鹿茸草根"。
②　欧　通"殴"。

早，则缠绵胃败难救。

论 劳 痢

准绳云：劳痢因痢久不愈，耗损精血，致肠胃空虚，变生他证，或五心发热，如劳之状，宜蕺莲饮，赤多倍莲肉，白多倍山药。痢后调补，宜四君子汤加陈皮一钱半，即异攻散①，或七珍散。恶甜者，生料平胃散加人参、茯苓各半钱。

李氏曰：房劳伤精血成毒者，肾气丸。虚劳挟痢者，香连猪肚丸。凡痢经下后痛坠不减，虚坐努责，及久不愈者，皆阴血虚也，胃风汤去桂，加熟地黄主之。

论诸病坏证久下脓血

准绳云：诸病坏证久下脓血，或如死猪肝色，或五色杂下，频出无禁，有类滞下，俗名刮肠，此乃脏腑俱虚，脾气欲绝，故肠胃下脱，若投痢药则误矣，六柱饮去附子，加益智仁、白芍药，或可冀其万一。

论痢后风

准绳云：痢后风，因痢后下虚，不善调理，或多行，或房劳，或感外邪，致两脚痿软，若痛若痹，遂成风痢，独活寄生汤吞虎骨四斤丸，或用大防风汤，或多以骨碎补三分之一，同研取汁，酒解服，外以杜仲、牛膝、杉木节、白芷、南星、萆薢煎汤熏洗。

丹溪云：痢后风系血入脏腑，下未尽，复还经络，不得行故也，松明节一两，以乳香二钱炒焦存性，苍术、黄柏各一两，紫葳一两半，甘草半两，桃仁去皮不去尖一两，俱为末，每服三钱，生姜同杵细，水荡起二三沸服。邻人鲍子，年二十余，因患血痢，用涩药取效。后患痛风，号叫撼邻里。予视之曰：此恶血入经

络证，血受湿热，久为凝浊，所下未尽，留滞隧道，所以作痛。经久不治，恐成枯细。遂与四物汤，桃仁、红花、牛膝、黄芩、陈皮、甘草，煎生姜汁研潜行散，入少酒饮之数十帖，又与刺委中，出黑血近三合而安。痢后脚弱渐细小，用苍术二两，白芍药、龟板各二两半，黄柏五钱，粥糊丸，以四物汤加陈皮、甘草煎汤送下。

李氏曰：愈后余瘀当防，三白汤、六神丸、枳术丸、太和羹选用。有手足肿者，有遍身历节痛者，俱余瘀留滞经络，不可纯用风药。鹤膝风，大防风汤、五积交加散，脚细者苍龟丸。

论痢后调理

宝鉴云：且如泻痢止，脾胃虚，难任饮食，不可一概用克伐之剂。若补养其脾胃气足，自然能饮食，宜钱氏方中异功散。设或喜嗜饮食太过，有伤脾胃，而心腹痞满，呕逆恶心，则不拘此例，当权用橘皮枳术丸，一服得快，勿再服。若饮食调节无伤，则胃气和平矣。

丹溪云：痢后糟粕未实，或食稍多，或饥甚方食，腹中作痛者，以白术、陈皮等分煎服，和之则安。气血俱虚神弱者，以参、术、当归、芍药、茯苓，少加黄连服之，或钱氏白术散。

诊 法

脉经曰：肠澼下脓血，脉沉小留连者生，洪大数，身热者死。又曰：肠澼筋挛，脉小细安静者生，浮大而紧者死。

脉诀举要曰：涩则无血，厥寒为甚，尺微无阴，下痢逆冷。又曰：无积不痢，脉宜滑大，浮弦急死，沉细无害。

---

① 异攻散 即"异功散"。

丹溪云：下痢纯血者，如尘腐色者，如屋漏者，大孔如竹筒者，唇如朱红者，俱死。如鱼脑者，身热脉大者，俱半死半生。经所谓身凉脉细者生，身热脉大者死，亦是大概言之，不可以途而论也。

治痢疾初起方 荡积行气之剂

治痢散　治痢疾初起之时，不论赤白皆效。

葛根　苦参酒炒　陈皮　陈松萝茶各一斤　赤芍酒炒　麦芽炒　山楂炒，各十二两

上为末，每服四钱，小儿减半。忌荤腥、面食、煎炒、开气发气诸物。本方加川黄连四两，尤效。

朴黄丸　治痢初起，腹中实痛，不得手按，此有宿食也，宜下之。

陈皮　厚朴姜汁炒，各十二两　大黄酒蒸，一斤四两　广木香四两

上为细末，荷叶水泛为丸如绿豆大，每服三钱，开水下。小儿一钱。

导气汤　治下痢脓血，里急后重，日夜无度。此方行血调气，深合经旨。

芍药二钱　当归一钱半　大黄　黄芩各二钱　黄连　木香　槟榔各七分

上㕮咀作一服，水二盏煎一盏，去柤，温服，如未止再服。一方有枳壳五分。河间芍药汤多甘草、官桂二味。利势不减，渐加大黄；窘迫甚者，加芒硝一钱；如痞满气不宣通，加枳实一钱。

木香导气汤　治痢疾初起腹痛，红白相兼，里急后重，发热噤口，无问老幼，先与一服，甚效。

大黄一钱半　黄连　芍药生用，各一钱二分　厚朴　槟榔　枳实各一钱　当归　茯苓　朴硝各八分　木香五分。

上锉，水二钟煎七分，空心服。一方无枳实。

小便赤加滑石、木通。

加减导气汤　治痢疾初起，不问赤白，以此导之。

白芍药二钱　大黄三钱，煎熟入　黄连　厚朴姜制　枳壳麸炒，各一钱半　黄芩　木香　槟榔各一钱　青皮炒，五分

上锉，加生姜三片，水煎，食前热服。柤再煎，得利数行即愈。二帖后不愈，去槟榔、厚朴、枳壳、大黄，加白术一钱半，白茯苓、陈皮各一钱；有血，加当归一钱，桃仁十个，黄连减半；食少，加炒神曲。

芍药汤河间　行血调气。经曰：溲而便脓血，知气行而血止，行血则便脓[1]自愈，调气则后重自除。

芍药一两　当归　黄连　黄芩各半两　大黄三钱　木香　槟榔　甘草灸　官桂各二钱。

上㕮咀，每服五钱，水二盏煎至一盏，食后温服。

如痢不减，渐加大黄；窘迫甚者，加芒硝半两。如痞满气不宣通，加枳实半两；如脏毒下血，加黄柏半两。

宁胃散

白芍药炒，二钱　黄芩炒　黄连炒　木香　枳壳炒，各一钱半　槟榔一钱　甘草灸，三分。

上锉，水煎服。若腹痛，加当归一钱半，砂仁一钱，再加木香、芍药各五分；若后重，加滑石炒一钱半，再加枳壳、槟榔各五分，生芍药、条黄芩各五分；若痢已久而后重不去，此大肠坠下，去槟榔、枳壳，用条黄芩、升麻各一钱，以升提之；若白痢，加白术、茯苓、炒滑石、陈皮各一钱；稍久胃虚，减芩、连、芍药各七分，亦加上数味，惟去滑石、槟榔、枳壳，再加缩砂、炙干姜各五分；初欲下之，再加大黄五钱；兼食积，加山楂、栀子、

---

① 脓　原脱，据前论中文义补。

枳实各一钱；若红痢，加当归、川芎、桃仁各一钱半；稍久胃虚，减芩、连各五分，加当归、川芎、熟地黄、阿胶、朱砂、陈皮各一钱，白术一钱半。若[1]红白相杂，加芎、归、桃仁、陈皮、苍术各一钱半；若色赤黑相杂，此湿胜也，及小便赤涩少，加木通、泽泻、茯苓各一钱，山栀五分，以分利之；若呕吐食不下，加软石膏一钱半，陈皮一钱，山栀五分，入生姜汁缓呷之，以泻胃口之热；有气血虚而痢者，用四物汤加参、术、陈皮、黄芩、阿胶之类以补之；有寒痢者，黄连、木香、酒炒芍药、当归、炒干姜、砂仁、厚朴、肉桂之类。

宁胃解毒汤

白芍药一钱五分 黄连 枳壳炒 茯苓各一钱 青皮 槟榔各七分 木香 泽泻 甘草各五分

上锉一服，水二钟、姜三片煎服。初感积滞，湿热正炽，下之，加大黄、朴硝各一钱；血痢，加黄芩炒、川芎、当归各六分；腹痛，加泽泻、延胡索各八分；赤白兼下，加川芎、桃仁、滑石、炒当归尾、陈皮、干姜炒各五分；白痢久者胃虚，加白术、黄芪、茯苓各一钱，去槟榔、枳壳、黄连；赤痢久弱，下后未愈，去芩、连，加当归、白芍药、炒白术、熟地黄、川芎、阿胶珠各一钱；湿胜少水，少加木通、泽泻、茯苓、炒山栀各五分，下后二便流利，惟后重不去，以升麻、川芎提之；痢人气血两虚，以八物汤养之；痢久滑泄，腹中已清，二便流利，加罂粟壳、诃子、阿胶，以止涩之。

易简承气汤

大黄五钱 枳实米泔润，切，三钱 甘草二钱

上锉，先以大黄一半同二味煎服，又入一半，起去粗，温服。气虚者，大黄三钱，枳实二钱，甘草一钱。

调胃承气汤
小承气汤
大承气汤

三方见大便燥结门。大承气汤上锉，下详解。

四味香连丸 治痢疾初发三五日内，不问赤白，每日二服，有积自行，无积自止。

木香二两 槟榔一两 黄连炒，十两 大黄酒煨，四两

上为细末，陈曲糊为丸如绿豆大，每服七十丸，空心米汤下。 一方，下痢色黑用大黄，色紫用地榆，色红用黄芩，色淡用生姜，色白用肉桂，色黄用山楂，水泻用粟壳，痛甚用木香、山栀，各煎汤送下，如神。

导气丸

青木香 萝卜子 茴香 槟榔 黑牵牛各四两

上为细末，薄粥丸如桐子大，每服三十丸，

加减导气丸 痢初发三五七日内，不问赤白紫红，每日二服，有积自行，无积自止，止后勿服。

黄连生姜汁炒，炒厚朴硝水浸 白芍药半生半炒 黄芩炒 大黄 木香 青皮 枳壳麸炒，各二两

上为末，蜜少入，姜汁打糊丸如桐子大，每服四五十丸，白汤下。

木香槟榔丸 治一切气滞，并食积酒毒，下痢脓血，及米谷不化。

木香 槟榔 青皮 陈皮 枳壳 广茂即莪术 黄连 黄柏 大黄各一两 黑牵牛 香附各二两

上为末，滴水丸如桐子大，每服五六十丸，温水下，加至以利为度。 一方有

---

[1] 若 此上原衍"初欲下之，再加大黄五钱"十字，今删。

当归、黄芩各一两。

木香枳壳丸　治痢疾里急后重，兼开胸膈，进饮食，破滞气，散内热。

木香　槟榔　陈皮去白　青皮　黄连　当归　蓬术煨　枳壳麸炒，各五钱　香附子　黄柏各一两半　黑牵牛头末，二两

上为末，水丸桐子大，每服五七十丸，姜汤下。

元青丸　治下痢势恶，频并窘痛，或久不愈，诸药不能止，如可下之，以开除湿热痞闷积滞，而使气液宣行者，宜以此逐之。兼宣利积热酒食积，黄瘦中满，水肿腹胀，兼疗小儿惊疳，积热乳癖诸证。泄泻勿服。

黄连　黄柏　大黄　甘遂　芫花醋拌炒　大戟各五钱　牵牛四两，取头末二两　青黛一两　轻粉二钱

上为末，水丸小豆大，初服十丸，每服加十丸，空心、日午、临卧各一服，以快利为度，后常服十五丸，数日后得食力。如利尚未痊，再加取利，利后却常服，以意消息，病去为度，后随证止之。小儿丸如黍米大，退惊疳积热，不须下者，常服十丸。（此药峻利，非有实积者，不宜轻用，慎之）

闸板丹　专治一切水泻痢疾。

黄丹水飞，三两　乳香　没药各三钱　杏仁去皮尖，二十四粒　巴豆去油膜，二十四个　黄蜡二两，净

上将四味研为极细末，先将黄蜡熔开，后将药末同黄丹拌匀，入蜡内搅，冷成锭，油纸裹封，旋丸如桐子大。每服大人一丸，小儿半丸，其效如神。忌生冷油腻。水泻，白汤下；红痢，甘草汤下；白痢，干姜汤下；红白相兼，甘草干姜汤下。

通元二八丹　治痢疾，奇效如神。若肠风下血，可常服。

黄连去毛，八两　当归　生地黄　白芍药　乌梅肉各五钱

上为细末，以雄猪肚一个盐醋洗净，去秽气，煮将熟取出，水控干，入药在内，置甑中，上下用韭菜厚铺，自辰至酉，慢火蒸之，以银簪插试，有黄色为度，乘热捣三千杵，丸如桐子大。每服七十丸，食后以生姜汤下则行，以细茶汤下则止，能通能塞，故曰通元。治积聚，空心以姜汤服，泻一二次即除，用粥补之；治泻痢，饭后以茶汤服，即止。

又方　治一切痢。

黄连　枳壳　甘草炙　乌梅各半两

上㕮咀，每服半两，水煎，空心服。忌鱼猪生冷等物。

三味黄丸子　止诸痢。

黄连八两　枳壳　黄柏各四两

上为细末，面糊丸如桐子大，每服二三十丸，空心饮汤下。如里急后重，枳壳汤下。

犀角丸　但是痢，服之无不瘥者。

犀角屑取黑色纹理粗者　宣州黄连　苦参　金州黄柏赤色紧薄者　川当归五味俱另捣取细末，各等分

上和匀，空腹，烂煮糯米饮调方寸匕服之，日再服。忌粘滑、油腻、生菜。

治赤痢方

芍药黄连汤保命　治大便后下血，腹中痛者，谓之热毒下血。

芍药　当归　黄连各半两　大黄　甘草炙，各一钱　桂枝淡味，五分

上㕮咀，每服半两，水一盏煎至七分，食后温服。如痛甚者，调木香、槟榔末一钱服之。

黄连汤保命　治大便后下血，腹中不痛，谓之湿毒下血。

黄连去须　当归各半两　甘草炙，二钱

上咬咀，每服五钱，煎服。

当归芍药汤　治血虚下痢。

当归　川芎各一钱半　芍药炒，三钱　生地黄　黄连炒　木香各一钱

上锉，水煎，食前服。

加味四物汤　治下痢纯血久不愈，属阴虚。

当归酒洗　川芎　白芍药炒　生地黄酒炒　槐花炒　黄连炒　桃仁去皮尖，各等分

上锉，水煎服。

解毒金花散　治下痢脓血热毒。

黄连　黄柏各一两　黄芩　白术　赤芍药　赤茯苓各半两

上咬咀，每服一两，水二钟煎一钟，去粗，食前温服。如腹痛，加栀子仁二枚同煎。

丹溪方　治赤痢。

生地黄　黄柏　芍药　地榆　白术各等分

上锉，每服七八钱，水煎服。如腹痛，加枳壳、厚朴；后重，加滑石、木香、槟榔；有热，加黄芩、山栀；腹痛甚者，加没药。

丹溪方　治痢红紫血，下坠逼迫，不渴不热。

白术　芍药各一两　归身　陈皮　枳壳炒　滑石各半两　甘草炙，二钱半　桃仁三十六个

上锉，分八帖，下实肠丸三十粒。

丹溪方　治热痢血痢。

大黄　黄连　黄芩　黄柏　枳壳　白芍药　当归　滑石　甘草　桃仁　白术各等分

上为末，神曲糊为丸如桐子大，每服五六十丸，白汤下。

青六丸　治血痢神效。

腻白滑石六两　甘草一两　红曲五钱

上为细末，汤浸蒸饼丸服。

犀角散　治热痢，下赤黄脓血，心痛，心烦困闷。

犀角屑　黄连去须，微炒　地榆　黄芪各一两　当归炒，半两　木香二钱半

上为散，每服三钱，以水一盏煎至六分，去粗，温服。

玉粉散　治血痢，解脏腑积热毒。

海粉为细末，每服二钱，蜜水调服。

生地黄汤　治热痢不止。

生地黄半两　地榆七钱半　甘草炙，二钱半

上咬咀如麻豆大，用水二盏煎至一盏，去粗，温服，空心，日晚再服。

郁金散　治一切热毒痢，下血不止。

川郁金　槐花炒，各半两　甘草炙，二钱半

上为细末，每服一二钱，食前用豆豉汤调下。

茜根散　治血痢，心神烦热，腹中痛，不纳饮食。

茜根　地榆　生干地黄　当归微炒　犀角屑　黄芩各一两　栀子仁半两　黄连二两，去须，微炒

上咬咀，每服四钱，以水一中盏入豉五十粒、薤白七寸，煎至六分，去粗，不拘时温服。

蒲黄丹　治血痢。

蒲黄三合　干地黄　桑耳　甘草　芒硝　茯苓　人参　柏叶　阿胶　艾叶　生姜各一两　禹余粮　黄连各一两　赤石脂一两二钱半

上咬咀，以水一斗煮取四升，分作五服。

黄连丸一名羚羊角丸　治一切热痢及休息痢，日夜频并，兼治下血黑如鸡肝色。

黄连去须，二两半　羚羊角镑　黄柏各一两半　赤茯苓半两

上为细末，炼蜜和丸如桐子大，每服二十丸，姜蜜汤下。暑月下痢，用之尤验。一方用白茯苓，腊茶送下。

黄连阿胶丸 治热泻血痢，及肺热咯血。此方抑心火，清肺脏。

黄连去须，三两 阿胶碎炒，一两 赤茯苓二两

上以连、苓为细末，水熬阿胶膏搜和，为丸如桐子大，每服三十丸，空心温米饮下。

芍药柏皮丸 治一切湿热恶痢，频并窘痛，无问脓血。

芍药 黄柏各一两 当归 黄连各半两

上为末，水丸小豆大，温水下三四十丸。忌油腻、生冷、一切热物。

阿胶汤 治伤寒热毒入胃，下痢脓血，亦治久血热痢。

黄连炒，二两 栀子半两 阿胶蛤粉炒 黄柏炙，各一两

上咬咀，每服一两，水煎，食前温服。

柏皮汤 治伤寒下痢，亦治日久血热痢。

柏皮三两 黄芩二两 黄连一两

上咬咀，每服一两，水煎，温服。如腹痛，加山栀子；小便不利，加赤茯苓、阿胶。

一方 专治赤痢。

黄连二两 木香 甘草各二钱

上咬咀，水二钟煎至一钟，去粗，食前温服。先一日服五苓散三帖，次日早服此药，即止。

槐花散洁古 治血痢久不止，腹中不痛，不里急后重。

青皮 槐花 荆芥穗各等分

上为末，水煎，空心热服。

地榆散 治中暑昏迷，不省人事，欲死，并治血痢、暑痢。

地榆 赤芍药 黄连 青皮各等分

上为末，每服三钱，浆水调。如无，只用新水亦得。若血痢，水煎服。

地榆散 治下血远年不瘥及血痢。

地榆 卷柏各等分

上咬咀，用砂罐煮数十沸，通口服。

苍术地榆汤 治脾经受湿，下血痢。

苍术三两 地榆一两

上锉，每服一两，水二盏煎一盏，温服。

地榆丸 治泻痢或血痢，日久不愈。

地榆微炒 当归微炒 阿胶糯米炒 黄连去须 诃子取肉，炒 木香晒干 乌梅去核取肉，各半两

上为细末，炼蜜丸如桐子大，每服二三十丸，空心陈米饮吞下。先公顷在括苍病痢逾月，得此方而愈。顷在霅①上，士人苏子病此为甚，其妇翁孙亿来告，急录此方以与之，旋即痊安。

圣功丸元戎 专治血痢。

腻粉三钱 淀粉二钱 一法加蛤粉

上研匀，水浸蒸饼丸菜豆大，艾汤下。

聚珍丸 治血痢酒痢，尤效。

川百药煎 陈槐花炒，各半两 感应丸一帖 薄荷煎两帖 麝香少许

上件为末拌匀，炼蜜为丸如梧桐子大，每服二十丸，食后服。男子用龙牙草煎汤下，女人用生地黄煎汤下。

严氏乌梅丸 治留热肠胃，脐腹绞痛，下痢纯血，或服热药过多，毒蕴于内，渗成血痢。

黄连三两 乌梅肉二两 当归 枳壳麸炒，各一两

上为末，醋糊丸如桐子大，每服七十

―――――――――
① 霅（zhà 炸） 地名。浙江省吴兴县的别称。

丸，空心，米饮下。

茶梅丸

用腊茶为细末，不拘多少，用白梅肉和丸。赤痢，甘草汤下；白痢，乌梅汤下；泄泻不止，陈米饮下。每服二十丸，团茶尤佳。大凡痢疾，不以赤白分冷热，若手足和暖则为阳，宜先服五苓散，粟米饮调下，次服感应丸二十粒，即愈。若手足厥冷则为阴，宜已寒丸、附子之类。如此治痢，无不效。有人夏月患痢，一日六七十行，用五苓散，立止。

一方 治痢血。

乌梅三枚除核，用盐水研烂，合腊茶，加醋汤沃服之。曹鲁公痢血百余日，国医无能疗者，陈应之用此，一啜而瘥。

椿皮丸 下痢清血，腹中刺痛。

椿根白皮不拘多少为末，醋糊丸如桐子大，空心米饮下三四十丸。

苦参丸 治血痢。

苦参不拘多少，炒焦为末，滴水丸如桐子大，每服五十丸，米饮下。

三物散 治痢血。

胡黄连　乌梅　灶心土各等分

上为末，腊茶清调下，食前服。昔梁庄肃公患痢血，陈应之曰：此挟水谷。用此药数服而愈。

一方 治下痢纯血。

黄柏蜜灸黄色令香，二两为末，每服三钱，空心温浆水调下。

一方 治血痢，神效。

用干姜于火上烧黑，不令成灰，磁碗合放冷，为末，每服一钱，米饮调下。

宿露汤 治风痢下纯血。

酸石榴皮　草果各一个　青皮二个　甘草二寸　杏仁七个，去皮尖　椿根皮二钱半

上㕮咀，加生姜三片、乌梅二个，水煎，去粗，露一宿，早晨服。

桃仁承气汤 下痢紫黑色者，热积瘀血也，腹痛后重异常，以此下之。

桃仁半两　大黄一两　芒硝三钱　甘草二钱　桂三钱

上锉，每服一两，水煎服。

加味清六丸 治痢久不愈，下如清涕，有紫黑血丝，原因饮食后疾走，或极力叫号呕跌，多受疼痛，大怒不泄，补塞太过，火酒火肉，皆令血瘀所致。

滑石六钱　乳香　没药　桃仁　木香　槟榔　大黄各一钱

上为末，神曲糊为丸如绿豆大，每服一百丸，米饮下，以利尽秽物为度。

加减平胃散 经云：四时皆以胃气为本。久下血则脾胃虚损，血水流于四肢，却入于胃而为血痢，宜服此滋养脾胃。

白术　厚朴　陈皮各一两　人参　黄连　桃仁　阿胶炒　茯苓各五钱　甘草七钱　木香　槟榔各三钱

上㕮咀，每服五钱，加生姜三片、枣一枚，水煎，温服。血多，加桃仁；热泄，加黄连；小便涩，加茯苓、泽泻；气不下，后重，倍槟榔、木香；腹痛，加官桂、芍药、甘草；脓多，加阿胶；湿多，加白术；脉洪大，加大黄。

治白痢方

十宝汤 治冷痢如鱼脑者，三服见效，甚疾。

黄芪四两　熟地黄酒浸　人参　茯苓　白术　半夏　当归　芍药　五味子　官桂各一两　甘草炙，半两

上㕮咀，每服四钱，加生姜三片、乌梅一个，水煎，食前服。

调中理气汤 治痢调理。

白术　芍药火煨　枳壳炒　槟榔各一钱　苍术米泔浸　陈皮各八分　厚朴姜汁炒，七分　木香五分

上锉，水煎，空心服。如红痢，厚朴

不制，芍药不炒，再加黄芩、黄连各一钱半；白痢，只依本方。

一方 治白痢。

草果一个 甘草一寸 干姜一块 陈皮三片 乌梅一个 酸石榴皮半个

上锉作一服，水煎，温服。

黄连汤 治大肠虚冷，下痢青白，腹中雷鸣相逐。

黄连四两 茯苓 川芎各三两 酸石榴皮五片 地榆五两 伏龙肝面炒，研末

上㕮咀，每服一两，水煎，食前服。

温六丸 治白痢、水泻，皆效。

腻白滑石六两 粉甘草炙，一两 干姜五钱，或生姜汁亦可

上为末，汤浸蒸饼丸服。

豆蔻丸 治白滞痢，腹脏撮痛。

肉豆蔻面裹煨熟 草豆蔻面裹煨熟 枇杷叶去毛，炙 缩砂仁 母丁香各一两 木香沉香各半两 地榆二两 墨烧红，为末，半两

上为细末，烧粟米饭为丸如樱桃大，每服二丸，食前用米饮化下。

严氏当归丸 治冷留肠胃，下痢纯白，腹痛不止。

当归 芍药 附子 干姜炮 厚朴 阿胶蛤粉炒，各一两 白术 乌梅肉各二两

上为末，醋糊丸如桐子大。每服五十丸，空心米饮下。

局方桃花丸 治冷痢腹痛，下如鱼脑白物。

赤石脂煅 干姜炮，各等分

上为末，蒸饼糊丸，米饮下三四十丸，日三服。

荫按：丹溪曰：桃花丸即《要略》桃花汤也，仲景以治便脓血，用赤石脂、干姜、粳米同煮作汤，一饮病安，便止后药。意谓病下焦血虚且寒，非干姜之温、石脂之涩且重不能止血，粳米味甘，引入肠胃，不使重涩之体少有凝滞，药行易

散，余毒亦无。《局方》不知深意，改为丸药，剂以面糊，日与三服，果能与仲景之意合否也。

丹溪方 治白痢。

苍术 白术 神曲 茯苓 地榆各一钱 甘草炙，五分

上锉一服，水煎服。腹痛，加枳壳、厚朴；后重，加木香、槟榔。

一方 治因辛苦劳役，肚痛白泻，此为劳热。

滑石一两 陈皮 白术各六钱 芍药五钱 黄芩三钱 甘草五分，炙 桃仁三十个

上锉，分六帖，水煎，食前服。

一方

乌梅 白梅陈久者，各七个

上件去核捣梅肉烂，同乳香末少许，丸如梧桐子大，以茶末为衣，每服二十丸，茶汤下，食前服。

一方 治白脓痢。

用白石脂为末，醋糊丸如小豆大，每服十丸，空心米饮下。

一方 治白痢，肚腹疼痛。

用百草霜五钱为末，热酒调下，食前米饮调亦可。

治冷热痢方

香连丸 治冷热不调，下痢赤白，脓血相杂，里急后重。

黄连四两，同吴茱萸二两酒拌同炒赤色，去茱萸不用 木香不见火，一两

上为细末，醋糊丸如桐子大。每服五七十丸，食前米饮下。

一方肚腹痛甚者，加乳香、没药各五钱。一方加肉豆蔻一两，粟米饭丸如米粒大，名豆蔻香连丸。

加味香连丸

黄连四两，用吴茱萸水炒过 木香一两 阿芙蓉二钱

上为末，陈米糊丸如绿豆大，每服二三十丸，莲肉汤下。此方临危大便不收，诸方不效，急服，被盖取睡，效奏神矣。

驻车丸 治冷热不调，下痢赤白，日夜无度，腹痛不可忍者。

黄连六两 阿胶蛤粉炒 当归酒洗 干姜炮，各三两

上为细末，醋煮米糊丸如桐子大，每服五十丸，空心米饮下。

黄连丸济生

黄连去须 干姜炮 缩砂仁炒 川芎 阿胶蛤粉炒 白术各一两 枳壳去穰，麸炒，半两 乳香另研，三钱

上为末，用盐梅三个取肉，少入醋同杵，丸如梧子大，每服四十丸，白痢干姜汤下，赤痢甘草汤下，赤白痢干姜甘草汤下，俱食前服。

黄连阿胶丸和剂 治冷热不调，下痢赤白，里急后重，脐腹疼痛，口燥烦渴，小便不利。

方见前赤痢条。

阿胶梅连丸 治下痢无问久新，赤白青黑，疼痛等证。

阿胶净草灰炒透明白，研，不细者再炒，研细尽 乌梅肉炒 黄柏炒 黄连 赤芍药 当归炒 赤茯苓去皮 干姜炮，各等分

上八味为末，入阿胶末和匀，水丸如桐子大，每服十丸，温米饮送下，食前日夜五六服。忌油腻肥脂等物。

归连丸 治痢无问冷热，及五色痢，入口即定。

当归 黄柏 黄芩 阿胶 熟艾各二两 黄连一两

上为末，以醇醋二升煮胶烊，下药煮令可为丸如豆子大，每服七八十丸，日二夜一，用米汤下。若产妇痢，加蒲黄一两，炼蜜和丸。

木香散 治冷热痢，虚损腹痛，不能饮食，日渐乏力。

木香 干姜炮 甘草炙 黄芩 黄连各半两 当归炒 白术 干熟地黄 柏叶炙，各七钱半

上锉散，每服三钱，水一中盏煎至五分，去粗，不拘时温服。

阿胶丸 治冷热不调，痢下脓血不止，腹痛不可忍。

阿胶锉碎，炒令爆 干姜炮 木香 黄连炒 当归炒 黄芩各一两 赤石脂 龙骨各二两 厚朴一两半，去粗皮，生姜汁涂炙

上为细末，炼蜜和丸如桐子大，每服三十丸，不拘时粥饮下。

变通丸 治赤白痢。

吴茱萸拣净 黄连去须，各等分

上共一处，用好酒浸透，各自拣焙为末，糊丸桐子大。白痢，用吴茱萸丸三十粒，干姜汤下；赤痢，用黄连丸三十粒，甘草汤下；赤白痢各用十五粒相合，甘草干姜汤下。

千金方 治下痢冷热，诸治不瘥。

乌头 黄连各一升

上二味为末，蜜和丸如桐子大，白汤下二十丸，日三夜二，神效。

一方 治似痢非痢挟热者。

用苦楝根皮去粗皮，晒干为末，粳米饮为丸，米饮下。

治暑痢方

黄连香薷饮 治感暑，下痢鲜血。

方见中暑门

六和汤 治感冒成痢，疼甚，食不进。

方见中暑门

益元散 此为治痢之圣药也，其功不能尽述。

桂府腻白滑石六两 粉甘草炙，一两

上为细末，每服三钱，白水调服无

时。一名六一散，一名天水散，加红曲名清六丸，加干姜名温六丸。

加味五苓散 治伏暑热二气及冒湿，泄泻注下，或烦或吐，或渴不止，小便不利。

赤茯苓 猪苓 泽泻 官桂不见火 白术各一钱二分 人参 滑石 甘草各一钱半

上㕮咀，用水二钟煎八分，空心服。

化滞香薷饮 治感暑，下痢鲜血。

香薷 黄连 白扁豆 厚朴 猪苓 泽泻 白术 白茯苓 白芍药

上锉，水煎服。

姜茶汤 治痢疾腹痛，不问赤白冷热。盖姜能助阳，茶能助阴，二者皆能消散，又且调平阴阳，至于暑毒、酒食毒，皆能解之。

老生姜细切，三片 细茶叶三钱

上用新水煎服。一方加连根韭菜同捣汁，酒调服。

仙梅丸 治痢疾发热发渴者。

细茶 乌梅水洗，剥去核，晒干

上为末，生蜜捣作丸如弹子大，每服一丸，水冷热随下。一方陈白梅，好茶、蜜水各半煎服。

治湿痢方

升阳除湿汤 自下而上者，引而去之。

苍术一钱 柴胡 羌活 防风 升麻 神曲 泽泻 猪苓各五分 炙甘草 陈皮 麦蘖面各三分

上作一服，水煎，空心服。如胃寒肠鸣，加益智仁、半夏各五分，生姜三片，枣一枚，非肠鸣不得用。加木香，治痢如鱼冻者最效。

升阳除湿防风汤 治大便闭，或里急后重，数至圊而不能便，或少有白脓血。少有血慎勿利之，升举其阳，则阴气自降

矣。

苍术米泔浸炒，四钱 防风三钱 白术一钱 茯苓 白芍药各一钱

上㕮咀作一服，除苍术另作片子，水一碗半煮至二盏，纳诸药同煎至一盏，稍热服，空心食前服。

茯苓汤东垣 治因伤冷水，泻变交作赤白痢，腹痛减食，热燥，四肢困倦无力。

茯苓 猪苓各六分 泽泻 归身各四分 芍药一钱半 升麻 柴胡各一钱 苍术二分 黄芩三分 肉桂 甘草炙，各五分 生姜二钱

上㕮咀作二服，水煎，食前稍热服。一方无升麻、柴胡。

加减胃苓汤 治暴痢赤白相杂，腹痛，里急后重。

苍术 厚朴 茯苓 猪苓 泽泻各八分 白术 陈皮 甘草炙 黄连各一钱 木香三分 槟榔五分

上锉，水二钟煎八分，通口服。

丹溪方 治因饮水过多，腹胀，泄痢带白。

苍术 厚朴 白术 茯苓 滑石

上锉，水煎，下保和丸。又云加炒曲、甘草。

戊己丸 治脾经受湿，泻痢不止，米谷不化，脐腹刺痛。

黄连 吴茱萸去梗，炒 白芍药各三两

上为末，面糊丸如桐子大，每服五七十丸，空心米饮下，日三服。

坚中丸 治脾胃受湿，滑泄注下。

黄连 黄柏 赤茯苓 泽泻 白术各一两 陈皮 肉豆蔻 白芍药 人参 官桂 半夏曲各五钱

上为末，汤浸蒸饼为丸如桐子大，每服五七十丸，食前温米饮下。

治 风 痢 方

仓廪汤　治痢疾赤白，发热不退，肠胃中有风邪热毒，及时行瘟疫，沿门阖境皆下痢噤口者，服之神效，即人参败毒散加陈仓米。

人参　茯苓　甘草　川芎　枳壳　桔梗　羌活　独活　前胡　柴胡　陈仓米各等分

上㕮咀，每服五钱，生姜三片，水煎，不拘时热服。痢后手足疼痛，加槟榔、木瓜煎，若不早治，有成鹤膝风者。

胃风汤　治风入肠胃作痢，或白或赤，或如豆汁，或痢久人弱脉虚，色如尘腐将危者，亦能救治。

人参　白术　茯苓　川芎　芍药　当归　羌活　防风

上锉，加粟米，水煎服。腹痛，加木香。

六一顺气汤　治痢不问赤白相杂，肚痛里急后重，浑身发热，口干发渴，用此通理即止。

柴胡　黄芩　芍药　枳实　厚朴　大黄　芒硝　甘草

上锉剂，先将水二钟煎滚三沸后，入药煎至一碗，临服入铁锈水三匙调服。

防风芍药汤　治泄痢飧泄，身热脉弦，腹痛而渴，及头痛微汗。

防风　芍药　黄芩各一两

上㕮咀，每服一两，水煎，食前服。

枳实三百丸　治肠风久不已，而下痢脓血，日数十度。

枳实　皂角刺　槐花生，各五钱

上为末，炼蜜丸如桐子大，每服三十丸，米饮、酒任下。

治 寒 痢 方

理中汤　治脾胃寒湿泻痢。

方见泄泻门

温中汤　治痢疾挟寒。

苍术　木香　干姜炒，各一钱半　芍药炒　厚朴姜汁炒　青皮　砂仁各一钱二分

上锉，水煎服。

诃黎散　治脾胃虚弱，内挟冷气，心胁刺痛，呕吐恶心，肠鸣泄泻，水谷不化，渐成痢疾。

诃子　肉豆蔻面裹煨　青皮各四两　附子炮，去皮，一两　肉桂去皮，五钱

上为末，每服三钱，水一盏半加生姜三片，煎至七分，食前温服。

地榆散　治大人小儿脾胃气虚，冷热不调，下痢脓血，赤多白少，或纯下鲜血，里急后重，小便不利。

地榆炒　干葛各四钱　当归　赤芍药　茯苓各三钱　干姜炮　甘草炙，各二钱　罂粟壳蜜炙，六钱

上为细末，每服二钱，用热水调下，不拘时。

木香散　治脾胃虚弱，内挟风冷，泄泻注下，水谷不化，腹中绞痛，久痢脾滑不禁。

木香　附子醋煮，去皮脐　赤石脂　诃子肉　甘草炙，各一钱　当归二钱　藿香　肉豆蔻面煨，各一钱半　丁香五分

上作一服，加生姜三片、枣二枚，水煎，食前服。

和中饮　治痢疾不分赤白，近服之无有不效者，但发热噤口者不可服。

白术　陈皮　茯苓　芍药各一钱　草果仁七分　甘草三分　陈仓米二钱　砂糖三钱　粟壳醋炙，一钱半　乌梅一个

上锉，加生姜三片、枣一枚，水煎服。

豆蔻燥肠丸　治沉寒痼冷，泄痢腹痛，后重。

附子炮，去皮　赤石脂各一两　舶上硫

黄　良姜炒　肉豆蔻　干姜炮,各半两

上为末，醋糊丸如桐子大，每服二十丸，米汤下。忌生冷硬物及油腻。

木香豆蔻丸　治脏腑极冷伤惫，下泄米谷不化，及一切冷痢脾泄，无不取效，惟热痢热泻不治，盖药性热也，随证用之。

木香　破故纸各一两　良姜　厚朴制　砂仁各七钱半　陈皮　赤芍药　官桂　白术各半两　吴茱萸汤炮　胡椒各二钱半　肉豆蔻四个,面煨　槟榔一两

上为细末，用浆水煮猪肝，仍用些糊为丸如桐子大，每服五七十丸，空心米饮下。

豆蔻固肠丸　治脾胃虚寒，脏腑频滑，下痢赤白。

木香　赤石脂　干姜　缩砂　厚朴姜制　肉豆蔻面裹煨,各等分

上为末，面糊丸如桐子大，每服五十丸，空心米饮下。

陈曲丸　治腹中冷痛，磨积止痢。

陈曲炒,一两半　干姜炮　官桂　白术　当归　厚朴　人参　甘草炙,各半两

上为细末，炼蜜丸如桐子大，每服三五十丸，酒送下，或淡醋汤亦得，食前，一日三服。

白术调中丸　治脾胃不和，米谷不消，久痢赤白，脓血相杂，多日羸瘦，不思饮食。

白术半两　神曲炒,四两　人参　茯苓　猪苓　泽泻各三钱　干姜炮　甘草炙,各一两　木香二钱　官桂一钱半

上为末，面糊丸如桐子大，每服五七十丸，空心淡姜汤下。

胜金丹

干姜　黄蜡各等分

上银石器中化蜡，入姜末，丸如芥子大，每服七丸或十四丸，白痢酒下，赤痢井花水下。

石脂神砂丹

赤石脂一两半,水飞　朱砂一两,细研　生附子　干姜各五钱

上为细末，酒糊丸如黑豆大，每服十五丸，清水饮下。

一方　治水泻并赤白痢。

用草乌大者一两半，将一半烧灰，一半生用，为细末，醋糊丸如绿豆大，每服七丸，赤痢甘草汤下，白痢干姜汤下，水泻井花水下，并空心服。忌腥臊、热毒、诸冷物。

一方　治气痢。

乳汁煎荜拨服之。《太平广记》：贞观中，太宗苦于气痢，众医不效，诏问群臣中有能治者，当重赏之，有卫士进此方，服之立瘥。

治时疫痢方

杨子建万全护命方　今有人患痢，其脉微小，再再寻之，又沉而涩，此之一候，若下白痢，其势虽重，庶几可治，若是下血，切忌发热，通身发热者死，热见七日死。以上所陈，虽未足以达痢之渊源，亦足以明其粗迹。议者谓：如子所言，自甲子至于癸亥，每六十年中，未尝有一年不生痢疾，今世人所患痢疾，于数年中间，忽止有一年，其故何也？答曰：六十年中，未尝有一年无木土相攻，未尝无土火相郁，未尝无水火相犯，但五运之政，譬如权衡，一年间五行气数更相承制，得其平等，则其疾自然不作。若或一气太过，一脏有余，痢疾之生，应不旋踵。予故备陈其粗，以开后学之未悟，庶几诊疗之间无差误之过者矣。但毒痢伤人不一，惟水邪犯心为重。世人初患痢时，先发寒热，投药治之，其热不退，发热太甚，食则呕逆，下痢不止，心热如火，只

要入凉处，只思吃冷水，忽思狂走，浑身肌肉疼痛，着手不得，此候十难治其三四也。治疫毒痢方，须是仔细首尾读，此方论令分明，识病根源，然后吃药。但毒痢初得时，先发寒热，忽头痛，忽壮热，忽转数行，便下赤痢，忽赤白相杂，忽止下白痢，或先下白痢，后变成赤痢，或先下赤痢，后却变成白痢，并宜吃此方。但初下痢时，先发寒热头痛，即是寒邪犯心。寒气犯心，水火相战，故初病时先发寒热。水火相犯，血变于中，所以多下赤痢，如紫草水，如苋菜水。无色泽者，寒邪犯心之重也。先发寒热而所下之痢止白色者，寒邪犯心之未动也。先下白痢而后有赤痢之变者，寒邪犯心，其势渐加也。先下赤痢而后变成白痢者，寒邪犯心，其势渐减也。赤白相等者，水火相犯，其势相等，寒湿之气相搏也。忽有赤多而白少，忽有赤少而白多，此寒邪之势有多少，毒利之病有重轻。以白多为轻，赤多为重。治之之法，先夺其寒，则其所下之药一也。以太岁分之，则丙子、丙午、甲子、甲午、庚子、庚午、丙寅、丙申年、甲寅、甲申年、庚寅、庚申年，并辰戌之年，运遇丙甲及庚运所临，其害尤甚，及丑未之年，宜有此候。又兼无问太岁，盖天地变化，其候多端，难可穷尽。今此但世人亦不必撞太岁，但看一年中春夏之内，多有寒肃之化，阳光少见，忽寒热二气更相交争，忽于夏月多寒湿之化，寒邪犯心，所受之痢先发寒热，忽头痛，忽先转数行，后有赤痢，忽赤白相杂，忽止下痢，并宜吃此通神散，吃后取壮热便退。若两三盏后壮热不退，更不吃此方，自别有方论在下。

第一通神散

麻黄去根节　官桂去粗皮，各七钱半　大川芎　白术各二两　藁本　独活　桔梗　防风　芍药　白芷各半两　牡丹皮　甘草各二钱半　细辛三钱三分　牵牛一钱七分

上为细末，每服二钱，非时熟汤调下，和柤热吃。若吃两三盏后寒热不退，更不必吃，自别有方论在下。若吃此药后寒热已退，赤痢已消减，便修合第二方、第三方，药吃取安效。若寒热已退，赤痢未消减，更服两三盏，然不可多吃，一日只两盏，后赤痢消减，忽变成白痢，旋次修合第二方吃，候出后度数减少，便修合第三方吃取平安。但六甲之年，六庚之岁，春夏之内，时气多寒，人得痢疾，此药通神。若是六甲之年，丑未之岁，湿化偏多，人得痢疾，先发寒热，即于方内添草豆蔻一两，同修合也。又不问太岁，但一年间春夏之内多寒，人有痢疾，先发寒热，并宜吃此方。

第二还真散　治毒痢。

初得时先发寒热，吃前方寒热已退，赤痢已消减，宜进此方。若吃前方药，寒热未退，赤痢未消减，更不宜进此药。但天地变化，其候非常，痢疾证候多端，此不得不尽其仔细。

诃子五枚，用面裹火煨熟，不要生，亦不要焦，去面不用，就热咬破诃子，擘去核不用，只用皮焙干

上捣罗为细末，每服二钱匕，以米汤一盏半同药煎取一盏，空心和柤吃。若吐出一两口涎更佳。如此吃经数盏，大腑渐安，出后减少，修合第三方药吃，以牢固大肠。若吃前方药壮热未退，血痢未减，不可进此药。

第三舶上硫黄丸　治疫毒痢，

吃前面两方病势已减，所下之痢止余些小，或下清粪，或如鸭粪，或如茶汤，或如烛油，或只余些小红色，宜吃此方，以牢固大肠，还复真气。

舶上硫黄二两，去砂石，细研为末　薏苡仁二两，炒，杵为末

上二味相和令匀，滴熟水和为丸如桐子大，每服五十丸，空心米汤下。

治食积痢方

曲附丸　治食积痢。

香附米　神曲　川芎　栀子　滑石　山楂　红曲　青黛　桃仁

上为末，面糊丸服。

曲劳丸　治食积作痢，及中风湿，脏腑滑泻。

川芎　神曲　白术　附子各等分

上为细末，面糊丸如桐子大，每服三五十丸，温米饮下。此治冷饮食作痢，热则流通之理，亦治飧泄。

利积丸　治下痢赤白，腹满胀痛里急，上渴引饮，小水赤涩，此积滞也。

黄连炒　萝卜子炒，各四两　天水末[①]八两　当归二两　乳香一两　巴豆一两，去油，同黄连一处炒

上为末，醋糊丸如桐子大，弱者十五丸，实者二十五丸，温水下。

黑丸子　治脾胃怯弱，饮食过伤，留滞不化，遂成痢下。服此药推导，更须斟酌受病浅深，增减丸数，当逐尽积滞方佳，然后徐徐补之。

乌梅肉　杏仁去皮尖，另研　半夏汤泡七次　缩砂各十四粒　百草霜六钱　巴豆霜去油，五分

上为细末，和匀，稀糊为丸如黍米大，每服十五丸，加至二十丸，用白汤送下。看人虚实加减丸数服之。

感应丸　治大人小儿泻痢，水谷不分，肚腹急痛。此药不损元气，只消积滞。

丁香　干姜　百草霜各一钱　木香二钱半　肉豆蔻一个，面裹煨　杏仁七个，去皮尖　巴豆七个，去皮不去油

上除巴豆、杏仁、百草霜，余为细末，同拌，研令极细，于银器内酒煮黄蜡

一两，放冷，蜡浮，用香油二钱先煎香熟，次下蜡同化作汁，铫内乘热拌和前药匀，作锭子，旋丸如豌豆[②]大，小儿如绿豆大，每服五丸或七丸，水泻冷水下，头痛葱白汤下，如要取汗，葱白生姜汤下，赤痢甘草汤下，白痢干姜汤下。

木香丸　治痢疾。

木香三钱　淡豆豉一两，洗净　巴豆四十九粒，去壳，针穿灯上烧存性，另研

上为末，豆豉为丸绿豆大，每服三丸，红痢甘草汤下，白痢干姜汤下。

木香不二丸　治痢疾或赤或白，或赤白交杂。

木香不见火　肉豆蔻面裹煨　诃子煨取肉，各一钱　巴豆一两，去壳油，另研　淡豆豉一钱半，一半入药，一半打糊

上为末，淡豆豉末同面打糊，为丸如黄豆大，量大小虚实加减，每服只许一丸，切忌服二丸，食前或临卧冷汤下，赤痢地榆汤下，白痢干姜汤下，赤白交杂甘草汤下。服此药后，多行二三次即佳。

红丸子　治痢。

黄蜡五钱　抚丹一两　巴豆四十九粒，去心膜油　木香　乳香各四钱　槐花二钱半

上将蜡石器内熔开，滤净，再化入药末并丹匀，待冷成膏，油纸包，旋丸如粟米大，每服三五十丸，白痢干姜汤下，赤痢甘草汤下，水泻煨姜汤下。

圣饼子宝鉴　治积滞作痢，脐腹作痛，久不愈者。

黄丹　密陀僧　舶上硫黄各二钱　定粉三钱　轻粉少许

上为细末，入白面四钱，滴水和丸捻作饼子，阴干，食前温浆水磨化服之，大便黑色为效。

---

① 天水末　即"大黄末"。按"天水"即"天水大黄"，北大黄之一种。

② 豌豆　原作"莞豆"，今改。

通神丸 治脓血杂痢，后重疼痛，日久不瘥。

没药 五灵脂去砂石，研 乳香研，各一钱 巴豆霜研，半钱

上同研匀，滴水为丸如黄米大，每服七丸，食前煎生木瓜汤下。小儿服三丸，随岁加减。

鱼鲊汤 治痢下五色脓血，或如烂鱼肠，并无大便，肠中搅痛不可忍，呻吟叫呼，声闻于外。

粉霜研 轻粉 朱砂研 硇砂去砂石，研 白丁香各一钱 乳香半钱 巴豆二七粒，去壳，不去油

上为末，蒸枣肉为丸，婴儿三丸如粟米大，二三岁如麻粒大，四五岁每服三四丸，并旋丸，煎鲊汤吞下，仍间服调胃药。此证缘久积而成，故小儿多有之。

灵砂丹 治积痢，定痛。

硇砂 朱砂各等分，研极细 黄蜡五钱 巴豆三七粒，去壳皮膜，同于银石器内重汤煮一伏时，候巴豆紫黑为度，去二七粒，止用一七粒研细

上三味合一处，研极匀，再熔黄蜡和药，旋丸绿豆大，每服二丸至五丸，水泻生姜汤下，白痢艾汤下，赤痢乌梅汤下。服时须极空心，服毕一时不可吃食，临卧尤佳，次食淡粥一日。疟疾，乳香汤面东，不发日晚间服。《本事方》云：此药不动气，服之泻者止，痢者断，疼者愈，有积者内化，亦不动脏腑。大凡痢有沉积者，不先去其积，虽暂安，后必为害。尝记陈侍郎经中，庚戌秋过仪真求诊，初不觉有疾，及诊视，肝脉沉弦，附骨取则牢，予曰：病在左胁，有血积必发痛。陈曰：诚如是。前某守九江，被诏冒暑涉长江，暨① 抵行朝，血痢已数日矣。急欲登对，医者以刚剂燥之，虽得止数日，脐下一块大如杯，旬日如碗，大痛，发则不可忍，故急请公词以归耳，奈何。予曰：

积痢不可强止，故积血结于脐胁下，非抵当丸不可。渠疑而不肯服，次年竟以此终。

丹溪方 或在下则缠滞，在上则呕食，此为毒积未化，胃气未平，证当认其寒则温之，热则清之，虚则用参、术补之，毒解积下，食自进矣。

苍术 白术 茯苓 当归 白芍药 生地黄 青皮 黄连 滑石 甘草

上锉，水煎服。如里急后重，加黄连、滑石、桃仁、槟榔，甚者加大黄；呕者，加半夏、姜汁。

治蛊疰痢方

茜根丸 治一切毒痢及蛊注，下血如鸡肝，心腹烦痛等证。

茜根 犀角 升麻 地榆 当归 黄连 枳壳 白芍药各等分

上为末，醋糊为丸如梧子大，每服七十丸，空心米饮下。

姜墨丸 治蛊疰痢。

干姜炒 京墨煅，各等分

上为末，醋糊丸如桐子大，每服三五十丸，米饮下。

治痢疾发热方

小柴胡汤 治泻痢身热，挟外感，不恶寒。

柴胡 黄芩 半夏 甘草

上锉，水煎服。

丹溪方 治痢疾发热，恶寒身痛，此为表证，宜微汗和解。

苍术 川芎 陈皮 芍药 甘草

上加生姜，煎服。

---

① 暨 不及。

治痢疾腹痛方

黄芩芍药汤东垣　治泻痢腹痛，或后重身热久不愈，脉洪疾者，及下痢脓血稠粘。

黄芩　芍药各一两　甘草五钱

上㕮咀，每服一两，水一盏半煎至一盏，温服无时。如痛甚，加桂少许。

苍术芍药汤　治痢疾痛甚者。

苍术二两　芍药一两　黄芩　官桂各五钱

上㕮咀，每服一两，水煎，温服。

当归导气汤东垣　治脓血痢无度，小便不通，腹中痛。

当归　芍药各一钱　青皮　槐花炒，各七分　泽泻五分　木香　槟榔各三分　甘草一钱半　生地黄酒浸，阴干，一钱半或二钱

上共为末，用水煎，食前温服。如小便利，去泽泻。

治痢止痛如神方

川黄连切片，净一两　枳壳切片，净一两

上先用槐花三二两，以水浸片时，漉净，同黄连炒老黄色，次入枳壳再炒，待燥拣出槐花不用，止将黄连五钱、枳壳五钱作一服，水煎七分，去粗，调乳香、没药净末各七分五厘服之。次照以前方再服一剂，腹痛即止，痢即稀，神效。此方有服之如醉者，乃药力行也，不妨。

建中汤仲景　治痢不分赤白新久，但腹中大痛者，神效。其脉弦急，或涩浮大，按之空虚，或举按皆无力者是也。

方见霍乱门

紫参汤金匮　治下痢腹痛。

紫参半斤　甘草三两

上锉，以水五升先煮紫参，取三升，次纳甘草，煮取一升半，分三次温服。

神效越桃散　治下痢之后，小便利而腹中满痛不可忍，此名阴阳反错，不和之甚也。

大栀子　良姜各三钱

上为末，米饮或酒调下三钱。

厚朴丸　治处暑后秋冬间腹痛下痢，大效。

厚朴　蜀椒去目，微炒　川乌头炮，去皮，各一两五钱　紫菀去苗土　吴茱萸汤洗　菖蒲　柴胡　桔梗　茯苓　官桂　皂角去皮弦，炙　干姜炮　人参各二两　黄连二两半　巴豆霜半两

上为细末，入巴豆霜和匀，炼蜜为丸如桐子大，每服三丸，渐加至五七丸，以利为度，生姜汤下，食后服。

黑子丸　治痢疾，定痛。

黄蜡五钱　杏仁　江子　砂仁各二十一粒

上三件，香油灯上烧存性，熔蜡和匀，加乳香些少，丸如米大，每服十余粒。

治里急后重方

导气汤　治下痢脓血，日夜无度，里急后重。

方见前。

立效散　治赤白痢疾，脓血相兼，里急后重，疼痛，一服立止。

黄连四两，酒洗，用吴茱萸二两同炒，去茱萸不用　陈枳壳二两，麸炒，去穰

上为细末，每服三钱，空心黄酒调下，泄泻米汤下，噤口痢陈米汤下。

木香黄连汤　治下痢脓血，里急后重，神效。

木香　黄连　川木通　川黄柏　枳壳麸炒　陈皮各二钱半　大黄三钱

上㕮咀，分作二帖，用水二盏煎至八分、去粗，食前温服。

木香化滞汤　治赤白痢，腹中疼痛，

里急后重，大便窘迫。

白术　茯苓　枳壳麸炒　厚朴姜汁炒　芍药各一钱二分　人参　陈皮　泽泻　黄连　槟榔各一钱　木香七分

上㕮咀，水煎服。

白头翁汤金匮　治热痢重下者。

白头翁二两　黄连　黄柏　秦皮各三两

上四味，以水七升煮取二升，去粗，温服一升，不愈再服。

刘宗厚曰：此治痢在下焦，肾虚有热也。经云：肾欲坚。故用纯苦之剂以坚之，出太阴例药也，以其下痢属太阴故也。

清凉饮子　治大瘕泻，里急后重，数至圊而不能便，茎中痛。

大黄　当归　赤芍药　甘草炙，各一钱

上作一服，用水二钟煎至一钟，不拘时热服。

进承气汤　治太阴证不能食是也，当先补而后泻，乃进药法也。

先锉厚朴半两，姜制，水一盏煎至半盏服。若二三服未已，胃有宿食不消，加枳实二钱同煎服。二三服泄又未已，如不加食，尚有毒热，又加大黄三钱推过。泄未止者，为肠胃久有尘垢滑粘，加芒硝半合，垢去尽则安矣。（后重兼无虚证者宜之。若力倦气少，脉虚不能食者，不宜此法。盖厚朴、枳实大泻元气故也）

退承气汤　治阳明证能食是也，当先泻而后补，乃退药法也。

先用大承气五钱，水一盏依前法煎至七分，稍热服。如泻未止，去芒硝，减大黄一半，煎二服。如热气虽已，其人心腹满，又减去大黄，但与枳实厚朴汤，又煎二三服。如腹胀满退，泄亦自安，后服厚朴汤数服则已。

水煮木香膏宝鉴　治脾胃受湿，脏腑

滑泄，腹中疼痛，日夜无度，肠鸣水声，不思饮食，每欲痢时，里急后重，或下赤黄，或便脓血等，并皆治之。

木香　丁香　乳香　诃子皮　当归　白芍药　青皮　陈皮去白　厚朴姜制　黄连炒　藿香　甘草炙，各一两　肉豆蔻　砂仁各一两半　枳实　干姜炮，各五钱　御米壳蜜水炒，六两

上为细末，炼蜜丸如弹子大，每服一丸，水一大盏、枣一枚劈开煎至六七分，和粗稍热食前服。

白术安胃散宝鉴　治一切泻痢，无问脓血相杂，里急后重窘迫，日夜无度。

御米壳三两，去项蒂，醋煮一宿　茯苓　白术　车前子　五味子　乌梅肉各一两

上为粗末，每服五钱，水二盏煎至一盏，空心温服。

升阳除湿防风汤

方见前湿痢方

二奇散　治痢后里急后重。

枳壳　黄芪　防风各等分

上为末，每服二钱，用蜜汤调下，或米饮调亦得。

一方　治里急后重。

好蛤粉　穿山甲炒，各等分

上为末，每服一钱，空心用好酒调下。

治虚坐努责方

丹溪方　治痢疾气行血积，但虚坐努责[①]，此为亡血证。

当归身尾二钱　生地黄　生芍药　桃仁　陈皮各一钱

上锉，水煎服。

---

① 虚坐努责　证名。指时时欲便，但登厕努挣而少有粪便排出者。

治脓血稠粘方

七宣丸和剂　溲而便脓血者，小肠泄也，脉得五至以上，洪大者。

大黄面裹煨，十五两　桃仁去皮尖，炒，六两　枳实麸炒　木香　诃子皮　柴胡各五两　甘草炙，四两

上为末，炼蜜丸如桐子大，每服二十丸，食前临卧各一服，米饮下，以利为度。

芍药柏皮丸　治便脓血。

芍药　黄柏各等分

上为细末，醋糊丸如桐子大，每服五七十丸，食前温汤下。

治痢滑脱方

易简断下汤　治下痢赤白，无问新久长幼。

白术　茯苓各一钱　甘草五分　草果连皮，一个　罂米壳十四枚，去筋蒂，剪碎，用醋浸，为粗末

上锉作一服，用水一大碗加生姜七片、枣子、乌梅各七个，煎至一大盏，分二服服之。赤痢，加乌头二粒；白痢，加干姜五分。罂粟壳治痢，服之如神，但性紧涩，多令人呕逆，即以醋制，加以乌梅，不致为害，然呕吐人则不可服。大率痢疾，古方谓之滞下，多因肠胃素有积滞而成。此疾始得之时，不可遽止，先以巴豆感应丸十余粒，白梅汤下，令大便微利，仍以前药服之，无不应手取效。若脾胃素弱，用豆蔻、橘红、罂粟壳各等分为末，醋煮面糊为丸桐子大，每服五十丸，乌梅汤下，兼治泄泻暴下不止，一服即愈，更令药力相倍为佳。如觉恶心，却以理中汤、四物汤加豆蔻、木香辈调其胃气，仍以二陈汤煮木香丸，以定其呕逆。大凡痢疾乃腹心之患，尊年人尤非所宜，

若果首尾用平和之剂，决难取效，必致危笃，虽欲服此，则已晚矣。其秦艽、地榆、黄柏、木通之类，其性苦寒，不必轻服。血痢当服胃风汤并胶艾汤之类，白者宜服附子理中汤、震灵丹之属，更宜审而用之。若五色杂下，泄泻无时，当用熟乌头一两，厚朴、干姜、甘草各一分，生姜煎服。今之治痢，多用驻车丸、黄连阿胶丸之类，其中止有黄连肥肠，其性本冷，若所感积轻，及余痢休息不已，则服之取效。若病稍重，则非此可疗。

真人养脏汤　治大人小儿脏腑受寒，冷热不调，下痢赤白，或便脓血如鱼脑，里急后重，脐腹绞痛，或脱肛坠下，酒毒湿热便血，并皆治之。

人参　当归　诃子去核　木香　甘草炙　肉豆蔻面裹煨，各一钱　芍药炒　白术各一钱半　肉桂五分　罂粟去蒂盖，蜜炙，二钱

上㕮咀作一服，用水一盏半煎至八分，去粗，食前温服。忌酒面、生冷、鱼腥、油腻之物。脏腑滑泄，夜起久不瘥者，可加附子四片，煎服。

固肠汤　治冷热不调，下痢赤白。

罂粟壳去蒂盖，醋炙，三两　白芍药炒　当归　甘草各一两　陈皮　诃子煨，去核　白姜炮，各半两　人参　木香各三钱

上㕮咀，每服四钱，水煎，空心温服。

六神散　治泻痢赤白，腹痛不可忍，久不止者。

粟壳　青皮去穰　陈皮去白　乌梅肉　干姜炮，各五钱　甘草炙，三钱

上㕮咀，每服四钱，加乳香二分，水煎，食前温服。

桃花汤金匮　治下痢脓血。

赤石脂一升，一半锉，一半筛末　干姜一两　粳米一升

上三味，以水七升煮米令熟，去粗，

温七合，纳赤石脂末方寸匕，日三服。若一服愈，余药勿服。

白胶香散　治脾胃虚寒，滑肠久泻，脐腹疼痛无休止。

米壳四两，醋炒　龙骨　南白胶香各三两　甘草炙，七钱　干姜炮，半两

上为粗末，每服五钱，水一盏半煎至一盏，温服，食前。忌冷物伤胃。

禹余粮丸严氏　治肠胃虚寒，滑泄不禁。

禹余粮石煅　赤石脂煅　龙骨　荜拨　干姜炮　诃子面裹煨　肉豆蔻面裹煨　附子炮，去皮脐，各等分

上为末，醋糊丸如桐子大，每服七十丸，空心米饮下。

万补丸　治脾胃久虚，大肠积冷，下痢白脓，或肠滑不固，久服诸药不效，服之神验，并产前产后皆可服。

人参　当归切，焙　草豆蔻炮，去皮　嫩茄茸酥炙　乳香各一两半　白术　阳起石火煅，研细　肉桂去皮　缩砂仁　赤石脂　钟乳粉　肉豆蔻面裹煨　沉香　白姜炮　荜拨牛乳半盏慢火煎干　茴香炒　丁香　厚朴姜制　白茯苓各一两　地榆　大麦蘗炒　神曲炒，各半两　附子炮，去皮脐，七钱　肉苁蓉酒浸一宿，二两　罂粟壳和米煮，二十枚，炙

上为细末，研匀，用木瓜十五枚去瓤蒸烂，同药末捣和得所，丸如桐子大，晒干，每服三十丸，食前米饮下，频并者加至五七十丸。

以上治寒滑之剂。

一方　治痢。

侧柏叶一钱　甘草三钱　御米壳去顶穰，汤泡三次，晒干，蜜拌炒黄，一钱，久者倍之

上咬咀，水煎，澄清入蜜，呷服之。先服木香槟榔丸，后服此妙。

本事方

黑豆五十粒　陈皮半两　罂粟壳十四个

甘草二钱

上四味，半生半炒，水煎，空心服。尽此一剂，无不效者。

遇仙立效散　治诸恶痢，或赤或白，或脓淡相杂，里急后重，脐腹结痛，或下五色，或如鱼脑，日夜无度，或口噤不食，不问大人小儿，虚弱老人产妇，并宜服之。

罂粟壳去蒂盖，炒黄　当归洗，各三两　甘草　赤芍药　酸石榴皮　地榆各一两

上咬咀，每服五钱，水煎，空心温服。忌生冷、油腻。

黄芪散　治热痢下赤黄脓，腹痛心烦。

黄芪　龙骨　当归各七钱半　黄连微炒一两　生干地黄　黄柏　黄芩　犀角屑　地榆各半两

上为细末，每服二钱，不拘时，粥饮调下。

一方　治肠滑久痢，神效。

以石榴一个劈破，炭火簇烧令烟尽，急取出，不令作白灰，用碗盖一宿，出火毒，为末，用酸石榴一个煎汤，调下二钱。

一方　治痢。

五倍子为丸，赤痢甘草汤下，白痢干姜汤下，各十丸。

以上治热滑之剂。

治痢脱肛方

诃子皮散　治寒滑气泄不固，形质下脱。

御米壳去蒂盖，蜜炒，五分　诃子煨，去核，七分　干姜炮，六分　陈皮五分

上咬咀，水煎服。或为末，白汤调服亦可。

真人养脏汤　治冷热不调，下痢赤白，里急后重，腹痛脱肛。

方见前滑脱条。

地榆芍药汤　治泄痢脓血，乃至脱肛者。

苍术八两　地榆　卷柏　芍药各三两

上㕮咀，每服二两，水煎，温服，病退勿服。一方加阿胶，名苍榆汤，盖阿胶，大肠要药也。

治大孔开方

一方　治痢大便不禁，其孔大开。如孔洞不闭者，用葱和花椒末捣，塞谷道中，并服酸涩固肠之剂收之，如御米壳、诃子皮之类是也，神效。

治大孔痛方

一方　治下痢大孔痛，因热流于下。

槟榔　木香　黄连　黄芩　干姜

上锉，水煎服。

一方　治久下赤白，大孔痛不可忍。

炒盐熨之。又，炙枳实熨之。

一方　治痢久大孔急痛，亦有寒热者。

熟艾　黄蜡　诃子

上烧熏之，妙。

治泄痢而呕方

姜橘白术汤　治胃气不和，下痢兼呕。

白术二钱半　橘皮去白　生姜各二钱

半夏姜汤泡　茯苓各一钱半　厚朴姜汁炒，一钱

上锉，水煎，食前徐徐服。因火逆冲上而呕者，加姜汁炒黄连；胃虚而呕者，加人参，倍白术。

芩连二陈汤　治顽痰在膈，下痢兼呕。

二陈汤加黄芩、黄连、防风、桔梗芦，探吐。

加味平胃散　治毒滞上攻，痢兼呕

吐。

本方加黄连、木香、槟榔，水煎服。

加味四君子汤　治下痢虚呕食少。

本方加陈皮、厚朴、麦门冬、竹茹，水煎服。

治噤口痢方

参连汤　治噤口痢。

人参五钱　黄连一两

上锉，水煎，时时呷之。如吐，再强饮，但得一呷下咽即好。一方加石莲肉三钱，尤效。外以田螺捣烂，盦脐中，引热下行。

开噤汤　治噤口痢。

砂仁一钱，研　砂糖七钱　细茶五钱

生姜五片

上锉一剂，水二钟煎至一钟，露一宿，次早北面温服。外用木鳖子二钱去壳、麝香二分共捣，置脐中，即思食。

一方　治噤口痢。此乃毒气上冲心肺，借此以通心气，便觉思食。

石莲肉晒干，槌碎，去壳，留心并肉

上为末，每服二钱，陈仓米煎汤调下，便觉思食。仍以日照东方壁土炒真橘皮，为末，姜、枣略煎，服之。

一方

黄连半斤　生姜四两

上二味切片同炒，待姜焦黄色去姜，只用黄连为细末，同陈米饭一处捣烂，丸如桐子大，每服七八十丸，赤痢陈米饮下，白痢陈皮汤下，赤白相兼者陈米橘皮汤下。

参苓白术散　下痢噤口不食者，虽曰脾虚，盖亦热气闭塞心胸间所致也，以此治之。

本方加石菖蒲一钱、木香少许。

方见后久痢条。

仓廪汤　治噤口痢有热，乃毒气冲

心，食入即吐。

方见前风痢条。

治中汤　治噤口痢。

本方加木香半钱，或缩砂一钱。

方见呕吐门。

开噤散　治呕逆食不入。书云：食不得入，是有火也。故用黄连，痢而不食，则气益虚，故加人参。虚人久痢，并用此法。

人参　川黄连姜水炒，各五钱　石菖蒲七钱，不见铁　丹参三钱　石莲子去壳，即建莲中有黑壳者　茯苓　陈皮一钱五分　陈米一撮　冬瓜仁去壳，一钱五分　荷叶蒂二个

上锉，水煎，服不拘时。

附子理中汤　治寒邪中于太阴，呕吐清涎沫，腹中冷痛，或下痢清谷，吐蛔虫，脉来沉细，急宜温之。

干姜　附子　炙甘草各一钱　人参二钱　白术二钱

上锉，水煎服。寒甚者，加干姜二钱；渴欲得水，加人参、白术各一钱；当脐有动气，去白术，加肉桂一钱；吐多者，加生姜一钱五分；下痢多者，加白术；悸者，加茯苓一钱五分；腹满者，去参、术，加陈皮、半夏、砂仁各八分，附子一钱五分。盖温即是补，除附子，加木香、砂仁，即香砂理中汤。

治久痢方

大黄汤　治痢久不愈，脓血稠粘，里急后重，日夜无度，脉沉实，人不甚困倦者，用此微利。

大黄一两

上锉碎，作一服，用好酒二钟浸半日，煎至一钟，去柤，分作二服，顿服之，痢止勿服。如未止再服，以利为度。服后再服黄芩芍药汤，以彻其毒（黄芩芍药汤方见前）。此荡涤邪热之药，用酒煮

者，欲其上至顶巅，外彻皮毛也。

上涤除之剂，毒滞未尽者用之。

朴连汤　治下痢久不瘥。

厚朴姜制　黄连各等分

上㕮咀，每服五钱，水煎，食前温服。

调和饮　下痢稍久者，宜调和。

白芍药三钱　当归　川芎　黄连　黄芩　桃仁各一钱　升麻五分

上锉一剂，水煎，空心服。如红痢；依本方；白痢，加吴茱萸一钱，芩、连用酒炒；赤白痢，加白术、茯苓、陈皮、香附各一钱。

黄芩芍药汤　治久痢不食，身热后重，赤白脱肛。

白术　白芍药生用　黄连各一钱二分　黄芩　石莲肉　白茯苓各一钱　木香六分

上锉，水二钟煎八分，不拘时服。

瓜蒌散　治五色痢久不愈者。

瓜蒌一个，黄色者，以炭火煨存性，用盖在地下一宿出火毒

上研为细末，作一服，用温酒调服。胡大卿有仆人患痢半年，至杭州遇一道人，传此方而愈。

以上调理之剂，胃气不和者用之。

参苓白术散　治脾胃虚弱，下痢经年不愈，饮食不进，肌肉消瘦，气力倦怠。

人参　白术　茯苓　山药各一两　白扁豆　甘草炙，各七钱　莲肉　薏苡仁　砂仁　桔梗各五钱

上为细末，每服三钱，米汤调下。或加姜、枣，煎服；或枣肉和丸如桐子大，每服七十丸，空心米汤下；或炼蜜丸如弹子大，汤化下。

参归芍药汤　治痢久不止，用此调理气血，自愈。

人参　当归酒洗　芍药炒　陈皮各一钱　白术　茯苓各一钱半　砂仁七分　甘草五

分

上锉，加乌梅一个、灯草一团、莲肉七个，水煎，温服。气陷后重不除，加升麻。

加减益气汤　治痢日久不愈，不能起床，疲弱之甚者。

白术　白芍药　陈皮各一钱　当归七分　黄芪　人参　泽泻　砂仁　地榆各五分　升麻　甘草炙　木香　白豆蔻　御米壳醋炒，各三分

上锉一剂，水煎服。

刘草窗方　治虚弱患痢。

人参三钱　白术二钱半　白茯苓二钱　芍药炒，一钱半　神曲炒，七分　升麻五分　苍术一钱

上锉一服，水煎服。后重，加木香三分、槟榔七分、黄连炒六分、泽泻六分、甘草炙五分、酒当归一钱、滑石炒五分、防风一钱。

一方　治久痢。

白术　当归　芍药　陈皮各一钱　泽泻　砂仁　地榆各五分　升麻　木香　甘草各三分

上锉作一帖，水煎服。

以上升补之剂，脾胃虚陷者用之。

机要诃子散　治泄痢腹痛渐已，泄下微少，宜此止之法，云大势已去，而宜止之。

诃子皮一两，半生半熟　木香半两　黄连　甘草炙，各三钱

上为细末，每服二钱，以白术芍药汤下。如止之不已，宜归而送之，加厚朴一两，竭其邪气也。

神效参香散　治痢疾日久，秽积已少，腹中不痛，或微痛，不复窘迫，但滑溜不止，乃收功之后药也。

人参　木香各二钱　白茯苓　肉豆蔻　白扁豆各四钱　陈皮　罂粟壳去蒂穰，醋炙，各一两

上为细末，每服一钱匕，清米饮调下，食远服。一方，赤痢，每九分加酒制黄连一分；白痢，每九分加酒制茱萸一分；赤白相杂，每服八分，加茱萸黄连各一分，米汤调服。

汤泡饮　治久痢不愈，无分赤白，俱可服。

粟壳蜜水炒，三钱　乌梅一个，去核　甘草二分　蜜三匙

上锉碎，用滚水一钟泡浸一时，去滓，三次服之。

一方　治泻及痢。

米壳①去顶隔蒂，半生半蜜炙　陈皮半生半蜜炙　甘草半生半蜜炙，各一钱

上作一服，滚汤浸少时，再用重滚汤浸煮，去粗，通口服，小儿减半。

百中散　治久痢消，用此止之。若更涩早，则胃败不救。

罂粟壳用姜汁浸一宿，炒干

上为末，每服二钱，米饮调服。忌生冷、油腻等物三日。

乳香散　治一切痢疾，经验。

粟壳去顶隔蒂，醋炒　川芎各一两　乳香　没药各一钱

上为细末，大人一钱，小儿半钱，红痢蜜汤，白痢砂糖汤，红白相兼及少泻俱姜汤调下。忌生冷腥荤。

圣散子　治一切痢疾，不拘远年近日。

罂粟壳蜜制　黄柏炙　干姜　当归　枳壳去白　甘草炙　白采即罂粟子，各等分

上每服四钱，加韭白二条捻②碎，同水煎，不拘时服。

万应抵金散　治久痢诸药不效者，服

---

① 米壳　即"罂粟壳"。
② 捻　搓揉，搓捻。

此如神，不过二服即止。

粟壳蜜炙 石榴皮各二钱 萝卜子 黑豆炒熟，各一钱半 甘草炙，一钱

上锉，水二钟煎八分，空心服。

不二散 治诸般泻痢，神效。

罂粟壳 青皮去穰 陈皮去白，各二两 当归去芦，炒 甘草炙 甜藤如无，只以干葛代之，各一两

上㕮咀，每服三钱，水一盏煎七分，去粗，通口服。如患赤白痢，用酸石榴皮一片同煎，极妙。

斗门散 治八种毒痢，脏腑撮痛，脓血赤白，或下瘀血，或成片子，或有五色相杂，日夜频并，兼治噤口恶痢，里急后重，久渴不止，全不进食，他药不能治者，立见神效。

干姜炮，四两 黑豆炒，去皮，十二两 地榆 甘草炙，各六两 白芍药三两 罂粟壳蜜炒，半斤

上㕮咀，每服三钱，水煎，温服。

神效鸡清丸 治一切泻痢。

木香二两 黄连二两半 肉豆蔻七个，大者，生用

上先为细末，取鸡子清搜和作饼子，于慢火上炙令黄色，变红极干，再研为末，用面糊丸如桐子大，每服五十丸，空心米饮下。

御米丸 治一切泻痢。

肉豆蔻 诃子肉 白茯苓 白术各一两 石莲肉 当归各半两 乳香三钱 罂粟壳蜜炙，一两半

上为细末，水糊为丸如桐子大，每服三五十丸，空心米饮下。如血痢，减豆蔻、白术、当归、罂粟壳。

水煮木香膏 治一切下痢，日久不止。

罂粟壳去穰，一两八钱 青皮去白，二两四钱 甘草炙，三两 当归去芦 诃子煨，去核

木香不见火，各六两

上为末，炼蜜丸如弹子大，每服一丸，水一钟煎化至六分，空心或食前服。

宣明黄连丸

木香 黄连 诃子肉面煨，各半两 龙骨二钱

上为细末，饭丸黍米大，每服二十丸，米饮汤下。

以上止涩之剂，肠胃虚滑者用之。

芜荑丸 治久痢不瘥，有虫并下部脱肛。

芜荑炒 黄连去须，各二两 蚺蛇胆半两

上为细末，炼蜜丸如桐子大，每服三十丸，食前杏仁汤下，日再服。

一方 治肠蛊，先下赤，后下黄白沫①，连年不愈，兼治痢下，应先白后赤，若先赤后白为肠蛊。用牛膝一两切椎碎，以醇酒一升渍一宿，平旦空心服之，再服愈。

治休息痢方

异功散 治休息痢。

人参 白术 茯苓 陈皮各二钱 甘草炙，一钱

上锉，加生姜三片、枣二枚，水煎，食前服。

补中益气汤 治脾胃虚弱，下痢经年不瘥。方见内伤。

一人年六十余，患血痢三年，诸药不效，余用此方加桃仁倍当归，服二十帖全愈。

加味八珍汤 治过服凉药，以致气血俱虚，而成休息痢。

四君子合四物汤加陈皮、阿胶，水煎服。如脾胃虚寒，加黄芪、肉桂；如有

---

① 沫 原作"洙"，今改。

热，加黄芩、黄连。

加味通元二八丹 治痢疾，奇效如神。凡休息痢十数年不能愈者，服此药数服即愈。

宣黄连八两 当归身 赤芍药 生地黄 南川芎各五钱 槐花 荆芥穗 乌梅肉各一两

上八味各制为细末，用雄猪肚一枚，以刀刮尽，仍用酒洗净，将前药末装入，线缝严密①，用韭菜铺底盖顶，以桑柴火蒸一日，捣千余下，丸如桐子大，每服七八十丸，温水下。肠风及便毒下血，用浆水汤下。凡脏毒痔漏，每清晨服一百丸，清茶下，过十服即愈。此药霜降后合方妙。

神效丸 治误服涩药，余毒不散，成休息痢，脓血不止，疼痛困弱。

当归 乌梅 黄连各等分

上为细末，炼蜜丸，甚者蜡丸如桐子大。每服三十丸，加至五十丸，空心厚朴煎汤下。一方加阿胶。

六神丸 治同前。真调痢要药。

黄连 木香 枳壳 茯苓 神曲 麦芽各等分

上为末，神曲打糊为丸如桐子大，每服五十丸，赤痢甘草汤下，白痢干姜汤下，赤白痢甘草干姜汤下。

荫按：黄连解暑毒，清脏腑，厚肠胃，赤痢倍之；木香温脾胃，逐邪气，止下痛，白痢倍之；枳壳宽肠胃，茯苓利水，神曲、麦芽消积滞。真调痢要药。

经验三根饮 治休息痢年久不愈者，其效如神。

五倍木根 苍耳草根 臭樗木根刮取白皮

上各等分细切，每服七钱，加生姜三片、大枣一枚、大黑豆三十六粒、糯米四十九粒，水煎，温服。

葛根汤 专治酒痢。

葛根 枳壳 半夏 生地黄 杏仁去皮尖 茯苓各二钱四分 黄芩一钱二分 甘草炙，五分

上分作二帖，水二盏、黑豆百粒、生姜五片、白梅一个煎至一盏，去粗，食前温服。

木香散 治隔年痢不止，并治血痢尤捷。

木香 黄连各半两，二味同炒 罂粟壳生姜各半两，同炒 甘草炙，一两

上为细末，入麝香少许，每服一钱，陈米饮下。

诃黎勒丸 治休息痢，日夜无度，腥臭不可近，脐腹撮痛，诸药不效者。

诃子去核，半两 母丁香三十粒 椿根白皮二两

上为细末，醋糊丸如桐子大，每服五十丸，陈米饮入醋少许，一日三服，效。

麦蘖丸 治休息痢，不能饮食，及羸瘦。

大麦蘖炒 附子炮裂，去皮脐 陈曲炒官桂去皮 乌梅肉炒 白茯苓去皮 人参各一两

上为细末，炼蜜和丸如梧桐子大，每服三十丸，煮枣肉饮下，不拘时。一方用七月七日曲。

一方 治休息痢羸瘦。

黄连去须，为末 定粉研，各半两 大枣二十枚，去核

上春枣如泥铺于纸上，安二味药裹之，烧令通赤，取出候冷，细研为末，每服使好精羊肉半斤，切作片子，用散药三钱掺在肉上，湿纸裹烧熟，放冷食之，不过三两服效。

又方

杏仁一两，汤浸，去皮尖及双仁，麸炒黄色

———

① 密 原作"蜜"，今改。按"蜜"用同"密"。

獭猪肝一具，去筋膜，切作片

上件将肝用水洗去血，切作片，于净铛纳一重肝，一重杏仁，入尽，用童子小便二升入铛中，盖定慢火煎，令小便尽即熟，放冷任意食之。

又方一名羊肝散

砂仁一两，去皮　肉豆蔻半两，去壳

上为细末，用羊肝半具细切，拌药以湿纸三五重裹上，更以面裹，用慢火烧令熟，去面并纸，入软饭捣和为丸如桐子大，每服三十丸，食前粥饮下。

一方　治赤白痢新旧疾。

用盐霜梅三个，用黄泥裹，于慢火煨干，研为细末，用米汤调下。

张文仲方　治休息痢。

用虎骨炙焦，捣末调服，日三匙，效。

一方　治久痢休息痢，虚滑甚者。

椿根白皮东南行者，长流水内漂三日，去黄皮，切片　人参各□两　木香煨，二钱

上锉，入粳米一撮，煎汤饮之。

治劳痢方

蒨莲饮　治劳痢。

干山药　石莲肉各等分

上为细末，生姜茶煎汤调下三钱。赤多，倍莲肉；白多，倍山药。

七珍散

方见脾胃门。

治诸病坏证久下脓血方

加减六柱饮

人参　白茯苓　木香　肉豆蔻　诃子益智仁　白芍药各等分

上咬咀，每服三钱，水煎服。

治痢后发渴方

瓜蒌根汤　治下痢冷热相冲，气不和顺，本因下虚津液耗少，口干咽燥，常思饮水，毒气更增，烦躁转甚，宜服此药救之。

瓜蒌根　白茯苓　甘草炙，各半两　麦门冬去心，二钱半

上咬咀，每服五钱，水一盏半、枣二枚擘破煎至七分，服。

陈米汤　治吐痢后大渴，饮水不止。

用陈仓米二合，水淘净，以水二盏煎至一盏，去粗，空心温服，晚食前再煎服。

治痢后渴

用糯米二合，以水一盏半同煮，研绞汁，空心顿服之。

治痢后肿满方

泽漆汤　治痢后肿满，气急喘嗽，小便如血。

泽漆叶微炒，五两　桑根白皮炙黄　郁李仁汤浸，去皮尖，炒熟，各三两　人参一两半白术炒　陈皮去白　杏仁汤浸，去皮尖双仁，炒，各一两

上咬咀，每服五钱，水二盏、生姜三片煎取八分，去粗，温服，候半时辰再服，取下黄水数升，或小便利为度。

茯苓汤　治痢后遍身浮肿。

赤茯苓去黑皮　泽漆叶微炒　白术微炒，各一两　桑根白皮炙黄　黄芩　射干　防风泽泻各三两

上咬咀，每服五钱，先以水三盏煮大豆一合，取二盏，去粗纳药，煎取一盏，分为二服。未瘥频服两料。　上二方须以济生肾气丸佐之，后方虚者禁用。

治痢后风方

二防散　治痢后不谨，感冒寒湿，或

涉水履霜，以致两足痹痛，如刀劙①虎咬之状，膝膑肿大，不能行动，名鹤膝风。此药神效。

人参 黄芪 白术 当归 川芎 芍药 熟地黄 杜仲姜汁拌炒 萆薢各一钱 防风 防己 羌活 牛膝各七分 甘草炙，五分附子童便浸三日，去皮脐，七分，冬月一钱

上锉一服，加生姜三片、大枣二枚，水煎，空心温服。

苍龟丸 治痢后脚弱渐小。

苍术 龟板 白芍药各二两半 黄柏五钱

上为末，粥丸，四物汤加陈皮、甘草煎汤下。一方加黄芩五钱。

独活寄生汤

方见腰痛门。

虎骨四斤丸

方见脚气门。

大防风汤

方见痿证门。

痢后调理方

固肠丸 治湿热下痢，大便下血，去肠胃陈积之后，用此以燥下湿而实大肠。

樗根白皮不拘多少，细切，略炒

上一味为细末，米糊为丸如梧桐子大，每服三五十丸，陈米饮下，或用炒芍药、炒白术、炙甘草、陈皮、茯苓汤下。

实肠散 治久痢去多，不分赤白，用此末药换出黄粪来。

干山药炒黄色 莲肉炒，去心，各一两 炒黄米一合

上共为细末，用砂糖调热汤和匀前末药，不干不稀，渐渐调服，后用清米汤漱口，常服之最效。

白术黄芩汤 治痢疾虽除，更宜调和。

白术一两 黄芩七钱 甘草三钱

上咬咀，每服一两，水煎，食前温服。

白术黄芪汤 治服前药痢疾虽除，更宜服此补养。

白术一两 黄芪七钱 甘草三钱

上咬咀，每服一两，水煎，食前温服。

白术芍药汤 服药痢疾虽除，宜用此补脾胃；又治老人奉养太过，饮食伤脾，时或泻痢。

白术 白芍药各半两，补脾炒用，治后重生用，腹痛炒用，酒浸炒尤妙 甘草炙，半两

上锉，每服一两，水煎服。

橘皮枳术丸 方见痞满门。

荫按：方氏曰：痢疾所因有二：或因暑月烦渴，纵食瓜果生冷，内伤肠胃；或因夜卧失被，早起入水，寒湿外袭肚腹。二者皆令水谷不化，郁而生热，则为湿热。湿热伤气，则成白痢；湿热伤血，则成赤痢；气血俱伤，则成赤白痢。其证脐腹绞痛，或下鲜血，或下瘀血，或下紫黑血，或下白脓，或下赤白相杂，或如豆汁，或如鱼脑，或如屋漏水，里急后重，频欲登厕，日夜无度，不可骤用米壳、龙骨、豆蔻、诃子、赤石脂等收涩，病邪则淹缠而不已也。其法：痢疾初得一二者，元气未虚，以推逐为善。若五六日以后，脾胃已虚，以消导为佳。分利小便，消导饮食，盖无积不成痢也。所用之药，不过辛苦寒凉之剂，以开除湿热郁积，行气和血，使气血宣行而已。若病久挟虚者，又当以滋补气血，收涩滑脱，甘温辛热之药兼之。然湿热伤气成白痢者，宜调气理湿为主，而兼清热；湿热伤血成赤痢者，宜凉血清热为主，而兼理湿；至于气血俱伤，成赤白痢者，则相兼而治。观丹溪、

① 劙（lí 厘） 割开。

节斋之用药可见矣。大抵痢疾多属乎热。热者，火者也。火性炎上，何以降下于肠间而为痢乎？譬之烛光，炎上者也，为风所感，则油遂下流矣。痢者皆由积热在中，或为外感风寒所闭，或为饮食生冷所遏，以致火气不得舒伸，逼迫于下，里急而后重也。医者不察，更用槟榔等药下坠之，则降者愈降，而痢愈甚矣。大法：用葛根为君，鼓舞胃气上行也；陈茶、苦参为臣，清湿热也；麦芽、山楂为佐，消宿食也；赤芍药、广陈皮为使，所谓行血则便脓自愈，调气则后重自除也。惟于腹中胀痛，不可手按者，此有宿食，更佐以朴黄丸下之。若日久脾虚，食少痢多者，五味异功散加白芍药、黄连、木香清而补之。气虚下陷者，补中益气汤升提之。若邪热秽气塞于胃脘①，呕逆不食者，开郁散启之。若久痢变为虚寒，四肢厥冷，脉微细，饮食不消者，附子理中汤加桂温之。夫久痢必伤肾，不为温暖元阳，误事者不少，可不谨欤，可不谨欤。

---

① 脘　原作"踠"，今改。

卷二十三

疟 疾

内经叙疟

黄帝问曰:夫痎疟皆生于风(痎音皆,二日一发之疟。张介宾曰:痎,皆也。言诸疟也)。其畜作有时者(畜,邪蓄于经,有时而伏也,作病见于外,不期而发也),何也?岐伯对曰:疟之始发也,先起于毫毛(憎寒而毛竖也),伸欠乃作(伸者,伸其四体,邪动于经也。欠,呵欠也,阴阳争引而然),寒栗鼓颔(鼓者,振悚之谓。颔者,腮颔也),腰脊俱痛,寒去则内外皆热,头痛如破,渴欲冷饮。帝曰:何气使然,愿闻其道。岐伯曰:阴阳上下交争,虚实更作,阴阳相移也(邪之所在,则邪实正虚,故入于阴则阴实阳虚,入于阳则阳实阴虚,虚实更作者,以阴阳相移易也)。 阳并于阴,则阴实而阳虚。阳明虚,则寒栗鼓颔也(阳明者,胃气之所出,其主肌肉,其脉循颐颊,故阳明虚,则为寒栗鼓颔)。巨阳虚,则腰背头项痛(腰背头项,皆太阳经也。阳虚则寒邪居之,故为痛。病痛者阴也)。三阳俱虚(兼阳明少阳而言)则阴气胜,阴气胜则骨寒而痛。寒生于内,故中外皆寒(表里阴邪皆胜也)。阳盛则外热,阴虚则内热,内外皆热则喘而渴,故欲冷饮也(此邪自阴分而复并于阳分,并于阳则阳胜,阳胜则外内皆热而喘渴喜冷)。此皆得之夏伤于暑(暑伤于夏,其时则热盛,其邪则风寒也。如上文曰:痎疟皆生于风,金匮真言论曰:夏暑汗不出者,秋成风虐)。热气盛,藏于皮肤之内,肠胃之外,此荣气之所舍也(风寒在表,必郁而为热,其藏于皮肤之内,肠胃之外,盖即经脉间耳。荣行脉中,故曰此荣气之所舍也)。此令人汗空疏,腠理开,因得秋气,汗出遇风,及得之以浴,水气舍于皮肤之内,与卫气并居(暑邪内伏者,阴邪也。秋气,水气,亦阴气也。新邪与卫气并居,则内合伏暑,故阴阳相薄而疟作矣。张介宾曰:伤暑为疟,何谓阴邪。盖阳暑伤气,其证多汗,感而即发,邪不能留,其留藏不去者,惟阴暑耳。以其无汗也,故凡患疟者,必因于盛暑之时贪凉取快,不避风寒,或浴以凉水,或澡于河流,或过食生冷,壮者邪不能居,未必致病。怯者蓄于荣卫,则所不免。但外感于寒者,多为疟。内伤于寒者,多为痢。使能慎此二者,则疟痢何由来也)。卫气者,昼日行于阳,夜行于阴。此气得阳而外出,得阴而内薄,是以日作(风寒自表而入,则与卫气并居,故必随卫气以为出入,卫气一日一周,是以新感之疟,亦一日一作,然则日作之疟,邪在卫耳,其气浅,故其治亦易)。帝曰:其间日而作者,何也?岐伯曰:其气之舍深,内薄于阴(邪居荣气之间,连乎脏矣)。阳气独发,阴邪内著(荣为阴,卫为阳。阳气独发者,其行本速。阴邪内著者,其行则迟),阴与阳争不得出(一迟一速相拒而争,则阴邪不得与卫气俱出），是以间日而作也。帝曰：其作日晏，与其日蚤^①者，何气使然。岐伯曰：邪气客于风府，循膂而下（风府，督脉穴。膂，吕同，脊骨曰吕，象形也。一曰夹脊两旁之肉曰吕。下者，下行至尾骶也）。卫气一日一夜大会于风府（卫气每至明旦，则出于足太阳之睛明穴，而大会于风府，此常度也），其明日日下一节（若邪气客于风府，必循膂而下，其气渐深，则日下一节，自阳就阴，其会渐迟），故其作也晏，此先客于脊背也（言初感之伏邪也），每至于风府，则腠理开（言卫气邪气之会也）。腠理开，则邪气入，邪气入则病作。以此日作稍益晏也（会则病作，晏则因邪之日下也）。其出于风府，日下一节，二十五日下至骶骨（项骨三节，脊骨二十一节，共二十四节，邪气自风府日下一节，故于二十五日下至尾骶），二十六日入于脊内，注于伏膂之内（复自后而前，故于二十六日，入于脊内，以注伏膂之脉。按《岁露篇》曰：入脊内，注于伏冲之脉。盖冲脉之循背者，伏行脊膂之间，故又曰伏膂也）。其气上行，九日出于缺盆之中（邪在伏膂之脉，循脊而上，无关节之窒，故九日而出缺盆）。其气日高（其气日高则自阴就阳，其邪日退），故作日益蚤也。其间日发者，由邪气内薄于五脏，横连募原也（此重申上文未尽之义也。诸经募原之气，内连五脏。募音幕，按举痛篇，及全元起本，皆作膜原）。其道远，其气深，其行迟，不能与卫气俱行，不得皆出，故间日乃作也。（邪在阴分，故道远行迟，而间日作也。《灵枢经》云：疟者，内薄于五脏，横连募原，其道远，其气深，其行迟，不能日作，故次日乃畜积而作焉。详畜积二字，则非一日之义明矣。始明邪气未盛，未与卫气相当，故未作。必候畜积，与卫气相当，故作焉）

帝曰：夫子言卫气每至于风府，腠理乃发。发则邪气入，入则病作。今卫气日下一节，其气之发也，不当风府，其日作者奈何？岐伯曰：此邪气客于头项，循膂而下者也（凡邪气客于头项，则必循膂而下，此其常也），故虚实不同。邪中异所，则不得当其风府也（然邪之所中，亦但随虚实而异其处，不必尽当风府也。然则所谓日下者，惟邪气耳。卫气周环，岂有日下之理，但气至而会，其病乃作，则邪气卫气，均为日下一节矣）。故邪中于头项者，气至头项而病；中于背者，气至背而病；中于腰脊者，气至腰脊而病；中于手足者，气至手足而病（气至者，卫气之至也。至于邪合，然后病作，故其蓄作，则迟早有时）。卫气之所在，与邪气相合则病作，故风无常府。卫气之所发，必开其腠理。邪气之所合，则其府也。（府者，所以聚物。故凡风之所居，即为风府。卫气之至，与邪相合则腠理开，开则邪复入之，故无论乎上下左右，皆可中邪。凡邪所中之处，亦皆可称为风府，故曰风无常府也）

帝曰：善。夫风之与疟也（此风字，指风证为言，风之与疟皆因于风），相似同类，而风独常在，疟得有时而休者，何也？岐伯曰：风气留其处（养而不移者也），故常在；疟气随经络（流变不一者也）沉以内薄（言其深也，即上文薄于五脏，横连募原之谓），故卫气应乃作。

帝曰：疟先寒而后热者，何也？岐伯曰：夏伤于大暑，其汗大出，腠理开发，因遇夏气凄沧之水寒（浴水乘凉之类），藏于腠理皮肤之中，秋伤于风，则病成矣（因暑受寒，则腠理闭，汗不出，寒邪先伏于皮肤之中，得清秋之气而风袭于外，

---

① 蚤 通“早”。

则病发矣）。夫寒者，阴气也。风者，阳气也。先伤于寒而后伤于风，故先寒而后热也。病以时作，名曰寒疟。帝曰：先热而后寒者，何也？岐伯曰：此先伤于风而后伤于寒，故先热而后寒也，亦以时作，名曰温疟。其但热而不寒者，阴气先绝，阳气独发，则少气烦冤，手足热而欲呕，名曰瘅疟（阳邪独亢，故但热不寒而烦冤少气。表里俱病，故手足热而欲呕，以热邪及于胃也）。帝曰：夫病温疟与寒疟而皆安舍，舍于何脏（安舍者，言其何所居也）？岐伯曰：温疟者，得之冬中于风寒（风虽阳邪，其气则寒，故风寒可以并言），气藏于骨髓之中，至春则阳气大发，邪气不能自出，因遇大暑，脑髓烁，肌肉消，腠理发泄，或有所用力，邪气与汗皆出，此病藏于肾，其气先从内出之于外者也（肾应冬，其主骨髓，故冬中风寒而不即病者，则邪气藏于骨髓之中，或遇春温，或遇大暑，随触而发。故自内达外而为病也）。如是者，阴虚而阳盛，阳盛则热矣（自阴出阳则阴虚阳实也）。衰则气复反入（阳极而衰，故复入于阴分），入则阳虚，阳虚则寒矣，故先热而后寒，名曰温疟（冬中于寒而发为温疟，即伤寒之属，故《伤寒论》有温疟一证，盖本诸此）。帝曰：瘅疟何如？岐伯曰：瘅疟者，肺素有热，气盛于身，厥逆上冲，中气实而不外泄。因有所用力，腠理开，风寒舍于皮肤之内、分肉之间而发，发则阳气盛，阳气盛而不衰则病矣。其气不及于阴（肺素有热者，阳盛气实之人也。故邪中于外，亦但在阳分而不及于阴），故但热而不寒。气内藏于心，而外舍于分肉之间，令人消烁肌肉，故命曰瘅疟。（气藏于心，阳之发也，热在肌肉之间，故令人消烁。然则瘅疟之所舍者，在心肺两经耳）

帝曰：疟未发（谓疟未作时也），其应何如？岐伯曰：疟气者，必更盛更虚。当气之所在也，病在阳则热而脉躁，在阴则寒而脉静（欲察其应，当求气之所在。故但于证之寒热，脉之躁静，可辨其病之阴阳也）。极则阴阳俱衰，卫气相离，故病得休，卫气集则复病也。（疟之或在阴或在阳，阴阳盛极，气必俱衰，故与卫气相离而病得休止。及卫气再至，则邪正分争，病复作矣）

荫按：夫卫与邪相并则病作，与邪相离则病休。其并于阴则寒，并于阳则热。离于阴则寒已，离于阳则热已。至次日又集而并合，则复病也。

帝曰：时有间二日，或至数日发，或渴或不渴，其故何也？岐伯曰：其间日者，邪气与卫气客于六腑，而有时相失，不能相得（客犹言会也。邪气深客于府，则气远会希，时与卫气相失），故休数日乃作也。疟者，阴阳更胜也。或甚或不甚，故或渴或不渴（阳胜则热甚故渴也）。帝曰：论言夏伤于暑，秋必病疟。今疟不必应者，何也？岐伯曰：此应四时者也。其病异形者，反四时也（其于春夏冬而病疟者，其病形多异。正以四时之气，寒热各有相反，皆能为疟也）。其以秋病者寒甚（秋以盛热之后而新凉束之，阴阳相激，故病为寒甚），以冬病者寒不甚（阳气伏藏于内，故冬病者虽寒不甚），以春病者恶风（春时阳气外泄，腠理渐疏，余寒未去，故病多恶风），以夏病者多汗。（夏时热甚，熏蒸肌表，故病此者多汗）

帝曰：夫经言有余者泻之，不足者补之。今热为有余，寒为不足。夫疟者之寒，汤火不能温也。及其热，冰水不能寒也。此皆有余不足之类，当此之时，良工不能止，必须其自衰乃刺之，其故何也？愿闻其说（此下言疟之诸变也，须其自衰乃刺之，谓不可刺于病发之时)。岐伯曰：经言无刺熇熇之热 (不可刺之，避其来锐也)，无刺浑浑之脉 (浑浑，阴阳虚实未定也，不得其真刺之，恐有所误)，无刺漉漉之汗 (漉音鹿，汗大出也。邪正未分，故不可刺)。故为其病逆，未可治也 (于此三者而刺之，是逆其病气也)。夫疟之始发也，阳气并于阴。当是之时，阳虚而阴盛，外无气，故先寒栗也。(此阴有余阳不足也。卫气并于阴分则表虚，故曰外无气) 阴气逆极则复出之阳，阳与阴复并于外 (气极于里则复出于外)，则阴虚而阳实，故先热而渴。夫疟气者，并于阳则阳胜，并于阴则阴胜。阴胜则寒，阳胜则热。疟者，风寒之气不常也，病极则复 (或阴或阳，疟本不常，有先寒后热者，阴极则复于阳也。有先热后寒者，阳极则复于阴也)。至病之发也，如火之热，如风雨不可当也 (其暴如此，故名为疟)。故经言曰：方其盛时，必毁 (病邪方盛之时，真气正衰，若加以刺，必致毁伤)；因其衰也，事必大昌 (因其衰止而后取之，则邪气去而事大昌矣)。此之谓也 (即上文须其自衰乃刺之谓也)。夫疟之未发也，阴未并阳，阳未并阴，因而调之，真气得安，邪气乃亡。故工不能治其已发，为其气逆也 (邪气正发，乃阴阳气逆之时，故不可以强治)。帝曰：善。攻之奈何，早晏何如？岐伯曰：疟之且发也，阴阳之且移也，必从四末始也 (阴阳且移，必从四末始者，以十二经并原之气，皆本于四肢也。故凡疟之将发，则四肢先有寒意，此即其候)。阳已伤，阴从之，故先其时，坚束其处 (故治之者，当于先时未发之顷，坚束其处，谓四关之上也)，令邪气不得入，阴气不得出，审候见之，在孙络盛坚而血者皆取之 (邪气不得流行，乃察其孙络之坚盛者皆取之。北人多

行此法，砭出其血、谓之放寒，其义即此)，此真往而未得并者也 (故可令真气自为往来，而邪则无能并也)。凡治疟，先发如食顷乃可治，过之则失时也。

论疟备三因

陈无择云：夫疟备三因，外则感四气，内则动七情，饮食饥饱，房室劳逸，皆能致之。经所谓夏伤暑，秋痎疟者，此则因时而叙耳，不可专以此论。外所因证，有寒疟，有温疟，有瘅疟，并同《素问》。有湿疟者，寒热身重，骨节烦疼，胀满自汗，善呕。因汗出复浴，湿舍皮肤，及冒雨湿。有牝疟者，寒多不热，但惨戚振栗，病以时作。此则多感阴湿，阳不能胜阴也。五种疟疾，以外感风寒暑湿，与卫气相并而成。除瘅疟独热，温疟先热，牝疟无热外，诸疟皆先寒后热。内所因证，以蓄怒伤肝，气郁所致，名曰肝疟。以喜伤心，心气耗散所致，名曰心疟。以思伤脾，气郁涎结所致，名曰脾疟。以夏伤肺，肺气凝痰所致，名曰肺疟。以失志伤肾所致，名曰肾疟。所致之症，并同《素问》。此五种疟疾，以感气不和，郁结痰饮所致。不内外因，有疫疟者，一岁之间，长幼相似。有鬼疟者，梦寐不祥，多生恐怖。有瘴疟者，乍热乍寒，乍有乍无，南方多病。有胃疟者，饮食饥饱，伤胃而成，世谓食疟。有劳疟者，经年不瘥，前后复发，微劳不任。亦有数年不瘥，结成癥癖在腹胁，名曰老疟，亦曰疟母。以上诸证，各有方治，宜推而用之。

论疟疾寒热皆阴阳二气所为

叶氏曰：或问疟证之论，《内经》详矣。其曰夏伤于暑，至秋感风寒而作，或为瘅疟，或为温疟，或为寒疟。其寒热交

作之故，余已知之。然后人又谓风寒暑湿四气各自为疟，及痰疟、食疟之论，不知其寒热之生也，与《内经》所言之情同否？曰：《内经》言疟兼风寒暑而成，后人则专指一气而得者也。虽所感有不同，然以理论之，则四气之所以为寒热者，要皆不外乎阴阳相并之一言耳。何以见之，邪之袭人，或风或寒，或暑或湿，在表在里，浅深不同。人之卫气，一日一夜周于身，邪气所居之地，卫气与之相合，则邪随气行，入里则并于阴而为寒，出外则并于阳而为热，此所以为寒热之往来也。不可谓风寒暑三气相兼，与一气独得者，其寒热之病机各异也。若夫痰食二疟，此自内而得者，其情与外感少殊。盖痰郁于中，阴阳痞隔，二气相争，争则阴胜而为寒，阳胜而为热矣。其寒其热，非阴阳之相并，乃胜复之道也。食疟者，多食动脾之所致也。或食积于中而不化，或食虽化而脾受伤，二者皆能致脾气之虚，脾虚则阴阳之气失所养而不得其平，不平则战，战则寒热生矣。此寒热与痰疟之情相似，但彼由阴阳痞隔，此由阴阳不平，略少异耳。医者能以此数者而推之，各得其理，则世又有所谓痰疟、瘴疟、鬼疟之证，皆可触类而长之矣。

论治疟须求邪所着处

准绳云：《内经》论病诸篇，唯疟论最详。语邪则风寒暑湿四气皆得留着而病疟，论邪入客处所，则有肠胃之外，荣气之舍，脊骨之间，五脏募原，与入客于脏腑浅深不同。语其病状，则分寒热先后，遇寒热之多寡，则因反时而病，以应令气生长化收藏之变，此皆外邪所致者也。及乎语温疟在脏者，止以风寒中于肾。语瘅疟者，止以肺素有热。然冬令之寒，既得以中于肾，则其余四脏令气之邪，又岂无入客于所属之脏者乎。既肺本气之热为疟，则四脏之气，郁而为热者，又岂不似肺之为疟乎。此殆举一隅，可以三隅反也。故陈无择谓内伤七情，饥饱房劳，皆得郁而蕴积痰涎，其病气与卫气并则作疟者，岂非用此例以推之欤。夫如是，内外所伤之邪，皆因其客在荣气之舍，故疟有止发之定期。荣气有舍，犹行人之有传舍也，故疟。荣卫之气日行一周，历五脏六腑十二经络之界分。每有一界分，必有其舍，舍有随经络沉内薄之疟邪，故与日行之卫气，相集则病作，离则病休。其作也，不惟脉外之卫虚并入于阴，《灵枢》所谓足阳明与荣俱行者，亦虚以从之。阳明之气虚，则天真因水谷而充大者亦暂衰。所以疟作之际，禁勿治刺，恐伤胃气与天真也。必待阴阳并极而退，其荣卫天真胃气离而复集，过此邪留所客之地，然后治之。或当其病未作之先，迎而夺之。丹溪谓疟邪得于四气之初，弱者即病。胃气强者，伏而不得动。至于再感，胃气重伤，其病乃作。此谓外邪必用汗解，虚者先以参术实胃，加药取汗。唯足厥阴最难得汗，其汗至足方佳。大率取汗非用麻黄辈，但开郁通经，其邪热即散为汗矣。又云：疟发于子半之后，午之前，是阳分受病，其病易愈；发于午之后，寅之前，是阴分受病，其病难愈。必分受病阴阳气血，药以佐之，观形察色以别之。盖尝从是法而治，形壮色泽者，病在气分，则通经开郁以取汗。色稍夭者，则补虚取汗。挟痰者，先实其胃一二日，方服劫剂。形弱色枯者，则不用取汗。亦不可劫，但补养以通经调之。其形壮而色紫黑者，病在血分，则开其阻滞。色枯者，补血调气。夫如是者，犹为寻常之用。至于取汗不得汗，理血而汗不足，若非更求药之切中病情，直造邪所着处，何能愈之乎。

论疟为二少阳相合

准绳云：经曰：夏伤于暑，秋必痎疟。暑者，季夏也。季夏者，湿土也。君火持权，不与之子，暑湿之令不行也，湿令不行，则土亏矣。所胜妄行，木气太过，少阳旺也，所生者受病，则肺金不足，所不胜者侮之，故水得以乘之土分。土者坤也，坤土申之分，申为相火，水入于土，则水火相干，阴阳交争，故为寒热。兼木气终见三焦，是二少阳相合也。少阳在湿土之分，故为寒热。肺金不足，洒淅寒热，此皆往来未定之气也，故为痎疟。久而不愈，疟不发于夏而发于秋者，以湿热在酉之分，方得其权，故发于大暑以后也。

论疟分三阳三阴浅深之异

机要云：经曰：夏伤于暑，秋必痎疟。伤之浅者近而暴，伤之重者远而为痎。痎者，久疟也。是知夏伤暑，气闭而不能发泄于外，邪气内行，至秋而为疟也。有中三阳者，有中三阴者，其证各殊，同伤寒也。在太阳经谓之寒疟，治多汗之。在阳明经谓之热疟，治多下之。在少阳经谓之风疟，治多和之。此三阳受病，谓之暴疟。发在夏至后处暑前，此乃伤之浅者，近而暴也。在阴经不分三经，总谓之湿疟，当从太阴经论之。发在处暑后冬至前，此乃伤之重者，远而为痎。痎者，老也，居西方，宜毒药疗之。

纲目云：足太阳之疟，令人腰痛头重，寒从背起（头背腰皆足太阳经之所行，故如此）。先寒后热，熇熇暍暍然（皆热甚貌），热止汗出难已（邪在三阳，盛于表也，汗不易收，故曰难已），羌活加生地黄汤、小柴胡加桂汤。足少阳之疟，令人身体解㑊（谓不耐烦劳，形迹困倦也），寒不甚，热不甚（病在半表半里也），恶见人，见人心惕惕然（邪在胆也），热多汗出甚（少阳为木火之经，故热多于寒而汗出甚也），小柴胡汤。足阳明之疟，令人先寒，洒淅寒甚，久乃热（阳明虽多血多气之经，而寒邪胜之，故先为寒，久乃热），热去汗出（热去则邪解，故汗出），喜见日月光火气，乃快然（"经脉篇"曰：阳明病，至则恶人与火，今反喜见日月光，及得火气乃快然者何也。盖阳明受阳邪，胃之实也，故恶热。阳明受阴邪，胃之虚也，故喜暖耳），桂枝二白虎一、黄芩芍药加桂汤。足太阴之疟，令人不乐（脾者心之子，脾病则心气不舒，故不乐），好太息，不嗜食（脾不化则上焦痞塞，故好太息而不嗜食），多寒热汗出（太阴主里，邪不易解，故多寒热汗出），病至则善呕（脾脉络胃上膈挟咽，故病至则善呕），呕已乃衰（然必待其呕已病衰，方可取之），小建中汤、异攻散。足少阴之疟，令人呕吐甚（肾脉上贯肝膈，入肺中，循喉咙，阴邪上冲，故为呕吐甚），多寒热，热多寒少（肾病则阴虚，阴虚故热多寒少），欲闭户牖而处（病在阴者喜静），其病难已（肾为至阴之脏，而邪居之，故病深难已），小柴胡加半夏汤。足厥阴之疟，令人腰痛，少腹满，小便不利如癃状，非癃也，数便（肝脉过阴器抵少腹布胁肋，故为腰腹小便之病。凡小水不利为癃，今日如癃状，非癃也。盖病不在水而在于肝邪之陷，故亦如小便不利而急数欲便也），意恐惧，气不足（意恐惧者，肝气不足也），腹中悒悒（不畅之貌），四物柴胡苦楝附子汤。

准绳云：或在头项，或在背，或在腰脊，虽上下远近之不同，在太阳一也。或在四肢者，风淫之所及，随所伤而作，不必尽当风府也。先寒而后热者，谓之寒疟；先热而后寒者，谓之温疟。二者不当治水火，当从乎中治。中治者，少阳也。渴者燥胜也，不渴者湿胜也。疟虽伤暑，遇秋而发，其不应也。秋病寒甚，太阳多也。冬寒不甚，阳不争也。春病则恶风，夏病则多汗。汗者皆少阳虚也，其病随四时而作，异形如此。又有得之于冬而发之于暑，邪客于肾足少阴也。有藏之于心，内热熏于肺，手太阴也。至于少气烦冤，手足热而呕，但热而不寒，谓之瘅疟，足阳明也。治之奈何？方其盛也，取之必毁，因其衰也。治法易老疟论备矣。

论五脏皆有疟其治各异

准绳云：肺疟，令人心寒（肺者，心之盖也，以寒邪而乘所不胜，故令人心寒），寒甚复热，热间善惊，如有所见者（寒甚复热而心气受伤，故善惊如有所见），桂枝加芍药汤。心疟，令人烦心甚，欲得清水（疟邪在心故烦，心甚欲得水以解也），反寒多不甚热（心本阳脏，为邪所居，则阳虚阴盛，故反寒多而不甚热），桂枝黄芩汤。肝疟，令人色苍苍然（肝属木，故色苍苍然），太息（肝郁则气逆，故太息），其状若死者（木病则坚强，故其状若死），四逆汤、通脉四逆汤。脾疟，令人寒（脾以至阴之脏而疟邪居之，故令人寒），腹中痛（脾脉自股入腹，故腹中痛），热则肠中鸣（寒已而热，则脾气行，故肠中鸣），鸣已汗出（鸣已则阳气外达故汗出），小建中汤、芍药甘草汤。肾疟，令人洒洒然，腰脊痛宛转，大便难（洒洒，寒栗貌，肾脉贯脊属肾，开窍于二阴，故腰脊之痛，苦于宛转而大便难也），目眴眴然（眴，荧绢切，音悬，眩动貌。目视不明，水之亏也），手足寒（手足寒，阴之厥也），桂枝加当归芍药汤。

论痰能致疟

严用和云：《素问》谓：疟生于风。又，夏伤于暑。此四时之气也。或乘凉饮冷，当风卧湿，饥饱失时，致脾胃不和，痰积中脘，遂成此疾，所谓无痰不成疟。一日一发易治，间日一发难愈，三日一发者尤难愈。（刘宗厚曰：疟而挟痰则诚有之，其引无痰不成疟之一句，则失之偏）

疟非脾寒及鬼食辨

张子和云：夫疟犹酷虐之虐也，以夏伤酷暑而成痰疟也。又有痎疟（老疟无时而作，名痎疟，俗呼妖疟），连岁不已，此肝经肥气之积也，多在左胁之下，状如覆杯，是为痎疟，久而不已，令人瘦也。《内经》既以夏伤于暑而为疟，何后世之医者皆以脾寒治之。世医既不知邪热蓄积之深为寒战，遂为寒战所感①，又不悟邪热入而后出于表，发为燥渴，遂为交争所感。相传以姜、附、硫黄、平胃、异攻散、交解饮子治之，百千之中，幸其一效。甚者归之祟怪，岂不大可笑耶。又或因夏月饮冷过常，伤食生硬之属，指为食疟，此又非也。岂知《内经》之论则不然，夏伤于暑，遇秋之风，因劳而汗，元府受风，复遇凄沧之水，风闭而不出，舍于肠胃之外，与荣卫并行，昼行于阳，夜行于阴，邪热浅则连日而作，邪热深则间日而作，并入于里则热，并入于表则寒。若此而论，了不干于脾也。以时言之，治平之时常疟病少，扰攘之时常疟病多。治平之时，虽用砒石、辰砂有毒之药治之，亦能取效。缘治平之时，其民夷静，故虽以热攻热，亦少后患。至于扰攘之时，其民劳苦，内火与外火俱动，不可遽用大毒

_____
① 感 当作"惑"。

大热之药。若以热攻热，热甚则转为吐血、泄血、痈疽疮疡、呕吐之疾。岂可与夷静之人同法而治哉。又富贵之人，劳心役智，不可骤用砒石大毒之药，止宜先以白虎汤加人参、小柴胡汤、五苓散之类顿服，立解。或不愈者，可服神佑丸，减用神芎等。甚者可大小承气汤下之五七行，或十余行，峻泄夏月积热暑毒之气。此药虽泄而无损于脏腑，乃所以安脏腑也。次以桂苓甘露散、石膏知母汤、大小柴胡汤、人参柴胡饮子，量虚实加减而用之。此药皆能治寒热往来，日晡发作，与治伤寒其法颇同。更不愈者，以常山散吐之，无不愈者。余尝用张长沙汗下吐三法，愈疟极多。大忌错作脾寒，用暴热之药治之，纵有愈者，后必发疮疽下血之病，不死亦危。疟病除岚瘴一二发必死，其余五脏六腑疟皆不死。如有死者，皆方士误杀之也。

刘宗厚曰：或问：俗以疟为脾寒，何也？曰：此亦有理。天地之间，唯吴楚闽广人患此至多，为阳气之所盛，其地卑湿，长夏之时，人多患暍、疟、霍乱、泻痢，伤湿热也。本暑盛阳极，人伏阴在内，脾困体倦，腠理开发，或因纳凉于水阁木阴，及泉水澡浴，而微寒客于肌肉之间，经所谓遇夏气凄沧之小寒迫之是也。或劳役饥饱内伤而即病作，故指肌肉属脾，发则多恶寒战栗，乃谓之脾寒尔，实由风寒湿暍之邪郁于腠理，夏时毛窍疏通而不为病，至秋气敛之际，表邪不能发越，故进退不已，往来寒热，病势如凌虐人之状，所以名疟。即四时之伤寒，故十二经皆能为病。古方治法，多兼于理内伤取效，脾气和而精气疏通，阴阳和解，诸邪悉散，此实非脾病也。但病气随经升降，其发早暮日次不等，经具病例已详。季世以发表解肌、温经散寒等法，亦未尝

执于燥脾劫也。又曰：既疟本夏伤于暑为病，世有不服药饵，或人与符咒厌之亦止，何也？曰：此夏时天地气交，百物生发，湿热熏蒸，禽虫吐毒之际，人因暑热汗出，神气虚耗，感得时间乖戾之气为病，故与厌之亦止，若移精变气之谓也。然古人称疟不得为脾寒者，正恐人专于温脾之说，不明造化之源，而失病机气宜之要故也。

论治疟当顺天道

东垣曰：夏月天气上行，秋月天气下行，治者当顺天道。如先寒后热，太阳阳明病，白虎加桂也。此天气上行宜用之，若天气下行，则不宜泻肺，宜泻命门相火则可矣。亦有内伤冷物而作者，当先调中，后定疟形，治随应见，乃得康宁。亦有久而不瘥者，当求虚实，以脉为期，虚补实泻，可使却疾，此之谓也。

论疟疾治法

袖珍论曰：疟之为疾，名状不一。有所谓瘴疟、寒疟、温疟、食疟、牝疟、牡疟。名虽不同，皆由外感风寒暑湿之气，与卫气相搏而成。《内经》云：夏伤于暑，秋必病疟。然四时有感，郁积七情，饥饿失时，致令脾胃不和，痰留中脘，皆成疟疾。其初发也，欠伸畏寒，战栗头痛，或先寒后热，或先热后寒，或单寒单热，或寒多热少，或热多寒少。一日一发者易治，二日三日一发者难愈。大抵疟脉皆弦，弦数者多热，弦迟者多寒，弦小紧者宜下，弦迟者宜温，弦紧者可发汗及针灸，浮大者宜吐。治疗之法，当先发散寒邪，不可骤用截补之药。若截早则邪气停蓄，变生他证，不能即愈，致成劳瘵者有之。发散之药，热多宜小柴胡汤、参苏饮、清脾汤之类，寒多者宜养胃汤、四兽

饮。发散不退，然后以常山饮、胜金丸截之而愈。久则脾胃虚败，惟宜多进养脾驱痰之药，脾气一盛，自然平复。此证既愈，尤当节饮食，谨劳役，防其再作。如烟瘴之地，居人常患疟疾，又当随其方土所宜药性，施以治法。客旅往来瘴地，常宜服平胃散、草果饮，先以防之。

虞氏曰：经云：夏伤于暑，秋为痎疟。又曰：先寒而后热者，名曰寒疟；先热而后寒者，名曰温疟；其但热而不寒者，名曰瘅疟。丹溪曰：痎疟皆生于风。夫痎疟者，老疟也。以其隔三日一作，缠绵不去，古方多用峻剂，恐非禀受怯弱，与居养所移者所宜。始悟常山、乌梅、砒丹劫剂，或误投之，轻病变重，重者必危。夫三日一作者，邪入于三阴经也。作于子午卯酉日者，少阴疟也；作于寅申巳亥日者，厥阴疟也；作于辰戌丑未日者，太阴疟也。疟得于暑，当以汗解。或因取凉太过，汗郁成痰，其初感也，弱者即病，胃气强者伏而不动。至于再感，复因内伤，其病乃作，宜其难瘥。夫感暑与风，皆外邪也，故非汗多不解。今之遭此疾者，已经再三劫试，胃气重伤，何由得愈。欲治此证，必先与参、术等补剂为君，加柴、葛等发散，渐而取汗。得汗而虚，又行补养。下体属阴，最难得汗，补药力到，汗出至足，方是佳兆。又有感病极深，邪气必自脏传出至腑，其发无时。若发于午之后，寅之前者，血受病也，为难愈也。须渐趱早，亦佳兆也。治此病者，春夏为易，秋冬为难。大忌饱食，遇发日饱食，病愈加重。尤当以汗之难易较轻重也。经又曰：疟之且发也，阴阳之且移也，必从四末始。阳已伤，阴从之，故先其时坚束其处，令邪气不得入，阴气不得出。审候见之，在孙络盛坚而血者皆取之（谓用三棱针视孙络出血），此直往而

未得并者也。故今人多以诸般草药于臂膊内缚之，即此遗意耳。外有阴虚证，每日午后恶寒发热，至晚亦得微汗而解，脉必虚濡而数。且疟脉弦，而虚脉不大弦为辨耳。若误作疟治，而用常山、砒丹及柴胡、干葛等药，多至不救。医者宜以脉证参验其虚实，毋卤莽以杀人也。

彭氏曰：《内经》云：夏伤于暑，秋为痎疟。然无痰不成疟，此先贤确论。乍寒乍热者，邪气与正气相激搏而然。如邪气阴盛而入内，则阳微而外寒。如正气阳复而入内，则阴微而外热。亦有单寒而为牝疟，此湿伤阴分也。又有单热而为牡疟，此热伤阳分也。又有三阳疟，三阴疟，属五脏。《内经》曰：疟属三阳，宜汗宜吐，麻黄、葛根、柴胡、常山、草果、乌梅之属治之。疟属三阴，宜下宜温宜和，大柴胡汤、柴胡生姜汤、柴胡四物汤、附子理中汤加升柴之类选而用之。

丹溪曰：疟有暑，有风，有湿，有痰，有食。《机要》谓在太阳经为寒疟，治多汗之。在阳明经为热疟，治多下之。少阳经为风疟，治多和之。此三阳受病，谓之暴疟。发在夏至后，处暑前，乃伤之浅者，在三阴经，则总谓之温疟。发在处暑后，冬至前，乃伤之重者，此说良是。其三阴经，疟作于子午卯酉日者，少阴疟。作于寅申巳亥日者，厥阴疟。作于辰戌丑未日者，太阴疟也。三日一发者，受病一年（即三阴疟）。间日一发者，受病半年。一日一发者，受病一月。二日连发，住一日者，血气俱受病。俗云脾寒，乃因名而迷其实也。苟因饮食所伤而得之，未必是寒，况其他乎。暑疟，宜人参白虎汤之类。有痰者，二陈汤加草果、常山、柴胡、黄芩。不食者，必从饮食上得之，当以食治。虚者，必用参、术一二帖，拖住其气，不使下陷，后用他药。若

无汗要有汗，散邪为主，带补。若有汗要无汗，扶正气为主，带散邪。数发之后，便宜截法而除之。久则发得中气虚弱，病邪愈深而难治。世有砒、丹等截药，大毒不可轻用。大渴大热，用小柴胡去半夏，加知母、麦门冬、黄连。渴，用生地黄、麦门冬、天花粉、牛膝、知母、黄柏、干葛、生甘草。久疟，二陈汤加川芎、苍术、柴胡、干葛、白术，一补一发。甚者发寒热，头痛如破，渴而饮水多汗，可与参、芪、芩、连、栀子、川芎、苍白二术、半夏等治之。痰滞胸满，热多寒少，大便燥实，大柴胡汤利之愈。久疟不得汗，以二陈汤倍苍术、白术，加槟榔。小儿疟疾有痞块，生地黄、芍药各一钱半，陈皮、川芎、炒黄芩、半夏各一钱，甘草二分，加生姜煎，调醋炙鳖甲末。疟母，用丸药消导之，醋炙鳖甲为君，三棱、蓬术、香附、海粉、青皮、桃仁、红花、神曲、麦芽，随证加减为丸，醋汤送下。老疟系风暑入在阴分，宜用血药引出阳分而散，川芎、红花、当归、苍白术、白芷、黄柏、甘草，煎，露一宿服。痎疟者，老疟也。三日一发，阴经受病也。夫疟得于暑，当以汗解，或处凉令汗不得泄，郁而成痰，又复嗜欲纵恣，及轻试劫药等剂，佐以本经引用之药。若得汗而体虚，又须重补，俟汗通身下过委中，方为佳兆。仍淡饮食，避风冷，远房劳，无不愈者。常山性暴悍，善驱逐，然能伤真气，病人稍虚怯者勿用。

统旨云：疟证不一，其名亦殊。皆因外感四气，内动七情，饮食饥饱，房室劳役所致。初发之际，病势正炽，一二发间，未宜遽截。不问寒热多少，且以养胃汤、柴平散、清脾饮、草果饮选用。待四五发后，便应截住，否则发得气虚，病邪愈深而难愈，即于清脾饮加常山。世有

砒、丹等截药，大毒不可轻用。若气虚者，虽截不效，愈截愈虚，遂成重疾，戒之。必先与参、术一二帖，拖住其气，不使下陷，后用他药。大抵无汗要有汗，散邪为主，小柴胡加葛根、紫苏；有汗要无汗，扶正为主，小柴胡加白术、桂枝。疟是风暑之邪，非汗多不解，当分所感浅深与夫在阳在阴之分而治也。有三日一发者，受病一年。间日一发者，受病半年。此二者即老疟也，邪入最深难愈。有病二日间一日者，气血俱病，亦难愈。有一日一发者，受病一月，其病最浅易愈。在阳分者，驱邪而即止。在阴分者，必以升提之药引至阳分，方可截之。初发风寒在表，虽寒热过后，而身常自疼，常自畏风，藿香正气散取微汗。风疟有汗，恶风脉浮，桂枝羌活汤。暑疟，其人面垢口渴，虽热已退，亦常自汗，白虎汤之类。寒疟无汗，恶寒脉紧，立积散。湿疟，小便不利，身体重痛而烦，宜渗湿汤加柴胡、黄芩、草果。痰疟，痰涎潮涌，或素有痰饮，结于胸胁，宜二陈汤加常山、草果、柴胡、黄芩。食疟，从饮食伤脾得之，或疟已成而犹不忌口，或寒热正作而进食，其人必恶食，嗳气吞酸，胸膈不利，宜平胃散加青皮、草果、砂仁。独热烦渴者为瘅疟，清脾饮去草果，加葛根，倍柴、芩。热多寒少，或但热不寒者为温疟。又曰：牡疟，白虎加桂枝汤。寒多热少，或但寒不热者，为寒疟。又曰：牝疟，柴胡姜桂汤。老疟，风暑入阴在脏，宜血药引出阳分而后散之，川芎、红花、当归、白术、白芷、抚芎、黄柏、甘草，煎，露一宿服之。经年累月而发者，名曰疟母，不宜十分攻之，宜四兽饮。亦有腹中结块者，鳖甲饮，或阿魏丸。久疟成劳，以补为先，看气血何虚以补之。有痰，加痰疟药，亦要以扶脾胃为本。有痰

疟，一岁之间，长幼相似，先以藿香正气散或小柴胡加减。有鬼疟，梦寐不祥，多生恐怖，辟邪丹。有瘴疟，乍寒乍热，乍有乍无，岭南人多有之，宜藿香正气散。或迷闷狂妄者，哑不能言，小柴胡加大黄、枳壳。亦有寒热作而指甲青黑者，宜生料平胃散加草果、槟榔治之。岚瘴最能杀人，有一二日发而死者。客旅往来，常宜服平胃散，或草果饮预以防之。亦在人之保养何如耳。且瘴乃山海岚雾之气，侵晨弗得出外。如不得已而出，可饮酒三五钟以敌其气，庶免侵害。疟后变成痢疾，经云疟后之痢从虚治，故用补脾胃为主，佐以治痢药，香砂白术汤。

医说云：疟名不同。三阴三阳疟，及痰疟、鬼疟、瘴疟，外又有寒热善饥而不能食，食已胀满，腹急绞痛，病以日作，名曰胃疟。六腑无疟，惟胃有者，盖饮食饥饱所伤胃气而成，世谓之食疟。饮食不节，变成此证。有经年不瘥，瘥后复发，远行久立，下至微劳，力皆不任，名曰劳疟。亦有数年不瘥，百药不断，结为癥癖在腹胁，名曰老疟，亦名疟母。

李氏曰：疟疾先要分阴阳。阳为外感邪气，而外感之中，风暑有汗为阳，寒湿无汗为阴；阴为内伤正气，而内伤之中，气虚为阳，血虚为阴。阳为升，发在春夏；阴为降，发在秋冬。阳为腑，邪浅，与荣卫并行，故一日一发；阴为脏，邪深，横连募原，不能与正气并行，故间日蓄积乃发，或三四日一发，久则必有疟母。阳为日发邪浅，荣卫昼行背与脊故也；阴为夜发邪深，荣卫夜行胸与腹故也。又有二日连发，住一日者，及日夜各一发者，乃气血俱受病也。阳为子时至巳，阴为午时至亥。如发寅卯而退于申未，或发申未而退于子丑，皆谓之阴阳不分，须随证用药趱早。或移时分定阴阳，

然后阳疟截住，阴疟升散。今俗以似疟误治，变成温疟，为分阴阳谬矣。不知疟有凌虐之状，在伤寒久则为坏证，在内伤久则为劳瘵，岂美疾哉。凡阳疟易治，阴疟难愈。其寒热亦分阴阳，阳邪与荣争，而邪火发于外，则为热。阴邪与卫争，而正气退于内，则为寒。卫虚则先寒，荣虚则先热。表邪多则寒多，里邪多则热多。表里相半，则寒热相等。诸疟惟食积挟火，寒已复热，热已复寒，谓之寒热相并。又暑疟单热，湿疟单寒，寒疟先寒后热，风疟先热后寒，余皆先寒后热。阴阳寒热明，而疟知治本矣。疟有三阳三阴，三阳气分受病，发在处暑前者，俱谓之暴疟，乃伤之浅者。三阴血分受病，发在处暑后者，俱谓之温疟，乃隔冬感温气藏于肾与骨髓，至夏秋重感新邪触发，自脏而达之腑，乃伤之重者。寒疟属太阳，其病腰背头项俱痛。寒多热少，汗出难已者，柴胡加桂汤。单寒无汗者，五积散、古枣①附汤。热疟属阳明，其病目痛鼻燥，鼓颔，热多寒少，烦渴尿赤者，柴苓汤，夏月黄连香薷散。热伤气分，单热而渴者，白虎加参汤，或黄芩汤加桂少许。风疟属少阳，其病口苦，呕吐，恶心，胁痛，寒热相等者，柴胡桂枝汤。风盛筋脉抽搐者，乌药顺气散加柴胡、黄芩。身疼者败毒散，咳嗽者参苏饮。少阴疟发于子午卯酉四正之日，其病舌干，口燥呕吐，欲闭户牖，轻者小柴胡汤倍半夏，重者合四物汤。

厥阴疟发于寅申巳亥四旁之日，其病小腹痛引阴如淋，轻者小建中汤，重者四物汤加元胡索、金铃子、附子。太阴疟发于辰戌丑未日，其病腹满，自利善呕，呕已乃衰，轻者异攻散，重者理中汤。如湿

———————————
① 枣　原作"果"，今依附方名改。

偏阴分，单寒气虚作泄者，古枣附汤、附子理中汤。身重腹胀者，五苓散、术附汤。浮肿，退黄丸。瘴疟，山溪蒸毒，令人迷困发狂，或哑，乍寒乍热，乍有乍无者，凉膈散加柴胡、槟榔。不伏水土者，人参养胃汤。疫疟，一方长幼相似，须参运气寒热用药，大概不换金正气散、五积交加散、加减如意丹最妙。鬼疟，因卒感尸疰客忤，寒热日作，梦寐不祥，多生恐怖，言动异常，宜辟邪丹、雄朱丹，或用烧人场土为丸，塞男左女右耳中。外感寒多，非草果、厚朴不能温散；热多，非柴胡、黄芩不能清解。阳疟无汗，须加柴胡、苍术、葛根，甚加麻黄；阴疟无汗，须加柴胡、升麻、川芎。有汗须加白术、乌梅以和之。阳疟初起，痰在上者，祛邪丸，然亦三五发后移时乃可用之，早则延绵。稍久不敢吐者，胜金丹。三阴疟便闭者，宜下以截之。暑疟，黄连香茹饮加大黄、青皮、乌梅煎服。寒疟，二陈汤加青皮、良姜煎，吞神保丸五粒。痰热胸满便闭者，大柴胡汤。瘀血发狂好忘者，桃仁承气汤。虚闭，麻子仁丸。俱清晨一服，取下恶水即止。内伤疟皆不食，惟七情善食多汗。五脏之气不和，略被外邪动痰，宜四兽饮，量其虚实，加各经开郁行气之药。劳疟，微微恶寒发热，寒中有热，热中有寒，最难调理。或半月十日，小劳复来，经久不瘥者，芎归鳖甲散主之。热多者生犀散，有痞者鳖甲丸，气虚汗多无力，饮食不进者六君子汤。因劳役昏倦少食者，补中益气汤加黄芩、半夏。血虚夜发者，小柴胡汤合四物汤，加升麻、红花、知母、黄柏，水煎露服，趱早。不愈，用胜金丹截之。有痞者，阴疟丸。如阴虚火动，午后寒热，至晚微汗乃解，似疟非疟也，宜加味逍遥散加地骨皮，若误用疟药必死。气血俱虚，溺频食少，或遗

精咳嗽者，人参养荣汤加地骨皮、乌梅、麦门冬。或仆厥不省者，十全大补汤加柴胡、黄芩。阳虚，去柴、芩，加附子，吞黑锡丹。有痞者，橘皮煎丸。痰疟，外感内伤，郁聚成痰，热多头痛，肉跳，吐食呕沫，甚则昏迷卒倒，宜柴陈汤加草果。呕吐者，二陈汤倍白豆蔻，流行三焦，呕疟自止。气虚呕者，单人参汤，或用常山炒过。久不止者，露姜饮截之。食疟因饮食蕴成痰火，寒已复热，热已复寒，寒热交并，苦饥不食，食则吐痰，胸满腹胀者，二陈汤合小柴胡汤，或平胃散，俱加枳实、白术、山楂、神曲、青皮。热多者清脾饮，寒多者人参养胃汤，腹痛者红丸子。腹胀因湿痰或疟气归腹者，古龙虎丹，用杏仁煎汤，迎发时下。久不愈者，用辰砂、阿魏等分，糊丸皂子大，每一丸，人参煎汤下截之。疟无痰不成，内伤脾胃虚寒，宜清利湿痰为主。内伤疟皆汗多，阳疟敛以参、术、黄芪，阴疟敛以归、地、知、柏、芍药。大抵有汗要止汗，以补其虚。无汗要发汗，以散其邪。稍久者，一补一发丹。久虚者，补中益气汤加山楂、麦芽，扶脾自止，极忌吐截。凡疟经年不瘥，谓之老疟，必有痰水瘀血，结成痞块，藏于腹胁作胀，乃疟母也，虽内虚者，非常山、槟榔，决不能除，但须制熟，则不损胃，老疟丸是也。血虚者，鳖甲丸。体盛有水癖者，暂用芫花丸，仍须以补脾化痰汤药辅之。老疟饮宜量气血虚实加减。或疟后痢，痢后疟，或疟痢并作，俱以柴苓汤、六和汤、清脾饮加减分利。虚者补脾和血，三白汤加黄连、木香、当归、砂仁，或四兽饮，补中益气汤。外感汗吐下解，祛邪为主。内伤敛补，养正为主。内外相兼，又当参酌而论。经曰：夏伤于暑，秋必发疟。又曰：诸疟皆生于风。《局方》主于伤食，丹溪

主于痰。其实因夏伤暑，秋感风湿，遇七情饮食郁痰而后发。虽三因杂至，错乱气血，然始于暑，成于痰，故捷径以祛暑消痰为要，斯为正治矣。

荫按：方氏曰：疟疾之源，盖由暑月中表气虚，而致中气虚，则水谷停聚，使痰饮瘀积于胸胁，表气虚则风暑入内，使血液稽留于经络，久则痰饮血液，拂郁稠粘，胶固痞塞不通。人之卫气，昼行阳分二十五度，脊与背也。夜行阴分二十五度，胸与腹也。荣卫行到病所不通，乃作寒战，股振头颔，中外皆寒，腰脊俱痛，此邪气入于内也。寒战俱已，内外皆寒，头痛如破，渴欲饮水，烦满欲吐，自汗，此邪火发于外也。或独寒而无热，或寒多而热少，或无汗者，宜开郁豁痰为主，用人参养胃汤、草果饮子之类以发散之。或热多而寒少，或独热而无寒，或有汗者，宜清热补虚为主，用白虎加桂枝汤、小柴胡汤之类以发散之。用发散药三五服后，则用四兽饮、六和汤之类以截之。或疟久在阴分，亦须用血药彻起阳分，然后截之可也。

楼氏曰：治先热后寒者，小柴胡汤。先寒后热者，小柴胡加桂枝汤。多热但热者，白虎加桂枝汤。多寒但寒者，柴胡姜桂汤。此以疟之寒热多少定治法也。若多寒而但有寒者，其脉或洪实，或滑，当作实热治之，若便用桂枝误也。如或多热而但有热者，其脉或空虚或微弱，当作虚寒治之，若便与白虎亦误也。所以欲学者须先问其寒热多少，又诊脉以参之，百无一失矣。

龚氏曰：疟有风疟、暑疟、湿疟、食疟、痰疟、疟母。诸疟之不同，不过风寒暑湿之外，感七情五味之内伤所致也。然内外失守，真邪不分，阴阳偏胜，寒热交攻，乃成疟也。治疗之法，当先发散外

邪，散之不退，又须分利阴阳，用柴苓汤最效，甚者以截药除之，不二散、胜金丸之类。截之不愈，乃气血大虚，要扶胃气为本，人参养胃汤、养胃丹之类。又有绵延不休，越岁不已，经汗吐下过，荣卫亏损，邪气伏藏胁间，结为癥癖，谓之疟母，老疟饮、黄甲丸之类。盖疟有新久浅深，治有缓急次序，宜以脉证参验，量其虚实而疗之。

虞氏曰：予壮年过杭，同舟有二男子，皆年逾四十五，各得痎疟三年矣，俱发于寅申巳亥日，一人昼发于巳而退于申，一人夜发于亥而退于寅。予曰：俱到杭可买药，俱与痊可。昼发者，乃阴中之阳病，宜补气解表，与小柴胡汤倍柴胡、人参，加白术、川芎、葛根、陈皮、青皮、苍术；夜发者，乃阴中之阴病，宜补血疏肝，用小柴胡合四物汤，加青皮。各与十帖，令加姜、枣煎，于未发前二时服，每日一帖，至八帖，同日得大汗而愈，永不再举。

如 疟 证

帝曰：火热复恶寒发热，有如疟状，或一日发，或间数日发，其故何也（凡病寒热，多由外感。然有不因风寒而火热内盛者，亦为恶寒发热，其作有期，状虽似疟而实非疟证，故特为间辨也）？岐伯曰：胜复之气，会遇之时，有多少也。阴气多而阳气少，则其发日远；阳气多而阴气少，则其发日近。此胜复相薄，盛衰之节，疟亦同法。（寒热者，阴阳之气也。迟速者，阴阳之性也。人之阴阳，则水火也，营卫也。有热而反寒者，火极似水也。寒而反热者，阴极似阳也。阴阳和，则血气匀，表里治。阴阳不和，则胜复之气，会遇之时，各有多少矣。故阳入之阴，则阴不胜阳而为热。阴出之阳，则阳

不胜阴而为寒。又若阴多阳少，则阴性缓而会遇迟，故其发日远。阳多阴少，则阳性速而会遇蚤①，故其发日近。此胜复盛衰之节，虽非疟证而多变，似疟法亦同然。所谓同者，皆阴阳出入之理也。然同中自有不同，则曰是疟，曰非疟。是疟非疟者，在有邪无邪之辨耳。真疟有邪，由卫气之会以为作止。似疟无邪，由水火争胜以为盛衰。此则一责在表，一责在里。一治在邪，一治在正。勿谓法同而治亦同也。同与不同之间，即杀人生人之岐②也，学者于此，不可不察）

脉　法

脉经曰：疟脉自弦，微则为虚，代散则死。

要略曰：疟脉自弦，弦数多热，弦迟多寒。弦而小紧者下之，弦迟者宜温，弦紧者可发汗，浮大者可吐之。弦数者风发也，以饮食消息止之。

心法附录曰：疟脉多弦，但热则弦而带数，寒则弦而带迟。亦有病久，其脉极虚微而无力，似乎不弦者。然而必于虚微之中见弦，但不搏手耳，细察可见也。或曰：脉弦如刀刃者死，弦小者生。

治　初　疟　方

二陈汤　治一切疟疾，随证加减。

陈皮　半夏姜制　茯苓　甘草炙

上锉，水煎服。

丹溪加减法：凡疟证如连日或间日发作，恶寒发热，腰背头项俱痛，此属太阳经疟也，加麻黄、羌活、藁本、防风；如连日或间日发作，先寒后热，或寒少热多，或但热不寒，目痛鼻孔燥，此属阳明经疟也，加干葛、升麻、石膏、知母、白芷；如连日或间日发作，或先寒后热，或寒热间作，胁痛口苦，或呕吐恶心，此少

阳经疟也，倍加柴胡及黄芩、人参、青皮；如于子午卯酉日发，寒热呕吐，舌干口燥，此少阴经疟也，加当归、川芎、黄柏、黄连、柴胡；如于辰戌丑未日发，寒热呕吐，不嗜食，或腹满自利，此太阴经疟也，加苍术、白术、柴胡、芍药；如于寅申巳亥日发，恶寒发热，寒多热少，或腹痛引阴如淋状，善恐，此厥阴经疟也，加桂枝、附子、干姜。又法：热甚，加柴胡、黄芩；渴，加知母、麦门冬；痰，加南星、姜汁；咳嗽，加知母、贝母、前胡；饮食少，加山楂、麦芽、神曲；有食积，加三棱、蓬术、青皮；大便秘，加大黄、桃仁；小便赤短，加泽泻、山栀，一方加滑石末、车前子、瞿麦；瘴疟，加槟榔；截疟，加常山、贝母、槟榔；内伤无汗，加柴胡、川芎；汗多，加黄芪；气虚合四君子汤；血虚，合四物汤；劳疟，加地骨皮、鳖甲；七情，加紫苏、香附；久疟，倍参、术；寒甚，加桂、附、草果；夜疟，加升麻、柴胡以提之；停水，倍半夏；瘀血，加桃仁、红花；当吐者，加酒蒸常山、乌梅入酒以吐之；当下者，加大黄。

散邪汤　治疟疾初发，增寒③壮热，头疼身痛，无汗。此药是无汗要有汗，散邪为主。

川芎　白芷　麻黄　白芍药　防风　荆芥　紫苏　羌活各一钱　甘草三分

上锉一剂，生姜三片、葱白三根水煎，去柤，露一宿，次早温服。有痰，加陈皮；有湿，加苍术；夹食，加香附。

正气汤　治疟疾初发，增寒壮热，头疼口干，有汗。此药是有汗要无汗，正气为主。

---

① 蚤　通“早”。
② 岐　同“歧”。
③ 增寒　憎寒。按“增”，通“憎”。

柴胡　前胡　川芎　白芷　半夏姜炒
槟榔　麦冬去心　草果去壳　青皮去穰　茯
苓各一钱　桂枝　甘草各三分

上锉一剂，生姜三片、枣一枚水煎，
预先热服。

麻黄羌活汤　治疟疾头痛项强，脉浮
恶风，无汗者。

麻黄去节　羌活　防风　甘草炙，各半
两

上为粗末，每服五钱，水一盏半煎至
一盏，温服，迎发日服。吐者，加半夏曲
等分。

桂枝羌活汤　治疟疾处暑前后发，头
痛项强，脉浮，恶寒有汗者。

桂枝　羌活　防风　甘草各半两

上为粗末，每服五钱，水煎服。如
吐，加半夏曲等分。

麻黄黄芩汤　治疟疾如前病而夜发
者，或恶风，或恶寒。

麻黄去节，一两　桂枝二钱　黄芩五钱
甘草炙，三钱　桃仁二十个，去皮尖

上为末，水煎服。桃仁散血缓肝，夜
发乃阴经有邪，用此汤散血中风寒也。

桂枝芍药汤　治疟疾寒热大作，不论
先后，此太阳阳明合病也，谓之大争，寒
热作则必战动。经曰：热胜则动也，发热
则必汗泄。经云：汗出不愈，知为热也。
阳胜阴虚之证，当治内实外虚，不治恐久
而传入阴经也，宜此汤主之。

桂枝二钱　黄芪　知母　芍药　石膏
各半两

上为粗末，每服五七钱，水煎服。

桂枝黄芩汤　如前药服之寒热转大
者，知太阳、阳明、少阳三阳合病也，宜
此汤和之。

柴胡三钱　黄芩　半夏　人参各一钱
石膏　知母各一钱二分　桂枝　甘草各五分

上㕮咀，加生姜三片，水煎服。服后

如外邪已罢，内邪未已，用大柴胡、大承
气等汤下之。

刘守真下疟疾三方：

大柴胡汤　自寅至巳时发者，此谓病
在气也，用此汤下之。

柴胡二钱　黄芩　半夏各一钱　枳实七
分　大黄三钱，人实者加至五六钱方可，另下

上㕮咀，水一钟半、生姜三片、枣一
枚先煎前四味，至七分，次下大黄再煎五
六沸，迎病未发前一时服，粗再煎服。

大承气汤　自午未时至酉时发者，此
谓半在气半在血也，以此汤下之。

枳实一钱　厚朴制，二钱　大黄三钱，强
人加至五钱，与硝作一包　朴硝二钱半，与大黄共
作一包

上㕮咀作一服，水一钟半、生姜三
片、枣一枚先煎前二味，至七分，次下硝
黄再煎五六沸，迎病未发前一时服，粗再
煎服。

桃仁承气汤　自酉戌时至丑时发者，
此谓病在阴分，乃在血也，以此汤下之。

桂　甘草各一钱半　桃仁去皮，研烂，十
五个　大黄三钱，加至五钱　朴硝二钱

上㕮咀作一服，水一钟半、生姜三
片、枣一枚先煎前二味，至大滚，次下桃
仁泥入内，再煎至七分，次下硝黄再煎至
五六滚，迎病未发前一时服，粗再煎服。

前数药下后，以加减小柴胡汤合五苓
散，合解毒汤，或合白虎汤调治。

柴苓汤　治疟疾初发，寒热交作，病
在半表半里，阴阳不分，用此分利之。

柴胡　黄芩　人参　半夏　甘草　猪
苓　茯苓　泽泻　白术　肉桂

上锉一剂，加生姜三片、枣一枚，水
煎服。无汗，加麻黄；有汗，加桂枝；寒
多，加官桂；热多，加黄芩。

驱邪汤　荫按：王节斋曰：疟是风暑
之邪，有一日一发，有二日一发，有三日

一发，有间一日连二日发，有日与夜各发；有有汗，有无汗；有上半日发，有下半日发，有发于夜者，治法：邪从外入宜发散之，然以扶持胃气为本，又须分别阳分阴分而用药。邪疟及新发热者，可散可截；虚疟及久者，宜补气血。若过服截疟，致伤脾胃，则必延绵不休，慎之。

柴胡　白术各一钱半　苍术米泔浸，一钱　干葛一钱二分　陈皮七分　甘草炙，七分

上锉，水煎服。若一日一发及午前发者，邪在阳分，加枯黄芩、茯苓、半夏各一钱；热甚头痛，再加川芎、软石膏各一钱；口渴，加石膏、知母、麦门冬各一钱；若间日或三日发，午后或夜发者，邪入阴分，加川芎、当归、酒炒芍药、熟地黄、酒炒知母各一钱，酒洗红花、酒炒黄柏、升麻各四分，提起阳分，方可截之；若间一日连发二日，或日夜各发者，气血俱病，加人参、黄芪、白茯苓各一钱以补气，川芎、当归、白芍药、熟地黄各一钱以补血；若阳疟多汗，用黄芪、人参、白术以敛之，无汗，用柴胡、苍术、白术、黄芩、干葛以散之；若阴疟多汗，用当归、白芍药、熟地黄、黄芪、黄柏以敛之，无汗，用柴胡、苍术、川芎、红花、升麻以发之。故曰有汗者要无汗，正气为主；无汗者要有汗，散邪为主。若病人胃气弱，饮食少，或服截药伤脾胃而少食者，加人参一钱半、酒炒芍药、大麦芽各一钱；若伤食痞闷，或有食积者，加神曲、麦芽、枳实炒各一钱，炒黄连五分；若痰盛，加姜制半夏、南星、枳实炒各一钱，黄芩、黄连各六分；若欲截之，加槟榔、黄芩、青皮、常山各一钱，乌梅肉三个；若日久虚疟，寒热不多，或无寒而但微热者，邪气已无，只用四君子合四物汤，加柴胡、黄芩、黄芪、陈皮，以滋补气血。

除疟汤　湿疟则用柴苓汤，寒疟则用桂附二陈汤，瘴疟则用参苏饮，风疟则用乌药顺气散，食疟则用清脾饮，食少则用养胃汤。发于三阳，宜养胃祛邪；三阴，宜调脾截补。七情内伤，善食汗多，则用四兽饮。久疟则用升提阳分，然后方行截补之药。清而不愈，以七宝饮，鳖甲乌梅丸、断疟饮截愈之。

柴胡　茯苓　白术各一钱　陈皮　半夏泡　黄芩　甘草　干葛　苍术米泔浸，炒　川芎各五分，以上三味发散外邪之药，久疟去之

上锉，加生姜三片，水煎服。饮食不思，加麦芽、青皮、山楂各五分；阳分汗多，加人参、黄芪各七分，去干葛；阴分，加酒炒芍药一钱，归身、生地黄各八分，或用升麻四分。寒痰停饮，加草果仁；痰盛，加贝母、知母炒；截疟，加青皮、常山、槟榔、贝母各一钱；久疟邪，微潮热，加四君、四物，去祛邪之药。

治温疟方

清脾饮　治瘅疟脉来弦数，但热不寒，或热多寒少，口苦咽热，小便赤涩。

柴胡一钱半　黄芩一钱二分　半夏洗七次　茯苓　白术炒，各一钱　青皮　厚朴姜制　草果仁各七分　甘草炙，五分

上㕮咀，水二钟加生姜三片，煎八分，空心温服。

一方，治独热烦渴者，为瘅疟，本方去草果，加葛根，倍柴胡、黄芩。

小柴胡汤　治疟疾热多寒少，或但单热头疼，口干胸满。

柴胡二两　黄芩　半夏　人参　甘草各七钱半

上作五服，每加生姜三片、枣一枚，水煎温服。

柴平汤　治疟疾热多寒少者，最效。

柴胡　黄芩　半夏　人参　苍术　厚

朴　陈皮　甘草

上锉，加生姜三片，水煎服。

柴胡瓜蒌根汤　治疟疾往来寒热，烦渴引饮。

柴胡一两七钱半　天花粉一两　黄芩　人参　甘草炙,各七钱半

上锉，每服一两，生姜五片、枣一枚水煎服。

桂枝石膏汤　治疟疾隔日发，先寒后热，热多寒少。

桂枝五钱　石膏　知母各一两半　黄芩一两

上为粗末，分三服，水煎服。

间者，邪气所舍深也。如外邪已罢，内邪未已，再下之；从卯至午发者，宜大柴胡汤下之；从午至酉者，知邪在内也，宜大承气汤下之；从酉至子发者，或至寅时发者，知邪在血也，宜桃仁承气汤下之。前项下药，微利为度，以小柴胡汤彻其微邪之气。

麻黄石膏汤　治温疟先热后寒者，以其先有旧热，而后伤寒也，此方主之。

麻黄去节,四两　杏仁去皮尖,五十枚甘草二两　石膏半斤

上锉，每服一两，煎服

香薷汤　治疟发时独热无寒者，名曰瘅疟，当责之暑，此方主之。

香薷二两　厚朴姜汁炒　白扁豆　茯神各一两　甘草炙,半两

上锉，每服一两，水煎服。

白虎加桂枝汤　治疟疾但热不寒，及有汗者。

知母六两　石膏一斤　甘草炙,二两桂枝三两　粳米二合

上锉，每服五钱，水煎，温服。

龙虎汤　治热疟大盛，舌卷焦黑，鼻如烟色，六脉洪弦而紧，此乃阳毒之深，先以青布摺叠数重，新汲水渍之，搭于胸

上，须臾再易，如此三次，热势稍退，即服此药。

石膏二钱半　柴胡　黄连各一钱半　黄芩　黄柏　知母各一钱　栀子八分　半夏七分　粳米五十粒

上锉一剂，加生姜、枣，煎服。

大柴胡汤　治疟疾热多寒少，目痛多汗，脉大，睡卧不安，以此汤微利为度，如下后余邪未尽，用白芷汤以尽其邪。

柴胡二钱　黄芩　半夏　芍药各一钱枳实七分　大黄三钱,人实者加至五六钱

上锉作一服，用水一钟半加生姜三片、枣一枚，先煎前五味至七分，次下大黄再煎五六沸，迎病未发前一时服，粗再煎服。

白芷汤

白芷一两　知母一两七钱　石膏四两

上为粗末，每服半两，水一盏煎服。

大承气汤　治疟疾表里俱热，心腹满痛，小便不利，大便燥结，或日晡潮热，心胃燥热而懊憹，脉数而沉实者。

大黄酒洗,三钱　厚朴姜制,二钱　枳实麸炒,一钱　芒硝二钱半

上锉一服，用水一钟半先煮厚朴、枳实二物至七分，纳大黄煎至五分，去粗，纳芒硝煎一二沸，迎病前一时服，以利为度，不利再服。

桃仁承气汤　治夜疟有实热者。

大黄三钱　芒硝二钱　甘草　桂各一钱半　桃仁去皮尖,十五个

上㕮咀作一服，水一钟半先煎桂、甘草至大滚，次下桃仁再煎至七分，次下硝黄再煎至一二沸，迎病未发前一时服，得微利止。

治寒疟方

人参养胃汤　治疟疾寒多热少者，须先用此药发散，然后用四兽饮之类截之。

苍术　厚朴姜汁炒　半夏各一钱五分
人参　茯苓　陈皮　草果　藿香各一钱
甘草炙，五分

上锉，加生姜三片、乌梅一个，水煎
热服。

柴胡姜桂汤　治疟疾寒多热少，或但
寒而不热者。

柴胡四钱　桂枝　黄芩　天花粉各一钱
干姜泡　牡蛎煅淬　甘草炙，各一钱

上锉，水煎，温服。

柴胡加桂汤　治疟先寒后热，兼治支
结。

柴胡八钱　黄芩　半夏　人参　甘草
炙　肉桂各二钱

上㕮咀，每服五钱，加生姜七片、枣
二枚，水煎服。若渴者，去半夏，加人
参、瓜蒌根。

草果饮　治诸疟通用。

草果　白芷　良姜　青皮　川芎　紫
苏　甘草炙，各一钱

上锉一服，水煎，食远服。

定斋草果饮子　快脾治疟。

草果　苍术米泔浸　厚朴　陈皮　半
夏曲　乌梅去核　甘草炙，各等分

上㕮咀，每服半两，生姜五片、枣二
枚水煎，不拘时服。寒多者，加干姜、附
子；热多者，加柴胡；瘴疟，加槟榔。

白术散　治风寒入留经络，与卫气相
并，日发疟疾，寒热交作。

麻黄　白术　茯苓　桂心各一钱　陈
皮　青皮　桔梗　白芷　半夏　紫苏　乌
梅肉　甘草炙，各八分　干姜五分

上作一服，加生姜三片、枣二枚，水
煎，食远服。

局方双解饮子　治疟疾，辟瘴气，神
效。东垣云：秋暮暑气衰，病热疟，知其
寒也，《局方》双解饮子。是已知此方治
寒疟也。

肉豆蔻　草豆蔻各二个，一个用面裹煨，
一个生用　厚朴二寸，一半用生姜汁浸炙，一半生
用　甘草大者二两，一半炙，一半生用　生姜两
块如枣大，一块湿纸裹煨，一块生用

上㕮咀，每服分一半，用水一碗煎一
大盏，去粗，空心温服。

枣附汤　治五脏气虚发疟，不问寒热
先后，及独作叠作间作，并治。一方治疟
但寒不热者。

枣子七枚　生姜七片　附子半枚，用盐水
浸泡七次，去皮脐

上锉，水煎，当发日早温服。

果附汤　治脾寒疟疾不愈，振寒少
热，面青不食，大便溏泄，小便反多。

草果　附子各二钱半

上锉，加姜、枣，煎服。

分利顺元散　治体虚之人患疟寒多，
不可用截药者。

川乌　附子各一两　南星二两，三味各半
生半炮　木香五钱，另研临时入

上㕮咀，每服四钱，加生姜十片、枣
七枚，水煎，当发前一日及当发日早晨连
进二三服。药用半生半熟，能分解阴阳
也。

蜀漆散　治疟多寒者，名曰牝疟。

蜀漆烧去腥　云母烧三日夜　龙骨煅，各
等分

上为细末，于未发前浆水调下半钱
匕。如温疟，加蜀漆一钱，临发时服一钱
匕。

牡蛎汤　治牝疟。

牡蛎四两，炙　麻黄去节　蜀漆各三两
甘草二两

上四味，以水八升先煮蜀漆、麻黄，
去上沫，得六升，纳诸药煮取二升，温服
一升。若吐，则勿更服。

治痰疟方

柴陈汤　治疟疾，外感内伤，郁聚成

痰，热多头疼，肉跳，吐食呕沫，甚则昏迷卒倒。

柴胡　黄芩　人参　半夏　陈皮　茯苓　草果　甘草

上锉，加生姜，水煎服。

清脾汤　治因食伤脾，停滞痰饮，发为寒热疟。

厚朴四两　乌梅　半夏汤泡七次　青皮　良姜各二两　草果一两　甘草炙，半两

上咬咀，每服七钱，加生姜三片、枣二枚，水煎，未发时服。

四兽饮　治五脏气虚，七情饮食，结聚痰涎，与卫气相搏，发为疟疾，日久不已。

人参　白术　茯苓　橘红　半夏姜汁泡　草果各一钱半　乌梅一钱　甘草五分

上锉，加生姜三片、枣二枚，水煎，未发前并进数服。一方共用盐少许，淹食顷，以皮纸包裹，将水浸湿，慢火煨一时，令香熟，焙干，每服五钱，水煎服。

四将军饮　治寒热疟疾，作而仆厥，手足俱冷，昏不知人。此一时救急之方，用之有验。

附子一个，炮，去皮　诃子四个，去核　陈皮四个，全洗净　甘草炙，四钱

上咬咀，分为四服，每服水一钟半、生姜七片、枣七枚煎取一半，令热灌病者，立可苏省。

荫按：疟疾发作而僵仆不省人事者，盖由顽痰老痰胶固于中，荣卫不行故也。所以中风中暑而卒倒不省人事者，亦由痰之所致也。附子性大热，走而不守，本是治寒湿之药，今疟疾僵仆用之，以其热能开散顽痰，使荣卫得行故耳。乃是劫剂，非正治之药也，用者慎之。

生熟附子汤　治疟疾欲作，胸痞痰呕，头眩战掉，分利阴阳，止寒热。

附子二枚，一生去皮用，一用盐汤浸，去皮泡用

上生熟二味各取末一钱，用沉香、木香水各一盏、生姜七片、枣七枚煎一盏，当发日空心服。亦宜以此下黑锡丹，可以回元气，坠痰。

露姜饮　治脾胃聚痰，发为寒热疟疾。

用生姜四两，和皮捣汁一碗，夜露至晓空心冷服。

荫按：生姜自然汁，凡中风、中暑、中气、中毒、干霍乱，一应卒暴之证，与童便合用，立可解散。盖生姜能开痰，童便能降火故也。

治食疟方

加味平胃散　治食疟寒已复热，热已复寒，寒热交并，苦饥不食，食则吐痰，胸膈胀满。

苍术　厚朴　陈皮　甘草　白术　枳实　山楂　神曲　青皮　草果　砂仁

上锉，水煎服。

红丸子　专治食疟，腹痛膨胀，口无五味。

蓬术　京三棱各醋煮，二两　青皮醋炒，三两　胡椒一两　阿魏醋化，五钱

上为末，仓米粉同阿魏煮糊，丸如桐子大，每服五十丸，淡姜汤下。或因食生果成疟，麝香汤下。

治劳疟方

芎归鳖甲散　治劳疟，寒中有热，热中有寒，或半月十日，小劳复来，经久不瘥。

人参五分　青皮　黄芪蜜水炙　鳖甲醋炙　当归　茯苓　白术　厚朴　香附　抚芎各八分　砂仁　山楂去子　枳实麸炒，各五分　甘草三分

上锉一剂，生姜一片、枣二枚、乌梅

一个水煎，食前温服。如制丸药，加阿魏，醋煮化，水醋糊为丸，如桐子大，每服三十丸，空心米汤下。

生犀散　治劳疟热多者。

犀角　地骨皮　秦艽　麦门冬　枳壳　大黄　柴胡　茯苓　赤芍药　桑白皮　黄芪　人参　鳖甲　知母各等分。

上每服三钱，入陈青蒿一根，水煎服。如有痰，加半夏；热轻，去大黄，加黄芩。

治虚疟方

加味补中益气汤　治人平素不足，兼以劳役内伤，挟感寒暑，以致疟疾，寒热交作，肢体倦软，乏气少力。

黄芪　柴胡　黄芩各一钱　人参　白术　芍药　半夏　当归各八分　陈皮六分　甘草炙，五分　升麻三分

上㕮咀，水二钟加生姜三片，水煎八分，空心服。有汗及寒重，加桂枝五分，倍黄芪；热盛，倍柴胡、黄芩；渴，加麦门冬、天花粉。

加味人参养胃汤　治虚人患疟，初起服二帖后，用人参截疟饮加减截之。

人参　茯苓　陈皮　半夏姜汁炒　厚朴姜汁炒　苍术米泔炒　藿香　当归　川芎　草果去壳，各八分　乌梅一个　甘草三分

上锉一剂，加生姜三片、大枣一枚，水煎，温服。寒多，加官桂；热多，加柴胡；汗多，去苍术、藿香、川芎，加黄芪、白术；饱闷，加青皮、砂仁，去人参；渴，加麦门冬、知母，去半夏；泻，加炒白术、芍药；泻不止，加肉豆蔻，去厚朴、草果；呕哕，加白术、山药炒、砂仁炒，去草果、厚朴、苍术；痰多，加贝母、竹沥，去半夏、草果；内热盛，加炒黄芩，去半夏；长夏暑热盛，加香薷、扁豆，去半夏、藿香。

人参竹沥饮　治虚疟昏倦，汗多痰盛，舌大，语言杂乱不清，脉虚大无力。

人参　白术　茯苓　当归　生地黄　酸枣仁炒　麦门冬去心　知母　陈皮　芍药各一钱　乌梅一个　甘草三分

上锉一剂，加生姜三片、枣一枚，水煎。入竹沥半盏、姜汁少许同服。

柴胡芎归汤　治夜间阴疟，引出阳分则散，后服人参截疟饮止之。

柴胡　桔梗　当归　川芎　芍药　人参　白术　茯苓　陈皮　厚朴姜汁炒　干葛各一钱　红花　甘草各三分

上锉一剂，生姜三片、枣二枚、乌梅一个水煎，食远服。

丹溪方　治疟疾发寒热，头痛如破，渴而饮水。

人参　黄芪　白术　苍术　半夏　川芎　黄连　黄芩　栀子　天花粉

上锉，水煎服。

一方　治一人旧患疟疾，因劳心力又发，骨节疼痛，恶心食少。

人参五钱　白术一两半　苍术　陈皮各一两　川芎　当归　木通各七钱　甘草一钱

上锉，分六帖，每服加生姜三片，水煎服。

一方　治一人疟后辛苦再发，脉大洪而浮，此血伤也，宜补之。

人参　白茯苓　归尾　生地黄各五分　白术　白芍药各一钱　黄连三钱　黄芩　甘草各四钱

上锉一帖，水煎，热饮，仍灸大椎穴五壮。

治疫疟方

藿香正气散　治疫疟一岁之间长幼相似，并治瘴疟。

藿香一钱半　苍术　厚朴姜汁炒　陈皮　桔梗　半夏曲各一钱二分　茯苓　紫苏

白芷　大腹皮各八分　甘草炙，七分

上锉，加生姜三片，水煎，不拘时热服。

五积散

麻黄　苍术　陈皮　枳壳炒　桔梗各一钱二分　白芷　川芎　茯苓　半夏　当归　芍药　肉桂　甘草炙，各一钱　厚朴　干姜各八分

上锉，加生姜三片、葱白二根，水煎，热服不拘时。

三解汤　此治疟之夺剂也，时行之疟长幼相似者，此方神良。

麻黄去节　柴胡去芦　泽泻各三钱

上㕮咀，水煎服。

荫按：吴氏曰：病有三在，在表，在里，在半表半里也。人在气交之中，鼻受无形之气，藏于分肉之间，邪正争并于表则在表，并于里则在里，未有所并则在半表半里。是方也，麻黄之辛能泄表邪由汗而泄，泽泻之咸能引里邪由溺而泄，柴胡之温能使半表半里之邪由中以解，则病之三在率治之矣。虽然，此但可以泻实耳，虚者尤当辨其气血而补之。所谓虚者十补，勿一泻也。慎之慎之。

五神丸　治疟疾一岁之中长幼相似者，名曰疫疟，此方塞鼻神良。

东方青黛五钱　麝香二分　西方白矾五钱　白芷二钱　南方官桂五钱　朱砂一钱　北方巴豆四十九粒，去壳　黑豆三十六粒　中央硫黄五钱　雄黄一钱

上件各依方位以磁盘盛之，于五月初一日虔诚安于本家侍奉神前，至初五日午时共为细末，用三家粽角为丸如梧桐子大，阴干收贮听用。凡遇患疟之人，于疟发之日侵晨用绵包裹，塞于男左女右鼻中。

治瘴疟方

太无神术散　治疟疾，因感山岚瘴气，发时乍寒乍热，一身沉重者，名曰瘴疟，此方主之。

苍术泔浸　厚朴姜汁炒，各一两　陈皮去白，二两　甘草炙　藿香　石菖蒲各一两五钱

上锉，每服八钱，加姜、枣，煎服。

加味平胃散　治瘴疟，寒热作而指甲青黑者。

苍术四钱　厚朴　陈皮各三钱　草果　槟榔各二钱甘草一钱

上锉作二剂，加生姜，煎服。

加味小柴胡汤　治瘴疟，迷闷狂妄，哑不能言。

柴胡　黄芩　半夏　人参　甘草　大黄　枳壳

上锉，水煎服。

加味凉膈散　治同前。

大黄　朴硝　甘草各二两　连翘四两　栀子仁　黄芩　薄荷　柴胡　槟榔各一两

上锉，每服五钱，水煎服。

治鬼疟方

辟邪丹　治岚瘴鬼疟并日频日。

绿豆　雄黑豆各四十九粒　砒信五分，另研　朱砂二钱　黄丹一钱

上为末，同入乳钵内，滴水为丸，分作三十粒，每服一粒，用东南桃枝取七枝研汁，井花水于发日黎明向日吞之。

祝由科　治疟疾不愈。

咒曰：吾从东南来，路逢一池水，水里一条龙，九头十八尾，问伊食甚的，只吃疟疾鬼。上念一遍，吹在果子上，念七遍吹七遍在上，令病人于五更鸡犬不闻时面东而立，食讫，于静室中安顿。忌食瓜果、荤肉、热物。此法十治八九，无药处可以救人。果者，谓桃杏枣栗之类。

一法

郭氏《医方集略》云：一泉兄曾携余读书韩王山，寺有一僧病疟，呻吟久之。

兄曰：吾医汝，即愈。令僧开襟仰卧，兄左手执朱砂笔，直画肚上曰：子璋髑髅血模糊，手提掷还崔大夫。复画二纸，一焚灶前，一焚之天地下。越二日，僧叩首曰：吾即日愈矣。兄亦不知所以，噫！僧其病鬼疟者耶。人谓杜诗能袪疟，其此之谓乎。

截诸疟方

驱疟汤　治一切久新疟疾，一剂截住，神效。

常山　草果煨　知母　贝母去心，各等分

上锉，每服四钱，虚弱老人小儿只须三钱，酒一盏略煎八分，不可过熟，熟则不效。发日天明后去粗热服。粗以酒浸，至将发前再煎，热服，奇效如神，不能备述。一方用雌雄槟榔，无草果，名不二饮。一方用槟榔，无贝母，煎法俱同。

洞虚子云：至元十五年，阿术都元帅南征之时，因患疟疾，百法不效，至于维扬，召官医诊之。余亲识石其姓者，忽为有司驱至帐前，但见虎符已下，官员露刀守卫元帅卧榻，石公自谓必死。既而传命曰：元帅久患疟疾，只今便要安可。石公尤畏之极，信手撮成一剂，服之即效，大有赏赉①。后数年，其药仆从余游宦南荒，彼中官吏将校例苦疟，因获此方，随用即效，遂大行于世。复会维扬石公，再请订正，石公曰：尚欠陈皮一味。余从而用之，则鲜效矣。后悟其相戏，但依前法四味为的，至今四十年矣。尝有妇人每日午后发热，众医百计循经用药，日久愈重。余道此四味令服，医士莫肯听从。余曰：此纯热疟疾，平日治之如探囊取物耳。勉其服之，即瘥。但人恶其酒气。余家亲戚老幼才有疟疾，俱能服之，元无恶味。余因用酒先煮过常山晒干，入药只用

水煎服，亦妙。不可例谓常山为吐药而不用，万万无一人曾吐者。盖疟者，痰疾也。常山专能治痰，有微吐者，乃痰药相敌而然。亦有自然吐者，世俗命曰醉疟，岂常山之使然乎。

常山饮　治疟疾发散不愈，渐成劳瘵。

常山　草果　知母各三两二钱　良姜二两　乌梅去核　甘草各一两六钱

上㕮咀，每服五钱，水一盏、生姜五片、枣一枚煎七分，温服。

截疟常山饮

川常山　草果　槟榔　知母　甘草炙　乌梅　穿山甲慢火煨胖，各等分

上细末，每服五钱，水、酒各半盏煎至八分，露星月一宿，发前二时温服，欲吐则顺之。一云清晨冷服，忌热汤一日。

七宝饮　治一切疟，或先寒后热，或先热后寒，不问鬼疟食疟，并皆治之。（一云尺寸脉来弦滑浮大者，以此吐之）

常山一钱　厚朴　青皮　陈皮　炙甘草　槟榔　草果仁各半钱

上细切作一服，酒、水各半盏，寒多加酒，热多加水，煎八分，去粗，露一宿，再将粗如前煎，另放，亦露一宿，来日当发之早，荡温面东服，少歇再服药㭒且，大有神效。一云空心冷服，忌热茶汤一日，至午食温粥。

万安散　治一切疟疾，得病之初，以其气壮，进此药以取效，气虚胃弱及妊妇不宜服之。

苍术米泔浸　厚朴姜汁炒　陈皮去白　甘草炙　常山酒浸　槟榔各一钱半

上㕮咀，水一盏半煎至一盏，去粗，露一宿，临发早作二服温服。忌热物片时。

---

① 赏赉（lài 莱）　赏赐。

一方 治久疟不愈，一服便止，永不发，其效如神。

常山 槟榔各一钱 丁香半钱 乌梅一个

上锉作一服，用好酒一盏浸一宿，临发日清晨饮之。

经验截疟神方

常山 秦艽 木通 川山甲醋炙黄，各一钱 辰砂半钱，另研 乌梅去核 大枣各七个

上锉，以水三盏煎至一盏，先以枣和辰砂末，食后服药。

六和汤

人参 草果 知母 贝母 槟榔 乌梅 白芷 柴胡各一钱，酒拌 常山二钱

上锉，加生姜三片、枣一枚，酒、水同煎，露一宿，临发前二时服。

截疟方

柴胡 苍术 苏叶 槟榔半尖半圆者 常山黑豆等分炒，去豆 青皮 陈皮 知母 贝母 草果 甘草 乌梅一个 厚朴量用

上锉，水二钟煎至一钟，留当发日五更温服。一日忌茶油腻鱼生冷。虽用常山，以豆炒熟，而槟榔用雌雄半，则有以制常山，不至吐泻。

人参截疟饮 治虚人，截疟，一切疟疾并可截之。

人参 白术 茯苓 当归 青皮麸炒 厚朴姜汁炒 柴胡 黄芩 知母 常山酒浸 草果去壳 鳖甲醋炙，各八分 乌梅一个 桂枝 甘草各三分

上锉一剂，生姜一片、枣二枚、桃脑七个水煎，露一宿，临发日五更空心温服。相待日午再煎服，糖拌乌梅下药。切忌鸡、鱼、豆腐、面食及房劳怒气。

驱疟饮 治诸疟久不愈者。

草果 青皮 陈皮 人参 茯苓 半夏 厚朴 苍术 槟榔 白术 甘草各一两 良姜五钱

上㕮咀，每服七钱，生姜五片、枣二枚、乌梅一个水煎，食远服。

温脾散 治久疟不愈。

紫河车即金线重楼 绿豆各一两 生甘草五钱 砒一钱五分，另研

上为末，每服五分，发前一日夜深新汲水调服。十岁者减半，再幼又减，孕妇不可用。忌荤腥、生冷、酒、面三日。合服此药并不吐，虽砒有毒，有三味得解。

菌按：此方劫病之捷，胜于他方，但虚弱久病羸瘦之人终不可轻用。如吐不止者，以生绿豆细研，新汲水调，多饮即止。

养胃丹 治久疟，二三年不愈者。

人参 茯苓 藿香 草果各一两 半夏炮 陈皮 厚朴姜汁炒，各一两半 苍术米泔炒 常山酒蒸，二两 甘草炙，五钱 乌梅四十九个，去核

上为末，淡姜汤打糊丸如桐子大，每服五七十丸，姜汤下。

祛邪丸 治新疟脉浮大，寒热往来。

麻黄四两 常山 大黄 知母 甘草各二两

上为末，炼蜜丸如桐子大，每面东服十五丸，欲汗冷水下，欲下露姜饮下，欲吐甘草煎汤露过下。

胜金丹 截疟如神，及诸疟久不愈者。

常山酒浸蒸，一两 槟榔四两，一方常山四两，槟榔一两

上为末，醋糊丸如桐子大，每服三十丸，于发前一日临卧用冷酒吞下，睡至四更再用冷酒下十五丸，至午方可食温粥。忌食热物并一切生冷。一方，血虚当归煎汤下，气虚人参煎汤下，痰多贝母煎汤下。

胜金丸 治一切寒热疟疾，胸膈停痰，发散不愈者。

常山四两，好酒浸一宿，晒　苍术米泔浸，晒干　槟榔　草果各二两

上各为末，将浸常山余酒煮糊，丸如桐子大，每服五十丸，未发前一日临卧时凉酒送下，便卧，至鸡鸣时再进七十丸。忌生冷热物。

鬼哭丹　治疟二三日一发者。

常山一斤，醋浸，春五夏三秋七冬十日　槟榔四两　半夏　贝母去心，各二两

上为末，用鸡子清面糊为丸如桐子大，每服三十丸，隔夜临睡，冷酒吞服，次日再进一服。

截疟青蒿丸

青蒿一斤　冬瓜叶　官桂　马鞭草各二两

上为末，水丸如胡椒大，每一两分作四服，临发前一二时尽服之。

截疟丹

五月五日取独蒜不拘多少，舂烂，入好黄丹再舂，干湿适均，手搓为丸如圆眼核大，晒干收贮。但疟疾一二日发后，临发日鸡鸣时以药一丸略捶碎，取井花水面东服之，即止。

雄黄截疟丸

雄黄　辰砂各三钱　人言一钱　甘草二钱　绿豆粉一两五钱

上各为细末，用绿豆粉打糊为丸如白豆大，外用朱砂为衣，临发日五更井花水吞服二丸，小儿一丸，勿多服。

断鬼丹

砒二钱　雄黄　绿豆各五钱

上为细末，面糊为丸如箸头大，朱砂为衣，每服一丸，用桃、柳枝各七寸煎汤，露一宿，临发日空心面向东服。忌食热物并鱼腥油腻十日。

朱魏丹　今人治疟，多用常山、砒霜之类发吐取涎，纵使得安，脾胃不能不损，不若此药，最为稳当。

辰砂光明者　阿魏真者，各一两

上研匀，和稀糊，为丸如皂角子大，每服一丸，空心人参汤下。

雄黄散　治久疟不能食，胸中兀兀欲吐而不吐，此药吐之必愈。

雄黄　瓜蒂　赤小豆各等分

上为细末，每服半钱，温水调下，以吐为度。

不二散

人言一两，为末，用飞罗面四两，水和软饼，焙干为末　白扁豆　细茶各为末，二两

上同和匀，每服小半钱匕，前半日用温茶调下，再用茶荡净。忌食酒、面、鱼等物。

藜芦散

大藜芦为末五分，温齑水调下，以吐为度。

辰砂丸　治一切脾胃虚疟热毒者。

信砒　甘草各一钱　朱砂二钱　大豆四十九粒

上为末，滴水合丸，分作四十丸，发日日欲出前桃心汤下一丸。忌热性物。

疟神丹　治诸般疟疾。

信砒一两　雄黄一钱

上以五月五日用棕子尖左右研三千下，日未出不令妇人鸡犬见之，丸如桐子大，未发前一日面东冷水下一丸。

克效饼子　一切疟疾皆治。

龙脑　麝香　定粉各研半两　荷叶焙　绿豆末　甘草炙，各五两　朱砂一两　信醋煮，二钱半　金箔二十五张，为衣

上为末，烂蜜搜和，每服作二十丸，捏扁金箔为衣，每服一饼，以新汲水磨化，日发未发时前服之。间日发者，头夜服。隔数日发者，前一日夜服，连日服，凌晨服。

雄朱丹　一名疟灵丹。

雄黑豆四十九粒，五月五日以冷水浸，从早至

已时，去皮眼，干研为末　信末一钱

上再研匀为丸，雄黄为衣，晒干收贮，少壮人如桐子大，衰老人如小黄豆大小，小儿如绿豆大，临发时五更面东井花水下一丸，不止再服。黑豆圆者是雄的。

一方　治脾寒久疟。

天南星二枚　好信三钱

上先将南星开孔，将信研末，装入孔内，两星相对，用泥固脐，炭火煅存性，取出研为细末，用绿豆粉打糊丸如豆大，每服一二丸，临发日五更温茶清下，白汤亦可。

一方　治久疟。

青蒿　桂枝

上二味各为末，如寒多倍桂蒿少，热多倍蒿桂少，三七分互用，各以生姜二两连皮捣汁，和热酒调服，以衣被盖卧，即愈。

天灵散　治疟如神。

天灵盖烧存性，为末，每服五厘，空心黄酒送下。

断疟如圣丹

砒二钱　蜘蛛大者，三个　雄黑豆四十九粒

上为末，水丸如鸡头大，如来日发，于今晚夜北斗下先献过，次早以纸裹于耳内札一丸，立愈如神。（一粒可治二人）

治老疟方

鳖甲饮子　治疟疾久不愈，胁下痞满，腹中结块，名曰疟母。

鳖甲酥煮[①]　白术各三钱　黄芪　草果　槟榔　川芎　陈皮　白芍药各一钱半　厚朴一钱　甘草炙，六分，一方各等分

上作一服，生姜七片、枣一枚、乌梅少许水煎，食远服。

参归鳖甲饮　治老疟，腹胁有块成疟母。

黄芪　白术　茯苓　当归酒洗　鳖甲醋炙　青皮　厚朴　香附　抚芎各八分　人参　砂仁　山楂去子　枳实麸炒，各五分　甘草三分

上锉一剂，加生姜三片、枣二枚、乌梅一个，水煎，食前温服。如制丸药，加阿魏醋煮化，和前药末，用水醋少许打糊，为丸如桐子大，每服三十丸，空心米汤吞下。

山甲汤　久疟疟母，不治者宜服四兽饮，间服此汤。

穿山甲　木鳖子各等分

上为末，每服二钱，空心温酒调下。

老疟饮　治久疟结成癥瘕痃癖在胸胁，诸药不愈者。

苍术　草果　桔梗　青皮　陈皮　良姜各一钱　白芷　茯苓　半夏　枳壳　甘草炙　桂心　干姜炮　紫苏　川芎各五分

上作一服，水二盏入盐少许，煎八分，食前服。

十将军丸　治久疟不瘥，腹有疟母。

三棱炮　莪术生　青皮　陈皮　草果　砂仁　槟榔　常山酒蒸　乌梅各二两　半夏汤泡七次，一两

上先将常山、草果二味锉，用好酒、醋各一碗入瓦器内，先浸一宿，后入八味药同浸，至晚用瓦铫内炭火煮干，取出晒，如无日色，用火焙干，为末，半酒半醋打糊，为丸如梧桐子大，每服三四十丸，白汤吞下，日进三服。忌生冷、鱼腥，酸咸、油腻、面食、炙煿、诸死毒物。服四两至八两即除根。凡有积聚及行瘴湿地方，更宜服之。

鳖甲丸　一名疟母丸，善消疟母。

鳖甲醋炙，二两　香附　三棱　蓬术

---

① 酞（dàn 旦）煮　用薄酒煮。按"酞"，薄酒。

海粉　青皮　神曲　麦芽　桃仁　红花各五两，并用醋煮，晒干

上为末，醋糊丸如桐子大，每服五七十丸，白汤下。一方加当归、川芎、赤芍药等分，名阴疟丸，治夜疟及血虚。

老疟丸　治久疟不瘥，腹痛有母。凡积聚及行瘴湿地方尤宜。

常山　草果各二两　青皮　陈皮　半夏　乌梅　三棱　蓬术　砂仁　槟榔各一两

上用酒、醋各一碗入砂锅内，先浸常山、草果二味，过一宿，次入青皮以下诸药同浸半日，煮干，晒为末，半酒半醋打糊，为丸如桐子大，每服三十丸，白汤下，服至半斤除根。

清脾丸　治疟三日一发，或十日一发。

白术一两半　青皮　半夏　黄芩各一两　人参　槟榔　草果　莪术醋炒　厚朴各半两　姜黄　甘草各三钱

上为末，饭丸如梧桐子大，每服六十丸，食远白汤下，日三服。

黄甲丸　治疟母成块后发热久不愈。

川山甲酥炙黄　阿魏　朱砂　槟榔各一两　雄黄　木香各五钱

上为细末，泡黑豆，去皮，捣成泥，为丸如桐子大，每服五十丸，淡姜汤下。忌生冷。

鳖甲煎丸治疟疾久不愈，内结癥瘕，欲成劳瘵者，名曰疟母。

鳖甲十三片　蜂窠炙，四分　蜣螂炙　柴胡各六分　乌羽①　瞿麦　桃仁　干姜各二分　牡丹皮　芍药　䗪虫各五分　赤硝一钱二分　黄芩　鼠妇炙　桂枝　石韦去毛　厚朴　紫葳②　阿胶炒　大黄各三分　葶苈熬　半夏　人参各一分

上二十三味，取煅灶下灰一斗，清酒一斗五升浸灰，候酒尽，一半着鳖甲于中，煮令泛烂如胶漆，绞取汁，纳诸药煎，为丸如桐子大，空心服七丸，日三服。

荫按：吴氏曰：凡疟疾寒热，皆是邪气与正气分争，久之不愈，则邪正之气结而不散，按之有形，名曰疟母。始虽邪正二气，及其固结之久，则顽痰死血皆有之矣。然其为患，或在肠胃之中，或薄肠胃之外，不易攻去。仲景先取灰酒，便是妙处。盖灰从火化，能消万物，今人取十灰膏以作烂药，其性可知。溃之以酒，取其善行，若鳖甲、鼠妇、䗪虫、蜣螂、蜂窠者，皆善攻结而有小毒，以其为血气之属，用之以攻血气之凝结，同气相求，成功易易耳。乃柴胡、厚朴、半夏，皆所以散结气；桂枝、丹皮、桃仁，皆所以破滞气。水谷之气结，则大黄、葶苈、石韦、瞿麦可以平之；寒热之气交，则干姜、黄芩可以调之。人参者，所以固元气于克伐之余；阿胶、芍药者，所以养阴于峻厉之队也。

治疟胀方

苍术汤　治秋深久疟，胸中无物，又无痰癖，腹高而食少，俗谓疟气入腹，名曰疟胀。

苍术四两　草乌头一钱　杏仁三十个

上为粗末，共作一服，水三升煮至一半，均作三服，一日服尽。

治疟痢方

加味三白汤　治疟后痢疾，用此补脾和血。

白术　白茯苓　白芍药　当归　黄连　木香　砂仁

上锉，水煎服。

---

① 乌羽　即射干，一说为鸢尾。
② 紫葳　原作"紫盛"，据《金匮要略》改。按紫葳即凌霄花。

香砂白术汤　治疟后变成痢疾。经云疟后之痢从虚治，故用补脾胃为主，佐以治痢药。

木香　砂仁各一钱　白术二钱　茯苓　芍药炒　陈皮各一钱半　甘草炙，五分

上锉，水煎服。有热，加炒芩、连；血痢，加当归、生地黄；虚，加人参；里急后重，加枳壳、槟榔。

疟后调理方

对金饮子　治疟疾愈后，调理脾胃。

苍术　厚朴　陈皮　甘草

上每服四钱，姜、枣同煎服。一方加草果，倍用苍术，名草果平胃散。

正气散　疟后温胃进食。

藿香　草果各四钱　半夏　陈皮　厚朴　砂仁　甘草炙，各一钱

上锉，加姜、枣，煎服。

加减六君子汤　治疟后饮食少进，四肢无力，面色痿黄。

人参　白术　茯苓　半夏　陈皮各一钱　黄连　枳实各八分　甘草炙，五分

上锉，加生姜三片，水煎，食远服。

参归养荣汤　治疟疾截住后，用此调养血气。

人参　白术　茯苓　甘草炙　当归　芍药酒炒　熟地黄　山药炒　莲肉炒　陈皮　厚朴　砂仁各等分

上锉，加大枣二枚，水煎，温服。虚热虚汗，加黄芪，去砂仁。

卷二十四

痰　饮

论

选要论曰：痰饮为病，所感不同。有因气脉闭塞，津液不通，水饮留停脾胃，郁结而成痰者，有脾胃虚弱，不能运行水谷而成痰者，有因酒后饮水，停滞胃中而成痰者。有因风寒湿热之气入脾相搏而成痰者。或喜怒哀乐之过情，饮食起居之不节，湿热内蕴，风寒外搏，皆为痰饮。所得之由不同，而所变之病甚多。或为寒，或为热，或为喘嗽呕吐，或为翻胃膈噎，以至为肿满，为眩晕，为风痫，为嗳气，为吞酸，为嘈杂，为痞膈，为疼痛，为怔忡，此皆痰之为病也。又有五饮：一曰悬饮者，饮水流于胁下，咳唾引痛；二曰溢饮者，饮水流行，归于四肢，当汗出而不汗出，身体疼重；三曰支饮者，咳逆倚息，短气不得卧，其形如肿；四曰痰饮者，其人素盛今瘦，水走肠间，沥沥有声；五曰留饮者，背恶寒，或短气而渴，四肢历节疼痛，胁下痛引缺盆，咳嗽转甚。此五饮为病不同也。治法：悬饮当下之，溢饮当发其汗，支饮则随证汗下，痰饮则用温药从小便利之。东垣谓脾土上应于天，亦属湿化，所以水谷津液不行，即停积而为痰饮也。故有五痰之分，言其湿热相乘也。如湿在心经为热痰，结而如胶，其色红；湿在肝经为风痰，其色青如胶，其色红；湿在脾经为湿痰，湿久而热，其色黄；湿在肺经为气痰，其色白，咯出如米粒；湿在肾经为寒痰，其色黑如涕。由此言之，秽气淫邪，乘于脾胃，津液不布，积为痰饮也，亦必从其所乘之气兼化，而为五痰也。夫人之气贵乎顺，气顺则津液流通，而无痰饮之患。亦有气体虚寒，不能摄养肾水，使邪水溢土，多生痰唾，又当温利之，八味丸、黑锡丹主之。或脾胃为物所伤而停积者，五套丸、破饮丸主之。临病之际，更宜详审。

集略论曰：人之一身，气血清顺，则津液流通，何痰之有。痰因肾虚脾湿而生，各经有病，皆能致痰，当随其各病之根而治之。七情郁结，或饮食过伤，或色欲无度，或六淫侵胃，当汗不汗，或资禀充实，表密无汗，皆使津液不行，聚为痰饮。其为病也，为喘，为咳，为呕，为泻，为眩晕，嘈烦，忪悸，懊㤅，寒热，疼痛，肿满，挛癖，癃闭，痞膈，如风如癫，如伤寒状，但头不痛项不强为异，或有似邪祟者，种种难名。使人口燥咽干，大便秘，面如枯骨，毛发焦槁，妇人则月水不通。王隐君以痰之新久分清浊。仲景有四饮之说，曰悬、溢、支、痰。子和有五痰之论，曰风、热、湿、酒、食。不可用乌、附香燥之药，以致膈噎反胃。当顺气为先，实脾为本。可表者汗之，可下者利之，在上吐之，滞者导之，郁者扬之，热者清之，寒者温之，湿者燥之，顽者软之，食积消之，偏热偏寒者反佐而行之，挟湿者淡以渗之，挟虚者补而养之，中气虚者则固中气以运痰。若攻之太重，则胃气虚而痰愈盛矣。本非虚也，治以滋阴退热之剂，不知寒补之药极滞痰气，反延绵而愈剧也；本非风也，治以疏风利气之药，则气愈虚而痰愈作矣。或曰：近世当土运，是以人无疾而亦痰。调养之法：平七情以舒郁，摄肾水以防邪，谨出入以避六淫，绝厚味以除蕴热。不能中节，岂无壅滞乎。

仲景云：有痰饮，有悬饮，有溢饮，有支饮。其人素盛今瘦，水走肠间，沥沥有声，谓之痰饮。病痰饮者，当以温药和之。又云：心下有痰饮者，苓桂甘术汤主之。饮后水流在胁下，咳唾引痛，谓之悬饮。病悬饮者，十枣汤主之。饮水流行，归于四肢，当汗出而不汗出，身体疼重，谓之溢饮。病溢饮者，当发其汗，大小青龙汤主之。咳逆倚息，短气不得卧，其形如肿，谓之支饮。支饮胸满者，厚朴大黄汤主之。人咳数年，其脉弱者可治，实大数者死。其脉数者，必苦冒眩，其人本有支饮在胸中故也，治象饮家。支饮亦喘而不能卧，加短气，其脉平也。水在肺，吐涎沫，欲饮水；水在脾，少气身重；水在肝，胁下支满，嚏而痛；水在肾，心下悸。呕吐，心下痞者，胸中有水，宜半夏茯苓汤主之。呕家本渴，今反不渴，心下有支饮故也，小半夏汤主之。又云：先渴却呕者，水停心下，小半夏加茯苓汤主之。卒呕吐，心下痞眩悸者，膈间有水，半夏加茯苓汤主之。瘦人脐下有悸，吐涎沫而癫眩者，此水也，五苓散主之。胸满目眩者，苓桂甘术汤主之。又云：心下有支饮，其人苦冒眩，泽泻汤主之。膈上病痰满喘咳吐，发则寒热，背痛腰疼，目泣自出，其人振振身瞤剧，必有伏饮。脉大，心下有留饮，其人背寒冷。病人臂不时疼痛，其脉沉细，非风也，必有饮在上焦。其脉虚者，为微劳，营卫气不和故也，久久自瘥（脉虚茯苓丸，不虚控涎丹）。渴而小便不利，宜五苓散主之。腹满，口舌干燥，此肠间有水气，己椒苈黄丸主之。病者脉伏，其人欲自利，利反快，虽利心下续坚满，此为留饮欲去故也，甘遂半夏汤主之。小便不利，四肢沉重疼痛，自利者，此为水气，宜用真武汤去芍药加干姜主之。久病伤寒，表不解，呕咳自利者，此为水气，宜小青龙汤去麻黄加芫花主之。皮肤粗如枯鱼之鳞者，水饮候也。色鲜明者，有留饮。

洞虚子曰：痰证一条，古今未详。余自幼多病，莫识其原。或成偏头风，成雷头风，成太阳头痛，眩晕如坐舟车，精神恍惚；或口眼瞤动，或眉棱耳轮俱痒；或颔腮四肢游风肿硬，似疼非疼；或浑身燥痒，搔之则瘾疹随生，皮毛烘热，色如锦斑；或齿颊似痒似痛，而疼无定所，满口牙浮，痛痒不一；或嗳气吞酸，鼻闻焦臭，喉觉豆腥气，心烦鼻塞，咽嗌不利，咯之不出，咽之不下；或因喷嚏而出，或因举动而唾，其痰如墨，又如破絮，或如桃胶，或如蚬肉。或心下如停冰铁，闭滞妨闷，嗳噎连声，状如膈气。或足膝酸软，或骨节腰肾疼痛，呼吸难任。或四肢肌骨间痛如击戳，乍起乍止，并无常所。或不时手臂麻疼，状如风湿。或卧如芒刺不安，或如毛虫所螫。或四肢不举，或手足重滞，或眼如姜蛰，胶粘痒涩，开阖甚难。或阴晴交变之时，胸痞气结，闭而不发，则齿痒咽痛，口糜舌烂，及其奋然而发，则喷嚏连声，初则涕唾稠粘，次则清水如注。或眼前黑暗，脑后风声，耳内蝉鸣，眼瞤肉惕。治之者，或曰腠理不密，风府受邪。或曰上盛下虚，或曰虚，或曰寒，或曰邪热，并无一说对证。余自思父母俱有痰疾，我禀此疾，则与生俱生也。

当自为计，故于静室默坐，熟察病势之来，则于胸腹间如有二气交纽，遂噎塞①烦郁，有如烟火上冲，头面烘热，眼花耳鸣，痰涎涕泪，并从肺胃间涌起，凛然毛竖，喷嚏千百，然后遍身烦躁。大寒之时，即尽去衣衾，裸体一冻，则稍止片时。或春秋乍凉之时，则多加衣衾，亦暂少缓。或顿饮冰水而定，或痛饮一醉而安，终不能逐去病根。故精心内观，反复思虑，制滚痰丸，因获大效。自是愈人数万，神效殊异。但不欲轻传匪人，恐人视为泛常，妄自加减，不能济众也。

又曰：治痰必先理气，盖忧思损志，气郁涎凝，气治则痰散也。然而痰因气结，气因痰滞，其如痰何。余故用滚痰丸，逐去滞凝恶物，如用兵讨叛新民也。况有禀赋痰证，如婴儿出腹，已有痰涎，大善知识，顿抱痰疾，此岂因气而然乎。故学者不可固执一端不通。

刘宗厚曰：痰之为病，仲景论四饮六证，无择叙内外三因，俱为切当。盖四饮则叙其因痰而显诸证者，三因则论其因有所伤而生痰者也。惟王隐君论人之诸疾，悉出于痰，此发前人所未论，可谓深识痰之情状，而得其奥者矣。制滚痰丸一方，总治斯疾，固为简便。较之仲景三因，有表里内外，而分汗下温利之法则疏阔矣，况又有虚实寒热之不同者哉。夫痰病之原，有因热而生痰者，亦有因痰而生热者，有因风寒暑湿而得者，有因惊而得者，有因气而得者，有因饮酒而得者，有因食积而得者，有脾虚不能运化而生者，有肾虚不能降火而生者。若热痰则多烦热，风痰多成瘫痪奇证，冷痰多成骨痹，湿痰多倦怠软弱，惊痰多成心痛颠疾，饮痰多成胁痛臂痛，食积痰多成癖块痞满。其为病状，种种难名，王隐君论中颇为详尽，学者但察其病形脉证，则知所挟之

邪，随其表里上下虚实以治也。若夫子和谓饮无补法，必当去水，故用吐、汗、下之三法，治人常愈。又论热药治痰之误，固为详切。亦有挟寒挟虚之证，不可不论。夫久痰凝结，胶固不通，状若寒凝，不用温药引导，必有拒格之患。况有风寒外束，痰气内郁者，不用温散，亦何以开郁行滞。又有血气亏乏之人，痰客中焦，闭塞清道，以致四肢百骸，发为诸病，理宜导去痰滞，必当补泻兼行，又难拘于子和之三法也。大凡病久淹延，卒不便死者，多因食积痰饮所致。何以然者，盖胃气亦赖痰积所养，饮食虽少，胃气卒不便虚故也。亦有治痰用峻利过多，则脾气愈虚，津液不运，痰反生而愈盛。法当补脾胃，清中气，则痰自然运化。此乃治本之法也，谓医中之王道者，正此类也。

丹溪曰：有热痰，有湿痰，有酒痰，有食积痰，有风痰，有寒痰，有老痰。热痰，用青黛、黄连，及青礞石丸最捷。湿痰，身多软而重，用苍术、白术。又曰：湿痰用黄芩、香附、半夏、贝母，热痰加瓜蒌、青黛，酒痰用瓜蒌、青黛，蜜丸噙化，食积痰，用神曲、麦芽、山楂，或化痰丸，气虚者用补气药送之。风痰多见奇证，风痰用南星、白附子，寒痰用半夏（卢氏注曰：凝结清冷，其状若寒，实非寒也。然亦有用温药者，盖寒因热用，使之为引导而无捍格之患也），老痰用海石、香附、半夏、瓜蒌、五倍子。一云：五倍子佐他药，大治顽痰。痰结核在咽喉，嗽而不能出，化痰药加咸能软坚之味，瓜蒌仁、杏仁、海石、桔梗、连翘，少佐以朴硝，用姜汁蜜丸噙之。痰在胁下，非白芥子不能达。痰在四肢，非竹沥不行。痰在皮里膜外，非竹沥不除。气虚之人有痰，

———
① 塞 原作"寒"，今改。

非竹沥不开。痰在肠胃间，可下而愈，用小胃丹。痰之为物，随气升降，无处不到。脉浮当吐，痰在膈上必用吐，胶固稠浊者，必用吐。痰在经络中者，非吐不可出，吐中就有发散之意。凡吐法，宜先升提其气，用防风、山栀、川芎、桔梗、芽茶、生姜之类，或就以此药探吐。吐时，必先以布勒腰腹，于不通风处行之。吐药用萝卜子半升擂，和以浆水一碗，去柤，入少油与蜜，温服。或用虾半斤，入酱、葱、姜等物料水煮，先吃虾，后饮汁，少时以鹅翎探吐。其鹅翎须先以桐油浸，以皂角水洗，晒干待用。如服瓜蒂散、藜芦等药，不用探法自吐。虚人中焦有痰，胃气亦赖所养，卒不可便攻，攻尽则愈虚。治痰用利药过多，致脾气下虚，则痰反易生而多。许学士用苍术治痰挟瘀血成窠囊，行痰极效。二陈汤一身之痰都管，治痰要药也。欲下行加引下药，欲上行加引上药。枳实泻痰，能冲墙倒壁。黄芩治痰，假其下火也。天花粉能降上膈热痰，海粉热痰能降，湿痰能燥，顽痰能消。人中黄饭丸如绿豆大，每服十五丸，汤下，能降阴火，清痰治食积。痰因火盛逆上，治火为先，白术、黄芩、软石膏之类。久病阴火上升，津液生痰不生血，宜补阴制相火，其痰自除。血药必用姜汁传送。内伤挟痰，必用参、芪、白术之属，多用姜汁传送，或加半夏，虚甚加竹沥，中气不足加参术。脾虚者，宜清中气以运痰降下，二陈汤加白术之类，兼用升麻提起。实脾土，燥脾湿，是治其本。痰成块吐咯不出，气郁滞者难治。凡风痰必用风痰药，如白附子、天麻、雄黄、牛黄、片芩、僵蚕、猪牙皂角之类。凡人身上中下有块者，多是痰，问其平日好食何物，吐下后方用药。

眩运[①] 嘈杂，乃火动其痰，用二陈汤加山栀子、黄连、黄芩之类。噫气吞酸，此食郁有热，火气上动，黄芪为君，南星、半夏为臣，橘皮为使，热多加青黛。喉中有物，咯不出，咽不下，此是老痰，重者吐之，轻者用瓜蒌辈，气实必用荆沥。痰在膈间，使人癫狂，或健忘，或风痰，皆用竹沥，亦能养血，与荆沥同功。治稍重能食者，用此二味效速稳当。二沥治痰结在皮里膜外，及经络中痰，必佐以姜汁。韭汁治血滞不行，中焦有饮，自然汁冷吃两三银盏，必胸中烦躁不安而后愈。参萸丸能消痰。

又曰：痰之为病，方论少有细述之者。近惟三因略言，亦无加减法。夫痰之源不一，有因痰而生热者，有因热而生痰者，有因气而生者，有因风而生者，有因惊而生者，有积饮而生者，有多食而生者，有因暑而生者，有伤冷物而成者，有脾虚而成者，有饮酒而成者。其为病也，惊痰则成心包痛、癫疾。热痰则生烦躁头风，烂眼燥结，怔忡懊忱，惊眩。风痰成瘫痪，大风眩晕，暗风闷乱。饮痰成胁痛，四肢不举，每日呕吐。食痰成疟痢，口出臭气。暑痰中暑眩冒，黄疸头痛。冷痰骨痹，四肢不举，气刺痛。酒痰饮酒不消，但得酒，次日又吐，脾虚生痰，食不美，反胃呕吐。气痰攻注，走刺不定。妇人于惊痰最多，盖因产育交接，月事方行，其惊因乘而入，结成块者，为惊痰。必有一块在腹，发则如身孕，转动跳跃，痛不可忍。凡人手臂或动不得，或骨节遍身痛，坐卧不安。此痰入骨也。有人脚气久不治，骨节痛，与脚气药不效，此痰病也。凡伤寒病后呕吐，药不得入，亦因初病，胸中有痰涎也。或因下之太早，而遂议其非痰，未为确论。伤寒发黄，亦是痰

① 眩运　"运"通"晕"。

病，盖因热搏而成。凡大便秘者，亦是痰结。凡有痰者，眼皮及眼下必有烟灰黑色，举目便知，不待切脉。眼黑而颊赤者，热痰也。面大黄色，亦热痰也。外证必烦满膈热，口干思冷，大便秘结，小便赤热，久必生风或眩晕。耳鸣眼花多虚证，治之而用热药，服久必脉大实，发大热而中风，可急下之。眼黑而行步呻吟，举动艰难者，入骨痰也。其证遍体骨节疼痛。眼黑而面带土色，四肢痿痹，屈伸不便者，风湿痰也。眼黑而气短促者，惊风痰也。左右关脉大者，膈中有痰也，可吐之。怕吐者，消息下之。凡人每日背上一条如线而寒起者，宜吐下之。凡人百药不效，其关上脉伏而大者，痰也，用妙应丸加减法（妙应丸即控涎丹）。

叶氏曰：饮凡有六、悬、溢、支、痰、留、伏，痰饮特六者之一耳。人病此而止曰痰饮者，盖停滞既久，未有不因气道闭塞，津液不通，而为痰多之患者也。譬如沟渠壅滞，则倒流之水逆上，瘀浊臭秽，无所不有，若不疏决而欲澄清者，未之有也。或问痰与饮何异？曰：子和谓饮乃水湿所为，久久则变而为痰也。是饮为痰之渐，痰为饮之积。然其得之之源，不越乎六淫七情及饮食所治[①]耳。痰饮为病，变生不一。有卒然昏闷，口眼㖞邪，似中而实非中，四肢战曳，身如浮云，似虚而实非虚。又有人忽患胸背手足颈项腰胯[②]痛不可忍，连筋骨牵引吊痛，走易不定，俗医谓之走注，用风药针灸不效，又疑风毒结聚，欲成痈者，妄以贴药，亦不效。或头痛不可举，或神意昏倦多睡，或饮食无味，痰唾稠糊，喉中如锯，多流涎沫，手足重坠痹冷，认为瘫痪者。或寒热往来，似疟非疟，似劳非劳，而医疑惑者。凡此数者，皆痰饮之为患也。乃是顽涎伏在心膈上下，变为他疾，不可不审。

治法当以消饮为先，痰去饮消，则诸证自愈。

王节斋曰：痰属湿，乃津液所化。因风寒湿热之感，或七情饮食所伤，以致气逆液浊，变为痰饮。或吐咯上出，或凝滞胸膈，或留聚肠胃，或客于经络四肢，随气升降，遍身上下，无处不到。其为病也，为喘为咳，为恶心呕吐，为痞隔壅塞、关格异病，为泄，为眩晕，为嘈杂、怔忡惊悸，为癫狂，为寒热，为痛肿，为癖积；或胸间辘辘有声，或背心一点常如冰冷，或四肢麻木不仁，皆痰所致。百病中多有兼痰者，世所不知也。痰有新久轻重之殊，新而轻者，形色清白稀薄，气味亦淡。久而重者，黄浊稠粘凝结，咳之难出，积成恶味，酸辣腥臊咸苦，甚至带血而出。治法：痰生于脾胃，宜实脾燥湿。又随气而升，宜顺气为先，分导次之。又气升属火，顺气在于降火。热痰则清之，湿痰则燥之，风痰则散之，郁痰则开之，顽痰则软之，食积痰则消之。在上者吐之，在中者下之。中气虚者，宜固中气以运痰。若攻之太过，则胃气虚，而痰愈盛矣。

王节斋化痰丸论曰：痰者病名也。人之一身，血气清顺，则津液流通，何痰之有。惟夫气血浊逆，则津液不清，熏蒸成聚，而变为痰焉。痰之本水也，原于肾。痰之动湿也，主于脾。古人用二陈汤为治痰通用者，所以实脾燥湿，治其标也。然以之而治湿痰，寒痰，痰饮痰涎，则是矣。若夫痰因火上，肺气不清，咳嗽时作，及老痰郁痰，结成粘块，凝滞喉间，吐咯难出，此等之痰，皆因火邪炎上，熏于上焦，肺气被郁，故其津液之随气而升者为火熏蒸，凝浊郁结而成，岁月积久，

---

① 所治 所为；所作。按"治"，为；作。
② 胯 原作"跨"，今改。

根深蒂固，故名老名郁，而其原则火邪也。病在上焦心肺之分，咽喉之间，非中焦脾胃滋痰冷痰痰饮痰涎之比，故汤药难治，亦非半夏、茯苓、苍术、枳壳、南星等药所能治也。惟开其郁，降其火，清润肺金，而消化凝结之痰，缓以治之，庶可效耳，制化痰丸主之。

李氏曰：痰乃津液所成，随气升降。气血调和，则流行不聚。内外感伤，则壅逆为患。新而轻者，形色青白稀薄，气味亦淡。久而重者，黄浊稠粘凝结，咯之难出，渐成恶味，酸辣腥臊咸苦。但痰证初起，头痛发热，类外感外证。久则潮咳夜重，类内伤阴火。又痰饮流注，肢节疼痛，类风证。但痰证胸满食减，肌色如故，脉滑不匀不定为异耳。人知气血为病，而不知痰病尤多。生于脾，多四肢倦怠，或腹痛，肿胀，泄泻，名曰湿痰。若挟食积瘀血，遂成窠囊痞块，又名食痰。留于胃脘，多呕吐，吞酸嘈杂，上冲头面烘热，名曰火痰。若因饮酒，干呕，嗳，臂胁痛，又名酒痰。升于肺，多毛焦，面白如枯骨，咽干口燥，咳嗽喘促，名曰燥痰。久为老痰郁痰。又七情痰滞咽膈，多胸胁痞满，名曰气痰。迷于心，多怔忡癫狂，梦寐奇怪，名曰热痰。动于肝，多眩晕头风，眼目瞤动，昏涩，耳轮搔痒，胁肋胀痛，左瘫右痪，麻木倦疲奇证，名曰风痰。聚于肾，多足膝酸软，腰背强痛，肢节冷痹，骨痛，名曰寒痰，又名虚痰。凡浑身习习如虫行，或身中结核，不红不肿；或颈项结核，似瘰非瘰，或走马喉痹，或胸腹间如有二气交扭，噎塞烦闷；或背中常有一点如冰冷痛；或心下冰冷时痛；或四肢肿硬，似痛非痛；或骨节刺痛无常处；或吐冷涎、绿水、黑汁，或大小便脓，或关格不通，以至劳瘵荏苒，妇人经闭，小儿惊搐，皆须先去败痰，然后调

理。他时斗家胸骨扑伤，刺痛不已，散血之剂罔功，续以自己小便饮之，须臾吐痰，其痛立止，百病兼病如此。风痰外感贼邪，或肾枯木动，或内风郁热，色青而光。风虚，三生饮、古龙虎丹。风热，小省风汤、搜风化痰丸、四神丹、竹沥膏。寒痰因形寒饮冷，色深青黑如灰，善唾或喘，轻者五积散、藿香正气散，重者温中化痰丸、古半硫丸。湿痰，或外感湿滞，或停饮不散，色白喘急者，千缗汤。心痛者，单半夏丸，或神术丸。湿热色黄者，中和丸、清膈苍莎丸。在里者，青礞石丸。热痰，因厚味积热，或外感误温所致，色黄甚则带血，或紫，清气化痰丸煎服，或大金花丸、滚痰丸。火痰，因饮食衣褥过厚，火蒸津液，成痰稠浊，二陈汤加芩、连、山栀，或抑上丸、润下丸。郁痰，即火痰郁于心肺之久者，凝滞胸膈，稠粘难咯，忌南星、半夏燥药，宜开郁降火，清金润肺，缓以治之，节斋化痰丸、谢传清金丸、单贝母丸、霞天膏。气痰，七情郁成，咯之不出，咽之不下，形如破絮，或如梅核，四七汤，久者换苏子，加黄芩、山栀，海石三仙丸、千金指迷丸。食痰，因饮食不化，结成痞块，橘半枳壳丸。痰壅喘急者，瓜蒌枳实丸，山楂、麦芽煎汤下。阴虚者黄白丸。伤水，心中坚大如杯者，名曰气分，枳术丸料煎服。痰癖硬如杯，时有水声者，神保丸。酒痰，小调中汤、香附瓜蒌青黛丸。痰伏胞络，自肺窍嗽出。涎伏脾元，自口角流出。饮生胃腑，从食脘吐出。五饮六证，留饮伏饮，合为一也。皆因饮水及茶酒，停蓄不散，再加外邪生冷，七情相搏成痰。即酒痰久而湿胜者，与伤寒水证大同，脉多弦滑，或伏，眼下皮如灰黑。

痰饮，水停肠胃，腹响辘辘有声，令人暴肥暴瘦。悬饮，水流在胁，咳嗽则

痛，悬悬思水。溢饮，水流四肢，身体重痛。支饮，水停膈上，咳[1]逆倚息短气。留饮，水停心下，背冷如手掌大，或短气而渴，四肢历节疼痛，胁痛引缺盆，咳嗽转甚。伏饮，水停膈满，呕吐喘嗽，发热恶寒，腰背痛，泪出，或身惕肉瞤。仲景治诸饮，在皮里膜外表分者，大小青龙汤汗之。在胸者，瓜蒂散吐之。在四肢经络胁肋者，五苓散分利之。在肠胃里分者，十枣汤下之。此皆治标之霸道也。从轻汗以参苏饮，吐以二陈汤，加防风、桔梗探之。分利五饮汤，下剂开结枳实丸，中间以小半夏汤、古葶枣散、枳术丸、温中化痰丸、清气化痰丸、半夏温肺汤，随虚实加减，不必太泥。古法顺气为先，分导次之。然气升属火，因气动者曰痰气，顺气导痰汤。因火动者曰痰火，清热导痰汤。因湿动者曰湿痰，导痰汤主之，通用二陈汤，能使大便润而小便长，尤为分导要药。风，加南星、皂角、附子、竹沥；寒，倍半夏，加姜、附、姜汁；火，加石膏、青黛；湿，加苍术、白术；燥，加瓜蒌、杏仁；老郁痰，加海石、芒硝、瓜蒌；食积，加山楂、神曲、麦芽；停水，加槟榔。痰在胁下，加白芥子以行之。痰在四肢，加竹沥。痰在经络，用此探吐。痰在皮里膜外，加白芥子、竹沥、姜汁。气实用荆沥。

痰原于肾，动于脾，客于肺。水升火降，脾胃调和，痰从何生。阳虚肾寒，不能收摄，邪水冷痰溢上，或昏晕夜喘上气者，八味丸、三味安肾丸、黑锡丹以镇坠之。如痰壅发厥者，苏子降气汤、三生饮、古硫汞丹。脾虚不能运化者，宜补中燥湿，六君子汤加竹沥、姜汁。劳役伤脾，失升降者，补中益气汤加半夏、竹沥、姜汁。气血亏乏，痰客中焦，闭塞清道者，仍宜温中燥脾，二陈汤，气虚合四

君子汤，血虚合四物汤。阴虚肾火炎上肺燥者，二陈汤合四物汤，去川芎、半夏，加贝母、麦门冬、瓜蒌仁、桔梗，润而降之，或肾气丸、三一肾气丸。语云痰无补法，且老痰凝滞胶固，暂用温药引导，必有拒格之患。风寒痰气内郁，不用温散，亦何以开结滞。此皆难拘于无补也。凡痰喘声高，脉散汗出如油，身冰冷者，死。

荫按：夫痰热之原，有因热而生痰者，有因痰而生热者。因热而生痰者，热则熏蒸津液而成痰；因痰而生热者，痰则阻碍气道而生热。夫热生痰而痰生热，始终新久之谓也，学者辨之。

脉　　法

要略云：脉双弦者，寒饮也。肺饮不弦，但苦喘短气。脉浮而细滑者伤饮，脉弦数有寒饮，春夏难治。脉沉而弦者，悬饮内痛。

陈无择曰：饮脉皆弦微沉滑。

或云：左右手关前脉浮弦大而实者，膈上有稠痰也，宜吐之而愈。病人百药不效，关上脉浮而大者，痰也。眼胞及眼下如炭烟熏黑者，亦痰也。

丹溪曰：久得涩脉，痰饮胶固，脉道阻涩也。卒难得开，必费调理。

脉诀举要曰：偏弦为饮，或沉弦滑，或结或伏，痰饮中节。

脉理提纲曰：痰脉弦滑。

通治诸痰方

二陈汤　治痰饮为患，或呕逆恶心，或头眩心悸，或中脘不快，或因食生冷，饮酒过度，脾胃不和，并皆治之。

半夏汤泡七次，二钱　陈皮去白　茯苓各一钱　甘草炙，五分

---

[1] 咳　原作"饱"，据《金匮要略》改。

上锉作一服，加生姜三片，水煎，温服。

荫按：惟二陈汤，一身之痰无不治，但在上加引上药，在下加引下药。引上加升麻、防风之类，引下加黄柏、防己、木通之类。如偏头痛在右，本方加川芎、白芷、防风、荆芥、薄荷、升麻之类。在左，本方合四物汤，亦加防风、荆芥、薄荷、细辛、蔓荆子、柴胡、酒片芩之类。顶痛者加川芎、藁本、升麻、柴胡、蔓荆子、细辛、薄荷等。如痰在腰胯、膝下肿痛，加苍术、防己、木通、黄柏、萆薢、牛膝之类。如痰在胸腹中作痛，作痞满，加白术、神曲、麦芽、砂仁之类。如痰在胁下作痛，或漉漉有声，加柴胡、青皮、川芎、芍药之类。如痰在经络中，或胸背手足臂膊作痛者，在上加防风、羌活、威灵仙，在下加防己、牛膝、木通之类，冬月加乌、附行经。如风痰壅盛，喘急咳嗽不安，加防风、羌活、南星、枳壳、皂角之类。如热痰为痛，腹胀喘满，加黄芩、黄连、栀子、瓜蒌仁，滑石、石膏、竹沥之类。如湿痰身重倦怠，加苍术、白术、南星之类。如酒痰，加葛根、枳壳、砂仁、神曲、麦芽之类。食积痰，加神曲、麦芽、山楂、炒黄连、枳实以消之。寒痰，加干姜、附子、益智、草豆蔻之类。气痰，加木香、槟榔、砂仁、枳壳、乌药、香附之类。燥痰，加瓜蒌仁、杏仁、贝母、五味子之类。阴虚咯血，痰嗽，加天门冬、知母、黄柏、贝母、款冬花、紫菀、兜铃之类。如痰在中焦，作嗳气吞酸，胃脘当心而痛，或呕吐清水，恶心等证，多加白术、苍术，神曲、麦芽、川芎、砂仁、草豆蔻、枳实、猪苓、泽泻、黄连、吴茱萸、栀子仁、木香、槟榔之类，作丸服之。血虚有痰者，加天门冬、贝母、瓜蒌仁、香附米、竹沥，带血者再加黄芩、白芍药、桑白皮。血滞不行，中焦有饮者，去竹沥加生姜、韭汁。气虚有痰者，加人参、白术。脾虚者，宜补中益气降痰，于内加白术、白芍药、神曲、麦芽，兼用升麻提起。内伤挟痰，加人参、黄芪、白术之类，姜汁传送，或加竹沥尤妙。

方古庵曰：二陈汤，治痰之主药也。如寒痰加附子、姜、桂，湿痰加苍白二术，食积痰加曲、芽、山楂，热痰加芩、连、栀子，风痰加南星、皂角，燥痰加瓜蒌、青黛，郁痰加枳壳、香附，老痰加海石、朴硝。

此方半夏豁痰燥湿，橘皮消痰利气，茯苓降气渗湿，甘草补脾和中，可谓体用兼赅，标本两尽之药也。今人但见半夏性燥，便以他药代之，殊失立方之旨。若果血虚燥证，用姜汁制用何妨。

赵敬斋曰：夫二陈汤内有半夏性燥热，若风痰、寒痰、食痰则相宜，若劳疾吐血诸血证，皆不可用，以其能燥血气，干津液也。天道暑热之时，亦当禁用。抑痰药数多，何必拘拘二陈汤之半夏哉。

韩飞霞曰：痰分之病，半夏为主。脾主湿，故半夏之辛燥湿也。然必造而为曲，以生姜自然汁、生白矾汤等分，共和造曲，楮叶包裹，风干，然后入药。如风痰，以牙皂煮汁去粗，炼膏如饧，入姜汁。如火痰黑色老痰，以竹沥或荆沥，入姜汁。湿痰，白色寒痰清，以老姜煎浓汤加煅白矾三分之一，加半夏三两、白矾一两，俱造曲如前法。古方二陈汤，以此为君，世医因辛，反减至少许，盖不造曲之过。佐以南星，治风痰。以姜汁酒浸炒黄连，及瓜蒌实香油拌曲略炒之类，治火痰。以麸炒枳壳、枳实，姜汁浸蒸大黄、海粉之类，治老痰。以苍白术俱米泔姜汁浸炒，甚至干姜、乌头，皆治湿痰而常有脾泄者，以肉豆蔻配半夏曲，加神曲、麦芽作丸，有奇效。

枳术二陈汤

半夏　橘红　茯苓各一钱　甘草　枳实麸炒　白术各五分

上锉，水二钟加生姜三片，煎服。随证加减见前。

导痰汤　治一切痰涎壅盛，或胸膈留饮，痞塞不通，及眩晕等症。

半夏汤泡，二钱　南星煨制　橘红　枳实麸炒　白茯苓各一钱　甘草炙，五分

上锉，加生姜五片，水煎，食后服。一方枳实作枳壳。如久嗽肺燥热者，去半夏，加五味子九枚、杏仁泥五分。

荩按：陶节庵治内伤七情及痰迷心窍，神不守舍，憎寒壮热，头痛昏迷，如伤寒证，如鬼祟状者，以导痰汤加白术、桔梗、黄芩、黄连、瓜蒌仁、人参、姜三片、枣二枚，又入姜汁、竹沥温服。惟年力壮盛，先用吐痰法，次服此。

半夏汤一名桔梗汤　顺阴阳，消痞满，消酒化痰，及治呕逆吐涎沫。

半夏姜制　橘皮去白　桔梗各一两　枳实麸炒，半两

上㕮咀，每服五钱，加生姜五片，水煎，食远热服。

化痰丸　治停痰宿食。

半夏汤泡　人参　白术　枳实　白茯苓　桔梗　香附各一两　前胡去芦　甘草各半两

上为末，用姜汁煮糊丸如桐子大，每服四五十丸，姜汤下。

化痰丸　快脾顺气，消食化痰。

南星去皮切块，四两，用皂角、生姜、白矾各三两同煮，无白星为度，取出晒干，皂角不用　半夏四两　香附　瓜蒌仁去壳，另研　陈皮去白　茯苓　紫苏子炒　萝卜子炒　杏仁去皮尖，另研　枳壳麸炒，各二两

上为末，姜汁浸蒸饼为丸如桐子大。每服一百丸，临卧或食后用茶汤下。酒痰，加青皮、葛根。食积痰，加神曲、麦芽、山楂各二两。气壅者，加沉香五钱。热痰，加枯芩、青黛各一两。

利膈化痰丸　治痰火大盛，胸膈迷闷，呕吐烦躁，头眩咳嗽。

南星煨制　蛤粉　半夏汤泡　贝母去心　瓜蒌仁　香附子童便浸，各半两

上为末，用猪牙皂角十四挺敲碎，水一碗半，再用杏仁去皮尖一两，煮水将干去皂角，擂杏仁如泥，入前药搜和，再入姜汁泡蒸饼丸如绿豆大，青黛为衣，每服五十丸，姜汤下。

抑痰丸

瓜蒌仁一两　半夏二钱　贝母三钱

上为末，蒸饼为丸如麻子大，每服一百丸，姜汤下。

半夏丸　治痰嗽。

半夏汤泡七次，去皮脐，焙干　瓜蒌仁另研，各一两

上为细末，姜汁糊为丸服。

单贝母丸　治痰要药。

贝母一味，不拘多少

上用童便浸，春夏一日，秋冬三日，洗净晒干为末，糖霜调和，不时服之。或白汤调服，或加童便制香附为丸亦可。

法制半夏　消饮化痰，健脾顺气。

半夏一斤，先以汤泡一遍，去皮脐，再泡洗七遍，焙干，次用白矾六两、硝石四两，煮水六碗，却将半夏入药水内浸三宿取出，又入清水内浸七日，取出切片，加薄荷四两、甘草二两，用磁器收贮，食后生姜汤下。

法制陈皮　潘寅所传

广陈皮一斤用滚水略泡一时，去水刀刮去白，以薄为妙，晒干，另用乌梅肉五钱、青盐三钱、井水七八盏煎至五盏，去

祖，下陈皮同煮半时，取起将陈皮晒干，仍下前汁煮又晒，以汁尽为度，再晒干，量熟蜜浸半月任用。

治热痰方

清气化痰汤 治一切痰火。

橘红 白术各一钱 半夏曲 贝母 白茯苓 桔梗 香附 枳壳麸炒 竹茹各八分 栀子 青黛各五分 甘草四分

上锉，加生姜二片，水煎服。春夏月火盛时，再加芩、连各八分，余月斟酌。

清热化痰汤 化热痰，清郁气，亦可常服。

半夏姜汤，一钱二分 枳实 香附童便浸 贝母去心，各一钱半 白茯苓 山楂各一钱 橘红 黄连炒，各八分 桔梗 苍术米泔浸，各七分 甘草二分

上锉一服，加生姜三片，水二钟煎至一钟，食远温服。如痰气壅上，加苏子降气汤，视病之增减，消息服之。

清热导痰汤 治憎寒壮热，头目昏沉，迷闷上气，喘急，口出涎沫，证类伤寒，此因内伤七情，以致痰迷心窍，神不守舍，神出则舍空，空则痰自生也。

黄连 枳实 瓜蒌仁 南星 半夏 陈皮 茯苓 桔梗 黄芩 人参 白术 甘草

上锉散，每服一两，加生姜三片、枣一枚，水煎，入竹沥、姜汁服。

黄连导痰汤

半夏 陈皮 茯苓 甘草 黄连 枳实

上锉，加生姜，煎服。

芩连二陈汤

橘皮 半夏 白茯苓 白术 黄芩酒炒 川芎 黄连酒炒 天花粉各一钱 软石膏二钱 薄荷八分 防风 羌活各五分 甘草炙，三钱

上锉，加生姜三片，水煎，食远服。

加味二陈汤 泻肺胃火，消痰止嗽。

陈皮去白 杏仁去皮尖，各一钱半 白茯苓 贝母去心 半夏汤泡 瓜蒌仁 桔梗 前胡去芦 片芩各一钱 枳壳麸炒 石膏各八分 甘草炙，三分

上锉，加生姜三片，水煎，食远服。

又加味二陈汤

半夏汤泡透 白茯苓各一钱半 橘红一钱二分 白术 黄芩各一钱 香附米童便浸 山楂肉各八分 甘草炙，七分 桔梗炒 南星炮熟，各五分 当归酒洗 黄连姜汁炒，各六分 神曲炒 枳实麸炒，各四分

上锉水煎，加姜汁、竹沥，食后服。又一方加独活、黄柏、木瓜、苍术，倍半夏、陈皮、茯苓、桔梗。

理中豁痰汤 治膈上胃中痰，最妙。

白术 白芍药酒炒，各一钱半 陈皮八分 人参 半夏泡透，姜汁炒 白茯苓 瓜蒌仁各一钱 天门冬去心 大麦芽炒，各八分 香附米盐水炒 黄连姜汁炒 黄芩酒炒 桔梗各七分 枳实麸炒 甘草各五分

上锉，水二钟入生姜汁、竹沥三分煎，温服。

豁痰丸 治一切痰疾。

柴胡 半夏洗去滑，各四两 黄芩三两 人参风壅者不用 赤甘草 带梗紫苏 陈皮去白 厚朴姜汁炒 南星去脐，各二两 薄荷叶一两半 羌活去芦，一两，无怒气者不用 枳壳去穣，麸炒

上锉，每服一两，加生姜三片，水煎服。

王隐君曰：余制此剂，与滚痰丸相符，盖以小柴胡汤为主，合前胡半夏汤，以南星、紫苏、橘皮、厚朴之类出入加减。素抱痰及肺气壅塞者，以柴胡为主。余者并去柴胡，用前胡为主。中风者，去陈皮，入独活。胸膈不利者，去陈皮，加

枳实去穰，麸炒，更加赤茯苓去皮。内外无热者，去黄芩。虚弱有内热者，勿去黄芩，加南木香。一切滚痰气之药，无有出其上者。气无补法之说，正恐药味窒塞之故，是以选用前件品味，并是清疏温利，性平有效者也。

王隐君滚痰丸　治湿热食积，一切宿滞之痰及诸般怪证。括曰：甑里翻身甲卦金，于今头戴草堂深，相逢二八求斤正，硝煅青礞倍若沉，十七两中零半两，水丸桐子意常斟，千般怪证如神效，水泻双身却不任。

大黄酒蒸，八两　黄芩酒洗，八两　沉香五钱　青礞石捶碎，焰硝同入小砂罐内，瓦片盖之，铁线束定，盐泥固济晒干，火煅红，候冷取出，色如黄金，一两

上为末，水丸如桐子大，每服三五十丸，量病虚实加减，多至百丸，少至十丸，食后温水下。

菡按：原方服药，必须临睡就床，用熟水一口许，只送过咽，即便仰卧，令药在咽膈间，徐徐而下。如日间病出不测，疼不可忍，干呕恶心，必于除差者，须是一依临睡服法，多半日不可饮食汤水，及不可起身坐行言语，直候药丸除逐上焦痰滞恶物，过膈入腹，然后动作，方能中病。每次须连进两夜，先夜所服，次日痰物既下三五次者，次夜减十丸。下一二次者，仍服前数。下五七次，或只二三次而病势顿已者，次夜减二十丸。头夜所服并不下恶物者，次夜加十丸。壮人病实者，多至百丸。唯狂疾劲实，及暴卒恶候，多服无妨。大抵服罢仰卧，咽喉稠涎，壅塞不利者，乃痰气泛上，药病相攻之故也，少顷药力既胜，自然安贴。若暴病，服药下咽即仰卧，顿然百骸安静，五脏清平快利，不可胜言，间有片时倦怠者，盖连日病苦不安，一时为药所胜，气体暂和，如

醉得醒，如睡方起，即非虚倦也。此药并不洞泄，刮腹大泻，但能取痰积恶物，自肠胃次第穿凿而下腹中槽粕，并不相伤。详悉不能备述，服者自然知之。一切新久失心丧志，或癫或狂等证，每服一百丸，人壮气盛能饮食，狂甚者，一百二十丸以上至二三百丸，以效为度。一切中风瘫痪，痰涎壅塞，大便或通或结者，每服八九十丸，人壮气盛者一百丸，常服三二十丸，无大便不利之患，自有上清下润之妙。一切阳证风毒脚气，遍身游走疼痛，每服八九十丸，未效更加十丸。一切走刺气痛，每服七八十丸，未效加十丸。一切无病之人，遍身筋骨等处平白疼痛，不能名状者，每服七八十丸，加至见效为度。一切头痛，非头风证，牙疼或浮或痒，非风蛀牙证者，每服八九十丸。一切因风因寒，鼻塞声重等证，身体不痛，非伤寒证者，每服七八十丸，痰盛人实者，加丸数。一切噫气吞酸，至于嗳逆膈气，及胸闭，或从腹中气块冲上，呕吐涎饮如翻胃者，每服七八十丸，未效再服。一切心下怔忡，如畏人捕，怵惕不安，阴阳关格，变生乖证，每服七十丸，人壮病甚，至九十丸。一切失饥伤饱，忧思过虑，至于心下嘈杂，或哕，昼夜饮食无度，或只虚饱，腹中稍饥，并不喜食，每服七八十丸，至九十丸。一切新久痰气喘嗽，或呕吐涎沫，痰结实热，或头晕目眩，每服八九十丸，虚老羸瘦者，五六十丸，未效加十丸。一切急慢喉闭赤眼，每服八九十丸，甚者加丸数再服。腮颔肿硬，绕项热核，上若瘰疬者，正宜服之。口糜舌烂，咽喉生疮者，每以五六十丸同蜜少许，一处嚼破噙睡，徐徐咽下。些少口疮等证，只以三二十丸，如前噙三二夜即瘥。一切遍身无故游走疼痛，或肿或挛，痰软沉滞者，每服七八十丸，至九十丸，皆量其大

小虚实轻重，任意消息服之。一切心气冷痛，如停冰块，或动身散入腹中，绞痛上攻，头面肿硬，遍身四肢肿起软浮，或痛或痒，或穿或不穿，或穿而复闭，或此消彼长，渐成笃疾。此系痰毒内攻，或使肺烂痰臭，或作肠痈内疽，每服量虚实加减服之，以下恶物，立见宽缓。一切男子妇人，大小虚实，久患心疼，下连小腹，面黄羸瘦，痛阵日发，必呕绿水黑汁冷涎，乃至气绝，心下温暖者，并量大小，多至七八十丸，立见生意，然后续续进之，以瘥[1]为度。兼服生津化痰，温中理气药，以全其功，唯豁痰汤加减之法为妙。一切荏苒之疾[2]日久，男子妇人之患，非伤寒内外之证，或酒色吐血，或月水愆期，心烦志乱，或腹胀胁疼，劳痛耳聩，骨节痠痛，干呕恶心，诸般内外疼痛，百药无效，病者不能喻其状，方书未尝载其疾，医者不能别其证，并依前法加减服。

润下丸　降痰甚妙。

橘红半斤，以化净盐五钱拌匀，以水煮干，为末　半夏汤泡，二两　南星汤泡　黄芩　黄连甘草炙，各一两

上为细末，蒸饼丸如桐子大，每服五七十丸，白汤下。

青礞石丸　化痰降火。一云治食积，去湿痰。

风化硝三钱，提净者，冬月绢袋盛悬风前化之　茯苓　青礞石捣碎，焰硝等分同煅金色　南星慢火煨裂　半夏汤泡七次，去皮脐　黄芩各五钱

上为细末，神曲糊入姜汁为丸如桐子大，每服三五十丸，姜汤下。此药重在风化硝。一方加苍术五钱、滑石一两。一方加枳实，倍青礞石。一方有白术，无南星。

清火豁痰丸　治上焦郁火，痰涎壅盛，胸膈不利，咽喉烦躁，噎塞如有所哽，吐不出，咽不下。

大黄酒蒸九次　黄芩酒炒　黄连酒炒　栀子炒，各一两半　白术　枳实炒　陈皮盐水洗，各二两　半夏一两半，用白矾、皂角、生姜水浸贝母一两三钱　白茯苓　天花粉　神曲炒　白芥子炒　连翘各一两　青礞石硝煅金色　青黛　甘草各五钱　元明粉七钱　沉香二钱　南星一钱半，同半夏制

上为末，竹沥为丸如桐子大，每服六七十丸，食后茶下。

逐痰丸

紫海蛤如鸡子大者一斤，火煅红，淬入童便内，如此三次，为末，却用鲜瓜蒌拌粉捣千余下，乃匀稀稠得宜，作饼子，将麻绳穿悬当风处吹干，为末，四两　南星牛胆制　黄连　半夏四两，用姜矾者滴香油数点煮令透，炒黄色　陈皮去白　青皮炒，各二两　大黄酒拌，九蒸九晒，五两　青黛一两　木香五钱

上为末，姜汁竹沥丸如绿豆大，每服三四十丸，姜汤下。

涤痰丸　治三焦气涩，痰饮不利，胸膈痞满，咳唾稠粘，面目热赤，肢体倦怠，不思饮食。常服升降滞气，清膈化痰。

木香　槟榔　青皮　陈皮去白　京三棱煨　枳壳去穣，麸炒　半夏汤泡七次　大黄煨，各一两　黑牵牛微炒，二两

上为末，水糊丸如桐子大，每服四五十丸，食后姜汤下。

竹沥达痰丸　此药能运痰如神，不损元气，其痰自大便中出。丹溪云：痰在四肢，非竹沥不能达此也。

半夏汤泡洗七次，再用姜汁浸透，晒干切片，瓦上微火炒熟　陈皮去白　白茯苓去皮　白术微炒　大黄酒蒸晒干　黄芩酒炒，各二两　人参去芦　甘草炙　礞石焰硝煅，各一两　沉香五钱

---

① 瘥　原讹作"瑳"，今改。
② 荏苒之疾　慢性疾患。按"荏苒"，渐进，推移。

上为细末，用竹沥一大碗、生姜自然汁二钟和匀，入锅内熬一刻许，令熟捣，为丸如小豆大，每服百丸，食后白汤下。

黄芩利膈丸　除胸中热，利膈上痰。

黄芩生一两,炒一两　南星三钱　半夏五钱黄连三钱　枳壳三钱　白术五钱　陈皮三钱　泽泻五钱　白矾五分

上为末，水浸蒸饼为丸如桐子大，每服三五十丸，食远白汤下。忌酒及湿面。

清气化痰丸　治痰因火动，胸膈痞满，头目昏眩，故用二陈汤豁痰利气，合凉膈散降火清头目而散风热也。

半夏二两　陈皮　茯苓各一两半　薄荷　荆芥各五钱　黄芩　连翘　山栀　桔梗　甘草各一两

如肠胃干燥，加大黄、芒硝。

上为末，姜汁糊丸如桐子大，每服五十丸，姜汤下。

又清气化痰丸　治上焦痰火壅盛，或嗽或喘，烦热口干，胸膈痞闷，此痰火通用之方也。

天南星三两　半夏汤泡　黄连去须　黄芩各五两　瓜蒌仁　茯苓　杏仁去皮尖,各四两　陈皮去白　枳实麸炒,各六两　甘草二两

一方有前胡，无南星、黄连。

上为细末，姜汁煮面糊和丸如桐子大，每服七十丸，食后姜汤下。气之不清，痰之故也，能治其痰则气清矣。是方也，星、半所以燥痰湿，杏、陈所以利痰滞，枳实所以攻痰积，芩、连所以消痰热，茯苓之用渗痰湿也，若瓜蒌者，下气利痰云尔。

化痰丸　治热在上焦，风痰壅盛。

半夏　南星合姜汤泡　黄芩　黄连　寒水石煅,各一两　牙皂　薄荷各五钱　甘草炙,三钱

上为末，淡姜汁打糊丸如赤小豆大，每服五十丸，食远茶清下。

清热化痰丸　治痰饮为患，呕吐恶心，头眩心悸，或饮食生冷，饮酒过多，中脘不快，脾胃不和。

半夏汤泡,五钱　橘红四钱　白茯苓　桔梗　川芎　当归酒洗,各三钱　黄芩酒炒　黄连炒　栀子　生甘草各一钱半

上为细末，面糊丸如桐子大，每服五十丸，食远姜汤下。

清膈豁痰丸

半夏　南星二味盐水煮,各二两　白茯苓　橘红盐水拌,晒干　贝母去心　瓜蒌仁　香附米童便浸二日　白术　枳实麸炒　黄芩　黄连各三两

上为细末，姜汤浸蒸饼丸如桐子大，每服百丸，食后白汤下。

清膈丸

黄芩半斤,酒浸,炒黄　南星生用　半夏汤泡七次,各四两

上为末，姜汁打糊丸服。

大利膈丸　主胸中不利，痰嗽喘促，脾胃壅滞。

大黄酒浸焙　枳实炒　厚朴姜制　甘草炙　人参　藿香叶　当归各一两　木香七钱　槟榔七钱半

上为末，水浸蒸饼丸如桐子大，每服五十丸，食后温水下。

抑上丸　治痰因火动。

白术　黄芩　黄连各一两　石膏二两　青黛五钱

上为末，蒸饼丸服。

一方

半夏一两　瓜蒌仁　黄连各半两

上为末，糊丸桐子大，每五十丸，姜汤下。

玉髓丹　治痰火上壅，或流入四肢，结聚胸背，或咳嗽，头目不清。

软石膏三两　半夏汤泡七次,一两　白矾五钱

上为细末，淡姜汤打糊丸如小豆大，每三十丸，食远茶清下。

对金丸　治痰火。

青礞石同牙硝各一两，共入罐内煅一日，取起如金色　大黄　枯黄芩各八两　鲜南星一斤

上三味另酒浸一宿，次日取出，一层南星，一层大黄，一层黄芩，以柳木甑蒸之，九蒸九晒，为末，入沉香、姜汁，竹沥打糊为丸，每服一丸，三分重，姜汤化下。

一方

半夏二两　白术　黄芩　青礞石各一两　茯苓七钱半　风化硝二钱

上为末，神曲糊丸如桐子大，每服三五十丸，白汤下。

一方　治痰嗽。

黄芩酒洗，一两半　南星　贝母去心，各一两　滑石　白芥子各半两　风化硝二钱半，取其轻浮速降

上为末，汤泡蒸饼丸服。

一方　治热痰。

半夏姜制　贝母　黄芩　瓜蒌仁　青黛

上为末，丸服。

清膈化痰丸

苍术二两　香附一两半　黄连　黄芩各一两　黄柏　山栀子各五钱

上为末，蒸饼丸，白汤下。

黄连化痰丸

半夏　陈皮各一两半　黄连一两　吴茱萸汤洗，一钱半　桃仁十四个，另研，一方无此味

上为末，曲糊丸如绿豆大，每服一百丸，姜汤下。

礞石丸[①]　治痰。

礞石煅，半两　半夏七钱半　南星　茯苓各五钱　风化硝二钱

上为末，神曲糊丸。

竹沥膏　大治热痰，及能养血清热。

有痰厥不省人事几死者，灌之即苏，诚起死回生药也。

用水白竹截长二尺，每段劈作四片，以砖二块排定，将竹片仰架砖上，两头露一二寸，下以烈火迫两头，以盆盛沥，每六分中加姜汁一分服之。痰热甚者，止可加半分耳。

治湿痰方

白术汤　治形肥脉缓，体重嗜卧，痰滑属湿。

白术　茯苓　半夏各等分

上为粗末，每服半两，生姜七片水煎，取清，调神曲末二钱服之。

白术散　治夏暑大热，或醉饮冷酒，湿痰不止，膈不利。

白术　茯苓　半夏　黄芩各等分

上为粗末，每服五钱，水二盏、姜三片同煎，去粗，调陈皮、神曲末各一钱，食后服。

丹溪方　治肥人湿痰。

白术二钱半　半夏　苦参　陈皮一钱

上锉作一服，加生姜三片，竹沥与水共一盏煎，食远吞三补丸十五丸。

白术丸　治湿痰咳嗽，脉缓面赤，肢体沉重，嗜卧不收，腹胀而食不消。

白术一两半　半夏　天南星各一两

上为细末，汤浸蒸饼为丸如桐子大，每服五七十丸，食后姜汤下。

指迷茯苓丸　治中脘停痰伏饮，臂痛难举，手足不得转有效。后人谓：臂痛乃痰证也，但治痰而臂痛自止。

半夏制，二两　茯苓一两　枳壳去穣，麸炒，五钱　风化硝二钱半

上为末，姜汁打糊丸如桐子大，每服二十丸，生姜汤下。半夏燥湿，茯苓渗

―――――――
① 礞石丸　此方服法原缺。

湿，湿去则饮不生；枳壳消坚，化硝软坚，坚软则痰不固。昔人有臂痛不能伸，两手战掉，至于茶盏亦不能举，此由伏痰在内，中脘停滞，脾气不流行，上与气搏，四肢属脾，脾滞而气不下，故上行攻臂，其脉沉细者是也，服此随愈。痰药方多，立见功效者，未有如此神妙。如治脾胃痰，用神曲为糊；治血分痰，酒糊；治气分上焦痰，蒸饼糊；治骨节四肢痰，盐酒入姜汁糊；治足痰，牛膝煎膏为引；治痰病深痼，牛膏和糊。多服即可以汗、吐、下，如倒仓法也。每早常服三五十丸，旬月以后大便溏滑，是潜消痰积之验也。如耳聋气壅，上焦诸风热头风等证，竹沥入姜汁，白汤下二三百丸，以利为功，服愈痰火之后住服。但觉少作即服。又与诸服食补养之药不为相妨。

导痰丸

苍术米泔浸　茯苓各一两　滑石七钱半　黄连半两　吴茱萸制，二钱

上为末，糊丸桐子大，每服八九十丸，姜汤下。

半夏丸　大治湿痰喘急，亦治心痛。

半夏一味不拘多少，香油炒

上为末，粥丸如桐子大，每服三五十丸，姜汤下。

中和丸　治湿痰气热。

苍术　黄芩　半夏　香附各等分

上为末，粥丸如桐子大，每服五七十丸，姜汤下。

星夏丸　燥湿痰。

南星　半夏　蛤粉二两

上为末，神曲糊为丸如桐子大，青黛为衣，每服五十丸，姜汤下。湿痰，加苍术；热痰，加青黛；食积痰，加神曲、麦芽、山楂。

一方　治湿痰

苍术三钱　白术六钱　芍药酒炒，二钱

香附一钱

上为末，蒸饼丸服。

小黄丸　化痰止涎，除湿和胃，治胸膈不利。

黄芩一两　干姜二钱　白术半两　半夏姜制，五钱　泽泻三钱　黄芪半两

上为末，蒸饼丸，白汤下。

神术丸　治痰饮或成窠囊者，行痰极效。

苍术一斤，米泔浸一宿，切片，为末　生芝麻半两，用水二小盏研细取浆　大枣十五枚，煮，取肉研细

上和丸桐子大，每服五七十丸，温汤下。一云温酒空心下。

治酒食积痰方

顺气消食化痰丸　治饮食生痰，胸膈膨闷。

制半夏　胆南星　神曲炒　杏仁去尖　陈皮去白　萝卜子生用　葛根　山楂肉炒　青皮去穰，炒　苏子沉水者　香附子制　麦芽炒，各一两

上为末，姜汁浸蒸饼丸如桐子大，每五七十丸，食后临卧茶、酒任下。一方加枳实、茯苓。

荫按：星、半之辛，能燥湿痰，葛根之清能解酒热，山楂、麦芽、神曲之消，能疗饮食之痰，青皮、陈皮、苏子、杏仁、卜子、香附之利能行气滞之痰，痰去则胸膈之膨闷亦去矣。但星、半未注分两，用者酌之。

开结枳实丸　宣导滞气，消化痰饮，升降阴阳，通行三焦，荡涤肠胃，流畅大小肠，导膀胱，专主胸中痞逆，恶心呕吐，饮酒不消，宿食停积，两胁膨闷，咽嗌不利，上气喘嗽，黄疸等证。

枳实麸炒　白术　半夏制　南星炮　白矾枯　苦葶苈炒　大黄　青皮去穰，各五

钱黑牵牛头末,一两 木香三钱 大皂角酥炙,去皮弦,一两

上为末,姜汁糊丸桐子大,每服五六十丸,白汤下。妇人干血气膈肿满,或大便不通,小便不利,生姜葱白汤下。一方有旋覆花一两。

清气化痰丸 清利胸膈,顺气化痰,宽中健脾,消导饮食,治痰之圣药也。

半夏八两 南星六两 瓜蒌仁 黄连 紫苏子炒 陈皮去白 枳实麸炒 茯苓去皮 萝卜子炒 山楂各四两 干生姜二两 甘草炙 香附子炒 黄芩各二两

上将南星切作十字块,半夏每个切作二块,皂荚六两,白矾三两,多用水将南星、半夏、皂荚、白矾一处浸三宿,煮至南星心黑润为度,取出去皂荚不用,将南星、半夏晒干,同众为末,水糊为丸如桐子大,每服七八十丸,食远或临睡茶清送下。

黄瓜蒌丸 治食积痰,壅滞喘急。

瓜蒌仁 半夏 山楂 神曲炒,各等分

上为末,瓜蒌水丸如桐子大,每服七八十丸,竹沥姜汁送下。

单石膏丸 治食积痰,痰火,并泻胃火。

软石膏不拘多少

上研细,醋糊丸如绿豆大,每服二十丸,白汤下。

清痰丸 专清中脘热痰食积。

乌梅 枯矾 黄芩 苍术 陈皮 滑石炒 青皮 枳实各半两 南星 半夏 神曲 山楂 干生姜 香附各一两

上为末,汤浸蒸饼丸如桐子大,每服六七十丸,白汤下。

黄白丸 治阴虚食积痰火。

黄连 瓜蒌仁 白术 神曲 麦芽各一两 川芎七钱 青黛五钱 人中白三钱

上为末,姜汁浸蒸饼为丸如桐子大,

每服五六十丸,白汤下。

丹溪方 治心腹膨胀,内多食积所致。

南星姜制 半夏 瓜蒌仁各一两半 香附童便浸,一两 黄连姜汁炒,三两 礞石 萝卜子 连翘各半两 麝香少许

上为末,神曲糊丸服。一方加陈皮半两。

白玉丸

巴豆三十个,去油 南星 半夏 滑石 轻粉各三钱

上为末,皂角仁浸浓汁丸如桐子大,每服五七丸,姜汤下。

治酒痰方

青黛 瓜蒌仁

上为末,姜汁蜜丸,嚼化,救肺。

御爱紫宸汤 解宿酒,呕秽恶心,痰喘不进饮食。

陈皮 干葛 良姜 丁香 甘草炙各二两 藿香 檀香 茯苓 砂仁 葛花 官桂各一两 木香半两,不见火

上㕮咀,每服五钱,水煎服。

治 风 痰 方

千缗汤 治风痰壅盛,喘中有声。

半夏汤泡七个,四破 皂角一个,去皮,炙 黄甘草炙,一寸

上锉作一服,加生姜三片,水一盏煎七分,温服。

半夏饮 治风痰心腹烦满,呕吐不欲饮食。

半夏汤洗 麦冬去心 赤茯苓去皮 白术 桔梗 青皮去白 前胡 枇杷叶去皮尖 防风 大腹皮共各七钱 厚朴姜制,一两

上㕮咀,每服三钱,加生姜三片,水煎热服。

叶氏分涎汤 治风痰留滞膈间,喘满恶心,涎唾不利。

陈皮去白 楝参 枳实 苦梗 半夏洗七次，姜汁浸 南星蒸饼包，灰火煨香熟，取出，各等分。苦梗即苦桔梗

上㕮咀，每服二钱，加生姜十片，水煎，食后服。

柴胡半夏汤 治风证不敢见风，眼涩头痛有痰，眼黑恶心，兀兀欲吐，风来觉皮肉紧，手足重难举，居暖处有微汗便减，如见风即复作。

柴胡 苍术各一钱半 半夏二钱半 白茯苓二钱 神曲炒 藁本各一钱 升麻五分

上作一服，生姜五片，水煎，食远服。

半夏白术天麻汤 治头目眩晕，恶心，烦闷气促，上喘无力，心神颠倒，兀兀欲吐，目不敢开，如在风云中，痰厥头痛如裂，身重如山，脾胃虚损停痰，并皆治之。

半夏姜制，一钱半 白术二钱 天麻 茯苓 陈皮 苍术米泔浸，焙 人参去芦 神曲炒 麦芽炒 黄芪 泽泻各一钱 干姜炮 黄柏各五分

上作一服，水二钟、生姜三片煎至一钟，食远服。

青州白丸子 治风痰壅盛，呕吐涎沫。

半夏七两 南星 白附子各三两 川乌去皮脐，五钱

上为末，水浸数日，为丸服。

灵砂白丸子 治元气虚弱，痰气上攻，风痰壅塞，呕吐不已。

灵砂 青州白丸子末各一两，各另研

上为末和匀，以生姜自然汁打黍米糊为丸如桐子大，每服三十丸，空心人参汤或枣汤下。

搜风化痰丸

人参 槐角子 僵蚕 白矾 陈皮去白 天麻 荆芥各一两 半夏姜汁炒，四两 辰砂半两，另研

上为末，姜汁浸蒸饼为丸，辰砂为衣，服四十丸，姜汤下。

辰砂化痰丸 治风痰，安神定志，利咽膈，清头目。

辰砂水飞研，为衣 白矾枯，研，各半两 天南星炮，一两 半夏曲三两

上为细末，姜汁煮面糊和丸如梧桐子大，用辰砂为衣，每服三十丸，食后生姜汤送下。

大利膈丸 治风胜痰实，喘满咳嗽，风气上攻。

黑牵牛炒，四两 半夏洗 皂角去皮弦，酥炙，各二两 青皮去白 槐角子炒 木香各一两槟榔 大黄各半两

上为末，生姜糊丸如桐子大，每服七十丸，食后生姜汤下。

祛风痰丸 祛风痰，行浊气。

明矾一两 防风二两 川芎 猪牙皂角 郁金各一两 蜈蚣二条，用赤脚、黄脚各一条

上为末，蒸饼丸如桐子大，每服三十丸，食前茶清汤下。春以芭蕉汤探吐。

半夏利膈丸 治风痰壅盛，头痛目眩，咽膈不利，涕唾稠粘，并治过酒停饮，呕逆恶心，胸膈引痛，腹内有声。

半夏汤泡，三两 白术 白茯苓 白矾生用 人参 滑石 贝母各一两 白附子生用，二两 天南星生用，一两半

上为末，面糊丸如桐子大，每服三十丸，食后姜汤下。

大人参半夏丸 化痰坠涎，止嗽定喘，治诸痰，不可尽述。

人参 茯苓 天南星 薄荷叶各半两 干生姜 半夏 白矾生 寒水石各一两蛤粉二两 藿香叶二钱半

上为细末，面糊和丸如绿豆大，每服五十丸，食后生姜汤下，白汤亦可。一方加黄连半两、黄柏二两，取效愈速。又治

酒病，调和脏腑，尤宜服之。

辰砂祛痰丸　治酒过多，酸咸作成痰饮，聚于胸中，凝则呕逆恶心，流则臂痛，头目昏眩，腰脚疼痛，深则左瘫右痪，浅则蹶然倒地，此药神效。

朱砂一两，水飞，一半为药，一半为衣　半夏四两　槐角炒　陈皮去白　白矾生　荆芥各一两　生姜四两，与半夏制作饼

上为末，姜汁打面糊为丸如梧桐子大，每服五十丸，生姜汤、皂角汤任下，食后服。忌一切动风动气之物。

天麻化痰丸　治背上及胸中之痰。

天麻　南星各一两　半夏三两，汤泡七次　软石膏煅赤，一两　雄黄水飞，初服前末一两，加此味七分，以后常服减此

上为末，淡姜汁打糊为丸如赤小豆大，每服九十丸，食远茶清下。

一方　治风痰不下。

荆芥四两　陈皮　半夏各二两　槐角生，二两　白矾生，一两

上为末，水糊丸如桐子大，每服四十丸，姜汤下。

利膈化痰丸

白术四两　皂角去皮弦子，三两　生半夏　生白矾①

上将皂角揉水半碗，浸半夏、白矾，春五夏三秋七冬十日，不用皂角，晒干为末，姜汁糊为丸如桐子大，每服三十丸，姜汤下。

一方②　治上焦风痰。

半夏　瓜蒌仁　黄连　牙皂

上为末，姜汁浸蒸饼为丸。

导痰丸

半夏六两，分作三份，一份白矾水浸，一份肥皂角为末水浸，一份用巴豆百粒同水浸

上余药在下，半夏在上，浸至十日半月，时时动水，令二药相透，次相合一处，拣去巴豆、皂角，慢火煮干，取半夏切碎晒干，入后药：

甘遂制　百药煎　全蝎各二两　僵蚕一两

上为末，同前半夏末一处和合，用拣之皂角炼膏为丸，如硬再入糊，令得所，每服十五丸，实者二十五丸。

川芎丸　治膈上有痰。

川芎细锉，慢火炒熟　川大黄蒸令干，各二两

上焙干为末，用不蛀皂角五七挺温水揉汁，绢滤出粗，瓦罐中熬成膏，和丸如桐子大，每服十五丸，小儿三丸，生姜汤下。

一方　治风痰。

郁金一分　藜芦十分

上为末和匀，每服一字，用温浆水调下，以余浆水漱口，仰服，以食压之。

治寒痰方

橘皮汤　治胸膈停痰。

橘皮　茯苓　半夏姜制，各一钱半　旋覆花　青皮去穰　桔梗　枳壳　细辛　人参各一钱　甘草炙，五分

上锉一服，加生姜五片，水煎服。

半夏汤　治脾胃虚弱，痰饮停滞，呕逆酸水，胸膈满胀，头旋恶心，不思饮食。

大半夏汤泡，四两　陈皮去白　神曲炒　缩砂仁　草果仁各一两　白豆蔻仁　丁香各半两　甘草炙，二两半

上为细末，每服二钱，先用生姜自然汁调成膏，入炒盐汤点服。

橘皮半夏汤　治痰嗽久不已者。

橘皮去白，半两　半夏汤洗七次，二钱半

上为末，分作二服，入生姜十片，水煎，温服。

---

① 生半夏、生白矾　此二味分两原脱。
② 一方　此方分两原脱。

茯苓半夏汤　治停痰留饮，胸膈满闷，呕逆恶心，口吐痰水。

茯苓三两　半夏汤泡七次，五两

上㕮咀，每服四钱，水一盏、生姜七片煎六分，空心服。

大半夏汤　治痰饮及脾胃不和。

半夏　陈皮　茯苓各二钱半

上㕮咀，加生姜二钱半，水煎，食后温服。

枇杷叶散　治痰逆。此药温胃，可思饮食。

半夏　茯苓　人参　白术　厚朴　大腹皮姜汁炒　枇杷叶　前胡各一两　青皮草豆蔻各半两

上㕮咀，每服四钱，生姜三片水煎，不拘时热服。

驱痰饮子治痰饮。如人头痛背疼，饮食呕恶，皆痰饮之证。

天南星汤浸七次，切作十片　半夏汤泡七次青皮去穰　陈皮去白，各一两　赤茯苓草果仁　甘草炙，各半两

上㕮咀，每服四钱，水一盏、生姜七片、红枣一枚煎至七分，去粗，不拘时通口服。如遇饮酒，先进一服，后再一服，或次日夜醒又一服，永无痰饮。

丁香茯苓汤　治脾胃虚寒，宿饮留滞，以致呕吐痰沫，或有水，不思饮食。

丁香　茯苓　木香各二两　干姜炮，一两半　附子炮，去皮脐　半夏汤泡　肉桂　陈皮去白，各一两　缩砂半两

上㕮咀，每服三钱，生姜三片水煎，食远服。

槟榔散　治胸膈停滞痰饮，腹中虚鸣，食不消化，时或呕逆。

橘红　半夏　白术　槟榔　杏仁去皮尖　桔梗　旋覆花　干姜炮，各一两　人参甘草各五钱

上㕮咀，每服四钱，生姜五片水煎，温服。

丁香五套丸　治胃气虚弱，三焦痞满，不能宣行水谷，故为痰饮，结聚胸膈之间，呕吐恶心，腹满不食。

丁香不见火　木香不见火　陈皮去白青皮去穰，各半两　白术　干姜炮　茯苓良姜各一两　半夏　天南星各二两，半夏浸三日

上为细末，用神曲一两、麦蘖二两同研，取面煮糊丸如桐子大，每服二十丸，不拘时，熟水送下。

强中丸　治胃脘虚寒，痰饮留滞，痞塞不通，气不升降。

半夏汤泡，二两　陈皮　青皮　干姜炮高良姜各一两

上为末，用生姜自然汁煮面糊丸如桐子大，每服三十丸，生姜汤下。一法前药并不炮制。

温胃化痰丸　治膈内有寒，脾胃伤饮，胸膈不快，痰涎不已。

半夏三两　陈皮　干姜炮　白术各一两

上为细末，用姜汁煮面糊为丸如桐子大，每服五十丸，食后姜汤下，白汤亦可。

温中化痰丸　治停痰留饮，胸膈满闷，头目眩晕，咳嗽涎唾，或饮酒过多，呕哕恶心。

青皮　陈皮　良姜　干姜各五两

上为末，醋糊丸如桐子大，每服五十丸，米饮下。

木香半夏丸　治痰涎上壅，心胸不利，常服消痰宽膈。

木香七钱　半夏一两　陈皮　茯苓姜屑　人参　草豆蔻　白附子各五钱

上为末，面糊为丸如桐子大，每服三五十丸，食后生姜汤下。（姜屑即老生姜）

丁香半夏丸　治脾胃宿冷，胸膈停痰，呕吐恶心，吞酸噫气，心腹痞满，不

思饮食。

半夏三两 藿香五钱 肉豆蔻 丁香 木香 人参 陈皮各二钱半

上为末，姜汁煮糊丸如小豆大，每服二三十丸，食后姜汤下。

暖胃丸 去痰病，利冷饮。

半夏姜汁炒，三两 木香 丁香 茴香炒硫黄 白矾各一两

上为末，姜汁煮面糊丸如桐子大，每服三十丸，空心米饮下。

星半丸 治胸膈胀满，痰涎不利，头目昏眩。

天南星 盆硝各五钱 半夏生用 硫黄生用 元精石 附子大者，生用去皮脐，各一两

上为末，入面三两，令与药停，水和作饼，于沸汤内煮令浮，漉出为丸如桐子大，每服三十丸，食后姜汤下。

快活丸 常服消食化痰。

半夏汤洗 桔梗各二两 枳壳炒，一两半 官桂一两

上为细末，生姜汁煮糊丸如桐子大，每服二十丸，生姜汤下，不拘时。

治五饮方

枳实半夏汤 治胸膈痰饮。

枳实麸炒，去穰 半夏汤洗，各五钱

上锉，加生姜三片，水煎服。

枳术汤 治心下坚，大如盘，边如盘旋，水饮所作，名曰气分。

白术三两 枳实麸炒，二两半

上㕮咀，每服四钱，水煎，温服。腹中软，即当散也。

济生枳术汤 治癖气分，心下坚硬如杯，水饮不下者。

白术 细辛去土叶 附子炮，各一两 枳实麸炒，五钱 肉桂 桔梗 槟榔 甘草炙，各七钱半

上㕮咀，每服四钱，生姜七片水煎，

温服。

旋覆花汤 治心腹中脘痰水冷气，心下汪洋嘈杂，肠鸣多唾，口中清水自出，胁肋急胀，痛不欲食，此胃气虚冷所致，其脉沉弦细迟。

旋覆花 陈皮 桂心 人参 半夏 芍药 桔梗 细辛 甘草各半两 赤茯苓七钱半

上为末，每服四钱，生姜七片水煎，温服。

海藏五饮汤 一留饮心下，二癖饮胁下，三痰饮胃中，四溢饮膈上，五流饮肠间，凡此五饮，酒后饮冷过多，故有此疾。

旋覆花 人参 白术 枳实 陈皮 半夏 茯苓 猪苓 泽泻 厚朴 前胡 桂心 芍药 甘草炙，各等分

上锉，每服一两，水二钟、生姜十片煎六分，温服不拘时。忌食生冷滋味等物。或因酒多饮，加葛根、砂仁。

茯苓饮子 治痰饮蓄于心胃，怔忡不已。

赤茯苓 半夏 茯神 橘皮去白 麦冬去心，各一两 槟榔 沉香 甘草炙，各五钱

上㕮咀，每服八钱，生姜五片水煎，食后温服。

倍术丸 治五饮：一曰留饮，停水在心；二曰癖饮，水在两胁；三曰痰饮，水在胃中；四曰溢饮，水溢在膈；五曰流饮，水在肠间，沥沥有声。皆由饮水过多，或饮冷酒所致。

白术二两 桂心去皮 干姜炮，各一两

上为末，炼蜜丸如桐子大，每服二十丸，加至三十丸，食前米饮下。

二仙丹 治痰饮上气，不思饮食，小便不利，头目昏眩。

吴茱萸 白茯苓各等分

上为末，炼蜜丸如桐子大，每服三十丸，熟水、温酒任下。

消饮丸　治停饮，胸满呕逆，腹中水声，不思饮食。

白术二两　茯苓五钱　枳实　干姜各七钱

上为末，炼蜜丸如桐子大，每服三十丸，温水下。

破饮丸　治五饮停蓄胸胁，结为支满气促，抢心疼痛。

荜拨　胡椒　丁香　砂仁　蝎梢　青皮　木香　巴豆　乌梅各等分

上先将青皮同巴豆浆水浸一宿，取出同炒青皮焦，去巴豆，又将其水浸乌梅肉蒸烂和前药末捣，丸如绿豆大，每服十五丸，津液下。

蠲饮枳实丸　逐饮消痰，导滞清膈。

枳实去穰，炒　半夏汤泡七次　陈皮去白，各二两　黑牵牛头末，三两

上为末，水煮面糊为丸如桐子大，每服五十丸，食后生姜汤下。

坠痰丸　治痰饮，能利痰从谷道中出。

黑牵牛头末，二两　白矾三钱，枯一半　枳实炒　枳壳炒，各一两半　朴硝二钱，风化　猪牙皂角一钱，酒浸

上为细末，用萝卜汁丸如桐子大，每服四五十丸，白汤下，鸡鸣时服，先见粪次见痰。

十枣汤　治悬饮内痛。

芫花　甘遂　大戟各等分

上为细末，以水一升半煮大枣十枚，至八合，去粗，调药末，强人一钱，弱人半钱，平旦服之。不下更加五分，下后以糜粥调养。

荫按：河间曰：芫花之辛以散饮，二物之苦以泄水，甘遂直达水气所结之处，乃泄水之圣药也。然亦有大毒，人虚者不可轻用，慎之。

小胃丹　上可取胸膈之痰，下可利肠胃之痰及湿痰热痰。惟胃虚少食者忌用。

甘遂面裹煨熟　大戟长流水煮一时许，洗净晒干　芫花醋拌经宿，炒黑勿焦，以上三味各一两　黄柏炒褐色，二两　大黄酒拌湿，纸裹煨焙干，再以酒炒润，一两五钱

上为细末，粥丸如麻子大，每服十丸，温汤送下。

导痰小胃丹　最能化痰，化痞，化积，治中风眩晕，喉痹，头风哮吼等证，上可取膈上之湿痰，下可利肠胃之积痰，极有神效。

南星　半夏二味用白矾、皂角、姜汁水煮十五次，各二两半　陈皮　枳实二味白矾、皂角水浸半日，去白，焙干，各一两　苍术米泔、白矾、皂角水浸一宿，去黑皮，晒干，炒，一两　黄柏炒褐色，一两　桃仁　杏仁二味同用皂角、白矾水泡，去皮尖　白术去芦，炒，一两　红花酒蒸　白芥子炒　大戟长流水煮一时，晒干　芫花醋拌一宿炒黑　甘遂面裹煨，各一两　大黄酒湿纸裹煨，焙干，再以酒炒，一两半

上为细末，姜汁、竹沥煮蒸饼糊为丸如绿豆大，每服二三十丸，极甚者五七十丸，量虚实加减，不可大过，恐损胃气也。一切痰饮，卧时白汤下。中风不语，瘫痪初起，用浓姜汤下三十五丸，少时即能说话。头风头痛，多是湿火上攻，临卧姜下二十一丸。眩晕多属痰火，食后姜汤下二十五丸，然后以二陈汤、四物汤加柴胡、黄芩、苍术、白芷，倍川芎，热多加知母、石膏。痰痞积块，临卧白汤下三十丸，一日一服，虽数十年，只五七服见效。哮吼乃痰在膈上，临卧姜汤下二十五丸，每夜一次。喉痹肿痛，食后白汤下。

三花神佑丸　治一切湿热积结，痰饮悬饮，变生诸病，或水肿大腹，实胀喘满，或风热燥郁，肢体麻木，走注疼痛，风痰涎嗽，气血壅滞，不得宣通等证，人

壮气实者可暂服之。

甘遂 大戟 芫花各醋炒，五钱 黑丑取头末，二两 大黄一两 轻粉一钱

上为细末，滴水为丸如小豆大，初服五丸，渐加二丸，日三服，温水下，至便利即止。若多服顿攻，转加痛闷损人。轻粉，治水肿鼓胀之药，以其善开湿热怫郁故也。或去轻粉、牵牛亦可。

控涎丹一名妙应丸 治忽患胸背胁项及手足腰胯隐痛难忍，筋骨牵引钓痛，时时走注，乃痰涎在胸膈间，随气升降于经络中作痛而然；或手足冷痹，气脉不通，误认为瘫痪者。

甘遂去心 大戟去皮 白芥子各等分

上为细末，糊丸如桐子大，每服五七丸至十丸，食后临卧淡姜汤下，仍量病人虚实加减丸数。一方名妙应丸。凡病百药不效，其关上脉伏而大者，痰也，用此丸加减。脚气，加明松脂一钱、槟榔、木瓜各一两，卷柏半两，先以盐水浸半日，次日白水煮半日，同前药为丸，每服二十丸，加至四五十丸，再服，下恶物立效。脚气走注，于前方内加吴茱萸。惊痰，加朱砂二钱，又加全蝎，每用八九丸，常与之，三五服去尽。酒痰，加雄黄、全蝎各二钱，每服十丸。走注腰痛，加核桃三个烧灰，每服三十丸，加至五十丸，温酒下。惊气成块者，加川山甲炒、鳖甲烧各三钱，元胡索、蓬术各四钱，每服五十丸，加至七十丸，以利为度。肾痹痛，加木鳖子去壳研一两、桂半两。热痰，加盆硝等分，每服三两丸。寒痰，加胡椒、丁香、肉桂各等分，每服二十五丸。

瓜蒂散 吐痰法。在上者因而越之，此方是也。

瓜蒂炒 赤小豆各等分

上为末，用香豉一合、水二盏作稀粥，去粗，取三分之一，和末一钱，顿服之，不吐，少少加，得快吐乃止。凡吐时，须天气清明，午时前后，令病人隔夜不食，卒暴者不拘。若吐不止，用麝香解，藜芦、瓜蒂、葱白亦解，瓜蒂、白水甘草总解。

治气痰方

四七汤 治七情气郁，结聚痰涎，状如破絮，或如梅核，在咽喉之间，咯不出咽不下；并治中脘痞满，痰涎壅盛，上气喘急。

半夏五两 茯苓四两 紫苏 厚朴各三两

上㕮咀，每服四钱，生姜七片、枣一枚水煎热服。妇人有孕恶阻，亦宜服之，但半夏用姜汁制过。男子因气而小便白浊，用此汤下青州白丸子，有效。

顺气导痰汤

乌药 桔梗 枳壳麸炒 半夏汤泡，各一钱半 茯苓 橘红 南星汤泡 黄芩各一钱甘草五分

上锉一服，加生姜三片，水煎，食远服。风胜，加防风、天麻。

三子养亲汤 治年高痰盛气实者，此方主之。

紫苏子主气喘咳嗽，用紫色真正年久者佳 萝卜子主食痞，兼理气，用白种者佳 白芥子主痰，下气宽中，紫色者亦可用

上各洗净去砂土，晒干，隔纸上微炒，微微研碎，看何经多作，则以所主为君，余次之，每剂不过三钱，用生绢或稀布小袋盛之煮汤，可随甘旨饮啜，亦不拘时，勿煎太过，令味苦辣。若大便素实，入熟蜜一匙；冬寒，加生姜一片，尤良。夫三子出老圃，性度和平芬畅，善佐饮食，善养脾胃，使人亲有勿药之喜，是以仁者取焉。

茵按：盖痰不自动也，因气而动，故气上则痰上，气下则痰下，气行则痰行，

气滞则痰滞。是方也，卜子能耗气，苏子能降气，芥子能利气。气耗则邪不实，气降则痰不逆，气利则膈自宽，奚痰患之有。飞霞子此方，为人子事亲者设也。虽然治痰先理气，此治标之论耳，终不若二陈汤有健脾去湿治本之妙也。但气实之证，则养亲汤亦捷径之方矣。

三仙丸　治中脘气滞，胸膈烦满，痰涎不利，头目不清。

南星生，去皮　半夏汤洗七次，二味各五两，用生姜自然汁和，五六月内做面如酱黄法　香附子略炒，五两

上为末，面糊丸如桐子大，每服四十丸，食后姜汤下。一方去香附，加橘红，名玉粉丸，治气痰。

导饮丸　治风痰气涩，膈脘痞满，停饮不消，头目昏眩，手足麻痹，声重鼻塞，神困多睡，志意不清。常服去痰涎，进饮食。

京三棱煨　蓬术煨，各二两二钱　青皮去穰　陈皮去白　白术各一两半　枳实麸炒　槟榔　木香　半夏各一两

上为末，水糊丸如桐子大，每服五十丸至百丸，姜汤下。

沉香和中丸　治气滞，胸膈烦满，痰涎不利，大便秘结，小便赤涩等证。

沉香二钱　陈皮去白　青皮　枳壳　木香　槟榔　黄芩　青礞石焰硝煅，各半两　大黄一两　滑石二两　黑牵牛取头末，二两二钱

上为末，滴水丸如桐子大，每服五十丸，临卧茶清下。

清气涤痰丸　健脾胃，化痰涎，宽胸膈，进饮食。

半夏曲一斤　牛胆南星十两　橘红　山楂肉　瓜蒌仁去油　枳实　白术　茯苓　萝卜子炒　黄连各八两　香附青盐水浸炒　枯黄芩微炒　紫苏子　甘草各六两　白芥子三

两　沉香二两

上为细末，竹沥为丸如桐子大，每服一钱五分，食远或临睡服。老痰，加天门冬去心四两、青礞石二两硝煅。若阴虚火盛，当滋阴降火为主，兼服前药。

治郁痰老痰方

开郁化痰汤

半夏汤泡，一钱二分　枳实麸炒，二钱　贝母去心　香附各一钱半　白茯苓　山楂各一钱　陈皮去白　黄连炒，各八分　苍术米泔浸　桔梗各七分　甘草二分

上锉作一服，如生姜三片，水煎，食远服。

瓜蒌枳实汤　治痰结咯吐不出，胸膈作痛，不能转侧，或痰结胸膈满闷，作寒热气急，并痰迷心窍，不能言语者，并皆治之。

瓜蒌仁　枳实麸炒　桔梗　茯苓　贝母去心　陈皮去白　片芩　山栀子各一钱　当归六分　砂仁　木香各五分　甘草三分

上锉一剂，加生姜三片水煎，入竹沥、姜汁少许同服。痰迷心窍，不能言语，加石菖蒲去木香；气喘，加桑白皮、苏子，外用茶渣揉擦痛处。

王节斋化痰丸　治一切老痰郁痰，结成粘块，凝滞喉间，吐咯难出，亦治燥痰。

天门冬去心　黄芩酒炒　海粉另研　瓜蒌仁另研　橘红去皮，各一两　桔梗去芦　香附子淡盐水浸炒　连翘各五钱　青黛另研　芒硝各三钱

上为极细末，炼蜜入生姜汁少许，和药末杵极匀，丸如小龙眼大，噙化一丸。或嚼烂，茶清化细咽之。或丸为细丸如黍米大，淡盐汤送下五六十丸。

荫按：老痰大率饮酒之人多有之，酒气上升为火，肺与胃脘皆受火邪，故郁滞

而成。此方用天门冬、黄芩泻肺火也，海石、芒硝以软坚也，瓜蒌仁润肺降痰，香附米开郁降气，连翘开结降火，青黛解郁火，皆不用辛燥之药。

清膈化痰丸　治一切痰饮郁结肺胃，吞吐不利。

海石即浮石，一两　人参去芦　半夏姜制　木香　香附炒　苍术米泔浸炒　瓜蒌仁各一两　陈皮二两，去白　枳实炒，一两五钱　麦芽炒　神曲炒，各五钱

上为细末，汤浸蒸饼为丸如梧桐子大，每服六七十丸，食后用淡生姜汤送下。

海石祛痰丸　专治老痰顽痰。

五倍子五钱　海石一两　南星五钱　半夏一两

先将星、半为末，水浸夏三日，冬七日，取出晒干，连上四味为末，九月黄熟瓜蒌七个，瓢汁并蒌仁去壳，前药末石白捣匀，用黄蒿铺厚二寸，将药捏作饼子，置蒿上，更以黄蒿覆之，三七取出晒干，名为瓜蒌曲，再捣为末，入后药：

黄芩　黄连　香附　白术各四钱　枳实麸炒　陈皮　甘草　茯苓各三钱　晋矾飞，一钱

上通为细末，共前药拌匀，淡姜汤和丸，每服三四十丸，临卧白汤下。忌煎炒。饮酒之人七八十丸亦不妨。

香附瓜蒌青黛丸　治燥痰郁痰，咳嗽呃逆。凡积痰非青黛、瓜蒌不除。

香附　瓜蒌仁　青黛各等分

上为末，炼蜜丸如芡实大，每服一丸，食后临卧嚼化，或去香附亦可。

一方　治郁痰。

白僵蚕　杏仁　瓜蒌仁　诃子　五倍子　贝母

上为末，糊丸桐子大，每服五十丸，白汤下。

一方　治老痰。

海石　半夏　瓜蒌仁　香附子　五倍子

上为末，作丸服下之。如虚痰老痰，稠粘胶固于胸臆，依附盘泊于肠胃，当用此膏吐泻，不致虚损元气。如瘫劳鼓噎，于补虚药中加之，以去痰积，可收万全。服此比之倒仓更稳，仍须养者。

八珍丸　治膈痰结实，胸膈不利，喘嗽呕吐。

丹砂研，半两　犀角镑　羚羊角镑　茯神去木　牛黄研　龙脑研，各二钱半　牛胆南星　硼砂①研，各一钱

上为细末研匀，炼蜜丸如鸡头实大，每服一丸，食后细嚼，用人参荆芥汤下

治脾胃虚痰方

六君子汤　治脾虚不进饮食，呕吐痰水。

人参　白术　白茯苓　陈皮去白　半夏各一钱　甘草炙，五分

上锉一服，加姜、枣、煎服。

白术汤　治胃虚吐痰

半夏曲五钱　茯苓二钱　白术三钱　槟榔二钱半　木香　甘草炙，各一钱

上为细末，每服二钱，生姜汤调下，食前服。

一方　治顽痰不化。

石青一两　石绿半两

上研细，水飞，以饼糊丸，每服十丸，温汤下，吐痰一二碗不妨。

霞天膏　此倒仓法遗意也。用此制半夏曲或入丸药中，能令老痰自大便出，且不损元气，不伤脾胃。凡治胶结老痰，非此不效。黄牯牛肉，用纯黄无病肥泽一二岁者净腿肉十二斤，切指顶大，用长流水

---

① 硼砂　原作"鹏砂"，今改。

以大铜锅煮之，旋加沸汤，常令水淹肉五六寸，掠去浮沫，煮肉烂如泥，去渣，将肉汁以细布滤过，入小铜锅内，用桑柴文武火候，不住手搅如稀糖，滴水不散，色如琥珀为度。每肉十二斤可取膏一斤，以瓷罐盛之，冬月制用调药剂，初少渐多，沸汤自然溶化，用和丸，每三分才面一分，同煮成糊，或用炼蜜。日久生霉，寒天用重汤煮过，热天冷水窨之，可留三日。凡治实痰新痰，用南星、半夏燥之，橘红、枳壳散之，茯苓、猪苓渗之，黄芩、黄连降之，巴豆、附子疏通之，竹沥、瓜蒌润之。

茯苓半夏汤 治胃气虚弱，身重有痰，恶心欲吐。此风邪羁绊于脾胃之间，当先实脾胃。

茯苓　半夏姜制　白术　神曲炒，各一钱麦芽炒，一钱半　陈皮　天麻各二钱

上作一服，加生姜五片，水煎，食前服。

祛痰健脾丸 和平甘暖，可以常服。

白术四两　山楂去核，微炒，三两　白芍药酒炒　橘红各一两七钱　贝母去心，一两

上为细末，神曲水调熬作糊丸如绿豆大，每服三四十丸，食远滚水下，或清米饮下。

枳实理中丸 理中焦，除痞满，逐痰饮，止腹痛。

人参　白术　干姜炮　甘草炙　枳实麸炒　茯苓各等分

上为细末，炼蜜和一两，作四丸，热汤化下。渴，加瓜蒌根；下痢，加牡蛎。

治肾虚痰方

加减四物二陈汤 治阴虚，肾火炎上，肺燥有痰。

当归洗　芍药炒　地黄酒洗　陈皮去白贝母去心　麦冬去心　瓜蒌仁去油，各一钱

桔梗七分　甘草炙，五分

上锉，水煎服。

苏子降气汤 治虚阳上攻，气不升降，上盛下虚，痰涎壅盛。

紫苏子　半夏曲各五两　陈皮去白，三两半　前胡去芦　厚朴去皮，姜制　川当归　甘草炙　肉桂去皮，各二两

上㕮咀，每服五钱，水一盏、生姜三片、枣一枚煎，服不拘时。

俞山人降气汤 治上盛下虚，痰涎壅盛，或喘或满，咽干不利，并治脚气上攻，烦渴引饮。

前胡去芦　黄芪　厚朴姜制　五加皮姜制　当归去芦　桔梗　羌活　半夏曲　人参去芦　陈皮　紫苏子各一钱　附子炮，去皮脐　官桂　干姜炮，各五分

上㕮咀作一服，水一盏半、生姜三片、枣一枚、紫苏三叶煎至一盏，食远服。

黑锡丹 治痰气壅塞，上盛下虚，心火炎炽，肾水枯竭，及妇人血海久冷无子，或赤白带下，并皆治之。

肉桂去皮，半两　沉香　附子炮，去皮脐　胡芦巴酒浸炒　破故纸炒　茴香舶上者，炒　肉豆蔻面裹煨　阳起石研细，水飞　金铃子蒸，去皮，即川楝子　木香各一两　硫黄　黑锡去滓，各二两

上用黑盏或新铁铫内，如常法结黑锡硫黄砂子，地上出火毒，研令极细，余药并杵罗为末，一处和匀，自朝至暮，必研令黑光色为度，酒糊为丸如梧桐子大，阴干入布袋内，擦令光莹，每服四十粒，空心盐姜汤下，女人枣汤下。

灵砂丹 治上盛下虚，痰涎壅塞，此药最能镇坠，升降阴阳，安和五脏，扶助元气。

水银一两　硫黄四两

上用新铁铫炒成砂，有烟即以醋洒，

候冷研细，入水火鼎，醋调赤石脂封口，铁线缚晒干，盐泥固济，用炭二十斤煅，如鼎裂，笔蘸赤石脂频抹，火尽为度，经宿取出，研为末，糯米糊为丸如麻子大，每服二十粒，空心枣汤、米饮、人参汤任下。

荫按：以上诸方并系温热之剂，而出证皆云治上盛下虚，气不升降。盖谓盛者，即心火之炎。虚者，即肾水之弱。火炎水弱，则有升无降，故津液涌而为痰，稠粘胶固，凝滞于胸膈之间，非金石丹药温热香燥之剂，能以流通开散之乎。书云重可以去怯，正所谓劫剂也。用此劫剂之后，又当用兼补兼消之药继之，如六味地黄丸之类是也。

六味地黄丸　治肾气有饮，故用此药补肾逐水，治水泛为痰之圣药也。

熟地黄八两　干山药　山茱萸去核，各四两　泽泻去毛　牡丹皮去心　白茯苓去皮，各三两

上为末，炼蜜丸如桐子大，每服五六十丸，空心生姜汤下。

八味丸　治阳虚肾寒，不能收摄邪水，冷痰溢上，或昏晕，夜喘上气。

即六味地黄丸加附子、桂心各一两。

半夏丸　此药大治心火狂躁，肾水虚赢，能宽胸膈，化痰饮，降心火，补肾水真阴，进饮食，健行步，黑髭须，明耳目，服之十日见效。

半夏四两，大者二两，汤泡七次，二两同猪苓炒　猪苓四两，去皮，为末，用一两半同半夏炒，纸铺地上去火毒，去苓不用　破故纸酒浸，同芝麻炒，去芝麻不用　沉香各一两

上为末，用无灰酒糊丸如桐子大，次日将所存苓末银石器内慢火炒干，依前法出火毒，将药同苓末收，每服五十丸，空心酒送下。

卷二十五

火　热

论

集略论曰：《内经》云：诸热瞀瘛（音务翅。瞀，昏闷也；瘛，抽掣也。邪热伤神则瞀，亢阳伤血则瘛），诸禁鼓栗，如丧神守（禁，噤也，寒厥咬牙曰噤；鼓，鼓颔也；栗，战也。病寒战而精神不能主持，如丧失神守也），诸逆冲上（火性炎上也，诸脏诸经皆有逆气，其阴阳虚实有不同者），**诸躁狂越**（躁，烦躁不安也；狂，狂乱也；越，失常度也。热盛于外则肢体躁扰，热盛于内则神志躁烦。盖火入于肺则烦，火入于肾则躁。烦为热之轻，躁为热之甚），**诸病胕肿，疼酸惊骇**（胕肿，浮肿也。胕肿疼酸者，阳实于外，火在经也；惊骇不安者，热乘阴分，火在脏也），以及注泄嚏呕，疮疡喉痹，暴喑（不能言也）郁冒（神明乱也），瞤瘛（瞤，目动也），耳聋目瞑，皆属于火（手少阳相火之热乃心包络三焦之气也）。火有君相之分，其实一气而已。心为君火，君不主令，相火代之，其性寄于肝肾之内，附于脾肺之间。火与元气不两立，火盛则煎熬真阴，阴虚则病，阴绝则死。苦寒之味，能泻有余之火。若饮食劳倦，内伤元气，为阳虚之病，以甘温之剂除之，如参、芪、甘草之属；若阴微阳强，相火炽盛，以乘阴位，为血虚之病，以甘寒之剂降之，如当归、地黄之属；若心火亢极，郁热内实，为阳强之病，以咸冷之剂折之，如大黄、朴硝之属；若肾水受伤，真阴失守，无根之火，为阴虚之病，以壮水之剂制之，如生地、元参之属；若右肾命门火衰，为阳脱之病，以温热之剂济之，如附子、干姜之属；若胃虚，过食冷物，抑遏阳气于脾土，为火郁之病，以升散之剂发之，如升麻、葛根之属。治积热者，始而凉和，次而寒取，不愈则因热而从之，再不愈则技穷，莫若取之阴，以益肾水之不足，而使其制心之有余可也；若夫病沉寒者，始而温和，次而热取，不愈则因寒而从之，再不愈则技穷也，莫若取之阳，以益心火之不足，而使其制肾水之有余可也。夫火，出于心而原于肝，固当平七情，尤当戒怒戒郁；本于肾而主于肺，因当戒色欲，尤当戒酒戒劳。智者阴平阳秘，神气以安；昧者徇情纵欲，因致积热，使燔灼脏腑，消烁[①]肌肤，良工无以为计，哀哉。

刘宗厚曰：火之为病，其害甚大，其变甚速，其势甚彰，其死甚暴。何者，盖能燔灼焚焰，飞走狂越，消铄于物，莫能御之。游行乎三焦虚实之两途，曰君火也，犹人火也，曰相火也，犹龙火也。火性不妄动，能不违于道，常以禀位听命，运行造化生存之机矣。夫人在气交之中，

---

① 消烁　即消铄，消损。烁，通"铄"。

多动少静，欲不妄动，其①可得乎。故凡动者皆属火化，火一妄行，元气受伤，势不两立，偏胜则病，移害他经，事非细故，动之极也，病则死矣。经所谓一水不胜二火之火，出于天造。君相之外，又有厥阳。脏腑之火，根于五志之内，六欲七情激之，其火随起。盖大怒则火起于肝，醉饱则火起于胃，房劳则火起于肾，悲哀动中则火起于肺。心为君主，自焚则死矣。丹溪又启②火出五脏，主病曰诸风掉眩属肝火动之类。经所谓一水不胜五火之火，出自人为。又考《内经》病机一十九条，内举属火者五，诸热瞀瘛皆属于火之类。而河间又广其说，火之致病者甚多，深契《内经》之旨。曰：诸病喘呕吐酸，暴注下迫，转筋，小便浑浊，腹胀大，鼓之有声如鼓，痈疽疡疹，瘤气结核，吐下霍乱，瞀郁肿胀，鼻塞鼽衄，血溢血泄，淋閟身热，恶寒战栗，惊惑悲笑，谵妄，衄蔑血污，此皆少阴君火之热，乃真心小肠之气所为也。若瞀瘛，暴喑冒昧，躁扰狂越，骂詈惊骇，胕肿疼酸③，气逆冲上，禁栗，如丧神守，嚏呕疮疡，喉痹，耳鸣及聋，呕满溢，食不下，目昧不明，瞤瘛，暴病暴死，此皆少阳相火之热，乃心包络三焦之气所为也。是皆火之变见为诸病也，为脉虚则浮大，实则洪数，药之所主，各因其属。君火者，心火也，可以湿伏，可以水灭，可以直折，惟黄连之属可以制之；相火者，龙火也，不可以水湿折之，当从其性而伏之，惟黄柏之属可以降之。噫！泻火之法岂止如此，虚实多端，不可不察。以脏气目之，黄连泻心火，黄芩泻肺火，芍药泻脾火，柴胡泻肝火，知母泻肾火。此皆苦寒之味，能泻有余之火耳。若饮食劳倦，内伤元气，气火不两立，为阳虚之病，以甘温之剂除之，如黄芪、人参、甘草之属；若阴微阳强，相火炽盛，以乘阴位，日渐煎熬，为血虚之病，以甘寒之剂降之，如当归、地黄之属；若心火亢极，郁热内实，为阳强之病，以咸冷之剂折之，如大黄、朴硝之属；若肾水受伤，真阴失守，无根之火，为阴虚之病，以壮水之剂治之，如生地、元参之属；若右肾命门火衰，为阳脱之病，以温热之剂济之，如附子、干姜之类；若胃虚，过食冷物，抑遏阳气于脾土，为火郁之病，以升散之剂发之，如升麻、葛根之属。不明诸类，而求火之为病，施治何所依据。故于诸经集略其说，以备处方之用，庶免实实虚虚之祸也。

选要曰：积热者，谓温热之毒久而蕴积于内也。盖心主热属火，然人久蕴积热毒之气于三焦，必与心火相从，阳火太盛而作热，或素嗜辛辣芳馨肥甘之味，或饮醇酒，或服丹石之药，以致燥热积于脏腑之中。火热上炽，上乘心肺，或口舌生疮，咽喉肿痛，或目赤头眩，或痰涎稠浊，或大小便秘结，此皆积热之所致也。其有阴虚生内热，或为消渴，或为痈疽诸热之病，又当随证论之。若但蕴积热毒，发于上焦者宜清凉之，结于脏腑者宜荡涤之，阴虚内热者宜滋补肾水以摄伏之，斯治之要也。

洁古曰：有表而热者，谓之表热；无表而热者，谓之里热。故苦者以治五脏，五脏属阴而居于内；辛者以治六腑，六腑属阳而在于外。故曰：内者下之，外者发之。又宜养血益阴，身热自除（以脉言之，浮数为外热，沉数为内热。浮大有力为外热，沉大有力内热）。暴热者病在心

---

① 其岂，难道。
② 启　述，论述。
③ 疼酸　"酸"原作"咸"，据《素问·至真要大论》改。

肺,积热者病在肾肝。暴热者宜局方雄黄解毒丸,积热者宜局方妙香丸。暴者上喘也,病在心肺,谓之高喘,宜木香金铃子散。上焦热而烦者,宜牛黄散。有病久憔悴,发热盗汗,谓之五脏齐损,此劳热骨蒸之病也,瘦弱虚损,烦喘肠澼下血,皆蒸劳也,治法宜养血益阴,热能自退,此谓不治而治也,钱氏地黄丸主之。

东垣曰:五脏有邪,各有身热,其状各异。以手扪摸有三法:以轻手扪之则热,重按之则不热,是热在皮毛血脉也;重按之①筋骨之分,则热蒸手极甚,轻摸之则不热,是热在筋骨间也;轻手扪之则不热,重手加力按之亦不热,不轻不重按之而热,是热在筋骨之上,皮毛血脉之下,乃热在肌肉也。此谓三法。以三黄丸通治之。细分之,则五脏各异矣。肺热者,轻手乃得,微按全无,瞥瞥然见于皮毛上,为肺主皮毛故也,日西②尤甚,其证必见喘咳,洒浙寒热,轻者泻白散,重者凉膈散、白虎汤之类治之,及地黄地骨皮散;心热者,心主血脉,微按之皮肤之下,肌肉之上,轻手乃得,微按之皮毛之下则热,少加力按之则全不热,是热在血脉也,日中太甚,其证烦心心痛,掌中热而哕,以黄连泻心汤、导赤散、朱砂安神丸、清凉散之类治之;脾热者,轻手扪之不热,重按至筋骨又不热,不轻不重,在轻手重手之间,此热在肌肉,遇夜尤甚,其证必怠惰嗜卧,四肢不收,无气以动,以泻黄散、调胃承气汤,治实热用之,人参黄芪散、补中益气汤,治中虚有热者用之;肝热者,按之肌肉之下,至骨之上,乃肝之热,寅卯间尤甚,其脉弦,其病四肢满闷,便难转筋,多怒多惊,四肢困热,筋痿不能起于床,泻青丸、柴胡饮之类治之,两手脉弦者,或寅申发者,皆肝热也,俱宜用之;肾热者,轻按之不

热,重按之至骨,其热蒸手,如火如炙,其人骨苏苏然,如虫蚀其骨,困热不任,亦不能起于床,滋肾丸、六味地黄丸主之。又曰:小儿癍后,余热不退,痂不收敛,大便不行,是谓血燥,则当以阴药治之,因而补之,用清凉饮子通大便而泻其热。洁古云:凉风至而草木实。夫清凉饮子乃秋风彻热之剂也,此甘寒泻火也。伤寒表邪入于里,日晡潮热,大渴引饮,谵语狂躁③,不大便,是胃实,乃可攻之。夫胃气为热所伤,以承气汤泻其上实,元气乃得周流,承气之名于此具矣。此苦寒泻热湿也,今世人以苦寒泻火,故备陈之。除热泻火,非甘寒不可,以苦寒泻火,非徒无益,而反害之,故有大热,脉洪大,服苦寒剂而热不退者,加石膏。如证退而脉数不退,洪大而病有加者,宜减苦寒,加石膏。如大便软或泄者,加桔梗,食后服之。此药误用,则其害非细,用者旋旋加之。如食少者,不可用石膏。石膏善能去脉数,如病退而脉数不退者,不治。又云:治热以寒,温而行之有三,皆因大热在身,止用人参、黄芪、甘草,此三味者皆甘温,虽表里皆热,燥发于内,扪之肌热于外,能和之,汗自出而解矣。此温能除大热之至理,一也。热极生风,乃左迁入地,补母以虚其子,使天道右迁顺行,诸病得天令行而必愈,二也。况大热在上,其大寒必伏于内,温能退寒,以助地气,地气者,在人乃胃之生气,使真气旺,三也。又云:能食而热,口舌干燥,大便难者,实热也,以辛苦大寒之剂下之,泻热补阴。经云:阳盛阴虚,下之则愈。脉洪盛而有力者是已。不能食而热,自汗气短者,虚热也,以甘寒

------

① 按之　即按至。之,至,到。
② 日西　"日"原作"目",据文义改。
③ 狂躁　"躁"原作"燥",据文义改。

之剂泻热补气。经云：治热以寒，温而行之。脉虚弱无力者是已。

海藏曰：昼热则行阳二十五度，大抵柴胡饮子；夜热则行阴二十五度，大抵四顺饮子。平旦发热，热在行阳之分，肺气主之，故用白虎汤以泻气中之火；日晡潮热，热在行阴之分，肾气主之，故用地骨皮散以泻血中之火。或问：寒病服热药而寒不退，热病服寒药而热不退，何也。答曰：启玄子云：热不得寒，是无水也；寒不得热，是无火也。寒之不寒，责其无水；热之不热，责其无火。经云：滋其化源。源既已绝，药之假焉，能滋其真水火也。

丹溪曰：人具五行，各一其性。惟火也，心为君火，而又有相火者寄乎肝肾二脏之间，经所谓二火也。诸动为火，五者之性，感物而动，经所谓五火也。相火易起，五火相煽，则妄动矣。火起于妄，变化莫测，无时不有，煎熬真阴，阴虚则病，阴绝则死，阴虚火动者难治（戴氏曰：脉数而无力者，是阴虚）。实火可泻，黄连解毒之类；虚火可补，参术生甘草之类（谓之实者，邪气实也；谓之虚者，正气虚也）。郁火可发，当看何经。风寒外束者可发，轻者可降，重则从其性而升之。凡火盛者，不可骤用寒凉，必须温散。火急甚者必缓之，生甘草兼泻兼缓，参、术亦可。人壮气实，火盛颠狂者，可用正治，或硝水冰水与之。虚火盛狂者，以生姜汤与之，若投冰水正治，立死。补阴则火自降，炒黄柏、生地黄之类。气有余便是火，烦躁者，气随火升也。气从左边起者，肝火也，左金丸治之；气从脐中起者，阴火也，大补丸治之；气从脚下起入腹者，虚之极也，盖火起九泉之下，此病十不救一，治法以附子末盦涌泉穴，以四物汤加降火药服之。饮酒人发热者难

治，不饮酒人因酒发热者亦难治。轻手按之热甚，重手按之不甚，此热在肌表，宜清之，地骨皮、麦门冬、竹茹之类；重手按之热甚而烙手，轻手按之不觉热，此病在肌肉之内，宜发之，东垣升阳散火汤、火郁汤之类。手心热属热郁，用火郁汤，或用栀子、香附、白芷、半夏、川芎、曲糊丸。木通下行，泻小肠火；人中白泻肝火；黄芩、黄连以猪胆汁拌炒，能泻肝胆之火；黄柏加细辛，泻膀胱之火；青黛能泻五脏之郁火，元参能泻无根之游火。小便降火极速，山栀子能降火从小便中泄去，其性能屈曲下行，人所不知。

丹溪活套云：凡去上焦湿热，须酒洗黄芩以泻肺火，如肺有实热宜用。如虚热而用黄芩则伤肺气，须先用天门冬保定肺气，然后用之。如去中焦湿热与痛，须用黄连以泻心火，若中焦有实热宜用。若脾胃气虚，不得转运，及中焦有郁热者，当用白茯苓、白术、黄芩、葛根代之。如胸中烦热，须用栀子，实热者切当。若虚烦，须用补药为主，人参、白术、黄芩、芍药、茯苓、麦门冬、大枣之类。下焦有湿热肿痛，并膀胱有火邪者，须用酒洗防己、草龙胆、黄柏、知母之类，固是捷药。若肥白人气虚者，宜用白术、苍术、南星、滑石、茯苓之类。如黑瘦之人下焦有湿热肿痛者，必用当归、红花、桃仁、牛膝、槟榔等药。柴胡泻肝火，须用片芩佐之；片芩又能泻肺火，须用桑白皮佐之。若归尾者，能泻大肠之火。黄连泻心火，若用猪胆汁拌炒，更以草龙胆佐之，大能泻胆中之火。白芍药泻脾火，若冬月用，必以酒浸炒，盖其性之酸寒也。知母、黄柏泻肾火，又泻膀胱之火。栀子泻三焦之火，在上中二焦用连皮壳，在下焦须去壳，水洗去黄浆，炒焦色，研细用之。人中白非独泻肝火，又能泻三焦火及

膀胱之火，使小便中出，盖膀胱乃此物之故道也。

李氏曰：火病死人甚暴，变化无常，一动便伤元气，偏胜遗害他经。《内经》病机十九条，而属火者五。刘河间推广五运为病，属肝者诸风之火，属脾胃者诸湿痰火，属心肺者诸热实火，属肾者诸虚之火，散于各经浮游之火，入气分无根之火，入血分消阴伏火。故曰：诸病寻痰火，痰火生异证。火因内外，须分虚实。外因邪郁经络，积热脏腑，此为有余之火；内因饮食情欲，气盛似火，此为有余中不足；阴虚火动，乃不足之火。大要以脉弦数无力为虚火，实大有力为实火。且实火内外皆热，口渴，日夜潮热，大小便闭；虚火潮热有间，口燥不渴。实火因外感邪郁在表者，九味羌活汤；半表半里，小柴胡汤；入里，大承气汤；燥渴，白虎汤；因金石炙煿者，黄连解毒汤、防风当归饮、三黄丸、大金花丸；狂者，黑奴丸。虚火气虚火盛，因劳倦伤胃，无力身热，宜保元汤、补中益气汤加芍药、黄柏，或四君子汤渗之。如大病及吐泻后身热如焚，命门脉脱，为阳衰之病，宜以辛热温养其火，则热自退，附子理中汤、霹雳散主之。血虚火动，因伤色欲，午后发热，宜四物汤、滋阴降火汤、加味逍遥散、肾气丸、人中白散。若肾水受伤，生地黄、元参煎膏主之。相火旺甚，气从脐下起者，正气汤、坎离丸。如气从涌泉穴起入腹者，虚极难治，四物汤加白马胫骨，降阴火以代芩、连，或人中黄亦好，外用附子末津调涂足心。亦有湿热郁者，饮食郁火，因内伤生冷及饮食不化，抑遏阳气于脾土，四肢热如燎，以升散之剂发之，升阳散火汤、火郁汤、泻阴火升阳汤。七情五志火起，宜随各经调之。大怒，火起于肝，则手掉目眩，清肝汤加龙胆草、古茱通丸。醉饱，火起于胃，则痞塞肿满，泻黄散、戊己丸、单石膏丸。悲哀，火起于肺，则气促志郁，泻白散加黄芩、葶苈、单黄芩丸、单苦参丸。房劳，火起于肾，则骨蒸潮热，大补阴丸、滋肾丸、单黄柏丸；心火轻则烦热痛痒，单泻心汤；重则自焚，面青发躁，脉绝暴死。故曰：五志之火，动极不治。总论虚火可补，实火可泻。轻者可降，重者从其性而升之。君火正治，可以湿伏，可以水灭，可以直折；相火反治，不可以水湿折，惟从其性而伏之。即如实火发狂，宜三黄、硝黄正治；虚火发狂，先与姜汤，然后补阴，其火自降。凡火盛，不可猛用凉药，必酒炒过，或兼温散甘缓。又有可发汗者，风寒生冷郁也。五行惟火有二，心为君火，一身之主，肾为相火，游行于身，常寄肝胆胞络三焦之间。又膀胱为民火，亦属于肾。此皆天赋，不可无者。若五志之火，则由于人。是以内伤火多，外感火少。噫！火不妄动，动由于心，静之一字，其心中之水乎。又曰：三焦积热，须审虚实。实热因日服金石炙煿，夜卧热炕，或火烘衣被，久则蕴积热毒，在上焦则咽干口燥而臭，舌糜唇疮，在中焦则胸满，干呕作渴，在脏腑则大小便闭，法当清心解毒，上热凉膈散，中热调胃承气汤，下热八正散，三焦俱热三黄汤、大金花丸。虚热因燥铄肾水，相火炎上，口燥烦渴，精神短少，心悸自汗，懒于动作，夜卧睡语，法当降火滋水，三补丸主之，或只清之润之而已。热分各经。心热，单泻心汤；肝热，泻青丸[①]；脾热，泻黄散；肺热，泻白散；肾热，滋肾丸；小肠热，导赤散；胃热，泻胃汤；大肠热，泻白汤；膀胱热，加味石膏汤。然诸热皆属

---

① 泻青丸　"青"原作"清"，据本卷附方改。

于心，热甚则能伤阴，宜朱砂安神丸以清镇之。热分气血气分实热，白虎汤或败毒散加荆芥、青皮、白术；血分实热，四顺清凉饮；气血俱实热，洗心散、甘露饮、泽泻汤。气分虚热，清心莲子饮，甚者龙脑鸡苏丸，久者宜升阳以散之，小柴胡汤合四君子汤、升阳益胃汤、补中益气汤。或疑补中益气，何以治热。殊不知热因热用，温能除热之理，盖大热在上，大寒必伏于内，温能退寒，以助地气。地气者，在人乃胃之生气，使真气旺而邪热自退。血分虚热，四物汤加芩、连、山栀，或为丸服，久则滋阴以降之，秦艽扶羸汤，或古归芪汤、滋阴降火汤，蒸热者加味逍遥散、坎离丸。气血俱虚，升阳滋阴，兼用十全大补汤、人参养荣汤，俱加知母、黄柏。然虚热久，必脾胃不合，三白汤、参苓白术散调之。风热，风甚生热者，兼治风热，或热甚生风者，治其热而风自消。凡头目肿痛，眩晕眼昏，目赤耳聋，鼻塞口燥，舌干牙宣，牙肿斑疹之类，皆风热炎上之所为也。初起上攻者，川芎茶调散、至宝丹、四神丹、上清丸；久而下注血衰者，肾气丸加知母、黄柏，或当归龙荟丸、四生散。痰热者，因痰生热，因热生痰，凡咽痛喉闭，膈噎胸痞、癫狂惊悸，怔忡健忘之类，皆痰火滞中之所为也，小调中汤、大调中汤。湿热者，因湿生热，或因热生湿，凡泄泻下痢、水肿鼓胀、黄疸遗精、白浊疝痛、腰痛脚气之类，皆湿热下流之所为也，治见各条。丹溪治湿热，上焦黄芩，虚者天、麦门冬代之；中焦黄连，虚者白术、茯苓、葛根代之；下焦草龙胆、防己、黄柏。虚者，肥人苍术、南星、滑石；瘦人牛膝、槟榔、桃仁、红花。经曰：治病必求其本。此风热痰热湿热，乃百病之根本也。

吴氏曰：水火，人身之阴阳也。阳常有余，故火证恒多，所谓一水不胜五火是也。人能摄理其火，致之冲和，则调元之手矣。或者寒凉太过，斯又弊焉。自有五行来，不可以无火，故知灭烬之为非，学者慎之。

荫按：叶氏曰：阴虚火动之说，自丹溪始发，厥功大矣。夫阴虚者，肾水之虚也；火动者，相火因水衰而上炎也。水衰火旺，荣血日损，故用四物汤加黄柏、知母，补其阴以降其火，此治法之善者也。但黄柏、知母苦寒之药，脾胃虚者非其所宜。予每见得此病服此药者，反致下泄，饮食不进，正谓[1]气虚不能胜苦寒，而为所伤也。五脏以胃气为本，胃既受伤，而求肾阴之长，必不可得矣。故用黄柏、知母者，又当视脾胃虚实而加损焉。（余昔居家时，曾患虚弱，服此二剂，遂致大泻，余亦谓云云）

虞氏曰：丹溪谓火从脚下起入腹者，为虚极，言尤有未悉者。如果劳怯阴虚之人有此，固当作阴虚治，若壮实之人有此，则是湿郁成热之候也。愚尝冒雨徒行衣湿，得此证，以苍术、黄柏加牛膝、防己等药作丸，服之而愈。后累医诸人，皆验。若误作阴虚治，即成痿证，剧矣。

统旨曰：或问火热之名有辨否。曰：《内经》先哲论火者，专指五脏所出而言，其曰君火相火之类是也；论热者，兼脏之所出及外感而言，其曰诸热瞀瘛及诸病论之类是也。较二子立名之义，则火似甚于热；据昔人立言之义，则热反兼乎火。要知热即火也，火即热也，其治一而已矣。

脉　法

脉浮而洪数为虚火，脉沉而实大为实火。洪数见于左寸，为心火；见于右寸，

———————
① 谓　通"为"。因为。

为肺火；见于左关，为肝火；见于右关，
为脾火；两尺为肾经命门之火，男子两尺
洪大，必主遗精，阴火盛也。病热有火者
可治，脉洪是也；无火者难治，沉细是
也。

脉理提纲曰：火脉洪数，虚则浮。

治三焦实火方

黄连解毒汤　治热毒躁乱烦渴，蓄热
内甚等证，此所谓实火宜泻。

黄连　黄芩　黄柏　山栀子各等分

上㕮咀，每服五钱，煎服。一方加连
翘、芍药、柴胡。

凉膈散　治脏腑积热，口舌生疮，痰
实不利，烦躁多渴，肠胃秘涩，便溺不
利。

连翘四钱　大黄　朴硝　甘草各二钱
薄荷　黄芩　栀子各一钱

上锉，加竹叶七片，水煎，去粗，入
蜜少许，食后服，加姜煎亦得。加黄连五
分，名清心汤；减大黄、芒硝，加桔梗、
甘草、人参、防风，治胸膈中与六经之
热。抑手足少阳之气，俱下膈络胸中，三
焦之气同相火游与身之表，膈与六经，乃
至高之分。此药浮载，亦至高之剂，故施
于无形之中，随高而走，去胸膈中及六经
之热也。如肺经邪热，咳嗽有痰，加半
夏。凉膈与四物汤各半服，能益血泻热，
名双和散；钱氏去连翘加藿香、石膏，为
泻黄散。

既济解毒汤　治上热，头目赤肿而
痛，腹中积滞，胸满困卧，大便微秘。

大黄酒炒　黄连酒炒　黄芩酒炒　甘草
炙　桔梗　柴胡　升麻　连翘　归身各一
钱

上锉，水煎，食后服。

本事方　治大人小儿五脏积热，烦躁
多渴，唇裂喉闭，目赤，鼻颔结硬，口舌

生疮，阳明证伤寒发狂，见鬼谵语，大小
便闭，一切风壅，并皆治之。

大黄　芒硝　连翘　薄荷叶　干葛各
二两　山栀子　赤芍药　甘草各一两

上为散，每服二钱，水一盏入竹叶七
片、蜜三匙，同煎至七分，去粗，食后
服。唯阳明证伤寒忌下。

又方　白术　荆芥　赤芍药各三两
大黄　车前子　木通　当归　甘草各二两

上为细末，如大便秘结，米泔调三
钱，空心服；如上膈壅热，或生赤丹，或
生痈疖，用水二盏煎六分；如小便结如淋
状，用芦根打碎洗净，煎汤下；如五心烦
热，用生姜一片同煎服。

黄芩汤　治心肺蕴热，口疮咽痛，膈
闷，小便淋浊不利。

黄芩　黄连　栀子仁　泽泻　木通
生地黄　麦门冬　甘草各等分

上㕮咀，每服一两，加生姜五片，水
煎，食前温服。

三因平胃散　治胃经实热，口干舌
裂，大小便秘涩，及热病后余热不除，蓄
于胃中，四肢发热，口渴无汗。

芍药二两　厚朴　射干米泔浸　升麻
茯苓各一两半　枳壳麸炒　大黄蒸　甘草炙，
各一两

上㕮咀，每服四钱，水煎，空心热
服。

栀子仁汤　治发热潮热，发狂烦躁，
面赤咽痛。

栀子仁　赤芍药　大青　知母各五分
柴胡一钱二分　升麻　黄芩　石膏　生甘
草各一钱　杏仁七分半　豆豉五十粒

上锉，水煎，温服。

三黄丸　治三焦积热，咽喉肿闭，心
膈烦躁，小便赤涩，大便秘结。

黄连　黄芩　大黄煨，各等分

上为细末，炼蜜丸如桐子大，每服四

十丸，食后白汤下。如作汤，每服四钱，水煎服。加黄柏水，名大金花丸。

三补丸

黄芩　黄连　大黄煨，各等分。

上为细末，新汲水丸服。

大金花丸　治三焦积热，心火炎上，口舌生疮，咽喉肿痛，大便秘结，小便赤涩。

黄连　黄柏　黄芩　大黄各等分。

上为末，滴水为丸如桐子大，每服三五十丸，食过茶水任下。自利，去大黄，加栀子，名栀子金花丸。

加味金花丸　此药退烦热，止嗽化痰，清头目，进饮食。

黄连炒　黄芩炒　黄柏炒　山栀子各一两　大黄煨　人参　半夏　桔梗各半两。

上为末，水丸如桐子大，每服三十丸，食后茶清下。

三黄解毒丸　治内外诸邪热毒，痈肿疮疖，筋脉拘挛，咬牙惊悸，一切热毒，并五淋便浊痔漏。

黑牵牛　滑石各四两　大黄　黄芩　黄连　栀子各二两。

上为末，滴水丸如桐子大，每服三四十丸，温水下。

四生丸　治一切热痰，诸热证皆可服。

大黄　牵牛　皂角各一两　朴硝半两

上为末，滴水丸如桐子大，每服三十丸，食后白汤下。

神芎丸　治三焦积热，风痰壅滞，头目赤肿，或生疮疖，咽喉不利，或肠胃结燥，小便赤涩，大便闭塞，一切热证并宜服之。

大黄生　黄芩各二两　牵牛生　滑石各四两　黄连　薄荷　川芎各半两

上为末，滴水丸如桐子大，每服五十丸，温水下，食后服。

碧雪丹　治一切积热，口舌生疮，心烦喉闭。

芒硝　青黛　石膏各研末，水漂　寒水石　朴硝　滑石　马牙硝各等分　甘草煎汤二升

上将甘草汤入诸药末再煎，用柳木篦不住手搅令消溶，入青黛和匀，倾砂盆内，候冷结成霜，研为末，每用少许噙化津咽。如喉闭不能咽，用竹筒吹入喉中。

元明粉　此药大治邪热所干，膈上气滞，脏腑秘涩，并宜服之。

以朴硝煎过，澄滤五七遍，至夜于星月下露至天明，自然结成青白块子，用砂罐子按实，于炭火内从慢至紧，自然成汁，煎沸，直候不响，再加顶火一煅，便取出，于净地上倒下，用盆合盖了，以去火毒，然后研为细末，每二斤入甘草生熟二两为末，搅匀，临睡酌量用之，或一钱二钱，以桃花煎汤或葱白汤下。

木香金铃散　治暴热，心肺上喘不已。

大黄五钱　金铃子去核　木香各三钱　朴硝二钱　轻粉少许

上为末，柳白皮煎汤，调下三四钱，食后服，以利为度。

大黄散　治上焦热而烦，不能睡卧。

山栀　大黄　郁金各半两　甘草二钱

上为末，每服五钱，水煎，温服，微利则已。

益元散　治六腑有实火，上有烦渴，下有便秘赤涩者，此方主之。

滑石六两　甘草一两

上为末，蜜水调下三钱

珍珠散　治男妇小儿五脏积热，心胸闷乱，口干舌燥，精神恍惚，癫狂等证。

琥珀　珍珠粉　铁粉　天花粉　朱砂　牙硝　寒水石　大黄酒浸　生甘草各等分

上为末，每服三钱，用薄荷汤调下。

紫雪　治脚气毒遍内外，烦热不解，口中生疮，狂阳叫走，瘴毒，及解诸热药毒卒黄等毒并蛊魅野道热毒，又治小儿惊疳热病。（丹溪云：此心脾肝肾胃经之药）

寒水石　石膏　磁石　滑石以上四味各三斤，捣为细末，用水一石煎至五斗，去粗，入后药

元参一斤，洗焙切　沉香　羚羊角　犀角　青木香　升麻各五两　丁香　甘草八两，以上六味捣为末，入前药汁中再煮取，取一斗五升，去粗，入下项二味药　朴硝　硝石好者，二斤，以上二味入前药汁中，微火煎，不住手用柳木棍搅，候七八升许，投在盆内，半日后方凝，方入下项二味药　辰砂三两，细研　麝香真者，一两二钱，乳炒，以上二味入前药汁中，拌调令匀

合成后，窨[1]二日，每服一钱或二钱，食后冷水调服，大人小儿仔细[2]加减。

嚼化三黄丸

大黄　黄芩　黄连各二两半　黄药子　白药子各一两半　黄柏　苦参　山豆根　硼砂各一两　京墨三钱　片脑一钱半　麝香少许

上为细末，用猪胆汁调匀，摊在碗内，甑上蒸三次，露一宿后，入脑、麝、硼砂，为丸如豆大，每服一丸，食后嚼化。冬加知母。一方有甘草。

牛黄凉膈丸　治上焦壅热，口干咽痛，烦躁涎潮。

牛黄　片脑　麝香各二钱半　紫石英半两　牛胆南星七钱半　马牙硝　寒水石煅　硬石膏　甘草炙，各一两

上为细末，炼蜜丸，每两作四十丸，食后薄荷人参汤下。

清心丸　治经络中火邪，梦遗，心怔恍惚，口疮咽燥。

黄柏生，三两　龙脑三钱

上为末，蜜丸桐子大，每服十丸，临卧煎麦门冬汤下。

全真丹　治脏腑积热，洗涤肠垢，润利燥涩，解风毒攻注，手足浮肿，或顽痹不仁，痰涎不利，涕唾稠粘，胸膈痞塞，脐腹胀满，饮食减退，困倦无力。

川大黄三两，用米泔水浸三日，换取出切片，焙干，为细末　黑牵牛八两，慢火炒四两，生用四两，同取头末四两

上以皂角一两轻炒，去皮子，水一大碗浸一宿，入萝卜一两，切作片子，同皂角一处熬至半碗，去粗，再熬至二钟，和药末，为丸如桐子大，每服二三十丸至五六十丸，诸饮下，随证加减，以利为度。

黄金丸　治积热积痰，并三焦五脏有余之热，挟热下利，食痞膈闷，咽痛，眼目赤肿，中暑中热，烦躁等证及初发肿毒。

锦纹大黄煨　郁金比姜黄短小者　牙皂去筋膜，各等分

上为细末，炼牛胆为丸如桐子大，每服三五十丸，量病轻重加减，白汤下。大便少出，一二次即止，不伤元气。

妙香丸　治时疫伤寒，解五毒，潮热积热，及小儿惊风百病。丹溪云：疏决肠胃，制伏木火之剂。

辰砂水飞，九两　龙脑　腻粉　麝香　牛黄各七钱半　金箔九十片　巴豆三百十五粒，去皮心膜，炒熟，研如泥，去油

上研极细，炼黄蜡六两入白矾七钱半，同炼蜜为丸，每两作三十丸，每服一丸，米饮吞下，小儿绿豆大二丸。每吞此丸，即成粒，从大便出，须于初丸时以针穿眼，人冷水浸少时服之，庶使药行而成利下之功也。《拔萃方》无金箔，有水银、硇砂，治久远沉积。

治五脏偏火方

泻心汤一名黄连汤　治心热癫狂谵语，

---

① 窨（yin 印）窨藏。
② 仔细　"仔"原作"子"，今改。

二府涩黄者。

黄连

上为末，每服一二钱，水调服，量病人大小与之，或煎服亦可。

黄连汤　治心火舌上生疮，或舌肿燥裂，或舌尖出血，舌硬。

黄连　山栀　生地黄　麦冬去心　当归　芍药各一钱　薄荷　犀角　甘草各五分

上锉一剂，水煎，食后频服。

单黄连丸　治心火，一切血热伏热，酒毒及肝火呕逆等证。

黄连用姜汁炒，或酒炒

上为末，粥丸，汤下。

千金地黄丸　治心热。

黄连四两，为粗末　生地黄半斤，研取汁，连粗并二味拌匀，晒干

上为细末，炼蜜丸如桐子大。每服三十丸，食后麦门冬汤下。

麦冬丸　治心经有热。

麦冬去心，一两　黄连半两

上为细末，蜜丸如桐子大，食后熟水下三十丸。

清心丸　治心热。

黄柏生用，二两　麦冬去心　黄连各一两　龙脑一钱

上为末，炼蜜丸如桐子大，每服十丸，临卧麦冬酒下，或薄荷汤下亦可。

火府丹　泻心小肠火。

黄芩　黄连各一两　生地黄二两　木通三两

上为细末，炼蜜丸如桐子大，每服三十丸，临卧温水下。

导赤散　泻小肠火。

生地黄　木通　甘草各等分

上锉，每服五钱，入竹叶、麦冬，水煎服。

赤茯苓汤　治小肠实热，面赤多汗，小便不利。

赤茯苓　木通　生地黄　赤芍药　黄芩　麦冬去心　槟榔　甘草炙，各一两

上㕮咀，每服四钱，入生姜五片，煎服。

以上诸方泻心与小肠火。

黄芩一物汤　泻肺火，目白睛赤，烦躁引饮。

黄芩炒

上锉，每服三钱，水煎服。或为末，用天门冬煎膏丸，或粥丸，名清金丸。

清金丸一名黄芩丸　治肺火，降痰。

黄芩半枯者，炒黑

上为末，用天门冬煎膏丸服，或粥丸亦可。或加川芎，能调心血，心平则血不妄行，而火自降。

泻白散　治肺热喘满气急。

桑白皮　地骨皮各一两　甘草五钱

上为末，每服一二钱，水一盏入粳米百粒，同煎服，食后。

或云：清金丸泻肺中血分之火，泻白散泻肺中气分之火。

泻肺汤　治肺经积热，上喘咳嗽，胸胁服满，痰多，大便涩滞。

黄芩　栀子　桑白皮炒　杏仁炒，去皮尖　桔梗　枳壳　薄荷　连翘　大黄　甘草炙，各等分

上㕮咀，每服一两，水煎，食后服。

黄芩汤　治肺火咳嗽，吐血痰血，鼻血，咽喉肿痛，干燥生疮，或鼻孔干燥生疮，或鼻肿痛。

黄芩　山栀　桑白皮　桔梗　芍药　麦冬去心　荆芥　薄荷　连翘各一钱　甘草二分

上锉一剂，水煎，食后服。

单苦参丸　治肺风及痰火，兼治狂邪大叫杀人，不避水火，及遍身生疮，满头面风粟痒肿，血痢。

苦参炒

上为末，水丸，温汤下。

单山栀丸　治肺与大肠为最，解五脏结气，补少阴经血。

山栀子炒黑

上为末，炼蜜丸服。或加破故纸，善滋阴降火。

以上诸方泻肺与大肠之火。

泻黄散　治脾热唇口干燥。

藿香七钱　山栀炒黑，一两　石膏八钱　甘草三两　防风四两

上为末，用蜜酒拌炒，每服二钱，水煎服。

芍药汤　治脾火，或消谷易饥，或胃热口燥烦渴，或唇生疮。

芍药　栀子　黄连　石膏　连翘　薄荷各一钱　甘草三分

上锉一剂，水煎，食后服。

调胃承气汤　治胃中热盛及大肠热结。

大黄酒浸，一两　芒硝七钱半　甘草五钱

上锉，每服五钱，用水一钟先煎大黄、甘草至七分，去柤，入硝煎一二沸，温服取利。

单石膏丸　泻胃火并食积痰火。

石膏火煅，去火毒

上为末，醋糊丸如绿豆大，每服三四十丸，清米饮下。

以上诸方泻脾胃之火。

柴胡汤　治肝火盛，木气实，或胁痛，或气从左边起者，或目红肿痛，俱肝火也。

柴胡　芍药　当归　川芎　龙胆草青皮　山栀　连翘各一钱　甘草五分

上锉一剂，水煎，食后服。

柴胡泻肝汤　治怒火伤肝，左胁肋痛。

柴胡　当归各一钱二分　芍药　青皮麸炒，各一钱　黄连炒　山栀子炒　龙胆草各八分　甘草五分

上锉，水煎服。

柴青泻肝汤　治男子肝火旺极，阳茎肿裂，健硬不休。

柴胡　黄芩各一钱半　人参　半夏黄连　青皮各一钱　甘草五分

上锉，水煎服。

泻青丸　治肝经郁热，两胁因怒作痛，其目肿疼，手循衣领，大便秘涩。

龙胆草三钱　当归　川芎　山栀子大黄　羌活　防风各五钱

上为末，炼蜜丸如鸡头大，每服一二丸，竹叶薄荷煎汤化下。

当归龙荟丸　治肝经风热蕴积，时发惊悸，神志不安，头目昏眩，筋脉拘急，肠胃燥涩，及小儿急慢惊风。

当归焙　草龙胆　山栀子　黄连　黄柏　黄芩各一两　大黄　芦荟　青黛各五钱　木香二钱半　麝香五分，另研

上为末，炼蜜丸如小豆大，小儿如麻子大，每服二三十丸，生姜汤下。忌发热诸物。兼服防风通圣散。

同金丸　伐肝经火。

黄连六两　吴茱萸一两，汤泡半时许，焙干用

上为细末，粥丸，白术陈皮汤下。

佐金丸　佐肺金，以伐肝木之邪。

片黄芩六两　吴茱萸一两

上为末，蒸饼丸如绿豆大，白汤下。

温胆汤　治胆热呕痰，气逆吐苦，梦中惊悸。

竹茹　枳实麸炒　半夏各一钱　陈皮二钱　甘草五分

上锉，加生姜七片，水煎服。

以上诸方泻肝胆之火。

大补丸　去肾经火，燥下焦湿，治筋骨软及阴火气从脐下起者。

黄柏炒褐色

上为末，水丸，温汤下。如气虚，补气药下；血虚，补血药下。

滋肾丸 治膏粱①过积，损伤北方真气，以致阳气不化，肾热，小便不通，渐成中满腹大，坚硬如石，壅塞之极，腿脚坚胀，裂出黄水，双睛突出，昼夜烦躁不眠，虽不作渴，饮食不下，痛苦难当。服诸淡渗之药，反致膀胱干涸，久则火反逆上而为呕哕，非膈上所生，乃关病也，宜治下焦，可愈。是以用知、柏苦寒滋阴泻火，肉桂与火邪同体为引，服后前阴火热溺出肿消。凡病居上焦气分则渴，居下焦血分则不渴，血中有湿，故不渴也。

黄柏 知母和酒拌，阴干，二两 肉桂二钱

上为末，炼蜜丸如桐子大，每服七十丸，空心沸汤下。

以上诸方泻肾与膀胱之火。

治 风 热 方

防风通圣散 治风热燥诸证总剂。

防风 川芎 当归 芍药 大黄 芒硝 连翘 薄荷 麻黄各五分 石膏 桔梗 黄芩各一钱 白术 荆芥穗 山栀各二分半 滑石三钱 甘草二钱

上锉，加生姜，水煎服。自利，去硝、黄；自汗，去麻黄。

通关散 治风热上攻头目，筋脉拘急，痰涎壅塞，肢节烦疼。

羌活 独活 防风 天麻 山栀子 大黄各一两 滑石 甘草各二两

上㕮咀，每服八钱，生姜五片水煎，食后温服。

仙术芎散 治风热壅塞，头目昏眩，及明耳目，消痰饮，清神气。

苍术 石膏各一两 川芎 当归 芍药 连翘 黄芩 栀子 甘菊花 防风 桔梗 藿香叶 大黄五钱 荆芥穗 薄荷

叶 砂仁 滑石 甘草各二钱半

上㕮咀，每服三钱，水煎，食后服。

桔梗汤 治身热脉洪，无汗多渴者，热在上焦。

桔梗 连翘 山栀 黄芩 薄荷 甘草各等分

上为粗末，加竹叶，白水煎，温服，汗之。春，倍加防风、羌活；夏倍黄芩、知母；季夏淫雨，倍加羌活；秋，加桂五钱；冬，加桂一两。亦可以意消息，随证增减用之。

清气散 治风壅痰涎，上膈烦热。

枳壳 川芎 柴胡 前胡 羌活 独活 青皮 茯苓 人参 白术 甘草各一钱 荆芥穗五分

上锉一服，水煎，服不拘时。

清神散 消风壅，化痰涎，治头目眩，面热。

羌活 防风 人参 檀香各一两 荆芥穗 薄荷 甘草各二两 石膏研，四两 细辛五钱

上为末，每服二钱，沸汤点服，或入茶末点服。

以上二方虚热可用。

既济清神散 益肾水，降心火，清上实下。

桔梗 黄芩 山栀子 羌活 川芎 当归 白术 茯苓各一两 薄荷 知母 甘草各半两

上㕮咀，每服五钱，水煎，入蜜调服。

洗心散 治风热痰滞，心经积热，口苦唇燥，眼涩多泪，大便秘结，小便赤涩。

白术一钱 麻黄 荆芥 大黄 当归 芍药 甘草各五分

————————

① 膏粱 即膏粱。"梁"通"粱"。精米。

上锉一服，加生姜三片、薄荷少许，水煎服。

旋覆花汤 治风热面生赤疿子，脑昏目疼，鼻塞声重，面上游风，状如虫行。

旋覆花 人参 柴胡 黄芩 赤茯苓 枳实麸炒 赤芍药 甘草各等分

上㕮咀，每服一两，生姜五片水煎，食后温服。

黄荆丸 治风热结滞，或生疮疖。

大黄二两 荆芥四两

上㕮咀，每服五钱，水一钟煎六分，空心服。

消毒犀角饮 治大人小儿内蕴邪热，痰涎壅滞，或腮项结核，遍身生疮疖，已溃未溃，并皆服之。

防风一钱 荆芥穗二钱 鼠粘子炒，三钱 甘草炙，一钱半

上作一服，水煎，食后温服。

龙脑饮子 治蕴积邪热，咽喉肿痛，眼赤口疮，心烦鼻衄。丹溪云：上中二焦药也。

砂仁 瓜蒌根各三两 藿香叶二两四钱 石膏四两 甘草蜜炙，六两 栀子仁十二两

上为末，每服二钱至三钱，用新汲水入蜜调下。伤寒余毒，潮热虚汗，除蜜入竹青，煎服。

天竺散 治脏腑积热，烦躁多渴，口舌生疮，咽喉肿痛。

山栀子去壳 连翘各三钱 甘草三两二钱 鸡冠 雄黄五分 瓜蒌根一两六钱 郁金皂角水煮，切片，焙干，三钱

上为末，每服一钱，食后临卧新汲水调下。

薄荷煎 治口舌生疮，痰涎壅塞，咽喉肿痛。

薄荷叶一斤，取头末三两半 甘草半两，取末二钱半 川芎半两，取末二钱 砂仁半两，取末二钱 片脑半钱，另研

上为细末，炼蜜和，丸如龙眼大，不拘时任意嚼化。《和剂方》中无片脑，有桔梗。

上清散 治上焦风热，耳鼻壅塞，头目不清。

川芎 荆芥穗 薄荷叶各五钱 桔梗 石膏 朴硝各一两

上为细末，每服一字，口嚼水鼻内搐之，加龙脑三分，尤妙。

上清丸 治心肺有热，上焦痰火咳嗽。

苏薄荷一两 川芎五钱 硼砂三钱，另研 桔梗二钱 甘草一钱 龙脑二分，另研

上为末，炼蜜丸如小圆眼大，每服一丸，临卧含化，或食后以茶清咽之。

上清丸 治咽喉肿痛，痰涎壅塞。

薄荷一斤 桔梗五两 甘草四两 川芎防风各二两 砂仁五钱

上为末，炼蜜丸如皂子大，不时嚼化。一方有黄芩，无防风。

上清丸 治口舌生疮，咽喉肿痛，咳嗽烦热，能清声润肺，宽膈化痰，爽气安神。

薄荷 百药煎各四两 缩砂一两 桔梗 甘松 诃子 元明粉 硼砂 寒水石各五钱 片脑一钱

上为细末，甘草熬膏丸如桐子大，每服一丸，嚼化，或嚼三五丸，茶汤下。

清咽太平丸 治膈上有火，早间咯血，两颊常赤，咽喉不清。

薄荷叶十两 桔梗三两 甘草 川芎 防风 乌犀角 柿霜各二两

上为细末，炼蜜丸如樱桃大，不拘时嚼化。

龙脑丸 治大人小儿一切蕴热毒气不散，口舌生疮，咽喉肿痛失音。

龙脑 牛黄 朱砂 硼砂各等分

上为末，黄蜡丸如米粒大，每服三五

丸，浸甘草人参汤下。

龙脑川芎丸　消风化滞，除热消痰，通利七窍，爽气清神，但是上焦风痰热壅，咽膈不利，并宜服之。

桔梗一两半　甘草　川芎　防风各一两　薄荷三两三钱　白豆蔻五钱　砂仁二钱　片脑五分

上为末，炼蜜丸，每两作二十丸，每服二丸，细嚼，茶清送下。

龙脑鸡苏丸　消烦渴，凉上膈，解酒毒，除邪热，并治咳嗽唾血，鼻衄吐血，诸淋下血，胃热口臭，肺热喉腥，脾疸口甜，胆疸口苦，并宜服之。

鸡苏叶即薄荷，一斤　麦冬去心，四两　生地黄六两，另为末　人参　蒲黄炒　阿胶炒，各二两　黄芪一两　甘草炙，一两半　木通二两，同柴胡浸　银胡银州者，二两，和木通以汤半升浸一二宿，取汁为膏

上除另研药外，余并捣为末，用好蜜二斤先炼一二沸，然后下生地末，不住手搅令匀，取木通银胡汁慢火熬成膏，勿令焦，然后入余药末同和，为丸如黄豆大，每服二十丸，嚼破，热水下。虚烦，消渴惊悸，人参汤下；咳嗽唾血，鼻衄吐血，麦冬汤下；诸淋，车前子汤下。

治往来寒热方

加减小柴胡汤　治寒热往来及汗后余热不解。

柴胡二钱　黄芩　人参　半夏　甘草各一钱

上锉，加生姜三片、枣一枚，水煎，温服。加山栀子、牡丹皮，名加味小柴胡汤；寒热往来，加秦艽、芍药、川芎、当归、白术、茯苓、知母、地骨皮、牡丹皮；血虚，合四物汤各半服；无汗，加柴胡；有汗，加地骨皮；恶寒，加桂；嗽，加紫菀；劳者，加鳖甲。

柴胡散　治寒热体瘦，肢节疼痛，口干心烦。

柴胡　黄芪　赤茯苓　白术各二两　人参　地骨皮　枳壳制　桔梗　桑白皮　赤芍药　生地黄各七钱半　麦冬三两　甘草半两

上咬咀，每服四钱，生姜五片水煎服。

地骨皮散　治血中风气体虚，发渴寒热。

柴胡　地骨皮各一两　桑白皮　枳壳　前胡　黄芪各七钱半　人参　白茯苓　芍药　桂心　五加皮　甘草各半两

上咬咀，每服三钱，生姜三片水煎服。

解风汤　治中风寒热，头目昏眩，肢体疼痛，手足麻痹，上膈壅沸。

人参　川芎　独活　麻黄去节，汤泡，焙甘草各一两　细辛半两

上为末，每服三钱，生姜五片、薄荷少许同煎服。

防风汤　治中风寒热。

防风　桂枝　黄芩　甘草　当归　白茯苓各一两　秦艽　干葛各一两半　杏仁五十枚

上为散，水、酒、姜、枣煎服。

调中汤　罗谦甫知[①]完颜小将军病寒热间作，腕后有斑三五点，鼻中微血出，两手脉沉涩，胸膈四肢按之殊无大热，此内伤寒也。问之，向者卧殿角伤风，又渴饮冰酪水，此外感者轻，内伤者重，外从内，内外[②]俱为病也，故先斑后衄，显内阴证，寒热间作，理亦有之，非徒少阳之寒热也。与调中汤数服而愈。

白术　白茯苓　干姜　甘草各等分

上锉如麻豆大，每服五钱，水一盏半

① 知　当作"治"。
② 外　原作"病"，据文义改。

煎服。

荫按：《脉经》云：大肠有宿食，寒栗发热，有时如疟，轻则消导，重则下之。热食，承气之类；寒食，见睍丸之类。并于伤食门求之，则得矣。

治郁火发热方

火郁汤 治四肢五心烦热，因热伏土中，或血虚得之，或胃虚多食冷物，抑遏阳气于土中。

羌活 升麻 葛根 芍药 人参各五钱 柴胡 甘草炙各三钱 防风二钱半

上锉，入葱白三茎，水煎，稍热服。一方无羌活、人参。

升阳散火汤 治男子妇人四肢发热肌热，筋骨中热，困热如燎，扪之烙手。此病多因血虚而得，或胃虚多食冷物，抑遏阳气于脾土，火郁则发之。

升麻 葛根 独活 羌活各三钱 防风一钱半 柴胡二钱 人参 芍药各三钱 甘草炙，二钱 生草一钱

上锉，每服五钱，水煎，稍热服。忌一切寒凉之物。

泻阴火升阳汤 治肌热烦热，面赤食少，喘咳痰盛，右关脉缓弱，或弦，或浮而数。

羌活 甘草炙 黄芪 苍术各一两 升麻八钱 柴胡一两半 人参 黄芩各七钱 黄连酒炒，半两 石膏少许，长夏微用，过时去之，从权

上㕮咀，每服半两，水煎，温服，早饭后，午饭前，间日服。服药时宜减时①，服药后忌语话一二时辰，及酒湿面大料物之类，恐复助火邪而愈损元气也。

地骨皮散 治浑身壮热，脉长而滑，阳毒火炽发渴。

地骨皮 茯苓各半两 柴胡 黄芩 生地黄 知母各一两 石膏二两 羌活 麻黄各七钱半，有汗并去之

上㕮咀，每服一两，入生姜煎服。

加味小柴胡汤 治手心脚心发热不可当。

柴胡 黄芩 半夏 人参 香附 黄连 前胡 甘草

上锉，水煎服。

清热解郁汤 治发烦热恶寒诸病，并吐血衄血，小便赤，大便难。

山栀仁连壳研碎，炒半黑为度，覆地上出火毒一时

上每服五钱，水一碗、生姜一片煎八分，温服。

丹溪方 一男因服热药多，又性急形瘦，多倦少食，此时四月后，与此方。

白术一两半 神曲炒，一两 陈皮 黄芩六钱 人参 知母炒 麦冬去心 木通各五钱 生甘草 甘草炙各二钱

上锉，分作十四帖，水煎，食后热服，下大补丸十五粒。

又方 治脉虚，气郁发热。

芍药酒炒，一两二钱半 香附一两 苍术半两 沙参三钱 甘草一钱半

上为末，炊饼丸服。

又方 治手足心热，此方神妙。

栀子 香附 苍术 白芷 半夏 川芎

上为末，神曲糊丸服。

治气分热方

柴胡饮子 解一切肌骨蒸热发作，寒热往来，蓄热寒战，及伤寒发汗不解，或中外诸邪热，口干烦渴，或下后热未愈，汗后劳复，或骨蒸，肺痿喘嗽，妇人经病，产后余疾，并宜服之。

柴胡 人参 黄芩 甘草 大黄 当

---

① 时 据文义当作"食"。

归 芍药_{各半两}

上为末，每服二钱，水一盏、生姜三片煎至七分，温服。

防风当归饮子 治脾胃真阴虚损，心肝风热郁甚，阳盛阴衰，邪气上逆，上实下虚，怯弱不耐，或表热而身热恶寒，或里热而燥热烦渴，或邪热半在表半在里，进退出人不已，而为寒热往来，无问自病及中燥热毒药所施者，并宜宣通气血，调顺饮食，久服之旧病除去，新病不生。

防风 当归 白芍药 黄芩 人参 甘草 大黄 柴胡_{各一两} 滑石_{六两}

上㕮咀，每服五钱，水一盏半、生姜三片煎七分，温服。

荫按：此方泻心肝之阳，补脾胃之阴，而无辛香燥热之药，真治风热燥热湿热挟虚之良剂，其功大于防风通圣散。一云治烦热，皮肤索泽。

白虎汤 治伤寒大汗出后表证已解，心胸大烦，渴欲饮水及吐，或下后七八日邪毒不解，结热在里，表里俱热，时时恶风大渴，舌上干燥而烦，欲饮水数升者，宜服之。

知母_{七两半} 甘草_{三两七钱半} 石膏_{二十两}

上㕮咀，每服三钱，水一盏半入粳米三十粒，煎至一盏，去粗，温服，或加人参亦得。此药立夏后立秋前可服，春时及立秋后，亡血家，并不可服。

治血分热方

桃仁承气汤 治结热膀胱，其人如狂，热在下焦，与血相搏，血下则热随出而愈。

芒硝 甘草_{各二两} 大黄_{三两} 桂_{二两，去皮} 桃仁_{五十个，去皮尖}

上五味用水七升煮至二升半，去粗，纳芒硝，再上火煮一二沸，温服五合，日三服，得微利止。

荫按：《内经》曰：甘以缓之，辛以散之。小腹急结，缓以桃仁之甘；下焦蓄血，散以桂枝之辛。火热之气，寒以取之。热甚搏血，加二味于调胃承气汤中也，然有是证方可用之。

清凉四顺饮子 治一切丹毒，积热壅滞，咽喉肿痛。

当归 赤芍药 大黄 甘草_{各等分}

上㕮咀，每服一钱，水一盏半煎至七分，去粗，食后温服。

治气虚发热方

补中益气汤 治倦劳伤脾，致元气虚弱，真阳下陷，内虚生热。

人参_{五分} 黄芪_{炙，一钱} 甘草_炙 白术 当归 橘皮_{各五分} 升麻 柴胡_{各三分}

或云加芍药、黄柏。

上㕮咀作一服，水二盏煎至一盏，去粗，食远温服。

荫按：惟实火可泻，宜用芩、连、栀、柏；虚可补，宜用人参、黄芪、白术、甘草，所谓温能除火热也。或者误用芩、连、栀、柏以治虚火，则火益炽。何以然哉，四件皆降下之品，降多则亡阴，阴亡则不足以济火，故令火益炽，用者慎之。

四君子汤 治气虚火盛，无力身热。

人参 白术 茯苓 甘草_{各等分}

上作一剂，水煎，温服。

附子理中汤 治大病及吐泻后身热如焚，命门虚脱，为阳衰之病，宜以辛热温养其火，则热自退，宜此方主之。

人参 白术 干姜_煨 甘草_炙 附子_{各等分}

上锉，每服五六钱，水煎服。

荫按：盖壮火固不可有，少火亦不可无。所谓天非此火，不足以生万物；人非此火，不足以有生。故凡诸证寒凉太过，几于无阳者，则乌、附之类宜审择而用之。昔人以附子一物为大阳，为回阳丹，以天雄、附子、川乌为三建汤，以硫黄为金液丹，皆所以养其真阳，壮其真火，而存此身之生气耳。

治血虚发热方

当归补血汤 治肌热燥热，困渴引饮，目赤面红，昼夜不息，其脉洪大而虚，重按全无，此血虚脉虚也。血虚发热，证象白虎，惟脉不长实为辨耳。若误用白虎汤必死，医者须慎察之。

黄芪一两 当归酒洗，二钱

上㕮咀作一服，水二盏煎至一盏，去粗，空心食前温服。

治阴虚火动方

滋阴降火汤 治劳心好色，大损真阴，阴血既伤，则阳气偏胜而变为火，是为阴虚火旺之证，宜此治之。

黄柏盐水炒 知母炒 生地黄洗 白芍药炒 当归 元参 麦冬去心，各一钱 甘草炙，五分

上水一钟煎七分，入童便半小盏服。

加味逍遥散 治血虚火动，午后潮热。

当归酒洗 白芍药酒洗 白术 白茯苓 柴胡各一钱 甘草炙，五分 牡丹皮栀子炒，各七分

上锉一剂，入薄荷少许，水煎服。

六物汤 治阴虚发热。

当归 川芎 芍药 生地黄 知母酒炒 黄柏炒

上锉，水煎服。甚者，加龟板；兼气虚，加参芪、白术；加白马胫骨，降阴火，代芩、连用。

加减四物汤 治阴虚火动，皆火起于九泉穴[①]，此补阴降火之妙剂。

当归 川芎 白芍药 熟地黄 生地黄 黄柏 黄芩

上锉，水煎服。甚者，加龟板；兼气虚，加参、术、黄芪。一法用附子末津调，涂涌泉穴。

正气汤 降阴火，止盗汗。

黄柏 知母各一钱半 甘草五分

上锉一剂，水煎服。

坎离丸 治阴火遗精盗汗，潮热咳嗽。

黄柏 知母各等分

上用童便九蒸九晒九露，为末，地黄煎膏为丸，脾弱者山药糊丸服。

四物坎离丸 善乌须发，善治肠风。

熟地黄三两 生地黄一两半，与熟地同用酒浸，捣膏 当归二两，酒炒 芍药一两半，酒炒 黄柏二两，酒炒 知母酒炒 侧柏叶炒 槐子炒，各一两 连翘六钱

上为末，炼蜜丸如桐子大，用磁盘盛之，以绵纸糊口，凉地下放七日去火毒，晒干收之，每服三四十丸至五六十丸，白汤或酒下。

人中白散 泻阴火，消瘀血。

用人中白以瓦煅过，每服二钱，温水调服。

荫按：自古诸神良之医，但用人尿溺白垽[②]耳，未尝有用秋石之方也，近时多用之。夫药有气有味，有精有魄，秋石既经煎炼，则其气味已易，精华已去，所存者独枯魄耳，恶能与人尿溺白垽论功效耶？此举世尚奇之昧也，或用阴秋石者为近之。

枸杞酒 治火证。

枸杞子五钱 黄连炒，五钱 绿豆一钱

上以绢袋盛之，凡米五升造酒一镈，煮水袋，窨久乃饮。

---

① 九泉穴 疑为"涌泉穴"。
② 垽（yìn 银） 积垢。

卷二十六

燥　证

论

原病式曰：诸涩枯涸，干劲皴揭（涩者，物湿则滑泽，干则涩滞；枯，不荣王也；涸，无水液也；干，不滋润也；劲，不柔和也；皴揭，皮肤启裂也），皆属于燥（手阳明燥，金乃肺与大肠之气也）。盖风热火，同阳也；寒燥湿，同阴也。然燥金虽属秋阴，而异乎寒湿，反同其风热也。故火热胜则金衰而风生，风热胜则火竭而为燥也。凡人风病，多因热甚而风燥者为其兼化，以热为其主也。盖肝主于筋而风气自甚，又燥热加之，则筋大燥也。燥金主于收敛，其脉紧涩，故为病劲强紧急而口噤也。或病燥热太甚，而脾胃干涸成消渴者；或风热燥甚，怫郁在表而里气平者；或善伸数欠，筋脉拘急；或时恶寒，筋惕而搐；又或风热燥并而郁甚于里，故烦满①而为秘结也。及风痫之发作者，由热甚而风燥为其兼化，涊溢胸膈，燥铄而瘈疭，昏冒僵仆也。凡此诸证，皆由热甚而生风。燥病各有异者，由风热燥各微甚不等故也。所谓中风筋缓者，因其风热甚，湿而为燥之甚也。然筋缓不收而痿痹，故诸腘郁病痿，皆属于肺。金乃燥之化也，如秋深燥甚，则草木萎落而不收，病之象也。是以掌得血而能持，足得血而能步。夫燥之为病者，血以衰少不能荣养百骸，故若是也，学者不可不知。

丹溪曰：皮肤皴揭，折裂血出，大痛或肌肤燥痒者，火燥肺金，燥之甚也，宜以四物汤去川芎，加麦门冬、人参、天花粉、黄柏、五味子之类治之。

李氏曰：燥有内外。外因时值阳明燥令，久晴不雨，黄埃蔽空，令人狂惑，皮肤干枯屑起；内因七情火磨，或大病吐利亡津，或金石燥血，或房劳竭精，或饮饱劳役损胃，或炙煿酒酱厚味，皆能偏助火邪，消铄血液。六气，风热火属阳，寒燥湿属阴。但燥虽属秋阴，而反同风热火化，盖火盛则金被热伤，木无以制而生风，风胜湿，热耗津。入肝则筋脉劲强紧急口噤，发为风痫，或手足瘫痪偏枯，或十指反而莫能搔痒，或为雀目内障；入心则昏冒僵仆，语言蹇涩；入脾则膈满不食，或善饥而瘦，或伤积变为水肿鼓胀；入肺则毛焦干胇②，腘郁咳嗽；入肾则津液竭□，烦渴及骨蒸秘结。总皆肺金所主，阳明与肺为表里也。表病皮肤皴揭，四物汤去川芎，合生脉散，加知母、黄柏、天花粉，或单天门冬膏，如筋挛不能运动者，大秦艽汤；里病消渴，活血润燥，生津饮。大抵表里俱宜甘寒润剂，忌辛香动火及一切发汗之药。经曰：燥者润之。养血之谓也。盖燥则血涩，而气液为

---

① 烦满　烦懑。满，通"懑"。
② 胇（xīn印）　疮肉反出。此指皮肤干枯不平之状。

之凝滞。润则血旺，而气液为之宣通，由内神茂而后外色泽矣。然积液固能生气，积气亦能生液。气虚者常用琼玉膏，津虚者单五味子膏，血虚者地黄膏。凡病遇天燥（天燥即久晴不雨也），亦宜量加此等润剂。

统旨曰：燥之为病，有风燥，有热燥，缘风能胜湿，热能耗液也。又有阴血虚津不足而为燥，其证或为消渴，或为秘结，或为筋脉挛急，或为肌肤干涩。大法辛以润之，养血滋阴降火，则燥病自除，身自安矣。

荫按：叶氏曰：燥是阳明之化，虽因于风热所成，然究其源，多本于血虚津液不足所致。何也，阴血虚则不能荣润百体，津液衰则无以滋养三焦，由是热邪拂郁而燥变多端。故燥于外，皮肤皱揭；燥于内，精血枯涸；燥于上，咽鼻焦干；燥于下，便溺秘结。治之者，外以滋益之，内以培养之，在上清解之，在下通润之。务使水液自生，而燥不容于不退矣。

脉　　法

脉紧而涩，或浮而弦，或芤而虚。

治　　方

加减四物汤　治燥证皮肤皱揭。

当归　白芍　生地黄　人参　麦冬　五味子　天花粉　知母　黄柏

上锉，水煎服。

黄芪汤　治心中烦躁，不生津液，不思饮食。

黄芪　熟地　白芍　五味子　麦冬去心，各三两　白茯苓一两　人参　天冬去心　甘草炙，各五钱

上㕮咀，每服三钱，加姜、枣、乌梅同煎，食后服。

清凉饮子　治上焦积热，口舌咽鼻干燥。

黄芩　黄连各二钱　当归　芍药　元参　薄荷各一钱五分　甘草一钱

上锉，水煎服。如大便秘结，加大黄二钱。

和血益气汤　治口干舌干，小便数，舌上赤色。此药生津液，除干燥，生肌肉。

升麻　黄柏酒炒，各一钱　黄连酒炒，八分　生地黄酒洗，七分　石膏六分　知母酒洗　防己酒洗　羌活各五分　柴胡　麻黄根　生甘草　炙甘草各三分　杏仁　桃仁各六个　红花少许

上㕮咀作一服，水煎服。忌热、湿、面、酒、醋等物。

滋燥养荣汤　治皮肤皱揭，筋燥爪干。

当归酒洗，二钱　生地黄　熟地黄　白芍药　秦艽　黄芩各一钱半　防风一钱　甘草五分

上作一服，水煎服。

生血润肤饮　治体瘦血少，秋深燥金用事，皮肤坼裂，手足枯燥，搔之血出痛楚。

当归　生地黄　熟地黄　黄芪各一钱　天门冬一钱半　麦门冬去心，一钱　五味子九粒　片芩酒洗，五分　瓜蒌仁五分　桃仁泥五分　酒红花一分　升麻二分

上锉，水煎服。如大便燥结，加麻仁、郁李仁各一钱。

当归润燥汤　治燥渴，大便秘涩，干燥结硬，兼喜温饮，阴头退缩，舌燥口干，眼涩难开等证。

升麻一钱半　防风　当归　荆芥穗　知母　石膏　黄柏　桃仁泥　麻子仁各一钱　熟地黄　生甘草　炙甘草各三分　柴胡七分　细辛一分　杏仁六个　红花少许　小椒三个

上㕮咀，都作一服，水煎，热服，食远。忌辛热物。

导滞通幽汤　治大便燥涩。

当归　升麻　桃仁各一钱二分　大黄一钱半　生地黄　熟地黄各一钱　红花七分　炙甘草五分

上锉，水二钟煎七分，调槟榔末五分，食前服。一方有麻子仁一钱，名润肠汤。

润肠丸　能润燥和血，治大便不通。

当归梢　生地黄　枳壳　麻仁　桃仁各等分

上为细末，炼蜜丸服。

大补地黄丸　治精血枯涸燥热。

熟地黄酒蒸　黄柏盐水炒　知母盐水炒，各四两　当归　山药　枸杞子各三两　生地黄二两半　白芍药　山茱萸去核，各二两　肉苁蓉酒浸　元参各一两半

上为细末，炼蜜丸如桐子大，每服七十丸，空心淡盐汤下。

琼脂膏　治血虚皮肤枯燥及消渴等证。

生地黄二十斤，洗净，捣取自然汁，去粗　鹿角胶一斤　白沙蜜二斤，煎一二沸，掠去面上沫真酥油一斤　生姜二两，捣取真汁

上先以文武火熬地黄汁数沸，以绢滤取净汁，又煎二十沸，下鹿角胶，次下酥油及蜜，同煎良久，候稠如饧，以瓷器收贮，每服一二匙，空心温酒调下。

琼玉膏　治血虚皮肤枯燥及肺热咳嗽甚者。

生地黄四斤　白沙蜜二斤　人参六两　白茯苓十三两

上以地黄捣汁，和蜜，以人参、茯苓为末，拌入蜜汁，用瓷瓶贮，用纸箬包其口，用桑柴火煮三昼夜，取出，再换蜡纸包封十数重，沉井底一昼夜。

卷二十七

郁　证

论

虞氏曰：《内经》云：木郁达之，火郁发之，土郁夺之，金郁泄之，水郁折之。张子和曰：木郁达之，谓吐之令其条达也；火郁发之，谓汗之令其疏散也；土郁夺之，谓下之令无壅碍也；金郁泄之，谓渗泄解表，利小便也；水郁折之，谓抑之制其冲逆也。此治五郁之大要耳。至丹溪先生触类长之，而又著为六郁之证，所谓气和血和，百病不生，一有怫郁，诸病生焉。此发前人之所未发者也。夫所谓六郁者，气、湿、热、痰、血、食六者是也。或七情之抑遏，或寒热之交侵，故为九气怫郁之候；或雨湿之侵凌，或酒浆之积聚，故为留饮湿郁之疾。又如热郁而成痰，痰郁而成癖，血郁而成癥，食郁而成痞满，此必然之理也。又气郁而湿滞，湿滞而成热，热郁而成痰，痰滞而血不行，血滞而食不消化，此六者皆相因而病者也。是以治法皆当顺气为先，消积次之，故药中多用香附、抚芎之类，至理存焉，学者宜知此意。

丹溪曰：气血冲和，百病不生；一有怫郁，百病生焉。其证有六：曰气，曰湿，曰热，曰痰，曰血，曰食。苍术、抚芎总解诸郁，随证加入诸药。气郁，加香附；湿郁，加白芷、川芎、茯苓；热郁，加山栀子、青黛、香附；痰郁，加海石、香附、南星、瓜蒌仁；血郁，加桃仁、红花、青黛、川芎、香附；食郁，用香附、苍术、山楂、神曲、针砂。诸郁药，春加防风，夏加苦参，秋冬加吴茱萸。凡郁在中焦，以苍术、抚芎开提其气以升之。假令食在气上，气升则食自降矣，余皆仿此。火郁发之，当看何经。一女许婚后，夫经商二年不归，因不食，困卧如痴，无他病，多向床里坐。此思想气结也，药虽能治，得喜可解，不然，令其怒（脾主思，过思则脾气结而不食。怒属肝，肝木能克脾土，怒则木气升发而冲开脾气矣）。予自往激之，大怒而哭，至三时许，令父母解之。与药一帖，即求食矣。予曰：病虽愈，必得喜方已。乃诒[1]以夫回，既而果然病不举。

戴氏曰：郁者，结聚而不得发越也，当升者不得升，当降者不得降，当变化者不得变化也，此为传化失常，六郁之病见矣。气郁者，胸胁痛，脉沉涩；湿郁者，周身走痛，或关节痛，遇阴寒则发，脉沉细；痰郁者，动则喘，寸口脉沉滑；热郁者，瞀闷，小便赤，脉沉数；血郁者[2]，四肢无力，能食，便红，脉沉；食郁者，嗳酸腹满，不能食，人迎脉平和，气口脉紧盛者是也。

王节斋曰：丹溪先生治病不出乎气、

---

① 诒（yí 宜）　哄诳。
② 者　原脱，据上下文例补。

血、痰三者，故用药之要有三：气用四君子汤，血用四物汤，痰用二陈汤。又云：久病属郁。立治郁之方，曰越鞠丸。盖气血痰三病，多有兼郁者。或郁久而生病，或病久而生郁，或误药杂乱而成郁。故予每用此三方治病时，以郁法参之。气病兼郁，则以四君子加开郁药，血、痰病皆然。故四法者，治病用药之大要也。

李氏曰：郁者，病结聚不散也。六郁，气、血、痰、食、湿、热。然气郁则生湿，湿积则生热，热郁则成痰，痰郁则血不行，血郁则食不消，而成癥痞。六者皆相因为病，以致当升降不得升降，当变化不得变化。故法以顺气为先，降火化痰消积，分多少治，与诸气大同。凡病当先寻六郁与痰火，有则急治于此，无则依杂证治。郁本病久不解，因服药杂乱而成，又有郁久而生病者，俱宜升提。如郁在中焦，以苍术、川芎开提其气以升之。如食在气上，提其气则食亦自消。痰郁，火邪在下，二便不利者，二陈汤加升麻、柴胡、川芎、防风以升发之。热郁，升阳散火汤。火郁，火郁汤主之。当看发在何经，加各经火药。丹溪治病，气用四君子汤，血用四物汤，痰用二陈汤，时以六郁汤料参之，此杂病治法总要也。气郁，胸满胁痛，脉沉涩，加木香、槟榔、乌药、苍术、川芎，倍香附、砂仁；痰郁，胸满，动则喘急，起卧怠惰，寸脉沉滑，加南星、香附、瓜蒌仁、海石；血郁，四肢无力，能食，小便淋，大便红，脉沉芤涩，加桃仁、韭汁、牡丹皮；食郁，嗳酸恶食，黄疸，鼓胀痞块，气口紧盛，二陈汤加山楂、神曲、麦芽，伤冷食胃脘痛，加草蔻、干姜；湿郁，周身关节走痛，首如物蒙，足重亦然，遇阴寒便发，脉沉濡，加白术，倍苍术；热郁，目蒙，口干舌燥，小便淋浊，脉沉数，加黄连，倍山栀、连翘。六郁不言风寒者，风寒郁则为热故也。但诸郁挟风，加防风、苦参；挟寒，加吴茱萸、香附、紫苏。先顺后逆，虽不中邪，病从内生，令人饮食无味，神倦肌瘦，名曰脱营，内服交感丹，用香盐散临卧擦牙。有郁结在脾，半年不食，或午后发热，酉戌时退，或烦闷作渴，加呕，或困卧如痴，向里坐，亦喜向暗处，妇人经水极少，男子小便点滴，皆忧思气结，治宜温胆汤或二陈汤加参、术、红花。痰火甚者，以痰药吐之下之，后用越鞠丸调理。平人上纳下化，水谷滋沛，身中阴气自生。如失名利之士，有志恢图，过于劳倦，形气衰少，谷气不盛，上焦不行，下脘不通而胃热，热熏胸中则内热，宜养阴降火，三白汤加陈皮、苍术、川芎、山栀、香附、枳壳、甘草，煎熟入姜汁少许，热服，以散其郁，加当归、黄柏、沙参或元参，以养其阴，痰加贝母，夏加麦门冬，冬加补骨脂。盖当归随参补血，白芍随二术除郁。因食冷物，郁遏阳气于脾土中，多因血虚而得之，故用炒黑山栀解五脏结，益少阴血。若不早治，复恣酒色，劳瘵之由也，可不慎哉。

萌按：叶氏曰：六郁为病，不可太拘。如木郁达之，达者通畅之谓，或升发，或轻散，或宣越，皆达之之法，不可以吐为达也；火郁发之，发者升散之谓，或汗解，或升举，或从治，皆发之之法，不可以汗为发也；土郁夺之，夺者攘取之谓，或攻下，或劫而衰之，皆夺之之法，不可以下为夺也；金郁泄之，泄者露去之谓，或渗泄利小便，或疏通其气，皆泄之之法，不可以利为泄也；水郁折之，折者曲激之谓，或制御，或伐挫，或渐杀其势，皆折之之法，不可以抑为折也。然须审其人之虚实，病之久近浅深，切不可混杂施治。若邪气既去，正气必虚，又当调平以复其常，如此方尽治郁之妙。

脉　法

脉多沉伏。气郁则脉必沉而涩，湿郁则脉必沉而缓，热郁则脉必沉而数，痰郁脉必弦滑，血郁脉必芤而结促，食郁脉必滑而紧盛。郁在上则见于寸，郁在中则见于关，郁在下则见于尺，左右亦然。郁脉或促，或结，或代。

滑氏诊家枢要曰：气血食积痰饮，一有留滞于其间，则脉必因之而止节矣。但当求其有神，何害之有。夫所谓有神者，即经所谓有中气也。

治　方

越鞠丸　解诸郁。

苍术　抚芎　香附童便浸一宿　神曲炒　栀子炒，各等分

上为细末，水丸绿豆大，每服五七十丸，温水下。一方本方各四两，外加陈皮、白术、山楂各二两，黄芩酒炒一两半，名加味越鞠丸。

六郁汤　解诸郁

陈皮去白　半夏汤泡七次　苍术米泔浸　抚芎各一钱　赤茯苓　栀子炒，各七分　香附二钱　甘草炙　砂仁研细，各五分

上细切作一服，加生姜三片，水二盏煎至一盏①，温服。如气郁，加乌药、木香、槟榔、紫苏、干姜，倍香附、砂仁；如湿郁，加白术，倍苍术；如热郁，加黄连，倍栀子；如痰郁，加南星、枳壳、小皂荚；如血郁，加桃仁、红花、牡丹皮；

如食郁，加山楂、神曲、麦芽面。

开郁汤　治恼怒思虑，气滞而郁，一服即效。

香附子童便浸　贝母各一钱半　苍术　抚芎　山栀　神曲炒　陈皮去白　茯苓　枳壳去穰，麸炒　苏梗各一钱　甘草三分

上锉一剂，生姜三片水煎，食远服。气，加木香、槟榔；湿，加白术、羌活；热，加黄芩、黄连、柴胡；痰，加半夏、南星；血，加桃仁、红花；食积，加神曲、山楂、砂仁。

升发二陈汤　治痰郁，火邪在下焦，大小便不利，此药能使大便润而小便长。

陈皮去白，一钱　半夏一钱半　茯苓一钱　甘草五分　抚芎一钱　升麻　防风　柴胡各五分

上细切作一服，加生姜三片，水煎，温服。

木香槟榔丸　治湿热食积诸郁，壮实人宜用。

木香　槟榔　陈皮　青皮　蓬术煨　黄连　枳壳麸炒　黄柏　大黄各三两　香附炒　牵牛头末，各四两

上为末，水丸桐子大，每服百丸，空心白汤下。

交感丹　治一切名利失意，抑郁烦恼，七情所伤，不思饮食，面黄形羸，胸膈诸证，极有神效。

香附米二斤，用瓦器炒金黄色，取净末一斤　茯神去皮木，为末，四两

上为末，炼蜜丸如弹子大，每服一丸，空心细嚼，白滚汤或降气汤下。

---

① 煎至一盏　"煎"字原脱，据文义补。

卷二十八

咳　嗽

论

袖珍论曰：肺为五脏之华盖，声音之所从出，皮毛赖之而润泽，肾水由兹而生养。腠理不密，外为风寒暑湿之气所干①，皆能令人咳嗽。伤风则脉浮，憎寒身热，自汗烦躁，鼻引清涕，欲语未竟而咳；伤寒则脉紧，无汗恶寒，烦躁不渴，遇寒而咳；伤热则脉数，烦渴引饮，咽膈干燥，咳嗽稠粘；伤湿则脉细，咳则四肢重着，骨节烦疼。又有七情之气伤于五脏六腑，克于肺经，亦能致咳。喜伤心者，咳而喉中介介如肿状，不已则小肠受之，咳状与气俱失；怒伤肝者，咳而两胁下痛，不已则胆受之，呕吐苦汁；思伤脾者，咳而右胁下痛，引至肩背，不已则胃受之，呕吐痰沫；忧伤肺者，咳而喘息有声，甚则唾血，不已则大肠受之，咳则遗屎；恐伤肾者，咳则腰背相引而痛，不已则膀胱受之，咳而遗溺；咳而不已，三焦受之，咳则腹满不欲食。治疗之法，当详审其脉证。若外感风寒，止当发散，又须观病者之虚实用药。若内因七情而得者，又当随其部经之证与气脉相应。脉浮紧为虚寒，沉数为实热，弦涩为少血，洪滑为多痰。咳嗽之脉，浮大者易治，沉微者难愈。大概以顺气为先，下痰次之。又有停饮而咳者，又须消化之。切不可骤用罂

粟、诃子之剂止涩之。又有寒邪未除者，亦不可便用补药。最忌忧思过度，房室劳伤，否则多成瘵疾，谨之。

集略曰：《内经》云：五脏六腑皆令人咳，非独肺也。皮毛者肺之合，皮毛先受邪气，邪气以从其合也，故伤肺居多。子和以肺伤分六气，不拘于寒。咳者，气动也，阳也；嗽者，兼血也，阴也。其本虽殊，其标则一。有因劳，因肺胀，因食积，因痰。若发热致嗽或声嘶者，此因血虚受热。大抵人瘦者，腠理疏通而多汗泄，血液衰少而为燥热，故多劳嗽。咳而无痰者，此系火郁之证，用苦桔梗类以开之，补阴降火，实者宣法亦可施也。若秋伤于湿，积于脾，冬必咳嗽。夫咳嗽者，多因伤肺气而动脾湿也，始关于肺，终则聚于胃，使人多涕唾而面浮肿，气逆也。治法须分新久虚实，若外感风寒，则当发散，参苏清肺饮之类。火热则清之，湿热则泻之，多痰以顺气为先，下痰次之，有停饮者又须消化。久病便属虚属郁，气虚则补气，血虚则补血，兼郁则开郁。滋之润之，敛之降之，则治虚之法也。若口有腐气，吐浊涎，脉数有力，名曰肺痈，当凉血，以桔梗汤辟燥。若胸中隐隐而痛，脉弱无力，名曰肺痿，宜养气，用薏苡仁散。治嗽之要，切不可用乌梅、粟壳酸涩之药，其寒邪未除，亦不可便用补药。须慎调养，忌忧思，戒房室，薄滋味。若性

————————
① 干　触犯。

躁及脱营之人，终觉难疗。

成无己云：咳者，謦咳[1]之咳，俗谓之嗽者是也。肺主气，形寒饮冷则伤之，使气上而不下，逆而不收，冲击膈咽，令喉中淫淫如痒，习习如梗，是冷嗽。甚者续续不已，连连不息，坐卧不安，言语不竟，动引百脉，声闻四近矣。

洁古云：咳，无痰而有声，肺气伤而不清也；嗽，无声而有痰，脾湿动而生痰也。若咳嗽有痰而有声者，因伤肺气，动于脾湿，故咳而兼嗽也。脾湿者，秋伤于湿，积于脾也。故《内经》曰：秋伤于湿，冬必咳嗽。大抵素秋之气宜清而肃，若反动之，则气必上冲而为咳嗽，甚则动脾湿而为痰也。是知脾无留湿，虽伤肺气，亦不为痰。若有痰而寒少热多，故咳嗽。嗽非专主乎肺病，以肺主皮毛而司于外，故风寒先能伤之也。《内经》曰：五脏六腑皆能使人咳，非独肺也。各以其时主之而受病焉，非其时传而与之也，所病不等。寒燥湿风火皆能令人咳，惟湿病痰饮入胃，留之而不行，上入于肺则为嗽。假令湿在心经，谓之热痰；湿在肝经，谓之风痰；湿在肺经，谓之气痰；湿在肾经，谓之寒痰。为患不同，各宜随证而治之。若咳而无痰者，以辛甘温其肺。故咳嗽者，治痰为先；治痰者，下气为主。是以半夏、南星胜其痰，而咳嗽自安；枳壳、陈皮利其气，而痰饮自降。痰盛而能食者，小承气汤微利之；痰盛而不能食者，厚朴汤疏导之。夏月嗽而发热者，谓之热嗽，小柴胡汤加石膏、知母；冬月嗽而发寒者，谓之寒嗽，小青龙汤加杏仁。然此为大例，更宜随证随时加减，量其虚实，此治法之大要也。

陈氏曰：夫肺为四脏之华盖，内统诸经之气，外司腠理皮毛。若外邪入于肺中，故令咳嗽，当以脉息辨之。浮而弦者，起于风；濡而弱者，起于湿；洪而数者，起于热；迟而涩者，起于寒。风者散之，湿者燥之，热者凉之，寒者温之，虚者补之。经曰：微寒为嗽，寒甚为肠澼。古人立方，多用干姜、桂心、细辛之属。若热在上焦而咳，虚则为肺痿，实则为肺痈。或因气血不足，或因酒色厚味，或因重亡津液，燥气焚金，或脉数发热，咳嗽有血，宜辛温建中之属，若用柴胡、鳖甲、麦冬、葶苈等药则误矣。经曰：感于寒，微则为咳，甚则为泄。盖肺主气，合于皮毛，邪伤皮毛则咳，为肺病。传于各脏，以时受邪。肺为娇脏，邪易伤而难治，其嗽有肺心脾肾肝风寒支饮胆之十种。亦有劳嗽者，华佗谓之邪嗽，孙真人谓之注嗽，此因酒色过度，劳伤肺经，重者咯唾脓血，轻者时发时瘥，或先呕血而后嗽，或先咳嗽而吐血。此又挟邪传疰，孙真人用通气丸，梦与鬼交用四满丸、蛤蚧、天灵盖、桃柳枝、安息香之类。若肺中有虫，入喉痒嗽，须以药含化，其虫即死，嗽即止。

海藏曰：肺咳，喘息而有音，甚则吐血，麻黄汤；大肠咳而遗矢[2]，赤石脂禹余粮汤、桃仁汤，不止，用猪苓分水散；心咳，心痛，喉中介介鲠状，甚则咽喉痹，用桔梗汤；小肠咳，咳而失气，气与咳俱失，芍药甘草汤（与夏脉不及病同，盖小肠为心之腑故也）；肝咳，两胁下痛甚，不可以转，转则两胠（音区，胁也）下满，小柴胡汤；胆咳，咳呕胆汁，黄芩加半夏生姜汤；脾咳，右胁下痛阴阴，痛引肩背，甚则不可以动，动则咳剧，升麻汤；胃咳，呕，呕甚则长虫出，乌梅丸；肾咳，腰背相引而痛，甚则咳涎，麻黄附

---

[1]　謦（qǐng 请）咳　咳嗽之古称。
[2]　遗矢　即遗屎。矢，通"屎"。

子细辛汤；膀胱咳，遗溺，茯苓甘草汤；三焦咳，腹满不欲饮食，此皆聚于胃，关于肺，使人多涕唾而面浮肿，气逆，钱氏异功散。

子和云：常仲明病寒热往来，时咳一二声，面黄无力，懒思饮食，夜多寝汗，日渐瘦削，诸医作虚损治之，用二十四味烧肝散、鹿茸、牛膝补养二年，口中痰出，下部转虚。戴人断之曰：上实也。先以涌剂吐痰二三升，次以柴胡饮子降火益水，不月余复旧。此证何名，乃经中云二阳病也。二阳之病发心脾，不得隐曲。心受之则血不流，故女子不月；脾受之则味不化，故男子少精。此二证名异而实同，仲明之病，味不化也。驰口镇一男子年二十余岁，病劳嗽数年，其声欲出不出。戴人问：曾服药否。其人曰：家贫，未尝服药。戴人曰：年壮不妄服药，可治。先以苦剂涌之，次服舟车浚川丸大下之，又服重剂，果瘥。一田夫病劳嗽，一涌一泄，已减大半，次服人参补肺汤，临卧更服槟榔丸以进食。

东垣曰：《难经》云：肺太过则外证面白善嚏，悲愁不乐欲哭，其内证喘咳上喝，逆气烦心，胸满烦热，夜则涕出多嚏，鼻塞不通。肺金大实，以子助母也。心脾肺皆受寒邪。涎出口甘，水反侮土，寡于畏也。腹中大寒，名曰寒中，痰白作泡，肺中气虚而为大寒，子助母也，当于肺中泻肾水，非辛热之药不退也。口甘涎沫者，胃中寒而不和，以辛甘热去之，饮酒者多有此反化。

丹溪云：咳嗽有风寒，有火，有劳，有痰，有肺胀。风寒者，主发散行痰，二陈汤加麻黄、杏仁、桔梗之类（戴氏曰：鼻塞声重恶寒是也）；风寒郁热于肺，夜嗽者，三拗汤加知母；脉大而浮，有热，加黄芩、生姜；声哑属寒（寒包热也，此

言乍感寒而嗽者），宜细辛、半夏、生姜，辛以散之；肺虚者，人参膏、阿胶为主；阴不足者，六味地黄丸为要药，或知母茯苓汤，尤妙；喘嗽遇冬则发，此寒包热也，解表热自除，用枳壳、桔梗、麻黄、防风、甘草、陈皮、紫苏、木通、黄芩；严寒嗽甚，加杏仁，去黄芩；感冷则嗽，膈上有痰，二陈汤加炒枳壳、黄芩、桔梗、苍术、麻黄、木通、生姜；火者（有声痰少面赤是也），主降火清金化痰，黄芩、海石、瓜蒌、青黛、桔梗、半夏、香附、诃子、青皮之类，蜜丸噙化；干咳嗽者，系火郁之甚，难治，乃痰郁火邪在肺中，用桔梗以开之，下用补阴降火，不已则成劳，须行倒仓法。此证多是不得志者有之（倒仓法轻用杀人，切慎之）。 有痰因火逆上作嗽者，必先治其火，然亦看痰火孰急，若痰急先治痰也。劳者（盗汗出兼痰多作寒热是也）以补阴为主，四物汤加竹沥、姜汁；阴虚火动而嗽，四物加二陈，顺而下之（加黄柏、知母尤妙）；阴虚喘嗽，或吐血者，四物汤加知母、黄柏、五味子、人参、麦冬、桑白皮、地骨皮；好色之人，元气虚弱，咳嗽不愈，琼玉膏；肺虚甚者，人参膏，以生姜、陈皮佐之，有痰加痰药。此好色肾虚者有之（肾虚则水失所养，不能制火，火势不退而侮所胜，肺金受伤而虚，所谓子能令母虚也）。久嗽劳嗽，用贝母、知母各一两，以巴豆同炒黄色，去巴豆，再用白矾、白及各一两为末，以生姜一片蘸药，睡时噙化，药尽嚼姜咽之。咳嗽声嘶者，乃血虚受热，用青黛、蛤粉，蜜调服之。痰者主豁痰（嗽动便有痰声，痰出嗽止是也）。痰嗽，用半夏、瓜蒌各五两，贝母、桔梗各二两，知母一两，枳壳一两半，为末，生姜汁浸，蒸饼为丸服。一方黄芩一两半酒洗，白芥子去壳、滑石各五钱，贝母、

南星各一两，风化硝二钱半，蒸饼丸，青黛为衣。痰多喘嗽，白术、半夏、苍术、香附、杏仁各一两，黄芩五钱，为末，姜汁调面糊为丸服。痰嗽，因酒伤肺，瓜蒌、杏仁俱捣为泥，黄连为末，以竹沥入紫苏叶再煎，入韭汁调丸服。一方用青黛、瓜蒌蜜丸，嚼化以救肺。久嗽，有积痰留肺脘中如胶，气不能升降，或挟湿与酒而作，茜根童便浸，僵蚕炒、海粉、瓜蒌仁、蜂房、杏仁、神曲为末，姜汁、竹沥调，嚼化。痰嗽气急，苍术三两，香附一两五钱，萝卜子、蒸杏仁、瓜蒌仁、半夏各一两，黄芩、茯苓各五钱，川芎三钱，丸服。食积痰嗽，发热，半夏、南星为君，瓜蒌、萝卜子为臣，青黛、海石、石碱①为使，姜汁浸饼丸服。食积痰嗽，三补加二母炒，为末，丸如椒子大，以竹沥、姜汁吞之（三补，芩、连、柏也；二母，知贝母也）。肺胀者主收敛（动则喘满气急息重是也）。肺因火伤极，遂成郁遏，用诃子为主，佐以海粉、香附、青黛、杏仁之类。肺胀郁遏，不得眠者，难治。凡嗽，春是春升之气，夏是火炎上最重，秋是湿热伤肺，冬是风寒外束。用药发散之后，必以半夏等药逐去其痰，庶不再来。早晨嗽多者，此胃中有食积，至午时火气流入肺中，以知母、地骨皮降肺火；上半日嗽多者，胃中有火，贝母、石膏降之；午后嗽多者，属阴虚，四物加知母、黄柏，先降其火；黄昏嗽多者，火气浮于肺，不宜用凉剂，以五味子、五倍子敛而降之。嗽而胁痛，宜以青皮疏肝气，后以二陈汤加南星、香附、青黛、姜汁。一云实者，白芥子之类。嗽而心烦，六一散加辰砂；嗽而失声，润肺散、诃子、五味子、五倍子、黄芩、甘草等分为末，蜜丸嚼化；嗽而无声有痰，半夏、白术、五味、防风、枳壳、甘草；有声无痰，生姜、杏仁、升麻、五味、防风、桔梗、甘草；有声有痰，白术、半夏、五味、防风，久不愈者加枳壳、阿胶。寒热交作而咳嗽者，小柴胡汤加知母之类。一方加白芍药、五味子、桑白皮。阴气在下，阳气在上，咳嗽呕吐，喘促，泻白散加青皮、五味、人参、茯苓、粳米。热嗽胸满，小陷胸汤。治嗽最要分肺虚实。若肺虚久嗽，宜五味子、款冬花、紫菀、马兜铃之类补之；若肺实有火邪，宜黄芩、天花粉、桑白皮、杏仁之类泻之。治嗽必用五味子，东垣之法，然骤用之恐闭住其邪，先必发散之，或兼用之可也。治嗽用诃子，味酸苦，有收敛降火之功；五味子收肺气，乃火热必用之剂；杏仁散肺气风热，然肺实有热因于寒者为宜；桑白皮泻肺气，然性不纯良，用之多者当戒；或用马兜铃，以其去肺热补肺也；多用生姜，以其辛能发散也；瓜蒌甘能补肺，润肺降气，胸中有痰者，以肺受火逼，失降下之令，今得甘缓润下之助，则痰自降，宜其为治嗽之要药也；治嗽多用粟壳，不必疑，但用先去病根，此乃收功后药也，治痢亦同。咳逆，非蛤粉、青黛、瓜蒌、贝母不除。大概有痰者加痰药。口燥咽干而有痰者，不用半夏、南星，用瓜蒌、贝母。饮水者不用瓜蒌，恐泥膈不松快。喘嗽，不拘老幼久近，上壅等疾，槐花为末，滴水丸如桐子大，熟水或姜汤下。知母止嗽清肺，滋阴降火；杏仁泻肺气，气虚久嗽者一二服即止。嗽而肺气有余者宜泻之，桑白皮为主，半夏、茯苓佐之，泻其有余，补其不足；肺胀而嗽，或左或右不得眠，此痰挟瘀血碍气而病，宜养血以流动乎气，降火疏肝以清痰，四物汤加桃仁、诃子、青皮、竹沥、姜汁之类；血碍

---

① 石碱 原作"石礆"，今改。

气作嗽者，桃仁去皮尖，大黄酒炒，姜汁丸服。劳嗽即火郁嗽，用诃子，能治肺气因火伤极，遂成郁遏，胀满不得眠，一边取其味酸苦，有收敛降火之功，佐以海石童便浸、香附、瓜蒌、青黛、杏仁、半夏曲之类，姜、蜜调，噙化，必以补阴为主。脉郁^①痰嗽，睡不安，宜清化丸，贝母、杏仁为末，砂糖入姜汁，蒸饼丸，噙化。治嗽，灸天突、肺俞二穴，大泻肺气。肺俞穴在三柱骨下两旁各一寸五分。一人患咳嗽，恶风寒，口燥干，心微痛，胸胁痞满，脉浮紧而数，左大于右。盖表盛里虚，闻其素嗜酒肉，有积后因行房，涉寒冒雨，又忍饥，继以饱食。先用人参四钱、麻黄连根节一钱半（或云：此丹溪神方），与二三帖，嗽止寒除后，改用厚朴、枳实、青皮、陈皮、瓜蒌仁、半夏为丸，与二十帖，用人参汤下，痞满亦散而愈。一人患干咳嗽，声哑。用人参、橘红各一钱半，白术二钱，半夏曲一钱，茯苓、桑白皮、天门冬各七分，甘草、青皮各三分，服五帖后，去青皮，再加五味二十粒，知母、地骨皮、瓜蒌子、桔梗各五分，作一帖，入姜煎，夏加黄芩五分，仍与四物汤，入童便、竹沥、姜汁并炒黄柏，二药昼夜相间服，两月声出而愈。一人夜嗽多，脉大而浮。三拗汤加知母、黄芩，生姜煎。

戴氏曰：风寒者，鼻塞声重恶寒者是也；火者，有声痰少面赤者是也；劳者，盗汗出，兼痰者多作寒热。肺胀者，动则喘满，气急息重；痰者，嗽动便有痰声，痰出嗽止。五者大概耳，亦当明其是否也，然后用药，

荫按：方古庵曰：肺主皮毛，人之无病之时，荣卫周流，内气自皮肤腠理普达于外，一或风寒外束，则内气不得外达，便从中起，所以气升痰上，故咳嗽，宜用辛温辛凉之剂以发散风寒，则邪退正复而嗽止也。又按肺为华盖，凡饥饱劳役，喜怒忧恐，与夫饮醇醪，食厚味，则火升痰上而伤于肺，亦作咳嗽，宜用清火豁痰之剂，则火降痰消而嗽止也。又按肺主气，运行血液，周流一身，金也，肺受火邪，气从火化，有升无降，为嗽为喘，久而不治，虚极至损，则不能运行气液，发为烦热惊悸，咳唾粘涎脓血，宜用补虚润燥开郁散火之剂，则肺得清正而嗽止也。故治咳嗽要知新久之异，虚实之殊，补泻之宜，斯无误矣。

李氏曰：咳因气动为声，嗽乃血化为痰。肺气动则咳，脾湿动则嗽，脾肺俱动，则咳嗽俱作。然以肺为主，故多言咳，则包嗽在其中。咳必先审肺脉虚实。实者浮大有力，若沉而滑则痰气盛也；虚者弦大无力，若沉细带数则火郁极也。风乘肺，咳则鼻塞声重，口干喉痒，语未竟而咳，参苏饮加桑白皮、杏仁，或柴胡半夏汤，后用诸咳丸。如久咳夜咳冬咳，风入肺窍者，宜熏之。寒乘肺，咳则胸紧声哑，二陈汤加麻黄、杏仁，或苏陈九宝饮、华盖散、单生姜丸。有寒热者，小柴胡汤。又有一种遇寒则咳者，谓之寒暄，乃寒包热也，解表则除，枳梗汤加麻黄、防风、杏仁、陈皮、紫苏、木通、黄芩。如风寒郁热，夜咳者，三拗汤加知母、黄芩。暑乘肺，咳则口燥声嘶，吐沫，六一散加辰砂，见血者枇杷叶散。湿乘肺，咳则身重，骨节烦疼，洒淅，五苓散、不换金正气散。大抵春气上升，润肺抑肝；夏火上炎，清金降火；秋湿热甚，清热泻湿；冬风寒重，解表行痰。火咳，声多痰少，五更咳多者，食积湿热，火流肺中，泻白散加知母，或古二母散。上半午咳多

————
① 脉郁　"脉"恐当作"肺"。

者，胃有实火，单石膏丸加知母、贝母。便闭喘渴，痰稠者，凉膈散、败毒散、古芩半丸。下半午咳多者，阴虚，四物汤合二陈汤，加知母、黄柏、麦门冬，顺而下之。如阴虚火燥，寒热盗汗，遗精见血者，四物汤加竹沥，或滋阴降火汤、加味二母丸。黄昏咳多者，火浮于肺，润肺丸以敛之，不可纯用凉药。通用二陈汤去半夏，加贝母、瓜蒌、青黛、山栀、黄芩、桑白皮。郁咳即火咳，久者干咳无痰，乃肾水焦枯，邪火独炎于肺，泻白散加苦梗为君以开之，久者诃黎丸，虚者肾气丸，不得志者霞天膏。如肺燥皮枯，疮痒便闭者，活血润燥生津饮。劳咳，五劳虚咳也。疲极伤肝，咳而左胁疼引小腹者，二陈汤加芎、归、芍药、青皮、柴胡、草龙胆、黄芩、竹茹，或黄芪建中汤；劳神伤心，咳而咽干咯血者，劫劳散、梦授天王补心丹；劳倦伤脾，咳而气短无力者，调中益气汤、补中益气汤；叫呼伤肺，咳而呕吐白沫，口燥声嘶者，润肺丸、人参清肺饮；房劳伤肾，咳而腰背痛，寒热者，二陈芎归汤。又有一种传痊痨咳，即干咳、劳咳，久者宜蛤蚧、天灵盖、雄黄、朱砂之类，须于劳瘵条参之。食咳，因食积生痰，痰气冲胸，腹满者，二陈汤加厚朴、山楂、麦芽。伤生冷以致肺胃不清，嗳酸吐泻，恶风寒者，五积散、理中汤、异攻散[①]。伤煎炒热物者，荸荠散或三补丸加知母、贝母。伤酒食积者，香附瓜蒌青黛丸。七情脏气不平则咳，久不已则入六腑。怒伤肝咳，两胁下满，入胆则呕吐苦汁；喜伤心咳，心痛咽肿，入小肠[②]则咳与气失；思伤脾咳，右胁引肩背痛，甚则不可以动，入胃则呕吐痰沫长虫；忧伤肺咳，喘息咽血，入大肠则遗粪；恐伤肾咳，唾涎，腰背引痛，入膀胱则遗尿，入三焦则腹满不欲食。始则关于肺，久则聚于胃故也。宜二陈汤加瓜蒌、萝卜子、加味泻白散、参苏饮、四七汤、苏子降气汤、团参饮子、古橘甘散、古橘姜丸、加减三奇汤选用。痰咳，痰出咳止，胸膈多满。经曰：秋伤于湿，冬必咳嗽。湿在心，谓之热痰；湿在肝，谓之风痰；湿在肺，谓之气痰；湿在肾，谓之寒痰。惟湿痰入胃，上干于肺，则必作咳，宜千缗汤、坠痰丸、半瓜丸选用。痰郁肺经，咳则涎多，或结胸者，二陈汤加枳、梗、瓜蒌、黄芩、贝母，甚者鹤顶丹；痰积流入肺脘，久咳不得睡者，兜铃丸；痰因火动者，二陈汤加芩、连，或清气化痰丸；痰因宿食者，化痰丸；痰因酒湿者，蜂姜丸；全因酒者，瓜连丸。如痰甚能食便闭者，小承气汤下之；不能食便闭者，厚朴汤或滚痰汤疏导之。水咳，因饮茶水，停蓄为涎，上涌身热，胸满怔忡者，小青龙汤，身寒胁硬者元武汤，结胸者小半夏汤，大便闭者十枣汤，小便涩者五苓散。详伤寒水证。瘀血咳，则喉间常有腥气，轻者泻白散加生地黄、山栀子、牡丹皮、麦门冬、桔梗，重者桃仁、大黄、蒌汁为丸服。或因打损劳力伤肺，遇风寒则咳，或见血紫黑色者，四物汤去川芎，加大黄、苏木，为末，酒调服，利去心肺间瘀血即止，后服人参养荣汤调理。肺胀满，即痰与瘀血碍气，所以动则喘急，或左或右眼一边不得者是，四物汤加桃仁、诃子、青皮、竹沥、姜汁。若虚胀喘者，单人参膏、古百花膏。有水停蓄胀者，饮水则逆转不入，三白汤加泽泻、桔梗、五味子。若因火伤极，无水以升而胀者，必干咳无痰，诃黎丸含化，以诃子有收敛降火之功，危哉。新咳有痰者，外感随时解

---

① 异攻散　即"异功散"。
② 小肠　原作"心肠"，据文义改。

散，无痰者便是火热，只宜清之。久咳有痰者，燥脾化痰，无痰者清金降火。盖外感久则郁热，内伤久则火炎，俱宜开郁润燥。其又有七情气逆者，则以枳壳、香附顺气为先；停水宿食者，则以南星、槟榔分导为要。气血虚者，补之敛之。苟不治本，而浪①用兜铃、粟壳涩剂，反致缠绵。况肺为娇脏，易寒易热，虽人参平药，惟气虚最宜，若肺热有火及风邪初盛者，俱宜沙参或元参代之，故咳不拘于寒也。久咳曾经利下及劳倦饥饱，以致肺胃寒而饮食少进者，只理脾而咳自止。然肾为气脏，咳嗽动引百骸，自觉气从脐下逆奔而上者，乃肾虚气不归元，宜所服药中加补骨脂、五味子，或三味安肾丸，阴虚者肾气丸，阳虚者黑锡丹以镇之。凡咳至肺胀及咽疮失音者，必死。

楼氏曰：咳之为病，有一咳即出痰者，脾不胜湿而痰滑也；有连咳十数不能出痰者，肺燥胜痰湿也。滑者，宜南星、半夏、皂角灰之属燥其脾，若利气之剂所当忌也；涩者，宜枳壳、紫苏、杏仁之属利其肺，若燥肺之剂所当忌也。凡咳嗽面赤，胸腹胁常热，惟腿足乍有凉时，其脉洪者，热痰在胸膈也，宜小陷胸汤、礞石丸之类清膈降痰，甚而不已者，宜吐下其痰热也；面白悲嚏，或胁急胀痛，或脉沉弦细迟而咳者，寒饮在胸腹也，宜辛热去之。干咳嗽者，无痰有声者是也。此证本于气涩，涩微者连咳十数声方有痰出，涩甚者虽咳十数声亦无痰出，是为干咳嗽也。洁古蜜煎生姜汤、蜜煎陈皮汤与烧生姜胡桃方皆治无痰而嗽者，以辛甘润其肺也。如但使青皮、陈皮，药皆宜去白。本草云：陈皮味辛，理上气，去痰气滞塞；青皮味苦，治下气。二味俱用，散三焦气也。故《圣惠》法治云：陈皮去穰，穰不除即生痰；麻黄发汗，节不去则止汗。

薛氏曰：咳嗽若因气虚，腠理不密，六淫所侵②，当祛外邪而实脾土；若因心火太过，当伐肝木而滋肺金；若因肺金气虚，当补脾土而生肺气；若因肾水虚损，虚火炎上，当补肾肺以滋化源。大抵风邪胃火，此实热为患，易治；惟肺肾虚损，此真脏为患，最难调治。大凡发热喘嗽，或咳唾脓血，饮食不入，急补脾肺，滋肾水，多有得生者。脉浮大而面色赤者皆难治，脉浮短涩者可疗。

千金云：凡上气，多有服吐药得瘥，亦有针灸得除者，宜深体悟之。

脉 法

仲景云：人嗽十年，其脉弱者可治，实大数者死。其脉虚者必苦冒，其人本自有支饮在胸中故也，治属饮家。上气，面浮肿，肩息，其脉浮大不治，又加利尤甚。脉浮短者，其人肺伤，诸气微少，不过一年死，法当嗽也。咳嗽羸瘦，脉形坚大者死。咳而脱形身热，脉小坚急以疾，是逆也，不过十五日死。

脉经云：上气，脉数者死，谓其形损故也。咳嗽，脉浮紧者死，浮直者生，浮软者生，小沉伏匿者死。关上脉微为咳，肺脉微急为咳而唾血，脉弦涩而咳为少血，脉紧者为肺寒，双弦者寒，脉浮而紧者为虚寒，脉浮而缓者伤风，脉细者湿，脉数为热，脉沉数为实热，脉弦为水，偏弦为饮，脉沉为留饮，洪滑多痰。咳，脉浮直者生，脉浮濡者生，脉紧者死，沉小伏匿者死。咳而羸瘦，脉坚大者死。咳而脱形发热，脉小坚急者死。凡肌瘦形脱，热不去，咳呕，腹胀且泄，脉弦急者，皆死证也。

---

① 浪 草率，随便。
② 侵 原作"浸"，据文义改。

脉诀举要曰：咳嗽所因，浮风紧寒，数热细湿，房劳涩难。右关濡者，饮食伤脾；左关弦短，疲极肝衰。浮短肺伤，法当咳嗽。五脏之嗽，各视本部。浮紧虚寒，沉数实热，洪滑多痰，弦涩少血。形盛脉细，不足以息，沉小伏匿，皆是死脉，惟有浮大，而嗽者生。外证内脉，参考称停。

通治诸咳嗽方

清金饮

杏仁去皮尖　白茯苓各一钱　橘红七分
五味子　桔梗　甘草各五分

上锉，水煎服。一方有贝母一钱。春多上升之气，宜润肺抑肝，加川芎、芍药、半夏各一钱，麦门冬、炒黄芩、知母各五分；春若伤风致咳，鼻流清涕，宜辛凉解散，加防风、薄荷、紫苏、炒黄芩、麦门冬各一钱；夏多火热，炎上最重，宜清金降火，加桑白皮、知母、炒黄芩、麦门冬、石膏各一钱；秋多湿热伤肺，宜清热泻湿，加苍术、桑白皮各一钱，防风、黄芩、山栀炒各五分；冬多风寒外感，宜解表行痰，加麻黄、桂枝、半夏、生干姜、防风各一钱。肺经素有热者，再加酒炒黄芩、知母各五分；若发热头疼，鼻塞声重，再加藁本、川芎、前胡、柴胡各一钱；有痰，加半夏、枳壳；风痰，再加南星姜汁炒；湿痰，脾困少食，加白术、苍术；有痰而口燥咽干，勿用半夏、南星，加知母蜜水拌炒、贝母、瓜蒌、黄芩炒；夏月热痰，或素热有痰，加黄芩、黄连、知母、石膏。上半日咳者，胃中有火，加贝母、石膏、黄连，五更嗽者同治；黄昏咳者，火浮于肺，不宜骤用寒凉药，宜加五味子、五倍子、诃子皮敛而降之。若咳嗽久肺虚，滋气补血，加人参、黄芪、阿胶、当归、生姜、天门冬、款冬花、马兜

铃、酒芍药之类；肺热咳嗽，去人参，用沙参，此兼补气血也；若午后咳者，属阴虚，即劳嗽也，宜补阴降火，加川芎、当归、芍药、熟地黄、黄柏、知母、竹沥、姜汁、天门冬、瓜蒌仁、贝母，此专补阴血也；若火郁嗽，谓痰郁火邪在中，宜开郁消痰，用诃子皮、便浸香附、瓜蒌仁、半夏曲、海石、青黛、黄芩为末，蜜调为丸，噙化，仍服前补阴降火汤药，失治则成劳；若食积痰积咳嗽[①]者，用香附、瓜蒌、贝母、海石、青黛、半夏曲、软石膏、山楂子、枳实、姜炒黄连为末，蜜调噙化；若劳嗽见血，加阿胶、当归、芍药、天门冬、知母、贝母、桑白皮，亦于前肺虚阴虚二条择用。

除湿汤

茯苓一钱　桔梗　枳壳麸炒，各八分
半夏　桑白皮　杏仁去皮尖　甘草炙，各五分

上锉，加生姜二片，水煎服。伤风致咳，鼻流清涕，加防风、羌活、薄荷、荆芥、紫苏各一钱；肺受火邪，痰壅口干，加黄芩一钱、黄连七分；肺受湿痰，身重，加苍术、防己、山栀炒各五分；寒喘痰嗽，加麻黄七分；恶寒多汗，加桂枝、防风；风寒，加南星、竹沥半盏、姜汁少许；痰气咳嗽，加苏子、贝母各一钱；日晡咳者，火浮于肺，加五味子七粒、知母炒一钱、五倍子七分；久嗽气虚血少，加参、芪、归身、款冬花、紫菀；午后阴虚咳嗽，加知母、川柏，俱蜜水蒸四分，川归、生地、竹沥、姜汁、天门冬、贝母各等分；嗽若有血，加清血凉血之剂。

二陈汤　丹溪云：治咳嗽去痰，伐病根之药也，除阴虚血虚，火盛干咳嗽者勿用。

----

① 咳嗽　"咳"前原衍"若"字，据文义删。

半夏　陈皮去白　白茯苓　甘草

上锉，加生姜，煎服。如血虚有痰者，本合合四物汤，加五味子、麦门冬、瓜蒌仁之类；如伤风邪咳嗽，加南星、枳壳、防风、荆芥、前胡、细辛、旋覆花之类；如伤寒邪咳嗽，加麻黄、杏仁、桔梗、干姜、桂枝之类；如伤热邪咳嗽，加黄芩、薄荷、知母、石膏、桔梗之类；如先伤风寒，郁热久嗽不已，欲成劳者，加知母、贝母、款冬花、紫菀、五味子、天麦二冬、马兜①、当归、生地黄之类；如伤风寒喘嗽并作，加麻黄、杏仁、防风、荆芥、枳壳、桑白皮、桔梗、地骨皮、紫苏之类；如咳嗽声嘶，引两胁痛不可忍者，加芎、归、芍药、青皮、柴胡、草龙胆、黄芩、竹茹之类；如久年喘嗽，遇风寒则发作者，加紫菀、款冬花、桑白皮、杏仁、五味子、知母、石膏之类。不问风寒郁热，劳嗽久嗽，曾先服麻黄、杏仁、防风等药，虽退减而病根未除者，加粟壳、乌梅、阿胶、五味子、瓜蒌仁之类，可一服而愈。

荫按：凡诸嗽，须分气虚气实新久用药。如新咳嗽挟虚者可用人参，风寒邪热者万不可用。如久嗽已郁热者，切不可用人参，反增喘满嗽剧。如肺虚久嗽，加五味子、款冬花、紫菀茸、马兜铃之类以补之；若肺实而有火邪者，宜桑白皮、片黄芩、天花粉、杏仁、枳壳、桔梗之类以泻之。

一方　治十六般咳嗽。

黄明胶炙　马兜铃　半夏姜汁浸三日　杏仁去皮尖　甘草炙，各一两　人参半两

上为细末，每服一大钱，水一盏煎七分，临卧食后服，随病有汤使为引。心嗽，面赤或汗流，加干葛煎，早饭后服；肝嗽，眼泪出，加乌梅一枚、大米十四粒煎；脾嗽，不思饮食，或一二时恶心，入生姜二片煎；胃嗽，吐逆酸水，入蛤粉煎；胆嗽，令人不睡，加茯神五分，茶清调下；肺嗽，上喘气急，入桑白皮煎；肾嗽，入黄芪、白饧糖同煎；膈咳，嗽出痰如员块②，生姜汁调药咽下；劳嗽，入秦艽末同煎；冷嗽，天晓嗽甚，加葱白三寸同煎；血嗽，连顿不住，当归末、枣子同煎；暴嗽，涕唾稠粘，入乌梅、生姜同煎；产嗽，背胛疼痛，加甘草三寸、黄蜡少许同煎；气嗽，肚痛胀满，入青皮去白同煎；热嗽夜甚，入蜜一匙、葱白同煎；哮嗽，喉如拽锯，入半夏三枚同煎。上十六般嗽疾，依法煎服，无不效验。此方乃京都一家专治此疾，因中宫厚赂，方始得传，屡试有效。

鸡鸣丸　治男妇不问老少十八般咳嗽，吐血诸虚等证如神。

从来咳嗽十八般，只因邪气入于肝。
胸膈咳嗽多加喘，胃嗽膈上有痰涎。
大肠咳嗽三焦热，小肠咳嗽舌上干。
伤风咳嗽喉多痒，胆嗽夜间不得安。
肝风嗽时喉多痹，三因嗽时船上滩。
气嗽夜间多沉重，肺嗽痰多喘嗽难。
热嗽多血连心痛，膀胱嗽时气多寒。
暴嗽日间多出汗，伤寒嗽时冷痰酸。
此是神仙真妙诀，用心求取鸡鸣丸。

知母炒，四两　麻黄　旋覆花　马兜铃陈皮去白　甘草炙，各一两　人参　桔梗各半两　款冬花　阿胶麸炒　五味子各四钱　半夏姜汁炒　杏仁去皮尖　葶苈纸上焙，各三钱

上共为细末，炼蜜丸如弹子大，每服一丸，五更乌梅生姜枣子汤下。

诸咳丸　治诸咳通用，伤风咳甚，发表后以此断根，尤妙。

---

① 马兜　即"马兜铃"。
② 员块　即圆块。员，同"圆"。

陈皮 百药煎 枳壳 半夏曲 诃子 知母各等分

上为末，姜汁入蜜丸，白汤下。

治感冒咳嗽方

加味二陈汤 治感冒风寒咳嗽。

陈皮去白 半夏制 茯苓 紫苏 麻黄 杏仁各一钱 桔梗七分 甘草炙，三分

上锉，加生姜三片，水煎服。

宁嗽化痰汤 治感冒风寒咳嗽。

紫苏一钱二分 陈皮 半夏 茯苓 枳壳麸炒 桔梗 前胡 干葛 麻黄冬月倍，夏月减 杏仁炒，去皮尖 桑白皮各一钱 甘草四分

上锉，加生姜三片，水煎，食远热服。

清肺饮 治时气咳嗽。

紫苏叶 陈皮 白茯苓 前胡 杏仁 香附 山栀仁炒，各一钱 桔梗 桑白皮各一钱半 枳实七分 黄连三分 甘草二分

上锉，加生姜、葱白，水煎，食后热服。

三拗汤 治感冒风邪寒冷，鼻塞声重，语音不出，咳嗽多痰，胸满，短气喘急。

麻黄不去节 杏仁不去皮尖 甘草生，各等分

上锉，每服五钱，加生姜三片，水煎，温服。加荆芥、桔梗，名五拗汤。一方用半夏、枳实。如风寒郁热夜咳者，加知母、黄芩；咽痛甚者，煎成加朴硝少许。

华盖散 治肺受风寒，咳嗽痰壅。

紫苏子炒 赤茯苓去皮 陈皮去白 桑白皮 杏仁去皮尖，炒 麻黄去根节，各一钱 甘草炙，五分

上作一服，生姜三片水煎，食后温服。

金沸草散 治肺经受风，头目昏疼，咳嗽声重，涕唾稠粘。

荆芥穗一钱 麻黄 前胡各一钱半 旋覆花一钱二分 赤芍药 半夏 甘草炙，各七分

上锉，加生姜三片、枣一枚，水煎，食远服。

紫苏饮 治肺感风寒咳嗽。

紫苏 麻黄 杏仁 桑白皮 青皮 五味子 甘草各等分

上为细末，每服二钱，水一盏煎七分，温服。一方加半夏、陈皮、人参、生姜，煎服。

参苏饮 治外感风寒，咳嗽气逆，血蕴上焦，发热气促，或咳血衄血，咳嗽不止。

人参 紫苏叶 半夏姜汁拌炒 陈皮去白 茯苓 桔梗 枳壳麸炒 前胡 葛根各一钱 甘草炙，五分

上锉，加生姜三片，水煎服。

杏参饮 治嗽。

杏仁 人参 款冬花 麻黄 前胡 柴胡 桑白皮 桔梗 半夏 五味子各等分

上为细末，每服三钱，生姜五片水煎，通口服。

杏苏饮 治上气喘嗽，面目浮肿。

柴苏叶七分 大腹皮 五味子 乌梅肉 杏仁泥各五分 陈皮 桔梗 麻黄去根节 桑白皮蜜炙 阿胶珠各二分半 紫菀茸三分半 甘草炙，二分

上锉，加生姜五片，水煎，温服。

易简杏子汤 治一切咳嗽，不问外感风寒，内伤生冷，及痰饮停积，悉皆治之。

杏仁去皮尖，炒 人参 茯苓 细辛 半夏 官桂 干姜 芍药 五味子 甘草炙，各等分

上㕮咀，每服四钱，姜三片、水二钟

煎八分，食后服。若新感冒，加麻黄等分。

苏陈九宝饮 治老人小儿素有喘急，遇寒暄不常[①]，发则连绵不已，咳嗽哮吼，夜不能眠。

紫苏叶 麻黄 陈皮 大腹皮 官桂 杏仁去皮尖 桑白皮 薄荷 甘草各一钱

上锉，加生姜三片、乌梅一个，水煎，食后服。

人参荆芥散 治肺感风邪，上壅咳嗽，头目不清，言语不出，咽干项强，鼻流清涕。

人参 荆芥穗 麻黄 细辛 桔梗 通草 半夏 陈皮去白 杏仁去皮尖 甘草炙，各等分

上咬咀，每服四钱，生姜五片水煎，食后服。

橘苏汤 治伤寒咳嗽身热，有汗恶风。脉浮数，有热，服杏子汤不得。

橘皮 半夏 桑白皮炒 贝母去心 五味子 白术 紫苏叶 杏仁去皮尖，各一两甘草炙，半两

上咬咀，每服四钱，生姜五片水煎服。

橘皮汤 治春冬伤寒，夏秋伤冷湿，咳嗽，喉中有声，上气头痛。

陈皮 紫菀 麻黄去根 杏仁炒 当归各一钱 官桂 甘草炙 黄芩炒，各五分

上咬咀，水煎，食后温服。

人参润肺汤 治肺气不足，喘咳不已，并伤寒壮热，头疼身痛。

人参 干葛 桔梗 白芷 麻黄去节 白术 甘草炙，各一两 干姜五钱

上咬咀，每服八钱，生姜三片、葱白一茎水煎，温服。

八味款冬花散 治肺经寒热不调，涎嗽不已。

款冬花 紫菀 五味子 甘草炙，各

七钱半 麻黄去节 桑白皮 杏仁去皮尖，炒 紫苏叶各一两

上为粗末，每服五钱，入黄蜡皂子大一块，水煎，热服。

款冬花散 治肺感寒邪，咳嗽喘满，胸胁烦闷，痰涎壅盛，喉中哮喘，鼻塞流涕，咽喉肿痛。

款冬花 麻黄去根节 半夏姜制 阿胶炒 杏仁各一两 知母 贝母 桑白皮 甘草炙，各二两

上咬咀，每服二钱，生姜三片水煎服。

温肺汤 治肺虚感冷咳嗽，呕吐痰沫。

干姜 官桂 半夏 五味子 陈皮 杏仁 甘草各一钱半 阿胶炒 细辛各五分

上锉，加生姜三片、枣一枚，水煎，食后服。

厚朴麻黄汤 治咳而脉浮者。

厚朴五两 麻黄四两 干姜 细辛各二两 半夏 五味子 杏仁各半升 石膏如鸡子大 小麦一升

上以水一斗三升先煮小麦熟，去粗，纳诸药煮取三升，温服一升，日三服。

泽泻汤 治咳而脉沉者。

半夏半升 紫参五钱，一作紫菀 泽泻三斤，以东流水五斗半煮取一斗半 生姜 白前各五两 甘草 黄芩 人参 桂枝各三两

上咬咀，纳泽泻汁中煮取五升，温服五升，至夜尽。

丹溪方 治喘嗽遇冬则发，此寒包热也，解表则热自除。

枳壳 桔梗 麻黄 防风 陈皮 紫苏 木通 黄芩

如严寒嗽甚，加杏仁，去黄芩。

上切片，水煎服，发散后用二陈汤逐

----

① 寒暄不常　谓气候之寒热不合常度。暄，日暖之气。

痰。

丹溪方　治感冷则嗽，此膈上有痰。

桔梗　苍术　麻黄　木通　茯苓　枳壳　陈皮　半夏　片芩炒　甘草

上咀片，生姜、水煎服。

加味理中汤　治肺胃俱寒，咳嗽不已。

甘草炙　半夏汤泡　茯苓去皮　干姜不炒　白术　橘红　细辛　北五味　人参等分

上㕮咀，每服三钱，姜、枣煎，食前服。

单生姜丸　治寒嗽。

生姜切作薄片，焙干为末，糯米糊丸如芥子大，空心米饮下三十丸。

加味香薷饮　治感暑而嗽。

香薷三钱　厚朴　白扁豆炒　五味子各一钱半

上锉，水煎服。

辰砂六一散　治暑乘肺，咳则口燥心烦，声嘶吐沫。

滑石六两　甘草一两　辰砂三钱

上为细末，每服三钱，新汲水调服。

白术汤　治感湿而嗽者，身体重痛，或自汗，或小便不利。

白术三钱　白茯苓　半夏　橘红各二钱　五味子一钱　甘草五分

上锉，加生姜三片，水煎服。如小便不利，加泽泻一钱半。

治火咳嗽方

清金化痰汤　治积火炎上，咽喉干痛，面赤，鼻出热气，其痰嗽而难出，色黄且浓，或带血丝，或出腥臭。

黄芩　山栀各一钱半　桔梗二钱　麦门冬去心　贝母　知母　桑白皮　瓜蒌仁炒　橘红　茯苓各一钱　甘草四分

上水二钟煎八分，食后服。如痰带血

丝，加天冬、阿胶。

加味泻白散　治感热嗽者，口干烦热，胸满有痰。

桑白皮　地骨皮　桔梗　知母　陈皮各一钱二分　黄芩　青皮各一钱　甘草四分

上水二钟煎八分，食后温服。

丹溪方　治火嗽有痰，面赤，夏月嗽者尤宜。

黄芩　山栀　桑白皮　杏仁　天花粉　知母　贝母　桔梗　甘草

上咀片，水煎服。

二母宁嗽汤　治因伤酒食，胃火上炎，冲逼肺气，痰嗽经旬不愈，一服即瘥。

贝母去心　知母各一钱半　栀子　黄芩各一钱二分　石膏一钱　桑白皮　茯苓　瓜蒌仁　陈皮各一钱　枳实七分　五味子十粒　生甘草二分

上锉一剂，生姜煎服。

麦门冬汤　治火热乘肺，咳嗽有血，胸胁胀满，五心烦热。

麦门冬去心　桑白皮炒　生地黄各一钱　半夏　紫菀　桔梗　麻黄　淡竹叶各七分　五味子杵　甘草各五分

上锉，姜、水煎服。

加减小柴胡汤　治咳嗽，寒热往来。

柴胡　半夏　黄连炒,各一钱　甘草炒　干姜炮,各五分　五味子炒,杵,三分

上锉，水煎服。

清上嚼化丸　清火化痰，止嗽定喘。

瓜蒌霜　天门冬去心　橘红　枯芩去朽,酒炒　海石煅　柿霜各一两　连翘　元参青黛各五钱　风化硝三钱

上为细末，炼蜜为丸如龙眼大，食远嚼化。

芩半丸　治上焦有热，咳嗽生痰。

黄芩　半夏各一两

上为末，生姜汁打糊丸如桐子大，每

服七十丸，食后淡姜汤下。

青金丸　一名与点丸，与清化丸同用，泻肺火，降膈上热痰。

片子黄芩炒

上为末，糊丸或蒸饼丸如桐子大，每服五十丸，白汤下。

清化丸　与青金丸同用，专治热嗽及咽痛，故苦能燥热湿，轻能治上。

灯笼草① 炒

上为末，蒸饼丸服。又用醋调，敷咽喉间痛。

治痰咳嗽方

加味二陈汤　治嗽动有痰，痰出嗽止。

陈皮去白　半夏　茯苓　甘草炙　桔梗　桑白皮　瓜蒌仁　杏仁

上锉，加生姜三片，水煎服。如胸膈作闷，加枳壳、紫苏；春加薄荷、荆芥，夏加黄芩、黄连；有火，亦加芩、连。

桔梗汤　除痰下气，胸膈胀满，痰逆恶心，饮食不进。

陈皮去白　半夏姜制　桔梗炒，各一两　枳实麸炒，三钱

上锉，每服三钱，生姜五片水煎服。

橘皮半夏汤　治痰嗽久不已者。

橘皮去白，半两　半夏汤泡七次，二钱半

上为末，分二服，每服加生姜十片，水煎服。

橘甘散　治痰嗽，极有效验。

橘皮去白，四两　甘草炙，一两

上为细末，每服二钱，白汤调下。

洗肺散　治咳嗽痰盛，肺气不利。

半夏三钱　黄芩二钱　天冬去心　麦冬去心　五味子各一钱半　杏仁去皮尖，七个　甘草五分

上㕮咀作一服，加生姜五片，水煎，食后服。

人参散　治咳嗽痰壅通用。

人参　桔梗　半夏曲　五味子　细辛　枳壳　赤茯苓　杏仁不去皮，各一钱　甘草炙，五分

上㕮咀，加生姜三片、乌梅半个，水煎，食后服。一方无杏仁，不用乌梅。痰嗽，加紫茸，添甘草。

人参饮　治痰嗽。

半夏　南星　寒水石　柴胡　款冬花　五味子　猪牙皂角　甘草炙

上㕮咀，每服八钱，生姜五片水煎服。热，加黄芩。

人参饮子　治痰嗽寒热壅盛。

人参　白术　半夏　茯苓　桔梗　五味子各一两　枳壳　甘草炙，各半两

上㕮咀，每服三钱，生姜五片水煎，空心服。治寒壅者，加杏仁不去皮、紫苏各半两。

人参清肺散　治痰嗽咽干，声不出。

人参　陈皮　贝母各一钱半　半夏　桔梗　茯苓　桑白皮　知母　枳壳　杏仁　黄连各一钱　麦门冬　地骨皮　甘草各五分　五味子一个　谷花七分

上锉，加生姜三片，水煎服。

一方　治咳嗽痰喘。

南星炮　半夏汤泡，各一两　陈皮去白，一两半　杏仁去皮尖，五钱　五味子　甘草炙，各三钱　款冬花　人参各二钱

上锉，每服加生姜五片，水煎，临卧温服。忌生冷、油腻。

丹溪方　治喘嗽，去湿痰。

白术　苍术　半夏　香附各一两　黄芩　贝母　杏仁去皮尖，各半两

上为末，姜汁打糊丸服。

丹溪方　治咳嗽有痰。

苍术一钱　半夏一钱半　茯苓五分　陈

---

① 灯笼草　即酸浆。为茄科植物酸浆的全草。性味酸苦，寒。功能清热，解毒，利尿。

皮五分　桔梗　甘草各二分

上锉，加生姜三片，煎服。

丹溪方　治肥人湿痰咳嗽。

白术二钱半　半夏　苦参各一钱半　陈皮一钱

上锉作一服，加生姜三片，竹沥与水共一盏煎，食远吞三补丸十五丸。

白术丸　治咳嗽体重，嗜卧脉缓。

白术　茯苓　半夏各等分

上为粗末，作五分或半两，水二盏、生姜七片煎一半，取清水调神曲末二钱服之。病甚者，玉壶丸大妙，永除根。

白术散　治夏暑大热，或醉饮冷酒，痰湿咳嗽不止，胸膈不利。

白术　茯苓　黄芩　半夏各等分

上为粗末，每服五钱，水二盏、生姜三片同煎，去粗，调陈皮、神曲末各一钱，食后服。

润肺散　治形瘦脉涩，咳嗽有痰者，宜以此润肺。

贝母去心，一两　瓜蒌仁　青黛各五钱

上为末，姜，蜜调成膏，噙化。一方用香附，无贝母，治妇人夜热痰嗽，月经不调。

人参清金丸　治热止嗽，消痰定喘。

人参　柴胡各一两　黄芩　半夏　甘草炙，各七钱　陈皮　麦门冬　青黛各二钱　五味子二十一粒

上为细末，面糊为丸如桐子大，每服三十丸，食后白汤下。

金珠化痰丸　治痰热，安神定志，除头痛眩晕，心忪忡恍惚，胸膈烦闷，涕唾稠粘，痰实咳嗽，咽膈不利。

半夏姜制，四两　白矾枯，二两　皂荚仁炒黄　天竺黄各一两　生龙脑研细，半两　金箔二十片，为衣

上皂角仁半为末，与诸药同拌匀，生姜自然汁为丸如桐子大，每服三十丸，食后临卧生姜汤下。

青礞石丸　治痰嗽。

青礞石硝煅　黄芩各五钱　半夏二两　白术一两　陈皮　茯苓各七钱半　风化硝二钱

上为末，炒神曲姜汁打糊丸。

化痰丸　治痰嗽。

黄芩酒洗，一两半　南星　贝母去心，各一两　滑石　白芥子去壳，各五钱　风化硝二钱半

上为末，汤浸蒸饼丸。

谢传清金丸　化痰止嗽，清金降火，又解酒毒。

薄荷四两　百药煎二两　土桔梗　孩儿茶各五钱　砂仁　诃子各三钱　硼砂二钱

上为末，以粉草半斤、水煮成膏和，为丸如樱桃大，每噙化一丸，缓缓咽下。

天竺黄饼子　治一切痰嗽，上焦有热，心神不安，甚效。

胆南星三钱　薄荷叶　天竺黄　朱砂各二钱　茯苓　天花粉　甘草各一钱　片脑[1]

上为末，炼蜜入生地黄汁，和药作饼子，每用一饼噙化，食后服。

清化丸　治肺郁痰喘嗽，睡不安宁。

贝母　杏仁　青黛

上为末，砂糖入姜汁泡蒸饼丸如弹子大，噙化。

半夏丸　治肺脏郁热痰嗽，胸膈塞满。

瓜蒌仁另研　半夏汤泡七次，各一两

上为末，姜汁打神曲糊，丸如桐子大，每服五十丸，食后姜汤下。

半瓜丸　治痰嗽。

半夏　瓜蒌仁各五两　贝母　桔梗各二两　枳壳一两半　知母一两

上为细末，生姜汁浸蒸饼丸如桐子

_____

① 片脑　原脱用量。

大，每服三五十丸，姜汤下。

小黄丸 治热痰咳嗽，脉洪面赤，烦躁心痛，唇口干燥，多喜笑。

天南星洗 半夏各一两 黄芩一两半

上为细末，姜汁浸蒸饼为丸如桐子大，每服五十丸至七十丸，白汤下。

白术丸 治湿痰咳嗽，脉缓面赤，肢体沉重，嗜卧不收，腹胀而食不消。

天南星 半夏各一两 白术一两半

上为细末，汤浸蒸饼为丸如桐子大，每服五七十丸，食后姜汤下。局方防己丸亦可用。

姜桂丸 治寒痰咳嗽，脉沉面黑，小便急痛，足寒而逆，心多恐怖。

天南星 半夏 官桂去皮，各一两

上为细末，蒸饼丸如桐子大，每服五七十丸，食后生姜汤下。

玉粉丸 治气痰咳嗽，脉急面白，气上喘促，淅洒寒热，悲愁不乐。

天南星 半夏各一两 陈皮去白，二两

上为细末，汤浸蒸饼丸如桐子大，每服五七十丸，人参生姜汤食后下。

星香丸 治诸气嗽生痰。

南星 半夏各三两，同用白矾雨化水浸一宿 陈皮去白 香附子皂角水浸一日，各三两

上四味不见火，为末，姜汁糊丸如桐子大，每服五十丸，临卧姜汤下。

星半丸 治诸般咳嗽。

南星姜制 半夏曲 凝水石凝水石，盐之精也，入水中年久结成，故名凝水石。凝水石即软石膏 枯矾 僵蚕炒 干生姜各一两

上为末，生姜汁糊丸如桐子大，每服五十丸，姜汤食后下。

瓜蒌半夏丸 治咳嗽喘满。

瓜蒌 杏仁去皮尖 枯矾各一两 半夏汤泡，二两 款冬花一两半 麻黄去根节，一两

上为末，用瓜蒌汁、生姜自然汁同水糊为丸如桐子大，每服三十丸，食后临卧

淡茶汤下。忌生冷、咸酸。

玉液丸 治风壅，化痰涎，利咽膈，清头目，除咳嗽，止烦热。

寒水石煅令赤，出火毒，水飞过，二十两 半夏汤洗，焙为末，十两 白矾枯，研细，十两

上合研，面糊丸如桐子大，每服三十丸，食后淡姜汤下。

玉芝丸 治风壅痰实，头目昏眩，咳嗽身重，咽喉不利。

人参 干薄荷 白茯苓 白矾枯 南星米泔浸，焙，各三两 半夏汤洗七次，姜汁和作曲，六两

上为末，生姜汁煮糊丸如桐子大，每服三十丸，食后姜汤下。如痰盛燥热，薄荷汤下。

玉壶丸 治风痰吐逆咳嗽，头痛目眩。

南星 半夏 天麻俱生用，各一两 白面三两

上为细末，同白面和匀，滴水丸如桐子大，晒干，每服三十丸，以水一大钟先煎令沸，下之煮五七沸，候药浮起即漉出晾干，用姜汤下。

祛痰丸 治风痰喘嗽。

人参 木香 天麻各一两 槐角子七钱半 陈皮去白 茯苓 青皮去穰 白术煨，各二两 半夏七钱半 牙皂角去皮弦，酥炙九次

上为细末，生姜自然汁打糊为丸如桐子大，每服五七十丸，食后临卧温酒送下。

天麻丸 治风痰。

天麻 半夏 天南星各一两 雄黄少许 白面三两

上以水丸，每服五七十丸至百丸，煎水沸，下丸煮十余沸，后用姜汤下，食前。

大白丹 治三焦气涩，破除余痰，止嗽开胃。

半夏洗　天南星炮　寒水石炮　白矾枯　白附子炮　干姜炮，各等分

上为细末，面糊丸如桐子大，每服三十丸，食后温生姜汤下。

延寿丹　治风壅痰嗽，或寒痰咽膈不利。

天麻半两　枸杞　干姜各一两半　明矾一两，半生半枯

上为细末，酒和成剂，再用蒸饼裹定，于笼内蒸熟，去面，搓为丸如桐子大，每服三十丸，温水下，食后临卧服。

防风丸　治风痰上攻，头痛恶心，项急目眩，旋晕，痰涎壅滞，昏愦。

天麻酒浸一宿　川芎洗　防风　甘草炙，各一两　朱砂五钱，为衣

上为末，每两作十丸，朱砂为衣，每服一丸，荆芥汤化下，茶亦得，不拘时。

川芎丸　消风壅，化痰涎，利咽膈，清头目旋晕。

川芎　薄荷各七钱半　桔梗半两　防风去芦，一两半　甘草三两半

上为末，炼蜜丸，每两半作五十丸，每服一丸，细嚼，腊茶汤下，食后临卧。

大利膈丸　治风痰实喘咳嗽，风气上攻。

牵牛生用，四两　半夏汤洗　青皮去白，各二两　木香五钱　槐角　槟榔　大黄各三钱　皂角去皮弦子，酥炙，三两

上为细末，生姜汁面糊丸如桐子大，每服五十丸，生姜汤下。

一方　取痰。

藜芦　人参芦各二钱　细辛二钱半　防风　牙皂角去皮弦，泡，各一钱

上为末，用酸浆水一碗食后温服，候吐痰，觉胸中尽，用冷葱汤时呷。

丹溪方　治风热痰嗽。

南星　海粉各二两　半夏一两　瓜蒌仁　萝卜子　黄连　青黛　石碱各半两　防风　皂角灰各三钱

上为末，神曲丸服。

皂角化痰丸　治瘰风，心脾壅滞，痰涎或多，喉中不利，涕唾稠粘，咽塞吐逆，不思饮食，或时昏瞆[1]。

枳壳炒，二两　天南星炮　半夏汤泡七次　白附子炮　白矾枯　人参　赤茯苓各一两　皂角木白皮酥炙，一两

上为细末，生姜汁打面糊丸如桐子大，每服三十丸，食后温水下。

防风丸　治痰嗽，胸中气不清利。

防风　枳壳炒，各半两　白术一两

上为末，煨饭丸，每服六七十丸，姜汤下。

一方　治咳逆上气，痰饮心痛。

海蛤烧为粉，研极细，过数日火毒散用之　瓜蒌仁带穰，同研

上丸如麻子大，白汤下。

一方　治寒痰喘嗽。

草乌五钱　麻黄二钱

上为末，每服三大钱，萝卜一个同煮令熟，只吃萝卜，妙。

润下丸　治气实有痰，又治积气，并大肠经气滞痰嗽。

陈皮去白，八两　甘草　食盐各五钱

上以水拌，令盐水干，焙燥为末，蒸饼丸如桐子大，或为末，白汤点服，立效。

透罗丹　治痰实咳嗽，胸膈不利。

皂角去皮弦，酥炙　黑牵牛微炒　半夏汤洗，各二两　大黄水浸，焙　杏仁麸炒，去皮尖，各一两　巴豆去油，另研，一钱

上为细末，生姜自然汁丸如桐子大，食后生姜汤下二十丸。咳嗽甚者，三四服必效。

丹溪方　治痰嗽喘。

─────────
① 昏瞆　即昏愦。瞆，同"愦"。

南星二钱　半夏　滑石各三钱　江子五钱，去油　轻粉少许

上为末，皂角仁浸浓汁丸如桐子大，每服七十丸。

本事方 治诸般痰嗽。

半夏姜汁浸一宿　天南星各一两　白矾　杏仁麸炒黄，去皮尖　牙皂去皮子　青黛各半两　焰硝二钱　巴豆二十一粒，去壳，生用

上为末，姜汁糊丸如绿豆，每服七丸，临卧姜汤下，小儿五丸。

辰砂半夏丸 治一切痰饮咳嗽。

用大半夏一斤汤泡七次，晒干为末，用生绢袋盛贮于瓷盆内，用净水洗，出去粗粗，将洗出半夏末就于盆内日晒夜露，每日换新水，七日七夜，澄去水，将半夏粉晒干，每半夏粉一两入飞过细朱砂末一钱，用生姜汁糊丸如桐子大，每服七十丸，用淡生姜汤下，食后服。

粉黛散

蚌粉新瓦上炒令通红，放地上出火毒，半两　青黛少许

上同研匀，用淡虀水滴入麻油数点调服。

绶带李防御，京师人。初为入内医官，值嫔御阁妃苦痰嗽，终夕不寐，面浮如盘，时方有盛宠，徽宗幸其阁见之，以为虑，驰遣呼李。先数用药，弗应，诏令往内东门供状，若三日不效当诛。李忧技穷，与妻对泣，忽闻门外叫云：咳嗽药一文钱一帖，吃了今夜得睡。李使人市药十帖，其色浅碧，用淡虀水滴麻油数点调服。李疑草药性厉，并三为一，自试之，既而无他。于是取三帖合为一，揣入禁庭授妃，请分二服以饵。是夕嗽止，比晓面肿亦消。内侍走，白天颜绝喜，赐金帛，厥值万缗。李虽幸其安，而念必宣索方书，何辞以对，殆亦死尔。命仆俟前卖药人过，邀入坐，饮以巨钟，语之曰：我见

邻里服嗽药多效，意欲得方，倘以传我，诸物为银百两，皆以相赠不吝。曰：一文药安得其值如此，防御要得方，便当奉告。只蚌粉一物，新瓦炒令通红，拌青黛少许耳。叩其所从来，曰：壮而从军，老而停汰，顷见主帅有此，故剽得之，以其易办，姑藉以度余生，无他也。李给之终身焉。

治食积咳嗽方

瓜蒌丸 治食痰壅滞喘咳。

瓜蒌仁　半夏　山楂　神曲炒，各等分

上为末，瓜蒌穰水为丸，竹沥姜汤下。

一方 治食积痰作嗽发热者。

半夏　南星　瓜蒌仁　萝卜子　青黛　石碱

上为末，丸服，随证加减。

又方 治食积痰嗽。

杏仁　萝卜子各二两

上为末，粥丸服。

青金丸 治食积火郁嗽，劫药。

贝母　知母各半两　巴豆去油膜，五分

上为末，姜泥丸，辰砂为衣，每五丸食后白汤下。一云青黛为衣。

温脾汤 治食饱则咳。

甘草四两　大枣二十枚

上㕮咀，用水五升煮二升，温服，分三服。若咽中痛而声鸣者，加干姜一两。

治酒积咳嗽方

瓜连丸 治伤酒痰嗽喘急。

瓜蒌仁　杏仁　黄连各等分

上为末，竹沥韭汁为丸如桐子大，每服三十五丸，紫苏煎汤下。

蜂姜丸 治酒痰嗽，积久如胶，及牙宣肿痛。

茜根　僵蚕炒　海粉　瓜蒌仁　杏仁

蜂房　神曲炒,各等分

上为末,姜汁、竹沥为丸,含化。

白龙丸　治酒积有痰咳嗽。

半夏　滑石　茯苓　白矾枯,各等分

上为末,神曲糊为丸。

一方　治酒嗽。

青黛　瓜蒌

上为末,用蜜、姜丸,含化,散肺毒也。

甘胆丸　治吃醋抢喉,因成咳嗽不止,诸药无效。

用甘草二两去赤皮,作二寸段,中劈开,用猪胆汁五枚浸三日,取出,火上炙干,为细末,炼蜜丸,每服四十丸,茶清吞下,神效。曾有人患此,诸药不效,用此方一服愈。

治肺气咳嗽方

泻白散　治肺脏气实,心胸壅闷,咳嗽烦喘,大便不利。

桔梗　地骨皮　桑白皮　半夏　杏仁去皮尖　瓜蒌仁　升麻　甘草炙,各等分

上咬咀,每服四钱,加生姜五片,水煎,食前温服。

加减泻白散　治阴气在下,阳气在上,咳嗽,呕吐喘促。

桑白皮一两　地骨皮七钱　甘草　陈皮去皮　青皮　五味子　人参各五钱　白茯苓三钱

上咬咀,每服一两,加粳米,水煎,食前温服。

青龙散　治咳嗽上气不得卧。

人参　陈皮去白　五味子　紫苏各一两

上咬咀,每服一两,生姜五片水煎,食后温服。

加减三奇汤　治咳嗽上气,痰涎喘促,胸膈不利。

桔梗　半夏　陈皮去白　青皮去白

甘草各半两　人参　桑白皮　苏叶各五钱　五味子四钱　杏仁三钱

上咬咀,每服八钱,生姜三片水煎,食后服。

紫苏半夏汤　治喘嗽痰涎,寒热往来。

紫苏　半夏　紫菀茸　陈皮去白　五味子各五钱　杏仁去皮尖,炒,一两　桑白皮二两半

上锉,每服五钱,生姜三片水煎,日进三服。

紫苏饮子　治脾肺虚寒,涎痰咳嗽。

紫苏叶　桑白皮　青皮　陈皮　半夏　麻黄　杏仁　五味子　人参　甘草炙,各五钱

上咬咀,每服五钱,水二钟、生姜三片煎七分,温服。

大降气汤　治上盛下虚,膈壅痰实,喘嗽,咽干不利。

紫苏子微炒　川芎　细辛　前胡　当归洗,焙　厚朴姜制　白茯苓　半夏　陈皮去白　桔梗　甘草炙　肉桂各等分

上咬咀,每服五钱,生姜五片、紫苏五叶水煎,温服。

平肺汤　治肺气上壅,喘嗽痰实,寒热往来,咽干口燥。

陈皮一钱半　半夏　桔梗　薄荷　紫苏　乌梅　紫菀　知母　杏仁　桑白皮　五味子　罂粟壳去蒂隔　甘草炙,各一钱

上咬咀,用水二钟、生姜五片水煎,食后服。

人参润肺散　治咳嗽气急,痰壅鼻塞。

人参二钱　麻黄去根节　杏仁　贝母去心,各一钱半　阿胶蛤粉炒　桔梗　甘草炙,各一钱　橘红三分

上咬咀,加紫苏三五叶,水煎,食后服。

人参散　治咳嗽痰壅通用。

人参　细辛　枳壳炒　赤茯苓　杏仁不去皮，各一钱　甘草炙，五分

上咬咀，加生姜五片、乌梅半个，水煎服。痰嗽，加紫菀、甘草。

团参散　治肺气不利喘嗽。

紫团参　款冬花　紫菀茸各等分

上为细末，每服二钱，水一盏、乌梅一枚同煎七分，食后温服。

蜡煎散　顺肺气，利咽膈，止咳嗽，化痰涎。

紫苏叶　杏仁　桔梗　桑白皮炒，各一两　款冬花　茶花　甘草炙，各七钱半　五味子五钱

上咬咀，每服四钱，水二盏入黄蜡少许同煎，临卧服。

款花清肺散　治咳嗽喘促，胸膈不利，不得安卧。

人参　甘草炒　白矾枯　乌梅和核杵碎　款冬花一两　甜葶苈生用，一钱　粟壳醋炒，四两

上为细末，每服二钱，温米饮调服，食后。忌油腻物及多言语损气。

紫参散　治肺气虚，咳嗽喘急，胸膈痞痛，脚膝微肿。

人参二钱半　蛤蚧一对，酥炙　白牵牛炒　甜葶苈炒　苦葶苈炒　木香　槟榔各五钱

上为末，用熟枣肉丸，每服四十丸，食后煎人参汤下。

款气丸　治久嗽痰喘，肺气浮肿。

青皮　陈皮　槟榔　木香　杏仁　茯苓　郁李仁　川归　广茂　马兜铃炮　葶苈　人参　防己各四钱　牵牛头末，二两半

上为细末，姜汁面糊丸如桐子大，每服二十丸，加至七十丸，食后姜汤下。

利膈丸　主胸中不利，痰涎咳嗽，喘促，利脾胃壅滞，调秘泄藏，推陈致新，化食，治利膈气之妙品也。

人参　当归　厚朴各三钱　甘草炙，五钱　木香　槟榔　藿香各一钱　大黄酒炒　枳实各二钱

上为细末，水丸桐子大，每服三五十丸，白汤下。

又方　治咳嗽气实。无虚热者可服，汗多者亦用之。

罂粟壳四两，蜜炒，去蒂隔　乌梅　马兜铃　南星姜制，各一两　人参　款冬花　桔梗各半两

上为末，蜜丸弹子大，含化。

一方　治气喘咳嗽。

大黄　葶苈净瓦上炒，一两

上为末，炼蜜丸如桐子大，每服五七十丸，桑白皮汤下。

治虚劳咳嗽方

六物二陈汤　治阴虚火动而嗽，用此顺而下之。

当归　川芎　芍药　地黄　知母　黄柏　半夏　陈皮　茯苓　甘草炙

上锉，加生姜，水煎服。

加味四物汤　治咳嗽吐红。

当归　川芎　白芍药　熟地黄　知母　黄柏　人参　麦门冬　五味子　桑白皮　地骨皮

上锉，水煎服。或云不宜用人参。

补肺汤　治劳嗽。

桑白皮　熟地黄各三两　人参　紫菀　黄芪　五味子各一两

上咬咀，每服一两，水煎，入蜜少许，食后温服。

又补肺汤

人参　马兜铃　五味子　麦门冬去心，各一钱半　紫菀　款冬花　桑白皮炒，各一钱　甘草炙，五分

上锉，加生姜三片、枣一枚，水煎，食远服。

五味黄芪散 治嗽咯血成劳，眼睛疼痛，四肢困倦，脚膝无力。

黄芪 熟地黄 麦门冬去心 桔梗各半两 人参三钱 芍药 五味子 甘草各二钱

上㕮咀，每服八钱，水煎，食后温服。

百合二母汤 治上热血虚咳嗽。

百合 知母 贝母去心 麦冬去心，各一钱 白茯苓 天花粉 前胡各八分 陈皮炒 白术 黄芩 桔梗各七分 五味子九个 生地酒炒 甘草各五分

上锉，加生姜煎，空心、食远各一服。

海藏紫菀散 治咳中有血，虚劳肺痿。

人参 紫菀 知母炒 贝母去心 桔梗 茯苓 阿胶炒，各一钱 五味子杵，三分 甘草炙，五分

上锉，加生姜，水煎服。一方无茯苓、阿胶、五味子三味。

人参五味子散 专治虚弱咳嗽红痰。

人参 五味子 黄芪 白术 白茯苓 归身 熟地黄 桑白皮蜜水炒 地骨皮 柴胡 前胡 陈皮泡 枳壳炒 桔梗 甘草各等分

上锉，加生姜三片，煎服。烦渴，加乌梅半个；有热，加青蒿、知母各七分。

千金五味子汤 治咳嗽，皮肤干燥，唾中有血，胸胁疼痛。

五味子杵，炒 桔梗炒 紫菀 甘草炒 续断各一钱 生地姜酒炒 桑白皮各五钱 竹茹三钱 赤小豆一撮

上锉，水煎服。

加味人参紫菀散 治虚劳咳嗽。

人参 白茯苓 陈皮 贝母 半夏曲 紫苏 紫菀茸 五味子 桑白皮炒 川芎各一两 杏仁炒，去皮尖 甘草各七钱半 阿胶蛤粉炒，五钱

上㕮咀，每服一两，姜七片、枣二枚、乌梅一个水煎服。

紫菀茸汤 治饮食过度，或食煎煿，邪热伤肺，咳嗽咽痒，痰多唾血，喘急胁痛，不得安卧。

紫菀茸 款冬花 经霜桑叶 百合蒸，焙 杏仁去皮尖 阿胶蛤粉炒 贝母去心 蒲黄炒 半夏汤洗，各一两 人参 犀角镑 甘草炙，各半两

上㕮咀，每服四钱，生姜五片水煎，食后温服。

团参饮子 治忧思喜怒，饥饱失宜，致伤脾肺，咳嗽脓血，憎寒壮热，渐成劳瘵者。

人参 紫菀茸洗 阿胶蛤粉炒 百合蒸 细辛洗，去叶土 款冬花 杏仁炒，去皮尖 天冬去心 半夏汤泡七次 经霜桑叶 五味子各五分 甘草炙，二分半

上㕮咀，加生姜三片，水煎，食后温服。气嗽，加木香；唾血而热，加生地黄；唾血而寒，加钟乳粉；疲极咳嗽，加黄芪；损肺唾血，加没药、藕节；呕吐，腹满不食，加白术，倍生姜；小便多，加益智仁；大便溏，去杏仁，加钟乳粉；面浮气逆，加沉香、橘皮。

宁肺汤 治荣卫俱虚，发热自汗，肺气喘急，咳嗽痰唾。

人参去芦 当归去芦 白术 熟地黄 川芎 白芍药 甘草炙 五味子 麦门冬 桑白皮 白茯苓各半两 阿胶蛤粉炒，一两

上㕮咀，每服一两，加生姜五片，水煎，食后服。

温金散 治劳嗽。

防风 黄芩 桑白皮 甘草各一两 人参 茯神各五钱 麦门冬去心，三钱半 杏仁十七个，制

上以防风、黄芩、桑白皮、甘草、杏仁同用米泔水浸一宿，晒干，次入人参、

茯神、麦门冬，同为末，每服二钱，水一盏入蜡一豆大，煎八分，食后服。

大宁嗽汤　治劳嗽诸嗽通用，如神效。

北五味　茯苓　桑白皮　紫苏　细辛　橘皮　枳壳麸炒　杏仁麸炒，去皮尖　甘草炙　阿胶炒　罂粟壳去穰，蜜炒，各二钱　半夏汤洗，五钱

劳嗽加川芎。

上㕮咀，每服一两，加生姜三片、枣二枚、乌梅半个，水煎，温服。

丹溪方　治劳嗽吐红。

人参　白术　茯苓　黄芪　百合　天门冬　白芍药　杏仁　半夏　阿胶　五味子　细辛　官桂　红花　甘草

上锉，水煎服。若热，去桂、芪，用桑白皮、麻黄不去节、杏仁不去皮同煎。

又方　治伤力嗽兼痰者。

白术　知母　茯苓　当归　芍药　甘草　贝母　麦门冬　款冬花　天花粉

上㕮咀，水煎，热服。

钟乳补肺汤　治肺气不足，年久咳嗽，以致皮毛焦枯，唾血腥臭，喘乏不已。

钟乳碎如米　桑白皮　麦门冬各二两　白石英　人参　紫菀　款冬花　五味子　肉桂各二两

上除钟乳、白石英外，同为粗末，后入钟乳等拌匀，每服四钱，水一盏、生姜五片、枣一枚、粳米三十粒煎七分，滤去粗，食后服。

款花补肺汤　治年高气弱，肌体瘦困，短气，遇秋冬咳嗽大作，夜间尤甚，三五百声不绝，春秋稍缓。

黄芪半两　苍术二钱　佛耳草　甘草炙，各一钱　当归　陈皮　曲末各七分　牡丹皮　黄柏各三分　款冬花一分

上㕮咀，每服三钱，水煎，食后稍热

服。

人参蛤蚧散　治三年肺气上喘咳嗽，咯唾脓血，满面生疮，遍身黄肿。

蛤蚧一对，全者，河水浸五宿，日换水洗去腥，酥炙黄　杏仁去皮尖　人参　甘草炙，各五两　知母　桑白皮　茯苓　贝母各三两

上为细末，净磁盒内收贮，每日用茶点服，神效。

荫按：治嗽方中多用人参，以其肺虚故也，惟肺受寒邪喘嗽，与夫阳虚火动，昼夜发热兼嗽者宜用，亦须知母、贝母、天麦门冬、瓜蒌之类监制可也。若肺受火邪，久嗽喘满，吐血，与夫阴虚火动，午后发热兼嗽者，切宜忌之。

柴胡散　治虚劳羸瘦，面黄无力，减食盗汗，咳嗽不止。

柴胡　知母　鳖甲酥炙，各一两　地骨皮一两半　五味子五钱

上为细末，每服二钱，入乌梅二枚、青蒿五叶，水煎服。

清气平肺汤　治肺气痰嗽，胸膈不利，四肢倦怠。此药顺气化痰，养荣卫。

白术　白茯苓　橘红　麦门冬去心　青皮去白，各一钱　人参　黄芪蜜炙　桑白皮去红皮，各八分　款冬花一钱　五味子水洗，各六粒　甘草五分

上锉，加生姜三片，水煎，温服。

地骨皮散

地骨皮　柴胡　知母　人参　茯苓　半夏半制　甘草各一钱

上锉，加生姜，水煎服。

参术调中汤　泻热补气，止嗽定喘，和脾胃，进饮食。

黄芪四钱　人参　白术　白茯苓　炙甘草　青皮各三分　陈皮　桑白皮　地骨皮　麦门冬　五味子各五分

上锉，水煎服。

泻火补肺汤　治金火嗽，五六月间

嗽。

五味子五钱　黄芪二钱　人参　甘草炙
陈皮去白　升麻　苍术　归身各一钱　麦门
冬去心　青皮各五分

上锉如麻豆大，每服五钱，水煎，稍
热服。

古方紫菀散

紫菀　款冬花各五钱　百部二钱半

上为细末，乌梅汤点服，生姜亦得。
如咳，加五味子；喘，加杏仁；渴，加乌
梅；气逆，加陈皮；头痛，加细辛三钱、
甘草二钱；气脱者，加御米壳蜜炒，粗
末，水煎服。

温金散　治肺嗽，恶寒发热，唾痰，
皮毛焦燥。

黄芩炒　桑白皮炒　防风　甘草炒，各
一两　人参　茯神各半两　麦门冬三两　杏
仁制，二十七粒

上将黄芩、桑白皮、防风、甘草、杏
仁用米泔浸一宿，晒干，入人参等三味，
每服三钱，入蜡一豆大，水煎服。

一方　治劳嗽虚证及鼻流清涕，耳作
蝉鸣，眼见黑花，一切虚证，丈夫妇人皆
可服，少年亦不妨。

五味子二两　鳖甲　地骨皮各三两

上为末，炼蜜丸如桐子大，每服三五
十丸，空心、食前温酒或盐汤任下，妇人
醋汤下。此方曲江人家秘方，服之大有功
效。

琼玉膏　治好色之人元气虚弱，咳嗽
不愈，亦治干咳嗽。

生地姜酒炒，四斤　白蜜二斤　人参六两
白茯苓十三两

上将参、苓为末，以地黄捣膏，和蜜
拌入，以瓷瓶收贮，纸箬包口，用桑柴火
蒸煮三昼夜，取出，再换蜡纸包封十数
重，沉井底一昼一夜，取起，再如前蒸煮
一日，白汤点服。须于鸡犬不闻处制之。

百花膏　治喘咳不已，或痰有血，虚
弱人最宜服之。

百合蒸、焙　款冬花各等分

上为细末，炼蜜丸如龙眼大，每服一
丸，食后临卧细嚼，姜汤下，嚼化尤佳。

人参润肺丸

人参　山药　莲肉　款冬花　蛤粉
杏仁去皮尖，各一两　藕节五两　红枣煮，去
核，半斤　大萝卜一个，煮熟

上为末，枣肉丸如桐子大，每服五十
丸，食后白汤下。

人参润肺丸　治肺气不足，咳嗽喘
急，年久不愈，渐成虚劳，及疗风壅痰
实，头目昏眩，口干舌燥，涕唾稠粘。

人参　款冬花去梗　细辛去叶　甘草炙
杏仁去皮尖，各四两　官桂去皮　桔梗各五两
知母六两

上为末，炼蜜丸如鸡头大，每服一
丸，食后细嚼，淡姜汤下。

人参养肺丸　治肺胃俱伤，气奔于
上，客热熏肺，咳嗽喘急，胸中烦悸，涕
唾稠粘，或有劳伤肺胃，吐血呕血，并皆
治之。

人参　黄芪去芦，蜜炙，各一两八钱　瓜
蒌根　白茯苓各六两　杏仁去皮尖，二两四钱
皂角子三百个　半夏汤泡七次，为末，生姜和
作面炒，四两

上为末，炼蜜丸如弹子大，每服一
丸，食后细嚼，用紫苏汤下。如喘急，用
桑白皮汤下。

定肺丸

款冬花　紫菀　知母　贝母　人参
甘草炙　桑白皮　御米壳　麦门冬　百部
马兜铃　五味子　乌梅肉各等分

上为细末，炼蜜丸如弹子大，每嚼化
一丸。

阿胶丸　治劳嗽出血，发热晡热，口
渴盗汗。

阿胶炒 生地姜酒炒 卷柏叶 山药炒 大蓟根 五味子杵,炒 鸡苏各一两 柏子仁炒 人参 防风 麦门冬去心,各半两

上为末,炼蜜丸如弹子大,每服一丸,细嚼,麦门冬煎汤下。

含化丸 治肺间邪气,胸中积血作痛,失音痰喘。

蛤蚧一对,去足,炙 诃子去核 阿胶粉炒 麦门冬去心 生地酒炒 细辛 甘草炒,各半两

上为末,蜜丸芡实大,食后含化一丸。

蛤蚧散 治劳嗽。

蛤蚧一对 甘草炙 麻黄去节 南星泡 人参 半夏泡 知母 贝母 乌梅 瓜蒌仁 槐花子炒,各等分

上为细末,生姜五七片水煎服。

蛤蚧丸 治肺脏内伤,咳嗽气急,久不除,渐羸瘦。

蛤蚧一两,炙,去头足 诃子煨,取肉 细辛 阿胶蛤粉炒 熟地黄 麦冬去心 甘草炙,各五钱

上为末,炼蜜丸,每两作十五丸,每一丸食后嚼化。蛤蚧丸久嗽不愈者宜之。

团鱼丸 治骨蒸劳嗽,累效。

柴胡 前胡 贝母 知母 杏仁各等分 团鱼二个

上药与鱼同煎熟,取肉连汁食之,将胙,焙干为末,用骨更煮汁一盏,和药丸如桐子大,每服二十丸,煎黄芪六一汤,空心送下。病既安,仍服黄芪六一汤调理。

丹溪方 治嗽红。

紫菀茸 枇杷叶去毛 桑白皮 木通 杏仁去皮尖 红花 鹿茸

上为末,炼蜜丸,嚼化。又云加大黄。

孙师四满丸 治上气嗽、饮嗽、燥嗽、冷嗽、邪嗽,谓之五嗽。

紫菀 川芎 干姜炮 桂心 踯躅花各二两 人参 半夏 细辛 甘草炙 鬼督邮各一两 芫花根皮二两 蜈蚣一条,去头足,炙

上为末,炼蜜丸大豆许,每服五丸,米饮下,日三服,未应,加至七八丸。

一方 治劳嗽,劫痰。

青黛三钱 辰砂 雄黄 白矾 信生用,各一钱

上并为末,用淡豆豉一百粒汤浸,去壳,研如膏,入前五味药,丸如桐子大,每服一丸,临卧冷茶清下。

治干咳嗽方

加味四物汤 干咳嗽乃痰郁火邪在肺,必用桔梗以开提之,补阴降火为主。

当归 川芎 芍药 熟地黄 桔梗 黄柏炒,各一钱

上锉,水煎,加竹沥服。

阿胶散 治肺虚有火,嗽无津液,咳而哽气。

阿胶一两半,蛤粉炒 鼠粘子炒香,二钱半 马兜铃焙 甘草炙,半两 杏仁去皮,七个 糯米一两

上锉,水煎服。

人参清肺散 治痰嗽咽干,声不出。

人参 陈皮去白 贝母去心,各一钱半 茯苓 半夏 知母 桑白皮 地骨皮 桔梗 枳实 杏仁 黄连 麦门冬 五味子 甘草各五分 谷花七分

上锉,加生姜三片,水煎服。

诃黎丸 治肺胀喘满,气急身重,及劳嗽干咳无痰等证。

诃子皮五钱 海石 瓜蒌仁 青黛 贝母去心 香附童便制 杏仁去皮尖,各二钱半

上为末,姜汁和蜜为丸,含化,徐徐咽下。

甘桔汤　此仲景少阴咽痛药也。孙真人治肺痈吐脓血用生甘草，加减二十余条。

甘草一两　桔梗三两

上锉，每服四钱，白水煎服。咳气逆者，加陈皮；咳嗽者，加贝母、知母；咳发渴者，加五味子；吐脓血者，加紫菀；肺虚者，加阿胶；面目肿者，加茯苓；呕者，加生姜、半夏；少气者，加人参、麦冬；腹痛者，加黄芪；目赤者，加栀子、黄连；咽痛者，加鼠粘子、竹茹；声不出者，加半夏、桂枝；疫毒头肿者，加鼠粘子、大黄、芒硝；胸痛膈不利者，加枳壳；心胸痞者，加枳实；不得眠者，加栀子；发狂者，加防风、荆芥；酒毒者，加葛根、陈皮。

补肺法

地黄二斤，生，洗净　杏仁二两　生姜蜜各四两

上捣如泥，入瓦盆中，置饭上蒸五七度，每五更挑三匙咽下。

一方　治久嗽。

白蜜一斤　生姜二斤，取汁

上二味，先秤铜铫知斤两讫，纳蜜复秤如数，次纳姜汁，以微火煮令姜汁尽，惟有蜜斤两在止，旦服如枣大，含一丸，日三服。忌一切杂食。

治咳嗽失声方

清咽宁肺汤　声哑者，寒包其热也，宜细辛、半夏、生姜，辛以散之。亦有痰热壅于肺者。经云：金空则鸣。必清金中邪滞，用此泻之。

桔梗二钱　山栀炒　黄芩　桑白皮知母　贝母　前胡　甘草各一钱

上锉，水煎，食后服。

诃子散　治咳嗽声音不出。

诃子去核，半煨半生　木通各三钱　桔梗五钱，半炒半生　甘草二钱，半炒半生

上用水煎，入生地黄汁一小盏，搅匀，临卧徐徐服。

四圣散　治咳嗽有失声音。

晋盐　葛根　槐花子　山栀子各等分

上咬咀，水二盏加乌梅、甘草少许，煎一盏，入蜜少许，食后服。

润肺丸　治嗽而失声。

诃子　五味子　五倍子　黄芩　甘草各等分

上为末，蜜丸，噙化。久嗽，加罂粟壳。

清音丸　治咳嗽失声。

桔梗　诃子各一两　甘草五钱　硼砂青黛各三钱　冰片三分

上为细末，炼蜜丸如龙眼大，每服一丸，噙化。

加味上清丸　治咳嗽烦热，清声润肺，宽膈化痰，生津止渴，爽气安神。

南薄荷叶　柿霜各四两　元明粉　硼砂　寒水石　乌梅肉各五钱　冰片五分　白糖八两

上为细末，甘草水熬膏为丸如芡实大，每一丸噙，茶汤送下。

治咳嗽喉中作声方

射干麻黄汤　咳而上气，喉中水鸡声，此汤主之。

射干三两　麻黄　生姜各四两　细辛紫菀　款冬花各三两　五味子　半夏各半升大枣七枚

上九味，以水一斗二升先煮麻黄两沸，去上沫，纳诸药煮取三升，分温三服。

白前汤　治咳逆上气，身体浮肿，短气肿满，旦夕倚壁不得眠，喉中水鸡鸣。

白前　紫菀　半夏　大戟各三两

上咬咀，以水一斗浸一宿，明旦煮取

三升，分三服。（喉如水鸡声者为实，以上二方治之）

一方　治久患嗄呷①咳嗽，喉中作声，不得眠。

白前为末，温酒调二钱匕。（《衍义》云：白前保定肺气）

独参汤　一男子五十余岁，病伤寒咳嗽，喉中声如鼩，与独参汤一服而鼾声徐，至二三帖咳嗽亦渐退，凡服二三斤，病始全愈。（喉如鼾声为虚，以上二方治之）

治咳嗽肺胀方

一方　治肺胀而嗽，动喘满，气急息重，法主收敛。

诃子　海粉　黄芩　青黛　杏仁　五味子

上为末，蜜丸，噙化。

诃黎丸　治肺胀喘满气急，身重及劳嗽，干咳无痰等证。

方见前干咳嗽条。

加味四物汤　治肺胀而嗽，或左或右不得眠，此痰挟瘀血碍气而病。

当归　川芎　芍药　地黄酒炒　桃仁　诃子　青皮

上锉，水煎，加竹沥、姜汁服。

治暴嗽方

千金方　治暴热嗽。

杏仁　紫苏子一升　陈皮一两　柴胡四两

上咬咀，以水一斗煮三升，分三服。

一方　治痰暴嗽。

白蚬壳洗净，研细，粥饮下。

一方　治暴嗽属痰者。

砒霜一钱　白矾一两，飞过，细研

上先将砒霜安放茶盏内，却将白矾末铺盖，火煅为末，乌梅肉丸如绿豆大，朱砂为衣，每服二丸，紫苏汤下。

千金方　治暴嗽。

百部藤根捣自然汁，和蜜等分，沸煎成膏，咽之。

治久嗽方

九仙丸　治一切咳嗽久嗽，乃击其惰归之剂也。

人参　款冬花　桑白皮　桔梗　五味子　阿胶　乌梅各一两　贝母去心，五钱　御米壳去顶隔，蜜炙黄，二两

上锉，每服四钱，水煎服。

人参款冬花散　治喘嗽久不已者。

人参去芦　款冬花各五钱　知母　贝母　半夏各三钱　粟壳炒黄，一两

上咬咀，每服八钱，水一盏半、乌梅一个煎八分，食后、临卧温服。

人参汤　治远年嗽。

麻黄去节　杏仁去皮尖　紫菀各一两　阿胶七钱　陈皮　桑白皮　五味子　粟壳制，各五钱　人参　甘草炙，各四钱　麦冬去心，三钱

上咬咀，每服一两，水煎，食后温服。

人参紫菀汤　治肺气不调，咳嗽喘急，久不愈者。

人参　紫菀　甘草各二钱　五味子　桂枝各二钱半　款冬花　杏仁各半两　缩砂罂粟壳去穰，姜炒制，各一两

上咬咀，每服四钱，加生姜五片、乌梅二枚，水煎服。

一方　治诸般嗽不已。

人参　陈皮去白　桔梗　杏仁去皮尖，炒　五味子　木香　石膏　粟壳制　乌梅　甘草炙

上咬咀，每服八钱，虀水二盏煎八

---

① 嗄（xiá霞）呷　象声之词。摹咳嗽的声音如抽噎状。

分，食后温服。

人参理肺散 治喘嗽不止。

麻黄去节，炒黄 当归 木香各一两 人参二两 杏仁面炒 米壳炒，各三两

上㕮咀，每服四钱，水煎服。

人参清肺汤 治肺胃虚热，咳嗽喘急，坐卧不安，并治久年劳嗽，唾血腥臭。

人参 阿胶炒 杏仁炒，去皮尖 地骨皮 知母 乌梅去核 桑白皮 甘草炙 罂粟壳去蒂盖，蜜炙，各等分

上㕮咀，每服三钱，加生姜、枣子各一枚，水煎，食后温服。

贝母散 治咳嗽多日不愈。

贝母去心 桑白皮 五味子 甘草炙，各半两 知母一钱半 款冬花二两 杏仁去皮尖，三两

上㕮咀，每服一两，加生姜三片水煎，食后温服。或炼蜜丸如龙眼大，临卧嚼化。

贝母汤 治嗽久不瘥。

贝母去心，姜制 陈皮去白 半夏 柴胡干姜生用 桂心 五味子各一两 黄芩桑白皮各半两 木香 甘草各二钱半

上为粗末，每服五钱，加杏仁七个去皮尖、生姜七片，水煎，去粗，热服。有姓蒋者，其妻积年嗽，制此方授之，一服瘥。以治诸般嗽，悉愈。

人参散 治诸咳嗽喘急，语言不出，年久者四五服，近日者三四服，神效。

人参 知母 贝母 半夏 杏仁 马兜铃去皮用肉 麻黄不去节，各半两 天仙藤二两

上㕮咀，每服八钱，水二盏、乌梅一个、蜜一匙煎至八分，去粗，温服，食后、临卧服。忌酒、醋、鸡、面、咸、酸、生冷。

安眠散 治上气咳嗽久而不愈者。

款冬花 麦门冬去心 乌梅肉 佛耳草各二钱半 甘草炙，三钱半 陈皮去白，五钱 粟壳蜜炙，七钱半

上为细末，每服三钱，水一盏入黄蜡如枣核许，同煎至八分，去粗，临睡温服。

润肺除嗽饮 治远年咳嗽，如神。

人参 杏仁 生甘草 薄荷各三分 五味子九粒 款冬花 紫菀茸 麻黄 陈皮去白 石膏粉 桔梗 半夏 桑白皮蜜炙 枳壳麸炒 乌梅 粟壳去穰，蜜炙，各五分

上锉，加生姜三片、细茶一撮，水煎服。

补肺汤 治肺虚气乏久嗽。

阿胶炒 苏子 桔梗 半夏制 甘草炙，各半两 款冬花 砂仁 紫菀 细辛 杏仁去皮尖 陈皮去白 桑白皮炒 青皮去白 五味子 石菖蒲 草果各二钱半

上㕮咀，每服一两，加生姜四片、紫苏三叶，水煎，温服。

安肺散 治痰嗽不问新旧。

麻黄二两，去节 甘草二两，炒 御米壳四两，去蒂，炒黄色

上为末，每服三钱，水一盏入乌梅一个，煎七分，临卧温服。

一方 治多年喘嗽。

人参 麻黄 甘草各二两

上为末，每服二钱，杏子五个擂碎，无根水同煎，和粗食后服。

枳壳汤 治久痰嗽，胸膈不利者，多上焦发热。

枳壳麸炒，三两 桔梗二两 黄芩一两半

上为细末，每早取二两半，水三盏煎至一盏，日作三服，午时一服，申时一服，卧时一服，三日七两半服尽，又服半夏汤。

生半夏汤

用半夏姜制切片，每服三钱半，水一盏半、姜五片煎至一盏，食后服，一日二三服，二三日服了，再服枳壳丸，尽其痰为度。论曰：先消胸中痰气，后去膈上痰。再与枳术丸，谓首尾合治，尽消其气，令痰不复作也。

二母散　治嗽久不愈者，常服除根，累效。

知母　贝母去心，各等分

上为细末，老生姜切片，蘸药细嚼，白汤下。

三圣丹　治久嗽，极效。

天南星煨裂，一两　半夏汤泡七次，二两　甘草生用，半两

上先以南星二味研为细末，用生姜自然汁拌匀，盒作曲①，春秋七日，冬十日，夏五日，取出，再入甘草②共研为细末，别取淡竹沥一碗，将前药末用竹沥拌，捏作饼子，焙干，又将竹沥沃湿，又焙干，如此沃焙十数次，待竹沥尽为度，研为极细末，用白砂糖调如饧，每临卧抄一匙于口内噙化，再用竹沥漱口，咽之。

一方　治多年嗽。

半夏汤泡七次　南星生用　杏仁去皮尖　甘草生用，各等分

上㕮咀，每服八钱，生姜七片、枣一枚水煎，食后温服。

一方　治远年近日一切咳嗽。

人参　五倍子　杏仁去皮尖，各五钱　半夏七钱

上用萝卜去顶取空，以蓖麻子去壳四十九粒、明矾五钱为末，二味入萝卜内，以顶盖，纸裹煨，研，丸，每服十丸，临卧乌梅汤下。

久嗽丸子

海蛤粉研细　胆星　杏仁　诃子　青黛　皂角荚

上为末，姜汁丸如桐子大，姜汤下。

丹溪方　久嗽乃痰积久留肺脘，粘滞如胶③，不能升降，或挟湿与酒而作。

香附童便浸　僵蚕炒　海蛤粉　瓜蒌仁　蜂房　杏仁　神曲　姜汁　竹沥各等分

上为末，蜜调，噙化。

一方　一老人形实，夏月无汗，成久嗽痰。

半夏姜制　紫苏叶各一两

上二味，入萍末、蚬壳末、神曲末，以瓜仁、桃仁半两和丸，先服三拗汤三帖，方服此丸子④。

又方　一男子五十岁，旧年因暑月入冷水作劳患疟，后得痰嗽，次年夏末得弦脉而左手虚，叩之必汗少而有痰，身时时发热，痰如稠黄胶，与下项方药，仍灸大椎、风门、肺俞五处。

半夏一两　白术七钱　茯苓六钱　黄芩　陈皮　桔梗　枳壳　石膏煅，各半两　僵蚕炒，二钱半　五味子一钱半

上为末，神曲糊丸，姜汤下三十丸，先与三拗汤加黄芩、白术二帖，夜与小胃汤十丸，以搅其痰。

紫参丸

紫参　甘草　桔梗各一两　五味子　阿胶炒如珠，各半两　肉桂去皮　乌梅　杏仁去皮尖，各二钱半

上为末，炼蜜丸，每两作十五丸，每服一丸，用新绢裹定，于汤内湿过，噙化，徂咽下。

加味百花膏　治久嗽不愈。

紫菀　款冬花各一两　百部五钱

上为细末，每服三钱，用生姜三片、乌梅一个煎汤调下，食后、临卧各一服。

---

① 盒作曲　谓用盘覆盖酿曲。盒，盘盖。
② 再入甘草　"入"字原脱，据文义补。
③ 粘滞如胶　"粘"原作"沾"，据文义改。
④ 丸子　"子"原作"之"，据文义改。

或蜜丸服亦可。

人参款化膏 治肺受虚寒，久嗽不已，咽膈满闷，咳嗽痰涎，呕逆恶心，腹胁胀满，腰背倦痛，或劳虚冷嗽，及远年近日一切嗽病服诸药不效者，皆治。

人参去芦 款冬花去梗 北五味炒 紫菀洗，去芦 桑白皮 麦冬去心，各一两

上为末，炼蜜丸鸡头实大，每服一丸，细嚼，姜汤下，临卧、食后服。

止嗽琼珠膏

粟壳去盖筋穰，三两 桑白皮 元参各七钱 贝母去心，八钱 陈皮 桔梗各六钱 五味子 薄荷各五钱 甘草四钱

上为极细末，炼蜜丸如弹子大，每服一丸，临卧白滚汤下。

杏仁煎 治老人久患咳嗽不已，睡卧不得者，服之立效。

杏仁去皮尖，炒 胡桃肉去皮，各等分

上二味共碾为膏，入炼蜜少许，搜和得所，丸如弹子大，每服一丸，食后细嚼，姜汤下。

橘姜丸 治久患气嗽圣药。

陈皮 生姜各二两

上二味同捣，焙干，为丸如梧桐子大，每服三五十丸，食后、临卧米饮送下。

荫按：火嗽忌用人参、半夏、陈皮等燥药，气嗽忌用粟壳、豆蔻等涩药。

加味二母丸 治久嗽劳嗽，食积嗽。

知母 贝母二味用巴豆同炒黄色，去巴豆不用 白矾 白及

或加麦门冬、陈皮、阿胶，亦好。

上为末，姜汁和蜜为丸，含化。

古二母散 治远年近日诸般咳嗽，兼治痰喘。

知母 贝母各一两 巴豆霜十粒

上为末，每服一字，姜三片临卧细嚼，姜汤下，便合口睡，其嗽即定，自胸膈必利下寒聚，粥补之。

马兜铃丸 治多年喘嗽不止，大有神功。

马兜铃去土 半夏汤泡七次，焙干 杏仁去皮尖，麸炒，各一两 巴豆二十一粒，去皮油，研

以上除巴豆、杏仁另研外，余为细末，用皂角膏子为丸如桐子大，雄黄为衣，每十丸临卧煎乌梅汤下，以利为度。

夺命丹 治上气喘急，经岁咳嗽，齁鼽[①]久不愈。

信石一钱 白矾二钱 白附子三钱 南星四钱 半夏洗，五钱

上先用信石与白矾一处于石器内火煅红，出火黄色为度，切不可犯铁器，却和半夏、南星、白附子末，生姜汁面糊为丸如黍米大，朱砂为衣，每服七丸，小儿三丸，井花水吞下。忌诸恶毒热物。方氏曰：此方治咳嗽痰喘劫剂也。盖肺受火邪，气从火化，有升无降，加以脾湿生痰，则上壅而为喘嗽，满闷不得安卧矣。病作之时，固宜用此药以劫痰，然病安之后，即当用知母茯苓汤或人参五味子散、宁肺汤，以补虚可也。

治咳嗽劫药

五味子五钱 甘草二钱半 五倍子 风化硝各一钱

上为末，蜜丸，噙化。（又云干噙）

劫嗽丸 久嗽失气，此药亦能用之，新咳者不宜用也。

诃子 百药煎 荆芥穗各等分

上为末，姜、蜜丸，噙化。

千金方 治三十年咳嗽，或饮或咳，寒气，嗽虽不同，悉治之。

细辛 款冬花 防风 紫菀各二两 藜芦二两 川椒五合

---

① 齁（nōu 侯）鼽（hē 荷） 象声之词，鼻息声。

上六味吹咀，取藜芦先着铜器中，次紫菀，次细辛，次款冬花，次椒，以大枣百枚间在诸药中，以水一斗二升微火煮令汁尽，出枣曝令燥，鸡鸣时服半枣，不知[①]，明旦服一枚，以胸中温为度。若强人欲嗽吐者，可少增服之，便吐脓裹结痰后，勿令饮食，咳愈止药，药势静乃食，不尔令人吐不已。

冲虚至宝丹 治男妇日久劳嗽并噤口痢二证，诸药不效者。

阿芙蓉二钱，另研　麝二分，另研　射干即扁竹根，七分，另研　朱砂三分，另研　狗宝一钱三分，火煅七次，入烧酒内，另研

上为极细末，烧酒打糊为丸如豆大，金箔为衣。劳嗽，每用一丸擂细，用好梨七钱去皮，将药撒在梨上，一更时令患者嚼下，服毕急睡，勿言语，次日巳时方饮清米汤，三日戒食厚味。噤口痢，用白砂糖三钱同药一丸擂细，不拘时咽下。不忌厚味。每一料丸四十六丸，不可多少。

一方 疗三十年嗽。

以百部根三十斤捣绞取汁，煎之如饴，服方寸匕，日三服，验。

一方 治久咳嗽上气十年，诸药治不瘥。

以蝙蝠除翅足，烧令黑，为末，饮服之。

柿蘸散 治喘嗽咳嗽久不瘥。

用不蛀皂角一锭，去皮弦，劈作两片，去子，每孔内入去皮巴豆一粒，以线扎定，童便浸一宿，火上炙干，为细末，每用一字，临睡用干柿蘸嚼吃下。忌汤水诸物。如无干柿，以白砂糖代之。

治久嗽不瘥方

兔屎四十九粒　硇砂　胡桐泪各一钱

上为末，蜜和丸如桐子大，每服三丸，以粥饮下，日三，吐冷物尽即瘥。

熏药 肺受风寒久嗽，非此不能除。

南星　款冬花　鹅管石　佛耳草　雄黄

上为末，拌艾，以姜一厚片留舌上，次用艾上烧之，须令烟入喉中。一方无佛耳草，有郁金。

又方 治风入肺久嗽不止。

鹅管石　雄黄各一分半　款冬花　佛耳草各一钱半

上各另为末，却用纸一幅，方方阔四五寸，以鸡子清涂其中央，四旁各悬一寸许不涂，然后以鹅管石、雄黄掺于鸡子清上，又以款花、佛耳草末掺其上，覆之，又以一箭箸从不涂纸旁卷起为一纸筒，用糊粘牢其旁，抽箭箸出，焙至烧筒尽为度，却吃茶二三口压之。

疗久嗽熏法

每旦取款冬花如鸡子，少许蜜拌花使润，纳一升铁铛中，又用一瓦碗钻一孔，孔内安小竹筒，或笔管亦得，其筒稍长，置碗铛相合，及插筒处皆面糊涂之，勿令泄气，铛下着炭火，少时款冬烟自竹管出，以口含筒，吸取咽之，如胸中稍闷，须举头，即将指头捻竹筒头，勿令漏烟气出，及烟尽止。凡如是五日一为之，至六日则饱食羊肉馄饨一顿，永瘥。一方不用铛碗，用有嘴瓦瓶烧药，盖住瓶口，却以口于瓶嘴吸烟咽之，尤捷。

---

① 不知　"知"原作"如"，据《千金要方》卷十八改。

卷二十九

肺痿

论

活人书云：咳嗽有浊唾涎沫，或唾中有红线脓血者，名曰肺痿，热在上焦故也。热在上焦者，因咳为肺痿。肺痿之病，从何得之？师曰：或从汗出，或从呕吐，或从消渴，小便利数，或从便难，又被快药[①]下利，重亡津液，故得之。

丹溪云：肺痿治法，专在养肺养气，养血清金。

脉法

脉经曰：肺痿咳唾咽燥，欲饮水者自愈，自张口者，短气也。

脉诀举要曰：寸数虚涩，脉痿之形。

治咳唾脓血方

人参养肺汤 治肺痿咳嗽有痰，午后热并声嘶者。

人参 阿胶蛤粉炒 贝母 杏仁去皮尖，炒 桔梗 茯苓 桑白皮 枳实 甘草各一钱 柴胡二钱 五味子二十个

上作一服，水二钟、生姜三片、枣二枚煎八分，食后服。

人参平肺散 治心火克肺，传为肺痿，咳嗽喘呕，痰涎壅盛，胸膈痞满，咽嗌不利。

桑白皮炒，一两 知母七钱 甘草炙

地骨皮各半两 五味子三百个 茯苓 青皮 人参各四钱 陈皮去白，半两 天门冬去心，四钱

如热，加黄芩四钱，紫苏叶、半夏各半两。

上吹咀，每服四钱，水二盏、生姜三片、煎八分，去柤，温服。或为末，姜汁丸弹子大，食后噙化，亦得。

紫菀散 治咳嗽，唾中有脓血，虚劳证，肺痿变痈。

人参一钱 紫菀五分 知母一钱半 贝母一钱半 桔梗一钱半 甘草五分 五味子十五粒 茯苓一钱 阿胶炒，一钱

上锉，水煎服。

劫劳散 治心肾俱虚，劳嗽三二声无痰，遇夜发热，热过即冷，时有盗汗，四肢倦怠，体劣黄瘦，饮食减少，夜卧恍惚，神气不安，睡多异梦。此药能治微嗽，唾中有红线，名曰肺痿。若不治，便成羸劣之疾。

白芍药六两 黄芪 甘草 人参 半夏白矾、生姜水制 白茯苓 熟地黄 当归 五味子 阿胶炒，各二两

上吹咀，每服一两，生姜三片、枣三枚水煎，不拘时服。

治咳吐涎沫方

生姜甘草汤 治肺痿咳吐涎沫不止，

---

① 快药 "药"原作"乐"，据文义改。快药，谓峻厉之药。

咽燥而渴。

生姜五两　人参二两　甘草四两　大枣
十五枚

上四味以水七升煮取三升，分温三
服。

桂枝去芍药加皂荚汤　治肺痿咳涎
沫。

桂枝　生姜各三两　甘草一两　大枣十
枚　皂荚十枚，去皮弦，炙焦

上五味以水七升微微火煮取三升，温

三服。

甘草干姜汤　肺痿吐涎沫而不咳者，
其人不渴，必遗尿，小便数，所以然者，
以上虚不能制下故也。此为肺中冷，必
眩，多涎吐，以此汤温之。若服汤口渴
者，属消渴。

甘草炙，四两　干姜炮，二两

上咬咀，以水三升煮取一升五合，去
柤，分温再服。

卷 三 十

肺痈

论

书云：口中辟辟燥咳，即胸中隐隐痛，名曰肺痈，咳伤肺叶成也。

仲景云：呕家有痈脓，不可治呕，脓尽自愈。

丹溪云：肺痈已破入风者，不治。用《医垒元戎》搜风汤吐之，或用太乙膏成丸，食后服。收敛疮口，止有合欢树皮、白蔹煎饮之。合欢，即槿树皮也，又名夜合。

脉 法

脉诀举要曰：寸数而实，肺痈已成。寸数虚涩，肺痿之形。肺痈色白，脉宜短涩。死者浮大，不白而赤。

治 方

桔梗汤　治肺痈咳嗽脓血，痰唾腥臭，咽干多渴，大小便赤涩。

桔梗　贝母　当归　瓜蒌仁　枳壳麸炒　薏苡仁炒　桑白皮　防己各一钱　黄芪一钱半　甘草节生用　杏仁炒，去皮尖　百合蒸，各五分

上作一服，用水二钟、姜五片煎八分，食远服。一方加人参五分。口干燥热，加黄芩；大便秘，加大黄一钱；小便少，加木通一钱。

消脓饮　治肺痈脓腥气上冲而呕，咳嗽。

南星生，一两　知母　贝母　白芷　生地姜炒　阿胶炒　川芎　桑白皮炒　白及各半两　甘草炙　防风　射干　桔梗　紫苏叶　天门冬去心　薄荷　杏仁不去皮　半夏姜制，各七钱半

上咬咀，每服一两，生姜七片、乌梅一个水煎，食后温服。

黄芪散　治肺痈。

黄芪一味用白紫蜜炙，为细末，每服一大匙，食远后用黄芪汤调服，效。

甘桔汤　治肺痈吐脓。

桔梗炒，一两　甘草炙，半两

上每服一两，水一钟半煎八分，空心服，吐尽服为效。

卷三十一

喘　急

论

袖珍论曰：人之五脏，皆有上气，而肺为之总。故经云，诸气皆属于肺。肺居五脏之上而为华盖，喜清肃而不欲窒碍。调摄失宜，或为风寒暑湿邪气相干，则肺气胀满，发而为喘，呼吸坐卧，促迫不安。又有因七情之气，相干于五脏，郁而生痰；或体弱之人，脾肾俱虚，不能守养一身之痰，皆能令人发喘。治疗之法，当究其源。若肺虚肺寒，必有气乏表怯，冷痰如冰，当温补之。肺实肺热，必有壅盛胸满，外哄上炎，当清利之。水气者，漉漉有声，怔忪浮肿，当逐水利小便。惊忧者，惕惕闷闷，引息鼻张，当宽中下气。胃络不和者，宜分气化痰以和之。肾气虚损者，宜助阳接真以补之，或感寒邪，则驱散之。气郁则调顺之，又当于各类求之。凡此证脉滑而手足温者生，脉涩而四肢寒者死，数者亦死，谓其形损故也。此严氏之说，再述于此。

吴氏曰：膈有胶固之痰，外有非时之感，内有壅塞之气，然后令人哮喘。能温之，汗之，吐之，皆是良法。若虚喘之人，则宜逡巡调理。羸瘦气弱，则宜炙其背腧。背腧者，背间之腧穴，主输脏气者也。声粗者为哮，外感有余之疾也，宜用表药。气促者为喘，肺虚不足之证也，宜用里药。气壮则痰行，气虚则痰滞，故令人喘，用六君子汤补气，气利痰行，胡喘之有。或恶人参之补而去之，此不知虚实之妙者也。

素问阴阳别论云：阴争于内，阳扰于外，魄汗未藏，四逆而起，起则熏肺，使人喘鸣。逆调论云，起居如故而息为音者，此肺之络脉逆也。络脉不得随经上下。故留经而不行，络脉之病人也微，故起居如故而息有音也。

丹溪曰：喘急者，气为火所郁而为痰在肺胃也。有痰者，有火炎者，有阴虚自小腹下，火起而上逆者，有气虚短气而喘者。痰者降痰，化气为主。火炎者降心火，清肺金。阴虚痰喘者，补阴降火，四物汤加枳壳、半夏。一云，阴虚气喘，四物汤加陈皮、甘草些少，以降气补阴。白芍药须用酒浸，日干，忌火。气虚发喘，以参芪补之。凡久喘未发时，以扶正气为主。已发以攻邪为主，喘急甚者，不可用苦寒药，火胜故也。宜温劫之，用椒目五七钱，研为极细末，生姜汤调服。喘止之后，因痰治痰，因火治火。

上气喘而燥者为肺胀，欲作风水证，宜发汗则愈。有喘急风痰上逆者，千缗汤佳。或导痰汤加千缗汤。气实人因服参芪逆多而喘者，用三拗汤以泻气。喘用阿胶，宜分虚实，若久病发喘，必是肺虚，故用阿胶、人参、五味子之类补之，若新病气实而喘者，宜桑白皮、葶苈之类泻之。

戴氏曰：痰者，凡喘便有痰声。火炎者，乍进乍退，得食则减，食已则喘。大概胃中有实火，膈上有稠痰，得食坠下稠痰，喘即止。稍久，食已入胃，反助其火，痰再上升，喘反大作。俗不知此，作胃虚，治以燥虚之药，以火济火也。昔叶督都患此，诸医作胃虚治之不愈，后以导水丸利五六次而安。气短喘急者，呼吸急促而无痰声。又有胃虚喘者，抬头撷肚，喘而不休者是也。

李氏曰：呼吸急促者，谓之喘；喉中有响声者，谓之哮。虚者气乏身凉，冷痰如冰；实者气壮胸满，身热便硬。经曰，诸逆冲上皆属火。虚火宜滋补降气，实火宜清肺泻胃。火炎肺胃喘者，乍进乍退，得食坠下稠痰则止，食已入胃，反助火痰上，喘反大作，宜降火清金导痰汤，加芩、连、山栀、杏仁、瓜蒌。如胃有实火，膈上稠痰者，导水丸。痰喘必有痰声，风痰千缗汤，或合导痰汤。痰气苏子降气汤、四磨汤。食积湿痰古二母散、神保丸、大萝皂丸。惊忧气郁，惕惕闷闷，引息鼻张，气喘呼吸，急促而无痰声者，四七汤、枳梗汤、分气紫苏饮、四磨汤。因服补药喘者，三拗汤。外感表邪传里，里实不受，则气逆上，详见伤寒。寻常感冒，风寒相干，肺胀逆而喘者，随时令祛散。风喘金沸草散、麻黄杏仁饮。寒喘加减三拗汤、藿香正气散加五味子、杏仁，或苏陈九宝饮。暑月香葛汤，热证小柴胡汤、凉膈散。水喘，水气辘辘有声，怔忡者小青龙汤、古葶枣散、白前汤。水肿，水气肺胀而喘。然喘必生胀，胀必生喘，其证相因，皆小便不利。肺主气，先喘而后胀者，宜清金降火，而行水次之。脾主湿，先胀而后喘者，宜燥脾行水，而清金次之。（以上诸喘，皆有余之证）

阴虚喘者，血虚则阳无所依附而上奔，宜四物汤倍芍药加人参、五味子以收之。有小腹下火起，冲上而喘者，宜降心火、补真阴，四物二陈汤加知、柏、枳壳、黄芩。久病气短，不能接续，似喘非喘，单人参汤、扶脾生脉散、调中益气汤。劳涉远者，杏参散。饮食热者，葶苈散。痰阻短气者，导痰汤。浊阴在上，清阳陷下，咳喘呕吐者，加味泻白散。下元虚冷，肾气不得归元者，九味安肾丸、八味丸，甚者黑锡丹以镇坠之。烦躁无脉，身冷神昏者死。胃虚极则气上逆，抬肩撷肚，生脉散加杏仁、陈皮、白术，或理中丸加胡椒救之。

仲景云：发汗如油，汗出如珠不流，抬肩撷肚，喘而不休，及胸前高起，脉络散张，手足厥冷，脉散及数者，皆死。但妇人喘病尤亟，产后荣竭，卫气无依，独聚于肺，发喘者死速。喘未发时，扶正治其本，血虚补血，气虚补气，兼以清金降火，顺气化痰。已发辟邪，兼疏痰火。盖喘非风寒乘肺，则痰火胀肺，风寒祛散，痰火疏导，但火急甚者，亦不可纯用苦寒药，宜温以劫之。用椒目五七钱，姜汤下。喘止后，因痰治痰，因火治火。诸喘不止者小萝皂丸、定息饼子、含奇丸、定喘化痰散。久者，人参清肺饮倍粟壳涩之。

抑考《内经》云：夜行则喘出于肾（肾主于夜，气合幽冥，故夜行则喘息，内从肾出也），淫气病肺（夜行肾劳，因而喘息，气淫不次，则病肺也）。有所堕恐，喘出于肝（恐生于肝，堕损筋血，因而奔喘，故出于肝也）。淫气害脾（肝木妄淫，害脾土也），有所惊恐，喘出于肺（惊则心无所倚，神无所归，气乱胸中，故喘出于肺也）。淫气伤心（惊则神越，故气淫反伤心矣），渡水跌仆，喘出于肾与骨（湿气通肾，骨肾主之，故度水跌仆，喘出肾骨矣。跌谓足跌，仆谓身倒也）。当是之时，勇者气行则愈，怯者则着而为病也。又云，邪入六腑，身热喘呼不得卧，此喘之名同而所感各异耳。

罗氏曰：华佗云，盛则为喘，减则为枯。《活人》云，发喘者，气有余也。凡看文字，须要会得本意。盛而为喘者，非肺气盛也，喘为气有余者，亦非肺气有余也。气盛当认作气衰，有余当认作不足。肺气果盛，又为有余，当肃清下行而不喘，以其火入于肺，衰与不足而为喘焉。故言盛者，非言肺气盛也，言肺中之火盛也。言有余者，非言肺气有余也，言肺中之火有余也。故泻肺以苦寒之剂，非泻肺也，泻肺中之火，实补肺也，用者不可不知。

或云，凡治喘，正发时无痰，将愈时却吐痰者，乃痰于正发之时，闭塞不通而喘甚，当于其时开其痰路，则易安也。宜桔梗之类，及枳壳、瓜蒌实、杏仁、苏叶、前胡等，引出其痰，候痰出涎退，却调其虚实。虚者补以参芪归术，实者泻以沉香滚痰丸之类是也。

东垣曰：病机云，诸痿喘呕，皆属于上。辨云，伤寒家论喘呕，以为火热者，是明有余之邪中于外，寒变而为热，心火太旺攻肺，故属于上。又膏粱之人，奉养太过，及过爱少儿，亦能积热于上，而为喘咳，宜以甘寒之剂治之。《脉经》又云，肺盛有余则咳嗽，上气喘渴，烦心胸满短气，皆冲脉之火，行于胸中而作也，系在下焦非属上也。盖杂病不足之邪，起于有余，病机之邪，自是标本。病传多说饮食劳役，喜怒不节，水谷之寒热，感则害人六腑，皆由中气不足，其填胀腹满，咳喘呕，食不下，皆以大甘辛热之剂治之则立已。热喘则用人参平肺散，寒喘则用参苏温肺汤。又曰，平居则气和平，行动则气

促而喘者，亦冲脉之火，以黄柏、知母，滋肾药治之。

王节斋曰：喘与胀，二证相因，必皆小便不利，喘则必生胀，胀则必生喘，但要识得标本先后。先喘而后胀者，主于肺；先胀而后喘者，主于脾。何则，肺金司降，外主皮毛。经曰：肺朝百脉，通调水道，下输膀胱。又曰：膀胱者，州都之官，津液藏焉，气化则能出矣。是小便之行，由于肺气之降下而输化也。若肺受邪而上喘，则失降下之令，故小便渐短，以致水溢皮肤而生肿满焉。此则喘为本，而肿为标，治当清金降气为主，而行水次之。脾土恶湿，外主肌肉，土能克水。若脾土受伤，不能制水，则水湿妄行，浸渍肌肉，水既上溢，则邪反浸肺，气不得降而生喘矣。此则肿为本，而喘为标，治当实脾行水为主，而清金次之。苟肺证而用燥脾之药，则金得燥而喘愈加；脾病而用清金之药，则脾得寒而胀愈甚矣。近世治喘肿者，但知实脾行水，而不知分别脾肺二证，予故为发明之。

脉 法

脉滑而手足温者生，脉涩而四肢寒者死。滑而浮者生，涩而数者死。脉宜浮迟，不宜急疾。脉数有热，喘咳吐血，上气不得卧者死。上气面浮肿，肩息，脉浮大，不治。又加刺，尤甚。咳而上气，肺胀，其脉沉，心下有水也。寸口伏，胸中有逆气。尺寸俱沉，关上无有者，苦心下喘。凡喘而不得卧，其脉浮，按之虚而涩者，为阴虚，去死不远，慎勿下之，下之必死。

治痰喘方

千缗导痰汤 治痰喘不能卧，人扶而坐，一服而安。

南星一钱　半夏七个，火炮破皮分四片
陈皮　赤茯苓　枳壳去穰，各一钱　皂角一
寸，炙，去皮弦　甘草炙，一寸

上锉一剂，生姜一指大，水煎服。

降气化痰汤

紫苏子炒，捶碎，一钱半　前胡　半夏汤
泡　茯苓　橘红　桑白皮　杏仁炒　瓜蒌
仁炒，各一钱　甘草五分

上作一服，加生姜三片，水煎食后
服。

大萝皂丸　治气喘痰喘，风痰食痰，
酒痰面毒等证。

南星　半夏　杏仁　瓜蒌仁　香附
青黛　陈皮各五钱　萝卜子二两　皂角烧灰，
一两

上为末，神曲煮糊为丸，桐子大，每
服六十丸，姜汤下。

小萝皂丸　治喘证最灵妙。

萝卜子二两，蒸　皂角五钱，煅　南星用
白矾水浸晒　海粉①　瓜蒌仁各一两

上为末，姜汁和蜜捣匀为丸，含化止
之。

槐角利膈丸　治风胜痰实，胸满及喘
满咳嗽。

皂角一两，酥炙去皮弦子　半夏　槐角炒，
各半两　牵牛子一两半

上同为细末，生姜汁打面糊为丸，如
桐子大，每服三十丸，食后生姜汤下。

定喘化痰汤　治喘甚妙。

用猪蹄甲四十九个，每个甲内入半
夏、白矾各一分，置罐内密封，勿令烟
出，火煅通红，去火毒，入麝一钱为末，
每服一钱，糯米饮调下，小儿五分。

一方　治喘急证，发时无痰，将愈时
却吐痰者，乃痰于证发时闭塞不通故也，
用此开其痰路则易安。

桔梗一两半，捣罗为末，童便半升，
煎取四合，去滓，温服。候痰出喘退，却

调其虚实。虚者补以参芪归术，实者泻以
沉香滚痰丸之类。

治火喘方

降火清金汤

黄芩炒　山栀炒，各一钱半　知母炒
贝母去心　桑白皮　麦门冬去心　桔梗各一
钱　橘红八分　茯苓一钱　甘草四分

上水二钟，煎八分，食后服。

加味泻白散　治胸膈不利，烦热口
干，时时喘嗽。

桑白皮　地骨皮　知母　陈皮去白
青皮去白　桔梗去芦，各五钱　黄芩　甘草各
三钱

上锉如麻豆大，每服五钱，水煎，食
后温服。

平气散　治湿热太盛，上攻于肺，神
气躁乱，故为喘满。邪气盛则实，宜下
之。

白牵牛二两，半生半熟，只取头末一两　青
皮去皮　槟榔各三钱　陈皮去白，半两　大黄
七钱

上为细末，每服三钱，煎生姜汤一大
盏调下。

菵按：《内经》曰，肺苦气上逆，急
食苦以泄之。故以白牵牛苦寒泻气分湿
热，上攻喘满，故以为君；陈皮苦温，体
轻浮，理其肺气，青皮苦辛平，散肺中滞
气为臣；槟榔辛温，性沉重，下痰降气，
大黄苦寒，荡涤满实，故以为使。

加味白虎汤　治火痰。

石膏五钱，研　知母二钱　甘草一钱
瓜蒌仁　枳壳麸炒　黄芩炒各八分

上锉，入糯米一撮，水煎服。

双玉散　治痰热而喘，痰涌如泉。

寒水石　石膏各等分

———————
① 海粉　疑指海蛤粉

上为细末，人参汤调下三钱，食后服。

葶苈散 治过食煎煿，或饮酒过度，致肺壅喘，不得安卧，及肺痈咽燥不渴，浊唾腥臭。

甜葶苈炒 桔梗去芦 瓜蒌仁 川升麻 薏苡仁 桑白皮炙 葛根各一两 甘草炙，五钱

上每服四钱，生姜五片，水煎，食后温服。

人参平肺散 治心火刑肺，传为肺痿，咳嗽喘呕，痰涎壅盛，胸膈痞闷，咽嗌不利。

方见肺痿门。

治寒喘方

加减三拗汤 治感冒风寒，咳嗽喘急。

麻黄一钱 杏仁 桑白皮各七分 甘草五分 苏子 前胡各三分

上生姜三片，水煎服。如痰盛加南星、半夏，烦喘加石膏，火痰口干加黄芩、瓜蒌仁、薄荷，寒喘加细辛、肉桂，气喘加兜铃、乌梅，气短而喘去麻黄加人参、茯苓。

苏陈九宝饮 治素有喘急，遇寒即发，咳嗽哮喘，夜不得卧。

方见咳嗽门。

参苏温肺汤 治形寒饮冷则伤肺，喘烦，心胸满，短气不能宣畅。

人参 肉桂 甘草 木香 五味子 陈皮 半夏制 桑白皮 白术 紫苏茎叶各二两 白茯苓一两

上㕮咀，每服五钱，生姜三片，水煎，食后温服。如冬月，每服加不去节麻黄半分，先煎去沫，下诸药。

金沸草散 治肺经受风，头目昏痛，声重喘嗽，涕唾稠粘。

旋覆花去梗二两 荆芥穗四两 麻黄去节 前胡去芦，各三两 甘草炙 赤芍药 半夏汤洗七次，姜汁浸，各一两

上㕮咀，每服五钱，水一盏，姜三片，枣一枚，煎八分温服。

治水喘方

小青龙加半夏汤 治水喘心下有水气，漉漉有声，怔忡者。

麻黄 芍药 桂枝 细辛 甘草 干姜各一钱 五味子 半夏各八分

上用水一碗，先煮麻黄减去三分，去上沫，纳诸药再煎，去滓温服。

古葶枣散 治肺痈，胸满喘咳，或身面浮肿等证。

葶苈炒黄为末，三钱 黑枣十枚

上先将枣浓煎汤，去枣，入葶苈末调匀，食后服。

白前汤 治饱逆喘促，及水肿短气胀满，昼夜不得卧，喉中常作水鸡声。

白前二两 紫菀 半夏各三两 大戟七合

上用水十盏，浸一宿，明日煎至三盏，分三服，忌羊肉。

含奇丸 治喘嗽。

葶苈 知母 贝母各一两

上为末，枣肉、砂糖捣丸弹子大，每用绵裹一丸含之，徐徐咽下。

治气喘方

定肺汤 治上气喘嗽。

紫菀 五味子 橘皮去白 半夏制 紫苏子炒 杏仁炒，去皮尖 桑白皮炒 甘草炙 枳壳麸炒，各等分

上㕮咀，每服一两，生姜五片，紫苏五叶，水二盏煎至一盏，食后温服。

苏子降气汤 治虚阳上攻，气不升降，上盛下虚，痰涎壅盛，喘促短气，咳

嗽。

苏子五钱　陈皮　厚朴姜汁炒　前胡
肉桂各二钱　半夏姜汁浸,炒　当归　甘草各
一钱

一方去桂加南星。

上锉一剂,姜三片,枣一枚,水煎
服。若加川芎、细辛、茯苓、桔梗,名大
降气汤。

杏苏饮　治上气喘嗽,浮肿。

紫苏叶二钱　杏仁去皮尖炒,一钱半　五
味子　大腹皮　乌梅去核　紫菀　甘草炙,
各一钱　陈皮去白　麻黄去节　桑白皮炒
阿胶　桔梗各七分半

上作一服,用水二钟,生姜五片,煎
至一钟,食后服。

玉华散　治咳嗽上喘。调顺肺经,清
利咽喉,安和神气。

甜葶苈焙　桑白皮炒　半夏姜制　贝
母炮　天冬去心　马兜铃　杏仁去皮尖　紫
菀洗　百合蒸　人参各一钱　百部　甘草炙,
各七分半

上作一服,生姜三片,枣二枚,水煎
食后服。

紫苏子汤　治忧思过度,邪伤脾肺,
心腹膨胀,喘促烦闷,肠鸣气走,漉漉有
声,大小便不利,脉虚紧而涩。

紫苏子　半夏汤泡　木通　大腹皮
木香不见火　陈皮　人参　草果仁　枳实
麸炒　白术　厚朴姜制　甘草炙,各一钱

上作一服,生姜三片,红枣一枚,水
煎不拘时服。

杏参散　治坠堕惊恐,或渡水跌仆,
疲极喘息。

杏仁炒,去皮尖　人参去芦　橘红　大
腹皮　槟榔　诃子面煨,用肉　半夏汤泡
桂心不见火　紫菀洗　桑白皮　白术　甘
草炙,各一钱

上作一服,用水二钟,生姜三片,紫

苏七叶,煎至一钟,去粗,不拘时服。

四磨汤　治七情郁结,上气喘急。

人参　槟榔　沉香　天台乌药各等分

上各浓磨水取七分盏,煎三五沸,不
拘时服。一方,无人参,有枳壳,亦佳。
加木香、枳壳为六磨汤。有寒者,加丁
香、桂。气滞腹急,大便秘涩,加枳壳、
大黄磨服,以利为度。

一方　治肺气有余,火炎痰盛作喘。

桑白皮　杏仁　半夏姜制　贝母　山
栀　片芩　苏子　黄连

上咀片,水二钟,姜三片,煎八分
服。

三拗汤　气实人因服参芪过多而喘者
用之。

麻黄不去根节　甘草生　杏仁皮尖不去

上锉,每服五钱,姜五片,枣二枚,
水煎服。

越婢加半夏汤　咳而上气,此为肺
胀。其人喘,目如脱状,脉浮大者,此汤
主之。

麻黄六两　石膏半斤　生姜三两　大枣
十五枚　甘草一两　半夏半升

上六味,以水六升,先煮麻黄去上
沫,纳诸药,煮取三升,分温三服。

小青龙加石膏汤　肺胀,咳而上气,
烦躁而喘,脉浮者,心下有水,此汤主
之。

麻黄　芍药　桂枝　细辛　甘草　干
姜各三钱　五味子　半夏各半升　石膏二两

上九味,以水一斗,先煮麻黄去上
沫,纳诸药,煎取三升,强壮人服一升,
羸者减之,日三服,小儿服四合。

治气虚喘方

人参定喘汤　治肺虚作喘,神效。

人参　阿胶　麻黄　半夏　五味子
桑白皮　甘草各四两　罂粟壳蜜炙,二钱

上每服三钱，加生姜水煎服。

一方　治肺气不足，久嗽而喘。

人参　茯苓　麦门冬　五味子　甘草　阿胶　款冬花

上咀片，水二钟，煎八分，通口服。

一方　治气虚，短气而喘。

白术　半夏姜制　甘草　麦门冬　天门冬　人参　五味子　阿胶

一方有蜜炙黄柏、地骨皮。

上咀片，水二钟，姜三片，煎八分，通口服。

益气养肺汤　治气虚而喘。

人参　黄芪蜜炙，各一钱半　五味子十五粒　麦冬去心　白术　茯苓各一钱　阿胶蛤粉炒　陈皮　半夏各七分　甘草五分

上用水二钟，煎八分，食远服。

五味子汤　治肺虚作喘，脉大者。

五味子二钱，炒　人参去芦　麦门冬去心　杏仁去皮尖　陈皮去白，各二钱半

上加生姜三片，红枣三枚，水煎服。

六君子汤　治气虚痰喘。

人参　白术　茯苓　甘草炙　半夏姜制　陈皮去白，各一钱

上锉，加生姜三片，水煎。

荫按：气壮则痰行，气虚则痰滞，痰遮气道，故令人喘。甘者可以补气，参苓术草，甘物也。辛者可以治痰，半夏、陈皮，皆辛物也。用甘则气不虚，用辛则痰不滞，气利痰行，何喘之有。或恶人参之补而去之，此不知虚实之妙者也。然必有是证方可用，不然遗误非轻。

治胃虚喘方

加味生脉散　治胃虚极则气上逆，抬肩撷肚。

人参　麦门冬　五味子　杏仁　陈皮　白术

上锉，水煎服。

附子理中汤　治脾肺虚寒，痰涎壅塞，少有动作，喘嗽频促，脉来迟细。

人参　甘草炙　白术　干姜炒　附子制，各一钱

一方加胡椒，不用附子。

上锉一剂，水煎服。此证为虚，而脉为寒也。虚则宜补，参术甘草所以补虚；寒则宜温，干姜附子所以温寒。

治阴虚喘方

补阴平肺汤　治阴虚火自下逆上而喘。

黄柏盐水炒　知母　当归酒洗　白芍药　麦门冬去心，各一钱半　五味子十五粒，槌碎　生地姜酒炒，二钱　甘草五分

上作一服，水煎，食远服。有痰加橘红、贝母各一钱。

加味四物二陈汤　治阴虚自小腹下火起冲上而喘者，宜降心火，补真阴。

当归　川芎　生地酒炒　白芍药　陈皮　半夏　茯苓　甘草　知母　黄柏　枳壳　黄芩

上锉，生姜三片，水煎服。

加味四物汤　治血虚阳无所依附，上奔而喘。

当归　川芎　生地姜酒炒，各一钱　芍药倍用　人参五分　五味子五分

上锉，水煎服。

天门冬膏　降火滋阴、清肺补肾之妙剂。余官金陵时，每半夜后，喘促不能眠，累数月不愈，一日制此膏服之，日三四次，一二日顿止。

天门冬一味，不拘多少，温水润透，去皮心，于砂锅内熬取汁，其滓用布绞滤，捣烂如泥，再用水熬，如此三次，将汁倾放一处，量入蜂蜜，以甘苦得中为度，再用慢火熬至稀糊样，瓷器收贮。每用一二匙，滚汤点服。

治久喘方

定息饼子　治远年近日喘嗽。

用皂角三大荚，去黑皮，刀切开去子，每子仓内入巴豆肉一粒，以麻缚定，用生姜自然汁和蜜涂令周匝，慢火炙之，又涂又炙，以焦黄为度，劈开去豆不用；又以枯矾一两，蓖麻子七粒，入仓内，姜汁和蜜又涂炙如前，去蓖、矾，用皂角为末，却以杏仁二两，研膏与前药和匀，每服一钱，用柿干炙过，候冷，点入药内细嚼，临卧服。忌一切热毒之物。

久喘良方

用青皮一枚，展开去穰，入江子一个，将麻线系定，火上烧尽烟留性，为末，生姜汁和酒一大呷服之。

荫按：《名医录》云，李翰林，天台人。有莫生患喘病求医，李云，病日久矣，我与治之。乃用前方，过口即定，实神方也。按久喘者，肺分有顽痰结气，青皮能破气，江子能攻痰，然其性悍厉，善于走下耳，未可以疗上部也。今用烧灰存性，则大毒已去，所存者几希耳。新烧火性炎上，可使成功于膈，佐之以姜汁，则顽痰易利，行之以酒，则无所不至。姜酒既行，二物善降，久喘之患，可使愈于一旦，非良方而何。

经验秘方　治远年喘急。

桑木内蠹虫粪一升，炒　萝卜子半斤，炒　杏仁半升，不去皮尖，炒　甘草二两，生

上共为细末，汤浸蒸饼为丸，如桐子大，每服五七十丸，淡姜汤送下。

定喘丹一名兜铃丸　治男妇久患咳嗽，肺气喘促，倚息不得卧，鮈鮐久嗽亦效。

马兜铃　杏仁去皮尖炒，另研　蝉退洗去土并足翅炒，各二两　砒煅另研，六钱

上为末，枣肉为丸，如葵子大，每服六七丸，临卧用葱茶清放冷送下，忌热物半日。

卷三十二

哮吼

论

哮吼，即痰喘甚而常发者，如水鸡之声，牵引背胸，气不得息，坐卧不安，或肺胀胸满，或恶寒肢冷。病者夙有此根，又因感寒作劳气恼，一时暴发，轻者三五日而安，重者半月，或一月而愈。治法专以祛痰为先，兼用解散。如九宝汤、三拗汤、苏子降气汤，皆可选用。久则又宜温补之。

丹溪曰：哮专主于痰，宜用吐法，亦有虚而不可吐者。治哮必使薄滋味，不可纯用寒凉药，必兼散表，此寒包热也。

李氏曰：体实者，用紫金丹二十丸，吐去其痰。虚者止服二三丸则不吐。临发时，用此劫之，丹溪方去豆豉更妙。一法，用二陈汤加苍术、黄芩，下小胃丹。体虚者，吐下俱忌，须带表散之。水哮者，因幼时被水停蓄于肺为痰，宜金沸散，小青龙汤倍防己，或古葶苈散、导水丸。有寒包热者，麻黄汤加枳壳、桔梗、紫苏、半夏、黄芩。有风痰者，千缗汤，或用鸡子一枚，略敲壳损勿令膜破，放尿缸中，浸三日夜，取煮食之效。凡哮须忌燥药，亦不宜纯凉，须常带表。欲断根者，必先淡滋味，然后服清肺金、扶正气之剂，如定喘汤、黄芩利膈丸是也。遇厚味发者清金丸，久不得睡者兜铃丸。单方

猫儿头骨烧灰，酒调服二三钱即止。

或曰，哮吼者，肺窍中有痰气也。

荩按：肺主气，气从肺出，肺窍中有痰封闭，使气不得出，故冲而有声，为哮吼。

治方

白果定喘汤　治哮吼喘急神方。

白果二十一枚，去壳切碎炒黄　麻黄　黄芩去朽　半夏　桑白皮蜜炙　苏子水洗去土　款冬花各三钱　杏仁去皮尖，一钱半　甘草炙，一钱

上锉，水三钟，煎二钟，分作二服，不用生姜，不拘时徐徐服。

解表二陈汤　治外感风寒吼喘。

陈皮　半夏　茯苓　紫苏　麻黄　杏仁　桑白皮　紫菀　贝母　桔梗各一钱　甘草炙，五分

上锉，生姜煎服。

五虎二陈汤　治哮吼喘急痰盛。

麻黄　杏仁　茯苓　陈皮　半夏姜制，各一钱　石膏二钱　人参八分　细茶一撮　沉香　木香各五分，另水磨入

上锉一剂，生姜三片，葱白三根，水煎服。

小胃丹　上可取胸膈之痰，下可利肠胃之痰。

甘遂面裹水煮浸各令透，晒干　大戟长流水煮一时，洗净晒干　芫花醋拌经宿，炒令黑勿焦，各一两　黄柏炒褐色，三两，一云二两　大黄酒纸裹煨焙干，再以酒润，炒熟，一两半，一云二两

上为末，粥丸麻子大，每服十丸，以

二陈汤加苍术、黄芩作汤送下。须看虚实。

黄芩利膈丸　除胸中热，利膈上痰。

生黄芩　炒黄芩各一两　半夏　泽泻　黄连各五分　天南星煨裂　枳壳麸炒　陈皮去白，各三钱　白术二钱　白矾五分

上为细末，汤浸蒸饼，入姜汁为丸，如梧桐子大，每服三五十丸，食远温水下。忌酒及湿面。

紫金丹　治哮，须三年后可用。

用精猪肉二斤，细切骰子大，砒一两为细末，拌匀，分作六分，纸筋泥包，火烘干，用炭火于无人处煅令青烟尽，放地上一宿，取出为末，汤浸蒸饼丸绿豆大。大人二十丸，小儿十丸，或四五丸，茶清下，量虚实与之。

清金丹　治哮喘，遇厚味发者用之。

萝卜子淘净蒸熟，晒干为末，一两　猪牙皂角火烧过，以碗覆地上作灰末，三钱

上为末拌匀，用姜汁浸蒸饼丸如萝卜子大，每服三十丸，津咽下。一方劫喘用姜汁，炼蜜丸桐子大，每服七八十丸，噙下止之。

卷三十三

三　消

论

东垣曰：阴阳别论云，二阳结谓之消。脉要精微论[①]云，瘅成为消中（瘅谓湿热也，热积于中，故变为消中也）。夫二阳者，阳明也。手阳明大肠主津液，病消则目黄口干，是津不足也。足阳明胃主血，热则消谷善饥，血中伏火，乃血不足也。结者，津液不足，结而不润，皆燥热为病也。此因数食甘美而多肥，故其气上溢，转为消渴。治之以兰，除陈气也，不可服膏粱。芳草，石药，其气慓悍，能助燥热也。越人云，邪在六腑，则阳脉不合，阳脉不合，则气留之，气留之，则阳脉盛矣。阳脉大盛，则阴气不得营也，故皮肤肌肉消削是也。经云，凡治消瘅，仆击，偏枯，痿厥，气满，发逆，肥贵人则膏粱之疾也。岐伯曰：脉实病久可治，脉弦小病久不可治。后分为三消，高消者，舌上赤裂，大渴引饮，经云心移热于肺，传于膈消者是也，以调胃承气汤、三黄丸治之。下消者，烦躁引饮，耳轮焦干，小便如膏。叔和云，焦烦水易亏，此肾消也，以六味地黄丸治之。总录所谓末传能食者，必发脑疽背疮。不能食者，必传中满鼓胀，皆为不治之证。洁古老人分而治之，能食而渴者，加白虎人参汤。不能食而渴者，钱氏白术散倍加葛根治之。上中

既平，不复传下消矣。前人用药，厥有旨哉。或曰，未传疮疽者，何也？此火邪胜也。其疮痛甚而不溃，或赤水者是也。经云有形而不痛，阳之类也，急攻其阳，无攻其阴，治在下焦，元气得强者生，失强者死。未传中满者何也，以寒治热，虽方士不能废其绳墨而更其道也。然脏腑有远近，心肺位近，宜制小其服，肾肝位远，宜制大其服。皆适其所至所为，故知过与不宜，皆诛罚无过之地也。如高消中消制之太急，速过病所，久而成中满之病。正谓上热未除，中寒复生者，非药之罪，失其缓急之治也。处方之际，宜加意焉。

刘宗厚曰：消渴小便多者，盖燥热太甚，而三焦肠胃之腠理拂郁结滞，致密壅塞，而水液不能浸润于外，以养乎百体。故肠胃之外，燥热太甚，虽多饮水，入于肠胃之内，终不能浸润于外，故渴不止而小便多。水液既不能浸润于外，则阴燥竭无以自养，故久而多变为聋盲、疮疡、痤痱而危殆也。治此疾者，宜补肾水阴寒之虚，而泻心火阳热之实，除肠胃燥热之甚，济肌体津液之衰，使道路散而不结，津液生而不枯，气血利而不涩，则病自已矣。

娄氏曰：上消者，经谓之膈消，膈消，渴而多饮是也。中消者，经谓之消中，消中者，渴而饮食俱多，或不渴而独

---

① 脉要精微论　"精"原作"至"，据《素问》改。

食是也。下消者，经谓之肾消，肾消者，饮一溲二，其溲如膏油，即膈消消中之传变。王注谓肺脏消燥，气无所持是也。盖肺藏气，肺无病，则气能管摄津液，而津液之精微者，收养筋骨血脉，余者为溲。肺病则津液无气管摄，而精微亦随溲下，故饮一溲二，而溲如膏油也。筋骨血脉无津液以养之，故其病渐成形瘦焦干也。然肺病本于肾虚，肾虚则心寡于畏，妄行凌肺而移寒与之，然后肺病消。故仲景治渴而小便反多，用肾气丸补肾救肺，后人因名之肾消，以补肾也。或曰，经既云肺消死不治。仲景复用肾气丸治之何也？曰，饮一溲二者，死不治。若饮一未至溲二者，病尚浅，犹或可治。故仲景肾气丸治饮水一斗，小便亦一斗之证。若小便过所饮者，亦无及矣。

丹溪曰：上消者肺也，多饮水而少食，大小便如常。中消者胃也，多饮食而小便赤黄。下消者肾也，小便浊淋如膏之状。又曰，上焦渴，是心火刑炼肺金而作渴，法当降火清金，宜兰香叶、白葵花、白豆蔻、荜澄茄、升麻、黄柏，引清气升而渴止。中焦渴，饮食入胃，传送太急，不生津液，食已则饥，胃中有热，宜用黄芩、石膏。下焦渴者，肝肾二经有热，必是小便频数，宜用五味子、知母、黄柏、玄参以养阴兼养肺，降火生血为主。大法黄连、天花粉二味为末，藕汁、人乳汁、生地黄汁、佐以蜜姜汁为膏，和二末，徐徐留舌上，以白汤少许送下，能食者加石膏、天花粉，治消渴之圣药也。三消皆忌用半夏，血虚亦忌用。消渴苦泄泻，先用白术、白芍药炒为末调服后，却服诸汁膏。

李氏曰：经云，二阳结谓之消渴。二阳者，手阳明大肠主津液，足阳明胃主血，津血不足，发为消渴。又有燥结者，肺与大肠为表里也。有气分渴者，因外感传里，或服食煎燥，热耗津液，喜饮冷水，当与寒凉渗剂，以清利其热，热去则阴生而渴自止矣。有血分渴者，因内伤劳役，精神耗散，胃气不升，或病后胃虚亡津，或余热在肺，口干作渴，喜饮热汤，当与甘温酸剂，以滋益其阴，阴生则燥除，而渴自止矣。所谓消者，烧也，如火烹烧物也。三消，上中既平，不复传下。上轻中重下危，总皆肺被火邪熏蒸日久，气血凝滞。故能食者，末传痈疽，水自溢也。不能食者，末传胀满，火自炎也，皆危。热在上焦，心肺烦燥，舌赤唇红，少食引饮，小便数者，四物汤合生脉散，加天花粉、地黄汁、藕汁、乳汁。酒客加葛根。能食者，白虎加人参汤。不食者，钱氏白术散、清心莲子饮。又膈满者，谓之膈消，麦门冬饮子。火留肉分，变为痈肿者，忍冬藤丸、黄芪六一汤、益元散。热蓄中焦，脾胃消谷善饥，不甚渴，小便赤数，大便硬者，四物汤加知母、黄柏、石膏、黄芩、滑石以降火。热甚者，调胃承气汤、三黄丸。初病寒中，阴胜阳郁，后变为热中者，升麻葛根汤、泻黄散。湿积毒者，消渴瘄丸，虚者钱氏白术散。便闭者当归润燥汤，泄泻者白术芍药汤。上中二消者，兰香饮子。心火乘脾者，黄连猪肚丸。肝侵气冲，肌热不食，食即吐蛔者，乌梅丸、铁粉丸。有虫耗其津液者，单苦楝汤。水停于下，变为胕肿者，五苓散，或去桂加人参尤妙。热伏下焦，肾分精竭，引水自救，随即溺下，小便混浊，如膏淋然，腿膝枯细，面黑耳焦形瘦者，四物汤加知母、黄柏、五味子、元参。人乳汁善调水火，或补阴丸、肾气丸、先天坎离丸、八味丸去附子加五味子、元菟丸、鹿菟丸、梦授天王补心丹、威喜丸、妙香散、单菟丝汤，或十全大补汤去桂倍地黄，加知母、黄柏。上热下冷者，清心连子饮。有五味过度之人，真气既尽，邪气独留，阳道兴强，不交精泄者，谓之强中。小便或油腻，或赤黄，或泔白，或渴而且利，或渴而不利，或不渴而利，饮食滋味入腹，如汤浇雪，随小便而出，落于沟中，结如白脂，肌肤日瘦者，无治法。

治渴，初宜养肺降心，久则滋肾养脾。盖本在肾，标在肺。肾暖则气上升而肺润，肾冷则气不升而肺焦，故肾气丸为消渴良方也。然心肾皆通乎脾，养脾则津液自生，参苓白术散是也。三消通用单文蛤为末，水调服，回津止渴。单瓜蒌根丸，消渴神药。大忌半夏燥剂。抑论水包天地，人身脏腑，亦津液真水所包。然有形者，凡水也，兑也，坤也。无形者，天一所生之水，气也，坎也，乾也。能以无形之水，沃无形之火，是谓能济。杂病渴多虚热，实热者少，凡渴后忌针灸，令疮口出水而死。或云渴禁半夏，渴不宜汗。

荫按：三消之证，皆燥热结聚也。治上消者，宜润其肺，兼清其胃；治中消者，宜清其胃，兼滋其肾；治下消者，宜滋其肾，兼补其肺，勿专执本经而治也。然消渴病宜慎者有三，一饮酒，二房劳，三咸食及面。能慎此三者，虽不服药，亦自可愈。

脉　法

脉经曰：趺阳脉浮而数，浮则为气，数则消谷而紧。气盛则溲数，溲数则紧，紧数相抟，则为消渴。男子消渴，小便反多，以致饮水一斗，小便一斗，肾气丸主之。心脉滑为渴，心脉微小为消瘅。消瘅脉实大，病久可治。悬小坚急，病久不可治。脉数大者生，沉小者生，实而坚大死，细而浮短者死。

治上消方

人参白虎汤　治能食而渴者。

人参五钱　石膏一两　知母七钱　甘草四钱

上每服一两，入粳米一撮水煎，食后温服。东垣加黄芩、杏仁。

宣明麦门冬饮子　治心移热于肺，传为膈消，胸满心烦，津液短少，燥渴引饮。

麦门冬去心　天花粉一方作瓜蒌仁　知母各一钱半　五味子十五粒　生地酒炒　人参　茯神去皮木　葛根各一钱　甘草五分

上咬咀，入竹叶十四片，水煎食远服。一方通治三消，上消加藕汁、人乳、桔梗、山栀；中消加石膏、黄连、黄芩；下消加黄柏、熟地黄，去葛根。脾胃弱或大便泻加白术、茯苓，血虚或大便燥加当归、芍药，气虚加黄芪、白术、倍参。如胃弱不能受寒凉之药，加白蔻、砂仁，以从其治。小便不利，加滑石、泽泻。

易老麦门冬饮子　治老弱虚人大渴。

人参　枸杞子　白茯苓　甘草各七钱半　五味子　麦门冬去心各，半两

上锉，每服一两，加生姜水煎服。

钱氏白术散　治虚热而渴不能食者。

人参　白术　白茯苓　甘草各一两　干葛二两　藿香一两，去土　木香半两

上为末，每服三钱，水煎温服。如饮水多，多与服之。一方加北五味、柴胡各半两，治消中消谷善饥。

清心莲子饮　治心经蕴热作渴，小便或赤涩或浊。

黄芩　麦门冬　地骨皮　车前子　甘草各三钱　莲子　茯苓　黄芪　柴胡　人参各三钱半

上咬咀，水煎服。

枸杞汤　治渴而利者。

枸杞枝叶一斤　黄连　瓜蒌根　甘草
石膏各三两

上㕮咀，以水一斗，煮取三升，分五服，日三夜二。剧者多合，渴即饮之。

干地黄汤　治消渴。

茯神　黄芪　瓜蒌根　甘草　麦冬去心，各三两　干地黄姜酒炒，五两

上㕮咀，以水八升，煮取二升半，去租，分三服，日进一剂，服十剂愈。

六神汤　治三消渴疾。

黄芪　瓜蒌根　干葛　连粉[①]　枇杷叶　甘草各等分

上㕮咀，每服一两，水煎空心服。小便不利加茯苓。

地黄饮子　治消渴咽干而烦躁。

天门冬去心　麦门冬去心　黄芪蜜炙人参　生干地黄酒洗　熟干地黄　泽泻石斛去根炒　枇杷叶去毛炒　枳壳麸炒　甘草炙，各等分

上㕮咀，每服三钱，水煎，食后服。

甘露汤　治烦渴口干。

百药煎　白干葛各三钱　乌梅　五味子　天花粉各一钱　甘草半钱

上㕮咀，水煎服。

朱砂黄连丸　治心经蕴热，或因饮酒过多，发为消渴。

朱砂二两，另研　宣黄连三两　生地姜酒炒二两

上为末，炼蜜丸如桐子大，每服五十丸，灯心枣子汤送下。

川黄连丸　治消渴。

川黄连五两　天花粉　麦门冬去心，各二两半

上为末，用生地黄汁并牛乳，夹和捣丸，如桐子大，每服三十丸，粳米汤送下。

玉泉丸　治烦渴口干。

麦门冬去心　人参　茯苓　黄芪半生半

蜜炙　乌梅焙　甘草各一两　瓜蒌根　干葛各一两半

上为末，炼蜜丸如弹子大，每服一丸，温汤嚼下。

火府丹　治消渴。

生地酒洗　木通　黄芩　甘草

上为末，炼蜜丸如桐子大，每服二十粒，木通煎汤下。

楼氏曰：一卒病渴，日饮水三斗不食者，心中烦闷，时已十月。予谓心中有伏热，与此药数服，每服五十丸，温水下。越二日来谢云，当日三服渴止。又次日三服，饮食如故。此方本治淋，用以治渴效，信乎，药要变通用之。

和血益气汤一名地黄饮子　治口干舌燥，小便数，舌上赤色。此药生津液，除干燥，生肌肉。

柴胡　炙甘草　生甘草　麻黄根各三分　当归梢，酒洗，四两　知母酒洗　汉防己酒洗　羌活各五分　石膏六分　生地黄酒洗，七分　黄连酒洗，八分　黄柏　升麻各一钱　杏仁　桃仁各六个　红花少许

上㕮咀，作一服，水煎温服。忌酒醋热，湿面等物。

黄芪六一汤　治诸虚不足，胸中烦悸，常消渴；或先渴而欲发痈疽，或病痈疽而作渴，并宜服之。

黄芪蜜炙，六两　甘草炙一两

上每服三钱，水煎服。

大黄甘草饮子　治男子妇人一切消渴不能止者。

大黄一两半　甘草大者，四两　大豆五升，煮三沸，淘去苦水再煮

上用井水一桶，将煎药同煮三五时，如稠强，更添水煮豆软为度，盛于盆中，放冷，令病人食豆，渴饮汤汁，无时候，食尽。如渴燥止罢。服药不止，依前再煮

___

① 连粉　当为"莲粉"。

食之。不过三剂，其病悉愈。

止渴润燥汤 治消渴，大便干燥，喜温饮，阴头短缩，舌上白燥，唇裂口干，眼涩难开，及于黑处如见浮云。

升麻一钱半 柴胡七分 归身 黄柏 知母 石膏 防风 荆芥穗 麻仁 桃仁各一钱 熟地黄二钱 甘草梢五分 杏仁六个 细辛 小椒各一分 红花少许

上锉，水煎，食后热服。

玉壶丸 治消渴，引饮无度。

人参 瓜蒌根各等分

上为末，炼蜜丸如桐子大，每服三四十丸，麦门冬汤下。

浮萍丸 治消渴，虚热大焦。

干浮萍 瓜蒌根各等分

上为末，以人乳汁和丸，如桐子大，每服二十丸，空心饮下，日三服。三年病者，三日愈。

瓜蒌汤 治消渴小便多。

瓜蒌根薄切，炙，五两

上以水五升，煮取四升，随意饮。

瓜蒌丸

瓜蒌根薄切，用人乳汁拌蒸，竹沥拌晒

上为末，炼蜜丸如弹子大，嚼化。或丸如绿豆大，每服一百丸，米饮下。

竹根汤

竹根锉碎，以水煮饮之。

千里浆一名水葫芦

木瓜 紫苏叶 桂各一两 乌梅肉 赤茯苓各二两

一方有神曲、豆粉。

上为末，炼蜜丸如弹子大，嚼化一丸，咽下。

又方 百药煎 乌梅肉 紫苏叶 人参 麦门冬 甘草各等分

上为细末，炼蜜丸如弹子大，嚼化。

芷梅汤

乌梅肉 甘草各七钱半 百药煎一两

白芷半两 白檀三钱

上为细末，汤点服。

文蛤散 治渴欲饮水不止者。

文蛤一味为末，以沸汤和服方寸匕。（陈无择以文蛤为五味子）

神效散 治渴疾饮水不止。

白浮石 蛤粉 蝉壳各等分

上为末，鲫鱼胆七个，调三钱，不拘时服。

又方 治消渴。

白浮石 舶上青苔各等分 麝香少许

上为末，每服二钱，温汤下。

治 中 消 方

调胃承气汤 治中消，渴而饮食多。

大黄 芒硝 甘草各等分

上锉，每服临期斟酌多少，先煮大黄、甘草二味熟，去楂下芒硝，再煮二三沸。服之以利为度，未利再服。

三黄丸 治消渴不生肌肉而能食。

春三月 黄芩四两 大黄二两 黄连四两

夏三月 黄芩六两 大黄一两 黄连一两

秋三月 黄芩六两 大黄二两 黄连三两

冬三月 黄芩三两 大黄五两 黄连三两

上三味，随时加减，捣为细末，炼蜜为丸，如大豆大。每服五丸，日三服。不去加七丸。服一月病愈。

顺利散 治中热在胃而能食，小便赤黄，以此微利，至不欲食为效，不可多利。

厚朴 枳实各一两 大黄煨，四两

上每服五钱，水煎，食远服。

黄连猪肚丸 治消渴强中，亦能清心补养。

猪肚一个，雄猪者　黄连　瓜蒌根各四两　麦门冬去心　知母各二两

一方有粱米、茯神各四两。

上为细末，纳猪肚中，线缝，置甑中蒸极烂，乘热于石臼中捣为丸，如硬，加少炼蜜，丸如桐子大。每服一百丸，食后米饮下。

清凉饮子　治消中能食而瘦，口舌干，自汗，大便结燥，小便频数。

升麻四分　防风　生甘草　汉防己　生地酒洗，五分　当归身　柴胡　羌活　炙甘草　黄芪　酒知母　酒黄芩各一钱　龙胆草酒洗　石膏　黄柏各一钱半　红花少许　桃仁五个　杏仁十个

上㕮咀，作一服，水二盏，酒一匙，煎至一盏，稍热食远服。

人参白术汤　治胃膈瘅热烦满，饥不欲食，瘅成为消中，善食而瘦，燥热郁甚而成消渴，多饮水而小便数。兼疗一切阴虚，阳实风热燥郁，头目昏眩，中风偏枯，酒过积毒，肠胃燥涩，并伤寒杂病产后烦渴，气液不得宣通。

人参　白术　当归　芍药　大黄　栀子　荆芥穗　薄荷　桔梗　知母　泽泻各五钱　茯苓　连翘　瓜蒌根　干葛各一两　甘草三两　藿香叶　青木香　官桂各二钱半　石膏四两　寒水石二两　白滑石半斤

上为细末，每服抄五钱，水一茶盏，入芒硝半两，生姜三片，煎至半盏，绞汁入蜜少许，温服。渐加至十钱，得脏腑流利取效。如常服，以意加减。如自利者，去大黄、芒硝。

参蒲丸　治食㑊[1]，胃中结热，消谷善食，不生肌肉。或云大肠移热于胃，善食而瘦，谓之食㑊，胃移热于胆，亦曰食㑊。

人参　赤茯苓　菖蒲　远志　地骨皮　牛膝酒洗，各一两

上为末，炼蜜丸如桐子大，每服二十丸，米饮下。

兰香饮子一名甘露膏　治消渴饮水极多，善食而瘦，自汗，大便秘结，小便频数。

石膏三钱　知母　生甘草　防风各四钱　炙甘草　人参　兰香叶　白豆蔻　连翘　桔梗　升麻各五分　半夏二分

上为末，蒸饼为丸，或捏成饼，晒干为末，淡姜汤调下。

铁粉丸　治脏腑枯燥，口干引饮，小便如脂。

铁粉水飞　鸡肶胵炙焦　黄连各三两　牡蛎二两

上为末，蜜调成剂，以酥涂杵熟丸如桐子大，每三十丸，加至四十丸，粟米饮下。

苦楝汤　治渴有虫者。

苦楝根去皮焙干

上入麝香少许，水煎空心服。虽困顿不妨，自便下虫，状如蛔虫，其色真红，而渴顿止。

消渴痞丸　治中消或挟诸血肠风，心胁胀满，呕吐痿弱，湿热积毒等证。

黄连　青黛　干葛各一两　黄芩　大黄　黄柏　山栀子　薄荷　藿香　厚朴　茴香各五钱　木香　辣桂各二钱半　牵牛二两

自利去大黄、牵牛。

上为末，水丸如小豆大，小儿麻仁大，每服十丸温水下。

治下消方

加味四物汤　丹溪云，三消多属血虚不生津液，俱宜四物汤为主，随上中下加他药治之。

当归　川芎　芍药　熟地黄各一钱

---

[1]　食㑊　古病名。指善食而瘦一类病证。

上锉一服，水煎服。上消加人参、五味子、麦门冬、天花粉，煎入生藕汁、生地黄汁、人乳，饮酒人加葛花汁。中消加知母、石膏、滑石、寒水石，以降胃火。下消加黄柏、知母、熟地黄、五味子之类，以滋肾水。又间饮缲丝汤为上策。

宣补丸 一名茯神丸 治肾消渴，小便数者。

茯神　黄芪　人参　麦门冬　甘草　黄连　知母　瓜蒌根各三两　菟丝子二合　肉苁蓉　石膏　干地黄各六两

上为末，以牛胆三合，和蜜丸如桐子大，每服三十丸，煎茆根①汤送下，日二服，渐加至五十丸。

六味地黄丸 治下消。

干山药　山茱萸各四两　牡丹皮　泽泻　白茯苓各三两　熟地黄八两

上为末，炼蜜丸如桐子大，每服五十丸，空心滚汤下。

加减八味丸 治心肾不交，消渴引饮。

山药　山茱萸　牡丹皮　泽泻　白茯苓　熟地黄　肉桂　五味子

上为末，炼蜜丸服。

加减肾气丸 治肾气不足，心火上炎，口舌干燥，多渴引饮。

茱萸肉　白茯苓　牡丹皮　熟地黄酒蒸　五味子　泽泻　鹿角镑　山药炒，各一两　官桂　沉香不见火，各半两

弱甚者，加附子半两，兼进黄芪汤。

上为末，炼蜜丸如桐子大，每服七十丸，盐汤米饮任下。

千金地黄丸 治肾渴。

黄连四两，为末　生地黄半斤，研取汁，连租拌黄连末和匀，晒干

上为细末，炼蜜丸如桐子大，食后麦冬汤下，五六十丸。

鹿菟丸 治饮酒积热，熏蒸五脏，津血枯燥，小便频多，肌肉消烁，专嗜冷物寒浆。

鹿茸一两　菟丝子　山药各二两

上为末，炼蜜丸桐子大，每服三十丸，米饮盐汤或人参煎汤任下。

玄菟丹 治肾水枯竭，津液不生，消渴诸证。

菟丝子酒浸捣烂焙干为末，十两　白茯苓去皮，二两　干连肉酒浸，三两　五味子酒浸，焙，半两

上为末，别研山药末六两，将浸药余酒更添，煮糊和药捣千杵，丸如桐子大，每服五十丸，空心米汤下。梦遗白浊，服之亦好。

鹿茸丸 治失志伤肾，肾虚消渴，小便无度。

鹿茸去毛炙，七钱半　鸡肶胵②麸炒，七钱半　麦门冬去心二两　熟地黄　黄芪　五味子　肉苁蓉酒浸　山茱萸　破故纸炒　牛膝酒浸　人参各七钱半　白茯苓　地骨皮　玄参各五钱

上为末，炼蜜丸如桐子大，每服三十丸，米汤下。

一方 治肾消，小便不禁，日多至一二斗，或如血色。

麦门冬　干地黄各八钱　干姜四两　蒺藜子　续断　桂心各二两　甘草一两

上㕮咀，以水一斗，煮取二升五合分三服。

一方 治消渴不止，下元虚者。

牛膝五两，锉碎为末　生地黄取汁，五升

上和一处，昼曝夜浸，以汁尽为度，炼丸桐子大，每服三十丸，空心温酒下。

麦门冬汤 治消渴，日夜饮水无度，饮下即溲。

麦门冬去心　黄连　冬瓜各二两

---

① 茆根　即"茅根"。茆，通"茅"。
② 鸡肶胵（pí chī）　即鸡内金。

上为粗末，每服五钱，水煎服。若冬瓜无干者，用新冬瓜肉三斤，去穰，分作十二片，为十二服，每服用瓜一片，劈破水煎，日三服。

冬瓜饮子 治消渴能食而饮水多，小便如脂麸片，日夜无度。

冬瓜一枚　黄连十两，为细末

上先以冬瓜破开去穰，掺黄连末在内，却用顶盖定，于热灰中煨熟去皮，切细烂研，绞汁，每服一盏至二盏，日三夜一。

荫按：丹溪云，冬瓜性走而急，久病与阴虚者忌之。

黄连丸 治消渴饮水无度，小便频数。

黄连净半斤，用无灰好酒浸一宿，次日蒸一伏时，取出晒干用

上为细末，滴水丸如桐子大，白汤下五六十丸。

人参散 治肾消，善饮而不食，小便频数，白浊如膏。

人参一分　白术　泽泻　瓜蒌根　桔梗　栀子　连翘各二分　葛根　黄芩　大黄　薄荷　白茯苓各五分　甘草七分　石膏一钱　滑石　寒水石各一钱半　砂仁三分

上细切，作一服，水煎入蜜少许，再煎二三沸，去粗，食前服。

鹿角散 治消中，日夜尿七八升者。

用鹿角炙令黄焦为末，以酒服五分，七日三次[1]，渐加至方寸匕。

一方 治渴而小便数。

贝母六分，一作知母　茯苓　瓜蒌根各四分　铅丹[2]　鸡肶胵中黄皮十四枚

上为末，饮服方寸匕，日三次。瘥后常服尤佳。长服[3]则去铅丹，以蜜丸之，用麦冬饮下。

缲丝汤 治肾消，白浊，及上中二消，饥渴不生肌肉，其效如神。盖此属火，有阴之用，能泻膀胱中相火，引饮水上潮于口而不渴也。

用原蚕，即再养晚蚕也，取缲丝汤饮之。如无缲汤，以茧壳丝绵煮汤代之。忌食盐物。

神白散 即六一散　治真阴素虚损，多服金石等药，或嗜炙煿咸物，遂成消渴。

滑石六两　甘草一两

上为细末，每服三钱，温水调服。如大渴欲饮冷水者，新汲水尤妙。

乌粉丸 治消渴无力可治者。

天花粉　大乌头炒，各等分

上为细末，蒸饼丸如桐子大，每服百丸，黑豆汤下。

葛根丸 治消渴消肾，日饮硕水者，此反佐法也。

葛根三两　瓜蒌根　黄丹各二两　附子炮去皮脐，一两

上为末，炼蜜丸如桐子大，每服十丸，日进三服。春夏去附子。

胡粉散 治大渴百方不痊者，亦治肾消。

胡粉　黄丹　泽泻　石膏　赤石脂　白石脂各半两　瓜蒌根二两半　甘草一两

上咬咀，水煎，日二服。如腹痛减之，为丸服尤妙，每服十丸，多则腹痛。

子和方 治饮水百杯，尚犹未足，小便如砂，或如杏色。服此方三五日，小便大出，毒注下，十日除根。子和自云，此重剂也，试有验。

水银四钱　锡二钱，同水银炒成珠子　牡蛎　密陀僧　知母　紫菀　苦参　贝母各一两　黄丹半两　瓜蒌根半斤

上为细末，男子用不生儿的母猪肚，妇人用豶猪肚一个，纳药于内，以麻线

---

① 七日三次　疑为"一日三次"。
② 铅丹　原脱剂量。
③ 长服　"服"原作"绝"，据文义改。

缝之，用新瓦二片，绳紧一二遭，别用米一升，瓜蒌根末半斤，于新水内煮熟，取出放冷不用米及瓜蒌，只将猪肚并肚中药末捣烂和为丸，如硬加蜜，如桐子大，每服三四十丸，煎水饮下。《三因方》无贝母。

治消渴愈后诸病方

辛润缓肌汤一名清神补气汤　治消渴证才愈，止有口干，腹不能努，此药主之。

生地酒洗　细辛各一分　熟地黄三分 石膏四分　黄柏酒炒　黄连酒炒　生甘草 知母各五分　柴胡七分　当归身　荆芥穗 桃仁　防风各一钱　升麻一钱半　红花少许 杏仁六个　花椒两个

上㕮咀，作一服，水煎，食远稍热服。

琼玉膏　治三消最好，愈后亦可常服。

方见虚损门。

忍冬丸　治消渴既愈之后，预防发痈疽之患。

用忍冬草不拘多少，根茎花叶皆可用，置瓶罐内，用无灰好酒浸，以糠火煨一宿，取出晒干，入甘草少许，研为细末，以所浸酒打面糊为丸，如桐子大，每服一百丸，温酒米饮任下，不拘时。

五豆汤　解酒毒，止消渴，能发小儿痘疹不出，并解发渴之后成疮痍者。

黑豆　黄豆　绿豆　青豆　赤小豆各五升　干葛一斤　甘草一斤　贯众半斤

上前药俱不锉，用水五斗五升，腊八日用大锅熬至熟，滤出豆汁，另以瓷瓮盛，箬叶纸重封。春夏月间酒后渴，随意饮。大人渴后或成疮疡，小儿痘疮[1]不出，皆可饮，最效。

---

① 痘疮　"痘"原作"豆"，据本方主治改。

卷三十四

五　疸

论

虞氏曰：《内经》云，中央黄色，入通于脾。又云：诸湿肿满，皆属脾土。夫黄疸为病，肌肉必虚肿而色黄。盖湿热郁积于脾胃之中，久而不散，故其土色形于面与肌肤也。盖脾主肌肉，肺主皮毛。母能令子虚，母病子亦病矣。是故有诸中者，必形诸于外耳。其症有五：曰黄汗，曰黄疸，曰酒疸，曰谷疸，曰女劳疸。虽有五者之分，终无寒热之异。丹溪曰：不必分五，同是湿热，如罨①曲相似。正经所谓知其要者，一言而终是也。外有伤寒热病，阳明内实，当下而不得下，当汗而不得汗，当分利而不得分利，故使湿热怫郁内甚，皆能令人发黄病也。先哲制茵陈五苓散、茵陈汤、茯苓渗湿汤之类，无不应手获效。故曰：治湿不利小便，非其治也。又曰：湿在上宜发汗，湿在下宜利小便，或二法宜并用，使上下分消其湿，则病无有不安者也。

陈无择曰：古方叙五疸，其实一病。黄汗者，胃属阳明，阳明蓄热喜自汗，汗出因入水中热必郁，故汗黄也。其候身体肿，发热不渴，状如风水，汗出染衣如柏汁。黄疸者，由暴热用冷水洗浴，热留胃中所致。其候身面眼悉黄，小便如柏汁。谷疸者，肌黄发热，由大食伤胃冲郁所致。其候食则腹满眩晕，谷食不消。酒疸者，由大醉当风入水所致，变症最多。热毒流于清气道中，则眼黄鼻痛。女劳疸者，由大热交接入水，水湿入脾，因肾气虚甚，以所胜克入，致肾气上行，故有额黑身黄之症。其间兼渴与腹满者，俱难治。

叶氏曰：无择论疸形症，虽已详明，但云入水所致，然今之病疸者，未必尽然。皆由内之湿热太甚，郁发于外，而为黄耳。故丹溪曰：同是湿热，不必分五等，但要上下分消，则病无不安者。惟谷疸、女劳为难治。盖谷疸元气胃气殊伤，女劳疸阴阳之气虚竭，二者果能断厚味，绝房欲，复得生者亦有之矣。

丹溪曰：不必分五，同是湿热，如罨曲相似。轻者小温中丸，重者大温中丸，热多加黄连，湿多茵陈五苓散加食积药。湿热因倒胃气，服下药，大便下利者，参芪加山栀、茵陈、甘草。方书五疸，谓黄疸、黄肿、酒疸、谷疸、女劳疸是也。

戴氏曰：因食积者，量其虚实下之，其余但利小便为先。小便清利，则黄自退。或曰黄疸，倦怠，脾胃不和，食少，胃苓汤。小便赤加滑石。又曰，黄疸用芩、连、山栀、茵陈、猪苓、泽泻、苍术、青皮、草龙胆②等分，劳食疸加三

---

① 罨（yǎn 演）　覆盖东西使其变性。
② 草龙胆　"龙胆草"之异名。出《本草图经》。

棱、蓬术、缩砂、陈皮、神曲治之。女劳疸加当归、白术。又曰，气实人心痛，浑身发黄，用吐药，抚芎、山栀、桔梗、茶、姜、薤汁探吐之（薤，下戒切，音械，菜也。薤，鸿荟，似韭之菜。礼月令，切葱若薤）。

或云，诸疸口淡怔忡，耳鸣脚软，当作虚治，宜养荣汤、四君子汤，切不可过用寒凉，强通小便，恐肾水枯竭而难治。诸失血后多令面黄，盖血为荣，面色红润者，血荣之也。今血去则面黄色，亦宜养荣汤、十全大补汤。疟后并诸病后面黄者，俱宜健脾之剂，如异功散加黄芪、扁豆或参苓白术散之类。暑毒伤脾，小便不利，亦能成疸，煎茆（音卯）花汤调五苓散。

叶氏曰：疸病须分新久而治。新病初起，即当消导攻渗，加茵陈汤、茵陈五苓散、茯苓渗湿汤之类，无不应手获效。久病又当变法也。夫脾胃受伤日久，则血气虚弱，必宜补益，如参术健脾汤、当归秦艽散，使正气盛，则邪气退，庶可收功。又有元气素弱之人，得此疸者，犹恐渗利以虚其元，反投滋补之剂。殊不知邪未除而先补，则湿愈盛，热愈增，而渐加眼目遍身皆黄。虽欲退之，必得岁月方愈。其不能善治者，终不免于毙矣。

仲景曰：诸病黄家，但利其小便。假令脉浮，当以汗解之，宜桂枝加黄芪汤。谷疸之为病，寒热不食，食即头眩，心胸不安，久久发黄，为谷疸，茵陈蒿汤主之。黄疸病，茵陈五苓散主之。诸疸用猪膏半斤，乱发如鸡子大三枚，以发入膏中煎至发尽，分再服。病自从小便中出。黄疸，脉浮而腹中和者，宜汗之。若腹满欲呕吐懊憹而不和者，宜吐之，不宜汗。酒疸或无热，清言了了，腹满欲吐，鼻燥，其脉浮者，先吐之。沉弦者，先下之。酒疸心中热欲吐者，吐之即愈（如阴症欲吐者，韩氏用陈皮汤、理中汤类）。酒疸心中懊憹或热痛，栀子大黄汤主之。黄疸腹满，小便不利而赤，自汗出，此为表和里实，当下之，宜大黄硝仁汤主之。病黄疸，发热烦喘，胸满口燥者，以病发时，火劫其汗，两热相搏，然黄家所得从湿，故一身尽发热而黄。如肚热者，热在里也，当下之，用调胃承气汤。诸黄腹痛而呕者，宜小柴胡汤。黄疸小便色不变，欲自利，腹满而喘，不可除热，热除必哕，小半夏汤主之。诸疸小便色白，不可除热者，无热也。若有虚寒证者，当作虚劳治之。男子黄，大便自利，当与小建中汤。诸疸小便黄赤色者，为湿热。额上黑，微汗出，手足中热，薄暮则发，膀胱急，小便自利，名曰女劳疸。腹如水状，不治。黄疸之病，当以十八日为期治之，十日已上，宜瘥反剧，为难治。疸而渴者难治，疸而不渴者可治。发于阴部，其人必呕。发于阳部，其人振寒而热。酒疸下之，久久变为黑疸，目黄面黑，心中如啖蒜齑状，大便正黑，皮肤爪之不仁。其脉微弱，虽黑微黄，故知难治。黄家日晡时发热，而反恶寒，此为女劳，得之膀胱急，少腹满，一身尽黄，额上黑，足下热，因作黑疸，其腹胀如水状。大便黑，或时溏，此女劳之病，非水也。腹满者难治，硝石散主之。

蒽按：吴氏曰：疸分五症，始于仲景之《金匮要略》，此先圣示人以博也。不必分五，同是湿热，此后贤示人以略也。虽然丹溪翁之言，不能无弊，使后之学者宗其言，至于举一而废百，宜乎视仲景之堂若登天也。故古方治疸，有吐者，有汗者，有下者，有寒者，有温者，有润者，有燥者，有软坚者，有消导者，有逐血者。今曰不必分五，则仲景之门犹不入，奈何而窥百家之奥乎。

李氏曰：发黄譬如曲，五疸同归湿热。盖湿热熏蒸血热，土色上行，面目延及爪甲身体俱黄，黄即疸也。黄疸须知有干湿，干黄热胜，色黄而明，大便燥结。湿黄湿胜，色黄而晦，大便润利。又湿病与黄病相似，但湿病在表，一身尽痛。黄病在里，一身不痛。凡疸以十八日为期，十日以外入腹，喘满渴多而黑者死。要知疸兼杂症最多，脾胃稍实，更断厚味，可治。酒色伤，恣口腹者难。汗出染衣亦黄，身肿者，曰黄汗。因阳明表热多汗，带汗入水。宜桂枝苦酒汤、芪陈汤。

小溺、面目、牙齿、肢体如金，曰黄疸。因暴热用冷水洗浴，热留胃中，故食已善饥，安卧懒动，宜茵陈三物汤加木通、瓜蒌仁、石膏，或单桃根煎汤服之。食已头眩腹胀，曰谷疸。因胃热大饥过食，停滞胸膈，宜小柴胡汤加谷芽[①]、枳实、山栀或谷疸丸、红丸子。伤冷食肢厥者，四逆汤加茵陈。心胸懊恼，欲吐不食，腹如水状，足心热，胫满，面发赤斑，眼黄鼻痛，曰酒疸。因大醉当风入水，酒毒留于清道，初起令病人先含水，后以瓜蒂末一字搐鼻，吐出黄水，次服葛术汤探吐亦可。热者，小柴胡汤加茵陈、白术、豆豉、干葛、黄连、泽泻。便闭者，栀豉枳实汤加大黄，或酒蒸黄连丸。如酒后犯房，瘀热入心疸者，妙香散。痰火入肺成疸，咳嗽见血喉腥，及妇人血崩，龙脑鸡苏丸。额上黑，微汗，手足心热，薄暮即发，膀胱小便不利，曰女劳疸。因大热犯房入水，肾虚从脾土上行，虚者四白汤、秦艽饮子、小菟丝子丸。热者枯矾硝散、滋肾丸。诸疸发于阴经必呕，小半夏汤。发于阳经，必有寒热，小柴胡汤加山栀。内虚发黄，口淡怔忡，耳鸣脚软微寒，发热，白浊气虚，四君子汤。血虚，四物汤合四苓散，加茵陈、麦门冬。气血俱虚，人参养荣汤、八味丸。如饮食劳役失节，中寒生黄者，黄芪建中汤、理中汤。食积者，二陈汤加砂仁。凡时行感冒，及伏暑解毒未尽，蓄热在内，及宿食未消，皆能发黄。大要时疫疟利发黄，瘴疸丸。风证色黄带青，小柴胡汤加茵陈。寒证色黄带黯，理中汤加茵陈、青皮、枳实。无汗者，用麻黄三钱，酒煎温服以汗之，暑热证色黄带赤，五苓散加茵陈最妙。瘀血发黄，喜狂喜忘，便黑，详伤寒。

治疸，表证小柴胡汤微汗之；表少里多者，茵陈五苓散渗之；半表里者，栀子柏皮汤、茵陈三物汤、一清饮子和之；里急者，茵陈汤下之，就中尤以渗利为妙。通用五苓散为主，湿多倍茵陈，食积加三棱、蓬术、砂仁、神曲。热加芩、连、草龙胆。小便不利加山栀。胃弱，合平胃散，去厚朴加茵陈、山栀、防己、枳实。疸属脾胃，不可骤用凉药伤胃，轻则呕哕，重则喘满。又酒疸下之则成黑疸。不渴，便利者，俱宜六君子汤加茵陈、苍术、山药以温中，甚者小温中丸、大温中丸、退黄丸。若虚损，犹宜滋补肝肾，真阳之精一升而邪火自敛。若必用茵陈强利小便，枯竭肝津肾水，则疸病幸痊，而雀目肿胀又作，慎之。

脉　　法

脉经曰：凡黄，候寸口脉，近掌无脉，口鼻黑色并不可治。脉沉，渴欲饮水，小便不利者，必发黄也。酒疸者，或无热，清言了了，腹满欲吐，鼻燥。其脉浮者，先吐之；沉弦者，先下之。酒疸下

---

① 谷芽　"芽"原作"牙"，今改。

之，久久为黑疸，目青面黑，心头如啖蒜齑之状，大便正黑，皮肤四肢不仁，其脉浮弱，颜黑微黄，故知难治。谷疸寸口脉微而弱，微则恶寒，弱则发热，当发不发，骨节疼痛，当烦不烦而极汗出。趺阳脉缓而迟，胃气反强，饱则烦满，满则发热消谷，食已则饥。谷强肌瘦，名曰谷疸。阳明病脉迟者，食难用饱，饱则发寒热头眩者，必小便难。此欲作谷疸，虽下之腹满如故。趺阳[①]脉紧而数，数则为热，热则消谷，紧则为寒，食则满也。尺脉浮为伤肾，趺阳[②]脉紧为伤脾，风寒相搏，食已则眩，谷气不消，胃中苦浊，浊气下流。小便不通，阴被其寒，热流膀胱身体尽黄，名曰谷疸。

脉诀举要曰：五疸实热，脉必洪数，其或微涩，症属虚弱。

治黄汗方

桂枝加黄芪汤 治黄汗，身体疼重，发热两胫自冷，此方主之。

桂枝二钱　芍药三钱　甘草炙一钱　黄芪三钱　生姜五片　大枣二枚

上作一服，水煎食远服，仍饮热粥，以助药力。黄汗者，汗出皆黄沾衣有色也。得之汗出时，入水取浴，水从汗孔入，湿郁于表，故病黄，邪伤其卫故自汗，湿热相搏，故身体疼重而发热。病原寒水所伤，寒气属阴，水性就下，故两胫自冷。客者除之，故用桂枝之辛甘，以解肌表之邪；泄者收之，故用芍药之酸寒，以敛荣中之液。虚以受邪，故用黄芪之甘温，以实在表之气；辛甘发散为阳，故生姜、甘草，可以为桂枝之佐。乃大枣者，和脾益胃之物也。

黄芪汤 治黄汗，身体肿，发热不渴，汗出染衣黄色。

黄芪去芦，蜜炙　赤芍药　茵陈蒿各二两　石膏四两　麦门冬去心　豆豉各一两　甘草炙，半两

上㕮咀，每服五钱，水一盏，生姜三片，煎七分，温服不拘时。

桂枝苦酒汤 治黄汗身肿发热。

黄芪三钱　芍药　桂枝各八分

上水煎，入苦酒三匙。初服当心烦，以苦酒阻故也，至六七日稍愈。一方，用好酒代苦酒。如腰以下无汗，强痛不食；烦躁，小便不利，本方用桂枝加甘草四分，姜煎微汗。未汗再服。

治黄疸方

丹溪治黄疸方 疸症不必分五，同是湿热，此方主之。

黄芩炒　黄连炒　栀子炒黑　茵陈　猪苓　泽泻　苍术制　青皮去穰，炒　草龙胆各五分

谷疸加三棱、蓬术、缩砂、陈皮、神曲。

上切作一服，水煎服。

荫按：用芩、连、栀子、龙胆之苦，所以去热；猪苓、泽泻之淡，所以去湿；茵陈蒿气微寒而味苦平，为阴中之阳，则兼湿热而治者也，故为黄家君主之药；苍术所以燥湿，青皮所以破滞；而谷疸诸品之加，乃推陈致新之意也。

茵陈五苓散 治伤寒或伏暑发黄，小便不利者，此方主之。

茵陈　猪苓　茯苓　泽泻　白术各一钱　官桂少许

一方，去桂，名加减五苓散。

上为细末十分和匀，先食饭后服方寸匕，日三服。一云姜枣煎。

荫按：热病小便不利，湿热内蓄，势必发黄。茵陈，黄家神良之品也，故诸方

---

① 趺阳 "趺"原作"跌"，今改。
② 趺阳 原讹作"跌伤"，今改。

多用之。猪苓、泽泻、茯苓、白术，味平而淡，故可以导利小水；官桂之加，取其辛热，能引诸药直达热邪蓄结之处。经曰：甚者从治，此之谓也。

茵陈茯苓汤　治发黄小便涩，烦躁而渴者，此方主之。

茵陈二钱　茯苓　猪苓　桂枝各一钱　滑石一钱半

上锉，水煎服。

荫按：热在内，其热不得泄越，故发黄。小便涩者，热之所注也。烦躁者，热犯上焦，清阳之分也。渴者，邪热蒸灼，不能生液润喉也。是方也，茵陈主治黄疸，佐以茯苓、猪苓则利；佐以滑石则利热；佐以桂枝，则同气相求，直达邪热之巢穴。内热既去，则津液自生，气自化，小便自利，烦渴自解，身黄自除矣。

茯苓渗湿汤　治黄疸，气热呕吐而渴欲饮冷，身体面目俱黄，小便不利，不得安卧，不思食。

白茯苓五分　茵陈蒿六分　泽泻　猪苓各三分　黄芩生　黄连　山栀　防己　白术　苍术　陈皮　青皮各二分

上㕮咀，水煎，空心服。谷疸去黄芩加枳实。一方无黄芩、青皮，有秦艽、葛根。

必效散　治黄疸通用。

荸荠隔纸炒　龙胆草　山栀子　茵陈　黄芩各等分

上每服一两，水煎温服，不拘时。

麻黄醇酒汤　治黄疸脉浮，宜汗之。

麻黄三两

上用好清酒五升，煮取二升五合，顿服尽。冬月用酒煮，夏月用水煮。

瓜蒂散　诸疸腹满欲吐，鼻燥脉浮者，宜以此方吐之。

瓜蒂　赤小豆　淡豆豉各五分

上为细末，水调服。　一方，用瓜蒂二十七枚，以水一升，煮取五合，去粗顿服。

荫按：但腹满欲吐，邪在上也；鼻燥者，邪在气分也；脉浮者，邪未尽入于里也。吐中有发散之义，故吐于浮脉正宜。瓜蒂苦而善涌，赤小豆平而解热，淡豆豉腐而胜燥，此古人之宣剂也。如头额两太阳痛者，令病人噙水一口，以瓜蒂散一字，吹入鼻中，泄出黄水而愈。

小柴胡汤　诸黄腹痛而呕者，宜以此和解之。

柴胡二钱　黄芩一钱半　半夏七分　甘草五分　人参七分

上锉一剂，生姜三片，枣二枚水煎服。

茵陈栀子大黄汤　治发黄，小便赤涩，大便秘结者，此方主之。

茵陈一两　栀子三枚　大黄三钱半

上切作一服，水三盏，煎至盏半，温服。盖茵陈苦寒，能利黄疸；栀子泻火，屈曲而下，能疗小便之赤涩；大黄能攻大便之秘结。大小既利，则湿热两泄，而黄自除矣。

大黄硝石汤　治黄疸腹满，小便不利而赤，自汗出。此为表和里实，当下之。

大黄　黄柏　硝石各四两　栀子十五枚

上水煎将熟，纳硝石顿服。

黄连散　治黄疸，大小便秘涩壅热，累效。

大黄醋拌炒　黄连各二两　黄芩　甘草炙，各一两

上为极细末，每服二钱，食后温水调下，日三服。先用瓜蒂散搐鼻，取下黄水，却服此药。

搐鼻瓜蒂散　治黄疸，遍身如金色，累效。

瓜蒂二钱　母丁香一钱　黍米四十九粒　赤小豆半钱

上先将瓜蒂为末，次入三味再碾。至夜，令病人先含水一口，将药半字搐入鼻内，待吐下水便睡，至半夜或次日，取下黄水，直候利水止，即服黄连散，或茵陈五苓散。病轻者五日，病重者半月见效。

葶苈苦参散　治湿热内甚，小便赤涩，大便时秘，饮食少进，诸药不效，因为久黄。

苦参　黄连　瓜蒂　黄柏　大黄各一两　葶苈二两

上为细末，每服一钱半，清米饮调下，以吐利为度。随时看虚实加减。

栀子柏皮汤　治发黄，身热不止，大小便利者，此方主之。

栀子十五枚　黄柏二两　甘草一两

上切作一服，水煎服。

荫按：发黄身热不止者，阳邪未去也，大便利，故不用大黄，小便利，故不用五苓，但以栀子、柏皮之苦胜其热，甘草之甘缓其势，则治法毕矣。

治谷疸方

茵陈栀子汤　治谷疸。

茵陈一钱　茯苓五分　山栀仁　苍术炒　白术各三钱　黄芩生，六分　黄连　枳实炒　猪苓去皮　泽泻　防己　陈皮各二分　青皮一分

上㕮咀，作一服，用长流水煎，食前温服，二服可愈。

栀子大黄汤　发黄，身热，腹痛，右关脉滑者，名曰谷疸，此方主之。亦治酒疸，心中懊憹或热痛。

山栀十四枚　大黄二两　枳实五枚　豆豉一升

上以水三升，煎至二升，分三服。

荫按：夫发黄身热，少火郁也。腹痛，右关脉滑，水谷积也。故用枳实、大黄攻其水谷之积，栀子、豆豉解其少火之郁。又曰：栀子、豆豉，仲景尝用之以吐懊憹。枳实、大黄，仲景尝用之以吐胃实。故酒疸欲吐，谷疸腹痛，此方皆主之。

茵陈散　治黄疸，食已即饥，身体面目、爪甲、牙齿及小便悉黄，寒热，或身体多赤多青，皆因酒食过度，为风湿所搏，热气郁蒸而成。

茵陈　木通　大黄炒　栀子各一两　石膏二两　瓜蒌一个　甘草炙，半两

上㕮咀，每服五钱，生姜五片、葱白一茎水煎，不拘时服。如大小便秘，加枳实、赤茯苓、葶苈。

茯苓加减汤　治胃疸积热，食已辄饥而黄瘦，胸满胁胀，小便闷赤。

赤茯苓　陈皮去白　泽泻　桑白皮各三两　赤芍药　白术各四两　人参　官桂各二两　石膏八两　半夏六两，汤洗，生姜制，焙

上为末每服三钱，水一盏，生姜十片，同煎至八分，去粗，不拘时服。如病甚者，加大黄、朴硝，各三两。

谷疸丸　专治谷疸。

苦参三两　龙胆草一两　牛胆一个

上为细末，用牛胆汁入少炼蜜，丸如桐子大，每服五十丸，空心熟水或生姜煎汤送下。

小温中丸　治黄疸与食积，又可制肝燥脾，脾虚者以白术作汤使。

白术五两　山楂二两　苦参二两，夏加冬减　苍术　吴茱萸一两，冬加夏去　川芎夏减　神曲各半斤　香附一斤，童便浸　针砂十两，炒红，醋淬七次再炒，另研

上为细末，醋糊丸如桐子大，每服七八十丸，食前盐汤下。一方有栀子，无白术、山楂、苦参、茱萸。

大温中丸　治食积黄肿。此调理谷疸、酒疸之方也。

苍术米泔浸七日　厚朴姜汁炒　青皮

陈皮去白　三棱醋炒　蓬术醋炒,各五两　香附一斤,醋炒　甘草炙,一两　针砂二两,醋炒红七次

一方,有黄连、苦参、白术各五两,上为细末,醋糊和丸如梧桐子大,每服五十丸,空心姜汤下,午后姜汤下,临睡温酒下。忌犬肉、果菜。或云:以上二方,用针砂不如以青矾代之为妙。

枣矾丸　谷疸身目俱黄,此方亦良。

绿矾半斤,火煅通红　枣肉二斤,煮去皮,捣烂　平胃散四两,为衣

上共和为丸,如桐子大,每服三十丸,食后姜汤下。一方用白矾,不用绿矾。一方无平胃散。

萌按:夫水谷癖积于中,抑遏肝肾之火,久久郁热,故身目俱黄。是方也,绿矾咸寒,能软痰癖而胜湿热;枣肉甘温,能益脾胃而补中宫;平胃散者,苍术、厚朴、陈皮、甘草也。苍术、厚朴所以平胃家敦阜之气而除积饮,陈皮、甘草一以利气,一以和中,乃调胃之意也。

针砂丸　治谷疸、酒疸、湿热发黄等症。

针砂半斤,煅醋淬三次　苍术四两,米泔侵一宿　当归　芍药　川芎各一两半　生地黄二两,姜汁炒　香附　厚朴姜制　神曲炒　麦芽炒,去面　茵陈各一两　青皮　陈皮各一两半　三棱　蓬术各二两　姜黄　山栀炒　升麻　干漆炒无烟,各五钱

上为细末,醋糊丸如桐子大,每服六七十丸,姜汤下。

茶黄丸　治黄病,爱吃茶。

白术　苍术各三两　石膏　白芍药　黄芩　南星　陈皮各一两　薄荷七分

上为末,砂糖水煮,神曲为丸,砂糖水下。

一方,石膏、白芍、黄芩三味,水煎服。

米黄散　治黄病,爱吃生米

白术一钱半　苍术一钱三分　陈皮　白芍药　神曲　麦芽　山楂　茯苓　石膏各一钱　厚朴七分　藿香五分　甘草三分

上水煎,临服入砂糖一匙调服。

四宝丹　治黄病,吃生米、茶叶、黄泥、黑炭。

使君子肉二两　槟榔　南星姜汁制,各一两,以上三味诸证通用　生米麦芽一斤,炒　黄泥用壁土一斤,炒　用黑炭一斤,炒

上为末,用炼蜜丸如桐子大,每服五十丸,清早砂糖水送下,大效。

治酒疸方

葛根汤　治酒疸。

葛根二钱　枳实炒　山栀　豆豉各一钱　甘草炙,五分

上水一钟,煎七分,温服不拘时。

加减五苓散　治饮酒伏暑,郁发为疸,烦渴引饮,小便不利。

茵陈　赤茯苓　猪苓　白术　泽泻各二钱

上作一服,水煎服,不拘时。

酒煮茵陈汤　治酒疸,遍身眼目发黄,如黄金色者。

茵陈一两

上用好酒一钟半,煎至八分,食远温服,不数服而愈。

加味小柴胡汤　治酒疸。

本方加茵陈、豆豉、大黄、黄连、葛根,水煎服。

栀子大黄汤　治酒疸,心中懊侬或热痛。

方见前谷疸方

半湿半热汤　治酒疸,身体无热,静言了了,腹满欲呕,心烦足热,或有癥瘕,心中懊侬,其脉沉弦紧细。

半夏　茯苓　白术各七分　前胡　枳

壳麸炒黄色 甘草炙 大戟各五分 黄芩
茵陈 当归各三分

上细切，作一服，入生姜三片，水煎
温服。

当归白术汤 治酒疸发黄，心下有痞
癖坚满，身体沉重，妨害饮食，小便赤
黄。此因内虚，饮食生冷，脾胃痰结所
致。

白术 茯苓各一钱 当归 黄芩 茵
陈各二分半 前胡 枳实 甘草 杏仁各六
分 半夏炮，八分

上作一服，加生姜三片，水煎温服。

牛黄散子 治酒疸食黄及水气蛊证，
面目甚黄，遍身浮肿，肚大如盆。

黑牵牛春八分，夏九分，秋七分，冬四分
大黄春八分，夏九分，秋七分，冬一钱 槟榔春八
分，夏九分，秋七分，冬四分 甘草春八分，夏九
分，秋七分，冬四分

上为细末，每服五钱，五更时面东
南，用井花水调服。疾随下而不动，面朝
太阳，吸气三口，疾速下，蛊证全消，酒
疸宿食俱愈。忌生冷发物。后服乌药顺气
散一二帖，再服十全大补汤数帖。

治 黑 疸 方

矾硝散 治女劳疸。仲景《金匮要
略》云：黄家日晡发热而反恶寒，此为女
劳疸。得之膀胱急，小腹满，额上黑，足
下热，因作黑疸，其腹胀如水状，大便必
黑，时溏。此女劳之病，非水也。腹满者
难治，此方主之。

矾石 硝石各等分，火煅为末

上每服二钱，以大麦粥汤和服，日三
服，取汗愈。若小肠满急，小便不利，用
滑石、石膏各二钱，入粳米一撮，同煎服
之。

一方 治女劳疸。

茵陈 白术 茯苓 猪苓 泽泻 当

归 芍药 甘草 滑石 麦门冬 生地黄
姜酒炒

上锉，水煎服。

四白汤 治色疸。

白术 白芍药 白茯苓 白扁豆 人
参 黄芪炙，各一钱 甘草炙，五分

上作一服，姜枣煎服。

白术汤 治酒疸因下后变为黑疸，目
青面黑，心下如啖蒜齑状，大便黑，皮肤
不仁，其脉微而细。一云：治酒疸及脾经
肉疸、癖疸、劳役疸、肾经黑疸。

白术 桂心 葛根各一钱 豆豉 杏
仁炒，去皮尖 甘草炙，各五分 枳实三分

上作一服，水煎食前服。热者，去
桂、术，加山栀一钱。

一方 黑疸多死，宜急治。

用土瓜根一斤，捣碎绞汁六合，顿
服。当有黄水随小便出，更服之。

肾疸汤 治肾疸，目黄浑身金色，小
便赤涩。

升麻五分 羌活一钱 防风五分 独活
五分 白术 柴胡 苍术各一钱 猪苓一分
泽泻三分 白茯苓 葛根各五分 甘草三
分 黄柏二分 人参 神曲各六分

上分作二帖，水煎，食前稍热服。

治 虚 疸 方

丹溪方 治疸，脉虚，便赤。

白术一两 人参 猪苓 茵陈各半两
泽泻七钱 山栀炒 木通各三钱 桂枝一钱

上锉，每服五钱，水煎服。

胃苓汤 治黄疸，怠倦，脾胃不和，
食少。

苍术 厚朴 陈皮 甘草炙 茯苓
猪苓 白术 泽泻 桂

小便赤，加滑石。

上锉，水煎服。

参术健脾汤 治发黄日久，脾胃虚

弱，饮食少思。

人参　白术各一钱半　白茯苓　陈皮
白芍药煨　当归酒洗，各一钱　甘草炙，七
分

上入枣二枚，水煎，食前服。色疸，
加黄芪、白扁豆，炒，各一钱。

秦艽饮子　治五疸涉虚，口淡咽干，
发热微寒。

秦艽　当归酒浸　白芍药　白术　官
桂　茯苓　熟地黄酒蒸　陈皮　小草①
川芎　半夏汤泡　甘草炙，各一钱

上作一服，加生姜五片，水煎，不拘
时服。

人参养荣汤　治五疸，脚弱心松，口
淡耳响，微寒发热气急，小便白浊，当作
虚劳治之。

人参　黄芪　白术　当归　桂心　甘
草　陈皮各一两　白芍药三两　熟地黄　五
味子　茯苓各三钱　远志去心，五钱

上锉，每服四钱，姜枣煎，空心服。

丹溪方　治妇人久劳苦，得面黄心
悸，口苦，小便不黄，自利食少，右脉大
于左，此虚中为湿也。

白术　芍药　当归各五钱　黄芪　黄
芩　茯苓　人参各三钱　陈皮一钱半　黄连
一钱　甘草炙，五分

上锉，分六帖，下保和、温中，各二
十丸。

补中汤　治面黄多汗，目眦赤，四肢
沉重，减食，腹中时痛，咳嗽，两手左脉
短，右脉弦兼涩，右手关脉虚。

升麻　柴胡各二钱　归身二分　苍术五
分　泽泻四分　甘草炙，八分　五味子二十一
粒　黄芪二钱半　神曲三钱　红花少许　大
麦曲五分

上锉，作二服，水煎，食前服。

治阴黄方

茵陈四逆汤　治发黄，脉沉细而迟，
肢体逆冷，腰以上自汗者，此方冷服。

茵陈二两　附子一枚，作八片，炮　干姜
炮，一两半　甘草炙，一两

上细切，分作四服，水煎服。

荫按：吴氏曰，此阴症发黄也。阴寒
盛于下，则戴阳于上，故上体见阳症，下
体见阴症。阴盛于下，故见阴脉之沉迟，
兼阴症之四逆；阳戴于上，故见阳症之发
黄，上体之自汗也。茵陈治黄之要药，故
无分于寒热而用之。附子、干姜、炙甘
草，回阳之要品也，故有阴寒即用之。然
必冷服者，恐姜、附发于上焦，阳盛之区
而下部阴寒之分，反不及也。是方也，韩
祗和、李思训、朱奉议、咸用之矣。使据
丹溪翁不必分五，同是湿热之言，而执其
方以疗之，则药与证不相反耶。

理中加茯苓汤　仲景云：一妇人，年
六十岁，病振寒转栗②，足太阳寒水也。
呵欠喷嚏，足少阳胆也。口中津液，足阳
明不足也。心下急痛而疸，手少阴受寒，
足少阴血滞也。身热，又欲近火，热在皮
肤，寒在骨髓也。脐下恶寒，丹田有寒，
浑身黄，及睛黄，皆寒湿也。余证验之，
知其为寒，溺黄赤而黑，又频数者，寒湿
胜也。病来身重如山，便着床枕者，阴湿
胜也。其脉右手关、尺、命门弦细，按之
洪而弦，弦急为寒，加之细者，北方寒
水，杂以缓甚者，湿盛出黄色。脉洪大
者，心火受制也。左手右按之至骨，举手
来实者，壬癸肾旺也。六脉按之俱空虚
者，下焦无阳也。用药法，先宜以轻剂去
其寒湿，兼退其洪大之脉以理中，加茯苓
汤投之。（按此证，虽小便黄赤，亦作寒
治者，盖以余证及脉别之也）

人参　白术　甘草　干姜　茯苓

---

① 小草　即远志苗。
② 转栗　当为"战栗"，发抖颤动之状。

上水煎熟，以冰冷与之。此热因寒用，以假寒对足太阳之假热，以干姜辛热泻膀胱之真寒。故曰真对真，假对假。若不愈，当术附汤与之。

茵陈附子干姜汤 治因天令暑热，冷物伤脾，过服寒凉，阴气太胜，阳气欲绝，加以阴雨寒湿相合，发而为黄，其脉紧细，按之空虚，两寸脉短，不及本位，此谓阴症发黄也。仲景所谓当于寒湿中求之。李氏顺云：解之而寒凉过剂，泻之而逐寇伤君，正此谓也。

附子三钱，炮去皮　干姜炮，二钱　茵陈一钱二分　白术四分　草豆蔻煨，一钱　白茯苓三钱　枳实麸炒　半夏制　泽泻各五分　橘红三分

上加生姜五片，水煎去粗，凉服。

荫按：寒淫于内，治以甘热，佐以苦辛。湿淫所胜，平以苦热，以淡渗之，以苦燥之。附子、干姜辛甘大热，散其中寒，故以为君；半夏、草蔻辛热，白术、陈皮苦甘温，健脾燥湿，故以为臣；生姜辛温以散之，泽泻甘平以渗之。枳实苦微寒，泻其痞满；茵陈微苦寒，其气轻浮，佐以姜附，能去肤腠间寒湿，而退其黄，故为佐使也。服此一二服，病去，再服理中汤数服，气得平复。

治时气发黄方

茵陈汤 治时行瘀热在里，郁蒸不散，通身发黄。

茵陈一两　栀仁一钱半　大黄三钱

上作一服，水煎，不拘时服。

茵陈大黄汤 治伤寒大热，发黄，面目俱黄，小便赤涩。

茵陈蒿　栀子　柴胡　黄柏　黄芩　升麻　大黄各七分　草龙胆三分半

上切作一服，水煎温服。

抵当汤 治伤寒热郁，瘀血内结，身黄，脉沉细，狂言谵语，小腹满，小便自利，大便黑。

水蛭三十枚，炒褐色　虻虫三十枚，去翅足炒　桃仁二十枚，去皮尖　大黄一两（水蛭生池泽，两头尖小者良，腰粗，色微赤，难死）

上分作二服，水煎服。

荫按：夫阳邪瘀热在里，小腹硬满，小便自利而发黄者，为蓄血发黄。苦走血，咸软坚，故用水蛭、虻虫，以逐败血，滑利肠寒下热，故用桃仁、大黄，以下血热。他如桃仁承气汤，亦可酌用。

瘴疸丸 治时行及瘴疟、疫疬，忽发黄，杀人最急。如觉体气有异者，急制服之。

茵陈　山栀　大黄　芒硝各一两　杏仁六钱　常山　鳖甲　巴豆各四钱　豆豉二钱

上为末，蒸饼为丸，如桐子大，每服三丸，米饮下，以吐利为效，未效加一丸。

治黄胖即食劳疳黄

褪金丸 治黄肿绝妙。

苍术米泔浸　白术各二两半　甘草炙，半两　厚朴姜汁拌，炒，一两　陈皮去白，一两半　针砂醋炒红色　香附童便浸，各六两　神曲炒黄色　麦芽炒微黄，各一两半

有块加三棱、蓬术俱醋煮各一两半

上为细末，面糊为丸，每服七八十丸，食前用白汤送下。忌鱼腥、酒面、生冷之物。

绿矾丸 治黄胖最捷。

针砂二两，炒红醋淬　绿矾四两，姜汁炒白　五倍子半斤　神曲半斤，炒微黄色

上为细末，生姜汁煮红枣为丸，如桐子大，每服六七十丸，温酒下，或米汤亦可。

葤按：此方神效，但愈后宜终身忌荞面、母猪肉、毒物，若犯之即死。余又尝见一妇人服此药后三年，不因食物所犯，忽无故而死。

大温中汤朱先生晚年定者　治黄胖。

香附一斤，童便浸，春夏一宿秋冬三　针砂炒红，醋淬三次，一斤　苦参春夏二两，秋冬一两　甘草二两　厚朴姜汁炒黑，五两　芍药五两　陈皮三两　山楂五两　苍术泔浸，五两　白术　茯苓各三两　青皮六两

上俱为细末，醋糊为丸，如桐子大。面黑，筋骨露，气实者，米饮下五六十丸。面肥白，与气虚羸弱者，白术汤下三四十丸。忌一切生冷，油腻、鸡鹅、羊鸭、生硬并糍粽难化之物。服过七日后，便觉手掌心凉，口唇内有红晕起，调理半月愈。

暖中丸　治黄胖，杀肝邪，舒脾气，虚者不宜用。

陈皮　苍术　厚朴制　三棱　白术　香附各一斤　青皮五钱　甘草二两　针砂十两，醋炒红

上为末，醋糊丸，空心盐姜汤下五十丸，晚食前，酒下亦可，忌狗肉。

枣矾丸　治食劳，身目俱黄。

绿矾不拘多少，置砂锅内炒通赤，用米醋点之，烧用木炭

上研细，红枣肉为丸，如桐子大，每服五十丸，食后姜汤下。

又小温中丸　治黄胖，宜草野贫贱人服。盖其饮食无积，但补阴燥湿而已。

针砂一斤，以醋炒为末　糯米炒极黄为末，一斤

上醋糊丸，如桐子大，每服四五十丸，米饮下，忌口同前。轻者服五两，重者不过七两愈。

皂矾丸　治黄胖。

绿矾六两，用米醋于铁锅内煮七次，以干为度，置地上出火气，为末　南星一两，为末　炒面一两　大皂角二斤，水煮熟，揉出脓胶，去皮木且，滤过再熬，入枣子六两，蒸熟去皮核，煎成浓膏

上共捣和为丸，如桐子大，每服五丸。早晚用姜汤各一服，忌油腻煎煿。如身上发红斑时，急煎枣汤服之，斑自愈。

紫金丹　治男妇患食劳，气劳，遍身黄肿，欲变成水及久患痃癖，小肠膀胱面目忽黄。

胆矾三钱　黄蜡二两　大枣五十枚

上以砂锅或银石器内，用好醋三升，先下矾枣，慢火熬半日，取出枣，去皮核，次下蜡，再慢火熬一二时，如膏好，入蜡茶二两，同和丸，如桐子大，每服二三十丸，茶酒任下。如久患肠风痔漏，陈米饮下，日三服，一日见效。宗室赵彦材，下血面如蜡，不进食，盖病酒也。授此方服之，终剂血止，面鲜润，食亦倍常。新安一士人亦如是，与三百粒作一服，立愈。

一方　治食气遍身黄胖，气喘，食不进，心胸渴闷。

皂角不蛀者，去皮及子，好醋涂炙，令焦为末，一钱　巴豆七粒，去油膜

上二味，以淡醋研好墨为丸，如麻子大，每服三丸，食后陈皮汤下，日三服，隔一日，增一丸，以利为度，常服消酒食。

丹溪方　一妇年三十，面黄，脚酸弱，口苦喜茶，月经不匀，且多倦息。

黄芪三分　白术一分　黄柏炒　秦艽各二分　甘草三分　木通　陈皮各五分　芍药　人参　当归各一钱

上作一服，水煎服。

又方　一妇，年六十，面黄倦甚，足酸口苦，脉散而大，此湿伤气也。

白术五钱　陈皮四钱　苍术　木通　黄芩各一钱　砂仁　人参　川芎各二钱　黄

柏炒一钱　甘草炙，五分

上分六帖，水煎，食前服。

又方　一人痞后面黄，脚酸弱，倦怠，食饱气急，头旋。

黄芪二分　苍术一钱　白术一钱半　木通二钱　甘草炙，二分　黄柏炒三分　厚朴制，一分　陈皮一钱

上作一服，水煎服。

又方　一人面黄，脚酸无力，食不化，脉虚而少弦，口苦肚胀，宜补之。

苍术五分　木通三分　白术一钱半　当归　芍药　陈皮　川芎各五分　甘草炙，二分　人参三分

上作一服，水煎，下保和丸四十丸。

以上诸方，俱系除湿补气之剂，虚人疳黄，宜选用之。

治目黄方目黄而身不黄

青龙散　治风气传化，腹内疼结而目黄，风气不得泄，为热中烦渴引饮。

地黄姜，酒炒　威灵仙　防风　荆芥穗　何首乌去黑皮米泔浸一宿，竹刀切，各二两

上为末，每日三服，食后沸汤调下一钱。

一方　治黄疸，目黄不除。

用瓜丁为细末，如豆大，纳鼻中，令病人深吸，取鼻中黄水出愈。

卷三十五

诸　气

论

张子和曰：天地之气，常则安，变则病。而况人禀天地之气，五运迭侵于外，七情交战于中，是以圣人啬气如持至宝，庸人役物而反伤太和。此轩岐所以论诸痛皆因于气，诸病皆生于气，遂有九气不同之说。气本一也，因所触而为九，怒、喜、悲、恐、寒、热、惊、思、劳也。其言曰：怒则气逆，甚则呕血，及飧泄，故气逆上矣。喜则气和志达，荣卫通利，故气缓矣。悲则心系急，肺布叶举而上焦不通，荣卫不散，热气在中，故气消矣。恐则精却，却则上焦闭，闭则气还，还则下焦胀，故气不行矣。寒则腠理闭，气不行，故气收矣。热则腠理开，荣卫通，汗大出，故气泄矣。惊则心无所依，神无所归，虑无所定，故气乱矣。劳则喘息汗出，内外皆越，故气耗矣。思则心有所存，神有所归，正气留而不行，故气结矣。此《素问》之论九气，其变甚详，其理甚明。

虞氏曰：人身之正气，与血为配。血行脉中，气行脉外，一呼脉行三寸，一吸脉行三寸。气血并行，周流乎一身之中，灌溉乎百骸之内。循环无端，运行不悖，而为生生不息之妙用也。经曰：一息不运，则机缄穷，一毫不续，则霄壤判。若

内无七情之所伤，外无六淫之所感，何气病之有。惟不善摄生者，五志之火，无时不起。五味之偏，无日不伤。是以胶痰固积，留滞于六府，郁火邪气，充塞乎三焦，使气血失其常候，腑脏不能传导，是故外邪得以乘虚而凑袭矣。以致清阳不升，浊阴不降，而诸般气病，朝辍暮作，为胁痛，为心腰痛，为周身刺痛，甚则为反胃，为膈噎等症，皆此之由也。大抵男子属阳，得气易散；女人属阴，遇气多郁。是以男子之气病者常少，女人之气病者常多。故治法曰：妇人宜调血以耗其气，男子宜调气以养其血，此之谓也。

原病式曰：气为阳，而主轻微，诸所动乱劳伤，乃为阳火之化，神狂气乱，而为病热者多矣。子和云：河间治五志，独得言外之意，凡见喜、怒、悲、思、恐之证，皆以平心火为主。至于劳者伤于动，动便属阳；惊者骇于心，心便属火，二者亦以平心火为主。今之医者不达此旨，遂有寒凉之谤。

刘宗厚曰：捍卫冲和，不息之谓气；扰乱妄动，变常之谓火。当其和平之时，外护其表，复行于里，周流一身，循环无端，出入升降，继而有常，源出中焦，总统于肺，气曷尝病于人也。及其七情之交攻，五志之间发，乖戾失常，清者行者抑遏而反止，表失卫护而不和，里失键捍而少降，营运渐远，肺失主持，妄动不已。五志厥阳之火起焉，上燔于肺，气乃病焉。何者？气本属阳，反胜则为火矣。河

间有曰，五志过极，皆为火也。何后世不本此议，而一概类聚香辛燥热之剂，气作寒治，所据何理。且言指迷七气汤，制作者，其皆用青皮、陈皮、三棱、蓬术、益智、官桂、甘草，遂为平和，可以常用，通治七情所伤，混同一意，未喻其药，以治其气。已下诸方，尤有甚焉者，兹不复叙。况所起之情，各各不同。且经言九气之变，未尝略而不详，如怒则气上等症。其言治法，高者抑之，下者举之，寒者热之，热者寒之，惊者平之，劳者温之，结者散之，喜者以恐胜之，悲者以喜胜之，九气之治，各有分别。何尝混作寒论，而类以香热之药，通言而治诸气，岂理之谓欤？若香辛燥热之剂，但可劫滞气，冲快于一时，以其气久抑郁，借此暂行开发之意。药中不佐制伏所起之气，服甚则增炽郁火，蒸熏气液而自成积，积滋长而成痰，痰饮下膈，气乃氤氲清虚之象，若雾露之着物，虽滞易散。内挟痰积，开而复结，服之日久，安有气实而不动，气动而不散者乎？此皆人所受误之由。习俗已久，相沿而化，卒莫能救。升发大过，香辛散气，燥热伤气。真气耗散，浊气上腾。犹由肾虚不能摄气归原，遂与苏子降气汤、四磨汤下黑锡丹、养气丹，镇坠上升之气。且硫黄黑锡佐以香热，又无补养之性，初服未显增变，由喜坠而愈进，形质弱者，何以收救。不悟肺受火邪，子气亦弱，降令不行，火无以制，相煽而动，本势空虚，命绝如缕。积而至深，丹毒济火，一旦火气狂散，喘息奔急而死。吁！以有形丹石丸药，重坠无形之气，其气将何抵受，随而降之乎？譬以石投水，水固未尝沉也，岂不死欤？丹溪有曰，上升之气，自肝而出，中挟相火，其热为甚。自觉其冷，非真冷也。火极似水，积热之甚，阳亢阴微，故有此证。认假为真似是

之祸，可胜言哉。《内经》虽云百病皆生于气，以正气受邪之不一也。今七情伤气，郁结不舒，痞闷壅塞，发为诸病，当详所起之因，滞于何经，上下部分藏气之不同，随经用药，有寒热温凉之各异。若枳壳利肺气，多服损胸中至高之气；青皮泻肝气，多服损真气。与夫木香之行中下焦气，香附之快滞气，陈皮之泄逆气，紫苏之散表气，厚朴之泻卫气，槟榔之泻至高之气，藿香之馨香上行胃气，沉香之升降真气，脑麝之散真气，若此之类，气实所宜，其中有行散者，有损泄者，其过剂乎？用之能却气之标，而不能制气之本，岂可又佐以燥热之药，以火济火混同谓治诸气，使之常服多服可乎。气之与火一理而已，动静之变，反化为二，气作火论，治与病情相得。丹溪发挥论之，冷生气者，出于高阳生之谬言也。自非身受寒气，口食寒物，而遽论寒者，吾恐十之无一二也。

丹溪曰：周流一身以为主者，气也。苟内无所伤，外无所感，何病之有？今冷气、滞气、逆气、上气，皆是肺受火邪。气得炎上之化，有升无降，熏蒸清道，甚而转成剧病。《局方》类用辛香燥热之剂，以火济火，咎将谁归。气无补法，世俗之言也。以其为病，痞闷壅塞，似难于补，不思正气虚者，不能运行，邪滞着而成病，苟或气怯，不用补法，气何由行。冷生气者，高阳生之谬言也。病人自觉冷气自下而上者，非真冷也。盖上升之气，自肝而出，中挟相火，自下而出，其热为甚。火极似水，阳亢阴微也。气有余，便是火。调气用木香，然木香味辛，气能上升，如气郁而不达，固宜用之。若阴火冲上而用之，则反助火邪矣。故必用黄柏、知母，而少用木香佐之。去滞气用青皮，青皮乃肝胆二经之药。人多怒，胁下有郁

积，固宜以解二经之实，若二经气不足也，先当补血，少加青皮可也。补气用人参。然苍黑气实之人多服之，恐亦反助火邪，而烁真阴，以白术代之可也。若肥白气弱人，多服之最好，肥人又必加陈皮同用。解五脏结气，益少阴经血，用栀子炒令将黑，为末，以姜汁入汤，同煎饮，其效甚捷。气刺痛，用枳壳，看何部分，以引经药导使之行则可。若禀受素壮而气刺痛，宜枳壳、乌药。肥白气虚之人，气刺痛者，宜参、术加木香。若因事气郁不舒畅，而气刺痛，当用木香。妇人胎前产后，一切气疾作楚者，俱用四物汤为主，加疏利行气之药。

李氏曰：苍天之气，清净不息，变为云雾。为雷雨者，山泽湿热熏蒸也。人身元气，与血循环无端，彼冲击横行于脏腑之间，而为疼痛。积聚痃癖，壅逆于胸臆之上，而为痞满刺痛等症。多因七情、饮食、郁为湿热成痰与积。初起宜辛温，开郁行气，豁痰消积。久则宜辛寒降火以除根。气滞上膈，为呕咳痞满，枳橘汤、枳梗汤、橘皮一物汤、枳实韭白汤、沉香降气汤、古乌附汤。湿热者，清膈苍莎丸；实热者，解毒汤加知母、枳壳；痰火者，瓜蒌实丸；食积者，枳术丸加木香二钱。气滞下焦，为腰痛胀坠者，七气汤加橘核，或木香匀气散，吞青娥丸。便闭者，四磨汤、六磨汤、木香顺气丸、木香槟榔丸。气滞于中，则心腹胁肋刺痛，伏梁痞块者，神保丸，一块气丸，木香分气丸、阿魏撞气丸、古枳巴丸。湿热，古茱萸丸、黄连栀石丸。气滞于外，则周身刺痛，流气饮子主之。或手足浮肿者，三和散合五苓散，或五皮散、加桂青木香丸。古法散火之法，必先破气，气降则火自降矣。但枳壳、青皮破滞要药，多服损人真气，虚者慎之。男子虚劳失血，及妇人月

产后因气者，四物加木香、槟榔。阴虚气滞者，去木、槟，加元参、黄柏，或炒黑栀子一味，入姜汁煎服，开五脏结，益少阴血最好。

又曰：诸气皆因于火。盖人身阴阳正气，呼吸升降，流行荣卫，生养脏腑。惟七情火炎伤肺，闭塞清道，以致上焦不纳，中焦不运，下焦不渗，气浊火盛，熏蒸津液成痰，痰郁成积。初起宜四七汤、七气汤。辛温消散稍久，宜二陈汤加芩、连、山栀或当归龙荟丸、木香槟榔丸辛凉以折之，最忌辛香助火耗气之剂。虽木香亦好上升，必佐以知母、黄柏。丹溪云：上升之气，自肝而出，中挟相火，其热为甚，自觉其冷，非真冷也。间有挟伤饮食生冷，呕逆积痛者，治中汤加木香，或蟠葱散、丁香脾积丸。或七情后过饱，大实痛者，煮黄丸。因七情过饥，胃脘痛者，四君子汤加木香。挟寒则腠理密而气敛于中，五积散。入里，四逆汤；挟风，分心气饮；挟风寒犯脑，羌活附子汤；挟寒湿，五苓散。五苓能升降诸气，通利三焦，非特分利而已。凡此热剂，明知口伤冷物，身受寒气，而后敢用，非变法也。挟暑则腠理开而汗泄于外，黄连香薷饮加蓼根，或清暑益气汤加木香。喜动，心气散不收，过则健忘，归脾汤。恐伤肾，精怯不升，过则下焦胀满，三和散、补中益气汤。惊伤胆，神乱不定，过则怔忡失志，妙香散、十味温胆汤。此三者皆令真元耗散，多见不足之证。又劳则喘息汗出，亦令气散，尤宜补益。怒伤肝，气上逆，过则呕哕，枳梗二陈汤、绀珠正气天香汤。热者，柴陈汤。忧伤肺，其气聚，过则喘促，苏子降气汤、分气紫苏饮。噎膈者，暂用五膈宽中散。悲伤心包及肺系，其气急，过则为狂者，枳壳煮散、升阳顺气汤。思伤脾，其气结，过则痞满，

退热清气汤、温胆汤、木香化滞汤，木香、枳术。瘀血加桃仁、红花，或复元通气散。痰壅则气逆，顺气导痰汤、苏子降气汤。甚者，稀涎散微微吐之。不问内伤外感，久皆郁热，滞为痰积，况七情之火，无日不起，五味之偏，无日不积。此丹溪、河间力主为火也。虽然七情总发于一心，七气总隶属于一气。气，阳也，动则为火。故以降火化痰消积分治，量其所禀厚薄而加减之。大概气虚，四君子汤。气实，古乌附汤为主。火多，合黄连解毒汤加知母、枳壳。痰多，合二陈汤。积多，合平胃散。痛加元胡索、青皮、苍术。寒加官桂与茱萸。便闭，加木香、槟榔。男子血虚，及妇人胎产气疾，合四物汤。（凡遇气动痛作之时，以辛温散之，稍久，以辛平和之，以辛寒折之，则邪易退，正易复而病瘳矣）

脉 法

脉经曰：脉滑者，多血少气；涩者，少血多气；大者，血气俱多；小者，血气俱少。脉来大而坚者，血气俱实。脉来细而缓者，血气俱虚。代者，气衰。细者，气少。浮而细者，气欲绝。辟大而滑，中有短气。尺脉涩而坚，为血实气虚；尺脉细而微，血气俱不足也。

刘立之[①]曰：下手脉沉，便知是气。沉极则伏，涩弱难愈，其或沉滑，气兼痰饮病也。

脉诀举要曰：沉弦细动，皆气痛证。心痛在寸，腹痛在关，下部在尺，脉象显然。

治滞气方

桔梗枳壳汤 治诸气痞结满闷。

枳壳 桔梗各二两 甘草五钱

上咬咀，每服四钱，生姜五片，水煎温服。

快气汤 治一切气疾，心腹胀满，胸膈噎塞，嗳气吞酸，胃中痰逆呕，及宿酒不解，不思饮食。

陈皮去白 香附子炒，各二钱 砂仁 桔梗 甘草各一钱

上入生姜三片，水煎服。

三因七气汤 治喜怒悲思忧恐惊之气结成痰涎，状如破絮，或如梅核，在咽喉之间，咯不出，咽不下，此七情所为也。或中脘痞满，气不舒快；或痰涎壅盛，上气喘急；或因痰饮中阻，呕逆恶心，并宜服之。

半夏五钱 茯苓四钱 厚朴三钱 紫苏二钱

上咬咀，每服四钱，生姜七片，枣子一枚，水煎热服。妇人恶阻，尤宜服之。但半夏用姜汁制过。

加味二陈汤 治气通用。

半夏汤泡七次 陈皮去白 白茯苓各二钱 甘草炙，一钱

上每服五钱，生姜三片，水煎服。上焦气滞，加枳、梗、香附、砂仁。中焦加厚朴、枳实、三棱、莪术。下焦加青皮、木香、槟榔。因怒者，加山栀、香附。痞满，加黄连、枳实。痰盛，加瓜蒌。胁痛，加青皮、柴胡、芍药、草龙胆。刺痛，加枳壳。气实，加乌药、香附。气虚，加参、术、木香。喜动心火，加黄连。怒动肝火，加柴胡。思动脾火，加芍药。悲动肺火，加黄芩。恐动肾火，加黄柏。成郁不解者，煎吞交感丹。

苏子降气汤 治虚阳上攻，气不升降，痰涎壅塞，胸膈噎塞，并年久肺气，至效。

---

① 刘立之 即南宋医家刘开，字立之，号三点，又号复真先生。长于诊脉，著有《复真刘三点脉诀》等。

川归去头　甘草炙　前胡去芦　厚朴姜制,各五分　肉桂少去皮　陈皮去白,各七分半　半夏　紫苏子另研,各一钱

上切,作一服,加生姜三片,水煎服。虚冷人加桂五分,黄芪一钱。

沉香降气汤　治阴阳壅滞,气不升降,胸膈痞闷,噫醋吞酸。

香附四两　砂仁五钱　沉香四钱　甘草炙,一两二钱

上为细末,每服二钱,入盐少许,白汤调下。

香橘汤　治一切气不快,久病服药不下者。

香附子　陈皮去白　枳实生用　白术　甘草炙,各等分

上为末,每服二钱,盐汤调,或姜枣煎,尤妙。

橘皮一物汤　治诸气攻刺,及感风寒暑湿。

初症通用,凡酒食所伤,中脘痞塞,妨闷呕吐吞酸。

橘皮洗净

上锉,用新汲水煎服。

乌附汤　调中快气,治心腹刺痛。

香附子一两　乌药半两　甘草三钱

上为细末,每服三钱,入盐少许,沸汤调服。

木香破气散

香附子四两　乌药　片姜黄各二两　木香　甘草各半两

上为末,每服二钱,盐汤空心调下。

枳壳煮散　治悲哀伤肝,气痛引两胁。

防风　川芎　枳壳　细辛　桔梗　葛根　甘草

上锉,水煎服。

复元通气散　治诸气闭涩,耳聋耳疼,腹痛便痈,疮疽无头,一切气刺。活血止痛,内消疮肿。

青皮　陈皮去白,各四两　川山甲炮　瓜蒌根各二两　甘草三两半,半生半炒

上为末,每服一钱,热酒调下。疮无头者津液调涂。

紫苏子汤　治忧思过度,邪伤脾肺,心腹膨胀,喘促胸满,肠鸣气走,漉漉有声,大小便不利,脉虚紧而满。

紫苏子一两　大腹皮　草果仁　半夏　木香　厚朴姜汁炒　橘红　木通　白术　枳实炒　人参　甘草炙,各半两

上㕮咀,每服四钱,加生姜五片,枣二枚,水煎温服。

紫沉通气汤　治三焦气涩,不能宣通,腹胁胀,大便秘。

紫苏叶　枳壳麸炒　陈皮去白　赤茯苓　甘草炙　槟榔各一两　沉香　木香　麦门冬去心　五味子　桑白皮　黄芪　薄荷叶　荆芥穗　枳实　干生姜各五钱

上㕮咀,每服半两,水煎空心服。

三和散　治七情之气,结于五脏,不能流通。以致脾胃不和,心腹痞闷,大便秘涩。

羌活　紫苏　宣木瓜薄切,焙　沉香各一两　木香　白术　槟榔　陈皮　甘草炙,各七钱半　川芎三两　大腹皮一钱

上㕮咀,每服五钱,水煎服。

茯苓汤　治胸中气塞短气。

茯苓三两　甘草一两　杏仁五十枚

上㕮咀,以水一斗三升,煮取六升,分六服,日三服。

通气汤　治胸满短气,噎。

半夏八两　生姜六两　橘皮三两　吴茱萸四十枚

上㕮咀,每服一两,水煎服。　一方用桂二两,无橘皮。

下气汤　治胸腹背闭满,上气喘息。

杏仁四七枚　大腹槟榔二七枚

上㕮咀，以童子小便三升，煮取一升半，分再服。曾患气发，辄合服之。

枳橘汤　治胸痹，胸中气塞短气。须审气滞何部分，以引经药导之。

橘皮八钱　枳壳一钱半　生姜四钱

上锉，水煎服。郁甚，加姜黄少许。

叶氏消气散　治血气凝滞，心脾不和，腹急中满，四肢浮肿，饮食无味，小便不清。

陈皮去白炒，一两　白茯苓　草果仁炒　大腹皮洗焙　紫苏连根　木通各二两　青皮去白　桔梗炒　半夏　人参　木香　沉香各半两

上㕮咀，每服三钱，加生姜四片，枣一枚，水煎，空心服。

分气紫苏饮　治男妇脾胃不和，胸膈噎塞，腹胁疼痛，气促喘急，心下胀闷，饮食不思，呕逆不止。

紫苏叶　五味子　桑白皮　茯苓　陈皮去白　草果仁　大腹皮　桔梗　甘草炙，各一钱半

上㕮咀，每服加生姜三片，入盐少许同煎，空心服。

流气饮子　治男子妇人五脏不和，三焦气壅，心胸痞闷，咽塞不通，腹胁膨胀，呕吐不食；及上气喘急，咳嗽痰盛，面目浮，四肢肿，大便秘结，小便不通；及忧思太过，郁结不散，走注疼痛，脚气肿痛，并皆治之。

紫苏叶　青皮　当归　芍药　乌药　茯苓　桔梗　半夏　川芎　黄芪　枳实各一钱　防风　枳壳　陈皮　大腹子连皮　槟榔　木香　甘草炙，各五分

上细切，作一服，加生姜三片，枣一枚，水煎服。

二十四味流气散　治腹中气滞，痞闷不快，胸膈走痛，此方主之。

陈皮　青皮　甘草炙　厚朴姜制　紫苏　香附各四两　大腹皮　丁香皮　槟榔　木香　草果　莪术炮　桂　藿香各一两半　人参　白术　麦门冬去心　赤茯苓　枳壳炒　石菖蒲　木瓜　白芷　半夏各一两　木通二两

上锉，每服一两，加生姜三片，大枣一枚，水煎服。

荫按：气者，阳也。升降出入，法乾之行健不息，使气无留滞，斯无痛苦。若人以寒热怒恚喜忧愁七气干之，则痞闷痛楚之疾生尔。今夫寒则气收，收则气不流矣，故用丁、皮、肉桂、草果之属，温而行之。热则气亢，亢则气不流矣，故用麦门、赤茯苓、木通之属，清而导之。怒则气逆，逆则气不流矣，故用槟榔、枳壳、厚朴、木香之属，抑而下之。恚则气积，积则气不流矣，故用青皮、陈皮、腹皮、木香、莪术之属，快而利之。喜则气缓，缓则气不流矣，故用人参、白术、甘草之属，补而益之。忧则气沉，沉则气不流矣，故用白芷、紫苏之属，升而浮之。愁则气郁，郁则气不流矣，故用香附、菖蒲、半夏、藿香之属，利而开之。或问七气之来，岂能并至，方以二十四味，何示人以弗精专矣。余曰：气证与诸证不同，诸证者，痰血食积，属于有形。故着于一处，偏于一隅，可以单方治也。若夫七情之气，属于无形，上下左右，散聚无常，故集辛香之品而流动之。虽二十四味，不厌其烦，譬之韩侯之兵，多多益善云尔。

分心气饮　治男子妇人一切气不和，或因忧愁思虑，忿怒伤神；或临食忧戚，或事不遂意，使抑郁之气，留滞于胸膈之间，不能流畅，致心胸痞闷，胁肋虚胀，噎塞不通，噫气吞酸，呕哕恶心，头目昏眩，四肢倦怠，面色痿黄，口苦舌干，饮食减少，日渐羸瘦；或因病之后，胸中虚痞，不思饮食，皆可服之。

木通去节　赤芍药　赤茯苓　官桂　半夏　大腹皮　青皮去穰　陈皮去白　甘草　羌活　桑白皮炒，各八分　紫苏叶二分

上作一服，水二钟，姜三片，枣二枚，灯心草十茎，煎八分，食远服。

分心气饮　治症同前。

紫苏　枳实　藿香　香附子各一钱半　半夏　陈皮　甘草　丁皮各一钱　白术　人参　木香　大腹子　大腹皮　桑白皮　草果　桔梗　麦门冬　厚朴①

上锉，加生姜三片，枣子一枚，灯心十茎，水煎温服。

木香化滞汤　治因忧气食湿面，结于中脘，腹皮底微痛，心下痞满，不思饮食，食之不散，常常嗳气。

半夏一两　草豆蔻半两　枳实二钱　柴胡四钱　木香　橘皮各三钱　当归一钱　甘草炙　红花各五分

上㕮咀，每服五钱，加生姜三片，水煎服。

东垣木香顺气散　治浊气在上，则生䐜胀。

木香　苍术　草豆蔻各三分　厚朴四分　青皮　陈皮　益智　茯苓　泽泻　半夏　吴茱萸　当归各五分　升麻　柴胡各一分

上锉，加生姜三片，水煎服。

东垣升阳顺气汤　治忿怒伤肝，思想伤脾，悲哀伤肺，以致各经火动，有伤元气，发热不思饮食。

升麻　柴胡　陈皮各一两　半夏　人参各三钱　黄芪四钱　当归　草豆蔻各一钱　神曲炒，一钱半　黄柏　甘草各五分

上㕮咀，每服半两，加生姜煎服。

治气六合汤　治亡血后，七情所伤，或妇人产后、月信后着气。

当归　川芎　芍药　地黄　木香　槟榔

上锉，水煎服。

木香枳术丸　破滞气，消饮食，开胃进食。

木香　枳实各一两　白术二两

上为细末，荷叶烧饭为丸，如梧桐子大，每服五十丸，温水送下。

木香槟榔丸　疏导三焦，宽利胸膈，破痰逐饮，快气消食。

木香　枳壳麸炒　青皮去白　杏仁去皮尖麸炙　槟榔各一两　郁李仁去皮　皂角去皮酥炙　半夏曲各二两

上为末，别以皂角四两，用浆水一碗，搓揉熬膏，更入熟蜜少许，和丸如桐子大，每服五十丸，食后生姜汤下。

木香顺气丸

木香　大腹皮　萝卜子各半两　枳壳麸炒　陈皮　补骨脂　香附子各一两　牵牛六两，炒

上为末，水丸，如桐子大，每服五十丸，温水下。

木香顺气丸

枳壳　槟榔　陈皮　青皮　藿香各五钱　半夏　砂仁　川芎各三钱　京三棱　香附子　当归各二钱　木香一钱

上为末，面糊为丸，如桐子大，每服五十丸，食远姜汤送下。

木香导气丸　治忧思伤脾，停积饮食，常服消食化气。

神曲　麦芽各四两　萝卜子　杏仁麸炒，各三两　牵牛末　木香　陈皮去白　青皮各二两

上为末，将杏仁、萝卜子研泥同面糊丸，如桐子大，每服三五十丸，盐汤下。

消胀丸　快胸中气，除腹胀，消宿食。

木香　槟榔　黑牵牛炒　萝卜子炒，各等分

上为末，滴水丸如桐子大，每服三十

---

① 白术……厚朴　诸药原脱用量。

丸，生姜、萝卜汤食后下。

青木香丸　治胸中噎塞，气滞不行，肠中水声，呕吐痰逆，不思饮食，常服宽中利膈。

青木香三两　补骨脂炒　荜澄茄各四两　黑牵牛二十四两炒香，取头末十二两　槟榔酸粟米饭裹湿纸包，火中煨，令纸焦去饭，四两。

上为末，清水和丸，如绿豆大，每服三十丸，茶汤熟水任下。

一方　治怒后气痛。

青皮　半夏各一钱　陈皮　柴胡　黄芩各五分　木通三钱　甘草炙，二分

上锉，加生姜三片，水煎服。

治结气方

顺气宽中散　治阴阳不和，三焦痞膈，气逆涩滞，中满不快，恚气奔急，肢体烦倦，不欲饮食。

京三棱煨　蓬莪术煨　大麦芽炒　枳实麸炒　人参　桑白皮　槟榔各一两　甘草炙，七钱

上为末，每服二钱，沸汤入盐少许，调服。

木香流气饮　调顺荣卫，流通血脉，快利三焦，安和五脏。治诸气痞滞不通，胸膈膨胀，口苦咽干，呕吐少食，肩背腹胁走注刺痛；及喘急痰嗽，面目虚浮，四肢肿满，大便秘结，水道赤涩；又治忧思太过，怔忡郁积，脚气风湿，聚结肿痛，喘满胀急。

陈皮二钱四分　半夏一钱半　厚朴　青皮　甘草　香附子　紫苏各一钱二分　人参　赤芍药　木瓜　白术　麦门冬　大黄各一钱半　白芷　枳壳各三分　木通六分　草果　官桂　蓬术　大腹皮　丁皮　槟榔　木香　沉香各四分半

上锉，加生姜三片，枣子二个，水煎热服。

分气丸　治胸膈气痞，痰实不化。

黑牵牛炒取头末，二两　京三棱炮　青皮去白　陈皮去白　缩砂仁　白蔻仁　木香各一两　枳实麸炒　蓬术炮　荜澄茄　萝卜子炒另研，各半两

上为末，面糊丸，如桐子大，每服五十丸，生姜汤下。

通气丸　治气滞胸胁，噎塞满闷，并治小肠气痛。

黑牵牛　丁香皮各五两　京三棱炮　蓬术炮　青皮　陈皮　益智仁　白术各一两　枳壳去穰炒　茴香炒　萝卜子炒　砂仁各三两

上为末，面糊丸，如桐子大，每服三十丸，萝卜汤下。

助气丸　治三焦痞塞，胸膈满闷，气不流通，蕴结成积，痃癖气块。

蓬莪术炮，二斤　京三棱炮　青皮去白　白术去油　陈皮去白，各十五两　枳壳去穰麸炒　木香各十两　槟榔八两

上为末，水糊丸，如桐子大，每服五十丸，熟水下。

木香分气丸　治一切气逆，心胸痞闷，腹胁虚胀。

木香　甘松各一两　香附子十六两　蓬莪术煨，八两　甘草炙，六两

上为末，米糊丸如桐子大，每服三十丸，姜汤、橘皮汤任下。

调中顺气丸　治三焦痞滞，水饮停积，胁下虚满，或不时刺痛。

木香　白豆蔻仁　青皮去白　陈皮去白　大腹皮　三棱炮，各一两　半夏各二两　砂仁　槟榔　沉香各五钱

上为末，水糊丸，如桐子大，每服三十丸至五十丸，陈皮汤下，姜橘皮汤下。

导滞丸　治心腹痞满，停气刺痛，呕吐痰水，不思饮食。

黑牵牛微炒取头末，四两　京三棱一两半

丁香皮二两　青皮去白，一两　槟榔　胡椒各半两　木香二钱半

上为末，面糊丸如小豆大，每服五十丸，空心姜汤下。

三和丸　治三焦不和，气不升降，胸膈痞闷，或伤生冷。

枳实麸炒　白术各半两　槟榔　木香赤茯苓　肉桂　藿香各一两　京三棱四两青皮　丁香　陈皮去白　萝卜子炒　白豆蔻仁　沉香　蓬术各三两　半夏汤洗，二两黑牵牛一斤，微炒取头末，半斤

上共为细末，酒煮面糊丸，如桐子大，每服三十丸，食后姜汤下。

启中丸　治三焦气逆，胸膈膨胀，痞满，消宿食，进饮食。

南青皮　黑牵牛半生半炒　莪术煨　半夏生，各一两

上为末，醋糊丸，如梧桐子大，每服二十丸，食后温酒下，日进三服。

神仙一块气　治诸气食积，及噎塞痞满，胸胁刺痛，癥瘕疝气，并皆治之。

青皮　陈皮　三棱煨　蓬术醋煮　香附童便炒，各一两　神曲炒　麦芽炒　萝卜子炒　白牵牛头末　槟榔　郁金　黄连各五钱枳实三钱　皂角　百草霜各二钱半

上为末，面糊丸，如绿豆大，每服三十丸，视疾之上下，为食之先后，热酒姜汤任下。

导气枳壳丸　治气结不散，心胸痞满，气逆上攻，分气逐水。

枳壳　木通　青皮去穣　陈皮去白桑白皮炒　萝卜子炒　白牵牛　茴香炒蓬术煨　三棱煨，各等分

上为细末，姜汁煮面糊为丸，如桐子大，每服三五丸，橘皮汤下。

撞气阿魏丸　治五种噎疾，九种心痛，痃癖气块，冷气攻刺，腹痛肠鸣，呕吐酸水，丈夫疝气，妇人血气刺痛，并皆治之。

茴香炒　青皮去穣　陈皮去白　蓬术炮川芎　甘草炙，各一两　生姜四两，切片，盐半两浸一宿　肉桂去皮　缩砂仁　丁香皮白芷各半两　胡椒　阿魏醋浸一宿，同面为糊，各二钱半。

上为细末，阿魏和面糊丸，如桐子大，朱砂为衣，每服二三十丸。丈夫气痛，炒姜盐汤下；妇人血气刺痛，淡醋汤下。

复元通气散　治跌扑损伤，或负重挫闪，致气滞于血分作痛，并一切气不宣通，瘀血凝滞，周身走痛等症。

舶上茴香炒　穿山甲溏火煨胖　当归各一两半　白芷　元胡索　甘草炙　陈皮去白，各一两　乳香　没药各五钱

上为细末，每服二钱，热酒调下，不饮酒人白汤下。病在上，食后服；病在下，食前服。

枳实薤白汤　治心中痞满。此留气结在胸，胸满胁下逆抢心。

枳实一枚　薤白二两　厚朴一两　肉桂瓜蒌仁各五钱

上锉，用水二钟，先煮枳朴减半，入诸药煎浓，食远服。

神保丸　治诸积气痛，项背注痛，宜通脏腑。

全蝎七个　巴豆十个，取霜　木香　胡椒各二钱半

上为末，蒸饼丸如麻子大，朱砂为丸，每服五七丸。心膈痛，柿蒂、灯心煎汤下；腹痛，柿蒂煨姜汤下；血痛，炒姜醋汤下；肺气甚者，以白矾、蛤粉各二钱，黄丹一钱，同研，煎桑白皮、糯米饮下；气小喘，只用桑皮、糯米饮下；胁下痛，炒茴香酒下；大便不通，蜜汤入槟榔末一钱下；气噎，木香煎汤下；宿食不消，茶酒浆任下。

治热气方

退热清气汤　治气逆身热，中脘痞满。

柴胡　橘皮　茯苓各一钱半　半夏　枳壳各八分　香附七分　川芎五分　砂仁七粒　木香　甘草各三分

上㕮咀，作一服，水二盏，加生姜三片，煎七分，去粗温服。

清膈苍莎丸　治因湿热气滞。

苍术二两　香附子一两半　黄芩炒　黄连炒，各五钱

上为细末，用新熟瓜蒌，去皮捣烂和丸，如绿豆大，每服三五十丸，白汤下。

木香槟榔丸　此药流湿润燥，推陈致新，滋阴抑阳，散郁破结，活血通经。治男子妇人呕吐酸水，痰涎不利，头目昏眩，并一切酒毒食积，及米谷不化，或下痢脓血，大便秘塞，风壅积热，口苦烦渴，涕唾稠粘，膨胀气满等症。

木香　槟榔　青皮去穣　陈皮去白　黄柏　黄连　莪术　枳壳　大黄　牛牛　香附各一两　当归一两半　黄芩二两，一方无此味

上为末，水丸桐子大，每服五七十丸，温水下。

木香枳壳丸　宽胸膈，进饮食，破滞气，散内热。

木香　槟榔　青皮去穣　陈皮去白　黄柏　黄连　蓬术煨　枳壳去穣麸炒　当归　香附各五钱　黑牵牛头末，一两

上为末，水丸如桐子大，每服五七十丸，姜汤下。

此即木香槟榔丸而无大黄，虚弱人或大便自利者，宜用此。

枳朴大黄汤　治支饮胸满，按之则痛，此热痰留滞也。

厚朴一两　大黄六两　枳实四枚

上三味，用水五升，煮取二升，分温再服。

是斋推气丸　治三焦痞塞，气不升降，胸胁胀满，大便秘涩，小便赤少，宜服。

大黄　陈皮　槟榔　枳实　牵牛各等分

上为末，炼蜜丸如桐子大，每服五十丸，温水下，量虚实加减。

木香顺气丸

木香　槟榔　青皮去白，各一两　大黄二两，微炮　黑牵牛生一两，炒一两

上为末，每药末一两，曲一两三钱，蜜丸桐子大，每服四十丸，温水下。

治冷气方

和气散　治脾胃不和，中脘气滞，心腹胀满，呕吐酸水。

青皮去白　陈皮去白　苍术米泔浸　茴香炒　香附子炒　肉桂　良姜　甘草炙，各等分

上为末，每服三钱，盐少许，沸汤点服，盐酒亦可。

化气汤　治一切气逆，胸膈噎塞，心脾卒痛，呕吐酸水，丈夫小肠气，妇人脾血气，并皆治之。

陈皮去白　青皮去白炒　丁皮　干姜炮　桂心　甘草炙，各四两　茴香炒　蓬术煨　木香各二两　砂仁　沉香　胡椒各一两

上为末，每服二钱，生姜紫苏汤调下，妇人淡醋汤下。

顺气木香散　治气不升降，胸膈痞闷，时或引痛，及酒食过伤，噫气吞酸，心脾刺痛，并皆治之。

苍术泔浸　桔梗　茴香炒，各三两　干姜炮　良姜炒　陈皮　厚朴姜制　砂仁　丁香　肉桂　甘草炙，各二两

上为末，每服三钱，加生姜三片，枣

二枚，水煎服。或盐少许，沸汤点下亦可。

异香散　治胃气不和，腹胁膨胀，饮食难化，噫气吞酸，一切冷气，结聚，腹中刺痛，此药最能治之。

厚朴姜制，二两　陈皮去白　青皮去白，各三两　石莲肉　蓬术煨　京三棱煨　益智仁　甘草炙，各一两

上为末，每服三钱，加生姜三片，枣一枚，盐一捻，同煎，热服。

鸡舌香散　治男妇脏腑虚弱，阴阳不和，中脘气滞，停积痰饮，胸膈腹满，心脾引痛。

肉桂　香附子炒　良姜炒　赤芍药　乌药各二钱　甘草炙，五分

上锉，水煎，入盐少许，食远服。

三香正气散　治阴多阳少，手足厥冷，气刺壅滞，胸膈满塞，心下坚痞，呕哕酸水。

香附子炒，二两　木香　丁香各半两　丁香皮一两　陈皮去白　益智仁　缩砂仁　厚朴姜制　乌药　甘草各一两半　干姜炮　蓬术炮，各一两

上为末，每服五钱，用生姜三片，枣一枚，煎汤调服，不拘时。

正气天香散　治诸气作痛，或上凑心胸，或攻筑胁肋，及妇人胎前产后，一切气痛，并皆治之。

香附米八钱　陈皮　乌药　紫苏叶各二钱　干姜　甘草各一钱

上锉，一剂，水煎服。

指迷七气汤　治七情相干，阴阳不得升降，气壅滞，攻冲作疼。

香附子二钱　青皮　陈皮去白　桔梗　蓬术　官桂　藿香　益智仁　半夏　甘草炙，各一钱

上作一服，生姜三片，红枣二枚，水煎，食远服。

匀气散　治气滞不匀，胸膈胀满，虚痞，宿冷不消，心腹刺痛，噎塞呕吐，恶心，并皆治之。

丁香　白豆蔻　木香不见火　檀香各二两　藿香叶　甘草炙，各八两　缩砂四两

上为细末，每服二钱，入盐一字①，沸汤调服，不拘时。

蟠葱散　治男子妇人脾胃虚冷，气滞不行，攻刺心腹痛，连及胸胁、膀胱，小肠疝气及妇人血气刺痛。

延胡索　肉桂　干姜炮，各四分　苍术米泔浸焙　缩砂　甘草炮，各二钱　槟榔　丁皮各一钱　三棱煨　蓬术　茯苓　青皮去穰，各七分

上作一服，用水二钟，连根葱白一茎，煎至一钟，空心热服。

苏合香丸　大能顺气化痰，并治传尸骨蒸劳瘵，卒暴心痛，小儿惊搐，大人中风卒死等症。

沉香　麝香另研　诃子煨，去核　丁香　木香　安息香另为末，无灰酒一升为膏　香附　荜拨　白术　白檀香各一两　熏陆香另研　苏合香油入安息膏内　龙脑　朱砂另飞　乌犀角各五钱

上为细末，研极匀，用安息膏并炼蜜和丸，如樱桃大，空心用温水化下四丸，酒服亦可。

木香分气丸　治一切气逆，心胸痞闷，腹胁虚胀。

木香不见火　香附子　丁皮　砂仁　蓬术煨　甘草各四两　藿香　姜黄　甘松　檀香各一两

上晒干，不见火，捣为末，稀面糊为丸，如梧桐子大，每服三十丸，生姜橘皮汤下，不拘时。

木香快气丸

---

① 一字　二分半。约相当于今之0.8克。《本草纲目》："四累曰字，二分半也。"

陈皮去白　荜拨　槟榔　木香　砂仁
枳壳　白豆蔻各二钱　白术一钱

上为末，糊丸桐子大，每服四五十
丸，温水下。

集香丸　治一切气，胸膈痞闷，胁肋
胀满，心腹疼痛，噫气吞酸，呕逆恶心，
不思饮食，或因饮酒过伤，脾胃不和，并
皆治之。

丁香六两，不见火　香附子炒，四两八钱
砂仁　白豆蔻仁　木香不见火　姜黄各四两
甘草一两　麝香另研，八钱

上为极细末，用甘草膏和丸如桐子
大，每服一二丸，细嚼津咽下。常服宽中
顺气，消宿酒，进饮食，磨积滞，去癥
块。

卷三十六

噎膈翻胃

论

医说云：古今论膈气，乃有五种。谓忧、恚（胡桂切，音惠，恨怒也）、气、寒、热也。夫胸中气结烦闷，饮食不下，羸瘦无力，此名忧膈。心下实满，食不消化，噫辄醋心，大小便不利，此名恚膈。胸胁逆满，咽喉闭塞，噫闻食臭，此名气膈。心腹胀满，咳逆肠鸣，食不生肌，此名寒膈。五心中热，口舌生疮，骨烦体重，唇干口燥，背痛胸痹，此名热膈。噎病亦有五种，谓气、忧、食、劳、思也。噎者，乃噎塞不通，心胸不利，饮食不下也。各随其证而治之。

张鸡峰曰：此病不在外，不在内，不属冷，不属热，不是实，不是虚，所以药难取效。此病缘忧思恚怒，动气伤神，气积于内，气动则诸证悉见，气静疾候稍平，手扪之而不得疾之所在，目视之而不知色之所因，耳听之而不知音之所发，故针灸服药，皆不见效。此乃神意间病也。顷，京师一士人家有此症，劝令静观内养，将一切用心力事，委之他人，服药方得见效。

洁古曰：吐有三，气、积、寒也，皆从三焦论之。上焦在胃口，上通天气，主纳而不出。中焦在中脘，上通天气，下通地气，主腐熟水谷。下焦在脐下，下通地气，主出而不纳。是故上焦吐者，皆从于气，气者，天之阳也。其脉浮而洪，其证食已暴吐，渴欲饮水，大便燥结，气上冲胸而发痛，其治当降气和中。中焦吐者，皆从于积，有阴有阳，食与气相假为积而痛，其脉浮而弦，其证或先痛而后吐，或先吐而后痛，治法当以小毒药去其积，槟榔、木香和其气。下焦吐者，皆从于寒，地道也。其脉大而迟，其证朝食暮吐，暮食朝吐，小便清利，大便秘而不通。治法当以毒药通其闭塞，温其寒气，大便渐通，复以中焦药和之，不令大府秘结而自安也。（楼氏曰，洁古论三焦吐，其说盖本于黄帝，所谓气为上膈，食饮入而还出，为下膈，食晬时，乃反出之其上焦，食已暴吐者，今世谓之呕吐也。中下二焦，朝食暮吐，暮食朝吐者，今世谓之膈气翻胃也。今分呕吐膈气为二门。晬，祖对切，音最，晬时，周时也）

王太仆曰：食不得入，是有火也。食入反出，是无火也。又发明曰：噎者，六腑之所主，阳也，气也。塞者，五脏之所主，阴也，血也。二者皆因阴中伏火而作也。刘宗厚曰：若三焦传化失常所致，主于气也。若血亏胃脘干槁所致，因于血也。塞，犹填塞不通之义。故发明有治幽门不通，噎塞不便通幽汤例。盖阳无阴不能通化，阴之失位而阳伏其中，传化不变而反上行矣。

虞氏曰：先哲论膈噎翻胃，大率以血液干槁，其或咽喉窒塞，食不能下，其槁在吸门。或食下则胃脘当心而痛，须臾吐出，食出痛止，其槁在贲门，此皆上焦之膈噎也。其或食物可下，良久复出，其槁在幽门，此中焦之膈噎也。其或朝食暮吐，暮食朝吐，其槁在阑门、大小肠之间，此下焦之膈噎也。虽然，亦有斯须轻病，而为医所误者，丹溪论之详矣（阑门脐下拦约水谷，分膀胱大肠而为粪溺）。

丹溪曰：《局方》治一切气，冷气，滞气，逆气，上气，悉用香燥热药。夫周流于人之一身以为主者，气也。阳往则阴来，阴往则阳来，一升一降，无有穷已。苟内不伤于七情，外不感于六淫，其为气也，何病之有？今曰冷气、滞气、逆气、上气，皆是肺受火邪，气得炎上之化，有升无降，熏蒸清道，甚而至于上焦不纳，中焦不化，下焦不渗，展转变为呕、为吐、为膈、为噎、为痰、为饮、为翻胃、为吞酸。夫治寒以热，治热以寒，此正治之法也。治热用热，治寒用寒，此反佐之法也。详味《局方》既非正治，又非反佐，此愚之所以不能不疑也。按原病式曰：诸病呕吐酸，皆属于热，诸积饮痞满中膈，皆属于湿。诸气逆冲上，呕涌溢，食不下，皆属于火。诸坚痞腹满，急痛吐腥秽，皆属于寒。深契仲景之意。观《金匮要略》用药微意，可表者汗之，可下者利之，滞者导之，郁者扬之，热者清之，寒者温之，偏寒偏热者反佐而行之，挟湿者淡以渗之，挟虚者补而养之，何尝例用辛香燥热之剂以火济火，实实虚虚，咎将谁孰？或曰：脉诀谓热则生风，冷生气，寒主收引，今冷气上冲矣，气逆矣，气滞矣，非冷而何？吾子引仲景之言而斥其非。然则诸气、诸饮、诸呕吐、翻胃、吞酸等病，将无寒病耶？予曰：五脏各有火，五志激之，其火随起，若诸寒为病，必须身犯寒气，口食寒物，乃为病寒。非

若诸火，病自内作，所以气之病寒者，十无一二。或曰：其余痰气呕吐吞酸，噎膈翻胃，作热作火论治，于理可通。若病人自言冷气从下而上，非冷而何。予曰：上升之气，自肝而出，中挟相火，自下而出，其热为甚，自觉其冷，非真冷也。火极似水，积热之甚，阳亢阴微，故见此证。冷生气者，出高阳生之谬言也。若病果因于寒，当以去寒之剂治之，何至例用辛香燥热为方。不知权变，岂不误人。或曰：诸气，诸饮，与夫呕吐吞酸膈噎翻胃等症，《局方》未中肯綮，然则要略之方，果足用乎？抑犹有未发者乎？予曰：天地之气化无穷，人身之病亦变化无穷。仲景之书载道者也。医之良者，引例推类，可谓无穷之用，假令略有加减，修合终难俞越矩度。夫气之初病也，其端甚微，或因些小饮食不谨，或因外冒风雨寒暑，或内感七情，或食味过厚，偏助阳气，积成膈热，或资禀素实，表密无汗，或性急易怒，阴火炎上，以致津液不行，清浊相干。气为之病，或痞，或痛，或不思食，或噎噫腐气，或吞酸，或嘈杂，或膨满，不求本原，便认为寒，遂以辛香燥热之剂投之数帖，暂得快然，以为神方，仍前厚味不节，将理不谨，旧疾被劫暂舒，浊液易于攒聚，或半月或一月，前病复作，如此延蔓，自气成积，自积成痰，此为痰、为饮、为吞酸之由也。痰挟污血，遂成窠囊，于是为痞、为痛、为呕、为噎膈翻胃之次第诸症隆起，饮食汤液，泥滞不行，渗道蹇涩，大便或秘或溏，下失传化，中焦愈停，医者不察，犹执为冷，翻思前药，随手得快，以冀一旦豁然之效，不思胃为水谷之海，多血多气，气清和则能受。脾为消化之官，气清和则能运。今得香热之药，偏助气血沸腾。其始也，胃液凝聚，无所容受。其久也，脾气耗散，传

化渐迟。其有胃热易饥，急于得食，脾伤不磨，郁积成痛，医者犹曰虚而积寒，非寻常草木可疗，妄以乌、附，助佐丹剂，专意服饵，积而久也。血液俱耗，胃脘干槁。其槁在上，近咽之下，水饮可行，食物难入，间或可入，入亦不多，名之曰噎。其槁在下，与胃相近，食虽可入，难尽入胃，良久复出，名之曰膈，亦曰翻胃。大便秘小，若羊屎。然名虽不同，病出一体。要略论饮有六，曰痰饮、悬饮、溢饮、支饮、留饮、伏饮，分别五脏诸证，治法至矣尽矣。第恨医者不善处治，病者不守禁忌，遂使药助病邪，展转深痼，去生渐远，深可哀悯。或曰：千金诸方，治膈噎翻胃，未尝废姜桂等剂，何也？予曰：气之郁滞，久留清道，非借香热不足以行，然悉有大黄、石膏、竹茹、芒硝、泽泻、前胡、朴硝、茯苓、黄芩、芦根、瓜蒌等药为之佐使，其始则同，其终则异，病邪易伏，故易于安。或曰胃脘干槁者，古方果可治乎？将他有要捷之法，或可补先人之未发者乎？予曰：古方用人参以补肺，御米以解毒，竹沥以清痰，干姜以养血，粟米以实胃，蜜水以润燥，生姜以去秽，正是此意。张鸡峰亦曰：噎当是神思间病。惟内观自养可以治之。此言深中病情，治法亦为近理。夫噎病生于血干，夫血者，阴气也。阴主静内外两静，则脏腑之火不起，而金水二气有养，阴血自生。肠胃津液传化合宜，何噎之有？

又曰：翻胃即膈噎，膈噎乃翻胃之渐，大约有四，血虚、气虚、有热、有痰。病之初起，因内伤外感，而致痞痛噎酸嘈杂等症，医者率用《局方》辛香燥剂，劫之而愈，复作复劫，延蔓至久而成噎膈。展转深痼，良可哀悯。

治法用童便、韭汁、竹沥、牛羊乳、

驴尿气虚，入四君子；血虚，入四物；有痰，用二陈，入气血等药中，切不可用香燥药，宜薄滋味。气虚以四君子为主。血虚以四物为主。气血俱虚者，则口中多出沫，但见沫大出者不治。有痰以二陈为主。寸关脉沉而涩者，以解毒为主，二者可治。有气结者，用开导之剂。有阴火炎上者，作阴火治。有积血者，当消息去之。韭汁能下膈中瘀血。年少者，四物汤，清胃脘血，血燥不润，故便涩，大便涩者难治，常令食兔肉则便利。年高者不治，治必用参术辈，关防气虚胃虚。粪如羊屎者，断不可治，大肠无血故也。

又云：一中年妇人翻胃，以四物汤，加带白陈皮，留尖桃仁，生甘草，酒红花，浓煎。入驴尿以防生虫，与数十贴而安。一木匠，勤工作而有艾妻，且喜酒，病翻胃半年。面白，脉涩不匀。重取则大而无力。大便燥结，形体羸弱，精血耗故也。取新温牛乳细饮之，每次尽一杯，昼夜五七次，渐至八九次，半月便润，月余而安。然或口干，盖酒毒未解，饮以甘蔗汁少许。一人年四十，病翻胃。二月不喜饮食或不吐，或吐。涎裹食出，得吐则快，脉涩，重取弦大。因多服金石房中药所致，时秋热，以竹沥御米为粥，二三啜而止，频与之，遂不吐，后以流水煮稀粥，少入竹沥与之，间以四物汤，加陈皮益其血。一人咽膈间，常觉有物闭闷，饮食防碍，脉涩稍沉，形色如常，予作曾饮热酒所致。遂以生韭汁，每服半盏，日三服，至二斤而愈。一人不能顿食，喜频食。一口忽咽膈壅塞，大便燥结，脉涩似真藏脉，喜其形瘦而色紫黑，病见乎冬，却有生意，以四物汤加白术、陈皮，浓煎，入桃仁十二粒，研，再煎沸，饮之。更多食诸般血以助药力，三十帖而知，至五十帖而便润，七十帖而食进，百帖而愈。一人食必屈曲下膈，沥沥微痛，脉右涩而关沉，左却和，此瘀血在胃脘之口。气因郁而为痰，必食物所致。询其去腊日，饮点剁酒三盏，遂以韭汁半盏冷饮，细细呷之，尽半斤而愈。

古方用人参以补肺，御米以解毒，竹沥以清痰，干姜以养血，粟以实胃，蜜以润燥，姜以去秽，有治寒者，必为当时有实因于寒者，用之得效，不比《局方》泛论使凡有此证，率用之也。挟寒者间或有之，今人率因痰气，久误于医，传变而成，其无寒也明矣。

集略云：夫五噎五膈者，或由饮食痰饮，七情过用，脾胃内虚，以吞酸吐酸作痛之始。原病式曰①：呕涌溢食不下，火气炎上，胃膈热甚，则传化失常故也。不可用香燥大热之剂，亦有服耗气药过多，中气不运而致者，当补气自运，有服通利药过多，致血液耗竭而愈结者，当补血润血自行，如痰饮阻滞，脉结涩者，当清痰泻热，其火自降。有脾胃阳火衰，其脉沉细而微者，当以辛香之药温其气，仍以益阴养胃为主，非如局方之惟务燥烈也。如实热太甚，承气三汤可下之。脾胃衰虚者禁用。大抵养血生津，清痰降火，润气补脾，开郁为上，枳术二陈汤降火，以酒炒芩、连清痰，以竹沥、姜汁开郁，以神曲、香附润气，以麻仁、杏子生津，以乌梅润燥，少加白蜜，其间肠胃燥结，至食罢如羊屎者，不能为矣。调养之法，务在戒性安静，张鸡峰云：噎是神思间病，当内观自养，使脏腑之火不起，以培金水二气，若不守戒，忌厚味、房劳之人，及年高无血者，不愈。

葤按：夫膈噎翻胃之证，因火而成，其来有渐，病源不一。有因思虑过度而动脾火者；有因忿怒过度而动肝火者；有因久食煎炒而生胃火者；有因淫欲忘反而起

肾火者。盖火气炎上，熏蒸津液成痰，初则痰火未结，咽膈干燥，饮食不得流利，为膈为噎；久则痰火已结，胃之上脘不开，饮食虽进，停滞膈间，须臾便出，谓之呕吐。至于胃之下脘不开，饮食虽进，停滞胃中，良久方出，谓之翻胃。丹溪云：年高者不治。盖少年气血未虚，用药劫去痰火，病不复生。老年气血已虚，用药劫去痰火，虽得暂愈，其病复作。所以然者，气虚则不能运化而生痰，血虚则不能滋润而生火故也。丹溪又云：此证切不可用香燥之药，若服之必死。宜薄滋味，夫证属热燥香燥之药非宜。又香散气燥耗血，滋味助火而生痰也。予尝用霞天膏，加于补虚药中，以治此证者。一人则吐泻以去积血；一人则吐泻以去积痰，俱获病安思食。但二人俱不能节戒，随啖肥甘，终不能免。殊不知此证挟虚，虽云病去，而脾胃尚弱，肥甘难化，故病复也。噎，得此证者，可不谨哉，可不惧哉。若用霞天膏吐泻后，宜用人参膏补之。又按吴氏曰：噎膈者，有物噎塞，妨碍饮食之名，方书称五噎五膈。五噎者，气噎、忧噎、劳噎、食噎、思噎也。五膈者，忧膈、恚膈、气膈、寒膈、热膈也。立言虽曰有五，说症其实未周，今不拘其说，只据世人所有之证立方焉。翻胃者，胃不能安谷，食下即出之名也。嗜酒燥暴之人多有此疾。若胃脘未枯，皆为可治。已枯者，从容用药，犹可久延，若造次不察病理，非惟无益，而又害之矣。（张鸡峰云：内观静养，深中病情，然其中有挟虫、挟血、挟痰与食而为患者，皆当按法兼治，不可忽也）

李氏曰：饮食不下，而大便不通，名膈噎。疏云：膈有拒格意，即膈食翻胃

---

① 曰　原讹作"白"，今改。

也。玉机云：噎塞大便不通，通幽汤。故以膈噎为题。《局方》以噎近咽，膈近胃而遗下焦，又妄分十膈五噎，皆非经旨。病因内伤忧郁失志，及饮食淫欲而动脾胃肝肾之火。或因杂病误服辛香燥药，俱令血液衰耗，胃脘枯槁，其槁在上焦贲门者，食不能下，下则胃脘当心而痛，须臾吐出乃止。贲门即胃脘上口，言水谷自此奔入于胃，而气则传之于肺也。其槁在中焦幽门者，食物可下，良久复出。幽门与中脘相近，言其位幽僻，胃中水谷自此而入小肠也。其槁在下焦阑门者，朝食暮吐，暮食朝吐。阑门脐下拦约水谷，分水膀胱大肠而为粪溺，是大小肠膀胱乃气血津液流通之道路也。经曰：三阳结谓之膈，小肠热结，则血脉燥，大肠热结，则不能便，膀胱热结，则津液涸。三阳热结，脉必洪数有力。前后闭塞，下既不通，必反而上行，所以噎食不下。纵下复出，乃阳火上行而不下降也。实火，黄连解毒汤加童便、姜汁，或益元散入姜汁，澄白，却为小丸，时时服之，温六丸尤妙。甚者，陶氏六一承气汤，人参利膈丸。虚火冲上食不入者，枳梗二陈汤加厚朴、白术及木香少许，或古萸莲丸。渴者钱氏白术散。大便闭者，导滞通幽汤或参仁丸、麻子仁丸。当噎未至于膈之时，便宜服此防之。膏肓之疾岂可忽急。间有身受寒气，口伤冷物，以脾胃火衰，膈上若冷，肠鸣，脉必滑微，宜暂用丁香煮散、五膈汤、五噎汤、单附子散以劫之。若不求其本，偏认为寒，概用辛香燥药，必至烁阴不救。古云：膈噎神思间病，惟内观自养之，益七情火炽，熏蒸津液为痰为积，积久则血愈衰。针经曰：怒气所至，食则气逆不下。劳气所至，为膈噎喘促。思气所至，为中痞三焦闭塞，咽嗌不利，痰饮脉滑或伏，二陈汤、古参夏汤、化痰

丸、瓜蒌实丸，或用黄连、吴茱萸、贝母、瓜蒌仁、牛转草水煎。食积，脉滑而短，枳术丸加黄连、陈皮、半夏，或狗米平胃丸、虎脂平胃丸，或用保和丸二钱加姜炒黄连三钱，山楂二钱为丸，如麻仁大，胭脂为衣，每六十丸，人参煎汤，入竹沥下。七情郁结，脉沉而涩，饮食喜静，胸背痛者，四七汤、温胆汤。痞满烦闷微嗽，二便不利者，分心气饮、四磨汤，或木香槟榔二味等分为末，白汤下。伤神不睡者，十味温胆汤、朱砂安神丸。腹胀肠鸣者，木香匀气散。有积聚者，阿魏撞气丸。恶闻食气者，五膈宽中散。气虚不能运化生痰者，脉必缓而无力，四君子汤。大便秘，加芦根、童便。气虚甚者，六君子汤加附子、大黄。酒毒加甘蔗汁，单人参汤、人参膏尤妙。血虚不能滋润生火者，脉必数而无力，四物汤加童便、竹沥、姜汁。大便闭，加桃仁、红花。有瘀血，加牡丹皮、韭汁。防生蛊，加驴尿。血虚甚，加干姜。血燥，加牛、羊乳汁，不可以人乳代之。盖人乳反有七情饮食之毒火故也。气血俱虚者，八物汤主之。不问虚实，俱以益阴养胃为主，庶免后患。

通用二陈汤，加童便、竹沥、姜汁、韭汁。有热，加土炒芩连、瓜蒌、桔梗。七情，加香附、川芎、木香、槟榔。不纳食，加麦芽、神曲。热结，食反上奔，加大黄、桃仁。气虚，合四君子汤。血虚，合四物汤。杂方烧针丸、杵糠丸、紫金锭、霞天膏、神仙夺命丹、古阿魏散，或灵砂烧酒下。凡五十岁后，血枯粪如羊屎，及年少不淡薄饮食，不断绝房室者，不治。

袖珍论曰：又有下虚之人气上控膈，令人心下紧满痞急，肌中苦痹，缓急如刺，不得俯仰，名曰胸痹。其证类乎五膈，又当以严氏瓜蒌实丸治之，临证又宜

详审。

脉　法

脉经曰：寸紧尺涩，其人胸满不能食而吐，吐止者，为下之，故不能食。误言未止者，此为翻胃，故尺为微涩也。寸口脉紧而芤，紧则为寒，芤则为虚，虚寒相搏，脉为阴结而迟，其人则噎。关上脉数，其人则吐。脉弦者，虚也。胃气无余，朝食暮吐，暮食朝吐，变于胃反。寒在于上，医反下之，令脉反弦，故名曰虚。趺阳脉浮而涩，浮则虚；涩则伤脾，脾伤则不磨，朝食暮吐，暮食朝吐，宿谷不化，名曰胃反。脉紧而涩，其病难治。脉涩而小，血不足，脉大而弱，气不足。

戴氏曰：翻胃血虚者，脉必数而无力。气虚者，脉必缓而无力。气血俱虚者，则口中多出沫。但见沫大出者必死。有热者，脉数而有力。有痰者，脉滑数，二者可治。血虚者，四物为主。气虚者，四君子为主。热以解毒为主，痰以二陈为主。龚氏曰：翻胃噎膈，寸紧尺涩，紧芤或弦虚寒之厄。关沉有痰，浮涩脾积，浮弱气虚，涩小血弱。若涩而沉，七情所搏。又曰：脉浮缓者生，沉涩者死。

通治诸膈噎翻胃方

加减二陈汤　丹溪活套，治膈噎翻胃，悉用此为主治。

陈皮　半夏　茯苓　甘草

上用水煎，加姜汁、竹沥、童便、韭汁服。如胸中觉有热闷，加土炒黄连、黄芩、瓜蒌仁、桔梗。如血虚瘦弱之人，合四物汤，加杏仁泥、红花、童便、韭汁之类，仍不可缺。如气虚肥白人膈噎者，合四君子汤，亦加竹沥、姜汁为要药也。如饮酒人，加砂糖、驴尿入内服。如朝食暮吐，暮食朝吐，或食下须臾即吐者，此胃

可容受，而脾不能传送也。或大小肠秘结不通，食返而上奔也，加酒蒸大黄、桃仁之类以润之。脾不磨者，加麦芽、神曲之类以助化之。有因七情郁结成气噎者，加香附、抚芎、木香、槟榔、瓜蒌仁、砂仁。

荫按：膈噎大便燥结，用大黄，乃急则治其标之剂也。仍用四物汤，加童便、韭汁，多饮牛羊乳为上策也。但不可以人乳代之。盖人乳内有饮食烹饪之火及七情之火存于中，故不可用。

顺气和中汤　治呕吐翻胃，嘈杂吞酸，痞闷噫气，噎膈，心腹刺痛，恶心，吐痰水。

陈皮盐水炒　香附醋浸炒　山栀子姜汁炒黑，各一钱　白术八分　白茯苓七分　半夏姜汁浸炒　神曲炒，各六分　黄连姜汁晒干，以猪胆汁拌炒　枳实麸炒，五分　砂仁三分　甘草炙二分

上锉一剂，生姜三片，长流水，入娇泥，搅澄清水一盅，煎至七分，入竹沥、童便、姜汁，不拘时，细细温服。如气虚，加人参、黄芪各八分。如血虚，加当归七分，川芎五分。如气恼，或气不舒畅，加乌药五分，木香三分。如胸膈饱闷，加萝卜子炒六分。如心下嘈杂醋心，加吴茱萸四分，倍加黄连、白术。如呕吐不止，加藿香梗七分。

安胃汤　治胃虚，吐食不纳。

人参五分　白术　茯苓　山药炒　当归　陈皮　半夏姜汁炒　藿香各一钱　黄连姜汁炒　莲肉各八分　砂仁五分　甘草三分

上锉一剂，加生姜三片，枣一枚，乌梅一个，水煎温服。

王道无忧散　治翻胃膈噎，攻补兼济。

白术土炒　白茯苓各一钱二分　当归　白芍药煨　川芎　生地酒炒　赤茯苓　砂

仁　枳实麸炒　香附　乌药　陈皮　半夏姜汁炒　藿香　槟榔　猪苓　木通　天门冬去心　麦门冬各八分　粉草三分　黄柏人乳炒　知母人乳炒　黄芩炒,各八分　赤芍药五分

上锉一剂，水煎服。

安中调气丸　治翻胃，一切痰气之疾。

白术土炒　陈皮盐水炒,各二两　香附三两,长流水浸三日,洗净,炒黄色　半夏姜汁浸晒,香油炒　白茯神去木　枳实麸炒　黄连姜汁浸,猪胆汁炒　神曲炒,各一两　白芍药盐水洗　紫苏子炒　萝卜子炒,各六钱　当归酒洗　川芎　白豆蔻各五钱　木香一钱　甘草炙,三钱

上为细末，竹沥、姜汁打神曲糊丸，如绿豆大，每服八十丸，不拘时，白滚汤送下，清米汤亦可。

治气膈翻胃方

四七调气汤　治七情四气，以致膈噎翻胃。

紫苏子　厚朴姜汁炒　陈皮　半夏　茯苓各一钱半　枳实麸炒　砂仁各一钱　甘草五分

上锉，加生姜三片，水煎服，后以加味保和丸，加人参一两，砂仁、木香各二两，服之效。

四子调中汤　治翻胃，或小便赤，或大便闭，及痰气壅盛者。

半夏姜汁炒,二钱　枳实麸炒　香附炒　苏子炒　瓜蒌仁炒　白芥子炒,各一钱　黄连姜汁炒,七分　陈皮　青皮去穣麸炒　白茯苓　木通　沉香　芒硝各五分　桃仁去皮尖,一钱半

上锉一剂，生姜五片，水煎，稍热服。

五膈宽中散　治七情四气，伤于脾胃，以致阴阳不和，胸膈痞满，停痰气逆，遂成五膈之病，一切冷气，并皆治之。

厚朴姜制,一斤　陈皮去白　青皮去穣　丁香不见火,各四两　砂仁　香附子炒　木香不见火,各三两　白豆蔻去皮,二两　甘草炙,五两

上㕮咀，每服七钱，加生姜五片，盐一捻，水煎，食远服。或为细末，每服二钱，用姜盐汤调服亦妙。

木香通气饮子　治一切气噎塞，痰饮不下。

木香　青皮　陈皮　枳壳　人参　蓬术　槟榔　萝卜子炒　甘草各五钱　藿香叶一两　香白芷二钱半

上为末，每服五钱，水二盏，煎八分，温服。

香砂宽中汤　治气滞，胸痞噎塞，或胃寒作痛者。

砂仁　白豆蔻　木香临服时磨水入三四匙　青皮　半夏　茯苓　槟榔各一钱　香附子　陈皮　白术各一钱　厚朴姜制,一钱二分　甘草三分

上加生姜三片，水煎，入蜜一匙，食前服。

透膈汤　治脾胃不和，中脘气滞，胸膈满闷，噎塞不通，噫气吞酸，胁肋刺胀，呕逆痰涎，饮食不下，并皆治之。

木香不见火　白豆蔻　砂仁　槟榔　枳壳麸炒　厚朴姜汁炒　半夏汤泡　青皮去穣　陈皮去白　大黄　朴硝　甘草炙,各一钱

上作一服，加生姜三片，红枣一枚，水煎食远服。

沉香散　治五膈五噎，胸中久塞，诸气结聚，呕逆噎塞，饮食不化，结气不消。常服顺气通噎，宽中进食。

白术　茯苓各二钱　木通　大腹皮　陈皮　青皮　当归　芍药　槟榔各一钱　白芷　紫苏　枳壳麸炒,各一钱二分　沉香不

见火木香不见火,各七分 甘草炙,五分

上作一服,加生姜三片,枣二枚,水煎,食远服。

五子散 治气膈鼓胀噎食。

白萝卜子 紫苏子 白芥子各五钱 山楂子去核 香附子各二钱

上各为细末,合一处,作芥末用。

紫苏子饮 治咳逆上气,膈噎,因怒气叫喊未定,便夹气饮食,或饮食甫毕,便用性恚怒,以致食与气相逆,气不得下,或咳嗽不透,气逆恶心。

真苏子炒 诃子煨,去核 萝卜子微炒 木香不见火 杏仁去皮尖,麸炒 人参各一钱半 青皮 甘草炙,各三钱

上㕮咀,分二贴,每帖加生姜三片,水煎,食远服。

补气运脾汤 治中气不运,噎塞。

人参二钱 白术三钱 黄芪一钱,蜜炙 茯苓钱半 砂仁八分 陈皮各一钱半 甘草炙,四分

上加姜枣煎,食远服。有痰,加半夏曲一钱。

深师七气汤 治气噎膈。

桔梗三两 干姜 黄芩 桂心 半夏 橘皮 芍药 熟地黄 甘草各二两 人参一两 枳实五枚 吴茱萸五合

上锉,每服五钱,加生姜煎服。

人参利膈丸 治膈噎胸中不利,大便结燥,痰嗽喘满,脾胃壅滞。推陈致新,治膈气之圣药也。

木香 槟榔各七钱半 人参 当归酒洗 藿香 甘草 枳实麸炒,各一两 大黄酒蒸 厚朴姜制,各二两

上为细末,滴水丸如桐子大,每服三五十丸,食后温水下。

神仙夺命丹 治七情气郁,呕吐或噎食不通,大肠秘结,粪如羊屎。

百草霜五钱,研 雄黄 硼砂各二钱

乳香一钱半 绿豆 黑豆各四十九粒

上为细末,用乌梅十三个,水浸去核,捣丸如弹子大,以乳香少加朱砂为衣,每噙化一丸,食茶泡热饼压之,过三五日再服一丸,神效。切忌鱼、鹅、鸡、羊,生冷油腻,一切发热之物。一方,硼砂作硇砂。

治寒膈翻胃方

加味六君子汤 治翻胃,气虚有寒。

人参 白术 白茯苓 甘草 陈皮 半夏 干姜 白豆蔻 黄连姜汁炒 吴茱萸制

上锉,加生姜煎服。

丁香煮散 治翻胃呕吐。

丁香不见火 石莲肉各四十枚 生姜七片 北枣七枚,切碎 黄黍米半合,淘净

上四味,用水一钟半,煎,去渣,入黄黍米,煮稀粥食下。

十膈气散 专治十般膈气,冷膈、风膈、气膈、热膈、痰膈、忧膈、悲膈、水膈、食膈、喜膈。

人参 茯苓 官桂 枳壳麸炒 神曲炒 麦芽炒 诃黎勒煨,去核 干生姜 三棱煨 蓬术煨 陈皮去白 甘草炙 白术各一两 厚朴姜制 槟榔煨 木香不见火,各五钱

上为细末,每服二钱,入盐少许,白汤调服。如脾胃不和,腹胁胀满,用水一钟,生姜七片,枣一枚,盐少许,煎服。

五噎散 治五噎,食不下,呕逆痰多,咽喉塞噎,胸膈满痛。

人参 半夏汤洗七次 桔梗 白豆蔻 木香不见火 沉香不见火 杵头糠 荜澄茄 枇杷叶 干生姜 白术各一钱 甘草炙,五分

上作一服,加生姜五片,水煎,不拘时服。

五噎汤 治噎食不下，呕哕不彻，胸背刺痛，泪与涎出。即前十膈气散

人参　白术　茯苓　陈皮各一钱　厚朴　枳壳　甘草　干姜　三棱　蓬术　神曲　麦芽各五分　诃子　桂心　木香　槟榔各三分

上作一服，加姜枣，水煎服。

五膈汤 治胸膈痞气，结聚胁胀，痰逆恶心，不欲饮食。

白术一钱二分　枳壳　青皮　南星　半夏各一钱　大腹皮八分　干姜七分　麦芽六分　丁香　木香　草果各五分　甘草三分

上作一服，入生姜三片，水煎服。

豆蔻散 治五种膈气，通血脉，补脾胃，去痰实。

肉豆蔻去皮，五个　木香　人参　厚朴姜制　赤茯苓　桂各半两　甘草炙　槟榔　诃黎勒　青皮　陈皮去白　郁李仁汤泡去皮尖，炒　半夏姜制

上为极细末，每服二钱，入盐少许，如茶点服，若入姜枣同煎亦佳，不拘时。

丁香附子散 治膈气吐食。

丁香半两　槟榔一大个　黑附子一个半两者，炮去皮　硫黄去石　胡椒各二钱

上先将四味为末，次入硫黄，再研匀，每服二钱，用飞硫黄一个，去毛翅足肠胃，填药在内，用湿纸五七重裹定，置慢火内烧熟，取出，嚼吃后用温酒送下。一日三服，不拘时候。如不吃酒，温粟米粥饮调下。（飞硫黄本草无，或云蝙蝠）

吕纯阳降笔传治翻胃方

藿香　陈皮　半夏　人参　赤茯苓　白豆蔻　厚朴　槟榔　苏子　沉香　枇杷叶　白芥子　良姜　官桂少许　丁皮少许　杵头糠

上锉，加生姜三片，枣一枚，水煎服。

一方 治男妇小儿，唇青面黄，肚里冷疼，引牵小腹，以至翻胃呕吐，口苦舌干，少寤[①]多寐，脚手牵制，不拘年日远近，一切脾冷病，悉能除愈。

人参　黄芪盐炙　粉草各一两　白茯苓二两　附子重七钱以上者，炮去皮脐

上为细末，每服三钱，盐汤煎服。忌生冷，油面、粘腻等毒物，无不效者，甚妙。一妇人，年四十余，久患翻胃，面目黄黑，历三十余年，医不能效。脾俞诸穴，烧灸交遍，其病愈甚，服此药七日，顿然全愈。服至一月，遂去其根。自是服之不三五服，些小脾疾，立便瘥平。保全胃气，能生肌肉，进饮食，顺荣卫，常服大有补益，累试累验，幸毋忽焉。

附子散 治翻胃。

用附子一枚极大者，放于砖上，四面着火，渐渐逼熟。淬入生姜自然汁中，再用火逼，再淬，约尽生姜汁半碗，焙干，入丁香二钱，每服二钱，水一盏，粟米少许，同煎七分，不过三服瘥。斗门方，用粟米饮调下一钱服之。

桂香散 治膈气翻胃，诸药难瘥，朝食暮吐，甚者食已辄出，其效神速，此重剂也。

水银　黑锡各三钱　硫黄五钱

上三味，铫内用柳木槌熬研，微火上细研为灰取出，入：

丁香末　桂末各二钱　生姜末三钱

上都一处研匀，每服三钱，黄米粥饮调下，一服效验。

荫按：上丁香、附子，例治翻胃，见脏腑有寒者服之。丹溪云：治翻胃，忌甚燥之剂，犯之必死。设用，必与润血药相兼服方可。

汉防己散 治五噎。

汉防己五钱　官桂　陈皮去白　杏仁汤

炮去皮，各一两　细辛　紫苏　羚羊角末，各七钱半

上为细末，每服三钱，生姜三片，水煎，日二服。

膈气丸　治气、食、忧、劳、思虑五噎。

麦门冬　甘草各五钱　人参四钱　桂心　细辛　川椒　远志去心炒，各三钱　附子　干姜各二钱

上为末，炼蜜丸如鸡头大，绵裹一丸，含化，食后，日三夜三服，胸中当热，七日愈。

膈气丸　治气、食、忧、劳、思虑五噎。

半夏　桔梗各一两　肉桂　枳壳各一两半

上为细末，姜汁面糊，丸如桐子大，姜汤下三十丸，食后卧服。

缠金丹　治五种积气，及五噎，胸膈不快，停痰宿饮。

半夏　南星　瓜蒌根　马兜铃　五灵脂各半两　丁香　木香　沉香　槟榔　官桂　胡椒　硇砂研　白丁香　白豆蔻　飞矾各一钱　朱砂三钱，留半为衣

上为细末和匀，生姜汁煮糊丸，如桐子大，每服三丸，生姜汤下。或干嚼萝卜汤下。

红豆丸　治诸呕逆，膈气翻胃。

丁香　胡椒　砂仁　红豆各二十一个

上为细末，姜汁糊丸，如皂子大，每服一丸，以大枣一枚，去核填药，面裹烧熟，去面细嚼，白汤下，食前。进三服，神效。

六丁丸一名香灵丸　治翻胃如神，亦治产后呕不止。

丁香　辰砂另研，各六分　五灵脂一钱

上香脂先研末，后入朱，再研匀，用狗胆或猪胆，丸如鸡头大，每服一丸，生

姜陈皮汤磨下。

吴茱萸丸　治寒在膈上，膈咽不通。

吴茱萸　草豆蔻各一钱二分　益智仁　陈皮　人参　黄芪　升麻各八分　半夏一钱　麦芽一钱半　当归身　甘草各六分　白僵蚕　姜黄　泽泻　柴胡各四分　青皮　木香各二分

上为末，汤浸蒸饼为丸，如绿豆大，细嚼三十丸，白汤下，不拘时。勿多饮汤，恐速走下，则减药力。

回生养肾丹　治真元虚损，心肾不交，精神耗散，脾土湿败，不能化食五味之物，不成津液，反成痰涎，聚于中脘，不能传导，以致大肠燥涩，小便反多而赤。或时呕吐酸水，久成翻胃结肠之证。

苍术米泔浸三日，洗净晒干，再换浸三日，四两　莲肉酒浸一宿去心，四两

上用豮猪肚一个，壁土揉擦洗净，入苍、莲在内，以线缝好酒煮烂，取入石臼内，捣烂捏作小饼，烘干加后药：

南星四两细切，姜汁浸一宿，以灶心土同炒，去土，黄土亦可　半夏四两，泡去涎，晒干切细，好醋浸七日蒸熟　橘红锉，以灶心土炒，去土不用　粟米四两，姜汁浸蒸焙　人参　白术　白茯苓　厚朴姜汁炒　莪术煨醋炒　荜澄茄　三棱煨醋炒　砂仁　白豆蔻　谷芽炒　麦芽　甘草各一两　丁香　木香　沉香各五钱

上为末，稀面糊为丸，如桐子大，每服六七十丸，空心米汤下。

东垣补真丸　治脾胃虚寒，饮食少思，大便不实，胸膈痞闷，吞酸嗳腐，食反不化。

鹿茸酒浸，炒　巴戟去心　钟乳粉各一两　胡芦巴炒　肉苁蓉酒浸焙　附子炮去皮脐　阳起石煅　肉豆蔻面裹煨　菟丝子洗净酒浸蒸　川乌炮去皮　沉香　五味子各五钱

上为末，用羊腰子两对，治如食法，葱椒酒煮，捣烂入酒糊丸，如桐子大，每

服七十丸，空心米饮、盐汤任下。

治痰膈翻胃方

清痰理胃汤

枳实麸炒　白术炒　半夏汤泡　陈皮去白各五分　白茯苓一钱　甘草三分

上锉，水二钟，姜三片，水煎服。清痰，加竹沥、姜汁各五茶匙；泻火，加姜汁、炒黄连五分；开郁，加香附米、炒神曲、炒橘叶、青皮各五分；呕吐，加藿香、砂仁；润气，加杏仁、麻子仁炒各五分；津少血虚，加川、归、生地黄各酒洗五分。

开膈利痰汤　治气结痰壅，膈噎饮食不下者。

半夏　茯苓　陈皮各一钱半　枳实一钱二分　桔梗　瓜蒌仁去油　黄连　香附各一钱　甘草三分

上用水二钟，煎八分，加竹沥半盏，姜汁二三匙，食前服。

旋覆花散　治胸中痰结，痞塞不通，不能饮食。

旋覆花　大腹皮　附子炮，去皮脐　木香不见火，各五钱　赤茯苓　白术　前胡　半夏泡七次　桂心　川芎　人参各一两　青皮去穰，七钱半

上吹咀，每服五钱，生姜三片，水煎，食远服。

参夏汤　治翻胃呕吐。

人参三两　半夏六两

上锉，每服一两，入白蜜十余匙，水煎温服。

瓜蒌实丸　治膈噎，胸膈痞塞，痛彻背胁，喘急妨闷。

瓜蒌实去壳　枳壳去穰麸炒　半夏汤泡七次　桔梗炒，各一两

上为细末，姜汁、米糊丸，如桐子大，每服五十丸，生姜汤下。

九仙夺命丹　治翻胃，痰涎壅盛。

半夏姜制　白矾枯过　厚朴姜制，各五钱　南星姜制　人参　甘草各三钱　木香四钱　枳壳麸炒　豆豉洗过，各一两

上为末，老米打糊为饼，如钱大，瓦上焙干，晴夜露过，每服一饼，细嚼，以姜煎平胃散送下。忌酒、面、熏腊。一方加阿魏三钱，糖裘子①五钱，神效。

一方

吴茱萸　黄连　贝母　瓜蒌仁　牛转草

上丸服。

三花神佑丸　治积痰满胃，食下即吐。

甘遂　芫花　大戟拌炒，各半两　大黄一两　黑牵牛二两，取头末　轻粉一钱

上共为末，水丸桐子大，每服五丸，渐加五丸，白汤下，以快利止。

荫按：胃中纯是痰，则遏下焦少阳之火，蓄极而通，必作翻胃者势也。以平剂治之，则经年不效，故用峻厉以下之。此大毒类聚为丸，瞑眩之剂也。惟声重脉来有力者能行之，若言微脉来无力者，勿轻与也，慎之。

治食膈翻胃方

化滞和中汤　治脾胃弱为饮食所伤，胸膈噎塞，食不运化，此药最好。

白术一钱半　枳实麸炒　半夏汤泡　陈皮　黄连炒　茯苓各一钱　厚朴姜汁炒　神曲炒　麦芽炒　山楂各八分　砂仁七分　甘草三分

上作一服，加生姜三片，水煎，食前服。

加味保和丸　治食积膈噎。

山楂肉一两　半夏姜制　陈皮　黄连炒

————————
① 糖裘子　即蜣螂（屎壳郎）所滚之粪球。

萝卜子炒, 各五钱 神曲炒三钱 麦芽炒二钱

上为末，酒糊或神曲糊丸，如桐子大，每服三五十丸，白汤下。

食郁越鞠丸 治食噎膈。

山栀 神曲炒 砂仁 香附童便制 抚芎 苍术米泔浸七日 栀子

上为末，丸服。

宽中进食丸 滋形气，喜饮食。

枳实麸炒, 四两 半夏七钱 神曲炒 麦芽各五钱半炒 人参 草豆蔻 泽泻各五钱 白茯苓三钱 橘皮 青皮去白 槟榔 猪苓 干生姜各二钱半 白术 甘草炙, 各二钱 砂仁一钱半 木香一钱

上为细末，汤浸蒸饼为丸，如桐子大，每服三十丸，食后米饮下。

五膈丸 治饮食停积不消，胸膈痞气。

橘皮二两 大黄 牵牛 木香各一两

上为末，炼蜜丸，如桐子大，每服四五十丸，冷水下，此治热积之剂。

紫沉丸 治中焦吐食，由食积与寒气相格，故吐而疼。

陈皮五钱 半夏曲 砂仁各三钱 乌梅去核 丁香 杏仁去皮尖 槟榔各二钱 白术 沉香 木香各一钱 白豆蔻 巴豆霜另研, 各五分

上为细末，令匀，醋糊丸如黍米大，每服五十丸，食后姜汤下，愈则止。小儿另丸。

厚朴丸 主翻胃吐逆，饮食噎塞，气上冲心，腹中诸疾。其药味即与万病紫菀丸同。

厚朴 蜀椒去目微炒 川乌头炮去皮各一两半 菖蒲 紫菀去土苗 吴茱萸汤洗 柴胡 桔梗 茯苓 官桂 皂角去皮弦, 炙 干姜炮 人参各二两 黄连二两半 巴豆霜半两, 另研

上为细末，入巴豆霜，匀，炼蜜为剂。旋旋丸如梧桐子大，每服三丸，渐次

加至五七丸，以利为度，生姜汤下，食后即卧。此方治效，与《局方》温白丸同，及治处暑以后，秋冬间下利大效。春夏加黄连二两，秋冬再加厚朴二两。

枣包内灵丹 治男妇小儿胸膈胁肋疼痛，腹胀如鼓，不思饮食，宿食不消，膈噎，神效。

白术 当归 川芎 半夏 杏仁 茴香 莪术 三棱 丁香 沉香各五钱 良姜 官桂 川椒 胡椒 青皮 陈皮 甘草 草乌各二钱 木香 巴豆去油, 各三钱

上为末，醋糊丸如芡实大，每一丸用大枣一个，去核将药入内，外用纸包，水湿煨熟去纸，细嚼温酒下。

已上三方，俱系辛热毒剂，有寒积者宜用。若无寒及虚弱人，勿轻用也。

枣肉平胃散 开胃进食。

苍术米泔浸, 五两 厚朴姜制 陈皮去白, 各三两 甘草炙 红枣 生姜各二两

上锉，拌匀，以水浸过面上半寸许，煮干焙燥为末，每服二钱，空心盐汤，点服。 一方，加人参、茯苓。

太仓丸 治脾胃虚弱，不进饮食，翻胃不食。

缩砂仁二两 白豆蔻 丁香各一两 陈仓米一升, 黄土炒

上为细末，用生姜自然汁和丸，如桐子大，每服一百丸，食后淡姜汤下。

已上数方，俱调养脾胃，诱进饮食之剂。

治积膈翻胃方

沉香降气丹 治翻胃，腹中积块者。

黑牵牛三两, 取头末 大黄酒蒸 槟榔 当归酒浸 苍术 青皮去穰炒 乌药 枳壳去穰麸炒 香附炒 黄连姜汁炒 黄芩酒炒, 各一两 陈皮 枳实麸炒 砂仁 半夏姜汁浸, 各五钱 良姜 沉香 木香不见火 三

棱火煨　蓬术火煨，各三钱

上为末，酒糊丸如桐子大，每服六七十丸，淡姜汤送下。

七情通气散　治十膈五噎，腹内久积气块，伤力，呕吐膨胀，此方诸病皆治。

皂角火炮，一两　大黄面包烧熟，二两　当归二钱半　硇砂二钱　巴豆六钱，去油二钱

上为末，每服一分，或二分，量人大小虚实，加减用之。引用好酒一口，调服。不饮酒者，滚白水亦可。引不许多，引多动一二行。此药服之，不吐则泻，兼治小儿惊风痰响，上宫天吊，吐痰即愈。

芫花丸　治积聚停饮，痰水生虫，则成反胃，及变为胃痈，其说在《灵枢》，及巢氏病源。

芫花醋炒，一两　牛膝　狼牙根　桔梗炒黄　藜芦炒　槟榔各半两　巴豆十粒，炒黑

上为细末，醋糊为丸，如赤豆大，每服二三丸，加至五七丸，食前生姜汤下。《本事方》云：此方常服，化痰消坚，杀虫。予患饮癖三十年，暮年常多杂痰饮来潮，迟即吐，有时饮半杯酒即止，盖合此症也。因读巢氏病源论酒瘕云：饮酒多而食谷少，积久渐瘦，其病常欲思酒，不得酒则吐，多睡不复能食，是胃中有虫使然，名为酒瘕。此药治之，要之须禁酒即易治，不禁无益也。

蒜齑酢治噎方　《太平御览》云：华佗行道，见一人病噎，嗜食而不得下，家人车载欲往就医，佗闻其呻吟，驻车往视，语之曰，向来道旁卖饼者，有蒜齑[1]大酢[2]，从取三升，饮之，病即当瘥。即如佗言，立吐蛇一条，悬之车边，欲造佗，佗家小儿戏门前，迎见，自相谓曰：客车边有物，必是遇我公也。疾者先入，见佗壁悬此蛇以十数。盖蒜味辛热，为阳中之阳，能令人气实闷乱而自吐。若蛊蛇蛊瘕，尤为宜也。褚尚书以蒜一升，吐李

道念之鸡雏，郭坦之儿食蒜一畦，吐消食笼于顷刻。蒜之妙用如此，今之医者，罕能知之。或问何以不用瓜蒂散？曰：伤寒内热者，宜吐以瓜蒂散之苦寒，虫瘕痼冷者，宜吐以蒜醋之辛热。人知苦能吐热，而不知热能吐寒，故特表而出之。

东坡家藏仙方　单用蓝靛白汤化下数次，效。凡用药内，必用蓝靛或青黛亦好。永徽中，绛州有僧病噎，妨食数年。临死遗言，令破喉视之，得一物似鱼，而有两头，遍体悉是肉鳞，置钵中跳跃不止，时寺中方刘蓝，试取少靛，置钵中，此虫绕钵畏走，须臾化为水。

治火膈翻胃方

滋阴清膈散　治阴火上冲，或胃火太盛，食不入，脉洪数者。

当归　芍药煨　黄柏盐水炒　黄连各一钱半　黄芩　栀子　生地姜酒炒，各一钱　甘草三分

上锉，水煎，入童便、竹沥各半盏，食前服。

粉草散　治膈上气壅滞，五脏秘塞邪热。

玄明粉一斤，制法见火门　甘草为末，二两

上二味和匀，每用一钱二分，桃花汤，或葱白汤调下。

回令丸　治火膈噎。

黄连六两　吴茱萸六两，水煮少时晒干

上为末，粥丸服。

姜汁六一丸　治实火及饮积、翻胃，通用。

滑石六两　甘草二两

上为末，用生姜自然汁，澄清，取白脚，丸小丸子，时时服之。

---

① 蒜齑（jī基）　蒜泥。按"齑"，剁碎的菜类。
② 酢（cù醋）　同"醋"。

温六丸　治翻胃，伐肝邪。

滑石　甘草各二两　干姜一两

上为末，汤浸蒸饼丸服。

一方　治翻胃吐食。

白矾二两　黄丹一两

上为末，入瓦罐内，煅令和，取出，以净纸盛放地上，盆盖一宿再为末，蒸饼丸如桐子大，每服五丸至七丸，空心温酒下，更量老少虚实与之。

白垩散　治虚热翻胃。

用白垩土一斤，米醋一升，煅土赤，入醋内，再煅，再入以醋干为度，取土一两，入炮姜一钱为末，每服一钱，米饮下。甚者二钱，须服四两有效。

新瓦散　治翻胃。

用多年瓦一片，烧红入驴尿内，淬二十一次，研为末，仓米饭焦亦为末，每用二分，饭末一分，瓦末蜡精和饭丸，以驴尿调平胃散服之吞下。

螺泥丸　治积热翻胃，此方亦良。

取田中大螺，不拘多少，用新水养之，取其吐出之泥，阴干为丸，每服三十丸，藿香汤下。螺性至凉，泥性至冷，故可用之清胃。吞以藿香汤，借其辛芳，开胃而已。

大黄汤　治冷涎翻胃，其候欲发时，先流冷涎，次则吐食，此乃劳症，治不早，死在旦夕。

用大黄一两，生姜自然汁半茶盏，炙大黄令燥淬入姜汁中，如此淬汁尽，切焙为末，每服二钱，陈米一撮，葱白一茎，水一大盏，煎七分，先食葱白，次服其药，不十日去根。

八仙膏　专治噎食。

生藕汁　生姜汁　梨汁　萝卜汁　甘蔗汁　生果汁　竹沥　蜂蜜

上各取一盏，合和一处，饭甑蒸熟，任意食之。

驴尿一物饮　治郁火翻胃。

驴尿每服呷二合

荫按：炎火郁于中，治以辛香开胃之药。益滋其燥，非所宜也。驴尿辛膻，可使开郁，然为浊阴之所降，则可以济火矣。唐贞观中许奉御及柴蒋等，时称明医，奉救治其翻胃，竭其术，竟不能疗，渐至羸惫，死在旦夕。忽有一卫士云：服驴子小便，极验。日服二合，午食惟吐一半，晡时又服二合，人定时食粥，吐即定。后奏知大内，五六人患翻胃，一时俱瘥。然此物稍有毒，服时不可过多，卢和著丹溪纂要谓，入驴尿，以防生蛊，此未究理者也。

专治膈噎方

腽肭脐①　阿芙蓉　晚蚕蛾

收阿芙蓉将米壳莴苣开花之时，当取七八寸齐，又用瓷罐盖之，一月生津脂，收起。

治燥膈翻胃方

加味四物汤　治血虚不能滋润，生火以致膈噎。

当归　川芎　芍药酒炒　生地黄　牡丹皮　韭汁

上锉，水煎服。大便闭，加桃仁、红花。

加味四物汤　治血虚枯燥，及妇人翻胃。

当归　川芎　芍药　地黄　陈皮带白　甘草生用　桃仁留尖　红花酒制

上锉，水一钟半，煎八分，入驴尿，以防生虫。

当归养血汤　治年老之人，阴血枯槁，痰火气结，升而不降，饮食不下，乃

———————
① 腽肭脐　一名海狗肾。性味咸热，功能暖肾壮阳，益精补髓。

成膈噎之病。

当归　白芍药煨　熟地砂仁炒　茯苓各一钱　贝母去心　瓜蒌仁　枳实麸炒　陈皮　厚朴姜汁炒　香附　抚芎　苏子炒，各七分

沉香五分另入　黄连用吴茱萸同炒，去茱萸不用用黄连，八分

上锉一剂，生姜一片，枣二枚，水煎。竹沥磨沉香调服。

生津补血汤　治年少胃脘血燥，致患膈噎，便闭塞而食不下。

当归　白芍药炒　熟地　砂仁炒　生地姜酒炒　枳实麸炒　茯苓各一钱　黄连炒　陈皮　苏子　砂仁　贝母去心，各七分　沉香各五分

上锉一剂，生姜一片，枣一枚，水煎。竹沥磨沉香同服。

人参散　治大便秘涩，咽塞不通，食下便有痰出。此血虚肠燥，为脾约症。

人参　黄芪　枳壳炒　桃仁各一钱　厚朴八分　地黄七分　甘草炙，少许

上锉，水煎，入竹沥、姜汁饮之。又与锁阳、芙蓉二钱，桃仁一钱煮粥，入竹沥，名润肠散。

丹溪方　一男子六十，自来好色，虚甚。去秋患吐病，或作或止，腹结微渴。

白术　芍药　地黄各一钱　人参　当归　陈皮　枳壳各五分　黄芩　川芎　木通各三分　甘草炙，二分

上锉，水煎服。

神奇散　治噎食翻胃，三阳枯竭，血虚有火。

当归　川芎　白芍药酒炒　生地姜酒炒　陈皮　半夏　白术　枳实麸炒　白茯苓　赤茯苓　赤芍药　香附　砂仁　藿香　槟榔　木通　猪苓　黄芩炒　黄柏人乳炒　知母人乳炒　天门冬去心　麦门冬去心　粉草　乌梅

上锉，水煎服。

韭汁牛乳饮　治胃脘有死血，干燥枯槁，食下作痛，翻胃便秘。

韭汁　牛乳各等分

上二味，合一处，时时呷之。

一方　治翻胃要药。

韭汁二两　牛乳一盏　生姜半两，取汁　竹沥半盏　童便一盏

上五味和匀，顿服，或入煎药内同服，尤效。

秘传润肠膏　治膈噎，大便燥结，饮食良久复出，及朝食暮吐，暮食朝吐者，其功甚捷。

威灵仙新者四两，捣汁，四五月开花者　生姜四两，捣汁　真麻油二两　白砂蜜四两，煎沸，掠去上沫

上四味，同入银石器内搅匀，慢火煎，候如饧，时时以箸[①]挑食之。一料未愈，再服一料，决效。

橘杏麻仁丸　治翻胃便秘。

橘皮炙　杏仁去皮尖　麻仁去壳，各三两　郁李仁去壳，五钱

上陈皮为末，三仁俱捣成膏，用枣仁去核，以石臼纳三味捣和，丸如桐子大，每服五六十丸，煎枳实汤下，食前服。

木香顺气丸　治翻胃，大便闭结。

槟榔　牛膝酒浸三日　郁李仁　火麻仁各二两　当归酒浸　山药　菟丝子酒制　枳壳麸炒　白茯苓　独活　防风各一两　大黄酒蒸　沉香各五钱　木香三钱

上为末，炼蜜丸如桐子大，每服二十五丸，白滚汤下。

治血膈翻胃方

滋血润肠汤　治血枯，及死血在膈，饮食不下，大便燥结。

当归酒洗，三钱　芍药煨　生地黄各一钱

---

① 箸（zhù 著）　筷子。

半　枳壳麸炒　桃仁去皮尖炒　红花酒洗，各一钱　大黄酒煨，二钱

上锉作一服，水煎，入韭芽汁半盏，食前服。

韭汁饮　治血噎膈。

生韭汁　醇酒各等盏

上二味，合一处，每服二合，日二服。生韭汁能解畜血之瘀结，佐以醇酒，行其势也。

神功散　治血膈，胸腹作痛。

五灵脂一两，炒　莪术　桂心　芸台子炒，各半两

上锉，每服二钱，酒水各半盏，煎服。

本事方　治男妇小儿远年近日翻胃吐食，五灵脂一味，不拘多少，为细末，用黄犬胆汁为丸，如龙眼大，每服一丸，好酒半盏，温服。不止再服，不过三服。

治膈噎杂方

大力夺命丸　治膈噎不下食，翻胃等症。

杵头糠　牛转草各半斤　糯米一斤

上为末，取黄牛口中涎沫，加砂糖一二两为丸，如龙眼大，入锅内，慢火煮熟食之。一方，只用近山处黄牛粪尖三个烧灰，砂糖酒下。

一方　治气噎，不下饮食。

枇杷叶去毛，炙　青皮去穰　陈皮去白，各等分

上为末，每服二钱，加生姜五片，水煎，温服不拘时。

一方　治膈气噎，不下食。

用陈皮去白，不拘多少，用大蒜研细和丸，如绿豆大，每服二十九至三十丸，温米饮下，食后，日三服。

一方　芦根五两，锉，水煮服。

马剥平胃散　治膈噎。

马剥儿即王瓜，烧存性，每服一钱，用枣肉平胃散二钱，温酒调服，食即可下。然后随病源调理，神效。

鲫鱼平胃丸　治膈气。

用大鲫鱼自死者，活者不效，剖去肠，留鳞，用大蒜去皮，薄切片填之鱼腹内，仍合鱼，用湿纸包定，次用麻缚之，又用熟黄泥厚固，日微干，炭火慢慢煨熟取出，去鳞刺骨，用平胃散杵丸，如桐子大，日晒干，瓶收，勿令泄气，每服空心米饮下三十丸。

一方　治噎食。

用碓①嘴上细糠，蜜丸如弹子大，每服一丸，噙化津液咽下

一方

用白面二斤半，蒸作大馒头一个，顶上开口取空，将皂矾装满，用新瓦四围，遮护馒头，盐泥封固，却挖土窑安放，以文武火烧一昼夜，候红色，取出研为细末，枣肉丸如桐子大，每服二十丸，空心酒汤任下，忌酒色。

一方　治噎。

鸡谷袋不问多少，不可失包内物一粒，用泥固济，火煅存性，用姜汁炒香附，每个入半两香附末，神曲糊丸，姜汤送下。

治噎食方

皮硝三钱，飞过　孩儿茶一钱　麝香半分

上为细末，作三服，黄酒送下，永除根不发。

治噎膈方

新石灰三钱　大黄一钱

上用黄酒一钟煎，去柤服酒。

一方

用醋鹅晒干为末，每服一钱，火酒空心下即愈，永不再发。

---

① 碓（duì 对）　舂米谷的工具。

一方

用活蝎虎一个，入烧酒内浸七日，将酒顿熟，去蝎虎，只饮酒，即愈。治蛊亦同。

一方 治噎食病，并回食病。

用初出窑石灰矿，投入锅中，滚水内化开，去柤，止用清水煮干，炒黄色为度，黄色难得，牙色亦可。用罐收贮，黄蜡封口，勿令泄气，过一二年的无用。凡人四十内外，身体壮健者，用四分，如年老体弱者，止用二分，或二分半，三分为止。以好烧酒一二钟，能饮者三四钟，调服。此方专治回食病，哽咽年深，或吐出蛊，或下蛊其疾即愈。如不吐不下，遇发再服一次，不发不必服，自然痊好。

治翻胃杂方

定生丹

雄黄　朱砂　半夏　乳香　木香各三钱　沉香一钱　肉豆蔻三钱　阿魏　硇砂各五分　绿豆四十粒　乌梅四十个　百草霜三钱，为衣

上为末，将乌梅以热汤泡令软，剥去核，研极烂，入药捣为丸，如弹子大，百草霜为衣，阴干，每用一粒，嚼化咽下，以姜汤漱口，复以陈麦饼，火烧熟，细嚼压之，嚼药即燃官香一炷，如香尽药未化者，难治。药先化，香未尽者可愈。

夺命丹 治翻胃，有起死回生之功。

裘一个　麝香一分　孩儿茶二分　金丝黄矾三分　朱砂春二分，夏四分，秋六分，冬八分

裘乃土糖裘，即蜣螂①所滚之弹丸，粪土之下皆有。乃弹中有白蛊者，如指大，如蛴螬一样，将弹少破一点，盖住火煅过大黄色，存性，不要烧焦了，入前药内，并弹共为末。烧酒调，空心服，如觉饥，用大小米煮粥，渐渐少进，一日二三次，不可多吃，一日徐徐进一碗半足矣。

慎不可多用，多则病复，不可治矣。忌生冷，煎炒，厚味。葱蒜，酒面，炙煿等物，及气恼。五十以后，一二服即愈。（煿，音博，热也）

阿魏散 治翻胃，能起死回生。

阿魏五钱　大路边干人粪烧存性，五钱半

上共为末，五更初，以生姜片蘸食。

狗米平胃丸 治翻胃，诸药不效者。

黄犬一条，饿数日，用生米及粟米饲之，取其粪中米淘净，用韭白煎汤煮作粥，临熟入沉香二钱，平胃散末，为丸服。

虎脂平胃丸

平胃散加生姜、枣肉为丸，入老鸦爪一半，或入虎脂、虎肉，及肚内粪，尤妙。一方，用生虎肚少存肚内秽粪，多用新瓦，下盛上盖，周围纸筋泥封固，微火焙干，存性，每平胃散末一两，对虎肚末三钱，滚白汤调服。

一粒金丹

黄丹三钱，水飞三次　狗宝一个

上与丹共为一丸，金箔为衣，韭菜汤送下。

烧针丸 此药清镇，专主吐逆。

黄丹不以多少，研细用小枣煮烂，取肉，丸如鸡头大，每用一丸，针签于灯上，烧灰为末，乳汁下。

槿花散 治翻胃。

以千叶白槿花，阴干为末，陈米汤调下三五口，不转再服。

一方 治转食。

用翻翅鸡一只，煮熟去骨，入人参、当归、盐各五钱，为细末，再煮，取与食之，勿令人共食。

刘海田治翻胃方

---

① 蜣（qiāng 羌）螂　为金龟子科昆虫屎蜣螂的干燥全虫。性味咸寒有毒，功能定惊，破瘀，通便，排毒。

用公鸡一只笼住，饿一日，只与水吃，换将肠肚，却用马蛇儿，即野地蝎虎，切烂与鸡食之，取粪焙干为末，每服一钱，烧酒送下。

一方　治翻胃，不问新久，冷热二症。

用虎脂半斤，切如豆大，用清油一斤，瓦瓶内浸虎脂一月，厚绵纸封口，勿令气泄，每用清油一两，入无灰好酒一大钟，调匀，不拘时温服，服尽病减。其虎脂再添油再浸，可治二人。若一时无虎脂，只用珠子硫黄，细研半两，水银二钱半，入硫黄末，研至无水银星，再研如黑煤色，每服三钱，生姜四两，取自然汁，入好浓酒一钟，烫热，调，空心服。厚衾盖覆，当自足趾间汗出，遍身皆汗透，吐当立止。不止，再服。此药轻浮难调，须先滴酒少许，以指缓缓研之，旋添酒调。

金桃酒　治翻胃吐酸。

用古铜四钱，敲如米粒大，再入核桃肉一斤，与前铜同研烂，用好烧酒一斤，和铜桃入锡瓶内，封固瓶口。将大锅贮水，安锡瓶于锅内，桑柴慢火煮一周时，取出，埋地下一二时，每日空心服一盏，如病重者，午后再服一盏，十日内即减，如神效。

神灸翻胃法

以男左女右手，拿棍一条，伸手柱棍在地。与肩一般高，肩上有窝，名肩井穴，灸三炷，即效。

灸法　治翻胃神效。

膏肓二穴，令病人两手交在两膊上，则脾胃开，以手揣摸第四杈骨下两旁，各开三寸，四肋三间之中，按之痠痛，是穴。灸时手搭两膊上，不可放下。灸至百壮为佳。（膊，匹各切。音，粕，胁也。又，肩膊也。后胫骨二膊胳也）

膻中一穴，在膺部中，行两乳中间陷中，仰卧取之。灸七壮，禁针。（膻，音袒，膻中者，臣使之官，喜乐出焉。在胸中两乳间，心下有膈膜，蔽浊气）

三里二穴，在膝下三寸，胻外廉两筋间，灸七壮。

翻胃后调理方

养血助胃丸　治呕吐翻胃愈后，用此养元气，健脾胃，生血脉，调荣卫，清郁气，收功保后。

白术土炒，一两三钱　白芍药盐水炒，一两二钱　当归酒洗　川芎　山药炒　莲肉去皮心，各一两　熟地黄姜汁浸炒，八钱　白茯苓　扁豆姜汁炒，各六钱　人参去芦，五钱　甘草炙，三钱

上为末，姜汁打神曲糊为丸，如梧桐子大，每服六七十丸，空心白滚汤下。

卷三十七

痞　满

（痞，部鄙切。音否，痛也。病结也。气隔不通也。不痛者为痞满，痛者为结胸）

论

东垣曰：夫痞者，心下满而不痛是也。太阴者，湿也。主壅塞，乃土来心下为痞满也。伤寒下太早亦为痞，乃因寒伤其荣，荣者，血也。心主血，邪入于本，故为心下痞闷。仲景立泻心汤数方，皆用黄连以泻心下之土邪，其效如响应桴。故《活人书》云：审知是痞，先用桔梗枳壳汤，非以此专治痞也。盖因先错下必成痞证，是邪气将陷而欲过胸中，故先用截散其邪气，使不致于痞。先之一字，早用之意也。若已成痞而用之，则失之晚矣。不惟不能消痞，而反损胸中之正气，则当以仲景痞药治之。经云：察其邪气所在而调治之，正谓此也。非止伤寒如此，至于酒积杂病，下之太过，亦作痞满。盖下多亡阴。亡阴者，谓脾胃水谷之阴亡也。故胸中之气因虚下陷于心之分野，故致心下痞。宜升胃气，以血药兼之。若全用气药导之，则其痞益甚。甚而复下之，气愈下降，必变为中满膨胀，皆非其治也。又有虚实之殊，如实痞大便闭者，厚朴枳实汤主之；虚痞大便利者，白芍陈皮汤主之；如饮食所伤痞闷者，当消导之，去其胸中窒塞；上逆兀兀欲吐者，则吐之。所谓在上者，因而越之是也。

海藏曰：治痞独益中州脾土，以血药治之，其法无以加矣。伤寒痞者，从血中来。杂病痞者，亦从血中来。虽俱为血证，大抵伤寒之法，从外至内，从有形至无形，故无形气证，以苦泄之；有形血证，以辛甘散之；中满者，勿食甘；不满者，复当食之。中满者，腹胀也。如自觉满而外无腹胀之形，即非中满，乃不满也。不满者，病也。当以甘治之可也。（无形气证，以苦泄之者，枳实黄连之类是也。有形血证，以辛甘散之者，仲景人参汤是也）

刘宗厚曰：痞之为病，由阴伏阳蓄，气血不运而成。处心下位中央，膜满痞塞，皆土之病也。与胀满有轻重之分。痞则内觉痞闷，而外无胀急之形，胀满则外有形也。前人所论，皆指误下而致之。亦有不因误下而致者，如中气虚弱，不能运化精微，则为痞。饮食痰积，不能施化，则为痞。湿热太盛，土乘心下，则为痞。既痞与湿同治，惟上下分消其气，如果有内实之证，庶可略与疏导。世人痞塞喜用利药以求速效，暂时通快，痞若再作，益以滋甚，是不察夫下多亡阴之意也。叶氏曰：痞之与胀，诚有轻重之分。然世之病痞者，自谓小疾不以为重，而喜行疏泄峻利之药，往往驯至于胀满而不救也。昔人以商鞅治秦为喻，旨哉斯言，可以为世戒也。（驯，详伦切。音，旬，马顺也，从

也，善也，凡以渐而至，曰驯。又驯，古训字）

丹溪曰：痞有食积兼湿，心下痞须用枳实、炒黄连。如肥人心下痞，内有湿饮，宜苍术、半夏、缩砂、茯苓、滑石之类。如瘦人心下痞，乃郁热在上焦，宜枳实、黄连以导之，葛根、升麻以发之。如人饮食后，因冒风寒，饮食不消而作痞满，宜吴茱萸、缩砂、藿香、草豆蔻之类，温以化之。如脾气虚弱，转运不调，饮食不化而作痞者，宜白术、陈皮、山楂、神曲、麦芽之类以消之。又曰：痞满之证不一，有伤寒下早而作痞者，桔梗枳壳汤、小陷胸汤之类。有因酒食填塞胸中而作痞者，保和丸、东垣枳实导滞丸、木香化滞汤之类。

伤寒下多则亡阴而痞者，四物汤加参、苓、白术、升麻、柴胡，少佐以陈皮、枳壳之类。或大病后，元气未复而胸满气短者，补中益气汤、橘皮枳术丸、木香枳术丸之类。（有因下而结者，从虚及阳气下陷治之。有不因下而痞者，从上虚及痰饮郁湿热治之）

戴氏曰：诸痞及噎膈，乃是痰为气所激，而上气又为痰所膈而滞，痰与气搏，不能流通，并宜二陈汤加顺气之剂。邪气作痞，宜用疏剂。若气不顺而作此为虚痞，宜于收补之中，微有疏通之意。因七气所伤，结滞成痰，痞塞满闷，宜四七汤加木香、香附、枳壳。

李氏曰：痞与否卦义同。精神气血，出入流行之纹理闭密，而为心下痞塞，按之不痛，非若胀满。外有胀急之形，大便易而利者，为虚；大便难而闭者，为实。外感邪气，自肌表传入胸膈，为半表半里证，宜和解。或已经下，胸满而痛者，为结胸；不满者为痞满，同伤寒治法。杂病食积，下之太过，或误下，则脾胃之阴顿亡，以致胸中至高之气，乘虚下陷心肺分野。其所蓄之邪，又且不散，宜理脾胃，兼以血药调之。若用气药导利，则气愈降而痞愈甚，久则变为中满鼓胀。盖痞皆自血中来，但伤寒从外之内，宜以苦泄。杂病从内之外，宜以辛散。人徒知气之不运，而概用枳、梗、槟榔，而不知养阴调血，惜哉。古方，食壅胸中窒塞者，二陈汤探吐。伤饮食胸痞者，枳术丸。食后感寒以致饮食不化者，二陈汤加山楂、麦芽、神曲。虚寒不散，或宽或急，常喜热物者，理中汤加枳实。稍久郁成湿热者，平补枳术丸。痰火因厚味郁成痰滞者，小陷胸汤，或枳梗二陈汤、导痰汤。火盛者，二陈汤加芩、连、瓜蒌或黄芩利膈丸，用白术、陈皮煎汤下。或古黄连丸，以泻肝补脾清湿热开痞结。久病者，黄连消痞丸。如痰火湿热太甚者，方敢用三黄泻心汤，加减量下之。虚者，只宜分消上下，与湿同治。七情气郁成痞，不思饮食，食之不散者，木香化滞汤或顺气导痰汤。有禀受中虚，痞滞不运，如饥如微刺者，六君子汤加香附、砂仁。有内伤劳役，浊气犯上，清气下陷，虚痞者，补中益气汤加黄连、枳实、芍药。便闭，加大黄。呕，加黄连、生姜、陈皮。冬月，加黄连、丁香。食已心下痞者，平补枳术丸。停饮中寒者，枳实理中丸。瘀血结成窠囊而心下痞者，用桃仁、红花、香附、大黄等分为末，酒调服利之，或犀角地黄汤。血虚挟火，遇劳则发，心下不快者，四物二陈汤加桔梗、瓜蒌降之。气血俱虚者，枳实消痞丸。王道消补，不轻吐下，故古方以芩、连、枳实苦泄；厚朴、生姜、半夏辛散；参、术甘苦温补；茯苓、泽泻淡渗。随病所在调之。通用二陈汤为主，随证加减。

吴氏曰：痞与否同，不通泰也。易

曰：天地不交而成痞，故肺气不降，脾气不运，升降不通，而名痞也。痞，虚中之实也。许学士云：邪之所凑，其气必虚，留而不去，其病则实，故治痞者，一补一消。

脉　法

脉经曰：痞脉浮坚而下之。紧反入里，因作痞。脉濡弱，弱反在关，涩反在颠，微反在上，涩反在下。微则阳气不足，涩则无血，阳气反微。中风汗出而躁烦。涩则无血，厥而且寒，阳微不可下，下则心下痞坚。右关脉多弦，弦而迟者，必心下坚。

脉诀举要曰：胸痞脉滑，为有痰结，弦伏亦痞，涩则气劣。

治一切痞满方

加减二陈汤　通治诸痞。

陈皮　半夏　茯苓各一钱　甘草炙五分

上锉，入生姜三片，水煎服。肥人多湿痰，加苍术、砂仁、滑石，倍茯苓、半夏。瘦人多热郁中焦，加枳实、黄连、干葛、升麻。禀受素实者，加枳壳、黄连、青皮、厚朴。素虚者，加白术、山楂、麦芽、陈皮。误下阴虚者，去茯苓、半夏，加人参、白术、升麻、柴胡、枳实以升胃气，更合四物汤以济阴血。饮食积痞，加枳壳、砂仁、姜汁炒黄连。食后感寒，加藿香、草豆蔻、吴茱萸、砂仁。气痞痰痞，加木香、枳壳、南星。中虚，加人参、白术、香附、砂仁。瘀血，合四物汤加桃仁、红花。

大消痞丸　治一切心下痞及年久不愈者。

干生姜　神曲炒　甘草炙，各二钱　猪苓二钱半　泽泻　厚朴　砂仁各三钱　半夏汤泡七次　陈皮去白　人参各四钱　枳实麸炒，五钱　黄连炒　黄芩各六钱　姜黄　白术各一两

上为细末，汤浸蒸饼为丸，如梧桐子大，每服五七十丸至百丸，食远白汤下。

治中虚痞方

加味六君子汤　治禀受中虚，痞滞不运。

人参　白术　茯苓各一钱　甘草炙三分　陈皮　半夏各七分　香附　砂仁各五分

上锉，入生姜三片，水煎，食远服。

加味补中益气汤　治内伤劳役，浊气犯上，清气下陷，虚痞者。

黄芪　人参　甘草　陈皮　当归　白术　升麻　柴胡　黄连　枳实　芍药

上锉一剂，水煎服。如便闭加大黄，呕加黄连、生姜、陈皮，冬月加黄连、丁香。

平胃枳术丸　调中补气血，消痞清热。

白术三两　白芍药酒浸炒，一两半　枳实麸炒　陈皮　黄连酒炒，各一两　人参　木香各五钱

上为末，荷叶煮浓，打老米糊为丸，如桐子大，每服五十丸，渐加至六七十丸，食远，米汤下。

醒脾育胃丸　治中焦之气不足，食后虚痞，吞酸，完谷不化。

人参　白茯苓　白术各一钱　半夏　砂仁　白芍药　麦芽　苍术　厚朴　藿香　枳实五分　陈皮各八分

上加生姜三片，枣二枚，水煎，食远服。

枳实消痞丸　治右关脉弦，心下虚痞，恶食懒倦，开胃进食。

干生姜　甘草炙　麦芽面炒　白茯苓各二钱　白术　半夏曲　人参各三钱　厚朴姜制，四钱　枳实麸炒　黄连各五钱

上为细末，蒸饼丸如桐子大，每服七八十丸，白汤下，食远服。

治湿热痞方

黄连消痞丸 治心下痞满，壅滞不散，烦热，喘促不安。

泽泻 姜黄各一钱 干生姜二钱 甘草炙 茯苓 白术各三钱 陈皮 猪苓各五钱 枳实炒，七钱 半夏九钱 黄连一两 黄芩炒，二两

上为细末，汤浸蒸饼为丸，如桐子大，每服五十丸，温汤下，食远服。

黄芩利膈丸 除胸中热，利膈上痰。

生黄芩 炒黄芩 半夏 黄连各五钱 泽泻五钱 南星 枳壳 陈皮去白，各三钱 白术二钱 白矾一钱 今加萝卜子炒，五钱 小皂角一钱

上为细末，汤浸蒸饼为丸，如桐子大，每服五十丸，白汤下，忌湿面鱼腥。

橘连枳术丸 补脾和胃，泻火消痰。

白术三两 枳实麸炒，一两 陈皮一两 黄连酒炒，一两

上为末，荷叶煮饭，丸如桐子大，每服五十丸，食后白汤下。

回令丸 泻肝火，行湿热，能开痞结。

黄连六两 吴茱萸一两

上为末，水浸蒸饼为丸，如桐子大，每服三五十丸，白汤下。一名左金丸。

治饮食痞方

橘皮枳术丸 治食已心下痞者。

白术二两 枳实麸炒，一两 橘皮一两

上为细末，荷叶烧饭为丸，如桐子大，每服五十丸，温水下，食远。

加味平胃散 治饮食停滞，胸腹痞闷。

厚朴 陈皮 苍术各一钱 甘草炙，三分枳实 砂仁 麦芽 神曲 山楂 木香 白豆蔻各五分

上锉，入生姜三片，水煎服。

枳实理中丸 治停饮中寒，心下作痞。

人参 白术 甘草炙 干姜 枳实各等分

上为末，炼蜜丸服。

姜曲丸 治下之后不能食，食后必胸痞，常服益气消积。

姜屑 麦芽 神曲末，各等分

上曲糊为丸，如桐子大，米汤下三十丸。

治痰积痞方

枳梗二陈汤 治痰滞作痞。

陈皮 半夏 茯苓各一钱 甘草炙，三分枳实 桔梗各七分

上锉，生姜三片，水煎服。

小陷胸汤 治胸中痰结。

半夏六钱 黄连三钱 瓜蒌一个，连皮肉取四分之一

上锉，作一服，水二钟。先煮瓜蒌至一钟半，下余药，煎至一钟温服。

瓜蒌实丸 治胸膈痞痛彻背胁，喘急妨闷。

瓜蒌实另研 枳实麸炒 半夏汤洗七次 桔梗炒，各一两

上为末，姜汁打糊为丸，如桐子大，每服五十丸，食后淡姜汤下。如痰因火动，加黄连尤妙。

治气郁痞方

木香化滞汤 治忧思气郁，中脘腹皮里微痛，心下痞满，不思饮食。

枳实 当归梢各四分 陈皮 生姜 木香各六分 柴胡七分 草豆蔻 甘草炙，各一钱 半夏一钱半 红花少许

　　上锉，姜三片，水煎，食远服。

　　七气汤　治七情所伤，忧思郁结腑脏，气不和平，心腹痞闷。

　　半夏　茯苓各二钱　厚朴姜制，一钱半
紫苏叶一钱

　　上切作一服，加生姜三片，水煎温服。

治瘀血痞方

　　四物二陈汤　治血虚挟火，遇劳则发，心下不快。

　　当归　川芎　白芍药　熟地黄　陈皮
半夏　茯苓　甘草　桔梗　瓜蒌

　　上锉，入生姜三片，水煎服。

　　丹溪方　治瘀血结成窠囊，而心下痞者。

　　桃仁　红花　香附　大黄等分

　　上为细末，用热酒调服。

卷三十八

水 肿

论

袖珍论曰：岐伯所谓水肿，有肤胀、鼓胀、肠覃、石瘕者是也。名虽不一，皆聚水所致。故人身之脾属土。五行论之，虽曰克制肾水，然非土则又不能防其泛滥。水肿之疾究其所由，皆由脾土有亏，不能防制，以致肾水浸渍脾土，凝而不流，遂成此疾。其为证也，发见之初，目窠微肿，有若卧蚕才起之状，微而至大，以手按之，则随手而起，如裹水其内。上则喘急咳嗽，下则足膝跗肿[①]。面目虚浮，外肾或肿，小便不利。治疗之法，当辨其阴阳脉证。若阴水为病者，脉来沉迟，色多青白，不烦不渴，小便涩少而清，大府多泄。阳水为病者，脉来沉数，色多黄赤，或烦或渴，小便赤涩，大便多秘。腰已上肿者，宜发汗；腰已下肿者，宜利小便。然后实其脾土，土盛自能摄养肾水，其肿自消。虚弱者，又当温补下元，尤宜节饮食，绝生冷，戒房事。否则愈而复作。凡肿证甚者，肌肉崩溃，足胫流水，又若唇黑，缺盆平，脐凸（陀骨切。又徒结切。音迭，高也），背平，足平。五者，是谓五脏有损，非可疗之病。又有内挟七情之气，停滞痰饮，腹满胁胀，名为气分，及血热生疮变为肿痛，名为热肿。又当随证施治，不可一途而取。

要知此证，脉浮大者生，沉细者死。临证宜详审焉，须辨其阴阳而治。

荫按：丹溪曰：《内经》云，诸气愤郁皆属于肺，诸湿肿满皆属于脾；诸腹胀大，皆属于热。盖湿者，土之气；土者，火之子。故湿每生于热，热气亦能自湿者，子气感母，湿之变也。凡病肿，皆宜以治湿为主。所挟不同，故治法亦异。《卢氏医镜》以水胀隶于肾肝胃，而不及脾。又谓肺盛生水，水液妄行，而欲导肾以决去之，岂理也哉。夫脾土受病，肺为之子，焉能自盛而生水。若谓肿之水，果生于肺，金之清气则滋长肾阴，奉行降令，为生化之源，何病肿之有。今为肿之水，乃浊腐之气，渗透经络，注流溪谷，灌入遂道，血亦化水，而欲藉脾土以制之，导肾气以利之。不思脾病，则金气衰，木寡于畏，而来侮脾，欲不病不可得矣。治法宜清心经之火，补养脾土，全运化之职。肺气下降，渗道开通，使败浊之气其稍清者，复回而为气，为血，为津液。败浊之甚者，在上为汗，在下为溺，以渐而分消矣。今不明言而曰制水燥水，得非白圭[②]以邻国为壑乎。经言肿病，因津液充郭[③]而致，不生于肺金之盛也明矣。又言气拒于内，气耗于外，责其不能渗运败浊耳。又云开鬼门，洁净府。鬼

————

① 跗（fū 夫）肿　脚背肿。按"月付"通："跗"。脚背。
② 白圭　白色的玉器。
③ 郭　城廓。此指皮肤腠理。

门，肤腠也，属肺。净府，膀胱也，属肾之府，未闻有导肾气之说。注文明言阴精耗损，肾气果可导乎。仲景谓治湿利小便，即经中洁净府之意。苟以清净为肾而导之，果于经意有合乎。钱仲阳谓肾无泻法，其可轻易导之乎？或曰：经言疏涤五脏，非导肾欤。予曰：此承上文五阳已布而言，若鬼门开矣，净府洁矣，五宫①之阳气条布，彼败浊之气，自然疏导涤除，于肾气何与焉。

又曰：水肿因脾虚不能制水，水渍妄行，当以参术调脾，使脾气得实则能健运，自然升降运动其枢机，则水自行。非若五苓神佑之行水也。宜补中行湿，利小便，切不可下。用二陈汤加白术、人参、苍术为主，佐以黄芩、麦门冬、炒栀子制肝木。若腹胀，少佐以厚朴。气不运，加木香、木通。气若下陷，加升麻、柴胡提之。随病加减，必须补中行湿。产后必大补血气，少佐以苍术、茯苓，使水自降。用大剂白术补脾壅满，用半夏、陈皮、香附监之。有热当清肺金，麦门冬、黄芩之属。水肿本自中宫，诸家只知治湿利小便之说，频用去水之药，甚有用导水丸、舟车丸、神佑丸之类，此速死之兆。腰已上肿，宜发汗；腰已下肿，宜利小便，此仲景要法（发汗用麻黄、甘草，二味煎服）。水肿，用山栀子炒为末，米饮送下。若胃脘热，病在上者带皮用。

东垣曰：水肿，宜以辛散之，以苦泻之，以淡渗利之，使上下分消其湿。正所谓开鬼门，洁净府。开鬼门者，谓发汗也。洁净府者，利小便也。

罗谦甫曰：治肿以胃气为本。夫营运之气，出自中焦者胃也。胃气弱，不能布散水谷之气，营养脏腑、经络、皮毛，故气行而涩为浮肿。大便溏多而腹胀肠鸣，皆湿气胜也。四时五脏，皆以胃气为本。

五脏有胃气则和平而身安。若胃气虚弱，不能运动滋养五脏，则五脏脉不和平。本脏之气盛者，其脉独见，轻则病，过甚则必死。故经曰：但得真脏脉而无胃气则死。人知服牵牛、大黄为一时之快，不知其为终身之害也。

戴氏曰：水肿者，通身皮肤光肿如泡者是也。以健脾渗水利小便，进饮食，元气实者可下。

或曰：烦渴小便赤涩，大便秘，此为阳水；不烦渴而大便溏，小便少而不赤涩，此为阴水。

或曰：水肿，先腹而散于四肢者活，先四肢而归于腹者死。大便泄，唇黑，缺盆平，脐突，足心平，背平、肉硬、手掌无纹，又男从脚下肿而上，女从身上肿而下，若脉沉细虚小者，并不治。

叶氏曰：或问气、湿、水三肿之辨。曰：以手按之，顷时而起者，气也。随手而起者，水也。成凹不即起者，湿也。湿与水有微甚之意，况有风热肿与诸水形证不同，要在临证详审也。（凹，音熬，低下也。土洼曰凹，土高曰凸）

又曰：肿喘相因为病。有先肿而后喘者，是肾水上溢侵肺；以至气壅窒碍，不得降下而生喘，治当伐肾邪，利水道。次以清肺中壅滞，务使浊气降而金自清，喘斯定矣。先喘而后肿者，是肺金受邪气，不能输化，以致小便涩少，水溢皮肤而生肿。治当清肺金，降逆气，次以行肾中蓄积之水。务俾清化行而水自下，肿斯消矣。又有因胀而发肿，肿后而发喘者，其所因不同，亦由于脾胃受伤，不能运化水谷，则水湿之气妄行，而又客于肺，治当以养脾、渗湿兼清金之剂。观此三证，虽分脾肺肾先后而治，其实主于脾土一而

————————
① 五宫　五脏。

已矣。

李氏曰：水肿须分上下阴阳，阳水多外因涉水冒雨或兼风寒暑气而见阳证，阴水多内因饮水，及茶酒过多，或饥饱劳役而见阴证。阳水先肿上体，肩、背、手、膊、手三阳经，阴水先肿下体，腰、腹、胫、胕、足三阴经。故男从脚上肿起，女从头上肿起者，为逆。阴阳微妙如此。

人身真水真火，消化万物以养生。脾病水流为湿，火炎为热，久则热湿郁滞经络，尽皆浊腐之气，津液与血，亦化为水，初起目下微肿如卧蚕，及至水浮膜外，则为肤胀。流下焦则为胕肿，手按随手而起，如裹水之状，以指画之成字者，名燥水。不成字者，名湿水。有按之作水声者，乃气虚不宜泄，久成水痕。肾主水也，惟脾病则不化饮食滋真水。非惟肾精损削，而湿热下注，阴胕独肿者有之，甚则泛滥偏体无归，必土实而后足以收摄邪水。肾水归元，金生水也。惟脾病，则肺金失养，非惟肺气孤危而失降下之令，渗道不通，且湿热浊气上升为喘为咳，必土实而后肺金清肃以滋化源。或曰：独无寒湿者乎？寒则土坚水清间有，亦更易治。

阳水热渴二便闭。经云：诸胕肿疼酸皆属于火。又云：结阳，肢肿是也。治与水证、湿证大同。大要腰已上肿，宜汗。腰已下肿，宜下。表证喘咳，小青龙汤、越婢汤、古麻甘汤、桂枝苦酒汤。里证腹肿胁硬，十枣汤、泽泻汤、泽泻牡蛎汤、导水丸、三花神佐丸、浚川丸、布海丸。然证虽可下，又当权其轻重。若年衰久病及虚者，黄米丸。初起只宜上下分消其湿，五苓散，用桂枝合六一散加橘皮、木香、槟榔生姜煎服。或单山栀丸，木香、白术煎汤下。兼黄者，茵陈五苓散渗之。

阴水身凉大便利。经云：阴蓄于内，水气胀满是也。治宜补脾土，以复运化之

常。清心火，降肺金，俾肝木有制，而渗道又且开导。此补中行湿兼全，虚而有湿热者最宜。若有寒者温补，则气暖而小便自通。气陷者升提，则阳举而阴自降，故曰：行湿非五苓神佑之谓也。补中气，六君子汤加木香。泻者，参苓白术散。升阳除湿，防风汤。呕者，赤茯苓汤。中寒者，玄武汤、实脾散。挟食积者，紧皮丸、千金养脾丸。挟湿热者，中满分消汤丸。湿甚者，退黄丸。

虚甚气陷，口无味者，六君子汤加升麻、柴胡以提之，复元丹，切忌淡渗。肾虚腰重脚肿，湿热者，加味八味丸、滋肾丸。阳虚小便不利者，古沉附汤。二便俱利者，术附汤、复元丹。

久病喘咳疟痢，或误服凉药，以致肿者，危证也，俱宜补脾为主。大概挟喘者，分气紫苏饮、五皮散、葶苈丸。久痢，加味八味丸。久疟，退黄丸。产后肿，必大补气血，使水自降，八物汤加苍术、陈皮、半夏、香附。有热，加麦门冬、黄芩。气不顺，加木香、砂仁。怀胎气遏，水道肿者，去半夏，加紫苏、大腹皮。饮食无阻者，虽不药而既产自消矣。食积，香平丸、枳术丸。因酒，小萝皂丸。

饮毒水而肿者，名水蛊，漆雄丸。不伏水土者，胃苓汤。脓疮擦药，愈后发肿，败毒散。便闭，升麻和气饮。干疮洗浴，水气入腹者，赤小豆汤。疮久，倦怠嗜卧肿者，五苓散加橘皮、木香、槟榔、滑石、甘草、枳壳、大腹皮、砂仁姜煎，温服。阳水阴水肿外，又有风肿、气肿、血肿，惟肠覃、石瘕乃妇人病也。风肿，即痛风肿者，肿面多风热，肿脚多风湿。关脉浮洪弦者，风、热、湿三气，郁而为肿。因脾土不足，木火太盛，胃中纯是风气，所以清气不升，腹作膜胀，浊气不

降，大便闭涩，经曰中满泻之于内者是也。外证走注疼痛，面皮粗，麻木不仁，先服三和散，次服小续命汤。大便闭，去附子，加槟榔、牵牛。日久者，金丹，风从汗散故也。虚弱不敢汗者，四君子汤。加升麻、柴胡、苍术、防风。汗多者，防己黄芪汤。

气肿，随气消长，盖七情停涩，郁为湿热。脾肺俱病，四肢瘦削。腹胁膨胀，与水气相似。但以手按之成凹不即起者，湿也。按之皮厚不成凹者，气也。六君子汤加木香、木通。喘者，木香流气饮。大便闭者，三和散、六磨汤、木香槟榔丸。小便闭者，分心气饮。呕满者，四炒枳壳丸。泻者，单香附丸。挟痰腹胀满者，加味枳术汤、控涎丹。瘀血肿，皮间有赤缕血痕，四物汤加桃仁、红花，或续断饮加味八味丸。妇人经闭，败血肿者，肾气丸加红花，或红矾丸。详妇人经候。

茎囊肿，亦有阴阳二候。盖玉茎与阴囊伸缩痿强，乃身中阴阳之机。有阳火玉茎肿胀，健裂不休者，柴青泻肝汤。湿热下流者，四苓散加山栀、木通、金铃子。茎囊肿大通明者，木香流通饮，加木香煎，吞青木香丸。暴风客热，阴挺肿胀者，龙胆泻肝汤。膀胱热甚囊肿，二便不通者，三白散，八正散。肿痛者，用小茴、全蝎、穿山甲、木香等分为末，每二钱，空心酒下。有阴寒湿肿痿弱者，五苓散加茴香或八味丸。肾大如斗者，荔枝散。上热下虚，玉茎肿痛者，清心莲子饮。阴肿大如升核者，用马鞭草捣拦涂之，或干地龙为末，鸡子清调敷，囊软者可治。妇人阴肿、便秘，枳、橘熨。

凡阳水宜辛寒散结行气，苦寒泻火燥湿。阴水宜苦温燥脾，或辛热导气。极忌甘药助湿作满，尤忌针刺，犯之流水而死。凡先肿腹而后散于四肢者，可治；先肿四肢而后归于腹者，难治。若肌肉崩溃，足胫流水，唇黑耳焦，缺盆平，脐凹，背平，手足掌平，肉硬腹多青筋，大便滑泄者，不治。又面黑者肝死，两手无纹者心死，脐凹者脾死，两肩凹者肺死，下注脚肿者肾死。（胕音附，膜称人切，起也，肉胀起也）

脉　　法

丹溪曰：水肿脉多沉伏，病阳水兼阳证，脉必沉数。病阴水兼阴证，脉必沉迟。脉沉而滑，为风水；脉浮而迟，弦而紧，皆为肿也。水病腹大如鼓，脉实者生，虚者死，洪大者生，微细者死。紧而荣卫俱绝，面浮肿者死。唇肿齿焦者死。卒唇肿而面黑者死。掌肿无纹者死。脐肿凹出者死。缺盆平者死。阴囊茎俱肿者死。脉绝口张足肿者死。足跗肿膝如斗者死。

脉诀举要曰：水肿之证有阴有阳，察脉观色，问证须详。阴脉沉迟，其色青白，不渴而泻，小便清涩；脉或沉数，色赤而黄，燥粪赤溺，兼渴为阳。

通治诸水肿方

加减二陈汤　诸肿通用，随证加减。

陈皮去白　半夏　白茯苓　苍术泔浸炒　白术　猪苓　泽泻　山栀子炒　麦门冬去心　黄芩炒，各一钱

上锉，水煎服。腹胀加厚朴；泻加肉豆蔻、诃子；喘急加桑白皮、杏仁；气壅加香附；食积加山楂、麦芽；阳水便闭，加甘遂少许；阴水气弱，加人参；风肿，加羌活、防风、白芷；夏月，加香薷；寒月，加姜桂；气肿，加萝卜子、枳壳；血肿，加当归、芍药；痰，加贝母；上肿，加紫苏；下肿，加防己、木瓜；阴囊肿，加小茴香、木香；外肾如石，引胁痛，加

巴戟。又太阳肿证，加藁本、赤小豆；少阳，加芫花、雄黄、木通；阳明，加茯苓、椒目。太阴，加甘遂、葶苈；少阴，加泽泻、连翘、巴戟；厥阴，加大戟、吴茱萸。

荫按：古法不可妄用。盖甘遂、大戟、芫花，损气破血；巴戟损肾阴气，轻粉伤齿，毒留肠胃；土狗劫夺，消而复肿，慎气。

治阳水浮肿

（脉沉数，烦渴，小便赤涩，大便秘者）

九味羌活汤 治水病腰以上肿者，此方微汗之，则愈。

羌活 防风 苍术 细辛 川芎 白芷 生地酒炒 黄芩 甘草

上锉，加生姜三片，水煎热服，被盖取微汗。

麻黄甘草汤 治水肿，从腰以上俱肿，以此汤发汗。

麻黄去根节，二钱 甘草一钱

上㕮咀，水一盏，煮麻黄再沸后入甘草，煎七分，取汗避风。老人、虚人不可轻用。如肢冷，属少阴，加附子。

加味五苓散 治水肿，从腰以下俱肿，以此汤利小便。

茯苓 猪苓 泽泻 白术 桂枝 加木香 茵陈

上锉，水煎服。一方，五苓散，用桂枝合六一散、橘皮、木香、槟榔、生姜。

五皮散 治风湿客于脾经，气血凝滞，以致面目虚浮，四肢肿满，心腹膨胀，上气喘促。

五加皮 地骨皮 生姜皮 茯苓皮 大腹皮各二钱 （一方，加姜黄、木瓜，名加味五皮散）

上作一服，水煎，食远服。忌生冷油

腻坚硬之物。澹寮方，去五加皮、地骨皮，加陈皮、桑白皮，亦同名。

加味五皮散 治水病，腰以下肿者，此方主之。

五加皮 地骨皮 生姜皮 大腹皮 茯苓皮 姜黄 木瓜各一钱

上锉，水煎服。

疏凿饮子 治水气，通身浮肿，喘呼气急，烦躁多渴，大小便不利，服热药不得者。

羌活 秦艽去芦 商陆 槟榔 泽泻 木通 大腹皮 茯苓皮 赤小豆 椒目各等分

上㕮咀，每服四钱，加生姜五片，水煎温服，不拘时。

李仁丸 治水气乘肺，动痰作喘，身体微肿。

葶苈隔纸炒 杏仁去皮尖 防己 郁李仁炒 真苏子 陈皮 赤茯苓各五钱

上为末，炼蜜丸如桐子大，每服四十丸，食后紫苏汤下。

三仁丸 治水肿喘急，大小便不通。

杏仁炮，去皮尖 郁李仁 薏苡仁各一两

上为末，米糊丸如桐子大，每服四十丸，不拘时，米饮下。

赤小豆汤 治气血俱热，遂生疮疥，变为肿满，或烦或渴。

赤小豆炒 当归去芦炒 商陆 泽泻 连翘仁 桑白皮炙 赤芍药 汉防己 泽兰 猪苓去皮，各等分

上㕮咀，每服四钱，加生姜三片，水煎温服。热甚加犀角。

神助散 治十肿水气，面目四肢浮肿，以手按之，随手而起，咳嗽喘急，不得安卧，小便赤涩，大便不利。

黑牵牛炒，取头末 泽泻各二钱 猪苓 椒目各二钱半 葶苈五钱

上作一服，水二钟，葱白三根，煎至一钟，入酒半盏，早向东立服，如人行十里，又以浆水葱白煮稀粥，候葱烂，入酒五合，量人所饮多少，须啜一升许，自早至午，当利小便三四升，或大便微利，喘定肿减，隔日再服。忌盐、面、房事。

萝卜子饮 治水病浮肿。

萝卜子 半夏制 川芎 青木香 商陆 青皮去穰，各一钱 葶苈炒 赤茯苓 陈皮 槟榔 牵牛末炒 甘草炙，各一钱半 官桂七分

上作一服，生姜五片，水煎，食远服。

香平丸 治水肿、气肿、血肿。

香附 黑牵牛 三棱 蓬术 干生姜各三两 平胃散一斤

上为末，醋糊丸，或入鸭头鲜血为丸，如桐子大，每服四五十丸，生姜汤下。

无碍丸 治脾湿积流，四肢肿满。

大腹皮二两 木香半两 蓬术 京三棱 槟榔 郁李仁各一两

上为细末，炒麦芽，面糊为丸，如桐子大，每服五七十丸，生姜汤下。

茯苓散 治肿满，小便不利。

郁李仁四钱 槟榔二钱 赤茯苓 甘遂切片炒，各一钱 白术一钱 陈皮一钱半

上为细末，每服一钱，姜枣汤调下。

布海丸 治水肿，痰肿鼓腹喘咳，及癥瘕瘿瘤（癥，音征[1]。瘕，音退。癥瘕，腹中积块坚者曰癥。有物形曰瘕。瘿，于郢切，颈瘤也，瘤，音留。瘜肉也）

昆布 海藻各一斤，洗净入罐，炆[2]成膏 枳实四两 陈皮二两 青皮一两 荜澄茄 青木香各五钱

如气盛，加三棱、蓬术各二两。

上为末，入前膏为丸，空心沸汤下。

浚川丸 治十肿水气初起。故又名十水丸。

桑白皮 大戟 雄黄 茯苓 芫花 甘遂 商陆 泽泻 巴戟 葶苈各五钱

从面肿起，根在肺，加桑白皮。从四肢肿起，根在脾，加大戟。从背肿起，根在胆，加雄黄。从胸肿起，根在皮肤，加茯苓。从胁肿起，根在肝，加芫花。从腰肿起，根在胃，加甘遂。从腹肿起，根在肺，加商陆。从阴肿起，根在肾，加泽泻。从手肿起，根在腹，加巴戟。从脚肿起，根在心，加葶苈。又云：从头目肿起，加羌活。从膈至小腹肿起，根在膀胱，仍加桑白皮。

上为末，加者一两，余药各五钱，五更姜汤调下一钱，以利为度。忌鱼、面、盐百日。如百日内不慎，复肿者，将前末醋糊为丸，每服三十丸，木香汤下。

十水丸 治十肿水病，并根源证状方法。

一青水，先从左右肋肿起，根在肝，大戟。

二赤水，先从舌根起，根在心，葶苈子。

三黄水，先从腰腹起，根在脾，甘遂微炒。

四白水，先从脚肿起，根在肺，桑白皮。

五黑水，先从外肾肿起，根在肾，连翘。

六玄水，先从面肿起，根在外肾，芫花醋炒。

七风水，先从四肢肿起，根在骨，泽泻。

八石水，先从肾肿起，根在膀胱，藁

---

① 征 原作"微"，今改。
② 炆（wén 文） 温暖之气，引申为慢火。

本。

九高水，先从小腹肿起，根在小肠，巴豆去皮油。

十气水，或盛或衰，根在腹，赤小豆。

上十般肿病，各有根源。种种不同，看十种病根，除一味倍多，余九味等分，逐味依法修治，焙为细末，炼蜜丸如桐子大，每服三丸，用赤茯苓汤吞下，不拘时，每日三服。忌盐一百二十日，缘盐能化水也。又忌鱼、虾、面食，一切毒物，及生冷，房室，甚效。此方获瘥后，更用后药补之。

补药方

肉桂去粗皮　赤茯苓去皮　干姜　莪术　川芎　肉豆蔻　桔梗各等分

一方，无赤茯苓、莪术，有青皮、白术、槟榔。

上为末，每服三钱，百沸汤点服，空心食后，临卧各一服。

娄氏曰：前项二方，治水肿病甚效。予试之，百发百中，获济者无数。世间所有水病方药，无出此二方之右者，幸勿忽。

牵牛丸　治一切湿热肿满等疾。

黑牵牛　黄芩　大黄　大椒　滑石各等分

上为末，酒煮米糊为丸，如桐子大，每服五丸至七丸，生姜汤下，食后量虚实加减。

舟车丸　治水肿证病人，形气皆实者，此方主之。

牵牛炒，四两　大黄酒浸，三两　甘遂面裹煨　大戟面煨　芫花炒　青皮炒　陈皮去白，各一两　木香五钱

上为细末，水丸如桐子大，每服五七十丸，白汤下。荫按：通可以去塞，牵牛、大黄、甘遂、芫花、大戟，皆通剂之

厉者也。辛可以行滞，陈皮、青皮、木香，皆行滞之要药也。此方能下十二经之水。下咽之后，上下左右无所不至，故曰舟车。气虚者慎之。

十枣丸　治水气浮肿，上气喘急，大小便不通。

甘遂　大戟　芫花各一两

上为末，用枣煮熟，去皮核，杵烂，丸如梧桐子大，每服四十丸，清晨热汤下，以利去黄水为度，不利次日再服。

三花神佑丸　治中满腹胀，一切水湿肿满。

甘遂　大戟　芫花醋拌湿炒，各五钱　大黄一两　牵牛二两　轻粉一钱

上为末，滴水丸如小豆大，初服五丸，每服加五丸，温水下，日三服，加至快利为度，得利止后服。

海金砂散　治脾湿太过，通身肿满，喘不得卧，及腹胀如鼓。

牵牛一两，半生半炒　甘遂五钱　白术一两海金砂三钱

上为细末，每服二钱，煎倒流水一盏，食前调下，得宣利，止后服。

海藻散　治男子妇人通身虚肿，喘满不快。

海藻　大戟　大黄　续随子[①]去壳，各一两，上四味，用好酒浸一宿，取出晒干，候用滑石半两　白牵牛生取头末，一两　甘遂麸炒，一两　白豆蔻一个　青皮去白　陈皮去白，各半两

上为细末，每服二钱，如气实者三钱，平明冷茶清调下。至夜时，取下水三二行，肿减七分，隔二三日平明又一服，肿消。忌鱼、肉百余日，小儿肿病服一钱，五岁以下者半钱，女人有孕者不可服。

导水万灵丹

―――――――
① 续随子　"千金子"的别名。

大戟　芫花　甘遂各一两，并生用　槟榔木香各五钱

上为细末，入面八钱，用好酒和成饼子，锅内焙干，再捣为细末，井花水为丸，每服五十丸。三更时令患者漱口，用淡姜送下。待取出水了，只可淡粥白菜补之。次日服匀气散，煎成调平胃继以木香流气饮，三日后如水未尽，再服。忌一应盐酱发物。（匀气散方见后气肿）

千金苦瓠丸　治大水头面遍身肿胀者，亦治石水。

取苦瓠[①]白穣，实捻如大豆，以面裹煮一沸，空腹吞七枚，至午当出水一升，如此三四日，水自出不止，大瘦乃瘥。三年内慎口味。苦瓠须好无厌瞖理细者，不尔有毒，不堪用。

经曰：苦瓠涌泄，故用之在上，则令人涌，用之在下，则令人泄，今以熟面裹之，空腹而吞，盖用之于下也，宜乎水自泄矣。石水者，四肢皆瘦，惟有少腹坚硬如石，肿胀，而便不利也。

回鹘五神散　治十种水气鼓胀。

芫花独根以水洗净　木香　青木香　商陆白者洗净　乌柏根黄土内一寸深，用皮，各等分

上晒干为末，每服二钱，如人弱服一钱半，临卧腊酒调下。至寅卯时，利下水气，辰时以白粥补之。若病浅，三日一服。病深隔日一服。限五六日后服金丹。

金丹

苍术米泔水浸，四钱半　草乌去皮脐，二钱　羌活二两　山豆去皮心膜油另研，一钱半　杏仁去皮尖，面炒另研，二十一个

上为末，面糊丸如桐子大，每服十一丸，临卧生姜汤送下。忌盐、酱、房事、发病之物一百日。此药极验。

商陆散　治十种水气。

商陆汁　甘遂各一钱　土狗一个，自死者

上为末，以商陆汁调，空心服，日午利下水，忌盐一百日。

涂脐膏　治水肿小便涩少。

猪苓　地龙生研　针砂醋煮　甘遂各等分

上为末，用葱擂烂，取汁研成膏，敷脐中，约一寸高，以帛缚之。水从小便出为度，日二次易之。

治阴水浮肿方

（脉沉迟，不烦渴，而大便溏，小便少而不赤涩）

导滞通经汤　治脾湿有余及气不宣通，面目手足浮肿。

陈皮　桑白皮　白术　木香各五钱　茯苓一两，去皮

霖雨时，加泽泻一两。

上㕮咀，每服五钱，水煎，食前温服。

白茯苓汤　能变水。

白茯苓　泽泻各二两　郁李仁五钱

上作一服，水一碗，煎至一半，入生姜自然汁，常服无时，从少至多，服五七日后，觉腹下再肿，治以白术散。

白术散

白术　泽泻各半两

上每服三钱，煎服或丸亦可，煎茯苓汤下三十丸，以黄芪、芍药、建中汤之类调养之。平复后，忌房室，猪鱼盐面等物。

五皮散濟疗　治他病愈后，或疟痢后，身体面目四肢浮肿，小便不利，脉虚而大。此由脾肺虚弱，不能运行诸气，气虚不理，散漫于皮肤肌腠之间，故令肿满也。此药并宜服之。

大腹皮　赤茯苓皮　生姜皮　陈皮

---

① 苦瓠（hù户）　"苦壶芦"的别名。

桑白皮炒，各等分

上为粗末，每服五钱，水煎温服不拘时，日进三服。忌生冷油腻坚硬之物。

三因当归散　水肿之疾，由肾水不能摄心火，心火不能养脾土，脾土不能制水，水气盈溢，气脉闭塞，渗透经络，发为浮肿之证，心腹坚胀，喘满不安。

当归一钱二分　芍药　赤茯苓　槟榔　白术　木香　陈皮　桑白皮炒　泽泻　木通各一钱　桂心五分

上㕮咀，作一服，加紫苏五叶，木瓜一片，水煎，食前温服。下部肿，加木瓜、防己。

实脾散　治阴水发肿，用此先实脾土。

厚朴姜炒　白术　木瓜　木香不见火　草果仁　干姜炮，各一两　大腹子　白茯苓各一两　甘草炙，半两　一方有附子

上㕮咀，每服四钱，姜五片，枣一枚，水煎，服无时。

葶苈木香散　治暑湿伤脾，水肿腹胀，小便赤，大便滑。

葶苈二钱半，炒香　木香五分　茯苓三钱半　滑石三两　泽泻半两　木通　甘草各五钱　白术一两　猪苓二钱半　肉桂二钱

上为细末，每服二钱，白汤调下，不拘时。

续随子丸　治通身肿满，喘闷不快。

人参　木香　汉防己　赤茯苓面蒸　大槟榔　海金砂各五钱，另研　续随子一两　葶苈四两，炒

上为末，枣肉丸如桐子大，每服二十丸至三十丸，煎桑白皮汤送下，食前。

圣灵丹　治脾肺有湿，喘满肿盛，小便赤涩。

人参　木香　汉防己　茯苓　槟榔　木通各二钱，炒　苦葶苈四两，炒

上为末，枣肉和丸桐子大，每服三十

丸，煎桑白皮汤送下，食前。

赤茯苓丸　治脾湿太过，四肢肿满，腹胀喘逆，气不宣通，小便赤涩。

木香半两　赤茯苓二两。一方一两　防己二两　苦葶苈四两，炒

上为末，枣肉丸如桐子大，每服三十丸，煎桑白皮汤送下，食前。

人参葶苈丸　治一切水肿，及喘满不可当者。

人参一两　苦葶苈四两，炒

上为末，枣肉丸如桐子大，每服三十丸，煎桑白皮汤送下，食前。

木香通气丸　导滞宽膈，塌肿进食。

南木香　茴香各一两，炒　槟榔二两　海金砂　破故纸炒　陈皮去皮，各四两　牵牛半斤，半生半熟

上为末，清醋为丸如桐子大，每服三十丸，热水送下，食后。

神秘汤　治病人不得卧，卧则喘，水气逆行上乘于肺，肺得水而浮，使气不通流，脉沉大。

人参　橘皮炒　桑白皮　紫苏叶各七钱　白茯苓　木香各半两

上㕮咀，用水三升，入生姜七钱，煎至一升半，去粗，分作五服，食后。

香苏散　治水气虚肿，小便赤涩。

陈皮去白，一两　防己　木通　紫苏叶各半两

上为末，每服二钱，生姜三片，水煎，食前温服。

大橘皮汤　治湿热内攻，心腹胀满，并水肿，小便不利，大便滑泄。

陈皮去白，一钱半　木香二分半　滑石六分　槟榔三分　猪苓去皮　白术炒　泽泻　桂炒，各五分　茯苓去皮，一钱　甘草二分

上㕮咀，作一服，加生姜五片，水煎温服。

退肿塌气散　治积水，惊水，或饮水

过多停积于脾，故四肢满而身热，宜用药内消，其肿自退。

赤小豆　陈皮　萝卜子　甘草炙，各五钱　木香炮，二钱半

上㕮咀，每服一两，加生姜三片，枣子一枚，水煎，食前服。

白术木香散　治喘嗽肿满，欲变成水，病者不能卧，不能食，小便闭者。

白术　猪苓去皮　甘草　泽泻各半两　官桂二钱　赤茯苓半两　木香　槟榔各三钱　陈皮去白，一两　滑石三两

上㕮咀，每服一两，生姜三片，水煎服。

茯苓琥珀丸　治水气乘肺，遍身浮肿，中焦痞隔，气不升降，咳嗽喘促，小便不利。

防己　赤茯苓去皮，各二两　苦葶苈三两半　紫苏子　琥珀各一两，另研　郁李仁汤浸去皮，七钱半　陈皮二两三钱　杏仁去皮尖，面炒，一两二钱半

上为末，炼蜜丸如桐子大，每服六七十丸，人参汤下。

麦门冬饮　水出高源者，此方主之。

麦门冬五十枚，去心，姜炒　粳米五十粒

上水煎服。

萌按：盖肺非无为也，主降下之令焉。凡人饮入于胃之时，脾气散精，上归于肺，肺热，失其降下之令，不能通调水道，下输膀胱，渍于高源，淫于皮肤，则作水肿。诸医罕明乎此，实土导水，皆不能愈。故用麦门冬清肺，以开其降下之源，粳米益脾，而培乎金之母气，此治病必求其本也。或问此证何以辨之。曰：肢体皆肿，少腹不急，初病便有喘满，此其候也，学者识之。

香薷丸　治水病洪肿，气胀不消。

用香薷五十斤，细锉，纳釜中，水浸上数寸，煮使气尽，去柤澄清熬稠，丸如桐子大，每服五丸，日三服，稍加之，以小便利为度。丹溪云：香薷治水甚捷，有彻上彻下之功，肺得之，则清化行而水自下。

加味肾气丸　治脾肾虚损，腰肿脚肿，小便不利。

附子炮，二两　白茯苓　泽泻　官桂不见火　川牛膝去芦，酒浸　车前子酒蒸　山药炒　山茱萸取肉　牡丹皮各一两　熟地黄半两

上为末，炼蜜丸如桐子大，每服七十丸，空心米饮下。

治气肿方

分气补心汤　治心气郁结，发为四肢浮肿，上气喘急。

大腹皮炒　香附子炒　白茯苓　桔便各一两　木通　甘草炙　川芎　前胡　青皮炒　白术　枳壳麸炒，各七钱半　细辛去苗　木香各五钱

上锉，每服四钱，生姜三片，枣一枚水煎，食前服。

顺气丸一名气实丸　治腰胁俱病，如抱一瓮，肌肤坚硬，按之如鼓，脚肿不能伸屈，自头至膻中，瘦脊露骨，胸膈痞满，四肢无力，及一切气血凝滞，风毒炽盛，脚气走注作肿。

木香不见火　茴香炒　羌活　木瓜　川芎　当归酒浸，各一两　黑牵牛二两　地骨皮　槟榔　陈皮炒，各一两　大黄一两半　皂角四两

上为细末，熬皂角膏，丸如桐子大，每服五六十丸，温汤下，食前。一方无木瓜，用生姜、灯心，煎汤下。

匀气散　治膨胀气肿。

木香　枳壳去穰，炒　三棱煨　蓬术煨　陈皮　砂仁　茴香各一钱　香附二钱

上锉，作一服，加生姜三片，枣一

枚，水煎服。

加味枳术汤　治气为痰饮所隔，心下坚胀，名曰气分。

枳实　白术　紫苏　辣桂　陈皮　槟榔　桔梗　木香　五灵脂各二分　半夏　白茯苓　甘草各三分

上锉，作一服，加生姜三片，水煎温服。

治 血 肿 方

续断饮　治瘀血流滞，血化为水，四肢浮肿，皮肉赤纹，名曰血分。

玄胡索　当归　川芎　牛膝　续断　赤芍药　辣桂　白芷　五灵脂　羌活各二分　赤茯苓　牵牛　半夏各三分　甘草三分

上锉一服，加生姜三片，水煎温服。

治 风 肿 方

小续命汤　治风肿走注疼痛，面皮粗，麻木不仁，先三和散，次服此汤。

防己　桂心　黄芩　杏仁去皮尖，炒　芍药　川芎　甘草炙　麻黄去节　人参各一钱四分　防风　附子炮，七分

上㕮咀，分二帖，每帖加生姜五片，枣一枚，水煎，食远服。大便闭，去附子加槟榔、牵牛。

治 阴 肿 方

三白散　治膀胱蕴热，风湿相乘，阴囊肿胀，大小便不利。

白牵牛二两　桑白皮炒　白术　木通　陈皮各五钱

上为细末，每服二钱，空心姜调服，小儿服半钱。

卷三十九

鼓 胀

论

东垣曰：诸腹胀大，皆属于热。此乃入表之邪，有余之证，自天外而入。感风寒之邪，自表传里，寒变为热，作胃实腹病。日晡潮热，大渴引饮，谵语，是太阳、阳明并大实大满者，大承气汤下之。少阳、阳明微满实者，小承气汤下之。《内经》曰：泄之则胀已，此之谓也。又热论云：伤寒变为热，故下之不胀者，以明寒因寒用，故曰下之则胀已。非阴盛生内寒，胃寒胀满之病。假令痎疟①为胀满，亦有寒胀热胀，是天之邪气。伤暑而得之不即时发，至秋暑气衰绝，而疟病作矣。知其寒矣，《局方》用交解饮子者是也。此天之邪气，虽有余病痎疟，犹以为寒，况不足病为胀满者乎？是知腹胀多为寒病也。何以言之，《脉经》云：胃中寒则胀满，灵枢经云：夫饮食不节，起居不时，末传寒中。又云：腹胀满，胃脘当心而痛。上支两胁，膈咽不通，饮食不下，取胃之三里。又云：浊气在上，则生䐜胀。《灵枢经》云：胀取三阳，三阳者，足太阳膀胱寒水为胀。与《内经》通评虚实论说腹暴满，按之不下，取足太阳经络者，胃之募也，正同。又云：腹满䐜胀，支鬲胠胁，下厥上冒，过在太阴阳明。此乃胃中寒热郁遏也。又云：太阴之厥，则

腹胀䐜胀，后不利不欲食，食则呕，不得卧。按《内经》所说，寒胀之多如此。病者不悟，作热治之，多用三花神佑丸、大黄、牵牛之类下之，或药病不相应，立致夭折。由是论之，当从灵素问乎，当从俗医胸臆之论乎？今立治寒胀一方，曰中满分消汤。热胀一方，曰中满分消丸。评而用之，使上下分消其气可也。（胠，音区。胠，胁也。胁，迄业切，两膀也）

又曰：阴阳应象论云，清气在下，则生飧泄。浊气在上，则生䐜胀。此阴阳反作病之逆从也。夫䐜胀者，以寒热温凉论之，此何胀也？曰：此饮食失节为胀，乃受病之始也。湿热亦能为胀，右关脉洪缓而沉弦。脉浮于上，是风湿热三脉相合而为病也。是脾胃之令不行，阴火亢甚，乘于脾胃，盛则左迁而阳道不行，是六腑之气，已绝于外。火盛能令母实，风气外绝。风气外绝者，是谷气入胃，清气营气下行，便是风气也。异呼同类，即胃气者是也。经云：虚则兼其所胜，土不胜者，肝之邪也。是脾胃之土不足，木火大胜者也。经云：浊阴出下窍，浊阴走五脏，浊阴归六腑。浊阴归地，此平康不病之常道，反此则为胀也。阴阳论云：饮食不节，起居不时者，阴受之。阴受之，则入五脏，入五脏则䐜胀闭塞。调经篇云：下脘不通，则胃气热，热气熏胸中，故内热。下脘者，幽门也。人身之中，上下有

---

① 痎（jiē 接）疟　疟疾的通称。

七冲门皆下冲上也。幽门上冲吸门。吸门者，会厌也。冲其吸入之气，不得下归于肾肝为阴，火动相拒，故咽膈不通，致浊阴之气不得下降而大便干燥不行。胃之湿，与客阴之火，俱在其中，则腹胀作矣。治在幽门，使幽门通利，泄其阴火，润其燥血，生益新血。幽门通利，则大便不闭，吸门亦不受邪，其膈咽得通，䐜满腹胀俱去。是浊阴得下归地矣。故经曰：中满者，泄之于内，此法是也。丹溪曰：脾虚不能制水，水渍妄行，通身浮肿，名曰水肿。或腹大如鼓，而面目四肢不肿者，名曰胀满，又名鼓胀。皆脾土湿热为病，肿轻而胀重也。

又曰：心肺，阳也，居上。肾肝，阴也，居下。脾居中，亦阴也，属土。经曰：饮食入胃，游溢精气，上输于脾，脾气散精，上归于肺，通调水道，下输膀胱，水精四布，五经并行。是脾具坤静之德，而有乾健之运。故能使心肺之阳降，肝肾之阴升，而成天地交之泰。今也，七情内伤，六淫外浸，饮食不节，房劳致虚，脾土之阴受伤，转输之官失职，胃虽受谷，不能运化，故阳自升，阴自降，而成天地不交之否。于是清浊相混，隧道壅塞，湿郁为热，热又生湿，湿热相生，遂成胀满。经曰鼓胀是也。以其外坚中虚似鼓，其病胶固难治，理宜补脾，又养肺金以制木，使脾无贼邪之虑，滋肾水以制火，使肺得清化之令，却盐味以防助邪，断妄想以保母气，无有不安。医不察此，喜行利药，得一时之快，腹胀愈甚，真气伤而去，死不远矣。俗谓气无补法者，以其痞满壅塞似难于补，不思正气虚而不能运行，邪气着而不出，所以为病。经曰：壮者气行则愈。怯者着而成病。气虚不补，何由以行，且此病之起，固非一年。根深势笃，欲取速效，自求祸耳。知王道

者，可与语此，其或受病之浅，脾胃尚壮，积滞不痼者，惟可略与疏导，亦不可峻与利药也。

又曰，朝宽暮急，血虚；暮宽朝急，气虚；朝暮急，气血俱虚。治肿胀大法，宜补中行湿，利小便，以人参、白术为君，苍术、陈皮、茯苓为臣，黄芩、麦门冬为使，以制肝木，少加厚朴，以消腹胀。气不运，加木香、木通。气下陷，加升麻、柴胡提之。血虚，加补血药。痰，加痰药，随证加减用之，必须远音乐，断厚味。有脉坚实，人壮盛者，或可攻之，便可收拾，用参术为主。凡补气，必带厚朴宽满，厚朴治腹胀，因味辛以气散于下焦故也。须用姜汁制之。肥人腹胀，必用利湿苍术、茯苓、滑石、海金砂之类，或平胃散，五苓散合服之。色白人腹胀，必是气虚，用人参、白术、白茯苓之类。瘦人腹胀是热，必用黄连、黄芩、栀子、厚朴之类。如因食积而腹胀者，保和丸加木香、槟榔、阿魏之类。有热郁而胀者，木香槟榔丸之类下之。有寒积郁结而胀者，《局方》丁香脾积丸、东垣三棱消积丸之类。如因外寒郁内热而腹胀者，用藿香、官桂、升麻、干葛之类。如因多怒郁气而胀者，宜用苍术、抚芎、香附、青皮、芍药、柴胡及龙荟丸之类。

凡腹胀，初得是气胀，宜行气疏导之剂，木香、槟榔、枳壳、青皮、陈皮、厚朴之类。久则成水胀，宜行湿利水之剂。古方惟禹余粮丸，制肝补脾，殊为切当。然亦须随时随证加减。一友人得胀疾，自制此药服之，余曰温热药多，且煅炼火邪尚存，宜自加减，彼不听，服之一月口鼻血出，骨立而死。钱氏论腹胀虚实，实则不因吐泻久病之后，亦不因下利得之。胀而喘急闷乱，更有痰有热，及有宿食不化者，宜大黄丸、白饼子、紫霜丸下之。更

详别大小便，如俱不通，先利小便，后利大便，虚则久病吐泻后其脉微细，主目胞腮虚肿，手足冷，宜先与塌气丸，后与异攻散，及和中丸、益黄散和其气。

海藏曰：脾虚满者，黄芪汤（芍药停湿）；脾实满不运，平胃散（苍术泄湿）。

东垣曰：腹胀满气不转者，加厚朴以破滞气。腹中夯闷，此非腹胀满，乃散而不收，加芍药收之。是知气结而胀，宜厚朴散之，散而胀，宜芍药收之。

李氏曰：鼓胀中空外坚，有似于鼓。又曰：蛊者若蛊侵蚀之义。虚胀阴寒为邪，吐利不食，时胀时减，按之则陷而软。实胀阳热为邪。身热咽干，常胀内痛，按之不陷而硬。大抵肥人气虚多寒湿，瘦人血虚多湿热。脾居中，能升心肺之阳，降肝肾之阴，今内伤外感，脾阴受伤，痰饮结聚，饮食之精华不能传布，上归于肺下注膀胱，故浊气在下，化为瘀血，郁久为热，热化成湿，湿热相搏，遂成鼓胀。或在脏腑之外，或在荣卫之分，或在胸胁或在皮肤，虽各脏腑见证，亦总归于脾也。

心胀，烦心；肝胀，胁痛；脾胀，善呕哕；肺胀，咳喘；肾胀，腰痛；胃胀，胃脘痛；大肠胀，肠鸣飧泄；小肠胀，小腹引腰痛；膀胱胀，小便癃闭；三焦胀，气满皮肤；胆胀，口苦。外感风寒，传至阳明里分，大实大满者，承气汤。古云下之则胀已者是也。内伤七情，郁塞气道，升降失常，腹胀大而四肢多瘦，四七汤，七气汤，四炒枳壳丸。因怒伤肝胜脾者，痞满喘急，平肝饮子。甚者，当归龙荟丸；虚者，禹余粮丸。因怒伤肝乘肺，传大肠者，腹鸣气走有声；二便或闭或溏，六君子汤加苏子、大腹皮、木香、草果、厚朴、枳实。小便闭者，三和散、四磨汤。忧思气郁者，木香化滞汤、木香枳术

丸、温胆汤、退热清气汤。恐伤肾，精气怯却不上升，而下焦胀者，补中益气汤，加木香、槟榔、破故纸。

因食肉果菜不化，曰食胀。初起多寒湿，自利不食者，胃苓汤加山楂、麦芽，或人参养胃汤加香附、砂仁。甚者治中汤加丁香或厚朴附子二味煎服。久则湿热乘脾，大便干燥者，保和丸。伤肉者，黄连、阿魏等分，醋浸蒸饼为丸，或三补丸用香附、山楂煎汤下。伤杂果者，古桂香丸或盐汤探吐。膏粱厚味，大便闭者，大承气汤加桂或厚朴汤。积热者，牵牛丸。虚者，木香槟榔丸，滋肾丸。因谷食不化，曰谷胀。朝阳盛能食，暮阳衰不能食者，大异香散，五膈宽中散。湿热者，古萸连丸，清膈苍砂丸，俱谷芽煎汤下，或单鸡醴散最妙。

因停水饮茶酒不散曰水胀。肠中漉漉有声，怔忡喘急，二陈汤加桔梗、槟榔消饮丸。酒胀，桂苓甘露饮。瘀血胀，便黑多跌扑及产后所致，人参芎归汤、散血消肿汤。

一般中满证，俗云大饱，有气虚者，六君子汤加黄芪、厚朴、木香。食积，加山楂、麦芽。挟湿热，加黄连、青皮、白芍、木香。清气陷者，木香顺气汤。有血虚者，四物汤加白术、木通、厚朴。挟湿热，加芩、连。有食滞者，平胃散加山楂、麦芽或枳术丸。凡虚胀及疟痢，久病胀者，俱依此分气血调治。

凡胀初起是气，久则成水，治比水肿更难。盖水肿饮食如常，鼓胀饮食不及常，病根深固，必三五年而后成。治肿惟补中行湿足矣，治胀必补中行湿，兼以消积。更断盐酱、音乐、妄想，不责速效，乃可万全。单腹肿大而四肢极瘦者，名蜘蛛蛊。古方虽有八物汤去地黄倍参、术加黄连、厚朴及四柱散，诸蛊保命丹，蛤蟆

煮肚法，然此皆脾气虚极，本经自病，相生相制，乃真脏病也，不治。补中六君子汤去甘草加大腹皮、厚朴为君，佐以泽泻利湿，黄芩、麦门冬制肝。朝宽暮急为血虚，去人参合四物汤。朝急暮宽为气虚，倍参术。朝暮皆急，血气俱虚，合八物汤。肥人多湿合平胃散，瘦人多火加香附、黄连。寒加附子、厚朴，热加大黄。食胀加砂仁、神曲。痰胀倍半夏，加槟榔、猪苓。瘀血加桃仁、五灵脂。积聚坚硬，加三棱、蓬术。大怒加芦荟、山栀，气胀及虫积加木香、槟榔。气下陷，加升麻、柴胡。

凡议下，须脉实人盛，按之坚者，先与补药，次略疏导，后又补之。否则徒快一时，其胀愈甚。经云脏寒生胀，寒胀恒多，热胀恒少。通用中满分消丸，右龙虎丹，宽中健脾丸，禹余粮丸，单鸡醴散，外敷神膏。

蒨按：叶氏曰，胀满多以渐而成，非一朝一夕之故。必须分其有余不足，新久浅深（虚实寒热）之异，然后或分消，或消导，或升降，或散坚，或调脾胃，或扶正气。寒者热之，热者寒之，皆宜随证加减，切不可妄下。大抵寒胀多，热胀少，脉浮实者易治，脉沉虚者难治，然因脾胃虚而致者为甚。多属湿热，少至成积者亦有之。如初起大实大满，气滞内伤，脉洪实者，非下不可。又不必拘疑，且先以疏利，利后便宜调养。若补之太早，邪气愈盛，则胀满渐加，虽欲攻利，邪不能伏，而反有所助也。治之者当识先后虚实，斟酌用药，量其脉证为的也。（大抵以补脾制肝，导水消谷为主，看其所挟而兼用药焉，挟气散气，挟血破血，挟寒温，挟热清）

脉 法

针经曰：其脉大坚以涩者，胀也。

脉经曰：关上脉虚，则内胀，迟而滑者胀。脉盛而紧者胀，虚而紧涩者胀，或弦而迟或浮而数皆胀也。

丹溪曰：水病腹大如鼓，脉实者生，虚者死。洪大者生，微细者死。腹胀便血，脉大时绝剧，脉小疾者死。

中恶腹大四肢满，脉大而缓者生，浮而紧者死。

脉诀举要曰：胀满脉弦，脾制于肝，洪数热胀，迟弱阴寒，浮为虚满，紧则中实，浮则可治，虚则危急。

治 寒 胀 方

大半夏汤 治肝气大盛，胜克于脾，脾不能运化，结聚涎沫，闭塞脏腑，胃冷中虚，遂成胀满之疾，其脉多弦迟。

半夏汤炮七次 桂心各五两 附子炮去皮脐 枳实麸炒 茯苓 甘草炙 厚朴姜炒 当归各三两 人参一两 川椒炒去汗，去合口者，八百粒

上吹咀，每服四钱，生姜五片，枣二枚，水煎，空心服。

强中汤 治食啖生冷，过饮寒浆，有伤脾胃，遂成腹胀，心下痞满，有妨饮食，甚则腹痛。

干姜炮 白术各二两 青皮去白 人参 丁香各三两 草果仁 附子炮去皮脐 厚朴姜炒 甘草炙，各半两

上吹咀，每服四钱，生姜五片，枣二枚，水煎温服，不拘时。呕者加半夏，或食面胀满，加萝卜子各半两。

中满分消汤 治中满寒胀寒疝，大小便不通，阴燥，足不收，四肢厥冷，食入反出，下虚中满，腹中寒，心下痞，下焦燥，寒冷沉厥，奔豚不收。

川乌　泽泻　黄连　人参　青皮　当归　生姜　麻黄　柴胡　干姜　荜澄茄各二钱　益智仁　半夏　茯苓　木香　升麻各三分　黄芪　吴茱萸　厚朴　草豆蔻　黄柏各五分

上锉，作一服，水煎，食前热服，忌房室，酒面，生冷及油腻等物。

朴附汤　治老年中寒下虚，心腹膨胀，不喜饮食，脉来浮迟而弱，此名寒胀。

厚朴姜炒，一两　附子炮去皮脐，七钱半　木香三钱

上锉，作一服，每服一两，生姜七片，枣二枚，水煎温服。

木香分气丸　善治脾胃不和，心腹胀满，两胁膨胀，胸膈注满，痰嗽喘急，恶心干呕，咽喉不利，饮食不化，并皆治之有效。

木香　槟榔　青皮去穰　陈皮去白　蓬莪术炮　干生姜　当归　姜黄　元胡　京三棱湿纸裹煨香　枳壳麸炒　白术　赤茯苓　肉豆蔻各等分　秋冬加丁香①炒

上为细末，白面糊丸，如桐子大，每服三五十丸，生姜汤下。忌生茄、马齿苋。

导气丸　治诸气痞塞，关膈不通，腹胀如鼓，大便虚秘，又治肾气小肠气等，功效尤速。

青皮水蛭炒　莪术虻虫炒　三棱干漆炒　槟榔斑猫炒　吴茱萸牵牛炒　干姜硇砂炒　胡椒茴香炒　附子盐炒　赤芍药川椒炒　石菖蒲桃仁炒

上锉，各与所注药同炒熟，去水蛭等不用，只以青皮等十件为末，酒糊丸如桐子大，每服五丸至七丸，空心紫苏煎汤送下。吴氏谓制度之工如此，以之而治气实有余之证，斯其选矣。

禹余粮丸　治水肿鼓胀，上气喘满，一切水气胀。

禹余粮三两，同针砂炒　真针砂五两　蛇含石②三两煅

以上三味为主，其次量人虚实入下项药：

木香　牛膝　蓬术　桂心　白蒺藜　川芎　茴香炒　三棱　羌活　茯苓　白豆蔻　干姜　青皮　陈皮　附子　当归各五钱

上为末，汤浸蒸饼为丸，如梧子大，每服五十丸，空心温酒下。最忌盐食，否则发疾。

荫按：此劫剂也，寒湿痞闷肿胀，非此不能开发流通，然肿胀少退，即当服补气补血补脾药，以继之。庶可免于后患也。大抵肿胀之病，多用十枣三花以攻决。惟壮实者可用，非虚老人所宜。此剂但取开散寒湿痞滞，非宜于虚老人也，用者慎之。

治热胀方

中满分消丸　治中满热胀，鼓胀，气胀，水胀，此非寒胀类。

厚朴姜制，一两　枳实麸炒，五钱　半夏汤泡七次，五钱　橘皮　黄连炒，各五钱　知母炒，四钱　泽泻各三钱　白茯苓　干生姜　砂仁各二钱　黄芩一钱三分　猪苓　姜黄　人参白术　甘草炙，各一钱③

上为细末，汤浸蒸饼为丸，如桐子大，每服百丸，焙热白汤下，食远服。量病人大小加减。

大橘皮汤　治湿热内甚，心腹胀满，小便不利，大便滑泄及水肿。

橘皮一钱半　木香五分　滑石三钱　槟

---

① 丁香　原缺用量。
② 蛇含石　一名蛇黄，为氧化物矿物褐铁矿的结核。功能安神镇惊，止血定痛。
③ 各一钱　"一"字原脱，据方义补。

榔一钱 猪苓 赤茯苓一钱 泽泻 白术各
一钱二分 厚朴姜制,钱半 陈皮 半夏 山
楂肉 苍术 白茯苓各一钱 藿香一钱 猪
苓一钱二分

上锉,水煎服。热多,加黄连、栀
子。

木香槟榔丸 治湿热内胀,及饮食满
闷。

木香 槟榔 当归 黄连 枳壳 青
皮 陈皮 黄柏各一两 黄芩 陈皮去白
三棱 香附 二丑末各二两 莪术 大黄
各四两

上为末,面糊丸如桐子大,每服五七
十丸,临卧姜汤下。寻常消导开胃,只服
三四十丸。

大承气汤 治膏粱厚味,大便闭而胀
者。

大黄五钱 厚朴一两 枳实五个 芒硝
五钱

上用水二钟半,先煎厚朴、枳实至一
钟,入大黄煎七分,去粗,入硝煎一二
沸,温服以利为度。

三物厚朴汤 治腹胀脉数。

厚朴半斤 枳实五枚 大黄四两

上以水一斗二升,煮二物取五升,纳
大黄四两,再煎取三升,温服一升。腹中
转动更服,不动勿服。

七物厚朴汤 治腹胀发热,以阳并
阴,则阳实而阴虚,阳实生外热,阴虚生
内热,脉必浮数,浮则为虚,数则为热。
阴虚不能宣导,饮食如故,因致胀满者,
谓之热胀。

厚朴一两 甘草 大黄蒸,各三钱半
枳实五钱 官桂一钱 生姜五片 大枣二枚

上用水二盏,煎一盏,温服。呕吐加
半夏,下利去大黄,寒多加生姜。

桃溪气宝丸 治腰胁俱病,如抱一
瓮,肌肤坚硬,按之如鼓,两脚肿满,曲

膝仰卧不能屈伸,自头至膻中,脊瘦露
骨,一切气积,食积,并腹气走注,大便
秘结,寒热往来,状如伤寒,并宜服之。

黑牵牛 槟榔 青皮去白,各一两 大
黄一两半 木香 羌活 川芎 陈皮 茴
香炒 当归各五钱

上为末,皂角膏丸如桐子大,每服一
百丸,生姜灯心汤下。

是斋推气丸 治三焦痞塞,气不升
降,胸膈胀满,大便秘涩,小便赤少,并
宜服之。

槟榔 陈皮 黄芩 黑牵牛生用 大
黄 枳实各等分

上为末,炼蜜丸如桐子大,每服五七
十丸,临卧温水下,量虚实加减。

舟车神佑丸 治中满腹胀,喘嗽淋
闷,一切水湿肿满,湿热肠垢陈积变生诸
疾,气血壅滞,不得宣通。

大黄一两 甘遂五钱,制 大戟 芫花
制青皮去白 陈皮去白 槟榔 黄柏去皮,各
一两 牵牛头末,四两 木香五钱 轻粉五分

上为末,水丸桐子大,每服五七十
丸,白汤下,随证临时加减,有可下者,
此方量虚实与之。

沉香交泰丸 治浊气在上,而搅清阳
之气郁而不伸为䐜胀。

沉香 白术各三钱 枳实炒,一钱 厚
朴姜制,五钱 吴茱萸汤泡 白茯苓 泽泻
陈皮 当归各一钱 大黄酒浸,一两 青
皮 木香各二钱

上为细末,汤浸蒸饼为丸,桐子大,
每服五十丸加至七八十丸。温汤下,食后
服,微利止。

沉香海金砂丸 治一切积聚,脾湿肿
胀,肚大青筋,赢瘦恶证。

沉香二钱 海金砂五钱半 轻粉一钱
牵牛头末,一两

上为末,研独头蒜如泥,丸如桐子

大，每服三十丸加至五十丸，煎灯心草汤送下，更量虚实加减丸数，取利为度。

牵牛丸 治一切湿热肿满，肚腹实胀。

木香 白茯苓 厚朴各一两 大黄 泽泻各一两半 滑石 黑牵牛各六两

上为细末，水煮面糊丸如桐子大，每服三五十丸，淡生姜汤下，食后服。

治虚胀方

参香散 治一切脾气虚作胀。

人参 肉桂 甘草炙，各七分 桑白皮 桔梗 陈皮 枳实麸炒 麦门冬心去 青皮去瓤 大腹皮 半夏各一钱 苏子 茯苓 香附子 木香不见火，各一钱二分

上作一服，加生姜三片，枣一枚，水煎，食前服。

大正气散 治脾胃怯弱，为风寒湿气所伤，遂致心腹胀满，有妨饮食。

厚朴姜炒 藿香叶 半夏汤泡七次 陈皮 干姜 甘草炙 槟榔 桂枝不见火 枳壳麸炒，各五钱 白术一两

上锉，每服四钱，加生姜五片，枣二枚，水煎温服，不拘时。

索氏三和汤

白术 厚朴 陈皮各三两 木通 紫苏各二两 槟榔 甘草 海金砂 大腹皮 白茯苓 枳壳各一两

上锉，每服八钱，加生姜三片，水煎服。一方，无大腹皮以下三味。

调胃白术泽泻散 治腹肿如神。

白术 泽泻 芍药 陈皮 茯苓 生姜 木香 槟榔各一两

上为末，温水调服。若心下痞，加枳实。心下盛，加牵牛。

参术健脾汤 治元气虚，脾胃弱而胀者。

人参一钱 白术二钱 白茯苓 陈皮

半夏 砂仁 厚朴姜制，各一钱 甘草炙，三分

上用水二钟，姜三片，煎八分服。加神曲、山楂肉，消胀尤妙。

调中健脾丸 治单腹胀，及脾弱肿满，膈中闭塞，及胃口作疼，并皆神效。此药不动元气，服有大益。

白术六两 人参 黄芪蜜炙 茯苓各二两 山楂肉 陈皮盐水炒 薏苡仁炒 五加皮炒各三两 泽泻三两半 苏子微炒，二两半 萝卜子炒 瓜蒌仁炒，一两 草豆蔻酒拌炒，各一两半 沉香六钱，另为末

上先用大瓜蒌二个，镂一孔，每个入川椒三钱，多年粪礌二钱，敲米粒大，俱纳入瓜内，外以绵纸糊丸，再用纸筋盐泥封固，炭火内煅红为度，取出择去泥土，其黑皮一并入药，共为细末，煎荷叶大腹皮汤，打黄米糊为丸，如桐子大。每服百丸，白汤下，日进三次。一方有半夏、香附、黄连。（礌，音廉。砺石也。一曰赤色）

草豆蔻汤 治腹中虚胀。

泽泻一分 木香三分 神曲四分 半夏制 枳实 草豆蔻仁 黄芪春夏去之 益智 甘草各五分 青皮 陈皮各六分 茯苓 当归各七分

上作一服，水二大盏，生姜三片，煎至一盏，去粗，温服。

济生紫苏汤 专治忧思过度，致伤脾肺，心腹胀满喘促；治肠鸣气走，漉漉有声，大小便不利，脉虚而紧涩。

紫苏子一钱，研 白术二钱 人参一钱 大腹皮酒洗净 草果仁 半夏 厚朴 木香 陈皮 枳壳麸炒 甘草炙，各五分

上切作一服，生姜三片，大枣一枚，水煎，温服。

治气胀方

四炒枳壳丸 治气血凝滞，腹内鼓

胀。

枳壳四两，去穰，切作指面大块子，分四处，一份用苍术一两同炒，一份用萝卜子一两同炒，一份用小茴香一两同炒，一份用干漆一两同炒，各炒黄，去苍术等四味

上为细末，用原炒苍术，萝卜子、茴香、干漆四味，用水二碗，煎至一碗，去粗煮面糊为丸，如桐子大，每服五十丸，食后米饮下。

木香顺气汤 治内伤，浊气在上，则生䐜胀，及七情所伤。

木香 干生姜 升麻 柴胡各四分 厚朴 白茯苓 泽泻 半夏各一钱 青皮 益智仁 吴茱萸各三分 草豆蔻 当归各五分 苍术八分

上作一服，水煎服，愈。

荫按：此方用升、柴引清气上行，茯、泽导阴气下降。更佐吴茱萸，苦以泻之。姜、蔻、半夏、益智温中。苍、朴、青皮、木香顺气。归、橘调和荣卫，经所谓留者行之、结者散之、泻之、上之、下之，清浊各安其位矣。

橘皮汤 治七情所伤，中脘不快，腹胁胀满。

香附米炒 半夏 橘皮各二两 甘草七钱半

上㕮咀，每服七八钱，加生姜五片，枣二枚，水煎服。

木香分气汤 治气滞，腹急中满，胁肋膨胀，虚气上冲，小便臭浊。

木香不见火 赤茯苓 猪苓 泽泻 半夏 枳壳 槟榔 紫苏子 灯心草各一钱

上㕮咀，作一服，入麝香少许，水煎，食前服。

平肝饮子 治喜怒不节，肝气不平，邪乘脾胃，心腹胀满，头眩呕逆，脉来浮弦。

防风 枳壳麸炒 桔梗 赤芍药 桂枝各一钱半 木香不见火 人参 槟榔 川芎 当归 陈皮 甘草炙，各八分

上作一服，加生姜三片，水煎服，不拘时。

分心气饮 治因怒气而胀者。

紫苏梗一钱半 青皮 芍药 陈皮 木通 大腹皮各一钱 半夏各八分 官桂六分 赤茯苓 桑白皮炒，各一钱

上入姜三片，灯心十茎，水煎，食前服。

破滞气汤 一名木香化滞散 破滞气，治心腹满闷。

炙甘草四分 白檀香 藿香 陈皮 大腹皮 白豆蔻 白茯苓 桔梗各五分 砂仁 人参 青皮 槟榔 木香 姜黄 白术各三分

上切作一服，水煎温服，不拘时。

加味六君子汤 治因怒伤肝乘肺，传大肠者，腹鸣气走有声，二便或闭或溏。

人参 白术 茯苓 甘草 陈皮 半夏 苏子 大腹皮 木香 草果 厚朴 枳实

上加生姜三片，水煎服。

金陵酒丸 治鼓肿。

真沉香一两 牙皂一两 广木香二两半 槟榔一两

上为末，用南京烧酒丸，每服三钱，重者四钱，五更烧酒下，水鼓加葶苈五钱。

治 食 胀 方

大安丸 治饮食伤脾，成鼓胀者。

山楂肉炒，一两 白术炒 神曲炒 半夏制 茯苓各一两 陈皮去白 连翘 萝卜子生用，各五钱

上为丸酌服。

加味枳术汤 治内伤饮食停滞而胀者。

枳实三钱　白术五钱　厚朴三钱

上锉，入生姜三片，水煎服。

加味胃苓汤　治伤酒食，湿热之气不化，致令腹胀者。

厚朴　苍术　陈皮　甘草　白茯苓　泽泻　猪苓　白术　桂　山楂　麦芽

上锉，生姜水煎服。

加味三补丸　治伤肉食内胀。

黄连　黄芩　黄柏　香附　半夏曲各等分

上为末，蒸饼为丸，用山楂汤下。

大异香散　治失饥伤饱，痞闷停酸，旦食不能暮食，名谷胀。

三棱　蓬莪　青皮去穰　半夏曲　陈皮　藿香　桔梗　枳壳炒　香附炒　益智各一钱　甘草炙，五分

上作一服，加生姜三片，枣一枚，水煎，食远服。

丹溪方　治心腹膨脖①，内多食积所致。

南星一两半　半夏　瓜蒌仁另研，各一两　香附童便浸　黄连姜炒，各二两　礞石硝煅　萝卜子各五钱　麝香少许　连翘五钱

上为末，面糊为丸，如桐子大，每服五七十丸，白汤下。

治水胀方

葶苈木香散　治湿热内外甚，水肿腹胀，小便赤涩，大便滑泄。此药下水湿、消肿胀、止泻、利小便之圣药也。

葶苈子　茯苓　猪苓　白术各二钱　木香五分　泽泻　木通　甘草各五钱　辣桂二钱半　白滑石三两

上为细末，每服三钱，白汤调下，食前服。

白术木香散　治喘嗽肿满，欲变成水病者，不能卧，不敢多食，小便闭而不通者。

白术　猪苓　泽泻　甘草　木通　木香　赤茯苓各五分　槟榔三分　陈皮去白　滑石各二钱　官桂二分

上切作一服，加生姜三片，水煎温服。

二气散　治水气盅胀满闷。

白丑　黑丑各二钱

上为细末，用大麦面四两，同一处拌匀，做烧饼，临卧用清茶一盏下，降气为验。

楮实子丸　治水气鼓胀。

楮实子一斗，用水一斗，熬成膏子　白丁香一两半　茯苓三两

上二味为末，用楮实膏为丸，如桐子大，不计丸数，从少至多，服至小便清利，及腹胀减为度，次服中治丸，末治药调养，疏启其中。忌甘苦峻补，其下宜五补七宣丸。娄氏曰：白丁香为行湿之剂，煎汤调下，末治，即黄芪建中汤之类。

葶苈丸　治中满腹大，四肢枯瘦，小便涩浊。

甜葶苈隔纸炒　荠菜根等分

上为末，炼蜜丸如弹子大，每服一丸，陈皮汤嚼下，只三丸，小便清数，丸当依旧。

防己椒苈丸　治腹满，口舌干燥，此肠胃间有水气。

防己　椒目　葶苈炙　大黄各一两

上为末，炼蜜丸如桐子大，先食饮服十丸，日三服，稍增，口中自有津液。渴者，加芒硝五钱。

大戟枣子　专攻水证膨胀。

大戟连根果，一握　大枣一斗

上二物，用水同煮一时，去大戟不用，旋旋吃枣，无时服尽。荫按：大戟气大寒而味苦甘，有小毒，能下十二经之

―――――――
① 膨脖　腹胀大貌。

水。大枣味甘，取其大补脾胃，而不为攻下所伤耳。服此方，大忌甘草，以其与大戟相反故也，慎之。

治血胀方

大黄䗪虫丸　治腹胀有形块，按之而痛不移，口不恶食，小便自利，大便黑色，面黄肌销者，血证谛也，此丸与之。

大黄蒸，十两　黄芩二两　甘草三两　干漆炒　桃仁各一两　芍药四两　杏仁去皮尖　虻虫去翘足，炒　蛴螬炒，各一升　䗪虫炒，半升水蛭炙黄，百枚　熟地黄半两

上为细末，炼蜜为丸，如小豆大，每服五丸，日进三服。

抵当丸　治有故畜血①而腹胀者，宜以此下之。

水蛭七个，石灰炒赤　虻虫八个，粳米炒　桃仁七个　大黄一两

上为末，分作四丸，每一丸用水一盏，煎七分，温服。血未下，再服。

一方　治血鼓，腹如盆胀。

三棱煨　蓬术　干漆炒烟尽　牛膝去芦，酒浸　琥珀　虻虫糯米炒　肉桂　硇砂　水蛭石灰炒赤　大黄各等分

上为末，用生地黄自然汁和米醋调匀为丸，如桐子大，每服十丸，空心温酒送下。童便下亦可。

鸡屎散　治鼓胀，旦食则不能暮食，痞满壅塞难当，治血蛊良。

大黄　桃仁去皮尖　干鸡粪各等分

上为细末，每服二钱，生姜三片，煎汤调，食后临卧服。

桃仁承气汤　治胸腹蓄血胀满。

桃仁半两　大黄一两　甘草二钱　桂三钱　芒硝三钱

上每服一两，水一盏，姜三片，煎服。

当归和血散　治瘀血腹胀，如虚人不可下者，以此调之。

赤芍药　生地酒炒　当归须，酒洗，各一钱川芎八分　桃仁去皮尖，炒　红花酒洗，各一钱　青皮七分　牡丹皮　元胡索各八分　香附童便浸，一钱　蓬术煨，八分　三棱煨，七分

上，水三钟，煎七分，空心服。

人参芎归汤　治血胀烦躁，漱水不咽，神思迷忘，小便多，大便黑，或虚厥，妇人多有此证。一名散血消肿汤。

当归　半夏七钱半　川芎一两　蓬术　木香　砂仁　白芍　甘草炙，各半两　人参　桂　五灵脂炒，各二钱半

上㕮咀，姜三片，枣一枚，紫苏四叶，水煎服。

治积胀方

莪术溃坚汤　治中满腹胀，内有积聚，坚硬如石，其形如盘，令人不能坐卧，大小便涩滞，上喘气促，面色萎黄，通身虚肿。

莪术　红花　升麻　吴茱萸各二分　生甘草　柴胡　泽泻　神曲　青皮　陈皮各三分　黄芩　厚朴生用　黄连　益智仁　草豆蔻仁　半夏　当归各三分　渴加葛根四分

上锉，如麻豆大，水二大盏，煎至一盏，稍热服，忌酒面。二服之后，中满减半，月积不消，再服后方。

半夏厚朴汤　消胀化积。

红花　苏木各五厘　吴茱萸　干生姜　木香　黄连各一分　青皮各二分　肉桂　苍术　白茯苓　泽泻　柴胡　陈皮　生黄芩　草豆蔻仁　生甘草各三分　京三棱　当归梢　猪苓　升麻各四分　神曲六分　厚朴八分　半夏一钱　桃仁七个　昆布少许　渴加葛根三分

---

①　畜血　蓄血。按"畜"，积；积储；积聚。后作"蓄"。

上㕮咀，作一服，水三盏，煎至一盏，去粗稍热服。此药二服之后，前证又减一半，却与前药中加减服之。

七气消聚散 治因积聚相攻，或疼或胀。

香附米一钱半 青皮 蓬术 三棱俱醋炒 枳壳麸炒 木香 砂仁各一钱 厚朴姜制 陈皮各一钱二分 甘草炙，四分

上加姜三片，水煎，食前服。

大三棱煎丸 治心腹坚胀，胁下紧硬，胸中痞塞，喘满短气。常服顺气宽中，消积滞，除膨胀，大治癥瘕积块，消胀软坚，累获良验。

三棱生细切，半斤，捣为末，以酒三升，于银石器内熬成膏 萝卜子炒各二两 青皮 神曲炒，二两 麦芽炒，二两 干漆 硇砂①用瓷罐研细，入水少许，调坐于漕灰火中，候水干，取出为末 杏仁汤泡，去皮尖炒黄色，各三两

上为末，三棱膏为丸，如桐子大，每服十五丸至二十丸，食远米汤下。

保安丸 治癥积，心腹内结如拳，上捻心痛及脐腹痛。

大黄三两 附子五钱 干姜一两 鳖甲一两半

上为末，醋熬膏和丸，如桐子大，每服二十丸，空心醋汤或米饮下，取积下为度。

外敷神膏 治男妇积聚，胀满血蛊等证。

川大黄 朴硝各四两 麝香一钱

上为末，每二两和大蒜捣成膏，敷患处。

治蛊胀方

诸蛊保命丹 治蜘蛛蛊胀。

肉苁蓉三两 青矾 红枣 香附各一斤 大麦芽一斤半

上先将苁蓉，青矾入罐内，同煅烟尽，和前药为末，糊丸桐子大，每服二十丸，食后酒下。

蛤蟆煮肚法 治蛊胀兼治浮肿。

用癞蛤蟆一个，入猪肚内，煮熟去蛤蟆，将肚一日食尽。

香枣丸 治十种蛊气病，诸胀，内热者，尤宜。

苦丁香不拘多少。

上为细末，熟枣为丸，如桐子大，每服三十丸，空心煎枣汤送下，三服。

荫按：苦丁香，即苦瓜蒂也。散用之则吐；丸用之则泻，凡有形之邪，无不出之，亦良方也。

治少腹胀方

泽漆汤 治石水，四肢瘦，腹肿不喘，其脉沉。

泽漆洗去腥，五两 桑白皮 射干洗浸 黄芩 茯苓 白术各四两 泽泻 防己各二两

上㕮咀，每服五钱，水三盏，乌豆一合，煎二盏，入药同煎七分，去粗，空腹温服，日三。

治石水方 少腹坚胀曰石水。阴阳结邪，多阴少阳也。

用白石英十两，槌大豆大，以瓷瓶盛好酒三斗，浸以泥重封瓶口，用马粪及糠火烧之，长令酒小沸，从卯至午，即住火候，次日暖一中盏饮，日可三度，如吃酒少，随性饮之，其白石英可更一度烧之。

晞露丸 治寒伤于内，气凝不流，结于肠外，久为癥瘕，时作疼痛，腰不得伸，名曰肠覃。

京三棱 莪术各一两，酒浸，洗去腥，炒烟尽 干漆五钱 茴香三钱，盐炒 硇砂四钱，另研 轻粉一钱，另研 青皮去白，三钱 川乌半两，炮去皮脐 雄黄三钱，另研 川山甲炮，三钱 麝香五分，另研 巴豆三十粒，去皮，同莪

---

① 硇砂 "硇"原作"卤"，今改。

术、三棱炒黄色, 去不用

上除另研四味外, 余为细末, 和匀, 生姜汁打糊为丸, 桐子大, 每服二三十丸, 温生姜汤下, 温酒亦得, 食前服。

乌喙丸　治肠覃[①], 亦治乳余并男子疝气。

乌喙炮, 去皮尖, 一钱　半夏汤洗, 四钱　石膏煅　藜芦炒　牡蒙　茯苓酒浸　桂心　干姜炮, 各一钱　巴豆七个, 研膏

上为末, 蜜丸如绿豆大, 每服三五丸, 食后酒饮任下。

见睍丹　治寒客于下焦, 血气闭塞而成瘕, 日以益大, 状如怀子, 名曰石瘕。此病多生于女子。

附子四钱, 炮, 去皮脐　鬼箭羽三钱　泽泻肉桂　元胡索　木香各二钱　紫石英一钱　槟榔二钱半　血竭一钱半, 另研　水蛭一钱半, 炒烟尽　桃仁汤浸去皮炒黄三十个　京三棱五钱　大黄一钱, 同三棱酒浸一宿焙干。睍, 胡典切, 小视也。

上除血竭、桃仁外, 同为细末, 和匀, 用原浸酒打糊为丸, 如桐子大, 每服十丸, 醋汤调下, 温酒亦得, 食前。

石英散　治妇人血结胞门, 或为癥瘕, 在腹胁间, 心腹胀满肿急如石水状, 俗谓之血蛊。

紫石英一两　归尾　马鞭草　红花炒　蓬术炮　乌梅肉各五钱　三棱炒　苏木节　没药　琥珀研　甘草各一钱

上为末, 浓煎, 苏木酒调下二钱, 不饮酒, 生姜汤调服。

大黄甘遂汤　治女人小腹满如敦敦状, 小便微难而不渴, 为水与血病结在血室也。(敦, 音墩, 大也)

大黄四两, 蒸　甘遂炮　阿胶炒, 各二两

上锉, 每服三钱, 水一盏, 煎至七分, 去粗温服, 其血当下。

万病丸　治室女月经不通, 脐下坚结, 状如杯升, 发热往来, 下痢羸瘦, 此为血瘕。若生肉瘕, 不可为也。

干漆杵碎炒, 令烟出一时许　牛膝酒浸一宿, 各一两六钱　生地黄四两八钱, 取汁

上二味为末, 入地黄汁内, 慢火熬, 候可丸即丸, 如梧子大, 空心米饮, 或温酒下一丸。日再, 勿妄加, 病去止药。女人气血虚, 经不行者不可服。

① 肠覃　指妇人腹内有包块, 按之坚, 推之移, 月经周期如常一类病证。

卷 四 十

诸 虫

论

内经曰：肠胃为市，无物不受，无物不包。又曰：饮食自倍，肠胃乃伤。若夫饮食不能谨节，则朝损暮伤，自伤成积。积久成热，湿热相生，而诸般奇形之虫，各从五行之气而化生矣。若腐草为萤之类是也。诸虫附依肠胃之间，若元气尚实，未为大害，稍有虚损，遂能侵蚀，随其虫动而变生诸病也。若夫膈噎、劳瘵、癞风、蛊胀、狐惑、伤寒等证，无不生虫。又如蜮鼠应声虫之类，未易悉举，医者宜推类而治之。

医说云：九虫者，一曰伏虫，长四寸，为群虫之长。二曰白虫，长一寸，相生至多，其母长至四五尺，则杀人。三曰肉虫，状如烂杏，令人烦满。四曰肺虫，其状如蚕，令人咳。五曰蝟虫，状如蛤蟆，令人吐逆呕哕。六曰弱虫，状如瓜瓣，令人多唾。七曰赤虫，状如生肉，令人肠鸣。八曰蛲虫，至微细状，如菜虫，居洞肠间，多则为痔漏、痈疽诸疮，无所不为。九曰蛔虫，长一尺，贯心则杀人。又有尸虫，与人俱生，状如犬马尾或如薄筋，依脾而居，长三寸许，大害于人，然多因脏虚寒劳热而生。又云：五脏之虫心虫曰蛔，脾虫寸白，肾虫如寸截丝缕，肝虫如烂杏，肺虫如蚕，皆能杀人。惟肺虫为急，肺虫居肺叶之内，蚀人肺系，故成瘵疾，咯血声嘶，药所不到，治之为难。有人说《道藏》中，载诸虫皆头向下，惟自初一至初五以前头上行，故用药者多取月朏（取尾切，音斐，月三日明生之名）以前，盖此也。如疗寸白用良方锡沙、芜荑、槟榔者，极佳。五更服，虫尽下，白粥将息。药用石榴根浓汁半升，下散三钱，丸五枚。

医余云：蛔虫，九虫之类，人腹中皆有之。小儿失乳而哺早，或食甜过多，胃虚虫动，令人腹痛恶心，口吐清水，腹上有青筋，火煨使君子[①]与食，以壳煎汤送下甚妙。然世人多于临卧服之，又无日分，多不验。唯是于月初四五间五更服之，至日午前虫尽下，可以和胃温平药一两日调理之，不可多也。凡虫在人腹中，月上旬，头向上，中旬横之，下旬头向下，故中下旬用药即不入虫口，所以不验也。牛马之生，上旬生者，行在母前，中旬生者，并肩而行，下旬生者后随之。猫之食鼠亦然，上旬食上假，中旬中假，下旬下假，自然之理物皆由之，而莫知之。丹溪曰，湿热之生，脏腑虚，则侵蚀，上半月虫头向上易治，下半月虫头向下难治。先以肉汁或砂糖引虫头向上，然后用药打虫，方用楝树根、槟榔、鹤虱，夏取汁，冬浓煎，饮之。又万应丸最好。腹内热，肠胃虚，虫行求食。上唇有疮曰惑

———

① 使君子 "使"原作"史"，今改。

虫，蚀其脏。下唇有疮曰狐虫，蚀其肛。（亦有口疮非狐惑也）

李氏曰：诸虫皆因饮食不节，或饥饱失宜，或过飧腥鲙炙煿或鳖苋同食，以致中脘气虚不运而成积，积久成热，湿热熏蒸，痰与瘀血凝结，随五行之气变化而为诸般奇怪之形，若腐草为萤是也。九虫，一曰伏虫，长四寸许，为诸虫之长。二曰蛔虫，长尺许，贯心即杀人。三曰白虫，长一寸，母子相生，其形转大而长，亦能杀人。四曰肉虫，状如烂杏。五曰肺虫，其状如蚕。六曰猬虫，状如蛤蟆。七曰弱虫，又名膈虫，状如瓜瓣。八曰赤虫，状如生肉。九曰蛲虫，状如菜虫，形至细微。肉虫令人心烦满闷；肺虫令人咳嗽；猬虫令人呕吐呃逆，喜哕，嘈杂，爱吃泥炭，生米，茶盐，姜椒等物。弱虫令人多唾。蛲虫居广肠，多则为痔，剧则为癞，痈疽疥癣，多虫之为害。赤虫令人肠鸣。又有感触蠢动之物，或山涧蛇虺水蛭遗精，误饮其水，或草木果品，虫聚其里，误食以致心腹刺痛，或引腰胁，时作时止，诸药不效，乃虫证也。雄砂丸主之。妇人经闭腹大，仅一月间，便能动作，乃至过期不产，或有腹痛，此必虫证，雄砂丸，或万应丸主之。血鳖小儿最多，大人间有，盖鳖因积瘀而成故也，追虫打鳖丸。不敢下者，钓虫黑白丸亦好。但钓后须服调脾和胃药。

凡虫证，眼眶鼻下青黑，面色痿黄，脸上几条红丝，如蟹爪分明，饮食不进，肌肉不生，沉重寒热，若不早治，相生不已，贯心杀人。又有应声虫，每语喉中，如有物作声，相应者，有人教诵本草至雷丸，则无声，乃顿服数枚而愈。狐惑蛊注见各条。体虚者俱宜先用补药，扶其元气，然后用王道之药，佐以一二杀虫之剂，如化虫丸，使君子丸，五膈下气丸之

类。或追虫后而继以温补亦可。不然则虫去，而元气亦散矣。体实虫攻上膈，心腹绞痛，用樟木屑，浓煎汤服之，大吐。吐虫痛减后，煎甘草汤与之和胃。如有积，自吐虫者，用黑锡灰、槟榔等分为末，米饮下。下虫用追虫丸。取积药苦楝根汤、万应丸、万病解毒丹，量选用。

脉 法

脉沉实者生，虚大者死。尺脉沉而滑者，为寸白虫。

丹溪云：匿蚀阴肛[①]，脉虚小者生，紧急者死。

外台云：虫，脉当沉弱而弦，今反洪大，即知其蛔虫甚也。（《关尹子》六七篇：我之一身，内变蛲蛔，外蒸虱蚤）

治一切虫方

八仙妙应丹 治山岚瘴气，传尸劳瘵，水肿疟痢，咳嗽黄疸，噎膈肠风痔漏，一切风气，食积疼痛，疮癞热痰痞块，赤眼口疮，女人经脉不调，血瘕血闭，赤白带下。小儿癫痫，一切疳积蛊积，并治。凡人面上白斑唇红，能食心嘈，颜色不常，脸上有蟹爪路者，便有虫也。此丹四时常服，不动真气，有虫取虫，有积取积，有气取气，有块取块，一服见效。无病之人，春秋各服一服，打下虫积，终岁无病。惟孕妇不宜服。

槟榔鸡心者，十二两 黑牵牛头末，三两 大黄锦纹者 雷丸 锡灰 白芜荑 木香使君子各一两

上为细末，用葱白一斤，煎汤，露一宿为丸，如粟米大，每服四钱。病重年深体实者，加至五钱。五更葱白汤或木香煎

---

① 匿蚀阴肛 即匿虫侵蚀阴部与肛门所致的疾患。

汤送下。取寸白虫，用东方上石榴根，煎汤面东服之。小儿服一钱或五分，天明取下病根，或虫或如烂鱼肠，或如马尾、蛤蟆、小蛇，诸般怪物。或小便取下青黄红白，或米泔等色，一服即出。取时务在房内坐桶，不要见风，出外涌泄。一云，加硇砂、甘遂尤妙。如虚老之人，用此推荡后，服四君子汤数贴，尤好。

一方去使君子，名七转灵应丹。如失声，加沉香、琥珀各五钱。忌生冷劳腥等物一月。

宝鉴化虫丸　治诸虫。

鹤虱去上　槟榔　苦楝根去浮皮　胡粉炒，各一两　明白矾枯，二钱半　芜荑　使君子各五钱

上为细末，米糊为丸，如麻子大，一岁儿服五丸，量人大小加减丸数。温浆水入生麻油三四点打匀送下，清米饮亦可，不拘时。其虫细小者，皆化为水，大者自下。

焦效丸

木香　鹤虱炒　槟榔　诃子面裹煨，去核　芜荑炒　附子炮，去皮脐　干姜各七钱半　大黄一两半　乌梅十四个，去核

上为末，炼蜜丸如麻子大，每服三四十丸，煎陈皮汤，或淡醋汤下。一方加黄连、黄柏各七钱半。

万应丸　下诸虫。

槟榔五两　大黄八两　黑牵牛四两，各为末　皂角十挺，不蛀者　苦楝根皮一斤

上先将皂荚、苦楝根皮二味，用水一大碗熬成膏子，一处搜和前药末三味为丸，如梧桐子大，又以沉香、木香、雷丸各一两为末为衣，先以沉香衣，次用雷丸衣，又次用木香衣，每服三丸，四更时用砂糖水送下。

秘方万应丸　治大人小儿腹内有虫，及积气块痛，小儿疳病。

三棱醋炒，五钱　莪术醋炒，五钱　槟榔一两　青皮麸炒，黄色　橘红　雷丸　干漆炒无烟，各五钱　芜荑二钱半　鹤虱三钱，略炒　木香不见火　良姜各二钱，陈壁土炒　砂仁二钱，去壳　使君子　麦芽炒，各五钱　胡黄连炒　甘草炙，各三钱　神曲炒黄色，五钱

上为细末，醋打米糊为丸，如绿豆大，每服三五十丸，空心淡姜汤下。

化虫丸　能化虫为水。

硫黄一两　木香五钱　密陀僧三钱　附子一枚，炮，另为末

上先以附子末，醋一盏熬膏，余药研为细末，和匀，丸如绿豆大，每服二十丸，荆芥茶清下。

木香三棱散　治腹中有虫，面色痿黄，一切积滞。

黑牵牛半生半炒取末，五钱　大腹皮三钱　槟榔　雷丸　锡灰醋炒　三棱煨　蓬术煨木香各二钱　大黄三钱

一方加阿魏一钱，芜荑三钱。

上为末，每服五钱，用砂糖水调服。先将烧肉一片，口中细嚼吐出，然后服药。

乌梅丸　治脏寒蛔虫动作，上入膈中，烦闷呕吐，时发时止，得食即呕，常自吐蛔，有此证候谓之蛔厥，此药主之，又治久痢。

乌梅三百个　黄柏炙　细辛去苗　肉桂去粗皮　附子炮，去皮脐　人参去芦，各六两　干姜炮，十两　当归去芦，四两　蜀椒去目及闭口者，微炒出汗，四两　黄连去须，十六两

上为捣筛，合治之。以醋浸乌梅一宿，去核蒸之，五斗米下饭熟，捣成泥，和药，令相得，纳臼中，与炼蜜杵二千下，丸如桐子大，每服十五丸，温米饮下，食前服。

补金散　治诸般虫。

鹤虱生　雷丸　定粉　锡灰各等分

上为末，每服三钱，空心食前，少油

调下。又用猪肉一两，烧熟撒药在上，细嚼亦得。每服药时，用鸡翎甘遂末一钱，与前药一处服之，其虫自下矣。

雷金散 治诸虫。

雷丸末八分 郁金末七分 黑牵牛末一钱半

上三件末和匀，以生油调下三两匙，饭压之。

追虫散 取寸白虫。

黄丹半两，炒 锡灰一两，罗 定粉二两

上同研极细末，每服一钱，先烧猪肉五片吃了，后以生油一口许调药服，至晚取下，妇人有胎不可服。李副统女子，年十三，壹服取虫一抄，终身不发。

广济方 取寸白虫，亦疗蛔虫。

酸石榴根皮东引者，切，二升 槟榔十枚

上二味细切，以水七升，煮取二升半，去柤，以粳米煮稀粥，平旦空腹食之。少间虫并死，快利神效。

雄砂丸 善杀诸虫。

鹤虱 芜荑 干漆 僵蚕各三钱 贯众 朱砂 酸石榴皮各五钱 雄黄 雷丸 甘遂各一钱半

上为末，米煮糊为丸，如麻子大，每服十丸，五更时粥饮下。

追虫丸

大黄 黑丑各一两 山楂 莪术各六钱 槟榔 大腹皮各四钱 雷丸 砂糖各三钱 木香二钱 皂角一钱

上为末，沸汤调，量人大小，虚实服之。

苦楝根汤

苦楝根① 去外苦皮晒干

上锉，每一撮，入黑豆二十粒，水煎，临热入砂糖二钱调服，晚饭不可食，待药气行。

使君子汤 治小儿脏腑虚滑，疳瘦下利，腹胀胁痛，不思乳食。常服去虫补胃，消疳肥肌。

使君子 陈皮各一两 厚朴 甘草 诃子各半两

上为末，炼蜜丸如芡实大，每一丸，米饮化下。小儿半丸，乳汁下。如兼惊及热渴者，加青黛半两，脏腑不调者去之。一方有川芎，无诃子、青黛。

取积药

巴豆不拘多少，去壳。水略浸，去内外衣膜，纸压去油，置薄刀上烘赤色，入雄黄、沉香各少许，为末。饭丸如粟米大；大人一分，小儿半分，食后砂糖水送下。

追虫打鳖散 治血鳖。

黑丑 槟榔各四两 雷丸 木香 甘草各一两

上为细末，每服大人四钱，小儿二钱。量人虚实，空心以滚汤入砂糖少许调下。待走去恶积虫二三次，方进稀粥汤补住。

钓虫黑白丸 凡胃口肚腹作痛，及肺窍失声者，俱有血鳖，宜用：

磁石 云母石 蛇含石 甘草各等分

上为末，糯米糊丸，作白丸子，如黄豆大，每一丸，灯心煎汤下。后用黑丸子：

针砂 青黛 枯矾 甘遂各等分

上为末，醋煮糯米糊丸，如龙眼核大，以粗线一条穿住，灯心汤下，待病者作呕，若不呕再吃乌梅水一口；又含冷水一口，方为病者打擦胸前背上，略抽动其线，令病人呕去冷水，仍作呕声，如是者三四次，黑白丸子挟病根瘀血齐吐出。吐后，须单随各经病调治，方可除根。但煮糊须用极高山顶上泉，或武当回龙水为丸，倘若用别水则不吐转。

————————

① 苦楝根 "楝"原作"练"，今改。

黑锡散　治吐虫有积。

黑锡炒成灰　槟榔末，各等分

上和匀，每服一钱，米饮调下。

经验方　治妇人阴蚀疮，阴户中有细虫，其痒不可忍，若蚀入脏腑即死。令人发寒热，与劳证相似。

先用蛇床子煎汤洗净，挹干，后以梓树皮不拘多少，焙干为末，入枯矾四分之一，麝香少许，敷之立效。

治五脏虫方

五凤丸　治肝劳热，生长虫在肝为病，令人恐畏不安，眼中赤壅。

乌鸡卵五枚，去黄　黄蜡三两　吴茱萸根东行者，切，三升　干漆四两，炒烟尽　粳米粉半升

上五味，以茱萸根、干漆杵为细末，和入铜铫中，火炼，可丸如小豆大，隔宿勿食，清晨以米饮下一百二十丸，小儿五十丸，虫即烂尽。

雷丸丸　治心劳发热，心里有长虫，名蛊虫，长一尺许，贯心即死。

雷丸炒，五枚　陈皮　桃仁去皮尖，另研，各一两二钱半　贯众　芜荑　青葙子　干漆各一两　乱发鸡子大一团，烧灰存性　僵蚕炒，十四枚

上为细末，炼蜜丸如小豆大，每服二十丸，空心温酒送下，日三服。

茱萸根汤　治脾劳热，内有白虫食脾，令人好呕，而胸中咳呕不出。

茱萸根东行者，一钱　火麻子八钱　陈皮一两半

上三味，细切，水煎服，或下虫，或下黄汁。凡合此药，禁声勿语方验，虫觉便无效。

前胡汤　治脾劳，身发热，内有白虫在脾为病，令人好呕，而胸中咳呕而不出。

前胡　白术　赤茯苓　细辛　杏仁去皮尖，另研　草龙胆　常山各一钱　枳实　松萝各七分　旋覆花五分　竹叶七片

上细切，作一服，水煎温服。若腹中热满闷，加芒硝半钱，栀子、黄芩、苦参各五分，加水煎。忌桃、李、雀肉、醋、生葱、菜等物。

五膈下气丸　治肺劳热，瘦损，有虫在肺为病，令人咳逆气喘，所谓忧恚气膈寒热，皆从劳之所生，名曰膏肓疾，针灸不着。

麦门冬去心，五两　蜀椒炒，去汗，一两　远志肉　附子　干生姜　细辛　甘草炙，各半两　百部　人参　白术　黄芪各七钱半　桂心一钱半　杏仁去皮尖及双仁者，二十四粒

上为细末，炼蜜丸如弹子大，每服一丸，徐徐嚼化下。忌猪肉、生冷、肥腻、及海藻、菘菜、生葱、桃、李、雀肉等物。

三圣饮子　治劳热生虫，在肺为病。

茱萸根东引者，五两　桑白皮东引者，一升　狼牙子三两

上切细，以酒七升，煮取一升半，平旦服尽。

千金散　治肾劳热，蛲虫生于肾中，令四肢肿急。

贯众三两，炒　干漆二两，炒烟尽　芜荑　胡粉　槐白皮各一两　吴茱萸五十粒　杏仁四十五粒，去皮尖，炒

上为细末，平旦以井花水调服方寸匕，渐加，病瘥即止。

诸虫治验方

应声虫

永州通判厅军员毛景，得奇疾，每语，喉中必有物作声相应。有道人教学诵本草药名，至蓝而默然。遂取蓝握汁而饮之，少顷吐出肉块，长二寸余，人形悉

具。刘襄子思为永卒，景正被疾，逾年亲见其愈。

杨勋中年得异疾，每发言应答，腹中有小声效之。数年间，其声寝大。有道士见而惊曰：此应声虫也。久不治，延及妻子。宜读本草，遇虫不应者，当取服之。勋如言读至雷丸，虫忽无声，乃顿服数粒，遂愈。

酒虫

齐州士曹席进孺，招所亲张彬秀才为馆舍，彬嗜酒，每夜必置数升酒于床隅，一夕忘设焉，夜半大渴，求之不可得，忿闷忽躁。俄顷，呕吐一物于地。且起视之，见床下块肉如肝而黄，上如蜂窝，犹微动，取酒沃之，唧唧有声，始悟平生酒病根本。亟投诸水火，后遂不饮。

误吞水蛭

吴少师在关外，尝得疾，数月间肌肉消瘦，每日饮食下咽，少时腹如万虫攒攻，且痒且痛，皆以为劳瘵也。张锐是时在成都，吴遣驿骑招致，锐到兴元，既切脉，戒云：明日早且忍饥，勿啖一物，俟锐来为之。计旦而往，天方剧暑，白请选一健卒，往十里外取行路黄土一银盂，而令厨人旋治面，将午乃得食，才放箸，取土适至，于是温酒一升，投土搅其内，出药百粒，进于吴饮之，觉肠胃击痛，几不堪忍，急登溷[①]，锐密使别坎一穴，便掖吴以行，须臾，暴下如倾，秽恶斗许，有马蝗千余。宛转盘结，其半已困死。吴亦惫甚，扶憩竹榻上，移时方餐粥一器，三日而平。始信去年正以夏夜出师，中途燥渴，命候兵持马盂挹涧水，甫入口，似有物焉，未暇吐之，则径入喉矣。自此遂得病。锐曰：虫入人肝脾里，势须滋生，常日遇食时则聚丹田间，吮咂精血，饱则散处四肢，苟惟知杀之而不能扫尽，故无益也。锐是以请公枵腹以诱之，此虫喜酒，

又久不得土味，乘饥毕集，故一药能洗空之耳。吴大喜，厚赂以金帛，送之归。

宁国卫承务者，唯一子，忽得疾羸瘦如削。医以为瘵疾，治疗无益。医刘大用问其致疾之由因，曰尝以六月饮娼家醉卧桌上，醒渴求水不得，前有菖蒲盆水清净，举而饮之，自是疾作。刘默喜，密遣仆掘田间瘀泥，以水沃濯，取清汁两碗，置几[②]上。令随意饮，卫子素厌疾苦，不以秽为嫌，一饮而尽。俄，肠胃间攻转搅刺，久之始定，续投以宣药百粒，随即同泻下水蛭六十余条，便觉襟抱豁然。刘曰：此盖盆中所误吞也。蛭入人腹，藉膏血滋养，蕃育种类，每粘着五脏，牢不可脱，然久去虫渠，思其所嗜，非以此物致之，不能集也。然尪羸，别以药调补。

有人因醉，薄暮渴饮道傍田水，自此忽患胸腹胀满，遍医不效。人亦莫识其病，因干，宿客邸，夜半思水饮，仆觅之，仆夜扣索见有缸数只，疑店主以此贮水，遂取一碗，与其主饮，便觉胸次豁然，再索之，忽觉脏腑急，于店后空地大泻一二行。平明视之，所泻乃水蛭无数。继看夜来所饮缸水，乃主人刘蓝作淀者，其病顿愈。方思前时渴饮田水，不觉误吞水蛭在腹，遂成胀痛之疾，乃蛭为害。今人耘田为此虫所啮，以淀涂之，无不愈也。

误吞蜈蚣

有村店妇人，因用火筒吹火，不知筒中有蜈蚣藏焉。用以吹火，蜈蚣惊迸窜入喉中，不觉下胸臆。妇人求救，人无措手。适有人在傍云：可讨小猪儿一个，切断喉，取血，令妇人顿吃之。须臾，以生油一口灌妇人，遂恶心，其蜈蚣滚在血中

---

① 溷（hùn 混）　厕所。
② 几　小或矮的桌子。

吐出，继与雄黄细研，水调服，遂愈。

诸虫入耳

虫之类能入耳者，不独蚰蜒。如壁虱，萤火，扣头皂角虫，皆能为害。有人患脑痛，为虫所食，或教以桃叶为枕，一夕虫自鼻中出，形如鹰嘴，人莫识其名。有人蚰蜒入耳，遇其极时以头捵柱至血流不知，云痒甚不可忍。蚰蜒入耳，往又食髓至尽，又能滋生。凡虫入耳，用生油灌妙。

蚰蜒及百虫入耳，取驴乳灌耳中，当消成水。百虫入耳，以桃叶火熨之，卷而塞耳中，立出。

苦寸白虫

赵子山，字景高，寓居邵武军天王寺。苦寸白虫为挠，医者戒云：是疾，当止酒。而以素所耽嗜，欲罢不能。一夕醉于外舍，归已夜半，口干咽燥，仓卒无措。适值廊庑间有瓮水，月色下照，莹然可掬。即酌而饮之，其甘如饴，连尽数酌乃就寝。迨晓，虫出盈席，觉心腹顿宽，宿疾遂愈。一家皆惊异，验其所由，盖寺仆日织草屦[①]，浸红藤根水也。

蔡定夫戡之子康积，苦寸白虫为孽。医者使之碾槟榔细末，取石榴东引根煎汤调服之。先炙肥猪肉一大脔置口中咽，阻其津膏而勿食。云：此虫惟月三日以前其头向上，可用药攻打。余日即头向下，纵有药皆无益。虫闻肉香咂唼之意，故空群争赴之，觉胸中如万箭攻攒，是其候也。然后，饮前药。蔡悉如其戒不两刻，腹中雷鸣，急登厕，虫下如倾，命仆以枝挑拨，皆联绵成串，几长数丈，尚蠕蠕能动，举而抛于溪流，宿患顿愈。

金蚕毒

虞氏云：曾治一妇人，因采桑，见桑有金虫如蚕者，被其毒，谓之金蚕毒，腹中绞痛欲死。予以樟木屑浓煎汤与之，大吐，吐出有金丝如乱发者一块，腹痛减十分之七八，又与甘草汤连进二三盏而安。

---

① 屦（jù 具）　用植物藤条等制成的鞋。

卷四十一

积聚癖块

论

论曰：积者阴气也，五脏所生。聚者阳气也，六腑所成。故阴沉而伏，阳浮而动。气之所积名曰积，气之所聚名曰聚。积之始发也，有常处，其痛不离其部，上下有所终始，左右有所穷处；聚之始发也，无根本，上下无所留止，其痛无常处，是积聚脏腑阴阳之别也。肝之积名曰肥气，在左胁下如覆杯，有头足，久不愈，令人发咳逆痎疟，连岁不已。心之积名曰伏梁，起脐上如臂，上至心下，久不愈，令人四肢不收，发黄疸，饮食不为肌肤。肺之积名曰息贲，在右胁下，大如覆杯，久不愈，令人洒淅寒热喘咳，发肺痈。肾之积名曰奔豚，发于小腹，上至心下，若豚状，或上或下无时，久不愈，令人喘逆骨痿少气。此五积之状，各随五脏发病，故不同也。有言积聚者，有言癥瘕者，有言痃癖者，名虽异而病则同也。原其所得之由，本因六淫七情所干，积久而成也。治疗之法，当察其所痛，以知其病有余不足，可补则补，可泻则泻，无逆天时。详脏腑之高下，辨积聚之虚实，如寒者温之，结者散之，客者除之，留者行之，坚者削之。又当节饮食，慎起居，和其中外，使可毕已。若骤以大毒之剂攻之，积不能除，反伤真气，终难治矣。故

洁古云，养正积自除。此之谓也。（小儿癖疾如蛇，如猪肝，内有血孔通贯，外有血筋盘固，直通背脊下，与脐相对，有动脉处为癖之根）

李东垣曰：诸积皆本于喜怒伤脏而阴虚，阴既虚矣，则风雨袭阴之虚，病起于上而生积；清湿袭阴之虚，病起于下而成积。

许学士云：治积之法，或以所恶者攻之，或以所喜者诱之，则易愈。如硇砂、水银治肉积，神曲、麦芽治酒积，水蛭治血积，木香、槟榔治气积，牵牛、甘遂治水积，雄黄、腻粉治痰积，礞石、巴豆治食积，各从其类也。若用群队之药分其势，则难取效。须要认得分明，是何积聚，兼见何证，然后增加佐使之药，不尔反有所损，要在临时通变也。

洁古云：壮人无积，虚人则有之。皆由脾胃怯弱，气血两衰，四时有感，皆能成积。若遽以磨坚破结之药治之，疾似去而人已衰矣。干漆、硇砂、三棱、牵牛、大黄之类，得药则暂快，药过则脾胃之真气消，疾暂愈，竟何益哉。故善治者，当先补虚，使血气壮，积自消。如满朝皆君子，则小人自无容地也。不问何脏，先调其中，使能饮食，是其本也。根固则积聚自消矣。

荫按：叶氏曰，按洁古养正积自除之语，乃为世之治积者好行攻伐之剂，故发此以救时之弊也。然人之积气有微甚不同，积之微者但养其正，正胜则积自消。

譬之鼠窃狗偷之盗，朝政清明，彼将自散矣。苟或积气之甚，难养其正，恐日积月累之邪，根深基固，欲其潜消默散，不可得也，必攻补兼施然后可。譬之恃险负固之盗，非王化所能服，必张我六师以伐之，如高宗之于鬼方，攻之而克也。故治积之法，不养其正，而徒为攻击，则正气愈虚。邪气犹在，固不可也。若养其正，而于邪之甚者，遂谓其能自除，不复攻之，亦不可也。变而通之，存乎其人。

丹溪曰：块是有形之物，气不能成块，乃痰与食积死血也。在中为痰，右为食积，左为血积。大法咸以软之，坚以削之，行气开痰为主。治块用海石、三棱、莪术、香附俱醋煮，桃仁、红花、五灵脂之类为丸，石碱白术汤下，蜀葵根煎汤，入人参、白术、青皮、陈皮、甘草梢、牛膝煎成膏，入细研桃仁、玄明粉各少许，热饮二服，当见块下。重者须补剂后再加减行。石碱去痰积食积，洗涤垢腻有功；瓦楞① 子能消血块亦能消痰（瓦楞子，即，蚶壳也。考之本草云：蚶壳如屋瓦，烧以醋淬三度，埋令坏，醋膏丸，治一切血气癥瘕）。积块不可专用下药，徒损真气，病亦不去，当消导使融化。行死血块，块去须大补。妇人有块，多是死血。凡痞块在皮里膜外，须用补气药及香附开之，兼二陈汤，先须断厚味。

叶氏曰：气无形，故不成块，然痰与食积死血，多因气滞而成，是气虽不为块，而所以为块者，实由于气。故治积之法，以行气为先。

戴氏曰：积聚癥瘕，有积聚成块，不能移动者是癥；或有或无，或上或下，或左或右者是瘕。饮癖成块，在腹胁之间，病类积聚，用破块药多不效，宜行其饮，导痰汤。何以知其有饮？其人先病，口吐涎沫清水，或素多痰者是也。腹中自若，

癖瘕随气上下，未有定处，宜散聚汤。有正当积聚处，内热如火，渐及四肢，一日数发，二三日又愈，此不当攻其热。有原得热病，热结不散，遂成癥癖，此当兼用去热之剂。

李氏曰：经云，积聚癥瘕痞满，皆太阴湿土之气。始因外感内伤气郁，而医误补留之以成积。积者阴气，五脏所主。脉沉伏，或左或右。发有根，痛有常处。肝积左胁下曰肥气，言风气有余而血随气不行也。令人胁痛痎疟。心积脐上曰伏梁，言如梁之横架心下，令人烦心，乃火之郁也，忌热药与灸。又肠痈与此相似，但身股背肿，环脐而痛为痈。脾积胃脘稍右曰痞气，言阳气为湿所蓄也，令人黄疸倦怠，饮食不为肌肤，仍忌热药。肺积右胁下曰息贲，言喘息奔而上行也，令人咳嗽肺痈。肾积发于小腹，或凑心下，曰奔豚，言若豚之奔冲，上下无时也，令人喘逆骨痿，最为难治。诸积勿轻吐下，徒损真气，积亦不去。奔豚尤不可吐，五积古有五方，今增损五积丸更妙。聚者阳气，六腑所成，脉沉结，或隐或见②，发无根，痛无常处，散聚汤、七气汤、香积丸、大阿魏丸、大安丸加参。左属死血，破血为主，海石丸或当归龙荟料五钱，加桃仁、姜黄各一两，蜜丸。右属气积，调气为主，青皮汤，木香分气丸。有积者消积，正元散、红丸子、小阿魏丸或当归龙荟丸、保和丸，俱加鹈鸪屎。中乃水谷出入之路，饮食七情郁积成痰，石醋丸、白芥丸。积初为寒，宜辛温消导，大七气汤、乌白丸、大小温中丸、退黄丸、阿魏撞气丸。久则为热，宜辛寒推荡，木香槟榔丸、通元二八丹、消块丸、通用纂积

---

① 楞　原作"垄"，今改。
② 见　显示；显露。

丹，有虫者妙应丸，外治三圣膏、三棱煎、神效阿魏散。阳虚者有积易治，惟阴虚难以峻补。痞积又忌滞药，止宜早服滋补药，加鳖甲、龟板、秋石丹，午服枳术丸、大安丸，或醋鳖丸，善消融化为妙。若痞积滞冷贯脐，误为沉寒冷痼，投以姜附热药，初服甚与病情相宜，久则痞积益甚，真气伤而阴血燥矣。其硫附固不可服，如知柏门冬寒凉伤脾，滞气亦所不宜。古云：衰其大半而止。又云：养正积自除。皆为虚损有积而言也。平补之外，更能断厚味，节色欲，戒暴怒，正思虑，庶乎万全。

或问：人有积块疝气，心腹痛等证者，虽多服久服附子姜桂等热药而不发药毒，不生他病，然本病日深者何也？王节斋曰：诸积诸痛，喜温而恶寒，热药与病情相合，积久成郁而火邪深矣。郁热既深，则见寒愈逆，则见热愈喜，两热相从，故不生他病。所谓亢则害，承乃制。火极而似水者也。然真气被食，阴血干枯，病日深痼，而不可为矣。世人不识，但见投热不热，认为深寒冷痼，而益投之，至死不悟，悲夫。然则治之当如何？曰：当与从治法。《内经》曰：热因寒用，寒因热用。伏其所主，先其所因者是也。

萌按：张鸡峰云，人之脏腑，皆因触冒以成疾病，而脾胃最易受触。盖日用饮食，稍或过多，则停积难化，冷热不调，则吐呕泄痢，膏粱者为尤甚。盖口腹恣纵，不能谨节，近用消化药，或论饮食既伤于前，难以毒药反攻其后，不复使巴豆、硇砂等药，止用曲糵之类。不知古今立方用药，各有主对，曲糵止能消化米谷，如肉食有伤，则非硇砂、阿魏等药不能治也。至于鱼蟹过伤，则须用橘皮、紫苏、生姜。果菜有伤，则须用丁香、桂心。水饮伤，则须用牵牛、芫花，固不可

一概论也。必实其所伤之因，对用其药，则无不愈。其间轻重，则随患人气血以增之而已。又有一等虚人，沉积不可真取，当以蜡匮其药，盖蜡能粘逐其病，又可久留肠胃间，又不伤气，能消磨至尽也。又有脾气偏虚，饮食迟化者，止宜助养脾胃，则自能消磨，不须用克化药耳。病久成积聚癥瘕者，须用三棱鳖甲之类。寒冷成积者，轻则附子、厚朴，重则矾石、硫黄。瘀血结块者，则用大黄、桃仁之类。医者宜审用之，宜慎用之，不可大意。又按吴氏曰：伏翼屎，即天鼠之类也，又名夜明砂。古人治血积，每用水蛭、虻虫辈，以其善吮血耳。然其性毒，人多患之。而伏翼屎者，食蚊而化之者也，蚊之吮血不减蛭虻，亦可以攻血积，本草称其能下死胎，则其能攻血块也何疑。书此以待同志者用之可耳。

萌又按：癥者，征也，腹中坚硬，按之应手，曰癥瘕者，犹假也。腹中虽硬，而忽聚忽散，无有常处，曰瘕。癥因伤食，瘕是血生。疝者，在腹内近脐左右，各有一条筋脉急痛，如臂如指，如弦之状。癖者，僻侧在两胁之间，有时而痛，曰癖。夫疝之与癖，皆阴阳不和，经络痞隔，饮食停滞，不得宣流，邪冷之气，搏结不散，得冷则发作疼痛，故曰疝癖也。（大抵积之初固为寒，而积之久则为热矣。学者必须分新久之义以施治）

脉 法

脉经曰：脉来细而附骨者，积也。来在寸口，积在胸中。微出寸口，积在喉中。在关上，积在脐傍。上关上，积在心下。微下关，积在小肠。尺微，积在气冲。脉出在右积在右，脉出在左积在左，脉两出积在中央。各以其部处之也。脉来小沉而迟者，脾胃中有积聚，不下食，食

则吐。肺积脉浮而毛，按之辟易。心积脉沉而芤，上下无常处。肝积脉弦而细。肾积脉沉而急。脉沉重而中散者，因寒食成积。脉左转而沉重者，气癥积胸中。脉右转出不至寸口者，内有肉癥也。又曰：左手脉洪癥在左，右手脉洪癥在右。头大者在上，头小者在下。脉迟而滑，中寒有癥微结，偏得洪实而滑为积。弦紧亦为积，为寒痹，为疝痛。内有积，不见脉难治，见一脉相应为易治，诸不相应为不治。脉弦，腹中急痛，腰背痛，相引腹中，有寒疝瘕。脉弦紧而微细者癥也。夫寒痹，癥微瘕、积聚之脉皆弦紧。若在心下，即寸弦紧。在胃脘，即关弦紧。在脐下，即尺弦紧。脉弦小者寒痹。诊人心腹积聚，其脉坚强急者生，虚弱者死。脉弦而伏者，腹中有癥，不可转也，必死不治。

脉诀举要曰：胸痹脉滑，为有痰结。弦伏亦痹，涩则气劣。肝积肥气，弦细青色。心为伏梁，沉芤色赤。脾积痞气，浮大而长，其色脾土，中央之黄。肺积息贲，浮毛色白。奔豚属肾，沉急面黑。五脏为积，六腑为聚。积在本位，聚无定处，其脉浮牢，小而沉实，或结或伏，为聚为积，实强者生，沉小者死。生死之别，病同脉异。

脉理提纲曰：郁脉沉涩，积脉弦坚。

通治一切积聚方

仙方香壳丸 破痃癖，消癥块及冷积。

木香 丁香并不见火，各五钱 京三棱酒浸一宿 青皮去白 枳壳麸炒 川楝子 茴香炒，各一两 莪术一两，切，酒浸一宿，将三棱、莪术同去壳，巴豆三十粒，同炒巴豆黄色，去巴豆不用

上为细末，醋糊丸，如桐子大，用朱砂为衣，每服五十丸，用姜汤或盐汤温酒，不拘时任下。

荆蓬煎丸 治癥瘕痃癖，冷热积聚，宿食不消，呕吐辛酸。久服通利三焦，升降阴阳，顺气消食。

京三棱二两，酒浸，冬三日夏一日 蓬莪二两，切，醋浸，冬三日，夏一日，已上二味同以去壳巴豆二十个，银器内炒令黄色，去豆不用 木香不见火枳壳麸炒 青皮去穰 茴香微炒 槟榔各一两

上为细末，姜糊为丸，如豌豆大，每服三五十丸，白汤或生姜汤下，食远服。

香棱丸 治五积六聚，气块。

三棱 莪术泡或醋炒 青皮 陈皮枳壳炒 枳实炒 萝卜子炒 香附子 黄连 神曲炒 麦芽炒 鳖甲醋炙 干漆炒烟尽为度 桃仁 杏仁 硇砂 归尾 木香甘草炙，各一两 槟榔六两 山楂四两

上为细末，醋糊丸，如桐子大，每服三五十丸，白汤下。

磨积三棱丸 治远年近日，诸般积聚癖痃，气块，或气积酒积，诸般所伤，无问男子妇人老幼，并宜服之。

木香不见火 麦芽 京三棱炮 莪术炮枳壳麸炒 石三棱麸皮 杏仁麸炒，各半两 葛根三钱 干漆炒烟尽，三钱 鸡爪三棱半两 黑牵牛半生半熟 白牵牛半生半熟，各半两官桂二钱半 丁香 香附子 缩砂 青皮去穰，各二钱 陈皮去白，五钱

上为末，醋糊丸，如桐子大，每服二十丸，生姜汤下，食后温水下亦得，日二服，病大者，四十日消。

木香通气丸 治痃癖气滞，心腹痞满，呕逆咳嗽。顺气消痰，进饮食，消痞。

人参 木香各一两半 元胡索一两 陈皮 槟榔 黑牵牛各六两 丁香各半两 三棱炮 莪术炮，各三两 半夏制 茴香炒 木通神曲 麦芽各二两 青皮一两

上为末，水糊丸，如小豆大，每服三四十丸，姜汤下，食后，日二服。

元胡索丸 治吐利腹胀，心腹痛，癥瘕气结，心头不安。顺三焦，和脾胃。

元胡索 当归 青皮去白 雄黄飞，另研 莪术炮 木香 槟榔 京三棱炮，各四两

上为细末，入雄黄末，水糊丸，如桐子大，每服六七十丸，姜汤下。

大阿魏丸 去诸积。

南星皂角水浸 半夏炮 山楂 神曲 麦芽 黄连各一两 连翘 阿魏醋浸 瓜蒌仁 风化硝 贝母各五钱 石碱 胡黄连 白芥子各二钱半 萝卜子一两，蒸

上为末，姜汁浸炊饼为丸，如桐子大，每服三十丸，白汤下。一方加香附蛤粉，治嗽。

白芥丸 治男妇食积，死血痰积成块，在两胁动作，腹鸣嘈杂，眩晕身热，时作时止。

白芥子 萝卜子各一两半 山栀 川芎 三棱 莪术 桃仁 香附 山楂 神曲各一两 青皮五钱 黄连一两半，一半用于吴茱萸水炒，一半用砂仁水炒

上为末，蒸饼为丸，如桐子大，每服七八十丸，白汤下。

千金不换内消丸 专治积聚气蛊，胸膈膨胀，肚腹饱满，心肋紧束等证。

苍术半斤，米浸，浸去皮 枳壳一两半，温水浸，麸炒 青皮水浸去穰 三棱醋煮去毛 蓬莪醋煮 香附炒去毛 大茴香炒 干漆醋炒烟尽 藿香洗去土 陈皮各一两 厚朴姜研 砂仁炒去皮 破故纸各一两二钱 猪牙皂角去皮弦 黑牵牛各二两 草果一两，去皮 百草霜一两

上十七味为细末，面糊为丸，如桐子大，每服七十丸，量人禀气饮食厚薄加减，临卧好酒或茶清，或盐汤、白汤任下。或不拘时，照依前丸数，汤引服之，暂得一二时，间便食饭饮酒，自觉肚腹内宽快，不分多寡服。并无肚腹响泄，有健

体扶阳之益，及治小儿五六岁以上饮食停滞饱满，便用十数丸，已上增添，咬碎，用茶清、米汤送下，服之即愈。此丸男女皆可服，惟孕妇不可服。

破积导饮丸 治内有积块坚硬，饮食不消，心下痞闷。

木香 槟榔 青皮去白 陈皮去白 枳壳麸炒 枳实麸炒 莪术炮 半夏汤洗七次 神曲炒 麦芽炒 茯苓 干姜 泽泻 甘草炙，各五钱 牵牛头末，六钱 巴豆三十枚，去油，皮心膜另研

上为细末，入巴豆霜令匀，生姜汁打面糊为丸，如桐子大，每服三十丸，姜汤下，食前。

莪术溃坚汤 治中满腹胀，内有积块，坚硬如石，令人坐卧不安。

半夏泡七次 黄连各六分 当归梢 厚朴 黄芩各五分 莪术 神曲各三分 甘草生，三分 益智仁七分 红花 橘皮去白 升麻各二分 柴胡 泽泻 吴茱萸各三分 青皮二分

如虚渴，加葛根二分。

上㕮咀，都作一服，水二盏，先浸药少时，煎至一盏，去渣稍热服，食前，忌酒湿面。

治寒积方

大七气汤 治五积六聚，状如癥瘕，随气上下，发作有时，心腹疼痛，上气壅塞，小腹胀满，大小便不利。

益智 陈皮去白 蓬莪 京三棱 青皮去穰 桔梗去壳 香附炒去毛 藿香叶 肉桂各一钱半 甘草炙，一钱

上作一服，用水二钟，生姜三片，煎至一钟，食前服。

枳壳散 治五种积气，三焦痞塞，胸膈满闷，呕吐痰逆，口苦吞酸。常服顺气宽中，除痃癖，消积聚。

枳壳麸炒　益智　陈皮　京三棱　莪术　槟榔　肉桂各一钱　肉豆蔻　厚朴　青皮去穰　木香不见火　干姜各五分　甘草炙，五分

上作一服，水二钟，生姜三片，红枣二枚，煎至一钟，不拘时服。

散聚汤　治九气积聚，状如癥瘕，随气上下，发作有时，心腹绞痛，攻刺腰胁，小腹膜胀，大小便不利。

半夏汤泡七次　槟榔　川归各四分　陈皮　桂心　杏仁去皮尖，麸炒　茯苓各一钱　甘草　附子泡去皮脐　川芎各五分　枳壳去穰，麸炒　厚朴姜制　吴茱萸各一钱半　大便不利加大黄酒浸一钱

上作一服，入生姜三片，水煎，食远服。

荫按：此方名散聚者，所以散六腑之聚气耳。益中气之道，热则弛张[1]，弛张弗聚也。寒则收引，收引则气斯聚矣。故桂心、附子、吴茱萸辛热之品也，半夏、陈皮辛温之品也，川芎、当归、杏仁辛润之品也。辛则能散聚，热则能壮气，温则能和中，润则能泽六腑。乃茯苓、甘草之甘平，可以使之益胃，而槟榔、枳壳、厚朴、大黄则皆推陈之品，故曰散聚。

流气丸　治五积六聚，癥瘕块癖留饮。以上之疾皆系寒气客搏于肠胃之间，久而停留，变成诸疾。此药能消导滞气，通和阴阳，消旧饮，虽年高气虚，亦宜服之。

木香　川茴香炒　红橘皮去白　菖蒲　青皮去白　萝卜子炒　莪术泡　槟榔　补骨脂炒　神曲炒　枳壳去穰，麸炒　荜澄茄缩砂　麦蘖曲炒，各一两　牵牛炒，一两半

上为末，水糊丸，如桐子大，每服五十丸，细嚼白豆蔻仁一枚送下，食后。

鸡爪三种丸　治五脏痃癖，气块年深者，一月取效。

鸡爪三棱　石三棱　京三棱　木香　青皮去白　陈皮去白，各半两　硇砂三钱　槟榔　肉豆蔻各一两

上为细末，生姜汁，打面糊为丸，如桐子大，每服二十丸，生姜汤下，空心临卧各一服，忌一切生冷硬粘物。

硇砂煎丸　消磨积块痃癖，一切凝滞，老人虚人无妨。

黑附子二个，各重五钱已上者，炮切去皮脐，剜作盆子　木香三钱　荜拨一两　硇砂三钱，用水一盏，陆续化开，纳在盆内火上熬干　破故纸一两，隔纸微炒

上将飞过硇砂末封在附子盆内，却用剜出附子末盖口，用和成白面约半指厚，慢火灰内烧匀黄色，去面，用木香等为细末，却用原[2]裹附子熟黄面为末，醋调煮糊为丸，如桐子大，每服十五丸至三十丸，生姜汤送下。此药内有奇功。

胜红丸　治脾积气滞，胸膈满闷，气促不安，呕吐清水，大人酒积，妇人脾血积，小儿食积，并皆治之。

陈皮　莪术二味同醋煮　青皮　三棱　干姜炮　良姜各一两　香附子炒去皮，二两

上为末，醋糊丸，如桐子大，每服二十丸，生姜汤送下。

治癥丸　治丈夫女人小儿，年深日近，沉积瘕块，面色青黄，时上抢心，吐水吞酸，舌生白沫，妇人积年月经不调，渐成血气或血盅块，中焦之间，覆如杯碗，连年累月，渐成瘦瘠，寒热往来，一切脾胃受寒，久不瘥愈之疾，并皆治之。

巴豆五两，去油膜　蓬术三两，醋炙透　京三棱三两，醋炙透　丁香皮二两　木香一两半　丁香一两半　厚朴三两，制　石菖蒲二两　良姜一两半　虻虫炒，一两半　川牛膝一两　香附子四两，炒　石莲子肉，二两　薏苡

---

① 弛张　"弛"原作"施"，今改。
② 原　原作"元"，今改。

仁一两 使君子三两，去壳

上为细末，稀面糊为丸，如绿豆大，积年癥瘕成块者，第一服用熟水下二十丸，自后每日三丸、五丸，更量虚实，加减与之，五日去尽积块。若近脾胃有积者每服五丸，米饮吞下，一服取效。妇人血气成块，及血瘕，每服二十丸，用苏木酒、童子小便各一半煎五七沸，令温空心吞下，自后每日用温酒下三丸，其血块逐旋消，从大小便去尽。自知小儿蛔虫，腹痛不能忍，日夜叫唤，百药不救者，陈皮汤下七丸，立效，诸虫皆宜下，常服，或白汤或姜汤下三五丸。中酒及酒积，大便鲜臭者，白汤与酒各半，吞十丸，立效如神。一切咽塞心下硬痛，皆用枣汤下五丸，不拘时候。

木香三棱丸 治一切气闷胸膈痞满，荣卫不和，口吐酸水，呕逆恶心，饮食不化，胁肋疼痛，无问久新，并皆治之。

青木香 破故纸 茴香 黑丑 甘遂 芫花 大戟 京三棱 莪术 川楝子 胡芦巴 巴戟各一两 巴豆去皮心不去油，二钱陈仓米二合，与巴豆同炒黑 砂仁一两半

上细切，用好米醋二升，除砂仁、木香外，余药入醋中浸一宿，入锅内，煮醋干尽为度，同木香、砂仁为细末，醋面糊为丸，如江豆大，每服五丸或七丸，食后服，看虚实大小，加减丸数，随汤水任下。

治热积方

硝石丸又名消块丸 治癥瘕痞块，当先下此药，不令人困，须量体虚实，又治带下绝产。

硝石六钱 大黄八钱 人参 甘草各三钱

上各为末，用陈醋三升，置瓷器内，先纳硝黄，不住手搅煮，候将干，却下参

甘二末，和匀为丸，如桐子大，每服三十丸，米汤下，四日一服，候下如鸡肝米泔恶物赤黑色等效，下后忌风冷，软粥将息。

醋煮三棱丸 治一切积聚，不拘远年近日，治之神效。

京三棱三两，醋煮透竹笋切晒干 川芎二两，醋煮 大黄半两，醋煮，湿纸裹煨过

上为末，醋糊为丸，如桐子大，每三十丸，温水下，不拘时。病甚者一月效，小者半月效。

神功助化散 治男子妇人腹中痞块，不拘气血食积所成。此方之妙，不可尽述。

地萹蓄五钱 瞿麦穗五分 神曲二钱半 沉香 木香各一钱半 甘草五分 大黄二两

上为细末，净依分两和匀，男以甘草、淡竹叶二味，等分煎汤，及无灰酒同调服，酒多于汤。妇人用红花、灯心，当归等分煎汤，及无灰酒同调服，酒多于汤[①]。忌油腻动气之物，及房事一月。药须用黄昏服，大小便见恶物为度，神妙非常，誓不轻传匪人。

圣散子 治远年积块，及妇人干血气。

硇砂六两 大黄八两 麦芽六两 干漆烧过 萹蓄 茴香炒 槟榔各一两

如妇人干血气，加穿山甲二两，炮。

上为细末，每服三钱，温酒调下，仰卧。此药只在心头，至天明大便如鱼肠、小便赤为验。取出并无毒，有神效。小儿用一钱，十五已上五钱，空心服之更效。

遇仙丹 治邪热上攻，痰涎壅滞，翻胃吐食，十膈五噎，蜀哈酒积，虫积血积气块，诸般痞积，疮热肿痛；或大小便不利，妇人女子面色痿黄，鬼注癥瘕，误吞

———————
① 酒多于汤 当为"汤多于酒"。

银铁铜物，悉皆治之。此药有积去积，有虫去虫，不伤元气，亦不损伤脏腑，功效不能尽述。

白牵牛半生半熟头末, 四两　白槟榔一两　茵陈五钱　蓬术五钱, 醋煮　三棱五钱, 醋煮　牙皂五钱, 炙, 去皮弦

上为细末，醋糊为丸，如绿豆大，每服三钱。五更时用冷茶下，天明可看去后之物，数服行后，随以温粥啖之，忌食他物。

木香和衷丸　消肠胃中积聚，癥瘕癖块，宣畅三焦，开利胸膈。主治气逆上攻，心胸胁肋胀痞痛，四肢六脉拘急，身体困倦，润大便，利小便，和脾气，进饮食。

木香去腐　沉香　槟榔　枳壳去穰　莪术去皮　青皮去穰　陈皮去白　当归酒浸　黄芩去腐　木通去皮　黄连去须　白豆蔻　三棱去皮　牙皂连子醋炙　郁李仁去皮, 各一两　大黄蒸, 四两　缩砂二两半　黄柏去粗皮　香附去毛, 各三两　牵牛末二两或四两

上为末，水丸，如桐子大，每服一钱半，加至三钱，生姜汤下，或茶酒亦得，不拘时候。

通玄二八丹　治积聚，止泄痢，除拘急之妙药。

黄连半斤净　芍药　当归　生地酒炒　乌梅各五钱

上为末，用雄猪肚一个，以药盛于内，以线缝之，用韭菜二斤铺底面，于锅内蒸之，候汤干再添，候蒸一日，以药熟为度，就猪肚共用石杵春捣之糜烂为丸，如桐子大，每服七十丸。如治积聚，侵晨用姜汤服之，稍泻一二次即除，以温粥补住。如治泻痢，饭后用茶清服之即止。此丸以姜汤服之则行，以茶清行之则止。积聚，即肚腹饮食宿滞等疾。

宣毒丸

大黄　青皮　陈皮　苍术　当归去头, 各一两　黑牵牛四两

上为末，煮萝卜丸如桐子大，每服五十丸，温水临卧下，米粥补之。

全真丸　治三焦气壅，结痞心胸，大便不通。伤寒下证已服承气不利，服此安稳而通。

川大黄　南枳壳麸炒　槟榔　黑牵牛半生半熟, 各半两

上为细末，滴水为丸，如桐子大，每服五七十丸，米饮下。

解毒槟榔丸　治男子妇人呕逆酸水，痰涎不利，大便脓血，口苦烦躁，涕唾稠粘，嗽血，血崩，腹胀气满，手足痿弱，四肢无力，酒疸食黄，口舌生疮，寒热往来，疟疾，肠风痔瘘，癥瘕血积，诸恶疮疔疽，并皆治之。

槟榔　黄连　青皮　陈皮　木香　沉香　巴戟去心, 酒浸　当归　白术　枳壳　香附子炒　甘草炙　大黄各二钱半　黄柏七钱半　牵牛末一两

上为细末，滴水为丸，如桐子大，每服七十丸，姜汤下。

取积丹　用好大黄，不以多少，为末，用好酸醋煮膏子为丸，如桐子大，每服一百丸，量虚实大小，休吃晚饭，用好墨研浓，好酒送下，次日见脓。

治暴积方

大承气汤　丹溪云：一人年六十，素好酒，八月间，因暑热中得疾，两足冷遍，膝上腕有块如掌，牵引胁痛，不可眠卧，饮食减半，却不渴。诊之六脉俱沉涩而小，按之不为弱，皆数而右为甚，大便如常，小便赤色，遂用大承气汤减大黄之半而熟炒，加黄连、芍药、川芎、干葛、甘草作汤，下瓜蒌仁、半夏、黄连、贝母，凡至十二贴，足冷退至胫，块减半，

遂止药至半月，饮食复旧，诸证悉除。承气汤方见伤寒等门。

杉木汤 柳宗元纂《救死方》：元和十二年二月得脚气，夜半痞绝，胁有块，大如石，且死，因大寒不知人三日，家人号哭，荥阳郑询美传杉木汤，服半食顷，大下三次，气通块散。

杉木节一大升 橘叶一大升，无叶以皮代之 大腹槟榔七个

上合一处捣碎，用童便三大升，共煮取一升半，入二服，若一服得快利，停后服。

肘后方 治卒暴癥，腹中有如石，刺痛。

用牛膝一大把并叶，酒煮饮之。

一方 治卒暴癥，腹中有物，坚如石，痛欲死。取葫葂根一小束，洗沥去水，细擘，以酒二升，渍三宿，暖温服五合至一升，日三。若欲速得服，于热灰中温，令药味出服之。此方无毒，神效。

上四方所谓暴积，急去之。如块除后，必用补剂，以救其受攻之伤也。

治久积方

万病紫菀丸 疗脐腹久患痃癖如碗大，及诸黄病，每地气起时，上气冲心，绕脐绞痛，一切虫咬，十种水病，十种虫病，及反胃吐食，呕逆恶心，饮食不消，天行时病，女人多年月经不通，或腹如怀孕多血，天阴即发。又治十二种风顽痹，不知年岁，昼夜不安，梦与鬼交，头多白屑，或哭或笑，如鬼魅所着，腹中生疮，腹痛，服之皆效。

紫菀去苗土 吴茱萸汤洗七次，焙干 菖蒲 柴胡去苗 厚朴姜制，各一两 桔梗去芦 茯苓去皮 皂荚去皮子，炙 桂枝 干姜炮 黄连去须 蜀椒去目及闭口，微炒出汗 巴豆去皮膜油炒 人参去芦，各五钱 川乌炮去皮

脐，三钱 羌活 独活 防风各一两

上为细末，入巴豆研匀，炼蜜丸，如桐子大，每服三丸，渐加至五丸、七丸，生姜汤送下，食后临卧服。有孕者不宜服，痔漏肠风酒下，赤白痢诃子汤下，脓血痢米饮汤下。堕伤血闷，四肢不收，酒下。蛔虫咬心，槟榔汤下。气噎膈噎，荷叶汤送下。打扑伤损，酒送下。中毒，扫帚灰甘草汤送下。一切风，升麻汤送下。寸白虫，槟榔汤下。霍乱，干姜汤下。咳嗽，杏仁汤下。腰肾痛，豆淋酒下。阴毒伤寒，温酒下。吐逆，生姜汤送下。饮食气块，面汤下。时气，井花水下。脾风，陈皮汤下。头痛，水下。心痛，温酒下。大小便不通，灯草汤下。因物所伤，以本物汤下。吐水，梨汤下。气病，干姜汤下。小儿天吊风搐，防风汤下。小儿疳痢，葱白汤下。小儿乳食伤，白汤下。月信不通，红花酒下。妇人腹痛，川芎酒下。怀孕半年后胎漏，艾汤下。有子气冲心，酒下。产晕痛，温酒下。血气痛，当归酒下。产后心痛腹胀满，豆淋汤下。难产，益智汤下。产后血痢，当归汤下。赤白带下，酒煎艾汤下。解内外伤寒，粥饮下。室女血气不通，酒下。子死腹中，菜子汤下。又治小儿惊痫，大小癫狂，一切风，及无孕妇人身上顽麻，状如虫行，四肢俱肿、呻吟等疾。

杨驸马患风气冲心，饮食吐逆，遍身枯瘦，日服五丸，至二十日，泻出肉块如蛤蟆五六枚，白脓二升，愈。赵侍郎先食后吐，目无所见，耳无所闻，服五十丸，泻出青蛇五七条，四寸许，恶脓三升，愈。王氏患大风病，眉堕落，掌内生疮，服之半月，泻出癞虫二升，如马尾，长寸许，后愈。李灵患肥气病，日服五丸，经一年泻出肉鳖二枚，愈。茹黄门卒中风，病发时服药，泄出恶脓四升，赤黄水一

升，一肉虫如乱发愈。李知府妻梅氏带下病七年，血崩不止，骨痿着床，日服五丸至十丸，十五丸，取下脓血五升，黄水一升，肉块如鸡子状，愈。此药治一切万病如神，惟初有孕者不宜服。

万病丸　疗八种痞病，五种痫病，十种疰忤，七种飞尸，十二种蛊毒，五种黄病，十二种疟疾，十种水病，八种大风，十一种痹并风入头眼翳膜漠漠；及上气咳嗽，喉中如水鸡声，不得卧，饮食不作肌肤，五脏滞气，积聚不消，壅闭不通，心腹胀满；及胸背鼓胀，气结四肢，流入胸腹。又治心膈气满，时定时发，十年二十年不瘥，五种下痢，疳虫蛔虫①，寸白诸虫，上下冷热，五种痰饮，令人多眠睡，消瘦无力，荫入骨髓，便成漏疾，身体气肿，饮食呕逆，腰腿酸疼；四肢沉重，不能久行久立，妇人因产，冷入子脏，脏中不净，或闭塞不通，胞中瘀血冷滞，出流不尽，时时疼痛为患，或因此断产；并小儿赤白下痢，及狐臭耳聋鼻塞等病。此药以三丸为一剂，不过三剂，其病悉除。说无穷尽，故称万病丸。

牛黄研细　黄芩去芦　芫花醋炒赤　禹馀粮醋淬研飞　雄黄研飞　川芎　人参去芦　紫菀去芦头醋炒　蒲黄微炒　麝香研　当归去芦　桔梗去芦　大戟锉炒　干姜炮　防风去芦　黄连去须　朱砂研飞　犀角镑　前胡去芦　巴豆去皮心膜炒　细辛去苗　葶苈炒　肉桂去粗皮　茯苓去皮　桑白皮炒　芍药　川椒去目及闭口微炒出汗　甘遂各一两　蜈蚣二十二节，即去头足炙　石蜥蜴去头尾足炙，四寸　芫青二十八枚，入大米同炒黄色去头足

上为细末，入研药匀，炼蜜为丸，如豆大，近病及卒病多服，积病久疾即少服。常服微溏利为度。若一岁已下小儿有疾者，令乳母服两小豆大，亦以吐利为度。卒病欲死服三丸，取吐利即瘥。卒中

恶，口噤，服二丸，浆水下即瘥。五疰鬼刺客忤服二丸。男女邪病歌哭，腹大妊娠者，服二丸，日三夜一，间食服之。蛊毒、吐血、腹如刺，服二丸，不瘥更服。疟病未发前，服一丸，未瘥更服。诸有痰饮者，服三丸。冷癖日三服，每服三丸，皆间食，常令微溏利。宿食不消，服二丸，取利。癥瘕积聚，服二丸，日三服。拘急心腹胀满心痛，服三丸。上气呕逆，胸膈满不得卧，服二丸，不瘥更服。大痢，服二丸，日二服。痔瘘服二丸或一丸，如杏仁大，和醋二合，灌下部中。水病服三丸，日再服，间食服之，瘥止。人弱，即隔日服。头痛恶寒，服二丸，覆取汗。伤寒天行，服二丸，日三服，间食服之。小便不通服一丸，不瘥，明日更服。大便不通服三丸，又纳一丸下部中，即通。耳聋，急以棉裹如枣核，塞之。鼻衄服一丸。　痈肿、疔肿、破肿，纳一丸，如麻子大，日一敷之，赤根自出。犯疔肿血出，以猪脂和涂。有孔则纳中，瘥。癞疮，以醋泔洗讫，取药和猪脂敷之。漏疮有孔，以丸纳孔中，和猪脂敷上。痔疮涂绵箸上纳孔中，即瘥。瘰疬以醋和涂上。瘥。癣疮以布揩令汗出，以醋和涂上，日一易，瘥。胸背腰胁肿，以醋和敷上，日一易，又服二丸。诸冷疮积年不瘥者，以醋和涂之。恶刺以一丸纳疮孔中，即瘥。蝮蛇螫以少许，纳螫处。若毒入腹心烦欲绝者，服三丸。蜂螫以少许敷之瘥。妇人诸疾，胞衣不下，服二丸。小儿惊痫服一丸，如米许，以涂乳令嗍之，以意量之。蝎螫以少许敷之瘥。小儿乳不消，心腹胀满，服一丸，如米许涂乳头令嗍之，即瘥。

干柿丸　取虚实积，下膈甚妙。

---

① 蛔虫　"蛔"原作"疣"，今改。

朱砂研为衣 没药研 猪牙皂角去皮弦子，为细末 干姜炮为末 干漆炒烟尽为末 京三棱炮为末 青礞石煅为末，各一钱 水银一钱，铅一钱，炒结砂子 轻粉一钱 巴豆三十枚，去皮膜醋煮十沸

上件各研匀，软饭和为丸，如绿豆大，煎柿蒂汤，冷下三五丸，加减用。妇人有胎不可服。

神效五食汤 取虚实积食，气蛊胀满，积块水气，年深癖症，并皆治之。

大戟刮去皮 甘遂生，各半两 猪牙皂角去皮子，生用 胡椒生，各一两 芫花米醋浸一宿，一两 巴豆去心膜醋煮二十沸研，半两

上除巴豆外，杵为末，入巴豆再研匀，水煮面糊为丸，如绿豆大，每服五七丸。气实者十丸，夜卧用水一盏，入白米、白面、黑豆、生菜、猪肉各少许，煎至半盏，去渣温汤下药。取下病，忌油腻粘物，妇人有胎不可服。

妙香丸 治久远沉积。

巴豆取净三百五十粒，炒 牛黄 片脑 腻粉 辰砂九两 麝香各七钱半 金箔九十个

《拔萃方》无金箔，有水银、硇砂。（按硇砂不可轻用，炼不精则杀人，慎之）

上研极细，炼腊六两，入蜜七钱半，同炼令匀，每两作三十丸，每服一丸。小儿绿豆大二丸，白汤下。每吞此丸，即成粒从大便出，须于初丸时，以针穿眼用之，庶使药气行，而成利下之功也。

治五积方

肥气丸 治肝之积，名曰肥气，在左胁下，如覆杯，有头足，久不愈，令人发痎疟，连岁不已。

厚朴半两 黄连七钱 柴胡二两 椒去目闭口不用，四钱 巴豆霜五分 川乌炮去皮脐，一钱二分 皂角去皮子弦煨，一钱半 干姜五分 白茯苓一钱半 白术炮 昆布 人参各二钱

半 甘草炙，三钱

上件除茯苓、皂角、巴豆另末外，为极细末，和匀炼蜜为丸，如桐子大，初服二丸，淡醋汤下，食远。一日加一丸，二日渐加两丸，渐至大便微溏，再从二丸加服。周而复始，积减大半，勿服。秋冬加厚朴一半，通前重一两，减黄连一钱半。

伏梁丸 治心之积，名曰伏梁，起脐上，大如臂，上至心下，久不愈，令人烦心。

黄连一两半 厚朴制 人参各半两 黄芩三钱 桂一钱 干姜 巴豆霜 菖蒲各五分 红豆二分 川乌头炮，五分 茯神 丹参炒，各一钱

上件除巴豆霜外为细末，另研豆霜，旋入和匀，炼蜜为丸，如桐子大，服如上法，淡黄连汤下，食远。秋冬加厚朴半两，通前共一两，减黄连半两，只用一两，黄芩不用。

痞气丸 治脾之积，名曰痞气，在胃脘右侧，覆大如盘，久不愈，令人四肢不收，发黄疸，而饮食不为肌肤。

厚朴四钱半 黄连八钱 吴茱萸三钱 黄芩二钱 白茯苓 泽泻 人参各一钱 川乌头炮 川椒炒，各五分 茵陈酒炒 干姜炮 砂仁各一钱半 白术二分 巴豆霜另研 桂各四分

上除豆霜另研，茯苓另末旋入外，同为细末，炼蜜丸，如桐子大，服如上法，淡甘草汤下，食远。

息奔丸 治肺之积，名曰息贲，在右胁下，大如覆杯，久不愈，令人洒淅寒热喘咳，发肺痈。

厚朴姜制，八钱 黄连炒，一两三钱 干姜炮 白茯苓 川椒炒去汗 紫菀各一钱半 桂 川乌头炮去皮脐 桔梗 白豆蔻 陈皮 京三棱炮 人参二钱 天门冬各一两 青皮五分 巴豆霜四分

上除茯苓、巴豆霜各另研旋入外，为细末和匀，炼蜜丸如桐子大，服如上法，淡生姜汤下，食远。秋冬加厚朴五钱，减黄连七钱。

奔豚丸　治肾之积，名由奔豚，发于小腹，上至心下，若豚状，或上或下无时；久不愈，令人喘逆，骨痿少气，及男子内结七疝，女人瘕聚带下。

厚朴姜制，七钱　黄连五钱　白茯苓　泽泻　川乌头　菖蒲各二钱　丁香各五分　苦楝酒煮，三钱　全蝎　元胡索一钱半　附子　独活各一钱　桂二分　巴豆霜四分

上除茯苓、巴豆霜另为末旋入外，余药为细末，炼蜜丸，如桐子大，服如上法，淡盐汤下，食远服。

荩按：已上诸方，宜随证加减用之。所谓益元气、泻阴火、破滞气、削其坚也。如积势坚大，先服前药不减，于一料中加存性牡蛎三钱，疝带勿加。如大积大聚，消其大半乃止，药过剂则死。傥如积满腹，或半腹，先治其所起是何积，当先服本脏积药，诸疾自愈。是治其本也，余积皆然。傥如服药人觉热，加黄连；觉气短，加厚朴；觉闷乱，减桂。

荩又按：东垣，百世之师也。其制肥气等丸，五方以治五积，率以攻下温热之品，类聚为丸。夫五脏积气，辟在肠胃之外，而用巴霜厚朴峻剂以攻肠胃之内，非其治也。皆曰东垣方，余直以为非东垣之剂也。借曰东垣为之，则无脾胃之论矣。明者辨之。

增损肥气丸　治肝积。

当归　苍术各一两半　青皮炒，一两　三棱　莪术　铁孕粉各三两，与三棱、莪术同入醋，煮一伏时　蛇含石醋淬，五钱

上为末，醋煮米糊丸，如绿豆大，每服四十丸，当归酒下。

增损伏梁丸　治心积。

枳壳去穰，麸炒　茯苓　厚朴　人参　白术　半夏　三棱煨，各等分

上为末，面糊丸如桐子，每服五十丸，米饮下，食远服。

增损痞气丸　治脾积。

附子炮　赤石脂煅，醋淬　川椒炒出汗　干姜　桂心各半两　大乌头炮去皮脐，二钱半

上为末，炼蜜丸，如桐子大，朱砂为衣，每十丸，米饮下。

增损息贲汤　治肺积。

半夏汤洗七次　吴茱萸汤洗　桂心各一钱半　人参　桑白皮炙　苦葶苈各七分　甘草炙，五分

上加生姜七片，枣二枚，水煎服。

增损奔豚汤　治肾积。

甘李根皮焙干　干葛各六分　川芎　当归　黄芩　半夏汤泡七次，各一钱　芍药　甘草炙，各五分

上锉，生姜煎服。

荩按：上五方出《三因方》，随证加减，较之东垣方，殊为平和，用者察之。

温白丸　治心腹积聚，久癥癖块，大如杯碗，黄疸宿食，朝起呕吐，支满上气，时时腹胀，心下坚结，上来抢心，旁攻两胁，十种水病，八种痞塞，翻胃吐逆，饮食噎塞，五种淋疾，九种心痛，积年食不消化，或疟疾连年不瘥；及疗一切诸风，身体顽痹，不知痛痒，或半身不遂，或眉发堕落，及疗七十二种风，三十六种遁尸疰忤，及癫痫，或妇人诸疾，断续不生，带下淋沥，五邪失心，愁忧思虑，意思不乐，饮食无味，月水不调；及腹中一切诸疾，有似怀孕，连年累月，羸瘦困惫，或歌或哭，如鬼所使，但服此药，无不除愈。

川乌炮去皮，二两半　柴胡去芦　吴茱萸汤泡七次，拣净　桔梗　菖蒲　紫菀去苗药及

土黄连去须 干姜炮 肉桂去粗皮 皂荚去皮子炙 巴豆去皮心膜，出油炒研，各半两

上为细末，入巴豆匀，炼蜜为丸，如桐子大，每服三丸，生姜汤下，食后临卧服，渐加至五七丸。此即前万病紫菀丸减羌活、独活、防风。洁古治肝之积肥气，加柴胡、川芎。心之积伏梁，加菖蒲、黄连、桃仁。脾之积痞气，加吴茱萸、干姜。如肺之积息奔，加人参、紫菀。胃之积奔豚，加丁香、茯苓、远志。

匀气汤 治脾之积名曰痞气，胃脘不安，肌瘦减食。

神曲炒 郁李仁半生半炒 麦芽炒 桂心去粗皮 厚朴姜制 白术各一两 牵牛一两，半生干炒 良姜炮，半两 甘草炙，二两

上㕮咀，每服五钱，水一钟半，生姜三片，枣一枚，煎至七分，食远服。

海藏方 治伏梁，在心下结聚不散。

桃奴桃实着树不落者，正月采树上之干桃是也
上用三两为末，空心温酒调下。

半夏汤 治右胁下有块，令人洒淅寒热咳嗽，名之曰肺积息奔，此药主之。

半夏汤泡七次 细辛 桑白皮 前胡各一钱 桔梗 贝母 柴胡 诃子煨，去核 人参 白术 甘草炙，各七分

上作一服，加生姜三片，枣二枚，水煎，食后热服。

枳实散 治肺积息奔，腹胁胀硬，咳嗽见血，痰粘不利。

枳实麸炒 葶苈隔纸炒紫色 木香不见火 槟榔 诃黎勒去核 五味子 赤茯苓去皮 甘草炙，各半两 杏仁一两，去皮尖炒

上㕮咀，每服七钱，生姜三片，水煎，食后服。

五灵丸 治肺喘久不愈为息奔。

五灵脂二两半 木香半两 马兜铃去壳炒，一两 葶苈一两

上为细末，枣肉和丸，桐子大，每服二十丸，生姜汤下，日三服。

枣膏丸 治肺之积名曰息奔，在右胁下，大如杯，令人洒淅寒热，喘嗽，发肺痈。

葶苈 陈皮 桔梗各等分
上二味为末，入葶苈研匀，煮肥枣肉和丸，如桐子大，每服五七丸，饮下。或患停饮，久渍肺经，食已必嚏喘，觉肺系大急，服此良验。

葶苈丸 定喘急肺积。

苦葶苈一两 当归 肉桂 白蒺藜 鳖甲 川乌头 干姜 吴茱萸 大杏仁 茯苓 人参各五钱 槟榔一两

上为细末，煮枣肉和杵，丸如桐子大，每服二三十丸，姜枣汤下，日四服，不拘时候。

治食积方

保和丸 治食积。

山楂肉二两 神曲炒 半夏汤泡 白茯苓去皮，各一两 萝卜子炒 陈皮 连翘各五钱

上为末，以神曲糊为丸，如桐子大，每服七八十丸，白汤送下。加白术二两名大安丸。痰气积，加莪术、三棱炮各一两。脾胃虚者，以补药下之。

红丸子 治伤食冷痛。

京三棱醋煮 莪术醋煮 陈皮去白 青皮去穰，麸炒，各五两 干姜炮 胡椒各二两

上为末，醋糊为丸，如梧桐子大，以矾红为衣，每服三十丸，食后生姜汤下。小儿量大小，加减与服。

绀珠木香槟榔丸 治食积，腹胀有热者。

木香 槟榔 当归 黄连 枳壳 青皮 黄柏各二两 黄芩 陈皮 三棱 香附 牵牛末各二两 莪术 大黄各四两

上为末，面糊丸，如桐子大，每服五

七十丸，临卧姜汤下。寻常消导开胃，只服三四十丸，有寒者，加厚朴、木香、砂仁、神曲、香附。

三贤散　消积块进食。

橘红一斤半　甘草四两　盐半两

上用水二四碗，从早煮至夜，以烂为度，水干则添水，晒干为末，淡姜汤调下。有块者加姜黄半两，同前药煮。气滞加香附二两，同煮。气虚者，加沉香半两另入。噤口痢者，加莲肉二两去心，另入。

小三棱煎　治食癥，酒癖，血瘕，气块，时发刺痛，全不思食，积滞不消，心腹坚胀，痰逆呕哕，噫醋吞酸。

京三棱　蓬术各四两　芫花一两，去梗叶

上同入瓷器中，用米醋五升，浸满封器口，以炭火煨，令干，取出棱术，将芫花以余醋炒令微焦，焙干为末，醋糊丸，如绿豆大，每服十五丸，姜汤下。

丁香脾积丸　治食积，心腹膨胀，不得克化。

丁香　高良姜米醋煮　木香不见火　巴豆去壳，各半两　蓬术三两　荆三棱二两　皂角三大挺，烧存性　青皮去穰，一两

上入百草霜三匙，同碾为末，面糊为丸，如麻子大，每服十丸，至三十丸止。脾积气，陈皮汤下。如口吐酸水，淡姜汤下。呕吐，甘草、藿香汤下。如小肠气，炒茴香酒下。妇人血气刺痛，淡醋汤下。

治肉积方

阿魏丸　治肉积及饱食停滞。胃壮者宜此，脾虚者勿服。

阿魏二两，醋煮软另研　山楂　萝卜子　神曲　麦芽　陈皮　青皮　香附各二两

上为末，蒸饼丸服。

小阿魏丸　治肉积。

山楂二两　黄连一两三钱　连翘一两

阿魏二两，醋煮作糊

上为末，以醋煮阿魏糊为丸，如小豆大，每服三十丸，白汤送下。脾虚者以白术三钱，陈皮、茯苓各一钱，煎汤送下。切不可妄用，脾虚之祸，疾如反掌。

治酒积方

乌梅丸　治酒积，消食化痰。

乌梅一斤　生姜一斤　半夏　白矾各半斤

上件石臼捣为细末，新瓦两片夹定，火上焙三日夜为度。

神曲　麦芽　陈皮　青皮　莪术　丁皮　大腹子　枳壳各四两

上共为细末，酒湖为丸，如桐子大，每服四五十丸，姜汤下。

消滞丸　治酒食所伤，心腹痞闷，刺痛积滞不消。

黑牵牛二两　香附子炒，一两　五灵脂一两

上为细末，醋糊为丸，如桐子大，每服五十丸，食后姜汤下。

东垣草豆蔻丸　治酒积或伤寒冷之物，胃脘痛，咽膈不通。

草豆蔻麸裹煨　白术各一两　大麦芽炒　神曲炒　黄芩　半夏各半两　枳实炒，二两　陈皮　青皮　干姜各五钱　炒盐半两

上为细末，汤浸蒸饼为丸，如绿豆大，每服一百丸，熟水送下。

茵按：此方乃饮酒过度，恣食寒凉之物，有痃癖积饮，在胸腹间作痛者之所宜也。用者审之。

酒积方　累效。

乌梅肉一两　半夏曲七钱　青木香四钱　枳实半两　砂仁半两　杏仁三钱　巴豆霜一钱　黄连酒炙一宿，一两

上为末，蒸饼丸，如绿豆大，每服八丸，白汤下。

不药法 治胸中酒食停积，或被人劝饮过多，一切时刻，心下胀满。

只用盐花擦牙齿，温水漱下，不过三次，如汤泼雪，即时宽畅通快也。

治茶积方

茶癖方 治黄病，爱吃茶。

白术炒 苍术米泔浸，各三两 软石膏煅，一两 白芍药炒 片芩各一两 薄荷叶七钱 胆南星 陈皮各一两

上为细末，砂糖水调神曲糊为丸，如桐子大，每服五六十丸，砂糖水下。

星术丸 治吃茶成癖。

牛胆南星 白术 石膏 黄芩 芍药 薄荷各等分

上为末，砂糖调成膏，津液化下，或为丸服亦好。

丹溪方 治茶癖，喜吃茶及吃干茶者。

石膏 黄芩 升麻

上为末，砂糖水调服。一方用芍药，不用升麻。

一方

用花椒为末，面糊为丸，如桐子大，每服十丸，茶汤下。

治痰积方

石碱丸 治痰饮成积。

半夏一两，用皂角浸透晒干 山楂三两 石碱三钱

上为末，粥丸，桐子大，每服三十丸，白汤下。

开结枳实丸 宣导凝滞，消化痰饮，升降滞气，通行三焦，荡涤脾胃，去结润燥，流畅大小肠。专主中痞，痰涎恶心，呕哕醉饱，膈实，宿物停积，两胁膨闷，咽嗌不利，上气喘嗽等疾。

枳实去穰麸炒 白术 半夏汤泡 天南星 白矾枯 苦葶苈隔纸炒 大黄 青皮去白，各半两 木香一钱 黑牵牛头末，一两 皂角去皮子，一两

上为细末，生姜汁煮，面糊为丸，如桐子大，每服四十丸，温生姜汤下。如妇人干血气，膈实肿满，或产后有伤，面目浮肿，小便不利，生姜葱白汤下。如单腹胀，上喘涎多，四肢肿满，食后生姜汤下。酒疸，温酒下。

黄连磨积丸 治一切痰饮，食积，积聚拂郁，胁下闷倦，懒惰，饮食不消；或吐逆恶心，眩晕怔忡，时作时止，用之如神。

黄连一两，内五钱用吴茱萸同炒，五钱用益智仁同炒，去二味不用，止用黄连 栀子炒去皮 青皮去穰 川芎 苍术米泔浸七日 桃仁去皮存尖 白芥子醋浸炒，各五钱 香附子童便浸炒 莪术酒浸炒 山楂肉 莱菔子炒研 白术各一两 三棱用西安府者，一两半

上为细末，用汤浸蒸饼为丸，如桐子大，每服五七十丸，茶汤任下。

大阿魏丸 治痰食诸积聚。

南星 半夏 山楂 神曲 麦芽 黄连各一两 连翘 阿胶 瓜蒌仁 贝母各半两 风化硝 石碱 萝卜子 胡黄连各二钱半

上为末，姜汁浸，蒸饼为丸，如桐子大，每服三十丸，白汤下。一方加香附、海石，治嗽。

蚶壳丸 治一切气血痰块癥瘕。

蚶壳又名瓦垄子，火煅，醋淬三次

上为末，醋糊丸，姜汤下。

治水积方

芫花丸 治疟母，停水结癖，腹胁坚痛。

芫花 朱砂各等分

上为末，炼蜜为丸，如小豆大，每服十丸，浓枣汤送下。

神效五食汤　治积块水气。

方见前久积条。

治气积方

导气枳壳丸　治气结不散，心胸痞痛，气逆上攻，喘急咳嗽。分气逐水，功莫尽述。

枳壳去穰麸炒　木通　青皮去穰　陈皮去白　桑白皮炒　萝卜子炒　白牵牛炒　茴香炒　莪术煨　京三棱煨，各等分

上为细末，生姜汁打面糊为丸，如桐子大，每服五十丸，橘皮汤下。

木香化滞汤　治因忧气，食湿面，结于中脘，腹皮微痛，心下痞满，不思饮食，食之后不散，常常痞气。

木香不见火　草豆蔻　柴胡　橘皮各一钱半　当归　枳实麸炒，各一钱　半夏汤泡，二钱　红花　甘草炙，各五分

上作一服，加生姜三片，水煎，食远服。

一法　气结者散之。

息城司候闻父死于贼，乃大悲哭，便觉心痛，日增不已，月余成块状，若覆杯大，痛不堪，药皆无功，议用燔针炷艾，病人恶之，乃求治于戴人。戴人至，适巫者在其傍，乃学巫者，杂以狂言以谑病者，至是大笑，不忍回，面向壁一二日，胸中结硬皆散。戴人曰：《内经》言，忧则气结，喜则百脉舒和。又云：喜胜悲。《内经》自有此法。

治惊积方

加味妙应丸　治惊积成块。

甘遂去心　大戟去皮　白芥子　穿山甲炒　鳖甲烧，各三钱　元胡索　蓬术各四钱

上为细末，糊丸，如桐子大，每服五十丸至七十丸，食后，淡姜汤下，以利为度。

治血积方

海石丸　治死血成块，块去后，须大补之。

海石　三棱　莪术　桃仁　红花　五灵脂　香附　石碱各等分

上为末，醋糊丸，如桐子大，每服三十丸，白术汤下。一方有蚶壳。

桃仁承气汤　治瘀血，小腹急痛，大便不利，或谵语口干，漱口不咽，遍身黄色，小便自利；或血结胸中，手不敢近腹；或寒热昏迷，其人如狂。

桃仁半两　大黄炒一两　甘草二钱　肉桂一钱

上锉，加生姜，水煎服。

桃仁丸　治瘀血不利，发热作渴，心腹急满，或肚腹中作痛。

桃仁四十枚　大黄四十枚　虻虫炒去足，四十枚　水蛭炒焦，十枚

上为末，炼蜜丸，如桐子大，每服五六十丸，空腹热汤下。

桃仁煎　治妇人经脉不通，及血积癥瘕等证。

桃仁　大黄炒，各一两　虻虫炒黑，半两　朴硝一两

上为末，先用醇醋二升半，于银石器中慢火煎至一升半，下桃仁、大黄、虻虫，不住手搅千下，次下朴硝，更不住手搅良久，出之丸如桐子大。前一日不用吃晚饭，五更初，用温酒吞下五丸，日午取下恶物，未见再服，见鲜血止，即以调气血药补之。

桃奴散　治血蛊，及瘀血停积，妇人经水不通，男子跌损扑伤，皆效。

桃奴　猵鼠粪　元胡索　肉桂　五灵脂　香附各炒过　砂仁　桃仁各等分

上为末，每服三钱，温酒调服。

治胁下积块方

龙荟丸　治胁痛有块。

当归　龙胆草　山栀子　黄连　黄柏　大黄　黄芩各一两　芦荟各半两　大香二钱半　麝香五分，另研

加姜黄、桃仁各半两。

上为末，炼蜜丸，如小豆大，小儿如麻子大，每服二三十丸，生姜汤下。

小阿魏丸　治胁下积块。

三棱醋炙，一两　麝香二分　阿魏二钱半

上为末，醋煮陈仓米粉为丸，桐子大。

神效阿魏散　大治痞块。

大黄一两　阿魏一钱二分，一云二钱二分　天竺黄　芦荟　白僵蚕各二钱　孩儿茶　番木鳖子　甘草各三钱　穿山甲七片，炮焦

上为细末，每服三钱，好酒调服，如重车行十里许，化下脓血即愈。或醋调膏贴脐亦好。

丹溪方　治食积死血，痰积成块，在两胁动作，腹鸣嘈杂，眩晕身热，时作时止。

黄连一两半，用茱萸益智仁同炒，只用黄连　山栀半两，炒　川芎　神曲　桃仁去皮　三棱　蓬术各半两，并醋煮　香附童便浸　山楂各一两　萝卜子炒，一两半

上为末，面糊丸。又方，有青皮半两，白芥子一两炒。

治诸虫瘕方

蛲瘕

《史记》曰：临淄女子薄吾，病甚，众医以为寒热，为当死。臣意诊其脉曰：蛲瘕为病，腹大，上肤黄粗，循之戚戚然。臣意饮以芫花一撮，即出蛲可数升，病已三十日如故，蛲得以之于寒湿。寒湿气郁笃不发，化为虫，所以知薄吾病者，

切其脉，循其尺，索刺粗而毛焦拳发，是虫气也。其色泽者，中脏无邪气及重病。

鸡子致积

北齐褚澄善医术，建元中，为吴郡太守，民有李道念者，以公事自郡，澄遥见谓曰：汝有奇疾，道念曰：某得冷疾五年矣。澄诊其脉曰：非冷也，由多食鸡子所致。令取蒜一升，服之即吐物如升许，涎裹之动，挟涎出视，乃一鸡雏，翅距已具而能走。澄曰：未也，盍服其余。从之，凡吐十三枚，疾乃瘳。

发瘕

刘宋时，徐文伯笃好医术。明帝宫人患腰痛牵心，发则气绝，众医以为肉瘕。文伯视之曰：此发瘕也，以油灌之，即吐物如发，引之长三尺，头已成蛇，又能摇悬柱上，水沥尽，惟余一发而已。遂愈。《唐书》：甄权弟立言，善医，时有尼明律年六十余，患心腹膨胀，身体羸瘦，已经二年。立言诊其脉曰：腹内有虫，当是误食发为之耳。因令服雄黄，须臾吐一蛇，如人手小指，唯无眼，烧之独有发气，其疾乃愈。

蛇瘕

隋有患者，尝饥[①]而吞食，下至胸便即吐出。医作噎疾、膈气、翻胃三疾，治之无验。有老医任度视之曰：非此三疾，盖因食蛇肉不消而致斯，但揣心腹上有蛇形是也。病者曰：素有大风，当求蛇肉食，风稍愈，行患此疾。遂以芒硝大黄（一作雄黄）合而治之，微泄利则愈。

鳖瘕

宋有温革郎中者，自少壮健无疾，孰不信医，见方书有云：食鳖不可食苋者，故并啖之，自此苦腹痛，每作时，几不知人，始疑鳖苋所致，而未审也。复以二

———————
① 饥　原讹作"肌"，今改。

物，令小苍头并食之，遂得疾与革类，而委顿尤剧，未几遂死。昇其尸，置马厩未敛也。忽小鳖无数，自上下窍涌出，散走厩中，惟遇马溺，化为水，革闻自视之，捞聚众鳖以马溺灌之，皆化为水。革乃自饮马溺，其疾亦愈。巢元方亦谓：有患鳖瘕者，死其主破其腹，得一白鳖，鳖乃活，有乘白马来看者，白马遂尿，灌之，随化为水。

米瘕

乾德中，江浙间有慎道恭者，肌瘦如瘵，唯好食米，阙之，则口中清水出，情似忧思，食米顿便如常，众医不辨。后遇蜀僧道广处方以鸡屎及白米各半合，合共炒为末，以水一中盏，调顿服。良久，病者吐出如米形，遂瘥。病源谓米瘕是也。

治积补攻法

丹溪和胃汤

方提领，年五十六，冬因饮酒后受怒气，于左胁下与脐平作痛，自此以后渐成小块，或起或不起，起则痛，痛止则伏，面黄口干，无力食少，吃此物，便嗳此味，转恶风寒，脉之左大于右，弦涩而长，大率左甚，重取则全弦。此得热散太多，以致胃气大伤，阴血下衰，且与和胃汤，以补胃气，滋养阴血，并下保和丸，助其化粕，伺胃实阴稍充，却用消块。

人参三钱　白术一钱半　陈皮一钱　芍药五分　干葛三分　归身五分　红花豆大　甘草炙，二钱

上作一帖，下保和丸二十五丸，龙荟丸十五丸。

丹溪方　治一人心痛，膈有块。

白术二钱　青皮　芍药　木通　川芎　苍术各一钱　甘草五分

上作一帖，下保和丸三十粒。

丹溪方　治一人左胁下，因疟后食肉与酒而成块。

白术一钱　柴胡醋炒，一钱　茯苓二钱　枳壳麸炒，五分　人参五分

上作汤送下，阿魏五，保和廿，抑青十，与点十，攻块五。

丹溪方　治一人因酒，多年湿病，胁上有块，腹滑泄，小便黄。

滑石一两　白术　三棱各六钱　陈皮五钱　黄连　猪苓各三钱　黄芩　木通各二钱　防风一半　干姜一钱　甘草炙，五分

上分七帖煎下保和丸二十。

丹溪方　治一丈夫肚左边带胁上有块，先吃匾食牛乳者，成气痛，又因酒肉，块大如桃，食减三分之一。

滑石半两　白术四钱　陈皮　三棱各三钱　萝卜子　连翘　黄连各一钱　干葛二钱半　桃仁二十个　黄芩一钱　甘草炙，一钱半

上分四帖，水煎服。

丹溪方　治妇人胁下有块，大如掌，脉涩，时有热。此虚中有气积，先与补虚，次与磨积药。

白芍药　归须四钱　陈皮　白术各三钱　青皮　川芎　木通各一钱　甘草五分

上白水煎，热服。

磨积药

三棱醋煮，一钱　枳实　青皮　桃仁各五钱　大黄五钱　桂枝一钱半　海藻醋煮，三钱

上为细末，神曲糊丸，如桐子大，每服四十丸。

一方　治一妇人左胁下有块，渐长大，脉弦而大稍数，询之近亦发热，食亦减，倦怠。先与补之，次攻此块。

陈皮　柴胡　归头　青皮各五钱　白术一两半　甘草一钱　木通三钱半

上作八帖服。

次与攻块方

青皮醋炒　三棱醋炒，各一两半　桃仁五钱　桂枝三钱半　海藻酒洗，三钱

上为末，醋打神曲糊为丸。

又方 治一妇疟后左胁有块，小便少。

厚朴 柴胡各二钱 三棱一钱半 甘草五分 木通五钱 白术六钱半 青皮五分

上加生姜一片，水煎，食前热服。

上诸方皆补药与磨积药相半兼服之，盖为体虚者设也。即实人攻下后，亦宜用此法补之。附外治贴药：

三圣膏

用风化石灰半斤为末，细筛过，瓦器中炒，令淡红色，提出候热稍减，次下大黄末一两，就炉外炒，候热减，入桂心末五钱，略炒，入米醋搅熬成黑膏，厚纸摊贴患处。

琥珀膏 贴块。

方见痈疽。

一方 贴积聚块。

大黄 朴硝各一两

上为末，大蒜捣膏和匀贴之。一方有阿魏一两。

又方 贴块。

白鸽粪二两 白芷三两 硫黄 白蔹 木鳖子肉各一两

上为末，用面水调和，敷患处。

神应比天膏 专贴男子妇人气聚左右胁下及胸（伏梁），或血块，或气结，酒色过度，有伤五脏致死，精神短少，肢体羸弱，并小儿大人一切痞疾，并皆治之。

黄芩枯者 黄芪 青皮各五钱 陈皮去白，三钱 乌梅去核，八个 诃子皮二两，火炮 木鳖子十六枚，去壳 山楂子十六个 桃仁二十四个 苏木五钱 麝香少许 三棱火煨，三钱半莪术火煨，三钱半 槟榔 白豆蔻 黄柏 牙皂各三钱，去皮弦子 当归尾一两 没药三钱半 乳香二钱半 昆布五钱 巴豆霜五分 甘草二钱半 穿山甲十六个，用醋炙黄焦

上二十四味，除麝香、没药、乳香、巴豆霜不入，将群药不见铁器，为细末，用清香油十四两，黄蜡二两，熬至数沸，方将群药末下入砂锅内，熬滴水不散为度，方下麝香等四味，用瓷罐盛了，量疾小大摊药贴敷，遇痒时用木梳往来搔之。不及三七，大有效验。

贴痞膏

锦纹大黄 皮硝 栀子仁各三钱 乳香 没药各一钱 老葱二枝 酒糟三四匙 蜂蜜量用

上共捣一处成膏，摊绢上，照疾大小贴之，用手帕护住，一日一换。

贴痞积块

朴硝三两 雄黄一两 明矾六钱 飞面一合

上为细末，醋调敷块上，不呕吐下，即泻之。

集验熨癖方

吴茱萸三升碎之，以酒和煮，热布熨癖上，冷更炒，更番用之，癖移走逐熨之，候得乃止。

卷四十二

蛊　毒

论

李氏曰：据方书，蛊有数种，皆妖昧变惑之气，其怪使然。人有造作而得之者，多取虫蛇之类以瓮盛之，使其自相啖食，其间一物独存者（为蛊），以酒肉祭之，取出放毒于酒肴中以害人。毒发，令人面目青黄，力乏身痛，唾吐鲜血，小便淋涩，大便脓血，唇口干燥，胸胁妨满，腹痛如虫啮，又如虫行。病人所食之物，皆变化为虫，侵蚀脏腑，蚀尽则死，死则病气流注，复染旁人，人死则精魂反为其家代力致富，不知有此事否？万病解毒丹、东坡雄矾丸主之。或于足小指尖处灸三壮，即有物出，酒饭得之，随酒饭出，肉菜得之，随肉菜出。凡中蛊毒，不论年月远近，但煮鸡卵一枚去壳，以银钗插入卵中，并入口中，含一饭顷，取出视之，钗卵俱黑为中毒。一法令患人唾津于水，沉则是，浮则非也。又法，口含大豆，豆胀烂而皮脱者是蛊，否则亦非也。如出外，须用预知子置衣领中，遇毒则有声。凡中蛊之人，用药已瘥，自后饮食永不得吃冷。若饮食带冷，则鬼气乘之，毒虫复生，竟不能救。岭南多有挑生毒者，乃挑毒于鱼肉菜果酒醋之中，以害于人。其候初觉胸腹作痛，次则渐渐搅刺，满十日则物生能动，行上胸痛，沉下腹痛，在

上膈者，用胆矾用末五分，投入热茶内溶化，通口服之，探吐。在下焦者，用郁金末二钱，米汤调服，下恶物。后以四君子汤去甘草调之。如胁下急肿，顷刻生痛，大如碗许者，用升麻末二钱，冷热水调连服。泻出如葱根，其肿即消，后以平胃散兼进，白粥调之。

江南溪涧中，有射工毒，或因雨潦，逐水而入人家，含沙射人之影，得之寒热闷乱，头目俱痛，亦如中尸，卒不能语。又有水毒虫，一名溪温，得之，病同射工，但有烂疮为射工，无疮为溪温。又有沙虱，细如疥虫，遇阴雨则行出草间，着人则入皮里，痛如针刺。是三者，为病朝轻暮重，手足冷至肘膝，二三日腹中如虫食人。下部脐中生疮，不痛不痒，急视下部有疮，赤如截肉者为阳毒，最急。如鲤鱼齿者为阴毒，稍缓。要皆杀人，不过二十日也。用蒜擂浓汁煎温洗之，是水毒当发赤斑，否则非也。当以他药调治，消水毒饮子主之。或云：中蛊毒者，令人心腹绞痛，如有物吐出，皆如烂肉，若不即治，食人五脏即死。验令病人唾水沉者即是。有人行蛊毒以病人，若欲知其姓名者，以败鼓皮烧作末，饮服方寸匕，须臾，自呼蛊家姓名，可语之，令呼唤将去则愈，治之亦有方。

凡中毒，嚼生豆不腥，嚼白矾味甘者，皆中毒无疑。

脉 法

人为百药所中伤，脉浮涩而疾者生，微细者死，洪大而迟者生。

治 方

辰砂丸 治蛊毒从酒食中着者，端午日合。

辰砂细研 雄黄另研水飞 赤脚蜈蚣 续随子各一两 麝香一钱

上为末，糯米饮为丸，如鸡头大。若觉中毒，即以酒下一丸，蛇蝎所伤，醋磨敷效。

东坡雄矾丸 治蛊毒及虫蛇兽等毒，神效。

白矾 黄蜡 雄黄各等分

上将雄矾为末，溶化黄蜡为丸，如桐子大，每服七丸，熟水下。

必效方 治蛊毒神效。

以胡荽根绞汁半升，酒和服之立下。

外台方 治蛊毒。

土瓜根大如拇指，长三寸，切。以酒半升，浸一宿，一服，当吐下。

一方 治蛇蛊食饮中得之，咽中如有物，咽不下，吐不出，闷闷心热。

用马兜铃煎服，即吐出。又服麝香一钱匕，即吐蛊毒。

圣惠方 治五种蛊毒。

用马兜铃根三两为末，分为三帖，水一盏，煎五分去渣，服当吐虫出，未快再服。

一方 主蛊毒。

大戟 桃白皮火烘干 斑蝥去翅，各等分

上三物捣筛为散，以冷水服半方寸匕，其毒即出。不出更一服，蛊并出。此李饶州法，大奇。若以酒中得，则以酒服，以食中得，则以饮服之。

一方 凡诸蛊，多是假毒药以投之，知时，宜服此解之。通除诸毒药。

大豆 甘草 荠苨

上以水煮，取汁饮之。

一方 解蛊毒。

山豆根不拘多少，如中药、蛊毒，密遣人和水研，以禁声，服少许，不止再服。一方用酒调下二钱。

一方 治食中有蛊毒，令人腹内坚痛，两目青黄，淋露骨立，病变无常。

用铁精细研，捣鸡肝和为丸，如桐子大，食前，或酒后下五丸。

消水毒饮

吴茱萸半升 生姜 犀角 升麻 陈皮各一两 乌梅七个

上用水七碗，煎至二碗，分二服。

雄麝散 治五种蛊毒。

雄黄研 麝香研，各等分

上为末，和一处，用生羊肺如指大，以刀切开，内以裹药吞之。

丹砂丸 治蛊毒。

巴豆去壳心油，一分 雄黄另研 朱砂另研，各五钱 藜芦略炒 鬼臼各一分

上为末，蜜丸，如大豆大，每服三丸，空心姜汤下，当转下恶物并蛊等。如烦闷，后以鸭为羹食之。

卷四十三

厥　证

论

叶氏曰：《内经·厥论》谓阳衰于下而为寒厥，阴衰于下而为热厥。寒厥则因多欲而夺其精，故致阳衰阴盛。热厥则因醉饱入房，精虚则热入，故致阴虚阳盛，或阴盛腹胀，阳盛气乱，而为卒厥，及五脏六腑皆有厥状，病能或寒或热，其论甚详，学者究心焉。

又曰：《原病式》谓厥有阴阳之辨，阴厥者，元病①脉候皆为阴证，身凉不渴，脉细而微也。阳厥者，元病脉候皆为阳证，烦渴谵妄，身热而脉数也。若阳厥极深，或失下而至于身冷，反见阴证，脉微欲绝而死者，正谓热而然也。王安道曰：热极而成厥逆者，阳极似阴也。寒极而成厥逆者，独阴无阳也。阳极似阴用寒药，独阴无阳用热药，不可不辨也。

叶氏曰：按《内经》所谓寒热二厥者，乃阴阳之气逆而为虚损之证也。寒厥补阳，热厥补阴，正谓壮水之主以制阳光，益火之原以消阴翳。此补其真水火之不足耳。仲景、河间、安道所论厥证，而为伤寒手足之厥冷也。冰炭殊途②，治法亦异。

丹溪曰：厥逆也，手足因气血逆而冷也。有阳厥，有阴厥，《原病式》详矣。阳衰于下则寒，阴衰于下则热。因气虚血

虚者多，气虚脉细，血虚脉大如葱管。热厥脉数，外感脉浮实，痰脉弦。热用承气汤，痰用白术、竹沥，外感解散药中加姜汁酒。

丹溪活套云：热厥四肢烦热，盖湿热郁于脾土之中，治用东垣升阳散火汤、火矾汤之类。寒厥手足厥冷者，多是气血不足，补气血药加附子。饮酒人，或体肥盛人手足热者，湿痰郁火盛也，二陈加芩连栀子之类。若忽然手足厥冷，卒厥不知人者，多属痰火，亦有阴亏而阳暴热者，宜多用参膏，点竹沥姜汁与之。人瘦弱者，虽无痰而火亦盛也，服竹沥亦能养血而降火。

王太仆云：厥者，气逆上也。世谬传为脚气，读此始知其病，上古之为脚气也。经曰寒厥者，手足寒也。曰热厥者，手足热也。曰痿厥者，痿病与厥杂合，而足弱酸软无力也。曰痹厥者，痹病与厥病杂合，而脚气顽麻肿痛也。曰厥逆者，即前寒厥、热厥、痿厥、痹厥、风厥等。气逆上而或呕吐，或迷闷，或胀，或气急，或小腹不仁，或暴不知人，世所谓脚气冲心者是也。

叶氏曰：厥有涎潮，如拽锯声在喉中，为痰厥。先用瓜蒂散或人参芦煎汤探吐，随用导痰汤加竹沥姜汁。暴怒气逆而昏晕者，为气厥，宜八味顺气散，或调气

---

① 元病　当为"原病"。
② 途　原作"涂"，今改。

散。手足搐为风厥，宜小续命汤。因酒而得，为酒厥，宜二陈，加干葛、青皮。又有脏气相形，或与外邪相忤，则气遏不行，闭于经络，诸脉伏匿，昏不知人，此为尸厥，惟当随其脏气而通之。寒则热之，热则寒之，闭则通之。昔扁鹊治虢太子之尸厥，正谓此也。

荫按：《心法附录》曰：厥者，甚也。短也，逆也，手足逆冷也。其证不一，散之方书者甚多。今姑撮其大概，且如寒热厥逆者，则为阴阳二厥。阳厥者，是热深则厥，盖阳极则发厥也，不可作阴证而用热药治之，精魄绝而死矣。急宜大小承气汤，随其轻重治之。所谓阴厥者，始得之身冷脉沉，四肢逆，足蜷卧，唇口青，或自利不渴，小便赤白，此其候也。治之以四逆、理中之辈，仍速灸关元百壮。尸厥、飞尸、卒厥，此即中恶之候，因冒犯不正之气，忽然手足逆冷，肌肤粟起，头面有黑，精神不守，或错言妄语，牙紧口噤，或昏不知人，头旋晕倒，此是卒厥。客忤、飞尸、鬼击，凡吊死问丧，入庙登场，多有此病，以苏合香丸灌之，候稍苏，以调气散和平胃散服，名调气和胃散。痰厥者，及寒痰迷闷，四肢逆冷，宜姜附汤，以生附代熟附。蛔厥者，乃胃寒所生，经曰：蛔者，长虫也。胃中冷即吐蛔，宜理中汤加炒川椒五粒、槟榔五分，吞乌梅丸效。蛔见椒则头伏故也。气厥者，与中风相似，何以别之，风中身温，气中身冷，以八味顺气散或调气散。如有痰，以四七汤、导痰汤服之。大抵阴阳气不相接，故生厥也。和云：凡卒中、尸厥、郁冒、中风、中暑之类，皆当发表也。仲景云：郁冒欲解，必是大汗出，还魂汤，用麻黄桂枝；清魂汤，用荆芥。及诸卒中，用皂荚半夏搐鼻取嚏，用藜芦砒霜折齿取痰，皆所以开散三焦，使表邪流

通也。中暑忌冷水闭表，亦此意。

本云：世言气中者，虽不见于方书，然暴喜伤阳，暴怒伤阴，忧愁拂意，气多逆厥，往往多得此疾，便觉涎潮昏塞，牙关紧急，若概作中风候，用药非止不相当，多致杀人。元祐庚午，母氏亲遭此祸，至今饮恨。母氏平时食素，气血羸弱，因先子捐馆忧恼，忽一日气厥，牙禁涎潮，一里医便作中风，以大通丸三粒下之，大下数下，一夕卒。予尝痛恨。每见此证，急化苏合香丸灌之便醒，然后随其寒热虚实而调理之，无不愈者。

李氏曰：《内经·气厥篇》：厥者，气逆也。凡移寒移热，或伏热深而振栗，或虚寒甚而发燥，皆谓之厥，不但手足厥冷，而宗筋脾胃合而为孽。宗筋，阴器也，厥阴所主。脾胃脉皆附近宗筋，寒厥则阴缩而四肢冷，热厥则津干不荣四肢，溺赤而手足热。是六经之厥，皆统于肝与脾胃也。经曰：巨阳之厥（巨阳者，太阳也），肿首，头重，足不能行，发为眴仆（眴音眩，目眩乱也，仆，猝倒也）。阳明之厥，则颠疾欲走呼，腹满不得卧，面赤面热，妄见而妄言。少阳之厥，则暴聋颊肿而热，胁痛胻（胻音杭，脚胫也）不可以运。太阴之厥，则腹满䐜胀，便不利，不欲食，食则呕，不得卧。少阴之厥，则口干溺赤，腹满心痛。厥阴之厥，则少腹肿痛，腹胀溺溲不利，好卧屈膝，阴缩肿，胻内热。又太阳厥逆，僵仆呕血，善衄。少阳厥逆，机关不利者，腰不可以行，项不可以顾，发肠痈不可治，惊者死。阳明厥逆，喘咳身热，善惊衄呕血。手太阴厥逆，虚满而咳，善呕沫。手心主少阴厥逆，心痛引喉身热，死，不可治。手太阳厥逆，耳聋，泣出，项不可以顾，腰不可以俯仰。手阳明少阳厥逆，发喉痹嗌肿，痉，若三阴俱逆，不得前后，

使人手足寒，三日死。外感寒，泣血发厥，脉沉微者，理中汤、四逆汤。暑耗气，发厥脉虚者，白虎汤，或香薷散加羌活。夏月劳役犯房，以致阳气烦，目盲耳闭。《内经》谓之煎厥。言热气煎逼，损肾与膀胱而成也，宜四君子汤加远志、防风、赤芍、麦门冬、陈皮。凡外感发热者，宜解散药中加姜汁。内因喜怒，伤风伤志，气逆而不下行，则血积于心胸，《内经》谓之薄厥。言阴阳相薄，气血奔并而成。古法暴厥气逆身冷者，苏合香丸、八味顺气散。怒气逆甚，呕血衄血发厥者，四物汤去地黄加赤茯苓、人参、桔梗、陈皮、麦门冬、槟榔、姜煎服，或六郁汤。气实多怒，忽大叫发厥者，乃痰闭于上，火起于下而上冲，概用香附五钱，川芎七钱，生甘草三钱，童便姜汁煎服。又青黛、人中白、香附为丸服。稍愈用导痰汤加黄连、香附煎，吞当归龙荟丸。因劳役饮水，被惊发厥者，六君子汤加芩、连、竹沥、姜汁。内伤痰火发厥，脉弦滑者，二陈汤加竹沥，挟寒加生附子，挟火加芩、连、山栀、竹沥，肥人加人参、姜汁。凡厥证为颠，为眴仆，为妄见，或腹胀，二便不利，或呕或心痛，皆痰火郁气病也。热厥，因醉饱入房，湿热郁于脾土，不能渗荣四肢，阳气独盛，故手足心热，宜补中益气汤、升阳散火汤、火郁汤。寒厥，因多欲夺精，元阳大有所损，不能渗荣经络，阴气独在，故手足皆寒，宜十全大补汤加附子，或当归四逆汤。寻常气虚发厥者，四君子汤。血虚发厥者，四物汤。有火加知母黄柏，虚寒加附子。但厥冷多，以不胜乘其所胜，如肾移寒于脾，则为寒厥。心移热于肾，则为热厥，六经皆然。抑论阳证烦渴谵语、身热，阴证不渴、静倦身凉，与伤寒阳厥、阴厥大同。但杂病多因酒色七情痰火所致，外感

者少。故经曰：阳衰于上，则为寒厥，阴衰于下，则为热厥。阳极似阴，阴极似阳。与伤寒固虽不同，而病状变化亦相似也。凡有吊死问疾，或入庙登场，卒中外邪，与脏气相忤，气遏不行经络，脉伏，昏不知人，忽手足逆冷，头面青黑，牙关紧急，昏晕卒倒，或错言妄语，谓之尸厥，决不可作风治。先宜苏合香丸灌之，候醒，以木香匀气散合平胃散调之。素虚者，以焰硝五钱，硫黄二钱，为末，作三服用，陈酒一盏煎，搅焰硝起，倾于盏内，盖着温服，如人行五里，又进一服。如无前药，用古参附汤入姜汁酒煎服，外灸百会穴，如绿豆大艾九壮，气海百壮。身温者生，暴者死，追魂汤灌之。蛔厥见伤寒，血厥见产后。大抵阴阳气不相接则厥，热厥补阴，寒厥补阳，正经所谓壮水之主，以制阳光；益火之源，以消阴翳也。凡卒厥未辨，先以苏合香丸灌醒。痰壅口噤者，瓜蒂散吐之，或搐鼻亦可。热甚者，大承气汤、双解散下之。

脉　法

卒中者，卒然不省人事，全如死尸，但气不绝，脉动如故。或脉无伦序，或乍大乍小，或微细不绝，而心胸暖者是也。

经云： 无故而喑，脉来乍大乍小、乍短乍长者为祟，滑者鬼疰，紧而急者遁尸。

仲景云： 尸厥脉动而无气，气闭不通，故静而死也。《活人书》云：阳厥脉滑而沉实，阴厥脉细而沉伏。

脉经云： 寸口脉沉大而滑，沉则为实，滑则为气，实气相搏，血气入于脏则死，入于腑则愈，此为卒厥。不知人，唇青身冷，为入脏，即死。如身温和，汗自出，为入腑，即愈。

又曰： 人病尸厥，呼之不应，脉浮者

死，脉大反小者死。卒中恶，腹大四肢满，脉大而缓者生，紧大而浮者死，紧细而微者亦生。

又问曰：妇人病经水适下而发其汗，则郁冒不知人，何也？师曰：经水下，故为里，虚而发其汗，则表亦虚，此为表里俱虚，故令郁冒也。

治 初 厥 方

苏合香丸 治卒厥不知人，未详风痰气厥，不可妄投汤剂，且先以此药灌下，待醒后察脉，然后随证用他药。

白术 青木香 朱砂 犀角 沉香 麝香 诃子皮 丁香 安息香 荜拨 白檀香 香附各二两 龙脑 熏陆香 苏合香油各一两

上为末，用安息香以酒熬成膏，同苏合香油和蜜调剂，每服旋丸，如梧桐子大，每服四丸，取井水温冷任下，老人小儿酒化下一丸。凡痰气及中风，痰涎壅上，喉中有声，不能下者，合青州白丸子同丸，姜汁化下，立效。中风如见鬼神者，白汤下。脚气冲心，用荜麻和丸，捣烂贴脚心，疼痛立止。心腹绞痛，卒痛中满、呕吐，姜汤下。伤风咳嗽，姜葱汁、白汤下。兼治传尸、骨蒸肺痿、痃癖、鬼气、狐狸妖魅、霍乱吐泻、时气瘴疟、赤白暴痢、瘀血月闭、痃癖疔肿等疾，产妇中风，小儿惊风，牙关紧硬不省者，擦牙即开，然后用风药治之。小儿吐泻惊疳，先用火焙此药，然后用姜葱汁化开，白汤下。小儿用绯袋盛，当心带之，一切鬼邪不敢近。

治 热 厥 方

升阳散火汤 治热厥。因醉饱入房，湿热郁于脾土，不能渗荣四肢，阳气独盛，故手足心热。

升麻 葛根 独活 羌活 白芍 人参各三钱 炙甘草 柴胡各二钱 防风一钱半 生甘草一钱

上锉，每服五钱，水煎服。本方去独活、生甘草，加葱白，名火郁汤，治证同。

大承气汤 治厥，热盛脉数者。

大黄 芒硝各半两 厚朴一两 枳实五个

上锉，用水二钟半，先煎厚朴，枳实至一钟，入大黄煎七分，去渣，入硝煎一二沸，温服以利为度。本方去芒硝，名小承气汤。

白虎汤 治热厥及暑厥，脉虚或沉滑。

石膏五钱 知母二钱 甘草一钱

上锉，作一服，入粳米一撮，水煎服。加人参一钱半，名人参白虎汤。

治 寒 厥 方

理中汤 治寒厥，脉沉微者。

人参 白术 干姜炮 甘草炙，各等分

上咬咀，每服四钱，水煎服。寒甚者加附子。

四逆汤 治手足厥冷，下利清谷，脉微欲绝。

甘草二两 干姜一两 附子去皮脐，半两

上咬咀，每服五钱，水煎温服。

姜附汤 治寒厥昏不知人，身体强直，口噤不语，逆冷；及腹脐冷痛，霍乱转筋，一切虚寒，并皆治之。

干姜一两 附子生，去皮脐，一枚

上咬咀，每服三钱，水煎，食前温服。

六物附子汤 治阳气衰于下，令人寒厥，从五指至膝上寒者，此方主之。

附子 肉桂 防己各四钱 炙甘草二钱 白术 茯苓各三钱

上锉，每服七钱，水煎服。

加减白通汤 治形寒饮水，大便自利，完谷不化，脐腹冷痛，足寒而逆。

附子炮去皮 干姜炮，各一两 官桂去皮 甘草炙 草豆蔻面裹煨 半夏汤泡七次 人参 白术各半两

上锉，每服五钱，加生姜五片，葱白五茎，水煎空心服。

当归四逆加茱萸生姜汤 治无热证而厥。

当归 芍药 桂枝 细辛各二两 甘草 通草各六钱半 吴茱萸三钱 生姜六钱

上锉，用水三升，煮至一升半，分三服。

吴茱萸汤 治阴厥吐利，手足逆冷，烦躁欲死。

吴茱萸 生姜各半两 人参二钱半

上锉作一服，加大枣一枚，水煎服。

治痰厥方

导痰汤 治痰厥。

半夏汤泡七次 南星姜汤泡，各二钱 橘红 枳实麸炒 茯苓各一钱半 甘草八分

上锉，加生姜五片，水煎服。痰盛加竹沥、姜汁。

一方

半夏大者，三十个 巴豆二十个

上为末，丸如绿豆大，朱砂为衣，每服一丸，姜汤送下。

治气厥方

八味顺气散 治七气拂郁，令人手足厥冷。

白术 人参 白芷 白茯苓 台乌药 青皮 陈皮各一钱 甘草五分

上锉，加生姜三片，水煎，不拘时服。

木香调气散 治气滞，胸膈虚痞，恶

心宿冷不消，心腹刺痛。

白豆蔻 丁香 檀香 木香各二两 藿香叶 甘草炙，各八钱 砂仁四两

上为细末，每服二钱，入盐少许，沸汤调服，不拘时。

治风厥方

小续命汤

麻黄去节 人参 黄芩酒炒 芍药酒炒 川芎酒洗 防己 杏仁去皮尖炒 桂枝净洗 甘草各一钱 防风 附子炮去皮脐，各五分

上锉作一服，加生姜三片，水煎服。

双解散 治一切风寒暑湿所伤，以致气血拂郁，变成积热发厥。（即防风通圣散与益元散相合）

防风 川芎 当归 赤芍药 大黄 麻黄 薄荷 连翘 芒硝各二分半 石膏 黄芩 桔梗各五分 滑石一钱半 甘草一钱 荆芥 白术 栀子各一分二厘半

以上共六钱六分二厘半，系防风通圣散。

滑石三钱 甘草五分

以上三钱五分，系益元散。

上㕮咀，每一服，加生姜三片，葱白一茎，豆豉三十粒，同用水煎，热服。

治虚厥方

参芪益气汤 治气虚阳厥脉伏，手足厥冷。

人参 黄芪 白术各一钱半 五味子二十粒 麦门冬去心 陈皮 甘草炙，各一钱

阳虚加附子童便煮，一钱

上锉，加生姜三片，枣二枚，水煎服。

芎归养荣丸 治血虚阴厥，脉虚细，四肢冷者。

当归酒洗 川芎 白芍煨，各一钱半

熟地砂仁炒　黄柏酒炒　知母酒炒，各一钱
枸杞子　麦门冬去心，各八分　甘草五分

上锉，水煎，入竹沥半盏，姜汁二三
匙，食前服。

治 煎 厥 方

人参固本丸　《内经》曰：阳气者，
烦劳则张，精绝辟积于夏，使人煎厥，宜
此方主之。

人参二两　天门冬　麦门冬　生地酒
炒　熟地黄砂仁炒，各四两

上为末，炼蜜丸如桐子大，每服一百
丸，空心白汤送下。

荫按：诸动属阳，故烦劳则扰乎阳，
而阳气张大，阳气张大则劳火亢矣。火炎
则水干，故令精绝。是以迁延辟积至于夏
月，内外皆热，水益亏而火益亢，孤阳厥
逆，如煎如熬，故曰煎厥。是方也，生熟
地黄能救肾水而益阴精，天麦门冬能扶肺
金而清夏气，人参能固真元而疗烦劳，以
之治煎厥，诚为曲当。

治 薄 厥 方

蒲黄汤　《内经》曰：大怒则形气
绝，而血菀于上，使人薄厥，宜此方主
之。

蒲黄一两，炒褐色

上用清酒十爵，沃之温服，愈。

荫按：肝藏血而主怒，怒则火起于
肝，载血上行，故令血菀于上。菀，乱
也。薄，雷风相薄之薄。血气乱于胸中，
相薄而厥逆也。蒲黄能消瘀安血，清酒能
畅气和荣，故用之以主是证。

治 尸 厥 方

调气平胃散　尸厥乃中恶之候，因犯

不正之气，忽然手足厥冷，头面青黑，不
省人事，妄语口噤，宜苏合香丸灌之，候
稍醒，用此药。

苍术一钱半　藿香一钱二分　厚朴　陈
皮　乌药　白豆蔻仁　木香　檀香　砂仁
各一钱　甘草炙，五分

一方有丁香，无乌药。

上锉，水二钟，生姜三片，煎八分，
入盐少许，食后服。

二十四味流气饮和苏合香丸　尸厥
者，破阴绝阳，形静如死，医者不知针
石，宜此二方主之。

流气饮见诸气门。苏合香丸见前。

荫按：夫尸厥者，五尸之气，暴迕于
人，乱人阴阳血气，上有绝阳之络，下有
绝阴之纽，形气相离，不相顺接，所谓一
息不运，则机缄穷，一毫不续，则霄壤判
也。昔虢太子病此，扁鹊以针石熨烙，治
之而愈。今之医者，多不知针石，苟临是
证，将视其死而不救欤。故用二十四味流
气饮和苏合香丸主之，使其气血流动，阳
无绝络，阴无破纽，则亦五会之针，五分
之熨，八减之剂尔。

灸法

灸百会穴四十九壮，脐下、气海、丹
田三百壮，身温乃止。

一方

用附子七钱，童便炮熟去皮脐为末，
分作二服，用酒三盏煎一盏服。如无附
子，用生姜自然汁半盏、酒一盏，同煎令
百沸，并灌一服。仍照前灸。

卷四十四

痉　证

论

虞氏曰:《内经》曰:诸痉项强,皆属于湿(痉风,强病也。项为足之太阳,湿兼风化而侵寒水之经,湿之极也。然太阳所至,为屈伸不利。太阳之复,为腰睢反痛,屈伸不便者是。又为寒水反胜之虚邪矣)。又曰:诸暴强直,皆属于风。《原病式》曰:筋颈强直而不柔和也。夫肝木属风而主筋。经曰:诸暴强直属风,理宜然也。其所谓诸痉项强,而属于湿者何欤?盖太阳阴湿,甚则兼风化,亢则害,承乃制也。是故知痉之为病,湿为本,风为标耳。故仲景有刚柔二痉之分,不可不辨。盖刚为阳痉,而柔为阴痉也。若夫太阳发热,无汗恶寒,脉弦长,颈急胸满,口噤,手足挛急,咬牙,甚则搐搦,角弓反张,此为刚痉。太阳微热,多汗,不恶寒,脉迟涩弦细,四肢不收,时时搐搦,开目含口,此为柔痉。大抵因风湿二气袭于太阳之经,亦有轻重之分,其风气胜者为刚痉,风性刚急故也。湿气胜者为柔痉,湿性柔和故也。外有诸虚之候,表虚不任风寒,亦能成痉,是以或产后,或金疮,或跌仆扑伤,痈疽溃脓之后,一切去血过多之证,皆能成此疾也。此乃虚为本,而风为标耳。亦有绝无风邪,而亦能使人筋脉挛急,而为角弓反张之候者,血

脱无以养筋故也。丹溪甚言不可作风治,而用风药,恐反燥其余血而致不救,可不慎欤。

娄氏曰:痉者,口噤,角弓反张者是也。

丹溪曰:痉大率与痫病相似,比痫为虚,宜带补,多是气虚有火兼痰,宜服人参竹沥之类,不用兼风药。

丹溪活套云:昔之所谓刚柔二痉者,当以虚实论之是也。一属外感,一属内伤,属外感者为刚痉,宜用麻黄葛根汤,瓜蒌桂枝汤,小续命汤。在里者,大承气之类。属内伤者为柔痉,宜用补中益气汤,八物汤,四物汤之类。如以风湿二事分刚柔而治,恐误医者不胜其多。今以虚实分治,其理昭然无疑矣。

赵氏曰:按仲景云,太阳病发热无汗而反恶寒,曰刚痉。发热汗出而不恶寒,曰柔痉。病者身热足寒,颈项强急,恶寒,时头热面赤目肿赤,独头摇动,卒口噤,背反张者,痉也。又云:太阳病发汗太多致痉,风病下之则痉。《三因方》云:血气内虚,外为风寒湿热所中则痉,以风散气,故有汗而不恶寒。以寒涩血,故无汗而恶寒。原其所自,多由亡血,筋无所荣,故邪得以袭之,所以伤寒汗下过多,与夫病疮人及产后致斯疾者,概可见矣。大抵此证有外感者,有内虚者,有因虚而受外邪,与虚而挟痰火湿热及怒气者,所因不同,治法亦异。诸书只为外感立方,然人之病此,多是虚证,其可以风药通治

之乎。

海藏曰：发汗太多因致痉，身热足寒，项强恶寒，头热而肿，目赤头摇，口噤背反张者，太阳痉也。若低头视下，手足牵引肘膝相扛，阳明痉也。若一目或左右斜视，并一手一足搐搦者，少阳痉也。汗之、止之、和之、下之，各随其经，可使必已。

李氏曰：阳极则为刚痉，多类风证，宜清热化痰祛风。阴极则为柔痉，多类厥证，宜温补化痰降火。此丹溪谓实则为刚，虚则为柔，皆危证也。余详伤寒。痉病发，则身强不醒；痫病发，则身软时醒。痉痫相似，而实不同。或外因风邪，或内因七情，皆必因痰火而后发痉。痰壅发痉不醒，或只手足搐搦，左右动摇，宜祛风导痰汤加竹沥、姜汁。风痰盛者，败毒散加防风、天麻、黄芩、全蝎、生姜、薄荷，或通圣散加人参、柴胡，间服寿星丸，姜汁竹沥下。火盛则遍身战掉，犹火炎而旋转也。火能燥物，而使气液不足，宜四物、二陈汤，加芩、连、知母、黄柏、竹沥、童便，补而散之。实火则胸满口噤，咬牙脚挛，卧不着床，大便闭者，大承气汤下之，仍忌风药。盖火为风燥之本，能治其本，则风自散而燥自润矣。七情郁闷者，乌药顺气散，八味顺气散主之。诸虚绝无风邪，而筋脉拘急，角弓反张者，乃气血虚脱，无以主持养筋，此等尤不可纯用风药。经曰：诸痉强直，皆属于湿。湿极反兼风化制之，实非风也，虚也。故又有言曰，虚为本，痰火外邪为标。气虚者，补中益气汤加竹沥，或六君子汤加黄芪、附子、柴胡。血虚者，四物汤加防风、羌活，或大秦艽汤。痉病比痫更重，甚则因而昏死者有之。

脉 法

脉经曰：太阳病发热，其脉沉而细者为痉。痉脉来，按之筑筑然而弦，直上下行。痉家其脉伏坚，直上下。痉病发，其汗已，其脉浛浛（胡绀切，音感。水和泥也）如蛇，暴腹胀大者，为欲解，脉如故反伏弦者，必痉（此痉字恐当作死字）。太阳病，其证备，身体强兀兀，然脉沉迟，此为痉，瓜蒌桂枝汤主之。

治外感阳痉方

小续命汤 治刚柔二痉通用。

麻黄去节 人参 黄芩酒炒 芍药酒炒 川芎酒洗 防己 杏仁去皮尖炒 桂枝净洗 甘草各一钱 防风 附子炮去皮脐，各五分

上加生姜五片，水煎服。若柔痉自汗者，去麻黄。夏间及病有热者，减桂枝一半。冬至春初，去黄芩。

麻黄葛根汤 治刚痉无汗恶寒。

麻黄 赤芍药各三钱 干葛四钱半 豆豉半合

上锉作一服，加葱白三茎，水煎稍热服。

麻黄加独活防风汤 治发热无汗，反恶寒者，名曰刚痉。

麻黄去节 桂枝各一两 芍药三两 甘草半两 独活 防风各一两

上锉，每服一两，水煎温服。

葛根汤 治太阳病无汗，而小便反少，气上冲胸，口噤不得语，欲作刚痉。

葛根一钱半 麻黄一钱 桂枝 芍药 甘草各七分半

上锉，一服加生姜三片，大枣二枚，水煎服。

瓜蒌桂枝汤 治太阳病，其证备，身体强兀兀，然脉反沉迟，此为柔痉。

瓜蒌根二两　桂枝　芍药各三两　甘草二两,炙　生姜三两　大枣十二枚

上锉,以水九升,煮取三升,作三服,连饮取微汗。如汗不出,少顷以热粥汤发之。

桂枝加川芎防风汤　治发热自汗,而不恶寒者,名曰柔痓。

桂枝　芍药　生姜各一两半　甘草　防风　川芎各一两　大枣六枚

上锉,每服二两,水三盏,煎至一盏,温服。

柴胡加防风汤　治汗后不解,乍静乍燥,目直视,口噤,往来寒热,脉弦者,少阳风痓也,此方主之。

柴胡一两　人参　黄芩各五钱　半夏六钱　防风一两　甘草　生姜各六钱　枣三个

上锉,每服一两,水煎温服。

大承气汤　治刚痓,为病胸满口噤,大便实热,卧不着席,脚挛急,必龂齿,此属阳明里证也,以此下之。(龂,音械,齿相切也。龂,齿上下相抵也)

大黄七钱半　厚朴　枳实各一两　芒硝半合

上锉碎,以水二碗先煎枳朴二味,取汁一碗半,去渣纳大黄,再煎至一碗,去渣纳芒硝,更煎一二沸,温服,以利为度。

治外感阴痓方

仓公当归汤　治贼风口噤,角弓反张,发痓无汗。

当归　防风各七钱半　独活一两半　附子一枚　细辛半两　麻黄一两二钱半

上㕮咀,以酒五升,水三升,煮取三升,服一升。口不开者,格口纳汤。一服当苏,二服小汗,三服大汗。

八物白术散　治阴痓,手足厥冷,筋脉拘急而无汗者。

白术　麻黄去根节　茯苓　五味子　羌活各半两　附子炮　桂心各三钱　良姜一钱

上锉,每服四钱,加生姜五片,水煎服。凡用麻黄宜斟酌,不可过多。

桂枝加芍药防风防己汤　治发热脉浮而细者,附太阴也,必腹痛,宜此方。

桂枝一两半　防风　防己各一两　芍药二两　生姜一两半　大枣六枚

上锉,每服一两,水三盏,煎至一盏半,去渣温服。

附子防风散　治阴痓闭目合口,手足厥冷,筋脉拘急,汗出不止。

白芷　五味子各一两　防风　甘草　附子　干姜　茯苓各七钱半　柴胡一两半　桂心半两

上为末,每服三钱,加生姜四片,水煎,温服。

附子汤　治手足逆冷,筋脉拘急,汗出不止,项强,口噤痰涌。

附子炮　白术　独活各五分　川芎　肉桂各三分

上作一服,加枣一枚,水煎服。

桂心白术汤　治阴痓手足厥冷,筋脉拘急,汗出不止。

白术　桂心　附子炮　防风　川芎　甘草各等分

上每服五钱,加姜枣水煎服。

治内伤诸痓方

十全大补汤　治发汗过多,因而致痓者,此方主之。疮家虽身疼,不可发汗,发则痓者,亦用此方。

人参　黄芪蜜炙　茯苓　白芍酒炒　白术炒　当归酒洗　甘草炙　熟地砂仁炒　川芎各一钱　桂枝五分

上锉,水煎服。

黄芪汤　治汗多气虚发痓。

黄芪蜜炙,二钱　人参　白术　白茯苓

白芍药炒，各一钱　甘草炙，八分　桂枝五分

上加枣一枚，水煎食前服。

防风当归汤　治发汗过多，发热，头摇口噤，背反张者，宜去风养血。

防风　当归　川芎　地黄酒炒，各二钱半

上锉，水煎服。

当归散　治血虚及去血过多，发痉。

当归酒洗，二钱　川芎　熟地砂仁炒　防风各一钱　芍药煨，一钱半　黄芪一钱　甘草四分

上水煎，食前服。

当归补血汤　治一切去血过多，因无血养筋，令人四肢挛急，口噤如痉。

当归半两，酒浸　黄芪一两

上锉碎，作一服，水煎温服。如挟风，或兼破伤风者，加防风、羌活各一钱，荆芥穗一钱半，甘草五分，减去黄芪一半。

丹溪方　一少年痘疮靥谢后，忽口噤不开，四肢强直，时绕脐痛一阵，则冷汗如雨，痛定汗止，脉极强紧如直弦。知此子极勤苦，因劳倦伤血，疮后血愈虚，感风寒，当用辛温养血，辛凉散风，服此药十二帖而安。

当归　芍药二味为君　川芎　青皮　钩藤钩三味为臣　白术　甘草二味为佐　桂枝　木香　黄连三味为使

上加红花少许，水煎服。

荆芥散　治新产血虚发痉，得汗后中风，发热亦然。

荆芥穗微炒为末，每服三五钱，外以大豆黄卷①，用热酒沃之，取汁调下，其效如神。

治痰火湿气劳风诸痉方

清痰汤　治痰火攻作，项强口噤，角张发痉。

山栀　黄芩各一钱半　半夏汤泡　橘红　茯苓　瓜蒌仁炒，去壳　枳壳麸炒　贝母去心香附童便浸，各一钱　甘草五分

上水煎，入竹沥、姜汁各三四匙，食远服。

去湿清热散

白术二钱　苍术米泔浸炒，一钱半　泽泻　茯苓　天花粉　山栀各一钱　羌活七分　甘草四分

上水煎，食前服。

祛风清金散　治肺热壅盛，痰嗽如脓。

防风　川芎　桔梗　枳壳　旋覆花各一钱　山栀　黄芩　贝母　瓜蒌仁　茯苓　橘红　天门冬去心　麦门冬去心，各八分　五味子十五粒　甘草四分

上水煎食后服。

理气平肝散　治七情所伤发痉。

乌药　香附各一钱半　青皮　枳壳麸炒　芍药煨　川芎　柴胡　木香各一钱　甘草五分

上加生姜三片，水煎，食前服。

芎枳丸　治劳风，强上冥视，肺热上壅，唾稠。

川芎　枳壳

上为末，蜜丸，如桐子大，每服三五十丸，食后温水下，日进三服。

---

①　大豆黄卷　药名。出《神农本草经》。为豆科植物大豆的种子（黑大豆）发芽后晒干而成。功能清解表邪，分利湿热。

卷四十五

痫　证

论

楼氏曰：癫痫，即头眩也。痰在膈间则眩微不仆，痰溢膈上，则眩甚，仆倒于地而不知人，名之曰癫痫。然与中风、中寒、中暑、尸厥等仆倒不同。凡癫痫仆时，口中作声，将省时吐涎沫，省后又复发，时作时止而不休息。中风、中寒、中暑、尸厥之类，则仆时无声，省时无涎沫，省后不复再发，间有发者，亦如癫痫之常法也。又曰：凡癫痫，及中风、中寒、中暑、中湿、气厥、尸厥而昏眩倒仆，不省人事者，皆由邪气逆上阳分，而乱于头中也。癫痫者，痰邪逆上也。中风寒暑湿，及气厥、尸厥者，亦风寒暑湿等，邪气逆上也。邪气逆上，则头中气乱，头中气乱，则脉道闭塞，孔窍不通，故耳不闻声，目不识人，而昏眩无知，仆倒于地也。治之者，或吐痰而就高越之；或镇坠痰而从高抑之；或内消痰邪，使气不逆，或随风寒暑湿之法，用轻剂发散上焦；或针灸头中脉络而导其气，皆可使头巅脉道流通，孔窍开发而不致昏眩也。

吴氏曰：痫疾之原，得之于惊。或在母腹之时，或在有生之后，必以惊恐而致疾，故曰惊痫。盖恐则气下，惊则气乱，恐气归肾，惊气归心，并于心肾，则肝脾独虚，肝虚则生风，脾虚则生痰，蓄极而

通，其发也暴，故令风痰上涌而痫作矣。

虞氏曰：《内经》谓巨阳之厥，则踵首头重，足不能行，发为眴仆。是盖阳气逆乱，故令人卒然暴仆而不知人，气复则苏，此则痫之类也。病独主乎痰（眴音县，目摇也，昏乱之貌）。《原病式》曰：风痫之作者，由热甚而风燥，为其兼化涎溢胸膈，燥烁而瘛疭昏冒僵仆也。

孙真人云：病先身热瘛疭惊啼，叫唤而后发痫，脉浮者为阳痫，病在六腑，外在肌肤，犹易治也。病先身冷不惊瘛，不啼呼，而病发时脉沉者为阴痫，病在五脏，内在骨髓，难治也。

丹溪曰：痫证，大率属痰与惊，不必分五等。大法行痰为主，用黄连、南星、瓜蒌、半夏，寻火寻痰，分多少而治，无不愈者。有热者以凉药清其心，有痰者必用吐法，吐后用东垣安神丸，及平肝之药青黛、柴胡、川芎之类。（诸先生讲痫，理甚详明，惟彦修先生之语，真金石也。荫平昔尊此法，治愈者不少，并未分五痫之说）

戴氏曰：痫有五，无非痰涎壅塞迷闷孔窍，发则头旋颠倒，手足搐搦，口眼相引，胸背强直，叫吼吐沫，食顷乃苏，宜星香散加全蝎。

赵氏曰：诸书有以病因风惊食为三痫者，有以痫象马牛羊鸡猪为五痫者。夫三痫专主小儿言，故有夫该尽者。五痫虽有分配五脏之说，于经概无所据，而立方施治，又未见有五者之分。此丹溪所以云，

不必分五也。

叶氏曰：或问痫有阴阳，何也？阳痫不因吐下，由其有痰热客于心胃之间，因闻大惊而作。若热盛，虽不闻惊，亦自作也。宜用清热化痰之药以攻治之。阴痫亦本于痰热所作，医以寒凉攻下大过，损伤脾胃，因而成阴，宜用温平补胃燥痰之药治之。痫病岂本自有阴寒者哉。

李氏曰：痫与颠狂相似，但痫病时发时止，邪流五脏；颠狂经久不愈，邪全归心。痫有阴阳，总只是痰，内伤最多，外感极少。盖伤饮食，积为痰火，上迷心窍，惊恐忧怒，则火盛神不守舍，舍空痰塞，故发则头旋卒倒，手足搐搦，口眼相引，胸背强直，叫吼吐涎，食顷乃醒。若神脱目瞪如愚痴者不治。痫久必归于五脏，肝痫面青头摇，喜惊作鸡鸣状。心痫面赤口张，摇头马嘶。脾痫面黄下利吐舌，羊吼。肺痫面白吐沫，腹胀，牛吼。肾痫面黑直视，如只猪叫。此五痫病状，偶类之耳。其实痰、火与惊，三者而已。肥人多痰，动则有声，沫出风痰，星香散加全蝎三枚，姜煎服；或追风祛痰丸、五生丸。惊痰紫石散、惊气丸、抱龙丸、三痫丸、引神归舍丹、寿星丸。因怒者顺气导痰汤加葛蒲、辰砂。因忧思者，妙香散。食痰，醒脾散。瘦人火盛面赤者，防风当归饮，或小调中汤加南星、或滚痰丸、泻青丸、牛黄清心丸、龙脑安神丸、升金龙胆汤。痰火俱盛者，猪心丸温酒下，上吐下利，去顽痰老痰为妙，通用断痫丹、活虎丹、蝙蝠散、控涎丸、紫金锭。痫本痰热，挟惊，宜寒药清心降火化痰为主，故古法用二陈汤加瓜蒌、南星、黄连探吐，吐后必服朱砂安神丸以降南方之火，当归龙荟丸，以平东方之木。但化痰必先顺气，顺气必先调中，顽痰胶固，非辛温热药为佐，何以开导。是以古方治

惊痫，皆有温剂。又如钱仲阳治小儿痫，经吐泻及服凉药过多，身冷闭目不食，后用益黄散，补中能食，次服肾气丸，补北方肾水能语。此虽从权以救痫之坏证，亦可以为成法。

论瘛疭

河间曰：诸热瞀瘛皆属于火。热胜风搏，并于经络，风主动而不安，风火相乘，是以瞀瘛生矣。治法祛风涤热之剂，折其火热，瞀瘛可愈。若妄加灼艾，或饮以发表之剂，则死不旋踵矣。学者临证审焉。

薛按：《纲目》云，瘛者，筋脉急也；疭者，筋脉缓也。急则引而缩，缓则纵而伸，或伸动而不止者，名曰瘛疭，俗谓之发搐是也。癫痫、风痉、破伤风三证，皆能瘛疭，但癫痫则仆地不省，风痉瘛疭则角弓反张，破伤风瘛疭，则有疮口。窃谓瘛者，属肝经风热血燥，或肝火妄动血伤。疭者，属肝经血气不足，或肝火汗多亡血，以致手足伸缩不已，抽搐不利。若因风热血燥，用羚羊角散加钩藤钩、山栀。若肝火妄动，用四物汤加白术、茯苓、柴胡、牡丹皮、钩藤钩、山栀。若肝经血气不足，用八珍汤加钩藤钩、山栀。若肝火亡血，用逍遥散加钩藤钩、山栀、牡丹皮。如不应，用六味地黄丸以补肾水，生肝木为主，佐以前剂治之。若其脉长弦者，是肝之本脉也，则易治。其脉短涩者，是肺金克肝木也，则难治。其面色青中见黑者，是水生木也，当自愈。青中见白者，是金克木也，必难愈。

楼氏曰：筋脉相引而急，名曰瘛疭，俗谓之搐是也。《素问》云：心脉急甚者为瘛疭，此心火虚寒也。治宜补心，牛黄散主之。《灵枢经》云：心脉满大，痫瘛筋挛，此心火实热也。治宜泻心火，凉惊

丸主之。若肝脉盛者，先救脾，宜加减建中汤。《素问》云：脾脉急甚者亦为瘈疭。此脾虚肝乘之而瘈疭也，故宜实土泻肝木之剂。

论 颤 振

黄帝曰：人之颤者，何气使然？岐伯曰：胃气不实则诸脉虚，诸脉虚则筋脉懈堕，筋脉懈堕则行阴，用力不复，故为颤。因其所在，补分肉间。

楼氏曰：颤，摇也。振，动也。风火相乘，动摇之象，比之瘈疭，其势为缓。《内经》云：诸风掉眩，皆属于肝。掉即颤振之谓也。又曰：诸禁鼓栗，如丧神守，皆属于热。鼓栗亦动摇之意也。此证多因风热相合，亦有风寒所中者，亦有风挟湿痰者，治各不同也。

纲目云：颤振与瘈疭相类，但瘈疭则手足牵引，而或伸或屈，颤振则但颤动，而不伸屈也。胃虚有痰，用参术以补气，茯苓、半夏以行痰。如实热积滞，用张子和三法。

薛氏曰：诸风掉眩，皆属于肝。治法若肝木实热，用泻青丸。肝木虚热，用六味丸。肺金克肝木，用泻白散。肝木虚弱，用逍遥散加参、术、钩藤钩。脾血虚弱，用六君子汤加芎、归、钩藤钩。胃气虚弱用补中益气汤加钩藤钩。若妇人产后颤振，乃气血亏损，虚火益盛而生风也，切不可以风论，必当大补，斯无误矣。

脉 法

脉经曰：脉虚弦为惊，为风痫。

治风痫方

加味续命汤　治风痫发则仆地，闷动无知，嚼舌吐沫，背反张，目上视，手足搐搦，或作六畜声者，此方主之。

麻黄　防风　龙齿各一钱　防己　附子炮　石膏　桂枝各一钱　陈皮去白　紫苏各五分　竹沥合一　生姜汁十匙　生苄汁半合。苄音户，地黄也

上水煎服。

防风通圣散　治风热作痫。

防风　川芎　当归　芍药　大黄　芒硝　连翘　薄荷　麻黄不去节，各五钱　桔梗　黄芩　石膏各一两　白术　山栀子　荆芥穗各二钱半　滑石三两　甘草一两

上为粗末，每服一两，加生姜煎服，日再服。

追风丹　治风痫及破伤风，暗风。

川芎　半夏汤泡七次　桔梗　附子炮去皮脐　薄荷叶　川乌　白附子各二两　细辛　鱼鳔　人参　朱砂另研，各六钱　麝香另研，四钱　南星一钱　白花蛇酒浸去皮骨，一两　蜈蚣金头赤足，四条，炙黄　大蝎尾去钩，二钱，生用

上为末，生姜汁和剂为锭，每服一锭，温酒化下，以汗出为度。

追风祛痰丸　治诸风痫，暗风。

防风　天麻　僵蚕　白附子　牙皂各一两　全蝎　木香　白矾各五钱　半夏曲六两　南星三两，用白矾皂角水各浸一半，过宿

加虎睛一对，微炒尤妙。

上为末，姜汁糊丸，如桐子大，朱砂七钱半为衣，每服七八十丸，食远临卧，薄荷汤下，或姜汤下。

郁金丹　治痫疾。

川芎二两　防风　郁金　猪牙皂角明矾各一两　蜈蚣黄脚赤脚，各一条

上为细末，蒸饼为丸，如桐子大，空心茶清下十五丸。

乌头丸　治五风痫病。

川乌　草乌　天仙子　五灵脂各二两　黑豆一升

中风加附子半两。

上为细末，滴水和丸，如桐子大，每

服五七丸，温水下。

珠子辰砂丹　治风痫久不愈者。

薯蓣　人参　远志　防风　紫石英　茯神　虎骨　虎睛　龙脑　五味子　石菖蒲　丹参　细辛各二钱半　珠子末四钱

上为细末，面糊丸如桐子大，用朱砂二钱，研细为衣，每服三十五丸，煎金银花汤下，日进三服。忌鱼肉湿面动风之物。

五痫丸　治癫痫发作，不问新久，并宜服之。

全蝎去毒炒，二钱　皂角四两，槌碎，水半升，将汁与白矾一同熬干　半夏汤泡七次，二两　南星炮　白矾　乌蛇酒浸去骨焙干　白僵蚕炒去丝，各一两　白附子炮，半两　蜈蚣半条，去头足　雄黄一钱半，另研　朱砂二钱半，另研　麝香三钱，另研

上为末，姜汁煮面糊丸，如桐子大，每服三十丸姜汤下。

惊气丸　治心受风邪，涎潮昏塞，牙关紧闭，醒则精神若痴，及惊忧积气并治。

紫苏　橘红各二两　附子去皮脐　天麻　白僵蚕炒　麻黄去根节　南星姜汁浸宿　白花蛇酒浸炙热去皮骨，各半两　南木香一两　朱砂研，一钱半　干蝎去针微炒，一钱

上为末，入脑麝各少许，研极匀，炼蜜杵丸，如龙眼大，每服一丸，用金钱薄荷汤化下，或温酒下。

荫按：此劫剂也，不得已而用之。犹中风证，风火阳邪而用乌附。肥白多痰人犹可，黑瘦多火人断不可用。

犀角丸　治风癫痫发作，有时扬手掷足，口吐痰涎，不省人事，暗倒屈伸。

犀角末半两　赤石脂三两　朴硝二两　白僵蚕　薄荷叶各一两

上为末，面糊丸，如桐子大，每服二十丸，至三十丸，温水下，日三服，不拘

时。如觉痰多，即减数，忌油腻炙煿。

断痫丹　治痫既愈，而后复作。

黄芪　钩藤　细辛　甘草各五钱　蛇退三寸　蝉退四枚　牛黄一字

上为末，枣肉丸，如桐子大，小儿麻子大，每二十丸，人参煎汤下，随人大小加减。

三痫丸　治小儿一百二十种惊痫。

荆芥穗二两　白矾一两，半生半枯

上为末，面糊丸，如黍米大，朱砂为衣，每二十丸，姜汤下。

猪心丸　治风疾癫痫，及妇人心风血迷，神效。

甘遂坚实不蛀者，一钱

上为末，用雄猪心一个，取管头血三条，和甘遂末，将心劈作两瓣，入前甘遂在内，用线缚定，外以湿纸荷叶包裹，慢火煨熟，不可过度。取出甘遂，入朱砂五分同研，分作四丸，每服一丸，用煨猪心煎汤化下，后三丸，别用猪心煎汤下。重者只依本方，轻者加苏合香丸一粒，过半日不动，又进一服，如大便已下恶物即止。后剂急与补脾助胃，如换朱砂一钱，甘遂五分，酒下可以吐利痰涎。

加味导痰汤　治痰迷心窍，惊痫。

南星姜汤泡　半夏姜汤泡，各二钱　枳实麸炒　黄芩　橘红　茯苓各一钱　天麻　全蝎　黄连各七分　甘草四分

上锉，水煎，加竹沥二匙，姜汁半酒盏，食远服。

星香散　治痰痫。

南星姜汤泡，八钱　木香一钱　全蝎去头脚，二钱

上为细末，每服四钱，用姜汤调服。

寿星丸　治心胆被惊，神不守舍，痰迷心窍，健忘妄见。

南星一斤，先熔地坑通红赤火，以酒五碗倾入候渗尽，入南星于内，以盆盖之，勿令泄气，次日取

出为末　琥珀另研　朱砂另研，各一两

上和匀，以猪心血和姜汁，糊丸如桐子大，每服三十丸，人参，菖蒲煎汤下。

五生丸　治痫有痰，及阴脉弦细而缓。

南星　半夏　川乌　白附子　大豆生用，各一两

上为末，姜汁打糊丸，如桐子大，每服三丸至五丸，淡姜汤下。

清心滚痰丸　治癫痫惊狂、一切怪证，神效。

大黄酒蒸　黄芩各四两　青礞石　硝石[①]　犀角　皂角　朱砂各五钱　沉香二钱半　麝香五分

上为细末，水丸桐子大，朱砂为衣，每服七十丸，温水下。

朱砂滚痰丸　治五痫等证。

朱砂　白矾生用　赤石脂　硝石

上为细末，研蒜膏为丸，如绿豆大，每服三十丸，食后荆芥汤下。

元戎二白丸　治痰涎为患，以致癫痫，狂妄惊悸等证。

白矾一两　轻粉一字或半钱，量虚实加减

上用生蒸饼剂裹，蒸熟去皮，可丸，入轻粉丸如桐子大，每服二三十丸，生姜汤下。小儿黍米大。

碧霞丹　治痰涎壅塞，牙关紧急，目睛上视，癫痫狂妄等证。

石绿[②]半两，研九度飞　附子尖　乌头尖　蝎梢各二十个

上为末，面糊丸，如鸡头大，每服一丸，薄荷汤下，更以温水半合饮之，须臾吐出痰涎，后随证以他药治之。口噤者撬开灌之。

控涎丸　治诸痫久不愈者。顽涎结聚，变生诸证，并皆治之。

全蝎去毒，七枚　铁粉三钱，另研　半夏　僵蚕生姜汁浸　川乌生用，各五钱　甘遂二

钱半，面裹煨

上为细末，姜汁打糊丸，如绿豆大，朱砂为衣，每服十五丸，食后生姜汤下，忌甘草。

引神归舍丹　治心气不足，并治心风

南星三两，生用　附子七钱，炮去皮脐　朱砂一两

上为末，用猪心血并面糊为丸，如桐子大，每服五十丸，萱草根煎汤下，子午时各一服。

治惊痫方

归神丹　治癫痫诸疾，惊悸，神不守舍。

朱砂颗块二两，猪心内酒蒸　罗参　当归　白茯苓　酸枣仁各二两　远志姜制　琥珀　龙齿各一两　金箔　银箔各二十片

上为细末，酒糊丸，如桐子大，每服二三十丸，麦门冬汤下，炒酸枣仁亦可。

安神丹　清热，养气血，不时潮作者可服。

天麻　人参　陈皮　白术　归身　茯神　荆芥　僵蚕炒　独活　远志去心　麦门冬去心　犀角　酸枣仁炒　辰砂另研　生地酒炒　黄连各五钱　半夏　南星　石膏各一两　甘草炙　川芎　白附子　郁金　牛黄　珍珠各三钱　金箔三十片

上为末，酒糊丸如桐子大，每服五十丸，白汤下。

龙脑安神丸　治男女五般癫痫，无问远近，发作无时。

茯神去木三两　人参　地骨皮　甘草　麦门冬去心　桑白皮各二两　乌犀角一两　朱砂二两　龙脑　麝香　牛黄各三钱　马

————————

① 硝石　"硝"原误作小字，"石"字原脱，今并据后方补正。
② 石绿　即绿青。为碳酸盐类矿物孔雀石的矿石。性味酸寒有毒，主治痰迷惊痫。

牙硝二钱　金箔三十五片

上为细末，炼蜜丸如弹子大，金箔为衣，每服一丸，不拘时，用温水化下。小儿半丸，夏日凉水化服。

参朱丸　治风痫，大有神效。

人参　蛤粉　朱砂各等分

上为细末　猪心血为丸如桐子大，每服三十丸，金银煎汤下，食远服。一云金银薄荷汤下。

镇心丹一名神应丹　治诸痫。

辰砂好者不拘多少

上研细，以猪心血和匀，以蒸饼裹剂，蒸熟取出为丸，如梧桐子大。每服一丸，食后临卧，煎人参汤下。

活虎丹　治年久惊痫颠狂。此药能补心神气血不足。心安则病自瘥矣。

朱砂　片脑　麝香各少许

上三味研匀，取蝎虎一个剪去四足爪，连血捣烂和药，先用古礞石散控下痰涎，次用薄荷煎汤，调前药作一丸化下。一方用朱砂末入瓶内，捉蝎虎于内养月余，其身赤色，取出阴干为末，每一二分，酒调服。兼治小儿撮口。

蝙蝠散　治痫。

用大蝙蝠一个，以朱砂三钱填入腹内，以新瓦盛火炙令酥为度，候冷为细末，每一个分作四服，空心白汤下。气弱及年幼者，分作五服。

钱氏五色丸　治诸痫。

朱砂半两　雄黄熬　珍珠另研，各一两　水银二钱　铅三两，同水银熬

上和匀，研极细，面糊丸，如麻子大，每服三四丸前，金银薄荷汤下。

虎睛丸　治痫疾发作，涎潮搐搦，精神恍惚，时作谵语。

犀角镑屑　大黄　远志去心，各一两　栀子仁半两　虎睛一对，微炒

上为末，炼蜜丸如绿豆大，每服二十丸，食后温酒下。

矾丹丸　治五癫百痫，无问阴阳冷热。

虢丹　晋矾各一两

上用砖凿一窠，可容二两许，先安丹在下，次安矾在上，以炭五斤，炽令炭尽取出细研，以不经水猪心血为丸，如绿豆大，每服十丸，至二十丸，橘皮汤下。

利惊丸　治惊痫气实者。

青黛　轻粉各一钱　牵牛末五钱　天竺黄二钱

上为细末，炼蜜丸如黍米大，每服一钱，得利止后服。

补胃燥痰汤　治阴痫服凉药太过，损伤脾胃。

白术二钱　苍术米泔浸炒　陈皮　半夏姜汤泡　南星姜汤泡　茯苓各一钱半　木香一钱　藿香七分　甘草四分　甚者加附子五分，童便制

上加生姜五片，水煎食前服。

治瘈疭方

人参益气汤　治热伤元气，四肢困倦，手指麻木，时时瘈疭。

黄芪二钱　人参一钱二分　白芍七分　五味子三十粒　柴胡六分　升麻　生甘草　炙甘草各五分

上㕮咀，作一服，水煎热服。

独活汤　治风虚昏愦不自觉知，手足瘈疭，或为寒热。血虚不能服发汗药，及中风自汗，尤宜服之。

独活　羌活　人参　防风　当归　细辛　茯神　远志　半夏　桂心　白薇　菖蒲　川芎各半两　甘草二钱半

上锉，每服一两，加生姜五片，水煎食后温服。

续命煮散　治风气留滞，心中昏愦，四肢无力，口眼瞤动，或时搐搦，或渴或

自汗。

防风 独活 当归 人参 细辛 葛根 芍药 川芎 熟地砂仁炒 远志 荆芥半夏 甘草各半两 官桂七钱半

上锉，每服一两，加生姜三片，水煎，通口服。汗多者，加牡蛎粉一钱半。

独活散 消风化痰，治瘈疭颤振。

独活 防风 川芎 旋覆花 藁本 蔓荆子各一两 细辛 石膏研 甘草炙，各半两

上为细末，每服三钱，加生姜三片，水煎食后服。

胃风汤 治虚风证，能食麻手，牙关紧急，手足瘈疭，目肉蠕瞤，胃中有风，面肿。

升麻二钱 白芷一钱二分 葛根 苍术 当归身 蔓荆子各一钱 麻黄不去节 羌活 藁本 柴胡 草豆蔻 黄柏 甘草炙，各五分

上㕮咀，加生姜枣二枚，水煎温服。

牛黄散 治心虚风，筋脉挛搐，神昏语涩。

牛黄 龙脑 朱砂 麝香各一钱 蝉脱 乌蛇肉酒浸，各一两 全蝎炒 僵蚕炒 桑螵蛸 羚羊角 阿胶炒 天麻 细辛 侧子炮去皮 独活去芦 防风 甘菊花 蔓荆子 桂心 犀角各半两 麻黄七钱半

上为细末，和匀，再研，每服一钱，豆淋酒下。

薯蓣丸 治虚劳不足，风气百疾，头目眩冒，惊悸狂癫。

薯蓣二十八分 当归 熟地砂仁炒 神曲炒 人参各十分 甘草二十分 白芍 白术 麦冬 杏仁 防风 黄芩各六分 川芎 柴胡 桔梗 茯苓各五分 鹿角胶 大豆黄卷 桂心各七分 干姜 白蔹各三分 大枣一百枚为膏

上为末，枣膏和，炼蜜丸如弹子大，

每服一丸，空腹酒下，日三服。

续断丸 治肝劳虚寒，胁痛胀满，眼昏不食，挛缩瘈疭。

续断酒浸 川芎 当归酒浸 半夏姜汤泡 橘红 干姜炮，各一两 桂心 甘草各半两

上为细末，蜜丸，如桐子大，每服百丸，白滚汤下。

羚羊角散 治风湿血燥，手足瘈疭。

羚羊角镑 独活 酸枣仁炒 五加皮 防风 薏苡仁炒 当归酒浸 川芎 茯神去木 杏仁去皮尖，各五分 木香 甘草各二分 钩藤钩 山栀各五分

上锉，加生姜水煎服。

加味逍遥散 治肝火亡血，手足瘈疭，及①血虚有热，遍身瘙痒。

当归 芍药酒炒 白术 茯苓 甘草炙 柴胡各一钱 牡丹皮 山栀子炒 钩藤钩各五分

上㕮咀，作一服，加生姜三片，薄荷少许，水煎食远，或临卧服。

治颤振方

三因独活散 治气虚感风，或惊恐相乘，肝胆受邪，使上气不守正位，致头招摇，手足颤掉，渐成目昏。

独活 地骨皮 细辛 川芎 甘菊花 防风 甘草炙，等分

上锉，每服三钱，水煎去渣，入竹沥少许，再煎一二沸，食后温服，日二服。

本事星附散 治中风无言而手足軃曳（軃音妥，垂下也），脉虚浮而数。

天南星姜汁浸透 半夏姜汁浸透 黑附子 白附子炮 川乌炮 白僵蚕炒 没药 人参 白茯苓各等分

上为粗末，每服二钱，酒水各一盏，

———————
① 及 原作"即"，今改。

同煎至八分，热进三二服，汗出即瘥。

茯苓丸 治手臂抽牵，或战掉不能举物，服此药立愈。又治臂痛如神。

茯苓 半夏姜制，二两 枳壳麸炒，半两 风化硝一两

上为末，姜汁糊丸，如桐子大，每服二十丸，食后姜汤下。

加味补中益气汤 治胃气虚弱颤振。

黄芪 人参 白术 甘草炙 当归 陈皮 柴胡 升麻 钩藤钩

上锉，水煎服。

参术汤 治气虚颤掉。

人参 白术 黄芪各二钱 白茯苓 炙甘草 陈皮各一钱 甚者加附子一钱，童便制

上水煎，食远服。

补心丸 治心虚手振。

当归酒洗 生地黄各一两半 川芎 粉甘草 人参各一两 远志去心，二两半 酸枣仁炒 柏子仁炒去油，各三两 茯神去木，七钱 石菖蒲六钱 朱砂另研 牛胆南星各五钱 麝香一钱 金箔二十片 琥珀三钱

上为细末，蒸饼糊为丸，如绿豆大，朱砂为衣，每服七八十丸，津唾咽下，或姜汤送下。

定振丸 治老人战动，皆因风气所致，及血虚而振。

天麻蒸熟 秦艽去芦 全蝎去头尾 细辛 熟地黄 生地酒炒 当归 川芎 芍药煨各二两 防风去芦 荆芥各七钱 白术 黄芪各一两半 威灵仙酒洗，五钱

上为末，酒糊丸，如桐子大，每服七八十丸，食远，白汤或温酒下。

本事青盐丸 治肝肾虚损，腰膝无力，颤振𤺬曳。

茴香三两 菟丝子四两，酒浸煮 干山药二两 青盐一两

上为末，酒糊丸如桐子大，每服五七十丸，温酒或盐汤下。常服壮筋力，进饮食。一妇人素患足𤺬曳，久服此药，履地如故。

金牙酒 疗积年八风五痓，举身𤺬曳，行步跛躄，不能收持。（跛，音播，行不正也。躄，音辟，两足不能行也）

金牙碎如米粒，用小绢袋盛 地肤子无子用茎叶亦可。一方用蛇床子 熟地黄 莽藋根 附子 防风 细辛 莽草各四两 川椒四合 羌活一斤。一方用独活

上十味，㕮咀，盛以绢袋，用酒四斗，于磁器中泥封固，勿令泄气，春夏三四宿，秋冬六七宿，酒成去滓，日服一合，常令酒气相接不尽，一剂病无不愈。

卷四十六

癫　狂

论

虞氏曰：经云：阳明之厥，则癫疾欲走呼，腹满不得卧，面赤而热，妄见妄言（阳明，胃脉也，为多气多血之经。气逆于胃，则阳明邪实，故为癫狂之疾，而欲走且呼也。其脉循腹里，故为腹满。胃不和，则卧不安，故为不得卧。阳明之脉行于面，故为面赤而热。阳邪盛则神明乱，故为妄见妄言）。又曰：甚则弃衣而走，登高而歌，逾垣上屋，骂詈不避亲疏，是盖得之于阳气太盛，胃与大肠实热，燥火郁结于中而为之耳，此则癫狂之候也。曰癫，曰狂，分而言之，亦有异乎。《难经》谓，重阴者癫，重阳者狂。《素问》注云：多喜为癫，多怒为狂。喜为心志，故心热则喜而为癫。怒为肝志，火制金不能平木，故肝实则怒而为狂也。然则喜属于心，而怒属于肝，乃二脏相火有余之证，《难经》阴阳之说，恐非理也。大抵狂为痰火实盛，癫为心血不足，多为求望高远，不得志者有之。治法狂宜乎下，癫宜乎安神养血，兼降痰火，此大异也。若神脱目瞪如愚痴者，虽圣医不能治。

丹溪曰：癫狂，《原病式》所论甚精。盖以世以重阴为癫，重阳为狂，误也。大概皆是热耳。大率多因痰结于心胸间，宜开痰镇心神，亦有中邪者，以治邪法治之。若神不守舍，狂言妄作，经年不愈，如心经蓄热，当清心除热，如痰迷心窍，当去痰安心，宜大吐大下，愈。又曰：五志之火，因七情而起，郁而成痰，故为癫痫狂妄之证，宜以人事制之，非药所能疗也。须诊察其由以平之。怒伤于肝者，为狂为痫，以忧胜之，以恐解之。喜伤于心者，为癫为痫，以恐胜之，以怒解之。忧伤于肺者，为痫为癫，以喜胜之，以怒解之。思伤于脾者，为痫为癫为狂，以怒胜之，以喜解之。恐伤于肾者，为癫为痫，以思胜之，以忧解之。惊伤于胆者，为癫，以忧胜之，以恐解之。悲伤于心包者，为癫，以恐胜之，以怒解之。此法惟贤者能之耳。

戴氏曰：癫狂由七情所郁，遂生痰涎，迷塞心窍，不省人事，目瞪不瞬，妄言叫骂，甚则逾垣上屋，裸体打击，当治痰安心，宜辰砂妙香散加金箔、真珠。有病狂人，专服四七汤而愈。盖气结为痰，痰迷而狂也。癫狂不定，非轻剂所能愈者，宜抱胆丸，灯心汤服。又云：心风一证，精神恍惚，喜怒不常，言语时或错乱，有癫之意，不如癫之甚，亦痰气所为也，星香散加石菖蒲，人参。有心经蓄热，发作不常，或时燥烦，鼻眼各有热气，不能自由，有类心风，稍定复作，清心汤加石菖蒲。

李氏曰：《素问》注云，多喜为癫，多怒为狂，喜属心，怒属肝，二经皆火有余之地。但喜则气散，毕竟谋为不遂，郁结不得志者多有之。大概痰迷心窍者，叶氏清心丸，金箔镇心丸，朱砂安神丸。心风癫者，牛黄清心丸，追风祛痰丸，虚者加紫河车一具为糊。怒伤肝者，安神导痰汤，泻青丸，当归龙荟丸。因惊者，抱胆丸，惊气丸。阳明发狂，见伤寒杂证，胃与大肠实热，燥火郁结于中，大便闭者，凉膈散加大黄下之。膏粱醉饱后发狂者，止用盐汤吐痰即愈，或小调中汤。服芳草石药，热气慓悍发狂者，三黄石膏汤加黄连、甘草、青黛、板蓝根，或紫金锭。《难经》云，重阴者癫，重阳者狂。河间以癫狂一也，皆属痰火，重阴之说非也。但世有发狂，一番妄言妄语，而不成久癫者。又有痴迷颠倒，纵久而不发狂者，故取河间合一于前，《难经》分析于后。癫者，异常也。平日能言；癫则沉默；平日不言，癫则呻吟，甚则僵仆直视，心常不乐。此阴虚血少，心火不安，大调中汤主之。不时倒晕者，滋阴安神汤。言语失伦者，定志丸。悲哭呻吟者，煮蚕退故纸，酒调二钱，蓖麻仁煎汤，常服可以断根。狂者，凶狂也，轻则自高自是，好歌好舞，甚则弃衣而走，逾墙上屋，又甚则披头大叫，不避水火，且好杀人。此心火独盛，阳气有余，神不守舍，痰火壅盛而然，小调中汤，三黄丸，控涎丹，单苦参丸。狂则专于下痰降火，癫则兼乎安神养血。经年心经有损者不治。

脉 法

脉经曰：脉大坚疾者癫狂。脉沉数为痰热，脉大滑者自已。沉小急疾者死，虚而弦急者死。寸口沉大而滑，沉则为实，滑则为气，实气相搏，入脏则死，入腑则愈。

脉诀举要曰：癫痫之脉，浮洪大长，滑大坚疾，痰蓄心狂。

丹溪曰：癫狂脉虚易治，实者难治。

治癫狂痰迷心窍方

白金丸 治癫失心，数年不愈，痰涎包络心窍，此药能去郁痰，服之顿愈。

白矾三两　郁金七两，须四川蝉腹者为真

上为末，糊丸桐子大，每服五六十丸，温汤下。

控涎丹 治痰迷心窍，时作癫狂，狂言如有所见。

甘遂去心　紫大戟去皮　白芥子真者，各等分

上为末，煮面糊为丸，如桐子大，晒干。每服三十丸，临卧淡姜汤下，或熟水下，以利去痰饮为愈。

追风祛痰丸 治痰迷心窍，癫狂妄语。

防风　天麻　僵蚕炒去丝嘴　白附子煨，各一两　全蝎去毒炒　木香各半两　白矾枯，半两　猪牙皂角炒，一两　半夏汤泡七次，研为末，称六两，作两份①，一份用生姜汁，一份用皂角水，各作曲　南星三两，锉，分二份，一份化白矾水浸，一份皂角水浸各一宿

上为细末，姜汁打糊，丸如桐子大，朱砂七钱半为衣，每服七八十丸，食远临卧，淡姜汤，或薄荷汤下。

朱砂滚痰丸 治痰热攻心，癫狂唱哭。

大黄酒蒸　片黄芩各八两　沉香半两　礞石煅，一两　朱砂二两，另研为衣

上为细末，水丸桐子大，每服四五十丸，临卧食后，茶清温水任下，量虚实加减。

龙星丹 治胸膈停痰，蓄热癫狂。

牛胆南星　朱砂另研为衣，各三钱　黄芩黄连各二钱　防风　薄荷　青黛另研　全蝎各一钱　片脑另研　牛黄另研　麝香另研，

---

① 份　原作"分"，今改。

各三字

上为末，炼蜜丸如龙眼大，每服一丸，嚼化。

烧丹丸 一名黄白丹 治癫痫，无问阴阳冷热。

虢丹 晋矾各一两

上用砖凿一窠，先安丹，次安矾，以炭五斤煅令炭尽，取出细研，以不经水猪心血为丸，如绿豆大，每十丸至二十丸，橘皮汤下。

治癫狂心经邪热方

叶氏清心丸 治心受邪热，精神恍惚，狂言呼叫，睡卧不安。

人参 蝎梢 郁金 生地酒炒 天麻南星为末，入黄牛胆内，令满挂当风处吹干，腊月造，要用旋取，各等分。

上为末，汤浸蒸饼为丸，如桐子大，每服二十丸，人参汤下。

牛黄泻心汤 治心经邪热，狂言妄语，心神不安。

脑子另研 牛黄另研 朱砂另研，各一钱 大黄生，一两

上各研为细末，和匀，每服三钱，用生姜蜜水，调下。

朱砂安神丸 治心烦懊憹，胸中气乱，怔忡，心下痞闷，食入反吐，及伤寒汗吐下后，余热留于心包络，不睡。

黄连六钱，苦寒去心烦除湿热为君 甘草生地黄各一钱半，甘寒泻热火补气滋阴为臣 当归三钱半，补血 朱砂五钱，约浮游之火而安神明也

上为末，蒸饼为丸，如黍米大，朱砂为衣，每十五丸或二十丸，食后温水少许送下。一方无当归，地黄津液下。

大黄一物汤 治癫狂邪盛气实者，以此泻之。

大黄四两，酒浸一宿

上以水三升，煎分三服，频服。

荫按：吴氏曰，癫狂邪并于心，此皆实证，宜泻而不宜补，故用大黄苦寒，无物不降，可以泻实也。又必数日后方可与食，但得安静，便为吉兆，不可见其瘦弱减食，便以温药补之，及以饮食饱之，病必再作，戒之。（大抵痰火结聚所致，或伤寒阳明邪热所发。痰火，滚痰丸治之。伤寒邪热，大承气汤下之）

苦参丸 治狂邪发作无时，披头大叫欲杀人，不避水火。

苦参不拘[①] 多少

上为末，炼蜜丸，如桐子大，每服十五丸，煎薄荷汤下。

牛黄膏 治妇人热入血室，发狂不认人者。

牛黄二钱半 朱砂 郁金 牡丹皮各三钱 脑子 甘草各三钱

上为细末，炼蜜丸，如皂子大，每服一丸，新水化下。

治癫狂心神不安方

牛黄清心丸 治心血不足，神志不定，惊恐癫狂，语言谵妄虚烦少睡，甚至弃衣而走，登高而歌，逾垣上屋等证。

羚羊角末 麝香另研 龙脑另研，各一两 人参 蒲黄各二两半 白茯苓 川芎 柴胡 桔梗 杏仁去皮尖，各一两二钱 牛黄另研，一两二钱 犀角末 白术 防风 白芍药 麦门冬去心，各一两 雄黄另研，二钱 金箔一千四百片，留四百片为衣 甘草炙，五两 山药七钱 神曲炒，二两半 当归酒洗，一两半 干姜炒，七钱半 肉桂 大豆黄卷 阿胶各一两七钱半 白蔹七钱半 大枣一百个，蒸去核 黄芩一两半

上除枣杏仁金箔二角，及牛黄脑麝雄

---

① 不拘 原作"不必"，今改。

黄四味，研为细末，入余药和匀，炼蜜同枣膏为丸，每两作十丸，以金箔为衣，每服一丸，食后温水化下。或作圆眼核大，以黄蜡包裹亦可。

安志膏 治妇人因去血过多，心神不安，言语不常，不得睡卧。

辰砂研 酸枣仁炒 人参 茯神去木 琥珀各七钱半 滴乳香研，一钱

上为末，和匀，每服一钱，浓煎灯心枣子汤，空心调下。

开迷散 治妇人患癫疾，歌唱无时，逾墙上屋，乃荣血迷于心包所致。

当归 白术 白芍药 柴胡 茯苓 甘草炙 桃仁 红花 苏木 远志 生地姜酒炒

上锉，加生姜水煎服。有热，小柴胡加生地黄、辰砂。

抱胆丸 治男妇一切癫痫风狂，或因惊恐怖畏所致，及产后血虚惊气入心，并室女经脉将行，惊邪蕴结，顿服，神效。

水银二两 黑铅一两半 朱砂 乳香各一两

上先将黑铅入铁铫内溶化，次下水银，候结成砂子，再下朱砂、乳香末，乘热用柳木槌研匀，丸如芡实大，每服一丸，空心并水吞下，或灯心汤下。病者得睡，切莫惊动，觉来即安。再一丸，可除根。

叶氏雄朱丸 治丈夫妇人因惊忧失心，或思虑过多，气结不散，积成痰涎，留在心包，穰塞心窍，狂言妄语，叫呼奔走。

朱砂颗块者 雄黄明净者，各一钱半 白附子一钱上为细末，和匀，以猪心血和丸，如桐子大，别用朱砂为衣，每服三丸，用人参、菖蒲煎汤下。常服一粒能安魂定魄，补心益气。

经验秘方 治癫痫神效。

九节菖蒲不拘多少

上于不闻鸡犬声处去毛焙干，以木杵为细末，不犯铁器，用黑稺猪心，以竹刀劈开，砂罐煮汤送下，每日空心服二三钱。

灵苑方 治癫疾失志。

辰砂光明有墙壁者，一两 酸枣仁微炒 乳香光莹者，各半两

上为末，都作一服，温酒调下。善饮者，以醉为度，勿令吐，服药讫，便安置床枕令卧。病浅者，半日至一日觉，病深者三二日觉，令人潜伺之，不可惊触使觉，待其自醒，神魂定矣。万一惊寤，不可复治。

麻仁煎 治癫风。

麻仁四升

上以水六升，猛火煮去渣煎取七合，空心服。或发或不发，或多言语，勿怪之，但人摩手足须定，凡进三剂，愈。

吴氏曰：麻仁润物也，多与之令人通利，故足以泻癫风，然可以济火，可以泽肝，可以润脾，可以濡肾，有攻邪去病之能，无虚中怀气之患，足称良也。

卷 四 十 七

邪 祟

论

丹溪曰：血气者，身之神也。神既衰乏，邪因而入，理或有之。若夫血气两虚，痰客中焦，妨碍升降，不得运用，以致十二官各失其职，视听言动，皆有虚妄，以邪治之，其人必死。《外台秘要》有禁咒一科，乃移精变气之小术耳，可治小病。而谓内有虚邪，外有实邪，率能治之乎？俗云冲恶者，谓冲斥邪恶鬼祟而病也。如病此者，未有不因血气先亏而致者。一少年暑旺月，因大劳而渴，恣饮梅浆，又连大惊，病似邪鬼，脉虚弦而带沉数，数为有热，虚弦是惊，又梅浆郁中脘，补虚清热，导去痰滞乃可。遂与参、术、陈皮、茯苓、芩、连，入竹沥、姜汁，旬日未效。以前药入荆沥，又旬日而安。一人醉饱后，病妄语妄见，家人知其痰所为也，灌盐汤一大碗，吐痰一二升，大汗而愈。一妇暑月赴筵，坐次失序，自愧成病，言失伦，脉弦数，法当导痰，清热补脾，其家不知，用巫治之，旬余而死。此妇痰热殆甚，乃以法尺惊其神，使血不安，法水密其肤，使汗不得泄，不死何俟。

虞氏曰：经云，邪气盛则实，正气夺则虚。夫经之所谓邪者，风寒暑湿燥火，有余之淫邪耳，非若世俗所谓鬼神之妖怪也。病有心虚惊惕，如醉如痴，如为邪鬼所附，或阳明内实，以致登高而歌，弃衣而走，皆痰火之所为，实非邪祟之所迷也。

李氏曰：视听言动俱妄者，谓之邪祟，甚则能言平生未见闻事，及五色神鬼，此乃气血虚极，神光不足，或挟痰火壅盛，神昏不定，非真有妖邪鬼祟。大概内服伤寒瘟疫条人中黄丸，照依气血痰汤药为使，或单人中黄亦可服，或单菖蒲末，猪心血为丸服亦可。有妇人夜梦鬼来交者，定志丸料加赤小豆，水煎服。有妇人月水崩漏过多，血气迷心，或产后恶露上冲，而言语错乱，神志不守者，此血虚神耗也，宜安神膏。但亦不可纯服补心敛神药。血热者，小柴胡汤加生姜、生地黄煎服，百余帖即安。血迷心包，逾墙上屋，歌唱无时者，逍遥散加远志、桃仁、红花、苏木，服后病退，用平胃散，少用厚朴，倍加苍术、升麻，常服以绝病根。又男子挟瘀血者，陶氏当归活血汤。有卒中死恶，吐利如干霍乱状，或狂谵如醉，人有起心，先知其肇，或已死，口噤不开者，急用伤寒门槌魂汤灌之即醒，外用避邪丹、灌鼻法治之，无不愈者。

荫按：吴氏曰，鬼疰，是病人为邪鬼所凭而致疾也。颜色不合于病者，面生五色而含愧赧也。声音不合于病者，语言不伦于理，而涉幽微也。形不合于病者，动摇跳跃而无内热也。证不合于病者，为患诡异，不合于病情也。脉不合于病者，乍大乍小，乍长乍短也。凡此五者，不必悉备，但有一焉，便为鬼疰，即邪祟之谓也。然人鬼异途，不相为类，鬼亦何乐于附人哉？能引之以类，则脱然含人而就鬼矣。以死人枕煎汤饮之，则鬼邪触类而出，大泻数行愈。此之谓病气衰去，归其所宗。

脉　法

脉经曰：脉乍疏乍数，乍大乍小，或促或结，此邪脉也。脉紧而急者遁尸。

脉诀举要曰：乍大乍小，乍长乍短，此皆邪脉，神志昏乱。

治　法

辟邪丹　治冲恶怪疾，及山谷间九尾狐精为患。

人参　茯神　远志　鬼箭羽　菖蒲九节者　白术　苍术　当归各一两　雄黄　辰砂各三钱，另研　桃奴即桃树上不落干桃，十二月收，焙干，五钱　牛黄　麝香各一钱，另研

上为末，酒糊为丸，如龙眼大，金箔为衣，每一丸。临卧木香磨汤化下，诸邪不敢近体。更以绛纱囊盛五七丸，悬床帐中，尤妙。

桃奴丸　治心气虚怯，有热死注魇，梦寐惊痫等证。

桃奴七个，另研　桃仁十四个，另研　辰砂另研　乌犀角各五钱　玳瑁另研　琥珀另研　雄黄桃叶煮，水飞，各三钱　龙脑二钱，另研　牛黄另研　麝香另研，各一钱　安息香一两，用无灰酒研飞

上以安息香同桃仁琥珀共熬成膏，和诸药末为丸，如鸡头实大，阴干。每服一丸，人参汤化下。

苏合香丸　古称尸疰有五，飞尸、遁尸、风尸、沉尸、注尸也。此方治之第一，兼治诸般怪疾。

白术炒　青木香　乌犀角　香附子炒去毛　丁香　朱砂　诃黎勒煨去皮　白檀香　麝香　荜拨　沉香各二两　龙脑研　熏陆香另研，各一两　苏合香油一两，入安息香膏内　安息香另为末，用无灰酒一升，蒸为膏

上为末，和匀，用安息香并炼蜜丸如桐子大，每服四丸，空心温水化下，酒服亦可。或作圆眼核大，以黄蜡包裹亦可。

茯神散　治妇人心虚，与鬼交通，妄有所见闻，言语杂乱。

茯神一钱半　茯苓　人参　菖蒲各一钱　赤小豆五分

上㕮咀，作一服，水煎，食前服，外用辟邪祛之。

还魂丹　治中恶已死。

麻黄三钱　桂枝二钱　杏仁十二粒

上作一服，水煎灌下，即醒。

八毒赤丸　治鬼疰病，脉中乍大乍小，乍短乍长，血气不匀，邪伤正气。

雄黄　礜石一方矾石　朱砂　附子炮　藜芦　牡丹皮　巴豆各一两　蜈蚣一条

上为末，炼蜜丸如小豆大，每服五七丸，冷水送下，无时。服后利下清黄涎水，仍以别药调理。此药可谓如神，合时宜斋戒沐浴，净室修合。

一人宿驿中，夜梦一妇人，用手胁下打一拳，遂一点痛，往来不止，兼之寒热而不能食，乃鬼击也。服三粒，明旦下清水二斗，立效。一人昼卧庙中，梦得一饼食之，遂病心腹痞满，饭食减少，一载有余，渐渐瘦弱，腹胀如蛊，服此五七丸，下清黄涎斗余，渐愈。

苍术丸　治邪祟。

苍术制过

上为末，丸如桐子大，朱砂为衣，每五十丸，朱砂汤下，日三次效。一法单于病人房烧苍术，其邪自走去矣。

灌鼻法

用皂角，以浆水浸，春秋四日，夏二日，冬七日，去渣熬膏，取出摊纸上，阴干收贮。用时以水化开，灌入病人鼻内，良久涎出为效。如欲涎止，服温盐汤一二口，即止。

半夏散　治魇死不还。

用半夏为末，吹入鼻中，即醒。

死人枕煎　治病人颜色声音形证与脉，不合于病者，名曰鬼疰，宜此方治之。

死人枕即死人脑后骨也，得半朽者良，煎汤服之。用毕，仍以其枕送还原处。

獭肝散　葛洪云：鬼疰是五尸之一，其病变动有若干种，大略使人寒热淋沥，沉沉默默，不得知所苦，无处不恶，积年累月，渐就沉滞，以至于死，传于旁人，乃至灭门。觉如是候者，急以此治之。

用獭一具，阴干杵为末，每服方寸匕，日三服。未止再服。《肘后》亦云：此方神良。

獭爪屑

许学士《本事方》云：宣和间，天庆观一法师行考召极精严，时一妇人投状，率患人所附，须臾召至，附语云：非我为患，别是一鬼，亦因病人命衰为祟耳。今已成形，在患人肺中为虫，食其肺系，故令吐血声嘶。师掠之曰：此虫还有畏忌否？久而无语。再掠之，良久云：容某说，惟畏獭爪屑为末，酒调服之，则去矣。患家如其言而得愈。此予所目见者也。

秦承祖灸鬼法　治一切惊狂谵语，逾垣上屋，骂詈不避亲疏等证。

以病者两手大拇指用细绳缚系定，以大艾炷置于其中两介甲，及两指角肉，四处着火，一处不着即无效，灸七壮神验。

丹溪云：一妇人如痫，或作或辍，恍惚不省人事，一日略苏醒，诊视间，忽闻床上有香气，继又无所知识。此气因血虚，亦从而虚邪因虚入，理或有之，遂以秦承祖灸鬼法灸治，病者哀告曰：我自去，我自去。即愈。

卷四十八

沉寒痼冷

论

周氏论曰：痼冷者，谓痼久而冷者也。痼者，固久也。冷者，寒之甚也。人之脏腑，禀受不同，亦或将理失宜，遂致偏胜，故方中有痼冷积热之说。痼冷者，中寒也。其病多由真阳虚弱，胃气不实，复啖生冷、冰雪、水酪诸寒之物，或坐卧阴寒久湿之处，日渐侵夺阳气，以致脏腑久痼而冷。其为病也，或手足冷逆，或腹中久痛，溏泄无度；或腰腿重痛，如坐水中；或阴痿不举，寒精自出；或久呕吐，不进饮食；或自汗战栗；或大便洞泄，小便频数；此皆痼冷之为病也。治之宜温补肾元，健养脾胃，祛寒邪，固真气，使阳气得复，阴阳和平，则无偏胜之患，百疾斯愈矣。（酪，音洛，浆也，乳汁作也）

或云：凡脱阳证，或因大吐大泻之后，四肢逆冷，元气不接，人事不省，或伤寒新瘥，误与女人交接，其证小腹肾痛，外肾搐缩，面黑气喘，冷汗自出，是名阳脱证。须臾不救，急用葱熨法，更灸气海（在脐下，一寸五分）、关元（在脐下二寸）各五十壮，内服姜附汤、五积散之类，然后可服黑锡丹。（熨，音运。毒熨，谓毒病之处，以药熨贴也，又火展帛也，一曰火斗，俗呼曰熨[①]斗）

凡阳证身静而重，语言无声，气少难以喘息，目睛不了了，口鼻气冷，水浆不入，大小便不禁，面上恶寒有如刀刮，先用葱熨法，次用四逆汤治之可也。

荫按：李氏曰，人身真阳耗散，脾胃虚弱，加以食啖生冷，嗜欲过度，以致脏腑停寒不散，谓之沉寒。积冷不解，谓之痼冷。宜十全大补汤，鹿茸大补汤，加姜、桂、雄、附，以滋气血，补暖下元。若原只因生冷伤脾者，四柱散，附子理中汤，补真丸，专补脾胃可也。又因阴虚内热，因伤冷药，及将息失宜变成寒中，全以养脾为主，只理中丸，二神效济丹去白芍，或四物汤去芍药，合理中汤。或暴下，或久泻，或吐泻俱发，宜古半附汤，附子理中汤，沉香荜澄茄丸。遗精，金锁正元丹，究源心肾丸，硫苓丸。脑髓寒者，三五七散。四肢冷者，古姜附汤，古桂附汤。血虚冷者，古茸附汤。遍身冷昏晕者，三建汤，顺元散。心腹绞痛甚者，椒附丸，复阳丹。挟外感者，正气补虚汤。金液丹，黑锡丹，养气丹，返阴丹，尽皆金石悍剂，阴脏性缓，渐服回阳即止。猛进常服，恐水枯火燥，元阳脱矣。阳脏性急者，禁服。

古以三建汤治心经之元阳虚者，责其无火也。大补阴丸治肾经之真阴虚者，责其无水也。盖人之所藉以生者，阴阳之气耳。不善调摄，偏热偏寒，病未甚至，治之不难。若夫积热始而凉和，次而寒取，

---

① 熨 原作"运"，今改。

寒取不愈，则因热而从之，从之不愈，则技穷矣，由是苦寒频岁而弗停。沉寒始而温和，次而热取，热取不愈，则因寒而从之，从之不愈则技穷矣，由是辛热比年而弗止。殊不知以寒治热而热不衰者，由于真水之不足也；以热治寒而寒不衰者，由于真火之不足也。不知水火不足，泛以寒凉药治，非惟脏腑习熟药，反见化于其病而有者弗去，无者复至矣。故取之阴，所以益肾水之不足，而制心火之有余也。取之阳，所以益心火之不足，以制肾水之有余也，火之原者，阳气之根。水之主者，阴气之根。非谓火为心而原为肝，水为肾而主为肺也，此太仆达至理之妙也。又积热用苦寒药，必姜汁酒制，沉寒用热药，如附子必用童便蜜制，盖寒因热用，热因寒用，恐相违逆故也。

治阳虚痼冷方

三建汤 治阳虚寒邪外攻，手足厥冷，六脉沉微，二便滑数。

川乌 附子 天雄已上俱炮去脐，各三钱

上作一服，加生姜十片，水煎服。或入麝少许。上焦阳弱倍天雄，下部阴痿倍附子，自汗加肉桂小麦，气逆加木香或沉香，名顺元散。胃冷加丁香、胡椒，名丁胡三建汤。

四柱散 治真阳耗散，耳鸣头晕，脐腹冷痛，滑泄脏寒。

附子 木香 茯苓 人参各等分

上姜枣煎，入盐少许。

参附汤 治阳虚气弱，气短气喘，自汗盗汗，头眩等证。

人参五钱 附子炮，三钱

上作一服，加生姜五片，水煎服。

芪附汤 治气虚自汗，体倦。

黄芪蜜炙 附子炮，各等分

上加生姜煎服。

姜附汤 治体中寒厥冷，强直失音，口噤吐沫，昏不知人；或阴盛发燥，及脐腹冷痛，霍乱转筋，一切虚寒并治。

干姜炮 附子炮，各等分

上水煎服。

桂附汤 治自汗漏不止。

桂 附子炮，各等分

上入姜枣煎服。

沉附汤 治上盛下虚，气不升降，阴阳不和，胸膈痞满，饮食不进，肢节倦痛。

沉香一钱半 附子炮，三钱

上作一服，加生姜五片，水煎，食前服。

茸附汤[1] 治精血虚耗，潮汗惊悸。

鹿茸去毛酒炙 附子炮去皮脐，各四钱

接真汤 治阴病手足厥冷，脐腹疼痛，真气不足，虚急欲绝。

沉香 丁香各二钱 麝香一钱 附子炮去皮脐，四钱

上加生姜七片，枣二枚，水煎，空心服。为末[2]，每服二钱亦可。

附子理中丸 治脾胃冷弱，心腹疼痛，呕吐泄利，霍乱转筋，体冷微汗，手足厥寒，心下逆满，腹中雷鸣，呕吐不止，饮食不进，一切沉寒痼冷，并皆治之。

附子炮去皮脐 人参去芦 干姜炮 白术 甘草炙，各三钱

上为细末，炼蜜丸，每两作十丸，每服一丸，用水一钟，化开煎至七分，空心热服。

沉香荜澄茄丸 治内挟积冷，脐腹弦急，痛引腰背，面色痿黄，脏腑自利，小便滑数，及小肠一切气痛并治。

---

① 茸附汤 此方服法原脱。
② 为末 "为"前原衍"每"字，今删。

附子炮去皮脐　荜澄茄　沉香　胡芦巴炒　肉桂　补骨脂炒　茴香炒　巴戟去心

木香　川楝子去核，各四两　桃仁去皮尖双仁者，二两　川乌炮去皮脐，二两

上为末，面糊丸，如桐子大，每三十丸，空心盐汤下。或煎服亦可。

附子茴香散　治气虚积冷，心腹绞痛。

附子炮去皮脐，三钱　茴香炒　肉豆蔻煨干姜炮　人参　白术　木香　白茯苓各一钱　丁香　甘草炙，各五分

上作一服，水煎入盐少许，空心服。

保元丹　治老弱诸沉寒痼冷，小便滑数，大便时泄，腰腿脐腹疼痛，困倦瘦虚食减。

附子炮去皮脐　白术　山药　肉豆蔻　赤石脂　干姜炮，各一两　肉桂五钱

上为细末，面糊为丸，如桐子大，每服一二十丸，空心温酒送下。

金锁正元丹　治元脏虚冷，真气不足，胸胁痞胀，呼吸短气，四肢倦怠，腰膝酸疼，目暗耳鸣，心忡盗汗，遗精白浊，一切虚损之证，及水谷不消，呕逆恶心。

五倍子　茯苓各八钱　巴戟　胡芦巴肉苁蓉各一两六钱　补骨脂一两　朱砂　龙骨各二钱

上为细末，酒糊丸，如桐子大，每服二十丸，空心温酒盐汤任下。

椒附丸　治下元不足，内挟积冷，脐腹拘急，举动乏力，小便频数，夜多盗汗。

附子　槟榔各五钱　陈皮　牵牛　五味子　菖蒲　川椒　干姜各一两

上锉碎，用米醋于瓷器内文武火煮干，焙为末，醋糊丸如梧子大，每三十丸，空心盐酒下。

黑豆酒　散五脏结积内寒。

黑豆不拘多少，锅内炒熟，以好酒淬之，就以碗盖，勿令泄气，候温饮酒，大效。

黑锡丹　治元脏虚冷，真阳不固，三焦不和，上热下冷，耳内虚鸣，腰背疼痛，心气虚乏，饮食无味，膀胱久冷，夜多小便，妇人月事愆期，血海久冷，赤白带下，及阴毒伤寒，四肢厥冷，不省人事，急用枣汤吞一二百粒，即便回阳。此药大能调治荣卫，升降阴阳，补虚损，益元阳，返阴。

茴香炒　附子制　葫芦巴　破故纸炒巴戟　川楝子各一两　肉豆蔻煨　沉香木香不见火　桂心各三两　锡硫砂用黑锡溶，去渣，梳黄溶化，水浸，各二两，却将锡再溶化，渐入硫黄，俟结成片，倾地上，去火毒，研至无声为度

一方有阳起石二两。

上为末，同研匀，酒煮面糊为丸，如桐子大，阴干，以布袋擦令光莹，每服三四十丸，空心姜盐汤或枣汤送下。妇人艾醋汤下，一切冷痰，盐酒下。年高有客热者，服之效。或加苁蓉，牛膝、白术、丁香，名接气丹，治真元虚愈。

灵砂丹　大治诸虚，痼冷，厥逆，如神。

水银三两　硫黄一两，二味炼成者

上研细，糯米糊为丸，如麻子大每服五七丸，至十五丸，空心，人参、枣汤、或盐汤下。疝气偏坠，外肾肿疼，茴香酒下。虚劳喘嗽，生姜乌梅苏梗煎汤下。腰腹满痛，莪术煎汤下。盗汗溺多，煅牡蛎入盐煎汤下。痃疟不已，桃柳枝汤下。吐逆反胃，丁香、藿香煎汤下。白浊遗精，白茯苓煎汤下。中风痰厥面青，木香磨汤研灌。走注风，遍身痛，葱白酒下。脚痛，木瓜煎汤下。气滞，生姜、陈皮煎汤下。妇人血气痛，玄胡索、五灵脂，酒醋各半盏煎汤下。小儿慢惊沉困，胃虚神

脱，人参、丁香煎汤下。

养正丹　升降水火，助阳接真，治饱逆反胃，痰结头晕，腰疼腹痛，霍乱吐泻。

黑锡丹头二两　水银一两　朱砂末一两

上先将黑锡就火微溶，入水银频搅，勿令青烟起，烟起便走了水银，又入朱砂末炒，令十分匀和，即放地上候冷为末，糯米糊丸，绿豆大，每三十丸，空心盐汤下。

来复丹　此药配类二气，均调阴阳，夺天地冲和之气，乃水火既济之方，可冷可热，可缓可急。善治荣卫不调，心肾不交，气不升降，上实下虚，散腰肾阴湿，止腹胁冷痛，及一切气闭痰厥，中暑，霍乱吐泻，神效。不问男女老幼，危急之证，但有胃气，无不获安。

舶上硫黄用明透不加小石者　硝石各一两，同硫黄为末，入铫内微火温温炒，用柳木篦不住手搅，令阴阳相入，再研细　大阴玄精石一两，另碾飞

青皮去穰　陈皮去白　五灵脂须择五台山者，研细用水澄去砂石，晒干，各二两

上将五灵脂、青皮、陈皮为细末，入玄精石末，及硫黄、硝石末拌匀，以好醋煮，面糊为丸，如豌豆大，每服三十粒，空心米饮下。甚者五十粒，小儿三五粒，或一粒。小儿慢惊风，或吐利不止，变成虚风搐搦者，非风也，胃气欲绝故也，米饮下。若老人伏暑迷闷，紫苏汤下。妇人产后血迷上抢闷绝，恶露不止，及赤白带下，并用醋汤下。

养气丹　治诸虚百损，真阳不固，上实下虚，气不升降；或咳嗽喘促，一切体弱气虚，及妇人血海冷惫等证。

禹余粮　紫石英　磁石各半斤　赤石脂　代赭石各一斤，以上五味，各以水研，挹其清者，置纸上，以竹筛盛之，候干，各用瓦罐收贮，盐泥固济阴干，以炭五十斤，分作五处，煅此五药，以灰火尽为度，火尽再煅，如此三次，埋地内两日去火毒，取出再研　肉苁蓉一两半　附子二两　茴香

丁香　木香　破故纸　肉桂　巴戟　山药　肉豆蔻　钟乳粉　鹿茸　当归　沉香　白茯苓　远志　没药　阳起石　五灵脂　乳香　朱砂各一两

上为细末，和前研匀，糯米糊调，每两作五十丸，阴干，入布袋内擦光。每二十丸，空心温酒姜盐汤任下，妇人艾醋汤下。

金液丹　治吐利日久，脾胃虚损，手足厥逆，精神昏，睡露睛，口鼻气冷，欲成慢惊；或身冷脉微自汗，小便不禁等证皆效。

硫黄不拘多少

上将铁杓熬溶，倾入井水，或麻油内，后用桑柴灰淋潦，炆七八遍换水，去红晕为末，蒸饼丸如桐子大，每服二十丸，空心，米饮下。伤寒阴证，不拘丸数。(淋，音林，以水沃也。潦，音潦，渍也。炆音文，温也，聚火无炎者也)

二气散　治伏暑伤冷，中脘痞结，或呕或泻。

硫黄　硝石各等分

上为末，同炒黄色研细，糯米糊丸，如桐子大，每服四十丸，井水下。

治女色阴证方

三仙散　治阴证。

大附子炮去皮脐　官桂　干姜炮，各等分

上共为末，每服三钱，滚酒调服，神效。

固阳膏　治因女色成阴证。

生白矾三钱　黄丹二钱　干姜五钱　母丁香十粒　胡椒十五粒

上为细末，醋调得所，男左女右，摊在手掌中，覆在脐上，被盖少顷，但得汗出即愈，有起死回生之功。

又方　治阴证。

老桑树皮烧存性　牡蛎火煅　干姜　胡椒各①钱　胆矾二钱　麝香少许

————————————

① 各　此后原脱钱数。

上为细末，用阴阳唾调涂于两手心内，夹腿腋少时，遍身汗出即瘥。

又方　治阴证。

胡椒三十个　黄丹一两　干姜一块

上三味为末，醋调涂男左女右手心内，合在小便上一时，盖被汗出即已。

回春散　治阴冷如神。

白矾一钱　黄丹八分　胡椒二分　焰硝一分

上四味[①]，用醋醋调和，摊男左女右手心内，合阴上，汗出即愈。

助阳散　治急冷阴。

干姜一两　牡蛎一两

上为细末，以火酒调稠擦手上，男子用双手揉外肾即愈。女子以男子手擦药，急按两乳，仍揉擦热，汗出则愈。

秘方　治阴证极效。

芥菜子七钱　干姜三钱

上为末，水调作一饼，贴脐上，手帕缚住，上放盐以熨斗熨之数次，汗出为度。

又方　治冷阴。

枯白矾　百草霜各一钱

上共为细末，炼蜜丸，每服一丸，黄酒送下。

又方　治阴证腹痛，面青甚者。

鸽子粪一大抄，研末用极热酒冲入搅匀，少澄饮之，去渣顿服。

灸法　治因女色成阴证，小腹急痛不可忍，命在须臾者。

男左女右，中指灸一炷。又脐下三寸，名关元穴，灸七炷，厚被盖眠，通身汗出即愈。

又法　治阴证腹痛。

灸小指外侧上纹尖，艾炷如小豆大三壮，男灸左，女灸右。

又法　治阴证冷极，热药救不回者，手足凉冷，肾囊缩入，牙关紧急，死在须臾。

用大艾炷灸脐中，预将蒜捣汁，擦脐上，后放艾多灸之。其脐上下左右，各开八分，四分，用小艾炷灸至五壮为度。如玉茎缩入于内，速令人捉定，急将蕲艾丸如绿豆大，在龟头马口灸二壮，其茎即出，仍服附子理中汤即效。

葱熨法　治阴证。

用葱白大握如茶盏大，用纸卷紧，却以快刀切齐一指厚片，安于脐中，以热熨斗熨之，待汗出为度。一片未效，再切一片熨之，服后药：

胡椒五钱　滑石煅七次，五钱　麝香一钱

上为末，酒调服之，神效。

---

① 上四味　"上"原作"又"，今改。

卷 四 十 九

青　筋

论

论曰：青筋之证，原气逆而血不行，俾恶血上攻于心也。多由一切怒气相冲，或郁气结不散，或恼怒复伤生冷，或房劳后受寒湿，以致精神恍惚，心慌气喘，噎塞上壅，呕哕恶心，头目昏眩，胸膈痞满，心腹刺痛，胁肋腰背头脑疼痛，口苦舌干，面青唇黑，四肢沉困，百节酸疼，或增寒①壮热，遍身麻木不仁，手足厥冷，颤掉，默默不语，不思饮食等证，皆恶血攻心而致之也。自古以来，无人论此。但有患此疾者，无方可治，惟以砭针于两手曲池青筋上刺之，出瘀血不胜其数，而疾有即愈者，有不愈者，有变为大患者。常惯病此者，或有一月一次，或两三次者，屡患屡刺，莫之能愈。不知人之生命，以气血为主。故丹溪曰：气血和，一疾不生，亏则百病生焉。况此病先伤于气，而后复损其血，不至夭枉者，盖亦鲜矣。虽然未有退血之法，又不得不刺，不刺则恶血攻心，须臾不救矣。

荫按：青筋之证，北人多患之，南人有此，即痧证也。

治　方

白虎丸　此药能顺气散血，化痰消滞。治青筋初觉头疼恶心，或腹痛，或腰痛，或遍身作痛，不思饮食，即进一服，当时血散。若过三五日，青筋已老者，多服取效。名白虎者，西方肺金之谓也。青筋者，东方肝木之谓也。以白虎而治青筋，是金能克木故耳，何病之不愈哉！此方之妙，不惟代刺青筋之苦，愈青筋之病，而亦免后日之患，其惠大矣。又兼治男子久患痢疾便血，妇人崩漏带下，并一切打扑内损，血不能散，心腹痛欲死者，服之甚效②，不啻桴鼓之影响也。

千年石灰　不拘多少

上刮去杂色泥土为末，水飞过，晒干，量可丸，如梧桐子大，每服五十丸，看轻重加减，烧酒送下。

断砂散　治青筋。

甘草　干姜　川乌炮　枯矾　炒盐各等分

上为末，每服二钱，白汤调下。

太公丸　治紧阴青筋，心腹疼痛。

干姜二两　白矾枯过，一两

上为末，用糯米糊为丸，如绿豆大，每服三十丸，滚水下。如不止，再饮滚水三口。

失笑散　治男妇惯打青筋。

五灵脂　蒲黄各一钱半

上为末，黄酒调下，永不再犯。

灸断青筋法

于打青筋出血眼上，用新黑驴粪些须，涂破眼上，艾灸三壮，永不发。

---

① 增寒　憎寒。按"增"通"憎"。
② 甚效　"甚"原作"其"，今改。

卷 五 十

发　热

论

丹溪曰：恶热非热，明是虚证。经曰：阴虚则发热。阳在外为阴之卫，阴在内为阳之守。精神外驰，嗜欲无节，阴气耗散，阳无所附，遂至浮散于肌表之间而恶热也，当作阴虚治之。凡脉数而无力者，便是阴虚也，四物汤加炒黄柏、黄芩、龟板；兼气虚，加人参、黄芪、黄芩、白术。一人脚常觉热，冬不可加绵，自夸禀质壮，予知其足三阴之虚，教其早断欲事，以补养阴血，笑而不答，年近五十，患痿而死。吃酒人发热难治。不饮酒人，因酒发热者，亦难治。一男子年二十三岁，因酒发热，用青黛、瓜蒌仁入姜汁，每日数匙入口中，三日而愈。阳虚发热，补中益气汤。手足心热属热郁，用火郁汤。伤寒寒热，当用表散，发热，柴胡；恶寒，苍术。虚人用苍术恐燥。发热恶风，人壮气实者，宜先解表。发热恶寒，亦宜解表。胸中烦热，须用栀子仁。有实热而烦躁者，亦用栀子仁。有虚热而烦躁者，宜参、芪、麦门冬、白茯苓、竹茹、白芍药。若脉实数，有实热者，神芎丸。虚热用黄芪，虚汗亦然。如肥白人发热，宜人参、黄芪、当归、芍药、浮小麦炒，止虚汗同。

王节斋曰：世间发热证，类伤寒者数种，治各不同，外感内伤，乃大关键。张仲景论伤寒伤风，此外感也。因风寒感于外，自表入里，故宜发表以解散之，此麻黄桂枝之义也。以其感于冬春之时，寒冷之日，即时发病，故谓之伤寒，而药用辛热以胜寒。若时非寒冷，则药当有变，如春温之月，则当变以辛凉；夏暑之月，即当变以甘苦寒，宜用刘河间药，以清热解毒。已上诸证，皆外感天地之邪者也。若夫饮食劳倦，内伤元气，此则真阳下陷，内生虚热，故东垣发补中益气之论，用人参黄芪等甘温之药，大补其气而提其下陷，此用气药以补气之不足者也。又若劳心好色，内伤真阴，阴血既伤，阳气偏胜，而变为火矣，是为阴虚火旺劳瘵之证。故丹溪发阳有余阴不足之论，用四物汤加黄柏、知母，补其阴而火自降，此用血药以补血之不足者也。益气补阴，皆内伤证也。一则因阳气之下陷而补其气以升提之，一则因阳火之上升而滋其阴以降下之，一升一降，迥然不同矣。又有夏月伤暑之病，虽属外感，却类内伤，与伤寒大异。盖寒伤形，寒邪客表，有余之证，故宜汗之。暑伤气元，气为热所伤，而耗散不足之证，故宜补之。东垣所谓清暑益气者是也。又有因时暑热而过食冷物，以伤其内，或过取寒凉以伤其外，此则非暑伤人，乃因暑而自致之病，治宜辛热解表，或辛温理中之药，却与伤寒治法相类者也。凡此数证，外形相似而实有不同，治法多端，不可或谬。故必实其果为伤寒、伤风及寒疫也，则用仲景法。果为温病，及热病及温疫也，则用河间法。果为气虚也，则用东垣法。果为阴虚也，则用丹溪法。如是则庶无差误，以害人之性命矣。今人但见发热之证，一皆认作伤寒外感，率用汗药以发其表，汗后不解，又用表药以凉其肌。设是虚证，岂不死哉。间有颇知发热属虚，而用补药，则又不知气血之分，或气病而补血，或血病而补气，误人多矣。故外感之与内伤，寒病之与热病，气虚之与血虚，如冰炭相反，治之若差，则轻病必重，重病必死矣，可不畏哉。

李氏曰：外感发热，人迎紧，热随表里见证，汗下即解。惟内伤虚热，经久不解，无表里二证，故食积类伤寒初证，右脉气口紧盛，身节不痛为异。内伤劳役，发热，脉虚而弱，倦怠无力，不恶寒，乃胃中真阳下陷，内生虚热，宜补中益气汤。内伤色欲，阴虚发热，便硬能食者，滋阴降火汤，加味逍遥散，清骨散。内伤思虑，神昏恍惚眼烧者，归脾汤茯苓汤。内伤生冷，郁遏阳气，及脾虚伏火，只手足心热，肌肤不甚热，自汗不食者，火郁汤。凡饥饱劳役，伤胃阳虚，口中无味，昼热夜轻者，俱宜补中益气汤，甚加附子。上盛下虚者，清心莲子饮。凡房劳思恐，伤肾阴虚，口中有味，夜热昼轻者，俱宜四物汤加知母、黄柏、黄芩，甚者加童便、龟板峻补其阴。有郁者，下甲丸。阴阳两虚，昼夜发热，烦渴不止，证似白虎而无目痛干者，古归芪汤。如脏冷荣热脉浮者，人参地骨散。久虚积损者，八物汤，人参养荣汤，甚者既济汤去半夏加五味子、当归、地黄，入童便少许，或二至丸，八味丸，二神交济丹。肥人及脉弦大无力者，气虚于血，宜甘温补气，气旺则能生血。若瘦人及脉弦带涩者，血虚于气，止宜苦寒为主，佐以甘温。若气血平

补，依旧气旺而阴愈消矣。凡虚热，皆因精神外驰，嗜欲无厌，阴气耗散，阳无所附，遂至浮散肌表而发热，实非有热也。骨热，因气虚不能化血，血干则火自沸腾，肉如针刺，骨热烦疼，或五心俱热，或两肋如火，或子午相应，或昼微恶寒，而夜返大热。虽肾经所主，传变不常，蒸上则见咳嗽痰血，唇焦舌黑，耳鸣目眩等证；蒸下则见遗精，淋浊泄泻，腰疼脚痠，阴物自强等证；蒸中则见腹胀肋痛，四肢倦怠等证。古云：肝证发热，肉下骨上，寅卯尤甚，泻青丸，人中白散。心证发热，在血脉，日中则甚，泻心汤，导赤散，朱砂安神丸。脾证发热，在肌肉，遇夜尤甚，泻黄散，三白汤。肺证发热，在皮肤，日西则甚，泻白散，甚者凉膈散。肾证发热，在骨，亥子时甚，手足心如火，滋肾丸主之。大要脉弦而濡者，秦艽扶赢汤，加味逍遥散。脉弦而数者，节斋四物汤，通用五蒸汤丸，二参汤，香连猪肚丸，大胡连丸，补髓丹，大造丸。挟痰发热者，二陈汤加干葛、升麻、人参、白芍、五味子。挟湿痰发热者，清膈苍莎丸。湿热甚者，皮枯肢疼，唇燥面赤，痰嗽，饮食少味者，宜量体吐出痰涎，然后服清热化痰开郁之药，古方苍莎丸，苍栀丸，苍连丸，苍芎丸选用。积病最能发热，多夜分腹肚热甚，柴陈汤加山楂、麦芽，并干葛。久者，保和丸，枳术丸，间服清骨散。阴虚发热，黄白丸。劳热食积痰者，上下甲丸。

荫按：热曰发者，谓怫怫然，发于皮肤之间，则成热也。与潮热寒热，若同而异[1]。潮热者，有时而热，不失其时也。寒热者，寒已而热，相继而发。至于发热，则无时而发也，学者辨之。盖发热之

---

[1] 异　原讹作"易"，今改。

证，实非一端，王节斋先生论之详矣。然其中有痰饮、脚气、食积、虚烦四证，未之及也。其余治各证发热之方，另分门类，已随本证，不复重举。只具治阳虚阴虚二者言之。古人于阳虚阴虚二证，论之未详，而方之未辨，至丹溪先生出而后明矣。何则，昼夜发热，昼重夜轻，口中无味，阳虚之证也。午后发热，夜半则止，口中有味，阴虚之证也，阳全阴半，阳得以兼阴，阴不得以兼阳，自然之理也。阳虚之证责在胃，阴虚之证责在肾。盖饥饱伤胃，则阳气虚，房劳伤肾，则阴血虚。古人以饮食男女为切要，厥有旨哉。以药而论之，甘温则能补阳气，苦寒则能补阴血。如用四君以补气，四物以补血是也。若气血两虚，但以甘温之剂以补其气，气旺则能生血也。若只血虚而气不虚，忌用甘温之剂以补其气，气旺而阴血愈虚消矣。故阳虚之与阴虚，甘药之与苦药，不可不详实而明辨也。学者昧此，但见发热，不审阳虚阴虚，便用汗药以发其表，汗后不解，又用表药以凉其肌，则祸如反掌，可不畏哉。

脉 法

经曰：脉大无力为阳虚，脉数无力为阴虚。无力为虚，有力曰实。

治阳虚气虚发热方

补中益气汤 治阳虚劳倦发热。

黄芪 人参 白术 甘草炙 当归身 柴胡 陈皮各一钱 升麻各五分

上锉，水煎服。头痛，加川芎、白芷各七分。

人参麦冬汤 治虚热烦渴。

人参 麦门冬 小麦 茯苓各一钱 竹茹一团 白芍药八分 甘草五分

上锉，水煎服。

清心莲子饮 治发热口干，小便赤涩，夜则安静，昼则发热，此热在气分也。

石莲肉二钱 白茯苓 黄芩各一钱半 黄芪蜜炙，一钱二分 人参 麦门冬去心 车前子各一钱 地骨皮八分 甘草五分

上锉，水煎食前服。

地仙散 治骨蒸肌热，一切虚烦。

地骨皮 防风去芦，各一两 人参 紫苏 甘草各二钱半

上锉，每服一两，加生姜三片，淡竹叶五片，水煎服。

治阴虚血虚发热方

加味四物汤 治阴虚发热，脉数而无力者是也。

川芎 芍药 当归 生地酒炒 黄柏炒 黄芩 甚者加龟板

上㕮咀，水煎服。

滋阴八物汤 治阴虚发热。

玄参 白术 知母 麦门冬 当归各一钱 川芎八分 黄柏 黄芪 陈皮各五分 甘草三分

上锉，加生姜一片，水煎服。痰加半夏，渴加天花粉，气虚加人参，甚加附子肉桂。

加味逍遥散 治血虚潮热（脉弦而濡）。

白术 茯苓 当归 芍药 柴胡各一钱 甘草 山栀子 牡丹皮各五分

上锉，加生姜一片，薄荷少许，水煎服。

人参地骨散 治脏中积冷，荣中热，脉按不足，举之有余，乃阴不足，阳有余也。

人参 地骨皮 柴胡 生地酒炒 黄芪各一钱半 知母 石膏各一钱 茯苓五分

上锉，加生姜三片，水煎服。

五蒸汤　治男妇诸虚烦热，蒸痿自汗（脉弦而数），等证。

人参　黄芩　知母　生地酒炒　葛根　石膏　粳米　麦门冬各一钱　甘草五分　小麦一撮

上锉，水煎服。

当归黄芪汤　治虚火上攻头目，浑身胸背发热，此血虚也。

当归酒浸，一钱　黄芪五分

上锉，水煎，食后温服。

子芩散　凉心肺，解劳热。

黄连二钱　白芍药　子芩　人参　白茯苓　麦门冬　桔梗　生地黄酒洗，各一钱

上锉，加竹叶一握，小麦二十粒，生姜三片，水煎，食后服。

治湿痰发热方

苍芩丸　治湿热发热。

苍术五钱　片芩三钱　甘草一钱半

上为末，汤浸炊饼丸服。

苍栀丸　治手心发热

苍术　香附各五钱　山栀一两　半夏生用　川芎　白芷各二钱

上为末，神曲糊丸服。

苍连丸　治湿痰发热。

苍术二两　香附二两半　黄芩炒　黄连炒各五钱

上为末，用瓜蒌穰丸服。

加味二陈汤　治挟痰发热。

陈皮　半夏　茯苓　甘草　干葛　升麻　人参　白芍药　五味子

上锉，加生姜，水煎服。

加味三补丸　治湿痿夜热。

黄芩　黄连　白芍药

上为末，粥丸服。

治火郁发热方

火郁汤　治手足心发热，属热郁者。

升麻　葛根　柴胡　白芍药各一钱半　防风　甘草各一钱

上锉，入连须葱白三寸，水煎稍热服，不拘时。

加减小柴胡汤　治虚损，手心脚心发热不可当。

柴胡　黄芩　半夏　人参　甘草　香附米　黄连　前胡

上锉，水煎服。

治病后发热方

苍芍丸　治大病后，阴虚气郁发热。

芍药一两二钱半　香附一两　苍术五钱　片芩二钱　甘草一钱半

上为末，炊饼为丸服。

鳖甲饮　治病后食力未复，邪热未除，房劳虚损，一切骨蒸盗汗。

鳖甲　秦艽　柴胡　地骨皮　枳壳　知母　当归　乌梅

上锉，加生姜三片，桃柳头各七个，水煎，空心午前临卧各热服。粗再煎。忌酒色、鱼腥湿面、性热等物。

卷五十一

恶　寒

论

丹溪曰：恶寒非寒，明是热证，亦有久服热药而得者。河间谓火极似水，热甚而反觉自冷，实非寒也。有用热药而少愈者，辛能发散，郁遏暂开耳。一壮年患恶寒，多服附子，病甚。以江茶入姜汁、香油些小，吐痰一升，减绵衣大半。又日与通圣散，去麻黄、大黄、芒硝，加地黄、当归，百帖而安。知其燥热已多，血伤亦深，须淡食以养胃，内观以养神，则水可生，火可降。必多服补血凉药乃可，否则附毒必发。彼以为迂，后果发背死。一老妇肥厚，夏恶寒战栗，啖热御绵，大汗，已得附子三十余，浑身痒甚，脉沉涩，重取稍大。知其热甚而血虚也，以四物汤去芎，倍地黄，加白术、黄芪、炒黄柏[①]、生甘草、人参，每帖二两，二帖大泄，目无视，口无言。知其热深，无反佐之道也，以前药熟炒与之，一帖利止，四帖精神回，十帖全愈。一女子恶寒，用苦参、赤小豆各一钱为末，齑水调服，探吐之后，用川芎、苍术、南星、酒炒黄芩为末，酒糊丸服。一人形瘦色黑，素多酒不困，年半而有别馆。一日大恶寒发战，言渴不饮，脉大而弱，右关稍实略数，重则涩。此酒热内郁，不得外泄，由表热而虚也，用黄芪二两，干葛一两，煎饮之，大汗而愈。有阳虚而恶寒者，用参芪之类，甚者少加附子。恶寒久病，亦宜解郁。湿痰积中，抑遏阳气，不得外泄，身必恶寒。（齑，音跻，齑，济也，与诸味相济成也）

戴氏曰：凡背恶寒甚者，脉浮大而无力者，是阳虚也。或云：阳虚则恶寒，阴虚则恶热。

李氏曰：寻常外感恶寒头痛，微汗即止。内伤表分卫虚恶寒者，黄芪建中汤，或调中益气汤加黄芪、桂枝。内伤阳虚自汗，全不任风寒者，四君子汤减茯苓，倍加黄芪、桂枝或附子。如昼夜恶寒甚者，单用参、芪、桂、附，峻补其阳。如久病阳气郁陷恶寒者，升麻葛根汤去芍药，加参、附、白芷、豆蔻、苍术、葱煎服。阴虚微恶寒而发热者，二陈四物汤加知母、黄柏、地骨皮。挟痰湿恶寒者，宜苦参、赤小豆各一钱为末，韭汁调服探吐，吐后以川芎、南星、苍术、黄芩糊丸，白汤下。冬月去芩，加姜汁为丸调之。素病虚热，忽觉恶寒，须臾战栗，如丧神守，如火炎痰郁，抑遏清道，不能固密腠理，四物汤加黄芪、黄连、黄柏，或合二陈汤。如火克肺，洒淅恶寒者，甘桔汤加酒芪、山栀、麦门冬、五味子；恶寒粪燥者，四物汤加大黄下之。久病过服热药恶寒者，先探吐痰，后以通圣散加生地黄、当归，或四物汤去芎，倍地黄，加白术、黄柏、

---

① 黄柏　"黄"字原脱，今补。

参、芪、甘草、通草等，水煎服。如酒热内郁恶寒者，黄芪一两，葛根五钱，煎服，大汗而愈。

葾按：《内经》论阴虚因劳倦气衰，则火熏胸中而生内热，阳虚则不足卫护皮肤而外寒，阴盛则血脉不通而中寒，阳盛则腠理闭塞而外热。仲景谓阳虚阴盛，宜汗，散其阴邪；阴虚阳盛，宜下，泻其阳邪。东垣谓昼热阳气旺于阳分，夜热阳气下陷阴中，皆名热入血室。重阳者，昼夜俱热。夜寒阴血旺于阴分；昼寒阴气上溢阳中。重阴者，昼夜俱寒。丹溪谓恶热明是虚证；恶寒非寒，明是热证。王冰谓热之不热，是无火也，当治其心；寒之不寒，是无水也，当治其肾。噫，寒热阴阳虚实，医家不分，幸四公发明经旨，善学者必合而玩之始得。

治阳虚恶寒方

黄芪建中汤　治卫虚恶寒。

黄芪二钱　白芍药三钱　肉桂一钱　甘草炙，一钱半

上加生姜三片，枣一枚①，水煎服。

调中益气汤

白术　黄芪　当归　麦门冬　神曲各一钱　人参　干葛　青皮各七分　升麻　柴胡　泽泻各五分　五味子十三粒　甘草炙，三分　加桂枝五分

上锉，加生姜，水煎服。

加减四君子汤　治内伤，阳虚自汗，不任风寒。

人参　白术　甘草　黄芪　桂枝

甚者，少加附子。

上锉，加姜、枣，水煎服。

升麻附子汤　治阳明经本虚，气不足则身以前皆寒，故面寒。

升麻　葛根各一钱　白芷　黄芪　附子炮，各七分　益智三分　草豆蔻　人参　甘草炙，各二分

上锉作一服，加连须葱白，水煎服。

治内热恶寒方

升麻加黄连汤

升麻　葛根各一钱　白芷七分　甘草炙　黄连酒炒　白芍药各五分　川芎各二分　荆芥　薄荷各一分　生犀角三分

上作一服，水煎服。此治面热，加附子治面寒。

加味二陈汤

陈皮　半夏　当归　干葛　元参各一钱　黄芩　茯苓各八分　黄连七分　甘草五分

上锉，作一服，加生姜三片，水煎服。

地骨皮散

地骨皮　软柴胡　当归　黄芩　牡丹皮　麦门冬去心　白术　黄连各一钱

上锉，水煎服。

六物汤

当归　芍药　川芎　熟地砂仁炒，各一钱　黄柏　知母各八分

上作一服，加生姜，煎服。

---

① 枚　原作"枝"，今改。

卷 五 十 二

虚 烦

论

楼氏曰：《活人书①》云，虚烦似伤寒，非伤寒也。成无己云：伤寒有虚烦，有心中烦，有胸中烦，二说不同。考之于书，成无己之言，实出仲景，《活人书》无据。然往往有非因伤寒而虚烦者，今故两存之。

活人书云：但独热者，虚烦也。诸虚烦热与伤寒相似，但不恶寒，身不疼痛，故知非伤寒也，不可发汗。头不痛，脉不紧数，故知非里实也，不可下。病此者，内外皆不可攻，攻之必遂烦渴，当与竹叶汤。若呕者，与陈皮汤，一剂不愈再与之。孙真人云：此法数用有效。

叶氏曰：虚烦者，心中扰乱，郁郁而不安也，良由津液去多，五内枯燥；或荣血不足，阳胜阴微；或肾水下竭，心火上炎，故虚热而烦生焉，甚则至于燥也。又有大病后，血气未复而烦者，治各不同，宜随证求之。津液枯燥者，宜八珍汤加竹叶、酸枣仁，麦门冬。阴血不足者，宜四物汤加人参、茯神、竹叶、麦门冬。肾虚火炎者，竹叶石膏汤下滋肾丸。病后虚者，宜温胆汤，或远志汤。烦而小便不利者，五苓散。心中蕴热而烦者，清心莲子饮。烦而呕，不喜食者，橘皮汤。烦而睡不安者，温胆汤。

李氏曰：虚烦，头昏口燥，乃心内烦躁，无外热也。仍分气虚血虚，或大病后津液枯竭，烦而有渴者，人参门冬汤、温胆汤。不眠者，六一散，甚加牛黄。劳心者，妙香散。脾弱者，三白汤。详见伤寒。

巢氏病源②曰：心烦不得眠，心热也。但虚烦不得眠，胆冷也。

治 方

加味八珍汤 治津液枯燥虚烦。

人参 白术 白茯苓 甘草炙 川芎 白芍药 生地酒炒 竹叶 酸枣仁 麦门冬去心

上锉，水煎服。

人参麦冬汤 治大病后，津液枯竭，烦而有渴。

人参 麦门冬去心 小麦 茯苓各一钱 甘草五分 白芍药八分 竹茹一团

上锉，水煎服。

加味四物汤 治阴血不足烦躁者。

当归 芍药 川芎 生地酒炒 人参 茯神 麦门冬 竹叶

上锉，水煎服。

竹叶石膏汤 治大病汗下后，表里俱虚，内无津液，烦渴心躁，不可攻者。

竹叶五片或十片 人参 甘草各一钱 半夏一钱半 石膏二钱 麦门冬去心一钱

---

① 活人书 "书"字原脱，今补。
② 源 原作"原"，今改。

上加生姜五片，入粳米百余粒，水煎服。

淡竹茹汤　治心虚烦闷，[1] 头疼短气，内热不解，心中闷乱，及妇人产后心虚惊悸，烦闷欲绝。

麦门冬去心　小麦各二两半　甘草炙，一两　人参　白茯苓各一两半　半夏汤洗，二两

上锉，每服四钱，加生姜七片，枣三枚，淡竹茹一二块，如指大，水煎，食前服。

温胆汤　治大病后，虚烦不得卧，及心胆虚怯，触事易惊，短气，悸，或复自汗。

半夏　枳实去穰，各一两　陈皮一两半　白茯苓五钱半　甘草炙，四钱

上㕮咀，每服四钱，加生姜七片，枣一枚，竹茹一块，水煎，食前热服。一方，加酸枣仁、炒远志肉、五味子、熟地黄、人参。大病后虚烦者，加人参、茯神、远志。（熟地黄，砂仁炒。酸枣仁，油去净）

橘皮汤　治烦而呕，不喜食者。

橘皮一两半　甘草炙，五分　人参二钱半　竹茹五钱

上锉，每服五钱，加生姜三片，枣一枚，水煎，食前服。

人参竹茹汤　治胃口有热，呕吐咳逆，虚烦不安。

人参半两　半夏一两　竹茹一团

上作六服，每服加生姜三片，水煎，温服。一方加[2] 橘皮去白一两。

远志汤　治忧思过度，心虚烦热，夜卧不安，遗精白浊，及病后虚烦。

远志黑豆甘草同煮，去骨　黄芪　当归酒洗麦门冬去心　石斛　酸枣仁炒，各一钱二分　人参　茯神去皮木，各七分　甘草五分

上锉，水煎服，食远服。烦甚者，加竹叶、知母。

辰砂妙香散　治男子妇人心气不足，精神恍惚，虚烦少睡，夜多盗汗。常服补益气血，安镇心神。

麝香一钱，另研　山药姜汁炙　茯苓　茯神去木　黄芪　远志去心，炒，各一两　人参　桔梗　甘草炙，各半两　木香煨，二钱半　辰砂三钱，另研

上为末，每服二钱，温酒调服，不拘时。

地仙散　治大病后烦热不安，一切虚烦热。

地骨皮二两　防风去芦，一两　甘草炙，半两

上锉散，每服三钱，加生姜五片，水煎服。

---

① 心虚烦闷　"烦"字原脱，据本方下文补。
② 加　原作"如"，今改。

卷 五 十 三

不 眠

论

黄帝曰：病而不得眠者，何气使然。岐伯曰：卫气不得入于阴，常留于阳。留于阳，则阳气满。阳气满，则阳跷盛，不得入于阴，则阴气虚，故目不瞑矣。（卫气昼行于阳，夜行于阴，行阳则寤，行阴则寐，此其常也。若病而失常，则或留于阴，或留于阳，留则阴阳有所偏胜，有偏胜则有偏虚，而寤寐亦失常矣）

黄帝曰：人之多卧者，何气使然（此下言有不因于病而为多卧少卧之异者也）？岐伯曰：此人肠胃大而皮肤湿，而分肉不解焉（解，利也。人之脏腑在内，内者阴也。皮肤分肉在外，外者阳也）。肠胃大，则卫气留久。皮肤湿，则分肉不解，其行迟（肠胃大，则阴道迂远，肉理湿滞，不利则阳道舒迟）。夫卫气者，昼日常行于阳，夜行于阴，故阳气尽则寐，阴气尽则寤。故肠胃大则卫气行留久，皮肤湿肉分不解则行迟，留于阴也久（卫气留于阴分者久，行于阳分者少）。其气不精则欲瞑，故多卧矣（阳气不精，所以多瞑卧也。今人有饱食之后即欲瞑者，正以水谷之悍气，暴实于中，则卫气盛于阴分，而精阳之气有不能盛之耳。世俗但呼为脾倦，而不知其有由然也）。其肠胃小，皮肤滑以缓，分肉解利，卫气之留于阳也久，故多

瞑焉。黄帝曰：其非常经也，卒然多卧者，何气使然（非常经者，言其变也。盖以明邪气之所致然者）？岐伯曰：邪气留于上焦，上焦闭而不通，已食若饮汤，卫气留久于阴而不行，故卒然多卧焉。（邪气居于上焦，而加之食饮，则卫气留闭于中，不能外达阳分，故猝然多卧。然有因病而不能瞑者，盖以邪客于脏，则格拒卫气，不得内归阴分耳）

海藏曰：胆虚不眠，寒也，酸枣仁（去油）、竹叶汤调服。胆实多睡，热也，酸枣仁生用，末茶姜汁，调服一字。

荫按：叶氏曰：不寐有二种，有病后虚弱，及年高人阳衰而不寐；有痰在胆经，神不归舍而不寐。虚者，四君子汤加酸枣仁、黄芪。痰者，温胆汤加南星、酸枣仁。亦有心血不足而然者，宜益荣汤。

龚氏曰：惊悸健忘怔忡，失志不寐，心风，皆是胆涎沃心，以致心气不足。若用凉剂太过，则心火愈微，痰涎愈盛，而病益深，宜理痰气。

治 方

加味四君子汤　治病后虚弱，及阳衰不寐。

人参　白术　茯苓　甘草　酸枣仁去油　黄芪

上锉，水煎服。以下酸枣仁油俱去净。

酸枣汤　治虚劳，虚烦不得眠。

酸枣仁二升，去油　甘草一两　知母

茯苓　芎劳各二两

一方加生姜二两。

上以水八升，煮酸枣仁得六升，内诸药，煮取三升，分温三服。

酸枣仁汤　治多睡及不睡。

酸枣仁和皮微炒　人参　茯苓各等分

上锉，水煎服，每服三钱。如不要睡，即热服；如要睡，即冷服。

温胆汤　治大病后虚烦不得眠，及胆经有痰者。

半夏七分　竹茹　枳实各三钱　白茯苓　甘草炙，各二钱二分半　陈皮四钱半

上锉，作二服，加姜枣，水煎服。痰者，加南星、酸枣仁。大病后虚烦者，加人参、茯神、远志。

鳖甲丸　治胆虚不得眠，四肢无力。

鳖甲　酸枣仁　羌活　牛膝　黄芪　人参　五味子各等分

上为细末，炼蜜丸如桐子大，每服三四十丸，温酒下。

酸枣仁丸　治胆气实热，痰迷不睡，神思不安，惊悸怔忡。

茯神去木　酸枣仁炒去油　柏子仁炒，另研　远志去心　防风去芦，各一两　生地黄酒洗　枳实各五钱　青竹茹二钱半

上为末，炼蜜丸如桐子大，每服七十丸，不拘时热水下。

高枕无忧散　治心胆虚怯，昼夜不睡，百方不效，服此一剂如神。

人参五钱　软石膏三钱　陈皮　半夏姜汁炒　枳实　白茯苓　竹茹　麦门冬　龙眼肉　甘草各一钱半　酸枣仁炒，一钱

上锉，水煎服。

牛黄六一散　治烦不得眠。

滑石六两　甘草一两　牛黄[1]

上为末，每服三钱，水调服。

加味定志丸　治劳心胆冷，夜卧不睡。

远志去骨　石菖蒲各二两　人参　茯神各三两　酸枣仁去壳炒　柏子仁炒去壳，各一两

上为末，炼蜜丸如桐子大，朱砂、乳香为衣，每服五十丸，枣汤下。

益荣汤　治血不足不寐，及怔忡惊悸。

当归　黄芪　远志去心　酸枣仁炒　柏子仁　茯神　麦门冬去心　白芍药　人参　木香各七分　紫石英各一钱　甘草五分

上锉，加生姜三片，枣二枚，水煎，食远服。

安志膏　治失血心神不安，言语失常，不得安睡等证。

辰砂另研　酸枣仁炒　人参　白茯苓　琥珀另研，各五分　滴乳香另研，一钱

上为末，每服一钱，煎枣汤，空心调下。

半夏汤　治胆腑实热，精神恍惚，寒热泄泻，或寝汗憎风，善太息。

半夏　缩砂各一钱五分　生地酒炒，二钱　酸枣仁炒，三钱　黄芩　远志各一钱　秫米一合

上作一服，长流水煎服。

治要茯苓散　治心经实热，口干烦渴，眠卧不安，或心神恍惚。

茯神　麦门冬去心，各一两半　通草　升麻各一两二钱半　紫菀　桂心各七钱半　知母一两　赤石脂一两七钱半　大枣十二枚　淡竹茹五钱

上锉，每服一两，水煎服。

一方　治虚劳烦闷不得眠。

大枣十四枚　葱白七茎

上以水三升，煮取一升，去租顿服。

一方　治虚劳不得眠。

酸枣　榆叶各等分

上为末，蜜丸如桐子大，每服十五丸，日再为度。

———————

卷 五 十 四

怔 忡 惊 悸

论

虞氏曰：《内经》云：心者，君主之官，神明出焉。夫怔忡惊悸之候，或因怒气伤肝，或因惊气入胆，母能令子虚，因而心血为之不足。又或遇事繁冗，思虑太过，则心君亦为之不安，故神明不安，而怔忡惊悸之证作矣。夫怔忡者，心中惕惕动摇而不得安静，无时而作者是也。惊悸者，蓦然而跳跃，动而有欲厥之状，有时而作者是也。亦有因痰饮留结于心胸胃口而为之者，不可执以为心虚，宜以脉证参究而治之。

丹溪云：怔忡属血虚有痰，有虑便动属虚。时作时止者，痰因火动。瘦人多是血少，肥人多是痰。时觉心跳者，亦是血少，四物汤、安神丸之类。痰用痰药。又云：惊悸属血虚，用朱砂安神丸。有痰迷心窍者，用治痰药，定志丸加琥珀、郁金。假如病因惊而惊，是神出舍空，则痰生也。

戴氏曰：怔忡者，心中不安，惕惕然如人将捕者是也。《心法附录》曰，人之所主者心，心之所养者血，心血一虚，神气不守，此惊悸怔忡之所肇端也。曰惊悸，曰怔忡，岂可不辨乎。心虚而郁痰，则耳闻大声，目击异物，过险临危，触事丧志，心为之忤，使人有惕惕之状，是则为惊悸。心虚而停水，则胸中渗漉，虚气流动，水既上乘，心火恶之，心不自安，使人有快快之状，是则为怔忡。治之之法，惊悸者与之豁痰定悸之剂，怔忡者与之逐水消饮之剂。所谓扶虚不过调养心血，和平心气而已（快，音央。快，怅也，情不满足也）。

叶氏曰：怔忡或有阴火上冲，怔忡不已，甚者火炎于上，或头晕眼花，或齿落发脱，或手指如杵[①]长大，或见异物，或腹中作声，此阴火为患也，治宜滋阴抑火汤。心不安者，加养心之剂。久服降火药不愈，加附子从治，或入参、芪亦可。有失志之人，所求不遂，或过误自咎，懊恨嗟叹不已，独语书空，若有所失，宜温胆汤去竹茹，加人参、柏子仁。有痞塞不饮食，心中常有所慊，爱处暗地，或倚门后见人，则惊避似失志状，此为卑慄（达协切，音牒，危惧也）之病，以血不足故耳，宜人参养荣汤。水气怔忡者，五苓散。又曰：惊悸或因事有所大惊，触忤心神，气与涎郁，遂成惊悸，此乃心虚胆怯所为，宜养心汤，或温胆汤。呕加人参。气郁有痰，加味四七汤。若惊悸眠多异梦，随即惊觉者，宜辰砂妙香散，温胆汤加酸枣仁、莲肉或琥珀养心丹。又有每卧觉神离体，惊悸多魇，通夕无寐，此是肝经受邪，非心病也。肝藏魂者也，游魂为变，平人肝不受邪，故魂宿于肝，神静而

---

① 如杵　"杵"原作"许"，据文意改。

得寐，今肝经因虚邪气袭之，魂不归舍，是以卧则扬扬若去，宜珍珠母丸。又曰：或问怔忡惊悸之辨。曰：怔忡者，本无所惊，心常自怯；惊悸者，因事有所惊，或心有所思而卒动，二者若相类而实不同也（治之实无大异）。

李氏曰：惕惕不自定曰惊悸，如人将捕曰怔忡。皆缘思虑太过，及因大惊大恐，以致心虚停痰，或耳闻大声，目见异物，临危触事，便觉惊悸，甚则心跳欲厥，脉弦濡者，虚也。血虚，四物汤、茯神汤、妙香散、朱砂安神丸。气血俱虚，人参养荣汤、养心汤。时作时止者，痰也，二陈汤加白术、黄连、远志、竹沥、姜汁。怔忡因惊悸久而成，痰在下火在上故也，温胆汤加黄连、山栀、当归、贝母。气郁者，四七汤加茯神、远志、竹沥、姜汁，或十味温胆汤、金箔镇心丸。停饮胸中，漉漉有声，快快不安者，二陈汤加茯神、槟榔、麦门冬、沉香，或朱雀丸。

脉　法

脉经曰：寸口脉动而弱，动为惊，弱为悸。趺阳脉[1]微而浮（浮为胃气虚，微则不能食，此恐惧之脉，忧迫所致也）。寸口脉紧，趺阳脉浮，胃气则虚，是以悸。肝脉动暴，有所惊骇[2]。

脉诀举要曰：心中惊悸，脉必代结；饮食之悸，沉伏动滑。

治怔忡惊悸因血气虚者方

加味四物汤　治心血虚怔忡。

当归　芍药　生地酒炒　川芎　茯神　熟地黄　黄连　甘草炙　朱砂另研，少许

上锉，水煎成，入朱砂末服之，食后。

加减四物汤　治瘦人血少，怔忡无

时，但觉心跳者。

当归　芍药　生地酒炒　茯神各一钱　远志　酸枣仁各七分（以下熟地俱用砂仁炒，生地姜酒炒，酸枣仁、柏子仁油去净[3]）

上㕮咀，水煎服。

养心汤　治心血虚少，神气不安，令人惊悸怔忡。

黄芪　白茯苓　茯神　半夏曲　当归　川芎各半两　柏子仁　酸枣仁炒去油　人参　远志去心　五味子　辣桂各二钱半　甘草炙，四钱

上锉，每服五钱，加生姜三片，枣一枚，水煎服。治停水怔忡，加槟榔、赤茯苓。

益荣汤　治思虑过度，耗伤心血，天君不安，怔忡恍惚，夜多梦寐，小便赤白浊。

当归酒浸　黄芪　小草　酸枣仁炒　柏子仁炒　麦门冬去心　茯神去木　白芍药　紫石英各一两，研　木香不见火　人参　甘草炙，各半两

上㕮咀，每服四钱，加生姜五片，大枣一枚，水煎服，食远。

酸枣仁汤　治心肾水火不交，精血虚耗，痰饮内蓄，怔忡恍惚，夜卧不安。

远志去心　酸枣仁　黄芪　白茯苓　莲肉去心　当归酒浸　人参　茯神各一两　陈皮　粉草炙，各半两

上㕮咀，每服四钱，加生姜三片，枣一枚，以瓦器煎，日二服，食后、临卧各一服。

养心安神汤　治血虚火动，惊悸怔忡。

---

① 趺阳脉　即"趺阳脉"。位于足背胫前动脉搏动处，用以候脾胃。
② 惊骇　"骇"原作"核"，今改。
③ 以下……去净　此注与文义不属，疑衍。

当归身酒洗 川芎 白芍药炒 陈皮 黄连 柏子仁炒，各五分 生地黄酒炒 茯神各一钱 白术 酸枣仁炒，各七分 甘草炙，三分

上锉一服，水煎服。

滋阴抑火汤 治阴火上冲，怔忡不已。

黄连 芍药煨 生地黄 当归酒洗 川芎 熟地黄 知母各一钱 肉桂 甘草各五分

上用水二钟，煎七分，入童便半盏，食前服。若身如飞扬，心跳不安，加紫石英、人参各一钱。

补气汤 治气虚脉浮而软，怔忡无时。

黄芪二钱 人参 甘草各一钱 麦门冬 桔梗各七分

上加生姜三片，水煎服。

滋阴安神汤 治血气两虚，不时怔忡，眩晕。

当归 川芎 白芍药 人参 白术 熟地黄 茯神去木 远志去心，各一钱 酸枣仁 甘草各五分 黄连酒炒，四分

上作一服，加生姜三片，水煎服。有痰，加南星一钱。

茯神汤 治胆气虚冷，头痛目眩，心神恐畏，不能独处，胸中烦闷。

茯神去木 酸枣仁炒 黄芪炒 柏子仁炒 白芍药炒 五味子杵，炒，各一两 桂心 熟地黄 人参 甘草炒，各半两

上锉，每服五钱，加生姜三片，水煎服。

茯神散 治五脏气血虚弱，惊悸怔忡，宜用此安神定志。

茯神去木 人参 龙齿另研 独活 酸枣仁炒，各三钱 防风 远志去心 桂心 细辛 白术炒，各二钱 干姜炮，一钱

上为末，每服四五钱，水煎服，或蜜丸亦可。

茯神补心汤 治心血不足，善悲愁怒，衄血面黄，五心烦热，或咽喉痛，舌本作强。

茯神四两 桂心 甘草炒，各三两 紫石英煅 人参各一两 大枣二十枚 麦门冬去心，三两 赤小豆二十四粒

上锉碎，用水七升煎至二升半，分三服。或每服一两，水煎服。

朱砂安神丸 治血虚心烦懊恼，惊悸怔忡，胸中气乱。

朱砂五钱，水飞过另研 黄连酒洗，六钱 生地黄一钱五分半，酒炒 当归 甘草炙，各二钱半

上五味为细末，蒸饼丸如黍米大，朱砂为衣，每服十五丸，食后唾津下。

安神丸

当归酒洗 生地黄酒浸 天麻 石菖蒲 酸枣仁 茯神去木 远志去心，各一两 辰砂三钱，另研为衣

上为细末，汤浸蒸饼为丸，如黍米大，每服二十丸，食后白汤下。

定志丸 治心气不足，恍惚多忘，及怔忡惊悸等证。

人参一两 白茯神 远志 菖蒲各二两

上为细末，炼蜜丸如桐子大，朱砂为衣，每服五十丸，食后白汤米饮任下。一方去茯神，名开心散，服二钱匕，不时。

八物定志丸 补益心神，安定魂魄，除膈间痰热等证。

人参一两半 石菖蒲 远志 茯神去木 白茯苓 麦门冬去心，各一两 白术半两 牛黄二钱，另研

上为细末，炼蜜丸如桐子大，以朱砂为衣，每服五十丸，不拘时，白汤下。

十四友丸 治心血虚耗，怔忡惊惕。

柏子仁 远志黑豆、甘草煮，去心 酸枣仁炒 紫石英煅 熟地黄酒蒸 当归酒洗

白茯苓　白茯神去木　人参　黄芪　阿胶
蛤粉炒　辣桂去皮　龙齿煅,各一两　朱砂五
钱,另研为衣

上为细末，炼蜜丸如绿豆大，朱砂为
衣，每服五六十丸。食后、临卧用枣汤，
或灯火草汤①下。

安志丸　治气血虚，梦中多惊。

人参　白茯苓　白茯神　酸枣仁酒浸
隔纸炒　当归　远志　柏子仁　琥珀各半两
乳香　石菖蒲　朱砂各二钱半

上为末，炼蜜丸如桐子大，每服②
三十丸，食后白汤下。

琥珀养心丹　治心血虚惊悸，夜卧不
安，或怔忡心跳者。

琥珀另研,二钱　龙齿煅,另研,一两
远志黑豆甘草同煮,去骨　石菖蒲　茯神　人
参酸枣仁炒　当归　柏子仁各五钱　生地
黄酒洗,七钱　黄连三钱　牛黄另研,一钱
朱砂另研,各三钱

上为细末，以猪心血丸如黍米大，金
箔为衣，每服五十丸，灯火草煎汤送下。

平补镇心丹　治心血不足，时或怔
忡，夜多异梦，如堕层崖。常服安心肾，
益荣卫。

人参　白茯苓各五钱　五味子　车前
子　茯神　麦门冬去心　肉桂各一两二钱半
远志甘草水煮,去心　天门冬去心　山药姜
制　熟地黄酒蒸　龙齿各一两半　酸枣仁二钱
半　朱砂五钱,细研为衣

上为细末，炼蜜和丸如梧桐子大，每
服五十丸，空心米饮、温酒任下。

真珠母丸　治肝经因虚，内受风邪，
卧则魂散而不守，状如惊悸，及心虚不寐
者。

真珠母三钱,研　熟地黄　当归酒洗,
各一两半　酸枣仁炒　柏子仁去油　人参
犀角镑　茯神去皮、木　沉香　龙齿煅,各半
两　虎睛一对　麝香一钱

上为末，炼蜜丸如桐子大，辰砂为

衣，每服五十丸，金钱薄荷煎汤下。

辰砂妙香散　治心气不足，惊悸恐
怖，虚烦不眠，夜多盗汗。常服补益血
气，镇安心神。

山药　茯苓　茯神　黄芪　远志各一
两　人参　甘草　桔梗各五钱　木香二钱半
麝香　辰砂各三钱

上为极细末，每服二钱，食远，用白
汤，或灯心汤调下。

参乳丸　治心气不足，怔忡自汗。

人参一两　乳香三钱,另研　当归二两

上为细末，研匀，山药煮糊和丸，如
桐子大，每服三十丸，食后枣汤送下。

参枣丸一名安志膏　治一切惊心慌胆
累效。

人参　酸枣仁各一两　辰砂五钱　乳香
二钱

上为末，炼蜜丸如弹子大，每服一
丸，薄荷煎汤化下。

经验秘方　治忧愁思虑伤心，令人惕
然心跳动，惊悸不安之证。

川归身酒洗　生地黄酒洗　远志去心
茯神各五钱　石菖蒲　黄连各二钱半　牛黄
一钱,另研　辰砂二钱,另研　金箔十五片

上以前六味为细末，入牛黄、辰砂二
味，猪心血丸如黍米大，金箔为衣，每服
五十丸，煎灯心汤下。

治怔忡惊悸因惊气痰者方

加味二陈汤　治怔忡惊悸，时作时
止，心下有痰。

陈皮　半夏　茯苓　甘草　白术　黄
连　远志

上水煎，加竹沥、姜汁服。

温胆汤　治心胆虚怯，触事易惊，或
梦寐不祥，遂致心惊胆慑，气郁生涎，涎

---

① 灯火草汤　"草"字原脱，据后方文补。
② 每服　"服"字原脱，据文意补。

与气搏，变生诸证，或短气悸乏，或复自汗。

半夏汤洗　竹茹　枳实炒　橘皮去白，各二两　白茯苓一两半　甘草炙，一两

上锉散，每服四钱，加生姜五片，枣一枚，水煎，食前服。

十味温胆汤　治证同前。

半夏　枳实麸炒　橘红各二钱　白茯苓一钱半　酸枣仁　远志去心，姜水煮　五味子　熟地黄酒浸　人参各一钱　甘草炙，五分

上作一服，加生姜五片，枣一枚，水煎，不拘时服。

加味四七汤　治心气郁滞，豁痰散惊。

半夏三钱　白茯苓　厚朴各一钱半　苏叶　茯神　远志各一钱　甘草炙，五分

上作一服，加生姜三片，枣一枚，水煎，食远服。一方加石菖蒲一寸。

茯苓饮子　治痰饮蓄于心胃，怔忡不已。

赤茯苓　半夏　茯神　麦门冬去心　橘皮各一钱半　槟榔　沉香　甘草各一钱

上作一服，加生姜三片，水煎，食远服。

加味定志丸　治肥人痰迷心膈，寻常怔忡惊悸。

远志　菖蒲各二两　人参一两　白茯苓三两　琥珀　郁金①

上为末，炼蜜丸如桐子大，朱砂为衣，每服三十丸，米汤下。一方有天花粉、贝母、瓜蒌仁。

辰砂远志丸　治惊悸，消风痰。

石菖蒲　远志　人参　茯神　川芎　山药　铁粉　麦冬　天麻　半夏　南星　茯苓各一两　北细辛　辰砂各半两

上为细末，生姜五两，取汁入水，煮糊为丸，如绿豆大，另以朱砂为衣，每服二十五丸，临卧生姜汤下，小儿减服。

壮胆镇惊丸

陈皮去白　枳实去穰　当归身酒洗　生甘草各五钱　熟地黄姜汁浸　白茯神去木　天冬去心　远志甘草水煮，去骨，各一两　白石英火煅，醋淬七次，二钱，如无以银箔代之　辰砂三钱，另研为衣

上为末，粳米糊为丸，如赤小豆大，辰砂为衣，每服五十丸，每饥时白汤送下，日服二次。

茯苓丸

石菖蒲　辰砂　人参　远志　茯苓　真铁粉　茯神　南星牛胆制　半夏曲各等分

上为细末，生姜四两取汁，水煮糊为丸，如桐子大，别用细末为衣，干之，每服十粒，加至二十粒，夜卧生姜汤下。

朱雀丸　治怔忡惊悸等证。

茯神二两　沉香　辰砂各半两

上为细末，蒸饼丸如桐子大，每服五十丸，人参汤下。

镇心丹　治惊悸。

辰砂用黄松节酒浸　龙齿用远志苗醋煮

上只取辰砂、龙齿各等分，为末，猪心血为丸，如芡实大，每服一丸，以麦门冬、荷叶、绿豆、灯心、白蜜水煎，豆熟为度，临卧咽下。小儿磨化半丸，量岁数与之。

寿星丸　治心胆被惊，神不守舍，或痰迷心窍，恍惚健忘。

天南星一斤，先用炭二十斤，烧一地坑，通红，去炭火，以酒五升，倾于地坑内，候渗泄尽，下南星在坑内，以盆覆坑周围，用炭拥定，勿令走气，次日取出，为末　辰砂一两，另研　琥珀一两，另研

上各为细末，和匀，用生姜汁煮面糊为丸，如桐子大，每服三十丸，加至五十丸，食后，煎人参石菖蒲汤下。

密陀僧散　治惊气入心，暗不能语。

———————————

① 琥珀　郁金　原脱剂量。

密陀僧

上研为细末，茶调一钱匕。昔有人为狼及大蛇所惊，皆用此，一服即愈。盖此物镇重而燥，重故可以镇心，燥故可以劫其惊痰。

寒水石散　治因惊心气不行，郁而生涎，结为饮，遂为大疾，怔悸阴获，不自胜持，少遇惊则发，尤宜服之。

寒水石煅　滑石水飞, 各二钱　生甘草一钱

上为末，每服二钱，热则用新汲水下，怯寒则用姜枣汤下。加龙胆草少许尤佳。

半夏麻黄丸　治心下悸者。

半夏　麻黄各等分

上为末，炼蜜丸如小豆大，饮服三丸，日三服。

卷 五 十 五

健　忘

论

袖珍论曰：健忘者，谓陡然而忘其事也。此证皆主于心脾二经，盖心之官则思，脾亦主思，此由思虑过度，有伤心脾而得也。伤于心，则真气耗散，神不守舍；伤于脾，则胃气虚惫而虑愈深，二者皆能令人健忘也。治之须兼理心脾，神凝意定，其证自除。

丹溪云：精神短少者，多亦有痰者。

戴氏曰：健忘者，为事有始无终，言谈不知首尾。此以为病之名，非生成之愚顽不知人事者。

李氏曰：惊悸久则怔忡，怔忡久则健忘，三证虽有浅深，然皆心脾血少神亏，清气不足，痰火浊气上攻，引神归舍丹主之。亦有所禀，阴魂不足善忘者，当大补气血及定志丸。如老年神衰者，加减固本丸、天王补心丹。

蔺按：经云：肾者，作强之官，技巧出焉。心者，君主之官，神明出焉。肾主智，肾虚则智不足，故善忘其前言。又心藏神，神明不充，则遇事遗忘也。健忘之证，大概由于心肾不交，法当补之，归脾汤、十补丸主之。亦有痰因火动，痰客心包者，此乃神志昏愦，与健忘证稍不相同，法当清心开窍，二陈汤加竹沥、姜汁，并朱砂安神丸主之。又按惊者，惊骇也。悸者，心动也。皆发于心，而肝肾因之。经云：东方青色，入通乎肝，其病发惊骇。惊虽属肝，然心有主持，则不惊矣。心惊然后胆怯，乃一定之理也。心气热，朱砂安神丸主之。心气虚，安神定志丸主之。悸为心动，谓之怔忡，心筑筑而跳，摇摇而动也，皆由心虚挟痰所致，定志丸加半夏、橘红主之。然必须节饮食，戒思虑，慎房劳，凝神定志，养心固精，再服药饵，未有不瘳之理。毋谓七情之病而忽视之也。倘讳疾忌医，百不避忌，虽扁鹊、华佗[①]复生，亦无如之何矣，可不畏哉。

治　方

归脾汤　治思虑过度，劳伤心脾，健忘怔忡。

人参　黄芪　龙眼肉　酸枣仁　白茯神去木　白术各一钱　木香　甘草炙，各五分

一方加远志一钱，当归五分，尤妙。

上作一服，加生姜三片，枣一枚，水煎服。

加减补心汤　治诸虚健忘等证。

白茯苓　归身　白芍药　生地酒洗　陈皮　远志　酸枣仁　黄柏　知母　麦门冬去心，各五钱　人参　白术　石菖蒲　甘草各三钱

上锉，每服一两，水煎，三六九日服，暑月尤宜。

---

① 华佗　"佗"原作"陀"，今改。

加味安志丸　治虚羸，精神恍惚，心思昏愦，气虚不足，健忘怔忡。

人参　白茯苓　远志　菖蒲　酸枣仁去油　黄连各一两　当归酒洗，八钱　柏子仁一两，去油　木香四两　生地黄酒洗，各八钱　朱砂水飞，一两二钱，半入药，半为衣

上为末，炼蜜丸如绿豆大，半饥时，用麦门冬去心，煎汤下五六十丸。

定志丸　治心气不足，恍惚多忘。

远志去骨　菖蒲各二两　人参　茯苓各三两

上为末，炼蜜丸如桐子大，朱砂为衣，每服二十丸，米饮下。一方加茯神。

聪明汤　治不善记而多忘者。

白茯神去木　远志甘草水煮，去骨　石菖蒲一寸九节者，各三两

上为细末，每日用三五钱，煎汤，空心食后服，一日八九次，久久日诵千言。

状元丸　开心通窍，定志凝神，多记。

石菖蒲　地骨皮　白茯神去木　人参去芦，三钱　远志甘草水煮，去心，各一两　巴戟天去骨，五钱

上为细末，用白茯苓二两，糯米二两，共打粉，外用石菖蒲三钱，打碎，煎浓汤煮糊为丸，如桐子大，每服三十五丸，食后午时，临卧白汤下。

安志膏　治心神恍惚，一时健忘。

人参　酸枣仁炒，各一钱　辰砂研细水飞　乳香另研，各半两

上为末，和匀，炼蜜丸如弹子大，每服一丸，空心温酒或枣汤下。

圣惠方　补心虚，治健忘，令人耳目聪明，开心不忘。

菖蒲　远志各等分

上为细末，每服方寸匕，用戊子日服。

人参远志丸　治心气不足，惊悸健忘，神思不安。

天门冬去心　白茯苓　菖蒲各七钱半　人参　远志去心　酸枣仁　黄芪各半两　桔梗　丹砂　官桂去皮，各二钱半

（以下酸枣仁、柏子仁俱去油）

上为末，炼蜜丸如绿豆大，每服二十丸至三十丸，米汤下。

加减固本丸　治中风后健忘，养神益志，和血，益腠理。

丹参　天门冬去心　熟地砂仁炒　人参　远志去心　朱砂另研　石菖蒲各五钱　麦门冬去心　白茯苓各一两

上为末，炼蜜丸如桐子大，朱砂为衣，每服五十丸至百丸，空心煎，愈风汤下。常服白汤下。即二丹丸加菖蒲。

天王补心丹　安心保神，益血固精，壮力强志，令人不忘，除怔忡，定惊悸，清三焦，化痰涎，祛烦热，疗咽干，育养心神。

当归酒浸　五味子　麦门冬去心　天门冬去心　柏子仁　酸枣仁各一两　人参　白茯苓　玄参　丹参　桔梗　远志各五钱　黄连酒洗，炒，二两　生地黄四两，姜酒炒

上为末，炼蜜丸如桐子大，用朱砂为衣，每服三二十丸，临卧灯心、竹叶煎汤下。

此方闻人侍御之所常服，故提学南畿，心神甚劳而不伤，此丹之功也。刘松石中丞所传，有石菖蒲、熟地黄、杜仲、百部、茯神、甘草六味。一方有石菖蒲、枸杞子，无黄连。

柏子养心丸　安心保神，益血固精，祛烦热，除惊悸，长聪明，久服令人不忘。

柏子仁微蒸去壳　玄参酒洗，各二两　枸杞子水洗，三两　麦门冬去心　茯神去木　熟地黄酒蒸　当归酒洗，各一两　甘草　石菖蒲洗净　酸枣仁各五钱，去油

上除柏子仁、熟地黄蒸过，石臼内捣如泥，余俱为细末，炼蜜为丸，如桐子大，每服四五十丸，临睡白汤下。

读书丸　治健忘，服之日记万言。

石菖蒲　菟丝子酒煮　远志去心　生地黄酒炒　五味子　川芎各一两　地骨皮二两

上为细末，薄糊丸如桐子大，每服七八十丸，临卧白汤下。

孔子大圣枕中方　治学问易忘，服之令人聪明。

败龟板酥炙　龙骨研末，入鸡腹中，煮一宿　远志去心　菖蒲九节者，各等分。

上为细末，每服一钱，酒调下，日三服。

仁熟散　治胆虚，常多恐畏，不能独卧，头目不利，怔忡健忘。

人参　枳壳　五味子　桂心　山茱萸　茯神　甘菊花　枸杞子各三钱　柏子仁　熟地黄各一两

上为细末，每服二钱，温酒调服。

加味茯苓汤　治痰迷心窍，健忘失事。

半夏汤泡　陈皮各二钱　白茯苓一钱半　益智　香附　人参各一钱　甘草五分

上作一服，加生姜三片，水煎，食远服。

养神汤　勤读苦辛之士服此。

麦门冬去心　天门冬去心　石菖蒲去毛，各二钱　当归　贝母去心　白术　甘草　知母　陈皮炒，各一钱　丹参　黄连姜汁炒，各五分　五味子九粒

上作一服，加生姜水煎，不拘时，当茶。以爽神气，通窍孔也。

补益四物汤　辛苦读书而有房劳服此。

当归　生地酒炒　白术　玄参各一钱　白芍药　川芎　黄柏炒　知母　白茯苓　麦门冬去心　陈皮　山栀仁炒　甘草各五分

上作一服，加生姜三片，水煎，半饥空心服。

卷 五 十 六

遗 精

论

林诚中曰：五脏皆有精，精者，人之本。然肾为藏精之都会，听命于心，能遣欲澄心，精气内守，阴平阳秘，真元固密矣。或纵欲劳神，则心肾不交，关键不固。更兼少壮人情动于中，意淫于外，欲心炽而不遂，必有遗精便浊之患也。肾气不固，遗沥不收，初便下白，或如粉浆，或如鸡子清，或滑如油，或甜如蜜，或冷如冰，面色惨白，此漏脱也。若手足稍冰冷，口淡无味，腰疼重如石，脚弱气短，疲倦乏力，急宜滋补之，使水火既济，阴阳协和[①]，然后火不上炎而神自清，水不下渗而精自固矣。又当节欲，三五年庶无复作之患，可以苟全性命也。

丹溪云：梦遗专主热，精滑主湿热，热则流通故也。大法用青黛、海石、黄柏，精滑用知母、黄柏降火，牡蛎、蛤粉燥湿，与白浊同治法。内伤气血虚，不能固守，常服八珍汤加减，吞樗木根丸。思想而得，其病在心，当治心安神带补。

戴氏曰：遗精得之有四，有用心过度，心不摄肾，以致失精者；有因思色不遂，精气失位，输泻而出者；有欲太过，滑泄不禁者；有年壮气盛，久无色欲，精满泄者。然其状不一，或小便后出，多不可禁者，或不小便而自出者，或茎中出而痛痒，常欲如小便者。并宜先用辰砂妙香散，吞玉华白丹，佐以分清饮。用心过度而得，宜远志丸，用莲肉、五味子煎汤下。思想不遂而得，甚者耳目见闻，其精自出，名曰白淫，宜清心丸、妙香散。色欲过度而得，宜金锁固精丹、固本锁精丸。遗沥比之遗精稍少，小便有数点稠粘，茎头微痛，或小便已停，片时方有一二滴沾裤，其病不出前所因，审用前药。梦遗者宜温胆汤，加[②]人参、远志、莲肉、酸枣仁、茯神。又曰：因梦交而出精者，谓之梦遗。不因梦而自泄精者，谓之精滑。皆相火所动，久则有虚而无寒。

荫按：王节斋曰，梦遗精滑，世人多作肾虚治，而用补肾涩精之药不效。殊不知此证多属脾胃，饮酒厚味，痰火湿热之人多有之。盖肾藏精，精之所生，由脾胃饮食化生而输归于肾。今脾胃伤于浓厚，湿热内郁，中气浊而不清，则其所化生之精亦得浊气。肾主秘藏，阴静则安，今所输之精既有浊气，则邪火动于肾中，而水不得安静，故遗而滑也。此证与白浊同。丹溪论白浊为胃中浊气，下流渗入膀胱，而云无人知此也。其有色心太重，妄想过用而致遗滑者，曰从心肾治，但兼脾胃者多，当审察。

李氏曰：交感之精，虽常有一点白膜裹藏于肾，而曰元精以为此精之本者，实

---

① 协和 "协"原作"叶"，今改。按"叶"为"协"的异体字。
② 加 原脱，今补。

在乎心。日有所思，夜梦而失之矣。治宜黄连清心饮，或十味温胆汤、妙香散、定志丸。人身之精，贵于金宝，初因君火不安，久则相火擅权，精元一走而不固，甚则夜失连连，日亦滑溜不已，宜坎离丸。有火盛，精中多有红丝，令溺于桶，澄视之便见，后生子一岁身生红丝瘤不救，宜补阴丸、肾气丸。气宜降，精宜升，欲心一动，精随念去，凝滞久，则茎中痒痛，常如欲小便，然或从小便而出，或不从便出而自流者，谓之遗精，比之梦遗犹甚，宜草薢分清饮，或八物汤、真蛤粉丸。日久水亏火燥，有虚无寒，滋阴降火汤。君火失权，而相火乘脾，湿与热合，脾土全是死阴，少运饮食，易于侵犯，宜樗柏丸。脾虚弱者，三灰樗柏汤、猪肚丸。如原非心肾不交，果因饮酒厚味，乃湿热内郁，中气不清，所化之精亦皆浊气，归于肾中而水不安静，故遗而滑也，宜补阴药中加人参、升麻、柴胡，以升胃中清气，更宜节饮食以固命根也。噫，精字从米从青，生于谷之清气也。养生者味之。四十以后，劳伤气血，不能固守者，养荣汤加减，吞单樗皮丸，或小菟丝子①丸。如早年欲过，至年高阳脱者，究源心肾丸、青娥丸、黑锡丹、缩泉丸、金锁正元丹。气陷者，神芎汤。有曰：年壮久不御女，精满而溢者，深为可笑。人之脏腑，惟气与血，神则主宰其中，而无形迹可见，精乃一时交感，二焦之火吸撮而成，岂先有蓄积于中耶。惟节色，气血积盛，而精不清薄，理也。其不御女而漏者，或闻淫事，或见美色，或思想无穷，所愿不得，或曾入房太甚，宗筋弛纵，发为筋痿。而精自出者，谓之白淫。盖肾藏天一，以慳为事，志意内治，则精全而固，去思外淫，居室太甚，宜乎渗漏而不振也，单黄柏丸最妙。亦有清心静坐养精神者，但好

色种子犹在，不免有时发露，或被盲人指示房中补益之说，以为可以止精不漏，然对景忘情，实际不复恋乎猥亵之事矣。故曰：学仙不断淫，蒸砂饭不成。养生者慎之。通用单五味子膏、金樱膏、水陆二仙丹、金锁思仙丹、芡实丸、秋石固真丸、固精丸、单韭子散、威喜丸、石莲散、金樱丸。

脉　法

两尺脉洪数，必便浊失精。心脉短小，因心虚所致，必遗精便浊。

脉诀举要曰：遗精白浊，当验于尺，结芤动紧，二证之的。

治心肾不交遗精方

辰砂妙香散　治心虚遗精白浊。

人参五钱　山药二两，姜汁炒　黄芪　远志去心，炒　茯苓各一两　茯神去木，一两　木香二钱半，煨　麝香一钱，另研　桔梗　甘草　辰砂另研，各二钱

上为细末，每服二钱，温酒调服。

茯神汤　治欲心太炽，思想太过，梦泄不禁，或夜卧不安，心虚跳动者。

茯神去木皮，一钱半　远志去心　酸枣仁炒，各一钱二分　人参　白茯苓　石菖蒲　当归酒洗，各一钱　生地黄各八分　黄连八分　甘草四分　连肉七枚，去心

上作一服，水煎服。

黄连清心饮　治心有所慕而梦遗者。此君火既动，而相火随之，治在心。

黄连　生地酒炒　当归　甘草　酸枣仁去油　茯神　人参　石莲肉　远志

上锉，水煎服。（以下熟地砂仁炒，生地姜酒炒，酸枣仁、柏子仁俱去油）

十味温胆汤　治梦遗惊惕。

---

① 菟丝子　原作"兔丝子"。今改。

陈皮　半夏　枳实各九分　人参　白茯苓各五分　熟地黄　远志　酸枣仁去油　甘草各三分　五味子九个

上作一服，加生姜三片，水煎服。

叶氏定心汤　治心气不足，荣血衰少，精神恍惚，梦中失精。

人参　白茯苓　黄芪蜜炙　茯神去木，各三两　赤石脂研　厚朴姜制　川芎　白术各二两　甘草炙　防风　紫菀茸各一两　官桂半两　麦冬去心，一两半

上㕮咀，每服三钱，加赤小豆七十粒，水煎食后服。

远志丸

茯神去木皮　人参　白茯苓　龙齿煅，各一两　远志去骨　石菖蒲各二两

上为末，炼蜜丸如桐子大，以辰砂为衣，每服七十丸，空心盐汤下。

清心丸　治思想不遂，白淫自出。

黄柏一两为衣　生脑①一钱，另研

上和匀，炼蜜为丸，如桐子大，每服十丸至十五丸，空心浓煎麦冬汤送下。

定志丸　治妄想太过，遗精。

人参　白术　茯苓　枳实麸炒　石莲肉去心　陈皮　韭子炒，各一两　酸枣仁去油　半夏　牡蛎煅，三钱　远志去骨，各五钱　甘草炙，一钱半

上为末，神曲糊为丸如桐子大，每服五十丸，空心盐汤下。久则加干姜炒黑三钱，樗根白皮一钱。

固精丸　治心神不安，肾虚精自泄。

黄柏酒炒　知母酒炒，各一两　牡蛎煅　芡实　莲蕊　茯苓　远志去心　山茱萸各三钱

上为末，煮山药糊为丸，如桐子大，朱砂为衣，每服五十丸，空心盐汤下。一方有龙骨二钱。

秋石固真丸　治思虑色欲过度，损伤心气，遗精盗汗，小便频数。

白茯苓去皮　秋石各四两　石莲肉去壳、皮，炒　芡实各二两

上为末，枣肉为丸，如桐子大，每服三十丸，盐汤、温酒任下。

芡实丸　治思虑伤心，疲劳伤肾，心肾不交，精元不固，面少颜色，惊悸健忘，梦寐不安，小便赤涩，遗精白浊，足胫痠疼，耳聋目暗，口干脚弱。

芡实蒸去壳　莲花须各二两　茯神　山茱萸去核　五味子　龙骨生用　枸杞子　熟地黄酒蒸　韭子炒　肉苁蓉酒浸　紫石英煅七次　牛膝酒浸，各一两

上为末，酒煮山药糊丸如桐子大，每服七十丸，空心盐汤下。

治元阳不固遗精方

九龙丹　治精滑。

枸杞子　金樱子　山楂肉　石莲肉　莲花须　熟地黄　白茯苓　芡实　当归各等分

上为末，酒糊丸如桐子大，每服五十丸，或酒或盐汤送下。如精滑便浊者，服二三日内，溺清如水，饮食倍常，行步轻健。

枸杞汤　治肾虚精滑如神。

枸杞子　肉苁蓉　茯苓各一钱　五味子　人参　山栀仁　熟地黄　石莲肉　黄芪　甘草炙，各五分

上作一服，加生姜一片，灯心草一握，水煎，空心温服。

神芎汤　治遗精经久，肾气下陷，玉门不闭，不时泄精，宜以此补之，引肾水归元。

升麻　川芎　人参　当归　远志　枸杞子　黄芪　白术　杜仲　甘草　地骨皮

---

① 生脑　即"龙脑香膏"。系加工冰片的原植物龙脑香树脂。

破故纸各四两

上锉作一服，加生姜一片，莲肉七枚，水煎，温服。如无莲肉，用莲花须亦可。

辰砂既济丸 治梦遗。

人参 当归酒洗 黄芪盐水洗，炒 山药牡蛎酒浸一宿，煅 锁阳 甘枸杞蜜拌

败龟板酒浸一夕，炙，各二两 熟地黄酒洗，四两 知母酒洗，略炒 牛膝酒洗，各一两半 破故纸一两二钱 黄柏酒洗，六钱

上为细末，用白术八两，水八碗，煎至一半，取粗再用水煎，漉净，合煎至二碗为膏和丸如桐子大，辰砂为衣，每服七十丸，空心淡盐汤或酒下。服后以干物压之。

金锁固精丹 治梦遗精滑，及交感不久者服，甚妙。

莲花蕊 茨实 沙苑蒺藜各二两 龙骨煅，一两

上为末，用莲肉作粉，打糊丸如桐子大，每服七八十丸，空心淡盐汤下。不禁，加牡蛎煅一两。

金锁正元丹 治真气不足，元脏虚弱，饮食减少，恍惚多忘，气促喘乏，夜多异梦，心忪盗汗，小便滑数，遗精白浊，一切元脏虚冷之病，并皆治之。

五味子 茯苓各八两 紫巴戟去心 肉苁蓉洗，焙干 胡芦巴炒，各一斤 补骨脂酒炒，十两 朱砂另研 龙骨各三两

上为细末，酒糊为丸如桐子大，每服十五丸至二十丸，空心温酒，盐汤任下。

固本锁精丸 治元阳虚惫，精气不固，梦寐遗精，夜多盗汗，及遗泄不禁等证。此药大补元气，涩精固阳，累有神效。

山药 枸杞子 知母酒炒 黄柏酒炒 北五味 山茱萸去核 锁阳各二两 人参 石莲肉 黄芪 海蛤粉各二两半

上为细末，用白术六两，碎切，用水五碗煎至二碗，将术捣烂，再用水五碗，去粗，与前汁同熬至一碗如膏，搜和前药为丸如桐子大，每服六七十丸，空心温酒或盐汤下。

玉锁丹 治精气虚滑，遗泄不禁。

龙骨 莲花蕊 鸡头实 乌梅肉各等分

上为末，用熟山药去皮为膏，丸如小豆大，每服三十丸，空心米饮下。

小菟丝子丸 治肾气虚损，目眩耳鸣，四肢倦怠，夜梦遗精。

菟丝子酒煮，焙，五两 石莲肉二两 白茯苓 山药各一两，将半分打糊

上为末，用山药糊为丸如桐子大，每服五十丸，空心温酒盐汤任下。如脚膝无力，木瓜汤下。

补真玉露丸 治阳虚阴盛，精脱淫泺，胫酸。

白茯苓 白龙骨水飞 韭子酒浸，炒 菟丝子酒浸，各等分

上用火日修合为末，炼蜜丸如桐子大，每服五十丸，温酒盐汤任下，空心食前服，少时以美膳压之。

《梅师方》用龙骨四分，韭子五合为散，空心酒调服方寸匕，治失精，暂睡即泄。 《圣惠方》止用韭子微炒为散，食前酒下二钱匕，治梦中泄精。 《外台》方用新韭子二升，十月霜后枯者，好酒八合浸一宿，明日日色好，令童子向南捣一万杵，平旦温酒服方寸匕，治虚劳尿精，再服立瘥。此龙骨、韭子，治泄精要药也。

固真丹

晚蚕蛾二两 肉苁蓉 白茯苓 益智各一两 龙骨半两

---

① 蜜拌 "拌"原作"伴"，今改。

上用鹿角胶酒浸化开，丸如桐子大，每服三粒，空心温酒下，干物压之。

秘真丸　治思想无穷，所愿不遂，意淫于外，入房太甚，宗筋弛纵，发为筋痿，及为白淫，随溲而下；或精气不固，梦与阴人通泄。

龙骨另研　朱砂另研，各一两一分为衣　诃子皮大者五个　缩砂去壳，五钱

上为细末，面糊丸如绿豆大，每服十五丸，渐加至二三十丸，空心温酒送下，熟水亦得。不可多服，太秘。

水陆二仙丹　治遗精白浊，梦泄脱精等证。

芡实二斤，为末　金樱子一斗，取黄熟者，蓝盛水中，去刺，石臼中杵碎，去核，捣取自然汁熬成膏

上和为丸，如桐子大，每服五七十丸，空心姜盐汤下。

金樱丸　治精滑梦遗，及小便后遗沥。

金樱子　鸡头实各一两　白莲蕊　龙骨煅，各半两

上为末，糊丸桐子大，每服七八十丸，空心盐酒下。

玉华白丹

白石脂净瓦阁起火煅红，研细水飞　左顾牡蛎用韭菜捣盐泥固济，火煅取白者各五钱　阳起石用干锅于大火中煅，令通红，取出酒淬，阴冷五钱　钟乳粉炼成者一两

上为末，糯米粉煮糊丸，如鸡头实大，入地坑出火毒一宿，每服一丸，空心浓煎人参汤，放冷送下。

五味子膏

北五味子一斤

上洗净，水浸一宿，以手挼去核，再用温水将核洗，取余味通用布滤过，入冬蜜二斤，慢火熬之，除砂锅斤两外，煮至二斤四两，成膏为度，待数日后略去火

性，每服一二匙，白滚汤调服。

金樱膏　养精益肾，活血驻颜。

金樱子经霜后取

上用竹夹夹摘，先杵去刺，勿令损，以竹刀切作两片，刮去腹内子毛，用水洗过，捣烂，置砂锅内，水煎至半耗，取出滤去粗，仍以文武火熬似饧，每服一匙，酒调服。（滤，音虑，洗也，澄也，用粗葛为之，粗在上，水在下，则水洁净）

治湿热下注遗精方

治浊固本丸　治胃中湿热，渗入膀胱，浊下不禁。

莲花须　黄连炒，各二两　白茯苓　砂仁　益智　半夏　黄柏炒，各一两　猪苓二两半　甘草炙，三两

上为末，蒸饼为丸如桐子大，每服五十丸，空心温酒下。

珍珠粉丸　治白淫梦遗，泄精及滑出不收。

黄柏一斤，新瓦上炒赤　真蛤粉一斤　珍珠三钱

上为细末，滴水丸如桐子大，每服一百丸，空心温酒下。一方无珍珠，有青黛。

定志珍珠粉丸　治心虚梦泄。

人参　白茯苓　海蛤粉　黄柏炒焦色，各三两　远志　石菖蒲　樗根皮　青黛各二两

上为细末，面糊丸如桐子大，青黛为衣，每服五十丸，空心姜盐汤下。

大凤髓丹　治心火狂，阳太盛，肾水真阴虚损，心有所欲，速于感动，应之于肾，疾于施泄。此方固真元，降心火，益肾水，大有神效。

黄柏炒，二两　缩砂一两　甘草五钱　半夏炒　茯苓　木猪苓　红莲蕊　益智仁各三钱半

上为末，水丸如桐子大，每服五七十丸，白汤下。古人云泻心火，非也。乃泻相火，益肾水之剂。

威喜丸　治精气不固，梦泄白浊。

黄蜡四两　白茯苓去皮，切块。用猪苓一分，于磁器内同煮二十余沸，取出焙干，取末四两，不用猪苓

上将黄蜡溶化，入茯苓末，搜和为丸如弹子大，每一丸空心细嚼咽下，以小便清为度，忌米醋。

张子元方　治气血两虚，有痰浊，阴火痛风。

人参　南星煨裂，各一两　龟板酥炙　黄柏炒褐色　熟地黄各二两　白术　山药　海石　锁阳　干姜烧存性，各半两

上为细末，酒曲糊为丸如桐子大，每服一百丸，姜盐汤下。

猪肚丸　久服自觉身肥，而梦遗立止。

白术五两　苦参三两　牡蛎四两

上为末，用猪肚一具，煮烂，和药末捣匀，再加肚汁捣半日，为丸小豆大，每服四十丸，米饮下，日三次。

樗皮丸　治房劳内伤气血，精滑不时，或作梦遗。

樗根白皮炒

上为末，酒糊丸如桐子大，每服五七十丸，空心盐汤下。或云：此药性温而燥，亦不可单服，或加青黛、海石、黄柏，煎八物汤下。

三灰樗柏丸

良姜三钱　芍药　黄柏各二钱，俱烧存性　樗根皮一两，为末

上用糊为丸如桐子大，每服三十丸，空心茶汤下。

徐氏硫苓丸　治上热下冷梦遗，神效。

硫黄白矾制，一两　白茯苓二两　知母童便浸　黄柏童便浸，各五钱

上为末，用黄蜡一两半，溶化和丸如桐子大，每服五十丸，盐汤下。

卷五十七

赤　白　浊

论

或曰：思虑过度，嗜欲无常，俾心肾不交，精元失守，以为赤白二浊之患。赤浊者，谓心虚有热，由思虑而得之。白浊者，为肾虚有寒，因嗜欲而得之。刘河间谓白浊亦属乎热，如清水作汤，则有白脚，夏热则水浑浊，冬寒则水澄清，此理亦或然也。

丹溪云：属湿热，有痰有虚。赤属血，由小肠属火故也。白属气，由大肠属金故也，带痢同治。大率皆是湿痰流注，宜燥中宫之湿，用二陈汤加苍术、白术。赤者，乃湿伤血也，加白芍药，仍用珍珠粉丸，加臭椿根白皮、滑石、青黛，作丸药。胃中浊气下流，渗入膀胱，用青黛、蛤粉。肥白人必多痰，治宜燥湿降火。又有升提之法最妙，大法二陈汤加苍术、白术、升麻、柴胡，赤者加白芍药，煎服。丸药用樗皮、黄柏、青黛、干姜炒、滑石、蛤粉炒、神曲糊丸。二陈汤治浊，加升提之药，能使大便润而小便长。半苓丸治白浊，神曲、半夏燥湿，猪苓分水，燥湿痰，南星、半夏、蛤粉、神曲糊丸，青黛为衣。有热者，青黛、滑石、黄柏之类，水丸。肝脉弦者，用青黛以泻肝。虚劳者，用补阴药。胃弱者，兼用人参及升麻、柴胡，升胃中清气，大概不可用热药。一人便浊半年，或时梦遗形瘦，作心虚治，珍珠粉丸合定志丸服。

戴氏曰：便浊俱是湿热，虽有赤白之异，终无寒热之分。精者，血之所化，有浊去太多，精化不及，赤未变白，故成赤浊，此虚之甚也。何以知之，有天癸末至，强力好色，所泄半精半血（有心火盛，亦见赤色）。

痹论云：思想无穷，所愿不得，意淫于外，入房太甚，宗筋弛纵，发为筋痿，及为白淫。夫肾藏天一，以悭为事，志意内治则精全，思欲外劳则淫溢，有若白物淫衍，如精之状，男子则随溲溺而下，女子则阴器中绵绵而下也。宜内补鹿茸丸、小菟丝子丸、珍珠粉丸止之。

李氏曰：赤白浊，男女同治。皆因脾胃湿热，中焦不清，浊气渗入膀胱为浊，如夏月热天则万木流津。赤者，血分湿热甚，心与小肠主之，导赤散、四物二陈汤加樗白皮、青黛、滑石。白者，气分湿热微，肺与大肠主之，清心莲子饮，或五积散合四君子汤。肥人多湿痰，二陈汤加苍术、白术，赤浊加白芍药，气虚加参芪，伤暑加泽泻、麦门冬、人参，伤风加防风，挟寒加姜桂，甚加附子，有热加知母、黄柏、山栀，或星半蛤粉丸。因七情生痰者，四七汤。瘦人多湿火，加味逍遥散、四物汤加知母、黄柏，或珍珠粉丸、樗柏丸。虚挟痰火，肾气丸、补阴丸，不可纯寒药伤血，亦不可纯热药助火。盖寒则坚凝，热则流通，俱宜清上固下。思想劳心虚者，妙香散、十味温胆汤、金莲丸。房欲伤肾虚者，萆薢分清饮、小菟丝子丸、肾气丸、八味丸。心肾俱虚无火者，还少丹。虚冷小腹痛不可忍者，酒煮当归丸。土燥水清，思亦伤脾。精生于谷，故久则宜升胃补脾，二陈汤加升麻、柴胡，以升胃气。素有痰火，恐升动痰火胸满者，再加枳壳、香附、神曲、白术，或用此吐以提之。如虚劳者，补中益气汤；脾湿不敛者，苍术难名丹、四炒固真丹、白术膏、威喜丸。久甚古龙蛎丸、石莲散、远志丸。

荫按：赤白浊俱是湿热，不必分赤白之异。然其中有二，一由肾虚败精流注，一由湿热渗入膀胱。肾气虚，补肾之中必兼利水，盖肾有二窍，溺窍开，则精窍闭。湿热者，导湿之中必兼理脾，盖土旺则能胜湿，且土坚凝，水自澄清也。补肾，菟丝子丸主之。导湿，萆薢分清饮主之。又按：精由水也，静则位安，动则妄行。何以言之？左肾所藏者，精也，真水也；右肾所藏者，气也，相火也。故梦遗精滑之证，皆由人之思想过度，以动心火。心火者，君火也，君火动，则相火亦动，所以激搏真水而疏泄也，其为热证明矣。古方往往以为寒，而用热燥之药，犹披薪救火，不死何待。况龙骨最能涸津液，若服之过多，晚年发燥热之所由也，慎之。或云：精泄已久，则为寒矣，此更差之毫厘，谬之千里。夫精属阴也，火属阳也，阴精虚而阳火愈炽，况经云阴虚生内热，未云阴虚生内寒也。又有因诵读劳心而遗者，宜补益之，不可轻用凉药。大抵总须临证察脉，辨明虚寒湿热而施治之，不可执一而论，学者宜仔细详察焉。

脉　　法

女人尺脉涩而弱者，或洪数而促者，皆为便浊白带。

治湿热便浊方

加味二陈汤　治胃中湿痰流下，渗入膀胱而成赤白浊。

陈皮　半夏　茯苓　甘草　苍术　白术　柴胡　升麻

上锉，加生姜煎服。肥白人属湿热，加苍术、白术、炒黄柏之类；或有挟寒者，加炒干姜、肉桂，甚者加附子；有心虚不能固守，及平素虚寒之人，加萆薢、石菖蒲、益智炒干姜、牡蛎、龙骨之类；气虚者，加黄芪、人参、白术。赤者多有血虚，瘦弱之人得之，宜四物汤加酒知母、酒炒黄柏，煎汤送下珍珠粉丸。赤白浊，小腹疼痛不忍者，宜作寒治，东垣酒煮当归丸最妙。

水火分清饮　治赤白浊。

益智　萆薢　石菖蒲　猪苓　赤茯苓　泽泻　车前子　白术　陈皮　枳壳麸炒　麻黄各一钱　甘草五分

上锉一剂，用水酒各半盏同煎，空心温服。久病去麻黄，易升麻。

治浊固本丸　治胃中湿热，渗入膀胱，浊下不禁。

莲花须　黄连炒，各二两　白茯苓　砂仁　益智　半夏　黄柏炒，各一两　甘草炙，三两　猪苓二两半

上为末，蒸饼丸如桐子大，每服五十丸，空心温酒下。

樗柏丸　治湿热痰火浊证，兼治便毒及带下。

樗白皮一两　黄柏三两　青黛　干姜各三钱　滑石　蛤粉①

上为末，神曲糊丸桐子大，每服七十丸，空心白汤下，虚劳四物汤下。痰甚加

---

① 滑石、蛤粉　此二味分两原脱。

南星、半夏。一方①去滑石、干姜，加知母、牡蛎，治遗精。

珍珠粉丸 治遗精白浊。

蛤粉 黄柏各等分

上为末，滴水丸如桐子大，每服一百丸，空心温酒下。或加樗皮、青黛、滑石、知母尤妙。

半苓丸 治白浊。

神曲 半夏 猪苓

上为末，曲糊丸如桐子大，每服六七十丸，空心灯心汤下。

星半蛤粉丸 治湿热白浊。

蛤粉二两 南星 半夏 苍术 青黛各一两

上为末，神曲糊为丸如桐子大，每服六七十丸，姜汤下。

一方 炒黄柏 生黄柏 蛤粉各一两 神曲半两

上为末，滴水丸服。

治劳心便浊方

萆薢分清饮 治思虑过度，清浊相干，小便白浊。

益智 川萆薢 石菖蒲 乌药 赤茯苓各一钱 甘草五分

上作一服，用水一钟半入盐少许，煎七分，食前服。

清心莲子饮 治心虚有热，小便赤浊。

石莲肉 赤茯苓 人参 黄芪各一钱二分 麦门冬去心 地骨皮 黄芩 车前子各五分 甘草炙，一钱

一方加远志、菖蒲各一钱。

上作一服，水煎，空心服。热多，加柴胡、薄荷。

加味清心饮 治心中客热烦躁，赤浊肥脂。

白茯苓 石莲肉各一钱半 益智仁

远志去心，姜炒 麦冬去心 人参 石菖蒲 车前子 白术 泽泻 甘草炙，各一钱

上作一服，加灯心二十根，水煎，食前服。有热加薄荷少许。

又方 初起半月，服之极验。

川萆薢 川黄柏酒洗 麦冬去心 菟丝子酒炒 北五味 远志去心，各等分

上每服八钱，加竹叶三片、灯心七茎、大黄少许，水煎，空心服。

远志丸 治赤浊因劳心者，神效。

远志八钱 茯神 益智各二两

上为末，酒煮面糊丸如桐子大，每服五十丸，临卧枣汤下。

茯菟丸 治思虑太过，心肾虚损，溺有余沥，小便白浊，梦寐频泄。常服镇益心神，补虚养血，清小便。

菟丝子酒浸，五两 石莲肉去壳，三两 白茯苓去皮，二两

上为细末，酒糊为丸如桐子大，每服三十丸，空心盐汤下。

瑞莲丸 治思虑伤心，小便赤浊。

白茯苓 石莲肉去心，炒 龙骨生用 天冬去心 麦冬去心 柏子仁炒，另研 当归酒浸 酸枣仁去油 紫石英火煅七次 远志甘草煮，去心 龙齿各一两 乳香半两

上为细末，炼蜜丸如桐子大，朱砂为衣，每服七十丸，空心温酒或枣汤下。

加减五苓散 治心经伏暑，小便赤浊。

人参 白术 赤茯苓 香薷 泽泻 猪苓 莲肉 麦冬去心，各等分

上㕮咀，每服四钱，水煎服。

桑螵蛸散 治男子小便日数十次，稠如米泔，或赤或白，心神恍惚，瘦瘁减食。此证多因房劳过度，耗伤真气得之。

桑螵蛸盐水煮 远志甘草水煮，去心 菖

---

① 一方 "一"原作"二"，今改。

蒲盐炒 龙骨煅研 人参 茯神去木 当归酒洗，去芦 龟甲醋炙，各一两

上为末，每服二钱，临睡时人参汤下。

妙应丸 治赤白浊。

真龙骨 辰砂 石菖蒲各二钱半 川楝子取肉 桑螵蛸 菟丝子酒浸一宿，焙，各半两 白茯苓 益智仁 石莲肉 缩砂仁各一钱半 牡蛎①脚草鞋包，火煅，细研

上为末，以山药碎炒为糊，丸如桐子大，每服五十丸，间日煎人参、酸枣仁汤下，临卧粳米汤下。

龙齿补心汤 治诸虚潮热，心惊不寐，小便白浊。

龙齿煅 人参 熟地砂仁炒 当归酒洗 茯神 白茯苓 麦冬去心 黄芪 酸枣仁炒去油 远志甘草水煮，去骨 白术各一钱 甘草五分

上作一服，水煎，食远服。

治虚寒便浊方

内补鹿茸丸 治劳伤思虑，阴阳气虚，益精，止白淫。

鹿茸酥炙 菟丝子酒浸 沙苑蒺藜炒 紫菀 肉苁蓉酒浸 蛇床子酒浸 黄芪各一两 附子炮 官桂各五钱 阳起石水飞，三钱

一方有桑螵蛸。

上为末，炼蜜丸如桐子大，每服三五十丸，空心温酒下。

益智汤 治肾经虚寒，遗精白浊，四肢烦倦，时发蒸热。

鹿茸去毛，酥炙 巴戟去心 肉苁蓉酒洗 益智仁 熟地黄酒浸 附子炮去皮脐 桂心 山茱萸去核 白芍药 防风 枸杞子 牛膝酒浸 甘草炙，各一钱

上㕮咀，作一服，加生姜三片、盐一捻，水煎，空心服。

金箔丸 治下焦虚，小便白淫，夜多

异梦，遗泄。

蚕蛾 破故纸炒 韭子炒 牛膝酒浸 肉苁蓉 龙骨 山茱萸 桑螵蛸 菟丝子酒浸，各一两

上为细末，炼蜜丸如桐子大，每服三十丸，温酒空心下。

秘精丸 治下虚胞寒，小便白浊，或如米泔，如凝脂。

牡蛎煅 菟丝子酒蒸，焙 龙骨生用 五味子 韭子炒 白茯苓 白石脂煅 桑螵蛸酒炙，各等分

上为末，酒糊丸如桐子大，每服七十丸，空心盐汤下。

一方 治小便白浊，出髓条。

酸枣仁炒去油 白术 人参 破故纸 茯苓 益智 大茴香 左顾牡蛎童便煅，碎，等分

上为末，用青盐酒为丸，如桐子大，每服三十丸，温酒米饮任下。

王瓜散 治小便自利，如泔色，此肾虚也。

王瓜根 桂心各一两 白石脂 菟丝子酒浸 牡蛎盐泥烧赤，候冷去泥，各二两

上为末，每服二钱，煎大麦粥汤调下，日三服，食前服。

附子八味丸 治肾气虚寒，下元冷惫，脐腹疼痛，脚膝缓弱，夜多漩溺，淋涩白浊。

熟地黄八两 泽泻 牡丹皮 白茯苓各三两 山药 山茱萸各四两 附子炮 桂心各一两

上为末，炼蜜丸如桐子大，每服五十丸，温酒或淡盐汤下。有人白浊，服玄菟丹不愈，服附子八味丸即愈者，盖赤白浊虽多属湿热，然亦有老人因虚寒而致之者，不可不知。

① 牡蛎 原脱用量。

苍术难名丹　治元阳气衰，遗精不禁，漏浊淋沥，腰痛力疲。

苍术半斤　茴香　川楝子各一两半　川乌头　破故纸　茯苓　龙骨各一两

上为末，酒曲糊丸如桐子大，朱砂为衣，每服五十丸，砂仁煎汤，或糯米汤下。

四炒固真丹　治元脏久虚，遗精白浊，五淋七疝，妇人崩带下血，子宫血海虚冷等证。

苍术一斤分作四份，一份用茴香、青盐各一两炒，一份用川椒、破故纸各一两炒，一份用酒醋炒，俱以术黄为度，去各炒药不用。一份用川乌、川楝各一两炒

上为末，用煮药酒打糊丸如桐子大，

每服三十丸，男子酒下，妇人淡醋汤下。

酒煮当归丸　治白浊下注，腰以①下虚冷，小腹痛不可忍。

当归一两　茴香五钱　黑附子炒　炙甘草　良姜各七钱，上四味，细切，以好酒一升，煮至酒尽焙干　苦楝②生用　丁香各半钱　木香　升麻各二钱　柴胡一钱　炒黄盐　全蝎各三钱　玄胡索四钱

上为细末，酒煮面糊丸如桐子大，每服五七十丸，空心淡醋汤送下。忌油腻冷物及酒湿面等。

治遗精白浊奇方

山栀子三钱，炒黑焦，水二钟煎一大钟，用蚯蚓新瓦上炒成末，每服二钱。大病不过三次，一月保精，此后火痰化也。

---

① 以　原作"一"，今改。
② 苦楝　"楝"原作"练"，今改。

卷五十八

自汗盗汗

论

虞氏曰:《内经》曰:心之液为汗。《原病式》曰:心热则出汗。东垣曰:西南坤土也,在人则为脾胃。夫人之汗,犹天地之阴雨,滋其湿则为雾露,为雨也。据《内经》独主于心,而东垣又指脾胃而言,何也?盖心为君火,主热。脾胃属土,主湿。湿热相搏为汗,明矣。亦如地之湿气,为云雾而上升,其天地若不升降,则不能成霖雨也。又如甑中烧酒,若非汤火蒸淘,则不能成汗液也。夫各脏皆能令人出汗,独心与脾胃主湿热,乃总司耳。《内经》又云:饮食饱甚,汗出于胃(饮食饱甚,则胃气满而液泄,故汗出于胃)。惊而夺精,汗出于心(惊则神散,神散则夺其情气,故汗出于心)。持重远行,汗出于肾(持重远行则伤骨,肾主骨,故汗出于肾)。疾走恐惧,汗出于肝(肝主筋而藏魂,疾走则伤筋,恐惧则伤魂,故汗出于肝)。摇体劳苦,汗出于脾(摇体劳苦则肌肉四肢皆动,脾所主也,故汗出于脾。《本病论》曰:醉饱行房,汗出于脾。此上五条言汗者,汗属精,病在阴也)。若夫自汗与盗汗者,病似而实不同也。自汗者,无时而濈濈然出,动则为甚,属阳虚,胃气之所司也。盗汗者,寐中通身如浴,觉来方知,属阴虚,荣血之所主也。大抵自汗,宜补阳调卫。盗汗,宜补阴降火。又有心虚而冷汗自出者,理宜补肝,益火之原以消阴翳也。阴虚火炎者,法当补肾,壮水之主,以制阳光也。医者宜详辨之。《袖珍论》曰,心之所藏,在内者为血,发于外者为汗。盖汗乃心之液,而自汗之因,未有不由心肾俱虚而得之者。故阴虚阳必凑,发热而自汗。阳虚阴必乘,发厥而自汗,此固阴阳偏胜所致。又有伤风、中暑、病湿,兼以惊怖、房室、劳极、历节、肠痈、痰饮、产蓐等疾,亦能令人自汗。如睡中觉汗出者是名盗汗,亦心虚所致。其脉多微而涩,治之宜敛心气,益肾水,使阴阳调和,水火升降,其汗自止。

丹溪曰:自汗属气虚,属湿与热,用人参、黄芪,少佐以桂枝。阳虚甚,附子亦可少用,须用小便煮。盗汗属血虚,用当归六黄汤甚效,但药性寒,人虚者只有黄芪六一汤。盗汗发热因阴虚,用四物汤加黄柏,兼气虚加人参、黄芪、白术。火气上蒸,胃中之湿亦能作汗,凉膈散主之。痰证亦有汗。自汗大忌生姜,以其开腠理故也。小儿盗汗不须治。

戴氏曰:别处无汗,独心孔一片有汗,思虑多则汗亦多,病在心,宜养心血,用豮猪[①]心一个,破开,带血入人参、当归二两,装在心中,煮熟,去二味药,只吃猪心,不满三四日即愈。汗病若服止汗固表之药无效者,只可理心血。盖汗乃心之液,心无所养,不能摄血,故溢而为汗,宜大补黄芪汤加酸枣仁。有微热者,更加石斛。有痰

---

① 豮猪　雄猪。

证,冷汗自出者,理气降痰汤,痰去则汗自止。

李氏曰:汗者,元气真液。因饮食、惊恐、房劳、行动出汗者,曰多汗。不问昏醒,朝夕浸浸出汗者,曰自汗,乃阳气不足荣护。发热者,补中益气汤加麻黄根、浮小麦,但升、柴俱宜蜜水炒过,以杀其升发之性,又欲其引参芪至肌表,故不可缺也。发厥者,古芪附汤、顺元散。间有气血俱虚者,黄芪建中汤。痰证自汗,头眩呕逆,宜川芎、白术、陈皮、甘草水煎服。多汗身软者,湿也。心主热,脾主湿,湿热相搏,如地之湿蒸气为云雾为雨,各脏皆令有汗,独心与脾胃,为湿热主耳,宜调卫汤、玉屏风散。火炎上蒸,胃湿作汗者,凉膈散。胃热者,二甘汤。是知自汗亦有实者,故外感初证,亦多自汗。风证,桂枝汤加附子。寒证,古桂附子汤。暑证,五苓散。风湿相搏,防己黄芪汤。凡自汗久用参芪附子不效,宜养心血。或汗干仍热者,必外感风,宜参苏饮,病止住服,是反治也。盗汗全是阴虚,兼肾火、脾湿、心劳,睡着汗出,醒则渐收。盖睡则胃气行于里而表虚,醒则气散于表而汗止。心火炎盛,以致肺失卫护者,当归六黄汤。阴虚火动者,四物汤加知母、黄柏。兼气虚者,加参、芪、白术。肾火动甚者,正气汤。脾湿者,四制白术散。肝热者,用防风、龙胆草,等分为末,米饮调服。心虚者,用人参、当归各二钱半,先用猪心血煮汤澄清,以汁煎药服。思虑过度,以致心孔独有汗出者,用艾汤调下茯苓末一钱,或用青桑第二叶,带露采阴干,火焙为末,米饮调服。或古芪砂散通用,黄芪六一汤加浮小麦、牡蛎、麻黄根,外用五倍子、白矾为末,津液调封脐中,一宿即止。或用牡蛎、麦麸、麻黄根、藁本、糯米、防风、白芷等分为末,周身扑则更效。

荫按:夫自汗盗汗之证,为病虽一,其源不同。自汗者,乃阳虚气虚有湿也。阳气虚则不能卫护肌表,故醒时津津然而汗出矣。盗汗者,乃阴虚血虚有火也。阴血虚则不能荣养于中,故睡时凑凑然而汗出矣。何以知之?如古方用玉屏风散治自汗效者,其间防风、黄芪所以实表气,白术所以燥内湿也。用当归六黄汤治盗汗效者,当归、黄芪、生熟地黄所以补阴血,黄芩、黄连、黄柏所以去内火也。药性与病情相对,岂有不愈者乎。

叶氏曰:人之一身,负阴抱阳,平则安,偏则病。阴虚阳必凑,故发热汗出,如水泻而涌。阳虚阴必乘,故发厥汗出,如水溢而流。要之,汗者血之异名,阳主气为卫,阴主血为荣,气血二者,俱不可一日馁也。若汗出发润,一不治也;汗出如油,二不治也;汗凝如珠,三不治也。是故君子宜辨之于早。

吴氏曰:有因而自汗,非病也。所谓阳之汗,以天地之雨名之,乃阴阳和而雨泽降也。惟无因而自汗,则为病矣。汗孔谓之鬼门,故盗汗不止,久久令人丧魄。《素问》有病身热懈惰,汗出如浴,恶风少气,名曰酒风。酒风,一名漏风。盖饮酒入风,则为漏风。漏风之状,或多汗,常不可单衣,食则汗出,甚则身惰,喘息,恶风衣濡,口干,善渴不能劳事。

海藏云:头汗出,齐颈[①]而还,血证也。额上偏多,何也?曰:首者,六阳之会也。故热熏蒸而汗出也。额上偏多,以部分,左颊属肝,右颊属肺,鼻属中州(颐属肾,额属心),三焦之火,涸其肾水,沟渎之余,迫而上入于心之分,故发为头汗。而额上偏多者,属心之部而为血

――――――――――
① 齐颈　"齐"原作"剂",今改。

证也。饮酒饮食，头汗出者，亦血证也。至于杂证，相火迫肾水上行，入于心为盗汗，或自汗传而为头汗出者，或心下痞者，俱同血证例治之，无问伤寒、杂病、酒积。下之而心下痞者，血证也。何以然？曰：下之亡阴，亡阴者则损脾胃而亡血，气在胸中，以亡其血，陷之于心之分也，故心下痞。世人以血病用气药导之，则痞病愈甚，而又下之，故变而为中满膨胀，非其治也。如此然当作何治，独益中州脾土，以血药治之，其法无以加矣。

又云：一男子手足汗，医用芩、连、柏并补剂皆不效，又足汗常多，后以八物、半、芩为君，白附、川乌佐使，其汗自无。

经云：夺血者无汗，夺汗者无血。（血与汗非两种，但血主营，为阴为里；汗属卫，为阳为表。一表一里，无可并攻，故夺血者无取其汗，夺汗者无取其血。若表里俱夺，则不脱于阴，必脱于阳）

东垣曰：真气已亏，胃中火盛，汗出不休，胃中真气已竭。若阴火已衰，无汗反燥，乃阴中之阳、阳中之阳俱衰。四时无汗，其形不久，湿衰燥旺，理之常也。其形不久者，秋气主杀，生气乃绝。生气者，胃之谷气也，乃春少阳生化之气也。

脉　法

脉大而虚，浮而濡者，汗。在寸为自汗，在尺为盗汗。伤寒脉阴阳俱紧当汗。若自汗者，亡阳不治。

脉诀举要曰：汗脉浮虚，或涩或濡，软散洪大，竭尽无余。

治自汗方

玉屏风散　治气虚自汗。

防风去芦　黄芪蜜炙，各一两　白术二两

上锉，每服三钱，水煎服，不拘时。一方加生姜三片。一方加麻黄根、牡蛎等分，入小麦一撮，水煎服。（丹溪云：自汗忌生姜，用者慎之）

黄芪建中汤　治阳虚自汗。

黄芪蜜炙，二钱　白芍药煨，三钱　肉桂去皮　甘草炙，各一钱

上锉，加枣一枚，水煎去柤，入饴糖少许，空心服。

芪附汤　治气虚阳弱，虚汗不止，肢体倦怠。

黄芪去芦，蜜炙　附子炮去皮脐，各二钱
上锉，水煎服。

牡蛎散　治诸虚不足，及大病后体虚，津液不固，体常自汗。许学士方亦治盗汗不止。

黄芪　麻黄根洗净　牡蛎火煅，研，各一钱

上锉，入小麦一百粒，水煎服。

一方　治诸虚不足，津液枯竭，体常自汗，昼夜不止，日渐羸瘦。

防风　黄芪　白术　麻黄根　牡蛎洗净，煅过，各一钱

上入小麦一撮，水煎服。

补中益气汤　治内伤气虚自汗。

黄芪一钱半　人参　甘草炙　白术各一钱　陈皮　当归各五分　升麻蜜水炒　柴胡蜜水炒，各三分

上锉一服，水煎服。

荫按：《活套》云：如左寸脉浮洪而自汗者，心火炎也，本方倍参芪加麦门冬、黄连、五味子各五分；如左关脉浮弦而自汗者，挟风邪也，本方加桂枝、芍药各五分。若不阴虚，只用桂枝汤。如右关脉浮洪无力而自汗者，只本方倍参芪；右尺脉洪数无力而自汗者，或盗汗，相火挟君火之势而克伐肺金也，本方加黄连、黄芩、黄柏各五分，或只用当归六黄汤；左尺脉浮洪无力而自汗者，水

亏火旺也,本方加知母、黄柏各五分,熟地黄一钱,壮水之主以制阳光也。凡内伤及一切虚损之证,自汗不休者,本方加麻黄根、浮小麦,甚者少加附子,其效如影响。但升麻、柴胡俱用蜜水制炒,以杀其升发勇悍之性,又欲其引参芪等药至肌表,故不可缺也。

大补黄芪汤 治气血俱虚自汗者。

黄芪蜜炙 人参 肉苁蓉 白术炒 当归 山茱萸去核 肉桂略炒 五味子炒 甘草炙 川芎 防风各一钱 茯苓一钱半 熟地黄砂仁炒,二钱

上锉,加枣二枚,水煎服。

调卫汤 治湿胜自汗,补卫气虚弱,表虚不任风寒。

黄芪 麻黄根各一钱 麦门冬 生地黄姜酒炒,各三分 生甘草 当归梢 生黄芩半夏各五分 羌活七分 猪苓 苏木 红花各二分 五味子七粒

上锉作一服,水煎,稍热服。中风证必自汗,汗多不得重发汗,故禁麻黄而用根节也。

防己黄芪汤 治风湿相搏,时自汗出。

防己二钱 黄芪二钱半 甘草炙,一钱 白术五分

上锉一服,加枣一枚,水煎服。

凉膈散 治火气上升,蒸胃中之湿,亦能作汗。

连翘二钱 山栀仁 大黄 薄荷 茯苓各一钱 甘草一钱半 朴硝五分

上锉,水煎,入蜜少许服。如大便秘者,硝黄临服入。

二甘汤 治胃热食后复助其火,汗出如雨。

生甘草 炙甘草 五味子 乌梅各等分

上锉,水煎服。

安胃汤 治因饮食汗出日久,心中虚风虚邪,令人半身不遂,见偏风痿痹之病,先除其汗,慓悍之气,按而收之。

黄连 五味子 乌梅去核 生甘草各五分 熟甘草三分 升麻梢二分

上㕮咀,合作一服,水煎,食远服。忌湿面、酒、五辛、大料物之类。

白术散 治饮酒中风汗多,不可单衣,食则汗出如洗,久不治,必为消渴等证。

牡蛎煅,三钱 白术一两二钱 防风二两半

上为末,每服一钱,温水调服,不计时。如恶风,倍防风、白术。如汗多面肿,倍牡蛎[1]。

抚芎汤 治汗多头眩,痰逆恶心。

抚芎 白术略炒去油 橘红各一两 甘草半两

上㕮咀,每服四钱,加生姜二片,水煎,温服。

理气降痰汤 治痰证,冷汗自出。

桔梗 枳壳麸炒 橘红 半夏曲炒 茯苓 贝母 香附童便浸,各一钱二分 桂枝 甘草各五分

锉,水煎,食远服。

芷砂散 治惊恐自汗,倦怠困弱,服黄芪牡蛎不止,甚效。

白芷一两 朱砂五钱

上为末,每服一钱,茯神、麦门冬煎汤下。

艾煎茯苓散 治别处无汗,独心孔一片有汗者。

茯苓一味不拘多少

上为细末,以艾煎汤,调服一钱。

吴氏曰:心火自旺,膈有停饮,火热蒸其湿饮,故令此处有汗。茯苓甘而淡,

---

① 牡蛎 "蛎"原作"砺",今改。

甘能养心，淡能渗湿；艾叶香而涩，香能利气，涩能固津。

扑汗方 牡蛎 麸皮 麻黄根 藁本 糯米 防风 白芷各等分

上为细末，周身扑之。

独胜散

五倍子为末，临卧时以唾津调二钱，填脐中，以绢帛帕子缚定，一宿即止。一方用何首乌为末，津调封脐。 一方用川郁金研细，临卧以唾津调敷乳上。

一方 治脚汗。

白矾 干葛各等分

上二味为末，每半两，水三碗煎十数沸，洗，逐日一次，过三五日自然无汗。

治盗汗方

当归六黄汤 治盗汗之圣药也。

当归一钱半 生地酒炒 熟地酒蒸 黄芩 黄连 黄柏各七分 黄芪蜜炙，一钱半

上锉，作一服，水煎服。

正气汤 治阴虚有火，令人盗汗。

黄柏炒，一钱 知母炒，一钱半 甘草炙，五分

上锉，作一服，水煎，卧时服。

黄芪六一汤 治虚人盗汗。

黄芪炙，六两 甘草炙，一两

上锉，每服一两，水煎服。

麦煎散 治荣卫不调，湿热内淫，夜多盗汗，四肢烦热，肌肉消瘦。

知母 石膏 人参 白茯苓 赤芍药 滑石 葶苈 地骨皮 甘草 麻黄根 杏仁去皮尖，麸炒，各半两

上为末，每服二钱，浮小麦煎汤调服。

四制白术散 治盗汗。

白术四两，用黄芪、石斛、牡蛎、麦麸各炒一两，四件各去不用。

上取白术为末，每服三钱，粟米汤调

下。

团参散 心液为汗，此药收敛心经。

人参 当归各等分

上为末，每服五钱，先用猪心一枚，破作数片，并心内血煎汤，澄清汁，煎药服。

参芪汤 治虚人盗汗。

人参 甘草炙 白扁豆炒 干葛 茯苓 陈皮 白术 黄芪 山药 半夏曲各等分

上㕮咀，每服一两，水煎服，不拘时。

石斛散 治虚人[1]盗汗。

柴胡 防风 黄芪 远志 官桂 石斛 白术炒 茯苓 北五味 甘草炙，各等分

上㕮咀，每服一两，加生姜三片，水煎，食前温服。

术苓汤 治虚汗盗汗。

黄芪炙，一两 防风 白茯苓 白术 麻黄根各五钱 甘草炙，一钱 加牡蛎亦可

上㕮咀，每服一两，入小麦一百粒，水煎，临卧温服。

严氏黄芪汤 治喜怒惊恐，房室虚劳，致阴阳偏虚，发厥自汗，或盗汗不止，并宜服之。

黄芪蜜炙 白茯苓 熟地黄酒蒸 桂枝不见火 天冬去心 麻黄根 龙骨各一两 五味子 小麦炒 防风 当归酒浸 甘草炙，各半两

上㕮咀，每服四钱，加生姜五片，水煎服，不拘时。发厥自汗，加熟附子。发热自汗，加石斛。

柏子仁丸 戢阳气，止盗汗，进饮食，退经络热。

_____

① 人 原脱，今补。

柏子仁　半夏曲各二两　牡蛎甘锅子内
火煅醋淬七次，焙干　人参　麻黄根慢火炙，拭
去汗　白术　五味子各一两　净麸炒，半两

上为末，枣肉丸如桐子大，每服三五
十丸，空心米饮下，日二服，得效减一
服，将愈即住。作散调服亦可。

黄芪散　治盗汗。

黄芪　木通　葛根

上为粗末，水煎服。

一方　治盗汗，外肾湿。

人参　苦参　龙胆草　麻黄根各三钱

上为末，炼蜜丸如桐子大，每服三十
丸，炒麸汤下。

一方　治盗汗。

取青桑第二叶，焙干为末，米饮调
服。此物能去五脏之风热，止盗汗，人所
罕知。

卷 五 十 九

吐 血 呕 血

论

论曰：人身之血，犹水行地中，随气而行，通贯经络，无处不到。血为荣，气为卫，荣行脉中，卫行脉外，相随上下，荣养五脏六腑，四肢百骸者也。苟或荣卫失调，而为七情四气所干，然后变生吐血诸证。夫血之妄行，固由积热所致，然其证多端，难以一概而论。有因饮食过饱，负重伤胃而吐者；有因思虑伤心，及积热而吐衄者；有劳伤心肺而吐血咳血者；有思虑过多，伤脾而吐血者。盖心生血，肝藏之，而脾为之统，故过思伤脾，亦能令人吐血。治疗之法，须究其所因。伤胃者，调胃安血；劳心者，补益其心志；积热则清之，气郁则顺之，伤脾则安之。吐而不咳者易治，唾中带红线者难治，为有所损故也，久之必成劳瘵之疾。至若肺生痈疽，或从高坠下，伤损内脏，皆能吐血。又有伤寒不解，邪热在经，随气上涌，而为吐衄血者，又当从各类求之。大抵血得热而行，得寒而止，其脉沉细者顺，浮大弦数者逆。

吴氏曰：血营气卫，胥有义焉。阴在内，阳之守也，故曰营。阳在外，阴之微①也，故曰卫。二者宜调而不宜败，血一不调，则营守乎中者，反出于外而败之，微者迫于热，盛者真阳不足以运血，

而卫亦败也。

原病式曰：血溢者，上出也。心养于血，故热甚则血有余而妄行。或谓呕吐紫凝血为寒者，误也。此非冷凝，由热销铄，以为稠浊，而热甚则水化制之，故赤兼黑而为紫也。

东垣曰：吐血出于胃也。实者，犀角地黄汤。虚者，小建中汤加黄连主之。血证上行，或唾或吐，皆逆也。若变而为恶痢者，顺也。血上行为逆，其治难；下行为顺，其治易。故仲景云：血证下血者，当自愈。与此意同。若无病之人忽然下痢，其病进也。今病血证，上行而复下行，其邪欲去，是知吉也。

丹溪曰：血从上出，皆是阳盛阴虚，有升无降，血随气上，越出上窍，法当补阴抑阳，阳气降则血归经。吐血是火载血上，错经妄行，脉必大而芤。大法，四物汤加炒栀子、童便、姜汁汤下。《大全良方》四生丸尤妙。又方，童便调香附末服之。又方，童便多，酒少，擂侧柏叶温饮之。呕血用韭汁、童便、姜汁，磨入郁金饮之，其血自清。如无郁金，以山茶花代之。吐血亦有因怒而得者。经曰：怒则气逆，甚则呕血。吐血不止，用干姜炮为末，童便调服（此从治之法）。山栀子最清胃脘之血。有先吐血后见痰者，是阴虚火动，四物为主，加痰火药；有先吐痰后血多者，是积热，降痰火为急；有暴吐紫

---

① 微　据《素问》原文当作“使”。

血成块者，是热伤血，结于中，吐出为好，用四物汤加清热等药调之。吐血，觉胸中气寒而吐紫血者，桃仁承气汤下之。

戴氏曰：吐血者，荣血溢入浊道，留聚膈间，满则吐血，名曰内衄，宜苏子降气汤加人参、阿胶。饮酒太过，伤胃吐血，用理中汤加莲花、青皮、栀子、干葛、川芎。劳力太过，吐血不止，苏子降气汤加人参、芍药。打损吐血，用黑神散，童便调服。有时或吐血两口，随即无事，数日又发，经年累月不愈者，宜黑神散。吐血发渴，名为血渴，四物汤、十全大补汤，量胃气虚实用之。

荫按：李氏曰：《血证总论》：血乃水谷之精变化，生化于脾，主息于心，藏于肝，布于肺，施于肾，脉络、脏腑、耳目、手足，资为运用。然阴道易亏，一有感伤，调理失宜，以致阳盛阴虚，错经妄行，火载则上升，挟湿则下行，是以上溢清道，从鼻而出为衄；留滞浊道，从胃脘而出为吐唾；渗入肠间，从下部而出为血痢；结于肠胃，则成积而为血瘕。分经言之，呕吐，胃也；咳、唾、衄，肺也；痰带血，脾也；咯血丝，肾也；溺血，小肠膀胱也；下血，大肠也；牙宣，胃或肾虚炎也。又血从汗孔出者，谓之肌衄。从舌出者，谓之舌衄，心与肝也。从委中穴出者，谓之腘血，肾与膀胱也。大概逆行难治，顺行易治。无潮者轻，有潮者重，潮盛脉大者死。然瘀血亦能作潮，日轻夜重者，血属阴也。如九窍出血，身热不卧者，即死。血随气行，气行则行，气止则止，气温则滑，气寒则凝。故凉血必先清气，知血出某经，即用某经清气之药，气凉则血自归队。若有瘀血凝滞，又当先去瘀而后调气，则其血立止。或元气本虚，又因生冷、劳役损胃失血者，却宜温补，敛而降之，切忌清凉，反致停于胸膈不

散，量之。外感四气，邪传经络，误汗误下，以致邪逼经血妄行，热证色青，多鼻衄者，金沸草散去麻黄，加桔梗、枇杷叶、桑白皮，或参苏饮加黄芩。寒证色黯，鼻衄点滴者，九味羌活汤、麻黄升麻汤。暑热过甚，血色红，甚则黑者，茅花煎汤调五苓散。暑毒攻心，呕血者，枇杷叶散去丁香，加黄连。湿证，色如烟尘多下血者，胃风汤、当归和血散。时毒身热吐脓者，阳毒升麻汤。积热，因饮酒炙煿，蓄热三焦者，黄连解毒汤、黄连枳壳二味汤、龙脑鸡苏丸、四生丸、大金花丸、槐角丸。瘀血因打扑损伤，瘀积胸膈者，犀角地黄汤、桃仁承气汤。内伤七情，暴喜动心，不能主血；暴怒伤肝，不能藏血；积忧伤肺，过思伤脾，失志伤肾，皆能动血，治宜开痰行气，二陈汤加酒红花、升麻、归身、黄连。虚者，加参术及附子一片。热者，加山栀、牡丹皮、茜草、生地黄、木香。气急者，加瓜蒌仁、桔梗。劳心无汗者，茯苓补心汤。有汗者，归脾汤。素郁者，清肝解郁汤。气壅者，苏子降气汤。如失血后被七情，四物汤加木香、槟榔。阴虚者，去木槟，加元参、黄柏、枳壳。内伤饮食生冷，滞胃清道，气浊血乱者，理中汤加干葛、川芎。治衄能分阴阳，定血脉，冷晕倒者，加桂附。伤酒吐血者，四君子汤加干葛、川芎、山栀。内伤劳役，气衰火盛者，单人参汤，或四君子汤加蒲黄、人乳、藕节。伤力吐血者，猪肝蘸白及末食，或花蕊石散。内伤气散，汗出沾衣，甚如流染者，黄芪建中汤、妙香散，或男胎发烧灰酓之。腘血，十全大补汤。人知百病生于气，而不知血为百病之胎也，通用四物汤加减。如凉血，加芩、连、山栀之类，各随经络清之。瘀血，加红花、桃仁、韭汁、童便以行之。血来暴者，加薄荷、元

参以散之。血不止者，加蒲黄、京墨、茅根。久不止者，加升麻引血归经。血止后，加炒黑干姜引血归元。血虚加龟板。血燥加人乳。血病每以胃药收功，胃气一复，其血自止。他如呕吐后发热，及伤寒汗下后发热，但用调和胃气，自然热退，可见脾胃能统气血。

李氏又曰：内伤外感，及饮食房劳，坠闪五脏，有伤血聚膈间，从胃脘出者，则为呕吐。从鼻出者，则为衄。阳盛身热多渴，阴盛身凉不渴。然血，阴也，身凉者易愈。阳盛多因饮食辛热，伤于肺胃，呕吐出血，大蓟饮子主之。因酒者，古葛连丸、小调中汤。吐脓血者，名肺疽，桔梗汤。大怒气逆，上冲暴甚者，四物汤加苏子、陈皮、沉香、童便，或茅根煎汤，磨沉香服之。若血聚满膈间则吐者，苏子降气汤加人参、阿胶。或暴吐紫黑成块者，瘀血也，虽多亦不妨，四物汤合解毒汤调之。觉胸中气塞者，桃仁承气汤下之。五志火动，热者，解郁汤。虚者，保命散。阴盛多因劳力伤气，吐血解红，心腹绞痛，自汗者，四君子汤加黄芪、柴胡、山药、百合、前胡、姜、枣煎服。或用莲心、糯米等分为末，温酒下。劳伤气虚挟寒，阴阳不为守，血亦错行，所谓阳虚阴必走者是也。外证必有虚冷之状，法当温中，使血自归经络。如胃虚不能化食，其气逆上吐衄者，理中汤加木香。胃寒不能约血者，甘草干姜汤，或七气汤加川芎。自汗者，小建中汤、古桂附汤。下虚极而气壅喘嗽，血不归元者，黑锡丹、金液丹。劳力伤肺，唾内有血，咽喉不利者，鸡苏散。如心肺脉破，血若涌泉，口鼻俱出者，不治。劳心过度，不能统血，反上，令人烦闷倦怠者，茯苓补心汤、归脾汤。古方治血，多以茯苓、茯神为佐者，心主血故也。思色强力入房，劳伤心肾，阴虚火动者，加减四物汤。凡血越上窍者，皆是阳盛阴虚，有升无降，俱宜补阴抑阳。气降则血自归经矣。阴盛阳虚者，间有之耳。先痰嗽后见血，多痰火积热，化痰降火为急，不可纯用血药，恐泥痰也，山栀地黄汤。痰带血者，多胃中清血，热蒸而出，重者山栀，轻者蓝实。先见血，后痰嗽，多因虚火妄动，四物汤加贝母、天花粉化痰，山栀、牡丹皮、麦门冬降火。盖吐血火病也，虽挟痰者，亦只治火则止。凡血不可单行单止，盖血来未多，必有瘀于胸膈，必先消瘀而后凉之、止之。然血热则行，宜苦寒凉血为君，辛味行气开郁为臣，升提俾复其位为佐，酸涩止塞其源，甘温收补其后。凉血，犀角地黄汤、黄连解毒汤、陶氏生地芩连汤、四生丸。行气，枳梗汤、二陈汤、枳橘汤、古乌附汤。滋补血虚，加减四物汤。昏晕，古芎归汤。气虚，人参汤。扶脾，生脉散。清肺，生脉饮。虚甚者，十全大补汤。止涩，古参柏糊、狗胆丸、单京墨丸，或单用炒干姜末，童便调服，善能止血降火。久者，升提三黄补血汤。断根，天门冬丸、大阿胶丸、女真丹。还血归元，参苓白术散、四君子汤、肾气丸、琼玉膏。抑论血疾阴火，误用阳燥热药，则血枯瘦怯，劳瘵成矣。劳伤误用寒药，则胸满膈痛，血愈郁矣。坠堕闪挫，误行补涩，则瘀蓄于胃，心下胀满，食入即吐，名曰血逆，古法以二陈汤去茯苓、甘草，加赤芍药等分救之，此血疾难调，最宜斟酌。

又曰：呕血与吐血无大异，但成盆无声者为吐，成碗有声者为呕。怒气逆甚，血溢口鼻，当抑怒全阴，热者解郁汤，虚者保命散。气虚发热，咽喉痛者，甘桔汤加参、芪、归、地、荆芥、黄柏，水煎，入童便、韭汁、姜汁、郁金少许。或单黄柏蜜炙为末，麦门冬煎汤下。血虚热炽，滋阴降火，加减四物汤主之。

脉　法

脉经曰：脉得诸涩濡弱为亡血。太阳脉大而浮，必衄吐血。脉浮弱，按之绝者，下血。烦咳者必吐血。脉极虚芤迟，为清谷亡血失精。脉芤为失血，涩为少血。脉弦而紧，胁痛，肝脏伤，主有瘀血。吐血唾血脉滑小弱者生，实大者死。（脉极虚芤迟为清谷亡血失精，诸书皆无此条）

东垣曰：诸见血，身热脉大者难治。难治者，邪胜也。身凉脉静者易治。易治者，正气复也。

脉诀举要曰：诸失血证，皆见芤脉，随其上下，以验所出。大凡失血，脉贵沉细，设见浮大，后必难治。

初用止血凉血方

十灰散　治一切呕血，吐血，咯血，嗽血，先用此药止之。

大蓟　小蓟　柏叶　荷叶　茅根　茜根　大黄　山栀　牡丹皮　棕榈皮各等分

上各烧灰存性，研极细，用纸包碗，盖于地上一夕，出火毒。用时先将白藕捣绞汁，或萝卜汁磨京墨半碗，调服五钱，食后服。如病势轻，用此立止。如血出成升斗者，用后药止之。

花蕊石散　五内崩损，涌喷出血升斗，用此止之。

花蕊石火煅存性，研如粉

上用童子小便一钟煎温，调服三钱。甚者五钱，食后服。如男用酒一半，女用醋一半，与小便一处和药服，使瘀血化为黄水。服此讫，以独参汤补之。用人参二两，大枣五个，水二钟煎，不拘时，细细服之，服后宜熟睡。以上二方系葛可久治痨十方之二，摘录于此。

荆芥散　治酒色伤心肺，口鼻俱出血。

荆芥烧灰置地上，出火毒。

上研末，每服三钱，陈米汤调下。

黑神散　治大人吐血，及伤酒食醉后，低头掬[1]重，损伤吐血至多汗，血妄行，口鼻血出，但声未失者，投之无不效。

百草霜即锅底墨，外乡村人家者妙，不拘多少

上研细，每服一二钱，米饮调下，日服即愈。鼻衄用一捻吹入鼻中，立效。皮肉破处及灸疮出血，百般用药不止，撒半钱或一字立止。

京墨丸　治吐血衄血。

京墨二两

上为末，用鸡子白三个，和丸桐子大，每服十丸，生地黄汁下。或用好墨为末，每服二钱，以白汤化阿胶清调服。或用生地黄、藕节、生梨捣汁，磨京墨徐徐服之。

参柏糊　治男妇九窍血如涌泉。

沙参　侧柏叶焙干，各一钱半　飞罗面三钱

上用水调如糊，啜服。

狗胆丸　治男妇连日吐血不止。

五灵脂

上为末，用狗胆汁和丸，如芡实大，每一丸，姜酒化下，不得漱口，急进白粥，不可太[2]多。

一方　治吐血，内崩上气，面色如土。

干姜　阿胶　柏叶各二两　艾一把

上咬咀，以水五升，煮取一升，入马通汁一升，煮取一升，服。

---

① 掬（jū 居）　两手捧东西。
② 太　原作"大"，今改。

治血虚随火上行而吐方

四生丸 治阳乘于阴，血热妄行，或吐或衄。

生荷叶 生艾叶 生地黄 生柏叶各等分

上研烂，丸如鸡子大，每服一丸，水二盏，煎至一盏，滤过温服，或盐汤化下。

黄连解毒汤 治阳毒，上窍出血。

黄连 黄芩 黄柏 栀子炒，各三钱

上锉，水煎服。

藕汁饮 治吐衄不止。

生藕汁 大蓟汁 生地黄汁各三合 生蜜半匙

上件药汁，调和令匀，每服一小钟，不拘时分。一方加生荷叶汁、生茅根汁、生姜汁，名七生汤。

云岐子犀角地黄汤 治主脉浮衄。脉浮衄相合，血积胸中，热之甚也。血在上焦，此药主之。

生地黄二两 黄连一两 黄芩一两半 大黄半两

上㕮咀，每服一两，水煎，食后服。

桃仁承气汤 治吐血，觉胸中气塞，上吐紫血，以此下之。

大黄一两 桃仁去皮尖，五钱 芒硝 桂各三钱 甘草二钱半

上㕮咀，每服一两，加生姜水煎服。

丹溪方 治气上奔，吐血，心膈疼。

枳壳三钱 青皮二钱 生地酒洗 木通 牡丹皮各一钱半 桃仁二十八个 川芎 黄芩 黄连各一钱 甘草少许 干生姜 桔梗各五分

上锉，分四帖，水煎服。

三黄补血汤 治诸血不止，自汗身热。

熟地黄一钱 生地黄 黄芪 当归各八分 白芍药七分 柴胡 升麻 丹皮 川芎各五分

上锉一服，水煎服。如血不止，加桃仁五分，酒大黄斟酌虚实用之。内损去柴胡、升麻。

加味四物汤 治吐血。

当归 芍药 侧柏叶各一钱半 川芎 生地姜酒炒 栀子炒，各一钱

上㕮咀，水煎，入水研京墨二三匙，童便半小盏，姜汁少许，徐徐服之。

加味四物汤 初起常服。

生地黄酒洗，一钱半 当归酒洗 川芎 赤芍药酒洗，各七分 山栀子炒黑 麦门冬去心，各一钱半 牡丹皮 元参各一钱 知母酒炒白术炒，各五分 甘草 陈皮各三分 黄柏酒炒，二分

上作一服，水煎，温服。如身热，加地骨皮、枳实、黄芩各一钱，软柴胡酒洗五分；呕吐血，加知母、石膏以泻胃火；咳血，加茅根、黄芩以泻肺火；唾咯血，加栀子、黄柏及肉桂少许，以泻肾火；吐衄不止，加炒黑干姜、柏叶、茜根、大小蓟各一钱；大便血不止，加炒槐花、地榆、百草霜各一钱半；小便溺血不止，倍加栀子，更加车前子、小蓟、黄连，俱炒半黑，各八分。诸失血久，加升麻、阿胶、人参，入童便、姜汁、韭汁。

石膏散 治心胸烦热，吐血不止，口舌干燥头疼。

石膏 麦门冬各二钱 黄芩 升麻 生地黄 青竹茹 葛根 瓜蒌根各一钱 甘草炙，五分

上作一服，水煎，不拘时服。

大蓟散 治饮啖辛热，伤于肺经，呕血出血，名曰肺疽。

大蓟根洗 犀角镑 升麻 桑白皮炙 蒲黄炒 杏仁去皮尖 桔梗各一钱 甘草炙，五分

上咬咀，每服四钱，加生姜五片，水煎，温服，不拘时。

大补血丸 治阴虚吐血。

当归一两　生地黄一两半

上以牛膝汁浸三日，取起，酒洗净，入白内杵千下为丸，如桐子大，每服五七十丸，白汤下。

加味芎归汤 治打扑伤损，败血流入胃脘，呕吐黑血，或如豆羹汁。

川芎　当归　白芍药　百合水浸半日荆芥穗各等分

上锉，每服四钱，水一盏、酒半盏煎七分，不拘时服。

芎䓖汤 治一切失血过多，眩晕不苏。

芎䓖　当归酒浸，各等分

上锉，每服四钱，水煎，温服。

治气虚不能摄血而吐方

必胜散 治血妄流溢，或吐或衄。

小蓟并根用　人参　蒲黄炒　当归　熟地砂仁炒　川芎　乌梅去核，各等分

上咬咀，每服四钱，水煎，温服，不拘时。

鸡苏散即薄荷 治虚损气逆，吐血不止。

鸡苏叶　黄芩　刺蓟　生地黄　黄芪各一两　当归　赤芍药各半两　阿胶　伏龙肝各二两

上为粗末，每服四钱，加生姜三片，竹茹 弹子大（一团），水煎服。

侧柏散 治内损，吐血下血，因酒太过，劳伤于内，血气妄行，其出如涌泉，口鼻皆流，须臾不救，服此即安。又治男子妇人九窍出血。

侧柏叶一两五钱，蒸干　人参去芦，一两　荆芥穗一两，烧灰

上为末，每服三钱，入飞罗面三钱拌和，新汲水调，粘如糊相似，啜服。

团参丸 治吐血咳嗽，服凉药不得者。

人参　黄芪　飞罗面各一两　百合五钱

上为末，滴水丸如桐子大，每服三十丸，茅根汤下。

人参救肺汤 治吐血。

人参　升麻　柴胡　归梢　苍术各一钱　熟地黄　白芍药　黄芪各二钱　陈皮　苏木　甘草各五分

上为粗末，作一服，水煎稍热，食前服。

丹溪方 治因辛苦吐血，或衄，夜间发热，口干，身疼食少，当作虚劳治。

白术六钱半　人参　青皮炒　生地黄　芍药　陈皮　归尾　甘草炙，各半两　川芎三钱　红花五分

上锉，分十帖，水煎稍热，食前服，下保和丸十四粒。

是斋白术散 治积热吐血，咳血。若因饮食过度，负重伤胃而吐血者，最宜服之。惟忌食热面，煎煿，一切发风之物。

白术二两　人参　白茯苓　黄芪蜜浸，各一两　山药　百合去心，各七钱半　甘草炙，五钱　柴胡　前胡各二钱半

上咬咀，每服三钱，加生姜三片，枣一枚，水一钟煎六分，温服。

小建中汤 治胃虚不能约血，吐血自汗。

桂枝　甘草炙，各三钱　白芍药六钱　大枣三个　生姜一钱　阿胶炒，一合

上咬咀，水煎服。

加味理中汤 治饮酒伤胃，遂成吐血。

干姜炮　人参　白术各二两　干葛　甘草炙，各五钱

上咬咀，每服三钱，水煎，不拘时温服。

河间生地黄散　治诸见血，无外寒者，吐血，衄血，下血，溺血。

生地黄　熟地黄　枸杞子　地骨皮　天门冬去心　黄芪　白芍药　甘草　黄芩各等分

上㕮咀，每服一两，水煎，食前服。如脉微身凉，每两加官桂五分。

麦门冬饮子　治脾胃虚弱，气促气弱，精神短少，衄血吐血。

人参　五味子各五钱　紫菀一钱半　黄芪　芍药　甘草各一钱　当归身　麦门冬去心，各五分

上㕮咀，作二服，水煎食后服之。

天门冬汤　治思虑伤心，吐血衄血。

远志去心，甘草水煮　白芍药　天门冬去心　麦门冬去心　黄芪　藕节　阿胶蛤粉炒　没药　当归　生地黄各一两　人参　甘草炙，各五钱

上㕮咀，每服四钱，加生姜五片，水煎，不拘时服。

归脾汤　治思虑伤脾，不能统摄心血以致妄行，或吐血下血。

人参　白术各一钱　黄芪　龙眼肉　茯神去木　酸枣仁炒，各一钱　木香　甘草炙，五分

上锉，作一服，水煎，食远服。一方加当归、远志。

苏子降气汤　治气逆上冲，血聚满膈间，吐血。

苏子炒，槌碎，二钱　厚朴姜汁炒　当归　前胡各一钱　半夏　陈皮各一钱半　甘草炙肉桂各六分

上锉，加生姜三片，枣一枚，水煎服。

治呕血方

黄柏散　治呕血。

黄柏蜜炙

上捣为末，煎麦门冬汤，调二钱匕，立瘥。一方炒褐色，作丸服。

荫按：凡呕与咯不同。声出于上焦为咯，重而短也；声出下焦为呕，浊而长也。黄柏苦而润，苦故能泻火，润故能就下也。辨之。

侧柏散　治呕血。

侧柏叶或晒干，或阴干，或瓦焙干

上为末，每服三钱，米饮调下。

卷 六 十

衄 血

论

陈无择曰：衄者，因伤风寒暑湿，流传经络，涌泄于清气道中而致者，皆外所因。积怒伤肝，积忧伤肺，烦思伤脾，失志伤肾，暴喜伤心，皆能动血，随气上溢而致者，属内所因。饮酒过多，啖炙煿辛热，或坠堕车马，伤损致者，此非内外因也。

原病式曰：衄者，阳热怫郁，干于足阳明而上，热则血妄行而鼻衄也。

东垣曰：衄血出于肺，以犀角、升麻、栀子、黄芩、芍药、生地、紫参、丹参、阿胶之类主之。

丹溪云：衄血，凉血行血为主，大抵与吐血同，犀角地黄汤加郁金。

戴氏曰：鼻通于脑，血上溢于脑，所以从鼻而出，治宜茅花汤调止衄散服之。有头风自衄，头风才发则衄不止，宜治头风，兼止衄之剂。有因虚致衄，此为下虚上盛，不宜过用凉剂，宜四物汤加参、芪、沉香磨服。伤湿而衄，肾着汤加川芎。伏暑而衄，宜茅花汤调五苓散。上膈极热而衄，犀角地黄汤加黄芩、茅花、荆芥，虚者茯苓补心汤。饮酒过多而衄，茅花汤加川芎、干葛。病衄愈后，血因旧路，一月或三四衄，又有洗面而衄，日以为常，四物汤加阿胶、蒲黄，仍佐以苏子降气汤，使血随气下。

叶氏曰：风行水动，气行血流。治衄者，只知血药以治衄，而不知降气则血归经。古人所以血药中必加气药一二味，如苏子降气汤是也。

李氏曰：凡初衄，不可遽止。去多恐晕，急用百草霜末三钱，水调服。仍取一捻吹鼻中，或用人中白末，汤调服。更加发灰一钱，麝一字，仍用少许搐鼻，立止。或将患人头发分开，井水湿纸，顶上搭之，亦好。如鼻干燥，以麻油点入润之。如吐衄太甚不止，防其血晕，用茅根烧烟，将醋洒之，令鼻吸气以遏其势。或蓦然以水喷面，使带惊则止。此法非特衄血，虽上吐下便，九窍出血者亦效。止后，随证虚实调之。用凉血散火药不效者，气郁血无藏也。古莎芎散、天门冬膏。

荫按：夫口出血曰吐，鼻出血曰衄。火逆于中，血随火上，有此二证。然吐血责之府，衄血责之经，求其实则皆炎上之火也，犀角地黄汤主之。火者，心之所司，故用生犀、生地，以凉心而去其热。心者，肝之所生，故用丹皮、芍药，以平肝而泻其母，此穷源之治也。今人治吐血者，以凉水濯其两足，此釜底抽薪之意也。治衄血者，以凉水拊其后颈，此责其火于太阳经也，皆是良法。

脉 法

脉经曰：脉来轻轻在肌肉，尺中自

浮，目睛晕黄，衄血未止。太阳脉大而浮，必吐衄血。病人面无血色，无寒热，脉沉弦者，衄也。

难经曰：病若吐血复鼽衄，脉当沉细实大，反浮大而牢者，死。汗出若衄，其脉滑小者生，大燥者死。

东垣曰：衄血者，若但头汗出，身无汗，及汗出不至足者，死。

治　方

犀角地黄汤　治衄血及吐血不止。易老云：此药为最胜。

生犀角镑　生地黄　赤芍药　牡丹皮各一钱

上㕮咀，作一服，水煎，温服。无犀角以升麻代之。

止衄散　治饥困劳役，动其虚火，致衄不止。

黄芪二钱　赤茯苓　白芍药　当归酒洗　生地黄　阿胶炒，各一钱半

上锉，水煎服。或为细末，每服三钱，用茅花五钱，煎汤调下。

茜根散　治阴虚衄血。

茜根　阿胶蛤粉炒　黄芩　侧柏叶　生地黄各一两，酒炒　甘草半两

上锉，每服四钱加姜三片，水煎服，不拘时。

河间生地黄散　诸见血，无外寒，衄血，下血，吐血，溺血，皆属于热。但血家证皆宜服此药。

生地黄　熟地黄　枸杞子　地骨皮　天冬　黄芪　芍药　黄芩　甘草各等分

上锉，每服一两，水一盏半煎至一盏，去粗，温服。如脉微身凉，要加桂半钱。吐血者多有此证。

黄芩芍药汤　治阴火载血上行，衄而不止。

黄芩炒　芍药酒炒　甘草各三钱

上锉，水煎服。

生地黄汤　治上热衄血。

生地黄　阿胶炒，各一两　川芎　桔梗　蒲黄　甘草生用，各五钱

上㕮咀，每服八钱，水煎，入生姜汁二匙，温服。

生地黄汤　治荣中有热，及肺壅鼻衄，生疮，一切丹毒。

生地黄　赤芍药　当归　川芎各等分

上㕮咀，每服八钱，水煎服。若鼻衄，加蒲黄，生疮加黄芩，丹毒加防风。

川芎三黄散　治实热衄血。

大黄湿纸裹煨　川芎　黄连　黄芩各等分

上为末，每服二钱，井水调下，食后服。

黄连散　治大人小儿盛热乘于血，血随热气散于鼻者，谓之鼻衄。凡血得寒则凝涩结聚，得热则流散妄行。

黄连　黄芩　柏叶　甘草各等分　豆豉三十五粒

上㕮咀，每服一两，水煎，食后服。

丹溪方　治鼻衄，脉数有热。

人参三分　黄柏　甘草各二分　生地黄　芍药各一钱　当归　黄连　黄芩各五分

上锉，水煎服。

生料鸡苏散　鼻衄血者，初出多不能止①，乃肺金受相火所制然也，宜此方治之。

鸡苏叶　黄芪　生地酒洗　阿胶　白茅根各一两　麦冬去心　桔梗　蒲黄炒　贝母去心　甘草炙，各五钱

上㕮咀，每服四钱，加生姜三片，水煎服。

茜梅丸　治衄血无时。

————————

① 止　此后原衍"用黄丹吹入鼻中"六字，今删。

茜草根　艾叶各一两　乌梅肉炒干，半两

上为末，炼蜜丸如桐子大，每服三十丸，乌梅汤下。

麦门冬散　治鼻衄不止。

白芍药　蒲黄　麦冬各二钱　生地黄三钱　生姜一钱

上㕮咀，入蜜一合，水一钟半，煎八分，分作二服。

清肺饮　治衄血久不愈。以三棱针于气冲上出血立愈，更服此药尤妙。

五味子十粒　麦冬　人参　当归身　生地黄各五分，酒洗　黄芪一钱

上㕮咀，作一服，水煎，食后温服。

人参饮子　治暑月衄血。

人参　黄芪各一钱半　麦冬　当归　甘草　白芍药各一钱　五味子九粒

上㕮咀，作一服，水煎，温服。

荫按：经曰：必先岁气，无伐天和。故时当暑月，则肺金受克，令人乏气之时也，理宜清金益气。清金故用麦冬、五味，益气故用甘草、参芪。芍药之酸，所以收其阴，当归之辛，所以归其血。此亦虚火可补之例也。

解郁汤　柴胡　黄连　黄芩　黄芪　地骨皮　生地黄　熟地酒蒸　赤芍药各等分

上锉，每服一两，水煎服。

地黄散　治衄血往来久不愈，甚效。

生地酒炒　熟地酒蒸　枸杞子　地骨皮各等分

上为末，每服二钱，蜜汤调下，日三服。

麦门冬饮子　治衄血不止。

麦冬去心　生地黄各等分，姜酒炒

上锉，每服一两，水煎服。

天地胶一名辟谷丹　治吐衄，诸药不止，亦治咳血。

天冬一斤　熟地黄半斤

上为末，炼蜜丸如弹子大，每服三丸，温酒下或汤下，日三服。

莎芎散一名芎附饮　衄血用凉血散火药不效者，气郁血无藏也，此方主之。

香附四两　川芎二两

上为末，每服二钱，茶清调。

荫按：香附开郁行气，使邪火散于经络。川芎和血通肝，使血归于肝脏。血归火散，其血立止。

生地黄汤　治鼻衄昏迷不醒。

用生地黄三五斤，取汁服之，仍以渣塞鼻中，须臾即止。

白及散　治鼻衄不止。

用白及不拘多少，为末，冷水调贴鼻窍下。

寸金散　治鼻衄不止。

土马鬃即墙上旧草　甘草各二钱　黄药子[①]半两

上为末，每服二钱，新汲水调下，不止再服。

麝香散　治鼻衄不止。

白矾枯过另研　白龙骨粘舌者另研，各五钱　麝香五分

上三味拌匀，每用一字，先将冷水洗净鼻内血涕，然后吹药于鼻中。或以湿纸捻点药塞鼻内尤妙。

龙骨散　治鼻衄过多。

用白龙骨，不拘多少，研为末，用少许吹入鼻中。凡九窍出血，皆可用此药吹之。

山栀散　治鼻衄不止。

用山栀子不拘多少，烧为末，少许，吹入鼻中。

榴花散　衄血不止。

用百叶石榴花晒干为末，吹入鼻中，

---

① 黄药子　为薯蓣科植物黄独的块茎。性味苦平，功能凉血，降火，消瘿解毒。

立止。

血余散　治吐血衄血。

头发烧灰存性为末，米饮调下二钱。衄血者，以少许吹入鼻中。

伏龙肝饮　治衄血。

伏龙肝，即灶下[①] 对月焦土，取半升，以新汲水一碗淘取汁，和顿服。

人中白散　治衄血不止。

人中白新瓦上焙干，温汤调下三钱即止。

熨法　治衄血。

用大纸一张作八褶，冷水浸湿，置头顶心，以热熨斗熨之，良久立止。

---

① 灶下　"灶"原作"皂"，今改。

卷 六 十 一

咳血嗽血咯血唾血

论

咳血者，嗽出痰内有血。唾血者，鲜血随唾而出。咯血者，咯出皆是血疙瘩。

丹溪云：咳血，痰盛身热，多是血虚，用青黛、瓜蒌仁、诃子、海石、山栀为末，姜汁蜜丸，噙化。嗽盛者加杏仁，后以八物汤加减调理（痰盛宜再加痰药）。唾血出于肾，亦有瘀血内积，肺气壅逼，不能下降，用天门冬、知母、贝母、桔梗、黄柏、熟地黄、远志，或加炮干姜。咯血用姜汁、童便、青黛，入血药中，如四物汤、地黄膏、牛膝膏之类（有咯出痰带血丝者同治，但宜加痰火药）。痰涎血出于脾，以葛根、黄芪、黄连、芍药、当归、甘草、沉香之类主之。痰带血丝，用韭汁、童便二物合和，加郁金末入内服之，其血自消。舌上无故出血如线，用槐花炒为末掺之愈。

荫按：叶氏曰：嗽血，其因有二，热壅于肺者易治，不过凉之而已。久嗽损于肺者难治，渐已成劳也。热嗽有血，宜金沸草散加阿胶；痰盛加瓜蒌、贝母。劳嗽有血，宜补肺汤加阿胶、白及。嗽血而气急者，仍入杏仁。如嗽痰中带血丝者，此是阴虚火动，劳伤肺脏，宜滋阴保肺汤。

李氏曰：嗽痰带血属脾经虚者，六君子汤加桑白皮、黄芩、枳壳、五味子；有火者，加减逍遥散。咳血属肺火上升，痰盛身热者，龙脑鸡苏丸、鸡苏散、滋阴降火汤、古百花膏、黄连阿胶丸；虚者二陈芎归汤、八物汤，或二陈汤加嫩桂枝、桑白皮、杏仁、桔梗、知母、贝母、阿胶、生地黄、山栀子。盖嫩桂枝能治上焦故也。愈后调理，玄霜膏。咳血咽疮者，不治。血随唾出属肾，滋阴降火汤。唾中红丝，乃是肺痿，难治。咯出血屑或带红丝如线，为咯血。有血在咽下，咯不出者，甚咯则有之者，此精血竭也，四物汤加竹沥、姜汁、童便、青黛，或圣饼子、地黄膏。蓄血在上，闭塞清道，喜忘者，犀角地黄汤。

脉 法

脉经曰：吐血，唾血，脉滑小弱者生，实大者死。唾血，脉坚强者生，滑濡者死。

治咳嗽血方

丹溪方 治咳嗽痰血。

青黛　瓜蒌仁去油　诃子肉　海粉去砂　山栀子炒黑，各等分

咳甚加杏仁去皮尖。（后以八物汤加减调理）

上为末，炼蜜同姜汁丸。

荫按：吴氏曰：肺者，至清之脏，纤芥不容，有气有火则咳，有痰有血则嗽。青黛、山栀所以降火，瓜蒌、海粉所以行痰，诃子所以敛肺。然而无治血之药者，

火去而血自止也，理也。

金沸草散 治热嗽有血。

旋覆花二钱 前胡 赤芍药煨 山栀 桑白皮炒 荆芥穗 黄芩 橘红各一钱 甘草五分 加阿胶

上锉，水煎，食远服。痰盛加瓜蒌、贝母。

安嗽汤 治咳嗽有血。

五味子十五粒 茯苓 陈皮 知母 川芎各一钱 桑白皮 麦冬去心，各一钱二分 马兜铃一钱半 粉草五分

上锉，加乌梅一个，去核，水煎，食远服。

补肺汤 治劳嗽有血。

人参 麦冬去心，各一钱二分 五味子十五粒 款冬花 紫菀 桑白皮炒，各一钱 当归酒洗，一钱半 芍药煨 知母 贝母 茯苓 橘红各八分 甘草五分

上作一服，水煎，食远服。

黄芪散 治咳血成劳。

黄芪 麦冬 熟地砂仁炒 桔梗 白芍药各五钱 甘草炙，四钱

上咬咀，每服五钱，水煎服。

五味子黄芪散 治嗽，咯血成劳，眼睛疼，四肢困倦，脚腿无力。

麦冬 熟地砂仁炒 黄芪 桔梗各半两 人参二钱 白芍药 五味子各二分 甘草一分

上锉，每服四钱，水煎，日三服。

云岐子芩散 凉心肺，解劳热。

黄芪一两 白芍药 黄芩 人参 白茯苓 麦冬 桔梗 生地黄各半两，酒洗

上为粗末，先用竹叶一握，小麦七十粒，水三盏，生姜三片，煎一盏半，入药末三钱，煎七分，温服。

人参黄芪散 治虚劳客热，肌肉消瘦，四肢倦怠，五心烦热，咽干颊赤，心忡潮热，盗汗减食，咳嗽脓血。

人参 桔梗各一两 秦艽 茯苓 鳖甲去裙，酥炙，各二两 黄芪三两半 紫菀 柴胡各二两半 桑白皮 半夏各一两 知母二钱半

上为粗末，每服五钱，水煎服。

加减逍遥散 治痰中见血。

白术 牡丹各一钱半 当归 芍药 桃仁 贝母各一钱 山栀子 黄芩各八分 桔梗七分 青皮五分 甘草三分

上作一服，水煎服。

七伤散 治劳嗽吐血痰。

黄药子 白药子①各一两半 赤芍药七钱半 知母 元胡索 当归各半两 郁金二钱半 山药 乳香 没药 血竭各二钱

上为末，每服二钱，茶汤调下。一方，红花、当归煎汤。

本草云：黄药子、白药子，治肺热有功。

劫劳散 治肺痿痰嗽，痰中有红线，盗汗发热，热过即冷，饮食减少。

白芍药六两 黄芪 甘草 人参 当归 半夏 白茯苓 熟地砂仁炒 五味子 阿胶炒，各二两

上咬咀，每服三钱，加生姜三片，枣二枚，水煎，温服，无时，日三服。

陈日华云：有女及笄病甚危，一岁之间，百药无效，偶得此方，只一料除根。

滋阴保肺汤 治阴虚火动，劳伤肺脏，嗽痰中带血丝。

黄柏盐水炒 知母 天冬去心 阿胶蛤粉炒，各一钱二分 当归一钱半 芍药煨 生地黄 橘皮 桑白皮炒 紫菀各八分 五味子十五粒 甘草五分

上锉，水煎服。

茯苓补心汤 治心气虚耗，不能藏

————

① 白药子 为防己科植物金钱吊乌龟的块根。性味苦，辛凉，功能清热消痰，凉血解毒，止痛。

血，以致面色黄瘁，五心烦热，咳嗽唾血。

当归一两二钱　白芍药二两　熟地黄一两五钱　川芎　人参　白茯苓　前胡　半夏汤泡七次，各七钱半　紫苏　枳壳麸炒　桔梗　甘草炙　陈皮　干葛各五钱

上㕮咀，每服四钱，水一钟，加生姜三片、枣一枚，煎七分，食后温服。

人参芎当汤　治虚劳少血，津液内耗，心火炎燥，热乘肺金，咳嗽咯血，及血不荣肌肉，动辄毛寒咳嗽。

当归　川芎　白芍药各五钱　人参　半夏制　橘红　阿胶炒　赤茯苓　细辛　北五味　甘草炙，各二钱半

上㕮咀，每服八钱，加生姜三片，水煎，食后温服。

续断散　治骨蒸劳热，传尸瘦病，潮热烦躁，喘嗽气急，身疼盗汗，兼治咳嗽唾脓血。

续断　紫菀　桔梗　青竹茹　五味子各三钱　生地酒炒　桑白皮各五两　甘草炙，二两　赤小豆半斤

上锉，每服三钱，入小麦五十粒，水煎，日三服。

紫菀散　治咳嗽唾血，虚劳证，肺痿变痫。

紫菀　人参　知母　贝母　桔梗　甘草　五味子　茯苓　阿胶

上锉，加生姜，水煎服。

一方　治嗽而痰内有血。

当归　芍药　知母　桔梗　麦门冬各一钱　贝母一钱二分　生地酒炒　天花粉各一钱半　茯苓八分　甘草五分

上㕮咀，水煎，食后服。

东垣方　治痰带血咳出。

白术一钱半　川归　芍药　牡丹皮各一钱　栀子炒黑色，七钱半　桃仁另研　麦门冬各五分　甘草生，三分

上锉，水煎，温服。

鸡苏散　治劳伤肺经，咳嗽有血。

鸡苏即薄荷　黄芪　生地酒炒　阿胶珠　贝母　白茅根各一钱　桔梗　麦门冬　蒲黄炒黑色　甘草各五分

上锉，水煎服。

大阿胶丸　治劳嗽及嗽血唾血。

阿胶微炒　卷柏　生地酒炒　熟地砂仁炒　干山药　大蓟独根者晒干　鸡苏叶　五味子各一两　柏子仁另研　茯苓　百部　远志　人参　麦门冬　防风各半两

上为细末，炼蜜丸如弹子大，每服一丸，煎小麦、麦门冬汤嚼下。

鸡苏丸　治虚热昏冒，倦怠，下虚上壅，嗽血衄血。

鸡苏叶八两　黄芪　防风　荆芥各一两　桔梗　川芎　甘草　菊花　生地黄各半两　片脑五分

上为末，炼蜜丸如弹子大，每服一丸，用麦门冬去心，煎汤送下。

玄霜膏　治吐血虚嗽，神效。

乌梅汁　梨汁①　柿霜　白糖　白蜜　萝卜汁各四两　姜汁一两　茯苓末乳汁浸晒九次　款冬花末各二两　紫菀末二两

上共入砂锅内，慢火熬成膏，丸如弹子大，临卧含化一丸。

薏苡仁散　治肺损嗽血。

薏苡仁不拘多少

上研为细末，以殰猪肺一个煮熟，蘸药食之。

丹溪方　治嗽血吐血皆效。

用猪心一个，竹刀批开，入沉香末一钱，大半夏七个纸包数重，外以童子小便沃湿，慢火煨熟，去半夏，吃之。

褚尚书方　治咳血。

人溺一物，饮之。

荫按：褚澄，齐之圣医也。其遗书

---

① 梨汁　"梨"原作"黎"，今改。

曰：咳血不易医，喉不容物，毫发必咳，血渗入喉，愈渗愈咳，愈咳愈渗。饮溲溺，则百不一死，服寒凉，则百不一生。荫用此方治咳血，活者无算。

治咯唾血方

圣饼子 治咯血。

青黛一钱 杏仁四十枚，去皮尖，以黄芪煎汤，炒黄色

上为末，捏作饼子，入柿饼内，湿纸包裹煨，连柿饼研细，米饮调服。

恩抱散 治咯血，吐血，唾血及烦躁咳嗽。

生蒲黄 干荷叶 茅根各等分

上为细末，每服三分，浓煎桑白皮汤，食后温服。

荷叶散 治咯血。

荷叶不拘多少，焙干

上为末，米汤调服二钱匕。

又方 治咯血及衄血。

白芍药一两 犀角末二钱半

上为末，新汲水调服一钱匕，血止为限。

又方 治咯血。

桑白皮一钱半 半夏炒 陈皮 生地酒炒 知母 贝母 茯苓各一钱 桔梗 山栀各七分 阿胶炒 杏仁炒 甘草各五分 柳桂二分，即桂之嫩小枝条也，宜入治上焦

上加生姜三片，水煎服。

天门冬丸 治吐血咯血，大能润肺止嗽。

天门冬一两 甘草 白茯苓 阿胶 杏仁炒 贝母各五钱

上为末，炼蜜丸如桐子大，每服一丸，热津含化，日夜可十丸。

黄连阿胶丸 治嗽血唾血。

阿胶炒，二两 黄连 茯苓各三两

上黄连、茯苓为末，水熬阿胶膏搜和，丸如桐子大，每服三十丸，米饮下。

千金方 治上气咳嗽，喘息，喉中有物，唾血。

生姜汁 杏仁各二升 糖 蜜各一升 猪膏二合

上五味，先以猪膏煎杏仁，色黄出之，以纸拭令净，捣如膏，和姜汁、蜜糖等合煎，令可丸，每服如杏仁一枚，日夜六七服，渐次增加。

白扁豆散 治久嗽咯血成肺痿，及吐白涎，胸膈满闷不食。

扁豆 生姜各半两 枇杷叶 半夏 人参 白术各一钱 白茅根三钱

上锉，水三升煎一升，去粗，下槟榔末一钱，和匀分四服，不拘时候。

上二方用生姜多，肺虚及汗多亡阳与便下血者忌用。

槐花散 治咯血失血。

用槐花炒为末，每服二钱，糯米饮下，仰卧。

白及散 治咯血。

白及一两 藕节半两

上为细末，每服一钱，汤调服，神效。或云：白及下咽至血窍，则窍为及末填而血止也。

荫按：试血法，吐在水碗内，浮者，肺血也；沉者，肝血也；半浮半沉者，心血也。各随所见，以羊肺、羊肝、羊心煮熟蘸白及末，日日食之。若肺血，以羊肺治，余仿此。

紫光散 咯血唾血出于肾，此方主之。

紫菀 知母 熟地砂仁炒 远志去心 麦门冬去心 天门冬去心

上锉，水煎服。

加味小建中汤 治痰涎中见血，属肝虚不能摄血者。

桂枝 甘草炙，各一钱 白芍药 黄连

阿胶炒,各二钱　大枣一枚　生姜三片

上锉，水煎服

保命生地黄散　治痰涩血出。

生地酒洗　熟地酒蒸　枸杞子　地骨皮
天门冬　黄芪　白芍药　黄芩　甘草各等
分

上锉，每服一两，水煎服。

一方　治咯血及痰中红。

白术　牡丹皮各一钱半　当归　芍药
桃仁研　贝母各一钱　山栀子炒黑　黄芩各八
分　桔梗七分　青皮五分　甘草三分

上锉，水煎服。

丹溪方　治痰中血。

白术　牡丹皮各一钱半　贝母　芍药
桑白皮　山栀子炒黑　桃仁另研,各一钱　甘
草三分

上锉，水煎服。

又方　治痰中血。

橘红二钱　半夏　茯苓　白术　枳壳
桑白皮　黄芩各一钱　人参五分　五味子十
五粒　甘草　或加青黛五分

上加生姜三片，水煎服。

又方　橘红一钱半　半夏　茯苓　牡
丹皮　贝母　桃仁各一钱　黄连七分　甘草
大青各五分

加生姜三片，水煎服。

卷六十二

溺 血

论

丹溪云：溺血属热，用栀子炒，水煎服之。或用小蓟、琥珀。小蓟治下焦结热血淋。因血虚者，四物汤加牛膝膏。实者用承气汤下之，后以四物加山栀。小儿尿血，用甘草、升麻煎汤，调益元散服之。

荫按：叶氏曰：小便血，痛者为血淋，不痛者为溺血，属热属血虚。又有因心肾气结所致，或忧劳房室过度，此得之虚寒，不可专以血得热而淖（濡甚曰淖）。二者皆致溺血，热用小蓟根散，或五苓散合四物煎服效。虚用四物汤，调牛膝膏。火动荣血妄行者，再加黄柏、知母。虚寒者，十全大补汤加炒蒲黄。

李氏曰：血从精窍中来，乃心移热小肠，四物汤加山栀、芩、连、单发灰散，入麝半厘，淡苦酒汤下。单苦酒汤、单苦荬菜饮、单琥珀散。暴起热者，山栀一味，水煎服。实热者，承气汤加当归下之，或小蓟饮子，后以四物汤加山栀调之。心经热者，导赤散。暑热者，益元散，升麻煎汤下，或五苓散。久虚者，四物汤加山栀、牛膝，或单牛膝膏。房劳伤精，火动溺血者，胶艾四物汤、肾气丸、小菟丝子丸。虚甚病久者，鹿角胶丸、秋石固真丸、金樱膏。痛不可忍者，单豆豉一撮，煎汤温服，甚效。此病日久中干，非清心静养，不可救也。

周氏曰：尿血乃膀胱蕴热所致，法当清利膀胱，滋其化源，使血得归源。或云：不痛者为溺血，不可纯用寒凉药，必用辛温升药，如酒煮酒炒凉药之类。

治结热尿血方

栀子汤 治暴热溺血。

山栀子炒黑色

上为细末，每服三钱，水煎连粗服。或用生地黄汁调尤妙。

小蓟饮子 治下焦结热，尿血成淋。

生地黄四两 小蓟 滑石 通草 淡竹叶 蒲黄炒 藕节 当归酒浸 栀子炒 甘草炙，各五钱

上锉，每服一两，水煎服。

许令公方 治尿血。

生地黄汁一合 生姜汁一合

上二物相合，顿服瘥。

当归承气汤 溺血实者，以此下之。

当归 厚朴 枳实 大黄 芒硝

上锉，水煎服。

当归散 治妇人小便出血，或时尿血。

当归 羚羊角屑 赤芍药各半两 生地黄酒洗，一两 刺苏叶七钱半

上㕮咀，每服八钱，水煎，食前服。

小蓟琥珀散 治血淋。

小蓟 琥珀各等分

上为末，每服三钱，水煎服。一方单用琥珀为末，每服二钱，灯心、薄荷煎汤下。

元胡索散　治阳邪陷入下焦，令人尿血。

元胡索一两　朴硝三分

上用水煎，分二次服。

一方　治尿血。

车前草捣取汁五合，空心服之。

治虚损尿血方

加味四物汤　治血虚尿血。

当归　川芎　芍药　生地黄　牛膝　栀子炒

上锉，水煎，空心服。一方加黄连、棕灰。

牛膝膏　治血淋。

牛膝三斤，去芦

上煎膏一斤，空心盐水化下四钱。

一方　治小便出血。

当归四两

上锉碎，以酒三升煮一升，顿服。

玉屑膏　治尿血，并五淋砂石，疼痛不可忍受者。

黄芪　人参各等分

上为细末，用萝卜大者切一指厚，三指大四五片，蜜淹少时，蘸蜜炙干，复蘸复炙，尽蜜二两为度，勿令焦，至熟，蘸黄芪、人参末吃，不以时，仍以盐汤送下。

鹿角胶丸　治房室劳伤，小便尿血。

鹿角胶五钱　没药另研　油头发灰各三钱

上为末，用茅根汁打糊丸如桐子大，每服五十丸，盐汤送下。

发灰散　治小便尿血。

头发灰或用自己者佳，烧灰存性

上研，每服二钱，以米醋二合，汤少许调服，井花水调亦得。一法，茅草根、车前子煎汤调下尤妙。

荫按：本草云，发灰能消瘀血，通关格，利水道，破癥疽，止血衄。又丹溪

云：发灰补阴甚捷，且兼治肺疽，心脉内崩，吐血一两口，或舌上出血如针孔。若鼻衄，吹内立已。

六味六地丸　治老人尿血。

方见虚损门。

杂　方

蒲黄散　治尿血劫剂，此方可服，法宜补之。

破故纸　蒲黄炒　千年石灰炒，各等分

为细末，每服三钱，空心热酒下。

一方　治小便血。

生地黄八两　黄芩　阿胶各二两　柏叶一把

上㕮咀，以水八升煮取三升，去粗下胶，分三服。一方加甘草二两。

一方　治房劳伤中尿血。

牡蛎　桂心　黄芩　车前子各等分

上为末，以米饮服方寸匕，稍加至二匕，日三服。

一方　治小便出血。

香附子炒成灰　蒲黄各等分

上为末，醋糊丸如桐子大，每服二三十丸，盐汤下，效不可言。

一方　治尿血不止，属污血者。

郁金一两为末　葱白一握

上用水一盏煎三合，去粗，温服，日三服。

姚氏方　治小便出血。此涩可去脱也。

龙骨为末，方寸匕，水调，温服，日三服瘥。

肘后方　治淋下血。

麻根十枚，用水五升煮取二升服，取血神效。

冬荣散　治小便出血及肠风下血。

夏枯草，烧灰存性，为末，米饮下。一方用凉水下。

卷六十三

便 血

论

袖珍论曰：人之滋养一身，惟气与血。血为荣，气为卫，荣行脉中，卫行脉外。故心生血，肝藏之，而脾为之统，贵乎气顺则血调。若内因七情，并酒食所伤，外为风气相干，则血气逆乱，荣卫失调，皆能令人下血。风入肠胃者，其脉浮，下血必在粪前，是名近血。停积于大肠者，其脉沉滞，血在粪后，又名远血。脏寒者，其脉沉微，下血无痛。积热者，其脉洪数，纯下鲜血，甚则急痛。伤湿者，脉沉而迟，下血如豆汁。又有因气郁结，酒色过度，并过食炙煿，因毒生虫，亦能令人下血。又当以五脏所伤，辨其证治，风湿则祛之，寒则温之，热则清之，停滞则疏涤之，气则调之，有毒者解之。下血之证，非止一端，大概得热而行，得寒而止，用药当审之。

许云：如下清血色鲜者，肠风也。血浊而色黯者，脏毒也。肛门射如血线者，虫痔也。亦有一种下部虚，阳气不升，血随气而降者。

丹溪云：下血有热有虚。热用四物汤加炒栀子、升麻、秦艽、阿胶，虚用四物汤加干姜、炮升麻温散之。有风邪下血者，盖风伤肝，肝主血故也，宜升提之。肠风独在胃与大肠出，治用黄芩、秦艽、槐角、升麻、青黛。兼风者，苍术、秦艽、芍药、香附。定肠风痛，用苍术、滑石、当归、生地黄、黄芩、甘草。有伤湿下血者，宜行湿清热。《脉经》谓先下血后见屎是近血，先见屎后见血是远血。下血不可纯用寒凉，药中加辛味为佐。久不愈者，后用温剂，必兼升举，药中加酒浸炒凉药，如酒煮黄连丸之类，寒因热用故也。凡用血药，不可单行单止。

叶氏曰：热则流通，虚则下溜。故便血属热属虚，亦有风伤脾而下陷，及湿胜而伤血者。热而下血，或鲜或浊，宜四物汤加黄芩、山栀、炒槐花、秦艽、阿胶。虚用四物汤加炒干姜、升麻，凉药随虚实加减。风入肠胃，纯下清血者，宜四物加防风、升麻、荆芥、柴胡升提之。湿入肠胃，血下如豆汁色者，宜四物加苍白术、黄连、黄柏、地榆、槐花。阴虚下血无热者，十全大补汤加止血之剂。大抵下血后，必以胃药收功。胃气回，血自循于经络矣。又曰：血鲜而色清者，为肠风邪气外入，随感而见者也。浊而色黯者，为脏毒，蕴积毒气，久而始见者也。二者之证，与五痔，特介乎毫厘之间。肠风脏毒之血，自肠脏而来，五痔之血，自肛门蚀孔处出也。其得病之由，皆因坐卧风湿，醉饱房劳，酒面积热，以致荣血失道，渗入大肠，聚而不散，此肠风脏毒之所由作也。肠风腹中有痛，下清血，先当解散肠胃风邪，甚者肛门肿疼，败毒散加槐角、荆芥，或槐花汤、枳壳散。脏毒腹内略痛，浊血，兼花红脓并下，或肛门胀肿，或大肠头突出，大便难通，先以拔毒疏利之剂追出恶血脓水，然后以内托，并凉血祛风药量用。人虚兼以参芪苓术，助养胃气。

薛氏曰：经云：邪在五脏，则阴脉不和，阴脉不和，则血留之。阴气内结，阳络外伤，渗入肠间，故便血也。《针经》云：阳络伤则血外溢而吐衄，阴络伤则血内溢而便血。皆因饮食失节，起居不时，七情六淫失宜，内伤外感所致。若外感则血鲜，名曰肠风。内伤则血浊，名曰脏毒。外感而元气实者，人参败毒散加槐花、荆芥，以祛邪气。内伤而元气虚者，用六君子汤以补胃气。元气下陷者，补中益气汤以升举之。忧思伤脾者，济生归脾汤以解之。粪前见血者，益气汤加吴茱萸。粪后见血者，加黄连。阴血不足者，宜用四物汤。病因多端，不能尽述，当临证制宜，庶无误矣。丹溪先生云：精气血气，出于谷气。惟大便下血，当以胃气收功，治者审之。一儒者，素善饮，不时便血，或在粪前，或在粪后，食少体倦，面色痿黄。此脾气虚而不能统血，以补中益气汤加吴茱萸、黄连，三十余剂而再不发。一男子，每怒必便血，或吐血，即服犀角地黄汤之类。余曰：此脾虚不能摄血，恐不宜用此寒凉之药。彼不信，仍服之，日加倦怠，面色痿黄，更用四物、芩、连、牡丹皮之剂，饮食少思，心烦渴热，吐血如涌，竟至不起。若用四君子加芎、归，或补中益气汤，多有得生者，甚夥。

蔄按：李氏曰：便血须分内外，自外感得者曰肠风，随感随见，所以色鲜，多在粪前，自大肠气分来也。自内伤得者曰脏毒，积久乃来，所以色黯，多在粪后，自小肠血分来也。又有不拘粪前后来者，

气血俱病也。皆因七情六欲，饮食不节，起居不时，或坐卧湿地，或醉饱行房，或生冷停寒，或酒面积热，以致荣血失道，渗入大肠。经曰：结阴者，便血一升，再结二升，三结三升（阴主血，邪结阴分，则血受病，故当便血。其浅者便血一升，则结邪当解。若不解而再结，以邪盛也，故便血二升。若又不解，邪为尤甚，故曰三结三升也）。盖邪犯五脏，则三阴脉络不和而结聚，血因停留，溢则渗入大肠。阴，非阴寒之谓也，《针经》曰：阳络伤则血外溢而吐衄，阴络伤则血内溢而便溺。外感风者，色青或纯下清血。实者，人参败毒散加槐花、荆芥。虚者，不换金正气散。久虚者，胃风汤、古樗参散、苦参丸、结阴丹。热者鲜红，用黄芩、秦艽、槐角、升麻、青黛等分，水煎服，酒蒸黄连丸、香连丸、苍地丸、龟柏丸。挟风者，藏头丸。暑月，黄连香薷饮。热甚则黑者，解毒散合四物汤加大黄。有瘀血者，桃仁承气汤。寒者色黯，平胃散合理中汤，加葛根、升麻、益智、神曲、当归、地榆、姜、枣煎服。毒者，病邪蕴久色浊，后重疼坠，四物汤加木香、槟榔，或四味香连丸。湿者，直来不痛，白柏丸。湿兼热者，古连壳丸。又因伤风犯胃，飧泄久而湿毒成澼，注于大肠，传于少阴，名曰肠澼，俗呼血箭，因其便血，即出有力，如箭射之远也。又有如筛，四散漏下者，初起湿热，或发当长夏者，当归和血散、凉血地黄汤，加木香、槟榔。久而色紫黑者，湿毒甚也，升阳除湿和血汤、升阳补胃汤，或补中益气汤去柴、陈，加芥、连、川芎、槐角、枳壳。内伤饮食，腹必胀满，糟粕与血同来，平胃散加槐角、枳壳、当归、乌梅、甘草，或通玄二八丹。虚者，六君子汤加芎、归、神曲或六神丸。内伤劳伤，元气

下陷者，补中益气汤。脱肛者，榆砂汤。内伤中气虚弱者，四君汤，或单人参汤加炒干姜少许，古卷柏散、乌荆丸、剪红丸。阳虚甚者，矾附丹。内伤阴虚血弱者，四物汤加干姜、龟柏丸、活龟丸。内伤脉络下血者，古连壳丸，虚者十全大补汤主之。内伤忧思，怔忡，少寝，有汗者，归脾汤。或寒热胁痛，小便闷坠拘急者，逍遥散、六君子汤，俱加柴胡、山栀，或木香少许。以上粪前俱加吴茱萸，粪后俱加黄连，二味须用热汤同浸拌湿，再顿滚汤半日久，令药气相合方妙。各拣出，若生则偏寒偏热。初起和血，祛风湿，当归和血散，或凉血地黄汤。实者槐角丸、黄连阿胶丸，虚者加味槐角丸、四物坎离丸。通用四物汤，随证加余药。又古芎归汤，调血上品，加别药用之。妇人胎前患者，古芩术汤、芎归汤、六一散三方合服。产后患者，补中益气汤加吴茱萸、黄连，或八物汤，随证选用。久用补脾，补中益气汤、参苓白术散、厚朴煎。盖精气血，皆生于谷气，胃气一复，血自循轨。不受补者，宜涩剂，香梅丸、肠风黑散。单方，粪前，酸石榴为末一钱，荔枝煎汤下。粪后，艾叶为末，生姜汁下。或干柿烧灰为末，米饮下，亦好。抑考肠风脏毒，血自肠脏中来。虫痔之血，肛门傍生小窍，射如血线来。肛门既脱，腐血侵淫，化为虫蛊，蚀伤肠口，滴血淋沥，当以芜荑、艾叶、苦楝根等化虫，或烧鳗鲡骨薰之。内服黑玉丹（鳗音瞒，鲡音黎，鱼也。鳗鲡似鳝而腹大）。

脉　　法

内经曰：肠澼下脓血，脉悬绝则死，滑大则生，血温身热者死。

脉经曰：肠澼下脓血，脉沉小留连者生，数疾且大，有热者死。肠澼脉挛，其脉小细，安静者生，浮大紧者死。

脉诀举要曰：便血则芤，数则赤黄，实脉隆闭，热在膀胱。

通治下血方

四物汤　总治一切下血，随证加减。

当归　川芎　白芍药　生地黄各一钱，酒洗

上锉，水煎服。祛风加柏叶、防风、荆芥、秦艽、槐花、猬皮、黄芩、地榆、枳壳、甘草，久者加升麻、柴胡提之；解毒加槐花、柏叶、荆芥、枳壳、黄芩、黄连；粪前近血，槟榔、枳实、槐花、条芩，泻大肠火；若粪后远血，加木通、吴茱萸、炒黄连，泻小肠火；如热者加山栀子、槐花、黄连；大下不止，加血见愁少许，姜汁和服；虚者加炒干姜；湿热加苍术、秦艽、黄芩、芍药；挟气加香附、枳壳，或单香附丸。

治肠风下血方

加减四物汤　治肠风下血。

侧柏叶　生地酒洗　当归酒洗　川芎各一钱　枳壳去穰，炒　荆芥穗　槐花炒　甘草炙，各五分

上㕮咀，加生姜三片，乌梅一个，水煎，空心温服。一方有地榆、条芩、防风各五分。

槐角丸　治五种肠风下血，痔瘘脱肛，并宜服之。

槐角炒，二两　地榆　黄芩　当归酒浸，焙　防风　枳壳去穰，麸炒，各半斤

上为末，酒糊丸如桐子大，每服五十丸，空心米饮下。

槐花汤　治肠风脏毒下血。

槐花炒　侧柏叶捣烂，焙　荆芥穗　枳壳麸炒，各等分

上为末，每服三钱，空心米饮调下。

香附散　治肠风。

香附炒，一两　枳壳炒，七钱半　当归　川芎各五钱　槐花炒　甘草炙，各二钱半

上为末，每服三钱，加生姜三片，枣一枚，水煎，温服。

丹溪方　治肠风下血。

黄芩　秦艽　槐角　升麻　青黛

上以水煎服。

又方　治肠风下血。

滑石　当归　生地　黄芩　苍术各等分

上以水煎服，或以苍术、生地，不犯铁器为末，丸服。

枳壳散　治肠风脏毒下血。

枳壳去瓤，麸炒，十两　黄连四两，内二两槐角炒，二两槐花炒，去角、花　甘草五钱

上为细末，每服二钱，空心清米汤调下。

胃风汤　治大人小儿风邪入于肠胃，水谷不化，泄下鲜血；或肠胃湿毒下如豆汁；或下瘀血，日夜无度。

人参　白术炒　茯苓　川芎　当归酒洗　白芍药炒　官桂炒，各等分

上锉，每服五钱，入粟米百粒，水煎，空心服。小儿量力加减。加黄芪、甘草、熟地黄，名十补汤。

败毒散　治风热流入大肠经，下血不止。

羌活一钱半　独活　前胡　柴胡　桔梗　人参　茯苓　枳壳　川芎各一钱　甘草五分

上作一服，水煎，食前服。

黄连散　治肠风下血，疼痛不止。

黄连　鸡冠花　贯众　大黄　乌梅各一两　甘草炙，七钱半

上为末，每服二钱，用温米饮调下，日三服，不拘时。一方加枳壳、荆芥各一两。

滋阴凉血四物汤

当归一钱半　川芎　生地酒洗　黄芪　条黄芩　槐角子各一钱　白芍药　黄连　秦艽各八分　升麻　枳壳各五分　甘草三分

上锉，水煎，食前服。

苦参丸　治肠风下血及年久痔漏。

苦参半斤　槐角六两　女贞实四两　归尾二两

上为末，用大猪肠三尺，入药在内，两头扎住，煮烂。同枯矾末四两，捣丸桐子大，每服①三十丸，米饮下，忌椒醋。

脏头丸　治肠风下血，脱肛。

槐子一两　牙皂七分　黄连四两　糯米一升

上为末，用雄猪大肠一条，去油洗净，将前药入内，两头扎住，砂锅内煮烂，捣丸如桐子大，每服六七十丸，米饮下。

肠风黑散　治肠风下血，或在粪前后，并皆治之。

荆芥二两　乱发　槐花　槐角各一两，烧猬皮炒　甘草炙，各一两半　枳壳去白，二两炒一两

上将所烧药同入瓷瓶内，盐泥固济烧存三分性，出火毒，同甘草、枳壳捣罗为末，每服三钱，水一钟煎七分，空心服。

香梅丸　治肠风脏毒，下血，日久不止。

乌梅同核烧存性　香白芷不见火　百药煎烧存性，各等分

上为末，米糊丸如桐子大，每服七十丸，空心米饮下。

治脏毒下血方

连蒲散　治饮酒过多及食辛辣炙煿，以致蕴热入于肠胃，下血色鲜。

────────

① 服　原脱，据文例补。

黄连　蒲黄炒，各一钱二分　黄芩　当归生地酒炒　枳壳麸炒　槐角　芍药　川芎　甘草五分

上锉，水煎，食前服。酒毒加青皮、干葛，去枳壳；湿毒加苍白二术。

加味四物汤　治下血有热。

当归　川芎　芍药　生地酒炒　山栀炒　升麻　秦艽　阿胶珠

上锉，水煎服。过多不止者，加黄连、红花。

三黄凉血汤　治肠胃积热下血。

黄连　黄芩　黄柏　枳壳　甘草各一钱　生地黄二钱　地榆五分

上作一服，水煎，空心服。血盛加当归、防风、槐角子。

苍地丸　治积热便血。

苍术　陈皮各一两半　黄连　黄柏　条芩各七钱半　连翘半两　生地膏六两

上为末，用地黄膏为丸如桐子大，每服五七十丸，白汤下。

芍药黄连汤　治便血腹中痛，谓之热毒。

芍药　黄连　当归各二钱半　淡桂　大黄　甘草炙，各一钱

上㕮咀，作一服，水煎服。如痛甚，调木香、槟榔末各五分服。

酒煮黄连丸　治湿热酒毒下血。

黄连十二两　好酒五斤

上将黄连细切，以银石器内酒煮，干焙为末，面糊为丸如桐子大，每服三十丸，空心服。

蒜连丸　治脏毒下血。

鹰爪黄连去须，一两

上为末，用独头蒜一个，煨香熟，研和，入臼杵极烂，丸如桐子大，每服四十丸，空心陈米汤下。

黄连丸　治饮酒过多，下血不止。

黄连二两　赤茯苓　阿胶炒，各一两

上为末，用阿胶调，众手为丸桐子大，每服三十丸，食后米饮下。

白柏丸　治湿热下血。

白术五钱　黄柏　生地酒炒　白芍药　黄芩　地榆　香附各二钱

上为末，蒸饼丸服。

卷柏散　治脏毒即效。

卷柏叶焙干　黄芪各一两

上为末，每服二钱，米饮调服。

一方　治肠风脏毒，酒痢下血。

黄连　生姜

上二味，煎汤下二气丸，次服五槐丸，方见效。

一方

苦楝根炒黄

上为末，炼蜜丸，米饮下二十丸。

梅师方　治热毒下血，或因食热物发动。

赤小豆

上杵为末，水调服方寸匕。一方治卒暴下血，用赤小豆一升，捣碎，水二升，绞汁饮之。

治肠澼湿毒下血方

当归和血汤

当归身　升麻各二钱　槐花炒　青皮各六钱　荆芥穗　熟地砂仁炒　白术各六分　川芎四分

上为细末，每服三钱，米饮调，食前服。

升阳除湿和血汤　治肠澼下血作派①，其血湔②出有力，而远射四散如筛。春二月中旬日下二行，腹中大作痛。乃阳明气冲，热毒所作也，当升阳去湿热和血而愈。

———————

① 派　水的支流。此喻下血如流。
② 湔（jī 叽）　用同"滴"。

生地酒炒 牡丹皮 生甘草各五钱 炙甘草 黄芪各一钱 当归 熟地砂仁炒 苍术 秦艽 肉桂各三分 陈皮 升麻各七分 白芍药一钱半

上㕮咀，作一服，水四大盏煎一盏，稍热空心服，立效。

凉血地黄汤 夫肠澼者，为水谷与血另作一派如御桶涌出也。夏月湿热太甚，正当客气盛而主气弱，故肠澼之病甚也，此汤主之。

黄柏去皮，炒 知母炒，各一钱 青皮 槐花炒 当归 熟地黄各五分，砂仁炒

上㕮咀，作一服，水煎，温服。如小便涩，脐下闷，或大便时后重，调木香、槟榔细末各半钱，稍热，每食前空心服。如里急后重又不去者，当下之。

黄连汤 治便血腹中不痛者，谓之湿毒。

黄连 当归各五钱 炙甘草一钱半

上㕮咀，每服一两，水煎，食前空心服。

槐角散 治肠胃有湿，胀满下血。

苍术 厚朴 陈皮 当归 枳壳各一两 槐角二两 甘草 乌梅各半两

上锉，每服七八钱，水煎，空心服。

治结阴下血方

榆砂汤 治结阴，便血不止，渐而极多。

地榆四钱 砂仁七枚，另研 生甘草一钱半 炙甘草一钱

上锉，作一服，水煎，温服。

结阴丹 治肠风脏毒下血。

枳壳炒 威灵仙① 黄芪 陈皮 樗根皮 何首乌 芥穗各等分

上为细末，酒糊为丸，如梧桐子大，每服五七十丸，陈米饮，入醋少许，煎过放温送下。

大豆酒 治便血赤楞。

黑豆一升炒焦

上为末，入好酒一镟，去豆末饮酒，神效。

连壳丸 治内伤经络下血，用此以解之，一料愈。

黄连 枳壳各二两，同用槐花炒过，槐花不用。

上为末，蒸饼为丸服。

椿皮丸

臭椿皮刮去粗皮，焙，十四两 苍术 枳壳各一两

上为末，醋糊丸如桐子大，每服三十丸，空心食前米饮下。

玉屑丸 治肠风，寒湿结阴，泻血久不止。

槐根白皮去粗皮 苦楝根去皮，各三两 椿根白皮四两，于九月后二月前取，晒干 天南星 半夏各半两，并生用 威灵仙一两 寒食面三两

上为末，滴水丸如桐子大，每服三十丸，以水一盏煎沸，下丸子煮令浮，以匙抄起，温水送下，不嚼，空心食前服。

娄氏曰：顷年一妇人，下血盈盆，顿尔疲痿，诸药不效。予曰：此正肠风。服玉屑丸三服而愈。

平胃地榆汤 治一人因勉强饮酸酒得腹痛，次转泄泻十余日，便后见血，治以泻热药不效，此结阴也。《内经》曰：邪至五脏则阴脉不和，阴脉不和则血留之，阴气内结，不得外行，血无所禀，渗入肠间，故便血也。以此汤主之。

苍术一钱 白术 陈皮 茯苓 厚朴各五分 甘草炙 干姜 当归 炒曲 白芍药 益智仁 人参各三分 地榆七钱 升麻 黑附子炮，各一钱 葛根五分

---

① 威灵仙 “威”原作“葳”，今改。

上作一服，加生姜三片，枣二枚，水煎，食前温服。此药温中散寒，除湿和胃，数服病减，次服芳香之剂而愈。

治内虚下血方

厚朴煎　治气虚肠薄，荣血渗下，亦治五痔。

厚朴　生姜各一两，同捣烂炒黄　白术　神曲　麦芽　五味子各一两，同炒黄

上为末，水糊丸如桐子大，疾作时空心米饮下百丸，平时只服五十丸。

葤按：盖脾胃本无血，缘气虚肠薄，自荣卫渗入而下，故用厚朴厚肠胃，麦芽消酒食，白术导水，血自不作，是亦以脾胃为主也，故服之多取奇效。

龟柏丸　治便血久而致虚，腰脚软痛，及麻风疮痒见于面者。

龟板二两，酥炙　侧柏叶　芍药各一两半　椿根皮七钱半　升麻　香附各五分

上为末，粥丸，以四物汤加白术、黄连、甘草、陈皮煎汤下。

人参樗皮散　治大肠风虚，饮酒过度，挟热下利脓血，大肠连肛门痛不可忍，多日不瘥。

人参　樗白皮各等分

上为末，每服三钱，空心温酒或米饮调下。忌一切油腻湿面等毒物。

一妇人饮啖过常，蓄毒在脏，大便与脓血杂下，日夜二三十度，大痛连肛门，痛不堪任。医者用止血痢药不效，又用肠风药则益甚。如此半年，气血渐弱，肌肉消瘦。服稍热药，则腹愈痛，血愈下。服稍凉药则泄注，气羸，食愈减。服温平药则病不知减，医术告穷，垂命待尽。或教以服此药三服，脓血皆定，不十服，其疾遂愈。

伏龙肝散一名黄土汤　治先粪后血，谓之远血，兼止吐衄。

伏龙肝半斤　甘草炙　白术　阿胶　黄芩　干地黄各三两，千金方作干姜

上㕮咀，每服四钱，水煎，空心服。虚者加附子。

赤小豆当归散　治先血后粪，谓之近血。

赤小豆五两，浸令芽出，曝干　当归一两

上杵为末，浆水服方寸匕，日三服。

竹茹汤　治妇人汗血，吐血，尿血，下血。

竹茹　熟地黄各二两，砂仁炒　人参　白芍药　桔梗　川芎　当归　甘草炙　桂心各一两

上㕮咀，每服一两，水煎，食后服。

剪红丸　治脏腑虚寒，下血不止，面色痿黄，日久羸瘦。东垣谓劳损宜温，此方之义，非温寒之说也。

当归酒浸，一两　侧柏叶炒黄　鹿茸火去毛，醋煮　附子炮去皮脐　川续断酒浸　黄芪　阿胶蛤粉炒　白矾枯，各五钱

上为末，醋煮米糊丸如桐子大，每服七十丸，空心米饮下。

矾附丸　治阳虚，肠风下血，当日立止，一月除根。久服助下元，除风气，益脏腑。

青矾四两，用瓦罐盛，火煅食顷，候冷入盐一合，硫黄一两，再煅食顷，候冷取出　附子一两，为末

上粟米粥丸如桐子大，每服三十丸，空心生地黄汁下。

芎归汤　调血上品。

川芎　当归各三钱

上锉，水煎服。热加茯苓、槐花，冷加茯苓、木香。

补中益气汤　治内伤劳伤，元气下陷，便血日久不愈。

人参　黄芪　甘草炙　白术　当归各一钱　升麻　柴胡各五分　陈皮七分

上锉一服，水煎服。

一人年六十余，便血三年，诸药不效。余令服补中益气汤，倍当归，加桃仁，二十服而愈。

十全大补汤　治内伤脉络，下血不止，属虚者。

人参　白术　白茯苓　甘草炙　当归　川芎　芍药　生地酒炒　黄芪　肉桂各一钱

上锉一服，水煎服。

归脾汤　治内伤思虑，怔忡少寝，有汗下血。

白术　茯神　黄芪　圆眼肉　酸枣仁炒，各一两　人参　木香各五钱　甘草炙，二钱半

上锉，每服四钱，加生姜三片，枣一枚，水煎服。

收涩止血方

固荣散　治吐血便血。

真蒲黄　地榆各一两　白芷五钱　甘草一钱半

上㕮咀，每服二钱，温酒调服。如气实人，加石膏一两。

一方

槐花　荆芥各等分

上为末，酒调下一钱，仍空心食猪血，妙。

乌梅丸　治肠风下血，服之立愈。

真僵蚕　乌梅焙干，各一两

上为末，薄糊丸如鸡头实大，每服百丸，食前白汤送下。

五槐丸　治脏毒。

五倍子　槐花　百药煎好者，各等分。

上焙干为末，酒糊丸如桐子大，每服二十丸，空心米汤下，日三服。

丹溪方　治下血。

白芷　五味子

上为末，粥丸，米汤下。

一方　治肠风。

五倍子　白矾各五钱

上为末，顺流水丸如桐子大，每服七丸，米饮下，忌酒。

一方　治粪前有血，面色黄。

石榴皮

上为末，煎茄子汤，调服二钱匕。

一方　治粪后下血不止。

艾叶不拘多少

上为末，以生姜自然汁和服。

一方　治丈夫伤血，妇人血漏，溃入大肠出血。

草豆蔻　槟榔各炒紫色　罂粟壳烧灰，各等分

上为末，每服二钱，空心米饮调下。

以上诸方，用乌梅、五倍、白矾等，俱收涩之剂，盖酸以收脱之义也。

黑玉丹　治肠风积热，下血不止，及虫蚀肠口，滴血淋沥。

刺猬皮制，一斤　猪悬蹄一百个　败棕八两，锉　苦楝根五两　雷丸四两　牛角䚡十一两，锉　槐角六两　芝麻四两　乱发皂角水洗净，焙，八两

上锉碎，用磁罐内烧存性，研为末，入乳香二两、麝香八钱，研和令匀，用酒打面糊为丸，如桐子大。每服二十丸，先细嚼胡桃一枚，空心以温酒吞下，多进得效。

一方　治脏毒。

当归　枳壳　侧柏叶　陈槐花子　百草霜　芍药各一两

上锉碎一处炒，令烟微起，为末。每服二钱，空心温酒调下，日午米汤下。

一方　治肠风下血。

核桃壳　茧退　皮鞋底　赤鸡冠花各等分

上烧灰为末，每服一钱，空心温酒下。

一方　血余灰　鞋底灰　猪牙皂角灰

各等分

上为末，酒调三钱匕。

柏灰散　治脏毒，下血不止。

侧柏叶一味，春东夏南秋西冬北，随方面取之。

上烧灰，调下二钱。

乌梅丸　治便血下血。

乌梅三两，烧灰存性

上为末，醋糊丸如梧子大，每服七十丸，空心米汤下。

冬荣散　治肠风下血。

夏枯草烧灰存性

上为末，米饮下，或凉水下。

一方　治下血劫剂。

百药煎一两，取一半烧为灰

上为末，糊丸如桐子大，每服六十丸，空心米汤下。

一方　治下鲜血。

山栀子仁烧灰

上为末，水和一钱匕服。

一方　百草霜

上研细，酒调下。

一方　治远年日久，肠风下血不止。

枳壳烧灰存性　羊胫烧灰

上为末，和匀，用浓米饮一中盏调下，更初，一服如人行五里，再服立效。

一方　治肠风下血久不止。

茄蒂烧存性

上为末，每服三钱匕，食前米饮调下。

一方　治肠风。

丝瓜烧灰存性

上为末，空心，水和一钱匕，量大小多少服之。

一方　治泻血不止。

桑耳①一两，炒令黑

上用水一升三合煎取六合，去粗，空心分作三服。

一方　治肠澼。

陈年棕榈烧灰

上为末，百药煎为丸服。

一方　瓜蒌三个，烧灰存性

上为末，每服三钱，空心米饮调下。

一方　治脏毒下血。

干柿烧灰

上为末，米饮调下二钱。本草云：柿治肠澼，解热毒，消宿血。

一方　槐花　枳壳各烧灰存性，等分

上为末，新井水为丸，米饮下。

以上诸方俱用烧灰，盖血见黑则止。

治中蛊下血方

唾中见沉者，心腹绞痛，下血如烂肉者，俱为蛊。

千金方　治中蛊下血如鸡肝，其余四脏俱坏，惟心未毁，或鼻破待死。

取马兰根为末，每服方寸匕，随吐则出，极神。此苗似葛，蔓绿紫，生子似橘子。

梅氏方　治卒中蛊毒，下血如鸡肝，昼夜不绝，脏腑败坏待死。

用白蘘荷叶，密安病人床下，勿令病人知觉，自呼蛊主姓名。

百一方　治中毒蛊，或吐下血者，若烂肝。

取蚯蚓十四枚，以苦酒三升渍之，蚓死，但服其汁，已死者皆可治。

千金翼方　治蛊毒下血。

取猬毛，烧灰为末，水服方寸匕，当吐蛊毒。

肘后方　疗中蛊毒，吐血下血，皆如烂肝者。

用苦瓠一枚，水二升，煮取一升，服之吐，即愈。一方用醋煮消服之，神效。（苦瓠有毒，当慎之）

---

① 桑耳　为寄生在桑树上的木耳。性味甘平，主治肠风，痔血，衄血，崩漏等。

卷六十四

虚　损

论

薛氏曰：按丹溪先生云：人受天地之气以生，天之阳气为气，地之阴气为血，故气常有余，血常不足。夫人之生也，男子十六岁而精通，女子十四岁而经行，故古人必待三十二十而后嫁娶，可见阴气之难成，而养之必欲其固也。经曰：年至四十，阴气自半（阴，真阴也。四十之后精气日衰，阴减其半矣），而起居衰矣。夫阴气之成，止供给得三十年之运用，况①男子六十四岁而精绝，女子四十九岁而经断。夫肾乃阴中之阴也，主闭藏者。肝乃阴中之阳也，主疏泄者。然而二脏皆有相火，其系上属于心，心火一动，则相火翕然从之。所以丹溪先生只是教人收心养性，其旨深矣。天地以五行更迭衰旺而成四时，人之五脏亦应之而衰旺。如四月属巳，五月属午，为火大旺，火为肺金之夫，火旺则金衰。六月属未，为土大旺，土为肾水之夫，土旺则水衰，况肾水常藉肺金为母，以补其不足。古人于夏月必独宿而淡味，兢兢业业，保养金水二脏，正嫌火土之旺耳。又曰：冬藏精者，春不病温。十月属亥，十一月属子，正火气潜藏，必养其本然之真，以助来春生发之气，则春末夏初，无头痛脚软食少体热之病矣。窃谓人之少有老态，不耐寒暑，不胜劳役，四时迭病，皆因气血方长，而劳心亏损，或精血未满而早斲丧②，故见其证，难以名状。若左尺脉虚弱或细数，是左肾之真阴不足也，用六味丸。右尺脉迟软，或沉细而数欲绝，是命门之相火不足也，用八味丸。至于两尺微弱，是阴阳俱虚，用十补丸，此皆滋其化源也。不可轻用黄柏、知母之类。设或六淫外侵而见诸证，亦因其气内虚而外邪凑袭，尤宜用前药。或曰：养生以不伤为本，此要言也。如才所不逮而困思之，伤也。力所不胜而强举之，伤也。悲哀憔悴，伤也。喜乐过度，伤也。多言雄谈，伤也。寝食失时，伤也。挽弓弩，伤也。沉醉呕吐，伤也。饱食即卧，伤也。跳走喘急，伤也。是以养生之方，唾不及远，行不急步，耳不极听，目不极视，坐不至久，卧不及疲。先寒而衣，先热而解。不欲极饥而食，食不可过饱；不欲极渴而饮，饮不可过多。凡食多则致积聚，饮多则致成痰癖也。不欲甚劳甚逸，不欲起晚，不欲汗流，不欲多睡，不欲奔车走马，不欲极目远望，不欲多啖生冷，不欲饮酒当风，不欲数数沐浴，不欲愿远广志。冬不欲极温，夏不欲穷凉。不欲露卧星下，不欲眠里见扇，大寒大热，大风大雾，皆不欲冒之。五味入口，不欲偏多。故酸多伤脾，苦多伤肺，辛多伤肝，咸多伤心，甘多伤肾，此五行

---

① 况　当作"故"。

② 斲（zhuó 苗）丧　指因沉溺于酒色而致伤害身体。

自然之理也。凡言伤者，初亦不觉，久则损寿尔。天地生物，本然之道也。有形之后，犹待于哺乳水谷之养。男二八而精通，女二七而经至，阴始成而可与阳配，是阴气之难成也。男八八而精绝，女七七而经断，阴气之成复已先亏矣。人之情欲无涯，此难成易亏之阴，若何而可以供给也。

荫按：经曰：精不足者，补之以味。味，阴也。补精以阴，求其本也。然味乃如谷粟菜果，出于天赋自然冲和之味，故有食入补阴之功。非楬①酱烹饪偏厚之味，出于人为者也。经曰：阴之所生，本在五味，非天赋之味乎？曰：人之五宫，伤在五味，非人为之味乎？善摄生者，不可谓味以补精，而遂恣于口腹，以自速其祸也。又曰：形不足者，温之以气。温，养也。温存以养，使气自充，则形完矣。曰补，曰温，各有其旨，《局方》悉以温热佐辅药名曰温补，岂旨也哉。又曰，人年老，或虚损，精血俱耗，阴不足以配阳，孤阳几于飞越，天生胃气，尚尔流连，又藉水谷之阴，故羁縻而定耳。《局方》用温剂劫虚，盖脾得温则食进，故亦渐可。质有厚薄，病有浅深，设或失手，何以收效。吾必稍迟，计出万全，温剂决不可用。人年老虚损，但觉小水短少，即是病进，宜以人参、白术为君，牛膝、芍药为臣，陈皮、茯苓为佐，春加川芎，夏加黄芩、麦门冬，冬加当归身、生姜。一日或一帖，或二帖。小水之长若旧乃止，此却病之捷法也。虚劳不受补者不治。补气用参，然苍黑人服多，恐反助火邪而烁真阴，可以术代之，肥白人多服最好，又必以陈皮同用。大病虚脱，本是阴虚，灸丹田者，所以补阳，阳生阴长也。多服参芪，勿服附子。竹沥，本草云大寒，泛观之，似与石膏、芩、连等同类。而诸方治

胎产及金疮口噤，与血虚自汗，消渴尿多，皆是阴虚之病，无不用之。产后不碍虚，胎前不损子，何世俗因大寒二字，遂弃之而不用。经曰：阴虚则发热，竹沥味甘性缓，能除阴虚之有火热者，寒而能补，正与病对。盖大寒言其功，非以气言也。人终世食笋，未有因其寒而病之者。沥即竹之液，况假于火而成，何寒如此之甚耶。王节斋曰：人之一身，阴常不足，阳常有余。况节欲者少，过欲者多，精血既亏，相火必旺，火旺则阴愈消而劳瘵咳嗽、咯血、吐血等证作矣。故宜常补其阴，使阴与阳齐，则水能制火，而水升火降，斯无病矣。故丹溪先生发明补阴之说，谓专补左尺肾水也。古方滋补药兼补右尺相火，不知左尺原虚，右尺原旺，若左右平补，依旧火胜于水。只补其左，制其右，庶得水火相平也。右尺相火固不可衰，若果相火衰者，方宜补火。但世之人，火旺致病者，十居八九。火衰成疾者，百无二三。且人在少年，肾水正旺，似不必补。然欲心正炽，妄用太过。至于中年，欲心虽减，然少年斲丧既多，焉得复实。及至老年，天真渐绝，只有孤阳，故补阴之药，自少至老，不可缺也。丹溪先生发明先圣之旨，以证千载之讹，其功盛哉。今立补阴丸方，备加减于后。又曰，凡酒色过度，损伤肺肾真阴，咳嗽、吐痰、衄血、吐血、咳血、咯血等证，误服参芪等甘温之药则病日增，服之过多则死，不可治也。盖甘温助气，气属阳，阳旺则阴愈消。前项病证，乃阴血虚而阳火旺，宜服苦甘寒之药，以生血降火。世人不识，往往服参芪以为补，予见服此而死者多矣。

续医说云：凡人血病，则当用血药。

---

① 楬（kē 柯） 古人盛酒的容器。

若气虚血弱。又当从气虚，以人参补之，阳旺则能生阴血也。东垣曰：血脱益气，古圣人之良法。补胃气以助生发之气，故曰阳生阴长。用诸甘剂为之先务，举世皆以为补气，殊不知甘能生血，此阳生阴长之理也，故先理胃气。人之身，内以谷气为主。近世医者，多执王节斋《明医杂著》云：阴虚误服甘温之剂，则病日增，服之过多则死，由是一切脾胃饮食劳倦之证认为阴虚，惟用四物汤加苦寒之药，吾恐地黄、当归，多能恋膈，反伤胃气。所谓精气，血气，何由而生，血未见生而谷气先有所损矣。昔一士人，形肥而色白，因见《明医杂著》所载补阴丸，服之数年，形瘦短气。蜀医韩天爵用辛热剂，决去其滞积，而燥其重阴，然后和平无恙。此则未达方书而轻率自误，可不戒哉。

张子和戒补论曰：至约之法，其治有三。所用之药，其品有六。其治三，汗下吐。其品六，则辛甘咸淡酸苦也。虽不云补，理实具焉。予考诸经，检诸方，夫人有无病而补者，有有病而补者。无病而补，轻则草木而已，草木则苁蓉、牛膝、巴戟天、菟丝之类。重则金石而已，金石则丹砂、起石、硫黄之类。吾不知以此为补而补何脏，以为补心而心为丁火，其经则手少阴，热则疮之类生矣。以为补肝而肝为乙木，其经则足厥阴，热则掉眩之类生矣。脾为己土，而经则足太阴，以热补之，则病肿满。肺为辛金，而经则手太阴，以热补之，则病愤郁。心不可补，肝不可补，脾不可补，肺不可补，莫非为补肾乎。人皆知肾为癸水，而不知经则子午君火焉。补肾之火，火得热而益炽；补肾之水，水得热而益涸。既炽其火，又涸其水，上接于心之丁火，火独用事，肝不得以制脾土，肺金不得以制肝木，五脏之极，传而之六腑，六腑之极，遍而之三

焦，则百病交起，万疾俱生，小不足言，大则可惧。不疽则中，不中则暴喑而死矣。（疡音阳，头创也，伤也。疽音苴，久之痛也。疽深而恶，痛浅而大。喑音音，不能言也，唵然无声也）

虞氏曰：《内经》曰：饮食饱甚，汗出于胃。惊而夺精，汗出于心。持重远行，汗出于肾。疾走恐惧，汗出于肝。摇体劳苦，汗出于脾。又曰：久视伤血，久卧伤气，久坐伤肉，久立伤骨，久行伤筋。若夫七情五脏之火飞越，男女声色之欲过淫，是皆虚损之所致也。《机要》曰：虚损之疾，寒热因虚而感也。感寒则损阳，阳虚则阴盛，损自上而下，一损损于肺，皮聚而毛落。二损损于心，血脉虚少，不能荣于脏腑，妇人则月水不通。三损损于胃，饮食不为肌肤，治宜以辛甘淡。过于胃，不可治矣。感热则损阴，阴虚则阳盛，损自下而上，一损损于肾，骨痿不能起于床。二损损于肝，筋缓不能自收持。三损损于脾，饮食不能消克。治宜以苦酸咸。过于脾，则不可治矣。又曰：心肺损而色敝，肾肝损而形痿。《难经》曰：治损之法，损其肺者，益其气。损其心者，补其荣血。损其脾者，调其饮食，适其寒温。损其肝者，缓其中。损其肾者，益其精。是皆虚损病因、治法之大要也，学者详之。

丹溪曰：天为阳而运于地之外，地为阴而居乎中，天之大气举之。日，实也，属阳，而运于月之外。月，缺也，属阴，禀日之光以为明。人受天地之气以生，天之阳气为气，地之阴气为血，故气常有余，而血常不足，乃以为无病而补之者所得也。有病而补者，呕而补，吐而补，泄而补，痢而补，疟而补，咳而补，劳而补，产而补。呕吐则和胃丸、丁沉煎。泻痢豆蔻丸、御米壳散。咳不五味则安神

散。劳不桂附则山药。产不乌金则黑神。吾不知以此为补，果何意耶。殊不知呕得热而愈酸，吐得热而愈暴，泄得热而清浊不分，痢得热而休息继至，疟得热而进不能退，咳得热而湿不能除，劳得热而火益燥，产得热而血愈崩。盖如是而死者八九，生者一二。死者枉，生者幸，幸而一生，憔悴之态，人之所不堪也。视其寒，用热以补之。若言其补，则前所补者，此病何如。予请为言补之法，大抵有余者损之，不足者补之，是则补之义也。阳有余而阴不足，则当损阳而补阴。阴有余而阳不足，则当损阴而补阳。热则芒硝、大黄，损阳而补阴也。寒则干姜、附子，损阴而补阳也。岂可以热药而云补云乎哉，而寒药亦有补之义也。经曰：因其盛而减之，因其衰而彰之，此之谓也。或曰：形不足者，温之以气。精不足者，补之以味。执此温补二字，便是温补之法，惟用温补之药。且温补二字，特为形精不足而设，岂为不病而设哉。虽曰温之，止言其气。虽曰补之，止言其味。曷尝言热药哉。至于天之邪气，感则害人五脏，实而不满，可下而已。水谷之寒热，感则害人六腑，满而不实，可吐而已。地之湿气，感则害人皮肉筋脉，邪从外入，可汗而已。然发表不透，热而无补之义。人之所禀，有强有弱，强而病，病而愈，愈后必能复其旧。弱而病，病而愈，愈后必不复其旧矣。是以有保养之说，热药亦安所用哉，慎言语，节饮食是矣。以日用饮食言之，则黍稷禾麦之余，食粳者有几。鸡豚牛羊之余，食血者有几。桃杏梅李之余，食梨者有几。葱韭薤蒜之余，食葵者有几。其助则姜桂椒莳，其和则盐油榼①酱，常则粥羹，别而爝②炒，异而烧炙，甚则以五辣生鲊而荐酒之肴，以姜醋羹羊而按酒之病。大而富贵，比此尤甚。小而

市庶，亦得以享此。吾不知何者为寒，何物为冷，而以热药为补哉。日用饮食之间，已为太过矣。尝闻人之所欲者生，所恶者死，今反忘其寒之生，甘于热之死者，何也？由其不明《素问》造化之理，本草药性之源，一切委之于庸医之手。医者曰：寒凉之药，虽可去疾，奈何脏腑之间，不可使之久冷，脾胃不可使之久寒，保养则固可温补之是宜。斯言方脱诸口，已深信于心矣。

李氏曰：血阴而气阳也，有暴虚而无伤损者，易复。有虚而亏损者，亦可补益。惟久虚而伤坏者，必保养仅可半愈。大概虚脉多弦，弦濡大而无力者为气虚，脉沉微而无力者，为气虚甚。脉弦而微为血虚，脉涩而微为血虚甚。或寸微尺大而紧者，血虚有火，多汗。又形肥而面浮白者阳虚，形瘦而面苍黑者阴虚。食少神昏，精不藏固，腰背胸胁筋骨疼痛，潮热，盗汗，痰嗽，此虚证也，但见一二便是。外因感寒，久则损阳，自上而下，一损于肺，则皮聚毛落。二损于心，则血脉虚少，不荣脏腑，妇人月水不通。三损于胃，则饮食不为肌肤。治宜辛甘淡，若过于胃，则不可治矣。感热久则损阴，自下而上，一损于肾，则骨痿不能起于床。二损于肝，则筋缓不能自收持。三损于脾，则饮食不能消克。治宜酸苦咸。若过于脾，则不可治矣。又不内外因，惊而夺精，汗出于心，则损脉。疾走惧恐，汗出于肝，则损筋。摇体劳苦，汗出于脾，则损肉。饮食饱甚，汗出于胃，则损肠。持重远行，汗出于肾，则损骨。治宜酸苦。若辛散于心，则不可治矣。抑论心肺损而色惫汗多者为阳虚。肝肾损而形痿汗多者

---
① 榼（kē 柯）　古时盛酒的器皿。此处喻酒。
② 爝　通焦。

为阴虚。经云：损其肺者，益其气。损其心者，补其荣血。损其脾者，调其饮食，适其寒温。损其肝者，缓其中。损其肾者，益其精。是以古方肺损证，见四君子汤。心损证，见四物汤。心肺俱损者，八物汤。心肺及脾胃俱损者，十全大补汤。肝肾俱损者，牛膝丸。杂证心虚梦遗者，桂枝汤加龙骨、牡蛎。四肢烦热酸疼，心悸腹痛者，小建中汤。汗多力少，筋骨拘急者，黄芪建中汤。汗多脉暴结者，炙甘草汤。暴损气虚，有汗潮热者，补中益气汤。气虚无汗潮热者，人参清肌散。暴损血虚，有汗潮热者，人参养荣汤。血虚无汗潮热者，茯苓补心汤。暴脱血者，益胃升阳汤。潮汗痰嗽者，黄芪益损汤加半夏。大病后食减盗汗者，参苓白术散加黄芪、当归。内因五劳六极七伤，积虚成损，积损成虚伤，经年不愈者，谓之久虚。五劳应五脏，六极即六欲应六腑。盖心劳曲运神机，则血脉虚而面无色，惊悸，梦遗，盗汗，极则心痛咽肿。肝劳尽力谋虑，则筋骨拘挛，极则头目昏弦。脾劳意外过思，则胀满少食，极则吐泻肉消，四肢倦怠，关节肩背强痛。肺劳预事而忧，则气乏，心腹冷，胸背痛，极则毛焦津枯，咳嗽哄①热。肾劳矜持志节，则腰骨痛，遗精白浊，极则面垢脊痛。此五劳应乎五极者也。若原因腑虚，以致脏虚，脏腑俱虚，视听已衰，行步不正，名曰精极，令人精浊，茎弱核小，故又曰六极。极即伤也，七伤者，推原劳极之由，久视伤血，久卧伤气，久坐伤肉，久立伤骨，久行伤肝。房劳思虑伤心肾，则阴血虚。劳役饥饱伤胃腑，则阳气虚，此伤证之至要也。阴虚四物汤、二宜丸、肾气丸。火动外潮者，四物汤加知母、黄柏，或滋阴降火汤丸、加味消遥散、补阴丸。火燥甚者，大补阴丸、单天门冬膏。阳虚

四君子汤、保元汤。火衰中寒身冷者，鹿茸大补汤、苁蓉散、加减内固丸、三仙丹、温肾丸、腽肭补天丸（腽肭，海狗之肾，曰腽肭脐）、斑龙丸。阴阳俱虚，八物汤、固真饮子或丸、人参养荣汤，或十全大补汤加苁蓉、附子、半夏、麦门冬，或八味丸。有火者，二至丸、异类有情丸。心虚，人参固本丸、梦授天王补心丹、朱子读书丸。肝虚，天麻丸、鹿茸四斤丸。脾虚，参苓白术散、橘皮煎丸、苍术膏、白术膏、参苓造化糕、太和羹。肺虚，单人参膏、单五味子膏。肾虚，小菟丝子丸、玄菟固本丸、三味安肾丸、太极丸。不论阴阳损伤，皆因水火不济，火降则血脉和畅，水升则精神充满。或心肾俱虚，或心脾俱虚，或心肝俱虚，或肺肾俱虚，或五脏俱虚，但以调和心肾为主，兼补脾胃，则饮食进而精神气血自充。调和心肾，虚中有热者，古庵心肾丸。虚中有寒者，究源心肾丸。不受峻补者，神归茸丸、瑞连丸、冷补丸。兼补脾胃，二神交济丹、还少丹、天真丸、返本丸。言虚热者，虚者，下虚也。热者，上热也。又言虚实者，正气虚，邪气实也。心劳邪热，则口舌生疮，语涩肌瘦。肝劳邪热，则胁痛，关格不通。脾劳邪热，则气急肌瘤多汗。肺劳邪热，则气喘面肿，口燥咽干。肾劳邪热，则尿赤阴疮，耳鸣溺闭，三白汤主之。心热加黄连、木通、麦冬、生地黄，肝热加黄芩、防风、当归、龙胆草、赤芍，脾热加山栀、石斛，肺热加知母、桑白皮、秦艽、葶苈，肾热加元参、赤茯苓、车前子、生地黄，更参积热门虚火治法。挟气者交感丹。古庵云：心肾主血，心恶热而肾恶燥，则清热润燥之药，是补心肾而泻脾肺也。肺脾主气，肺恶寒而脾

---

① 哄　用同"烘"。火貌。

恶湿，则温寒燥湿之药，是补肺脾而泻心肾也。《局方》[①] 概用辛香燥剂，以能健脾进食，然阴血消而心肾损，以致虚极，火炎面红，发喘痰多，身热如火，跌[②] 肿溏泻，脉紧不食者死。噫！凡阴虚，皆阴血阴气虚也，若真阳虚，亦不可治。经云：形不足者，温之以气。温存以养，使气自充，非温药峻补之谓也。精不足者，补之以味。乃天地自然之味，非膏粱之谓也。今人无病贪补而致病者有之。有病贪补，而不依证用药，反增痰火者有之。非惟不足却疾延年，亦非养心养性之道。且少年欲火正炽，尤宜戒补。中年以后，必资药饵扶持者，亦须量体，但从缓治，不可责效目前，反致奇疾。大概肾虚者，琼玉膏、还元秋石丸、延年益寿不老丹。耳目衰者还元丹、四圣不老丹、松柏实丸。肾虚无火者，何首乌丸、却老乌须健阳丹。肾虚有火者，八仙添寿丹。羸瘦者，大造丸、紫河车丹。血疾者，女真丹、柏叶煎、柏脂丸、秤金丹。风疾有火者，松脂丸、松梅丸。风疾无火者，仙人饭。痰火溺涩者，茯苓煎。气弱者，单人参膏。血燥者，单天冬膏、地黄膏。脾虚者，白术膏。脾肾俱虚者，加味苍术膏。此皆养性延年之药，亦必因病选用。

蒀按：阴阳血气，本各不同，而世人类以血为阴，气为阳，非知本者也。血虽属阴，气虽属阳，而血气非阴阳也。血者，行脉之中，而为荣者是也。气者，行脉之外，而为卫者是也。至于阴则左肾之真水，阳则右肾命门之真火是也。故古人补血以四物，补气以四君子，而补阴则以肾气丸，补阳则以三建汤之类，则血气阴阳之治，判然不同矣。世人治阴虚阳虚，多用补血气之药，而忘其为真水火也，岂理也哉。

脉 法

脉经曰：脉来缓者为虚，软者为虚，微者为虚，弱者为虚。弦者为中虚，脉来细而微者，血气俱虚。脉小者，血气俱少。

要略曰：脉芤者为血虚，脉沉小迟者脱气。又曰：血虚脉大如葱管。又曰：脉大而芤者脱血。

治气血两虚方

四君子汤 治气虚。
人参 白术 茯苓 甘草炙，各等分
上锉，每服六钱，水煎服。一方加姜三片，枣一枚。如自汗或小水利者，去茯苓，加黄芪二钱。

四物汤 治血虚。
当归 川芎 芍药 熟地各等分
上㕮咀，每服八钱，水煎服。春倍川芎，夏倍芍药，秋倍地黄，冬倍当归。

八珍汤 治气血两虚。
四君子合四物，共为一剂，如上法加减，煎服。

六君子汤 治气虚挟痰。
即四君子汤加半夏、陈皮。

十全大补汤 治气血俱虚而挟寒者。
人参 白术 茯苓 甘草炙 当归 川芎 白芍炒 熟地酒炒 黄芪 肉桂各等分
上锉，每服一两，加生姜三片、大枣一枚，水煎，温服。

人参养荣汤 治脾肺俱虚，发热恶寒，四肢倦怠，肌肉消瘦，面黄短气，食少作泻。若气血虚而变见诸证，莫能名状，勿论其病，勿论其脉，但用此汤，其

① 局方 "方"原作"法"，今改。
② 跌 脚掌。

病悉退。

人参　黄芪蜜炙　白术　甘草炙　茯苓　白芍　当归　熟地　陈皮各一钱　五味子　远志去心　桂心各五分

上锉，入生姜三片，枣一枚，水煎服。

人参黄芪汤　治血虚气虚，脉止。（魏恒我传）

黄芪　人参　白术　甘草炙　当归　芍药炒　陈皮　茯神去木　麦冬　五味子

上锉，水煎服。血虚加地黄，有痰加贝母。

当归补血汤　治气血俱虚，肌热，恶寒，面目赤色，烦渴引饮，脉洪大而虚，重按似无，此脉虚血虚也。此病多有得于饥饱劳役者。

黄芪炙，一两　当归酒洗，二钱

上作一服，水煎服。

人参膏　治七情劳伤，精神短少，言语不接，肺虚咳嗽，及诸失血后，或行倒仓法后，真能回元气于无何有之乡，惟脉有火者不宜。或加天门冬佐之，每用人参一斤，切片入砂锅内，水浮药一指，文武火煎干一半，倾在别处，又将粗如前煎三次，嚼参无味乃止。却将前汁仍入锅内，文武火漫漫熬成一碗如稠汤，瓷器盛贮，每用一二匙，白汤点服。

归脾汤　治思虑伤脾，不能摄血，致血妄行；或健忘怔忡，惊悸盗汗；或心脾作痛，嗜卧少食，大便不调；或肢体重痛，妇人月经不调，赤白带下；或思虑伤脾，而患疟痢。

人参　白术　茯苓　黄芪　龙眼肉　酸枣仁各二钱　远志去心　当归各一钱　木香　甘草炙，各五分

上锉，水煎服。

茯神汤　治六脉虚软，咳则心痛，喉中介介，或唾或痛。

茯神　人参　远志去心　通草　麦门冬　黄芪　桔梗各六分　甘草　五味子各三分

上切作一服，加生姜一片，水煎服。

鹿茸大补汤　治男子诸虚不足，妇人亡血，一切虚损。

鹿茸酒炙　黄芪蜜炙　肉苁蓉酒浸　杜仲炒去丝　白茯苓　当归酒浸，各一钱　白芍　附子泡　肉桂　石斛酒蒸，焙　五味子　白术煨　半夏制　人参各七分　甘草炙，五分　熟地黄酒浸，焙，一钱半

上咬咀，作一服，水二钟，生姜三片、枣二枚，煎至一钟，食前温服。

黄芪益损汤　治诸虚劳倦。

黄芪蜜炙　白芍　白术煨　石斛酒炒　当归　川芎各一钱半　肉桂去粗皮　熟地砂仁炒　半夏姜制　甘草炙，各一钱　木香不见火，四分　北五味五分

上作一服，用水二钟，生姜五片、红枣二枚，煎至一钟，食前服。有热加柴胡一钱。

大建中汤　治诸虚不足，小腹急痛，胁肋膜胀，骨肉痠痛，短气喘咳，痰嗽潮热多汗，心下惊悸，腰背强直，多卧少起。

黄芪蜜炙　人参　附子炮去皮脐　鹿茸去毛，酥炙　石斛去根　续断　当归酒浸　白芍　川芎　地骨皮　小草各一钱　甘草炙，三分

上咬咀，作一服，用水一钟，生姜五片，煎至八分，食远服。如咳嗽加款冬花八分，唾血加阿胶蛤粉炒一钱，便精遗泄者加龙骨，怔忡者加茯神。

黄芪建中汤　治男子妇人诸虚不足，羸乏少力。此药大生气血，补益荣卫。

黄芪三钱　白芍四钱　肉桂一钱半　甘草炙，二钱

上咬咀，作一服，用水二钟、生姜三

片、枣二枚煎至八分，食远服。

加味建中汤 治荣卫失调，血气不足，积劳虚损，形体瘦弱，短气嗜卧，欲成劳瘵。

当归 白芍 白术 麦冬 黄芪各一钱 肉苁蓉酒浸 人参 白茯苓 陈皮 熟地砂仁炒 川芎各八分 肉桂四分 炙甘草五分

上㕮咀，作一服，入枣二枚，水煎，食前服。阴阳虚甚者，加附子五分。

固真饮子 治中年以上之人，阴阳两虚，血气不足，头每痛，日晡微热，食少力倦，精气时脱，腰痛骱疫。服之每得良验（骱音行，脊后骨也）。

人参 黄芪 当归身 熟地砂仁炒，各一钱 山萸肉五分 干山药一钱 黄柏 白术 泽泻 补骨脂各五分 五味子十粒 陈皮 白茯苓各八分 杜仲炒 甘草炙，各七分

上㕮咀，作一服，水煎，食前温服。

蒧按：仙经云：服饵不备五味，久则脏腑偏倾而反生疾病矣。如服金石之剂，久则阳燥，或致消渴疮痈，病变不可胜纪。服固本丸、琼玉膏，皆天门冬、生熟地黄之类，虽本于滋阴，胃弱者必滞膈生痛肿。服养气丹、安肾丸，皆茴香、巴戟、附子、川楝之类，虽本于助阳，久则积温成热，必耗损真阴。肺痿气虚，痰热火动，不可易治。唯以上方，药备五味，气合冲和，无寒热并太过不及之失。养气血，理脾胃，充溢腠理，补五脏之真精。益三焦之元气，生津液而荣卫充实，利机关而饮食自倍矣。

治左肾真阴不足方

大补阴丸 降阴火，壮肾水之要药。如肾脉洪大，非惟不受峻补，虽枸杞、山茱补剂，亦未可受者，宜服。

黄柏炒褐色 知母酒炒，各四两 熟地黄酒洗，砂仁炒 龟板酥炙，各六两

上为末，猪脊髓和炼蜜为丸，如桐子大，每服七十丸，空心盐汤下。或去地黄，名三味补阴丸，治酒色过伤少阴。

王节斋补阴丸 滋培肾水。

黄柏酒炒褐色 知母酒炒，各三两 败龟板酥炙透，三两 熟地黄酒蒸，五两 锁阳酥炙 枸杞子 天门冬 白芍药各二两 五味子一两 干姜炒且三钱，寒月加至五钱，或换肉桂引诸药入肾，为从治法也

上为细末，炼①蜜和猪脊髓为丸，如桐子大，每服八九十丸，空心盐汤下，寒月温酒下。肾虚加覆盆子、菟丝子各二两；梦遗精滑加山栀子、黄连各炒各五钱；脚膝软弱无力加牛膝二两、虎胫骨酥炙一两、防己酒洗、木瓜各五钱；疝气加苍术一两五钱，黄连姜汁炒、山栀子炒各六钱，川芎一两，吴茱萸炒、青皮各五钱；脾胃虚弱，恶寒易泄，加白术二两，陈皮一两，炒干姜七钱；眼目昏暗，加当归、川芎、菊花各一两，柴胡、黄连、炒乌犀角各五钱，蔓荆子、防风各三钱；气虚加人参、黄芪蜜炙各二两；左尺既虚右尺亦微，命门火衰，阳事不举，加附子、肉桂各一两，沉香五钱。

六味地黄丸 治肾气虚损，久新憔悴，寝汗发热，五脏齐损，遗精便血，消渴淋漓等证。此药不燥不寒，专补左尺肾水，兼理脾胃，少年水亏火旺，阴虚之证最宜服之。妇人血虚无子者，服之有效。

熟地黄八两，酒蒸，另捣为膏 干山药 山茱萸酒蒸，去核，各四两 牡丹皮 白茯苓各三两 泽泻二两

上为末，地黄膏和炼蜜为丸，如桐子大，每服百丸，空心白汤温酒任下。一方用生地黄。如心气不足及有瘀血，加牡丹

————————

① 炼 原作"练"，今改。

皮至八两；如淋漓血肿，加泽泻至八两；如脾胃弱，加山药至八两；如遗精头昏，加山茱萸至八两；如痰火盛，小水不清，加茯苓至八两；如肾无邪火，有遗漏者，去泽泻、茯苓，加茯神三两，益智、五味子、麦冬各二两；如潮热多渴，加知母、黄柏；如中寒少食易泄者，加砂仁、炒黑干姜、北五味子。

方氏曰：肾恶燥而脾恶湿，诸补阴药中多是湿药，若只肾虚而脾胃壮实者，宜服。苟脾肾两虚，则不可服也。惟此六味地黄丸及八味丸、八物肾气丸，虽专补肾虚，又兼理脾胃，不湿不燥，而于脾肾两虚者，故其宜也。

八味丸　治老年水火俱亏，肾气虚乏，下元冷惫，脐腹腰痛，夜多漩溺，脚软体倦，面黄或黑，及虚劳不足，渴欲饮水，小便不利，一切湿热等证。至命门火衰，不能生土，以致脾胃虚寒，饮食少思者，尤宜服之。

即六味地黄丸，加附子，桂心各一两。

荫按：书曰：君子观象于坎，而知肾具水火之道焉。故曰：七节之旁，中有小心。小心，少火也。又曰：肾有两枚，左为肾，右为命门。命门，相火也，相火即少火耳。夫一阳居于二阴为坎水，火并而为肾，此人生与天地相似也。今人入房盛而阳事愈举者，阴虚火动也。阳事先痿者，命门火衰也。真水竭则隆冬不寒，真火息则盛夏不热，故人乐有药饵焉。是方也，熟地、山萸、丹皮、泽泻、山药、茯苓，前之地黄丸也，所以益少阴肾水。肉桂、附子，辛热物也，所以益命门相火。水火得其养，则二肾复其天矣，理也。又按方氏曰：六味地黄丸，专补左尺肾水之药。八味丸，既补左尺肾水，兼补右肾相火之药。少年水亏火旺，宜服六味地黄丸。年老水火俱亏，宜服八味丸。况老年肾脏真水既虚，邪水乘之而为湿热，以作腰痛，足痿，并痰唾，消渴，小便不禁，淋闭等证，非桂附之温散而能治之乎。

八物肾气丸　平补肾气，坚齿驻颜。

即六味地黄丸加五味子、桂各二两。

坎离丸　治阴虚火动，遗精盗汗，潮热咳嗽。

黄柏　知母各等分

上药用童便九蒸、九晒、九露，为末，地黄煎膏为丸。脾弱者，山药糊为丸，如桐子大，每服七八十丸，白汤下。

加味坎离丸　此药取天一生水，地二生火之意，药轻而功用大，久服生精益血，升水降火，先儒王道之药，无出于此。

当归酒洗　川芎水洗　白芍药酒浸，晒干　知母酒炒，各四两　熟地黄浸洗，八两　厚黄柏去皮，八两，内二两盐水浸，二两人乳浸，二两酒浸，二两蜜浸，俱晒干炒赤

上修制明白，合和一处，平铺三四分厚，夜露日晒三日三夜，以收天地之精，日月之华，为细末，用蜜一斤半，加水半碗，共炼至滴水成珠，和丸如桐子大。每服八九十丸，空心盐汤下，冬月温酒下。

荫按：知母、黄柏滋阴降火，不知二味苦寒，非能滋阴，特能专制阴火，使不消铄肾水耳。若胃寒而肾无火邪者，服之反害。此方合四物汤，真降火滋阴之妙剂。

二宜丸　补肾益阴添髓。

当归身　生地黄各等分

上用酒蒸七次，和炼蜜为丸，如桐子大，每服七十丸，空心温酒下。

滋阴降火丸

熟地黄二两，酒炒　知母　黄柏　莲肉去心　茯神去木　人参　枸杞子各一两

上为末，将地黄捣膏和丸，如桐子

大，每服百丸，空心白汤下。

虎潜丸　治痿，与补肾丸同。

黄柏酒炒，半斤　知母酒炒，三两　龟板酥炙，四两　熟地黄砂仁炒　白芍药酒炒　陈皮各四两　锁阳一两半　虎骨炙，一两　冬加干姜五钱

上为末，炼蜜为丸如桐子大，每服六七十丸，空心淡盐汤下，以干物压之。遗精加龙骨五钱，名龙虎济阴丹。懒言语加山药。一方无干姜，加当归一两半，熟地黄比前多一两。一方用生地黄，一方加金箔一片。

加味虎潜丸　治诸虚不足，腰腿痿痛，行步无力。此药久服壮元阳，滋肾水，养气血。

人参　黄芪蜜炙　芍药炒　黄柏酒浸炒　山药　当归酒洗，各一两　甘枸杞　虎胫骨酥炙　龟板酥炙　菟丝子盐酒炒，各五钱　熟地黄四两，砂仁炒　牛膝酒洗，二两　破故纸炒　杜仲炒去丝　五味子各七钱半

上为细末，炼蜜和猪脊髓为丸如桐子大，每服百丸，空心温酒或盐汤下。

滋阴大补丸　大补真气虚损，肌体瘦弱。即还少丹无楮实，而分两不同。

牛膝　山药各一两五钱　杜仲酒和姜汁浸，炙断丝　山茱萸去核　五味子　巴戟　肉苁蓉酒浸，焙干　茴香炒　白茯苓　远志去心，甘草同煮，各一两　石菖蒲　枸杞子各五钱　熟地黄酒洗，二两

上为末，红枣煮取肉和炼蜜为丸，如桐子大，每服八十丸，淡盐汤或温酒空心下。

此方与上加味虎潜丸，乃草窗刘氏所定，相间服之佳。所谓补阴和阳，生血益精，润肌肤，强筋骨，性味清而不寒，温而不热，非达造化之精微者，未足与议于斯。

滋阴益肾丸　补元气，益肾水，降心火，生精补血；壮筋骨，悦颜色，益寿延年。久服大有功效。

熟地黄酒浸，焙，六两　黄柏酒浸，炒褐色　菟丝子酒蒸，焙，各四两　牛膝酒浸　败龟板酥炙黄　虎骨酥炙黄　知母　白芍药　白术　山药　当归酒浸　枸杞子各三两

上为细末，地黄膏和炼蜜为丸如桐子大，每服七八十丸，空心淡盐汤送下。如腰腿无力，加牛膝一两，酒浸败龟板一两五钱，酥炙。

滋补地黄丸　专治诸虚百损，肾经不足，腰膝无力。久服能乌髭①发，补元气，生精养血，延年益寿。

熟地黄酒浸　白茯苓各一两　干山药　黄柏酒浸，炒　知母酒浸，炒　枸杞子各八两　牛膝酒洗，焙　牡丹皮　当归酒洗　山茱萸去核，各六两　泽泻　败龟板四两，酥炙

上为细末，炼蜜丸如桐子大，每服五十丸，空心好酒或淡盐汤下。

补肾养脾丸　治肾经虚损，腰脚无力，脾土虚弱，饮食少进。常服补肾养脾，益气血，长精神。此药不寒不热，大有功效。

熟地黄四两，酒蒸　肉苁蓉三两　白术　当归　山药　白茯苓各二两　知母盐水炒　黄柏盐炒　芍药各一两　杜仲酥炙，去丝　牛膝酒洗　破故纸炒　五味子各一两半　沉香肉桂各七钱半　甘草炙，五钱　人参　黄芪各二两

上为细末，炼蜜丸如桐子大，每服六十丸，空心温酒或盐汤下。

补精丸　此药升降阴阳，既济水火，调和气血，平补心肾。

远志去心　白茯苓　青盐炒，另研　菟丝子酒蒸，各二两　当归酒浸　牛膝酒洗　破故纸炒　益智仁各一两　石菖蒲　山茱萸去核，各五钱

————————

① 髭（zī资）　嘴上边的胡须。

上为细末，用獖猪腰子一双，去膜，合酒研烂，煮面糊为丸如桐子大，每服五十丸，空心淡盐汤或好酒下。

固真丸　治肾经虚损，元阳不足者。

鹿角霜一斤　鹿角胶二两　白茯苓去皮，五两

上为细末，将胶水溶和为丸，每服五十丸，空心米汤酒任下。

草还丹　益元阳，补元气，固元精，壮元神，此延年续嗣之至药也。

山茱萸酒浸取肉，一斤　破故纸酒浸一日，焙干，半斤　当归四两　麝一钱

上为末，炼蜜丸如桐子大，每服八十丸，临卧酒、盐汤任下。

加味补阴丸

黄柏　知母各四两　牛膝　杜仲　巴戟　熟地黄　山茱萸各三两　肉苁蓉　白茯苓　枸杞子　远志　山药　鹿茸　龟板各二两

上为末，炼蜜丸如桐子大，每服八十丸，空心盐汤下。

还少丹　益精补髓，壮元阳，却病延年，发白返黑。

何首乌黑豆蒸，半斤　牛膝　生地黄酒蒸肉苁蓉酒蒸，各六两　黄柏酒浸，炒褐色　补骨脂酒浸，水蒸　车前子微炒　柏子仁微炒干山药微炒，三两五钱　秦当归二两五钱，酒洗菟丝子水淘去砂，酒煮摇成饼，晒干，二两人参　五味子各一两

俱勿犯铁器，为细末，蜜为丸梧桐子大，每服六十丸，空心盐汤、白汤、酒任下。

固精明目菟丝子①丸　治血气两虚，精神不足，无血养心，腰足痠软，四肢少力，或幼年亏损，或耳目失于聪明，并精少而寒，心动而精自出，中痿而无子，及痰火风湿，心劳少食，健忘，遗精梦泄，头目晕昏，耳鸣眼花。久服乌须黑发，倍

长精神，自觉爽快。治久患白浊尤妙。

何首乌赤白各八两，用极大者，米泔水浸一宿，以瓷瓦片刮去粗皮，捶碎，如指顶大，取黑豆、牛膝酒洗，同入砂锅，木甑铺作数层，上多盖黑豆蒸之，待黑豆香熟取出晒干，务以九蒸九晒为度，凡制前药，必于静室。忌僧尼，道士，女人，鸡犬畜类见之　菟丝子八两，用无灰酒浸，砂锅煮制，入石臼中捣成饼晒干，焙干，杵碎，用人乳拌晒干　川当归八两，酒洗去头尾，用身　大贝母八两，圆白无油者，去心　川续断四两，折断有烟尘出者真，去芦　甘枸杞八两，用人乳拌晒，焙干　山茱萸八两，取鲜红润泽者，去核　川牛膝八两，去芦，以手折断不见铁　补骨脂四两，去浮子，以黑芝麻半斤，拌炒出火　芡实八两　莲肉八两，去心　白茯苓八两，用人乳晒干三次　赤茯苓八两，用黑牛乳拌，晒干三次　远志肉八两，用甘草水煮，去骨，晒干　辽参量其人可服几何，但不得过八两

上为极细末，须用石磨石碾，并不见铁，每药未一斤，用好蜜十二两，炼得滴水成珠，和药入石臼，木杵三千下，丸桐子大，每日空心白滚汤吞服二钱五分，晚用酒吞服二钱。大补气血，倍长精神，服久自知神妙。女人经水不调，气血枯竭，亦用此方，但减去远志，加益母草八两，醋煮香附米四两。求嗣者，加紫石英四两，亦用醋淬七次，服四斤，未有不怀孕者。忌萝卜、诸牲血、煎炒、胡椒、蒜等及糟腌之物。

神仙不老丹　安养荣卫，补益五脏，调和六腑，滋充百脉，泽润三焦，活水助气，添精实髓。

人参　枸杞子酒浸　菟丝子酒蒸焙干川当归各二两　地黄生熟各一两　石菖蒲米泔浸一宿　柏子仁　川牛膝酒浸一宿　杜仲生姜汁炒，断丝，各一两半　地骨皮　川巴戟黑色者去心，酒浸，焙，各一两

上为细末，择火日炼蜜捣千余槌，丸如桐子大，每日午时，空心临卧，各服七

―――――――――

① 菟丝子　"菟"原作"兔"，今改。

十丸，酒盐汤任下。忌食葱、韭、萝卜、真藕粉及诸血。

八仙添寿丹

何首乌六两 牛膝三两，同上味同黑豆蒸三次 山茱萸去核 柏子仁 知母酒炒 黄柏蜜炒 龟板醋炙 当归酒洗，各四两

上为末，蜜丸桐子大，每服五七十丸，空心酒下。忌烧酒辛辣物。

青娥丸

专滋肾水，壮元阳，益筋骨，治腰膝足痛，久服无不验。

破故纸隔纸炒香，四两 萆薢真正者四两，分作四份，一份盐水，一份童便，一份米泔，一份无灰酒，各浸一宿，晒干 山茱萸去核，各二两 菟丝子酒浸蒸熟 肉苁蓉去角心，酒浸，炙 牛膝酒浸一宿 枸杞子 骨碎补蒸 杜仲酒浸，炒去丝 五味子 虎胫骨酥炙 黄芪蜜炙 山药 陈皮去白 白茯苓 人参各一两，黑瘦者减半

上为细末，炼蜜丸桐子大，每服八十丸或百丸，盐汤酒任下。

斑龙二至丸

鹿角霜 鹿角胶各一斤 天门冬去心，酒浸 麦门冬去心，酒浸 生地黄酒浸，姜炒 熟地黄酒浸，各四两 黄柏酒炒 知母酒炒，各半斤 何首乌乳浸，蒸九次 当归 白茯苓各二两

一方有人参一两。阳痿加鹿茸三钱。

上为细末，炼蜜丸桐子大，每服七八十丸，空心盐汤酒任下。

异类有情丸

鹿，阳也。龟、虎，阴也。血气有情，各从其类，非金石草木例也。如厚味善饮之人，可加猪胆汁一二合，以寓降火之意义。

鹿角霜 龟板各二两六钱 鹿茸 虎胫骨各二两四钱

上为末，雄猪脊髓九条同炼蜜捣，丸，桐子大，每服七八十丸，空心盐汤下。

鹿角霜丸

黄柏八两，去粗皮，用人乳拌匀，晒干，又如此三次，炒重褐色，用之或六两或七两，随时用之。

鹿角霜八两 天门冬去心 麦门冬 人参去芦，各二两 生地黄酒浸，一两 熟地黄三两，酒浸一宿，晒干

上为细末，炼蜜丸桐子大，每服六七十丸，加至百丸，空心淡盐汤下，或酒尤佳。

龟鹿二仙胶

治精极者，梦泄遗精，瘦消少气，目视不明，此方主之。

鹿角血取者十斤 龟板五斤 枸杞子三十两 人参十五两

上件用铅坛如法熬胶，初服酒化一钱半，渐加至三钱，空心服。

荫按：盖精气神，身之三宝也。精生气，气生神。是以精极则无以生气，故令瘦削少气，气少则无以生神，故令目视不明。龟鹿禀阴气之最完者，故取其胶以补阴精，所谓补以类也。人参善于固气，气固则精不遗。枸杞善于滋阴，阴滋则火不炽。此药行则精日生，气日壮，神日旺矣。

虎骨酒

治骨极，腰脊疲削，齿痛，手足烦疼，不欲行动，此方主之。

虎骨一具，通炙取黄焦汁，尽碎如雀脑 糯米三石

上二味，合一处，倍用曲如酿酒法酿之，酒熟封头，五十日开饮之。

吴氏曰：肾主骨，骨极者，骨内空虚之极也。以骨治骨，求其类也。以虎骨治骨，取其壮也。酿之以酒，取酒性善渍，直彻于骨也。

天真丸

治脾肾俱虚，及一切亡血过多，形容枯槁，四肢羸弱，饮食不进，肠胃溏泄，津液枯竭。久服生血补气，暖胃驻颜。

肉苁蓉一两 山药十两 当归十二两 天门冬一斤 人参 黄芪蜜炙 锁阳酒浸，

晒干 破故纸酒浸，焙 杜仲姜汁拌，炒断丝 陈皮各二两

上为细末，酒打面糊为丸，或蜜丸亦可，桐子大，每服七八十丸，空心淡盐汤，或温酒任下。

十味大补丸 治血气两虚，常服甚妙。

人参 白术米泔浸一日 黄芪蜜炙 白茯苓 枸杞子 当归 白芍药 熟地黄砂仁炒 山药炒 山茱萸去核，各四两

上为细末，炼蜜丸如桐子大，每服七八十丸，空心淡盐汤或酒任下。

人参固本丸 此方常服甚有补益，但因效迟而有痰者，往往泥膈，殊不知制药有法耳。

人参四两，另为细末 生地黄 熟地黄 天门冬去心 麦门冬去心，各一斤半

上除人参研为末，其生地黄、麦门冬二味同用酒浸一日，盐汤浸一日，其熟地黄、天门冬二味同用生姜汤浸一日，酒浸一日，俱不犯铁器，浸足同磨，或擂以相尽为度，旋加水，如造酱粉之法，少加杏仁，共澄底药泥晒干，乳钵研成末如面，取净一斤，共人参末炼蜜为丸，如桐子大，每服百丸，空心酒下。

还元丹 此剂千益百补，服一月，自觉异常，功效不可尽状。

何首乌一斤，用竹刀刮去皮，干者米泔水浸软，刮皮四制，忌铁。用砂锅或瓦器盛酒，生脂蒸一次，晒干。羊肉一斤，蒸一次，晒干。酒拌蒸一次，晒干。黑豆蒸一次，晒干。一方，黑羊肉一斤，黑豆三合，量用水上加竹炊粃置药盖蒸熟透，晒干 生地黄 熟地黄各三两，酒浸焙干，各取末一两 天门冬 麦门冬各四两，米泔水浸，去心，各取末一两 人参一两，取末五钱 白茯苓去皮，二两，打成块晒干，取末一两 地骨皮三两，童便浸，晒干取末，俱忌铁。用一两

上取首生男孩乳汁六两，白蜜十两，炼同一器中，合前末为膏，瓷器贮，勿令泄气。不拘时，服一二匙，沸汤温漱。

加味补阴丸

黄柏去粗皮，锉片，盐水炒褐色 知母去皮毛，盐水炒微黄色 龟板童便浸五日，洗净，酥炙黄色，去裙 甘枸杞拣净，各二两 人参去芦 黄芪去芦，蜜炙 当归酒洗 白芍药酒拌，炒微黄色 山茱萸取肉，各一两五钱 天门冬去心，另杵为膏 锁阳酒浸去盐气，竹刀劈作片子，酥炙 牛膝去芦，酒洗，饭上蒸熟 杜仲去粗皮，姜汁炒去丝，各二两 熟地黄五两，酒洗净，另用酒浸透，捣膏 破故纸一两，酒浸一宿微炒 沉香不见火，五钱 干姜炒紫色，三钱，寒月可用

上件各不犯铁器，为细末，炼蜜加猪脊髓三条，大枣三十枚，取熟，去皮核，同和为丸，如桐子大，每日清晨淡盐汤送下百丸，寒月酒下亦可。忌食生萝卜、牛肉、鲤鱼、生冷之物。

补肾丸 治阴虚有痰，膈不清者。

龟板酥炙 黄柏盐酒炒，各四两 牛膝 杜仲姜汁炒 陈皮各二两 夏加五味一两，炒冬加 干姜五钱

上为末，姜汁打糊丸如桐子大，每服七八十丸，白汤酒任下。

黄柏、龟板、杜仲、牛膝，皆濡润味厚物也，故能降而补阴。复用陈皮，假以疏滞。夏加五味者，扶其不胜之金。冬加干姜，壮其无光之火。经曰：无伐天和，此之谓耳。

补天丸 治阴虚，骨蒸发热，形羸瘦者。

紫河车一具，酒蒸烂 前补肾丸药一料

上捣和为丸，如桐子大，每服七八十丸，热汤下。

天癸者，男之精，女之血，先天得之以成形，后天得之以有生者也。故曰：天癸，人胞者，亦精血之所融结，乃无极之极，未生之天也。已生之后，天癸虚损，补以草木，非其类也，卒难责效。人胞名曰混沌皮，则亦天耳。以先天之天，补后

天之天，所谓补以类也，故曰补天。

加味四制黄柏丸 此坎离丸、四物、四君子汤合料。

黄柏一斤，用盐、酒、米泔、童便各浸四两，夜露日晒 知母盐酒浸，晒干 白术 茯苓 当归酒浸 川芎 山茱萸酒浸取肉，各一两 白芍药 熟地黄酒拌蒸，各二两半 人参五钱 甘草三钱

上为末，炼蜜丸如桐子大，每服五十丸，空心酒下。

神仙延寿丹 此药常服祛除百病，延年益寿。

远志去心 天门冬去心皮 干山药 巴戟去心，各二两 赤石脂煅 车前子 石菖蒲 柏子仁 泽泻 川椒去目，炒 生地姜酒炒 熟地砂仁炒 枸杞子酒洗 茯苓去皮 覆盆子各一两五钱 川牛膝去苗酒洗 杜仲酥炙去丝，各三两 菟丝子①酒煮，焙 肉苁蓉酒洗，各四两 当归酒洗 地骨皮洗净 五味子 人参 山茱萸去核，各二两

上为细末，炼蜜为丸，如梧桐子大，每服五六十丸，空心温酒，或淡盐汤下。

五福延寿丹 治一切元气虚弱，五劳七伤，身体羸瘦，膝痿疼。此药服之百病消除，功效不可尽述，常服延年耐老。

五味子 人参 远志 石菖蒲 山萸去核 大茴香 生地姜酒炒 熟地黄 杜仲 白茯苓各二两 肉苁蓉酒浸，四两 枸杞子 菟丝子 山药各三两 牛膝酒浸 川椒去目炒，各七钱半 缩砂一两五钱 黄柏酒炒，八钱 知母酒炒 木瓜 覆盆子各一两

上为细末，炼蜜丸如桐子大，每服四五十丸，空心好酒或淡盐汤下。

四圣朝元丹 治诸虚不足，下元亏损，腿脚无力，脾胃虚弱，头目昏眩，四肢倦息。常服益精神，补元阳，清耳目，去下焦湿，神效。

人参 熟地砂仁炒 肉桂各一两 川椒去目炒 小茴香炒，各四两 茯苓 何首乌黑豆蒸 牛膝酒浸 干山药 杜仲酥炙 枸杞子 当归酒洗，各一两 沉香 木香不见火，各五钱 苍术一斤，酒醋盐水各浸四两，春五夏三秋七冬十日，焙干

上各制为细末，用好酒糊为丸，如桐子大，每服五十丸，空心温酒下。如不饮酒，淡盐汤下。

三仁五子丸 治气血耗损，五脏不足，睡中惊悸，盗汗。常服养心益肾，生血补气。

五味子 菟丝子酒煮捣焙 覆盆子 枸杞子 车前子 酸枣仁 柏子仁 薏苡仁 肉苁蓉 茯苓 熟地砂仁炒 巴戟去心 当归 沉香 乳香 鹿茸酥炙，各二两

上为细末，炼蜜丸如桐子大，每服六十丸，空心淡盐汤下。

打老儿丸 治阳虚不举，真气衰弱，精神短少，小便无度，眼目昏花，腰膝疼痛，两脚麻冷，不能行走。

菖蒲用桑枝同蒸 牛膝酒浸三日 巴戟用枸杞汤浸软，同酒浸一时，取出同菊花焙黄色 五味子蜜蒸 茯神 楮实水浸去浮者，酒蒸 熟地砂仁炒 枸杞子 肉苁蓉 小茴香 山药 远志去心 杜仲炒去丝 山萸去核 续断各等分

上为末，炼蜜枣肉为丸，如桐子大，每服三五十丸，温酒盐汤任下。即还少丹加续断。

苁蓉大补丸 治阴阳偏胜，上盛下虚。久服安心养肾，滋补气血，调和阴阳。

当归酒洗 熟地黄酒洗，各三两 人参 巴戟去心 鹿茸酥炙 石莲肉去心 菟丝子酒煮，各一两半 黄芪蜜炙 龙齿 茯苓 五味子 肉苁蓉各一两五钱 远志去心 酸枣仁 山药各一两

上为细末，炼蜜丸桐子大，每服五十

---

① 菟丝子 原作"兔系子"，今改。后同。

丸，空心温酒、盐汤任下。

神仙巨胜子丸　安魂定魄，改易容颜，通神仙，延寿命，添髓驻颜，补虚益气，壮筋骨，润肌肤，发白再黑，齿落再生，目视有光，心力无倦，行步如飞，寒暑不侵，百病不生。

熟地黄四两　生地姜酒炒　何首乌　牛膝酒浸　天门冬去心　枸杞子　肉苁蓉　菟丝子　巨胜子　白茯苓　柏子仁　天雄炮　酸枣仁　破故纸　巴戟去心　五味子　覆盆子　山药　楮实　续断各一两　韭子　芡实　川椒　葫芦巴　莲花蕊各五钱　木香二钱半

上为细末，春夏炼蜜为丸，秋冬蒸枣肉，入胡桃肉十个，捣如泥，同药末和，更捣千余杵，丸如桐子大，每服七十丸，空心温酒或盐汤送下，日二服。如久服，去天雄，用鹿茸亦得。

八味丸　治下元冷惫，心火炎上，渴欲饮水，或肾水不能摄养，多吐痰唾，及男子消渴，小便反多，妇人转胞①，小便不通。

熟地黄八两，酒蒸　山药　山萸去核　泽泻　牡丹皮各四两　茯苓　附子炮去皮脐　桂心各三两

上为细末，炼蜜丸如桐子大，每服五十丸，空心淡盐汤送下。

十精丸　此药能补五脏真气，益精神，养气血，延年耐老。

枸杞子酒蒸　茯苓　熟地黄酒洗　甘菊花去梗叶　肉桂去粗皮　天门冬去心　川椒去目及闭口者　菟丝子酒煮，焙　肉苁蓉酒洗，焙干　山萸去核，各二两

上为细末，酒糊为丸如桐子大，每服四五十丸，空心盐汤送下。

鹿髓丸　壮阳补肾。

巴戟去心，二两半　肉苁蓉酒洗，去甲，酥炙　葫芦巴微炒　破故纸酒浸，炒，各二两　川牛膝酒洗，去芦　白茯神去木，各一两　菟丝子酒煮干　甘枸杞炒，各二两　山萸酒浸去核，二两半　龙骨五色者，真火煅，童便、醋、盐淬九次，井水浸三日，晒干，一两　败龟板去裙边，酥炙，一两　大附子童便入盐，共煮七次，去皮脐一两，或五钱，不用亦可

上为细末，用鹿髓同炼蜜为丸，如桐子大，每服六七十丸，空心温酒、米汤、炒盐汤任下。取鹿髓先将肉煮熟，而后敲碎取之。

当归膏　治五劳七伤，诸虚百损，脾胃虚弱。养血和中，滋荣筋骨，养阴抑阳，久服多获奇效。

当归十一两　生地姜、酒炒　白术各八两　熟地砂仁炒　甘草　贝母各一两半　薏苡仁四两，炒　芍药半斤，米粉炒　茯苓六两　莲肉　人参　地骨皮各二两　山药　麦门冬各二两半　枸杞子十两　天门冬去心，一两　五味子五钱　琥珀六钱

上锉，用水五升，微火煎之，再加水五升，如此者四次，滤去粗，文武火煎，每斤加熟蜜四两，春五两，夏六两，共熬成膏，每服二匙，空心白汤调下。吐血加牡丹皮一两，骨蒸加青蒿汁、童便各一碗，劳痰加钟乳粉五钱。

三才大补膏

生地姜、酒炒，一斤　熟地黄一斤，砂仁炒　天门冬去心，四两　麦门冬去心，四两　楝人参去芦，四两　甘枸杞四两　牛膝去芦，四两　何首乌八两

上咬咀，勿犯铁器，同入大砂锅内，用水二十碗煎至七碗，取汁别贮药粗，如前再煮九次，共得汁七十碗，滤粗极净，别用中等砂锅，入汁七碗，漫火煎熬，耗汁一碗，方添一碗，六十三碗皆添尽，则汁已浓矣。盖祇得汁六碗，却用山白蜜去腊，可一斤半，同前药入砂锅内重汤煮

———
① 转胞　"胞"原作"肥"，今改。

汁，滴水不散，则膏成矣。瓷罐贮之，埋土中七日，取出，如前再煮一昼夜，再埋一宿，乃分贮小罐，封固，以次① 取用。自煎至煮，但用桑柴火。药本寻常，妙在火候。不拘时，以醇酒调服，味美而功多。若惩忿窒欲之人，又深居简出，时服此膏，亦可以擅其天年矣。七年之艾，不可不早为之所。

治右肾命门火衰方

还少丹 大补真气虚损，肌体瘦瘁，目暗耳鸣，气血凝滞，脾胃怯弱，饮食无味，并皆治之。

牛膝酒浸一宿，焙干 山药各一两半 白茯苓 山萸去核 远志去心 巴戟去心 小茴香 肉苁蓉酒洗，焙 杜仲姜汁和酒炙 楮实子 五味子各一两 石菖蒲 枸杞子 熟地黄酒洗，焙，各五钱

上为细末，炼蜜同蒸枣肉，和捣三二百杵，丸如桐子大，每服五十丸，空心温酒盐汤任下。

腽肭补天丸 治男妇亡阳失阴，诸虚百损，阴痿遗精，健忘，白带，子宫虚冷。惟寡妇不宜。

腽肭脐② 人参 茯苓姜汁煮 当归 川芎 枸杞子 小茴香各一两半 白术二两半 白芍药二两 粉草 木香 茯神去木，各一两 黄芪 熟地砂仁炒 杜仲 牛膝 破故纸 川楝子 远志去心，各二两 胡桃肉三两 沉香五钱

男加知母，女加附子。

上为末，用制腽肭酒煮糊丸如桐子大，每服六十丸，空心盐汤下。

三一肾气丸 固本丸，胸满有痰者不宜。补阴丸，脾虚有湿者不宜。惟肾气丸补血滋阴，兼理痰湿，而无降火之剂。兹以三方合一，有黄柏、知母以降邪火，茯苓、泽泻以渗邪湿，诸药补心肾，诸脏精血，深得其宜。

生地姜、酒炒 熟地砂仁炒 山药 山萸去核，各四两 牡丹皮 赤茯苓 白茯苓 泽泻 锁阳 龟板各三两 牛膝 枸杞子 天门冬 麦门冬 人参各一两 知母 黄柏 肉桂 五味子各二两

虚甚加鹿茸、虎骨各一两。

上为末，炼蜜丸如桐子大，每服七十丸，空心盐汤下。

明目益肾丸 治上热而下元虚，目昏极效。

枸杞子 当归 菟丝子 生地各一两，俱酒浸 五味子半两 知母 黄柏酒炒，各七钱 茯神一两 山药 巴戟去心 人参 甘菊花 天冬去心，各五钱

上为末，炼蜜丸如桐子大，每服七八十丸，空心盐汤下。

三才封髓丹 降心火，益肾水。

天冬去心 熟地黄洗 人参各五钱 黄柏炒褐色，三两 砂仁一两半 甘草七钱半

上为末，水糊丸桐子大，每服五十丸，用苁蓉半两切作片子，酒一盏浸一宿，次日煎三四沸，空心送下。

沉香百补丸

熟地黄六两，砂仁炒 菟丝子四两 杜仲炒，三两 知母炒，二两 黄柏酒炒，二两 人参一两 山药 当归 肉苁蓉各三两 沉香一两

上为末，酒糊丸服。

补肾丸 有效，无燥。

熟地黄八两，酒蒸 菟丝子酒浸，八两 归身三两半 肉苁蓉酒浸，一两 破故纸酒炒，半两 山萸去核，三两半 黄柏酒炒，一两 知母酒炒，一两

———————

① 以次 疑为"依次"。
② 腽肭脐 为海狗科动物海狗或海豹科动物海豹的雄性外生殖器，可以温肾壮阳，益精补髓。

上为末，酒糊为丸桐子大，每服五十丸，淡盐汤下。

冷补丸　治肾水燥少，不受峻补；或误服金石峻补药，口干多渴，目暗耳聋，腿弱腰痛，小便赤涩，大便或秘。

天冬去心　麦冬去心　熟地砂仁炒　生地黄姜酒炒　牛膝　白芍　地骨皮　石斛　玄参　沉香　磁石火煅七次，研，水飞过　蒺藜各等分

上为末，炼蜜丸如桐子大，每服七十丸，空心淡盐汤下。

三味安肾丸　治下虚，肾气不得归元，变见杂证，诸药不效者，用此补肾，令其纳气。

破故纸　小茴香　乳香各等分

上为末，炼蜜丸桐子大，每服三十丸，空心盐汤下，或煎药下。

养气丹　治诸虚百损，真阳不固，上实下虚，气不升降；或咳嗽喘促，一切体弱气虚，及妇人血海冷惫等证。

禹余粮　紫石英　磁石各半斤　赤石脂　代赭石各一斤，以上五味，各以水研，挹其清者，置纸上，以竹筛盛之，候干，各用瓦罐收贮，盐泥固济，阴干。以炭五十斤，分作五处煅此五药，以灰火盖之，火尽再煅，如此者三次，埋地内两日，去火毒，取出再研　肉苁蓉一两半　附子二两　茴香　丁香　木香　破故纸　肉桂　巴戟　山药　肉豆蔻　钟乳粉　鹿茸　当归　沉香　白茯苓　远志　没药　阳起石　五灵脂　乳香　朱砂各一两

上为末，和前药研匀，糯米糊调，每两作五十丸，阴干，入布袋内擦光。每服①二十丸，空心温酒、姜盐汤任下，妇人艾醋汤下。

续嗣丹

山茱萸　天门冬　麦门冬各五两　破故纸八两　菟丝子　枸杞子　覆盆子　蛇床子　巴戟　熟地砂仁炒　韭子各三两　龙骨　黄芪　牡蛎　山药　当归　锁阳各二两　人参　杜仲各一两半　陈皮　白术各一两　黄狗肾酥炙，二对

上为末，用紫河车一具，同麦冬、地黄炼蜜捣丸如桐子大，每服百丸，空心临卧温酒盐汤任下。

壮阳丹

仙茅　蛇床子　五味子　白茯苓　肉苁蓉　山药　杜仲各一两　韭子　破故纸　巴戟　熟地砂仁炒　山萸　菟丝子各二两　海狗肾一枚　紫梢花一两

上为末，用雄鸡肝肾，雄鳖肝肾各一付，以盐、酒、花椒末蒸熟，捣烂，和入前药；再用酒煮山药糊为丸，如桐子大。每服百丸，空心盐汤下。如阳痿精冷者，加桂、附、石燕。

雀卵丸

菟丝子一斤，酒煮捣烂，晒干为末

上于春二三月间，取麻雀卵五百个，去黄，用白和丸如梧子大，每服八十丸，空心盐汤或酒下。腰痛加杜仲四分之一。下元冷加附子六分之一。此药当预制成末，遇有雀卵，不拘多少而用。

秃鸡散　极能助阴，有房室人常服无绝，无房室人勿服。

蛇床子　菟丝子　远志　防风　五味子　巴戟　杜仲炒去丝，各一两　肉苁蓉二两

上为细末，每服一匕，好酒调下，日进二服。一方，八味各二两。

七宝至珍丹　治虚劳不足，精血耗竭。常服固精补元，利腰膝，壮筋骨，乌须发，强阳道，延年益寿。

何首乌赤白各一斤，浓米泔水浸一日，磁瓦刮去皮，打碎，用黑豆五升，与牛膝同入木甑内用砂锅蒸熟，去豆不用　牛膝川中肥大者，去芦，半斤，与何首乌同蒸，以黑透为度　茯苓赤一斤，打碎如圆眼大，用牛乳五升浸透。白一斤，用人乳五升浸透，

---

① 服　原脱，今补。

各晒干，凡用乳，须作两三次浸则易透 菟丝子半斤，酒浸一日蒸二次，取出，石臼内椿去皮，晒扬去皮，净，复以好酒浸一日，晒干，捣烂为末 破故纸半斤，炒香为末当归半斤，酒洗净 枸杞子半斤，酒洗晒干

本方加茯神半斤，名却老乌须健阳丹。一方加山药、山萸去核、肉苁蓉酒浸去甲各四两，名何首乌丸。

上皆勿犯铁器，为细末，炼蜜和匀，于石臼内木石杵捣千余下，丸如弹子大，每服一丸，日进三服，空心酒下，午间姜汤下，临卧淡盐汤下。忌葱蒜、白萝卜。或作小丸如桐子大亦可。

加味七宝丹 此药性极平和，不热不冷，服之固元气，耐饥劳，美容颜，乌须发，随服随验，久服愈验，真万金不传之神方也。

何首乌八两，赤白兼用，米泔水浸一宿，用竹刀刮去皮，切大片，用黑豆五升浸软，一层黑豆一层首乌，蜜盖，九蒸九晒。 天冬酒洗，去心，焙干 麦冬酒洗，去心，焙干 生地黄酒洗，焙干 熟地黄酒浸一宿，捣膏 山萸去核 川牛膝酒洗 枸杞子微炒，各三两 白茯苓去皮 厚黄柏盐酒炒褐色，各五两 远志去心 莲蕊 益智去壳，各一两 山药二两 沉香 木香各五钱

上为细末，炼蜜丸桐子大，每服五十丸，空心酒下。

固精丸 此药益阴固精，壮阳补肾，可常服，久能生子。

莲蕊新者，四两 山萸去核，四两 芡实五百枚，去壳 菟丝子一两，酒煮烂 五味拣红润者 破故纸炒，各五钱 白蒺藜去角刺，炒，五钱 覆盆子酒浸，蒸，去穣，四两

上为细末，炼蜜丸，春千余下，丸如桐子大，每服五十丸，空心温酒盐汤任下。

真传腽肭脐丸 补精益血，壮元阳，暖丹田，滋容颜，利腰膝，补药之最妙者

也。

前服：

当归酒洗 熟地砂仁沉香炒 生地姜酒炒 肉苁蓉酒浸 栀子炒，各五钱 黄芩三钱 黄柏盐酒炒，二钱 木香 沉香各一两三钱 槟榔四钱 腽肭脐四钱 海牛一个 海马一对 蛤蚧一对，酥炙

后服：

枸杞子 五味子 肉苁蓉酒洗 当归酒洗 生地黄酒洗 熟地黄酒蒸，各五钱 牛膝酒浸 白茯苓 沉香 木香各一两 天冬去心 麦冬去心，各五钱 甘草三钱 枳壳五钱 海马一对，酥炙 海牛一个，酥炙 蛤蚧一对，酥炙 腽肭脐四两，酥炙

上二料，俱为细末，酒糊为丸如桐子大，每服六七十丸，空心温酒或盐汤下。

补天大造丸 治男女诸虚百损，补益之功极重，久服耳目聪明，须发皆黑，延年益寿，有合造化之功，故名大造。曰补天者，取天一生水义也。大抵男精女血构成，非金石草木可比，以人补人，全天元真气，世所少知。

紫河车一具，即产孩胞衣，所谓混沌皮也。古方不分男女，惟以初生及肥盛无病妇人者可用。先以米泔水摆净，不动筋膜，此乃初结真气也，以竹器盛于长流水中，浸一刻提回，以小磁盆全盛于木甑内，文武火蒸，自卯至申酉，极熟如糊，取出，先倾自然汁在药末内，此天元正气汁也。余用石臼木杵，擂千余下，如糊样，通入药为丸。医用火焙酒煮，及去筋膜，又入龟板大误，故特书之 生地黄酒浸，一两半 熟地黄酒蒸，二两麦冬去心 天冬去心 牛膝 杜仲炙，去丝，各一两五钱 当归酒洗 黄柏酒炒 白术 五味子 枸杞子 小茴香各一两 侧柏叶焙干，二两 陈皮去白，七钱半 干姜炮，二钱

上为细末，用河车入炼蜜为丸，如桐子大，每服七十丸，空心盐汤下，有病者，日进二服。如血虚，倍当归、地黄；气虚加人参、黄芪各一两；肾虚，加覆盆子、小茴香、巴戟、山茱萸；腰疼加苍

术、萆薢、锁阳、续断；骨蒸加地骨皮、知母、牡丹皮。妇人去黄柏，加川芎、香附、条芩。

荫按：女人月水不调，兼素惯小产难产，及多生女少生男，夫妇服之，可生男。盖缘紫河车者，天地之先，阴阳之祖，乾坤之橐，钥铅汞之匡廓，胚晕[1]将兆，九九数足，我则载而乘之，故谓之车。但每验河车一制，后其子多不育，若却我之疾，损人之子，心亦忍矣，因注之，俟用者审焉。或云：水煮熟用不损子，此强辞也，然总以不用为是。

太乙神应丸　治一切虚损劳证。

人乳一碗，用锅煮干，去水不用，将干乳用磁碗焙干，听用　牛乳一碗，同上治造　白果汁一碗，同上　杜仲三两，姜汁炒，去丝　白鲜皮酒浸三日破故纸大麦炒黄色　白茯苓　川牛膝酒浸三日　当归童便浸，各二两　黍米金丹一个，晒干，即初生小儿口中大血珠

上为细末，炼蜜丸如桐子大，每服一丸，夜间入口嚼化。如惊，加珍珠、琥珀，神效。

五精丸　治肾虚痿弱，大补元气。

秋石刚硬者　鹿角霜　茯苓　阳起石　山药各等分

上为末，酒糊丸如桐子大，每服五十丸。须要常近火边，使干燥，庶几服之，无恋膈之患。

三元丹　治诸虚百损，补气生精，安魂定魄，益寿延年。

红铅　娇乳各一两　辰砂　乳香各一钱　虚无秋石一钱，用便盆或新砖自生者，方可。

上俱为细末，用鸡子一个，磕一孔，将清黄倾出，用纸展净，装前药入内，纸糊严密，密放群蛋内，以鸡抱之，三七取出，乳和为丸如桐子大，每服三丸，五更时人乳送下。稍有汗出，不可见风。

神仙小圣丹

红铅半盏，贞女首经更佳，二三次出者次之，其色红黄为上，纯红为中，紫黑者不用　朱砂五钱，辰州豆片者佳，有精神为最

上先将红铅取来，拌入朱砂，放磁盆内，日晒月照四十九日毕，飞仙池文武火升三炷香，其药透篾一边，冷定开看，与金箔相似，用鸡翎扫下，约一分八厘为上等，其次一分二厘，以乌金纸包，入小眼药罐内，以黄蜡封口，外尿胞皮通身包裹，仍放大瓶内，以绵絮塞紧，仍用竹叶尿脬紧札，用络以长绳引入井中去火毒，四十九日足。取出，择吉日，将药置于桌[2]上，南向香纸供献，用好乳香末半分，研细末，以人乳二三滴，将圣药和匀，作三丸，服者对天南向，跪拜祝毕，举药入口，将人乳送下，即归室中静养三七日，然后方许出门动作。颜色反童，须发变黑，服药一度，可延寿一纪[3]。

还元丹　补精神，益气血，视听言动不衰。

人乳粉　秋石丹　茯神　人参各四两

上为末，用好酒化鹿角胶二两，作糊丸如桐子大，每服三十丸，空心温酒，或盐汤下。

还元秋石丸　治诸虚百损。

秋石丹　白茯苓各一斤　天冬去心　麦冬去心　生地酒炒　熟地黄　人参　枸杞子　人乳粉各四两

上为末，炼蜜丸桐子大，每服三十丸，白汤或酒下。

阴阳二炼丹　世之炼秋石者，但得火炼一法，此药须兼阴阳二炼，方为至药。火炼乃阳中之阴，得火而凝，入水则释，归于无体，盖质去味存，此离中之虚也。水炼乃阴中之阳，得水而凝，遇曝而润，

---

[1]　胚晕（yùn 孕）　胚胎。
[2]　桌　原作卓"，今改。
[3]　纪　古代纪年月的单位。说法不一。《抱朴子·内篇》称三百日为一纪。

千岁不变，味去质留，此坎中之实也。二物皆出于心肾二脏，而流于小肠，水火腾蛇，玄武正气，外假天地之水火，凝而为体，服之还补。太阳相火二脏，主为养命之本，空心服阳炼，日午服阴炼。此法极省力，与常法功用不侔，久疾服之皆愈。有人得瘦疾且嗽，诸方不效，服此即瘳。有人病颠腹鼓，日久加喘满垂困，亦服此而安也。

阳炼法：用人尿十余石，各用桶盛，每石入皂荚汁一碗，竹杖急搅百千下，候澄，去清留垽①，并作一桶，如前搅，澄取浓汁一二斗，滤净，入锅熬干，刮下捣细，再以清汤煮化，筲箕铺纸七八层，淋过再熬。如此数次，直待色白如雪方止，用砂盒固济，火煅成质，倾出。如药未成，更煅一二次，候色如莹玉，细研入砂盒内固济，顶火养七昼夜，取出摊土上去火毒，为末，枣膏丸如桐子大，每空心温酒下二十丸。

阴炼法：用人尿四五石，以大缸盛，入新水一半，搅千匝，澄定，去清留垽，又入新水搅澄，直候无臭气澄下如腻粉，方曝干，刮下再研，以男儿乳和如膏，烈日晒干，盖假太阳真气也。如此九度为末，枣膏和丸如桐子大，每午后温酒下三十丸。

秋石四精丸 治思虑色欲过度，损伤心气，遗精，小便数。

秋石 白茯苓各四两 莲肉 芡实各二两

上为末，蒸枣肉和丸如桐子大，每服三十丸，空心盐汤下。

秋石五精丸 常服补益。

秋石一两 莲肉六两 真川椒红五钱 小茴香五钱 白茯苓二两

上为细末，枣肉和丸桐子大，每服三十丸，空心盐汤、温酒任下。

秋石法，用童男童女，洁净无体气疾病者，淋浴更衣，各聚一处，用洁净饮食及盐汤与之，忌葱韭蒜姜辛辣膻腥之物。待尿满缸，以水搅澄，取人中白，各用阳城瓦罐，盐泥固济，铁线札定，打火一炷香，连换铁线，打七次，然后以男女者秤匀，和作一处，研开，以河水化之，隔纸七层滤过，仍熬成秋石，其色雪白，用洁净香浓乳汁和成，日晒夜露，但干即添乳汁。取日精月华，四十九日数足，然后收贮配药。此刘氏保寿堂经验方也。

琼玉膏 大能添精补髓，化肠胃，为筋骨，万神具足，五脏盈溢，发白转黑，返老还童，行如奔马，日进数服，终日不食亦不饥渴，治痈痪劳瘵尤妙。昔人尝谓一料分五剂，可救痈痪者五人，分十剂，可救劳瘵者十人。

生地黄新鲜者十六斤，捣取膏 人参为末，取一斤半 白茯苓三斤，舂细水飞，去浮筋 冬蜜十斤 国朝太医院会议加甘枸杞 天冬去心麦冬去心，各一斤

上和匀，入瓷瓶内，用绵纸七重，厚布一重，紧封瓶口，置砂锅内，用桑柴火煮三昼夜，再用黄蜡纸二三重包扎②瓶口，纳井中浸一日夜，出火毒，次日再入旧汤内煮半日，出水气，然后收藏。每日空心及午前后，取一二匙，用温酒或白汤调服。修合时沐浴，忌鸡犬孝子妇人见之。

天门冬膏 清肺补肾，充旺元阳。昔有一王子，单服此膏，连生三十二子，寿至百岁，行步轻健，耳目聪明如童子。又能去积聚风痰，补肺，疗咳、嗽血、失血。润五脏，杀三虫伏尸，除瘟疫，轻身益气，令人不饥。大抵此药冷而能补，最

---

① 垽（yìn 印） 沉淀物。
② 扎 原作"札"，今改。

宜于酒色过度之人，常服极好，惟胃寒者不宜。

天门冬一味，拣去枯坏者，用温水润透，去皮心，每一斤用水五大碗，入铜砂锅内，慢火煮干三分之二，用布绞去汁，将粗捣烂，又用水三碗，再熬减大半，又以布绞净，如此三次，将汁通和一处，入好蜜，以甘苦得中为度，用文武火熬至滴水不散，似稀糊样，取起置冷地上一夜出火毒，以磁罐收贮。每日空心、午前后以白滚汤调服一二匙，冬月温酒服。有痰，姜汤服。上焦热及有痰，食后多服一次。下焦热，小便赤涩，空心多服一次。每一斤加生地黄六两，尤妙。盖地黄为天门冬之使，若有君无使，是独行无功也。故张三丰与胡濙尚书长生不老方，用天门冬三斤，地黄一斤，乃有君而有臣也。亦可炼蜜作丸服。

地黄膏　治血虚生疮，肌肤燥痒，自汗遗精，便多，妇人乳少等证。

用生地黄酒洗净，每一斤用水五六碗，如熬天门冬法熬用之，或加当归等分。一方入鹿角胶十分之一，蜜酒生姜、苏子自然汁，量人煎膏。

无比山药丸　治诸虚百损，五劳七伤，肌体消瘦，目暗耳鸣，四肢倦怠。常服壮筋骨，益肾水。

山药二两　菟丝子酒煮，捣焙　杜仲姜汁炒，各三两　赤石脂煅　茯神去皮木　山萸去核熟地黄酒焙　巴戟去心　牛膝去芦，酒浸　泽泻各一两　五味子六两　肉苁蓉四两，酒浸

上为细末，炼蜜为丸，如桐子大，每服五十丸，空心温酒送下。

沉香大补丸　专治下焦虚弱，补益精血。久服身轻体健，五脏调和，百脉通泰，功效甚妙。

黄柏酒炒褐色　知母酒炒，一两半　熟地黄酒浸炒干　人参去芦　败龟板酥炙，各二两

沉香　芍药　陈皮　牛膝酒浸　锁阳酒浸虎胫骨　当归酒浸　山萸去核　山药　茯苓去皮　牡丹皮　杜仲酥炙，去丝　泽泻大茴香炒，各一两

上为细末，炼蜜丸如桐子大，每服五六十丸，空心温酒盐汤任下。

固真丹　治诸虚百损，五劳七伤，水火不能升降，下元虚冷，脐腹疼痛。

山药一两半　人参　黄芪蜜炙　黄柏酒炒　白术　杜仲炒断丝　补骨脂炒　白茯苓　牡丹皮　山萸去核，各一两　五味子炒泽泻各五钱　熟地黄四两，汤蒸烂，石臼内捣成膏　羊肉七斤

上四味为末，将羊肉洗去脂膜，扯开入药末，以麻缚之。用酒四瓶，煮令酒干，再添水二升，又煮，候肉烂如泥，又入黄芪末五两，人参末二两，白术末二两，糯米饭焙干为末，同捣丸如梧子大，每服百余丸，温酒盐汤任下，早晚各进一服。如觉难丸，入蒸饼五七枚，焙干为末同丸。

牛膝丸　治肝肾虚损，骨痿不能起于床，宜益精；筋缓不能自收持，宜缓中。

牛膝　草薢　杜仲　苁蓉　菟丝子　防风　胡芦巴　补骨脂　沙苑蒺藜各一两肉桂五钱

上为末，酒煮猪腰子为丸，如桐子大，每服五七十丸，空心酒下。

归茸丸　治精血枯竭，面色黧黑，耳聋目暗，口干多渴，腰痛脚软，小便白浊，上燥下寒，峻补不受等证。黧音黎，黑而黄也。面目黧黑，色青黑而沃

鹿茸酒蒸　当归酒浸，各等分

上为细末，用乌梅水煮去核，和前末捣匀为丸，如桐子大，每服六七十丸，空心米饮送下。

壮阳丹　此药强壮阳道，固暖精血，宜二三日用一服，或与固精丸间用。

肉苁蓉一两, 酒浸一宿 五味子一两 蛇床子一两 菟丝子酒浸煮烂, 晒干 杜仲姜汁炒, 去丝 牛膝去芦, 酒洗净 黄柏蜜炙, 各四两 知母蜜炒, 三两 胡桃肉汤洗, 去皮, 八两 一方无知母

上为细末, 春夏用粥, 秋冬用炼蜜, 其粥用糯米一碗煮之, 将胡桃肉捣烂为膏, 和匀, 石臼内杵千余下为丸, 如梧桐子大, 每服五十丸至八十丸, 空心盐汤或酒送下, 以干物压之。

太极丸 人之五脏, 配天之五行, 一有不和, 是以为病。药有五味, 各主五脏, 常欲适调, 因配合诸味, 使人精气神、心肺肾保和无遗, 生化之源既清, 邪不能入矣, 故曰太极。

黄柏属水, 滋肾, 苦以坚精, 去皮, 盐酒浸三日, 微炒褐色, 取净末, 三两六钱 知母属金, 主润肺, 苦以降火, 佐黄柏为金水相生, 去毛, 酒浸一宿, 微炒, 净末二两四钱 破故纸属火, 收敛神明, 能使心包之火与命门之火相通, 故心阳坚固, 骨髓充实, 涩以治脱也, 新瓦炒香火净末二两二钱 胡桃肉属木, 润血, 血属阴, 阴恶燥, 故油以润之, 佐故纸为木火相生。故书谓黄柏无知母, 故纸无胡桃, 犹水母无虾也。去皮研, 二两二钱 砂仁属土, 醒脾开胃, 引诸药归丹田, 香而窜, 和五脏中和之气, 如天以土为中气也。去壳, 一两分作二分, 五钱生用, 五钱同花椒一两炒香, 去椒不用

上各制为细末, 炼蜜丸如桐子大, 每服五七十丸, 早夜沸汤、茶酒任下。服至三年, 百病渐消, 终身服之无间, 可以为地仙矣。一方加橘红, 盐水拌炒, 半夏汤泡七次, 锉片, 姜汁拌为饼, 阴干, 名加味太极丸。

玄菟丹 治肾气虚损, 目眩耳鸣, 四肢倦怠, 遗精尿血, 心腹胀满, 脚膝痠痿, 股内湿痒, 小便滑数, 水道涩痛, 时有遗沥等证。

菟丝子五两 山药二两七钱 莲肉二两 白茯苓一两 五味子二两

上为末, 山药留一半, 打糊丸桐子大, 每服五十丸, 空心盐汤下。脚无力, 木瓜煎汤下。本方去五味子, 名小菟丝子丸。更加枸杞子二两, 合人参固本丸, 名玄菟固本丸。

斑龙丸 除百病, 补百损, 壮精神, 养气血, 大有奇效。老人虚人常服, 延年益寿, 久成地仙。昔蜀有道人, 醑歌酒肆中, 曰: 尾闾不禁沧海竭, 九转灵丹都漫说, 惟有斑龙顶上珠, 能补玉堂关下血。真人许仲原索方以传。

鹿角胶 鹿角霜 菟丝子酒浸, 研细 柏子仁去壳 熟地黄各半斤 白茯苓 补骨脂各四两

上为细末, 酒煮米糊为丸。或以鹿角胶入好酒烊化为丸, 如梧桐子大, 每服七八十丸, 空心临卧, 盐汤酒任下。(烊, 音阳, 炙也)

又斑龙丸 歌曰: 肾命衰兮阳痿弱, 临时子后不能捉。皆因过度损精神, 又被七情伤经络。不思饮食体羸虚, 每会阴时阳不作, 嗟叹斯人少谕机, 履霜不戒坚冰合。一朝幸得遇高明, 再拜希求补髓药。莫炼钟乳与丹砂, 不用腽肭至简约。采得斑龙顶上珠, 更加数味研为末。如法修合蜜和丸, 日日常服形容乐。向时劳瘵病痊瘳, 命在呼吸彼此夺。年老浑如少壮人, 阴阳交际无穷乐。梦寐不侵智镜明, 保养元阳何药若。目视千步咫尺间, 趋走如飞百里过。入室之人得遇斯, 丹田愈补愈坚确。不须服气与飧霞, 何劳金丹九转多。羊车转运已枉然, 青蛇剑口徒开阔。碧海蛟螭虽难比, 久服自能万疾却。

鹿角胶半斤, 细切, 炒成珠 鹿角霜一斤 天门冬去心 麦门冬去心, 各一两半 肉苁蓉酒洗, 去甲蒸熟 生地姜酒炒 熟地砂仁沉香炒菟丝子淘净酒浸 黄柏盐水浸炒, 各二两 柏子仁去壳, 一两

上为细末, 炼蜜入黄酒一半, 将药搅

匀，稍干些，入石臼内杵千余下，以粘为度，丸如桐子大，每服五十丸，渐加至百丸，空心黄酒或盐汤送下，以干物压之，不犯胃气。或晨昏各一服亦可。此药无间断服六七个月方见效，服至一年，七十老人浑如壮年。常服延年，可至仙位。

二至丸 常服补虚损，暖腰脐，壮筋骨，明眼目，调养元气，滋益子息，其效如神。名二至者，取冬至一阳生，夏至一阴生之义也。

熟地黄酒蒸 龟板酒浸，酥炙 白术麸炒 黄柏酒浸，炒，各三两 知母酒浸，炒 当归酒洗 生地黄酒浸 白芍药酒炒 麦冬去心，各四两 天冬姜炒，二两

上为细末，枣肉同炼蜜和杵百余下，丸如桐子大，每空心午前服五十丸。忌莱菔诸血羊肉。服至百日，逢火日摘去白发，生出黑发，是其验也。犯所忌不效。

胡尚书壮阳丹 滋补元阳，美颜益算[①]。

莲肉水浸，去皮心，八两 甘枸杞 芡实 干山药 白茯苓 山萸去核，各四两

老年人加辽参四两。

上为细末，用熟糯米一升，炒黄色为末，白糖五两，酥油五两拌匀，瓷器收贮，每早沸米汤酒任调下五六匙，干物压之。

秘传二仙糕 固齿黑发，壮阴，益肾水，养脾胃。

人参 山药 白茯苓 芡实 莲肉去皮心，各半斤 糯米一升 蜜半斤 白糖半斤 粳米三升半

上为细末和匀，将蜜糖溶化和末，掺按得宜，小木笼炊蒸之上，以米一撮，成饭为度，取起尽作棋子块，漫火上烘干，作点心食之，白汤漱下，百日内见效，妙殊不尽。

何首乌丸 治男子元脏虚损，发白再黑，填精补髓。

何首乌半斤 肉苁蓉六两 牛膝四两

上将何首乌用枣一层甑内蒸，枣软用竹刀切，焙，同为末，用枣肉为丸如桐子大，每服五七丸，嚼马兰子服，酒下食前一服加一丸，日三服。至四十九丸即止，却减应数服，其效如神。修合不犯铁器。

加味斑龙丸 治真阴虚损，理百病，养五脏，补精髓，壮筋骨，益心志，安魂魄，悦泽驻颜，延年益寿。

鹿角霜 鹿角胶 鹿茸 阳起石 附子 酸枣仁 柏子仁 肉苁蓉 黄芪各一两 当归 熟地砂仁沉香炒，各八钱 辰砂五钱

上为末，酒糊丸如桐子大，每服五十丸，空心温酒，盐汤任下。一名茸珠丸。

加减内固丸 治命门火衰，肾寒阴痿，元阳虚惫，阴溺于下，阳浮于上，水火不能既济。

石斛 胡芦巴各二两 巴戟 肉苁蓉 山萸去核 菟丝子各三两 破故纸二两半 小茴香一两 附子五钱

上为末，炼蜜丸桐子大，每服五十丸，空心盐汤、温酒任下。

补真丸 治饮食不进，屡用脾胃药不效者。乃房劳过度，真火衰弱，不能熏蒸脾土，致中州不运，饮食不进，胸膈痞塞，或不食胀满，或已食不消，大便溏泄。古人虽云补肾不如补脾，其实补脾不如补肾也。

胡芦巴 香附子 阳起石 川乌 肉苁蓉 菟丝子 沉香 肉豆蔻 五味子各五钱 鹿茸 巴戟 钟乳粉各一两

上为末，用羊腰子两对，以葱椒酒煮烂，和酒糊捣丸桐子大，每服七十丸，空心米饮、盐汤任下。

---

① 算 寿命。

草还丹　益精髓，补肾经，固元阳，轻腰脚，安五脏，通九窍，令人耳目聪明，延年益寿，乃仙家之良剂。

苍术四两，酒浸一两，米泔浸一两，醋浸一两，盐水浸一两，并炒　破故纸一两，酒浸一宿　胡芦巴酒浸　覆盆子二钱　川乌一两，盐炒　茴香一两，盐炒　川楝子一两　木香不见火，五钱　山药　穿山甲酥炙　地龙去土净　茯苓去皮　枸杞子　牛膝酒浸，各三钱

上为细末，酒糊丸，如桐子大，每服五十丸，空心温酒或盐汤下，干物压之。

治心肾两虚方

天王补心丹　治玩读著作，劳神过度，以致潮热盗汗，咳嗽失血，遗精，怔忡健忘，咽干口燥，肌体羸瘦，调和心肾二经要药也。常服安心保神，益血固精，壮力强志，令人不忘。

熟地砂仁炒　白茯苓　人参　远志去心　石菖蒲　玄参　柏子仁　桔梗　天冬去心　丹参　酸枣仁炒去油　麦冬去心　甘草炙　百部　五味子　茯神　当归　杜仲姜汁炒断丝，各等分

上为细末，炼蜜丸如弹子大，每两作十丸，金箔为衣。每服一丸，用灯心枣汤化下，食远临卧服。或作小丸亦可。

柏子养心丸　安心保神，益血固精，祛烦热，除惊悸，长聪明，久服令人不忘。

柏子仁四两　枸杞子三两　玄参二两　生地黄　麦冬　白茯神　当归　石菖蒲　甘草　酸枣仁各五钱，水润去红皮

上为细末，除柏子、地黄，石臼捣如泥，加炼蜜丸梧桐子大，每服四五十丸，临卧白汤下。

古庵心肾丸　年高之人，有患其无子者，有恶其发白者。然无子责乎肾，发白责乎心。何则，肾主精，精盛则孕成。心主血，血盛则发黑。然心恶热，肾恶燥，此方补精益血，清热润燥，治心肾之圣药也。不独施于发白无子二者，其惊悸怔忡，遗精盗汗，耳鸣腰痛，足痿诸证，无不治也。

熟地黄酒浸　生地黄酒浸　山药　茯神各三两　山萸酒浸，去核　枸杞子酒洗　龟板去裙，酥炙　牛膝去芦　牡丹皮去心　鹿茸火去毛，酥炙　黄连各一两　当归　泽泻　黄柏各一两半　生甘草五钱

上为末，炼蜜丸如桐子大，辰砂为衣。每服五十丸，渐加至百丸，温酒或盐汤空心下。

究源心肾丸　理水火不既济，心怔盗汗，夜梦遗精，目暗耳鸣，腰膝缓弱。常服调阴阳，补心肾。

牛膝酒浸　熟地黄酒蒸　肉苁蓉酒浸，各一两　鹿茸　附子炮去皮脐　人参　远志　茯神　黄芪蜜炙　山药炒　当归酒浸　龙骨　五味子各一两　菟丝子酒浸蒸成饼，三两

上为末，用浸药酒煮面糊为丸如桐子大，每服七十丸，空心枣汤下。

茵按：此方补虚，温寒，燥湿，盖为虚中有寒者设也。若虚中有热者，又当以古庵心肾丸治之。

瑞莲丸　定心暖肾，生血化痰。

苍术主脾，一斤，生用四两，酒醋米泔各浸四两　莲肉主心，一斤，去皮心，酒浸软去皮心，入猪肚内煮烂，焙干　枸杞子主肝，甘州者二两　五味子主脉，去梗，二两　熟地黄主血，酒浸蒸，二两　破故纸主肾，炒，二两

上为末，用前猪肚捣膏，同酒糊丸如桐子大，每服四五十丸，空心温酒下。

二神交济丹　治心脾肾三经虚者。

茯神　薏苡仁各三两　酸枣仁去油　枸杞子　白术　神曲炒，各二两　柏子仁　茯实　生地酒炒　麦冬　当归　人参　陈皮　白芍药　白茯苓　砂仁各一两

以上十六味，每神字领八味，合八节，共二十四两，合二十四气，为一岁也。为末，用熟水四盏，调炼蜜四两，煮山药四两为丸梧子大，每服三五十丸，米饮下。血虚甚去芍药，加鹿茸。脾亏甚去地黄，加五味子。

琥珀散　治虚劳百病，除阴痿，清精力不足，大小便不利，如淋状，脑门受寒气，结在关元，强行阴阳，精少余沥，腰脊痛，四肢重，咽干口燥，食无常味，乏气力，远视䀮䀮[1]，惊悸不安，五脏虚劳，上气满喘。

琥珀研　芜菁子[2]　胡麻子　车前子　蛇床子　菟丝子　枸杞子　菴䕡子[3]　橘皮　肉苁蓉　松脂　牡蛎各四两　麦门冬去心，一升　松子　柏子　荏子[4]各三升　桂心　石韦　石斛　滑石　茯苓　芎劳　人参　杜仲　续断　远志　当归　牛膝　牡丹皮各三两　通草十四两

上三十味，各治下筛，合捣二千杵，盛以韦囊，先食服方寸匕，日三夜一，用牛羊乳汁煎令熟。长服令人强性轻体，益气消谷能食，耐寒暑，除百病，虽御十女不劳损，令精实如膏，服后七十日可得行房。久服，老而更少，发白反黑，齿落重生。

杜仲散　益气补虚，治男子羸瘦短气，五脏痿损，腰痛不能房室。

杜仲　蛇床子　五味子　干地黄各六分　苁蓉　远志各八分　木防己　巴戟天各七分　菟丝子十分

上为末，食前酒调服方寸匕，日二服。常服不绝佳。

常饵补方

枸杞子一斤　天雄三两　苁蓉　石斛　干姜各八两　菟丝子　远志　续断各五两　干地黄十两

上为末，酒服方寸匕，日二服，食无所忌。服药十日，候茎头紫色，乃可行房。

又方　五味子　蛇床子各二两　续断　牛膝各三两　车前子　肉苁蓉各四两

上为末，酒服方寸匕，日三服。

一方　治阴下湿痒生疮，失精阴痿。

牡蒙　菟丝子　柏子仁　蛇床子　肉苁蓉各二两

上为末，酒服方寸匕，日三服，以知为度。

一方　蛇床子　菟丝子　杜仲各五分　肉苁蓉　五味子各三分

上为末，炼蜜丸如桐子大，每酒下十四丸，日二夜一。

一方　菟丝子　蛇床子　五味子各等分

上为末，炼蜜丸如桐子大，每服三丸，饮食服，日三。

降心丹　治心肾不交，盗汗遗精，及服热药过多，上盛下虚，小便赤白浊，常服镇心益血。

熟地黄酒浸，焙干　天冬去心，各三两　麦冬去心　人参　茯神去木　山药　茯苓　远志甘草煮，去骨，各二两　当归去芦　肉桂去皮，各半两　朱砂半两，另研为衣

上为末，炼蜜丸桐子大，每服三十丸，人参汤下。

平补镇心丹　治心血不足，时或怔忡，夜多异梦，如坠层崖。常服补心肾，益荣卫。

白茯苓　五味子　车前子　茯神去木　肉桂各一两　麦冬去心，一两二钱半　远志去心，甘草煮　天冬去心　山药洗，姜制　熟地

---

① 䀮䀮（huāng 荒）　目不明。
② 芜菁子　一名"蔓菁子"，功能明目，清热利湿。
③ 菴䕡子　菊科植物菴䕡的果实。可行瘀祛湿。
④ 荏（rěn 忍）子　正名白苏子，可下气，消痰，润肺，宽肠。

黄酒蒸，各一两半　酸枣仁炒，二钱半　人参五钱　龙齿二两半　朱砂五钱，另研为衣

上为末，炼蜜丸桐子大，每服二十丸，空心米饮、酒任下。

十四友丸　治心肾虚损，神志不安。

白茯苓　白茯神去木　酸枣仁炒　人参各一两　龙齿别研，二两　阿胶蛤粉炒　黄芪远志去心　当归酒洗　熟地黄　柏子仁别研　肉桂　紫石英别研，各一两　辰砂另研，一钱

上为末，同别研四味细末，炼蜜丸桐子大，每服三十丸，食后枣汤下。

安神补心定志益元固真丸　安心安神，固精益血，壮力强志，令人善记不忘；除怔忡，定惊悸，清三焦，大化痰，祛烦热，疗咽干，滋肾水，健脾胃，悦颜色，生肌肤，不寒不热。

当归一两二钱，酒洗　天冬八钱，去心　麦冬一两，去心　柏子仁一两，炒　远志一两二钱，去皮，甘草浸　知母七钱，盐水炒　黄连一两，姜汁炒　百部五钱　酸枣仁一两，炒去油　白茯苓一两二钱　玄参七钱　生地黄二两，酒洗　石菖蒲一两，炒　熟地黄二两，酒洗　杜仲一两，去丝，姜汁炒　黄芪七钱，蜜炙　枸杞子一两，酒蒸肉苁蓉一两，酒炒　白术八钱，土炒　川芎五钱　软柴胡五钱，去芦　加橘红一两　白茯神去皮木

上为细末，炼蜜为丸，如梧桐子大，每服六十丸，早晚不拘时服。忌萝卜葱蒜。

卷 六 十 五

劳 瘵

论

虞氏曰：《内经》曰：阴虚生内热。又曰：阴气者，静则神藏，躁则消亡。饮食自倍，肠胃乃伤。又曰：有所劳倦，形气衰少，谷气不盛，上焦不行，下脘不通，而胃气热，热气薰胸中，故内热。是故欲养阴而延年者，心神宜恬静而毋躁扰，饮食宜适中而无伤。风寒暑湿之谨避，行立坐卧之有常，何劳怯之有哉。惟嗜欲无节，起居不时，七情六欲之火时动乎中，饮食劳倦之过屡伤乎体，渐而至于真水枯竭，阴火上炎，而发蒸蒸之燥热。或寒热进退，似疟非疟，故古方名曰蒸病。或二十四种，或三十六种，名虽不同，证亦少异，大抵不过咳嗽发热，咯血、吐痰、白浊、白淫、遗精、盗汗，或心神恍惚，梦与鬼交。妇人则月闭不通，日渐亏羸，渐成劳瘵之候。夫病此者，始不求治，姑息日久，直至发热不休，形体瘦甚，真元已脱，然后求医治疗，虽仓扁复生，莫能救其万一矣。

中藏经·劳伤论曰：劳者，劳于神气。伤者，伤于形容。饥饱过度则伤脾，思虑过度则伤心，色欲过度则伤肾，起居过度则伤肝，喜怒悲愁过度则伤肺。又风寒暑湿则伤于外，饥饱劳役则败于内。昼感之则病荣，夜感之则病卫。荣卫经行，内外交运，而各从其昼夜，始劳于一，一起于二，二传于三，三通于四，四干其五，五复犯一，一至于五，邪乃深，真气自失，使人肌肉消，神气弱，饮食减，行步难。及其如此，则虽有命，亦不能生也。故调神气论曰：调神气，戒酒色，节起居，少思虑，薄滋味者，长生之大端耳。诊其脉甚数，甚急，甚细，甚弱，甚微，甚濡，甚滑，甚短，甚长，甚沉，甚浮，甚紧，甚弦，甚洪，甚实，皆生于劳而伤也。

王启玄曰：虚者，皮毛肌肉，筋爪骨髓，气血津液不生也。若男女终日劳役，神耗力倦，饥饱越常，喜怒忧思，形寒饮冷，纵欲恣情。《素问》曰：今人未及半百而衰者，以酒为浆，以妄为常，醉以入房，以欲竭其精，以耗散其真，根源从此而虚竭矣。五脏六腑，如何不弱，五劳六极七伤，从此而始。何谓五劳，心劳血损，肝劳神损，脾劳食损，肺劳气损，肾劳精损。六极，谓筋、脉、肉、皮、毛、骨痿损，是谓六极。七伤《难经》言之甚详，伤形与气谓之七伤。总而言之，为虚是也。大抵五行六气，水特五之一耳。夫一水既亏，岂能胜五火哉，虚劳等证蜂起矣。其体虚者，最易感于邪气，当先和解，微利微下之，从其缓而治之，次则调之。医者不知，邪气加之于身而未除，便行补剂，邪气得补，遂入经络，致死不治，如此误者，何啻千万，良可悲哉。《内经》中本无劳证之说，其曰劳者温之，温者温存之义，不足者补之以味，谷肉菜果，百味珍羞，无非补也。今之医者，不通其法，惟知大补之道，轻则当归、鹿茸、雄附，重则乳石、丹砂，加之以灼艾补，燥其水，水得热愈涸，生火转甚，少而成嗽，痰血、潮热，烦渴，喜冷，此则热证明矣。重则失音，断不可救，犹且峻补不已，如此死者，医杀之耳。及遇良工治验，而以清剂解之，不合病人之意，反行责怪，及闻发表攻里之说，畏而不从，甘死于庸工热补之手，虽死不悔，深可悯也。夫凉剂能养水清火，热剂能燥水补火，天下之事，无出乎理，理既明，何患病疾之不安。劳为热证明矣，还可补乎。惟无邪无热无积之人，脉举按无力而弱者，方可补之。又必察其胃中，及右肾二火亏而用之。心虚则动悸，恍惚忧烦，少色舌强，宜养荣汤、琥珀定神丸之类，以益其心血。脾虚，面黄肌瘦，吐利清冷，腹胀肠鸣，四肢无力，饮食不进，宜快脾汤、进食丸之类，以调其饮食。肝虚，目昏，筋脉拘挛，面青恐惧，如人将捕之状，宜牛膝益中汤、虎骨丹之类，以养助其筋脉。肺虚，呼吸少气，喘乏咳嗽嗌干，宜枳实汤加人参、黄芪、阿胶、苏子，以调其气。肾虚，腰背脊膝厥逆而痛，神困耳鸣，小便频数，精漏，宜八味丸加五味子、鹿茸，去附子，用山药等丸，以生其精。

医说云：五劳者，动作劳伤于五脏，五脏之气因伤成病，故谓之五劳。肺劳之状，短气而面肿，不闻香臭。肝劳之状，面目干黑，口苦，精神不守，恐畏不能独卧，目视不明。心劳之状，忽忽喜忘，大便难，或时溏利，口内生疮。脾劳之状，舌根苦直，不得咽唾。肾劳之状，背难俯仰，小便不利，黄赤而有余沥，囊湿生疮，小腹里急。治法，肝劳补心气，心劳补脾气，脾劳补肺气，肺劳补肾气，肾劳补肝气，此疗子以益母也。经曰：圣人春夏养阳，秋冬养阴，以补其根本。肝心为阳，脾肺肾为阴。夫五脏实亦成劳。虚则补之，实则泻之。又曰：六极者，筋极主肝，脉极主心，肉极主脾，气极主肺，骨极主肾，精极主脏腑。筋极之状，令人数转筋，十指手甲皆痛，苦倦不能久立。脉极之状，忽忽喜忘，少颜色，眉发堕落。肉极之状，饮食无味，不生肌肉，皮肤枯槁。气极之状，正气少，邪气多，气不足，多喘少言。骨极之状，腰脊疼削，齿痛，手足烦痛，不欲行动。精极之状，肉虚少气，喜忘，鬓衰落。然谓之极者，病重于劳也，治法与治劳同。又曰：七伤者，一曰大怒逆行伤肝，二曰忧愁思虑伤心，三曰饮食太饱伤脾，四曰形寒饮冷伤肺，五曰久坐湿地伤肾，六曰风雨寒湿伤形，七曰大怒恐惧伤志。肝伤则少血目暗，心伤则苦惊喜忘，脾伤则面黄善卧，肺伤则短气咳嗽，肾伤则短气腰痛、厥逆下冷，形伤则皮肤枯槁，志伤则恍惚不乐。治法与五劳六极同。又曰：冷劳之人，气血枯槁，表里俱虚，阴阳不和，精气散失，则内生寒冷也。皆因脏腑久虚，积冷之气，遂令宿食不消，心腹积聚，脐腹痛疼，面色痿黄，口舌生疮，大肠泄痢，手足无力，骨节疼疼，久而不痊，转加羸瘦，故曰冷劳。又曰：劳，动作也。郭逢源曰：凡人暂尔疲倦，通谓之劳。而今人以劳为恶疾而恶闻之，亲戚朋友，共为隐讳，见其疾状，莫敢呼之。殊不知劳之为病，初起于动作不能节谨。至于疲倦且伤不已，渐成大疾。凡言虚劳者，五劳是也。六极七伤为类，盖蒙庄所谓精太用则竭，神太劳则弊者是也。治法不过补养五脏，滋益气血，使之强盛，则其疾自去。又曰：凡虚劳之疾，皆缘情欲过度，荣卫劳伤，致百脉空虚，五脏衰损，邪气乘袭，致生百疾。圣人必假药石以资气血，密腠理以御诸邪。肌肉之虚，犹如物体之轻，虚如马勃、通草、蒲梢、灯心之属是也，非滋润粘腻之物以养之，不能实也。故前古方中，鹿角胶、阿胶、牛乳、鹿髓、羊肉、饴糖、酥酪、杏仁煎酒蜜、人参、当归、地黄、麦冬之类者，盖出此意。本草云：补虚去弱，羊肉、人参之属是也。所谓虚劳者，因劳役过甚而致虚损，故谓之虚劳。今人才见虚弱疾证，悉用燥热之药，如伏火金石附子姜桂之类，致五脏焦枯，血色干涸，而致危困，皆因此也。如虚而兼冷者，止可于诸虚劳方中加诸温热药为助可也。如此，即不失古人之意。又曰：养生必用方论虚劳不得用凉药，如柴胡、鳖甲、青蒿、麦冬之类，皆不用服，惟服黄芪建中汤。有十余岁女子，因发热咳嗽，喘急，小便少，后来成肿疾，用利水药得愈。然虚羸之甚，遂用黄芪建中汤，日一服，三十余日遂愈。盖人禀受不同。虚劳，小便白浊，阴脏人，服橘皮煎、黄芪建中汤，获愈者甚众。至于阳脏人，不可用暖药，虽建中汤不甚热，然有肉桂，服之稍多，亦反致害。要之，用药亦量其所禀，审其冷热，而不可一概以建中汤治虚劳也，谨之。又曰：气虚则发厥，血虚则发热。厥者，手足冷也。气属阳，阳虚则阴凑之，故发厥。血者，阴也，血虚则阳凑之，故发热也。气虚发厥者，当用温药。血虚发热者，不宜用凉药，当用温养气血之药以补之，宜养阴，黄芪建中汤之类是也。又有一种病实热者，极而手足厥冷，所谓热深厥亦深，此当用凉药，须以脉别之也。此最难辨，差之毫厘，则害人性命，戒之。

李氏曰：劳极曰瘵，先须辨阴阳。热劳阳病，口干舌疮，咽痛，涕唾稠粘，手足心烦疼，小便黄赤，大便燥结。虚劳阴病，唾痰白色，胃逆口恶，饮食难化，小便多，遗精白浊，大便溏泄。又有嗽痰，仰卧不得者，必阴阳兼病也。多因十五六岁，或二十前后，血气未定，酒色亏损精液而成，全属阴虚。间有因外感、久疟久嗽而成者，多属阳虚热劳。咽疮失音者死，虚劳泻不止者死。不问阴病阳病，日久皆能传变。男子自肾传心肺肝脾，女子自心传肺肝脾肾五脏，复传六腑而死。亦有始终只传一经者，有专著心肾而不传者，大要以脉为证验。轻者六证间作，重者六证兼作。盖火蒸于上，则为潮热咳血。火动于下，则为精浊泄泻。若先见血，止血为先，其余流传，变证虽多，亦必归重一经。假如现有精浊，又加之胫痿腰背拘急，知其邪在肾也。现有咳血多汗，加之惊惕，口舌生疮，知其邪在心也。现有喘咳嗽血，加之皮枯，鼻塞声沉，知其邪在肺也。现有梦遗，加之胁痛，多怒颈核，知其邪在肝也。现有泄泻，加之腹痛痞块，饮食无味，四肢倦怠，知其邪在脾也，当随邪之所在调之。劳热清骨散，内热保真汤，晡热黄芪鳖甲汤，劳血咯血太平丸，嗽吐咳咯保和汤，血去多三黄补血汤，血不止十灰散、单花蕊石散。劳嗽，干嗽，人参润肺丸、保和汤、太平丸、安肺汤。肺痿，知母茯苓汤。肺痈，桔梗汤、单白及散。劳泄，白术膏、八珍汤、肾气丸。劳汗，黄芪散，更当于各病本条参究。劳者，倦也。气血劳倦不运，则凝滞疏漏，邪气得以相乘。又饮食劳倦所伤，则上焦不行，下脘不通，热熏胸中而生内热。凡颈上有核，腹中有块，或当膝冰冷，或无力言动，皆痰涎结聚，气血凝滞之所致也，故以开关起胃为先。盖关脉闭，则气血干枯。胃气弱，则药无由行。但阳虚不可偏用辛香丁附之类，阴虚不可偏用苦寒知柏之类。古立有开关散、定胃散，今亦难用，窃其意推之。阳病开关清热利便，宜泻白散加银柴胡、秦艽、桔梗、木通、泽泻、当归、芍药、木香，以小便多为病去。阴病开关行痰利气，宜二陈汤加便制香附、贝母、牡丹皮、当归、山楂、苏梗及生地黄、木香少许，以气清痰少为病减。阴阳俱病用参苓白术散、三白汤，或二陈汤加白术、神曲、麦芽，以起脾胃。如有泄者，尤宜多服，久服，俟胃气转，然后依证用药。古方以生犀散、防风当归饮，或三补丸、单黄连丸治热劳证，然必初起体实而后敢用之也。久虚积损成劳，阳虚劫劳散、十全大补汤、人参养荣汤、补中益气汤、单人参汤。阴虚加味消遥散、滋阴降火汤、节斋四物汤、补阴丸、大造丸、补天丸。虚甚者琼玉膏、白凤膏。古云：服凉药百无一生，饮溲溺万无一死。惟脾胃虚及气血弱者，必以滋补药中量入童便，以代降火之药。今俗非偏用知、柏、生地滞脾，即偏用人参、桂、附助火。治咳辄用兜铃、紫菀、款冬、青黛、牡蛎，收涩肺经。治血辄用京墨，金石寒凉伤其气血。退潮辄用银柴胡，胡黄连消其肌肉。遗精辄用龙骨、石脂，涩燥其精，皆不治其本耳。虫亦气血凝滞，痰与瘀血化成，但平补气血为主，加以乌梅、青蒿、朱砂之类，而虫自止矣。或紫河车丹、紫河车丸、青蒿膏、蛤蚧散、天灵盖散。

荫按：传尸之说，不必深泥。历观劳瘵，皆因酒色财气，损伤心血，以致虚火妄动。医者不分阴阳用药，病家不思疾由自取，往往归咎前人积恶，甚则疑及房屋器皿坟墓，且冤业飞尸，递相传证。古人亦云：劳瘵三十六种，惟阴德可以断之。不幸患此疾者，或入山林，或居静室，清心静坐，常焚香叩齿，专意保养，节食戒欲，庶乎病可断根。若不遵此禁忌，服药不效。

丹溪曰：此阴虚之极，痰与血病，有有虫者，其传尸一证，不可云无。大法四物汤加童便、竹沥、姜汁。气血虚甚，发热成劳者，补天丸加治骨蒸药佐之。身瘦属火，因火烧烁也，肉脱甚者难治。传尸劳瘵，寒热交攻，久嗽咯血，日久羸瘦，先以三拗汤，次以莲心散、白蜡尘治疗虫。虚劳皆积热凑成，始健时可用子和法。日后羸惫，四物汤加减送消积丸，使热不作也。蒸蒸发热，积病最多。小陷胸汤治湿痰发热极妙。

丹溪活套云：劳极之证，五脏必归重于一经。假如足胫痠疼，腰背拘急，遗精白浊，面色黑黄，耳轮焦枯，脉沉细数，知其邪在肾也，宜以四物汤加知母、黄柏、五味、麦冬、天冬、泽泻、杜仲、肉桂之类，煎入童便、韭汁、竹沥服。其或心神惊惕，怔忡无时，盗汗自汗，心烦热闷，口舌生疮，唾血面赤，脉洪而数，知其邪在心也，宜以前方去杜仲、肉桂、泽泻，加茯神、胡黄连、莲心、远志、菖蒲、朱砂之类。其或咳嗽，喘促，衄血，嗽血，皮肤枯燥，鼻塞声沉，时吐痰沫，脉微虚而涩数，知其邪在肺也，宜以四物汤加沙参、麦冬、五味、知母、贝母、桔梗、桑白皮、地骨皮、款冬花、紫菀、马兜铃、百合、百部之类，煎入童便、竹沥、姜汁服。其或胁痛，目赤面青，颊赤多怒，虚阳不敛，梦与鬼交，甚则卵缩筋急，脉弦而数，知其邪在肝也，宜以四物汤加竹茹、龙胆草、柴胡、黄芩、青皮、竹叶之类。其或面色萎黄，唇吻焦燥，饮食无味，腹痛肠鸣，泻利，四肢倦怠，脉虚濡而数，知其邪在脾也，宜以四君子汤加酒炒白芍、莲肉、薏苡仁、干山药、猪苓、泽泻、白扁豆之类。凡骨蒸劳热，元气未脱者，灸崔氏四花六穴，无有不安者

也。(四花六穴，详见《医学正传》，备载于虚劳条之后)

王节斋曰：男子二十前后，色欲过度，损伤精血，必生阴虚火动之病。睡中盗汗，午后发热，哈哈咳嗽，倦怠无力，饮食少进，甚则痰涎带血，哈哈出血。或咳血、吐血、衄血，身热，脉沉数，肌肉消瘦，此名劳瘵，最重难治。轻者用药数十服，重者期以岁年。然必须病人爱命，坚心定志，绝房室，息妄想，戒恼怒，节饮食，以自培其根，否则虽服良药无用也。此病治之于早则易为，若到肌肉消烁，沉困着床，尺脉沉取细数，则难为矣。又此病大忌服人参，若曾服过多者，亦难治。(忌服人参，此论太拘，若气虚无火，服之何妨。但肺热喘嗽者不宜耳。用者详之)或云：瘵病至于骨痛痿软，身沉声哑，肺槁面黧，或身汗而嗽，及脉虚数而小涩者，断不可治。

脉　法

脉经曰：男子平人脉大为劳，极虚亦为劳。男子劳乏为病，其脉浮大，手足烦，春夏剧，秋冬瘥。阴寒精自出，足痿软不能行，少阴虚满。男子平人，脉虚弱微细者，盗汗自出也。男子面色薄白，主渴及亡血卒喘，心悸，其脉浮者，里虚也。男子脉虚沉弦，无寒热，短气里急，小便不利，面色白，时时目瞑，此人喜衄，小腹满，此为劳使之然。男子脉微弱而涩，为无子，精气清冷也。夫失精家，小腹强急，阴头寒，目眶痛，发落，脉极虚芤迟，为消谷亡血失精。脉得诸芤动微紧，男子失精，女人梦鬼交通。脉沉小迟者，名脱气，其人疾行则喘喝，手足逆寒，腹满，甚则溏泄，食不消化。脉弦而大，弦则为减，大则为芤，减则为寒，芤则为虚，虚寒相搏，此名为革。妇人则半产漏下，男子则亡血失精。

脉诀举要曰：骨蒸劳热，脉数而虚，热而涩小，必殒其躯。加汗加嗽，非药可除。

治热劳方

正料生犀散　治劳病骨蒸，肌瘦，日晚潮热，盗汗，五心烦躁，及大病后余毒不解，兼治劳疟及小儿疳热。

犀角　地骨皮　秦艽　麦冬　枳壳　大黄　柴胡　茯苓　赤芍　桑皮　黄芪　人参　鳖甲醋煮　知母各等分

上锉，每服三钱，入陈青蒿一根，水煎服。有痰加半夏；热轻去大黄，加黄芩。

黄芪鳖甲散　治虚劳客热，肌肉消瘦，四肢烦热，心悸盗汗，减食多渴，咳嗽有血。

鳖甲去裙，醋炙　天冬去心，各五两　知母焙　黄芪　赤芍各三两半　地骨皮　白茯苓　秦艽　柴胡去芦，各三两三钱　生干地黄洗，焙，三两　桑白皮　半夏煮　紫菀　甘草炙，各二两半　人参　肉桂　苦梗各一两六钱五分

上㕮咀，每服五钱，水煎，食后温服。

秦艽鳖甲散　治骨蒸壮热，肌肉消瘦，口红颊赤，困倦盗汗。

柴胡　地骨皮各一两　秦艽　知母　当归各半两　鳖甲一两，去裙，醋煮

上锉，每服五钱，水一盏，入乌梅一个，青蒿五叶，同煎至七分，去柤，温服，临卧空心各一服。

秦艽扶羸汤　治肺痿骨蒸，已成劳嗽，或热或寒，嗄声不出，体虚自汗，四肢怠惰。

柴胡二钱　地骨皮一钱半　鳖甲米醋炙　秦艽　当归洗，焙　半夏汤泡七次　紫菀各一

钱 甘草五分

上㕮咀，作一服，水二钟，生姜三片，乌梅、大枣各一枚煎至七分，去柤，食后温服。热甚加青蒿；汗多加黄芪，去半夏、生姜。

柴胡饮子 解一切肌骨蒸热，寒热往来，及伤寒发汗不解，或汗后余热劳复，或妇人经病不快，产后但有如此之证，并宜服之。

黄芩 甘草 大黄 芍药 柴胡 人参 当归各半两

上㕮咀，每服五钱，水煎，热服。

防风当归饮子 治烦热，皮肤索泽。

柴胡 人参 黄芩 甘草 防风 大黄 当归 芍药各半两 滑石二两

上㕮咀，每服五钱，水一盏半，生姜三片，煎七分，食后温服，空心。宜以此药下地黄丸，如痰嗽加半夏。

麦煎散 治少男室女骨蒸，妇人血风，攻疰四肢。

赤苓 当归 干漆 鳖甲醋炙 常山 大黄煨 柴胡 白术 生地酒炒 石膏各一两 甘草半两

上为末，每服三钱，小麦五十粒，水煎，食后临卧服。若有虚汗，加麻黄根一两。

东坡云：此黄州吴判官疗骨蒸黄瘦，口臭肌热，盗汗，极效。吴君宝之不肯妄传。

百劳散 治骨蒸劳热等证。

天心藤 芍药 茯苓 半夏汤泡 黄芪蜜炙 知母 当归酒浸 贝母 五味子 地骨皮 黄芩 柴胡 甘草 白芷 桔梗 人参各等分

上㕮咀，每服一两，水二钟，生姜三片，煎至八分，食后服。

蛤蚧饮子 治劳热。

蛤蚧一对，洗净，酒醋浸，炙黄 黄芩半两

麻黄不去根节 胡黄连 秦艽去芦 生甘草 生地黄酒洗 熟地黄酒洗 青蒿 人参 柴胡去芦 知母酒洗 贝母 杏仁去皮尖，另炒，以上各五钱 鳖甲一两，酒醋炙 桔梗 龙胆草 木香各二钱半

上为细末，每服二钱，加乌梅、姜、枣煎服。

蛤蚧散 治劳嗽。

白茯苓二两，漫火炒 桑白皮二两，酥炙黄 知母二两，酥醋炙黄 杏仁六两，去皮尖，炒干 甘草三两，酥醋炙三五次 贝母二两，酥醋炙黄 蛤蚧一对，酥醋内浸透，漫火炙七次，令黄色，不得焦 人参一两，酥醋炙黄，不得焦 乳酥真者四十两，切骰子大，溶成汁，入极酸上好米醋半斤和匀，用剉前药，醋不宜太多，则稀不堪用

上为末，每服二钱，水一盏，煎至七分，和柤服，忌油腻生冷毒物。如久患嗽者，初服此药，必陡嗽加甚，须服久可安，自保养为妙。

轻骨散 治劳嗽。

乌梅 龙胆草 胡黄连 贝母 鳖甲酥炙 桔梗 秦艽 柴胡 甘草炙 栀子 人参 青蒿酒煮 阿胶炒成珠 杏仁去皮尖，炒，各等分

上为末，用好京墨一块，以井花水磨调作饼子，如大指头大，透风处阴干二七日，每用一饼，以井花水磨化，又用没药五分，磨成一盏，更加黄柏末二钱，同煎数沸，倾入盏内，频频打转，于五更时，轻轻起服，服后就睡，仰卧，甚者不过三服。

五蒸汤 治男妇诸虚烦热，蒸痿自汗等证。

人参 黄芩 知母 生地姜酒炒 葛根 石膏 麦冬 粳米各一钱 甘草炙，五分 小麦一撮 竹叶十片

上剉，水煎服。

五蒸丸 治男妇烦蒸，潮热脉数，口干。

青蒿童便浸　地骨皮　生地姜酒炒　石膏各一两　当归七钱　胡黄连五钱　鳖甲一片

上为末，炼蜜丸如桐子大，每服七十丸，小麦煎汤下。

大胡连丸　治传尸劳热，面红咳嗽等证。

胡黄连　银柴胡　黄芩　当归　白芍茯苓　陈皮　熟地黄　知母各一两　人参　白术　川芎　桔梗　甘草　地骨皮　半夏　秦艽各八钱　黄芪一两二钱　黄柏　五味子各一两半　牛黄三钱　犀角二钱

上为末，炼蜜丸桐子大，每服六七十丸，清茶下。

香连猪肚丸　治骨蒸疳劳羸瘦，劳痢亦宜。

木香五钱　黄连　生地酒炒　青皮银柴胡　鳖甲各一两

上为末，入猪肚索缚定，于砂锅内煮烂，捣丸桐子大，小儿黍米大。

柴胡梅连散　治骨蒸劳热，三服除根。

柴胡　胡黄连　前胡　乌梅各二钱

上咬咀，作一服，用童便二盏，猪胆一个，猪脊髓一条，韭白五分，同煎一钟，不拘时服。（此劫剂，胃虚者慎之）

青蒿饮子　治劳瘵骨蒸。

青蒿一斗五升　童便三斗

上以文武火熬，约童便减去二斗，去青蒿，再熬至一升，入猪胆汁七个，或加辰砂、槟榔末三五钱，再熬数沸，甘草末收之，每服抄一匙，清汤点服极妙。一方名草还丹，丸如桐子大，每服五十丸。

清骨散　治男子妇人，五心烦热，欲成劳瘵。

北柴胡　生地酒炒，各二两　人参　防风　熟地黄　秦艽　赤茯苓各一两　胡黄连半两　薄荷七钱半

上每服四钱，水煎温服。

地骨皮枳壳散　治骨蒸壮热，肌肉消瘦，少力多困，夜多盗汗。

地骨皮　秦艽　柴胡　枳壳　知母　当归　鳖甲醋炙黄，各等分

上为末，水一盏，桃柳枝头各七个，姜三片，乌梅一个，去粗，临卧服。

人参柴胡散　治邪热客于经络，肌热痰嗽，五心烦躁，头目昏痛，夜有盗汗，及妇人虚劳骨蒸尤宜。

人参　白茯苓　白术　柴胡　当归　半夏曲　干葛　甘草炙　芍药赤，各一两

上为细末，每服三钱，姜四片，枣三枚，水煎，带热服。

许学士云：但有劳热证，皆可服，热退即止。大抵透肌葛根第一，柴胡次之，其方多黄芩半两。

蒻按：以上诸方，治虚损复受邪热，皆宜用柴胡。衍义云：柴胡本经并无一字治劳，今人方中治劳，鲜有不用者，误人甚多。常言病劳，有一种真脏虚损，复受邪热，因虚而致劳，故曰：劳者牢也，当斟酌之。如经验方治劳热，青蒿煎丸，用柴胡正宜，服无不效。热去即须急止，若无邪热，得此愈甚。王海藏云：苟无实热，医取用之，不死何待，后之用柴胡者宜审诸。又大忌芩、连、柏，骤用纯苦寒药，反泻其阳。但当用琼玉膏之类，大助阳气，使其复还寅卯之位，微加泻阴火之药是也。

上下甲丸　退劳热食积痰。

鳖甲名上甲　龟板名下甲，各一两　侧柏　瓜蒌仁　半夏　黄连　黄柏各五钱

上为末，炊饼丸服。

当归龙荟丸　治肝有积痰污血，结热而劳瘵者，其太冲脉必与阳冲脉不相应，宜以补阴药吞此丸，神效。

方见胁痛及火热门。

石膏散　治热劳，附骨蒸热，四肢微

瘦有汗，脉长者，此方主之。

石膏

上一味，为细末，如面，每夕用新汲水调服方寸匕，取身无热为度。

萌按：热劳之证，岂曰尽属阴虚。亦有阳邪外袭，传入于骨，不能泄越，内作骨蒸，令人先寒后热，久久渐成羸瘦。有汗者，胃家实也。脉长者，阳邪证也。石膏寒而清肃者也，可以疗里热。昔睦州郑迪功妻，苦有骨蒸内热之病，时发外寒，寒过内热，附骨蒸盛之时，四肢微瘦，足跗肿者，其病五脏六腑之中，众医不瘥，因遇处州吴医看曰，请为治之，只单用石膏散，服后体微凉如故。或问，东垣言血虚身热，证象白虎，误服白虎者必死，非石膏之谓乎？答曰：若新产失血，饥困劳倦之病，合禁用之。若内热有汗脉长者，则不在禁也，用者慎之。

甘梨浆　劳瘵脉数，燥渴日瘦者，宜服之。盖天一生水，所以养万物者也。若火盛而水灭，令人五液干涸，则甘梨浆可以急救之。此物非惟可以救急，曾有回生起死者。师云：生用之可以凉五火，熟用之可以滋五脏。

童便　咳血者，以童便一物主之。咳血是肺中有窍，肺是清肃之脏，纤芥不容，一有其窍，则血渗入肺矣。愈渗愈咳，愈咳愈渗，此为难治。褚澄云：以寒凉治之，百无一生。以溲溺治之，百不一死。故特表而出之。又曰：血虽阴类，运之者其和阳乎，所以示人者深矣。

治冷劳方

补火丸　冷劳病脊，血气枯竭，齿落不已，四肢倦怠，语言不足者，此方主之。

生硫黄一斤　猪脏二尺

上将硫黄为细末，尽实脏中，烂煮三

时取出，去脏，蒸饼为丸，如桐子大，每服十丸，日渐加。

萌按：吴氏曰：凡人之身有真火焉，寄于右肾，行于三焦，出入于甲胆，听命于天君，所以温百骸，养脏腑，充于七窍者，皆此火也。是火也，万物之父，故曰天非此火，不足以生万物；人非此火，不能以有生。若此火一熄，则万物无父，故肉衰而瘠，血衰而枯，骨衰而齿落，筋衰而肢倦，气衰而言微矣。硫黄，火之精也，故用之以补火，然其性过热有毒，故用猪脏烂煮以解之。或曰：世方以寒凉之品治劳，而硫黄又世人罕用，今治劳而用之，谁不惊异。余曰：寒因热用，热因寒用，有熊氏之经也。《汤液》云：硫黄亦号将军，能破邪归正，返滞还清，挺出阳精，消阴化魄而生魂，则先医亦尝颂之矣。戴元礼氏，丹溪之高弟也，有言曰：诸寒凉皆滞，惟有黄连寒而不滞；诸热药皆燥，惟有硫黄热而不燥，则戴氏亦尝颂之矣。奈何拂吾心之理，而求同俗乎？昔仁和吏早衰，服之年逾九十，此往昔之验也，表之类编。它如范文正公之金液丹，得效之玉真丸、和剂之来复丹、半硫丸、灵砂丹，百选之二气丹，活人之返阴丹，杨氏之紫霞丹，往往皆用之，但其所主者，各有攸当，兹不赘耳。凡服硫黄者，忌猪羊牛血，及诸禽兽之血，慎之。

补真丸　治房劳过度，真火衰弱，不能熏蒸脾土，致中州不运，饮食不进，胸膈痞塞，或不食胀满，或已食不消，大腑溏泄，肌肉消瘦。古人虽云补肾不如补脾，其实补脾不如补肾也。

胡芦巴　香附　阳起石　川乌　肉苁蓉　菟丝子　沉香　肉豆蔻　五味子各五钱　鹿茸　巴戟　钟乳粉各一两

上为细末，用羊腰子两对，以葱椒酒煮烂，和酒糊捣为丸如梧桐子大，每服七十丸，空心米饮盐汤任下。

鹿茸大补汤 治诸虚不足，元阳虚冷。

鹿茸酒炙 黄芪蜜炙 肉苁蓉酒浸 杜仲炒去丝 白茯苓 当归酒浸，各一钱 白芍酒炒 附子炮 肉桂 石斛酒蒸，焙 五味子 白术煨 半夏制 人参各七分半 甘草炙，五分 熟地酒浸，一钱半

上咬咀，作一服，水二钟，生姜三片、枣二枚煎至一钟，食前服。

治虚劳方

滋阴降火汤 治阴虚火动，发热咳嗽，吐痰喘急，盗汗口干。此方与六味地黄丸相间服之，大补虚劳，神效。

当归酒洗，一钱二分 白芍酒炒，一钱 生地酒洗，八分 熟地姜汁炒 天冬去心 麦冬去心 白术去芦，各一钱 陈皮七分 黄柏蜜水炒 知母酒炒，各五分 甘草炙，三分

上锉一剂，生姜三片，大枣一枚，水煎临卧，入竹沥、童便、姜汁少许，同服。一方加玄参、贝母、五味子，殊效。咳嗽盛，加冬花、紫菀、五味子、杏仁；喘盛，加桑白皮；痰盛，加姜制半夏、贝母、瓜蒌仁、白茯苓。潮热盛，加地骨皮、柴胡、知母；盗汗，加酸枣仁、牡蛎、浮小麦；梦遗精滑，加龙骨、牡蛎、山萸；赤白浊，加白茯苓、黄连。若兼衄血、咳血，出于肺也，加桑白皮、黄芩、炒栀子；兼嗽血痰血，出于脾也，加桑皮、贝母、黄连、瓜蒌仁；兼呕血吐血，出于胃也，加山栀、黄连、干姜、蒲黄、韭汁、姜汁；兼咯唾血，出于肾也，加玄参、桔梗、侧柏叶。

王节斋加减四物汤 治色欲证。先见潮热盗汗，咳嗽倦怠，趁早服之。

川芎 熟地 知母 天冬去心，各一钱 白芍 当归 白术各一钱三分 黄柏 陈皮

各七分 甘草炙，各五分 干姜炒三分 生地黄姜酒浸，五分

上作一服，加生姜二片，水煎，空心温服。潮热加桑白皮、沙参、地骨皮；盗汗及久病者，去川芎，加牡蛎、酸枣仁、浮小麦；咳嗽加桑白皮、马兜铃、瓜蒌仁、五味子；痰加贝母、半夏、瓜蒌；遗精加牡蛎、龙骨、山萸；白浊，加茯苓、黄连；衄咳血，加山栀、黄芩、桑白皮；嗽痰血，加桑白皮、贝母、黄连、瓜蒌仁；呕吐血，加山栀、黄连、干姜、蒲黄、姜汁、韭汁；咯唾血，加桔梗、玄参、侧柏叶。外五脏变证如腰背足胫酸疼，加杜仲、牛膝、龟板；口舌生疮、惊惕，加黄连、胡黄连、远志、茯神；皮枯鼻塞声沉，加桔梗、瓜蒌、百部；胁痛梦遗，加龙胆草、青皮、青黛、竹茹；颈核，加玄参、香附、贝母；腹痛饮食无味，去知柏、麦冬、生地黄，倍白芍药，加白术、人参、扁豆、薏苡仁、泽泻；腹块加鳖甲、山楂、麦芽。此病属火，大便多燥，然须节调饮食，勿令泄泻。若胃气复坏，泄泻溏稀，则前项寒凉之药难用矣，急宜服调理脾胃药，用白术、茯苓、陈皮、半夏、神曲、麦芽、甘草等药，俟胃气复，然后用前本病药。（收功后，可合补阴丸常服之及用葛可久方）

六物汤 治阴虚发热。

当归 川芎 白芍 生地酒炒 知母酒炒 黄柏炒

上锉，水煎服。甚者加龟板。兼气虚加参芪、白术，加白马胫骨。降阴火，带苓连用。

逍遥散 治血虚劳倦，五心烦热，颊赤盗汗，室女血弱阴虚，荣卫不和，月水不调，痰嗽潮热，肌体羸瘦，渐成骨蒸。

白术 茯苓 当归 芍药 柴胡 甘草炙

上㕮咀，加生姜一块，薄荷少许，水煎服。加山栀子、牡丹皮，名加味逍遥散。

加味四物汤　治妇人血虚骨蒸。

当归　白芍　川芎　地黄酒炒，以上补血地骨皮泻肾火　牡丹皮泻包络火，各等分

上㕮咀，每服七八钱，水煎服。

人参清肌散　治男妇气虚无汗，潮热烦渴。

人参　白术　茯苓　赤芍　当归　柴胡　半夏曲各一钱　甘草炙，五分

上锉，加生姜三片，枣一枚，水煎服。

人参地骨皮散　治脏中积冷，荣中热，脉按不足，举有余，乃阴不足，阳有余也。

人参　地骨皮　柴胡　生地酒炒　黄芪各一钱半　知母　石膏各一钱　茯苓五分

上锉，加生姜三片，水煎服。

人参麦门冬汤　治虚热烦渴。

人参　麦冬去心　小麦　茯苓各一钱　白芍八分　甘草五分　竹茹一团

上作一服，水煎服。

六味地黄丸　治久新憔悴，寝汗发热，五脏齐损，瘦弱虚烦，肠癖下血，骨蒸，痿弱无力，不能运动。东垣云：治脉沉而虚者。

熟地黄八两　山茱萸　山药各四两　牡丹皮　茯苓　泽泻各三两

上为细末，炼蜜丸如桐子大，每服五十丸，空心温酒白汤任下。

加味坎离丸　生精养血，升水降火，王道之剂。

厚黄柏八两，酒、盐水、人乳、蜜各浸二两，俱晒干，炒赤　知母八两，同上制　当归酒浸　白芍酒浸　川芎大者，水洗，各四两　熟地八两　白茯苓四两，打作小块　砂仁二两，以上三味，同入绢袋中，用好酒二壶煮干，去茯苓、砂仁，止用

地黄

上锉片，各均铺开，日晒夜露各三度，为末，用白蜜一斤八两，重汤内炼成珠为丸如桐子大，每空心盐汤下七八十丸，冬月温酒下。

加味四制黄柏丸　此坎离丸、四物、四君子汤合料也。补血补气，滋阴降火，治虚劳之圣剂。

黄柏去皮，一斤，纳盐水、米泔水、童便、初生男乳各浸四两，夜露日晒，取日精月华之气，合阴阳造化之功　知母盐酒浸，晒干　白术　白茯苓　当归酒洗　川芎　山萸酒浸取肉，各一两　白芍　熟地酒拌蒸，各二两半　人参五钱　甘草三钱

上为细末，蜜丸梧桐子大，每服五七十丸，空心酒下，盐汤亦可。

滋阴降火丸

黄柏一两半　知母　莲肉去心　茯神去木　人参　枸杞各一两　熟地二两

上为细末，将地黄捣膏和丸如桐子大，每服百丸，空心白汤下。

荫按：男子患虚劳，多属阴亏，药中须用枸杞为当。

滋阴清化丸　清痰火，滋化源。肺肾乃人身之化源。

生地黄酒洗　熟地黄酒浸　天冬去心　麦冬去心，各二两　白茯苓一两　山药炒，一两　枸杞子　白芍酒炒，各一两　五味子七钱　黄柏盐酒炒，一两半　知母盐水炒　玄参　薏苡仁炒，各一两　甘草生，五分

上为细末，炼蜜丸如弹子大，每服一丸，空心嚼化咽下。有盗汗，加黄芪蜜炙七钱。痰嗽甚，加陈皮、贝母各二两。

清神甘露丸　治男子妇人，虚劳不足，大骨枯，大肉陷，皆治之。

生地黄汁　白莲藕汁　生乳汁

上三味，等分，用砂石器内以文武火熬成膏，用后药：

人参　白术　黄连　黄芪　五味子

胡黄连各等分

上为细末，以前膏子和剂，丸如桐子大，每服五十丸，人参汤下。

琼玉膏　滋血补气，延年益寿。昔人谓一料分十剂，可救劳瘵十人。

人参三十六两，去芦，研为细末　白茯苓二十四两，去皮，研为净末　白蜜六斤　生地黄十六斤，捣取汁，以尽为度，去粗

一方加枸杞、天冬、麦冬各一斤。

上和匀，入银石器瓶中，内用油纸，外用竹箬[①]包，以软篾[②]缚紧瓶口，入重汤内，悬煮之，用桑柴文武火，不住手三昼夜，入井中浸一日夜，出火毒，又煮一日出阴毒，取出，每空心用酒或白汤调下。

接命膏　治男妇气血虚弱，痰火上升及一切虚损。

人乳二盏，香甜白者佳　梨汁一盏

上二味倾入银锡镟中，入汤内顿滚，有黄沫起开青为度，每五更后一服。大能补虚消痰，生血延寿。

玄霜雪梨膏　生津止渴，除咯血吐血嗽血久不止，及治劳心动火，劳嗽久不愈，消痰止嗽，清血归经。

雪梨六十个，去心皮，取汁二十钟，酸者不用　藕汁十钟　鲜生地捣取汁，十钟　麦门冬捣烂煎汁，五钟　萝卜汁五钟　茅根汁十钟

上六汁，再重滤去粗，将清汁再入火煎炼，入蜜一斤，饴糖半斤，姜汁半酒盏，入火再熬如稀糊，则成膏矣。如血不止，咳嗽，加侧柏叶，捣汁一钟，韭白汁半钟，茜根汁半钟，俱去粗，入前汁内煎成膏服之。

坎离膏　治劳瘵发热，阴虚火动，咳嗽吐血，唾血，咯血，咳血，衄血，心慌喘急盗汗。

黄柏　知母各四两　生地姜酒炒　熟地砂仁炒　天门冬去心　麦门冬去心，各二两

杏仁去皮，七钱　胡桃仁去皮，四两　蜂蜜四两

上先将黄柏、知母，童便三碗，侧柏叶一把，煎至四碗，去粗。又将天麦门冬、生熟地黄入汁内，添水二碗，煎汁去粗，再捣如泥，另用水一二碗，熬熟绞汁，入前汁，将杏仁、桃仁用水擂烂，再滤，勿留粗，同蜜入前汁内，用文武火熬成膏，瓷器收贮封固，入水内去火毒。每服三五匙，侧柏叶煎汤，空心调服，忌铜铁器。

服童便法　滋阴降火，消瘀血，止吐衄咳咯诸血。

取十二岁以下童子，绝其烹炮咸酸，多与米饮以助水道，每用一盏，入姜汁，或韭汁一二点，徐徐服之，日进二三服。寒天则重汤温服，久自有效也。一方治骨蒸发热，取三岁童便五升，煎取一升，以蜜三匙和之，每服二碗，半日更服，此后常取自己小便服之，轻者二十日，重者五十日瘥。一方治男妇怯证，男用童女便，女用童男便，斩头去尾，日进二次，用干烧饼压之，月余全愈。一方治久嗽涕唾，肺痿，时时寒热，颊赤气急，用童便去头尾少许五合，取大粉甘草一寸，四破之浸之，露一夜，去甘草，平旦顿服，或入甘草末一钱同服亦可，一日一剂。童子忌食五辛物。

荫按：本草小便味咸气寒，寇宗奭亦谓热劳方中用之，若气血虚无热者，不宜多服。而朱丹溪辩曰：小便降火甚速。常见一老妇年逾八十，貌似四十，询其故，常有恶病，人教服人尿四十余年矣，且老健无他病，而何谓之性寒不宜多服耶。凡阴虚火动，热蒸如燎，服药无益者，非小

---

① 箬（ruò 若）　箬竹的叶。
② 篾（miè 灭）　竹子劈成的薄片。按"篾"原作"蔑"，今改。

便不能除。故李时珍云：小便方家谓之轮回酒，还元汤，性温不寒，饮之入胃，随脾之气上归于肺，下归水道而入膀胱，乃其旧路也，故能治肺病，引火下行。又小便与血同类也，故其味咸而走血，治诸血病，不可缺也。

以上诸方，治虚劳发热之剂。

安嗽膏　治阴虚咳嗽，火动发热，咯血吐血，大敛肺气。

天冬去心，八两　杏仁去皮　贝母去心　百部　百合各四两　款冬花蕊五两　紫菀三两　雪白术八两

上俱为粗末，长流水煎三次，取汁三次，去粗，入饴糖八两，蜜十六两再熬；又入阿胶四两，白茯苓四两为末，水飞过晒干，二味入前汁内和匀，如糊成膏，每服三五匙。

安肺汤　治荣卫俱虚，发热自汗，肺气喘急，咳嗽痰唾。

当归　川芎　芍药　熟地酒蒸　白术　茯苓　五味子　麦冬去心　桑白皮炙　甘草炙，各五分　阿胶一钱二分

上作一服，入生姜，水煎服。

和肺饮子　治咯血后肺虚咳嗽多痰。

阿胶　人参　麦冬去心　山药　贝母　茯苓　百合　杏仁去皮尖，炒　甘草炙，各一钱

上锉，作一服，入黄蜡如皂子大一块，水煎，食后温服。

紫菀散　治咳中有血，虚劳肺痿。

人参　紫菀　阿胶蛤粉炒，各一钱　茯苓　知母　桔梗各一钱半　贝母一钱二分　五味子十五粒　甘草炙，五分

上锉，水煎，食后服。

天门冬丸　治吐血咯血，大安肺气，止咳。

天门冬去心，一两　杏仁去皮尖，炒　贝母　茯苓　阿胶蛤粉炒，各五钱

上为细末，炼蜜丸如弹子大，每服一丸，食后临卧皆可用，日进二三丸。

黄芪散　治咳血成劳。

黄芪　麦门冬　熟地砂仁炒　桔梗　白芍各一钱　甘草八分

上㕮咀，作一服，水煎服。一方加人参、五味各六分，名五味黄芪散。

劫劳散　治心肾俱虚，劳嗽时复三四声，潮热，潮过即有盗汗，四肢倦怠，体瘦，恍惚异梦，喉中有血，名曰肺痿。

黄芪蜜炙，一钱　白芍二钱半　人参　白茯苓　熟地砂仁炒　当归　半夏曲　五味子　阿胶蛤粉炒　甘草炙，各一钱

上作一服，用水二钟，生姜三片，枣一枚，煎八分，食远服。

团参饮子　治忧思喜怒，饥饱失宜，以致脏气不安，咳唾脓血，增①寒壮热，肌肤消瘦，将成劳瘵。

人参　紫菀　阿胶炒成珠　细辛　款冬花　杏仁　天冬　桑叶经霜者　半夏汤泡七次　五味子　百合蒸，各一钱　甘草炙，五分

上作一服，用水二钟，生姜三片，煎八分，食后服。因气而成核者，加木香五分。吐血有丝者，加生地一钱半。咳而吐血，有痰者，加钟乳粉五分。因痰②极而咳嗽者，加黄芪一钱。因损嗽而唾血者，加没药五分，藕节二个；咳而呕逆，腹满不食者，加白术一钱二分，仍倍加生姜；咳而小便多者，加益智仁八分；咳而大便溏者，用杏仁加白术一钱；咳而气逆者，加陈皮一钱，沉香七分。

苏子降气汤　治虚阳上攻，气不升降，上盛下虚，痰涎壅盛，喘促短气咳嗽。

苏子五钱　陈皮　厚朴姜汁炒　前胡

① 增　通"憎"。厌恶。
② 痰　按文义当为"虚"。

肉桂各二钱　半夏姜制　当归　甘草炙,各一钱

上锉一剂,姜三片,枣一枚,水煎服。

荫按:虚劳病,未有不痰嗽壅盛者,而治痰以燥湿之药,治嗽以清火之剂,百无一效。盖此痰非脾湿之痰,乃浊液聚而为痰也。此火非有余之火,乃虚阳升而为火也。大抵人身之气,不过一阴一阳,阳降阴升,水火既济,何痰火之有。惟心火炎于上,肾水亏于下,致阳气浮而不降,阴气沉而不升,此痰嗽喘急之所由而作也。此方收敛阳气,使归下元,则阴气自升,火邪自降,痰嗽何由而作乎。

以上诸方,治虚劳嗽喘之剂。

正气汤　治阴虚有火,令人盗汗。

黄柏炒,一钱　知母炒,一钱半　甘草炙,五分

上锉,作一服,水煎服。

四制白术散　治盗汗。

白术四两,用黄芪、石斛、牡蛎、麦麸各炒一两,去四味不用

上止取白术为末,每服三钱,粟米饮调下。

黄芪六一汤　治虚人盗汗。

黄芪六两　甘草一两

上各用蜜炙十数次,出火毒,每服一两,水煎服。

玉屏风散　治自汗。

防风　黄芪各一钱,二味实表　白术二钱,燥内湿

上作一服。水煎服。

以上诸方,虚汗之剂。

归脾汤　治思虑伤脾,血气大虚,或健忘怔忡,惊悸盗汗,或肢体重痛,嗜卧少食。

人参　白术　茯苓　黄芪蜜炙　龙眼肉　当归　远志去心　酸枣仁炒,各一钱　木香　甘草炙,各五分

上锉,作一服,水煎服。

滋阴安神汤　治血气两虚,不时怔忡,眩晕。

当归　川芎　白芍　熟地砂仁炒　人参　白术　茯神去木　远志去心　酸枣仁去心　甘草炙,各五分　黄连酒炒,四分

上作一服,加生姜三片,水煎服。

滋阴抑火汤　治阴火上冲,怔忡不已。

当归酒洗　芍药煨　生地酒炒　熟地黄　川芎　黄连　知母各一钱　肉桂　甘草各五分

上锉,水煎,入童便半盏,食前服。

朱砂安神丸　治血虚心烦,懊恼,惊悸怔忡,胸中气乱。

朱砂五钱,水飞过,另研　黄连酒洗,六钱　生地姜酒炒,一钱半　当归　甘草炙,各二钱半

上为细末,蒸饼为丸,如黍米大,朱砂为衣,每服十五丸,食后唾津下。

荫按:以上诸方,治心神怔悸之剂。大抵虚劳证多起之于劳心思虑,水火不交,故治肾必先治心,心火既降,则肾水自升,且不致刑肺金,绝生化之源,盖源源本本之道也。

参苓白术散　治脾胃虚弱,饮食不进,泄泻等证。

人参　白术　白茯苓各一钱　甘草炙,七分　山药炒,一钱　莲肉五分　白扁豆七分　薏苡仁五分　砂仁　桔梗各五分

上为细末,每服二钱,煎枣汤调下,泻不止加诃子。

瑞莲丸　治元气大虚,脾胃怯弱,泄泻不止,不思饮食。

干山药炒　莲肉去心　白术　芡实去壳,各二两　棟参五钱　白茯苓　橘红　白芍酒炒,各一两

上为末，羖猪肚① 一个，洗净煮烂，捣和为丸，如桐子大，每服百丸，空心米汤下，兼服白雪糕。

二仙糕　壮阴益肾水，养脾胃。

人参　山药　白茯苓　芡实仁　莲肉去皮心，各半斤　糯米一升　粳米三升半　蜜半斤　白糖半斤

上为细末，和匀，将蜜糖溶化，和末掺妥得宜，以小木笼炊蒸之，上以米一撮成饭，则糕成矣，取起划作棋子块，漫火上烘干，作点心，或作末贮磁器，每早一大匙，白沸汤调下。

以上诸方，补脾胃，止泻泄之剂。

人参黄芪汤　治血气大虚，精神短少，形羸脉微，奄奄欲尽。此药大有补益。

方见虚损门。

乐令建中汤　治脏腑虚损，身体消瘦，潮热自汗，将成劳瘵。此药大能退热补虚，生血气。

前胡　细辛　当归　白芍　人参　陈皮去白　麦冬去心　桂心　黄芪蜜炙　茯苓　甘草炙，各一钱　半夏八分

上作一服，生姜五片，枣一枚，水煎，食远服。

十全大补汤　治男子妇人诸虚不足，五劳七伤。此药性温补，常服生血，补脾胃。

人参　黄芪　白术　茯苓　甘草炙　当归　川芎　白芍　熟地黄　肉桂各一钱

上㕮咀，作一服，用水二钟，生姜三片，枣二枚，煎至八分，食远服。

人参养荣汤　治积劳虚损，四肢倦怠，肌肉消瘦而少颜色，汲汲短气，饮食无味。

人参　当归　陈皮　黄芪蜜炙　桂心　白术　甘草炙，各一钱　白芍二钱　熟地黄酒浸　茯苓　五味子各七分半　远志去心

上作一服，生姜三片，枣二枚，水煎，食远服。

荫按：世人治虚劳，率执阴虚火动之说，始终用四物汤加知母、黄柏及天麦冬滋阴降火之剂，不知此特可用于初病之时。盖初病时，止是肾水虚弱，心火偏旺，而他脏尚实，荣卫未损，故以此取效耳。若病久不愈，则五脏俱损，真气消耗，重以阴寒之药能不促之死乎。古人云：服凉药百无一生，正此之谓也。以上诸方，俱甘温之剂，盖甘能生血，温能除大热，以此温养气血，调和荣卫，使阴无偏胜之害，则病易痊矣。大抵变见偶发之证，不妨寒热偏攻，若平时调养之药，必须冲和兼济，此养生之至理，不独治虚劳为然也。以上诸方，大补气血之剂。

补天大造丸　治男女诸虚百损，补益之功极重。大抵男精女血构成，非草木金石可比，以人补人，全天元真气，世所少知。

紫河车一具，用首胎及肥盛无病妇人者。先以米泔水择净，不动筋膜，以竹器盛于长流水中浸一刻，提回以小瓷盆盛于木甑内，文武火蒸自卯至酉，极熟如糊取出，先倾自然汁在药内，馀用石臼杵，擂烂如糊，通入药末内为丸　熟地黄酒蒸，二两　生地黄酒浸　麦冬去心　天冬去心　牛膝　杜仲炙去丝，各一两五钱　当归酒洗　黄柏酒炒　白术　五味子　枸杞子　小茴香各一两　陈皮去白，七钱半　侧柏叶焙干，二两　干姜炮，二钱

上为细末，用河车入炼蜜为丸如桐子大，每服七十丸，空心盐汤下，有病者日进二服。如血虚倍当归、地黄，气血加人参、黄芪各一两，骨蒸加地骨皮、知母、牡丹皮。妇人去黄柏，加川芎、香附、条芩。

河车丸　治一切劳瘵，虚损骨蒸等

_____
① 羖猪肚　公猪的胃脏。

证。

紫河车一具，如前制　人参一两　白茯
苓半两　山药二两

上为末，面糊，入河车，丸如桐子
大，每服三五十丸，空心米饮下。嗽甚五
味子汤下。

还元秋石丸　治诸虚百损。

秋石一斤　白茯苓一斤　天冬去心　麦
冬去心　人参　生地酒炒　熟地砂仁炒　枸
杞子　人乳粉各四两

上为细末，炼蜜丸如梧桐子大，每服
三十丸，白汤或酒下。

秋石四精丸　治思虑色欲过度，损伤
心气，遗精，小便数。

秋石　白茯苓各四两　莲肉　芡实各二
两

上为末，蒸枣肉和丸如桐子大，每服
三十丸，空心盐汤下。

接命丹　治虚损劳瘵。

人乳用磁碟晒极热，置乳于中　人胞一具，
晒干为末

上以乳汁调胞末服，服后以白粥少少
养之。或将乳晒干为粉，与人胞末等分，
枣肉丸服亦可。

服人乳法

每用一吸，即以纸塞鼻孔，按唇贴齿
而漱，乳与口津相和，然后以鼻内使气由
明堂入脑，方可徐徐咽下。如此五七吸为
一度。不漱而吸，何异饮酪，止于肠胃
尔。

葤按：白飞霞医通云：服人乳大能益
心气，补脑髓，止消渴，治风火证，养老
尤宜。南史载宋何尚之积年劳病，饮妇人
乳而瘥。方术家隐其名，谓之仙人酒，故
服乳歌曰：仙家酒，仙家酒，两个葫芦盛
一斗，五行酿出真醍醐，不离人间处处
有；丹田若是干涸时，咽下重楼润枯朽，
清晨能饮一升余，返老还童天地久。盖乳

乃阴血所化，生于脾胃，摄于冲任，未受
孕则下为月水，既受孕则留而养胎也，已
产则赤变为白，上为乳汁，此造化玄微，
自然之妙也。以上诸方，皆以人补人之
法。盖虚劳羸瘦，真气消耗者，非草木之
滋味可补，须以此培养，庶真元可复，而
肌肉再生也。

秋石还元丹　久服去百病，强骨髓，
补精血，开心益志，补暖下元，悦色进
食，久则脐下常如火暖，诸般冷病皆愈。
年久冷劳虚惫者，服之亦壮盛。

用男子小便十石，童男尤佳，先安大
锅一口于空室中，上用深瓦甑接锅口，以
纸筋杵石灰泥甑缝并锅口，勿令通风，候
干，下小便约锅中七八分以来，灶下用焰
火煮之，若涌出，即少少添冷小便，候煎
干即人中白也。入好罐子内，如法固济，
入炭炉中煅之，旋取二三两，再研如粉，
煮枣肉和丸，如绿豆大，每服五七丸，渐
加至十五丸，空心温酒或盐汤下。其药常
要近火，或时复养火三五日，则功效更大
也。

秋冰乳粉丸　固元阳，壮筋骨，延年
不老，却百病。

秋冰五钱　人乳头生男女乳汁晒粉，各五钱
乳香二钱五分　麝香一钱

上为末，炼蜜丸如芡实大，金箔为
衣，乌金纸包黄蜡，柜收，勿令泄气，每
日用乳汁，化服一丸，仍日饮乳汁助之。
秋水法，用童男童女尿垩各一桶，入大锅
内，桑柴火熬干，刮下，入河水一桶搅
化，隔纸淋过，复熬，刮下，再以水淋炼
之，如此七次，其色如霜。或有一斤入罐
内，上用铁灯盏盖定，盐泥固济，升打三
炷香，看秋石色白如玉，再研，再如前升
打，灯盏上用水徐徐擦之，不可多，多则
不结；不可少，少则不升，自辰至未，退
火冷定，其盏上升起者为秋冰，味淡而

香，乃秋石之精英也。服之滋肾水，固元阳，降痰火。其不升者，即寻常秋石也，味咸苦，蘸肉食之，亦有小补。

治 五 劳 方

黄芪汤 五脏皆有劳，劳其肺者，短气虚寒，皮毛枯涩，津液不通，气力损乏，脉来迟缓者，此方主之。

黄芪四两 人参 白术 桂心各二两 附子三十株 生姜八两 大枣十枚

上锉，每服一两，水煎服。

荫按：脉主气，久于悲哀喘咳，则成肺劳。肺劳，故令气短而声不长，气为阳，阳虚则寒，故令虚寒。肺主皮毛，肺劳则无津液以充肤泽毛，故令枯涩。气有余则物润，津气不足则无以化液，故令口干而津液不通。气壮则强，气馁则弱，今肺为劳伤，故气力损乏。脉来迟者为寒，缓者为虚。黄芪、人参，甘温者也，故能补气。经曰：损其肺者益其气，是故用之。桂心、附子，辛热者也，气虚则阴凑之而为寒，热能壮气，是故用之。白术、姜、枣，脾胃药也。经曰虚则调其母，脾是肺之母，是故用之。是方也，以上件皆是虚寒之证，故为合宜。若肺热脉数者，非所宜也，合主二母散。

二母散 肺劳有热，不能服补气之剂者，此方主之。

知母去毛炒 贝母去心略炒，各五钱

上共为末，水煎服。

荫按：治肺有二法，气虚而阴凑之，则如前方之温补。金衰而火乘之，则如此方之滋阴。宜温补者易愈，宜滋阴者难疗。盖火来乘金，谓之贼邪，将作肺痿，甚是难治。是方也，二母皆苦寒之品，苦能坚金，寒能胜热，故昔人主之。

人参固本丸 肺劳虚热，此方调之。

人参二两 天冬去心炒 麦冬去心炒

生地姜酒炒 熟地黄各四两，砂仁沉香炒

上为末，炼蜜丸如桐子大，每服百丸，空心温汤下。

荫按：本犹根也，肺主气，根于丹田，肺畏火，而制火必本于肾水，故用人参益气，二冬清气，熟地补肾，生地凉肾。剂之为丸，用之于下，所谓壮水之主，以制阳光是也，非固本而何。或问补肾何以用人参，余曰：大气周流，无脏不有，故人参之用，亦无处不宜。今得滋阴之品以君之，则亦上行而补下矣。

天王补心丹 过劳其心，忽忽喜忘，大便难，或时溏利，口内生疮者，此方主之。

人参去芦 白茯苓去皮 玄参炒 丹参炒 远志炒 桔梗各五钱 生地酒洗，四两 五味炒 当归酒洗 麦冬去心炒 天冬去心炒 柏子伯炒去油 酸枣仁炒，各一两，去油

上为细末，炼蜜丸如桐子大，每服百丸，食后临卧，用灯心枣汤下。

荫按：心者，神明之脏。过于忧愁思虑，久久则成心劳，心劳则神明伤矣，故忽忽喜忘。心主血，血濡则大便润，血燥故大便难，或时溏利者，心火不足以生脾土也。口内生疮者，心虚而火内灼也。人参养心，当归养心血，天麦冬所以益心津，生地丹玄所以解心热，柏仁、远志所以养心神，五味、枣仁所以收心液，茯苓能补虚，桔梗能利膈，诸药专于补心，劳心之人宜常服也。此方之传未考，所自偈云：昔者志公和尚日夕讲经，邓天王悯其劳也，锡[1] 以此方，因得名焉，载在经藏，今未辨其真伪，异日广求佛典而搜之。

犀角地黄汤 劳心动火，吐血，衄血者，此方主之。

---

① 锡 通"赐"，赐给。

生犀角锉　生地酒炒　白芍药　牡丹皮

上锉，水煎，温服。

荫按：心属火而主脉，过劳其心则火妄动而脉涌溢，越窍而出，则为吐为衄者，热也。经曰：治病必求其本。故以凉心之药主之，生犀能解心热，生地能凉心血，白芍、丹皮酸寒之物也，酸者入肝，寒者胜热。所以心病而治肝者，肝是心之母，木能生火，故从肝而治之，乃迎夺之兵也。

四物粱米汤　心劳吐衄，久服寒凉之剂，因坏脾胃者，此方主之。

粱米　稻米　黍米各一升　蜡如弹丸大，后入，以化为度

上水煮服。

荫按：心是脾之母，脾是心之子，脾因寒凉而坏，则必盗母气以自养，而心益病矣。求其不殆得乎，故宜调脾益胃，调脾莫如谷气，故用稻粱黍米。复用蜡者，取其厚肠胃云尔。此疗子益母之义，昔之良医皆用之。

半夏汤　脾劳，四肢不用，五脏皆乖，胀满肩息，舌根苦直，不能咽唾者，此方主之。

半夏制　宿姜各二两　茯苓去皮　白术土炒　杏仁去皮尖，炒　橘皮去白　芍药炒，各五钱　竹叶二十片　大枣五枚

上锉，水煎服。

荫按：脾主消磨五谷，若劳倦之后，病瘥之余，遇适口之味，过于厌饫①，脾弱不能消磨，劳于运化，久久则成脾劳。脾主四肢，故令四肢不用，五脏皆受气于脾，脾劳而伤，则五脏皆无以禀气，故乖而失其常。经曰：脾主行气于三阴。脾劳则三阴之气至胸中而还，故令肩息，脾之经脉上膈挟咽连舌本，散舌下，故令舌根苦直不能咽唾。半夏甘辛，甘则益脾，辛

则散滞。宿姜等之，一以醒脾，一以制半夏之毒。脾喜燥而畏湿，故用白术燥脾，茯苓渗湿。脾喜通而恶塞，故用杏仁利气，橘皮泄气。竹叶气清，能去土中之火。芍药味酸，能泻土中之木。大枣之用，取其甘而益脾尔。

补中益气汤　劳倦伤脾，中气不足，懒于言语，恶食溏泄，日渐瘦弱者，此方主之。

人参　甘草炙，各一钱　黄芪蜜炙，一钱五分　当归　白术炒　陈皮去白　柴胡各五分　升麻三分

上作一服，水煎服。

荫按：脾主四肢，故四肢勤动不息。又遇饥馁，无谷气以养则伤脾，脾伤故令中气不足，懒于言语。脾气不足以胜谷气，故恶食，脾弱不足克制中宫之湿，故溏泄。脾主肌肉，故瘦弱。五味入口，甘先入脾，是方也，参芪归术甘草，皆甘物也，故可以入脾而补中气。中气者，脾胃之气也。人生与天地相似，天地之气一升，则万物皆生；天地之气一降，则万物皆死，故用升麻、柴胡为佐，以升清阳之气，所以法象乎天地之升生也。用陈皮者，一能疏通脾胃，一能行甘温之滞也。是证黄芪建中汤亦可主用，见伤寒门。

枸杞酒　肝劳面目青，口苦，精神不守，恐畏不能独卧，目视不明者，此方主之。

枸杞子一斗　酒二斗

上二味，同煎服。

荫按：肝者，将军之官，谋虑出焉。故谋而不决，怫而数怒，久久则劳其肝。肝，东方之色也，病则色征于面目，故令面目色青。口苦者，肝移热于腑，而胆汁上溢也。肝藏魂，肝劳则邪居魂室，故令

---

① 饫（yù 玉）　饱食，食过多。

精神不守，且恐畏不能独卧也。肝气通于目，肝和则能辨五色矣。今肝为劳伤，故令目视不明。经曰：味为阴，味厚为阴中之阴。枸杞味厚，故足以养厥阴之阴。煮以纯酒，取其浃洽气血而已。他如六味地黄丸，亦可主用。古谓肾肝之病同一治，又谓虚则补其母，肾是肝之母，故地黄丸亦宜。

六味地黄丸加黄柏知母方 肾劳背难俯仰，小便不利，有余沥，囊湿生疮，小腹里急，便赤黄者，此方主之。

熟地黄八两 山茱萸去核 山药各四两 泽泻 牡丹皮去木 白茯苓各三两 黄柏盐水炒 知母盐水炒，各二两①

上为末，地黄捣膏，同炼蜜丸如桐子大，每服百丸，空心白汤温酒任下。

荫按：肾者，藏精之脏也。若人强力入房，以竭其精，久久则成肾劳。肾主精，精主封填骨髓，肾精以入房而竭，则骨髓日枯矣，故背难俯仰。前阴者，肾之窍，肾气足，则能管摄小便而溲溺惟宜。肾气怯，则欲便而不利，既便而有余沥，斯之谓失其开阖之常也。肾者水脏，传化失宜，则水气留之，水气留，则生湿热，故令囊湿生疮。小腹里急者，此真水枯而真火无制，真水枯则命门之相火无所畏，真火无制故灼膀胱少腹之筋膜而作里急也。便赤黄者，亦皆火之所为。熟地、山萸，味厚者也，味厚为阴中之阴，故足以补肾门之阴血。山药、茯苓，甘淡者也，甘能制湿，淡能渗湿，故足以去肾虚之阴湿。泽泻、丹皮，咸寒者也，咸能润下，寒能胜热，故足以去肾间之湿热。黄柏、知母，苦润者也，润能滋阴，苦能济火，故足以服龙雷之相火。夫去其灼阴之火，滋其济火之水，则肾间之精血日生矣。王冰曰：壮水之主以制阳光，此之谓也。

治 六 极 方

猪膏酒 筋极之状，令人数转筋，十指爪甲皆痛苦，倦不能久立，此方主之。

猪膏 姜汁各二升，熬取三升再入酒 酒五合

上和煎，分三服。

荫按：筋极者，数劳四肢，筋液耗竭，名曰筋极。极者，甚于劳之名也，筋既竭其津液，则失其润养而作劲急，故令人数转筋也。爪甲，筋之余。筋属木，木极则筋承之，故令十指爪甲皆痛，亦枝枯荫萎之象也。苦倦不能久立者，筋败不能束骨也。是疾也，若以草木之药治之，卒难责效。师曰：膏以养筋，故假猪膏以润养之。等以姜者，非辛不足以达四肢故也。复熬以酒者，以酒性善行，能浃洽气血，无所不之②，故用之以为煎也。

人参养荣汤 脉极者，忽忽喜忘，少颜色，眉发坠落，此方主之。

人参去芦 黄芪蜜炙 陈皮 白芍酒炒 当归酒洗 甘草炙 白茯苓 五味子炒 远志去心 桂心 白术炒 熟地砂仁沉香炒

上加姜枣。水煎服。

阴按：脉者，血之府。脉极者，血脉空虚之极也，此由失血所致。心主血脉，脉极则无血以养心，故令忽忽喜忘。荣血有余，则令人悦泽颜色；荣血不足，则令人色夭而颜色少也。眉发者，血之所养，荣血不足，故令眉发坠落。人参、黄芪、白术、茯苓、甘草、陈皮皆补气药也。荣血不足而补气，此大易之教，阴生于阳之义也。阴者，五脏之所主，故用当归泽脾，芍药调肝，熟地滋肾，五味益肺，远志安心，五脏和而阴血自生矣。桂性辛

---

① 各二两 原脱，据《医宗金鉴》知柏地黄丸方剂量补。

② 之 至。

热，热者入心而益火，辛者入经而利血。又心为生脉之源，故假之引诸药入心，而养荣血于脉耳。

十全大补汤 肉极者，肌肉消瘦，皮肤枯槁，此方主之。

人参　黄芪　白术　白芍　熟地酒蒸
茯苓　当归　川芎　甘草各等分　桂心少许

上锉，每服一两，加生姜三片、枣一枚煎服。

荫按：肉极由于阴火久灼者难治，宜别主六味地黄丸。若由饮食劳倦伤脾而致肉极者，宜大补气血以充之。经曰：气主呴①之，血主濡之，故用人参、白术、黄芪、茯苓、甘草甘温之品以补气，气盛则能充实于肌肉矣。用当归、川芎、芍药、地黄，以肉桂味厚之品，以补血生血，则能润泽其枯。

生脉散 气极者，正气少，邪气多，多喘少言，此方主之。

人参　麦冬去心　五味子炒，各等分
上水煎服。

荫按：肺主气，正气少，故少言，邪气多，故多喘，此小人道长君子道消之象也。人参补肺气，麦冬清肺气，五味敛肺气，一补一清一敛，养气之道毕矣。名曰生脉者，以脉得气则充，失气则弱，故名之。东垣云：夏月服生脉散加黄芪、甘草，令人气力涌出。若东垣者，可以医气极矣。

虎骨酒 骨极者，腰脊痠削，齿痛，手足烦疼，不欲行动，此方主之。

虎骨一具，通炙取黄焦，汁尽，碎如雀脑
糯米三石

上二味和一处，倍用曲如酿酒法，酿之酒熟，封头五十日，开饮之。

荫按：肾主骨，骨极者，骨肉空虚之极也，故令腰脊痠削。齿者，骨之余，故齿亦痛。手足烦疼，不欲行动，皆骨内空

虚之徵也。以骨治骨，求其类也。以虎骨者，取其壮也。酿之以酒者，酒性善渍，直澈于骨也。褚澄云：男子天癸未至而御女，则四肢有未满之处，异日必有难状之疾，其骨极之类乎。

龟鹿二仙胶 精极者，梦泄精遗精，瘦削少气，目视不明，此方主之。

鹿角血取者，十斤　龟板五斤　枸杞子三十两　人参十五两

上件用铅坛如法熬胶，初服酒化钱半，渐加至三钱，空心下。

荫按：精气神，有身之三宝也。师曰：精生气，气生神，是以精极则无以生气，故令瘦削少气。气少则无以生神，故令目视不明。鹿龟禀阴气之最完者，其角与板，又其身聚气之最胜者，故取其胶以补阴精。用血气之属，剂而补之，所谓补以类也。人参善于固气，气固则精不遗。枸杞善于滋阴，阴滋则火不泄。此药行则精日生，气日壮，神日旺矣。

治七伤方

加味逍遥散 一曰大怒，逆气伤肝，肝伤则少血目暗，此方主之。

当归　白芍　白术　柴胡　茯神　甘草各一钱　牡丹皮　山栀各七分

上锉，水煎服。

荫按：经曰：肝者，将军之官，故主怒。怒则气逆，气逆则血亦逆，故少血。眼者，肝之窍。又曰：目得血而能视。今肝伤少血，故令目暗。越人云：东方常实，故肝脏有泻而无补，即使逆气自复，疏之即所以补之也。此方名曰逍遥，亦是疏散之意。柴胡能升，所以达其逆也。芍药能收，所以损其过也。丹栀能泻，所以伐其实也。木盛则土衰，白术、甘草扶其

———————
① 呴（xù 煦）　温暖。原作"呴"，今改。

所不胜也。肝伤则血病,当归所以养其血也。木实则火燥,茯神所以安其心也。

安神丸 二曰忧愁思虑伤心,心伤则苦惊喜忘,夜不能寐,此方主之。

黄连一两五钱,酒润 朱砂一两,水飞 当归酒洗 生地姜酒炒 炙甘草各五钱

上除朱砂另研,余俱为末,汤浸蒸饼为丸,如黍米大,朱砂为衣,每服十五丸或二十丸,食后唾津咽下。或用熟水一口送下亦可。

荫按:忧愁思虑则火起于心,心伤则神不安,故苦惊。心主血,心伤则血不足,故喜忘。愈伤则忧愁思虑愈不能去,故夜不能寐。苦可以泻火,故用黄连。重可以镇心,故用朱砂。生地凉心,当归养血,炙甘草者所以益脾,脾是心之子,用之欲其不食气于母故耳。

归脾汤 三曰饮食太饱伤脾,脾伤则面黄善卧,宜此方主之。

人参 白茯苓 龙眼肉 酸枣仁去油 黄芪 白术各二钱 远志一钱,去心 木香 炙甘草 当归各五分

上水煎服。

荫按:脾者,仓廪之官,故饮食太饱则伤之。中央土色,入通于脾,脾伤则其本色自见,故面黄。神者,中气之所生,脾伤则神亦倦,故喜卧。《内经》曰五味入口先入脾,参芪苓术甘草,皆甘物也,故用之以补脾。虚则补其母,龙眼肉、酸枣仁、远志,所以养心而补母。脾气喜快,故用木香。脾苦亡血,故用当归。此主食去脾伤之妙法也。若停食之方,则以消磨之剂主之,而不专于补益矣。

附子理中汤 四曰形寒饮冷伤肺,肺伤则短气,咳嗽,脉来微迟者,此方主之。

人参 白术 甘草炙 干姜炮 附子制,各一钱

上水煎服。

荫按:形寒者,形气虚寒也。饮冷者,复饮冷物也。热则气壮,寒则气怯。今肺为寒冷所伤,故令气短。水寒射肺,肺不能容,故令咳嗽。脉来微者为虚,迟者为寒,损其肺者益其气,故用参术、甘草。寒者温之,故用附子、干姜。

白通加人尿猪胆汁汤 五曰久坐湿地伤肾,肾伤则短气,腰痛,厥逆下冷,阴脉微者,宜此方主之。

葱白四茎 干姜一两 附子一枚 人尿五合 猪胆汁一合

上件同煎服。

荫按:肾者水脏,湿其类也,故感之易入而易伤。凡人呼吸之气,呼出心与肺,吸入肾与肝。肾伤则吸微,故令短气。腰者肾之府,肾伤而腰痛者,其势也。湿为阴,其气寒,阴并于下,则阳格于上,故厥逆而下冷。尺为阴,阴脉微者,下部寒也。干姜、附子,热物也,可以回阳燥湿。师曰:太阳中天则寒者温,湿者燥,故姜附可以治寒湿。葱白辛温,可使通肾气,人尿猪胆性寒而质阴,用之者,一可以制姜附之热,而不使其燥烈于上焦无病之分;一可以同寒湿之性,而引姜附直达下焦受病之区。此佐以所利,和以所宜,乃兵家之向导也。

玉屏风散 六曰风雨寒湿伤形,形伤则皮肤枯槁,宜此方主之。

黄芪 防风各一两 白术二两

上水煎服。

荫按:外冒风雨,则寒湿不免矣。以外得之,故令伤形而皮肤枯槁。然皮肤之间,卫气之所居也。《灵枢经》曰:卫气者,所以温分肉,充皮肤,肥腠理而司开阖者也。故峻补其卫气而形斯复矣。黄芪甘温,补表之圣药也,得防风而功愈速,故以防风等之。白术益脾,脾主肌肉,故

以白术倍之。三药者，皆补气之品。《内经》曰：形不足者，温之以气，此之谓也。方名曰玉屏风，亦是以其补益卫气，足以为吾身之倚袭耳。

升阳益胃汤　七曰大怒恐惧伤志，志伤则恍惚不乐，宜此方主之。

羌活　独活　防风　柴胡　白术　茯苓　黄芪　人参　半夏　甘草　陈皮　黄连　泽泻　白芍药

上水煎服。

荫按：怒则气上，恐则气下，一怒一恐，拂于膻中，则志意不得舒畅，故曰伤志。志者肾之所主，而畅于膻中。膻中者，两乳之间，心君之分也。神心者，神明之所出，故令不乐。下者举之，郁者达之，故用羌独活、防风、柴胡升举之品。气乖于中，脾胃受病，故用参芪苓术橘半甘芍调胃之品。

附葛可久先生治劳证十方

十药神书曰：夫人之生，皆禀天地氤氲之气，在乎保养真元，固守根本，则万病不生，四体康健。若曰不养真元，不固根本，病疾由是生焉。且真元根本，则血气精液是也。先师有言曰：万病莫若劳证之难治，其由盖因壮年血气充实，精液完满之际，不能养守，惟务酒色，岂分饥饱，日夜耽嗜，无有休息，以致耗散真元，虚败精液，则呕血吐痰，心炽烦痿，骨蒸体热，肾虚精竭，面白颊红，口干咽燥，白浊白带，遗精盗汗，饮食难进，气力全无，谓之火乘金候。重则半年而毙，轻则一载而倾。医者不究其本，不通其妙，或用大寒大热之药，妄投乱进，绝不取效。殊不知大寒则愈虚其中，大热则愈竭其内，所以世之医劳者，万无一人焉。先师用药治劳，如羿之善射，无不中的，已活者不可数计。今将用药次第，续列于后。

用药之法

如呕吐咳嗽血者，先以十灰散遏住，如甚者，次以花蕊石散止之。大抵血热则行，血冷则凝，见黑则止，此理然也。止血之后，患人必疏解其体，用独参汤补之，令其熟睡一觉，不要惊动，睡起病去五六。后服诸药，可服保和汤，止嗽安肺保养汤，补虚除热太平丸，润肺扶痿消化丸，下痰疏气保和汤。内分血盛痰甚，喘盛热甚，风盛寒甚，六事加味用之，保真汤。内分惊悸，淋浊，便涩，遗精，燥热，盗汗，六事加味用之，如无不加。

服药之法

每日三服，食前服保真汤三，食后服保和汤三，药相同为佳。每日仍浓煎薄荷汤，灌嗽喉中，用太平丸先嚼一丸，徐徐咽下，次再嚼一丸，缓缓溶化，至上床时，亦如此用之。盖夜则肺窍开，药味必流入窍中，此紧要诀。如痰涌，却先用饴糖拌消化丸一百丸吞下，次又依前嚼嚼太平丸，令其仰面而卧，服前七药后，若肺有嗽，可煮润肺膏食之，如常服。如服七药之有徐暇者，此食之亦佳。续煮白凤膏食之，复其真元，完其根本。全愈之后，方合十珍丸服之，此谓收功起身之用也。

上十味，如神之妙，如仙之灵，虽庐医扁鹊在世，不过如此。吁！时分方脉用药，不过草木金石，碌碌之常用耳，何以得此通神圣至仙奇异决妙效之药也。昔蒙先师传授此书，在吴中疾证起毙回生，何止千余人，只得十灰散、花蕊石散、独参汤料之药，则犹蓬然愈。予平生得此妙用，未尝传与一人。予今渐老，恐此方之泯失，故录此序，名之曰劳证十药神书，留遗子孙用之，不许乱传非人。如违父训，以不孝论。时至正乙酉年① 一阳月，可久道人书于姑苏养道山房。

十灰散　治劳证，呕血，吐血，咯血，嗽血，先用此道遏之。

大蓟　小蓟　侧柏叶　荷叶　茅草根　茜根　牡丹皮　棕榈皮　山栀仁　大黄_{各等分}

一方有百草霜。

上俱烧灰存性，研极细末，用纸包，以碗盖于地上一夕，出火毒。用时先将白藕捣绞汁，或萝卜汁，磨真京墨半碗，调前药灰五钱，食后服下。如病轻用此立效，如劳重，出血成升斗者，用后药立止如神。

花蕊石散　治劳证五内崩损，涌喷血出，成升斗者，用此药止之。

花蕊石_{火煅过存性，研为细末}

上用童子小便煎温，调服三钱，极重者五钱，食后服之。如男子病，和酒半盏，女子病，和醋半盏，一处调药，立止其病，化瘀血为黄水。服此药后，患人必疏解其体，却煮后药以补之。

独参汤　治劳证，止血崩，后服此药以补之。

人参_{大者，二两}

上㕮咀，用水二钟，枣五枚，同煎一盏，不拘时，细细服之，服后宜熟睡一觉，后用诸药除根。或云人参，肺热者大忌，虚而有火者，亦必以天门冬佐之。

保和汤　治劳证久嗽，肺燥成痿者，服之决效。

知母　贝母_{去心}　天门冬_{去心}　麦门冬_{去心}　款冬花_{各三钱}　天花粉　薏苡仁　杏仁　五味子　粉草_炙　马兜铃　紫菀　百合　桔梗_{各二钱}　阿胶_炒　当归　地黄_{生用，各一钱}　紫苏　薄荷_{各五分}

上㕮咀，各依常法，修成粗末，每服用三五钱，水二钟半，生姜三片，共煎一钟，去粗，却用饴糖一匙，入药汁内服，每食后进一盏，日三服。一方有百部，无生地黄。如血盛，痰盛，喘盛，热盛，寒风盛，依后药加入煎服。如服此药后，时与保真汤间服之极妙。血盛加蒲黄、茜根、藕节、大蓟、小蓟、茅花；痰盛加南星、半夏、橘红、葶苈、茯苓、枳壳、枳实、瓜蒌仁；喘盛加桑白皮、陈皮、大腹皮、苏子、萝卜子、葶苈；热盛加大黄、山栀子、黄连、黄芩、黄柏、连翘；寒盛加人参、芍药、桂枝、麻黄、五味子、黄蜡片；风盛加防风、荆芥、旋覆花、甘菊花、香附子、细辛。上六等，依证各入前药煎服，如磁石引针，幼儿认母矣，无不中效。世人治劳证之药，百万千之方，何以及此方神效。

保真汤　治劳证骨蒸，体热虚惫，服之决效。

当归　生地_{姜酒炒}　熟地_{砂仁炒}　人参　白术　黄芪　天门冬_{去心}　麦门冬_{去心，各三钱}　赤茯苓_{五钱}　白茯苓　白芍　知母_炒　黄柏_炒　五味子　柴胡　地骨皮_{各二钱}　陈皮_{二钱半}　赤芍　厚朴_{一方无此味}　甘草_{炙，各一钱半}

上二十味，依常法修合成粗末，每服三五钱，用水二钟，姜五片，枣五枚，莲子心五枚，同煎一盏，去粗，每日三食前，各进三盏。如惊悸淋浊，便涩遗精，燥热盗汗，依后加入前药。如服此药与前保和汤相间服之，极妙。惊悸加茯神、远志、柏子仁、酸枣仁；淋浊加萆薢、乌药、猪苓、泽泻；便涩加苦梗、木通、石韦、萹蓄；遗精加龙骨、牡蛎、莲心、莲须；燥热加石膏、滑石、青蒿、鳖甲；盗汗加浮麦、牡蛎、黄芪、麻黄根。上六

---

① 至正乙酉年　公元1354年。按"至正"为元顺帝的年号。

味，依证加入前药内煎服，如雨露灌木，水土养民，无不中效。滋补之药，碌碌繁杂，何以及此神效。

太平丸　治劳证日久，咳嗽肺痿，痰涌肺痈，并宜噙化，服之决除根。

天门冬_{去心}　麦门冬_{去心}　知母　贝母_{去心}　杏仁　款冬花_{各二两}　当归　生地_{姜酒炒}　熟地_{砂仁炒}　黄连　阿胶_{炒成珠，各一两半}　蒲黄　京墨　桔梗　荆芥_{一方无此味}　薄荷_{各二两}　麝香_{少许}

上各依常法修制净，为细末，炼白蜜熟取讫，下诸药末搅匀，再入火内，麝香略熬二三沸，即丸如弹子大，每日三食后浓煎薄荷汤灌嗽喉口，细嚼一丸，唾津下，再噙一丸，缓缓溶化，上床时噙化如前。如痰盛，先用饴糖津拌吞下消化丸一百丸，后即噙嚼此药，仰面而睡，使其药流入肺窍内，则肺清润，其嗽自除。此药服之一日夜，嗽止三分；二日夜，嗽止八分；四日夜，嗽止十分；五日夜，全除其嗽；七日夜，永绝其根。大凡咳嗽，只用此药。方至灵妙，诚笃君子，方可传之。

消化丸　治劳瘵证热痰涌盛，服之立可。

青礞石_{三两，火硝三两，火煅黄金色}　白明矾_枯　橘红　半夏　白茯苓_{各一两}　南星_{二两生用，姜炒八钱}　猪牙皂角_{二两，火炙去皮弦}　枳实_{麸炒，一两半}　枳壳_{炮去穰}　薄荷_{各一两}

一方有沉香、黄芩各五钱。

上修制为细末，以神曲打糊为丸，如梧桐子大，每服百丸，每夜上床时，饴糖津拌吞噙嚼太平丸，二药相攻，痰嗽自除。

润肺膏　治劳证久嗽，肺燥肺痿，时常服之。

羯羊肺_{一具}　柿霜　真酥　真粉　杏仁_{去皮尖研，各一两，看肺大小}　白蜜_{三两}

上先将羊肺洗净，次将柿霜、杏仁、

真酥、真粉、白蜜五味，水解薄打搅稠稀得所，灌入肺中，白水煮熟，如常服食。与前七药相间服之亦佳。

白凤膏　治一切久劳大虚，怯极胃惫，咳嗽吐痰，咯热血发喘，此火乘金位者服之，复真元，全根本。

黑嘴白鸭_{一只}　大京枣_{三升}　陈煮酒_{一大坛}　参苓平胃散_{一斤}

上先将鸭扎缚其脚掛起，次量患人饮酒多少，随量倾在器中，烫温，却将刀于鸭项刺割开，滴血入于酒中，搅匀，一气饮之。其血酒直入肺经中，滋补其肺，安止其嗽。又将鸭干挦^①其毛，胁下肋间开一孔，取出肠杂，用纸拭干肚中，次将枣去核，每个填参苓平胃散末，以皮麻绳扎缚定足，装填入鸭肚腹内，用砂甏^②瓮一个，放鸭在内，四围用炭火慢煨，一瓶酒作三次添入，以酒干为度，取出，随意食之。尽此一鸭，不问一切劳证虚惫等决效矣。后却服十珍丸，服则生津活血顺气，此乃收功起身之妙药也。

十珍丸_{一名补髓丹}　治一切久劳虚惫，髓精血枯气竭，火乘金位者，服前药愈后，却服此药收功起身之法也。

猪脊髓_{一条}　羊脊髓_{一条}　乌骨鸡_{一只}　鳖_{一个}

上四味制净，去骨留肉，用煮酒一大瓶，于砂锅内煮干熟，擂烂，再入后药。

大山药_{五条}　莲肉_{去心，半斤}　京枣_{百枚}　柿霜_{十个}

上四味修制净，用井花水一大瓶，于砂锅内煮熟擂烂，令匀，与前熟肉一处，再用漫火熬之，却下：

明阿胶_{四两}　真黄蜡_{三两}

上二味旋旋下，与前药八味和作一

---

① 挦（xián 贤）　拔扯。
② 甏（bèng 泵）　坛子。

处，研搋成膏，再入：

平胃散末　四君子汤末各四两　知母末　黄柏末各一两

上共十两，搜和成剂，如硬，再入白蜜炼和，放青石上，用木捶捶打如法，匀了，丸如桐子大，每服一百丸，枣汤下，不拘时。服至半月，精神完复，气血津和。服至一月，饮食倍加，起居轻快。服至二月，百病消除，诸虚百损一切虚惫益补。服至三月，丹田常暖，水火既济。服至四月，老朽还壮，行步如飞。服至五月，发白返黑，齿落更生。服至半年，渐入仙道。久久服之，飞升可许。此药不寒不燥，温补平剂，一切劳证败血，立便除根，真秘传之妙方也，宝而敬之重之。

附水丘先生紫庭治瘵秘方

人有传尸、殗殜①、伏连，五劳、七伤、二十六蒸，其候各异，其源不同，世医不明根本，妄投药石，可胜叹哉。予休心云水，远绝人事，遂以所传《枢要精微》，以示世医，使之明晓。夫传尸劳者，男子自肾传心，心而肺，肺而肝，肝而脾。女子自心传肺，肺而肝，肝而脾，脾而肾。五脏复传六腑而死矣。或连及亲族，至于灭门。其源皆由房室，饮食过度，冷热不时，忧思悲伤，有欲不遂，惊悸喜惧，或大病后行房，或临尸哭泣，尸气所感。邪气一生，流传五脏，蠹食伤心，虽有诸候，其实不离乎心阳肾阴也。若明阴阳用药，可以返魂夺命，起死回生。人知劳之名，未知其理，人生以血为荣，以气为卫，二者运转而无壅滞，劳何由生。故劳者，倦也。血气倦则不运，凝滞疏漏，邪气相乘，心受之为盗汗，虚汗，忧悲恐惧，恍惚不安。肾受之为骨蒸，为鬼交，阳虚好色愈甚。肝受之为瘰疬，胁满痞聚，拳挛拘急，风气乘之为痛

疼。脾受之为多思虑，慕清凉，不食，多食无味。肺受之为气喘痰涩，睡卧不安，毛发焦枯。至于六腑，亦各有证。今人多用凉药，则损胃气，虽卢扁亦难矣。予之所论，但在开关把胃。何则劳病者，血气不运，遂致干枯，此关脉闭也，故先用开关药通其血脉，既开关则须起胃。盖五脏皆有胃气，邪气附之，则五脏衰弱，若不把胃，则他药何由而行。故开关把胃，乃治劳妙法也。然必须明阴阳，且如起胃，阳病药不可过暖，阴病药不可过凉。今人言丁香、厚朴、肉桂、苁蓉，可补五脏，不知用之则喘息闭嗽，如火益热。或以治鬼为先务，要当法药相济，道力资扶，然后鬼尸可逐也。此论上合黄帝岐扁，下明脏腑阴阳，非患人有福，亦不遭逢，宝之。总论病证云：如夜梦鬼交，遗精自泄，梦魂不安，常见先亡，恐怖鬼神，思量饮食，食至不进，目精失白，骨节疼痛，五心烦热，头发作滞，面脸时红，如敷胭脂，唇红异常，肌肤不润，言语气短，大便秘涩，或时溏利，小便黄赤，或时白浊，项生瘰疬，腹中气块，鼻口生疮，口舌干燥，咽喉不利，仰卧不得，或时气喘，涕唾稠粘，上气愤满，痰吐恶心，腹胁妨闷，阴中冷痛，阴痒生疮，多湿，转筋拘急，或愤怒悲啼，舌直苦痛，目睛时痛，盗汗，抬肩喘息，阳道虚刚，如手足心烦疼，口干舌疮，小便黄赤，大便难及热多，咽喉痛，涎唾黄粘，及兼前项一二证，即是阳病，当用阳病开关散，为泻阳而补阴。如大便溏利，小便白浊，饮食不化，胃逆口恶，虽有热，痰唾白色，及小便多，仍兼前项数唾，即是阴病，当用阴病开关药。凡劳证虚极，亦多令人烦躁，大小便不利，宜兼诸脉证审

_____

① 殗（yè 夜）殜（dié 迭）　微病貌。

之。阴阳二证，皆用起胃散。

又歌诀云：

水丘道人年一百，炼得龙精并虎魄，
流传此法在人间，聊向三天助阴德。
扶危起死莫蹉跎，此药于人有效多，
不问阴阳并冷热，先将脾胃与安和。
脾经虚冷易生寒，最是难将热药攻，
闭却大便并上气，为多厚朴与苏蓉。
此法精关两道方，病人入口便知良，
但须仔细看形候，莫向阴中错用阳。
涕唾稠粘小便赤，干枯四体无筋力，
乌龙膏子二十丸，便似焦枯得甘滴。
遗精梦泄腹膨高，咳嗽阴痛为患劳，
此病是阴须认识，便当急下玉龙膏。
嗽里痰涎仰卧难，阴阳交并候多端，
却须兼服诃黎散，治取根源病自安。

七宝丸[1]　　泻骨蒸传尸邪气，阳病可服。

黄连四两为细末，用猪肚一个，洗净，入药末，线缝之，用童便五升，文火煮令烂干为度，以肚细切，同药捣研，置风中吹干，丸如桐子大，朱砂、麝香为衣，空心麦冬水下。或用阳病开关散咽下。无朱砂亦可。

阳病开关散

柴胡_{去芦}　桔梗_炒　秦艽　麦冬_{去心}
木通_{各半两}　当归　芍药　木香　泽泻
桑白皮_{蜜炙}　地骨皮_{各一两}　甘草_{炙，一钱}

上㕮咀，每服三钱，水一盏，姜三片，煎六分，空心温服。小便多，即病去也。

阴病开关散

当归　赤芍　肉桂　白芷　甘草_{炙，}
_{各半两}　枳壳_{三钱}　木香_{二钱}　天南星_{去皮，}
_{一钱，姜汁浸一宿，焙}

上㕮咀，每服三钱，姜三片，煎七分，入无灰酒三分盏，童便三分盏，又煎七分，温服。

起胃散　　阴阳二候皆用。

黄芪_{炙，二两}　白术_炒　山药_{各一两}
人参　白芷_{各五钱}

上㕮咀，每服三钱，加木瓜煎。或加沉香、茯苓、甘草各半两。先服此起胃散，一二日后不问退否，兼玉龙膏服之。

乌龙膏

乌梅_{去核}　柴胡　紫菀　生干地黄
木香_{各一两}　秦艽_{实好者}　贝母_{麸炒，去心}
防风_{各二钱}　杏仁_{五两，面炒}

上为末，皂角六十片，二十片去黑皮，醋炙为末，二十片烧灰存性，二十片汤浸，去黑皮，用精猪肉剁烂如泥，同皂角一处，入水五升，细揉汁，入童便三升，无灰酒一升，并熬如膏，和前药末为丸如桐子大，每服二十丸，空心麦门冬汤下，甚者二十日效。

玉龙膏

青蒿子　柴胡　白槟榔_{各二两}　人参
生干地黄　肉苁蓉_{酒浸一宿，炙}　虎头骨
_斫[2]_{开，酒炙黄赤}　鳖甲_{汤煮去皮裙，酒浸，炙黄}
_{赤色，各一两}　龟甲　白术　白茯苓　木香
牡蛎　地骨皮_{各半两}　当归_{三钱}　朱砂_一
_钱　豆豉心_{二合}

又加乌梅肉、枳壳。

上为末，却以杏仁五升，壮者以童便浸，春夏七日，秋冬十日，和瓶日中晒，每日一换新者，日数足，以清水淘去皮尖，焙干，别以童便一升，于银石器内，以文火煎至随手烂，倾入砂盆，用柳木槌研烂为膏，细布滤过，入酥一两，薄荷自然汁二合，搅匀和药，用槌擂五百下，丸如梧桐子大，空心汤下十五丸，加至三十丸。如觉热，减丸数服，热少还添。加减经月日，诸证皆退，进食安卧，面有血色，乃药行也，当勤服无怠。忌苋菜、白

---

① 丸　原作"圆"，今改。
② 斫（zhuó 茁）　用刀斧等砍。

粥、冷水、生血、雀鸽等物。

诃黎散　治劳嗽上气。

赤茯苓　诃黎勒皮各二两　当归炒

槟榔　大黄炒，各一两　木香　吴茱萸汤泡七次，各半两

上㕮咀，每服三钱，生姜三片，水一盏煎六分，温服。

卷 六 十 六

传 尸 劳

论

华佗中藏经曰：传尸者，非谓一门相染而成也。人之血气衰弱，脏腑虚羸，中于鬼气，因感其邪，遂成其病。其候咳嗽不止，或胸膈胀闷，或肢体疼痛，或肌肤消瘦，或饮食不入，或吐利不定，或吐脓血，或嗜水浆，或好歌咏，或爱悲愁，或颠风发渴，或便溺艰难，或因酒食而遇，或因风雨而来，或问病吊丧而得，或朝走暮游而得，或因气聚，或因血行，或露卧于田野，或偶会于园林，钟此病死之气，染而为疾，故曰传尸也。

医说云：传尸劳者，盖缘尸注及挟邪精鬼气而成者也。经曰：人有三虚，逢年之衰，遇月之空，失时之和。乍感生死之气，或犯鬼物之精，大概使人淋漓，沉沉默默的不知其所苦，而无处不恶，积月累年，渐就顿滞。既死之后，又复传注他人者是也。兹又须用通神明、去恶气诸药以治之。经曰：草木咸得其性，鬼神无所遁情，劆麝剸①犀，驱曳邪恶，飞丹炼石，引纳清和，疑其为此疾而设。又曰：飞尸者，游走皮肤，穿脏腑，每发刺痛，变作无常。遁尸者，附骨入肉，攻凿血脉，每发不可得近，见尸闻丧，哀哭便发。风尸者，淫濯四肢，不知痛之所在，每发昏沉，得风雪便作。沉尸者，缠骨结脏，冲心胁，每发绞切，遇寒冷便作。注尸者，举身沉重，精神错杂，常觉昏废，每节气致变辄成大恶。皆宜用忍冬叶数斛，煮取浓汁，稠煎，服之如鸡子大一枚，日三。太乙神精丹、苏和香丸，治此病第一。

直指方云：瘵虫食人骨髓，血枯精竭，不救者多。人能平时爱护元气，保养精血，瘵不可得而传。惟夫纵欲多淫，精血内耗，邪气外乘，是不特男子有伤，妇人亦不免矣。然而气虚腹馁，最不可入劳瘵之门。吊死问丧，衣服器用中，皆能乘虚而染触。间有妇人入其房，睹其人，病者思之，劳气随人，染患日久，莫不化而为虫。治疗之法，大抵以保养精血为上，去虫次之。安息苏合阿魏麝犀、丹砂雄黄，固皆驱伐恶气之药，亦须以天灵盖行乎其间。盖尸疰者，鬼气也，伏而未起，故令淹缠，得枯骸枕骨治之，鬼气飞越，不复附人，于是乎瘥。外此则虎牙骨、鲤鱼头，皆食人之类也，其亦枕骨之亚乎。要之发用以前，当以川芎、当归，先立乎根本之地，先用芎归血余散，吞北斗符，次用龟甲生犀散取虫。

苏游论曰：传尸之候，先从肾起。初受之两胫痠疼，腰背拘急，行立脚弱，饮食减少，两耳飕飕真似风声，夜卧遗泄，阴汗痿弱。肾既受讫，次传于心，心初受气，夜卧心惊，或多恐悸，心悬悬，气吸吸欲尽，梦见先亡，有时盗汗，饮食无

---

① 剸（tuán 团）割。

味，口内生疮，心气烦热，惟欲眠卧，朝轻夕重，两颊口唇悉皆纹赤，如傅胭脂，有时手足五心烦热。心受已，次传于肺，肺初受气，咳嗽上气，喘卧益甚，鼻口干燥，不闻香臭，如或忽闻，惟觉朽腐气，有时恶心欲吐，肌肤枯燥，时或疼痛，或似虫行，干皮细起，状如麸片。肺既受已，次传于肝，肝初受气，两目䀮䀮[1]，面无血色，常欲颦眉，视不能远，目常干涩，又时赤痛，或复睛黄，常欲合眼，及时睡卧不着。肝既受已，次传于脾，脾初受气，两胁虚胀，食不消化，又时泻利，水谷生虫，有时肚痛，腹胀雷鸣，唇口焦干，或生疮肿，毛发干耸，无有光润，或时上气，抬肩喘息，利赤黑汗，见此证者，乃不治也。夫骨蒸、殗殜、伏连、尸疰、劳疰、虫疰、毒疰、热疰、冷疰、食疰、鬼疰，尽皆曰传尸。以疰者，注也，病自上注也，其变有二十二种，或三十六种，或九十九种。大略令人寒热盗汗，梦与鬼交，遗精白浊，发干而耸，或腹内有块，或脑后两边有小结，复连数个，或聚或散，沉沉默默，咳嗽痰涎，或咯脓血，如肺痿肺痈状，或腹下利，羸瘦困乏，不自胜持，积月累年，以至于死，死复传注亲属，乃至灭门者是也。更有飞尸、遁尸、寒尸、丧尸与尸疰，谓之五尸，及大小附著等证，乃挟诸鬼邪而害人，其证多端，传变推迁，难以推测。故自古及今，愈此病者，十不一得。所谓狸骨獭肝，天灵盖，铜锁鼻，徒有其说，未尝取效，惟膏肓俞、四花穴，若及早灸之，可否几半，晚亦不济矣。

本事方云：葛稚川言鬼疰者，是五尸之一疰。又按：诸鬼邪为害，其变动乃有三十六种，至九十九种。大略使人淋漓，沉沉默默的不知其所苦，而无处不恶，累年积月，渐就顿滞，以至于死，传于傍人，乃至灭门。觉知是候者，急治獭肝一具，阴干取末，水服方寸匕，日三服，效。未知再服，此方神良。天庆观一法师，行考校极精严，时一妇人投状，述患人有所附，须臾乃附语云：非我所祸，别是一鬼，亦自病人命衰为祟耳。今已成形，在患人肺中为虫，食其肺系，故令吐血声嘶。师掠之曰：此虫还有畏忌否，久而无语，再掠之，良久云：唯畏獭爪屑为末，以酒服之，则去矣。患家如其言，得愈。此予所目见也，究其患亦相似。獭爪者，獭肝之类欤。

虞氏曰：劳瘵二十四种，或三十六种，名虽不同，证亦少异。大抵不过咳嗽发热，咯血吐痰等证耳。至于侍奉亲密之人，或同气连枝之属，熏陶日久，受其恶气，多遭传染，名曰传尸，又曰丧尸，曰飞尸，曰遁尸，曰殗殜，曰尸注，曰鬼注。盖表其传注，酷虐莫能测之名也。虽然未有不由气体虚弱，劳伤心肾而得之者，初起于一人不谨，而后传注数十百人，甚而至于灭族灭门者有之。然此病最为可恶，其热毒郁积之久，则生异物恶虫，食人脏腑精华，变生诸般奇状，诚可惊骇。是以劳伤于肝胆者，则为毛虫，如刺猬瓦蛆之属，食人筋膜。劳伤于心与小肠者，则为羽虫，如灯蛾蚊虫禽鸟之形，食人血脉。劳伤于脾胃者，则为裸虫，如婴孩蚯蚓之类，食人肌肉。劳伤于肺与大肠者，则为介虫，如龟鳖虾蟹之状，食人肤膏。劳伤于肾与膀胱者，则为鳞虫，如鱼龙蛏[2]蛤蜊属之形，食人骨髓；或挟相火之势，亦如羽虫之酷者，鸥枭之类，为状不一，不可胜纪。凡人觉有此证，便宜早治，缓则不及事矣。治之之法，一则

---

① 两目䀮䀮　"䀮䀮"，当作"眈眈"，目花不明状。

② 蛏（chēng 称）　蛤类动物。

杀其虫，以绝其根本；一则补其虚，以复其真元。分经用药，各有条理，务如庖丁解牛，动中肯綮，无有不愈者也。若待病势已剧，元气已脱，虽依古方取虫滋补，患者不能一生，但可绝后人之传注耳。

王启玄曰：传尸蛊瘵之证，父子兄弟，互相传染，甚者绝户。此乃祖父冤债，或风水所系，虽有符文法水下虫之法，然虫去人亡，亦未为全美。若能平素保养，则自愈矣。

李氏曰：传尸劳虫一十八种，自上注下，病与前人相似，故又曰注。化精血归于元阳之内，变幻种类最多。古谓第一代虫如婴儿，或如鬼，或如虾蟆，遇丙丁日食起，醉归心俞。第二代虫如乱发，或如守宫，或如蜈蚣，或如虾蟹，遇庚辛日食起，醉归肺俞。第三代虫如蚊如蚁，或如蜣螂，或如刺猬，遇庚辛日食起，醉归厥阴。第四代虫如乱丝，或如猪肝，或如蚯蚓，如蛇虺，遇戊己日食起，醉归脾俞。第五代虫如鳖龟，或有头无足，或有足无头，或如鼠，或如精血，遇甲乙日食起，醉归肝俞。第六代虫如马尾，有两条，一雌一雄，或如鳖，有头足尾，或如烂面，或长或短，遇丑亥日食起，醉归肾俞。周而复始。凡取瘵虫，依五脏方选用，必俟其大醉日，方可取之，取后随补各脏，只用追病丹以断其根。又有轻者，只用鳗鲡鱼煮食，或紫河车丹，阳虚者金液丹最妙。取瘵虫法，先令病家用皮纸糊一密室，不留些子罅隙[①]，择一老成人过递，以安息香水洒其过递之人身，以雄黄雌黄涂耳目口鼻上，安排铁钳一把，布巾一幅，用香油二斤，以锅盛顿，微煎令沸，仍用高桶一个，以石灰在桶内，生布巾盖桶口，俟月初虫头向上，却服取虫药，五更初一服，五更三点时一服。服药后，腹如疼痛如刀斧劈，不妨，至巳时必须下

虫，或取下臭秽，或胶漆，或吐泻脓血，瘕块，皆于灰桶中。其虫或从汗出，紫蚕苗状，或从耳鼻口中出，或小便中出，异般形状不一，或青黑，或黄红，大者急用钳取入油中煎，当日将油纸里虫入瓦罐内，石灰填实，埋于深山远僻之地，免再染人。其患人衣被床席，并皆弃去焚烧。医人分付药后，亦须远避。其取下虫白色者，食人脏腑脂膏，可三十日服药补之。虫色黄赤者，食人血肉，可六十日服药补之。虫色紫黑者，食人精髓，病传至肾，可谓极矣，冀其万一，或为子孙除害则可。又虫头白者亦难治，此危氏说也。丹溪谓不必深疑。瘵虫须分五脏，尝居肺间，正所谓膏之上，肓之下，针之不到，药之不行，只宜早灸膏肓四花为佳。若食肺系，则咯血，吐痰声嘶，思食无厌，病患至此，未易治疗。虫亦气血凝滞，痰与瘀血化成，但平补气血为主，加以乌梅、青蒿、朱砂之类，而虫自亡矣。紫河车丹、紫河车丸、青蒿膏、蛤蚧散、天灵盖散选用。传尸之说，不必深疑。历观劳瘵，皆因酒色财气，损伤心血，以致虚火妄动。医者不分阴阳用药，病家不思疾由自取，往往归咎前人积恶，甚则疑及房室器皿坟墓，且冤业飞尸递相传注。古人亦云：劳瘵三十六种，惟阴德可以断之，不幸患此疾者，或入山林，或居静室，清心静坐，常焚香叩齿，专意保养，节食戒欲，庶乎病可断根。若不遵此禁忌，服药不效。

丹溪云：传尸一虫，不可云无。传尸劳瘵，寒热交攻，久嗽咯血，日久羸瘦，先以三拗汤，次以清心莲子饮，白蜡尘大杀劳虫，可入丸散药中用。

龚氏曰：传尸劳瘵之证，乃脏中有虫

---

① 罅隙（xià夏 xì细）　缝隙。

咬心肺者，名曰瘵，此是传尸痓骨劳。痓者，注也。自上注下，骨肉相传，乃自灭门者有之矣。

荫按：传尸虫乃血气虚弱，脏腑羸瘦，以致饮食痰血之类，停滞不能运化，兼之热气熏蒸，因而变生诸虫。如腐草为萤，积水生蛙，何尝有种类相传也。至于既病之后，因而传染他人，理亦有之。

玉堂宗旨论传尸劳云：传尸劳瘵者，盖由酒色过度，饮食不节，其心不正，忧思郁然，业缘所致。初觉之时，精神恍惚，五心烦躁，气候不调，心虚夜汗。如此十日，顿成肌瘦面黄。其病皆从心受，正气与毒气并行脏腑，二气相攻，种毒五脏，致使血气凝结，变成虫状，遇阳日长雄，阴日长雌，遂成劳虫。其虫有九，而六虫传六代，三虫不传，乃猬虫、蛔虫、寸白虫也。其六虫一旬之中，遍行四穴，周而复始，遇木气而生。立春后一日方食，后三日一食，五日一退，退即还穴醉睡，一醉五日。一虫在身占十二穴，六虫共占七十二穴。一月之中，上十日虫头向上，从心至头游四穴；中十日虫头向内，从心至脐游四穴；下十日虫头向下，从脐至足游四穴。其虫先食脏腑脂膏，故虫色白，令患人皮聚毛脱。七十日后食血肉，故虫色黄赤，令患人肌体消瘦，饮食不滋肤，筋缓不能收。一百二十日外食血肉尽，故虫色紫。却传肾中，即食精髓，故虫色黑，令患人骨痿不能起坐。其虫积久生毛，其毛色钟五脏五行之气，故毛色花杂，传至三人，即能自飞，其状如禽，品类亦多。人遭此虫传染者，五内崩损，良可哀哉。又云：虫头赤者，食肉可治，虫头口白者，食髓难治。虫性灵通，临病深加精审，取虫之后，不服补药，徒费医治。所有取虫符药，待虫醉日为之。又经云：六十日者，十治七八。八十日者，十治三四。过此已往，不复生矣，但为后世子孙除害耳。取虫药方符箓，及六代补劳药方，次第详著于后。

上清紫庭追劳方云：三尸九虫之为害，治者不可不知其详。九虫之内，三虫不传，猬、蛔、寸白也。其六虫者，或脏种毒而生，或亲属习染而传。疾之初，觉精神恍惚，气候不调，切在戒忌酒色，调节饮食。如或不然，五心烦热，寝汗松悸。如此十日，顿成羸瘦，面黄光润，此其证也。大抵六虫一旬之中，遍行四穴，周而复始。病经遇木气而生，立春后一日方食起，三日一食，五日一退，方其作苦，百节皆痛，虫之食也。退即还穴醉睡，一醉五日，其病乍静。其退醉之日，乃可投符用药，不然，虫熟于符药之后，不能治也。一虫在身中占十二穴，六虫共占七十二穴。一月之中，上十日虫头向上，从心至头游四穴；中十日虫头向内，从心至脐游四穴；下十日虫头向下，从脐至足游四穴。阳日长雄，阴日长雌。其食先脏腑脂膏，故其色白。五脏六腑一经食损，即皮聚毛脱，妇人即月信不行，血脉皆损，不能荣五脏六腑也。七十日后食人血肉尽，故其虫黄赤，损于肌肉，故变瘦劣，饮食不为肌肤，筋缓不能收持。一百二十日外血肉食尽，故其虫紫。即食精髓传于肾中，食精故其虫色黑，食髓即骨痿不能起于床。诸虫久即生毛，毛色杂花，钟孕五脏五行之气，传之三人，即自能飞，其状如禽，亦多品类。传入肾经，不可救治。利药下虫后，其虫色白，可三十日服补药。其虫黄赤，可六十日服补药。其虫紫黑，此病已极，可百二十日服补药。又云：虫头赤者，食患人肉可治。头口白者，食患人髓，其病难治，只宜断后。故经曰：六十日者十得七八，八十日内治者，十得三四，过此以往，未知生全，但可为子孙除害耳。

第一代劳虫[①] 此为初劳病，谓初受其疾，不测病源，酒食加餐，渐觉羸瘦，治疗蹉跎，乃成重病。医人不详其故，误药多死。

此虫形如婴儿背上长毛三寸，在人身中。

此虫形如鬼状，变动在人脏腑中。

此虫形如虾蟆，变动在人脏腑中。

以上诸虫，在人身中紫著之后，或大或小，令人梦寐颠倒，魂魄飞扬，精神离散，饮食少减，形容渐羸，四肢痠疼，百节劳倦，憎寒壮热，背膊拘急，头脑痛疼，口苦舌干，面无颜色，鼻流清涕，虚汗常多，行步艰辛，眼睛时痛。其虫遇丙丁日食起，醉归心俞穴中。四穴轮转，周而复始，俟虫大醉，方可医灸。取出虫后，用药补心，用后守灵散。

第二代劳虫 此为觉劳病，谓传受此病，已觉病者，患人乃自知，夜梦不详，与亡人为伴侣，醒后全无情思，昏沉似醉，神识不安，所食味辄成患害，或气痰发动，风毒所加，四体不和，心胸满闷，日渐羸瘦，骨节干枯，或呕酸水，或是醋心，唇焦口苦，鼻寒胸痛，背膊痠疼，虚汗常出，腰膝刺痛。如此疾状，须早医治，过时难疗，致伤性命。

此虫形如乱丝，长三寸许，在人脏腑中。

此虫形如蜈蚣，或似守宫，在人脏腑中。

此虫形如虾蟹，在人脏腑中。

以上诸虫，在人身中，令人气喘，唇口多干，咳嗽憎寒，心烦壅满，毛发焦落，气胀吞酸，津液渐衰，次多虚渴，鼻流清水，四肢将虚，脸赤面黄，皮肤枯瘦，腰膝无力，背脊痠疼，吐血唾脓，语言不利，鼻塞头痛，胸膈多痰，重者心闷，吐血，僵仆在地，不能自知。其虫庚辛日食起，醉归肺俞穴中，四穴轮转，周而复始。候虫大醉，方可治医，取出虫后，即当补肺，用后虚成散。

第三代劳虫 此为传尸劳病，谓传受病人自寻得知之，日渐消瘦，顿改容颜，日日悽惶，夜夜忧死，不遇良医，就死伊迩。

此虫形如蚊蚁，俱游在脏腑中。

此虫形如蜣螂，大如碎血片，在人脏中。

此虫形如刺猬，在人腹中。

以上诸虫，在人身中，令人三焦多昏，日常思睡，呕吐苦汁，或吐清水，或甜或苦，粘涎尝壅，腹胀虚鸣，卧后多惊，口鼻生疮，唇黑面青，日渐消瘦，精神恍惚，魂魄飞扬，饮食不消，气咽声干，目多昏泪。其虫遇庚寅日食起，醉归厥阴穴中，四穴轮转，周而复始。俟虫大醉方可治之，取出虫后即当补气，用后气复散。

第四代劳虫

此虫形如乱丝，在人腹脏之中。

此虫形如猪肝，在人腹内。

此虫形如蛇虺，在人五脏之中。

以上诸虫，在人身中，令人脏腑虚鸣，呕逆伤中，痃癖气块，憎寒壮热，肚大筋生，腰背疼痛，泻利无时，行履困重，四肢焦悴，上气喘急，口苦舌干，饮食及水过多，喜食酸咸之物。其虫遇戊己日食起，醉归脾俞穴中，四穴轮转，周而复始。俟虫大醉，方可治取，取出虫后即当补脾，用后魂停散。

第五代劳虫

此虫形如鼠，似小瓶，浑无表里背面。

此虫形如鬼，有头无足，有足无头。

此虫变动，形如血片，在于阳宫。

以上诸虫，入肝经而归肾，得血而变更也，令人多怒，气逆，筋骨拳挛，四肢解散，唇黑面青，憎寒壮热，腰背疼痛，起坐无力，头如斧斫，眼睛时痛，翳膜多

---

① 第一代劳虫　此后至"第六代劳虫"各有虫形图一幅，状涉不经，今删图存文以备考。

泪，背膊刺痛，力乏虚羸，手足干枯，卧着床枕，不能起止，有似中风，肢体顽麻，腹内多痛，眼见黑花，忽然倒地，不省人事，梦寐不祥，觉来遍体虚汗，或有面色红润如平时者，或有通灵而言未来事者。其虫遇癸未日食起，醉归肝俞穴中，四穴轮转，周而复始。俟虫大醉，方可治之，取出虫后即当补肝，用后金明散。

第六代劳虫此代虫有彼足全者，千里传疰，所谓飞尸，不以常法治也。

此虫形如马尾，有两条，一雄一雌。

此虫形如龟鳖，在人五脏中。

此虫形如烂面，或长或短，或如飞禽。

以上诸虫，入于肾脏，透连脊骨，令人思食百味，身体尪羸，腰膝无力，髓寒骨热，四体干枯，眼见火生，或多黑暗，耳内虚鸣，阴汗燥痒，冷汗如油，梦多鬼交，小便黄赤，醒后昏沉，脐下结硬，或奔心胸，看物如艳，心腹闷乱，骨节疼痛，食物进退，有时喘嗽。其虫遇癸亥日食起，醉归肾俞穴中，四穴轮转，周而复始。俟虫大醉，方可治之，取出虫后即当补肾，用后育婴散。

验劳虫法

华佗方

传尸劳肌瘦面黄呕吐，咳嗽不定，先烧安息香，令烟尽，吸之不嗽，非传尸也。若烟入口，咳而不能禁止，乃传尸也，宜用明月丹。

紫庭方　治传尸伏尸，皆有虫，须用乳香熏病人之手，乃仰手掌，以帛覆其上，熏良久，手背上出毛长寸许，白而黄者可治，红者稍难，青黑者即死，最验。若熏之良久无毛者，即非此证，乃属劳瘵虚损，即用前参芪温补之药。

取劳虫方

天灵明月丹　治传尸劳。吸安息香不嗽者，不可用此药。

雄黄　木香各半两　天灵盖炙，一两　兔粪二两　鳖甲酥炙，一分　轻粉一分

上为末，用法酒一大升，大黄末半两熬膏，入前药为丸如弹子大，朱砂为衣。五更初服，勿令人知，以童子小便和酒化一丸，如人行二十里许，必吐出虫，状如灯心而细长及寸，或如烂李，又虾蟆状各不同。未效，次日再服，以应为度。

经验天灵盖散　治劳瘵取虫。

天灵盖二指大，用白檀香煎汤洗，酥炙黄色　槟榔五个，为末　阿魏二分，另研　麝香三分，另研　辰砂一分，另研　甘遂二分，为末，一云不用此味　安息香三分，研

上为细末研匀，每服三钱，用薤白、葱白十四茎，青蒿二握，甘草五寸许，桃枝、柳枝、桑白皮、石榴根各七寸，以童便四大碗，择净洁处于银石器内，文武火煎至一碗，滤去租，分作三盏，将前药末调下，五更初服一盏，如觉欲吐，以白梅肉噙止之。五更尽，觉脏腑鸣，追下虫及恶物、黄水。若一服未下，如人行五七里，又进一服，至天明，又进一服。如泻不止，用龙骨、黄连等分为末，熟水调下五钱，次食白梅粥补之。此药男病女煎，女病男煎，合药煎药，俱勿令患者知之，恐虫闻其气，卒难取下。亦不许孝子、僧人、鸡犬见之。

局方苏合香丸　疗传尸骨蒸，殗殜肺痿，尫忤鬼气，卒心痛，霍乱吐利，时气鬼魅，瘴疟，赤白暴痢，厥血目闭，疰癖疔肿，惊痫，鬼忤中人，小儿吐乳，大人狐狸等证。

朱砂研水飞　乌犀镑屑　安息香为末　香附子去皮　青木香　白术　沉香各二两

苏合香油入安息膏　熏陆香另研　龙脑另研　麝香各一两　白檀切　诃黎勒煨，取皮　荜拨各三两　无灰酒一升，熬膏，一方同安息香熬膏

上为细末，入研药匀，用安息香膏并炼白蜜和剂，每服旋丸桐子大，早取井花水温冷任意化服四丸，老人小儿可服一丸，温酒化服，空心服之。用蜡纸裹一丸如弹子大，绯绢袋当心带之，一切邪神不敢近。

将军丸　治传尸劳瘵。此药乃异人传授，累经累验。

锦文大黄九蒸九曝，焙　管仲①　牙皂去皮，醋炙　桃仁去皮尖　槟榔　雷丸　鳖甲醋炙黄，各一两　芜荑半两　麝香一钱，研

上为末，先将蒿叶二两，东边桃、柳、李、桑叶各七片，水一碗煎七分，去粗，入蜜一大盏，再熬至成膏，入前药末及麝香、安息香，捣丸如桐子大，每服三十丸，食前枣汤下。

神人阿魏散　治骨蒸传尸等，寒热羸劳，困倦喘嗽等证。不问男妇，服之其效如神。

阿魏三钱　青蒿一握，研　东北方桃枝一握，细切　甘草如病人中指许大，男左女右，细锉

一方有葱白三寸，名青蒿饮。

上以童便二升半，隔夜浸药，明旦煎取一大升，空心温服，分为三服，每次调入槟榔末三分，如人行十里许，再进一服，男病女煎，女病男煎。合药时，忌孝子、孕妇、病人及腥秽鸡犬等物，服后忌油腻、湿面、生冷硬物。服至一二剂，即吐出虫子，或泻出，更不须服余药。若未吐利，即当尽服。病在上则吐，在下则利，皆出虫如马尾人发即愈。服药觉五脏虚弱，魂魄不安，即以后白茯苓汤补之。

秘方鬼哭饮子　专取传尸劳虫。

天灵盖酥炙黄色　鳖甲醋炙黄色　柴胡去芦，各二钱半　木香一钱二分　鼓心醋炙黄　青蒿半握　阿魏一钱　桃仁十一枚，另研，去皮　安息香一钱　贯仲二钱半　甘草一钱，生用

上十一味，细切，杵为粗末，先以童子小便二升，隔夜浸露星月下，至四更时，煎至八分，去粗，分作三服，每服调后蜈蚣散一钱，五更初温服，即稳卧至三点时，又进一服，至日出时，觉腹中欲利，如未利，又进一服，已利勿服。

蜈蚣散

赤脚蜈蚣以竹篾盛姜汁浸，焙干，一条　乌鸡粪二钱半，先将鸡于五日前以火麻子煨后，取粪　槟榔二钱半　辰砂一钱二分半　麝香一钱，另研

上以五味，研为细末，和匀，入前煎药内服。凡合药，宜六甲建除日，忌妇人孝服、鸡犬见之，亦不可令患者知。如利下恶物兼虫，以盆盛之，急用火烧杀之。其病人所穿衣服及荐②褥尽易烧之，食葱粥将息，以复元气。

百一选方　取传尸劳虫。

天灵盖十字解者，酥炙为末，三钱　安息香半两　虎粪内骨人骨为上，兽次之，醋炙半两　鳖甲极大者酥炙，一两　桃仁去皮尖，二钱半　麝香一钱，另研　槟榔二钱半，研为末　青蒿梢六两　豉三百粒　葱根二十一根，打破　枫叶二十一片，如无亦得　东引桃柳枝筋大者各七条，各长七寸　童便半升

上先将青蒿、桃、柳枝、枫叶、葱根用水二官升，煎半干，去粗，入天灵盖、虎粪骨、鳖甲、安息香、童便同煎取汁，去粗，约有四五合，将槟榔、麝香研匀调作一服，早晨空腹服，以被盖出汗。恐汗内有细虫，以帛子拭之，投火中，须臾必下。如有虫以大火焚之，弃流水中。所用药勿令病者知之。半月后，气血复完，再

---

① 管仲　即"贯众"。
② 荐　草席。

进一服，依前法三次，无虫乃止，以美饮食调理，其病自愈。此药如病者未亟，可以取安，如已亟，俟其垂死，则令下次已传染者服之。先病虽不可救，后来断不传染，此道人传李应方也。道人云：此药以天灵盖、虎粪内骨为主，切须仔细寻觅。服药前一日，须盛享城隍，求为阴助。应曰：既求于神，何必用药。道人曰：不然。即揖别西去，应以事颇异，敬如其言，治药既成，设五神位，各具饮馔十品，如待贵客，以享城隍，又别列酒食以犒阴兵，乃于其家设使者一位于病榻之前，服药食顷脏腑大下，得虫七枚，色如红袄，肉而腹白，长约一寸，阔七分，前锐后方，腹下近前有口，身之四周有足，若鱼骨，细如针尖而曲已死，试取火焚之，以铁火箸扎刺不能入，病势顿减。后又服一剂，得小虫四枚，自此遂安。或云：此方必有阿魏一钱。

五劳麝香散 治男子妇人传尸，骨蒸发热，五劳七伤等证。

天灵盖 麝香各二钱半 阿魏一钱，另研 柴胡一两 犀角屑半两 甘草三寸 东引桃枝 东引柳枝 东引榴枝 青蒿各一握 薤白 葱白各七寸

上细切，杵为粗末，用童便二升半，浸药一宿，明日早煎至一升半，去柤分作三服，每服入槟榔细末三钱，温服五更，初进一服，约人行五十里。若恶心兀兀欲吐，嚼白梅止之，三服后泻出恶物异虫，或身如蚁行，不可名状，后用葱粥止之。忌风一月及忌食油腻湿面咸酸，并牛羊鸡猪犬肉鱼腥。年远重病不过二服全安。修合此药时，男病女煎，女病男煎，忌猫犬鸡鹅鸭驴马僧尼孕妇孝子见之。凡取虫后，须以后大补茯苓散补之。

取尸虫神仙秘方

青桑枝 柳枝 梅枝 桃枝 石榴枝

各七茎，俱长七寸，皆取东引者 青蒿一握 葱白七茎 阿魏一钱，另研 安息香一钱，去石另研

上除阿魏、安息香二味外，余药用童便一升半煮去一半，去柤，将阿魏、安息香末入内，再煎十数沸，分作二服。调辰朱砂末、槟榔末各五分，麝香少许另研。

上三味，亦分作二服，入前汤内，五更初进一服，三点时又进一服，至已午时必取下虫。其嘴红者可治，青黑者不治，但可绝后人之传注耳。取虫后，进软粥汤和将息，忌食生冷毒物，仍服纸丸子法。凡合此药，不可令患者先知气味，亦不令猫犬孕妇孝子僧尼等不祥人见之。

芎归血余散 取尸虫。

室女顶上生发一小团，井水洗去油腻法，醋浸一宿，日中晒干，纸燃火烧存性 真川芎半两 当归三钱 木香 桃仁水浸去皮，焙，各二钱 安息香 雄黄各一钱 全蝎二枚 江上大鲤鱼头生截断一枚，醋炙酥

上为末，分作四服，每服井水一大碗，净室中煎七分，入红硬真降香末半钱，烧北斗符入药，月初五更空心向北，目天咒曰：瘵神瘵神，害我生人，吾奉帝敕，服药保身，急急如律令。咒五遍，面北服药毕，南面吸生气入口腹中，烧降香置床底下，午时又如前服药①。

鳖甲生犀散 治瘵疾，杀瘵虫，取出恶物。

天灵盖一具。男者色不赤可用，女者色赤勿用。以檀香煎汤候冷洗，咒曰：雷公雷灵，雷公圣达，传尸即须应，急急如律令。咒七遍讫，次用酥炙黄色 生鳖甲一枚，去裙，酥炙黄 虎长牙二枚，酥炙，如无则用牙关骨半两 安息香 桃仁水浸去皮，焙 槟榔鸡心者，各半两 生犀角 木香 甘遂 降真香 干漆杵碎炒，烟略尽，存性

_____

① 服药 此下有"念北斗咒朱砂书符"图形，今删。

阿魏酒浸，研，各三钱 雷丸二钱 穿山甲取四趾，醋炙焦 全蝎三个 蚯蚓十条，生研和药

上件为末，每服半两，先用豉心四十九粒，东向桃、李、桑、梅小梢各二茎，长七寸，生蓝青七叶，青蒿一小握，葱白连根洗五茎，石臼内同杵，用井水一碗半煎取一盏，入童子尿一盏，纳药末煎取七分，入麝一字，月初旬五更空心温服，即以被覆汗。恐汗中有细虫，软帛拭之，即焚其帛，少时必泻虫以净桶，急钳取出，付烈火焚之，并收入磁器中瓦片，雄黄盖之，泥和灰扎，埋深山绝人行处。

犀角紫河车丸 治传尸劳，三月必平复。其余劳证，只消数服，神效。

紫河车一具，用米泔浸一宿，洗净焙干 鳖甲酥炙 桔梗去芦 胡黄连 大黄 败鼓皮心醋炙 芍药 贝母去心 龙胆草 黄药子 知母各二钱半 芒硝 犀角镑 蓬术各一钱半 朱砂研，二钱

上为细末，炼蜜丸如桐子大，朱砂为衣，每服二十丸，空心食前温酒服。如膈热，食后服，重病不过一料。一方无芍药、黄药子二味，有甘草二钱，苦参、黄柏、人中白各二钱半，或名禁方无比丸，或名调鼎方。

紫河车丹 治飞尸鬼疰，虚劳羸瘦，喘嗽痰气等证。

紫河车取首胎男子者一具，以皂角水洗净，次放钢铫子内，以米醋渫洗，控干，用小篦笼盛之，周围以纸密[1]糊，不令泄气，以烈火焙干，入后药。

人参一两半 白术炒 白茯苓 茯神去木 当归 熟地黄各一两 木香半两 乳香 没药各四钱，另研 朱砂二钱，另研 麝香二分

上为细末，和匀，酒糊为丸如梧桐子大，每服五十丸，煎人参汤送下，空心服，日午再服。或炼蜜丸亦可。

贯众丸 去三尸九虫。

贯众五分，杀伏尸虫 干漆二分，略炒 厚朴三分，杀肺 白葫芦三分，杀尸虫 僵蚕四分，杀膈虫 雷丸六分，杀赤虫 雄黄三分，杀虫 狼牙子四分，杀胃虫

上件焙干，炒令黄色，研为细末，炼蜜为丸如桐子大，新汲水下五丸，三服后，渐加至十丸。服之二十日百病皆愈，三尸九虫尽灭，更无传注之患耳。

追虫丹 治瘵病咳血，吐痰，思食无厌者，宜用。

使君子肉二两 干漆焙，一两 贯众五钱 雄黄一钱 硫黄 信石各三分

上为末，分作六服，候每早思食之时，思肉则用肉，思鸡则用鸡，煮熟切碎，入小茴末三分拌和，先食肉少许，后以煮肉汁入药末调匀服之随睡。即虫被毒，或利，或吐出虫。用药之时，勿令病者知之。

二十四味莲心散 治传尸劳，寒热交攻，久嗽咯血，日益羸瘦。先以三拗汤，次以莲心散。

当归 黄芪 甘草炙 鳖甲醋炙 前胡 柴胡 独活 羌活 防风 防己 茯苓 阿胶炒成珠 半夏 黄芩 陈皮 官桂 赤芍药 杏仁另研 麻黄不去根节 莲肉 南星 川芎 枳壳麸炒，各半钱 芫花醋炒黑色，一撮

上细切作一服，加生姜三片，大枣一枚，水二盏，煎至一盏，去粗温服。须待吐有异物，芫花渐减少。盖芫花反甘草，所以杀虫。炒之所以煅熟去寒，妙在此处。

神授散 治诸传尸劳气，杀虫去毒。此方得之于河南郡王府，济世既久，功不可述也。

川椒二斤，择去合口者，与梗略炒，出汗。

---

① 密 原作"蜜"，今改。

上一味为细末，每服二钱，空心米汤送下。或用酒糊为丸如梧桐子大，每服二三十丸，渐加至八九十丸，空心酒下，或米汤下。凡人得传尸劳病，气血未甚虚损，元气未尽脱绝者，不须多方服食，但能早用此药，无有不愈者，真济世之宝也。虞氏曰：予尝治一妇人，用花椒二分，苦楝根一分，丸服，尸虫尽从大便泻出。

秘传取劳虫禁方

啄木禽一只，用朱砂四两，精猪肉四两，将肉切作片子，其朱砂杵如绿豆大块，二味拌匀，喂禽一昼夜，食肉尽为度，以盐泥固济，其禽在内，刚火煅一夜，来日不见太阳，取出不得打破，埋入地中二尺许，一昼夜取出，去盐泥，银石器内研为细末，以无灰酒拌入麝香少许，作一服调下，置患者于帐中，四下紧闭，用铁钳等候，其虫必从口鼻中出，即以钳钳入沸油中煎杀之。如虫出之后，便进《局方》喜禾散一服，软粥将息。

取尸虫符篆[①]

遇仙灸　治疗捷法。

取癸亥日二更后，六神皆聚时，解去下衣，直身平立，以墨点记腰上两旁陷处，谓之腰眼穴，然后上床，合面卧，每穴灸七壮。劳虫或吐、或泻而出，取后用火焚之，弃于江中，以绝传染。

取劳虫后补虚方[②]

茯神散　不问远年近日取效，下虫红色便可治，肚下黑次之，肚下白色，是食髓也，万不一瘥。补方服此。

白茯神去木　白茯苓　人参　远志去心　龙骨　肉桂　甘草　陈皮各一两　当归　五味子各一两半　黄芪二两

上为散，分作八服，每服入枣七枚，生姜二钱，用水一升半煎至一升，趁前药后吃，亦空心服，神效。

白茯苓汤　取虫后补虚。

白茯苓一钱　人参　犀角各五钱　远志　防风　龙骨各二钱　生地酒炒　麦门冬去心，各四钱　甘草三分　大枣七枚

上以水二大盏，煎作八分，合分三服温服，如人行十里一服，仍避风寒。若觉未安，隔日更作一剂。

守灵散　补心脏劳极。

白茯苓　丁香　诃子去核，各一两　桔梗　芍药　羌活　甘草炙，各二钱五分

上为细末，每服二钱，水一盏，入银镮一双，葱白三寸，同煎至八分，温服。

虚成散　补肺脏劳极。

枳实去穰，麸炒　秦艽去芦　白茯苓　芍药　麻黄去节　玄胡索　当归酒洗　茴香炒，各半两　甘草炙，各二钱半

上为细末，每服二钱，水一盏，银镮一双，蜜五点，煎至八分，温服。

气复散　补三焦劳极。

甘草　白术　茯苓　人参　当归　生地酒炒　知母　五味子　麦门冬　黄芪　沉香　诃子　枳实　橘皮各等分

上为末，每服二钱，水一钟半煎八分，温服。

魂停散　补脾脏劳极。

白药子　桔梗　人参　诃子皮　茯苓　甘草炙　丁香各等分

上为细末，每服二钱，水一盏，入蜜一匙，煎至八分，温服。

金明散　补肝脏劳极。

人参　知母　茯苓　秦艽去芦　丁香　甘草炙　石膏煅，各等分

上为细末，每服二钱，水一盏，葱白三寸，同煎至八分，温服。

―――――――

① 取尸虫符篆　此下原有符一幅，文112字，今删。

② 方　原脱，据本卷文例补。

育婴散　补肾脏劳极。

香附子_{炒，二钱半}　梅子_{一枚，炮}　白蒺藜_{去角，二钱半}　白茯苓_{半两}　木香　甘草_{炙，各一钱}

上为细末，每服二钱，水一盏，生姜七片，葱白三寸，同煎至七分，空心服。

以上六方治心肝脾肺肾，取出虫后，补劳之药也。

荫按：治劳瘵、传尸、飞尸、三尸九虫等证，多用天灵盖、紫河车、人骨为药，甚哉不仁之至也。夫民吾同胞，物吾同与，除我之疾，损人之骨，纵使寿长，亦必夺算。况古人以掩暴骨为阴德，而岂能以人骨医人病乎？又煮之、炙之、解之、研之，仁术固如此乎？且犬不食犬骨，而人食人骨可乎？况前苏游论曰：天灵盖治传尸，徒有其说，未尝取效，惟膏肓俞、四花穴及早灸之，自可平安。方技不习灸法，不用官药，好奇行怪，而以人骨医人病，残忍伤德，恐非仁人之用心也。苟有可易，定须易之不用。

卷六十七

种　子

论

求嗣全书论曰：凡孕子在男女之气血冲和，厚积而时发。其艰且晚者，由禀受虚弱，荣卫偏胜，故资药饵调摄，抑太过，助不及，俾就冲和已耳。庸医识谬，动投香燥辛热，消烁真阴，煽引诸火，心火得热而炽，怔忡恍惚，惊悸狂躁发焉。肝火得热而灼，掉眩强直，支痛软缩，昏瞀发焉。脾火得热而燥，呕吐暴注，胀鼓痈疹，骯胕淋闷发焉。肺火得热而燋[1]，咳唾喘满，痿痹膹郁发焉。肾火得热而沸，水亏则火盛，化源枯涸，四脏之疾丛起焉。是本来无恙，因补药过骤，补而病，病而甚，犹不知刚剂之酷烈也。血虚，四物可矣；气虚，四君子可矣。王道虽无近功，亦无远祸。然所以称虚者，恣欲过度致之，果虚则虚中有火，未有不制火而能收补益之效也。盖火盛，则虽有补药，从邪而不从正，火益旺而气血愈耗矣，但调气清火而血自匀和。妇人性多偏怒，妾媵情鲜疏畅，偏则暴，暴则火性益腾。偏则郁，郁则伏火愈积。心不足则血不流，脾不足则味不化，加以毒食猛剂，安得冲和。此入制香附丸，性味极纯，气调则血调，血调则经顺，久服收功，百发百中，不敢自私，公之于人。又曰：男子阳精微薄，虽遇血海虚静，流而不能直射

子宫，多不成胎。盖因平时嗜欲不节，施泻太多所致。宜补精元，兼用静功存养，无令妄动，候阳精充实，依时而合，一举而成矣。女人阴血衰弱，虽投真精，不能摄入子宫，虽交而不孕，虽孕而不育。是以男子配合，必当其年，未笄[2]之女，阴气未完，欲盛之妇，所生多女。性行和者经调易，性行妬[3]者月水不匀。相貌恶者刑重，颜容媚者福薄。太肥脂满，子宫不能受精。太瘦子宫无血，精不能聚，俱不宜子。男精女血，皆兼气血阴阳，总属肾与命门，精血充盛，别无杂病，宜交会得时，乃成胎孕。凡经尽一日至三日，新血未盛，精盛其血，男胎成矣。四日至六日，新血渐长，血胜其精，女胎成矣。六日至十日，鲜有成者，总成亦皆女胎。欲求子者，全在经尽三日以里，于夜半子时，生气泻精，受妊必男。斯时男女无暴怒，毋醉饱，毋食炙煿辛热，毋用他术赞益，阴阳和平，精血调畅，交而必孕，孕而必育，育而为子且寿。妊后宜内远七情，薄五味，大冷大热之物，皆在所禁。盖子食母气以成形，食母味以养精，苟无胎动、胎痛、漏血及风寒外邪，不可轻易服药，亦不得交合，触动欲火。生后摄养，一如胎前。盖母食热则乳热，母食寒则乳寒，母食膏粱熬烈之物则乳毒，有是数者，子受其害。寡欲则不妄交合，积气

---

① 燋　通焦。
② 未笄　未成年。
③ 妬（goù 够）　忌妒。

储精，待时而动，故能有子。凡心有所动即是欲，心主血而藏神，肾主精而藏志，心神外驰，则肾志内乱，其于交会之际，殊无静一清和之气，所泻之物，同归腐浊而已，安能发育长养于其间哉。欲寡神完，不惟多子，抑且多寿。若见命门脉微细或绝，阳事痿弱，法当补阳。若见命门脉洪大鼓击，阳事坚举，是为相火妄动，法当滋阴。若或肾脉浮大芤紧，遗精尿血，法当补阴。若带洪数，兼以泻火。若见肾脉微甚欲绝，别无相火为病，法当阴阳双补。阳脱痿弱，精冷而薄，或来慢不能直射子宫，命门脉微细者，还少丹、打老儿丸。精清淡者，雀卵丸。阳痿不举，命门脉虚欲脱者，巨胜子丸、壮阳丹。肾气欠旺，来慢不能直射子宫者，续嗣丹、温肾丹。精漏无火者，金锁思仙丹。阴虚有火者，大造丸、肾气丸、补阴丸、虎潜丸。四十以后，纵有火动者，只宜小菟丝子丸、天门冬膏，忌用知柏、芍药寒凉。阴阳两虚者，八味丸、二神交济丹、通用种子大补丸、玄牝太极丸、五子衍宗丸、十子丸、加味苍术膏、何首乌丸。女宜鼓动微阳，女金丹、螽斯丸、大小乌鸡丸。调养经血，四制香附丸、十味香附丸、墨附丸、单醋附丸、百子附归丸、琥珀调经丸、加味养荣丸、加味益母膏、滋阴百补丸、大造丸、补阴丸，依证选用。不可过服热药以遗子患。古云：父吞刚剂，子患热淋，且性燥多火，男女皆然，况造化之妙，岂可专恃药饵乎。

又曰：或问《千金方》有房中补益法，可用否？予应之曰：人之有生，心为火居上，肾为水居下。水能升而火能降，一升一降，无有穷已，故生意存焉。水之体静，火之体动，动易而静难。儒者曰：正心收心养心，皆所以防此火之动于妄也。道者曰：恬淡虚无，精神内守，亦所

以遏此火之动于妄也。盖相火藏于肝肾阴分，君火不妄动，相火惟有禀命守位而已，焉有燔灼之虐焰飞走之狂势也。易兑取象于少女，兑，说也，遇少男艮为咸。咸，无心之感也。艮，止也。房中之法，有艮止之义焉。若艮而不止，徒有戕贼，何益之有。为补益之说者，此可用于质壮心静遇敌不动之人，苟无圣贤之心，神仙之骨，未易为也。女法水，男法火，水能制火，一乐于与，一乐于取，此自然之理也。若以房中为补，杀人多矣。又曰：人受天地之气以生，天之阳气为气，地之阴气为血，故气常有余，血常不足。何以言之，天地为万物父母。天大也，为阳，而运于地之外，地居天之中，为阴，天之大气举之。日实也，亦属阳，而运于月之外。月缺也，属阴，禀日之光以为光者也。人身阴气，其消长视月盈缺。故人之生也，男子十六岁而精通，女子十四岁而经行，是有形之后，犹有待于乳哺水谷以养，阴气始成，而可与阳气为配。《内经》曰：年至四十，阴气自半而起居衰矣。人之情欲无涯，此难成易亏之阴气，若之何而可以供给也。主闭藏者，肾也。司疏泄者，肝也。二脏皆有相火，而其系上属于心。心，君火也，为物所感则易动，心动则相火亦动，动则精自走，相火翕然而起，虽不交会亦暗流而疏泄也。所以圣贤只教人收心养心，其旨深矣。《内经》曰：冬不藏精者，春必病温。十月属亥，十一月属子，正火气潜伏闭藏以养天然之真，而为来春发生升动之本。若于此时纵欲戕贼，至春深之际，下无根本，阳气轻浮，必有温热之病。夫夏月火土之旺，冬月火气之浮，此论一年之虚耳。若上弦前，下弦后，月廓月空，亦为一月之虚。大风大雾，虹霓飞电，暴寒暴热，日月薄蚀，忧愁忿怒，惊恐悲哀，醉饱劳倦，谋虑勤

动，皆为一日之虚。若患病初退，疮痍正作，尤不止于一日之虚。今人多有春末夏初患头痛脚软，食少体热。仲景谓春夏剧，秋冬瘥，而脉弦大者，正世俗所谓注夏病。若犯此四者之虚，似难免此。夫当壮年，便有老态，仰事俯育，一切坠坏，与言及此，深可惊惧。古人谓不见所欲，使心不乱。夫以温柔之感于体，声音之感于耳，颜色之感于目，馨香之感于鼻，谁不为之动心也。善摄生者，于此五个月出居于外，苟值一月之虚，亦宜暂远帷幕，各自珍重，幸甚。又曰：昔褚澄氏有言，男女交合，阴血先至，阳精后冲而男形成。阳精先入，阴血后参而女形成，信斯言也。人有精先泻而生男，精后泻而生女者，独何与。东垣曰：经水才断一二日，血海始净，感者成男。四五日血脉已旺，感者成女。至于六七日后，则虽交感，亦不成胎，信斯言也。人有经始断交合生女，经久断交合生男者，亦有四五日以前交合无孕，八九日以后交合有孕者，独何欤。俞子木撰《广嗣要语》，著方列图，谓阳实能入虚阴，实阴不能受阳，即东垣之故见也。又谓微阳不能射阴，当补益精元。弱阴不能摄阳，当调养精血，信斯言也。世有尪羸之夫，怯懦之妇，屡屡受胎，虽欲止之而不能止者。亦有血气方刚，精力过人，顾乃艰于嗣续，而莫之救者，独何欤。他如巢氏坟墓手命之说，理或有之，盖圣人存而不论也。而集群医大成如丹溪者，亦谆谆以妇人月水为务，而阳施阴受之理，未之权焉。殊不知富贵之家，侍妾已多，其中岂无月水当期，而无先后之差者乎。有已经前夫频频生产，而娶此以图其易者，顾亦不能得胎，更遣于他人，转盼数年，复生男女已成行矣。岂不能受孕于此，而能受孕于彼乎。抑丹溪之论，犹有未尽乎。愚以为父母之生子，

不拘老少，不拘强弱，不拘康泰，患病不拘精之易泻难泻，只以交感之时，百脉齐到者为善耳。盖子之于父，耳目鼻口，毛发骨爪，四肢百体，无不相肖者，以其禀于父母者，百脉具足也。是故交感而百脉齐到，则虽老，虽弱，虽病，患虽易泻，亦可以成胎矣。交感而百脉参差，则虽少，虽强，虽康泰，虽难泻，亦无以成胎矣。妇人所构之血，固由于百脉会聚，较之男子之精，不能无轻重之分也。若男女之辨，又不以精血先后为拘，不以经尽几日为拘，不以夜半前后交感为拘，不以父强母弱、母强父弱为拘，只以精血各由百脉之齐到者，别胜负焉。是故精之百脉齐到，有以胜乎血，则虽精先血后，虽经尽已久，虽夜半以前，虽母强父弱，亦可以成男。血之百脉齐到，有以胜乎精，则虽血先精后，虽经尽未久，虽夜半以后，虽父强母弱，亦可以成女。至有既孕而小产者，有产而不育者，有育而不寿者，有寿而黄耇无强者。则亦精血之坚脆，分为修短耳。世俗不察精血之坚脆，已定于禀受之初，乃以小产专责之母，以不育专付之儿，以寿夭专委之数，不亦谬乎。然同此人，则同此精血，同此精血，则同此百脉，而有齐到参差之异者，何欤？夫齐到者，常也；参差者，变也。或赋禀异质，或饮食失调，或劳役不时，或色欲过度，或六气为逆，而七情所感有见而为疾者，有不见而为疾者，其为经络之损伤则一也。由是交感之间，常变杂揉，轻则二八三七四六之分，重则倍半什一百一之分，均为不能齐到，以是而望胎之成，不亦难乎。故又假明医良药，伸缩百脉，使急者缓之，迟者速之，痿痹者动荡之，流滑者抑遏之，调济使得其平，必如乾坤之静专静翕。父精之施，有以会百脉之精而为精。母血之受，有以会百血之血而为血。

常使精胜血负，勿使精负血胜，则交感必孕，生男而寿矣。周子曰：无极之真，二五之精，妙合而凝，乾道成男，坤道成女。夫真以理言，精以气言，理不可象，而气则可状也。何也，二者阴阳也，夫妇之谓也。五者，水火木金土也，心肝脾肺肾之谓也。然心肝脾肺肾之中，又各有阴阳，其形质虽拘于一体，其脉络则通乎百骸，使交感而一脉不至，则五有不全而二不能不缺矣，乌能妙合而凝乎。夫惟齐到而无参差，由是精血之交，无两大之理，非精能胜血，则血能胜精，此乾道坤道之所由分，而成男成女之所由判，乃嗣续之关键也。或者曰：世有残废之人，或癃或瞽，或毁折，宜乎百脉之不齐到也。顾有能生子，与不能生之异，又有生子遂传父疾与克兑之异者，何哉？兑，易也，不若父疾也。予曰：人之脉络因形质而残废者，固无生子之理，有形质残废而脉络犹自若者，初不妨于嗣续之育也。其以疾相传者，是虽精血之遗殃，亦有受胎之后，夫妇同居密迩，内胎之形象，因外感而迁移，以故不能不系于世类也。知是则知克兑父疾者，固由精血之无恙，而调养敬慎之功，亦不可诬也。古人受胎教，视正色，听正声，道正言，食正味，莫非使之熏陶感化，而生子无不正耳。观此则残废者之脉络，亦不能以尽同，而遂尽疑其不齐到耶。又曰：种子之道有四，一曰择地，二曰养种，三曰乘时，四曰投虚。盖地则母之血也，种则父之精也，时则精血交感之会也，虚则去新之初也。予闻之师曰，母不受胎，气胜血衰故也。衰则伤于寒热，感于七情，气凝血滞，荣卫不和，则经水先后不一，多寡不均，谓之阴失其道，何以能受。父不种子，气胜精弱故也。弱则原于色欲过度，伤损五脏，五脏皆有精而藏于肾，精既弱，譬之射者力

微，矢往安能中的。谓之阳失其道，何以能施。斯皆由已之不能自保，以至真元耗散，阴涸阳枯，不成孕矣。故必地盛则种可投，又必时与虚而俱得焉，未有不成育者。虽然药饵之力，调摄之宜，如期之候，尤不可不加之意也。故种子之法，以调经养精为首，而用药须审和平，夫妇各相保守，旬日之间，使精血俱盛，所待者时也，当月经一来，即记其时而算，以三十时辰两日半，则积秽荡尽，新血初生，所谓精与血俱会矣，及其既孕。将欲审定男女，先以父生年以爻在上，母生年一爻在下，后以受胎之月居中，果遇乾、坎、艮、震则为男，巽、离、坤、兑则为女，可预得而知者，单岁为阳爻一，双岁为阴爻一。又曰：天以六气流行于四时，而寒止居其一。地以百物酝酿乎五味，而性味之寒者最少。然一经烹饪，则寒者亦热矣。人之七情所发，皆有火邪。经云：阳常有余，阴常不足。气属阳，气常有余。血属阴，血常不足，故气有余谓之火。又曰：诸动属火。凡药品之燥热悍慓者入气分，人之一身气血，以冲和为贵。既云气有余为火矣，何又从而补之，补之则火炽而气益壮，所以壮火食气，销烁真阴，百脉沸腾，众疾蜂起。举世以恶攻喜补之情而忘其实，实太过之害，医者又不明亢极承制兼化之理，于男动谓下元虚冷，于女动谓子宫虚寒，投以乌附丁桂香燥种种刚剂，志心久服，以致热与热投。阳明容受之经也，毒先受之，引入肾经，次及心肺肝经，无不渐渍深入，如油入面，胶着固结而不可解，是医与患者，未究心于《素问玄机原病式》也。误天下之人，何啻千万。而天下之受误，以驯致于毙者，犹且诿之命数，而竟不知医之不刃而杀之也。四物、四君子，治气血，王道之剂也，用之失宜，犹能贻害，况辛燥诸品，毒厚性

猛，药中之斧斤也，可轻试耶。或曰：天生五材，谁能去兵，热药固五材之兵，可尽去乎？曰：大①毒治病，十去其九，岂容废乎。俱中病则止，可一而不可再，可少而不可多。以之治痈疽外证敷贴膏散，如《周礼》疡医五毒散之类则可，以之调和脏腑，补助羸弱，犹炽火于灶，而釜中之水，被其煎耗。每见服峻剂者，后来燔灼溃裂，不忍见闻，惜无预以此晓之耳。或曰：少壮时服热药者，毒不辄发何也？曰：血气尚盛，足以降伏其邪。犹国家方泰，岂无奸宄②，皆屏息潜藏，至其末造，投间窃发，遂不可支矣。或曰：有服热药而亦孕且子者，何也？曰：气盛血余，容有之矣。在孕则多异证，生子亦有余毒。父吞热剂，子患热淋，昔人有是论矣。岂惟热药，凡饮啖醇酿厚味之人，未有生子而不惊痫，不疮疥者。或曰：男子精寒，妇人中冷，亦有之乎。曰：男子纵欲过度，虚中无火者，间亦有之。妇人崩漏带下之久，其中必冷，第酌夭之时，令验身之强弱，以四物、四君子，少加辛热升提之剂，愈即止服，不宜过治，过则燥耗阴血，孤阳独盛，为热，为嗽，为瘵，相因而致矣。小儿一科，脏腑脆弱，尤忌热剂，惟宜益元散，以葱汤调之则可汗，以灯心竹叶汤调之则可清，以车前调之则可分利，以谷芽汤调之则可消导，以辰砂麦冬汤调之则可镇惊。刘河间直格论中云：孕妇小儿，时时宜与服之。遵用已久，早有明效，至于理之曲尽其妙，发千古不传之秘，则张子和补论一篇，刘守真之《素问玄机原病式》具在。妇人科八制香附丸，小儿科抱龙丸，益元散。男子科，日以清气化痰，理脾抑火开郁之剂，自然康和安泰矣。奚必助火消阴，自贻伊戚。古人于滋阴，则以黄柏、知母、三补丸。黄柏、黄连、黄芩数品，性味寒凉，

非参术归地之温，非丁桂乌附之热，乃谓之补，何也。盖肾经之火既制，则水不至于枯涸；心肝脾肺之火既泻，则气血不至于燔灼，使清化之令，周浃于各经，平和之效，顺布于四体，所谓谁识攻中有补存之理也。况有峻补热补如乌头、附子、吴茱萸、天雄、锁阳、干姜、肉桂、腽肭脐、巴戟、覆盆、菟丝、砂仁、鹿茸、豆蔻、菖蒲、故纸、杜仲、益智之类，温补如远志、归、芎、白术、苍术、龙齿、龙骨、五味、人参、黄芪、山茱萸、丹参、熟地、陈皮、紫菀、阿胶、小茴香之类，平补冷补有茯苓、茯神、天门、麦门、生地、黄柏、知母、芩、连、桑皮之类。天之生物，热性多而寒性少。人之用物，寒者少而热者多。况膏粱酒醴，鸡、鱼、姜椒、醯③、酱、韭、蒜，何品非热。虽有寒凉之味，杂以调和，经以烹煿，皆化为热矣。先辈云：补肾不如补脾，药补不如食补。今人日用饮食之物，皆补也。物之性味，皆热也。其生疾也，阳明经十居八九，自口而入，实有形味者也。饮食皆补物，性皆热，致病所由，则药之以寒凉，恐不能胜，又从而峻补之，热补之，是厝火而加之积薪④之上，以火济火，如火益热，若之何而不剧也。且一杯之凉药，岂能胜一盂之酒醴。数药之寒凉，岂能解一箸之肥甘。日餐凉药，犹有杯水车薪之惧，又可以悍烈之剂而增其虐焰乎哉。或曰：西北高寒，非热药莫之祛也。曰：此东垣生于北方，其所著之书，流害至今未已。庸医杀人，藉为口实者也。盖西北诚寒矣，寒其外之体肤，未必寒其中之脏腑

---

① 大 原作"太"，今改。
② 奸宄（guǐ 轨）坏人。
③ 醯（xī 戏）醋。
④ 厝（cuò 措）火而加之积薪 把火放在柴堆下面。喻隐患。

也，其俗饮烧酒，啖蒜面枣韭，寝卧火炕，寒岂能伤。大抵内热盛而遇严寒以束之，遂至战栗，亦犹酒噤火过极而兼水化也。尝谓京都人之日习酒炕而不皆病，每秋冬，瓜梨凑集，入夏冰水市卖，诸热赖以大解，故有冬服百梨之说。亦有上天阴骘斯民，产此佳宝，百姓日用而不知谁之为之者。岭南地热产饶，枝圆、砂仁、豆蔻、胡椒、蔗糖，饮食以此为常品，蕴毒积久，值火运司天，群染瘴疠，亦犹疫之沿门阖境，而病根实在于此。果能清心寡欲，节饮食起居，何瘴之能灾人也。愚亦伤于虎者，谈及补药而神色独变，敢为珍摄者告。又曰：调摄之道，在心肾上。盖人之受胎也，先生肾，天一生水也。次生心，地二生火也。肾主藏精，心主藏神，仙家配以坎离二卦。善摄生者，行止坐卧，念念不放，固守丹田，养其精神，远女色，节饮食，慎起居，息思虑，少嗔怒，去烦恼，戒燥暴，则肾水上升，心火下降，坎离自然交媾，吾身之男女既合，在内之男女自成矣。又曰：气盛则生子。子者，滋也。即吾气之有余而滋息耳。礼云三十而壮有室，盖自婴乳而三十气盛矣，精神完矣，至是而有室，不亦宜乎。今之人童年斲丧，淫纵无节，以至气日消损，精神枯耗，安望其生子。又曰：寡欲多男子。所谓欲者，凡心有所动，即是欲。心主血而藏神，属手少阴。肾主精而藏志，属足少阴。心神外驰，则肾志内乱，其于交会之际，殊无静一清和之气，其所泻者，同归腐浊而已。

褚尚书曰：合男女必当其年，男虽十六而精通，必三十而娶。女虽十四而天癸至，必二十而嫁。皆欲阴阳完实，然后交而孕，孕而育，育而子，坚壮强寿。今未笄之女，天癸始至，已近男色，阴气早泻，未完而伤，未实而动，是以交而不孕，孕而不育，而子脆不寿也。

李氏曰：山无不草木，人无不生育。妇人要调经，男子要神足，然后交而必孕，孕而必育矣。

蔄按：太初之时，天地绲缊，一气生人，乃有男女。男女构精，乃自化生。易曰：一阴一阳之谓道，乾道成男，坤道成女。此盖言男女生生之机，亦惟阴阳造化之良能焉。齐司徒褚氏言，血先至裹精则生男，精先至裹血则生女。阴阳均至，非男非女之身。精血散分，骈胎品胎之兆。道藏经言：月水止后，一三五日成男，二四六日成女。东垣言：血海始净，一二日成男，三四五日成女。圣济经言：因气而左动阳，资之则成男。因气而右动阴，资之则成女。丹溪先生乃非褚氏，而是东垣，主圣济左右之说而立论，归于子宫左右之系，诸说可谓悉矣。而时珍先生谓褚氏未可非也，东垣未尽是也。盖褚氏以精血之先后言，《道藏》以日数之奇偶言，东垣以女血之盈亏言，《圣济》丹溪以子宫之左右言，各执一见，会而观之，理自得矣。夫独男独女之胎，则可以日数论，而骈胎品胎之感，亦可以日数论乎。稽之诸史，一产三子四子者甚多，其子或男多女少，男少女多，参差不同。《西樵野记》载明朝天顺时，扬州民家一产五男，皆育成，观此则一三五日为男，二四六日为女之说，岂其然哉。焉有一日受男，二日复受女之理乎。此则褚氏，《圣济》、丹溪主精血子宫左右之论，似为有见，而《道藏》东垣日数之论，乃为可疑矣。蔄以臆度之，男女之成，只以交感之际，百脉齐到者别胜负焉。若是精之百脉齐到者，有胜乎血，虽精先血后，虽右动乎阴，虽经尽已久，亦可以成男。血之百脉齐到者，有胜乎精，虽血先精后，虽左动乎阳，虽经尽未久，亦可以成女。故周子曰：无极之真，二五之精真以理言，精以气言，二者阴阳也，夫妇之谓也。五者金木水火土也，心肝脾肺肾之谓也。妙合而凝，乾道成男，坤道成女，非此之谓乎。又方家载转女为男之法，有束弓弦者，有佩雄黄者，有暗藏雄鸡羽于席下者，种种诸法，有应有不应。其应者幸耳，终不若究其本源为合理也。求子者，果能清心寡欲朱子所谓裹于有生之初者是也，既孕再能绝欲，生子必聪明无疾。节戒饮食大冷大热，辛辣酒腻等物，夫妇俱各宜戒。盖胎元先天之气，极宜清净，倘或不戒，则精本乎热，胎元混浊，其子他日胎毒惊风痘疹之证危而难治。养其强健之体，培其百脉之至，务令精胜血负，勿使精负血胜，纵经尽日久，所感必男。既或男女命运乖舛，速宜悔过自新，修德惜福，时以济人利物为念，三年五载，勤勉不息，天必佑之得男。更能放生戒杀，则所生男，不惟聪敏，益且长寿矣。况天有好生之德，人有回天之功，切不可委之于命运，更不可惑于风水，而归咎于先人之坟墓矣。倘惑于堪舆之说，讲求风水，弃亲而求子嗣，东迁西葬，年久棺椁难免毁裂，其中尸骸暴露，遗发失骨，幽魂不安，不惟子嗣从此而斩，且灾祸必接踵而至矣戒之戒之。

脉　　法

仲景云：男子脉浮弱而涩为无子，精气清冷。

脉经曰：肾沉滑，得北方之体，按之至骨，应如珠分明者，天元之气足，多孕嗣。左疾为男，右疾为女，俱疾为生二子。太阴脉滑利有力为女，太阳脉滑而有力流利为男。太阴脉浮太阳脉洪俱是正脉应有之象，沉候不断，必是喜脉。

治　　方

延龄种子仙方　男妇同服。

当归身酒浸　川牛膝酒浸　生地黄酒浸　熟地黄酒浸　片芩酒浸　麦门冬去心，米泔水浸　天门冬去心，米泔水浸　山萸肉各四两　知母四两，盐酒各浸二两　黄柏去皮九两，蜜水盐酒各浸三两　辽五味　川芎　山药　龟板酥炙　白芍药酒浸，各二两　人参六钱

上制作法，晒干，不犯铁器，为极细末，用白蜜三斤，不见火炼。将竹筒二节凿一窍孔，去穣，入蜜在内，并入清水一小盏和匀，绵纸封固七层，竖立重汤锅内，柴火煮一昼夜，和药数千杵，丸如桐子大，每服百丸，清晨盐汤，晚酒送下，男妇皆然。以服药之日为始，忌房事一个月，愈久愈妙。延龄种子，其效如神。

延龄育子方

天门冬去心　麦门冬去心　川巴戟去心　肉苁蓉去心　人参　白术　白茯苓　川牛膝　莲须金色者　生地酒洗　熟地黄　枸杞子　菟丝子　白茯神去木　山药姜汁炒　山茱萸去核　柏子仁　鹿角胶　沙苑蒺藜炒　鹿角霜各五两　酸枣仁　远志去心　五味子　石斛各二两

上为细末，炼蜜丸如桐子大，每服一百丸，早晨盐汤吞下。

荫按：盖男女构精，乃能有孕。然精者五脏之所生，而藏之肾者也。故欲藏精于肾者，必调五脏，五脏盛而精生矣。是方也，人参、五味、天麦门冬补肺药也，茯神、远志、柏仁、枣仁、生地补心药也，白术、茯苓、山药、石斛补脾胃也，熟地、枸杞、菟丝子、巴戟、牛膝、茱萸、蒺藜补肝肾也。鹿角胶，血气之属，用之所以生精。角霜、莲须，收涩之品，用之所以固脱。如是则五脏皆有养而精日生，乃能交媾而孕子矣，百脉齐到矣。

长春广嗣丹　男妇艰嗣者，此方主之。

人参去芦　天门冬去心　当归酒洗　山茱萸去核　泽泻去毛　石菖蒲炒　赤石脂　五味子去梗　覆盆子去萼　白茯苓　车前

子　广木香　柏子仁各一两　山药姜汁炒
川椒去目及闭口者炒出汗　川巴戟去心　川牛
膝酒洗　生地酒洗　熟地黄　地骨皮　杜
仲各二两　远志去心　肉苁蓉酒洗出心膜　枸
杞子各三两　菟丝子酒洗去土，仍用酒蒸捣饼，
晒干，四两

上为末，炼蜜丸如桐子大，每服三十
丸，盐汤酒任下，日三服。

五子衍宗丸　添精补髓，疏利肾气，
不问下焦虚实寒热，服之自能单补。此药
气味专精，功深效大。

枸杞子　菟丝子各八两　五味子一两
覆盆子四两　车前子二两

惯遗精者，去车前，加韭子。

上为末，炼蜜丸如桐子大，每空心九
十丸，临卧五十丸，淡盐汤下，冬月温酒
下。

种子方　彭用光曰：男子欲儿，当益
荣而补精。且人无子之因，起于父气之不
充，岂可尽归咎于母血之不足与虚寒耶。
或禀赋薄弱，或房劳太过，以致肾气欠
旺，不能直射子宫，宜此温清之剂，古方
热药切不可用。

巴戟酒浸，去心，二两　益智仁盐水炒
杜仲去皮，酥炙　牛膝去芦，酒洗　白茯神去
皮木干山药蒸，各一两　菟丝子酒浸去泥，土炒
远志甘草水煮，去心　蛇床子去壳　川续断
酒洗，各一两五钱　山茱萸酒浸，去核，三两
当归身酒洗，一两　熟地黄酒蒸，三两　鹿茸
去毛酥炙，一两

上为细末，炼蜜为丸，如桐子大，每
三五十丸，空心酒下，或炒盐汤下亦可，
临时亦服。若妇人月候已尽，此是生子期
也，一日可服三五次，平时只一次，在外
勿服。如精虚，加五味子一两。

阳道衰，倍加续断一两五钱。精不
固，加牡蛎、龙骨，火煅过七次，盐酒
淬，井底浸三日，取起晒干，各一两三

钱，更加鹿茸五钱。

温肾丸　治阴痿精薄而冷。

巴戟二两　当归　鹿茸　益智　杜仲
生地酒炒　茯神　山药　菟丝子　远志
蛇床子　续断各一两　山茱萸　熟地黄
各三两

上为末，炼蜜丸如桐子大，每三五十
丸，空心温酒下。精虚加钟乳粉、五味
子。阳道衰倍续断。不固加龙骨、牡蛎，
倍鹿茸。多房室者倍加蛇床子。痿倍加远
志肉。欲刚倍鹿茸。

玄牝太极丸　久服神清气爽，长颜
色，温骨髓，倍进饮食，调和脏腑，精浓
能施，生子有效。

苍术四两，用盐水、酒、醋、米泔各浸炒一
两，补脾　当归　熟地黄各二两，补血　川芎
一两　胡芦巴一两二钱，益气　芍药一两二钱
磁石一两三钱，补阳　黄柏盐水炒　知母盐水
炒，治相火　巴戟佐肾　五味子去痰，收肺气
白术补脾，各一两半　破故纸补肾　枸杞补肝
小茴香治小肠气　白茯苓盐酒蒸，补心，各二
两半　木瓜用牛膝水浸　杜仲　苁蓉各二两
没药一两，治肾损，益心血　阳起石一两，用黄
芩水浸，装入羊角内，以泥封固，火煅青烟起用出，
以指研对日不坠为度，如坠复煅。

上为末，择壬子、庚申旺日，用鸡子
六十个，打开一孔，去内拭干，以末入
内，用纸糊住，令鸡抱子出为度，取药炼
蜜为丸，如桐子大，每服八十一丸，空心
盐汤下。

金锁思仙丹　治男子嗜欲过多，精气
不固。

莲蕊　莲子　芡实各等分

上为末，金樱膏丸如梧子大，每三十
丸，空心盐汤下，一月见效。即不走泻，
候女人月信住，取车前子，水煎服之，一
交即孕。久服精神完固，能成地仙。平时
忌葵菜、车前子。

千金种子方　一名芡实丸　治梦泻及阳

虚未交先泻者神效，久服令人多子。

沙苑蒺藜_{四两，微炒} 莲花蕊_{四两，金色者佳} 山茱萸_{去核，三两} 覆盆子_{去蒂心，二两微炒} 芡实_{去壳，四两} 龙骨_{五花者佳，入砂罐内煅红，淬童便凡七次，挂井底出火毒，或埋地中半月亦可。五钱，一方无此味。}

上各为细末，炼蜜丸如桐子大，每服六七十丸，空心盐汤或莲肉煎汤下，须忌房事三十日，愈久愈妙。如觉精气太秘，将交感之日，其早先以车前子一合煎汤服之。此方不问阴虚阳虚，皆可通用。

种子大补丸

人参 麦门冬 生地_{酒炒} 熟地_{砂仁炒} 巴戟天 杜仲 沙苑潼蒺藜 天门冬 枸杞子 黄柏 白茯神 白茯苓 白术 白芍药_{各四两} 牛膝 当归 黑桑椹 芡实 圆眼肉 鹿角胶_{各五两}

上为末，用雄鹿血和炼蜜为丸，如桐子大，每服五十丸，空心温酒盐汤任下。

十子丸

治五劳七伤，心神恍惚，梦遗鬼交，及五痔七疝等证。

槐子_{蒸七次} 覆盆子 枸杞子 桑椹子 冬青_{二味共蒸，各八两} 没石子^① 菟丝子 蛇床子 五味子 柏子仁_{各四两}

上为末，炼蜜丸如桐子大，每服五十丸，空心盐汤下，以干物压之。如女血不足，去柏子，加香附、川芎、当归、生地黄、熟地黄。如酒色过度，不能生育，加鹿角霜、巴戟、山茱萸、生地黄、枳壳、黄柏、何首乌。

聚精丸

鱼鳔_{半斤，切细，面炒成珠，再加酥油炒黄色} 当归_{二两，酒浸} 沙苑蒺藜_{一两，炒黄色}

上为细末，炼蜜为丸如桐子大，每服五十丸，空心温酒，或盐汤下，忌鱼腥。

真精妙合丸

治虚弱，阴阳俱耗者，男女并可服。此以人补人之法，非草木之滋味可比。服一服，胜他药百服。苟能无

间，可以长生，岂但生子而已。

紫河车_{一具，用男子初胎者佳，米泔水洗净，用竹刀挑去筋内紫血，以老酒洗过入瓶，重汤煮一日，捣烂如泥} 秋石_{二两，择童男女洁净无体气者，与以精洁饮食及盐汤，忌葱韭肉茶等，取便，熬成秋石} 人乳干_{四两，取壮实妇人初胎香浓乳汁，置大瓷盘内烈日中速晒干} 红铅_{五钱，择女子洁净无体气者，候天癸初至，以铅打血样合阴户上，随到随取，中有痒结如粟米珠子，或三或五，或七颗者，名曰枚子，尤妙。然北方女子多有，南方未易得，既取以澄过茯苓末收之}

上为末，同河车和匀，炼蜜为丸如桐子大，每服一二十丸，空心白沸汤下。

全鹿丸

又名延寿百子丹 大补元精，种子神效。

黄柏_{七斤，去粗皮，用青盐煮酒浸焙干，取净末五斤，又以鹿血拌焙} 菟丝子_{七斤，水淘净，酒浸，蒸净末五斤} 枸杞子_{七斤，真甘州者用牛乳浸，焙干，取净末五斤} 金樱子_{三斤，捣去刺剖开，去核，取净末一斤} 五味子_{三斤，去枝梗，酒洗净，晒干，净末一斤半} 车前子_{三斤，水淘净，晒干，一斤} 煮鹿时加桑白皮 楮实子_{各一斤半}

上前六味，各不见铁，务另研为细末，用鹿一只，须极肥壮，角有神气者为佳，先以红枣、茶叶喂养七日方用，止去毛，连肉五脏，去其大肠秽物，熬膏滤出听用，其骨角，加桑皮、楮实子，另煮连昼夜，以极研如粉为度，绞和前汁，同药末内拌匀，加秋石七八斤，愈多愈妙，槌化如膏，内加炼蜜共为丸如桐子大。每空心临卧服七八十丸或二钱，空心垃酒或秋石汤或盐汤送下，以干物压之，其效如神。煮鹿时，用砂锅二口，以鹿肉入于大坛内，以箬包紧，隔汤煮烂，然后滤出内汁听用。如坛内汤干，另用一锅煮熟水，逐时添入，不用生水。其骨角亦如上隔汤煮数昼夜，连胶并前滤出肉汁和药，肉粗

① 没石子 即"没食子"。性味苦温，功能固气敛精，敛肺生肌，止血。

不用。工夫全在煮时，柴用桑柴为妙，须不断火，连日夜，更番制成，不可歇息。丸成药后，有秋石在内，恐发潮，切不可远火，时时焙着。食后步履轻便，加食，即其验也。合时以冬月为妙，恐肉浓汁味少变耳。

七子散 治丈夫精气衰少，无子。

牡荆子 五味子 菟丝子 车前子 薯蓣子① 山药 石斛 熟地黄 杜仲 鹿茸 远志去心，各八分 附子炮 蛇床 川芎各六分 山茱萸 天雄各五分 桂心十分 白茯苓 牛膝 人参 黄芪各五分 巴戟十二分 苁蓉七分 钟乳粉八分

上为末，每服钱许，酒调日二服。一方加覆盆子二钱。

庆云散 治丈夫阳气不足，不能施化。

覆盆子 五味子各二升 菟丝子一升 白术炒 石斛各三两 麦门冬 天雄各九两 紫石英二两 桑寄生四两

上为末，食后酒调服钱许，日三服。或米饮调亦可。冷去桑寄生，加细辛四两。阳事少去石斛，加槟榔十五个。

加味六子丸 此方不寒不热，可以常服。男子阳痿，及妇人久不孕者均宜。

菟丝子酒浸 杜仲麸炒去丝，各一两半 覆盆子二两五钱 肉苁蓉二两三钱 车前子洗 白蒺藜子炒，去刺 破故纸 麦门冬去心 川牛膝 山茱萸去核 牡蛎盐泥同煅过，各二两 黄芪盐水浸 熟地黄忌铁铜，各一两 五味子 大甘草各五钱

夏月加黄柏二两，冬月加干姜五钱。

上为细末，捣饭丸如桐子大，每服五七十丸，空心盐汤，午间临卧，用酒送下。

固本健阳丹 凡人无子，多是精血清冷，或禀赋薄弱，间有壮盛者，亦是房劳过甚，以致肾水欠旺，不能直射子宫，故令无子，不可尽归咎于母血之不足也。

菟丝子酒煮，一两半 白茯神去木 山药酒蒸 牛膝酒洗 杜仲酒洗，酥炙 当归酒洗 肉苁蓉酒浸 益智仁盐水炒 五味子 嫩鹿茸酥炙，各一两 熟地黄酒蒸 山茱萸酒蒸，去核，各三两 川巴戟酒浸，去心，二两 续断酒浸 远志去心 蛇床子炒去壳，各一两半

加人参二两、枸杞子三两，尤效。

上为细末，炼蜜丸如桐子大，每服五七十丸，空心盐汤下，酒亦可，临晚再进一服。若妇人月候已尽，此是种子期也，一日可服三次。如精不固，加龙骨、牡蛎火煅，盐酒淬三五次，各一两五钱，更加鹿茸五钱。如下元虚冷，加附子、覆盆子各二两。

① 薯蓣子 为十字花科植物薯蓣的种子。性味辛，微温。功能祛风明目，止血，强筋骨。

卷六十八

延　年

论

彭氏保调论曰：尝得之闻人曰：夫养
生者，卧起有四时之早晚，饮食有至和之
常制，调利关节有导引之方，流行荣卫有
吐纳之术。忍喜怒以养阴阳之气，节嗜欲
以固真元之精。保形延命，可谓备矣。使
禁忌之理，知有未周，虽云小节之常，亦
为大道之累。故事有侵性，不可不慎者。
古云：一日之忌，暮无饱食；一月之忌，
暮无大醉；一岁之忌，暮无远行；终身之
忌，暮常护气。盖谓暮乃偃息之时，人若
饱食，则腹中空虚之地少，而气之居内以
养形者寡，癥瘕壅滞之患作矣，故暮当忌
饮食，盖日日慎之也。酒毒酷悍，饮至大
醉，则毒气必坏真气，况暮醉而卧，气溢
形止，肠胃由之腐烂，经络以之横解，一
时不觉，久乃成疾。虽少壮之人，不可使
一月之内，有此一醉，况中年以往之人
乎。暮而远行，不惟有外触之虞，山川岚
雾，夜阴郁发，冒之亦能损人真气，故皆
宜忌之。以上三者不行，则真气常保无
失，是终身能护真气矣。又久视伤血，久
卧伤气，久立伤骨，久行伤筋，久坐伤
肉。大抵人之形气，时动时静，其机运而
不滞，久于动静，未免有伤也。睡不厌
踧[1]，觉不厌舒。踧者曲膝卷腹，以左右
肋侧卧，修养家所谓狮子眠是也。如是则

气海深满，丹田常暖，肾水易生，益人弘
多。舒体而卧，则气直而寡蓄，散而不
潜，故卧惟觉时可舒体耳。凡人觉大小便
即行，勿忍之。忍小便，则膝冷成痹；忍
大便，则成气痔。小便勿努，努久令人两
膝冷痛。大便勿努，努久令人腰痛目昏，
气逆急故也，并宜任其自然。凡人太劳，
则力乏绝；太饥，则脏腑脉络有竭；太
饱，则腠理[2]气溢；太渴，则经脉蹶乱；
太醉，则精神散越；太热，则阴气解脱；
太寒，则血脉凝结，并能致疾。凡心有
爱，不用深爱。凡心有憎，不用深憎。凡
喜至而心不荡，凡怒过而情不留，并能养
神益寿，学道之功至此，乃至人对景忘情
之妙。圣人养心定性之学，修养之术，不
足以尽之也。凡夜非调气之时，常习闭口
而睡为佳。口开即失真气，且邪从口入。
更牙齿为出入之气所触，后必病齿。凡睡
而张口者，牙齿无不早落，可以验之。湿
衣及汗衣，切不可着，久能伤人心肺之
系，及发疮疡。十步直墙下，勿得顺卧，
风峻利能令人发颠及体重。凡大汗后，及
新浴出，勿赤体。勿即脱衣当风，风入腠
理，则成半身不遂。夜卧当耳处，勿令有
孔隙，令人风吹耳聋，头顶亦如之。夜卧
勿覆其头得长寿，以常有天地之清气，入
腹中也。潜溪曰：古之善摄生者，居常少
思虑，忍嗜欲，平喜怒，寡忧乐，淡好

---

① 踧（cù 促）　通蹙。曲屈合拢之状。
② 腠理　原作"凑理"，今改。

恶，世之美丽贵重物事，俱不足以入其心。由是志意舒畅，形体安和，血气顺利，度百岁而长生矣。

又男女论曰：天地氤氲，万物化醇。男女构精，万物化生，此造化之本源，性命之根本也。故人之大欲，亦莫切于此。嗜而不知禁，则克伐年龄，蚕食精魄，暗然弗觉，而元神真气去矣，岂不可哀。惟知道之士，禁其太甚，不至杜绝，虽美色在前，不过悦目畅志而已，决不肯恣其情欲，以伐性命。或问抱朴子曰：伤生者，岂非色欲之间乎？曰：然。长生之要，其在房中。上士知之，可以延年却病，其次不以自伐，下愚纵欲损寿而已。是以古人于此，恒有节度，二十以前二日复，二十以后三日复，三十以后十日复，四十以后月复，五十以后三月复，六十以后七月复，又曰六十闭户。盖时加樽节，保养真元，以为身之主命。不然，虽勤于吐纳导引药饵之术，而根本不固，亦终无益。《内经》曰：能知七损八益（七者女子之血，八者男子之精），则血气精血二者可调。不知用此，则早衰之渐也。故年四十而阴气自半，起居衰矣。年五十体重，耳目不聪明矣。年六十阴痿，气血大衰，九窍不利，下虚上实，涕泣俱出。故曰：知之则强，不知则老。智者有余，自信而先行，故有余。愚者不足，察行而后学，故不足。有余则耳目聪明，身体轻强，老者益壮，壮者益治。盖谓男精女血，若能使之有余，则形气不衰而寿命可保矣。不然窍漏无度，中干以死，非精离人，人自离精也，可不戒哉。养生之士，忌其人者有九，或年高大，或唇薄鼻大，或齿疏发黄，或瘤疾，或性情不和，或沙苗强硬，或声雄，或肉涩，肢体不膏，或性悍妒忌，皆能损人，并不宜犯之。忌其时者十有一，醉久饱食，远行疲乏，喜怒未定，

女人月潮，冲冒寒暑，疾患未平，小便讫，新沐浴后，及早出行，无情强为，皆能使人神气昏溃，心力不足，四体虚羸，肾脏怯弱，六情不均，万病乃作，特宜慎之。至于天地晦明，日月薄食，疾风甚雨，雷电震怒，此阴阳大变，六气失常之时，犯之不惟致疾，且亵污神明，倘成子女，形必不周，虽生而不育矣。呜呼！帷幕之情易缚而难断，不可以不智慧决也。佛书曰：诸苦所因，贪欲为本，贪欲不灭，苦亦不灭，苦不灭，则生灭。养生者，恶可以不智慧决哉。

高氏论房中药物之害曰：自比觉泥水之说行，而房中之说横矣。因之药石毒人，其害可胜道哉。夫人之禀受父母精血厚者，其生壮，即多欲尚可支。薄者，其生弱，虽寡欲犹不足。故壮者恣欲而不即毙者有之，未有弱者恣欲而寿者矣。饮食男女，人之大欲也，不可已，亦不可纵。纵而无厌，疲困不胜，乃寻药石以强之，务快斯欲，因而方人术士，得以投其好而逞其技矣。构热毒之药，称海上奇方，入于耳者，有耳珠丹；入于鼻者，有助情香；入于口者，有沉香合；握于手者，有紫金铃；封于脐者，有保真膏、一丸金、蒸脐饼、火龙符；固于腰者，有蜘蛛膏、摩腰膏；含于龟者，有先天一粒丹；抹其龟者，有三厘散、七日一新方；缚其龟根者，有吕公绦、硫黄箍、蜈蚣带、宝带、良宵短香罗帕；兜其小腹者，有顺风旗、玉蟾裈、龙虎衣；搓其龟者，有长茎方、掌中金；纳其阴户者，有揭被香、暖炉散、窄阴膏、夜夜春；塞其肛门者，有金刚楔。皆用于皮肤，以气感肾家相火，一时坚举，为助情逸乐，用之不已，其毒或流为腰疽，聚为便痈；或腐其龟首，烂其肛门。害虽横焰，尚可解脱，内有一二得理，未必尽虎狼也。若服食之药，其名种

种，如桃源秘宝丹、雄狗丸、闭精符之类颇多。药毒误人，十服九毙，不可救解，往往奇祸惨疾，溃肠裂肤，前车可鉴，此岂人不知也。欲胜于知，甘心蹈刃。观彼肥甘醇厚，三餐调护，尚不能以月日起人癃瘵，使精神充满，矧以些少丸末之药，顷刻间致痿阳可兴，疲力可敌，其功何神。不过仗彼热毒，如蛤蚧、海马、狗肾、地龙、麝脐、石燕、倭硫、阳起、蜂房、蚁子之类，譬之以烈火灼水，燔焰煎煿，故肾脏一时感热而发，岂果仙丹神药，乃尔灵验速效也耶。保生者，可不惕惧以痛绝助长之念。客曰：某某者，每用其药，今以寿老，何子之疑也。余曰：是诚有之也。但外用者，十全二三。内服者，无一全于十百。若内若外，岂真无异术者哉。何能得其真传，况比觉为大道旁门，得阴阳之妙用，率归正脉，其说匪徒淫姤快欲之谓。人之一身，运用在于任督二脉，督为阳父，任为阴母。尾闾夹脊，为督脉之关，中腕膻中，为任脉之窍，任气聚于气海，督气聚于泥丸，故阴阳升降。吸，即升也，起于脐。呼，即降也，转于脑。其行气交会，行之至肛门，紧提则气会，行之至地户，紧闭则气交。真气一降，则天气入交于地根，得土则止。真气一升，则谷气出接于天根，逢土则息。此为阴阳大窍，其理最显最密，所谓性与命相守，神与气相依者此耳。故经曰：神驭气，气留形，不须别药可长生。如此朝朝并暮暮，自然精满谷神存，生死要关，须知穷此妙境，为吾身保命大药。乃于金石虎狼，求全造化神灵，其谬失不既多乎，吾重为死，不知害者感也。

太上玄镜曰：纯阳上升者，谓之气。纯阴下降者，谓之液。气液相交于骨脉之间，谓之髓。相交于膀胱之外者，谓之精。心气在肝，肝精不固，目眩无光；心气在肺，肺精不实，肌肉瘦弱；心气在肾，肾精不固，神气减少；心气在脾，脾气不坚，齿发浮落。五脏之中，肾为精枢，心为气馆。真精在肾，余精自还下田。真气在心，余气自归元腑真诠。

脉　　法

太素曰：北方之脉本滑沉，指下来兼润带深，此是世间长寿客，名题金榜位公卿。又曰：保合天元，寿基稳壮。

服　食　方

补天大造丸　此方专滋养元气，延年益寿，壮阳光，温坎水，降离火，为地天交泰。若虚劳之人房室过度，五心烦热，服之神效。养生君子，过四十以来服之，接补以跻期颐地方。

方见虚损门。

二炼龙虎五精丸　诗曰：神仙留下济人丹，安魂定魄注容颜。宽胸顺气神凝静，化痰止嗽暖丹田。生津消渴甘露降，透窍明目返本源。每用一丸常嚼化，益寿延年世上仙。

阳炼龙虎石二两三钱　阴炼龙虎石二两七钱，二炼方附后　茯苓一两五钱　何首乌末七两　莲粉五钱　芡实一两　红铅一两　金乳粉二两[①]

上八味各为末，入大瓷盘内，每日加头生男乳一钟，拌温，晒二七日，又加梨汁晒七日足，加红枣肉，同入木石臼内捣千余下，令和石，方取出，丸如桐子大，先用朱砂末滚身，次将金箔为衣，晒干，入瓷罐收贮勿令泄气，亦常取出亮照干，不可霉了。每日五更乳酒顿热服一钱，临睡时，半饥半饱用莲肉煎汤服五分。此药服之半月，身内如有风寒暑湿之气自然消

---

① 金乳粉二两　此后有"霉"字，今删。

除；服至一月，故病除根；服之百日，五脏生精；至一年，返老还童。先服五精丸，将身中故病旧患并皆除却，能使肌肤光润，久服则百病不生，万邪归正。

阴阳二炼龙虎石法　龙属木，虎属金，即童男童女小便也。二鼎器，务择眉清目秀，满月之相，唇红齿白，发黑声清，肌肤细润，年方十二三岁至十五六未破身者，用黍稷稻粱红豆红枣牙猪[①]鲫鱼等味，与彼食之。忌葱、蒜、韭、薤等，五荤、三厌、秽污二水。先调百日，十月起，三月止。置瓷缸于静处收贮盖之，积至二三石听用。阴炼法：将前积取二水，置瓷缸三四口或五六口，于静通沟去处，每缸止放五分龙虎水，加井水五分，下明矾二两，白术二两，松柏叶各二两。取杨柳棍三四茎，一札，顺搅千余下，盖之勿动，勤看。待水澄清去盖，慢慢溜[②]去清水，又加清水满缸，以绢罗滤去相滓，又搅二三百转，盖之澄清。又尽溜去清水，仍加井水。又滤，又搅，又溜，如此十余次，直待水香为止。溜水尽，用米筛二三个，内铺薄绵纸，将浑龙石取入筛纸上，待水干，移在日色处，以竹刀划作骨牌路，晒干，如粉之白，即是阴炼龙虎石，用瓷盒收贮。合药用此石，能补心生精，养血之至药也。阳炼法：择露天空地砌灶二眼，坐东朝西，安大小锅二口，将积下龙虎水先于大锅内入五瓢，慢火粗熬至起沫，以罩篱撇去油沫，直待熬至不起沫，方起过小锅内细熬。大锅内仍添二三瓢，又熬，又起，如此少少渐添渐起，直待前积二水熬尽，大锅住火，只在小锅慢火熬，用铲刀不住手铲，待水干成膏，上用一小锅小缸合住锅口，周围用盐泥封固严密，止留一孔出水气尽，孔内飞出金星青气，急以泥封孔眼，缸底用湿布一方，不可水大，但常以水润之，小火

烧至锅底紫色，退火，冷定。过夜第二日，先去口泥净揭开，升缸上已汞灵药，红黑白色者，另收听用。另打黄牙，将锅内黑膏子铲起，另入一口小锅内，用砖架起大火烧，待黑烟尽，连锅通红，退火晾冷，酌量下井水或露泉等水尤妙。烧滚，先置静缸一口，上安竹筛，筛内铺纸数层，滤滴清水入缸，筛内黑粗不用，将滤下清水，就瓷盘煎出净石来，如略有些黄色，还用前小锅煎干，再煅一火，照前淋煎，倾在纸上，晒干，似雪之白，此阳炼之法。

仙传秋石配合十精五子丸

阳炼龙虎石十两　　阴炼龙虎石六两　　人参　当归洗酒　葫芦巴微炒　芡实　莲花蕊微焙　鹿茸酒浸，酥炙黄　仙灵脾叶　苍术米泔水浸，炒，以上十味十精药　枸杞子酒浸，晒干　菟丝子酒浸，蒸七次　巨胜子焙　车前子酒浸，炒　柏子仁以上五味五子之药各二两　沉香　粉草各一两　辰砂五钱，水飞极细，三味升降之药　　白铅一两，即人乳

上将众药，均对分两，用枣肉加炼蜜，捣合为丸如桐子大，每服一百丸，白汤送下，日进三服，服至百日，百疾消除，身轻体健，效难口述也。

先天真一丹　此丹乃大茅君授与二茅君、三茅君地仙长生仙药。诀曰：上品神仙药，先天真一丹。每朝吞百粒，却老返童颜。能转周身气，神功内返还。华池灌神水，滴滴注玄关。阴符调火候，默默自抽添。至诚修炼服，管汝寿齐天。

白虎首经粉九鼎　阴炼秋石　乳粉　干山药　石菖蒲九节者　茅山苍术米泔浸，各四两　旱莲草二两　甘州枸杞子三两　珍珠　菊花蕊　甘草各一两

上各为细末，炼蜜丸如绿豆大，每服

---

① 牙猪　公猪，"牙"，原作犷，今改。
② 溜（bì 必）　用同"逼"。

六七十丸，加至百丸，空心，滚汤下。

道藏斑龙黑白二神丹　治虚损怯证，五劳七伤，气血俱虚，颜色憔悴，服之美颜色，和五脏，壮精神，美须发，补羸瘦，功莫能述。

鹿茸二两, 酥炙　当归酒洗　人参各四两　地黄八两, 取汁为膏　陈皮　茯神人乳制　柏子仁　枸杞子　白术各二两　麦冬去心　钟乳粉水飞, 各一两　生地黄汁一碗　沉香五钱

上为末，炼蜜丸如桐子大，每服五六十丸，秋石汤下。

度世丹　安神志，定魂魄，顺五脏，和六腑，添智慧，乌髭须，通脉络，除劳损，续绝败。盖此药禀天地中和，不燥不热，可以长服。如有恶疾，肢体不安，行步艰辛，饮食少进，或痛痹不安，或痛连筋骨，服之是疾皆除。驻悦颜色，滋润肌肤，聪明耳目，四肢强健，延年益智，功效不可具述。

枸杞子　甘菊花　远志　车前子　生地酒炒　巴戟　覆盆子　白术　肉苁蓉　石菖蒲九节者　菟丝子酒浸七日　牛膝酒浸七日　细辛　续断　地骨皮　何首乌各等分

上逐件择洗，捣为细末，炼蜜和丸，如桐子大，服三十丸，空心温酒送下。服一月百病不生，服一年至二年，返老还童，颜貌若莲花，是病皆除。

神仙不老丹　养荣卫，润三焦，滑肌肤，去邪气、恶蛊等疾。服逾百日，须发返黑。

人参　枸杞子酒浸一宿　菟丝子酒蒸　川当归各二两　川牛膝酒浸一宿　杜仲生姜汁炒断丝, 各一两半　石菖蒲米泔浸一宿　柏子仁　地骨皮　生地黄酒浸　熟地黄俱忌铁器　川巴戟槌去心, 酒浸, 各一两

上件拣选，精制如法，勿晒，用慢火焙干，若大燥则失药味，待干，即于风前略吹，令冷热相激燥净秤，碾为细末，炼

蜜拣火日搜和，于大臼内捣千余槌，丸如桐子大，每日空心、午时、临卧各服七十丸，温酒盐汤任下。忌食葱韭芦菔真粉及藕诸般血。盖血能破血，又解药力，若三白误服亦无他说，止令人髭发不变黑耳。最要节色欲，使药力效之速也。

罗真人延寿丹　此药阴阳升降无偏，充实肌肤，填精补髓，精神倍长，强壮筋骨，悦颜色，固真气，和百脉，正三焦，乌须发，坚齿牙，耳目聪明，老能轻健，效何可尽述，乃仙方也。

干山药　人参　白茯苓　川牛膝酒浸　杜仲姜炒去丝　龙骨　川续断去芦　鹿茸　当归　山药苗　北五味　熟地黄酒浸　石菖蒲　楮实子　破故纸炒　麦门冬去心, 各一两　辽枸杞五钱

如下元虚冷，加鹿茸、附子各五钱。

上为极细末，择天气晴和，拣选好日，以酒糊为丸，如梧桐子大，每服五十丸或六七十丸，淡盐汤下。修合之日，忌妇人、鸡犬之类，日进二服，大有功效。

却老乌须健阳丹

何首乌赤白各一斤, 打碎如棋子大。　牛膝半斤, 同首乌用黑豆五升, 砂锅蒸三次。　枸杞子半斤, 酒浸　茯苓赤一斤, 牛乳浸一宿; 白一斤, 人乳浸一宿, 晒干　当归酒浸一宿, 半斤　茯神半斤　菟丝子半斤, 好酒浸三日, 晒干　破故纸五两, 炒黄色

上各不犯铁器，为末，炼蜜丸如弹子大，日进三丸，空心一丸，酒下；午后一丸，姜汤下；临卧一丸，盐汤下，或用合作小丸如桐子大，每服五六十丸亦可。

延年益寿不老丹　此药千益百补，常服功效难言。

生地黄酒浸一宿, 晒干　熟地黄酒洗净, 晒干　天冬酒浸三时, 去心, 晒干　麦门冬酒浸三时, 去心, 晒干　人参各三两　地骨皮酒洗净, 晒干, 五两　白茯苓酒洗净, 晒干, 五两　何首乌半斤, 鲜者竹刀刮去皮, 切片, 干者泔浸软, 切,

砂锅同黑豆蒸一二时，晒干

上共为细末，炼蜜丸如桐子大，每服三五十丸，清晨用温酒送下。

彭真人延寿丹 补心生血，滋肾壮阳，黑须发，润肌肤，返老还童，延年益寿种子。

大辰砂研细水飞过 牛膝酒洗 天门冬去心 麦门冬去心 当归酒洗 白茯苓水飞，晒干，人乳浸 远志甘草水泡，去心 川芎 石菖蒲盐水浸 巴戟 白茯神 青盐 小茴香盐水炒 乳香 拣参各一两 补骨脂酒浸炒 杜仲姜酒炒 生地黄酒洗 熟地黄 黄柏盐水炒 知母酒炒，各二两 核桃仁去皮炒，槌去油 川椒微炒，去目，各四两 黄精米泔水煮一沸，拣去烂的，竹刀切片，晒干，却用旱莲汁四两，生姜汁二两，并酒三味，熬膏浸黄精半日，炒苍，生四两。 何首乌赤白停用，槌碎，煮于黑豆水上，九蒸九晒，再用人乳浸透，晒干四两

上为末，炼蜜丸如桐子大，每服七十丸，空心盐汤或酒下。一方，加山茱萸、枸杞子、菟丝子[①]、山药、柏子仁，尤妙。

延龄聚宝酒 常服长精神，明耳目，黑须发。

何首乌赤白兼用 生地酒炒 槐角子炒黄色，十一月十一日采 干菊花 茯苓 熟地黄 莲蕊 桑椹子黑紫者，各四两 天冬去心 石菖蒲 五加皮 苍术米泔浸一宿 枸杞子 黄精 细辛一方无此味 白术 防风 人参 麦门冬去心 苍耳子炒，扬去刺 肉苁蓉酒浸，去鳞 沙苑白蒺藜 天麻如牛角者 甘草炙 牛膝 杜仲姜汁炒去丝，各二两 当归一两

上咀片，装入生绢带内，用无灰高黄酒一大坛，盛九斗十斗方可。将药入坛，春浸十日，夏浸七日，冬浸十四日，将药酒每五更空心服三小钟，还卧片时，午间、夜间再服三钟尤妙。忌生冷、生葱、生韭、腥、白萝卜。常忌常服不断，自有

功效。若服一日，歇二三日，不依前法，取效鲜矣。仍将药粗晒干为末，炼蜜丸如桐子大，每服五十丸，空心无灰酒下。

少阳丹一名，三精丸 此方健脾去湿，息火消痰，久服身轻，发白转黑，面如童子。

苍术乃天之精也，用米泔水浸半日，刮去黑粗皮，晒干，盐水炒。捣罗为细末，一斤 地骨皮乃地之精也，即枸杞子根，以温水洗净，去骨，取嫩皮晒干，捣罗细末，一斤 桑椹乃人之精也，用黑熟者二十斤，入瓷盆内，以手操烂，入绢袋内，压汁，去粗不用

上将前二味药末，投入桑椹汁内，调为稀糊，倾入磁罐内，封口，置放在净棚上，昼采日精，夜采月华，专待日月自然煎干为度，捣罗为细末，炼蜜为丸，如赤小豆大，每服十丸，用无灰酒下，日进三服。一年发白返黑，三年面如童子，寿与天齐。

胡尚书壮阳丹 滋补元阳，美颜益算。

莲肉水浸，去皮心，八两 芡实 干山药 白茯苓去皮 甘枸杞 山茱萸去核，各四两 年老人加辽参四两

上为细末，熟糯米一升，炒黄色为末，白糖五两，酥油五两，拌匀，磁器收贮。每早沸米汤或酒任调五六匙下，干物压之。

日月仙酥汤 补百损，除百病，返本还童，卓有奇效。

莲肉去皮心 柏子仁去壳 枣肉煮去皮，各半斤 杏仁去皮尖，六两，捣 胡桃仁去皮，四两捣 砂仁一两，碾末 酥油 白蜜各半斤

上用文火炼蜜，末散，次入酥，匀，再煎数沸，方入莲柏末，又数沸，入桃杏枣膏慢熬，半炷香量，诸味皆熟，入砂仁末搅匀，用磁罐数个收贮，置冷水中浸一

---

① 菟丝子 原作"兔系子"今改。

日，出火毒，油纸或脂膜封口。每服三匙，空心临时温酒一二杯送之。

却老七精散　固精延年，却除百病，聪明耳目，甚验。

茯苓天之精，三两　地黄花地之精　桑寄奴木之精，各二两　菊花月之精　竹实日之精　地肤子星之精　车前子雷之精，各一两三分

上七种，上应日月星辰，欲合药者，以四时王相日，先斋戒九日，别于静室内，焚香修合，捣罗为细末，每服三寸方匕，以井花水调下，面向阳服之，须阳日一服，阴日二服，满四十九日即效。地黄花须四月采。竹实似小麦，生蓝田竹林中。

二精丸　常服助气固精，保镇丹田，活血注颜，长生不老。

黄精去皮，清水洗净，控干锉细　枸杞子各二斤

上二味各入九月间采取，相和，杵碎拌匀，阴干，再捣为末，炼蜜为丸，如桐子大，每服三五十丸，空心食前温酒下。

万病黄精丸　延年益气，治疗万病，久服可希仙位。

黄精十斤，净洗，蒸令烂熟　天门冬去心，蒸捣熟　白蜜各三斤

上三味，拌匀，石臼内捣一万杵，再分为四剂，每一剂再捣一万杵，丸如桐子大，每服三十丸，温酒下，日三服，不拘时。

苍术丸　主健脾去湿，保长生。古云：若欲长生，须服山精者，此也。

茅山苍术一升，米泔水浸一宿，晒干。　雪白茯苓六两，去筋膜

上各为细末，东流水煮神曲，作糊为丸如绿豆大，每服七八十丸，清晨滚汤送下。仍须存想，千里长漫，神游气壮，至妙。

铁瓮先生琼玉膏　此膏填精补髓，肠

化为筋，万神俱足，五脏盈溢，发白变黑，返老还童，行如奔马，日进数服，终日不食亦不饥，开通强志，日诵万言，神识高迈，夜无梦想，服至十剂，绝其欲，修阴功，成地仙矣。一料分五处，可疗五人瘫疾，分十处，可救十人劳疾。修合之功，沐浴至心，勿轻示人。

新罗参二十两，去芦　生地黄一十六斤，取汁　白茯苓四十九两，去皮　白沙蜜一十斤，炼净

上件，人参茯苓为细末，蜜用生绢虑过，地黄取自然汁，捣时不用铁器、铜器，取汁尽去粗，共药一处，拌和匀，入银石器或好磁器内，用净纸二三十重封闭，入汤内，以桑柴火煮三昼夜取出，用蜡纸包瓶口数重，入井中，去火毒，一伏时取出，再入旧汤内煮一日，出水气，取出，开封。取三匙作三盏，祭天地百神，焚香设拜，至诚端心，每日空心酒调一匙，国朝太医院，议加甘枸杞、天冬、麦冬去心各一斤。

地仙煎　治腰膝疼痛，一切腹内冷病，令人颜色悦泽，骨髓坚固，行及奔马。

山药一斤　杏仁一升，汤泡去皮尖　生牛乳二斤

上将杏仁研细，入牛乳，和山药拌绞取汁，用磁瓶密封，汤煮一日，每日空心酒调服一匙。

九转长生玉液膏　久服轻身延年，悦泽颜色。

白术气性柔顺而补，每用二斤。秋冬采之，去粗皮　赤术即苍术，性刚雄而发，每用十六两，用上制。

上二药，用木石臼捣碎，入缸中，用千里水浸一日夜，山泉亦好。次入砂锅煎汁一次收起，再煎一次，绢滤粗净，将汁用桑柴火缓缓炼之，熬成膏，磁罐盛贮封

好，入土埋一二日，出火气，用天德日服三钱。一次白汤调下，或含化亦可，忌食桃、李、雀、蛤、海味等食，更有加法，名曰九转。

二转加人参三两，煎浓汁，二次熬膏入前膏内，名曰长生神芝膏。

三转加黄精一斤，煎汁熬膏，入前药内，名曰三台益算膏。

四转加茯苓、远志去心各八两，熬膏入前膏内，名曰四仙求志膏。

五转加当归八两，酒洗。熬膏和前膏内，名曰五老朝元膏。

六转加鹿茸、麋茸各三两，研为末，熬膏和前膏内，名曰六龙御天膏。

七转加琥珀，红色如血者，饭上蒸一次，为细末一两，和前膏内，名曰七元归真膏。

八转加酸枣仁去核，净肉八两，熬膏，和前膏内，名曰八神卫护膏。

九转加柏子仁四两，研如泥，入前膏内，名曰九龙扶寿丹。

丹用九法加入，因人之病而加损故耳。又恐一并炼膏，有火候不到，药味有即出者，有不易出者，故古圣立方，必有妙道。

苍龙养珠万寿紫灵丹

丹法，入深山中，选合抱大松树，用天月德金木交并日，上腰凿一孔，方圆三四寸者，入深居松之中止，孔内下边凿一深凹，次选上等旧坑辰砂一斤，明透雄黄八两，共为末，和作一处，绵纸包好，外用红绢囊裹缝封固，纳松中空处，以茯苓末子填塞完满，外截带皮如孔大楔子，敲上，又用黑狗皮一片，钉遮松孔，恐有神灵取砂，令山中人看守，取松脂升降灵气，将砂雄养成灵丹。入树一年后，夜间松上有萤火光，二年渐大，三年光照满山，取出二末，再研如尘，枣肉为丸如桐

子大。先以一盘献祝天地神祇，后用井花水清晨服一二十丸。一月后眼能夜读细书，半年行若奔马，一年之后，三尸消灭，九虫遁形，玉女来卫，六甲行厨，再行阴功积德，地仙可位。松乃苍龙之精，砂乃赤龙之体，得天地自然升降水火之气而成丹。非人间作用，其灵如何。

玄元护命紫芝杯

此杯能治五劳七伤，诸虚百损，左瘫右痪，各色疯疾，诸邪百疾。昔有道人王进服之，临死见二鬼，排闼[①]视立，久之而去。后梦一人语之曰：道者当死，昨有无常二鬼来拘，因公服丹砂之灵，四面红光，鬼不能近而去。过此公寿无量。此道人后活三百余岁去。

用明净朱砂一斤半，先取四两，入水火阳城罐打大火一日一夜，取出研细，又加四两，如此加添，打火六次足，共为细末，将打火铁灯盏，改打一铁大酒杯样，摩光作塑，悬入阳城罐内，铁杯浑身贴以金箔五层厚，罐内装砂，口上加此杯盏，打大火三日夜，铁盏上面时时加木擦，内结成杯，在于塑上取下，每用明雄三厘，研入朱砂杯内，充热酒，服二杯，一次收杯，再用，妙不尽述。

三皇真人炼丹方

丹砂一斤，研末，重筛，以醇酒沃之，如泥状。盛以铜盘置高阁上，勿令妇女见。燥则复以酒沃，令如泥。阴雨疾风则藏之，尽酒三斗，乃曝之。三百日当紫色，斋戒沐浴七日，静室饭丸，麻子大，常以平旦向日吞三丸。一月三虫出，半年诸病瘥。一年须发黑，三年神人至。

荫按：书云：朱砂镇养心神，但宜生使用，若炼服，少有不作疾者。一人疾，服伏火者数粒，一旦大热，数夕而毙。夫

―――――――――

① 闼（tà 踏）　小门。

生朱砂初生小儿便可服，因火力所变，遂能杀人，不可不谨。此方以酒曝服之，或无大毒，然亦须慎之

小神丹

真丹砂末三斤　白蜜六斤

上二味搅合。日曝至可丸，丸如麻子大，每旦服十丸，一年白发反黑，齿落更生，身体润泽，老翁成少。

神注丹方

白茯苓四两，糯米酒煮软，竹刀切片，阴干为末朱砂四钱，为细末，留二钱为衣

上以乳香水打糊为丸如桐子大。朱砂为衣，阳日二丸，阴日一丸。要秘精，新汲水下。要逆气过精，温酒下，空心服。

小丹服法

雄黄　柏子仁各二斤　松脂炼过，十斤

上合捣为丸，每旦北向，服五丸。百日后拘魂制魄，神人交见。

雄黄丸　去三尸，灭百虫，美颜色，明耳目。

雄黄明透，如鸡冠不杂石者，捣罗一两　松香采明净纯白者，水中煮一二炊，将浮起者取用，为末，一两

上二味，和匀，杵为丸，如弹子大，每早酒下一丸，服十日。三尸百虫自下出，人面紫黑气色皆除。服及一月，百病自瘥。常须清净，勿损药力。

服雄黄法

雄黄明透，闻之不臭，如鸡冠者佳。取三两，先用甘草、紫背天葵、地胆、碧凌花各五两为末，同雄黄入砂罐内，东流水煮三日，漉出。捣如粗粉，入猪脂内，蒸一伏时，洗出又同豆腐内蒸，如上二次。蒸时，甑上先铺山黄泥一寸，次铺脂，蒸黄，其毒去尽收起，成细粉。上松脂二两

上为丸，如桐子大，每服三五丸，酒下。能令人久活延年，发白再黑，齿落更生，百病不生，鬼神呵护，顶有红光，无常畏不敢近，疫疠不惹，特余事耳。

又制雄黄法

用明雄黄二两，先将破故纸、杏仁、枸杞子、地骨皮、甘草各用四两，以水二斗煎至一斗，去粗留汁。又取灶上烟筒内黑流珠四两，山家灶中百草霜四两，同雄黄一处，研细，倾入药汁内，熬干。入阳城罐内，上水下火，打四炷香，取出，冷定，收起。每用以治心疾风痹，并膈气咳咳，每服一分，效。

四圣不老丹

松脂一斤四两　白茯苓　甘菊花　柏子仁各八两

上为末，炼蜜丸，如桐子大，每七十二丸，清晨盐汤酒下。

松脂丸　可长生辟谷。

松脂一斤　白茯苓半斤

上为末，蜜丸服。

松梅丸　大能加饮食，肥身体，清小便，润大肠，补劳伤，除骨蒸，补元气津液，令精神不倦。

松脂一斤　地黄十两　乌梅六两

上俱用酒蒸烂，捣膏为丸，如桐子大，每五十丸，空心米饮、盐汤任下。

松柏实丸　服之可以不饥。

松脂十斤　松实　柏实各三斤　菊花五斤

上为末，炼蜜丸如桐子大，每三十丸，白汤下。

服松柏叶法　此药除百病，益元气，润五脏六腑，清明耳目，强壮不衰老，延年益寿，服一年，延十年命，服二年，延二十年命。

孙真人枕中记采松柏法，常以三月四月，采新生松叶可长三四寸许，并花叶取阴干，细捣为末。其柏叶取深山岩谷中，采当年新生，可长二三寸者，阴干细捣为末。用白蜜丸如小豆大，常以日未出时，烧香东向，手持药八十一丸，以酒下；或用七月七日露水丸之更佳，服时乃咒曰：

神仙真药，体合自然，服药入腹，天地同年。咒讫服药，断诸杂肉及五辛，切忌，慎之。欲得长肌肉，加火麻、巨胜；欲心力壮健，加茯苓、人参。

神仙服饵方

侧柏叶三斤，五月五日采为方　远志去心，二斤　白茯苓去皮，一斤

上为末，炼蜜和丸，如桐子大，每服三十丸，以仙灵脾酒下，日再服，并无所忌。

服松脂法

白松脂一斤，即今之松香　桑灰汁一石

上先将灰汁一斗，煮松脂半干，将浮白好脂摝①入冷水，候凝，复以灰汁一斗煮之。又取如上，两人将脂团圆扯长十数遍，又以灰汁一斗煮之，以十度煮完，遂成白脂，研细为末，每服一匙，以酒或粥饮调下，空心近午、临卧日三服。服至十两以上，不饥。夜视目明，长年不老。一法百炼松脂，筛细蜜，合纳角中，勿见风日，每服一团，一日三服，服至百日，耐寒暑。二百日，五脏补益。五年，即见西王母。

伏虎禅师服松脂法

松脂十斤，用水煮，候消，去浊粗，取清浮者，投冷水中。如此换水，投煮五度（一方，投煮四十遍，方换汤，又煮。凡三次，一百二十遍），令苦味尽，每一斤入茯苓四两，同炼脂，乘软丸如豆大，每服三十丸，或只为末，每旦水服一刀圭，能令身轻清爽，不饥延年。

服松叶法

松叶细切，更研为末，每日食前，以酒调下二钱，亦可煮汁作粥食。初服稍难，久是自便矣。令人不老，身生绿毛，轻身益气，久服不已，绝谷，不饥不渴。

饵长松根法　服之毛发复生，颜色如故，又解诸虫蛇毒。

长松根皮色似荠苨，长三四寸，味微苦，类人参，清香可爱，生古松下，多杂甘草中，得煎汤服之亦可。（荠，音剂。苨音，祢。刘翯新论，愚与直相像，若荠苨之乱人参）

服松子法

松子不以多少，研为膏，空心温酒调下一匙，日三服。久服不饥渴，日行五百里，身轻体健。

服柏叶法　服之百病不生，颜色悦泽，齿落更生，耳目聪明。

取柏叶近上向东，勿杂枝者，置甑中，令满盆覆，蒸三石饭久，愈久愈善，水淋数过，阴干煎服，或九蒸九晒为末，炼蜜丸服之。治大风发眉脱落，或用柏叶点汤，常饮亦可。

服柏脂法　久服炼形延年。

柏树夏月刻向阳者，甘株可得半斤，炼法同松脂，其色味功效尤胜，但不可多得耳。

服柏实法

八月连房取实，曝之，令拆其子，自脱去壳，取仁。捣罗为细末，每服二匕，温酒调下。日三服，渴即饮水，令人悦泽。一方，加松子仁等分，以松脂和丸。一方，加菊花等分，蜜丸如桐子大，每服十丸二十丸，日三服，酒下。

奇效方

柏子仁二斤　枣肉三斤　白蜜　白术末　地黄末各一斤

上捣匀，丸如弹子大，每嚼一丸，一日三服，百日百病愈。久服延年壮神。

女贞丹　久服发白转黑，强阴不走，止诸血，倍膂力，健腰脐。初服令老者便无夜起。

即冬青子去梗叶，酒浸一日夜，布袋

_____
① 摝（lù鹿）　捞取。

擦去粗皮，晒干为末，待有旱莲草出，取数石，捣汁，熬浓为丸如桐子大，少则以蜜加入。每服百丸，空心临卧白汤或酒下。

神仙服槐实延年不老方

常以十月上巳日，采取槐角，用新瓷器盛之，以盆合盖其上，密泥，勿令走气，三七日，开去皮，从月初，日服一粒，以水下，日加一粒，直至月半，却减一粒为度。终日复始，令人可夜读细书，延年益气力，大良。

又服槐实法

取槐实，入冬月牛胆中，渍浸百日，阴干，每食后吞一粒，百日身轻，千日发自黑，久服通神。

服桑椹法

利五脏关节，通血气，久服不饥，多收桑椹，晒干，捣末，炼蜜丸如桐子大，每日服六十丸。变白不老，取黑椹一升，和蝌蚪一升，瓶盛封闭，悬屋东头，尽化为泥，染白如漆。又取二七枚，和胡桃二枚，研如泥，拔去白发，填孔中，即生黑发。（蝌，音科。蚪，音斗。一名悬针。一名水仙子。似河豚，头圆身青，头大而尾细）

吴真君服椒方

暖丹田，通血脉，助元气，消酒食，辟温毒，祛邪气，安五脏，调三焦而热不上蒸，芳草之中，功皆莫及。

每料川椒一斤，拣去浮及合口者并目，银器内炒令透。地上铺纸两重，倾在纸上，用盆合定，周围以黄土培半日许，其毒成汗自出，晒干，木臼内轻捣，取红皮四五两，再入石臼为末，炼蜜为丸，如桐子大，候干，纱袋盛，挂通风处。每日空心酒下十丸至十五丸，半年加至二十丸，一年后加至二十五丸，百无禁忌。

仙饭丸

用上党胡麻三升，拣净，以新白布缝袋，将胡麻盛在内，放清水中浸一时，用手揉袋，去尽油沫，纯是清水为度，取出，甑蒸。令气遍，日干，如此九蒸九晒，蒸之不熟，令人发落。蒸晒去皮，炒香为末，炼蜜或枣膏为丸如弹子大，每空心用淡酒化下一丸。日三服，忌毒鱼、狗肉、生菜。其药常服为佳。初服一月内戒房事，一月之后痰火尽去，精气充溢，服至百日能除一切痼疾，一年身面光泽不饥，二年白发返黑，三年齿落更生，四年水火不能害，五年行及奔马，久服长生。若欲下之，饮葵菜汁。

仙人饭

补中益气，耐老不饥。

黄精一味，先取瓮去底，釜上安顿，以黄精纳入令满，密盖蒸之。候气溜，取出曝干，如此九蒸九晒。凡时一石，熟有三斗方好，蒸之不熟，刺人喉咙，既熟晒干，不干则易坏，食之甘美。

服食黄精法

黄精细切一石，以水二石五升，一云，六石，微火煮，自旦至夕，熟出，使冷，手揩碎，布袋榨汁煎之。粗曝燥捣末，合向釜中煎熬，可为丸如鸡子大，每服一丸，日三服，绝谷，除百病，身轻体健，不老。少服而令有常，不须多而中绝，渴则饮水。

又法

黄精捣揻取汁，三升，若不出以水洗，榨取之。生地黄取汁三升　天门冬去心皮，取汁三升

上合一处，微火煎减半。纳白蜜五斤，复煎。令可丸如弹子大，每服一丸，日三服，不饥美色。

金水煎

延年益寿，填精补髓，少服发白变黑，返老还童。

枸杞子不拘多少，采红熟者，用无灰酒浸之，冬六日，夏三日，于砂盆内研令极细，然后以布袋绞取汁，与前浸酒一同慢火熬成膏，净瓷器贮，封口，重汤煮

之，每服一匙，入酥油少许，温酒调下。

仙人粮

干天门冬十斤，杏仁一升，捣末，蜜溲服方寸匕，日三夜一。

服天门冬法

久服强骨髓，注容颜，去三尸断谷，轻身延年不老，百疾不生。

天门冬二斤，去心　熟地黄一斤

上捣罗为末，炼蜜丸如弹子大，每服三丸，以温酒化下，日三服。若以茯苓等分为末同服，天寒单衣汗出。忌食鲤鱼，并腥膻之物。

天门冬膏

去积聚风痰，癫疾，三虫伏尸，除瘟疫，轻身益气，令人不饥，延年不老。

天门冬不以多少，去皮心，洗净捣烂，布绞取汁，澄清滤过，用瓷器砂锅或银器，慢火熬成膏，每服一匙，空心温酒调下。一方，加蜜熬尤佳。

服豨莶法

治肝肾风气，四肢麻痹，骨间疼痛，腰膝无力，亦能行大肠气。张垂崖进呈表云：谁知至贱之中，及有殊常之效，臣吃至百服，眼目清明，至千服，髭鬓乌黑，筋力较健，效验多端。

豨莶草一味，于五月五日，六月六日，九月九日采其叶，去根茎花实，净洗，曝干，入甑层层洒酒，与蜜蒸之，如此九过，则气味极香美，捣筛蜜丸服之。今人采服，一就秋花成实后，和枝取用酒洒蒸，曝干，杵白中，椿为细末，炼蜜为丸以服之。

神仙饵蒺藜方

蒺藜一石，常以七八月熟时收采，曝干，先入白春，去刺，然后为细末，每服二匙，新水调下。日进三服，勿令断绝，服之长生，一年后，冬不寒，夏不热，二年老返少，头白再黑，齿落更生，服至三年，身轻延寿。

服菖蒲法

法用三月三日，四月四日，五月五日，六月六日，七月七日，八月八日，九月九日，十月十日采菖蒲，须在清净石上。水中生者，仍须南流水边者佳。北流者，不佳。采来洗净，细去根上毛须令尽。复以袋盛之，浸净水中，去浊汁、硬头，薄切，就好日色曝干，杵罗为细末，择天德黄道吉日合之。和法：用糯米水浸一宿，淘去米泔，石盆中研细末，火上煮成粥饮，和前菖蒲末，须多少为丸，免得干燥难丸，丸如桐子大，晒干，用合收贮，初服十丸，一次嚼饭一口，和丸咽下。后用酒下，便吃点心，更佳。百无所忌，惟身体觉暖，用秦艽一二钱，煎汤，待冷饮之即定，盖以丸为使也。服至一月，和脾消食，二月冷疾尽除，百日后百疾消灭，其功镇心益气，强志壮神，填髓补精，黑发生齿。服至十年，皮肤细润，面如桃花，万灵侍卫，精邪不干，永保长生度世也。

益气牛乳方

黄牛乳，最宜老人，惟平补血脉，益心气，长肌肉，令人身体康强，润泽面目，悦志不衰。故人常须供之，以为常食，或为乳饼，或作乳饮等，恒使恣意充足为度，此物胜肉多矣。

食柏草方

尝柏叶百草，饱肚不饥，避难绝食极妙。

杜仲一斤，去皮，醋浸一宿，焙干为末。
荆芥穗一斤　薄荷半斤　白茯苓一斤，去皮
甘草一斤，去皮

上各为末，炼蜜丸如小指大，将柏叶水洗和药入口，细嚼为妙。

服鹿角法

鹿角错[①]为屑，白蜜五升，淹之。熬令小变，曝干，更捣筛服之，令人轻身

_____
① 错　用锉子锉物。

益气，强骨髓，补绝伤。一方，治骨虚劳极，面肿垢黑，脊痛不能久立，血气衰惫，发落齿枯，甚则喜唾，用鹿角二两，牛膝酒浸焙一两半，为末，炼蜜丸如桐子大，每服五十丸，空心盐酒下。

卷 六 十 九

养 老

论

李氏曰：老人之病，无非血液衰耳。养生主论云：二五之精，妙合而凝。两肾中间，白膜之内，一点动气，大如箸①头。鼓舞变化，开阖周身。熏蒸三焦，消化水谷。外御六淫，内当万虑。昼夜无停，八面受攻。由是神随物化，气逐神消，荣卫告衰，七窍反常，啼号无泪，笑如雨流，鼻不嚏而出涕，耳无声而蝉鸣，吃食口干，寐则涎溢。溲不利而自遗。便不通而或泻。昼则对人嗑睡，夜则独卧惺惺。此老人之病也。阳虚气盛，两手脉大紧数，饮食倍进，脸红神健，虽时有烦渴，膈热，大便闭结，但以平和汤药消解，切不可苦寒疏泻。火病风证，战掉气乱，目直口噤筋急者，通圣散。痰证，二陈汤、三子养亲汤、清气化痰丸、节斋化痰丸。凡年老觉小水短少，即是病进，宜却病延寿汤。小便频数者，肾气丸去泽泻，加茯神、益智、五味子。大便燥者，搜风顺气丸。阴虚筋骨痿弱，足膝无力者，加味补阴丸。若是从来无虚阳之气，一向愈乏之人，全在斟酌汤剂，当加温补，调停餰粥②以为养，治宜补中益气汤、橘半枳术丸、平胃散、竹沥枳术丸。任有外邪，忌大汗吐下，宜平和药调之。任是衰老，不宜峻补。古方固真饮子、神仙训老丸、遇仙益寿丹、秤金丹、七仙丹，及诸虚门养性延寿之药，皆可进用。厌服药者，只宜食治。

治老人痰火壅盛方③

三子养亲汤　凡人年老形衰，苦于痰气，喘嗽胸满，艰食，不可作病治，妄投荡涤燥利之剂，反耗真气。此三子者，出自老圃，性度和平芬畅，善佐饮食，养脾胃，使人亲有勿药之喜，人子不可不知也。

紫苏子主气喘，咳嗽，用紫色，真正年久者佳　萝卜子主食痞，兼理气，用白种者　白芥子主痰下气，宽中，白色者，南方多紫色者皆可用

上各洗净，去沙土，纸上微炒，微微研碎，各等分，每三钱用绢袋盛之，煮汤，随甘旨饮啜，不拘时。勿煎太过，令味苦辣口。若大便素实者，入熟蜜一匙，冬寒加姜一片。

竹沥枳术丸　化痰清火，健脾消食，亦能却瘴。

白术二两　半夏　南星以上二味用白矾、皂角、生姜同煮半日　枳实　条芩　陈皮　苍术山楂　白芥子　白茯苓各一两　黄连当归各五钱

上为末，用神曲六两，生姜汁、竹沥各一盏，煮糊丸如桐子大，每服百丸，白汤下，有痰姜汤下。

---

① 箸　原作"筋"，据文意改。
② 餰（zhǎn 占）粥　稠粥。
③ 方　原脱，据本书他卷体例补。下同。

清气化痰丸 常用养神。

橘皮去白，五两 白术二两五钱 条芩 知母蜜蒸 贝母去心 白茯神去木 石菖蒲各二两 湖莲肉去心 山楂 黄连姜汁炒 黄柏酒炒，各一两 瓜蒌仁去壳炒，一两五钱 当归柏子仁去壳炒 缩砂炒，各五钱

上为末，用生姜汤煮神曲糊为丸，如桐子大，每服百丸，食远白汤下。

苏子酒 日华子云：苏子调中，益五脏，下气补虚，肥健人，润心肺，消痰气，最宜五十以后之人也。

紫苏子二升，微炒研碎 清酒三斗

上以生绢袋兜盛紫苏子，扎定，纳于酒中，浸三宿，少少饮之。

治老人脾胃虚弱方

橘半枳术丸 理脾化痰，开胃进食，最宜老人。

白术炒，二两 枳实麸炒 陈皮炒，各一两半 半夏姜汁白矾煮，一两半 神曲煮糊

上为末，水煮神曲糊为丸，如桐子大，每服五七十丸，平时白汤下，有痰姜汤下。日服二次，觉腹中饱胀，多服百丸，不拘时。

八仙早朝糕 主理脾胃，或泄[①]泻不止者。最宜老人服之，神效。

白术陈壁土炒 山药各四两 枳实去穰炒 白茯苓 陈皮去白炒 莲肉去心皮，各二两 人参一两，如气盛人以砂仁代之 山楂去核，各二两

上为末，用白米五升半，糯米一升半，共七升打粉，用蜜三斤，如无蜜，糖四斤代之，入药末和匀，如做糕法，先划小块笼中蒸熟，取出，火烘干，瓦罐封收，时取三五片食之，以白汤漱口。

治老人血气虚弱方

补中益气汤 治内伤，并老人虚烦发热，常服以调养。

黄芪蜜炙，一钱半 人参 甘草炙，各一钱 白术 陈皮 当归各七分 升麻 柴胡各五分

上用水一钟，加生姜三片，煎七分，空心服。

却病延寿汤 年高老人，但觉小水短少，即是病进，宜服此汤。此丹溪养母法也。

人参 白术 牛膝 白芍 陈皮 茯苓 山楂各一钱 当归 甘草各五分

上加生姜，水煎服。春加川芎，夏秋加黄芩、麦门冬。冬倍当归、生姜。服至小水长如旧止药。

治老人阴虚痿弱方

八仙长寿丸 治年高之人，阴虚筋骨痿弱无力，面无光泽，或黯惨，食少痰多，或嗽或喘，或便溺数。滋阳痿足膝无力者，并治肾气久虚，憔悴寝汗，发热作渴。

熟地黄酒蒸，八两 山茱萸酒浸，去核，四两 干山药蒸过，五两 牡丹皮 白茯神去木，各三两 益智仁去壳，盐水炒 五味子 麦门冬去心，各二两

上为末，炼蜜丸如桐子大，每服七八十丸，空心温酒或炒盐汤下。夏秋白汤下。腰痛加鹿茸、当归、木瓜、续断。消渴倍五味。下元冷，胞转，不得小便，膨急切痛，困笃欲死者，用泽泻，不用益智。诸淋数起不通，倍茯苓，用泽泻。夜多小便者，用益智，不用泽泻，并茯苓减半。

加味补阴丸

黄柏盐水炒 知母酒炒，各四两 牛膝酒洗 杜仲姜汁炒，去丝 巴戟去心 熟地黄酒洗 山茱萸去核，各三两 肉苁蓉酒洗去鳞 白

---

① 泄 原作"泻"，今改。

茯苓　枸杞子　远志甘草水煮，去骨　山药

鹿茸酥炙　败龟板酥炙，各二两　小茴香盐炒，一两

上为细末，炼蜜丸如桐子大，每服八十丸，空心盐汤下。

神仙训老丸　此药性温无毒，治百病。常服补下元，润皮肤，延年益寿，气力倍长，发白转黑，齿落更生。

生地酒炒　熟地砂仁炒　牛膝　山药

肉苁蓉　枸杞子各五两　川椒　何首乌

藁本各十两

上为末，酒糊丸如桐子大，每服五十丸，空心温酒、盐汤任下。忌萝卜。

遇仙益寿丹　补经络，起阴发阳，开三焦，闭横气，消五谷，益血脉，安五脏，除心热，和筋骨，去盗汗，注颜乌须，轻身健体，夜视有光。

蝙蝠十个，捣烂晒干　紫黑桑椹四升，取汁，粗晒干　杜仲　童子发各六两　天门冬去心，三两　黄精蜜蒸晒，九次　何首乌　熟地黄　川椒各四两　枸杞子　当归各二两　旱莲草　秋石丹　玄胡索各四两，以上三味为末，用桑椹汁拌三味，晒蒸三次

上为末，酒煮糊丸如桐子大，每服不拘多少，随便饮下，忌萝卜。

明目益肾丸　治上热而下元虚，目昏，极效。

枸杞子　当归酒洗　生地黄酒洗浸，各一两　山药去红皮，蒸　白茯神去木　菟丝子酒煮　天门冬去心，各二两　黄柏酒炒　知母酒炒，各七钱　五味子炒　巴戟去心　人参　甘菊花各五钱

上为末，炼蜜丸如桐子大，每服七十丸，空心盐汤下。

菊花酒　壮筋骨，补髓，延年益寿。东坡云：菊，黄中之香味和正，花叶根实，皆可长生也。又云：香姿高洁，能通仙灵。

菊花真黄者　生地酒炒　枸杞根即地骨皮，各五升

上三味，俱捣碎，以水一石煮取汁五斗，糯米五斗，炊熟。入细曲末拌匀，入瓮内，密封。候熟澄清，温服之，最宜老人。

菖蒲酒　治风痹，骨立痿黄，医所不治者，宜服。经百日颜色丰足，耳目聪明，延年益寿，久服通神。

用菖蒲捣取汁五斗，糯米五斗炊熟，细曲五斤，拌匀，入瓮密盖三七日，后滤过，温服一二钟，日三服。

治老人风燥二便秘结方

搜风顺气丸　老人常服，永无瘫痪之病，极效。

山茱萸酒浸，去核，三两　牛膝去芦，酒洗　郁李仁去皮，炒　山药去红皮，蒸　菟丝子酒浸，炒，各一两　当归酒洗，一两五钱　槟榔　枳壳去穰，炒　火麻仁去壳，炒　独活　车前子微炒，各五钱　锦纹大黄酒蒸十九次，此味择坚实者，先用酒浸软，切片，酒拌蒸，此要耐烦，蒸口口日，务足十九次，晒干，微炒净末，一两五钱

上为末，炼蜜丸如桐子大，每日空心酒下三十五丸，临卧再服二十丸。夏秋天热，滚汤下。一月后自觉强健，行步轻快，久服可成地仙。凡人四十五十以后，最宜常服。养生君子，不可不知。此方今人多变改大黄分两，且制造不精，当慎之。依丸数不可多，若三五日大便顺滑，不必疑。

润肠丸　治老人大便秘涩不通。

杏仁炒，去皮尖　枳壳炒　火麻仁炒，去壳陈皮炒，各半两　阿胶炒　防风各二钱半

上为末，炼蜜丸如桐子大，每五十丸，空心白汤下。

卷 七 十

头 痛

论

袖珍论曰：头圆象天，故居人之上，为诸阳之会。头痛之疾，非止一端。如痛引脑巅，陷至泥丸宫者，是为真头痛，且发夕死，夕发旦死，非药物可疗。其体气虚弱之人，或为风寒之气所侵，邪正相搏，伏而不散，发为偏正头痛，其脉多浮紧。又有胸膈停痰，厥而头痛。盖厥者，逆也，逆壅而冲于头也。痰厥之脉，时伏时见，亦有肾虚而气厥，并新沐之后，当风露卧，皆能令人头痛，当详其所因。风邪则驱散之；痰厥则温利之；肾虚则补暖之；寻常感冒，头痛发热，又宜随证治之。

东垣曰：金匮真言论云：东风生于春，病在肝俞，在颈项。故春气者，病在头。又诸阳会于头面，如足太阳膀胱之脉，起于目内眦，上额交巅，直入络脑，还出别下项，病则冲头痛。又，足少阳胆之脉，起于目锐眦，上抵头角，病则头角额痛。夫风从上受之，风寒伤上，邪从外入，客于经络，令人振寒头痛，身重恶寒。治在风池、风府，调其阴阳，不足则补，有余则泻，汗之则愈，此伤寒头痛也。头痛耳鸣，九窍不利者，肠胃之所生，乃气虚头痛也。如气上不下，头痛巅疾者，下虚上实也，过在足少阴、巨阳，

甚则入肾，寒湿头痛也。有厥逆头痛者，所犯大寒，内至骨髓，以脑为主，脑逆，故令头痛，齿亦痛。心烦头痛者，病在耳中，过在手巨阳、少阴，乃湿热头痛也。凡头痛，每以风药治之者，总其大体而言之也。高巅之上，惟风可到，故味之薄者，阴中之阳，自地升天者也。然亦有三阴三阳之异，太阳经头痛，恶风寒，脉浮紧，川芎、独活之类为主。少阳经头痛，脉弦细，往来寒热，用柴胡、黄芩主之。阳明经头痛，自汗发热，不恶寒，脉浮缓长实者，升麻、葛根、石膏、白芷主之。太阴经头痛，必有痰，体重，或腹痛，为痰癖，脉沉缓者，苍术、半夏、南星主之。少阴经头痛，三阴三阳经不流行，而足寒气逆为寒厥，其脉沉细，麻黄附子细辛汤主之。厥阴经头痛，项痛，或吐痰沫，冷厥，其脉浮缓，吴茱萸汤主之。血虚头痛，当归、川芎为主。气虚头痛，人参、黄芪为主。气血俱虚头痛，调中益气汤，少加川芎、蔓荆子、细辛，其效如神。白术半夏天麻汤，治痰厥头痛药也。清空膏，乃风湿热头痛药也。羌活附子汤，治厥阴头痛药也。如湿气在头者，以苦吐之，不可执方而治。先师尝病头痛，发时两颊青黄，晕眩，目不欲闭，懒言，身体沉重，兀兀欲吐。洁古曰：此厥阴太阴合病，名曰风痰。以《局方》玉壶丸治之，更灸侠溪穴即愈。是知方者，体也。法者，用也。徒知体而不知用者弊。体用不失，可谓上工矣。

丹溪曰：东垣头痛论极好。头痛多主于痰，痛甚者火多。劳役下虚之人，似伤寒发热，两太阳作痛，此相火自下冲上，宜补中益气汤，多加川芎、当归，甚者加知母、蔓荆子。诸经气滞，亦能头痛。偏头风在右，属痰属热。痰用苍术、半夏；热用酒芩。在左属风，属血虚。风用荆芥、薄荷；血虚用川芎、当归。诸家不分所属，故药多不效。少阳偏头痛，便秘或可下之。清空膏治诸般头痛，惟血虚头痛不治。血虚头痛，自鱼尾上攻头痛，川芎、当归主之。当归一两，酒一升，煮取六合，饮至醉效。头痛须用川芎，如不愈，各加引经药，太阳川芎；阳明白芷；少阳柴胡；太阴苍术；少阴细辛；厥阴吴茱萸，此东垣法也。如肥人头痛，是湿痰，宜用半夏、苍术。如瘦人头痛，是热，宜酒洗薄黄芩。因感冒而头痛，宜防风、羌活、藁本、白芷之类。如气虚而痛，宜黄芪酒、生地黄、东垣安神汤之类。如风热在上而痛，宜天麻、蔓荆子、台芎、酒黄芩。如苦头痛，宜细辛。如形瘦色苍而头痛者，此是血虚也，宜用当归、川芎、酒黄柏。壮实人气实有痰，或头重头晕，用大黄酒炒为末，茶调三钱，服之立效。眉棱骨痛，属风热与痰，治类头风，白芷、酒黄芩为末，茶调下。

戴氏曰：痰作头痛，其人呕吐痰多者，宜芎辛汤或导痰汤。怒气伤肝及肝气不顺，上冲于脑，令人头痛，宜苏子降气汤加沉香。因虚头痛，此为肾厥头痛，宜十全大补汤。中酒头痛，恶心呕逆，吐出宿酒，昏眩头疼如破，宜中和汤、缩脾饮、五苓散，俱加干葛选用。又曰：眉棱骨痛，属风热与痰，治类头风风热者，宜祛风清上散。因痰者，二陈汤加酒黄芩。因风寒者，羌乌散。眼眶痛有二证，皆属于肝。有肝虚而痛，才见光明则眼眶骨痛

甚，宜生熟地黄丸。有肝经停饮，发则眉棱骨痛不可开，昼静夜剧，宜导痰汤，或小芎辛汤加半夏、橘红、南星、茯苓。雷头风者，头如雷之鸣也，为风邪所客，风动则作声也。机要云：雷头风诸药不效者，证与药不相对也。夫雷者，震卦主之，震仰盂，故药内加荷叶，谓象其形状，其色又青，乃述类形象也。清震汤主之。血虚头痛，自鱼尾者，谓上攻眉尖，后近发际，故曰鱼尾。

王节斋曰：久头痛病，略感风寒便发，寒月须重绵厚帕包裹者，此属郁热本而标寒。世人不识，率用辛温解散之药，暂时得效，误认为寒，殊不知因其本有郁热，毛窍常疏，故风寒易入，外表束其内热，闭逆而为痛。辛热之药虽能开通闭逆，散其标之寒邪，然以热济热，病本益深，恶寒愈甚矣。惟当泻火凉血为主，而佐以辛温散表之剂，以从治法治之，则病可愈，而根可除也。

李氏曰：厥头痛，厥者，逆也。邪气逆上阳经而作痛，甚则发厥，须分内外二因治之。外感头痛，必有寒热，宜分轻重解表。风证，芎芷香苏散、消风散。风热，川芎石膏散。风寒，三五七散。风寒入脑连齿痛者，芎辛汤或羌活黑附汤去附、柏加桂枝。脑风项背怯寒，脑户极冷者，用麻黄、细辛、全蝎、藿香各五分为末，荆芥煎酒或茶下。寒证，连须葱白汤、葛根葱白汤。暑证，香薷饮加茵陈、葱白，或大半夏汤，姜汁为丸服。湿证，芎术汤。湿热心烦，痛起耳中，古防风汤加酒芩、苍术、苍耳子、细辛为末，茶清入姜汁少许调服。热多者，酒芩为末，茶清下。内伤气虚，相火上冲，耳鸣，九窍不利，两太阳穴痛，宜补中益气汤倍川芎，加知母、蔓荆子，或四君子汤。大病后，及诸虚痛者，四桂散加茶一撮。血

虚，自鱼尾上攻，古芎归汤或四物汤加酒芩、羌活、柴胡、蔓荆子。气血两虚者，调中益气汤加川芎、细辛。挟火者，安神汤。肾厥，下虚上盛，巅顶不可忍，脉举之则弦，按之则坚，宜玉真丸。七情气厥，心腹胀满，呕吐酸水，宜古芎乌散、葫芦巴散。挟痰，如圣饼子。头与心换痛者，古藭苍汤。痰厥头旋眼黑，言乱恶心，眼闭肢冷，宜半夏白术天麻汤、导痰汤加芎辛三生丸。痰火，痛甚如破，二陈汤加芩、连或清空膏、清上泻火汤。如壮实人，只宜酒炒大黄为末，清茶下。痰饮滞痛者，神芎丸。有伏痰者，瓜蒂散吐之。积聚痛者，大黄备急丸。凡头痛，数日不食，百药不效者，二气丹。无热者，黑锡丹，常服点头散断根。寻常头目不清，似痛非痛，参苏饮主之。风热者，彻清膏芩连煎汤调下。沐浴后者，单白芷丸。又曰：头风须分偏正，素有痰者，或栉[1]沐取凉，及醉饱仰卧，贼风入脑，入项、入耳、入鼻，自颈项以上，耳、目、口、鼻、眉棱之间，有一处不若吾体，皆其渐也。有头皮浮顽不自觉者，有口舌不知味者，或耳聋或目痛，或眉棱上下掣痛，或鼻中闻香极香，闻臭极臭，或只阿欠而作眩冒之状，甚则项强硬，身体拘急，宜川芎茶调散，或祛风通气散主之，此正头风也。偏左痛者，多血虚，或有火，或风热；偏右痛者，多气虚，或郁滞，或痰，或风湿。要知正痛常兼左右病邪。凡头痛，久则为风也。风湿肿痛连肩背，或遇阴雨则甚者，羌活胜湿汤。风热头痛肿大，遇热则发，消风散倍荆、防。热甚，二陈汤加荆、防、薄荷。便闭，更加大黄微利之。热微，二陈汤加酒芩、防风、川芎、白芷。湿痰，发则痛密无间，二陈汤加南星、苍术、川芎及细辛少许。血虚者朝轻夕重，古芎归汤，或四物汤加

荆、防、白芷、薄荷。气虚者，朝重晚轻，多属左边，宜补中益气汤加芎、辛。阳虚甚者，单白芷丸，用参附煎汤下。头风发时闷痛，必欲绵帕裹包者，热郁也，宜凉血泻火为主，佐以辛温散表从治，二陈汤加酒炒黄芩及荆芥、薄荷、川芎、石膏、细辛，或消风百解散、防风通圣散。有三阳热郁，头痛不敢见光，喜置水于顶者，宜辛凉，汗吐下三法并行乃愈。又有偏痛年久便燥，目赤眩晕者，乃肺乘肝，气郁血壅而然，宜大承气汤下之，外用大黄、芒硝为末，井底泥调涂两太阳穴上乃愈。素患头风，因外感而发者，恶寒，头面多汗，宜分偏正，专治头风，而外感自散。如头风发方愈而后外感自汗者，加味乌荆丸。因七情发，多吐逆寒热者，参苏饮主之；无寒热者，二陈汤加乌药、川芎。风痰，眉心痛者，二陈汤吞青州白丸子。眉棱骨痛，连目不可开，昼静夜剧，身重者，导痰汤。湿痰，眉眶骨痛体重者，芎辛汤合导痰汤加川乌、白术。寒湿，芎辛汤加川芎、附子、姜、桂、南星。风热，眉棱骨痛甚者，古防风汤加酒黄芩。风虚，加川乌、草乌、细辛或金枣丹。血虚挟风，羞明，眉眶痛甚者，生熟地黄丸或四物汤加羌活、防风。气虚挟风，安神汤。通用谢传点眼丹，搐鼻药。

脉 法

内经曰：寸口脉中短者，头痛也。

脉经曰：阳眩则头痛。又曰：寸口脉浮，中风，发热头痛。脉紧头痛，是伤寒。脉紧上寸口者，伤风头痛。脉诀云：头痛短涩应须死，浮滑风痰皆易除。

脉诀举要曰：头痛阳弦，浮风紧寒，风热洪数，湿细而坚。气虚头痛，虽弦必

---

[1] 栉（zhì 质） 梳（头发）。

涩，痰厥则滑，肾厥坚实。

治风寒头痛方

加味二陈汤 治诸头痛，随证加减。

陈皮 半夏 白茯苓 甘草 川芎 白芷各一钱

上加生姜三片，水煎服。太阳经头痛，恶风寒，脉浮紧，加羌活、麻黄、川芎。阳明自汗，发热，恶寒，脉浮缓长，加升麻、葛根、白芷。渴者，宜合白虎汤加吴茱萸、白芷。少阳寒热往来，脉弦，加柴胡、黄芩。如三阳胸膈宿痰，痛久不止，令人丧明，宜合川芎茶调散探吐；太阴体重腹痛，脉沉必有痰，加苍术、南星；少阴寒厥，脉沉细，加附子、细辛；厥阴吐沫厥冷，脉浮缓，加吴茱萸；头顶项背俱痛者，宜合羌吴萸汤。肥人加二术，瘦人加酒芩，风热加蔓荆子、川芎、酒芩。苦头痛加细辛，巅顶痛加藁本、升麻、防风。因感冒而头痛，加羌活、防风、藁本、升麻、柴胡、葛根之类。气虚头痛，加黄芩、人参。血虚头痛，加川芎、芍药、酒黄柏。

医垒元戎方 治三阳头痛。

羌活 防风 荆芥穗 升麻 葛根 白芷 石膏 柴胡 川芎 芍药 细辛 葱白各等分

上锉，每服五钱，水煎服。

三五七散 治风寒入脑，阳虚头痛。

防风去芦，四两 山茱萸去核 茯苓各三两 细辛一两五钱 干姜炮，三两 附子三个，炮去脐

上为细末，每服二钱，温酒食前调下。

羌活附子汤 治冬月大寒犯脑，令人脑痛，齿亦痛，名曰脑风。

麻黄 黄芪各一钱 附子炮 防风 白芷 僵蚕 黄柏各七分 羌活 苍术各五

分 升麻 甘草各二分 佛耳草三分，无嗽不用

上㕮咀，作一服，水煎服。

麻黄附子细辛汤 治三阴三阳经不流行，而风寒气逆，为寒厥头痛，其脉沉细。

麻黄 细辛各六钱 附子一个，去皮脐，生用

上锉，用水三升三合，先煮麻黄令沸，减七合，掠去上沫，纳诸药，煎取一升，去柤，分三服。

川芎神功散 治风寒上攻头目，令人偏正头痛。

川芎 川乌 白芷 南星 麻黄各一钱 甘草五分

上切作一服，加生姜三片，大枣一枚，水煎，食后服。

三因芎辛散 治伤风寒生冷，及气虚痰厥，头痛如破，兼眩晕呕吐。

附子去皮脐，生用 乌头去皮，生用 南星 干姜 甘草炙 川芎 细辛各一钱

上锉，作一服，加生姜五片，茶芽少许，水煎服。

小芎辛汤 治风寒在脑，或感湿邪，头痛脑晕，及眉棱眼眶痛者。

川芎三钱 细辛 白术各二钱 甘草一钱

上锉，作一服，加生姜五片，水煎，食后服。

石膏散 治阳明经头痛，大效。

川芎 石膏 白芷各等分

上为细末，每服四钱，茶清调下。

吴茱萸汤 治厥阴头项强痛，或吐痰沫厥冷，其脉浮缓。

吴茱萸 生姜各半两 人参二钱半

上切作一服，加大枣一枚，水煎服。

芎术除眩汤 治感寒湿，眩晕头重痛极。

川芎 白术 附子生用，各一钱 官桂

甘草各五分

上加生姜七片，枣一枚，水煎服。

芎辛丸　治头疼，面赤烦闷，咽干，上膈风痰，头目昏晕，百节疼痛，背项拘急。

川芎　防风　僵蚕　独活各一两　桔梗三两　麻黄　细辛　白附子　羌活　甘草各四两　薄荷　荆芥各一两半

上为细末，炼蜜丸如弹子大，每服一丸，清茶下，食后服。

定风饼子　治偏正头痛。

草乌头微炮　细辛各半两　川芎二两　白芷　防风　天麻　甘草炙，各一两

上为末，姜汁丸如龙眼大，捏作饼子，每服一饼，食后茶汤下。

如圣饼子　治风寒伏留阳经，气厥，痰饮，一切头痛。

防风　天麻　半夏生者，各半两　南星洗干姜　川芎　川乌各一两

上为细末，用姜汁糊和丸，如鸡实大，捻作饼子，每服三五饼，食后用荆芥汤或茶酒细嚼送下。

一方加细辛，一方。有甘草一两。

天香散　治年久头风头痛不得愈者。

天南星　半夏汤泡　川乌去皮　白芷各等分

上㕮咀，每服四钱，水一盏，入生姜自然汁小半盏，煎至八分，食远服。

川芎羌活散　专治头风头痛。

川芎　细辛　蔓荆子各二钱　藁本二钱羌活　防风各一钱半　白芷五分

上㕮咀，作一服，水煎，食后，临卧热服。

白附子散　治风寒客于头中，不时疼痛，牵引两目，遂至失明。

白附子一两　麻黄不去节　川乌　南星各半两　全蝎五个　干姜　朱砂　麝香各二钱半

上为细末，酒调一字服，略睡少时效。

大川芎丸　治首风眩晕，外合阳气，风寒相搏，胸膈痰饮，偏正头痛。

川芎一斤　天麻四两，蕲州者

上为末，蜜丸，每两作十丸，每服一丸，细嚼，茶酒下，食后。

二芎饼子

川芎　抚芎　干姜　藁本　天南星炮，去皮　防风　甘草　白术各等分

上为末，姜汁浸蒸饼为剂，如鸡头大，捏作饼，每服五七饼，细嚼茶清送下。

都梁丸　治风吹项背，头目昏眩，以及脑痛，妇人产前产后，伤风头痛。

香白芷拣大者沸汤洗五次，锉，晒干。

上为末，炼蜜丸如弹子大，每服一丸，细嚼，荆芥汤下。

九龙丸　治男女八般头风，一切头痛。

川芎　石膏　白芷　川乌头　半夏南星各半两　细辛　全蝎各二钱五分

上为末，韭汁为丸，如梧桐子大，每服五十丸，茶清下。

黑龙丸　治一切头疼。

天南星洗　川乌各半斤，黑豆拌蒸三次石膏五钱　麻黄　薄荷各四两　藁本　白芷各二两　京墨一两五钱

上为细末，炼蜜杵丸如弹子大，每服一丸，薄荷茶汤调下。

香芎散　治偏正头风。

香附子炒　川芎　石膏水飞　白芷甘草　薄荷各一两　川乌头去皮脐，五钱

上为末，每服二钱，清茶调，食后服。

一方　治头风。

天麻　防风　川芎各等分

上为末，每服二钱，温酒调，食后

服。

一方　治偏正头疼。

猪牙皂角去皮筋　香白芷　白附子各等分

上为末，每服一钱，食后腊茶清调下，右疼右侧卧，左疼左侧卧，两边皆疼仰卧。

一方　治头风。

香附子一斤，炒　乌头一两，炒　甘草二两

上为末，炼蜜丸如弹子大，每服一丸，葱茶嚼下。

一字散　治头风。

雄黄细研，五分　川乌尖去皮，生用五个　细辛五钱

上为末，每一字，姜汁、茶芽煎汤，食后调服。

藿香散　治体虚伤风，停聚痰饮，上厥头痛，或偏或正，并治夹脑诸风。

草乌头炮，去皮尖，半两　川乌头炮，去皮尖，一两　乳香皂子大，三块　藿香半两

上为末，每服一钱，薄荷煎汤，食后调服。

必胜散　治风寒流注阳经，以致偏正头疼，年久不愈，此药最有神效。

附子大者，一枚，生，去皮，切为四段，以生姜自然汁一大盏浸一宿，火炙干，再于姜汁内醮，再多以尽为度　高良姜等分

上为末，每服二钱，腊茶饮调下，食后连进二服，忌热物少时。

神圣散　治脑风，邪气留饮不散，项背怯寒，头痛不可忍者。

麻黄去节　细辛去苗　干葛半生半炒　藿香叶各等分

上为末，每服二钱，煎荆芥、薄荷，酒调下。茶亦得，并治血风。

乳香盏落散　治男子、妇人偏正头疼不可忍者，大有神效。楼氏曰：风盛则疏

散而痛，宜酸收之。

御米壳去蒂，四两　陈皮　甘草炙　桔梗　柴胡各一两

上为细末，每服二钱，入灯心十茎，水煎，食后温服。

落盏汤　治偏正头疼头风。

麻黄　陈皮去白　甘草炙，各二钱　人参御米壳去膈、穰、顶蒂，蜜炒，各一钱半

上咬咀，加生姜七片，水煎，食后温服。

透顶散　治偏正头风，夹脑风，并一切头风，不问年深日久，克日取效。

细辛表白者，三茎　瓜蒂七个　丁香三粒糯米七粒　脑子　麝香各一黑豆大

上将脑麝钵内研极细，却将前四味研匀为末，入脑麝内，用瓦瓶子盛之，谨闭瓶内，患人随左右搐鼻一大豆许，良久，出涎一升许则安。

一方　治头痛，搐鼻取涎。

荜拨　川芎　薄荷　白芷　细辛各等分

上为末，入猪胆内，与汁拌匀，阴干，再为末，用无根水为丸，如绿豆大，青黛为衣，每一丸茶清化，灌鼻中，口噙铜钱三文，其涎来如泉。一方有玄胡索、藁本、青黛，无薄荷、细辛。

青黛散　治头风。

猪牙皂角[①]　玄胡索一分　青黛少许

上为细末，水调豆许，鼻内灌之，其涎自出，仰卧灌鼻，俟喉中酸味，即起身涎出，口咬铜钱一文，任流下。

治风热头痛方

清空膏　治偏正头痛，年深久不愈者，风湿热头痛，上壅及脑痛不止，除血虚头痛不治，余皆治之。

————————

① 猪牙皂角　原脱剂量。

川芎五钱　柴胡七钱　黄连酒炒　防风
羌活各一两　甘草炙，一两半　细挺子黄芩三
两，一半酒制，一半炒

上为细末，每服二钱，热盏内入茶少
许，汤调如膏，临卧噙口内，少用白汤送
下。如若头痛，每服加细辛二分。如太阴
脉缓有痰，名痰厥头痛，减羌活、防风、
川芎、甘草，加半夏一两五钱。如偏正头
痛，服之不愈，减羌活、防风、川芎一
半，加柴胡一倍。如发热，恶寒而渴，此
阳明头痛，只服白虎汤加吴白芷，立愈。

彻清膏

蔓荆子　细辛各一钱　薄荷叶　川芎
各三钱　生甘草　炙甘草各五钱　藁本一两

上为细末，每服二钱，食后茶清调
下。

川芎散　治头目不清利。

川芎五钱　柴胡七分　羌活　防风
生甘草　升麻各一两　炙甘草　生地黄各一
两半　黄连酒洗　片芩酒炒，各二两

上为细末，每服二钱，食后茶清调
下。

羌活清空膏

蔓荆子一钱　黄连三钱　羌活　防风
甘草各四钱　片黄芩一两

上为细末，每服一钱，清茶调下，食
后或临卧服。

白芷散一名郁金散　治诸热苦头痛。

郁金一钱　白芷　石膏各二钱　雄黄
芒硝　薄荷叶各三钱

上为细末，口含水，鼻内搐之。

细辛散　治偏正头痛。

细辛　瓦松各二分　生黄芩　芍药各五
分　炒黄芩　炙甘草各一钱半　黄连　川芎
各七分　柴胡二钱

上锉末，每服三钱，水煎，食后服。

羌活汤　治风热壅盛，上攻头目昏
眩。

炙甘草七分　泽泻三钱　瓜蒌根酒洗
白茯苓　黄柏酒炒，各五钱　柴胡七钱
防风　细黄芩酒洗　黄连酒炒　羌活各一两

上锉，每服五钱，水煎，食后或临卧
服。

川芎茶调散　治风上攻，头目昏痛，
鼻塞声重。

薄荷　荆芥穗　川芎各二两　羌活
白芷　甘草炙，各一两　细辛半两　防风二钱
半

上为细末，每服二钱，食后茶清调
下。

一方　治风湿热头痛，神效。

片黄芩酒炒，一两　苍术　羌活　防风
各五钱　苍耳子三钱　细辛二钱

上为细末，以生姜一片擂细，和药末
三钱捣匀，茶清调下。

经验方　治头风热痛不可忍者。

片黄芩二两，酒拌湿，炒三次，不可冷焦
小川芎一两　白芷半两　细茶牙三钱　荆芥
穗四钱　薄荷叶二钱五分

上为细末，每服二钱，白汤或茶调
下。

一方　治伤风感风，一切头痛。

甘菊花　苍术　川芎各一两　白芷
羌活　香附子　薄荷各三两　荆芥二十枝
甘草七钱半　茵陈半两

上为末，每服二钱，茶清调下。妇人
产后，当归、石膏调下。

通关散　治感风发热，头疼鼻塞。

抚芎二两　川芎一两　川乌　薄荷各一
两①半　细辛五钱　白芷　甘草　龙脑各一
两半

上为末，每服二钱，葱白茶饮调下，
薄荷汤亦可。

芎芷散　治风壅头痛。

────────

① 各一两　"一"字原脱，今补。

川芎　白芷　荆芥穗　软石膏煅，各等分

上为末，每服一钱，食后沸汤调下。

川芎散　治偏头痛，神效。

石膏　甘菊花　川芎各三钱

上为细末，每服一钱，茶清调下。一方有白僵蚕，生用。

石膏散　治头痛不可忍者。

麻黄去根节　石膏各一两　何首乌半两

上为细末，每服三钱，加生姜三片，水煎稍热服。

川芎丸　消风壅，化痰涎，利咽膈，清头目旋晕，心忪烦热，颈项紧急，肩背拘蜷，肢体烦疼，皮肤瘙痒，脑昏目疼，鼻塞声重，面上游风。

川芎　薄荷各七两五钱　甘草　细辛　防风各二两五钱　桔梗十两

上为末，炼蜜丸，每两半作五十丸，每服一丸细嚼茶清，食后临卧时下。

川芎散　治头风，偏正头痛，昏眩妙方。

羌活　细辛　川芎　槐花　甘草炙　石膏　荆芥穗　薄荷　菊花　茵陈　防风各一两

上为末，每服二钱，茶清调，食后服。忌动风物。

二方汤　治头痛连眼痛。

雨前茶　川芎　防风　藁本　细辛　当归

上用水煎服。

真珍散　治偏正头痛，头风。

盆硝七钱半　白滑石半两　乳香一钱半　片脑少许

上研细，用一字①，口噙水，搐鼻内。

豆粉丸　治风热头痛。

川芎　细辛　甘草　白芷　豆粉各一钱半　薄荷　石膏各五钱　朴硝二钱

上为细末，炼蜜丸如弹子大，石膏末为衣，每服一丸，细嚼茶清下。

川芎散　治风盛膈壅，鼻塞清涕，热气攻眼，下泪多酸，齿间紧急，作偏头痛。

川芎　柴胡各一两　半夏曲　甘草炙　甘菊花　细辛　人参　前胡　防风各半两

上㕮咀，每服八钱，加生姜三片、薄荷少许，水煎服。

清上泻火汤　昔有人年少时气弱，常于气海、三里穴节次灸之，至年老成热厥头痛，虽冬天大寒，犹喜寒风，风吹之头痛即愈。微来暖处，或见烟火，其痛复作，五六年不愈，此灸之过也。

羌活三钱　柴胡五钱　黄芩酒炒　知母酒炒，各一钱半　黄柏酒炒　炙甘草　黄芪各一钱　升麻　防风各七分　黄连酒炒　生地酒炒　藁本　生甘草各五分　苍术　当归　蔓荆子各三分　荆芥穗　川芎各二分　细辛　红花各少许

上锉，如麻豆大，分作二服，水煎，食后热服。

补气汤　服前药之后，服此药。

黄芪八分　当归身二钱　炙甘草四钱　升麻三分　柴胡二分　红花少许

上㕮咀，作二服，水煎，食后稍热服。

安神汤　治头痛头旋眼黑。

生甘草　炙甘草各二钱　防风二钱半　柴胡　升麻　生地黄酒洗　知母酒炒，各五钱　黄柏酒炒　羌活各一两　黄芪二两

上锉，每服五钱，水二盏煎至一盏半，加蔓荆子五分，川芎三分，再煎至一盏，去粗，临卧热服。

养神汤　治精神短，不得睡，项筋肿急难伸。禁甘温，宜苦味。

---

① 字　剂量单位。《本草纲目·序例第一》："四累曰字，二分半也。"

木香　橘皮　柴胡各一分　酒黄芩二分
人参　黄柏　白术　川芎各三分　升麻四分
苍术　麦蘖面　当归身　黄连各五分
甘草　半夏各七分　黄芪一钱

上㕮咀，每服五钱，水煎，稍热服。

碧云散　治头痛。

细辛　郁金　芒硝各一钱　蔓荆子
川芎各一钱二分　石膏一钱三分　青黛一钱半
薄荷二钱　红豆一个

上为极细末，口噙水，鼻内搐之。

菊花散　治风热上攻，头痛不止。

甘菊花　旋覆花　石膏　防风　甘草
炙　蔓荆子　羌活　枳壳各等分

上㕮咀，每服四钱，加生姜五片，水
煎温服。

灵砂丹　治风热郁结，气血蕴滞，头
目昏眩，鼻塞声重，清涕口苦，舌干，咽
嗌不利，胸膈痞闷，咳嗽痰实，肠胃燥
涩，小便赤黄；或肾水阴虚，心火炽甚及
偏正头疼，发落牙痛，遍身麻木，疥癣疮
疡，一切风热，并皆治之。

天麻　独活　羌活　细辛　石膏　防
风　连翘　薄荷各一两　川芎　栀子　芍
药　荆芥穗　当归　黄芩　大黄生　全蝎
去毒，微炒　菊花　人参　白术各半两　寒
水石　桔梗各一两①　滑石四两　生甘草二
两　砂仁二钱半　朱砂二两为衣

上为末，炼蜜丸，每两作十丸，朱砂
为衣，每服一丸，细嚼茶清下。

川芎石膏汤　治风热上攻，头目昏
眩，痛闷，风痰喘嗽，鼻塞，口疮，烦
渴，淋闭，眼生翳膜。此药能清神利头
目。

川芎　山栀子　芍药　荆芥　当归
黄芩　大黄　菊花　人参　白术各五分
石膏　防风　薄荷　连翘各一钱　桔梗
寒水石　甘草　滑石各二钱半　砂仁二分半

上㕮咀，分二服，水煎食后服，忌姜

蒜热物。

辛夷散　治头风鼻塞。

辛夷　南星　苍耳　黄芩酒炒　川芎
各一钱

上锉，水煎服。

小清空膏　治诸般头痛，惟血虚头痛
不治。

片芩酒浸透，晒干

上为末，茶清调下三钱。

大黄汤　治少年强壮人，气实有痰，
头痛如破，或头晕而重。

大黄酒拌炒干

上为细末，茶清调下二三钱。

经验方　敷贴头风热痛。

朴硝　大黄各等分

上为细末，用深井底泥和，捏作饼
子，贴两太阳穴，神效。

止痛太阳丹

天南星　川芎

上为细末，用连须葱白，同捣烂作
饼，贴于太阳痛处。

上清散　治因风头痛，眉骨、眼眶俱
痛不可忍者。

川芎　郁金　芍药　荆芥穗　薄荷叶
芒硝各二钱半　乳香　没药各一钱半　脑子一
分半

上为末，每服一字，鼻内搐之。

谢传点眼丹　治一切急头风，头痛，
心腹绞痛。又治搅肠痧，闪气痛，盘肠气
痛，小肠疝气及牙痛、猪风、羊风等证。

牙硝一钱　麝香　朱砂　雄黄各五分

上为细末，瓷罐收贮，临病用银簪蘸
药点两眼角内，立时取效。

丹溪搐鼻药　瘦人宜用。

软石膏　朴硝各五分　檀香皮　荆芥
薄荷叶各一钱　白芷　细辛各三钱

---

① 各一两　"一"字原脱，今补。

上为细末，搐鼻。

治痰厥头痛方

芎辛导痰汤　治痰厥头痛。

川芎　细辛　南星姜汤炮七次　陈皮去白　茯苓各一钱二分　半夏姜汤炮七次，二钱　枳实麸炒，一钱　甘草五分

上锉一服，加生姜三片，水煎，食后服。有热加酒芩一钱二分，挟风热甚者，加石膏三钱，菊花一钱。

三生丸　治痰厥头痛。

半夏　天南星　白附子各等分

上为末，生姜自然汁浸蒸饼为丸，如绿豆大，每服四十丸，食后，姜汤米饮任下。

半夏白术天麻汤　治痰厥头痛，眼黑头旋，恶心烦闷，气促上喘，无力以言，心神颠倒，目不敢开，如在风云中，头苦痛如裂，身重如山，四肢厥冷，不得安卧。

半夏　白术　天麻各一钱　神曲炒　黄芪　人参　苍术　陈皮　茯苓　泽泻　麦糵炒，各七分　黄柏酒洗，五分　干姜炮，四分

上咬咀，作一服，水煎热服，食前一服而愈。

丹溪方　治头疼连眼痛，此风痰上壅①，须用白芷开之。

雨前茶　川芎　白芷　防风　台乌　细辛　当归　半夏

上为末，汤调服。一方有藁本，无台乌。

加味二陈汤　治头痛常发者，名曰头风。偏于一边而痛者，名曰偏头风。此方主之。

半夏　陈皮　茯苓　黄芩酒炒　甘草　川芎　细辛　黄连酒炒　薄荷　苍耳　胆南星

上锉，加生姜，水煎服。

茯苓半夏汤　治风热痰逆，呕吐头痛。

半夏二钱　赤茯苓一钱　片黄芩　甘草　橘红各五分

上切作一服，加生姜三片，水煎服。

玉壶丸　治风湿头痛，亦治痰患。

雄黄一钱　南星煨裂　半夏汤泡　天麻　白术各二钱

上为细末，姜汁浸，蒸饼为丸，如梧桐子大，每服三十丸，用生姜汤送下。一方无雄黄、白术，有白面水丸。

生朱丹　治诸风痰盛，头痛目眩，气郁积滞，胸膈不利。

朱砂一两二钱　龙脑一钱　白附子炮，去皮脐，半斤　石膏烧通红令冷，半斤

上为末，烧粟米饭为丸，如小豆大，朱砂为衣，每服三十丸，食后茶酒任下。

一方　治头痛去风痰。

南星大者一个，切七片　皂角十四个，半生半炒　白梅一个　芽茶一撮　葱头一寸四分

上石臼内捣碎，水煎温服，不可犯铁器。

丹溪方　治湿痰头痛。

黄芩酒炒，三钱　苍术酒炒，一两　川芎　细辛各二钱　甘草一钱

上为末，擂生姜一片和匀，清茶调服。

治风厥头痛方

芎乌散　治男子风厥头痛，妇人气盛头痛，及产后头疼，皆治之。

川芎　天台乌药各等分

上为细末，每服二钱，茶酒调下。

玉液汤　治七情气郁生痰，上逆头目眩晕，心嘈怔忡，眉棱骨痛。

_____

① 风痰上壅　"壅"字原脱，据文义补。

半夏四钱　生姜十片

上水煎，入沉香水，一呷温服。

胡芦巴散　治气攻头痛，及瘴疟瘥后，头痛如破。

胡芦巴　三棱　干姜炮，各等分

上为末，每服二钱，生姜汤或酒调服，

或㕮咀，每服五钱，水煎服。

点头散　治偏正头痛，常服除根。

川芎二两　香附子四两

上为细末，每服二钱，茶清调下。

治肾厥头痛方

玉真丸　治肾厥头痛不可忍，其脉举之则弦，按之则坚。

生硫黄二两，另研　生石膏　半夏汤洗七次　硝石另研，各一两

上为末，姜汁糊丸如桐子大，每服四十丸，姜汤或米饮下。虚寒甚者，去石膏，用钟乳粉一两。

治血气虚头痛方

加味调中益气汤　治气血两虚头痛，其效如神。

黄芪一钱　人参　甘草　苍术各五分　柴胡　橘皮　升麻各二分　木香一分或二分　川芎六分　细辛二分　蔓荆子三分　当归五分

上㕮咀，作一服，水煎，食远服。一方有黄柏，无木香。

顺气和中汤　治气虚头痛，此药升阳补气，头痛自愈。

黄芪一钱半　人参一钱　白术　陈皮　当归　芍药各五分　升麻　柴胡　甘草炙，各三分　细辛　川芎　蔓荆子各二分

上㕮咀，作一服，水煎，食后服。

芎归汤一名一奇散　治血虚头痛，神妙。

川芎　当归各等分

上锉，每服五钱，水煎服。血虚头痛必自鱼尾上攻。眉尖后近发际曰鱼尾。

当归汤　治头痛欲裂。

当归一两

上用酒一升，煎取六合，饮至醉，效。

四神散　治妇人血风，眩[1]晕头痛。

菊花　当归　旋覆花　荆芥穗各等分

上为细末，每服二钱，葱白三寸、茶末二钱水煎，食后服。

治雷头疼方

愈风饼子　治雷头风，散表。

川乌炮，半两　川芎　甘菊花　白芷　防风　细辛　天麻　羌活　荆芥　薄荷　甘草炙，各一两

上为细末，水浸，蒸饼为剂，捏作饼子，每服三五饼，嚼细，茶清下，不计时。

茶调散即二仙散　实者用此吐之，次用神芎丸下。

方见卷一中风中门。

神芎丸

大黄　黄芩各二两　牵牛　滑石各四两

上为细末，滴水丸如小豆大，温水下十五丸，每服加十丸，以利为度，日三服。

凉膈散　治头风，消风散热。

连翘四钱　大黄　朴硝　甘草各二钱　山栀子　黄芩　薄荷各一钱

上加竹叶七片，蜜少许，水煎，食后服。

升麻汤　一名清震汤　治头面疙瘩[2]，增寒拘急，发热，状如伤寒。

---

① 眩　原作"弦"，今改。

② 瘩（zhài债）　肥大貌。

升麻　苍术 米泔浸，各四钱　荷叶一个，全者

上为细末，每服五钱，水煎服。或烧全荷叶一个，研细，调药服之，妙。

治眉棱骨痛方

选奇汤　治眉棱骨痛，不可忍者，神效。

羌活　防风各二钱　黄芩酒炒，一钱半，冬不用　甘草一钱，夏生冬炙

上㕮咀，作一服，水煎，食后服。

羌乌散　治因风寒，眉棱骨痛不止者。

川乌　草乌俱用童便浸，炒，各一钱　细辛羌活　黄芩酒炒　甘草炙，各五分

上为细末，分二服，茶清调下。

丹溪方　治眉棱骨痛，属风热与痰。

白芷　片黄芩酒炒，各等分

上为细末，每服二钱，茶清调下。

祛风上清散　治风热上攻，眉棱骨痛。

酒黄芩二钱　白芷一钱半　川芎一钱二分防风　柴胡梢　羌活各一钱　荆芥八分　甘草五分

上作一服，水煎，食后服。

治眼眶痛方

生熟地黄丸　治肝虚，才见光明，则眼眶骨痛甚。

生地黄酒洗　熟地黄酒蒸，各四两　石斛炒　枳壳麸炒，各一两半　羌活　防风牛膝酒浸，各一两　甘菊花三两　杏仁去皮尖，炒，二两

上为末，炼蜜丸如桐子大，每服五六十丸，食后盐汤下。

加味小芎辛汤　治风寒在脑及肝经停饮，眉棱骨眼眶痛不可开，昼静夜剧。

川芎　细辛　白术各二钱　甘草　半

夏　橘红　南星　茯苓各一钱

上加生姜三片，水煎，食后服。

治头重方

红豆散　治头重如山，此湿气在头也。

麻黄根炒　苦丁香各半钱　红豆十粒羌活烧　连翘各三钱

上为细末，鼻内搐之。

又方

羌活根烧　连翘各三钱　红豆半钱

上为末，搐鼻。

治头风屑方

消风散　治诸风上攻，头目昏痛，项背拘急，肢体烦痛，肌肉蠕动，目眩旋晕，耳箫蝉鸣，眼涩好睡，鼻塞多嚏，皮肤顽麻，燥痒瘾疹。又治妇人血风，头皮肿痒，眉骨疼旋欲倒，痰逆恶心。

芎䓖　羌活　人参　茯苓　白僵蚕藿香　荆芥　甘草炒　蝉壳去土，各二两厚朴姜制　陈皮去白，各半两　防风

上为细末，每服二钱，茶清调下。如久病偏头风，每日三服，便觉轻减。如脱着沐浴，暴感风寒，头痛身重，寒热倦疼，用荆芥茶清调下半盏。小儿虚风，目涩昏倦，及急慢惊风，用乳香荆芥汤调下。

一方　治风屑极燥痒无时，此乃气虚，风邪侵于皮表而生。

用黎芦不拘多少，为末，先洗头，须避风，候未至十分干时，用末掺之，须用入发至皮方得，紧缚之两日夜，次日即不燥痒。如尚有些少，再用一次，立效。

一方　治头上白屑极多。

山豆根油浸，涂以孩儿乳汁，调涂，效。

又方

白芷　零陵香_{各等分}

上为末，如前法用之，候三五日，篦去，敷三二次，终始不生。

一方　治头痹，风屑发黄。

大黄酒炒，茶调服。

卷 七 十 一

眩　晕

眩，音炫，目无常主也，惑也，乱视也。晕，音运，卷也，曰旁气也。

论

原病式曰：诸风掉眩，皆属肝木。风主动故也。所谓风气甚而头目眩晕者，由风木盛，必是金衰不能制木，而木复生火，风火皆属阳，阳主于动，两动相搏，则为旋转，故火本动也。焰得风，则自然旋转矣。

严氏曰：眩晕之证，虽云皆由于肝风上攻所致，然体虚之人，外感六淫，内伤七情，皆能眩晕，当以脉证别之。风则脉浮有汗，寒则脉紧无汗，暑则脉虚烦闷，湿则脉细沉重呕逆。及其七情所感，遂使脏气不平，郁而生涎，结而为饮，随气上逆，令人眩晕，眉棱骨痛，眼不可开，寸脉多沉，此为异耳。若疲劳过度，下虚上实，金疮吐衄便利，及妇人崩伤，产后去血过多，皆令眩晕，当随所因而治之。

刘宗厚曰：眩晕一证，人皆称为上实下虚所致，而不明言其所以然之故。盖所谓虚者，血与气也。所谓实者，痰涎风火也。原病之由，有气虚者，乃清气不能上升，或汗多亡阳所致，当升阳补气。有血虚者，乃因亡血过多，阳无所附而然，当益气补血，此皆不足之证也。有因痰涎郁遏者，宜开痰导郁，重则吐下。有因风火

所动者，宜清上降火。若因外感而得者，严氏虽分四气之异，皆当散邪为主。此皆有余之证也。世所谓气不归元，而用丹药坠镇，沉香降气之法。然香窜散气，丹药助火，其不归之气，岂能因此而复耶。《内经》所谓治病必求其本。气之归求其本，而用药则善矣。

叶氏曰：按《直指方》云：淫欲过度，肾家不能纳气归元，使诸气逆奔而上，此眩晕出于气虚也。吐衄崩漏，肝家不能收摄荣气，使诸血失道妄行，此眩晕生于血虚也。气虚者，宜益气补肾汤。血虚者，宜补肝养荣汤。若专用温药、镇坠丹药，多致飞越之亢，其害有不可胜言者矣。

丹溪曰：痰在上，火在下。火炎上而动其痰也。诸风掉眩，皆属肝木，此特一端耳。此证属痰者多，盖无痰不能作眩。虽因风者，亦必有痰。火动其痰，二陈汤加黄芩、苍术、羌活。挟气虚者，亦治痰为主，兼补气降火药，如东垣白术半夏天麻汤之类。伤湿者，除湿汤加川芎。去血过多而眩晕者，芎归汤。眩晕不可当者，以大黄酒炒为末，茶汤调下。一老妇患赤白带一年半，只是头眩，坐立不得，睡则安，专治带愈，其眩自止。

戴氏曰：有因虚致晕，虽晕醒时，面常欲得暖手按之。盖头者，诸阳之会。阳气不足耳。有头眩证者，耳中常鸣，头上有鸟雀啾啾之声，且不可全谓耳鸣为虚，此头脑挟风所为也。

良方曰：《素问》云：头痛巅疾，下虚上实，过病也，在足少阴巨阳（在肾与膀胱二经，盖足太阳之脉，从巅络脑，而肾与膀胱为表里，阴虚阳实，故为是病），甚则入肾（甚则腑病已而入于脏，则肾独受伤矣），徇蒙招尤（徇亦作巡行视貌。蒙，茫昧也。招，掉摇也，尤甚也），目眩耳聋，下实上虚，过在足少阳厥阴（其过在肝胆之气，实于下而虚于上也。盖足少阳之脉起于目锐眦，上抵头角，下耳后。足厥阴之脉，连目系上出额，与督脉会于巅，故为是病），甚则在肝（甚则自腑归脏，而并入于肝矣）。　下虚者，肾虚也，故肾厥则头痛。上虚者，肝虚也，故肝虚则晕。徇蒙者，如以物蒙其首，招尤不定。目眩耳聋，皆晕之状，故肝厥头痛不同也。

荫按：眩晕、咳嗽、头痛三者，乃病之标，必治其病之本。如产后眩晕，只补其血。脾虚眩晕，只补其气。此治其病之本也，学者识之。

薛氏曰：按丹溪先生云：眩者言其黑运旋运，其状目闭眼暗，身转耳聋，如立舟船之上，起则欲倒，盖虚极乘寒得之，亦不可一途而取轨也。若风则有汗，寒则掣痛，暑则热闷，湿则重滞，此四气乘虚而眩晕也。若郁结生痰而眩晕者，此七情虚火上逆也。若淫欲过度而眩晕者，此肾虚气不归源也。若吐衄崩漏而眩晕者，此肝虚不能摄血也。有早起眩晕，须臾自定者，元气虚也，正元饮下黑锡丹。伤湿头晕，用肾着汤加川芎。有痰，用青州白丸子。头风，风热也，久则目昏。偏头风，相火也，久则目紧便涩，皆宜出血，以开表之。窃谓前证肝虚头晕，用钩藤散。肾虚头晕，六味丸。头晕吐痰，养正丹，不应，八味丸。血虚，四物汤加参苓白术，不应，当归补血汤。气虚，四君子加归

芪，不应，益气汤。肝木实，泻青丸；虚用地黄丸，不应，川芎散。脾气虚，二陈、参术、柴胡、升麻，不应，益气汤加茯苓、半夏。脾胃有痰，半夏白术天麻汤。风痰上壅，四神散。发热恶寒，八物汤。七情气逆，四七汤。伤湿而晕，除湿汤。

李氏曰：或云眩晕，或云眩冒。眩言其黑，晕言其转，冒言其昏，一也。虚者，内外之邪乘虚入表而上攻，实者，内外之邪郁痰上结而下虚。大抵肥白人多湿痰滞于上，火起于下，痰因火而上冲，所谓无痰不作眩者是也。治宜以痰为主，兼补气降火。瘦人多肾水亏少，相火上炎而眩晕，所谓风胜则地动，火得风则焰旋是也。治宜滋阴降火，化痰抑肝。此以肥瘦为主，亦丹溪常法也。后仿此。经曰：徇蒙招尤。徇蒙者，如以物蒙其首；招尤者，招摇不定，如立舟车之上，起则欲倒，眼昏耳聋，屋如旋转，甚则卒倒不省人事，乃肝所主也。又曰：诸脉皆系于目，脏腑筋骨气之精而与脉并为系，上属于脑后，出于项中。故邪中于项，因逢其身之虚，其入深，则随眼系入于脑则脑转，脑转则引目系急而眩矣。内伤劳役，气虚不能上升，或汗多亡阳，宜补中益气汤。色欲伤肾，气逆不能归元，四君子汤加天麻、防风，或十全大补汤，肾气丸加鹿茸。血虚，因产后金疮，及吐衄亡血，孤阳浮越，古芎归汤加炒干姜。瘀血滞胸，加童便。老年每早起眩晕，须臾自定，有风痰虚火者，果系阳虚，顺元散吞黑锡丹以镇坠之。玉机谓丹药金石助火，香窜散气，多致飞越之亢，岂能镇其不归之气耶。火动其痰眩甚者，二陈汤加芩、连、苍术、羌活。火盛壮实属阳明者，单大黄酒炒为末，茶清下；或古荆黄汤加防风等分。属太阳少阳者，酒芩、白芷等分

为末，茶清下。虚火，半夏白术天麻汤。七情脏气不平，涩迷心窍，眩晕，眉棱骨痛，眼不可开者，七气汤、玉液汤、补虚饮。外因风者，脉浮有汗，项强热者，川芎茶调散或参苏饮加南星、黄芩。热甚者，川芎石膏散。虚者，山茱萸散，或四物汤，或秦艽、羌活，通用单白芷丸。又大风头眩，手足麻痹，胃脘发痛，乃风寒湿三痹合至，必有停饮在上，宜量吐之。因寒者，脉紧无汗，四肢拘急，筋挛头掣痛，五积散。喜热手按者，附子理中汤、三五七散。因暑者，脉虚烦渴，十味香薷饮，或二陈汤加黄连、山栀、川芎。因湿者，脉细头重吐逆，芎术汤、芎术除眩汤，或肾着汤加川芎、风湿玉壶丸。凡肝脉溢大必眩，宜预防之。外感解肌化痰，不可妄施汗下，内因量施补益。昔丹溪治妇人带下头眩，专治带而眩自安。盖头眩，头痛，咳嗽，病之标也。经曰治病必求其本，通用二陈汤加减。如眩晕，气上冲胸战摇者，只宜茯苓桂术甘草汤加减。凡眩晕言乱，汗多下利，时时自冒者，虚极不治。

脉　法

脉诀举要曰：风寒暑湿，气郁生涎，下虚上实，皆晕而眩。风浮，寒紧，湿细，暑虚，涩眩而滑。虚脉则无治眩晕法，尤当审谛，先理痰气，次随证治。

丹溪曰：左手脉数热多，脉涩而芤，有血，死。右手脉实，有痰积。脉大是久病。久，一作虚。左手人迎脉缓而浮大者，属风。又云：久病之人，气血俱虚而脉大，痰浊不降也。

治痰火眩晕方

加味二陈汤　治一切眩晕，随证加减。

半夏　陈皮去白　白茯苓各一钱　甘草五□

上锉，加生姜三片，水煎服。风痰加天麻、白附子、荆芥、防风。寒痰加干姜、良姜。热痰合解毒汤。火动其痰，加黄芩、黄连、苍术、羌活。湿痰合芎辛汤。停水心悸，合五苓散。七情所伤，加丁香、砂仁、白术。酒食伤，加干生姜。胸中宿痰，眼涩，手麻痹，发脱健忘者，用本方探吐，吐后宜服清上辛凉之药调之。痰盛加竹沥，姜汁。火盛加童便。挟气虚，加人参、黄芪、白术，或少加炮附子，煎入竹沥、姜汁。血虚加芎归，或合四物汤加片芩、薄荷，煎入竹沥、姜汁、童便。大抵诸般眩晕，挟风则加防风、荆芥、天麻、秦艽等药；挟热加片芩、黄连、栀子之类；挟寒加干姜、官桂、附子之属，无有不安者也。

清眩化痰汤　治痰火上攻作眩，及气不降，胸满者。

半夏汤泡，二钱　橘红　白茯苓各一钱二分　川芎　黄芩酒炒，各一钱半　天麻　桔梗　枳壳麸炒，各一钱　炙甘草四分

上锉，作一服，加生姜三片，水煎，食远服。痰结晕甚者，加南星、旋覆花各一钱。

丹溪方　治火眩晕。

南星　半夏　枳壳　桔梗　陈皮去白　茯苓　黄芩酒炒，各一钱　甘草炙，五分

上锉，加生姜，水煎服。

人参前胡汤　治风痰头晕目眩。

人参五分　前胡　南星汤泡　半夏汤泡　木香　枳壳麸炒　橘红　赤茯苓　紫苏　甘草炙，各一钱

上锉，加生姜五片，水煎，食后服。

半夏白术天麻汤　治风痰眩晕，恶心欲吐，目不敢开，如在风云中。

半夏　陈皮去白　麦蘖各七分半　人参

白术_炒 黄芪_{米泔浸} 天麻 白茯苓 神曲_炒 泽泻_{各五分} 干姜_{二分} 黄柏_{一分半}

上锉，加生姜三片，水煎，食远服。

香橘饮 治气滞不能运痰而作眩晕。

木香 橘皮_{去白} 白术 半夏曲 白茯苓 砂仁_{各二钱} 丁香 甘草_{炙，各五分}

上锉，加生姜五片，水煎，食远服。

玉液汤 治七情感动，气郁生涎，随气上冲头目，眩晕，心嘈忡悸，眉棱骨痛。

大半夏_{汤泡七次，去皮脐}

上薄切片，每服四钱，加生姜十片，水煎，入沉香水磨一呷，服大效。

祛痰丸 治风头旋痰逆，恶心胸膈不利。

南星_生 半夏_生 赤茯苓_{去皮} 陈皮_{去白} 干姜_{炮，各等分}

上为细末，面糊丸如桐子大，每服五十丸，米饮下。

白附子丸 治风痰上厥，眩晕头疼。

全蝎_{炒，半两} 白附子_炮 南星_炮 旋覆花 甘菊花 天麻 川芎 橘红 僵蚕 干姜_{生用，各一两}

上为末，用生姜半斤，取汁打糊丸如桐子大，每服五十丸，煎荆芥汤下。

增损黑锡丹 治阴阳不升降，上热下冷，头眩晕，病至危笃者，此方治之即愈。或云：治早起眩晕，须臾自定，以为常。此因老痰郁痰所作，必须此药劫之。

黑锡丹头_{二两} 肉豆蔻 附子_{炮去皮脐} 破故纸_炒 胡芦巴 官桂_{去皮} 茴香_{各一钱} 青皮_{去穰，炮} 川楝子 阳起石 木香 沉香_{各半两} 乌药_{火煅醋淬七次，细研，水淘，各一分}。

上为细末，酒煮面糊为丸如桐子大，每服五七十丸，浓煎人参、茯苓、生姜、枣汤送下，空心服。

黑将军散 治眩晕不可当者，多是痰火。

大黄_{酒炒}

上为末，茶清调下。

治风热眩晕方

独活散 消风化痰，治头目眩晕。

独活_{去芦} 细辛_{去叶} 防风_{去芦} 藁本_{去土} 川芎 蔓荆子 旋覆花_{各一两} 石膏_研 甘草_{炙，各半两}

上为末，每服一钱，加生姜三片，水煎，食后热服。

羌活汤 治风头眩，筋脉拘急，痰涎壅滞，肢节烦疼。

羌活 前胡 石膏 白茯苓 川芎 枳壳_{麸炒} 黄芩 甘菊花 防风 细辛_{去叶} 甘草_炙 蔓荆子 麻黄_{去根节煮，掠去沫，焙，各等分}。

上㕮咀，每服三钱，加生姜三片，鸡苏三叶，水煎服（鸡苏即薄荷）。

祛风定晕散 治风热痰饮眩晕，及肝气不清。

防风_{去芦} 川芎_{各一钱半} 羌活 蔓荆子 天麻 黄芩 半夏_{姜汤泡七次} 枳壳_{麸炒} 甘菊花_{各一钱} 细辛_{七分} 石膏_{二钱} 甘草_{炙，五分}

上锉，加生姜三片，水煎，食后服。

仙术通圣散 治风热上壅，头目眩晕，明耳目，消痰饮，清神气。

防风 川芎 当归 白芍药 大黄 连翘 薄荷 石膏 桔梗 黄芩 白术 山栀子 荆芥穗 滑石 甘草 砂仁 藿香 甘菊花 苍术。

上锉，加生姜三片，水煎服。

荆黄汤 治风热头眩。

大黄 荆芥穗 防风_{各等分}

上为粗末，大作剂料，水煎去粗，以利为度。

川芎散 治风眩头晕。

山药 甘菊花 人参 茯神 小川芎

各五钱　山茱萸肉一两

上为细末，每服二钱，温酒调下。日三服，不拘时。

川芎散　治眩晕，恶风自汗，或身体不仁，气上冲胸，战摇如在舟车之上。

川芎　白术各三钱　北细辛　白茯苓　粉草各一钱　桂枝五分

上作一服，加生姜三片，水煎服。有痰兼青州白丸子服之。

人参汤　治风头眩，但觉地屋俱转，目闭不敢开。

人参　白术　麦门冬去心　当归酒洗　防风各一两　独活　官桂　黄芪　芍药各一两五钱

上㕮咀，每服五钱，水煎，食远服。

白术散　治风邪在胃，头旋不止，复加呕逆。

白术　厚朴去皮，姜制　甘菊花各半两　防风去芦　白芷　人参各一两

上㕮咀，每服五钱，加生姜五片，水煎，食远服。

芎劳散　治风头旋，眼目昏痛，眩晕倦怠心怔。

川芎　前胡　白僵蚕炒　人参各一两　蔓荆子　天麻酒浸，焙　防风去芦，各半两

上为细末，每服二钱，食后温酒调下。

蔓荆子散　治风气，头旋晕闷，起则欲倒。

蔓荆子　甘菊花　半夏　羚羊角旁　枳壳麸炒　茯神去木　川芎　黄芩　防风各七钱半　麦门冬去心　石膏各一两　地骨皮　赤箭　细辛　甘草炙，各半两

上㕮咀，每服六钱，加生姜三片，水煎服。

芎菊散　治诸阳受风，头目旋晕，目视昏暗，肝气不清。

川芎　甘菊花　旋覆花　草决明　蝉脱各一钱　白僵蚕　细辛　防风　羌活各三分　天麻　密蒙花　荆芥穗　甘草炙，各五分

上为细末，每服二钱，水煎，食后温服。

芎劳散　妇人患头风者，十居其半，每发必掉眩，如在车上。盖因气虚，肝有风邪故耳。《素问》云：徇蒙招尤，目眩耳聋，上虚下实，过在足少阳厥阴，甚则归肝，盖谓此也。余常取此方以授人，比他药捷而效。

川芎一两　当归七钱半　羌活　旋覆花　蔓荆子　细辛　石膏　藁本　荆芥穗　半夏曲　防风　熟地砂仁炒　甘草各半两

上为末，每服二钱，加生姜三片，水煎温服，不拘时。

钩藤散　治肝厥头晕，清头目。

钩藤　陈皮　半夏　麦门冬　茯苓　石膏　人参　甘菊花　防风各半两　甘草二钱半

上锉，每服四钱，加生姜七片，水煎服。

一方　治肝厥，状如痫疾不醒，呕吐，醒后头虚晕发热。

麻黄　钩藤取皮　石膏　干葛　半夏曲　柴胡　甘草　枳壳　甘菊花

上锉，每服四钱，加生姜三片，枣一枚，水煎服。

羚羊角散　治一切头眩，本因体虚，风邪乘于阳明经，上注头面，遂入于脑，亦因痰水在于胸膈，上犯大寒，使阳气不行，痰水结聚，上冲于头目，令头转旋。

羚羊角　茯神各一两　芎劳　防风　白芷　半夏汤泡，各半两　枳壳　附子各二钱半　甘草三钱

上锉，每服四钱，加生姜五片，水煎服。

都梁丸　治风吹项背，头目昏黑眩

痛。

香白芷大块者，用沸汤泡洗四五次，焙干

上为末，炼蜜丸如弹子大，每服一丸，细嚼，用荆芥汤点茶下。

芎犀丸 治偏正头疼，及风眩目运，一边鼻不闻香臭，常流清涕，或作臭气一阵，服芎蝎等药不效者，服此不十服愈，及治喷嚏稠浓。

川芎 朱砂研，内一两为衣 石膏研片脑各四两 人参 茯苓 甘草 细辛各二两犀角生用镑 栀子各一两 麦门冬去心，三两 阿胶蛤粉炒，一两半

上为细末，炼蜜丸如弹①子大，用朱砂为衣，每服一丸或二丸，食后细嚼，茶酒任下。

治寒湿眩晕方

三五七散 治阳虚，风寒入脑，头痛目眩转运，如在舟车之上，耳内蝉鸣，风寒湿痹，脚气缓弱等疾。

天雄炮去皮脐 细辛去土，各三两 山茱萸去核 干姜炮，各五两 防风去芦 山药各七两

上为细末，每服二钱，食前温酒调服。

芎术除眩汤 治感风湿头目眩晕。

川芎 附子 白术 官桂 甘草炙，各等分

上㕮咀，每服三钱，加生姜七片，水煎，食前温服。

芎辛汤 治风寒在脑，或感邪湿，头重痛，眩晕欲倒，呕吐不定，并皆治之。

川芎一两 细辛洗去土 白术 甘草炙，各半两

上㕮咀，每服一两，加生姜五片，茶牙少许，水煎，食后临卧服。

芎术汤 治冒雨中湿眩晕，呕逆，头重不食。

川芎 半夏 白术各一钱二分 甘草炙，

六分

上锉，作一服，加生姜七片，水煎温服。一方，有附子、桂心，无半夏。

治诸虚眩晕方

益气补肾汤 治气虚眩晕。

人参 黄芪蜜炙，各一钱二分 白术二钱白茯苓一钱 山药 山茱萸各一钱五分 甘草炙，五分

上锉，加枣二枚，水煎服。

补肝益荣汤 治血虚眩晕。

当归酒洗 川芎各二钱 芍药煨 熟地黄砂仁炒 陈皮各一钱半 甘菊花一钱 甘草五钱

上锉，水煎，食前服。如肾虚气不降者，去菊花，入前补肾汤。

加味六君子汤 治肥人气虚痰盛，兼挟风邪，眩晕不休。

人参 白术 茯苓 陈皮去白，各一钱半夏一钱半 甘草炙 荆芥穗各五分

上锉，加生姜三片，大枣一枚，水煎去粗，入竹沥一大匙，温服。

六合汤 治风虚头晕，及血虚，及去血过多者。

当归酒洗 川芎各二钱 白芍药煨 熟地砂仁炒，各一钱半 秦艽一钱，一方作防风羌活②七分

上锉，水煎，食远服。

四物二陈汤 治体瘦血虚而痰火兼盛者。

当归 川芎 白芍药 熟地砂仁炒陈皮去白 半夏 白茯苓 片芩酒炒，各一钱薄荷 甘草炙，各五分

上锉，水煎，入竹沥、姜汁、童便服。

滋阴健脾汤 此治气血虚损有痰，治

---

① 弹 原作"蝉"，今改。
② 羌活 "活"原作"治"，今改。

眩晕之仙剂也。

白术一钱五分　当归　白茯苓　陈皮去白,各一钱　白芍药　生地姜酒炒,各八分　人参　半夏姜制　白茯神去木　麦门冬去心　远志去心,各七分　川芎五分　甘草炙,四分

上锉一剂,加姜枣,水煎,早晚服。

滋阴安神汤　治不时晕倒,搐搦痰壅。

当归　川芎　白芍药　熟地砂仁炒　人参　茯神　白术　远志去心,各一钱　酸枣仁　甘草炙,各五分　黄连酒炒,四分

上锉,加生姜煎服。有痰加南星一钱。

川芎散　治肝肾虚风,头目眩晕,或头痛耳鸣,目系紧急。

小川芎　山药　白茯神　甘菊花　人参各半两　山茱萸肉一两

上为末,每服二钱,酒调,日三服。

四神散　治血风眩晕,头痛,寒热,唾痰。

菊花　当归酒洗　旋覆花去梗叶　荆芥穗各一钱

上锉,加葱白三寸,茶末一钱,水煎服。

正元饮　治下元虚败,痰火上涌,头目眩晕,脏腑滑泄,时或自汗,手足逆冷,霍乱转筋等证。

人参　白术　茯苓　甘草炙,各二两　黄芪炙,一两半　川芎　山药姜汁炒　乌药

附子炮去皮脐　干葛各一两　肉桂五钱　干姜炮,三钱　红豆炒,二钱

上锉,每服三钱,加姜枣水,入盐少许,煎送黑锡丹。

黑锡丹　治真阳虚败,痰气壅塞,心火炎炽,头目眩晕。

肉桂　沉香　附子炮,去皮脐　胡芦巴酒浸,炒　破故纸炒　茴香炒　木香各一两　硫黄　黑锡去灰,各二两

上将黑锡、硫黄入铫子,炼结砂子,倾出地上,去火毒,研细,余药为末,和匀,再研至黑光色,酒糊丸如桐子大,阴干。入布袋,擦令光润,每服四十丸。

沉香磁石丸　治上盛下虚,头目眩晕,耳鸣耳聋。

沉香另研　蔓荆子　青盐另研　甘菊花各半两　巴戟去心　胡芦巴　磁石火煅醋淬,细研水飞　川椒去目炒　山茱萸去核　阳起石火煅,研　山药炒　附子炮去皮脐,各一两

上为细末,用酒煎,米糊和丸如桐子大,每服五十丸,加至七十丸,空心盐汤下。

养正丹　治虚风头眩,吐涎不已。盖此药升降阴阳,补接真气,非治头眩而已。

黑锡　水银　硫黄　朱砂各一两

上用砂器熔铅,下水银搅匀,离火少时,入硫、朱二味,再搅候冷为末,饭丸绿豆大,每服三十丸,空心,食前枣汤下。

卷七十二

心　痛即胃脘痛

论

虞氏曰：经云：木郁之发（金胜制木，木之郁也），民病胃脘，当心而痛。上支两胁，膈咽不通，食饮不下（此皆风木肝邪之为病，厥阴之脉，挟胃贯膈，故胃脘当心而痛。膈咽不通，饮食不下也。上支两胁，肝气自逆也）。盖木气被郁，发则太过，故民病有土败木贼之候也。夫胃为脾之腑，阳先于阴，故脏未病而腑先病也，甚而至于胁下如刀劙（音里，割也）之痛者，已连及于脏矣，古方名为脾疼者是也。胃之上口，名曰贲门。贲门与心相连，故经所谓胃脘当心而痛。今俗呼为心痛者，未达此意耳。虽曰气运之胜复，未有不由清痰食积郁于中，七情九气触于内之所致焉，是以清阳不升，浊阴不降，而肝木之邪得以乘机侵侮而为病矣。更原厥初致病之由，多因纵恣口腹，喜好辛酸，恣饮热酒煎煿，复食寒凉生冷，朝伤暮损，日积月深，自郁成积，自积成痰，痰火煎熬，血亦妄行，痰血相杂，妨碍升降，故胃脘疼痛，吞酸嗳气，嘈杂恶心，皆膈噎反胃之渐也。俗医不究其源，例以辛香燥热之剂治之，以火济火，遂成危剧，可不痛哉。古方九种心痛，曰饮，曰食，曰风，曰冷，曰热，曰悸，曰虫，曰疰，曰去来痛。夫所谓冷者惟一耳，岂可例以热药治之乎。详其所由，皆在胃脘而实不在于心也。有真心痛者，大寒触犯心君，又或污血冲心，手足青过节者，旦发夕死，夕发旦死。医者区别诸证而治之，无有不安之理也。

丹溪曰：心痛即胃脘痛。虽日久不食，亦不死，若治而痛止即食，必复痛，勿归咎于医也，必三五服药后，以渐而少食方可获全安。须分久新，若明知身受寒气，口伤寒物，于初病之时，宜用温散、温利之药，稍久则成郁热。原病式中备言之，若欲行温散，岂无助火为病乎？由是古方多以山栀为主，加热药为向导，则邪易伏，病易退，正气复而愈矣。病安之后，若纵恣口味，不改前非，病必再作难治。大抵胃中有热而作痛者，非山栀子不可，须佐以姜汁，多用台芎开之。痛发者，或用二陈汤加川芎、苍术，倍加炒栀子煎服。痛甚者，加炒干姜佐之，反治之法也。痛轻者，以麻黄、桂枝之类散之，或以韭汁、桔梗开提之，重者加石碱。痛甚者，脉必伏，宜温药附子之类，不可用参术，诸痛不可补气故也。气实者，用牡蛎粉一二钱，酒调下。凡以物拄按而痛止者，乃挟虚，以二陈汤加炒干姜末和之。脉坚实，不大便者，下之亦可。山栀子劫止之后复发者，前药必不效，用玄明粉一钱匕，白汤调下，立止。有因平日喜食热物，以致死血留于胃口而痛者，宜桃仁承气汤下之。有虫痛者，必面上白斑，唇红，又痛后便能食，时作时止者是也，用二陈汤加苦楝根煎服。胃脘有湿饮而痛，宜用小胃丹。有食积急痛，用备急丸。心膈大痛，攻走腰背，发厥呕吐，诸药不纳者，就吐中以鹅翎探之，出痰积碗许，而痛自止。气攻刺而痛，宜加味七气汤。凡心痛愈后，不可便饮食，则痛复作，直待饥甚，少与稀粥可也。

丹溪活套云：草豆蔻一味，性温，能散滞气，利膈上痰，果因寒而作痛，用之如鼓应桴。若湿痰郁结成痛者，服之多效；若因热郁而痛者，理固不当用此，但宜以凉药监制，如芩、连、栀子之属，其功尤速。东垣草豆蔻丸治寒热心痛，大获奇功，但因热者，不可多服，久服恐有积温成热之患耳。若久病郁热已胶固者，断不可用此味也。胃中若有流饮清痰作痛，腹中漉漉有声，及手足寒痛或腰膝脊胁抽掣作痛者，用小胃丹，或三花神佑丸，或控涎丹，渐渐服之，能撤去病根即止（桴，音浮，击鼓杖也，与抱同）。

保命集曰：寒厥心痛者，手足逆而通身冷汗出，便利溺清，或大便利而不渴，气微力弱，急宜以术附汤温之。寒厥暴病，非久病也，朝发暮死，急宜救之。是知久病非寒，暴病非热也。热厥心痛者，身热足冷，痛甚则烦躁而吐，额上自汗，知为热也。其脉洪大，宜灸太溪、昆仑，表里俱泻之。是为热病，引热下行，汗通身出者，安也。灸后与金铃子散止痛，服枳实白术丸去其余邪也。

王节斋曰：凡治心腹疼痛，但是新病，须问曾服何饮食，因何伤感，有无积滞，便与和中消导之药。若日数已多，曾多服过辛温燥热之药，呕吐不纳，胸膈饱闷，口舌干燥，大小便涩难，则内有郁热矣。或原有旧病，因感而发，绵延日久，见证如前者，俱用开郁行气，降火润燥之药，如川芎、香附、炒山栀、黄连、姜汁

之类，甚者再加芒硝。但治心腹久痛，须用温散药内加苦寒咸寒之药，温治其标，寒治其本也。

叶氏曰：心痛与膈痛不同，心痛则在歧骨陷处，本非心痛，乃心支别络痛耳。膈痛则痛横满胸间，比之心痛为轻也。

李氏曰：真心痛，因内外邪犯心君，一日即死。厥心痛，因内外邪犯心之包络[①]，或他脏邪犯心之支脉，谓之厥者，诸痛皆少阴厥阴，气逆上冲，又痛极则发厥也。新者，身既受寒，口又伤冷，郁遏元阳，宜草豆蔻丸、鸡舌香散温散之，或神保丸温利之。稍久，寒郁为热，或因七情者，始终是火，此古方多以苦寒泻火为主，辛热行气为向导也。寒厥，外因风寒客背之血脉，背俞与心相引痛暴发，手足厥逆，冷汗甲青似伤寒阴厥，古姜附汤、三味玄胡散。热痛，内因酒食积热，痰郁发厥，手足虽冷而身热，甚则烦躁吐逆额汗，古玄金散、三味川楝散、莎芎散。甚者，大承气汤下之，后服枳术丸。九种者，悸痛、虫痛、来去痛、疰痛、饮痛、食痛、风痛、冷痛、热痛。悸痛，内因七情，轻则怔忡惊悸，似痛非痛，妙香散、四七汤、小草丸。热者，连附六一汤，重则两目赤黄，手足青至节，即真痛不治。虫痛，湿热生虫攻心，痛发难当，痛定能食，饥则呕沫，灵槟散、乌梅丸、化虫丸选用。来去痛，肺郁痰火，劳心则发热者，栀姜饮、蜡矾丸。痰积，白螺壳丸；痰火，坠痰丸。疰痛，卒感恶忤尸疰，素虚者，肾经阴气上攻，神昏卒倒，苏合香丸。痛引背伛偻者，沉香降气汤，或五苓散倍桂韭汁为丸，小茴香汤下。素实者，肾火上攻，小承气汤。劳瘵尸疰者，紫河车丹。胃脘当心而痛，脾脏连心而痛，

---

① 络　原作"终"，据文意改。

《局方》云：即心痛。盖厥痛亦少，脾胃痛多，且七情四气归脾。虫痛攻脾入胃，痰瘀脾胃所主。但心痛因伤思虑，脾胃痛因伤饮食。胃痛，善噫，两胁咽膈脾痛[1]，舌强喜呕腹胀，二便不通。古方实痛以黄连治心，山栀治胃；虚痛以参归小草治心，丁砂豆蔻治胃，亦未尝混。大概伤水饮聚涎，心痛如刺者，温胆汤加白术。伤食生冷，遇热食暂散者，香苏散加生姜、菖蒲、半夏、枳壳，或人参养胃汤加肉桂、吴茱萸，或木香化滞汤、感应丸。凡心痛数日不食，无妨。痛止恣食即发，胃火，栀姜饮。胃寒，乌药沉香汤。上热下寒者，古栀附汤。脾痛，海石散、古二胡散。风冷，抽刀散、蟠葱散、烧脾散、二炒香良散。湿者，小胃丹。噫呕，五膈宽中散。腹胀，厚朴温中汤。连胁痛，复元通气散。痰滞便闭，顺气导痰汤。气聚便闭，三和散、四磨汤。小便闭，通灵散。又有心脾俱痛者，手拈散。外感有风冷热三者，风因肝邪乘心，痛则两胁引小腹阴股，桂枝汤加附子。便闭，入蜜一匙同煎，或分心气饮加厚朴、枳壳、萝卜子、木香或阿魏撞气丸。冷因形寒饮冷，卧凉，肾气乘心，痛则心悬若饥，腰痛下重，泄痢，五积散。便闭，加大黄。或肺寒乘心，痛则短气，季肋空痛者，流气饮子、盐煎散。或脾寒乘心，痛则腹胀，便难者，藿香正气散。挟湿者，除湿汤。热因心包络暑毒乘心，痛彻背俞，掌热，黄连香薷散加蓼草，或单黄连丸。凡诸经心痛引背，多属风冷，诸府心痛难以俯仰，呕泻，多属热。虚痛，按之暂止，素虚多劳，或误服攻耗心气药多者，酸枣仁汤、归脾汤。心无血辅者，四物汤去地黄加干姜。心气不足者，六君子汤加肉桂。气血俱虚者，古归术散。挟痰火食积者，二六丸。实痛，素有瘀热顽痰，或因恼怒而发者，栀萸丸，木香、槟榔煎汤下，或香棱丸。大实痛，因怒后饮食，卒痛注闷，心胸高起，手不可按，便闭者，大陷胸汤，或煮黄丸下之，后服古藕苍汤以去余邪。瘀血痛，饮汤水咽下作呃，乃素食热物，血死胃脘，桃仁承气汤；轻者，四物汤加桃仁、红花或元胡索丸、失笑散。妇人瘀血入心脾，痛甚者，五积散加三棱、莪术。经行未尽，血冲心痛，加桃仁，红花。经行已住作痛者，七气汤加当归。产后痛者，桂心汤、木槟汤。凡痛皆痰粘胃，通用二陈汤加减。却痛寒者，九痛丸、却痛散。热者，散痛丸、通灵散。有积，神保丸。瘀血，单干漆丸、通用手拈散、如意丹、神圣代针散。

脉　法

脉经曰：阳微阴弦，则胸痹而痛，责其虚也。今阳虚知上焦所以胸痹心痛者，以其脉阴弦故也。胸痹之病，喘息咳唾，胸痹痛，短气，寸口脉沉而迟，关上小紧弦数。心脉微急为痛，微大为心痹，引背痛。脉短而数者心痛。涩者心痛。脉浮大弦长者死。

脉诀举要曰：沉弦细动，皆是痛证。心痛在寸，腹痛在关，下部在尺，脉象显然。

通治一切心痛方

加味二陈汤　凡痛皆有痰粘胃，通用此汤，随证加减。

陈皮　半夏　白茯苓各一钱　甘草炙，五分

上锉，加生姜，水煎服。风寒初起无

---

[1] 脾痛　此上原衍"羊"字，今删。按此段文字疑有错简。

汗加麻黄，有汗加桂枝。里寒加草豆蔻，湿加苍术、川芎，热加山栀、锅墨、童便或少加炒干姜反佐之，冷加丁香、良姜，气虚加参术，血虚加当归，大虚厥逆加姜附，肝火加青黛、青皮、黄连，痰饮加白螺壳、滑石、南星。食积加砂仁、香附，瘀血加韭汁、桔梗。虫痛加苦楝根或木香、槟榔，急痛加胡椒，略用斑蝥炒过。痛不可忍，加细茶乳香或石醵。凡痛攻走腰背，发厥呕吐，诸药不效者，加苍术、川芎、山栀，探吐积痰碗许，乃愈。

治寒心痛方

姜桂汤 治初起胃脘寒痛。

干姜　良姜　官桂各七分　藿香　苍术　厚朴姜汁制　陈皮　甘草炙　木香　茴香酒炒　枳壳麸炒　砂仁　香附炒，各等分

上锉一剂，加生姜三片，水煎服。痛甚，加乳香。手足厥冷，脉沉伏，加附子，去良姜。

加味平胃散 治男妇小儿心腹疼痛不止，及呕吐恶心并皆治之。

苍术米泔浸　良姜青油炒，各一两　草果一两五钱　陈皮　厚朴各三钱　五灵脂　甘草炙，各七钱　小茴香炒，五钱

上为细末，每服一大匙，水酒或腊醋调，热服不拘时，神效。

丁胡三建汤 治冷心疼，面青唇黑，手足厥冷。

丁香　良姜　官桂各一钱半

上锉一剂，水一钟，煎七分，用胡椒五十粒，炒黄色为末，调入汤药内，顿服。

扶阳助胃汤 治寒气客于肠胃之间，胃脘当心而痛。

附子炮去皮脐，二钱　干姜炮，一钱半　草豆蔻　益智仁　楝参　甘草炙　官桂　白芍药各一钱　吴茱萸　陈皮　白术各五分

上锉，如麻豆大，都作一服，水二盏，加生姜三片，枣二枚，同煎至一盏，去粗温服，食前。

术附汤 治寒厥暴心痛，脉微气弱。

附子炮，五分　白术二钱　甘草炙，一钱

上锉作一服，水一盏半，加生姜五片，枣一枚，煎至一盏，去粗温服，食前。

落盏汤 治急心痛。

陈皮　香附子　良姜　吴茱萸　石菖蒲各等分

上水煎，先用碗一个，入香油三五点在内，小盏盖之，将药淋下，热服。

丁香止痛散 治心气痛不可忍。

良姜五两　丁香半两　茴香炒　甘草炙，各一两半

上为末，每服二钱，沸汤点服。

顺气术香散 治气不升降，胸膈痞闷，时或引痛，及酒食过伤，噫气吞酸，心脾刺痛，女人一切血气刺痛。

苍术米泔浸　桔梗　茴香炒　干姜炮　陈皮去白　厚朴姜制　砂仁　丁皮不见火　良姜　肉桂　甘草炙，各三两

上为末，每服三钱，加生姜三片，枣二枚，水煎热服，或用盐少许，点沸汤下亦可。

烧脾散 治饮啖生冷果菜，停留中焦，心脾冷痛。

干姜　草果　厚朴姜炒　砂仁　神曲炒　麦芽炒　陈皮　良姜　甘草炙，各等分

上为末，每服三钱，淡盐汤点服。

温胃汤 治服寒药多，致脾胃虚弱，胃脘痛。

益智仁五钱　姜黄　干生姜　白豆蔻　泽泻各三分　黄芪七分　人参　厚朴　甘草炙　砂仁各二分　陈皮一分

上㕮咀，每服八钱，水煎，食前服。

加味四七汤 治风冷寒邪，客搏心腹

作痛。

桂枝　白芍药　半夏制　紫苏各一钱半　茯苓　厚朴姜制　枳壳　甘草炙，各一钱

上作一服，加生姜五片，枣二枚，水煎，食远服。

诃子散　治心脾冷痛不可忍，一服效。又治九种[①]心痛，霍乱吐泻。

诃子煨，去核　厚朴姜制　干姜炮　草果陈皮　良姜炒　茯苓　神曲炒　麦芽甘草炙，各一钱

上㕮咀，作一服，水煎，入盐少许，食远服。

却痛散　治心气冷痛不可忍者。

五灵脂去砂　蒲黄炒，各一钱　肉桂石菖蒲　当归　木香　胡椒各一钱半　川乌炮，二钱

上锉，水煎，入盐少许，米醋少许，食前服。

愈痛散　治心胃急痛。

五灵脂去砂　玄胡索炒，去皮　苍术煨良姜炒　当归洗，各等分

上为末，每服二钱，热醋汤调下，不拘时。一方，蓬术易苍术，名定痛散。用热酒、醋汤下二钱，治证同。

桂灵散　治心腹大痛，危急者。

良姜麸炒　厚朴　五灵脂明净者，各等分

上为细末，每服一钱，热醋汤调下，立止。世不可缺此。

胜金散　治卒心脾痛。

五灵脂水淘，炒，一两　玄胡索　桂枝当归酒洗　香附炒，各七钱　没药　草果各五钱

上为细末，每服三钱，温酒调，食前服。

草豆蔻丸　治客寒犯胃作痛，得热则止，热痛亦可用，止可一二服。或云治气弱心痛亦妙。

草豆蔻面裹煨，一钱四分　橘红　吴茱

萸汤泡　人参　黄芪　益母　白僵蚕各八分　生甘草　炙甘草　当归身　青皮各六分　泽泻小便多者减半　半夏各一钱　桃仁去皮尖，七个　麦芽炒一钱半　神曲炒　柴胡胁不痛减半　姜黄各四分

上为末，桃仁另研如泥和匀，汤浸蒸饼为丸如桐子大，每服三十丸，白汤下，食远服。

小草丸　治胸痹心痛逆气，膈中饮食不下。

小草　桂心　川椒　干姜　细辛各三两　附子炮，五钱

上为末，炼蜜丸如桐子大，每服三丸，米饮下，忌荤腻生冷。

二胡散　治冷气，心腹疠[②]痛。腹中急痛也。

玄胡索一方用延胡索　胡椒各等分

上为细末，每服二钱，食前，温酒调服。

二炒香良散　治心腹疠痛。

香附炒　良姜炒，各等分

上为细末，每服二钱，入盐少许，米饮调服。二味须另研，若同炒则不效。

铁刷汤　治心脾积痛，妇人血气刺痛，中酒恶心，肠鸣泄泻。

良姜炒，二两　茴香炒，七钱　苍术制甘草炙，各二两八钱

上为细末，每服二钱，空心，姜盐汤送下。

果附汤　治寒气心痛。

附子　草果　良姜各等分

上锉，酒煎服，立效。

桂枝生姜枳实汤金匮　治心中痞厥，逆心悬痛。

桂枝　生姜各一两　枳实五个

上锉，以水六升煮取三升，分温三

———————

① 九种　"种"原作"腫"，今改。
② 疠（jiǎo 绞）腹中绞痛。

服。

大建中汤 金匮 治心胸中大寒，痛呕不能饮食，腹中寒，上冲皮起，出见有头足，上下满而不可触。

蜀椒二合，去汗 干姜四两 人参二两

上锉，以水四升，煮取二升，去租，内加饴一升，微火煎取一升半，分温再服。如一炊顷，可饮粥二升，后更服当一日食糜，温覆之。

瓜蒌薤白半夏汤 治胸痹不得卧，心痛彻背者。

瓜蒌实一枚 薤白三两 半夏半斤 白酒一斗

上四味同煮至四升，服一升，日三服。

乌头赤石脂丸 治中寒，心如啖蒜状剧者，心痛彻背，背痛彻心。

乌头炮，二钱半 附子炮，半两 蜀椒 干姜炮 赤石脂各一两

上为末，炼蜜丸如桐子大，先食服一丸，日三服，不效，稍加服。

桂心散 治寒疝，心腹四肢逆冷，全不饮食。

桂心二两，去皮

为末，热酒调下一钱匕，不计时候。

梅硫丸 治心痛累效。

冰梅一个，去核 生硫黄为末

上相和捣匀，以可丸为度作一丸，白汤下，立愈，病不再作。此方酸热以收散寒，凡服辛剂反甚者，改服酸剂，立愈也。

二姜丸 治心腹冷痛，暖胃消痰。

干姜炮 良姜去皮，各等分

上为细末，面糊丸如桐子大，每服三五十丸，食后橘皮汤下。

大沉香丸 治冷气攻冲，心腹刺痛，亦治卒暴心痛。

沉香不见火 干姜炮 姜黄 辣桂

檀香不见火，各四钱 白豆蔻仁二两 白芷 大台乌药 甘松 甘草各四两 香附一斤

上为细末，炼蜜丸如弹子大，每服一钱，食前细嚼，用生姜汤送下。

四圣丹 治心痛，肚腹痛，阴证绞肠沙，神效。

五灵脂 桃仁麸炒黄色，去皮尖 草乌水泡，一日一换，浸七日，去皮尖，切片，新瓦焙干，各一两 青黛一两，内二钱入药，八分为衣。

上为末，酒糊丸如桐子大，每服十五丸或十七丸，用艾叶七片，炒出烟，黄酒一钟，入锅，去艾，取温酒下。

三因仓卒散 治气自腰腹间攻心，痛不可忍，腹中冰冷，自汗如洗，手足挛急厥冷。

山栀子大者四十九个，连皮捣烂，炒 大附子一枚，炮去皮脐

上为末，每服二钱，酒煎八分，温服。

九痛丸 治九种心痛。

附子炮，三两 生狼牙炙香，一钱半 巴豆人参 干姜 吴茱萸各一两

上为末，炼蜜丸如桐子大，每服三丸，空心温酒下。

抽刀散 治急心痛。

白姜五两，用巴豆霜一钱，同炒赤，去豆不用 良姜五两，用斑蝥二十五枚同炒黑，去蝥 菖蒲五两，半生半炒 糯米六两一分，炒黄

上为末，每服二钱，空心温酒调下。昔一人，醉卧星夜，天明脾疼攻刺，百药罔效，后服此，顿愈。乃知风露入脾，故用二姜、菖蒲散邪，巴豆、斑蝥借气伐根，继以养脾之剂调之，更不复作。

神保丸 治心膈气筑痛甚者，及气滞腹痛，又治诸刺痛流入背脊及胁下者。脊，音吕，脊骨也。

木香 胡椒各三钱 全蝎七个 巴豆十个，去心皮

上为细末，汤浸蒸饼丸如麻子大，朱砂为皮，每服五丸，柿蒂灯心汤下。腹痛，柿蒂生姜汤下。血刺痛，炒姜醋汤下。

夺命丸 治心痛或急心痛，或绞肠痧，或积聚不思饮食，或酒痛、冷痛，小儿咳嗽泻痢，妇人血块积聚，并皆治之，神效。

沉香 广木香 乳香 丁香微炒 苦葶苈各五分 皂角三分 巴豆去皮，炒黄，四钱

上先将七味捣为细末，后将巴豆研细同入一处，再研匀，用熟枣肉为丸如豌豆大，油单纸包裹，量病人大小，重者三丸，轻者二丸，皆以凉水送下。

神灵丹 专治急心痛，立效。

汉防己二钱 五灵脂 蒲黄微炒，各一两良姜五钱 斑蝥二十个，良姜炒黄色，去蝥不用

上为细末，醋糊丸如皂角子大，每服一丸，艾醋汤下。痛甚碾为末，调下。

治热心痛方

清中汤 治火痛。

黄连 山栀子炒，各二钱 陈皮 茯苓各一钱半 半夏姜炒，一钱 草豆蔻仁七个 甘草炙，四分

上锉，加生姜三片，水煎，食前服。

清热解郁汤 治心痛，即胃脘痛，一服立止。

山栀子炒，二钱五分 川芎一钱 苍术 黄连炒，各七分 干姜八分 陈皮 甘草各五分 枳壳炒，一钱

上锉一服，加生姜三片，水煎热服。服药后，戒饮食大半日，再煎粗服。一方有香附一钱。

栀姜饮 治胃热作痛。

山栀子十五枚，研碎，炒 川芎一钱

上加生姜五片，水煎热服，如用此及劫痛药不止者，须用玄明粉一钱，服之立效。

平气散 治心痛。

苍术 栀子各一钱半 当归 青皮 陈皮 枳壳 木香临熟时入，各一钱 甘草三分

上锉，加生姜三片，水煎服。

清郁散 治胃中有伏火，膈上有稠痰，胃口作痛，及恶心呕吐清水，或作酸水，醋心烦闷。

陈皮 半夏香油炒 白茯苓 苍术米泔浸，炒 香附童便炒 神曲炒 黄连姜汁炒 栀子姜汁炒，各一钱 川芎六分 干姜炒黑，五分 甘草三分

上锉一剂，加生姜三片，水煎服。呕吐甚，加藿香八分，砂仁四分，或为丸服亦佳。

黄连六一汤 治多食煎炒，或烧饼米腻等物，致热郁胃口而痛者，甚效。

黄连六钱 甘草炙，一钱

上锉，作一服，水煎服。

连附六一汤 治胃脘痛甚，诸药不效者，热因热用也。

黄连六钱 附子炮，去皮脐，一钱

上锉，作一服，加生姜三片，大枣一枚，水煎稍热服。

加减柴胡汤 治实热凑上，心腹作痛，发热不止。

柴胡一两 黄芩七钱半 半夏一钱半 枳壳 赤芍药各一两 山栀子去壳，四两，半生半炒

上锉，加生姜，煎服。

栀萸丸 治气实心痛。

山栀仁炒焦，三两 吴茱萸 香附各五钱

上为末，蒸饼丸如花椒大，每服二十丸，生地黄酒洗，同生姜煎汤服。

黄连栀石丸 治湿热心痛，引小腹欲作疝者。

吴茱萸 黄连 山栀子 滑石各五钱

荔枝核烧存性，三钱

上为末，姜汁浸蒸饼丸服。

海石散 治脾痛疝痛。

海石二钱　香附一钱

上为末，用川芎、山栀煎汤，入姜汁令辣，调服。实者，可煅牡蛎粉二钱，酒调服。

金铃子散 治热厥心痛，或发或止，久不愈。

金铃子　玄胡索各一两

上为末，每服三钱，酒调下，温汤亦可。

如痛止，服枳术丸。

莎芎散 治曾服香燥热药，以致病根深固，宜用。

香附　川芎各一两　黄连　山栀子各五钱　木香　干生姜各三钱　槟榔　黄芩酒炒　芒硝各二钱

上为末，每服二钱，同姜汁，同白滚汤调。痛时呷下。莎草根即香附。

一方 治热气心痛。

生蛤粉多用　百草霜少许

上为细末，冷水茶清皆可调下。一方单用真蛤粉炒色白，汤淬，随意服之。一方锅底墨，以童子热小便调服三钱，即愈。

散痛丸 治心气痛不可忍者。

陈茶一两　乳香五钱

上为细末，用腊月兔血和丸如芡实大，每一丸，淡醋汤下。

没药散 治一切心肚疼痛，不可忍者。

没药　乳香各三钱　川山甲炙，五钱　木鳖子四钱

上为细末，每服半钱至一钱，酒煎温服。

一方 治心痛。

枯矾为末，炼蜜丸如芡实大，每服一丸，空心细嚼，淡姜汤下；如食后，白汤下；有虫，苦参煎汤下。又一方用醋半盏，白矾三分，铁杓① 内化开，温服痛即止。盖白矾有去热涩之功。

一方 上可治心痛，下可治白浊。

黄荆子炒焦为末，米饮调服。

一方 蓝叶擂细，取汁，合姜汁服。

一方 青黛研细，以姜汁入汤，调服。

一方 石碱研细，以新汲水化下，立止。

一方 治心痛。

白矾　辰砂少许

上为末，每服半钱，人参汤调下。一方，二味用糊丸，好醋吞下，神效。

一方 用辰砂一味，研好醋调服。

一方 用白矾为细末，每服一钱，茶调下。

治外因心痛方

麻黄桂枝丸 治心痛，轻者散之，重者加石碱。

桂枝　麻黄　石碱

上为末，姜汁浸蒸饼为丸，如桐子大，每服十五丸，热姜汤下。丸数多又治痰饮。

麻黄桂枝汤 治外因心痛，恶寒发热，内攻五脏，拘急不得转侧。

麻黄去节，汤浸，焙　桂心　芍药　干姜甘草炙　细辛去苗，各七钱半　半夏　香附各五钱

上锉，每服五钱，加生姜五片，水煎服。大便秘入大黄，量虚实加减。

一方 治心痛甚效。

槟榔　桂心　葛根　甘草减半　细辛半夏　枳壳　桔梗　川芎　防风各等分

---

① 杓　有柄的舀东西的器具。

上锉，水煎服。有人心痛，诸药不效，服此愈。

治实心痛方

宣气散 治心胃刺痛，牵引胸胁疼痛，内有实热，脉数有力者。

栀子仁盐酒炒 滑石 大黄 木香

上先将栀子以生姜煎汤，余药为末入汤，调服之①。在上必吐痰，在下必泻，其痛立止。外以萝卜子炒，绢包，频熨痛处。

利气丸 治心胃气滞，食积郁热作痛。

大黄生用 黑牵牛头末各六两 黄柏三两 香附米炒，四两 木香 槟榔 枳壳麸炒 青皮去穰 陈皮 莪术煨 黄连各一两

上为细末，水丸桐子大，每服一百丸，临卧淡姜汤下，以利为度。

利气保安汤 治气痛，已服通利之药，下后余热作痛，或痛在小腹者。

柴胡 青皮 枳壳 香附 郁金 木通 赤芍药 山栀仁炒

上锉，加生姜，煎服。

以上诸方，治热实心痛之剂。

煮黄丸 治大实心痛。

雄黄一两 巴豆去油膜，五钱 白面一两

上研匀，水丸桐子大。每服十二丸，用浆水煮熟，漉入冷浆水内沉冷。每一时，冷浆水下一丸，一日尽十二丸。如得利，不可再服。宜服藁苍汤，以去余邪。

藁本汤 治大实心痛，服煮黄丸，大便已利，宜以此彻其毒。

藁本五钱 苍术一两

上锉，每服一两，水煎温服。

以上二方，治寒食心痛之剂。

治虚心痛方

参术散 治虚弱人脾痛。

人参 白术炒 干姜炮 白豆蔻 砂仁 丁香不见火 陈皮 甘草炙，各等分

上咬咀，每服四钱，加生姜三片，水煎调，炒过真蛤粉一钱，并服。

归术散 治心脾疼痛。

当归八两 白术一两

上为末，每服二钱，沸汤点服。

二六丸 治气血俱虚，挟食积，痰火心痛。

白术五钱 白芍药 砂仁 半夏 当归各三钱 桃仁 黄连 神曲 陈皮各二钱 吴茱萸一钱半 人参 甘草炙，各一钱

上为末，蒸饼为丸服。

治食积心痛方

木香丸 治食积心痛。

木香 丁香 三棱 蓬术 青皮 陈皮各二钱半 槟榔二钱 白豆蔻一钱 巴豆十五粒，用醋煮，令无白心

上为末，醋糊丸如麻子大，每服五七丸，白汤下。

备急丸 治食积心腹卒痛。

大黄 干姜 巴豆霜各等分

上为末，炼蜜丸如桐子大，每服一丸，温水下。气实者加一丸。

硇砂丸 治一切积聚有饮，心痛。

硇砂 三棱另末 干姜 香白芷 巴豆去油，各半两 大黄另末 干漆各一两 木香青皮 胡椒各二钱半 槟榔 肉豆蔻各一个

上为细末，酽醋②二升，煮五七沸后，下三棱、大黄同煎五七沸，入硇砂同煎成膏，稀稠得所，入诸药，和匀为丸如绿豆大，每服四五丸，熟水下。年深成块，生姜汤下。白痢，干姜汤下。赤痢，甘草汤下。白痢，当归汤、葱酒亦得。

---

① 调服之 "调"字原脱，今补。
② 酽（yàn 验）醋 浓醋。

加味枳术丸 治清痰食积，酒积，茶积，肉积，在胃脘当心而痛，及痞满恶心，嘈杂嗳气，吞酸呕吐，脾疼等症，其效如神。

白术三两 枳实麸炒黄色 苍术米泔浸二宿 猪苓去黑皮 麦蘗面炒黄色 神曲微炒黄色 半夏汤泡透，各一两 泽泻去毛 黄连陈壁土炒 赤茯苓去皮 川芎 白螺蛳壳煅，各七钱 砂仁 草豆蔻 黄芩陈壁土炒 莱菔子炒 青皮去白 干生姜 厚朴姜汁炒 香附米童便浸 陈皮去白 瓜蒌子 槟榔各三钱 木香 甘草各二钱

上为细末，用青荷叶泡汤，浸粳米研粉作糊为丸，如桐子大，每服七十丸，多至一百丸，清米饮送下。吞酸加吴茱萸，汤泡，寒月五钱，夏月二钱半。久病挟虚加人参、白扁豆、莲肉各五钱。时常口吐清水，加炒滑石一两，牡蛎五钱。

治痰饮心痛方

星半安中汤 治痰积作痛。

南星 半夏俱汤泡，各钱半 滑石 香附青皮醋炒 枳壳麸炒 木香 苍术米泔浸一宿 砂仁 茯苓 山栀炒黑 橘红各一钱 甘草炙，五分

上锉，加生姜三片，水煎食前服。气攻痛者，去南星、滑石，加厚朴、玄胡索各一钱。痰甚，加白螺蛳壳烧灰一钱，临服入。

白螺壳丸 治痰积，胃脘作痛。

滑石炒 苍术 白螺蛳壳火煅 山栀子 香附童便浸 南星煨裂，各一两 枳壳麸炒黄色 青皮 木香 半夏 砂仁各五钱

上为末，用生姜汁浸蒸饼为丸，如绿豆大，每服五十丸，白汤下。春加川芎，夏加黄连，秋冬加吴茱萸。

海蛤丸 治痰饮心痛。

海蛤烧为灰，研极细，过数日火毒散用之 瓜蒌仁带穰同研

上以海蛤以瓜蒌内干湿得所为丸如桐子大，每服三四十丸，白汤下。

半夏丸 治心痛，亦能治哮喘。

半夏研碎，香油炒

上为末，用生姜汁浸炊饼丸，如桐子大，每服二十丸，姜汤下。

小胃丹 治痰饮停积，胸膈心胃作痛。

甘遂面裹煨熟 大戟长流水煮，晒干 芫花醋浸，炒黑勿焦，各一两 大黄酒煨，一两半 黄柏炒褐色，二两

上为细末，粥丸如麻子大，每服十丸，温水下。胃虚者勿服。

一方 白矾飞过 黄丹水飞过，各等分

上为末，溶黄蜡和丸如桐子大，每服二三十丸，姜汤送下，神效。

一方 治心痛及绞肠痧，大痛几死者，立效。无药处以盐置刀头烧红，淬入水中，乘热饮之，吐痰而止。

治气滞心痛方

四味乌沉汤 治心脾刺痛。

乌药 香附 砂仁 沉香各等分

上锉，每服三钱，加生姜煎服。

乌药沉香汤 治一切冷气，及中恶心肠痛，及妇人血气攻心，胃腹撮痛。

乌药一两 沉香五钱 人参三分 甘草四分

上为末，每服五分，入盐少许，生姜一片，水煎服。或加香附、砂仁、陈皮、半夏，或加枳壳、神曲、麦芽、莪术、青皮、木香，随宜加入。

七气汤 治心肚疼痛。

肉桂 乌药 香附子 砂仁 益母 青皮 陈皮 三棱 蓬术 桔梗 甘草

上锉，加生姜三片，水煎服。

加味七气汤 治七情郁结，心腹痛，或因气而攻痛。

蓬术 青皮 香附俱米醋炒,各一钱半 玄胡索炒 姜黄各一钱 草豆蔻 陈皮各八分 三棱炮 益智仁 藿香各七分 桂心五分 甘草炙,四分

上锉,水煎食前服。死血,胃脘痛,加桃仁、红花各一钱。

加减七气汤 治喜、怒、忧、思、悲、恐、惊七气为病,发则心腹刺痛,不可忍者;或外感风寒,湿气作痛,亦宜服之。

半夏汤泡,三钱 桂心去粗皮 延胡索炒,各一钱半 人参 乳香 甘草炙,各一钱

上作一服,加生姜五片,枣二枚,水煎食远服。

三因七气汤 治七气相干,阴阳不得升降,攻冲心腹作痛。

半夏姜汁制,五钱 茯苓四钱 厚朴姜汁炒,三钱 紫苏子二钱

上锉,作二服,每服加生姜三片,水煎服。

蟠葱散 治男妇脾胃虚冷,气滞不行,攻刺心腹,痛连胸胁膀胱,小肠疝气及妇人血气刺痛。

延胡索 肉桂 干姜炮,各四分 苍术米泔浸,焙 甘草炙,各二钱 砂仁 槟榔 丁皮各一钱 茯苓 三棱煨 蓬术煨 青皮去穰,各七分

上作一服,加连根葱白一茎,水煎,空心热服。

撞气阿魏丸 治五种噎疾,九种心痛,痃癖气块,冷气攻刺,腹痛肠鸣,呕吐酸水,丈夫疝气,妇人血气刺痛,并皆治之。

茴香炒 青皮去穰 陈皮去白 蓬术炮 川芎 甘草炙,各一两 生姜四两,切片,盐半两,淹一宿,炒令黑色 缩砂仁 肉桂 丁香皮一方作小茴香 白芷各半两 胡椒 阿魏醋浸一宿,同面为糊,各二钱半

上为细末,用阿魏和面糊为丸如桐子大,用朱砂为衣,每服二三十丸。丈夫气痛,炒姜盐汤下;妇人血气刺痛,淡醋汤下。

神保丸 治诸积气为痛,宣通脏腑。

木香 胡椒各二钱半 干蝎全者,十个 巴豆十个,去心膜皮,另研取霜

上为末,和匀,汤浸蒸饼为丸,如麻子大,朱砂为衣,每服五七丸。心膈痛,柿蒂灯心汤下。肠痛,柿蒂煨姜汤下。血痛,炒姜醋汤下。肺气甚者,以白矾、蛤粉各二钱,黄丹一钱同研,煎桑白皮、糯米饮下。胁下痛,炒茴香,酒下。大便不通,蜜汤调槟榔末一钱一分。气噎,术香汤下。宿食不消,茶酒浆任下。

治瘀血心痛方

失笑散 治心气痛,及小肠气痛不可忍。

蒲黄 五灵脂研,淘去砂土,各等分

上为末,每服二钱,先以醋调成膏,入水一盏,煎,食前热服。

手拈散 治心脾气痛。

草果 玄胡索 五灵脂 没药 乳香各等分

上为细末,每服三钱,空心温酒调服。

通灵散 治九种心痛。

蒲黄 五灵脂各一两 木通 赤芍药各五钱

上锉,每服四钱,水煎,临熟入盐少许,通口服。

干漆丸 治九种心痛,恶心吐水,腹胁积聚滞气,妇人瘀血作痛,尤效。

干漆二两,炒烟出

上为末,醋糊丸如桐子大,每服五七丸,热酒或醋汤下。

玄胡索丸 治死血作痛,神效。

玄胡索一两五钱 桂心 红花 滑石各

五钱　桃仁二十枚

上为末，蒸饼丸服。

当归散　治心痛。

当归

上为末，酒调服方寸匕。

神圣代针散　治心痛欲死者，服之立效。小肠气撮，如角弓，膀胱肿硬，一切气刺虚痛；并妇人血癖，血迷，血晕，血刺痛冲心，胎衣不下难产。但是一切因血作痛之疾，服之大有神效。

乳香　没药　当归　川芎　白芷各半两　蚖青①一两，去翅足，炒

上为细末，每服一分，病甚者半钱，先点好茶一盏，次掺药末在茶上，不得吹搅，立地细细呷之。

桃灵丹　治心腹痛，及阴证或绞肠痧等证。

玄胡索一两　没药七钱　乳香　五灵脂　桃仁去皮尖，另研，各五钱

上为细末，醋糊丸如桐子大，每服二三十丸。心疼，淡醋汤下。腹痛，干姜汤下。或通用黄酒下。

桃仁承气汤　凡治病先要问起居何如，如因平日喜食热物，以致死血留于胃口作痛，用此下之，轻者用韭汁、桔梗开提其气血，药中兼用之。

大黄一两　桃仁去皮尖，五钱　芒硝　官桂各三钱　甘草二钱半

上锉，每服一两，水煎服。

治虫攻心痛方

万应丸　治虫啮心痛。

槟榔五两　大黄八两　黑牵牛四两　苦楝树皮一斤　皂角肥而不蛀者十枚

上先将皂角、楝皮用水十大碗，熬成膏子，前三味为细末，和丸，先用沉香衣，后用雷丸、木香衣，每服三丸，四更时用砂糖水送下。

乌梅丸　治胃冷，蛔虫上攻，心痛呕吐，四肢逆冷。

乌梅三百个　黄柏炙　细辛　肉桂　附子炮　人参各六两　川椒炒去目及闭口者　丹桂各四两　黄连十六两　干姜炮，十两

上为末，取乌梅肉和蜜丸，如桐子大，每服五十丸，空心盐汤下。

灵槟散　治心脾虫痛。

五灵脂　槟榔各等分

上为末，每服三钱，菖蒲煎汤下。隔夜先将猪肉盐酱煮熟，令患人细嚼吐出，勿咽，却将前药空心服之，用肉味引虫头向上，用药杀虫也。

四圣丹　治心疼下虫。

槟榔一钱　大黄　牵牛各五分　甘草炙，四分

上为末，加艾叶七片，水煎，入好醋少许，服立效。

木香三棱散　治腹中有虫，面色痿黄，一切积滞。

黑牵牛半生半炒　大腹皮　槟榔　雷丸　锡灰醋炒　三棱煨　蓬术煨　木香　大黄各一两

上为细末，每服三钱，空心用蜜水调下。或沙糖水亦可。须先将烧肉一片，口中半嚼之休咽下，吐出肉汁后服药。

化虫丸

鹤虱　槟榔　胡粉　苦楝根去厚皮，各五两　白矾飞过，二两

上为末，面糊丸如桐子大，每服五七丸，温浆下，入香油一二点，打匀下之。米饮亦得，其虫自下。

追虫丸　治虫咬心痛。

干漆炒烟尽，五钱　雄黄二钱　巴豆霜一钱

上为末，面糊丸如黍米大，每服十二

————————

① 蚖青　地胆之别名。

三丸，苦楝根皮煎汤下。

小金丹 治虫之作痛，时作时止，痛则攻心，口吐清水，人中鼻唇一时青黑者是。

雄黄 姜黄 巴豆去油 山奈各一钱
丁香二十五个 人言三分

上为末，用红枣煮熟为丸如粟米大，每服四五丸，五六岁儿用七八丸或八九丸，艾叶煎汤，醋少许送下。

崔元亮海上方 治一切心痛，无问新久。

生地黄一味，捣取汁，随人所食多少，搜面作馎饦，或冷淘食，良久当利出虫，长一尺许，愈。昔崔抗女，患心痛垂气绝，遂作地黄冷淘食之，便吐一物，可方一寸，如虾蟆状，无足目等，微似有口，盖为此物，所苦自此顿愈。面中忌用盐。

救急奇方 治男妇心痛，牙关紧急欲死者，用年老葱三五根，去皮须叶，捣成膏，将病人斡开口，用铜匕将葱膏送人喉中，以香油四两灌送，但得葱膏下喉，少时，腹中所停虫病等物化为黄水，微利为

佳，永不再发。

苦楝汤 治虫咬心痛。
用苦楝根皮煎汤服之。

一方 治虫咬心痛。

凤眼草即椿姑姑，用子 乳香各等分

上为末，面糊丸如樱桃大，每服一丸，黄酒下。

荫按：通则不痛，痛则不通。胃脘①痛者，身受寒气，口得冷物，郁遏阳气而不得上升也。或胃脘素有顽痰，死血阻滞，怒气而不得条达也。然寒冷自外而入，初则是寒，久化为热，怒气自内而起，始终俱是热也。临证施治，须分寒热，及辨新得久得之证治之，焉有不愈之理。若真心痛者，大寒触犯心君，污血攻冲心主，朝发夕死，夕发旦死，验其手足，青必过节，此不治之证也。所谓心者，当胸之下，歧骨陷处，属心之部位，其发痛者，则曰心痛。盖心不受邪，受邪则为真心痛，旦暮不保矣。凡有痛者，包络受邪也。包络者，心主之宫城也。寇凌宫城，势已可危，而况犯主乎？故治之宜亟亟也，学者辨之。

---

① 胃脘 "脘"原作"腕"，今改。

卷 七 十 三

腹 痛

论

东垣曰：夫心胃痛及腹中诸痛，皆因劳力过甚，饮食失节，中气不足，寒邪乘虚而入客之，故卒然而作大痛。经言得炅则止。炅者，热也。以热治寒，治之正也。然腹痛有部分，脏腑有高下，治之者亦宜分之。如厥心痛者，乃寒邪客于心包络也，前人以良姜、菖蒲大辛热之味，末之，酒调服，其痛立止，此直折之耳。真心痛者，寒邪伤其君也，手足青至节，甚则旦发夕死，夕发旦死。中脘痛者，太阴也，理中、建中、草豆蔻丸之类主之。脐腹痛者，少阴也，四逆、姜、桂、御寒汤之类主之。少腹痛者，厥阴也，正阳散、回阳丹、当归四逆之类主之。杂证而痛者，苦楝汤、酒煮当归丸、丁香楝实丸之类主之，是随高下治之也。更循各脏部分、穴俞而灸刺之。如厥心痛者，痛如针刺其心，甚者脾之痛也，取之然谷、太溪，余脏皆然。如腹中不和而痛者，以甘草芍药汤主之。如伤寒误下，传太阴腹满而痛者，桂枝加芍药汤主之；痛甚者，桂枝加大黄汤主之。夏月肌热恶热，脉洪疾而痛者，黄芩芍药汤主之。又有诸虫痛者，如心腹懊㑊作痛聚，往来上下行，痛有休止，腹热善渴涎出，面色乍青乍白乍赤，呕吐水者，蛔咬也。以手紧按而坚持之，无令得脱，以针刺之，久持之虫不动，乃出针也。或《局方》化虫丸，及诸虫之药，量虚实用之，不可一例治也。

丹溪曰：腹痛有寒，有积热，有食积，有湿痰，有死血。脉弦者是食，宜温散。盖食得寒则凝，得热则化，更用行气，或利药助之无不愈。脉滑者是痰，痰因气滞而聚，阻碍道路，气不得通而痛，宜导痰解郁。凡痛必用温散，以其郁结不行，阻气不运故也。腹痛者，气用气药，如木香、槟榔、香附、枳壳之类；血用血药，如当归、川芎、桃仁、红花之类。治腹痛，用台芎、苍术、香附、白芷为末，姜汁热汤调服。白芍药止能治血虚腹痛，其余不治。盖诸痛宜辛散，芍药酸收故也。东垣云：腹痛虽用芍药，然恶寒而痛，加桂；恶热而痛，加黄柏。腹痛，以手可重按者，属虚，宜参、术、姜、桂之类；手不可按者，是实，宜大黄、芒硝下之。实痛不可补，补则其气不通而痛甚也。如感寒腹痛，宜姜桂；呕者，加丁香。如伤暑而腹痛，宜玉龙丸。如颠扑损伤而腹痛者，乃是瘀血，宜桃仁承气汤加当归、苏木、红花，入童子小便并酒，煎服下之。肥白人腹痛，多是气虚兼湿痰，宜半夏、人参、二术之类。饮食过伤而腹痛，宜木香槟榔丸下之。如气虚之人伤饮食而腹痛，宜调补胃气，并消导药参、术、山楂、枳实、麦蘖、木香、神曲之类。有全不思食，其人体素弱而腹冷痛者，以养胃汤，仍加桂、吴茱萸各半钱、木香三分，或理中汤、建中汤皆可用，内加吴茱萸，良。如腹中常有热而痛，此为积热，宜调胃承气汤下之。小腹实痛，用青皮以行其气。小腹因寒而痛，宜肉桂、吴茱萸。绞肠痧作痛，以樟木煎汤大吐，或白矾调汤吐之，盐汤亦可探吐，宜刺委中出血。脐下忽大痛，人中黑者多死。腹中鸣，乃火击动水也，盖水欲下，火欲上，相触而然，用二陈汤加黄连、栀子。有脏寒有水而鸣者，宜分三阴部分而治（中脘太阴，脐腹少阴，小腹厥阴）。腹中窄狭，须用苍术。若肥人自觉腹中窄狭，乃是湿痰流灌脏腑，气不升降，燥饮用苍术，行气用香附。如瘦人自觉腹中窄狭，乃是热，热气熏蒸脏腑，宜黄连、苍术。

戴氏曰：寒痛者，绵绵痛而无增减者是。时痛时止者，是热也。死血痛者，每痛有处，不行移者是也。食积者，痛甚欲大便。利后痛减者是湿痰痛，必小便不利。

龚氏曰：凡腹中痛甚，饮凉水一盏，其痛稍可者，属热痛，当用凉药清之。清之不已，而或绕脐硬痛，大便闭实，烦渴，用凉药下之，利气丸之类。若饮水愈加作痛，属寒痛，用温药和之。和之不已，而或四肢厥冷，腹痛呕吐泻痢，急服热药救之，附子理中汤之类，须详脉来有力无力。

李氏曰：大腹痛，多食积外邪。脐腹痛，多积热痰火。小腹痛，多瘀血及痰与溺涩。脐下卒大痛，人中黑者，中恶客忤，不治。阴证满腹牵痛，自利或呕，喜按，少食绵绵不减，宜温之。阳证腹中觉热，甚则大便闭涩，胀满怕按，时痛时止，宜下之。旧以虚痛喜按，实痛怕按，但寒热邪有浅深，不可太泥。经谓寒气入经，客于卫分，则血涩急痛，按之热则

止。寒气客于荣分，则气郁满，痛甚，怕按。寒气客肠胃，募原血络，急引皮痛，按之则气血散而痛止。寒气客夹脊背俞之脉则深，按之不能及也。寒气客关元，则气逆喘。寒气客厥阴脉络，则胁肋与小腹或阴股引痛。寒气客小肠募原之间，则血气凝聚成积。寒气宿小肠，不聚则腹痛而泄。寒气客胃①，则腹痛而呕。寒气客五脏，则痛死复生。寻常外感胃寒证，卒痛吐利俱酸，喜热物熨者，五积散加吴茱萸、木瓜、煨葱或藿香正气散加木香少许。风证，桂枝汤加芍药，或胃风汤加木香。暑证，香薷饮加生姜、陈壁土、红蓼、木瓜或五苓散。湿证，除湿汤或香苏散加苍术、枳壳。积热，时痛时止，痛处亦热，手不可近，便闭喜冷，宜四顺清凉饮、大承气汤、三黄丸、老人麻子仁丸。食积郁结，肠胃作痛，得大便后则减者，宜平胃散，或消导药，或保和丸、枳术丸、红丸子调之，或木香槟榔丸、大黄备急丸、神保丸、如意丹下之。又有食填胸满，心胃作痛者，宜大吐之。湿痰阻滞气道，必小便不利或二便俱不利，宜芎术散。如清痰留滞胸膈作声者，控涎丹、小胃丹。痰火痛乃火欲升，水欲降，相击肠鸣者，二陈汤加芩、连、山栀。如怒火攻冲，痛无定处定时者，更加香附、芍药、青皮。又有粪结，肠鸣作痛，不大便者，大黄备急丸之类通之。如脏寒冷结肠鸣者，宜分三阴以温药治之。虫痛，肚大青筋，往来绞痛，痛定能食，发作有时，不比诸痛，停聚不散，乌梅丸、化虫丸。七情痛，心胸痞闷，或攻注胁背，虚者七气汤、术香匀气散、木香化滞汤；实者，三和散、分心气饮。中虚脾弱，隐隐冷痛，

----

① 寒气客胃　"寒"原作"客"，据上下文义改。

全不思食者，人参养胃汤加肉桂、吴茱萸、木香。素气虚挟痰者，六君子汤加苍术。瘀血痛有常处，或忧思逆郁，跌扑伤瘀，或妇人经来产后，恶瘀血不尽而凝，四物汤去地黄，加桃仁、大黄、红花。又血虚郁火燥结，阻气不运而痛者，四物汤倍芍药加炒干姜。凡痛多属血涩，通用芍药、甘草为主。恶寒而痛属肾脾，宜加肉桂；恶热而痛属脾胃，加黄芩。脉缓伤水，加桂枝；脉涩伤血，加当归；脉迟伤寒，加干姜。脐下痛加熟地黄。惟气分诸痛，不宜芍药酸收，宜木香、槟榔、青皮、陈皮、香附辛散之。劫痛，手拈散。虚，宜辛温消散，烧脾散、蟠葱散、丁香脾积丸。果系沉寒痼冷，小腹下痛者，酒煮当归丸，经曰结者散之是也。实，宜辛寒推荡。经曰通因通用，痛随利减是也，方与积热痛同。腹属坤，久病宜和脾胃。如脉弦急，木克土也，小建中汤加当归，取芍药味酸，于土中泻木为君。如脉沉细，水侮土也，理中汤取干姜辛热，于土中泻水为君。如脉缓腹痛自利，米谷不化者，平胃散加肉桂、吴茱萸，取苍术苦辛，泻湿土为君。胃气下陷者，加升麻、柴胡、苍术以升之。有积者，加山楂、麦芽、枳实、黄连、木香以消之。上热下寒，升降失常，腹痛呕吐者，黄连汤主之。疝痛引睾丸，痢痛拘急，积聚痛有形可按，肠痈痛，脐生疮，小便如淋，脉芤，瘀证痛，呕吐脉沉，治见各条。腹中自觉窄狭，神昏性燥，乃湿痰浊气攻于心脾，以致升降失常，肥人多湿痰，宜二陈汤加苍术燥湿，香附行气；瘦人多火，宜二陈汤加黄连清热，苍术流湿。心神不敛者，俱加远志、麦门冬、酸枣仁。血气虚者，六君子汤加芎、归养血流湿，自然平复。

脉　法

脉经曰：脉细小紧急，病进在中，腹中刺痛。阴弦则腹痛。弦急小腹痛。尺脉实，小腹痛，当利之。心腹痛，不得息，脉细小迟者，生；脉大而疾者，死。腹痛脉反浮大而长者，死。

治内寒腹痛方

姜桂汤　治寒腹痛。

干姜　肉桂　良姜各七分　枳壳麸炒　陈皮　砂仁　厚朴姜汁炒　吴茱萸炒，各一钱香附一钱半　木香五分，另研入服　甘草炙，三分

上锉，加生姜三片，水煎服。痛不止，加玄胡索、茴香、乳香。寒极，手足冷，加附子，去茱萸、良姜。泄泻，去枳壳。

香砂理中汤　治绵绵痛而无增减，欲得热手按，及喜热食者是寒。

人参　白术炒　干姜炮　甘草炙　藿香　砂仁各一钱

上锉，加姜枣，煎服。

厚朴汤　治脾胃虚寒，心腹满，及秋冬客寒犯胃，时作疼痛。

厚朴姜制　陈皮去白，各二两　茯苓一两　干姜　甘草各五钱

上锉，每服八钱，加生姜，水煎服。

高良姜汤　治因寒，心腹大痛。

高良姜　厚朴姜制　官桂各一钱

上锉，作一服，水煎服。一方加当归。

厚朴温中汤　治胃虚冷，胀满疼痛。

厚朴　陈皮各一钱　茯苓　草豆蔻　甘草炙　木香各五分　干姜三分半

上锉，加生姜，水煎服。

附子粳米汤　治腹中寒气，雷鸣切痛，胸膈逆满呕吐。

附子一个，炮　半夏一两二钱五分　甘草半两　大枣十个　粳米半升

上锉，以水八升，煮米熟为度，去柤，温服一升，日三服。

益智散　治一切冷气攻心，胁脐腹胀满绞痛。

川乌炮，去皮脐，四两　益智仁　干姜炮青皮去穰，各一两

上为细末，每服三钱，加生姜三片，枣二枚，水煎温服，食前。

桂萸汤　治胸满气噎，下部冷，脐腹疼痛。

半夏二两　生姜六两　陈皮去白，四两桂一两　吴茱萸汤泡，五十粒

上㕮咀，用水十升煮取四升，分五服，空心，食前。

草豆蔻汤　治脐腹虚胀作痛。

草豆蔻　黄芪春夏勿用　益智仁　甘草炙　半夏　枳实麸炒，各五分　青皮　陈皮各六分　川归　茯苓各七分　神曲炒，四分木香三分　泽泻一钱

上锉一服，加生姜三片，水煎，温服。

益胃散　治因服寒药过多，致腹痛不止。

人参　厚朴　白豆蔻　甘草炙　姜黄干姜　砂仁　泽泻各三分　益智仁六分陈皮　黄芪各七分

上锉，作一服，加生姜，水煎服。

霹雳散　治腹疼，脉微欲绝

附子一枚，炮，取以冷灰焙之，去皮脐。

上锉，每服五钱，入真腊茶一钱，同研细为末，分作二服，每用水一盏煎七分，去柤，入蜜一匙，稍冷服。

益智和中丸　治心腹中大痛，烦躁冷汗自出。

草豆蔻仁四钱　益智仁一钱三分　砂仁七分　甘草炙，二钱半　黄芪　当归身　人

参　干姜　麦门冬　神曲　陈皮各五分　桂枝　桂花各一钱半　大麦芽炒，三钱半　黄连生地姜酒炒，各一钱　姜黄三分　木香二分

上为细末，汤浸蒸饼为丸，如桐子大，每服二三十丸，温水下，细嚼亦得。

治积热腹痛方

开郁导气汤　治腹痛有热，并治诸般肚腹疼痛，一服立止。

苍术米泔浸　香附童便浸　川芎　白芷茯苓　滑石　栀子炒黑　神曲炒，各一钱陈皮　干姜各五分　甘草少许

上锉一剂，水煎温服。

散火汤　治热痛，乍痛乍止，脉数者，火也。

黄连炒　芍药炒　栀子炒　枳壳　陈皮　厚朴　香附　抚芎各一钱　砂仁　木香另研　茴香各五分　甘草三分

上锉一剂，加生姜一片，水煎服。痛甚不止加玄胡索、乳香。

厚朴三物汤　治痛而大便秘者，此实热也。

厚朴一两　大黄四两　枳实五个

上以水一斗二升，先煮二味取五升，次下大黄，煮取二升，温服一升，以利为度。

四顺清凉饮　治热结腹痛。

当归酒洗　赤芍药煨，各一钱半　大黄三钱　青皮醋炒　枳壳麸炒，各一钱　甘草炙，五分

上锉，水煎，食前。

调胃承气汤　治腹中常觉有热而暴痛暴止者，此谓积热。

大黄酒浸，三钱　芒硝二钱　甘草一钱半

上锉，先煎大黄、甘草至七分，去柤入芒硝，再煎一二沸，温服取利。一方，加桂枝。

六合散　治一切燥热郁结，汗后余热

宣转不通，并治小肠气结，心腹满闷，胸中痞结，走注疼痛。

大黄酒蒸，一两　白牵牛炒　黑牵牛略炒　甘遂各半两　槟榔三钱　轻粉一钱

上为细末，每服一钱，蜜水调下。量虚实加减。

黄连汤　治胸中有热，胃中有邪气，腹内痛甚，时欲呕吐，此药升降阴阳。

黄连　甘草炙　干姜　桂枝各五钱　人参二钱　半夏半合，汤泡七次，去皮脐

上锉，入生姜五片，大枣一枚，量水煎服。

芍药甘草汤　治四时腹痛。

白芍药　甘草炙，各等分

上锉，每服五钱，入生姜三片，水煎温服。腹痛，脉弦，伤气，用本药；脉洪伤金，加黄芩；脉缓伤水，加桂枝；脉涩伤血，加当归；脉迟伤寒，加干姜。

桂枝加大黄汤　治腹中寒热不调而大痛。

桂枝炒　甘草　生姜各三两　芍药六两　大黄一两　大枣十二枚

上锉，每服一钱，水煎服。

治食积腹痛方

香砂平胃散　治食积腹痛。

香附炒　砂仁　厚朴姜汁炒　苍术米泔浸　陈皮　枳壳麸炒　山楂去子　神曲炒，各一钱　木香　官桂　干姜　甘草各三分

上锉一剂，加生姜三片，水煎服。

异香散　治脾胃不和，胸胁膨胀，饮食难化，嗳气吞酸，一切冷气结聚，腹中刺痛，此药最能治之。

石莲肉去皮　甘草炙　蓬术炮　三棱炮　益智仁炒，各一两　青皮去白，各三两　厚朴姜制，二两　陈皮三两

上为末，每服三钱，加生姜三片，枣一枚，盐一捻，同煎热服。

丹溪方　治酒积，腹疼痛。

槟榔　木香　三棱　蓬术　香附　官桂　苍术　厚朴　陈皮　茯苓　甘草

上为末，神曲糊丸桐子大，每服五十丸，白汤下。

丁香脾积丸　治诸般食积气滞，胃膈胀满，心腹刺痛。

丁香　木香不见火　巴豆去皮心膜　高良姜米醋煮，各半两　青皮洗，一两　蓬术　京三棱各二两　皂角三大挺，烧存性

上入百草霜三匙，同碾为末，面糊丸如麻仁大，每服十丸至二十丸止。脾积气，陈皮汤下。口吐酸水，淡姜汤下。吐，藿香甘草汤下。小肠气，炒茴香汤下。人血气刺痛，淡醋汤下。小儿疳气，使君子汤下。此药以五更初服，利三五行后，用白粥补。

以上诸方，治冷积腹痛之剂。

枳实大黄汤　治食积并热积，腹痛，大便不通者。

枳实　大黄　厚朴　槟榔各二钱　甘草　木香各五分

上锉，水煎服，以利为度。

木香槟榔丸　治因饮食一切作腹痛者，用此消导，渐去为佳。

木香　槟榔　青皮去白　枳壳麸炒　莪术煨，切　黄连　黄柏　香附　大黄炒，各一两　黑牵牛生，取头末，三两

上为末，滴水丸如桐子大，每服五七十丸。食后生姜汤下。

河间木香槟榔丸　治食郁气滞作痛。

木香　槟榔各三钱　青皮　陈皮　白术各五钱　厚朴姜制，四钱　枳实炒，六钱　麦糵面炒，七钱

上为细末，汤浸蒸饼为丸，如桐子大，每服五十丸，温水下，食远服。

神妙列仙散　治因酒所伤，以致心腹痛者，用此消导之最妙。

木香 沉香 茴香 槟榔各一钱 萹蓄二钱 瞿麦五钱 麦糵炒,一两半 大黄微焙,炒,一两

上为末,每服三钱或五钱,五更时热酒送下。能饮者,多饮二三杯不妨,仰面卧,覆手胸前,至天明取下,大便如鱼脑,小便如血为效。忌生冷硬物,及荤腥。止啜米粥。(荤音熏。道家以韭、蒜、芸台、胡荽、薤为五荤)

以上诸方,治热积腹痛之剂。

加味二陈汤 治气虚之人,因饮食过伤而腹痛者,宜补泻兼施。

陈皮 半夏 茯苓 甘草 人参 白术 苍术 川芎 神曲炒 麦芽炒

上锉,加生姜,水煎服。

苍术丸 治失饥伤饱,肚痛不食。

苍术炒 橘红各等分

上为末,生姜汁打炒神曲糊丸,如桐子大,每服七十丸,米饮下。

以上诸方,治虚弱食积腹痛之剂。

治湿痰腹痛方

芎术散 治痰积作痛,脉滑小便不利。

川芎 苍术 香附 白芷各等分

上为末,磨木香、姜汁,点热汤调服。

控涎丹 治痰涎停聚胸膈间,随气升降作痛。小胃丹亦可用。

甘遂去心 大戟去皮 白芥子各等分

上为细末,糊丸如桐子大,每服五七丸至十丸,食后,临卧淡姜汤下,仍量虚实加减。

治气滞腹痛方

木香顺气散 治气滞腹痛。

木香一钱 槟榔 青皮醋炒 陈皮去白 苍术米泔浸,炒 厚朴姜汁炒 枳壳麸炒

砂仁各一钱 甘草炙,五分 香附一钱

上锉,加生姜三片,水煎,食前服。

四合饮 治痰积气滞而痛者。

陈皮 半夏 茯苓 紫苏 厚朴 香附 枳壳 郁金各一钱 甘草炙,五分

上锉,加生姜,水煎服。

调气散 治气滞于内,胸膈虚痞,腹中刺痛。

青皮 香附各一钱 半夏八分 槟榔七分 陈皮 紫苏 木香各五分 甘草 乳香 没药各三分

上㕮咀,作一服,水二钟,加生姜三片,煎至八分,温服,食后。

一方 治七情不顺,郁火攻冲腹痛,时发时止,痛无定处。

陈皮 青皮 香附 芍药 山栀炒 黄连炒 黄芩炒,各一钱 半夏姜汁制,八分 甘草五分

上㕮咀,加生姜三片,水煎热服。

木香调气散 治气滞,胸膈虚痞,恶心,宿食不消,心腹刺痛。

白豆蔻仁 丁香 檀香 木香各二两 砂仁四两 藿香叶 甘草炙,各八分

上为末,每服二钱,入盐少许,沸汤点服。

沉香降气汤 治三焦痞滞,气不宣畅,心腹满痛,呕吐痰沫,五膈五噎,并皆治之。

沉香 木香 丁香 藿香 人参 甘草炙 白术各二两 肉豆蔻 桂花 槟榔 陈皮去白 砂仁 川姜炮 枳实炒 白檀香各一两 白茯苓 青皮去白 白豆蔻各半两

上㕮咀,每服三钱,入盐少许,水煎温服。

蟠葱散 治脾胃虚冷,气滞不行,攻刺心腹,痛连胸胁,膀胱小肠疝气,及妇人血气刺痛。

三棱煨　蓬术　茯苓　青皮去白,各六两　槟榔　丁皮各四两　延胡索　肉桂　干姜炮,各二两　苍术　砂仁　甘草炙,各半两

上为末,每服二钱,加葱白一茎,水煎,空心热服。

撞气阿魏丸　治五般噎疾,九种心痛,痃癖气块,冷气攻刺腹痛。

茴香炒　青皮去白　陈皮去白　蓬术　川芎　甘草炒,各一两　胡椒　白芷　肉桂去皮　缩砂　小茴香炒,各半两　生姜四两,切片,盐半两淹一宿　阿魏酒浸一宿,同面为糊,各一钱半

上为末,阿魏和面糊为丸,如鸡头实大,每药一斤,用朱砂七钱为衣,每服三五粒,丈夫气痛,炒姜盐汤下;妇人血气痛,醋汤下。

七气汤　治七情之气郁结于中,心腹绞痛不可忍。

人参　甘草炙　肉桂去皮,各一两　半夏汤泡七次,五两

上㕮咀,每服三钱,加生姜三片水煎,空心热服。

治瘀血腹痛方

消瘀饮　治瘀血腹痛。

当归　芍药　生地姜酒炒　桃仁　红花　苏木　大黄　芒硝各三钱　甘草一钱

上用水一钟半,先煎余药至八分,次入大黄煎,再入硝,温服。

加味承气汤　治因事伤损,或酒后涉水,血凝腹痛。

大黄　朴硝各二钱　枳实　厚朴　当归　官桂各一钱　甘草五分,病急者不用

上锉一剂,水酒各一钟煎服。仍量虚实加减。

桃仁承气汤　治跌扑损伤,瘀血作痛。

大黄三钱　厚朴　枳实各一钱半　当归

苏木　红花各一钱　桃仁九个

上㕮咀,水酒各一钟煎,入童便少许,同服。

加味芎归汤　治死血作痛,每痛不移动者,是也。

当归　川芎　芍药　桃仁　红花各等分

上㕮咀,水煎服,痛甚者,加酒制大黄。

手拈散　治腹痛兼心痛。

草果　玄胡索　五灵脂　没药　乳香各等分

上为细末,每服三钱,空心温酒调服。

治虫咬腹痛方

椒梅汤　治虫痛。

乌梅　花椒　槟榔　枳实　木香　香附　砂仁　川楝子去核　肉桂　厚朴　干姜　甘草各等分

上锉,加生姜一片,水煎服。

四圣丹　下腹中虫。

槟榔一钱　大黄　黑牵牛各五分　甘草炙,四分

上为末,加艾叶七片,水一大钟,入好醋少许,煎汤服立效。

追虫丸

木香　槟榔　芜荑　锡灰各一钱一分　使君子肉[1]二钱　大黄三钱　牵牛取末,一两

上先取皂角,与楝树根皮二味浓煎汁二大碗,熬成膏,和前药末为丸如桐子大,将沉香末为衣,后又将雷丸末为衣,每服五十丸,空心砂糖汤下,追取虫积,即愈。

追虫取积散

槟榔末,一钱半　黑丑头末,二钱　陈皮

---

[1]　使君子肉　"使"原作"史",今改。

八分 木香末，五分

上为末，研匀，每服五钱，小者三钱，砂糖汤调下，五更服，行三四次，以米汤补之。忌鱼腥油腻之物三五日。

五仙丸 治诸虫如神。

大黄四两 皂角 雷丸 苦楝根各一两 木香一钱

上为末，酒糊丸如桐子大，每服三四十丸，茶清下。

雄槟丸 治腹中干痛有时者，虫也。

雄黄 白矾 槟榔各等分

上为末，饭丸黍米大，每服五分，食远，米饮下。

治中虚腹痛方

加味补中益气汤 治劳倦饮食，损伤元气，或过服寒凉消导之药，致清气下陷，肚腹大痛，此内伤证也。服此汤立止，其效如神。

人参 黄芪蜜炙 白术 白芍药酒炒 甘草炙 陈皮 当归各一钱 升麻 柴胡 砂仁各五分

上锉一剂，水煎服。余族叔年六十余，以饮酒积热，常患腹痛，医每用芩、连、大黄之属，暂时取效，然时止时作，数年不愈。一日复大痛，医复用前药，遂连痛四十余日不止，因致身重不起，目闭不开，肌热如火，昼夜不眠，而胸中结块如石，饮食不下。医更用青、枳、曲糵之属消导之，其痛愈甚。余诊视，见六脉洪大而虚，曰：此成内伤也，用此药一帖，痛止积散，当夜热退安寝矣。次日诸病悉除，惟不能食，更用参苓白术散二帖，遂饮食如常。或问痞积而用升提，何也？曰：此非实积，乃清阳下陷，浊阴上升，寒凉药过多所致虚结耳，升补清阳则浊阴自降，何病不瘳哉。

人参治中汤 治腹中虚寒作痛。

人参 白术 茯苓 干姜炮，各一钱 青皮 陈皮各七分 砂仁五分

上锉，加生姜三片，水煎服。

治小腹寒痛方

四物苦楝汤 治脐下虚冷，腹痛。

当归酒浸 川芎 白芍药酒炒 熟地黄酒洗 玄胡索 苦楝各一钱半

上锉，水煎，温服。

小建中汤

芍药三两 桂枝一两半 甘草一两 生姜一两 大枣六个 胶饴半斤，泻呕不用

上锉，每服五钱，水煎，下饴再匙许，再煎化，温服。

一捻金散 治脐腹大痛，及奔豚小肠气等证。

玄胡索 川楝子 全蝎去毒，炒 茴香各等分

上为细末，每服二钱匕。热酒调下，神验。

酒煮当归丸 治小腹寒痛，及妇人之白带，疝、瘭①，大寒等证。

当归一两 黑附子 良姜各七钱 茴香五钱

上四味细切，以上好无灰酒一升半，煮至酒干尽，焙干，入后药。（白露暴长六尺二寸八分，未当至而至，多病水腹闭疝痕证）

炙甘草 苦楝生用 丁香各五钱 玄胡索四钱 木香 升麻各一钱 柴胡二钱 盐炒黄 全蝎各三钱

上同研为细末，酒煮面糊为丸，如桐子大，每服五七十丸，空心淡醋汤下。忌油腻冷物，及酒湿面。

增损当归丸 治三阴受邪，心腹疼痛。

---

① 瘭（tuí 颓） 阴部病。

当归　川芎　白芍药　熟地砂仁炒
防风　独活　全蝎各五钱　续断　茴香各一
两　苦楝　玄胡索各七钱　木香　丁香各二
钱半

上为细末，酒糊丸如桐子大，每服五
十丸，白汤下。

一方　治腹中撮痛不可忍。

玄胡索　当归　白芍药　川芎　干姜
各等分

上为末，每服三钱，温酒调下。

又方　治证同前。

玄胡索　桂心各半两　当归一两

上为细末，热酒调二钱。

治肠鸣方

加味升阳除湿汤　治胃寒泄泻肠鸣。

升麻　柴胡　羌活　防风　苍术　陈
皮　神曲　泽泻　猪苓各五分　麦蘖炒
甘草炙，各三分　益智仁　半夏各五分

上咬咀，水煎，食后服。

加味二陈汤　治腹中水鸣作痛，此火
动其水也。

陈皮　半夏　茯苓　甘草　黄芩　黄
连　山栀子

上锉水煎。

参术汤　肠鸣，多属脾胃虚。经云：
脾胃虚则肠鸣腹满。又云：中气不足，肠
为之苦鸣。

人参　白术　甘草炙　黄连　枳壳
干姜

上锉，水煎服，吞厚朴红豆丸。

葶苈丸　治涌水疾行则腹鸣，如囊裹
水浆之声，此肺移寒于肾，水气客于大
肠，故名涌水。

葶苈隔纸炒　泽泻　椒目　桑白皮
杏仁　猪苓去黑皮，各五钱

上为末，炼蜜丸如桐子大，每服二十
丸，葱白汤下，不拘时，以利为度。

卷 七 十 四

胁 痛

论

虞氏曰：内经云：肝病者，两胁下痛引小腹，令人善怒，虚则目䀮䀮无所见，耳聘聘无所闻，善恐，如人将捕之。又曰：怒则气逆，虚则呕血，及飧泄，故气上逆。盖心生血，肝纳血，因大怒而血不归经，或随气而上出于口鼻，或留于本经，而为胁痛。又或岁木太过，而本气自甚，或岁金有余，而木气被郁，皆能令人胁痛。经曰：病胁下满，气逆，二三岁不已，病名曰息积（积不在中而在胁之下者，初起微小，久而至大，则胁满气逆喘促息难，故名息积。今人有积在左胁之下，俗名为痞者，其即此证），是乃肝木有余之证也。外有伤寒，发寒热而胁痛者，足少阳胆、足厥阴肝二经病也，治以小柴胡汤，无有不效者。或有清痰食积，流注胁下而为痛者；或有登高坠仆，死血阻滞为痛者；又有饮食失节，劳役过度，以致脾土虚乏，肝木得以乘其土位，而为胃脘当心而痛，上支两胁痛，膈噎不通，饮食不下之证。医者宜于各类推而治之，毋认假以为真也。

丹溪曰：胁痛属木气实，肝火盛，有死血，有痰流注。木气实用川芎、苍术、青皮、当归；肝火盛，用当归龙荟丸，是泻火要药。左金丸，泻肝火行湿，为热甚之佐也。死血，宜破血行气，用留尖桃仁、红花、川芎、香附之类。痰流注，用二陈汤加南星、苍术、川芎。肝苦急，急食辛以散之，用抚芎、苍术或小柴胡汤。胁痛发寒热者，用小柴胡汤；右胁痛，用推气散；左胁痛，以柴胡为君，加佐使药；两胁走痛，或可用控涎丹。咳嗽胁痛者，二陈汤加南星、香附、青皮、青黛、姜汁。有气郁而胸胁痛者，看其脉沉涩，当作郁治。痛而不得伸舒者，蜜丸龙荟丸最快。胁下有食积一条扛起，用吴茱萸、炒黄连。一身气痛及胁痛，痰挟死血，控涎丹加桃仁泥丸服。气弱人胁下痛，脉数紧或弦，多从劳役怒气得者，八物汤加木香、青皮，或又加桂。肥白人气虚寒热胁痛，用参、芪、柴胡、黄芩、木香、青皮。瘦人寒热胁痛多怒者，必瘀血，宜桃仁、红花、柴胡、青皮、大黄。寒热胁痛，似有积块者，必饱食劳力所致，宜龙荟丸。解痛外以琥珀膏贴或以芥子水研敷，或以吴茱萸醋研敷，或以炒韭熨。

丹溪活套云：凡胁痛者，多是肝木有余也，宜用小柴胡汤加青皮、川芎、芍药、龙胆草；甚者煎成正药，入麝香、青黛。痰流注者，本方倍半夏加橘红、南星、苍白术、茯苓、川芎之类。瘀血作痛者，小柴胡合四物汤，加桃仁、红花或乳香、没药煎服。痛甚而元气壮实者，桃仁承气汤下之而愈。性急多怒之人，时常腹胁作痛者，小柴胡加川芎、芍药、青皮之类煎服。甚者以煎药送下当归龙荟丸，其效甚速。

戴云：曾有人胁痛连膈，服气药不效，后用辛热补剂下黑锡丹方愈。此乃虚寒作痛也。

李氏曰：胁痛本是肝病，宜分左右虚实治之。左右者，阴阳之道路也，左肝阳血阴，右肺阴气阳。实者，肝气实也。痛则手足烦躁，不安卧，小柴胡汤加芎、归、白芍药、苍术、青皮、龙胆草，或单黄连丸；虚者，肝血虚也，痛则悠悠不止，耳目晾晾善恐，如人将捕，四物汤加柴胡梢，或五积散去麻黄，加青木香、青皮。虚甚成损，胁下常一点痛不止者，名干胁。痛甚危，八物汤加木香、青皮、桂心。有火，去桂，加山栀或吴茱萸水炒黄连。左胁痛属怒火与死血。大怒逆气，及谋虑不决，或外感风邪，皆令肝火动甚，胁痛难忍，古茱连丸、当归龙荟丸；轻者，小柴胡加黄连、牡蛎、枳壳。瘀血必归肝经，夜痛或午后发者，是小柴胡汤合四物汤加桃仁、红花、乳香、没药；痛甚者，枳芎散。便坚黑者，桃仁承气汤或泻青丸。皮痛吐血者，热伤肝也，小柴胡汤加芎、归、生地黄，外用韭菜熨胁，及琥珀膏贴。右胁痛，属食积痰饮，七情。食积，胁下如扛梗起一条作痛，神保丸、枳实煎汤下；轻者保和丸。痰饮流注肝经，喘咳引痛者，二陈汤加南星、苍术、川芎、柴胡、白芥子，或入青黛少许，姜汁三匙。痰甚者，控涎丹。如胸背胁痛，喘急妨闷者，瓜蒌实丸。饮水停滞胁下如插痛者，浓煎葱白汤，调枳壳煮散。甚者用伤寒水证治法。七情凝滞，如有物刺痛，气促呕吐者，分气紫苏饮、流气饮子、调中顺气丸。郁气挟食连乳痛者，推气散、盐煎散。悲哀伤者，枳实煮散、四味枳实散、一块气丸。素有郁者，越鞠丸。而胁痛常兼左右证，湿热盛则两胁痛，当归龙荟丸，诸胁痛皆效。如痛不可舒伸者，用此丸二钱半，加姜黄、桃仁各五钱，蜜丸或煎服。外感胁痛寒热者，小柴胡汤加枳梗，详伤寒。胁痛二三年不已者，乃痰瘀结成积块，肝积肥气，肺积息贲，发作有时，虽皆肝木有余，不可峻攻，宜枳术丸加官桂、陈皮、桔梗、甘草，蜜丸服；或复元通圣散、敷胁膜方。

选要曰：胁痛者，厥阴肝经所为也，其病自两胁下，痛引小腹，亦当视内外所感之邪而治之。若因暴怒伤触，悲哀气结，饮食过度，冷热失调，颠仆伤形，或痰积流注于胁，与血相搏皆能为痛，此内因也；若伤寒少阳耳聋胁痛，风寒所袭而为胁痛，此外因也。治之当以散结顺气，化痰和血为主，平肝而导其滞，则无不愈矣。

方氏曰：左胁痛、胃脘痛二证，妇人多有之，以其忧思忿怒之气素蓄于中，发则上冲，被湿痰死血阻滞其气而不得条达，故作痛也。故治妇人诸痛诸疾，必以行气开郁为主，而破血散火兼之，庶得法矣。

脉　法

脉经曰：肝脉搏坚而长，色不清，当病坠堕若搏。因血在胁下，令人喘逆，若软而散，其色泽者，当病溢饮。溢饮者，暴渴多饮，而溢入肌皮肠胃之外也。肝脉沉之，而急浮之亦然，苦胁下痛，有气支满，引少腹而痛，时小便难，苦目弦头痛，腰背痛，足为逆寒，时癃，妇人月水不来，时无时有，得之少时，有所坠堕。脉双弦者，肝气有余，两胁作痛。

脉诀曰：两胁疼痛，脉必双弦。紧细弦者，多怒气偏。沉涩而急，痰瘀之愆。

治肝实胁痛方

当归龙荟丸　治内有湿热，两胁痛

甚，伐肝木，泻肝火太盛之要药，肝实者宜之。

当归　龙胆草　栀子仁　黄连　黄芩各一两　大黄酒制　芦荟　青黛各五钱　木香二钱半　麝香五分，另研

上为细末，神曲糊丸如桐子大，每服二十丸，姜汤下。痛甚者，烘热服。一方，加柴胡五钱，青皮一两。

柴胡泻肝汤　治郁怒伤肝，胁肋痛在左者。

柴胡　当归各一钱二分　青皮麸炒　芍药各一钱　黄连炒　山栀子炒　龙胆草酒洗，各八分　甘草五分

上咀片，水煎服。

柴胡疏肝散

柴胡　青皮醋炒，各二钱　川芎　芍药　枳壳麸炒　香附各一钱半　甘草炙，五分

上作一服，水煎服。一方，青皮作陈皮。

泻青丸　治肝经郁热，两胁因怒作痛，目自肿疼，手循衣领，大便秘涩。

龙胆草三钱　川芎　当归　山栀子　大黄　羌活　防风各五分

上为末，炼蜜丸如芡实大，每服一二丸，竹叶、薄荷煎汤下。

左金丸　泻肝火，行湿，为热甚之反佐。

黄连六钱　吴茱萸一钱

上为细末，汤浸蒸饼为丸，如绿豆大，每服三五十丸，淡姜汤下。

抑青丸　泻肝火。

黄连半斤

上为末，蒸饼丸服。

治肝虚胁痛方

加味补中益气汤　治元气虚极，胁或刺痛。

人参　黄芪　白术　甘草　当归　陈皮　升麻　柴胡　白芍药　龙胆草　青皮　枳壳　香附子　川芎

上锉，加生姜三片，水煎服。

丹溪方　治气弱人胁下痛，脉细紧或弦，多从怒气劳役得。

人参　茯苓　川芎各八分　白术　芍药　青皮　生地姜酒炒，各一钱　当归一钱半　甘草　木香各五分

上㕮咀，水煎服，或加桂。

一方　治肥白人气虚而胁痛发热者。

人参七分　黄芪　黄芩各八分　柴胡　青皮各一钱　木香六分　川芎五分

小柴胡合四物汤　治胁痛，每日至夜身热，或阴虚发热。

柴胡　黄芩　半夏　人参　甘草　当归　川芎　白芍药　熟地砂仁炒　龙胆草　青皮　干葛

上锉，加生姜三片，水煎服。阴虚甚，加黄柏、知母。

匀气散　专治胁痛。

山栀子　熟地砂仁炒　茯苓　细辛　川芎　桂心各等分

上研为末，加羊脂，煎服。

芎葛汤　治胁下疼痛不可忍，兼治肺弱。

川芎　干葛　桂枝　细辛　枳壳　人参　芍药　麻黄　防风各一钱　甘草五分

上锉，加生姜三片，水煎，温服。

桂枝散　治因惊伤肝，胁骨里疼痛不已。

枳壳小者一两　桂枝半两

上为细末，每服二钱，姜枣汤调下。

枳壳煮散　治因悲哀①烦脑伤肝，两胁骨痛，筋脉拘急，腰脚重滞，股胁牵痛，四肢不举，渐至背脊挛急，大治胁痛。

---

① 悲哀　"哀"原作"衰"，据文义改。

枳壳　川芎　防风　细辛　桔梗各八分　甘草四分　干葛三分

上㕮咀，加生姜，水煎服。

四味枳实散　治肝气不足，两胁疼。

枳实一两　人参　川芎　芍药各五钱

上为末，每服二钱，姜枣汤调服。

治气滞胁痛方

枳芎散　治左胁疼痛不可忍者，此方和血利气。

枳实　川芎各半两　粉草炙，二钱半

上为末，每服二钱，姜枣汤或酒调下。

推气散　治右胁痛，胀满不食，此肝经移病于肺。

片姜黄　枳壳麸炒　桂心各五钱　甘草炙，三钱

上为末，每服二钱，姜枣汤下，酒亦可。

分气紫苏饮　治腹胁疼痛，气促喘急。

紫苏叶　桔梗　陈皮　大腹皮黑豆水洗净　桑白皮　茯苓各一钱　五味子十五粒　草果仁八分　甘草炙，四分

上锉，加生姜三片，白盐少许，水煎，食前服。

调中顺气丸　治三焦气滞，水饮停积，胁下虚满或时刺痛。

木香　白豆蔻　青皮去白　陈皮去白　三棱炮，各一两　大腹皮　半夏汤泡七次，各二两　砂仁　槟榔　沉香各五钱

上为末，水糊丸如桐子大，每服三十丸至五十丸，陈皮煎汤下。

沉香导气散　治一切气不升降，胁肋刺痛，痞塞。

沉香　槟榔各二钱半　人参　诃子煨，去核　大腹皮炒，各五钱　白术　乌药　紫苏叶　香附子炒　神曲炒　麦蘖炒，各一两

陈皮去白　姜黄　甘草各四两　京三棱煨　蓬莪术煨　益智仁炒　厚朴姜制，各二两

上为细末，每服二钱，食前沸汤，热服。

盐煎散　治男妇形寒饮冷，胸胁心腹疗痛，及膀胱肠气痛。

当归　川芎　芍药　三棱　莪术　青皮　枳壳　茯苓　厚朴　神曲　麦芽　小茴香　木香各八分　冷痛加官桂。

上锉，每服四钱，加葱白一根，食盐少许，水煎服。

一方　治胁下疼痛，如神效。

小茴香炒，一两　枳壳麸炒，五钱

上为末，每服二钱，盐汤调下。

一方　治胁痛。

枳壳　草豆蔻　赤芍药　香附　乌药　砂仁各等分

上为细末，沸汤调下二钱，或锉二钱，水煎，热服。

一方　治妇人胁痛。

白芍药　肉桂　玄胡索炒，各二两　香附子四两，醋一碗，盐一两，煮干

上为末，每服二钱，空心滚汤调下。

治食积胁痛方

香砂平胃散　治食积胁痛。

香附　陈皮去白　枳实麸炒　山楂一钱　麦芽炒，各一钱　砂仁　木香各五分　干姜　槟榔　甘草炙，各三分　青皮去白，一钱

上锉，加生姜，水煎服。

异香散　治腹胁膨胀，痞闷，噎塞，疼痛。

蓬术煨　京三棱煨　益智仁　甘草各一钱　青皮　陈皮各五分　石莲肉　厚朴姜制，三分

上锉，加生姜三片，大枣一枚，白盐少许，水煎服。

神保丸　治心膈胁下痛，大便不通，

气噎, 宿食不消。

　　木香　胡椒各二钱半　干蝎七枚　巴豆十枚, 去皮心膜研

　　上为末, 汤浸蒸饼为丸, 麻子大, 朱砂为衣, 每服五丸, 茶酒任下。

治痰积胁痛方

　　加味二陈汤　治痰饮流注作胁痛。

　　苍术米泔浸, 炒　陈皮各一钱半　半夏姜制　南星姜制, 各一钱　茯苓　川芎各七分　甘草五分

　　上锉, 加生姜三片, 水煎服。咳嗽而痛者, 去苍术、川芎, 加香附、青皮、青黛、姜汁。

　　控涎丹　治两胁走痛, 有痰积者。

　　甘遂去心　大戟去皮　白芥子各等分

　　上为末, 糊丸如桐子大, 每服五十丸至百丸, 食后临卧淡汤下。

治死血胁痛方

　　疏肝饮　治左胁下痛, 肝积死血, 或因怒气所伤, 或跌扑闪挫所致。

　　黄连吴茱萸煎汁炒, 二钱　柴胡　当归各一钱半　青皮　桃仁研如泥　枳壳麸炒, 各一钱　川芎　白芍药各七分　红花五分

　　上锉一剂, 水煎, 食远服。

　　活血汤　治死血胁下痛。

　　归尾　赤芍药　桃仁　牡丹皮　玄胡索　青皮　香附　枳壳去穰, 各一钱　川芎七分　官桂　红花　木香各五分　甘草二分

　　上锉, 加生姜一片, 水煎服。

　　丹溪方　治死血作痛。瘦人多怒者, 常患此。

　　当归梢酒洗, 一钱半　芍药　香附各一钱　川芎酒洗　柴胡　青皮　红花各八分　桃仁九个

　　上㕮咀, 水煎服。

　　破血散疼汤　治乘马损伤, 跌其脊骨, 恶血流于胁下, 其痛苦楚不能转侧, 妨于饮食。

　　羌活　防风　中桂各一钱　苏木一钱半　连翘　当归梢　柴胡各一钱二分　水蛭三钱, 炒去烟尽, 另研　麝香少许, 另研

　　上锉, 分作二服, 每服酒二大盏, 水一大盏煎作一盏, 去粗, 上火合稍热, 调下水蛭、麝香, 空心服之, 两服立愈。

卷七十五

腰 痛

论

选要曰：夫腰者，肾之外候，一身所恃以转移阖辟者也。盖诸经皆贯于肾而络于腰脊，肾气一虚，腰必痛矣。腰痛有五，一曰阳气不足，少阴肾衰，是以腰痛。二曰风痹，风寒湿着腰而痛。三曰肾虚，劳役伤肾而痛。四曰坠堕险地，伤腰而痛。五曰寝卧湿地而痛。又有三因，盖太阳、少阳多中寒，少阴、厥阴多中风，阳明、太阴多中湿，此六经腰痛者，为外因也。若夫失志伤肾，郁怒伤肝，忧思伤脾，此腰痛，为内因也。坠堕险地，伤腰而痛，为不外不内也。从其所由，不过汗下补泻之法以疗之耳。

东垣曰：六元正纪论云：太阳所至为腰痛，又云：巨阳，即太阳也，虚则头项腰背痛，足太阳膀胱之脉所过，还出别下项，循肩膊内，挟脊，抵腰中，故为病项如拔，挟脊痛，腰似折，髀不可以曲，是经气虚则邪客之，痛病生矣。夫邪者是风热湿燥寒皆能为病，大抵寒湿多而风热少。然有房室劳伤，肾虚腰痛者，是阳气虚弱，不能运动故也。经云：腰者肾之府，转摇不能，肾将惫矣，宜肾气丸、茴香丸之类，以补阳之不足也。膏粱之人，久服汤药，醉以入房，损其真气，则肾气热，肾气热，则腰脊痛而不能举，久则髓减骨枯，发为骨痿，宜六味地黄丸、滋肾丸、封髓丸之类，以补阴之不足也。《灵枢经》云：腰痛上寒，取足太阴、阳明。上热，取足厥阴。不可俯仰，取足少阳。盖足之三阳，从头走足，足之三阴，从足走腹，经所过处，皆能为痛。治之者，当审其何经所过分野，循其空穴而刺之，审何寒热而药之。假令足太阳令人腰痛，引项脊尻背如重状，刺其郄中、太阳二经出血，余皆仿此。彼执一方，治诸腰痛者，固不通矣。髀，音俾，股也。郄，音隙，空也。

丹溪曰：腰痛有肾虚，有瘀血，有湿热，有闪挫，有痰积。若脉大者，肾虚，用杜仲、龟板、黄柏、知母、枸杞、五味之类为末，猪脊髓和丸服。脉涩者，瘀血，用补阴丸加桃仁、红花。脉缓者，湿热，用黄柏、杜仲、苍术、川芎之类。痰积作痛者，二陈加南星、半夏。腰曲不能伸者，针委中穴。凡诸痛皆属火，不可用补气药，亦不可峻用寒凉药，必用温散之药。人有痛，面上忽见红点者，多死。又云：肾着为病，其体重，腰冷如冰，饮食如故，腰重如物在腰，治宜流湿，兼用温暖以散之。久腰痛，必用官桂以开之方止，其腹胁痛亦可。

丹溪活套云：凡因房劳辛苦而腰痛者，四物汤加知母、黄柏、五味子、杜仲之类，吞补肾丸或大补阴丸。因风寒湿流注经络而作痛者，二陈汤加麻黄、苍术、川芎、防风、羌活、独活之类。因闪挫跌扑，致死血流于本经而作痛者，四物汤加桃仁、红花、苏木之类。脉实、人壮盛者，大承气汤加桂下之安。有因醉饱入房太甚，而酒食之积乘虚流入于本经，致腰痛难以俯仰，四物汤合二陈汤加麦糵、神曲、杜仲、黄柏、官桂、砂仁、葛花、桔梗之类。

戴云：湿热腰痛者，遇天阴或久坐而发者是也。肾虚者，疼之不已者是也。瘀血者，日轻夜重者是也。

李氏曰：腰新痛，宜疏外邪，清湿热，久则补肾，兼理气血。腰者，肾之候，一身所恃以转移阖辟。然诸经贯于肾，而络于腰脊，虽外感内伤，种种不同，必肾虚而后邪能凑之，故不可纯用凉药，亦不可纯用参芪补气。痛甚，面上忽见红点，人中黑者死。伤寒腰痛，必依六经证用药，寻常感冒，暴痛不能转侧，如寒伤肾者遇天寒发，连背拘挛，脉沉弦紧，五积散加吴茱萸、杜仲、桃仁，痛甚，加牵牛少许。肢厥者，古姜附汤。连肩背者，通气防风汤、摩腰丹、屈伸导法。久处卑湿，雨露浸淫，为湿所着，腰重如石，冷如冰，喜热物熨，不渴，便利，饮食如故，肾着汤加附子。停水沉重，小便不利，五苓散、渗湿汤。腰重痛，单茴香散。久不已，单牛膝浸酒，服青娥丸加萆薢最妙。湿兼热者，长夏暑湿相搏，因膏粱成湿热者，亦同实者，二炒苍柏散加柴胡、防风煎服。虚者，七味苍柏散。溺赤者，五苓散、清燥汤、健步丸。有诸药不效者，用甘遂、牵牛，大泻其湿而止，乃湿热甚也。古方有以甘遂末三钱，和猪腰子煨熟，空心酒下。风伤肾腰痛，左右无常，牵连脚膝，强急不可俯仰以顾，风热，败毒散加杜仲。二便闭者，甘豆汤加续断、天麻。风虚，小续命汤加桃仁，或乌药顺气散加五加皮。风挟

寒湿者，五积交加散用全蝎炒过，去蝎，独活寄生汤、羌活胜湿汤、加味龙虎散或单威灵仙[①]为末，酒调服。内伤失志，则心血不旺，不能摄养筋脉，腰间郁郁膨胀不伸，令人虚羸面黑，不能久立远行，七气汤倍茯苓，加沉香、乳香少许；虚者，当心肾俱补，人参养荣汤加杜仲、牛膝。五脏皆取气于谷，脾者，肾之仓廪也。忧思伤脾，则胃气不行，腰痛连腹胁胀满，肉痹不仁，沉香降气汤、木香匀气散。饮食难化者，异香散。宗筋聚于阴器，肝者，肾之同系也。怒伤肝，则诸筋纵弛，腰痛连胁，聚香饮子、调肝散。七情挟外感有表者，人参顺气散、乌药顺气散、枳甘散加葱白，通用七香丸、青木香丸、立安丸。湿痰流注经络，背胁疼痛，脉滑者，二陈汤加南星、苍术、黄柏。风，加麻黄、防风、羌活。寒，加姜桂、附子、控涎丹。大便泄者，龟樗丸。食积，因醉饱入房，湿热乘虚入肾，以致腰痛，难以俯仰，四物二陈汤加麦芽、神曲、葛花、砂仁、杜仲、黄柏、官桂、枳梗。痛甚者，速效散。积聚者，加味龙虎散。湿热者，七味苍柏散、清燥汤。闪挫跌扑坠堕，以致血瘀腰痛，日轻夜重，宜行血顺气。实者，桃仁承气汤或大黄、生姜等分，水浸一宿，五鼓服之。久者，补阴丸加桃仁、红花或五积散去麻黄，加茴香、木香、槟榔。连胁痛者，复元通圣散加木香。劳力伤肾者，黄芪建中汤加当归、杜仲，或四物汤加知母、黄柏、五味子、杜仲，吞大补阴丸。热者，独活汤。劳心者，梦授天王补心丹，杜仲煎汤下。房欲伤肾，精血不足养筋，阴虚悠悠痛不能举者，杜仲丸、补阴丸。阳虚腰软，不能运用者，九味安肾丸加杜仲、鹿茸、百

---

① 威灵仙　"威"原作"葳"，今改。

倍丸、八味丸加鹿茸、木瓜、当归、续断，或煨肾丸、猪肾酒。

脉　法

脉经曰：尺脉沉，腰背痛。凡腰痛时时失精，饮食减少，其脉沉滑而迟，此为可治。腰痛之脉皆沉弦，沉弦而紧者为寒，沉弦而浮者为风，沉弦而濡细者为湿，沉弦而实者为闪挫。

脉诀举要曰：腰痛之脉，皆沉而弦兼浮者，风；兼紧者，寒；濡细皆湿，实则闪挫，指下既明，治斯不忒。

丹溪曰：脉必沉而弦，沉为滞，弦为虚。涩者是瘀血，缓者是湿，滑者、浮者是痰，大者是肾虚也。

治寒湿风毒腰痛方

五积散　治寒湿伤于肾经，腰痛不可俯仰。

苍术　川芎　白芷　麻黄　官桂　干姜炮　当归　芍药　陈皮　半夏　茯苓　厚朴　枳壳　桔梗一方云去此味　甘草炙，各五分

上锉，加生姜三片，水煎服。兼气加吴茱萸，妇人血气加桃仁。

独活寄生汤　治因肾虚，坐卧冷湿，当风所得，以致腰膝挛拳掣痛，不可屈伸。

独活　桑寄生　杜仲姜汁炒，去丝　牛膝酒浸　当归酒洗　芍药煨，各一钱　熟地砂仁炒　川芎　秦艽①　人参　茯苓　防风　细辛各五分　桂心　甘草炙，各四分

上锉，加生姜五片，水煎，食前服，如无桑寄生，以川续断代。

防风汤　治伤寒后，腰痛或皮肉瘤痹，腿膝疼痛，行步艰难，不可俯仰。（瘤音顽，痹也，手足麻痹也）

防风　羌活　附子炮，去皮脐　当归

芍药　芎藭　续断各一钱　麻黄去节　桂枝去皮　杜仲炙，各七分半　牛膝　五加皮　丹参各五分

上咬咀，加生姜三片，水煎，食前服。

川芎肉桂汤　治露宿寒湿之地，腰痛不能转侧，两胁搐急作痛，此血络中有凝血也。此药主之。

羌活一钱半　苍术　川芎　当归梢　肉桂　柴胡　甘草炙，各一钱　独活　神曲炒，各五分　防风　汉防己酒浸，各二分　桃仁五个，去皮尖，研如泥

上咬咀，水酒煎，去粗，食远热服。

肾着汤　治居处卑湿，或雨露所袭，湿伤肾经，腰重冷痛，如带五千钱，冷如水洗。

白术二钱半　干姜　茯苓各一钱半　甘草炙，五分

上咬咀，水煎服。

术附汤　治湿伤肾经，腰重冷痛，小便自利。

白术　附子炮，去皮脐，各一两　杜仲去皮，半两

上咬咀，每服四钱，加生姜七片，水煎，空心温服。

麻黄苍术汤　治寒湿所客，身体沉重，腰痛，面色痿黄不泽。

麻黄　泽泻　神曲炒　陈皮　茯苓各一钱　黄芪三钱　苍术米泔浸　甘草炙，各二钱半夏姜制　草豆蔻　桂枝　猪苓各五分杏仁去皮尖，十个

上锉，水煎，食前服。

牵牛丸　治冷气流注，腰痛不可俯仰。

延胡索　黑牵牛　破故纸各二两

上为末，研煨蒜为丸，如桐子大，每服三十丸，葱酒盐汤任下。

————————

① 秦艽　"秦"原作"蓁"，今改。

加味龙虎散 治积聚癥瘕,内伤生冷,外中风寒,腰脚膝胫曲折挛拳,筋骨疼痛,经年不能行步,如神。

苍术 草乌 黑附子各二钱 全蝎五钱 天麻三钱

上为末,每服一钱,淋黑豆酒调。

摩腰丹 治寒湿腰痛。

附子尖 乌头尖 南星各二钱半 朱砂 干姜各一钱 雄黄 樟脑 丁香各一钱半 麝香五粒

上为末,蜜丸如圆眼大,每一丸姜汁化开如粥厚,烘热置掌中,摩腰上,令尽粘着肉,烘绵衣缚腰,热如火,间三日用一丸,妙。或加吴茱萸、桂枝。

牛膝酒传信 治肾伤于风,毒攻腰膝,痛不可忍者。

牛膝 川芎 地骨皮 五加皮 薏苡仁 羌活 甘草各一两 海桐皮二两 生地黄十两

上并净洗,用绢袋盛药,入无灰酒二斗内,各浸二七日,夏一七,每服一盏,日用三四次,常令酒气不绝。一方,加炒杜仲。

威灵仙散 治腰脚痛。

威灵仙生用,不拘多少

上为末,每服二三钱,食前,温酒调下。

速效散 治男妇腰痛不可忍。

川楝肉用巴豆五粒去壳,同炒赤,去豆 茴香盐炒,去盐 破故纸炒,各一两

上为末,每服一钱,空心热酒调服。

神仙透骨丹 治大人小儿腰腿痛,不可忍。

小茴香 胡椒炒 破故纸各二两 杜仲炒 白牵牛 黑牵牛各一两 川乌炒,三两

上为细末,酒糊丸如桐子大,每服三五十丸,白汤下。

黑丑丸 治腰痛。

黑牵牛四两,半生半炒

上研,取头末,水丸桐子大,硫黄为衣,每服三十丸,空心盐酒送下,四服即止。

治湿热腰痛方

七味苍柏散 治湿热腰痛,动止重滞,不能转侧。

苍术米泔浸,炒 黄柏酒炒 杜仲盐酒炒,去丝 破故纸炒 川芎 当归酒洗 白术各一钱

上锉,水煎,空心服。一方,无当归、故纸。

苍术汤 治湿热,腰腿疼痛。

苍术三钱 柴胡二钱 防风 黄柏各一钱

上锉,水煎服。

清湿散 治湿热,腰胯作痛。

苍术米泔浸,炒 黄柏盐水炒,各一钱五分 泽泻 白芍药煨 杜仲 牛膝酒洗 木瓜 威灵仙 陈皮各一钱 甘草三分

上锉,加生姜三片,水煎,食前服。痛甚者,加乳香、没药各五分,另研,临服入用。

独活汤 治因劳役,得腰痛如折,沉重如山。

独活 羌活 防风 肉桂 大黄煨 泽泻各二钱半 连翘 当归梢 防己酒拌 黄柏酒拌 甘草炙,各一钱 桃仁二十五个

上锉,用水酒各一盏,煎,食前服。

羌活汤 治腰膝无力,沉重。

羌活三钱 防风一钱半 黄芪二钱 知母二钱半 苍术 升麻 独活 柴胡 砂仁各一钱 陈皮六分 草豆蔻 黄柏 葛根 生甘草 炙甘草各五分

上锉,作二服,水煎,空心热服。

除湿丹

槟榔 甘遂 芍药煨 威灵仙 泽泻 葶苈各二两 乳香 没药各一两 大戟炒,三两 陈皮四两 黑牵牛去头末,一两

上为末,面糊丸如桐子大,每服三十丸,空心灯草汤下。

泻肾汤 治肾实热,小腹胀满,腰背急强离解,便黄舌烦,四肢青黑,耳聋梦泄等证,急宜服此救之。

大黄一合,用蜜器水浸一宿 磁石八钱 玄参 细辛各四钱 芒硝 茯苓 黄芩各三钱 生地黄汁 石菖蒲各五分 甘草二钱

上锉,每服一两,以水二盏,煎去木且,下大黄,更煮减一分,去大黄,下地黄汁,煎一二沸,下芒硝,食前温服。

治痰积腰痛方

加味二陈汤 治痰积腰痛,脉滑者是也。

南星姜制 半夏姜制,各一钱半 苍术米泔浸,炒 黄柏煨 陈皮各一钱 茯苓八分 甘草五分

上锉,水煎,空心服。一方,二陈汤加南星、香附、乌药、枳壳。

龟樗丸 治湿痰腰痛,大便泄。

龟板一两 樗白皮 苍术 滑石各五钱 白芍药 香附子各四钱

上为末,粥丸服,或加苍术、威灵仙尤妙。凡腔子里气,须用些木香行气。

治气滞腰痛方

人参顺气散 治气滞腰痛,及感风寒,头痛鼻塞,或诸风蜷痹,眩晕㖞斜。

人参 川芎 桔梗 白术 白芷 陈皮 枳壳 麻黄节 乌药 白姜 甘草各一钱

上锉,水煎服。

异香散 治心肾不和,腰痛偻伛,腹胁膨胀,饮食难化,噫气吞酸,一切冷气结聚,腹中刺痛。

陈皮去白 青皮去白,各一钱半 厚朴一钱 蓬术 三棱 益智仁 石莲肉 甘草各五分

上锉,加姜、枣、盐一撮,水煎服。

七香丸 治郁闷忧思,或闪挫[1]跌扑,一切气滞腰痛。

丁香 香附 甘草各一两二钱 益智仁六钱 甘松八钱 莪术 砂仁各二钱

上为末,汤浸蒸饼丸如绿豆大,每服三十丸,米饮下。

调肝散 治郁怒伤肝,发为腰痛。

半夏三钱 辣桂 木瓜 当归 川芎 牛膝 细辛各二分 石菖蒲 酸枣仁各一分,去油

上锉,加姜、枣,水煎服。

治瘀血腰痛方

加减四物汤 治瘀血腰痛,日轻夜重,脉涩者是也。

当归酒洗,一钱半 芍药酒炒 杜仲盐酒炒,去丝,各一钱 川芎 香附 红花酒洗,各八分 桃仁九个

上锉,水煎,空心服。

加味四物汤 治妇人瘀血腰痛。

当归 川芎 芍药炒 熟地砂仁炒 独活 续断 桑寄生 小茴香炒,各一钱 桃仁十个 红花五分

上锉,水酒各一盏,煎,空心服。

调荣和络汤 治失力腰闪或跌扑,瘀血凝滞,及大便不通而腰痛者。

当归 桃仁 大黄 牛膝各二钱 川芎 赤芍药 红花 生地姜酒炒 羌活各一钱 桂枝三分

上锉一剂,水煎服。

地龙散 治腰脊痛,或打损伤,或从高坠下,恶血在太阳经,令人腰脊痛,或

---

[1] 挫 原作"锉",今改。

胫腨^① 臂股中痛。

当归梢二分 中桂 地龙各四分 麻黄五分 苏木六分 独活 黄柏盐水炒 甘草各一钱 羌活二钱 桃仁六个，去皮尖

上咬咀，水煎，食远服。

治闪挫腰痛方

复元通气散 治闪挫，腰胁气滞疼痛，并气不宣通，或成疮疖。

舶上茴香炒 川山甲蛤粉炒，各二两 玄胡索 白牵牛 陈皮去白 甘草各一两 南木香不见火，一两半

上为末，每服一钱，食前热酒调下。病在上，食后服。

如神汤 治男子妇人腰痛，并治闪挫腰痛，不过三服平安。

玄胡索 当归 桂心各等分 一方有杜仲

上为末，每服二三钱，温酒调下。

立安散 治气滞腰痛，并闪挫腰痛，肾虚腰痛。

当归 官桂 玄胡索炒 杜仲姜汁炒 小茴香炒，各一两 木香五钱 牵牛一两，半生半炒

上为末，每服二匙，空心温酒调下。一方去牵牛，以酒煎服。

菴萌丸 治坠堕闪肭，气血凝滞腰痛。

菴萌子半两 没药二钱半 乳香一钱半 补骨脂炒 威灵仙 杜仲炒断丝 官桂不见火 当归酒浸，各一两

上为末，酒糊丸如桐子大，每服七十丸，空心盐酒汤任下。

橘核散 治腰痛，诸般滞气。

橘核 乳香各五钱 破故纸二两 山楂子 玄胡索 菴萌子 没药 五加皮 红曲各一两

上为末，酒调下二三分。

过街笑 治闪腰痛。

木香一钱 麝香三厘

上为末，吹鼻，右伤吹左鼻，左伤吹右鼻，令病人手上下和之。

一方 治腰痛。

青木香 乳香各二钱

上二味，用酒浸，饭上蒸，乳香化开，以酒调服。

治肾虚腰痛方

补肾汤 治一切腰痛。

当归 杜仲酒炒 牛膝去芦，酒洗 破故纸 小茴香盐酒炒 玄胡索 黄柏酒炒 知母酒炒

上锉，加生姜，水煎服。

青娥丸 治肾虚腰痛，常服壮筋补虚。

杜仲一斤，去皮，姜汁炒，去丝 破故纸一斤，盐水洗，炒

上为末，用胡桃肉一百二十个，汤浸，去皮膜，研为膏，加炼蜜些少，丸如桐子大，每服五六十丸，空心盐汤下。《三因方》有生姜十两炒。一方，加草薢一斤。

加味青娥丸 专滋肾水，壮阳益筋骨，治腰膝足痛，久服无不验。

破故纸酒洗净，炒香 川草薢童便浸，一宿 杜仲姜汁炒，断丝 牛膝去芦 黄柏盐水炒 知母酒炒，各四两 胡桃肉汤泡去皮，八两，另研膏

上为细末，春夏用糯米粥，秋冬用炼蜜和匀，石臼杵千余下，丸如桐子大，每服五十丸至八十丸，空心盐汤、盐酒任下，以干物压之。

立安丸一名续断丸 治五种腰痛，常服温补肾元，壮健腰脚。

破故纸盐水洗，炒 草薢 杜仲姜汁炒，

---

① 腨（shuàn 涮） 胫肉。俗称小腿肚子。

去丝, 各二两　牛膝酒浸　干木瓜　续断各一两半

上为细末, 炼蜜丸如桐子大, 每服五十丸, 空心温酒下。（莗, 卑下也; 薢, 解也。言性能治下部疾, 解下部毒也, 故名草薢）

杜仲丸　治肾虚腰痛, 动止软弱, 脉大虚疼不已。

杜仲酥炙, 去丝　龟板酥炙　黄柏酒炒　知母酒炒　枸杞子　五味子　当归酒洗　芍药　黄芪　破故纸炒, 各一两

上为末, 炼蜜同猪脊髓和丸, 如桐子大, 每服八十丸, 空心盐汤下。一方, 无当归、芍药、破故纸、黄芪四味。

安肾丸　治肾虚腰痛。

破故纸炒　胡芦巴炒　茴香炒　川楝子炒　续断各三两　桃仁　杏仁各去皮尖　山药　茯苓各二两

上为末, 炼蜜丸如桐子大, 每服五十丸, 空心盐汤下。

五仙助肾丹

八角茴香　肉苁蓉酒洗, 去甲　破故纸　杜仲青盐末炒, 去丝　青盐各八分

上为末, 用猪腰子一枚, 去筋膜, 切四片, 下相连, 夹药末于片中, 以荷叶包裹, 外加湿纸, 慢火上炙熟, 空心酒下。

煨肾丸　治肾虚腰痛。

杜仲三钱, 酒炒断丝

上为细末, 以猪腰子一个, 薄劈作五七块, 以椒盐腌去腥水, 撒药末在内, 以荷叶包裹, 更加湿纸二三重外包, 微火煨熟食之, 无灰酒送下。

草薢丸　治肾损骨痿, 不能起床, 腰背腿皆痛。

草薢　杜仲炒, 去丝　肉苁蓉酒浸, 去甲　菟丝子酒浸, 捣, 各等分

上为末, 酒煮腰子, 捣烂为丸如桐子大, 每服五七十丸, 空心温酒下。

温肾散　治肾经虚寒, 腰脊重痛, 四肢乏力, 面少颜色。

熟地黄洗, 焙, 一斤　牛膝　肉苁蓉　五味子　巴戟　甘草炙, 各八两　杜仲三两　茯神　干姜各五两　麦门冬去心, 八两

上为细末, 每服二钱, 空心温酒调下。

屠尚书方　治腰痛。

破故纸　当归　巴戟　胡芦巴各五钱　杜仲一两, 酒炒　桃仁四十九个　乳香　没药各三钱, 二味另研入

上锉, 酒煎, 入乳香、没药, 调热服。

壮本丹　治肾虚腰痛, 久则寒冷。此药壮筋骨, 补元阳, 利小水, 养丹田, 止腰痛之妙剂。

杜仲　破故纸盐水炒　茴香各一两　肉苁蓉酒洗　巴戟酒浸, 去骨　青盐各五钱

上用末, 将腰子劈开, 入药在内, 缝住。纸包煨熟, 每一个一服, 用温酒送下。

杜仲酒　治风冷伤肾, 腰痛不能屈伸, 并补肾虚。

杜仲一斤, 去粗皮, 用姜汁炒, 断丝

上为无灰好酒三升, 浸十日, 每服三四合, 四五服, 效。一方为末, 温酒调一钱, 空心服。

麋茸丸　治肾虚腰痛, 不能转侧。

麋茸一两, 鹿茸亦可　菟丝子取末, 一两　舶上茴香① 半两

上为末, 以羊肾二对, 用酒煮烂, 去膜, 研如泥, 和丸如桐子大, 阴干。如羊肾少, 入酒糊佐之, 每服三五十丸, 温酒或盐汤下。

补肾丸　治肾虚腰痛, 累效。

乌药叶　侧柏叶俱酒蒸晒干

① 舶上茴香　"舶" 原作 "船", 今改。

上为末，粥丸桐子大，服。

补阴丸　治阴虚性急腰痛者。

龟板　黄柏　知母　侧柏叶

上为末，地黄膏为丸。

无敌丸　治肾虚腰痛。

川萆薢　虎骨酥炙　续断酒浸一宿　茴香狗脊　当归酒浸　砂仁炒　鹿茸各一两　杜仲炒，去丝，二两　菟丝子四两，酒浸为末　地龙去土　青盐去土，各七钱半　穿山甲酥炙　乳香各五钱　没药二钱半

上为末，酒糊丸如桐子大，每服五十丸，空心盐酒下。

补髓丹　升降水火，补益心肾，强筋壮骨，治肾虚腰痛。

杜仲去皮炒，十两　补骨脂十两，用芝麻五两同炒，芝麻黑色无声为度，去麻不用　没药一两，另研　鹿茸二两，炼去皮，酒炙

上为末，用胡桃肉三十个，汤泡去皮，杵为膏，入面少许，酒煮糊丸如桐子大，每服一百丸，温酒盐汤任下。

二至丸　治老人虚弱，肾气伤损，腰痛不可屈伸。

鹿角　麋角镑，各二两　鹿茸酒蒸，焙　杜仲去皮炒，断丝　补骨脂炒　桂心不见火　附子炮，去皮脐，各一两　青盐五钱，另研

上为末，酒糊丸如桐子大，每服七十丸，空心嚼胡桃肉，盐酒汤任下。恶热药者，去附子，加肉苁蓉一两。

一方　治五种腰痛。

狗脊　萆薢　菟丝子酒浸三日，焙干，另研，各一两

上为细末，炼蜜丸如桐子大，每服三十丸，用萆薢二两，酒浸三日，取酒服药，空心食前。

荫按：腰痛之证，多由肾脏真阴衰虚，或外风寒之郁遏，或内湿热之流注，以致荣卫不通，故作痛也。若肾脏不虚，则外邪不能袭，内邪不能占，荣卫周流，何痛之有哉！故安肾煨肾，温肾补肾。萆薢、二至诸丸，皆散邪，兼补肾脏真阴衰虚之要药也。

卷七十六

疝 气

论

虞氏论曰：经曰：肾脉大急沉，肝脉大急沉，皆为疝（疝者，寒气结聚所为。脉急者，挟肝邪。脉沉者，在阴分。沉急而大，阴邪盛也。肝肾之脉，络小腹，结于阴器。寒邪居之，故当病疝）。心脉搏滑急为心疝，肺脉沉搏为肺疝（病疝而心脉搏滑急者，寒挟肝邪乘心也。肺脉沉搏者，寒挟肝邪乘肺也）。三阳急为瘕，三阴急为疝（太阳受寒，血凝为瘕。太阴受寒，气聚为疝。凡脉急者，皆邪盛也）。又曰：任脉为病，男子内结七疝（任脉自前阴上毛际，行腹里，故为病如此）。夫所谓七疝者，寒、水、筋、血、气、狐、㿗者是也。

子和曰：寒疝，其状囊冷，结硬如石，阴茎不举，或控睾丸而痛，得于坐卧湿地，或寒月涉水，或冒雨雪，或坐卧砖石，或风冷处使内过劳，宜以温剂下之。久而无子，水疝，其状肾囊肿痛，阴汗时出，或囊肿而状如水晶，或囊痒而搔出黄水，或少腹中按之作水声，得于饮水醉酒，使内过劳，汗出而遇风寒湿之气，聚于囊中，故水多，令人为卒疝，宜以逐水之剂下之。筋疝，其状阴茎肿胀，或溃或脓或痛而里急筋缩，或茎中作痛，痛极则痒，或挺纵不收，或白物如精，随溲而

下，得于房室劳伤及邪术所使，宜以降心之剂下之。血疝，其状如黄瓜在少腹两旁，横骨两端约中，俗名便痈。得之重感春夏大燠，劳动使内，气血流溢，渗入脬囊①，留而不去，结成痈肿。肿少血多，宜以和血之剂下之。气疝，其状上连肾区，下及阴囊，或因号哭忿怒则气郁之而胀。号哭怒罢，则气散者是也。有一治法，以针出气而愈者。然针有得失，宜以散气之药下之。或小儿有此，名曰偏坠，得于父已年老，或年少多病，阴痿精怯，强力入房，因而有子，胎中病也，此疝不治。惟筑宾一穴，内踝上五寸，腨分肉中，灸五壮。狐疝，其状如瓦，卧则入小腹，行立则出小腹入囊中，狐昼则出穴而溺，夜则入穴而不溺，此疝出入往来上下，正与狐相类也。亦与气疝大同小异，宜以逐气流湿之剂下之。㿗疝，其状阴囊肿缒②，如升如斗，不痒不痛者是也。得之地气卑湿所生，故江淮之间，湫塘③之处多有之，宜以去湿之剂下之。女子阴户突出，虽亦此类，乃热则不禁固也。不可便认为虚寒，而涩之、燥之、补之。本名曰瘕，宜以苦下之，以苦坚之。

荩按：子和论七疝病源，至为详悉。但其处方，一以攻下之法为主治，不能使人无疑耳。既曰多由房劳致虚而作，岂可一例施以攻下之法乎。大抵七疝为病，若

---

① 脬（pāo 抛）囊　膀胱。
② 缒（zhuì 坠）　用同"坠"。
③ 湫（qiū 秋）塘　水潭。

非房劳所致，即是远行辛苦，涉水履冰，热血得寒而凝滞于小肠、膀胱之分，或湿热乘虚而流入于足厥阴之经，古方一以为寒，而纯用乌、附等药为治，丹溪先生独断为湿热，此发古人之所未发者也。夫热郁于中，而寒束于外，宜其有非常之痛，故治法宜驱逐本经之湿热，消导下焦之痰血，而以寒因热用之法，立方处治，即邪易伏而病易退也。其攻下之法，愚未敢试而行之，以俟识者再详焉，况叶氏曰：气因寒聚为疝，其名有七，寒、水、筋、血、气、狐、癀是也。初发热，或头疼身热，或憎寒壮热，重者，逆上攻心，疼痛，呕吐，手足冷，脉沉急。必先以祛散寒邪，兼佐疏肝消疝之剂，使邪气伏而病易退也。若按以子和所立攻下之法，恐病未除而先虚元气，其不倾者鲜矣，学者宜致思焉。（痛有定处，即有形之积，非湿热死血而何。若无形之气作痛，则走注满腹而流散遍身矣）

丹溪曰：疝气，睾丸连小腹急痛也。有痛在睾丸者，有痛在五枢穴边者，皆足厥阴之经也。或无形无声，或有形如瓜，有声如蛙，自《素问》而下，皆以为寒。盖寒主收引经络，得寒则引而不行，所以作痛。然亦有踢冰涉水，终身不病此者，无热在内故也。大抵此证，始于湿热在经，郁而至久，又得寒气外束，不得疏散，所以作痛。若只作寒论，恐为未备。其初致湿热之故，盖太劳则火起于筋，醉饱则火起于胃，房劳则火起于肾，大怒则火起于肝，火郁之久，湿气便盛，浊液凝聚，并入血隧，流于厥阴。肝属木，性急速，火性又暴烈，为寒所束，宜其痛甚而暴也，有用川乌头、栀子等分作汤服之，其效亦敏。后因此方随形证加减与之，无不验。盖川乌头治外束之寒，栀子仁治内郁之热也。又有挟虚而发者，其脉不甚沉

紧而豁大无力者是也。其痛亦轻，惟觉重坠牵引耳，当以参术为君，疏[1]导药佐之。盖疏导药即桃仁、山楂、枳实、栀仁、茱萸、川楝、元胡索、丁香、木香之类。宜灸大敦穴，在足大脂[2]爪甲后，一韭叶聚毛间。食积与瘀血成痛者，栀子、桃仁、山楂、枳实、茱萸为末，川流水入姜汁，作汤调服。下部癀气不痛之方，细思，非痛断房事与厚味不可，用药唯促其寿。若苍术、神曲、白芷、山楂、川芎、枳实、半夏皆要药，人视其药，皆鄙贱之物，已启慢心，又不能断欲以爱护其根本，非惟无益，而反被其害者多矣。且其药宜随时月寒热，更按君臣佐使加减。大抵癀疝属湿多，苍术、神曲、白芷、山楂、川芎、枳实、半夏、南星。有热加山栀一两，坚硬加朴硝半两，秋冬加吴茱萸二钱半，神曲糊丸。

叶氏曰：疝病，古方有以为小肠气者，有以为膀胱气者，惟子和、丹溪专主肝经而言，其理大同。盖小肠气，小肠之病。膀胱气，膀胱之病。疝气，肝经之病，三者自是不一。昔人以小肠、膀胱气为疝者，误也。殊不知足厥阴之经，环阴器，抵少腹，人之病此者，其发睾丸胀痛而连及小腹，则疝气之系于肝经也可知矣。且小肠气，俗谓之横弦，坚弦。绕脐走注，少腹攻刺，而膀胱气则在毛际之上，小腹之分作痛，与疝气之有形如瓜，有声如蛙，或上于腹，或下于囊者不同也。但小肠膀胱因经络并于厥阴之经，所以受病连于肝，则亦下控引睾丸为痛。然只是二经之病，不可以为疝也。

李氏曰：疝气本属湿热，标则属寒。盖缘醉饱，劳役，房欲，忿怒动火，火郁

---

① 疏　原作"蔬"，今改。
② 脂　同"指"。

久则生湿，津液凝为痰瘀，流入肝经，肝性急速又暴，为外寒所束，是以痛甚。有专言寒者，论其标耳。大要热者，遇热则发，二便赤涩，小便肛门俱热，外肾累垂，玉茎挺急。寒者，遇寒则发，二便皆利，胁腹清冷，外肾紧缩。又有冷热不调者，外肾、小腹或冷或热，二便或闭，或利，《局方》多以为小肠气、膀胱气。肾气者，亦自其标末而言，其实主于肝也。盖肝环阴器而上入小肠，又肝肠所属于下，与冲任督相附，肾与膀胱为脏腑，其气相通，运为外肾，系于睾丸，此三经相连相会。然肝主经睾丸，虽名外肾，非厥阴环而引之。与玉茎无由伸缩，在女子则为篡户。经云，小腹控睾，引腰脊，上冲心，邪在小肠者，连睾系，属于脊，贯肝肺，络心系，气盛则厥逆，上冲肠胃，熏肝，散于肓结于脐（控，引也。睾，阴丸也。小肠连于小腹，若其邪盛则厥逆，自下上冲心肺，熏于肝胃，引于腰脊下及肓脐睾系之间也。肓者，凡腔腹肉理之间，上下空隙之处，皆谓之肓），及论三脏脉，皆以滑为疝。每云风疝者，非外风也，乃肝木阳脏气动之风。论三阳疝发寒热，言膀胱非受病之处，必传于肝而后为疝。又明堂穴法，治疝皆厥阴部分，可见疝主肝经。小肠，多气少血之经。忿怒忧思起于肝，而心气因之郁结，心与小肠为表里，膜外气聚无出，攻及膀胱，肾纳气，房劳过度，败精蓄为邪水，气滞入里，包络真气，膀胱气胀。然皆肝所主也，所以发病不特外肾小腹作痛，或攻刺腰胁，或游走胸背，或抢心痛或绕脐痛，男子遗精，女子不月，令人羸瘦少气，洒淅寒热，食少呕吐吞酸，久则遂成暴吐，甚则角弓反张，咬牙战汗，冷汗流不止者，难治。疝有睾丸痛者，有连小腹痛者，感冷触怒则块气逆上囊根。心和气平，则块物自循

膋[1] 系归入囊中。癀疝有四种，肠癀即小肠气吊，外肾偏坠肿痒。卵癀玉茎肿硬，引脐绞痛，甚则阴缩肢冷，囊上生疮，或痛，二证出水不止者，死。气癀，素有湿热，因怒激起相火，昏眩手搐如狂，面黑，睾丸能左右相过，气疝饮、萸连栀石丸。寒冷者，五积散、蟠葱散、当归四逆汤、木香匀气散、青木香丸、茱萸内消丸、黑锡丸。水癀，外肾肿大如斗如升，不痛不痒，得于卑湿，五苓散加小茴韭汁丸、单竹叶汤。热者，三白散、橘核散；久者，橘核丸。癀疝之中又有木肾者，有偏坠者。木肾坚硬顽痹不痛，乃心火不降，肾水不温，活肾丸、四制茱萸丸、四炒川楝丸，或单用雄楮树叶，不结子者是，晒干为末，酒糊丸如桐子大，每服五十丸，空心盐汤下。又有跌伤惊气，与败血攻入者，当消瘀血。偏坠肿有大小，偏左，多瘀血、怒火或肾气虚横；偏右，多湿痰食积。是知癀疝证兼七疝，治宜详审，故特细言之。外治摩腰膏。小儿偏坠，牡丹皮散。妇人子宫突出，有寒湿者，泽兰叶散、金液丹。有热则不固者，小柴胡汤合四物汤，加龙胆草、青皮。疝虽湿热，然生于阴，起于下四气，每先伤足三阴部分，所以遇外感而发。风证，小肠阴筋注痛，甚有汗身痛，乌头桂枝汤。有泄者，四君子汤加羌活、附子。寒证，心痛筋缩肢冷，食已则吐，古栀附汤，五积散加吴茱萸、小茴及食盐少许，四制茱萸丸、硫荔丸。暑证，小腹胀急，溺涩，香薷饮加瞿麦、木通。湿证，身重小便不利，大便或溏，五苓散最妙。湿热入里，暴痛难当者，加减柴苓汤、加减八正散。湿盛者，导水丸、三白散或复元通圣散加黑丑。虚者，十味苍柏散。在表有寒热

----

[1] 膋（liáo 疗）　肠部的脂肪。

者，柴胡桂枝汤。七情疝，乍满乍减，湿热者，气疝饮、古萸连丸；寒冷者，蟠葱散、生料木香匀气散。通用五苓散，猪苓、泽泻分阴阳以和心与小肠，白术利腰脐间湿及死血，茯苓利膀胱水，木得桂则枯，故用以伐肝木，风换桂枝；寒加紫苏、生姜、盐少许；暑加白芍药；湿加白术；小肠气加小茴香；膀胱气加金铃子、橘核；肾气加槟榔、木通少许。凡疝痛走注无形，属气痛。有常处有形，乃湿痰、食积、瘀血下聚而成。痰疝，海石、香附二味，姜汁调服。痰饮食积者，守效丸。食积瘀血者，栀桃枳楂散、失笑散。食积挟热者，积疝丸。食积挟虚者，八味茴香丸。虚疝暴痒，四君子汤加川楝子、茴香、枳实、山楂、山栀。按之不痛者，加肉桂、姜汁。按之不定者，用桂枝、乌头、山栀为末，姜汁糊丸，姜汤下，大能劫痛，久者三萸内消丸。凡虚疝，不宜预补。经云：邪之所凑，其气必虚，留而不去，其病则实，必泻其所蓄之热，而后补之。是以诸方多借巴豆气者，此也。虚甚，上为吐逆，下有遗精者危。要知湿热为病，俱宜泻南补北，不可妄用刚剂。久成癥瘕，腹满气积如臂者，白葱散或理中汤加阿魏。腹痛有块加脐傍者，聚香饮子、葫芦巴丸。腹痛有块，附脐下者，金铃丸。欲作奔豚者，茯苓桂甘汤。奔豚疝痛者，大七气汤加炒牵牛，通用二陈汤加姜汁，积加枳实、山楂，热加山栀，痛加橘核，瘀血加元胡索、桃仁，郁加木香、茴香、川楝子，痛甚加乳香、没药、荔枝核。肾大如斗加茴香、青皮、昆布、海藻为丸服。水疝加猪苓、泽泻以逐水。筋疝加黄连、白术、茯苓以降火。血疝合四物汤以调血。不愈，清肝益荣汤，或清暑益气汤。气疝加柴胡、青皮、香附行气。狐疝加青皮、香附、苍术逐水流经，更以蜘

蛛十四枚，桂枝五钱为末，蜜丸，米饮下。㿗疝加白术、苍术、猪苓、泽泻，煎调荔枝散。寒疝加吴茱萸、姜、桂温散。常用辛平破血消痰积之剂，橘核散辛温散气，温散之剂五炒川楝丸、四炒川楝丸、金铃丸、四味茴香散、古元蝎散、辰砂一粒丹、神圣代针散选用。

脉　　法

内经曰：肝脉大急沉皆为疝。心脉搏滑急为心疝。肺脉沉搏为肺疝。又三阳急为瘕，三阴急为疝。又太阴脉滑，则病脾风疝。阳明脉滑，则病心风疝。太阳脉滑，则病肾风疝。少阳脉滑，则病肝风疝。

脉经曰：寸口弦紧为寒疝，弦则卫气不行，卫气不行则恶寒，紧则不饮食。厥阳脉浮而迟，浮则为风，虚迟则为寒疝绕脐痛。若发则自汗出，手足受寒，其脉沉。

脉诀举要曰：疝脉弦急，积聚在里，牢急者生，弱急者死。沉迟浮涩，疝瘕寒痛，痛甚则伏，或细或动。

治湿热疝方

丹溪加减二陈汤　凡治七疝，多用热药而获效者，即《内经》从治之法耳。须用寒凉药监制之，不可纯用大热之剂，如乌头、附子之类。久服多服必变剧不可治矣，但宜以二陈汤为主，佐以诸药。

陈皮去白　半夏洗泡，七次　白茯苓甘草炙　枳实麸炒　橘核　栀子炒　山楂各等分

上锉，水煎，入生姜汁，热辣饮之。如有瘀血作痛者，加玄胡索、桃仁泥。如有气作痛者，加木香、茴香、楝实等药。如六脉沉细，手足厥冷者，加附子、干姜、肉桂之类以佐之。如睾丸痛甚者，加

荔枝核、乳香、没药为细末，调入本方煎内，或另用顺流水调服亦可。如木肾肿大如升斗者，本方去甘草，加海藻、昆布、荔枝核、茴香、川楝等药，为顺流水调服，作丸子亦可。

十味苍柏散 治疝作急痛。

苍术_{盐炒} 香附_{盐炒} 黄柏_{酒炒，以上为君} 青皮 玄胡索 益智 桃仁_{以上为臣} 茴香_{为佐} 附子_{盐炒} 甘草_{以上为使}

上锉，每服五钱，水煎，服后一痛，过则不再作矣。

橘核散 治疝，此方能分湿热寒郁多少，用之甚捷，但亦不可多服久服。

橘核 桃仁 栀子 吴茱萸_{各炒} 川乌_{炮，各等分}

上研，水煎服。

一方 治诸疝，定痛速效。

枳实_{十五个，一作橘核} 山栀子_炒 山楂_炒 吴茱萸_{炒，各等分}

上为末，酒糊丸服，或为末，生姜水煎服，或长流水，空心调下二钱。湿胜，加荔枝核，炮。

又方 治疝痛劫药。

川乌头_{细切} 栀子仁_{炒，各等分}

上为末，用顺流水入姜汁调服，或以白汤丸服，或水煎服亦可，此药神效。盖乌头治外束之寒，栀仁治内郁之热也。

又方 治疝痛。

山楂_{炒，四两} 橘核 茴香_炒 山栀_{炒，各二两} 柴胡 牡丹皮 桃仁_{炒，各一两} 八角茴香_炒 吴茱萸_{炒，各半两}

上为末，酒糊丸如桐子大，每服五十丸，空心盐汤下。

又方 治阳明受湿热，传入太阳，恶寒发热，小腹连毛际间闷痛不可忍者。

山栀 桃仁 枳核_{俱炒} 山楂_{各等分}

上入姜汁，用顺流水荡起，同煎沸，热服。一方，加吴茱萸，治食积与瘀血成痛，及冷热不调，疝气。

一方 定疝痛，诸疝发时用。

海石 香附

上为末，生姜汁入汤调服，亦治心痛。

川楝散 治诸疝，定痛如神。

橘核_炒 川楝肉 山楂_{各一钱半} 香附_炒 青皮_{醋炒} 吴茱萸 玄胡索 小茴香_炒 山栀子_{炒黑} 苍术_{各一钱}

湿胜加荔枝核炒一钱。

上锉，加生姜三片，水煎，食前服。

立效散 治疝，因食积作痛。

青皮_{醋炒，一钱二分} 山楂_{醋炒，一钱半} 小茴香_{盐水炒} 枳实_{麸炒} 苍术_{米泔浸一宿，炒} 香附子 吴茱萸 山栀_{炒黑} 川楝肉_{各一钱}

上锉，加生姜三片，水煎，食前服。

栀附汤 治寒疝入腹，心腹卒痛，及小肠膀胱气疝痛，脾肾气攻挛急，极痛不可忍，屈伸不能，腹中冷，重如石，自汗不止者宜。

山栀仁_{四两半，炒过} 大附子_{一枚，炮熟，锉散}

上每服二钱，水一盏，酒半盏，煎至七分，入盐一撮，温服即愈。

守效丸 治痃疝不痛者要药。

苍术 南星 白芷 山楂_{各一两} 川芎 橘核_{一云枳实，炒} 海石_{各五钱，一方半夏}

上为末，神曲糊丸服。秋冬加吴茱萸，有热加山栀一两，坚硬加朴硝半两，又或加青皮、荔枝核。

活肾丸 治木肾不痛。

苍术 黄柏 枸杞子 滑石_{各七钱} 南星 半夏 山楂 白芷 神曲_{各五钱} 昆布 吴茱萸_{各三钱}

上为末，酒糊丸如桐子大，每服七十丸，空心盐汤下。如热加山栀，寒加附子，气加香附、玄胡索，血加桃仁，气块加姜黄、莪术。

栀桂丸 疝气，按之不痛者属虚。

桂枝 山栀子炒 乌头炮，细切

上为细末，姜汁打糊丸如桐子大，每服四五十丸，白汤下，空心。

葵子汤 治膀胱有热，腹胀，阴囊肿疼，小便不通。

赤茯苓 木猪苓 葵子 枳实麸炒 滑石 瞿麦 木通各一钱 黄芩炒，七分 车前子八分 甘草炙，六分

上锉，加生姜三片，水煎，食前服。

加减柴苓汤 治诸疝，和肝肾，顺气消疝，治湿热之剂。

柴胡 半夏 茯苓 甘草 白术 泽泻 猪苓 山楂 山栀 荔枝核各等分

上锉，每服八钱，加生姜，煎服。

治虚冷疝方

当归四逆汤 治男子妇人疝气，脐下冷痛，相引腰胯而疼。

当归梢七分 附子炒 官桂 茴香炒，各五分 芍药四分 玄胡索 川楝子 茯苓各三分 泽泻二分 柴胡五分

上锉，作一服，水煎，空心服。

葱白散 治一切冷气，及膀胱气发，攻刺疼痛，及妇人产后血气刺痛，皆宜服之。

川芎 当归 枳壳炒 厚朴姜制 木香 官桂 青皮 干姜炮 茴香炒 人参 川楝炒 茯苓 麦芽炒 三棱炮 蓬术醋浸一宿，焙 熟地砂仁炒 神曲 芍药各等分

上咬咀，每服五钱，加葱白二茎，水煎，入盐少许，空心热服。大便秘涩加大黄，溏利加诃子。

吴茱萸汤 治厥疝，腹中冷痛，积气上逆，致阴冷囊寒。

吴茱萸五分 川乌头炮，去皮 细辛各七分半 良姜 当归 干姜炮 官桂各二分半

上锉，作一服，水煎服，日进三服。

木香散 治心疝，小腹痛，闷绝不已。

木香 陈皮各五分 良姜 诃子皮 赤芍药 枳实炒，各二分半 草豆蔻 川芎 黑丑各一分

上锉，水煎温服。

乌头桂枝汤 治风寒疝气，腹中疼痛，手足逆冷；及贼风入腹，攻刺五脏，身体拘急，转侧叫呼，阴缩，悉皆治之。

大乌头一个，用蜜煮熟 肉桂 芍药各三钱三分 甘草二钱半

上咬咀，分为二帖，每帖加生姜五片，枣二枚，入前煮乌头蜜半合同煎，食前服。一方，去乌头用附子，名蜜附汤。

益智仁汤 治疝气痛连小腹，呼叫不已，诊其脉沉紧，是肾积冷所致。

益智仁 干姜炮 甘草炙 茴香炒，各二钱 乌头炮，去皮 生姜各半两 青皮去白，二钱

上咬咀，每服四钱，水煎，入盐少许，空心热服。

玄附汤 治七疝，心腹冷痛，肠鸣气走，身寒自汗，大便溏泄。

木香不见火，半两 玄胡索炒 附子炮，去皮脐，各一两

上咬咀，每服四钱，加生姜七片，水煎温服。

沉附汤 治肾虚无阳，小肠气痛，小腹外肾时冷，兼治湿证。

附子生用 香附各二钱 沉香 荜澄茄 辣桂 甘草炙，各一钱

上作一服，加生姜七片，水煎，空心服。

桂姜汤 治无阳脐冷，疝气，兼治湿证。

辣桂 川白姜 吴茱萸用酒醋浸一宿，焙干，各一钱 良姜 茴香炒 荜澄茄 缩

砂仁　木香　茯苓　益智仁　甘草炙，各八分

上作一服，水煎，食前服。

蟠葱散　治膀胱小肠，寒气攻痛。

玄胡索炒　甘草炙　茯苓各一钱　苍术一钱半　肉桂　丁皮各六分　干姜炮　槟榔各七分　砂仁　蓬术煨　三棱煨　青皮醋炒，去白，各八分

上作一服，加连根葱白一茎，水煎，空心服。

补肾汤　治寒疝入腹，小腹疼痛，时复泄泻，胸膈痞塞。

沉香五分　人参　茯苓　附子炮，去皮脐　黄芪　白术　木瓜各一钱半　羌活　芎劳　紫苏　甘草各一钱

上作一服，加生姜三片，枣一枚，水煎，食前服。呕吐加半夏一钱，生姜七片。

蒺藜汤　治阴疝，牵引小腹痛。诸厥疝，即阴疝也，喜欲房劳，痛不可忍。

蒺藜去刺，炒　附子炮，去皮脐　栀子仁各一钱

上细切，作一服，水煎，食前服，亦治前控睾痛。

香谷散　治小肠气，脐腹疼痛，筋急，阴股中痛，闷晕不省人事。

舶上茴香盐炒　枳壳麸炒，各一两　没药半两

上为细末，每服一钱，温酒调下，不拘时，并进二三服，效。

玄胡索苦楝汤　治脐下冷撮，阴冷大寒。

肉桂　附子各三分　熟地砂仁炒　黄柏引用，各一钱　甘草梢炙，五分　苦楝子　玄胡索各二分

上件都作一服，水四盏煎至一盏，食前服。

川楝散

木香一两　茴香一两，盐一匙，同炒黄色，去盐　川楝子一两，锉碎，用巴豆十粒，打破同炒

上研为细末，每服二钱，空心，食前服。

四味茴香散　治小肠气痛不可忍者。

乌药捣碎，酒浸二宿　高良姜锉　茴香各一两　青皮去白，二两

上研为末，每服二钱，遇发热酒调下。

天台乌药散　治小肠疝气，牵引脐腹疼痛。

乌药　木香　茴香炒　良姜炒　青皮各半两　槟榔三钱　川楝子十个　巴豆十四粒

上先以巴豆打碎，同川楝子用麸炒，候黑色，去巴豆不用，余药同为细末，每服一钱，温酒调下。

木香楝子散　治小肠疝气，膀胱偏坠，久药不效者，服此如神。

川楝子三十个，用巴豆二十个同炒黄色，去巴豆不用，将楝子研为末　草薢半两　石菖蒲炒　青木香炒，各一两　荔枝核炒，二十枚

上研为末，每服二钱，入麝香少许，空心，炒茴香盐酒调下。

三茱内消丸　治疝气，肿胀如石，引脐疼痛，或因肾虚所致者。

吴茱萸汤泡七次　山茱萸去核　橘核炒　川楝肉各二两　食茱萸汤泡　益智仁　小茴香炒　胡芦巴各一两　玄胡索炒　川巴戟各一两五钱

上为末，酒糊丸如桐子大，每服五六十丸，空心，温酒下。

三茱内消丸　治肾虚受邪，结成寒疝，阴囊偏坠，痛引脐腹，或生疮疡，时出黄水。

山茱萸　食茱萸　吴茱萸　桔梗　川乌茴香　蒺藜　青皮　肉桂　川楝各二两　大腹皮　五味子　海藻　玄胡索各三两半　木香一两半　桃仁　枳实　陈皮各一两

上为末，酒糊丸如桐子大，每服三十

丸，空心，温酒下。

茱萸内消丸　治膀胱肾虚受邪，结成寒疝，阴囊偏坠，痛连脐腹，小肠气刺，奔豚，㿗癖等证。

山茱萸　吴茱萸　川楝　马蔺花　茴香青皮　陈皮　山药　肉桂各二两　木香一两

上为末，酒糊丸如桐子大，每服五十丸，温酒盐汤任下。

四制茱萸丸一名夺命丹　治远年近日疝气撮痛，偏坠，肿硬，阴间湿痒，抓成疮癣。

吴茱萸一斤，用酒醋白汤童便各浸四两，过一宿，焙干　泽泻三两

上为末，酒糊丸如桐子大，每服三十丸，空心盐汤下。

四炒川楝丸　治一切疝气肿痛，缩小，久者断根。

川楝肉一斤，分作四份，一份用麸一合，斑蝥四十九粒同炒麸黄，去麸、蝥；一份用麸同巴豆四十九粒；一份用麸同巴戟一两；一份用盐一两，茴香一合。各同炒黄色，去麸、盐、茴香不用，只用川楝肉　木香　破故纸各一两

上为末，酒糊丸如桐子大，每服五十丸，盐汤下，日三服。

五炒川楝丸　治钓肾。

川楝肉五两，一两用斑蝥一个炒，一两用小茴香三钱，盐五分炒，一两用破故纸三钱炒，一两用黑丑三钱炒，一两用白萝卜子、破故纸各一钱同炒

上为末，酒糊丸，酒下。

沉香桂附丸　治中气虚弱甚，脾胃虚寒，脏腑积冷，心胁疼痛，手足厥逆，便利无度，七疝引痛，喜热物熨烫之证。

沉香　附子炮　川乌炮　干姜炮　良姜　官桂　吴茱萸汤泡　茴香炒，各一两

上为细末，醋煮面糊为丸，如桐子大，每服五十丸至七十丸，空心米饮下。

青木香丸　治肾冷，疝气胀疼。

吴茱萸一两，分作二分用，酒醋各浸一宿，焙干　香附子一两　荜拨　青木香各半两

上为末，米糊丸如桐子大，每服七十丸，空心盐汤下。或乳香汤、葱白汤亦可。

丁香楝实丸　治男子七疝，痛不可忍，妇人瘕聚带下，皆任脉所主阴经也，乃肾肝受病，治法同归于一。

当归　附子炮，去皮脐　茴香炒　川楝子各一两

上四味锉碎，以好酒三升，同煮酒尽为度，焙作细末，每药末一两，再入下项药。

丁香　木香各二钱　玄胡索五钱　全蝎十三个，炒

上四味，同为细末，同前药拌匀，酒糊为丸如桐子大，每服二十九至百丸，空心温酒送下。

胡芦巴丸　治大人小儿，小肠盘肠，奔豚疝气偏坠阴肿，小腹有形如卵，上下走痛不定。

胡芦巴炒，一斤　茴香炒，十二两　吴茱萸汤洗，炒，十两　川楝肉炒，十八两　大巴戟去心炒　川乌炮，去皮尖，各六两

上为末，酒煮面糊为丸，如梧桐子大，每服十五丸，空心温酒下。小儿五丸，茴香汤下。一方加黑牵牛。

丹溪胡芦巴丸　治肾气疝。

茴香　破故纸　吴茱萸盐炒，各半两　木香三钱　胡芦巴一两

上为细末，萝卜捣汁丸，盐汤下。

沉香内消丸　治小肠疝气，阴囊肿大，或左右偏，肾结核痛难忍，下元虚冷久不愈者，并宜服之。

沉香　木香各半两　胡芦巴酒浸　小茴香炒，各二两

上为细末，酒糊为丸，如桐子大，每服五七十丸，空心盐汤或酒任下。

金铃丸　治膀胱肿痛，及小肠气，阴

囊肿，毛间水出。

金铃子肉五两，即川楝子 马蔺花炒 茴香炒 海蛤 海带 破故纸 菟丝子各三两 木香 丁香各一两

上为末，面糊丸如桐子大，每服五十丸，温酒盐汤任下。

茴香楝实丸 治阴疝痛不可忍，及小肠气痛。

川楝子炒 茴香炒 山茱萸 食茱萸 青皮 陈皮 马蔺花醋炒 芫花各等分

上为细末，醋糊丸如桐子大，每服三十丸，空心温酒送下。量人虚实加减丸数，以利为度。

大小茴香丸 治远年近日一切疝气。

吴茱萸 八角茴香 小茴香 川楝子 花椒各一两 青盐半两

上为细末，以连根葱头入酒，同药捣成饼，晒干，糯米半升，同药饼用文武火炒黄色，研为末，酒糊为丸如桐子大，每服一百丸，空心温酒盐汤任下。忌发气之物。

八味茴香丸 治疝如神。

茯苓 白术 山楂 八角茴香 吴茱萸 荔枝核各一两 枳壳八钱 橘核三两

上为末，蜜丸如弹子大，每细嚼一丸，姜汤下。

硫荔丸 治疝气上冲，筑塞心脏欲死，手足厥冷者，其效如神。

硫黄不拘多少，火中溶化，即投水中，出毒，研细 荔枝核炒焦黄 陈皮各等分

上为末，饭丸如桐子大，每服十四五丸，酒下。其痛立止。如自觉痛甚不能支持，加用五六丸，再不可多。

四神丸 治肾冷，疝气胀不已。

吴茱萸拣净一斤，分二份，用老酒、米醋各浸一宿，焙干 荜澄茄 青木香各半两 大香附子杵净，一两

上为末，米糊丸如桐子大，每服七十

丸，空心，盐汤下。或乳香葱白汤亦可。

四神丸 治疝气，食入则痛，食消则已，此脾肾两脏虚寒也。余族祖一人，年七十余，患此甚苦，每日只饮米汁，食少进则痛不可忍。余用此药，令日进二三服，七八日痛止，五月后全愈。

肉豆蔻 破故纸各四两 吴茱萸 木香各二两

上为末，用生姜煮枣肉为丸如桐子大，每服七八十丸，空心，食前盐汤下。

辰砂一粒丹 治一切厥心痛，小肠膀胱痛不可止。

附子一两，炮 郁金 橘红等分

上为末，醋糊丸如酸枣大，以朱砂为衣，每服一丸，男子酒下，妇人醋汤下。服罢，又服神圣代针散。

神圣代针散

乳香 没药 当归 香白芷 川芎各半两 蚖青① 一两，去翅足，即青红娘子

上为细末，更研，每服一字，病甚者半钱。先点好茶一盏，收撒药末在茶上，不得吹搅，立地细细急呷之。心惊欲死者，小肠气搐得如角弓，膀胱肿硬，一切气刺虚痛，并妇人血癖，血迷，血晕，血刺冲心，胎衣不下，难产，但一切痛疾，服之有大神效，只是要详疾证用药。

元蝎散 治小肠疝气。

元胡索盐炒，五钱 全蝎一钱

上为末，每服一钱，酒调服。

荔核散 治肾大如斗，三剂除根。

荔枝核 茴香 青皮等分

上锉散，炒令黄色，勿焦，倾地上出火毒，为末，每服二钱，酒调下②。

马功散 治寒疝。

黑牵牛头末，一钱 小茴香二钱半 木

---

① 蚖青 "蚖"原作"元"，今改。按蚖青为地胆的别名。

② 调下 二字原脱，据文义补。

香一钱

上共为末，每服三钱，姜汁调下。

青木香丸

黑牵牛炒取头末，二两　槟榔二两，粟米饭
裹煨，去饭　青木香半两　破故纸炒　荜澄
茄各二两

上为末，水煮稀糊丸如桐子大，每服
三十丸，熟水下。

荡疝丸

黑牵牛取头末　破故纸炒　小茴香炒
川楝子去核，炒，各一两　青皮　陈皮各三钱
莪术　木香各四钱

上为末，酒糊丸如桐子大，每服五十
丸，空心温酒下。

神妙丸　治疝气，小肠气，膀胱气，
盘肠气，水肾气，偏坠。

硫黄溶化，倾入水中，捞起研细末，三分
荔枝核打碎，炒黄色，一钱半　川芎盐水煮，捞
起切片，五分　大茴香一钱半　吴茱萸盐酒炒
木香　沉香　乳香　橘核各一钱

上为末，酒糊丸如桐子大，每服五十
丸，空心米汤下，酒亦可。

三香酒　治偏坠气极痛者，一服即
愈。

南木香　小茴香　八角茴香　川楝肉
各三钱

上合作一服，锅内炒至香，入连须葱
白五根，用水一碗淬入锅内，以碗罩住，
候煎至半碗取，去粗，加好酒半碗合和，
入炒盐一茶匙，空心热服，神效。

猪脬丸　治诸疝，除根。

用黑雄猪腰子一对，不见水，去膜切
碎，以大小茴香末各二两，同猪腰拌匀，
再以前猪尿脬一个，入腰子于内，扎定，
用酒三碗，于砂锅内悬煮至半碗，取起焙
干为末，将余酒打糊丸如桐子大，每服五
十丸，温酒下。

竹茹汤　治交接劳复，卵肿腹痛欲
绝。

用竹茹一两，水煎浓汁，服之。

治气疝方

聚香饮子　治七情所伤，遂成七疝，
心腹胀痛，引腰连胁，不可俯仰。

檀香　木香　乳香　沉香　丁香　藿
香各一钱　川乌炮　延胡索炒　桔梗炒　桂
心　片姜黄　甘草各五分

上作一服，加生姜三片，枣一枚，水
煎，食前服。

气疝饮

黄连用吴茱萸水浸，炒，一钱　人参　白
术各七分　白芍药　陈皮各五分　甘草二分

上加生姜三片，水煎服。

木香导气丸　治男子小肠气肚痛，一
切气积，以补下元虚冷，脾胃不和，并宜
服之。

木香　八角茴香　乳香　川楝子　丁
香　香附子　破故纸　胡芦巴　荆三棱
甘草各一两　杜仲二两

上为细末，酒糊丸如桐子大，每服三
十丸，加至五十丸，空心温酒或盐汤下，
日进三服。

立效散　治疝气。

川芎　川楝子　青皮去白　舶上茴香
黑牵牛炒　桃仁各一两

上为末，每服二钱，无灰酒一盏，煎
七分，温服。

失笑散　治小肠气痛，及妇人血气痛
欲死者。

五灵脂　蒲黄炒，各等分

上为末，每服二钱，先用醋一合，熬
药成膏，水一盏，煎服。

治积疝方

积疝丸

山楂一两　茴香　柴胡各二钱　牡丹皮

一钱

上为末，酒糊丸如桐子大，每服五六十丸，盐汤下。

茴香散 治膀胱气痛

茴香 金铃子肉 蓬术 三棱各一两 甘草炙，半两

上为细末，每服二钱，食前热酒调下。

丹溪方 一人疝痛作，腹内块痛止，疝痛止，块痛作。

三棱 蓬术醋煮 炒曲 姜黄 南星各一两 山楂二两 木香 沉香 香附各三两 黄连用茱萸炒，五钱 萝卜子 桃仁 山栀 枳核炒，各半两

上为末，姜汁蒸饼为丸服。

十补丸 治小肠寒疝，膀胱伏梁奔豚，疝气等证。

附子一两，用防风一两，锉如黑豆大，盐四两，黑豆一合，炒附子裂，去诸药，留附子，去皮尖 胡芦巴 木香 巴戟去心 川楝子炮，去油 官桂去皮 延胡索 荜澄茄 舶上茴香炒 破故纸炒，各一两

上为末，用糯粉酒打糊丸如桐子大，辰砂为衣，每服五十丸，空心酒下。妇人醋汤下。加益智子亦可。

狼毒丸 治七疝，久而不愈，发作无时，脐腹坚硬，刺痛不已。

芫花醋炒 狼毒炒 川乌炮，去皮脐，各一两 全蝎去毒，九枚 三棱 干姜炮 椒红炒 没药 鳖甲醋煮 干漆炮烟尽，各半两

上为末，醋糊丸如桐子大，每服四十丸，空心，姜汤温酒任下，甚者以盐半斤炒极热，以故帛包熨痛处。

治㿗疝方

橘核丸 治四种㿗疝，卵核肿胀，偏有大小，或坚硬如石，或引脐腹绞痛，甚则肤囊肿胀，或成疮痈溃烂，轻则时出黄水。

橘核 海藻 昆布 海带 桃仁 川楝子各一两 厚朴 玄胡索 枳实 桂心 木香 木通各五钱

上为末，酒糊丸如桐子大，每服六十丸，温酒盐汤任下。如虚寒加川乌；肿久不消，加硇砂少许。有热气滞，加黑丑、大黄。

海藻溃坚丸 治木肾如斗，结硬如石。

海藻洗 昆布洗 川楝子去核 吴茱萸汤泡七次，各一两 木香 荔枝核炒 青皮醋炒 玄胡索炒 肉桂炒，各五钱 小茴香五钱 海带洗 橘核炒 桃仁麸炒，去皮尖，各一两 木通七钱

上为末，酒糊丸如桐子大，每服六七十丸，空心，盐汤酒任下。

马蔺花丸 治七疝㿉气，及妇人阴㿉坠下，小儿偏坠等证，无有不效者。

马蔺花醋炒 川楝子 橘核 海藻 海带 昆布以上俱用酒洗 桃仁去皮尖，各一两 厚朴姜制 木通 枳实炒 玄胡索 肉桂 木香 槟榔各半两

上为细末，酒糊丸如桐子大，每服五七十丸，或酒或姜盐汤下。如脉沉细，手足逆冷者，加川乌头五钱。

丹溪方 治㿉疝。

南星 山楂 苍术各二两 白芷 半夏制 枳核 神曲各一两 海藻 昆布各半两 玄明粉 吴茱萸各二钱

上为末，酒糊丸服。

又方 治木肾不痛。

枸杞子 南星 半夏 黄柏酒炒 苍术盐炒 山楂 白芷 神曲炒 滑石炒 昆布 吴茱萸

上为末，酒糊丸如桐子大，每服七十丸，空心，盐汤下。

又方 治木肾。

楮树叶又云杨树雄者，晒干为末，酒

糊丸如桐子大，每服五十丸，空心盐汤下。

丹溪方　下部癞气不痛之方，细思，非痛断房事与厚味不可，用药惟促其寿。若苍术、神曲、白芷、山楂、川芎、枳实、半夏皆要药，人视其药，皆鄙贱之物，以启慢心，又不能断欲以爱护其根本，非徒无益，而反被其害者多矣。且其药宜随时月寒湿，更按君臣佐使加减。大抵癞疝属湿多。

苍术　神曲　白芷　山楂　川芎　枳实　半夏　南星

上为末，神曲糊为丸服。有热加山栀一两，坚硬加朴硝半两，秋冬加吴茱萸二钱半。

海蛤丸　治癞疝。

海蛤醋淬三次　当归　海金砂　腻粉　硇砂各一钱　海藻　粉霜各五分　水蛭二十一条，炒　青黛　滑石　乳香各一钱　朱砂二钱，另为末　地龙二十一条，去头足

上为细末，盐水煮面糊为丸，如小豆大，朱砂为衣，每服十丸，空心煎灯心汤下之。小便下冷脓恶物乃效。却以黄连、紫河车、板蓝根各二钱，煎汤漱口，以固牙齿，去板蓝根，加管仲。

地黄膏子丸　治男子妇人脐下奔豚气块，小腹疼痛，卵痛即控睾相似，渐成肿阴，阴痛上冲心腹不可忍者，宜服此药。

血竭　沉香　木香　莪术炮　玄胡索　蛤蚧　人参　当归　川芎　川楝　续断　白术　全蝎　茴香炒　柴胡　吴茱萸　没药以上分两不定，随证加减用之

气多者加青皮，血多者加肉桂。

上为细末，地黄膏子丸如桐子大，每服二十丸，日加一丸，至三十丸。空心温酒下。

安息香丸　治阴气下坠，痛胀，卵核肿大，坚硬如石，痛不能忍者。

玄胡索炒　海藻洗　昆布洗　青皮去白　茴香炒　川楝子去核　马蔺花各一两半　木香半两，不见火　大戟酒浸三宿，切片，焙干，三钱半　没药一钱半，另研　麝香一钱，另研

上为细末，另将硇砂、真阿魏、真安息香三味各二钱半，用酒一盏，醋一盏，淘去砂石，另用酒醋合一盏，熬成膏子，和丸如绿豆大，每服十丸至十五丸，空心用绵子灰调酒下。

大戟丸　治阴癞肿胀，或小肠气痛。

大戟去皮，锉碎，炒黄，半两　胡芦巴炒，四两　木香一两　川楝子五两　附子炮，去皮脐　茴香　诃子煨，去核　槟榔半两　麝香另研，半两

上为细末，独取川楝，以好酒二升，葱头七枚，长三四寸，煮川楝软，去皮核取肉，和上件药，杵丸如桐子大，空心温酒下十丸。潮发疼痛，炒姜热酒下十五丸。

抵圣丸　治阴癞肿满，赤肿，大便秘，欲饮水，按之脐腹痛者，下之。

续随子　薏苡仁　郁李仁　茵芋　白牵牛略炒，各一钱

上为末，滴水丸如桐子大，每服五丸，用《博济方》香姜饮咽下，黄昏服，五更利，下恶物，效。

外 治 方

五叶散　洗疝痛立效。

枇杷叶　野紫苏叶　椒叶　苍耳叶　水晶蒲桃叶

上不拘多少，量水煎汤，浴洗。

绵包取汗法　治偏坠。

用干姜、桂各一两为末，以绵一两，水三大碗同煮二十余沸，起，晒干，又煮，水尽为度，用干绵包阴丸，汗出数次，渐愈。

雄黄散　治阴肿大如斗，核痛，人所

不能治。

雄黄一两，研　矾二两　甘草生，半两

上锉散，以水五升，煎洗。

失笑散　治肾肿。

荆芥穗一两　朴硝二两

上为粗末，萝卜、葱同煎汤，淋洗。

一方　治阴疝或偏坠，大小子痛欲死者。

木鳖子一斤，取肉醋磨　黄柏末　芙蓉叶末

上调敷核上，痛即止。

一方　治外肾肿痛。

大黄末，醋和除之，干即易之。

一方　治男子阴肿大，如升核痛，人所不能治者。

捣马鞭草涂之。

一方　治男子阴肿，大如斗者，核痛，人所不能治者。

蔓菁根，捣，敷之。

伏龙肝撒法　土足以防水，燥足以胜湿，治水疝亦良。

即灶心土为细末，撒之肾囊①。

一方　治肾囊湿疮。

密陀僧　干姜　滑石

上为末，擦囊上。

又方

吴茱萸　樟脑　蛇床子各半两　寒水石三钱　轻粉十盝②　黄柏　硫黄　白矾　槟榔　白芷各二钱

上为末，先用吴茱萸煎汤洗，后以麻油调擦。

又方　治肾上风湿疮，及两腿。

全蝎　槟榔　蛇床子　硫黄各一钱

上为细末，用麻油调入手心擦热，用手抱囊一顷，次擦药两腿上。

按摩法　治外肾因扑损而伤，睾丸偏大，有时疼痛者，中有瘀血，名曰血疝。

于夜分之时，自以一手托其下，一手按其上，由轻至重，丸弄百回，弥月③之间，瘀血尽散，陈气皆行，诚妙术也。虽年深日久，无不愈之。

治女疝方

泽兰叶散　治妇人寒湿，或服水银以致子宫翻出，肿湿及风虚劳，冷气攻心，腹疼痛，肢节拘急，体瘦无力，经候不调，饮食减少。

泽兰叶二两　牡丹皮　柏子仁　赤芍药　续断各五钱　当归　玄胡索　桂心　附子　牛膝　川芎　桃仁　干漆　琥珀　没药　木香各三分　麝香一分

上为末，每服二钱，温酒调服。

治小儿疝方

牡丹皮散　治小儿外肾偏坠。

牡丹皮　防风各等分

上为末，每服二钱，温酒或盐汤调服，外用盐汤洗之。

木香补肾丸

淮生地四两，酒煮捣膏　菟丝子　肉苁蓉　黄精　黑枣肉　牛膝　蛇床子微炒　茯苓　远志各一两二钱　当归身二两四钱　丁香三钱　大茴香　木香各六钱　枸杞子一两五钱　巴戟　杜仲各一两　青盐五钱　人参五钱

上为丸，如桐子大，空心服之效。

---

① 肾囊　"囊"字原脱，据文义补。
② 盝（lù 录）　古代一种小盒子。
③ 弥月　满月。

卷七十七

脚 气

论

论曰：脚气之疾，《内经》名为厥病，至汉名为缓风，宋齐之后，始谓之脚气。名虽不同，其实一也。所得之由，皆由脾肾两经虚弱，坐卧行动之间，为风寒暑湿之气所干，流注而成。得此病之始，多不令人便觉，会因他病，乃始发动，或奄然大闷，经三两日方觉之，先从脚起；或缓弱疼痹，行起忽倒；或两胫肿满，或足膝枯细；或心中忪忡，小腹不仁，大小便秘涩；或举动转筋，骨节痠疼；或恶闻食气，见食吐逆；或胸满气急，壮热增寒①。传足六经，外证与伤寒类焉，但卒然脚痛为异，而其为候也不一，治法当究其所自来。若寒中三阳，所患必冷；暑中三阳，所患必热。脉浮而弦者，起于风；濡而弱者，起于湿；洪而数者，起于热；迟而涩者，起于寒也。风者汗之，湿者燥之，热者清之，寒者温之。又当随四时表里虚实而治之，切不可用补剂及汤淋洗，此医家之大戒也。盖补则气实，多致不救；洗淋则邪毒入内，亦难治矣。治之不早，使毒气入腹冲心，攻筑作痛，喘满上气，呕吐异常，此则渐致倾危，其可忽也。

东垣曰：脚气之疾，实水湿之所为也。盖湿之害人，皮肉筋脉而属于下。然亦有二焉，一则自外而感，一则自内而致，其治法自应不同，故详而论之。其为病也，有证无名。脚气之称，自晋苏敬始，关中河朔无有也，惟南方地下水寒，其清湿之气中于人，必自足始，故经曰：清湿袭虚，则病起于下。或者难曰：今兹北方，其地则风土高寒，其人则腠理致密而亦有此疾者，是岂地湿之气，感之而为也。答曰：南方之疾，自外而感者也。北方之疾，自内而致者也，何以言之？北方之人常食潼乳，又饮酒无节，过伤而不厌。潼乳之为物，其形质则水也，酒醴亦然，人之水谷入胃，胃气蒸腾，其气与味，宣之于经络，化之为血气，外荣四肢，内注五脏六腑，周而复始，以应刻数焉，是谓天地之纪，此皆元气充足，脾胃之气无所伤而然也。苟元气不充，则胃气之本自弱，饮食既倍，则脾胃之气有伤，既不能蒸化所食之物，其气与味，亦不能宣畅旁通，其水湿之性，流下而致之，其自外而入者止于下，胫肿而痛。自内而致者，乃或至于手节也。经曰：足胫肿曰水。太阴所至，为重跗肿，此但言其自外者也。所治之法，前人方论备矣。自内而治者，治法则未有也。杨大受云：脚气是为壅疾，治以宣通之剂，使气不能成壅也，壅既成而盛者，砭恶血而去其重势。经曰：蓄则肿热，砭刺之后，以药治之（致，音稚，密也。砭，音贬，石针也。

---

① 增寒 憎寒。增通憎，厌恶。

以石刺病也。《山海经》：高氏之山多针石）。又曰：北方地高陵居，风寒冷冽，其俗饮湩酪而肉食，凡饮湩酪以饮多饮速者为能。经云：因而大饮则气逆。又云：食入于阴，长气于阳，今阳反行阴道，是为逆也。夫乳酪醇酒者，湿热之物，饮之属也，加以奉养太过，亦滋其湿，水性润下，气不能响（许御切，音昫，气以温之也），故下注于足胫，积久而成肿痛，此饮食下流之所致也。刺志论云：谷入多而气少，得之有所脱血，湿居下也，况湩酪醇酒之湿热，甚于谷者也。至真要大论云：太阴之胜，火气内郁，流散于外，足胫跗①肿，此之谓也。故饮入于胃，游溢精气，上输于脾，脾气散精，上归于肺，通调水道，下输膀胱，水精四布，五经并行，合于四时、五脏阴阳，揆度以为常也。若饮食自倍，肠胃乃伤，则胃气不能施化，脾气不能四布，故下流乘其肝肾之位，注于足胫，加之房事不节，阴盛阳虚，遂成痼疾。

葂按：李东垣论南方脚气，外感清湿作寒治；北方脚气，内伤酒乳，作湿热治，此实前人之未发者，后学疑之，遂成南北二派。以理论之，不必以南北分寒热。凡外感寒湿者，皆属寒湿，不必南方为然。凡内伤酒乳者，皆属湿热，不必北方为然，但随脉证及询其病之由来，察其得之寒热，临证立方施治可也。

葂又按：孙真人云，古人少有此疾，自永嘉南渡，衣冠之人多有之，皆湿郁于内所致也。故凡四时之中，皆不得久坐、久立湿冷之地，亦不得因酒醉汗出脱衣洗足，当风取凉，皆成脚气。若暑月久坐、久立湿地，则湿热之气蒸人经络，病发必热，而四肢皆痠疼，烦闷跗肿，寒热，此又山野农夫多有之，以久湿伤于外也。若冬月久坐、久立湿冷之地者，则湿冷之气，上入经络，病发则四肢皆酷冷转筋，世有勤工力学之士，久坐久立于湿地，冷风乘入经络，不觉成病也。若欲使之不成病者，初觉则灸患处二三十壮则愈，不复发矣。又经云：当风取凉，醉以入房，能成此病。又云：妇人产后取凉，多有此疾，深宜慎之。《内经》论南方者，其地下水土弱，雾露之所蒸也，江东岭南，大率如此，春夏之交，山林蒸郁，风湿毒气为甚，足或感之，遂成瘴毒脚气。其候则脚先屈弱，渐至痹疼，胫微肿，小腹不仁，头痛心烦，痰壅吐逆，时作寒热，便溲不通，甚者攻心而势逆，治之诚不可缓。支法存所以留意经方，偏善此术者，岂非江左岭表，此疾得之多欤。（支法存、仰道人，晋之名医也）

东垣云：《外台》所录，皆谓南方卑湿雾露所聚之地，其民腠理疏，阳气不能外固，因而履之则清湿袭虚，病起于下，此因血虚气弱，受清湿之邪气，与血并行于肤腠，邪气盛，正气少，故血气涩，涩则痹。虚则弱，故令痹弱也，后人名曰脚气。初觉即灸患处二三十壮，以导引湿气外出，及饮醪醴，以通经散邪所制之方，寒药少，热药多，多用麻黄、川乌、姜附之属。《内经》云：湿淫于外，以苦发之，麻黄苦温，发之者也；川乌辛热，走而不守，通行经络；姜附辛甘大热，助阳退阴，亦能散清湿之邪。又察足之三阴三阳，是何经络所起，以引用药为主治，复审六气中何气当之，治以佐使之药。孙真人云：医者，意也，随时增损，初无定方，真知言哉。《千金》云：脉大而缓，宜服续命汤二剂，立瘥。若风盛，宜作越婢汤加白术二两。若脉浮大而紧转骇②，

---

① 跗　原作"腑"，据文意改。
② 骇（yǎng 痒）　跳跃自扑状。

宜作竹沥汤，此最恶脉也；若细而驶者，亦恶。脉微而弱，宜服风引汤，此人脉多是因虚而得之。若大虚短气力乏，可间作补汤，随病冷热而用之，若未愈，更服竹沥汤即止。竹沥汤若不及热服，辄停在胸膈，更为人患，每服当使极热。若服竹沥汤得下者，必佳也。若加服数剂，病及脉势未折，而苦胀满者，可以大鳖汤下之。汤势尽而不得下，可以汤为丸，助汤令下，下后更服竹沥汤，令脉势折，将息料理乃佳。

活人云：治脚气属冷者，小续命汤煎成，旋入生姜自然汁，服之最快。

丹溪曰：脚气须用升提之药，提起其湿，随气血用药。治湿治气，使痛除肿退即罢药。如脚气冲心，宜四物汤加炒黄柏，再于涌泉穴用附子末津唾调敷，上以艾灸泄引热下。湿热，食积痰流注者，用苍术、黄柏、防己各一两，南星、川芎、白芷各七钱，犀角、槟榔各一两为末，酒糊丸。肥人加痰药，血虚加牛膝、龟板。转筋皆属血热，四物汤加酒芩、红花；若筋动于足大指，上至大腿，近腰结住，此因奉养厚又为风寒而作，必加苍术、南星，以疏其邪。

心法附录曰：脚气有湿热，有食积流注，有风湿，有寒湿。胜湿以苍术、白术、防己、川芎为主，或六物附子汤，或当归拈痛汤。脚气气郁甚者，舟车丸、除湿丹。有饮者，东垣开结导饮丸。脚气解表用麻黄左经汤等药，随经选用。有兼痰气寒湿者，五积散加木瓜。若双解，以大黄左经汤、东垣羌活导滞汤。若理血，以八味丸，或四物加羌活、天麻，又或四物加黄柏、南星，或健步丸。若疏风养血，用独活寄生汤最效。春夏气溢，肿而痛者，用香苏散加五加皮、木瓜、槟榔、川楝子。热而红肿者，败毒散加木瓜、苍术。秋冬以后用五积散加木瓜、牛膝、槟榔、吴茱萸。

戴氏曰：脚气逼肺喘嗽，宜小青龙汤，入槟榔煎服；喘急者，此系入腹，用苏子降气汤；畏食者，平胃散加木瓜；呕逆，加陈皮、半夏、茯苓、藿香。日久不愈，脚胫枯细，或寒或热，或冷或痒，或一脚偏患软弱颤曳，状如偏风者，小续命汤加木瓜或独活寄生汤。脚心肿痛，用大圣散入木瓜、豆淋酒调服一钱，仍用川椒、白芷、草乌煎汤洗，切不可令下及妄用寒药，得温则消散矣。

叶氏曰：脚气始发甚微，病者多不自觉，亦有觉而自谓病小，隐忍冀瘥，及至日积月累，病势渐深，或入心则恍惚谬妄，呕吐不食，或入肾则腰脚肿，小便不通，冲胸喘急，即求救治，遂难措手。正谓脚气为危疾者，多坐夫不早治之故也。《千金方》云：病者初觉，便灸所患处二三十壮，则愈。《针经》曰：有道以来，必有道以去。灸之，导引其湿热外出，此良法也。又加湿气壅滞，不得消散者，非下之不可。蓄热肿盛者，必寒凉乃宜，若所谓切不可令下，及妄用寒药者，自相矛盾矣。予观此二者，皆不可偏废，但要量病施治，毋得执疑一说也。又曰：《活人书》云，脚气最忌补剂及汤淋洗。殊不知人之元虚，得此疾作，则气血日衰，必使发无休息，不加滋补，其病何愈。外感湿气淋渫，恐助湿邪，若内受湿气不能外达，则洗之以开导其壅，泄越其邪也，治者须参此意。

楼氏曰：南方忌洗，北方宜洗。

李氏曰：脚气须分干湿。湿者，筋脉弛长而软，或浮肿，或生疮，谓之湿脚气，宜利湿疏风。干，即热也。干者，筋脉蜷缩挛痛，枯细不肿，谓之干脚气，宜润血清燥。内因好食乳酥醇酒，湿热下流肝肾，加之房劳，故富贵之人，亦有脚疾。外因久坐、久立湿地，或贫苦跋涉，山溪瘴毒，夏月则感湿热之气，发则四肢多热。冬月则感湿冷之气，发则四肢多冷。加以当风取凉，汗出洗足，醉后入房，故成此疾。外感止于下胫肿痛，内伤或至手节周身。初起察其起处，隔蒜灸之最妙。湿胜则肿，除湿汤加槟榔、防己；胫肿者，红花苍柏丸。肥人加痰药。赤裂肿痛甚者，用甘遂为末，水调敷肿处，另用甘草，煎汤，服之立消。或败毒散加苍术、大黄搜风顺气丸。湿兼寒则痛，五积散、不换金正气散、附子六物汤、胜骏丸。湿兼风则走注不常，乌药顺气散、地仙丹。甚者，用赤芍、草乌等分，酒糊丸服以劫之。挟瘀血者，复元通圣散合消风散。湿兼热则肿痛异常，加味苍柏散、二炒苍柏散、清燥汤。食积，湿痰下注者，槟榔苍柏丸。软痹者，乃膏粱火乘肝肾，以致血气涩则痹厥不仁，虚则软缓无力或麻木不举，三妙丸、搜风顺气丸。然肾主骨，虚则骨软。阳虚，附虎四斤丸。阴虚，虎潜丸、肾气丸。脚软筋痛者，大补阴丸去地黄，加白芍药、知母、甘草，倍牛膝。肝主筋，虚则脚膝顽麻，养真丹。肝肾脾俱虚者，五兽三匮丹。凡湿气在下，随气血痰药中，加防风、苍术升提其湿。冲心则恍惚，呕吐不食，脉乍大乍小者死，宜木香流气饮、苏子降气汤吞养正丹。有火者，四物汤加黄柏以降之，再用附子末，津调涂涌泉穴，引势下行。入腹不仁，喘急欲死者，木萸散。腹胀烦躁者，松节汤。入肺喘咳，小青龙汤加槟榔。入肝，头目昏眩，喘满逼促，乌药平气散。入肾，腰脚肿胀，小便不利，目额皆黑，左尺绝者死，牛膝散加大黄救之。如少阴肾气入心，乃水克火也，急宜八味丸救之。有脚气寒热，足肿，心烦体痛垂死者，杉节汤。不食，加砂仁、青皮、木

瓜，外用桃、柳、桑、槐、楮五枝，煎汤洗之。消肿住痛，须先吃酒三五杯，最忌热药蒸泡，恐逼邪入经络。故治脚气，以疏通气道为佳。湿热流注三阴经络，火郁成毒，肿上于三阳，寒热呕恶，身痛且重者，左经汤主之，或香苏散加木瓜、槟榔。七情，再加五加皮、木香。痛，加赤芍药、忍冬藤、当归。三阴里证，胸满怔忡，遍体转筋，二便闭涩或自利者，羌活导滞汤、除湿丹、导水丸、搜风顺气丸。挟痰者，三花神佑丸。挟食积者，开结导饮丸。里虚者，独活寄生汤、换腿丸。表里兼见者，左经汤加大黄。脚跟痛有血热者，四物汤加知母、黄柏、牛膝。有痰者，加木瓜或开结导饮丸。脚转筋有血热者，四物汤加酒芩、红花。有筋动于足大指，上至大腿近腰结子者，此奉养厚，因风寒而作，又当加苍术、南星。感湿者，除湿丹，常用松节二两，乳香一钱，慢火焙存性，为末，每一钱木瓜煎酒调服。有踝上生一孔，约深半寸，至下半日疼异者，此湿毒注成漏也，用人中白炙出水，滴入疮口，其痛遂减，不数日即愈。

荫按：虞氏曰：病有内外之殊，治无表里之异，宜通用苍术、白术之类，以治其湿。知母、黄柏、黄芩之类，以去其热。当归、芍药、生地黄之类，以调其血。木瓜、槟榔之类，以行其气。羌活、独活，以利关节而散风湿。兼用木通、防己、川牛膝之类，引药下行及消肿去湿，以为此证，大法不过如此。东垣曰：湿淫所胜，治以苦温，以苦辛发透关节，胜湿为佐，以苦寒泄之；流湿清热为臣，故立当归拈痛汤治之，其效捷于影响，学者更宜详究焉。

脉　　法

脉弦者，风。濡弱者，湿。洪数者，

热。迟涩者，寒。微滑者，虚。牢坚者，实。结则因气，散则因忧，紧则因怒，细则因悲。

脉诀举要曰：脚气之脉，其状有四，浮弦为风，濡弱湿气，迟涩因寒，洪数热郁，风汗湿温，热下寒熨。

治脚气邪注各经方

麻黄左经汤　治风寒暑湿流注足太阳经，腰足挛痹，关节重痛，憎寒壮热，无汗恶寒，或自汗恶风，头痛眩晕等证。

麻黄去节　干葛　细辛　白术米泔浸　茯苓　防己　桂心不见火　羌活　甘草炙　防风各等分

上锉为末，每服四钱，加生姜三片，大枣一枚，水煎，空心服。自汗，去麻黄，加肉桂、芍药；重者，加白术、陈皮；无汗，减桂，加杏仁、泽泻，并等分。

半夏左经汤　治足少阳经为风寒暑湿流注，发热，腰胁疼痛，头目眩晕，呕吐不食。

半夏汤洗七次　干葛　细辛　白术　麦门冬去心　茯苓　桂心不见火　防风　干姜炮　黄芩　柴胡　小草即远志苗　甘草炙，各等分

上㕮咀，每服四钱，加生姜三片，枣一枚，水煎，空心热服。热闷，加竹沥；喘急，加杏仁、桑白皮。

大黄左经汤　治风寒暑湿流注足阳明经，使脚痛赤肿，痛不可行，大小便秘，或恶闻食气，喘满自汗。

细辛去苗　茯苓　羌活　大黄蒸　甘草炙　前胡　枳壳去穰，麸炒　厚朴去皮，炒　黄芩　杏仁去皮尖，另研，各等分

上㕮咀，每服四钱，加生姜三片，枣一枚，水煎，空心热服。腹痛，加芍药；秘结，加阿胶；喘急加桑白皮、紫苏；小

便涩少，加泽泻；四肢疮痒浸淫，加升麻并各等分。

大料左经汤　治风寒暑湿流注三阳经，腰足拘挛，大小便秘涩，喘满烦闷，并皆治之。

麻黄去节　干葛　细辛　厚朴姜汁炒　茯苓　防己　羌活　枳壳麸炒　防风　麦门冬去心　黄芩各一钱　桂心　柴胡　半夏汤泡七次　小草　白姜　甘草炙，各五分。原方以上各等分

上锉，加生姜三片，枣一枚，水煎，空心服。自汗，加牡蛎、白术，去麻黄；黄肿，加泽泻、木通；热甚无汗，去桂加橘皮、前胡、升麻；腹痛或利，去黄芩，加芍药及炮附子；大便秘，加大黄、竹沥；若喘满，加杏仁、桑白皮、柴、苏并等分。对证加减，尤宜审之。

六物附子汤　治四气流注于足太阴经，骨节烦疼，四肢拘急，自汗短气，小便不利，手足或时浮肿。

附子炮，去皮脐　肉桂　防己各一钱　甘草五分，炙　白术　茯苓各七分半

上㕮咀，加生姜三片，水煎，食后温服。

换腿丸　治足三阴经为风寒暑湿之气所乘，发为挛痹，缓弱，上攻胸胁肩背，下注脚膝疼痛，足心发热，行步艰难。

薏苡仁　南星炮　石楠叶　石斛去根　槟榔　草薢炙　川牛膝酒浸　羌活　防风各一两　木瓜四两　黄芪蜜炙　当归酒洗　天麻　续断各一两

上为细末，酒面糊丸如桐子大，每服五十丸，温酒盐汤任下。一方，加炮附子、肉桂、苍术各一两。

治脚气属风湿方

驱风左经汤　治风胜自汗，走注肿痛，或恶寒无汗。

羌活　防风　细辛　秦艽　天麻　荆芥　独活　防己酒浸，晒干，各一钱半　甘草五分

上锉一服，加生姜三片，水煎，食前服。自汗加桂枝三分；无汗加麻黄、干葛、柴胡各五分。

香苏散　治风湿脚痛，疏通气道。

香附子　紫苏叶各二两　陈皮一两　甘草五钱

上锉，每服四钱，加姜葱煎服。加槟榔、木瓜，名槟苏散。

加味败毒散　治足三阳经受风热毒气流注脚踝，焮赤肿痛，寒热如疟，自汗恶风，或无汗恶寒。

羌活　独活　前胡　柴胡　枳壳　桔梗　甘草　人参　茯苓　川芎　苍术　大黄各等分

上㕮咀，每服半两，姜三片，水煎服。自利及热不甚者，去大黄加防己。

一方　治诸般脚气，一服除根。

防风去芦，二钱　羌活　蝉退各三分　薄荷五分　紫苏四分

上晒干为末，每服五钱，以无灰酒半碗，热调服，至一时久，即用紫苏半斤，忍冬花四两，木馒头七个，苏木二两，锉为粗末，用水以一中桶，煎汤倾桶内，披厚衣坐于桶上，勿令走了药气，将脚腿熏之，当自下而上，汗出直至项门，其出如水尽为度，药汤分三次添用，只一用，永除根。

苍术丸　治干湿脚气，筋脉拘挛，疼痛不能行。

苍术米泔浸，炒，四两　乳香　没药各另研，二两　牛膝　青盐各半两　熟艾四钱　川乌三钱　全蝎炒，二钱

上为细末，以木瓜一个大者，切一头留作盖，去穰，入药于内，将盖拴定于黑豆中，蒸令极烂，取出，去皮，连药研为膏，却入生苍术末拌匀为丸如桐子大，每服五十丸，空心，木瓜汤、盐酒任下。

加减至宝丹　治脚气，止疼痛，除风湿。

石膏火煮三十沸　白蒺藜炒赤，去皮尖，各三两　骨碎补去毛，炒，四两　当归酒浸　槟榔　木瓜生用　紫金皮去骨，各二两　月宝砂醋煮干，五两　淮乌头三个　白胶香三两，净水煮数十沸，令水干

上为末，炼蜜丸如弹子大，每服一丸，嚼生姜一块，空心以好酒一盏送下。服后一时久，用外应散熏蒸淋洗。一方，除紫金皮、木瓜，加防风、小黑豆。一方，加赤芍药。一方除紫金皮、石膏，加白术、木香、川乌。

活血应痛丸　治风湿客于肾经，血脉凝滞，脚重疼痛，项背拘挛不得转侧。常服活血脉、壮筋骨。

狗脊去毛，四个　苍术泔浸一宿，去皮，六斤　没药十两，另研　草乌头一斤半　香附子炒，七斤半　陈皮去白，五升

上为末，酒糊丸如桐子大，每服二十丸，温酒熟水任下。

加减地仙丹　治风冷邪湿，留滞下焦，足膝拘挛，喘满疼痛。

地龙去土　五灵脂去石　乌药　白胶香另研　五加皮　椒红炒出汗　威灵仙　木瓜去穰　赤小豆炒　川乌炮　黑豆炒去皮　天仙藤　苍术米泔浸，炒　木鳖子去壳、油，各等分

上为末，酒糊丸如桐子大，每服七十丸，空心盐汤、酒任下。

透骨丹　治脚气。

川乌一两，煨　羌活　白茯苓各二两　木香一两半　乳香　沉香　槟榔　木瓜　川芎各一两

上为末，面糊丸如桐子大，每服六十丸，姜汤下

治脚气属寒湿方

撮风散音眷 专治寒湿脚气，先以此发散。

麻黄不去节 甘草不去皮 淮草乌 川草薢 杏仁各等分

上㕮咀，每服四钱，水一盏煎服，不可多服。

加味五积散 治寒湿流注，两腿瘀疼，有兼痰气者，用之尤宜。

苍术 肉桂各二钱 麻黄 陈皮各一钱 桔梗九分 厚朴 甘草炙 枳壳麸炒 茯苓 当归 芍药 干姜炮，各八分 白芷 半夏汤泡七次 川芎各七分 木瓜一钱

上锉一服，加生姜三片，葱白三茎，水煎，不拘时服。五积散去桂加白术，名搜风散，治寒湿脚气，愈后可常服之。

逐寒趁痛散 治寒湿脚气。

麻黄一钱半 官桂 紫苏 藿香 羌活 细辛各一钱 白术 茯苓各八分 防己一钱二分 甘草四分

寒甚，加干姜炮、附子炮各一钱。

上锉，加生姜三片，水煎，食前温服。

趁痛散 治湿气攻注，腰脚疼痛，行步无力。

杜仲炒断丝，一两半 肉桂 延胡索 草薢 没药 当归酒洗，焙，各一两

上为末，每服三钱，空心，温酒调下。

胜骏丸 治寒湿气袭，脚腰挛拳或连足指走痛无定，筋脉不伸，行履不随。常服益真气，壮筋骨。

附子一个，炮，去皮脐 当归酒浸 天麻 牛膝酒浸，各二两 木香 羌活 全蝎 没药另研 甘草炙，各一两 酸枣仁去油 熟地砂仁炒 防风各三两 木瓜四两 乳香五钱，另研 麝香二钱半，另研

上为末，用生地黄二斤，捣烂如泥，以无灰酒四升煮成膏，和前药为丸如弹子大，每服一丸，细嚼，临卧酒下。如冬月无地黄，炼蜜丸如桐子大，每服二十丸，盐汤温酒任下。一方，加槟榔、草薢、肉苁蓉、破故纸、巴戟各一两，当归、地黄各减一两。

治脚气属湿热方

羌活导滞汤 治脚气初发，一身尽痛，或肢节肿痛，便溺阻隔，先以此药导之，后用当归拈痛汤，以彻其邪。

羌活 独活各六钱二分 防己 当归尾各七分 大黄二钱四分 枳实五分

上㕮咀，作一服，水煎温服，微利则已。量虚实加减。

菌按：昔杨大受云：脚气之疾，自古皆当速下，为疾壅故也。然不可太过，太过则损伤脾胃，使营运之气不能上行，反下注为脚气；又不可不及，不及则使壅气不能消散。今立羌活导滞汤、开结导引丸、除湿丹三方，详虚实而用之。

当归拈痛汤 治湿热脚气为病，肢节烦疼，肩背沉重，胸胁不利，兼遍身疼痛，下注足胫肿痛，脚膝生疮赤肿，及里外生疮，脓水不绝，或痒或痛，并宜服之。

羌活一钱 人参 苦参 升麻 葛根 苍术各四分 甘草炙 黄芩酒炒 茵陈各一钱 防风 当归酒洗 知母酒洗 泽泻 猪苓 白术各五分

上锉，作一服，水煎，空心温服。

防己饮 治脚气湿热在足作痛，憎寒壮热。

黄柏酒炒 苍术盐水炒 白术 防己各七分 生地姜酒炒 槟榔 川芎各五分 犀角屑 甘草梢 木通 黄连各三分

上锉作一服，水煎，食前温服。有热加黄芩；热甚及天冷暄热加石膏；有痰加

竹沥、姜汁或南星；大便秘加桃仁；小便秘涩加牛膝；肥人加痰药。如常肿者，专主乎湿热，别有方。

一方 治湿热脚气。

紫苏 黄柏盐酒拌炒 芍药 木瓜 木通 防己 泽泻 槟榔 苍术 枳壳麸炒 甘草炙 香附 羌活

上锉，水煎服。痛除肿退则住服。痛加木香；肿甚加大腹皮；发热加黄连、大黄。

二炒苍柏散 治一切风寒湿热脚气，骨间作热，或腰膝臀髀肿痛，令人痿躄，用之神效。

苍术盐水炒 黄柏酒炙，各等分

上锉，每服一两，水煎服。二物皆有雄壮之气。如气实加酒少许；气虚加补气药；血虚加补血药；痛，再加姜汁，或为末丸服尤妙。

加味苍柏散①

苍术一钱 白术八分，二味去湿 知母 黄柏 黄芩各五分，去热 当归 芍药 生地黄各四分 木瓜 槟榔 羌活 独活 草薢 木通 防己 牛膝各三分 甘草一钱

上锉一服，加生姜，水煎服。有痰加竹沥姜□。大便实加桃仁；小便涩倍牛膝。

槟榔苍柏丸 治湿热食积，痰饮流注。

苍术 黄柏 槟榔 防己 南星 川芎 白芷 犀角各等分

上为末，酒糊为丸如桐子大，每服五七十丸，白汤下。血虚加牛膝、龟板；肥人加痰药。

红花苍柏丸 治足胫肿，妇人亦宜。

苍术 黄柏 红花 牛膝 生地姜酒炒 南星 龙胆草 川芎各等分

上为末，酒糊丸服。

健步丸 治血虚及湿热脚气。

苍术 归尾各一两 生地姜酒炒 芍药 陈皮各一两半 牛膝 吴茱萸 条芩各五钱 大腹子三钱 桂枝一钱

上为末，蒸饼丸如桐子大，每服一百丸，空心，煎白术、木通汤下。

一方 治下虚湿热，腰腿重痛，行步艰难。

羌活 柴胡 滑石 甘草 瓜蒌根各半两 防己一两 防风 泽泻各三钱 川乌 苦参各一钱 桂肉五分

上为末，酒糊丸如桐子大，每服七十丸，煎愈风汤下。

一方 治湿痰脚气，大便滑泄。

苍术二两 防风一两 香附八钱 槟榔 川芎各六钱 黄芩四钱 滑石一两二钱 甘草三钱

上为末，或丸或散皆可服。

一方 治脚软筋痛。

牛膝二两 白芍药一两半 龟板酒炙 黄柏酒炒，各一两 知母炒 甘草各半两

上为末，酒糊丸。

开结导饮丸 治脚气，因食积流注，心下痞闷。

白术 陈皮 泽泻 茯苓 神曲 麦芽 半夏各一两 枳实 巴豆霜各一钱半 青皮 干姜各五钱

上为末，蒸饼丸如桐子大，每服四五十丸，温水下。

枳实大黄汤 治脚气肿痛。

羌活一钱半 当归一钱 枳实五分 大黄酒煨，三钱

上㕮咀，作一服，水煎，空心服。下利一二行，痛止。

导水丸 治脚气，跗肿疼痛，或发热恶寒，湿热太盛者。

大黄 黄芩各二两 黑丑去头末 滑石

---

① 加味苍柏散 此方药味所附炮炙法原本字迹不清，未录。

各四两

上为细末，滴水丸如桐子大，每服四五十丸，温水下，以利为度。

除湿丹　治湿热，并诸湿病，腰膝肿痛，足胫浮肿，筋脉劲急，津液凝涩，便溺不利等证。

槟榔　甘遂　赤芍药　威灵仙　泽泻　葶苈各二两　乳香　没药各一两　黑牵牛半两　大戟炒，三两　陈皮四两

上为细末，面糊丸如桐子大，每服五十丸，加至七八十丸，食前温水下，以利为度。忌酒面二日，忌甘草三、两日，食淡粥补胃。

胜湿饼子　治远年脚气，足胫肿如瓜瓠者。

黑丑　白丑各一两，取头末五钱　甘遂五钱

上为细末，用旧麦面一两半，入药内和匀，水调捏为饼子，如折三钱大，放饭上蒸熟，每服一饼，空心嚼，清茶送下，以利为度，未利再服一饼。忌甘草、菘菜、生冷油腻鱼腥等物。

趁痛丸　治脚气毒攻两脚，痛不可忍。

白甘遂　白芥子略炒　大戟　白面各二两

上为末，和匀，滴水捏作饼子，瓦上焙合黄赤，碎碾作末，醋煮糊丸如绿豆大，冷酒下十丸，利则止。

又方　治下痒疮，脚肿痛，行步难者。

甘遂半两　木鳖子四个，去皮

上为末，猪腰子一个，去皮膜切片，用药四钱放在内，湿纸包定，煨熟，空心米饮送下。量虚实加减，服后便伸直两脚如行，下便利者，只吃白粥一二日为妙。

梦中神授方　治脚气神效。

木鳖子去壳，麸炒，切碎再炒，用皮纸去油尽

为度　厚桂各一两

上同为细末，热酒调服，以得醉为度，盖覆得汗即愈。

治脚气方　治脚气上攻，流注四肢，结成肿核不散，赤热㷀[1]痛及疗一切肿毒。

用甘遂为末，以水调，敷[2]肿处，却浓煎甘草汤服之，其肿即散。二物本相反，须两人置各处安顿，不可相和，和则不验。清流中子韩咏苦此，只一服，病者十去七八，再服而愈。

治脚气理气方

槟榔汤　治一切脚气，顺气防壅。

槟榔　香附子　陈皮　紫苏叶　木瓜去穰　五加皮　甘草炙，各等分

上㕮咀，每服四钱，加生姜五片，水煎，温服。妇人脚气加当归半两，室女脚痛加赤芍药一两半，如大便虚秘加枳壳，热者加大黄。

乌药平气汤　治脚气上攻，头目昏眩，脚膝痠疼，行步艰苦，诸气不和，喘满迫促，并皆治之。

茯神去木　甘草炙　白芷　当归　白术　川芎　五味子　紫苏子　干木瓜　人参　乌药各等分

上㕮咀，每服四钱，加生姜五片，枣二枚，水煎温服。

大腹皮散　治诸证脚气肿痛，小便不利。

槟榔　荆芥穗　乌药　陈皮　紫苏叶各一两　萝卜子炒，半两　沉香不见火　桑白皮炙　枳壳麸炒，各一两半　大腹皮三两　干宣木瓜去穰，二两半　紫苏子一两

上㕮咀，每服四钱，加生姜五片，水

---

① 㷀　原作"掀"，据文义改。
② 敷　原作"傅"，今改。按"傅"通"敷"。

煎服,不拘时。

木瓜散 治脚气。

大腹皮一个　木香　紫苏　干木瓜　甘草炙　羌活各二钱半

一方,加陈皮、茯苓各二钱半。

上咬咀,分作三服,每服水二钟煎至一钟,通口服。

一方 治脚气入腹冲心,疼痛肿满,大小便秘。

沉香　木香　白芍药　羌活　真苏子　槟榔各五钱　甘草　青皮　抚芎　木瓜各二钱半　枳壳二钱

上咬咀,每服四钱,加生姜三片,水煎服。

茱萸丸 治脚气入腹,腹内不仁,喘急欲死。

吴茱萸汤洗净　木瓜去穰,切片,日晒干,各等分

上为末,酒糊丸如桐子大,每服五十丸至百丸,酒饮任下。或以木瓜另蒸烂,研膏为丸,尤妙。

鸡鸣散 治脚气第一品药,不问男女皆可服。如人感风湿流注,脚痛不可忍,如索悬吊,叫声不绝,筋脉肿大。

桔梗半两　吴茱萸二钱　紫苏茎叶三钱

上为粗末,分作八服,每服隔宿,用水三大碗,慢火煎至半碗,去粗,再用水二碗煎粗,取一小碗,两次煎汁相和,安顿床头,次日五更,分二三服,冷服。冬月略温亦得,服了用饼饵压下。至天明大便当下一碗许黑粪水,即是原肾家感寒湿毒气也。至早晚前后,痛住肿消,但只是放迟,迟吃物,候药力过。此药不是宣药,并无所忌。

松节汤 治脚气入腹,心腹胀急,烦躁肿痛。

松节炒黄　桑白皮　苏叶各一两　槟榔三分　甘草五钱

上锉,每服三钱,入灯心草二十根,生姜三片,水一钟,童便三分,煎服。

杉节汤

杉木节四两　槟榔七枚　大腹皮一两　青橘叶四十九片

上锉一服,水煎,分三服,一日饮尽。如大便通利,黄水未愈,过数日再进一服,病根去为度。外用杉节、橘叶煎汤洗之,神效。柳子厚救死方无大腹皮,用童便三升,煮取一升半,分二服得快利,停后服。柳云:元和十二年二月,得干脚气,夜成痞绝,左胁有块大如石,且死。因大寒不知人三日,家人号哭。荥阳郑洵美传杉木汤,服半食顷,大下三次,气通块散。病盖死矣,会有救者,因得不死,恐人不幸,有类予病,故以方传焉。

升阳顺气汤 治脾气虚弱,胃气下注,令人足跗气肿者,此方主之。

升麻　柴胡　草豆蔻　陈皮去白　当归各一钱　黄芪四分　甘草　柏皮各五分　半夏　人参各三分　神曲一钱半

上锉一服,水煎服。

治脚气理血方

独活寄生汤 治肾气虚弱,为风湿所乘,流注腰膝,或挛拳掣痛不得屈伸,或缓弱冷痹,行步无力。

独活三两　桑寄生如无,以续断代之　细辛　牛膝　秦艽　茯苓　白芍药　桂心　川芎　防风　人参　熟地　当归　杜仲炒　甘草炙,二两

上锉,每服三钱,水煎,空心服。下利者,去大黄。血滞于下,委中穴刺出血,妙。仍灸肾俞、昆仑,尤佳。

神应养真丹 治足厥阴经为四气进袭,左瘫右痪,痰涎壅盛,半身不遂,手足顽麻,语言謇涩,脚膝无力,荣气凝滞,偏身疼痛,并治妇人脚气,尤妙。

当归　川芎　白芍药　熟地砂仁炒
羌活　天麻各一两

上为末，炼蜜丸如鸡子大，每服一丸，木瓜、菟丝子浸汤下，或加木瓜、防己。

金匮八味丸　治足少阴经脚气入腹，腹胀疼痛，上气喘急，肾经虚寒所致也。此证最急，以肾乘心，水克火，死不旋踵。

熟地黄八两，砂仁炒　泽泻　牡丹皮各三两　山茱萸肉　山药各四两　附子炮 桂心各一两

上为末，炼蜜丸如桐子大，每服五十丸，温酒或淡盐汤送下。妇人淡醋汤下。

治脚气属虚寒方

四筋丸　治肾经虚寒，下攻腰脚，筋脉拘挛，掣痛不已，履地艰辛，脚心隐痛，一应风寒湿痹，脚气缓弱，并宜服之。

宣州木瓜去穣　天麻　肉苁蓉洗净，各一斤，焙　附子炮，去皮脐，二两　虎骨酥炙，二两牛膝一斤，焙，同木瓜、天麻、苁蓉四味，用无灰酒浸，春秋各五日，夏三日，冬十日。

上为细末，用浸药酒打糊丸如桐子大，每服五十丸，空心，煎木瓜，酒盐汤任下。常服补虚除湿，大壮筋骨。

加味四筋丸　治肝肾俱虚，精血不足，足膝酸疼，步履不随，如受风寒湿气，以致脚痛者，最宜服之。

虎胫骨酥炙　天麻　肉苁蓉酒浸，焙川乌炮，去皮，各一两　宣木瓜一个，去穣蒸川牛膝酒浸，一两半　没药另研　乳香另研，各半两

上为末，入木瓜膏，和酒糊捣为丸如梧桐子大，每服七十丸，空心，温酒盐汤任下。

木瓜丸　治肾经虚弱，下攻腰膝，筋脉拘挛，肿满疼痛，行步艰难，举动喘

促，面色黧黑，大小便秘涩。

熟地黄砂仁炒　陈皮去白　乌药各四两　黑牵牛炒，三两　杏仁去皮尖　牛膝酒浸石楠藤叶　当归酒浸　苁蓉酒浸　续断干木瓜　赤芍药各一两

上为末，酒煮面糊丸如桐子大，每服五十丸，空心，温酒下。

木瓜牛膝丸　治寒湿四气下注，腰脚缓弱无力，肿急疼痛。

木瓜大者三四个，切开盖去穣，先用糯米浆过，盐焙干为末，却将盐末入瓜内令满，仍用盖钉定蒸二次，烂研为膏　川乌大者去皮尖，用无灰酒一升，浸薄切，以酒煮干，细研为膏　青皮　青盐另研　羌活　萆薢一方无　茴香焙　牛膝酒浸　狗脊炒，去皮毛　巴戟　海桐皮各一两

上为末，入青盐拌匀，将前二膏搜和，如硬，再入酒杵数千下，丸如桐子大，每服五十丸，空心，温酒盐汤任下。

神乌丸　治远年近日，干湿脚气。

川乌炮，去皮脐，炒令变色　虎胫骨酥炙海桐皮　川萆薢各二两　川牛膝酒浸　肉苁蓉酒浸，各一两半　金毛狗脊燎去皮毛，半两

上为末，用木瓜膏为丸如桐子大，每服七十丸，空心，温酒下。

思仙续断丸　治肝肾风虚下注，脚膝痛引腰脊，一切风毒流注，并皆治之。

思仙术即杜仲，炒断丝　生地黄各五两萆薢四两　防风去芦　薏苡仁　五加皮牛膝酒浸　川续断　羌活各三两

上为末，用酒三升，化盐三两，木瓜半斤，去皮子以盐酒煮成膏，杵丸如桐子大，每服七十丸，空心温酒盐汤任下。

地仙丹　治肾气虚惫，风湿流注，膝脚痠疼，步履无力，精神耗散；兼治五劳七伤，吐血，肠风痔漏，一切风气，妇人无子等证。

川椒　附子　肉苁蓉各四两　菟丝子覆盆子　白附子　羌活　防风　乌药赤小豆　骨碎补　萆薢　南星　牛膝　何

首乌各二两　白术　茯苓　川乌　甘草　金毛狗脊各一两　人参一两半　地龙　木鳖子各三两　黄芪二两半

上为末，酒糊丸如桐子大，每服四十丸，空心，温酒下。

十全丹　治脚气上攻心腹，足心隐痛，小腹不仁，关节挛痹，疼痛无时，烦渴引饮，大小便或秘或利。

石斛酒浸　狗脊燎去毛　萆薢　肉苁蓉　牛膝酒浸　地仙子　茯苓　远志去心，各一两　熟地砂仁炒　杜仲去皮，炒，各二两

上为末，炼蜜丸如桐子大，每服五十丸，温酒盐汤任下。

薏苡仁酒　治脚痹。

薏苡仁　牛膝各二两　海桐皮　五加皮　独活　防风　杜仲各一两　熟地黄一两半　白术半两

上锉，为粗末，散入生绢袋内，用好酒五升浸。春秋冬二七日，夏月盛热，分作数帖，逐帖浸酒，每日空心温服一盏或半盏，日三四服。常令酒气醺醺不绝，久服觉皮肤内如数百条虫行，即风湿气散。

虎骨酒　去风补血，益气壮筋骨，强脚力。

虎胫骨真者　萆薢　仙灵脾　薏苡仁　牛膝　熟地黄各二两

上细锉，绢袋盛，浸酒二斗，饮了一盏，添入一盏，可得百日。妇人去牛膝。

外　治　方

东垣导气除湿汤　《活人书》曰：凡脚气服补药及用汤渫洗，皆医之大禁也。为南方外感湿气，乘虚袭人为肿痛而言，非为北方内受湿气，注下肿痛而言也。盖湿气不能外达，宜淋渫开导，泄越其邪，此方洗之。娄氏曰：南方忌洗，北方宜洗。

威灵仙　防风　荆芥穗　当归　地骨皮　升麻　白芍药　蒴藋叶各等分

上锉细，用水二斗，煮取一斗，去柤，热淋洗无时。

外应散　治脚气，用此熏蒸淋洗。

石楠叶　矮橦叶　杉片　藿香　紫金皮　藁本　独活　大蓼　白芷　紫苏　羌活

上锉碎，加大椒五六十粒，葱一握，用水二斗，煎七分，置盆内。令病者以足加其上，用厚衣盖覆，熏蒸痛处候温，可下手时，却令人淋洗。（橦，音同。花可为布）

五枝汤　洗脚气。

用桃、椰、楮、桑、槐五件枝条，煎汤洗脚，消肿住痛，先吃酒三五杯。

一方　治脚气冲心。

用白矾二两，水一斗五升，略煎三五沸，浸洗。

一方　治寒湿脚气不可忍者。

用团鱼一个，水二斗，煮至一斗，去团鱼用汁，加苍耳、寻风藤、苍术各半斤，煎至七升，去柤，一盆盛之，乘热熏蒸，待温浸洗，神效。

一方　用蓖麻子七粒，去壳研烂，同苏和香丸和匀，贴脚心，其痛即止。

一方　用草乌末，以曲酒糟捣烂贴患处，即止。若无曲糟，用生姜汁亦可。

椒汤洗法

川椒一两　葱一握　姜如掌大一块

上锉碎，用水一盆，煎汤洗之。

椒囊法

用川椒三斤，实于疏布袋中，寘①火踏上，跣②足踏椒囊。盖椒性热，加以火气，则寒湿脚气自然避去。或碎槟榔、熟艾各三分之一，尤妙。

---

① 寘（zhì 之）　置。
② 跣（xiǎn 洗）　赤脚。

一方 治脚赤肿。

杉皮，煎浓汤洗数次，立愈。

千金方 治岭南脚气，从足至膝胫肿满，连骨疼者。

用蓖麻子叶，切蒸薄裹，三二易即消。

又方 治同前。

蒴藋根锉碎，和酒醋共三分，根一分，合蒸熟封裹肿上，二三日即消，亦治不仁。

一方 治脚气连腿肿满，久不瘥。

黑附子一两，去皮脐，生用捣为末，生姜汁调如膏，涂敷肿上，药干再涂之，候肿消为度。

一方 治脚气。

用无名异化牛皮胶调匀，贴患处。

一方 治远行脚肿，用之可行千里，轻便甚妙。

防风 细辛 草乌等分

上为末，撒入鞋底内，如着前鞋，即以水微湿过，然后撒药。

治脚转筋方

一方 治脚转筋，疼痛挛急。

松节二两，锉细 乳香一钱

上以银石器内，慢火略炒焦，存性，研细，每服一钱至二钱，木瓜酒调下。

一方 治脚转筋。

取赤蓼茎细切，用水四合，酒二合，煎至四合，分二服。

一方 急将大蒜磨脚心，令遍热即瘥。

一方 治脚气，筋骨疼痛。

用金银花为末，每服二钱，热酒调下。或锉碎同木瓜、白芍药、官桂、当归、甘草，酒、水各半钟，煎，去粗，空心热服。

荫按云：询其病之由来，察其得之冷热。盖暑月久坐久立湿地者，则热湿之气蒸入经络，病发必热。若寒月久坐久立湿地者，则冷湿之气上入经络，痛发则四体酷冷。若当风取凉得之者，病发则皮肉顽痹，诸处瞤动。何故得者有冷有热，盖足有三阴三阳，寒中三阳，所患必冷；暑中三阴，所患必热，故有表里冷热不同。热者，治以冷药；冷者，疗以热药。脾受阳毒，即热顽。肾受阴湿，即寒痹。《千金方》云：医者，意也。以意消息之耳，学者思之。

卷 七 十 八

痛 风

论

准绳云：肢节肿痛，痛属火，肿属湿，兼受风寒而发动于经络之中，流注于肢节之间。用麻黄去节，赤芍药各一钱，荆芥、防风、羌活、独活、白芷、苍术、威灵仙、酒片芩、枳实、桔梗、葛根、川芎各五分，当归、甘草、升麻各二分。下焦加酒黄柏，肿多加槟榔、大腹皮，痛多加没药，妇人加酒红花。又云：臂痛者，臂为风寒湿所搏，或饮液流入，或因提挈重物，皆致臂痛。有肿者，有不肿者，除饮证外，其余诸痛，宜五积散，或蠲痛汤，或乌药顺气散。因提重伤筋，用劫劳散或和气饮，加姜黄半钱，以姜黄能入臂故也。因坐卧为风湿所搏，或睡后手在被外，为寒邪所袭，遂令臂痛，宜五积散及蠲痹汤、乌药顺气散。审知是湿，蠲痹汤每服加苍术三匙，防己四分，或用五痹汤。有饮酒太过，湿痰流注者，用二陈汤加南星、苍术、桔梗、枳壳、桂枝、酒黄芩。有血虚不荣于筋者，用蠲痹汤、四物汤各半帖，和匀，煎服。有气血凝滞，经络不行所致者，宜舒筋汤。

东垣云：肩背痛不可回顾，此手太阳气郁而不行，以风药散之。

准绳云：脊痛项强，腰似折，项似拔，冲头痛，此足太阳经不行也，羌活胜湿汤主之。有因湿热相搏，肩背沉重而疼者，当归拈痛汤。有风寒汗出，肩背痛，中风，小便数而欠伸者，风热乘其肺，使肺气郁甚也，当泻风热，宜通气防风汤主之。有痰饮流注，肩背作痛者，宜星香散，或导痰汤。有肾气不循故道，气逆挟背，而上致肩背作痛，宜和气饮加盐炒小茴香五分，炒川椒十粒。有看书对奕久坐而致脊背疼者，补中益气汤或八物汤加黄芪。

丹溪云：脚跟痛，有血热，有痰。血热者，四物汤加黄柏、知母、牛膝之类，痰用五积散加木瓜。

李氏曰：痛风历节须分勇怯。形瘦怯者，多内因血虚有火；形肥勇者，多外因风湿生痰。痛多痰火，肿多风湿。然痰火虽内因六欲七情或病后亡津，血热已自沸腾，亦必略感外邪而后发动。骨节痛极，久则手足蜷挛，风湿虽外因涉冷坐湿，当风取凉，然亦必血热而后凝滞污浊，所以作痛，甚则身体块瘰。痰火风湿全者，古龙虎丹主之。伤寒周身节痛，乃风寒侵入肌骨；杂病周身痛者，乃风痰壅滞，二陈汤加南星、羌活、苍术、白芷、酒芩、竹沥、姜汁；或挟瘀血者，再加桃仁、红花。湿痰瘀血，周身两胁走痛者，控涎丹加桃仁泥为丸，或小胃丹下之。如半身不遂及左右手足蜷挛者，乌头汤微汗之，虚者地仙丹，详中风门。上体痛者，宜祛风热豁痰，二陈汤主之。痰热客太阳，颈项强动则微痛者，加酒芩、羌活、红花。湿痰钻注肢节痛，二术、威灵仙、干姜、黄柏、羌活、白芍药。结阳肢肿者，倍加黄芩。湿痰横行手臂痛，加南星、苍术、酒芩、香附、威灵仙。臂重难举者，加二术、羌活、桂枝、威灵仙、黄芩。臂软难举者，加南星、枳实、木香、姜黄。如臂痛不能举，或连指掌肿痛者，舒筋汤。肩忽痛者，小柴胡汤去半夏加防风、当归、生地黄、大黄、黄连、滑石。肩背痛因食积者，单龟板为丸，姜汤下。肩腿痛者，用龟板一两，侧柏叶、香附各五钱。白芥子、凌霄花各一钱半为末，酒糊丸，四物汤加甘草、陈皮煎汤下。背心常一片冰①冷者，导痰汤合苏子降气汤。下体痛者，宜流湿行气，四物汤主之。阴虚臀尖痛者，膀胱有火，加知母、黄柏及桂少许。有痰，合二陈汤加泽泻、前胡、木香为引，痛甚加乳香、没药。热者，大承气汤下之。两腿痛者，加牛膝、陈皮，吞加味三妙丸。两腿痛甚，素虚性急，或痢后血流，经络作痛者，加桃仁、牛膝、陈皮、甘草、姜汁煎熟，调潜行散。如两腿间忽一二点痛入骨，不可忍者，用莞花根为末，醋调敷痛处，以帕紧扎，产后有此疾者亦宜。两足痛者，当归拈痛汤。凡痛风，丸散佐使，在上，加羌活、威灵仙；在下，加牛膝、防己、木通、黄柏；在手臂，加桂枝引至痛处；如遍身痛者，则问所起处加之。风痛，百节痠疼无定处，久则变成风毒，痛入骨髓，不移其处，虎骨散、麝香丸。如赤肿灼热者，败毒散。肢节肿痛，挟湿热者，麻黄赤芍汤主之。外因湿证肿满，身痛如脱者，除湿汤。寒湿者，附子六物汤、捉虎丸。湿热者，五苓散加苍术、防风、羌活、白芷、黄柏、竹沥、姜汁。走注者，四妙散。肢节肿，脉滑者，加南星、木香、槟榔、苍术、黄柏、防己。湿气，背伛偻，足挛成废者，

用甘遂一钱为末，入猪腰内煨食之，上吐下泻。风证，黄汗出，面微红，掣痛，热者，防风通圣散或小续命汤去附子，加羌活、黄芩。虚者，乌药顺气散、独活寄生汤。上体金枣丹，下体换腿丸。风中肩背，太阳气郁，不可回顾，或肺气郁热，小便数而欠伸，宜通气防风汤、羌活胜湿汤。风湿相搏痛者，甜瓜子丸、神仙飞步丹、龙虎丹、活络丹、乳香黑虎丹、活血应痛丸。风湿毒生疮者，单苍耳加羌活、防风，十分之二为末，蜜丸桐子大，每服百丸，酒下。或单稀莶丸一斤，加四物汤料各五钱，防风、羌活各三钱，乌药一钱半，为末，蜜丸，空心茶酒任下。风寒湿热成痹，臂髀腰脚骨热肿痛，行步艰难者，二妙苍柏散等分，加虎胫骨减半为末，水调服。暑湿相搏，面赤尿赤者，五苓散合败毒散，加当归、赤芍或复元通圣散。结阳肢肿，热毒流注，大便闭者，犀角汤。痛证，肢节掣痛，小筋急痹者，五积散合顺元散，加麝一厘。鹤膝痛者，五积散加松节、杉节。骨髓痛者，虎骨散。内因七情，肢节胸胁刺痛，初必眩晕自汗，二陈汤加香附、枳壳、木香。如腰背气动发痛者，枳甘散、流气饮子，俱加葱白煎，服后卧少时。如思虑伤心，痛从背起至胸胁者，用人参四分，木通二分煎汤，吞当归龙荟丸。饮食积痛风，初必胸满呕吐，二陈汤加乌药、枳壳，或单苍耳丸。因食厚味，积痰脾胃，髀枢左右发痛一点，延及膝骭（即胫骨也）肿大，恶寒，夜剧者，潜行散为主，加甘草梢、苍术、犀角、川芎、陈皮、牛膝、木通、白芍，入姜汁煎服。病稍减，去犀角，加牛膝、龟板、归身尾，冬月加桂，夏加黄芩。又有遍身游走痒痛，状如虫啮，遇痒

_____

① 冰　原作"水"，今改。

而进饮食，则虫亦餍饫①其间，庶不致频频啮也，宜麝香丸。留饮四肢历节，气短脉沉，久则令人骨节蹉跌，恐为癫痫，宜导痰汤加减。痰饮者，古半硝丸。气短倦怠者，六君子汤加南星。酒湿痛者，用黄柏、威灵仙各五分，苍术二钱，陈皮、芍药各一钱，甘草三分，羌活二分，水煎服。血气虚劳，不能荣养关节腠理作痛者，血虚，四物汤加龟板、秦艽。有火者，调潜行散。有瘀血者，加大黄、桃仁、红花微利之。性急发热者，加酒芩、黄柏。肢节肿痛，脉涩者，加桃仁。历年不愈者，倍加木通，出汗或发红丹即愈，若不愈者，痛风丸、二妙②苍柏散、三妙丸。气虚，历节痛如锤锻者，四君子汤加桂、附、白芍。血气俱虚挟痰火者，八物汤加羌活、防风、黄柏、龟板。劳伤者，趁痛散、血风丸、劫劳散。阴虚者，虎潜丸、补阴丸。痛风，因外风热风湿得者，初起与伤寒相似，宜分表里治之。表证，九味羌活汤。气虚表实，骨节痛者，六一散加香附、黄芩，水煎或姜汁糊丸服。里证，五积交加散加大黄。痰湿热者，导水丸。病愈后大便闭，稍虚者，麻子仁丸。骤痛不可忍者，用桑寄生焙干浸酒，常服微醉。通用史国公浸酒方、万应膏。属内因者，宜消瘀血，养新血，兼理痰火，则血自活，气自和，痛无不止。又不愈者，间用升降之剂或专养血补脾。如久病及亡血、产后病此者，俱不宜纯用风药燥血。

脉　法

脉经曰：少阴脉浮而弱，弱则血不足，浮则为风，风血相搏，则疼痛如掣。盛人脉涩小，短气，自汗出，历节疼不可屈伸，此皆饮酒汗出，当风所致也。寸口脉沉而弱，沉则主骨，弱则主筋，沉则为肾，弱则为肝。汗出入水中，因水伤心，历节黄汗出，故曰历节也。味酸则伤筋，筋伤则缓，名曰泄。咸则伤骨，骨伤则痿，名曰枯。枯泄相搏，名断泄。荣气不通，卫不独行，荣卫俱微，三焦无所御，四属断绝，身体羸瘦，独足肿大，黄汗出，胫冷，假令发热，便为历节也。病历节，疼痛不可屈伸。

治遍身痛方

羌活鞠荪汤　治风寒湿气感之，一身尽痛，不能转侧，发热口渴，手不能近，叫呼不止，及脚气，腰腿不能动履，百节走注疼痛，并皆治之。

羌活二钱　苍术米泔浸　川芎各一钱五分白芷　南星姜汁炒　当归　黄芩酒炒　黄柏酒炒　神曲炒　桃仁　桂枝各一钱　防己红花各五分

在上倍羌活、桂枝，在下加牛膝、木通。

上锉一服，加生姜三片，水煎。病在上，食后；病在下，空心服。

痛风丸　治上中下疼痛。

南星姜制　苍术米泔水浸　黄柏酒炒，各二两　川芎　神曲炒，各一两　白芷　桃仁各五钱　威灵仙酒拌　羌活　桂枝各三钱防己　龙胆草各四钱　红花一钱半

上为末，曲糊丸如桐子大，每服一百丸，空心白汤下。

加味二陈汤　治风痰壅滞，周身疼痛。

陈皮　半夏　茯苓　甘草　南星　羌活　苍术　白芷　酒芩

上锉，水煎，加竹沥、姜汁服。挟瘀血者，加桃仁、红花。

加味四物汤　治白虎历节风。

----

① 餍饫（yàn yù 厌预）　饱食。
② 妙　原作"炒"，据文义改。

当归　川芎　白芍药　熟地砂仁炒
桃仁　牛膝　陈皮　茯苓　白芷　龙胆草
甘草

上水煎服。如痛在上属风，加羌活、
桂枝、威灵仙。在下属湿，加牛膝、防
己、木通、黄柏。气虚者，加人参、白
术、龟板。有痰加南星、半夏、生姜。若
血虚者，倍当归、川芎，佐以桃仁、红
花。

丹溪方　治痛风神效。

赤芍药　青皮　威灵仙　防风　木鳖
子各一钱半　紫葳　台芎各七分半　甘草五分

上切，作一服，酒煎服。

苍术复煎散　治寒湿相合，脑后痛，
恶寒，项筋脊强，肩背胛挛痛，膝膑痛，
无力行步，能食，自觉沉重。

苍术四两　羌活一钱　升麻　柴胡
藁本　泽泻　白术各五分　黄柏三分　红花
少许

上锉为末，先将苍术用水二碗煎至二
大盏，去柤[1]，下诸药煎至一盏。空心温
服，微汗为效。忌酒面。

犀角升麻汤　治足阳明经络受风毒，
传入经络，血凝滞下行，致鼻额唇颊皆
痛。

犀角一两　升麻　防风　羌活各三两
川芎　白附子　白芷　黄芩各半两　甘草
二钱

上锉，每服四钱，水煎，食后卧服，
日二三次。

丹溪方　治饮酒湿痰痛风。

黄柏酒炒　威灵仙酒炒，各五钱　苍术米
泔水浸　羌活　甘草炙，各三钱　陈皮去白
芍药各一钱

上为末，每服一钱或二钱，沸汤入姜
汁调下。

二妙散　治筋骨疼痛，因湿热者。

黄柏酒浸，焙干，二两　苍术米泔浸，四两

上为细末，沸汤入姜汁调服，或用蒸
饼为丸，姜盐汤送下。二味皆有雄壮之
气，表实气实者，加酒少许佐之。有气加
气药，血虚加补血药，痛甚者加生姜汁，
热服。

定痛丸　治风湿一切痛。

乳香　没药　金星草　五灵脂　地龙
去土　木鳖子去壳，各等分

上为细末，炼蜜丸如弹子大，每服一
丸，温酒化下，或作小丸亦可。

活络丹　治诸风湿毒留滞经络，注于
脚间，筋脉拘挛，腰腿沉重，一切痛风走
注，或脚筋吊痛，上冲心腹。

川乌　草乌　乳香　没药　地龙　南
星各六两

上为末，酒糊丸如桐子大，每服二十
丸，空心，冷酒、荆芥煎汤任下。

天麻丹　治诸风瘫痪，及白虎历节
风。

乌头八两　苍术四两　荆芥　防风
天麻各二两　全蝎一两

上为细末，用豆腐和匀作饼，入铜
铫，以水满煮药至半沉半浮，存性为度，
取出待半干，为丸如桐子大，以朱砂为
衣。临卧时先嚼木瓜一片，以好酒吞下二
三十丸，服后觉昏沉吐涎痰，一二时为
效。

虎骨丸　治经络凝滞，骨节疼痛，筋
脉挛急，遇阴寒愈甚。

乳香另研　没药另研　赤芍药　当归
熟地砂仁炒　虎骨酥炙，各一两　血蝎二钱半，
另研

上为末，用木瓜一枚切破去子，入乳
香末一钱在内，麻缠定，毋令透气，用好
酒二升煮，酒尽取木瓜，去皮研烂，入
蜜，杵和为丸如桐子大。每服三五十丸，

---

① 柤（zhā渣）煎药滓。

酒下。

定痛丸一名虎骨散　治风毒邪气乘虚攻注经络之间，痛无常处，昼静夜甚，不得睡卧，筋脉拘挛，不得屈伸。

苍耳子微炒　骨碎补　自然铜　血竭　白附子炮　赤芍药　当归　肉桂　白芷　没药　防风　牛膝各三两　五加皮　天麻　槟榔　羌活各一两　虎胫骨酥炙　龟板酥炙，各二两

上为细末，每服一钱，温酒调服。

加减虎骨散　治白虎历节诸风，骨节疼痛，昼夜不可忍者。

虎胫骨三两　没药五钱

上为末，每服二钱，温酒调服。

活血丹　与四物苍术各半汤相表里，治遍身骨节疼痛，如神。

熟地黄三两，砂仁炒　当归　白术　白芍药　续断　人参各一两

上为细末，酒糊丸如桐子大，每服七八十丸，仍切四物汤与苍术各半，水煎，间服之。

张子元方　治气血两虚，有痰浊阴火痛风。

人参　山药　海石　南星各一两　白术　熟地砂仁炒　黄柏酒炒　龟板酥炙，各二两锁阳　干姜烧灰存性，各半两

上为末，酒糊丸服。

潜行散　治血虚，阴火痛风，及腰半以下湿热注痛。

黄柏四两，酒浸，焙干

上为细末，每服三钱，煎四物汤调下，多服取效。

趁痛散　治产后走动，气血升降失常，留滞关节，筋脉引急，遍身疼痛，甚则腰背不能俯仰，手足不能屈伸。兼治男子痛风。

牛膝　当归　官桂　白术　黄芪　独活　生姜各五分　韭白一钱二分半

上水煎，食远服，或加桑寄生尤妙。

乳香黑虎丹　治诸风寒湿客于经络，浑身骨节疼痛。

苍术三两　草乌五两　羌活　白芷　川芎　五灵脂　自然铜醋淬七次　当归各二两　乳香一两

上为细末，酒糊丸如桐子大，百草霜为衣。每服五七十丸，临卧温酒下，忌热物。

活血应痛丸　治血脉凝滞，遍身麻木，上攻头面，虚肿耳鸣，项强背急，下注腰腿重痛，脚膝拘挛，常服活血气，壮筋骨。

苍术六两　草乌二两　金毛狗脊四两香附七两　陈皮五两　没药　威灵仙各三两

上为末，酒糊丸如桐子大，每服十五丸至二十丸，温酒下。忌桃李雀鸽诸血。

乳香黑虎丹　治诸风寒湿，浑身骨节疼痛。

草乌　苍术　生姜各一斤　连须葱半斤

上四味同捣匀，盦①，春五夏三秋七冬十，每日拌一次，晒干。

五灵脂　乳香　没药各五钱　穿山甲二两　自然铜一两

上为末，醋糊丸如桐子大，每服三十丸，空心热酒下，间日服，尤妙。妇人血海虚冷，肚腹疼痛，临卧醋汤下，止服三十丸，不可过多。忌生冷物，但觉麻木为效。孕妇勿服。

古龙虎丹　治一切痰火、瘫痪、痛风、咳喘胀满。

苍术半斤，须用生姜十二两捣汁，或入童便同拌成饼　草乌四两或半斤，用生葱四两捣汁，拌成饼，俱摊壁上，阴干

脚疾加黄柏半斤。

上为末，面糊丸如桐子大，酒下五十

_____

① 盦（ān 安）　古时盛食物的器具。

丸，即吐。如欲下行用姜汤下。吐下后俱宜姜汤和胃。

麒麟竭散 治寒湿传于经络，以致气血凝滞，疼痛不可忍者。

血竭　乳香　没药　白芍药　当归　水蛭炒令烟尽　麝香各二钱　虎胫骨酥炙，半两

上为末，每服三钱，温酒调下，食前服。

天麻散 治风湿疼痛，黄肿。

天麻　全蝎各四两　地黄　木瓜各二两　没药　乳香　川山甲各一钱　川芎　乌头　牛膝酒浸一宿，各二钱　当归三钱

上为末，每服三钱，空心，温酒调服。

虎骨散 治骨髓中疫疼。

虎骨四钱　芍药一两六钱　生地黄八两，姜酒炒

上以清酒一升浸，曝干，复入酒中，取酒尽为度，捣末，每服二钱，酒调，日三服。一方无地黄，有乳香三钱。

金枣丹 治一切风疾。

川乌去皮脐，生用　防风　两头尖　香白芷　独活　荆芥　蔓荆子各四两　白术　羌活　细辛各半两　全蝎　威灵仙　天麻　僵蚕各二两　木香　雄黄　乳香各一两　苍术泔浸，八两　川芎五两　何首乌一两八钱　没药　草乌各一两五钱　藁本二两五钱　当归三两

上为细末，以糯米糊丸如枣样大，金箔为衣，每服一丸。伤风流涕，好酒调服。诸般头风，细茶调服，薄荷汤亦可。中风不语，生姜汤调下；左瘫右痪，好酒调下。白虎历节风，遍身走痛，生姜汤或好酒调服。破伤风昏倒在地，牙关紧急，用好酒调服，仍敷患处。雷头风并干癣麻痹，温酒调服。洗头风，温酒调服。偏正头疼及夹脑风，研为末，吹鼻孔中，吐

涎，再用生姜汁调药，涂太阳穴，仍用茶清调服。疯[1] 狗咬伤，嚼水洗净敷之。蜈蚣伤，嚼水洗过敷之。蛇伤，入白矾少许，敷患处，以津唾调擦亦可。蝎伤，唾调搽。痔漏，口漱浆水洗过，敷之。多年恶疮，口不合者，口漱盐水，洗过敷，徐合。嗽喘，桑白皮汤调服。红丝鱼眼裤脚，脑疽，发背，疔疮，里外臁疮，用自己小便洗过，井水调敷，薄纸贴上，再用里外擦之。丹瘤，井花水调药，毛翎扫三二次。水发灸疮，口嚼水洗过，知大可方止。

九藤酒 治远年痛风，及中风左瘫右痪，筋脉拘急，日夜作痛，叫呼不已等证，其功甚速。

青藤　钩钩藤　红藤即理有藤　丁公藤又名风藤　桑络藤　菟丝藤即无根藤　天仙藤即青木香　五味子藤俗名红消　忍冬藤各二两　阴地蕨一名地茶，取根，四两

上细切，以无灰酒一大斗，盛瓷坛[2]内，其药用真绵包裹，放酒中浸之，密封坛口，不可泄气，春秋七日，冬十日，夏五日，每服一盏，日三服。病在上，食后及卧后；病在下，空心食前服。

黄芪酒 治风寒湿痹，身体顽麻，皮肤燥痒，筋脉挛急，语言蹇涩，手足不遂等证。

黄芪　防风　桂枝　天麻　草薢　石斛　虎胫骨酥炙　白芍药　当归　云母粉　白术　茵芋叶　木香　仙灵脾[3]　甘草　川续断各一两

上细切，以生绢袋盛，用无灰好酒一斗，纳磁坛中，封口，勿令泄气，春五夏三秋七冬十日，每服一盏，温饮之。

木通汤 一男子因感风湿，得白虎历

---

① 疯　原作"风"，今改。
② 坛　原作"礶"，据文义改。
③ 仙灵脾　"脾"，原作"皮"，今改。

节风，遍身抽掣疼痛，足不能履地者三年，百方不效。一日梦服木通汤愈，遂以四物汤加木通服，不效。后以木通二两，锉细，长流水煎汁，顿服后遍身痒甚，体发红丹如小豆大粒，随手没去，汗出至腰而止，上体不痛矣。次日又照前煎服，身体又发红丹，方出汗至足底，汗干，遍身舒畅而无痛矣。后以此法治数人皆验。

桑枝煎　治诸痛风，服此方良。许学士云：治河间，予尝病两臂痛，服诸药不效。依此作数剂，臂痛寻愈。桑枝一小升，细切，炒香，以水三大升煎取二升，一日服尽，无时。

控涎丹　治一身及两胁走痛，痰挟死血者。

甘遂面裹煨　大戟制　白芥子炒，各等分

上为末，加桃仁泥糊丸如桐子大，每服五七丸，渐加至十丸，临卧姜汤下。

治走注痛方

防风汤　治行痹走注无定。

防风　甘草　当归　赤茯苓　杏仁去皮尖，炒　桂枝各一两　黄芩　秦艽　葛根各三钱　升麻去节，半两

上为粗末，每服五钱，水酒各二盏，枣三枚，姜五片，煎至一盏，去租，温服。

除湿蠲痛汤　治湿热流注经络，四肢百节流布走痛，红肿或死血。

羌活　苍术各一钱　当归　川芎　白芷　防己　黄柏　南星各八分　威灵仙　红花各六分　桂枝五分

上加生姜三片，水煎，食远服。

控涎散　治身及胁走注疼痛。

威灵仙　苍术　桂枝　川归　栀子炒，各一钱　生桃仁七个　甘草五分　川芎七分

上切作一服，加生姜五片，水煎，入童便竹沥各半盏再煎，热服。忌猪羊鸡肉鱼腥湿面。

又方　治妇人胸背胁走痛。

赤芍药　香附　黄柏炒，各一钱　威灵仙酒炒，七分半　苍术　桂枝　甘草各五分

上切，水煎服。

四妙散　治痛风走注。

威灵仙酒浸，五钱　羊角灰三钱　苍术一钱半　白芥子一钱

上为末，每服一钱，生姜一大片擂汁，入汤调服。又二妙散同调服。

乌头汤　治历节疼痛，不可屈伸。

川乌一枚　麻黄　芍药　黄芪各二钱　甘草一钱

上先用蜜二盏煎川乌至一盏，复用水四盏，煎麻黄等四味至二盏，各去租，合一处，煎至一盏六分，作二次温服。

麻黄汤　治历节痛。

麻黄　羌活各一两　黄芩七钱半　细辛　黄芪各五钱

上为粗末，每服五钱，水二盏煎至一盏，去租温服，接续三四日，有汗慎风。

和血散痛汤　治头骨痛，两手指及两膝换痛，发时多则五日，少则三日，昼轻夜重。

羌活　麻黄去节　升麻各一钱半　桃仁十个　柴胡二钱　防风　黄柏　知母各一钱　猪苓　黄连酒炒，各五分　防己六分　甘草炙，二分　归身　红花各一分

上㕮咀，作四服，水煎，空心热服。

薏苡仁散　治湿伤肾，肾不养肝，肝自生风，遂成风湿，流注四肢筋骨，或入左肩膊，肌肉疼痛，渐入左指中。

薏苡仁一两　当归　小川芎　干姜　茵芋　甘草　官桂　川乌　防风　人参　羌活　白术　麻黄　独活各半两

上为细末，每服二钱，空心，临卧酒调下，日三服。

附子八物汤 治历节风，四肢疼痛如锤锻，不可忍。

附子炮，去皮脐 干姜炮 芍药 茯苓 半夏 桂心 人参各三两 白术四两

锉散，每服四钱，水煎，食前服。

牛蒡子散 治风热成历节，攻注手指，作赤肿麻木，甚则攻肩背两膝，遇暑热或大便秘。

牛蒡子 新豆豉炒 羌活各三两 生地黄一两半 黄芪一两半

上为细末，汤调二钱，空心，食前，日三服。

犀角汤 治热毒流入四肢，历节肿痛。

犀角二两 羚羊角一两 前胡 黄芩 栀子仁 射干 大黄 升麻各四两 豆豉一升

上㕮咀，每服五钱，水煎服。

千金方 治游风，行走无定，或有盘大，或如瓯，或着腹背，或着臂，或着脚，悉治之。

海藻 茯苓 防风 独活 附子 白术各三两 大黄五两 鬼箭羽 当归各二两

上㕮咀，以水二斗渍五日，初服二合，渐加，以知为度。

一粒金散 治腰膝走注疼痛，如虎咬之状，不可忍者。

草乌头 五灵脂各四两 木鳖子去壳 白胶香 地龙去泥土，各一两 当归 没药各五钱 乳香 京墨各二钱半 麝香二分半

上为细末，糯米糊丸桐子大，每服一二丸，多至三丸，温酒下，微汗，神效。

麝香丸 治痛风走注，状如虫啮。

川乌大者三个，生用 全蝎二十一个，生用 黑豆二钱半，生用 地龙五钱，生用 麝香半字

上为细末，糯米糊丸如绿豆大，每服七丸，甚者十丸，夜卧令膈空，温酒下，

微冷汗一身，便瘥。

趁痛丸 治走注历节，诸风软痛，及卒中倒地，跌扑伤损。

草乌头不去皮，三两 熟地黄或生用 南星 半夏曲 白僵蚕 乌药各半两

上为末，酒糊丸如桐子大，每服五七丸，空心，温酒下。如卒中倒地，姜汁清茶研五七丸灌下，立醒。如跌扑伤损，姜汁和酒研十数丸，涂伤处。

八珍丸 治痛风走注，脚气头风。

乳香 没药 代赭石 穿山甲生用，各三钱 羌活 草乌生用，各五钱 全蝎二十一个，炒 川乌生用，一两，不去皮尖

上为末，醋糊丸如桐子大，每服二十一丸，温酒送下。

龙虎丹 治痛风走注，或麻木不遂，或半身痛。

草乌 苍术 白芷各一两，为粗末，用童便姜葱汁拌，发热盦过 当归 牛膝各五钱 乳香没药各二钱，另研

上为末，酒糊丸如弹子大，每服一丸，温酒化下。

捉虎丹 一名一粒金丹 治一切风疾，走注疼痛，手足瘫痪，麻木不仁，及白虎历节等风。

麝香二钱半 京墨煅烟尽，一钱半 乳香 没药 当归酒洗，各七钱半 白胶香 草乌去皮脐 地龙去土 木鳖子去油 五灵脂各一两半

上为细末，糯米糊丸如芡实大，每服一丸，温酒化下。远年近日寒湿脚气临发时，空服一丸，取脚面黑汗出为效。如初中风不醒人事，牙关不开，研二丸，酒调灌下。

茵芋丸 治历节肿满疼痛。

茵芋 朱砂 薏苡仁各一两 牵牛一两半 郁李仁半两

上为细末，炼蜜杵丸如桐子大，轻粉滚为衣，每服十丸至十五丸，或二十丸，

五更温酒下，到晚未利，可二三服，快利为度，白粥将息。

大豆蘖散 治周身痹注五脏，留滞胃中结聚。

大豆蘖一升，炒香熟为末，每服半钱，温酒调下，空心加至一钱，日三服。

松节酒 治历节风，四肢疼痛。

松节二十斤，酒五斗渍三七日，服一合，日五六次。丹溪云，松属金，能渗血中之湿。

松叶酒 治历节痛。

松叶三十斤，酒二石五斗，渍三七日，服一合，日服五六度。

治肢节痛方

麻黄赤芍汤 治湿热流注，肢节肿痛。

麻黄去根节 赤芍药各一钱 防风 荆芥 羌活 独活 白芷 苍术 威灵仙 片芩酒炒 枳实 桔梗 葛根 川芎各五分 甘草 当归尾 升麻各三分

上锉一服，水煎服。下焦加酒黄柏；妇人加酒红花；肿多加槟榔、大腹皮、泽泻，更加没药一钱定痛，尤妙；瘀血，加桃仁、大黄。

防风天麻散 治风湿麻痹，肢节走注疼痛，中风偏枯或暴仆不语，及内外风热壅滞，昏眩。此散郁开结，宣风通气之妙剂也。

防风 天麻 川芎 羌活 白芷 草乌头 白附子 荆芥穗 当归 甘草炙，各半两 白滑石二两

上为细末，每服半钱，加至一钱，热酒化蜜少许调下，觉药力运行，微麻为度。或炼蜜为丸如弹子大，每服半丸至一丸，热酒化下，白汤亦可。

大羌活汤 治风湿相搏，肢节疼痛。

羌活 升麻各一钱 独活七分 苍术

防风 威灵仙 川归 茯苓 泽泻 甘草各五分

上切作一服，水煎，空心温服。

趁痛散 治瘀血湿痰畜于肢节之间而作痛者。若痰带热者，先以舟车丸、导水丸、神芎丸下之，后以此服之。

乳香 没药 桃仁 红花 当归 地龙酒炒 牛膝酒浸 羌活 甘草 五灵脂酒淘 香附童便浸

上为末，每服二钱，酒调服。或加酒炒黄芩、黄柏。

治臂痛方

加味二陈汤 治臂痛，是上焦湿痰横行经络中作痛也。

陈皮 半夏 茯苓各一钱 甘草三分 酒芩 羌活各一钱 威灵仙三钱 南星 香附各一钱 苍术一钱半 白术一钱

上锉一服，加生姜三片，水煎服。

舒筋汤 治臂痛不能举，盖是气血凝滞，经络不行所致，一名通气饮子，一名五痹汤，其效如神。

羌活 片子姜黄 甘草炙，各二钱 白术 当归 赤芍药 海桐皮去外皮，各一钱

上切作一服，加生姜三片，水煎去柤，磨沉香水少许，入内，温服。上痛，食后；腰以下痛，食前。

姜黄散 治臂痛，非风非痰。

姜黄四两 白术二两 羌活 甘草各一两

上锉，每服五钱，水煎服。

茯苓丸 治臂痛如神。

赤茯苓 防风 细辛 白术 泽泻 官桂各半两 瓜蒌根 紫菀 附子 黄芪 芍药 甘草炙，各三分 生地酒炒 牛膝酒浸 山茱萸各一两

上为细末，炼蜜丸如桐子大，每服十丸，食前温酒下。

一方 治臂痛。

红花炒 神曲炒黄

上为末，调服。

一方 治臂胫痛，不计深浅，皆效。

虎胫骨二两, 粗舂熬黄 羚羊角一两, 屑 芍药二两, 细切

上三物，以无灰酒浸之，春夏七日，秋冬倍日，每日空腹饮一杯，冬月速要服，即以银器物盛，火炉中暖养之三二日，即可服也。

加味控涎丹 治肩背臂痛如神。

甘遂去心 紫大戟去皮 白芥子真者 木鳖子各一两 桂五钱

上为末，糊丸桐子大，临卧，淡姜汤或热水下五七丸至十丸。

古半硝丸 治中脘停伏痰饮，以致臂痛不能举，左右时复转移。

半夏二两 风化硝一两

上为末，生姜自然汁打糊丸如桐子大，每五十丸，姜汤下。

治肩背痛方

通气防风汤 肩背痛不可回顾者，此太阳气郁而不行，以风药散之。脊痛项强，腰似折，项似拔者，此太阳经不通也。

羌活 独活各一钱 藁本 防风 甘草各五分 川芎 蔓荆子各三钱

上锉，水煎服。

当归拈痛汤 治湿热为病，肢节烦痛，肩背沉重，胸膈不利，及遍身疼痛，下注于足胫，痛不可忍。

羌活 甘草 黄芩酒炒 茵陈酒炒, 各五钱 人参 升麻 苦参酒洗 葛根 苍术各二钱 白术一钱半 当归身 知母酒洗 防风 茯苓 泽泻 猪苓各三钱

上㕮咀，每服一两，水煎，空心温服。

加减当归饮子 治肩背忽痛。

当归 防风 柴胡 生地姜酒炒 大黄各一两半 芍药 黄芩 人参各一两 黄连半两 滑石六钱 甘草一两三钱

上㕮咀，每服五钱，水煎，食后服。

升麻柴胡汤 治肩背痛，汗出，小便数而少者，此风热乘肺，使肺气郁甚也，当泻风热则愈。

升麻 柴胡 黄芪各一钱 羌活 防风 人参 甘草 陈皮各五分 藁本三分 青皮 黄芩 白豆蔻各二分

上㕮咀，作一服，水煎，通口服。如面色白脱气短者，不可服。

黄芪八珍汤 治劳力，或看书着棋久坐而致脊背疼者，服此或服补中益气汤。

人参 白术 茯苓 甘草 当归 川芎 芍药 熟地黄砂仁, 沉香炒 黄芪

上锉，水煎服。

治项颈强痛方

加味二陈汤 治项强不能回顾，动则微痛，其脉弦而数实，此痰热客太阳经也，用此治之愈。

陈皮 半夏 茯苓 甘草 黄芩酒洗 羌活 红花

上锉，水煎服。

养神汤 治精神短少不得睡，项筋肿急难伸。禁甘温，宜苦寒。

柴胡 升麻各四钱 黄芪 橘皮各一钱 甘草 半夏各七分 苍术 归身 麦芽 黄连各五分 人参 白术 川芎各三分 黄芩酒二分 黄柏 木香各一分

上㕮咀，每服五钱，水煎，稍热服，不拘时。

木瓜煎 治筋急，项不得转侧。

木瓜二个 没药研, 二两 乳香研, 二钱半

上将木瓜切盖子，去穰，纳二味于

中，用盖子合了，竹签签定，饭上蒸三四次，研烂成膏子，每服三五匙，用生地黄汁半盏，无灰酒二盏和之，用八分一盏，热化服。

《本事方》云：有人患此证，自午后发至黄昏时定。予曰：此患必先从足起。经言：足十二经络各有筋，惟足太阳之筋，自足至项。大抵筋者，肝之合也。日中至黄昏，天之阳，阳中之阴也。又云：阳中之阴，肝也，自离至兑，阴旺阳弱之时，故灵宝毕法云：离至乾，肾气足而肝气弱，肝肾二脏受阴气，故发于是时。予授此方，三服而愈。

椒附散　治肾气上攻，项背不能转移。

大附子一枚，六钱重者，去皮脐，为末

上末，每服二大钱，用好椒二十粒，用白曲填满，水一盏半，生姜七片，通煎至七分，去椒，入盐，空心服。《本事方》云：予一亲戚患项筋痛，连背髀不可转移，服诸风药皆不效，予尝忆千金髓有肾气攻背强一证，予处此方与之，一服顿瘥。自尔与人，皆无不验。盖肾气自腰夹脊，上至曹溪穴，然后入泥丸宫。曹溪一穴，非精于搬运者不能透，今逆行至此，不得通用，椒以引归经则安矣，气上达，椒下达，故服之愈。

一方　治风项强不得顾视。

穿地作坑，烧令通赤，以水洒之令冷，纳生桃叶铺其席下，卧之，令项在叶上，以衣着项边，令气上蒸，病人汗出，良久即瘥。

又方　治头项强不得顾视。

蒸黑大豆一升，令变色，纳囊中枕之。

治脚腿痛方

萆薢丸一名加味二妙丸　治两足湿痹疼痛或如火燎，从足跗热起，渐至腰腿，或麻痹痿软，皆是湿病，此药主之。

苍术米泔浸，四两　黄柏酒浸晒干，二两　萆薢酒浸，二两　牛膝酒洗　当归酒洗　防己酒浸　龟板酒浸三日，酥炙　虎胫骨酥炙，各一两

痿病加肉苁蓉、菟丝子各一两。

上为细末，酒煮，面糊为丸如桐子大，每服一百丸，空心，淡盐汤下。

甜瓜子丸　治风湿相搏，腰腿疼痛。

甜瓜子炒，二两　木瓜一两半　威灵仙一两　川乌五钱

上为末，酒糊丸如桐子大，每服三十丸，温酒下。

五积散

桔梗去芦，十二两　苍术米泔水浸，去粗皮，二十四两　陈皮去白　麻黄去根节　枳壳麸炒，各六两　厚朴姜炒　干姜各四两　白芷　川芎　甘草炙　茯苓去皮　肉桂　芍药　当归各三两　半夏汤泡七次，二两

上㕮咀，每服四钱，加姜、葱，水一盏煎七分，热服。

荫按：风寒湿入于经络，以致气血凝滞，津液留停，久则怫郁，坚牢阻碍，荣卫难行，正邪相争，故作痛也。须开郁行气，破血豁痰，则怫郁开，荣卫行，而病自已也。盖怫郁者，有形之物也，即痰与血也。以上诸方，有偏于豁痰者，有偏于破血者，有均治痰血者，学者对证施治，庶无误矣。

卷七十九

身重嗜卧

论

东垣曰：身重者，湿也。补中益气汤加去桂五苓散主之。又曰：脉缓，怠惰嗜卧，四肢不收，或大便泄泻，此湿胜也，用平胃散。又云：怠惰嗜卧，有湿，胃虚不能食，或沉困，或泄泻，加苍术。自汗，加白术。又云：食入则困倦，精神昏冒而欲睡者，脾虚弱也。

仲景曰：风湿脉浮，身重，汗出恶风者，防风黄芪汤主之。又曰：肾着之病，其人身体重，腰中冷，如坐水中，形如水状，反不渴，小便自利，饮食如故，病属下焦，身劳汗出，表里冷湿，久久得之，腰以下冷痛，腹重如带五千钱，干姜苓术汤主之。

洁古曰：卧起不能谓之湿，身重是也，小柴胡汤、黄芪芍药汤。夏月中风湿，身重如山，不能转侧，宜除风胜湿去热之药治之。

丹溪曰：凡肥人沉困怠惰，是湿热，宜苍术、茯苓、滑石。凡肥白之人沉困怠惰，是气虚，宜二术、人参、半夏、草果、厚朴、芍药。凡黑瘦而沉困怠惰者，是热，宜白术、黄芩。凡饮食不节，脾胃受伤，不能递送，宜枳术丸。

娄氏曰：《素问》云：肝虚肾虚脾虚，皆令人体重烦闷。夫肝虚则脾寡于畏而体重，肾虚则脾胜之而体重也。

治湿热身重嗜卧方

益气四苓散 治伤湿身重。

黄芪 人参 甘草炙 白术 陈皮 当归 升麻 柴胡 茯苓 猪苓 泽泻

上锉，水煎服。

人参益气汤 治五六月间两手麻木，四肢困倦，怠惰嗜卧，乃湿热伤元气也。

黄芪二钱 人参 生甘草各一钱二分半 炙甘草 升麻各五分 柴胡六分 白芍药七分 五味子三十粒

上㕮咀，水煎，空心服，服后少卧。

黄芪芍药汤 治湿，身重，卧起不能。

黄芪三两 炙甘草二两 升麻 白芍药各一两 羌活 葛根[①]

上㕮咀，每服五钱，水煎，食后温服。

防己黄芪汤 治伤风湿，身重，汗出恶风者。

防己 黄芪各三钱 白术 甘草各一钱

上锉，作一服，加生姜五片，枣一枚，水煎服。

平胃散 治湿胜脉缓，怠惰嗜卧，四肢不收，或大便泄泻。

苍术 厚朴 陈皮 甘草炙

上锉，加姜枣煎服。自汗加白术，沉困倍苍术。

---

① 羌活 葛根 此二味剂量原脱。

一方　治虚损，治劳倦，一切虚极欲垂死者。肥人阴虚宜服，瘦人不宜服。

甘草三两　苍术一斤，米泔水浸一宿，切片，用韭白一斤细切，同腌过一宿　川椒四两，炒　草乌半斤，水浸一宿，切片，用盐四两腌一宿，次日①炒干

上共为末，用好酒糟六斤，同捣三五千杵，令匀为丸如桐子大，每服三十丸，空心，温酒盐汤任下，妇人淡醋汤下。

治脾虚身重嗜卧方

参术汤　治脾胃虚弱，元气不能荣于心肺，四肢沉重，食后昏闷。

黄芪二钱　苍术一钱　人参　陈皮青皮各五分　甘草炙，四钱　神曲七分　升麻三分　当归　柴胡　黄柏酒炒，各二分

上㕮咀，作一服，水煎带热，食前服。

人参补气汤　治脾气虚弱，四肢懒倦。

黄芪一钱　人参　升麻　防风　黄柏知母各七分　白芍药　生地酒炒　熟地黄各五分，砂仁炒　五味子二十粒　肉桂二分　炙甘草三分　生甘草一分

上为粗末，作一服，水煎，空心热服。

治肾着腰重方

干姜苓术汤一名肾着汤　治肾着身重，腰中冷，如坐水中。

干姜　茯苓各四两　白术　甘草各二两

上锉，以水五升煮取三升，分温二服，腰中自温。

---

①　日　原作"口"，据文义改。

卷　八　十

痿　证

论

内经曰：肺热叶焦（肺志不伸则气郁生火，失其清肃之化，故热而叶焦），五脏因而受之，发为痿躄（必益切，音辟。肺主气以行荣卫，治阴阳，故五脏之痿，皆因于肺气热则五脏之阴皆不足，此痿躄之生于肺也。五痿之证虽异，总皆谓之痿躄）。心气热，则下脉厥而上，上则下脉虚，虚则生脉痿。枢折挈，胫纵而不任地也（心气热则火独上炎，故三阴在下之脉亦皆厥逆而上，上逆则下虚，乃生脉痿。脉痿者，凡四肢关节之处如枢纽之折，而不能提挈，足胫纵缓而不能任地也）。肝气热，则胆泄口苦，筋膜干，筋膜干则筋急而挛，发为筋痿（胆附于肝，肝气热则胆汁溢泄，故为口苦。筋膜受热则血液干燥，故拘急而挛，为筋痿也）。脾气热，则胃干而渴，肌肉不仁，发为肉痿（脾与胃以膜相连而开窍于口，故脾气热则胃干而渴，脾主肌肉，今热蓄于内则精气耗伤，故肌肉不仁，发为肉痿）。肾气热，则腰脊不举，骨枯而髓减，发为骨痿（腰者肾之府，其脉贯脊，其主骨髓，故肾气热则见证若此）。又曰：治痿者，独取阳明一经。阳明者，五脏六腑之海，主润宗筋，宗筋主束骨而利机关也（前阴为诸筋之会，凡腰脊溪谷之筋，皆属于

此，故主束骨而利机关）。冲脉者，经脉之海也，主渗灌溪谷，与阳明合于宗筋（冲脉为十二经之血海，故主渗灌溪谷，冲脉起于气街，并少阴之经夹脐上行，阳明脉亦夹脐旁，去中行二寸下行，故皆会于宗筋）。阴阳总宗筋之会（宗筋聚于前阴，前阴者，足之三阴、阳明、少阳及冲、任、督、跷，九脉之所会也。九者之中，阳明为五脏六腑之海，冲为经脉之海。此一阴一阳，总乎其间，故曰阴阳总宗筋之会也），会于气街而阳明为之长（气街为阳明之正脉，故阳明独为之长）。皆属于带脉，而络于督脉（带脉者，起于季胁，围身一周。督脉者，起于会阴，分三岐为任冲而上行腹背，故诸经者，皆联属于带脉，支络于督脉）。故阳明虚则宗筋纵，带脉不引，故足痿不用也（虚则血气少不能润养宗筋，故至弛纵。宗筋纵则带脉不能收引，故足痿不为用，此所以当治阳明也）。治法各补其荣而通其俞，调其虚实，和其逆顺，筋脉骨肉，各以其时受月，则病已。（诸经之所溜为荣，所注为俞。补者，所以致气通者，所以行气。上文云独取阳明，此复云各补其荣而通其俞。盖治痿者，当取阳明，又必察其所受之经，而兼治之也。如筋痿者，取阳明厥阴之荣俞；脉痿者，取阳明少阴之荣俞；肉痿骨痿，其治皆然。然筋脉骨肉则各有所受之时月，如木病者在筋，火病者在脉，土病者在肉，金病者在皮毛，水病者在骨，知所受之浅深以调虚实，知时气之

盛衰以和逆顺，则病可已也）

荫按：风痿之别，痛则为风，不痛则为痿。经曰：痛则为实，不痛则为虚。曰风曰痿，虚实二者而已矣。故东垣先生曰：气盛病盛，气衰病衰。何则？人气血充实，而风寒客于经络之间，则邪正交攻，而疼痛作矣。人之气血弱虚，而痰火起于手足之内，则正不能胜邪，而痿证作矣。故丹溪先生曰：痿证切不可作风治而用风药，盖以风为实而痿为虚也。曰散邪，曰补虚，岂可紊乱乎哉？学者必须临证审确，逐一明辨，斯无误矣。大抵治痿之法，不外补中祛湿，养阴清热而已，治者宜详审焉。先哲格言云：患痿之人，若不断绝房欲，淡薄食味，不避风寒，坐卧湿地，将理失宜，虽圣医不治也，患者识之。

丹溪曰：《内经》谓诸痿起于肺热。又谓治痿独取阳明。盖肺金[①]体燥，居上而主气，畏火者也。脾土性湿，居中而主四肢，畏木者也。火性炎上，若嗜欲无节，则水失所养，火寡于畏，而侮所胜，肺得火邪而热矣。木性刚急，肺受热则金失所养，木寡于畏，而侮所胜，脾得木邪而伤矣。肺热则不能管摄一身，脾伤则四肢不能为用，而诸痿作矣。泻南方则肺金清而东方不实，何脾伤之有？补北方则心火降而西方不虚，何肺热之有？故阳明实则宗筋润，能束骨而利机关矣。治痿之法，无出于此。东垣取黄柏为君，黄芪等补药辅佐以治诸痿，而无一定之方。有兼痰积者，有湿多者，有热多者，有湿热相半者，有挟气者，临病制方，其善于治痿者乎。虽然天产作阳，厚味发热，凡病痿者，若不淡薄食味，必不能保其安全也。又曰：痿证断不可作风治而用风药。有湿热、湿痰、血虚、气虚、瘀血、食积妨碍不降者。湿热，东垣健步丸加燥湿降火之剂，黄柏、黄芩、苍术、牛膝之类。湿

痰，二陈汤加苍术、白术、黄芩、黄柏之类，入竹沥、姜汁。血虚，四物汤加苍术、黄柏，煎下补阴丸。气虚，四君子加苍术、黄芩、黄柏。黄柏、苍术，治痿要药也。食积，木香槟榔丸。死血，桃仁、红花、蓬术、归梢、赤芍之类。又如虎潜丸、补肾丸、加味四物汤，皆补北方之要药也。一人形肥味厚，忧怒，脉常沉涩，春病痰气。医用燥热香窜之药，至夏足弱，气上冲，食减，此热郁而脾虚痿厥，虽形肥脉沉，未当死，但药邪并火旺难治，且与竹沥下白术膏，尽二斤，气降，食尽至一月后，仍大汗而死。一人脚常觉热，后患痿。

陈无择曰：人身有皮毛、血脉、筋膜、骨髓，以成其形，内有肝心脾肺肾以主之。若随情妄用，喜怒劳逸，以致内脏精血虚耗，使血脉筋骨肌肉痿弱，无力以运动，故致痿躄，状与柔风脚气相类。柔风脚气，皆外因风寒，正气与邪气相搏，故作肿苦痛，为邪实。痿由内脏不足之所致，但不任用，亦无痛楚，此血气之虚也。

叶氏曰：丹溪发明治痿独取阳明之说，可谓深中肯綮矣。考之《内经》，又有皮肉筋骨脉五痿，分属五脏，如无择所云者，似又当分治之也。原丹溪以肺摄一身，脾主四肢，故以治阳明为要。痿本脾肺二经者，以此施治可也。若夫肝之筋痿，心之脉痿，肾之骨痿，其受病必自不同，岂可只取阳明而治之乎？故治筋痿，宜养其肝，脉痿宜宣其心，骨痿宜滋其肾，不可执而论也。

脉　　法

脉诀举要曰：尺脉虚弱，缓涩而紧，

---

① 肺金　"金"原作"全"，据文义改。

病为足痛，或是痿病。

张子和云：痿因肺热，相传四脏，其脉多浮而大，不可作寒湿脚气治。

龚氏曰：痿因肺燥，脉多浮弱，寸口若沉，发汗则错，足痛或软，专审于尺，滑痰而缓，或沉而弱。

治湿热痿方

加味四物汤 治诸痿，四肢软弱，不能举动。

当归身一钱 熟地黄三钱，砂仁炒 白芍药 川芎各七分半 苍术 黄柏 麦门冬去心，各一钱 五味子九粒 人参 黄连各五分 杜仲七分半 牛膝足不软者不用 知母各三分

上细切，作一服，水煎，空心温服，酒糊为丸服亦可。

肺热汤 肺热叶焦，令人色白毛败，发为痿躄，脉短数者，此方主之。

羚羊角 玄参 射干 薄荷 芍药升麻 黄柏各三钱 生地黄姜酒炒，一合 栀子仁 竹茹二钱

上锉，水煎服。

东垣健步丸 治膝中无力，屈伸不得，腰背腿脚沉重，行步艰难。

羌活 柴胡 滑石炒 甘草炙 瓜蒌根酒洗，各五钱 肉桂五分 防风 泽泻各三钱防己酒洗，一两 苦参酒洗 川乌各一钱

上为细末，酒糊为丸桐子大，每服七十丸，空心，煎愈风汤下（愈风汤方见卷一中风下门），或葱白汤下。

大防风汤 治气血两虚，风湿相挟，麻痹痿软，或久病痢后，脚弱缓痛不能行履，或两膝虚肿，足胫枯干，名曰鹤膝风证，服之其效如神。

白术一钱半 黄芪 白芍药煨 当归酒洗 熟地砂仁炒 杜仲姜汁炒，去丝，各一钱防风八分 人参 牛膝 川芎各七分 羌活

附子童便煮，炮 甘草炙，各五分

上锉一服，加生姜三片，枣二枚，水煎，空心温服。

清燥汤 治湿热成痿，以燥金受湿热之邪，是绝寒水生化之源，源绝则肾亏，痿厥之病大作，腰以下痿软，瘫痪不能动。

黄芪一钱半 苍术米泔浸，炒，一钱 白术陈皮各八分 泽泻 白茯苓各七分 五味子九个 人参四分 升麻 麦门冬去心 当归身酒洗 生地姜酒炒，神曲炒 猪苓黄柏酒炒，各三分 黄连炒 炙甘草各二分柴胡二分

上用水二钟煎八分，空心热服。

藿香养胃汤 治胃虚不食，四肢痿弱，行立不能，皆由阳明经虚，宗筋无所养，遂成痿躄。

藿香 人参 白茯苓各一钱 白术二钱半夏曲 薏苡仁 山药各八分 毕澄茄六分 砂仁 神曲 陈皮各七分 甘草炙，五分

上作一服，加生姜三片，枣二枚，水二钟煎至一钟，食前服。

温肾汤 治面色痿黄，脚痿弱无力，阴汗出。

麻黄 柴胡各六分 白术 黄柏酒炒猪苓 白茯苓 升麻各一钱 防风 苍术各一钱半 泽泻二钱

上作一服，水煎热服，候一时，方可饮食。

补肝汤 治前阴如冰冷并阴汗，两脚痿软无力。

黄芪一钱半 人参 干葛 白茯苓猪苓 升麻各一钱 柴胡 当归身 羌活连翘 黄柏炒 泽泻 苍术 神曲 知母防风 陈皮 甘草炙，各五分

上锉一服，水煎，食前服。

龙胆泻肝汤 治肝气热，色青，爪枯，口苦，筋膜干而挛急者，名曰筋痿，

此方主之。

柴胡一钱 人参 知母 麦门冬 天门冬 草龙胆 山栀子 生甘草 黄连各五分 黄芩七分 五味子七粒

上作一服，水煎服。

萆薢丸 治两足湿痹疼痛，或如火燎，从足跗热起，渐至腰胯，或麻痹痿软，皆是湿病，此药主之。

苍术四两，米泔浸一宿 黄柏酒浸，晒干 萆薢酒浸，各二两 牛膝去芦，酒洗 当归酒洗 防己酒浸 龟板酒浸三日，酥炙 虎胫骨酥炙，各一两

上为细末，酒煮面糊为丸，如桐子大，每服一百丸，空心，淡盐汤送下。痿病加肉苁蓉、菟丝子各一两。

治虚弱痿方

加味四斤丸 治肝肾俱虚，精血不足，致筋骨痿弱，足膝痿疼，不能步履。

肉苁蓉酒浸 牛膝酒浸 天麻 干木瓜 鹿茸酥炙 五味子酒浸 菟丝子酒浸软，另研，各二两 熟地黄酒蒸

上为末，炼蜜丸如桐子大，每服七十丸，食前，温酒米饮任下。一方有杜仲，姜汁炒一两。

牛膝丸 治肾肝虚损，骨痿不能起于床，筋弱不能收持，宜益精缓中。

牛膝酒浸 菟丝子酒煮，捣，焙干 萆薢 杜仲炒，去丝 防风 肉苁蓉酒浸，各二两 白蒺藜二两 肉桂去皮，一两

上为细末，用酒煮猪腰子，捣烂和为丸，如桐子大，每服五十丸，空心温酒下。

鹿角胶丸 治血气虚弱，两足痿软，久卧床褥，不能行动，神效。常服补精益肾，壮筋骨。

鹿角胶一斤 鹿角霜 熟地黄各半斤 白茯苓 川牛膝酒浸 菟丝子酒浸煮，另捣

人参各二两 当归身酒洗，四两 白术 杜仲姜汁炒，各二两 虎胫骨酥炙 龟板酥炙，各一两半

上为细末，将鹿角胶用灰酒烊化为丸如桐子大，每服一百丸，空心淡盐汤下。

虎潜丸一名补阴丸 治痿圣药。

龟板酥炙，四两 黄柏酒炒，四两 知母 熟地黄各二两 牛膝三两半，酒浸 锁阳 虎胫骨酥炙 当归各一两 陈皮七钱半 芍药酒炒 干姜各半两

上为末，酒糊丸如桐子大，每服一百丸，盐汤温酒任下。加附子，治痿厥如神。

加味虎潜丸

人参 黄芪蜜炙 芍药煨 黄柏盐水炒 当归酒洗 山药各一两 锁阳酒浸，酥炙 枸杞子 虎胫骨酒浸，酥炙 龟板酒浸，酥炙 菟丝子盐酒浸三日，煮捣成饼，晒干，各七钱半 熟地黄四两，酒蒸，另捣 五味子 破故纸盐水洗，炒 杜仲姜汁拌炒，去丝，各七钱半 牛膝去芦，酒浸，二两

上为细末，炼蜜和猪脊髓为丸，如桐子大，每服八十丸，空心，温酒或盐汤下。

补阴丸 治痿。

龟板酒炙 锁阳酒浸 归身酒浸 陈皮 杜仲 牛膝酒浸 白芍药酒浸，各一两 白术二两 生地黄酒浸，一两半 干姜七钱半 黄柏炒 虎胫骨酒炙 茯苓各半两 五味子二钱 甘草炙，一钱 菟丝子酒蒸，捣烂，晒干

上为末，用紫河车蒸烂为丸，如无河车，用猪脑骨髓亦得，丸如桐子大，每服七八十丸，空心，温酒盐汤下。

五兽三匮丹 治因血气虚损，肝肾不足，两脚痿弱。

鹿茸酥炙 麒麟竭 虎胫骨解断，酥炙 牛膝 狗脊燎去毛，各等分

上修制为末，即五兽丹料也。

辰砂一两，为末　附子大者一个，去皮脐，剜旋去心空，入辰砂于内　宣木瓜一个，剜去心，仍薄去皮，入上附子于内，以旋附子盖附子口，正坐于银暖罐中，重汤蒸十分烂，附子断白为度

上为三匮丹也，研膏，调五兽末子为丸如鸡头大，以木瓜酒或降气汤下。

玄珠耘苗丹　此丹养五脏，补不足，秘固真元，匀调二气，和畅荣卫，保神守中。王启玄序曰：张长沙戒人妄服燥烈之药，谓药势偏有所助，胜克流变，则真病生焉，犹悯苗不长而偃之者也。若禀气血不强，合服此，而不服是不耘苗者也，故名耘苗丹。

五味子半斤　巴戟去心　远志去心　枸杞子　山药　白茯苓　肉苁蓉酒浸　百部酒浸宿，焙　杜仲炒，断丝　蛇床子　防风去芦柏子仁另研　菟丝子酒浸，另捣，各二两

上为末，炼蜜丸如桐子大，每服食前，温酒盐汤任下。夏干枣汤下。夏加五味子四两，四季月加苁蓉六两，秋加枸杞子六两。

卷 八 十 一

痹 证

论

内经曰：风寒湿三气杂至，合而为痹也（痹者闭也，三气杂至，则壅闭经络，血气不行，而病为痹，即痛风不仁之属）。其风气胜者为行痹（游行不定，走注历节疼痛之类），寒气胜者为痛痹（阴寒之气客于肌肉筋骨之间，则凝结不散，阳气不行，故痛不可当，亦名痛风，骨节挛痛也），湿气胜者为著痹也（肢体重着不移，或为疼痛，或为顽木不仁，湿从土化，病多发于肌肉，浮肿重坠）。其有五者，以冬遇此者为骨痹，以春遇此者为筋痹，以夏遇此者为脉痹，以至阴遇此者为肌痹，以秋遇此者为皮痹（遇此者，指上文之三气也。冬主骨，春主筋，夏主脉，土旺之时主肌肉，秋主皮，故邪气之至，各有所应）。其内舍五脏六腑者，五脏皆有合病，久而不去者，内舍于其合也（皮肉筋骨脉，皆有五脏之合，病在外而久不去，则各因其合而内连于脏矣）。故骨痹不已，复感于邪，内舍于肾；筋痹不已，复感于邪，内舍于肝；脉痹不已，复感于邪，内舍于心；肌痹不已，复感于邪，内舍于脾；皮痹不已，复感于邪，内舍于肺。所谓痹者，各以其时重（平声）感于风寒湿之气也（舍者，邪入而居之也。时调气王之时，五脏各有所应也，病久不去而复感于邪，气必更深，故内舍其合而入于脏）。凡痹之客五脏，肺痹者，烦满喘而呕（肺在上焦，其脉循胃口，故为烦满喘而呕）；心痹者，脉不通，烦则心下故暴，上气而喘，嗌干善噫，厥气上则恐（心合脉而痹气居之，故脉不通，心脉起于心中，其支者上挟咽，其直者却上肺，故病此诸证。厥气，阴气也，心火衰则邪乘之，故神怯而恐）；肝痹者，夜卧则惊，多饮，数小便，上为引如怀（肝藏魂，肝气痹则魂不安，故主夜卧惊骇，肝脉下者过阴器，抵少腹，上者循喉咙之后，上入颃颡，故为病如此）；肾痹者，善胀，尻以代踵，脊以代头（肾者胃之关，肾气痹，则阴邪乘胃，故腹善胀。尻以代踵者，足挛不能伸也。脊以代头者，身偻不能直也。以肾脉入跟中，上腨内，出腘内廉，贯脊属肾，故为是病）；脾痹者，四肢懈惰，发咳呕汁，上为大塞（脾主四肢，故令懈惰。其脉属脾络胃，上膈①挟咽，今其气痹不行，故发咳呕汁。甚则上焦否隔，为大塞不通也）；肠痹者，数饮而出不得，中气喘争，时发飧泄（肠痹者，兼大小肠而言，肠间病痹，则下焦之气不化，故虽数饮而水不得出，水不出则本末俱病，故与中气喘争，盖其清浊不分，故时发飧泄）；胞痹者，少腹膀胱按之内痛，若沃以汤，涩于小便，上为清涕（胞，膀胱之脬也。膀胱气闭，故按之则内痛。水闭不行，则蓄而为热，故若沃以汤，且涩于小便也。膀胱之脉从巅入络脑，故上为清涕。胞、脬，俱音抛。又五脉五脏之痹，见《素问·五脏生成论》）。

---

① 上膈 "膈"原作"鬲"，今改。按"鬲"，通"膈"。

又曰：痹之为病，不痛何也。痹在于骨则重，在于脉则血凝而不流，在于筋则屈不伸，在于肉则不仁，在于皮则寒，故具此五者，则不痛也（具此五者，则筋骨皮肉血脉之间，气无不痹，故不得为痛）。凡痹之类，逢寒则虫，逢热则纵（虫谓皮中如虫行，纵谓纵缓不相就。虫，《甲乙经》作急，于义为得，盖逢寒则筋挛，故急，逢热则筋弛，故纵也）。

荫按：风气胜者为行痹，寒气胜者为痛痹，湿气胜者为著痹，既曰胜，则受病有偏重矣。治行痹者，散风为主，而以除寒祛湿佐之，大抵添以补血之剂，所谓治风先治血，血行风自灭也；治痛痹者，散寒为主，而以疏风燥湿佐之，大抵添以补火之剂，所谓热则流通，寒则凝塞，通则不痛，痛则不通也；治著痹者，燥湿为主，而以祛风散寒佐之，大抵添以补脾之剂，盖土旺则湿胜而气足，自无顽麻也。通用蠲痹汤加减主之，痛甚者佐以松枝酒。又有患痹日久，腿足枯细，膝头肿大，名曰鹤膝风，此三阴本亏，寒邪袭于经络，遂成斯证，宜服虎胶丸，外贴普救万应膏，则渐次可愈，失此不治，则成痼疾，而为废人矣，患者知之。

袖珍论曰：凡痹病目有五种，筋痹、脉痹、骨痹、皮痹、肌痹是也。多由体虚之人，腠理空疏，为风寒湿三气所侵，不能随时驱散，留滞经络，久而为痹。其为病也，寒多则掣痛，风多则引注，湿多则重著。其病在筋者，则屈而不能伸，应乎肝，其证夜卧多惊，饮食少，小便数；其病在脉者，则血凝而不流，应乎心，其证令人痿黄，心下鼓，气卒然逆喘不通，嗌干善噫；其病在骨者，则重而不能举，应乎肾，其证手足不遂而多痛，心腹胀满；其病在皮者，多寒，遇寒则急，遇热则纵，应乎肺，其证皮肤无所知觉，气奔喘满；其病在肌肉者，多不仁，应乎脾，其证四肢懈怠，发咳呕吐，诊其脉，大而涩或来急而紧，俱为脾之候也。治之当辨其所感风寒湿三气，注于何部，分其表里，须从偏胜者，主以药饵。又有停蓄支饮亦令人痹，又当随证治之。至如白虎历节，遍身痛者，无非风寒湿三气乘之。巢氏曰：饮酒当风，汗出入水，遂成斯疾。久而不愈，令人骨节蹉跌，恐为癫痫之病。如有此证，治之宜早。

李氏曰：痹者，气闭塞不通流也，或痛痒，或麻痹，或手足缓弱，与痿相类。但痿属内因，血虚火盛，肺焦而成，痹属风寒湿三气侵入而成，然外邪非血气虚则不入，此所以痹久亦能痿。又痹为中风之一，但纯乎中风则阳受之，痹兼风寒湿三气则阴受之，所以为病更重。观宋明医①钱仲阳，自患周痹偏废，不能全愈可见。经言春为筋痹，夏为脉痹，夏为肌肉痹，秋为皮痹，冬为骨痹，言皮脉肌筋骨，各以时而受风寒湿之邪也。大概风湿多侵乎上，有肩背麻木，手腕硬痛；寒湿多侵乎下，脚腿木重。若上下俱得，身如板夹，脚如石坠，须分风寒湿多少治之。风多，痛走不定；寒多，掣痛，周身拘急，手足冷痹，与痛风无异；湿多，浮肿重著，一处不移。风多，乌药顺气散、三痹汤、越婢汤、单稀莶丸；寒多，五积散加天麻、附子，或蠲痹汤；寒湿，五积交加散；湿多，川芎茯苓汤、当归拈痛汤、防己黄芪汤、羌活胜湿汤、续断丸。又冷痹，身寒不热，腰脚沉冷，即寒痹之甚者，三痹汤合三五七散，或舒筋汤、附子理中汤；又热痹，或湿生热，或风寒郁热，身上如鼠走，唇口反纵，肌肉变色，宜明升麻汤。风寒湿热痹，二妙苍柏散等分，加虎胫骨、防风减半，水煎服。初起强硬作痛者，宜疏风豁痰；沉重者，宜流湿行气。

---

① 明医 高明的医家。

久病须分气血虚实，痰瘀多少治之。气虚痹者，关节不充，一身如从水中出，阳虚阴盛也，四君子汤加肉桂、生附，或川附丸；血虚痹者，皮肤不仁，济生防风汤，或黄芪建中汤去饴加桂枝。挟瘀血者，四物汤加桃仁、红花、竹沥、姜汁；挟痰者，手足麻痹，多睡眩晕，济生茯苓汤或二陈汤加竹沥、姜汁。肾脂枯涸不行，髓少精弱，冻栗挛急者，十全大补汤、地仙丹。通用五痹汤，擦痹法。初病骤用参芪归地，则气血滞而邪郁经络不散。虚者，乌头粥行湿，流气散主之。凡味酸伤筋则缓，味碱伤骨则痿，令人发热，变为痛痹、麻木等证。慎疾者，须戒鱼腥面酱酒醋肉属。阳助火，但可量吃。若厚味过多，下必遗溺，上必痞闷，先用二陈汤加芍药黄连降火，然后用本证药。

吴氏曰：痿证大都主热，痹证大都主寒。然痿证亦有寒者，痹证亦有热者，此不可泥也。

脉　法

脉大而涩为痹，脉急亦为痹。肺脉微为肺痹，心脉微为心痹。右寸沉而迟涩为皮痹，左寸结而不流利为血痹，右关脉举按皆无力而涩为肉痹，左关脉弦紧而数，浮沉有力为筋痹。迟为寒，数为热，濡为湿，滑为痰，豁大弦小为虚。少阴脉浮弱则血不足，风血相搏，即疼痛如掣。

脉诀举要曰：风寒湿气合而为痹，浮涩而紧，三脉乃备。

治　方

五痹汤　治风寒湿之气客留肌体，手足缓弱，麻痹不仁。

羌活　白术　姜黄　防己各二钱　甘草炙，一钱

上作一服，加生姜七片，水煎。病在上，食后服，病在下，食前服。

蠲痹汤　治冷痹，手足腰痛沉重，身体烦疼，背项拘急。一云治湿气着于肌肉，致荣卫之气不荣，令人痹而不仁，发为肉痹。

当归酒浸　黄芪　防风各二钱半　羌活　赤芍药酒炒　姜黄酒炒　甘草各五分

上作一服，加生姜五片、枣二枚，水煎，食前服。一方无防风。

甘附散　治五种痹痛，身体臂间发作不定者。

黄芪　白术　当归　熟地砂仁炒　川芎　柴胡　防风　附子　桂心　甘草各等分

上锉，水煎服。

济生防风汤　治血痹、肌痹、皮痹。

防风一钱　当归　赤茯苓　独活　赤芍药　黄芩　秦艽各五分　甘草　桂心　杏仁去皮尖，各二分半

上㕮咀作一服，加生姜五片，水煎，不拘时服。

济生茯苓汤　治停蓄支饮，手足麻痹，多睡眩冒。

半夏　赤茯苓　陈皮各二钱　枳壳麸炒　桔梗　甘草炙，各一钱

上作一服，加生姜五片，水煎服，不拘时。

宣明茯苓汤　治寒气胜者为痛痹，四肢疼痛，拘挛浮肿。

赤茯苓　桑白皮各二两　防风　官桂　川芎　芍药　麻黄去节，各一两

上为末，每服五钱，加枣一枚，水煎服，以姜粥投之，汁泄为度。

川芎茯苓汤　治湿气胜者为着痹，留注不去，四肢麻木，拘挛浮肿。

赤茯苓一钱半　桑白皮　防风　苍术米泔浸一宿，炒　当归酒洗　芍药煨　麻黄各一钱　川芎一钱二分　官桂五分　甘草炙，四

分

上锉，每服五钱，加枣三枚，水煎，温服。如欲汗，以粥投之。

宣明麻黄汤　治热痹，肌肉热极，体上如鼠走，唇口反纵，皮色俱变，兼诸风证。

升麻三钱　茯神去木　人参　防风　犀角镑　羚羊角镑　羌活各一钱　官桂三分

上作一服，加生姜三片，水煎，入竹沥少许，温服。

茯神汤　治心痹，神思昏塞，四肢不利，胸中烦闷，时复恐悸。

茯神　羌活　麻黄去根节　麦门冬去心　龙齿各一两　远志去心　犀角屑　薏苡仁　人参　蔓荆子　防风各七钱半　赤芍药　甘草炙，各五钱

上㕮咀，每服五钱，加生姜五片，水煎，不拘时服。

舒筋散　治臂痛，亦治腰下疾。

片子姜黄四两　甘草炙　羌活各一两　白术　海桐皮　当归　赤芍药各三两

上㕮咀，每服一两，水煎服。如腰以下，空心服，腰以上，食后服。

行湿流气散　治风寒湿气痹证，身如板夹，麻木不仁，或手足痿软。

苍术　羌活　防风　川乌各一两　薏苡仁二两　白茯苓一两半

上为末，每服二钱，温酒或葱汤调下。

三痹汤　治血气涩滞，手足拘挛，风痹等疾。

杜仲姜汁炒　防风　桂心　川续断　人参　当归　秦艽　生地姜酒炒　茯苓　川芎　黄芪　细辛　芍药　独活　牛膝　甘草炙，各等分

上锉，每服一两，加生姜三片、枣二枚，水煎，不拘时服。

续断丸　治风湿流注，四肢浮肿，肌肉麻痹。

续断　当归炒　萆薢　附子炮，去皮脐　防风　天麻各一两　川芎七钱半　乳香另研　没药另研，各五钱

上为细末，炼蜜丸如桐子大，每服四十丸，空心温酒米饮下。

增损续断丸　治寒湿之气痹滞关节，麻木疼痛。

人参　防风　山茱萸　鹿角胶　白术炮，各七两　麦门冬　干地黄各三两　白茯苓黄芪　续断　薏苡仁　山萸　石斛各二两　牡丹皮　桂心各一两

上为末，炼蜜丸如桐子大，每服五十丸，空心温酒下。

川附丸　治气痹。

川乌　附子　官桂　川椒　菖蒲　甘草各一两　骨碎补　天麻　白术各五钱

上为末，炼蜜丸如桐子大，每服三十丸，食前温酒下，日三服。

巴戟天汤　治冷痹，脚膝疼痛，行步艰难。

巴戟天去心，三两　附子炮，去皮脐　甘草炙　五加皮各二两　牛膝酒浸，焙　石斛去根　萆薢　白茯苓　防风各一两半

上㕮咀，每服五钱，水煎服。

三妙丸　治三阴血虚，足心如火，热渐烘腰胯，及湿热麻痹，疼痛痿软等证，皆效。

苍术六两　黄柏四两　牛膝二两

上为末，酒糊丸如桐子大，每服七十丸至一百丸，空心姜汤或盐汤下。一方加当归、防己、虎胫骨、龟板各一两，名加味三妙丸。血虚加血药，气虚加气药。

擒虎丹　治风寒湿走注痹，腰膝重痛。

五灵脂　荆芥　川乌炮，去皮脐　当归酒浸，焙　白胶香　自然铜火煅醋淬七次，研，各二两

上为细末，酒煮糊丸如桐子大，每服

二十丸，温酒食后服，日进三服。

乳香宣经丸 治风寒湿痹，四肢拘挛，筋骨疼痛，行步艰难，脚气诸疾，并宜服之。

乳香另研 附子炮，去皮脐 木香不见火，各八钱 五灵脂一两 黑豆三合，生用 草乌去皮尖，炒 川楝子取肉微炒 茴香炒，各二两 防风 陈皮去白 黑牵牛生用 威灵仙洗去土 乌药 草薢各四两

上为细末，酒煮面糊为丸，如桐子大，每服三十丸，渐加至五七十丸，空心温酒送下。

千金蓖麻汤 专治风湿瘫痪，手足不仁，半身不遂，周身麻木酸疼，口眼歪斜，皆效。

蓖麻一味，秋夏用叶，春冬用子，一二十斤入甑内，置大锅上，蒸半熟取起，先将绵布数尺双摺浸入汤内，取出乘热敷患处，却将前药热铺布上一层，候温，再换热药一层，如此蒸换，必以换者汗出为度，重者蒸五次，轻者蒸三次，即愈。内服疏风和血之剂。

擦痹法

蓖麻子三两 活地龙七条 甘草 甘遂各一两 麝香一钱

上捣烂，于瓷器内筑实，勿泄气。临用先将姜葱各一两捣烂，包患处，次用姜汁化此药，一鸡子黄大擦半时久，一日三次，二三年者效，妇人尤神。

又治方

松枝酒 治白虎历节风，走注疼痛，或如虫行，诸般风气。

松节 桑枝 桑寄生 钩藤 续断 天麻 金毛狗脊 虎骨 秦艽 青木香 海风藤 菊花 五加皮各一两 当归三两

上锉，每药一两用生酒二斤煮，退火七日饮，痛若在下加牛膝。

虎骨胶丸 治鹤膝风，并治瘫痪诸证。

虎骨二斤，锉碎洗净，用嫩桑枝、金毛狗脊去毛、白菊花去蒂各十两，秦艽二两煎水熬虎骨成胶，收起如蜜样，和药为丸，如不足量加蜜炼 大熟地四两 当归三两 牛膝 山药 茯苓 杜仲 枸杞 续断 桑寄生各二两 熟附子七钱 厚肉桂去皮，不见火，五钱 丹皮 泽泻各八钱 人参二两，贫者以黄芪四两代之

上为末，以虎骨胶为丸，每早开水下三钱。

普救万应全膏 治一切风气，走注疼痛，以及白虎历节风，鹤膝风，寒湿流注，痈疽发背，疔疮瘰疬，跌打损伤，腹中食积痞块，多年疟母，顽痰瘀血停蓄，腹痛泄利，小儿疳积，女人癥瘕诸证，并贴患处。咳嗽疟疾，贴背脊心第七椎。尝制此膏普送，取效神速。倘贴后起泡出水，此病气本深，尽为药力拔出，吉兆也，不必疑惧，记之记之。

藿香 白芷 当归尾 贝母 大枫子制 木香 白蔹 乌药 生地 萝卜子 丁香 白及 僵蚕① 细辛 蓖麻子 苦参 肉桂 蝉退 丁皮 白鲜皮 羌活 桂枝 全蝎 赤芍 高良姜 元参 南星 鳖甲 荆芥 两头尖 独活 苏木 枳壳 连翘 威灵仙 桃仁 牛膝 红花 续断 花百头 杏仁 苍术 艾绒 藁本 骨碎补 川芎 黄芩 麻黄 甘草 黑山栀 川乌附子 牙皂 半夏 草乌 紫荆皮 青风藤以上各一两五钱 大黄三两 蜈蚣三十五条 蛇脱五条 槐枝 桃枝 柳枝 桑枝 楝枝 楮枝以上各三十五寸 男人血余三两，以上各俱浸油内 真麻油十五斤，用二十两秤称 松香一百斤，穰皮滤净 百草霜十斤，细研筛过

上锉，冬浸九宿，春秋七宿，夏五宿，分数次入锅，文武火熬，以药枯油膏

---

① 僵蚕 "僵"原作"姜"，今改。

滴水成珠为度，滤去粗重称，每药油十二两下滤净，片子松香四斤，同熬至滴水不散，每锅下百草霜细末六两，勿住手搅，俟火候成则倾入坛中，以棒搅和成块，用两人拔数次，瓷坛①收贮。治一切风寒湿气，疮疽等证，其效如神。一方治疮疽，用血丹收更妙，每油一斤，用丹六两。

① 瓷坛 "瓷"原作"磁"，今改。按"磁"，同"瓷"。

卷八十二

麻　木

论

内经云：风寒湿三气合而为痹，故寒胜者为痛痹，湿胜者为着痹。河间曰：流注不去，四肢麻木拘挛也。又经曰[①]：痛者，寒气多也，有寒故痛也。其不痛不仁者，病久入深，荣卫之行涩，经络时疏，故不痛。皮肤不荣，故为不仁。夫所谓不仁者，或周身或四肢唧唧然麻木，不知痛痒，如绳索缚初解之状，古方名为麻痹者是也。丹溪曰：麻是气虚，木是湿痰死血，然则曰麻曰木者，以不仁中分而为二也。虽然，亦有气血俱虚，但麻而不木者，亦有虚而感湿，麻木兼作者，又有因虚而风寒湿三气乘之，固周身掣痛，兼麻木并作者，古方谓之周痹，治法各不同，要当随其所因耳。

原病式曰：物湿则滑泽，干则涩滞，麻犹涩也，由水液衰少而燥涩，气行壅滞，而不得滑泽通利，气强攻冲而为麻也。俗方治麻病多用乌附者，令气行之暴甚，以故转麻，因之冲开道路以得通利，药气尽则平气行通而麻愈也。然六气不必一气独为病，气有相兼，若亡液为燥，或麻无热证，即当此法。或风热胜湿为燥，因而病麻，则宜以退风散热、活血养液、润燥通气之凉药调之，则麻自愈矣。

丹溪曰：手麻是气虚，木是湿痰死血，十指麻木，胃中有湿痰死血。湿痰者，二陈汤加苍术、白术、少佐附子；行经死血者，四物汤加桃仁、红花、韭汁；气虚者，补中益气汤或四君子汤加黄芪、天麻、麦门冬、川归。

李氏曰：麻属气虚，木属湿痰死血，此概言之耳。有因虚而风寒湿三气乘之，麻木并作者；有气血俱虚，但麻而不木者。盖麻犹痹也，虽不知痛痒，尚觉气微流行，在手多兼风湿，在足多兼寒湿；木则非惟不知痛痒，气亦不觉流行，常木为死血碍气，间木为湿痰，总皆经络凝滞，血脉不贯，谓之不仁。或兼虚火，则肌肉瞤动，不可误作风治。周身掣痛麻木者，谓之周痹，乃肝气不行也，宜先汗后补，黄芪汤；开目麻木暂退，闭目甚者，升阳和中汤；皮肤麻木者，补气汤；手足麻，气虚者，补中益气汤去当归、陈皮，加五味子、白芍药、生甘草。虚甚挟风者，补中益气汤正料加乌药、附子、羌活、防风、天麻；左手脚腿偏麻疼痛，右口角并眼牵引侧视者，表有风也，宜天麻黄芪汤；两腿麻木者，导气汤；两腿麻木如火热者，三妙丸。患斯疾者，须戒鱼腥面酱酒醋等物，若厚味过多，下必遗溺，上必痞满，先用二陈汤加芍药、黄连降火，然后用本证药。

叶氏曰：麻木，不仁之疾也。但麻为木之微，木为麻之甚耳。

---

① 曰　原作"口"，据文义改。

脉 法

脉浮而濡，属气虚，关前得之，麻在上；关后得之，麻在下体也。

治浑身麻木方

神效黄芪汤 治浑身麻木不仁，或面手足跗背腿脚麻木，并皆治之。

黄芪二钱半 人参 陈皮各一钱 芍药煨，一钱半 甘草炙，六分 蔓荆子 天麻 羌活各七分

上锉作一服，水煎，临卧热服。一方无天麻、羌活。

加味补中益气汤 治浑身麻属气虚。

黄芪蜜炒 人参 白术 陈皮 当归各一钱 升麻 紫胡 木香各五分 香附 青皮去穗 川芎各八分 甘草三分 桂枝少许

上锉一剂，加姜枣煎服。

祛风散 凡人遍身麻痹，谓之不仁，皆因气虚受风湿所致也。

生川乌 白术 白芷各三钱 甘草二钱

上为末，酒调下五补丸。

五补丸

黄芪蜜炙，一两 人参 白芍药酒炒，各五钱 当归三钱 大附子一个，面裹煨，去皮脐

上为末，炼蜜为丸，用祛风散送下。

治皮肤麻木方

芍药补气汤 治皮肤麻木，此肺气不行也，神效。

黄芪 陈皮各二钱 芍药煨，一钱二分 泽泻 甘草各一钱

上作一服，水煎，食远服。

治头面四肢麻木方

加减天麻汤 治头目四肢麻木，饮食少用，不时眼黑。

人参 黄芪 甘草 苍术米泔制，各三分 陈皮一钱 半夏姜汤泡，八分 白术微炒 南川芎各七分 天麻湿纸包煨 神曲炒 泽泻 茯苓各五分 防风 白芷各二分

上锉一剂，加生姜三片、黑枣二枚，水煎，食远服。

清凉润燥汤 治风热血燥，皮肤瘙痒，头面手足麻木者。

当归酒洗 生地黄各一钱半，酒炒 黄连 黄芩 芍药煨 川芎各一钱 天麻 防风 羌活 荆芥各八分 细辛六分 甘草五分

上作一服，水煎，食远温服。麻甚者，加川乌炮三分，以行经络。

加味益气汤 治十指尽麻，并面目皆麻，亦气虚也。

黄芪 人参 白术 甘草炙 当归 陈皮各一钱 升麻 柴胡 麦门冬去心 香附 羌活 防风各五分 木香 乌药炮，各三分

上锉，加姜枣煎服。

治手足麻木方

加味八仙汤 治手足麻木。

白术酒浸，四钱 茯苓一钱 陈皮 白芍药各八分 半夏姜制 当归酒浸 川芎 熟地黄各七分 人参 牛膝 秦艽各六分 羌活 防风各五分 柴胡 甘草炙，各四分 桂枝三分

上锉一剂，加姜枣煎，食远服。

天麻黄芪汤 治手足麻木，兼有风证，口眼牵引侧视。

天麻 白芍药 神曲 羌活如肢节不痛不用 茯苓各三分 人参 黄连各四分 当归五分 黄芪 甘草 升麻 葛根 黄柏 苍术各六分 泽泻七分 柴胡九分

上锉一剂，水煎温服。

人参益气汤 治两手指麻木，四肢困倦，急惰嗜卧，此热伤元气也，以此药治之。

黄芪二钱　人参　生甘草各一钱二分半　五味子三十粒　白芍药七分　柴胡六分　炙甘草　升麻各五分

上㕮咀，水煎，空心温服，服后少卧，仍于麻痹处按摩屈伸少时，午饭前再一服。

开结舒经汤　治妇人七情郁滞经络，手足麻痹。

紫苏　陈皮　香附　乌药　川芎　苍术酒泔制　羌活　南星　半夏姜制　当归各八分　桂枝　甘草各四分

上锉一剂，加生姜三片，水煎，临服，入竹沥、姜汁少许同服。

治十指麻木方

双合汤　治木属湿痰死血凝滞。

当归　川芎　白芍药　生地姜酒炒　陈皮　半夏姜汁炒　茯苓　白芥子各一钱　桃仁八分　红花　甘草各三分

上锉一剂，加生姜三片，水煎，入竹沥、姜汁同服。

加味二陈汤　治十指麻木属胃中有湿痰死血者。

陈皮　半夏　茯苓　甘草　苍术　白术　桃仁　红花各一钱　附子少许

上锉，水煎服。

加味四物汤　治麻木纯属死血者。

当归酒浸　川芎　芍药酒炒　熟地黄砂仁、沉香炒　桃仁　红花各一钱

上水煎，入韭汁同服。

治口舌麻木方

止麻清痰饮　治口舌麻木，延及嘴角头目，或呕吐痰涎等证。

黄连　半夏　瓜蒌仁　黄芩　茯苓　桔梗　枳壳麸炒　天麻　橘红各一钱二分　南星用生姜、明矾、皂角同煮透，无白星者，一钱　细辛　甘草各五分

血虚加当归一钱，气虚加人参一钱。

上加生姜一片，水煎，入竹沥半酒盏、生姜自然汁三四匙，食远温服。忌动气生冷炙煿①鱼腥发气之物。

治合眼麻木方

补气升阳和中汤　一妇人病，诊得六脉中俱弦洪缓相合，按之无力。弦在上，是风热下陷入阴中，阳道不行，其证闭目则浑身麻木，昼减而夜甚，觉而开目则麻木渐退，久则绝止，常开其目，则此证不作，是以不敢合眼，致不得卧，身体皆重，时有痰嗽，觉胸中不利，烦躁，气短喘促，肌肤充盛，饮食不减，大小便如常，此非风邪，乃气不行也，治宜补益肺气，自愈。如经脉中阴火乘其阳分，火动为麻木者，当兼去其阴火则安矣。

黄芪一钱　人参　白芍药各六分　佛耳草　炙甘草各八分　白术　归身　陈皮各四分　苍术　草豆蔻各三分　甘草生用　黄柏　白茯苓　泽泻　升麻　柴胡各二分

上切作一服，水煎，食远服。

冲和补气汤　治合眼则麻木，开则不麻，四肢无力，痿厥醋心，目昏眩等证。

黄芪二钱　人参　白术　苍术　陈皮　芍药　泽泻　猪苓各一钱　甘草　升麻各五分　羌活七分　独活　川归　黄柏各三分　柴胡　神曲　木香　草豆蔻　黄连　麻黄不去节，各二分

上切作二服。

治腿脚麻木方

导气汤　治两腿麻木沉重。

黄芪二钱　甘草一钱半　青皮一钱　升麻　柴胡　当归尾　泽泻　陈皮各五分　五味子三十粒　红花少许

————

① 煿（bó 搏）　煎炒或烤干。也作"爆"。

经验三妙丸　治湿热下流，两脚麻木，或如火热。

苍术六两，米泔浸一宿，炒　黄柏四两，酒拌炒　川牛膝去芦，二两，酒浸一宿

上为末，面糊丸如桐子大，每服五七十丸，空心淡盐汤下。

卷 八 十 三

疠 风

论

虞氏曰：经云：风之伤人也，或为寒热，或为热中，或为寒中，或为疠风。疠者，有荣气热腐，其气不清，故使鼻柱坏而色败，皮肤疡溃，风寒客于脉而不去，名曰疠风。又曰风气与太阳俱入，行诸脉腧，散于分肉之间，与卫气相干，其道不利，故使肌肉愤膜而有疡，卫气有所碍而不行，故其肉有不仁也。又曰骨节重，须眉坠，名曰大风，刺肌肉为故，汗出百日（大风，即疠也，其浅者，偏腠理，故当刺肌肉为故，所以泄卫气之怫热，风从汗散），刺骨髓，汗出百日（刺深者，须取骨髓，所以泄荣气之怫热），凡二百日，须眉生而止针。《灵枢》曰：疠风者，数刺其肿上，已刺，以锐针针其处，按出其恶气，肿尽乃止（疠风，当常刺其肿上，已刺之后，又必数以锐针针其患处，仍用手按出其恶毒之气，必待肿尽乃可止针，盖毒深气甚，非多刺不可）。常食方食，无食他食（食得其法谓之方食，无食他食，忌动风发毒等物也）。今观经之论治，分荣卫者如此，若古方虽多，但混泻其风热于荣卫，又无先后之分，至东垣丹溪始分之。《活法机要》云：先桦皮散，从少至多，服五七日，灸承浆穴七壮，灸疮愈，再灸再愈，三灸之后，服二圣散，泄热，祛血之风邪，戒房室三年，病愈。此先治其卫，后治其荣也。《试效方》治段库使，用补气泻荣汤，此治荣多于治卫也。

宋洞虚云：疾风有五种，即是青、黄、赤、白、黑五风。其风合五脏，五风生五虫，虫亦分五色。虫食肝，眉落；食肺，鼻崩；食脾，声哑；食心，足底穿，膝虚肿；食肾，耳鸣啾啾，耳沿生疮或痛如针刺。倘若食人皮，则皮肤顽痹；食人筋，肢节堕落。五风合五脏，虫生致多，入于骨髓，往来无碍，坏于人身，名曰疾风。疾风者，是疠风之根本也。自头面来为顺风，自两足起为逆风，多因感寒热与秽浊杂气而成。治法先以雷公散下之，以稀粥养半月，勿妄动作劳，以醉仙散，中间或吐或利，不必怕怯，但腮喉头面肿，吞食不得入，旋出恶水或齿缝出臭水血丝，或言不得，或闷若死，难以饮食，只稀粥以管吹入，或一旬，或半月一月，面渐白而安，重者又与换肌散。

丹溪云：大风病是受天地间杀物之风，古人谓之疠风者，以其酷烈暴悍可畏耳。人得之，分在上在下。气受之则在上，血受之则在下，气血俱受则在上，复在下，然皆不外乎阳明一经。阳明胃与大肠也，无物不受，治者须看其疙瘩与疮，上体先见而多者，在上也，下体先见而多者，在下也。在上者，以醉仙散取臭涎恶血于齿缝中出；在下者，以通天再造散取恶物陈虫于谷道中出，后用通圣散调之，可用三棱针于委中出血。倘若气血俱受，上下同得者，甚重，自非医者神手，病者铁心，罕能免此。夫从上或从下，以渐而来者，皆可治之证。人见其病势之缓，多忽之，虽按此法施治，病已全愈，若不绝味断色，皆不免再发而终于不救也。予曾治五人矣，其不死者惟一妇人，因贫甚且寡，无物可吃耳，余皆三两年后再发。孙真人尝云：吾尝治四五百人，终无一人免于死，非孙真人不能治，盖无一人能守禁忌耳。其妇于本病外，又是百余帖加减四物汤，半年之上，月经行，十分安愈。醉仙散须量人大小虚实加减与之，证候重而急者，须先以再造散下之，候补养得还，复与此药，须断盐酱醋诸般鱼腥椒料水果煨烧炙煿及茄子等物，只可淡果煮熟时菜并乌梢蛇菜花蛇，用淡酒煮熟食之，以助药力。

外科精要为诸疮立法而不及疠风，盖风为百病之长，以其残害肤体，去死为近，一有染此，鲜能免者，比之疮疡，治法为难，乃不言及。夫八方之风起，应其时则生物，违其时则杀物，人之禀受有杀气者，则感而受之，如持虚受物，后有因起居、饮食、男女，渐成郁气，二气积于厥躬，脾先受之为湿病，湿积之久，火气出焉，火气滋蔓，气浊血污（一云血热凝结，其气不清），化生诸虫，以次传历脏腑，必死之病而有可生之理。其始病者，胃气微伤，脾主肌肉，流行甚缓，传变以渐，或可藉医药之功而免，谓之必死者，非惟医不知药，悉是不能禁欲，可哀也。近见粗工用药，佐以大枫子油，不知此药性热，有燥痰之功而伤血，至有病将愈而先失明者（时珍曰：大枫油[1]治疮，有杀虫劫毒之功，用之外涂，其功甚捷，若内服，须炮制如黑膏）。

萌按：刘宗厚曰：疠风，古方谓之大

风恶疾，以其疮痍荼毒，脓汁淋沥，眉睫堕落，手足指脱，顽痹痛痒，鼻塌眼烂，齿豁唇揭，病势之可畏耳。非专以房劳嗜欲，饮食积毒之所致，何为遽至于是，故丹溪亦谓杀物之毒风也。盖其风毒之伤，与夫内毒所致，皆安然而知之，及其病证显露，方始归咎于此，其于外受之风，内积之毒，岂可得而分治之也。故《内经》刺肌肉，刺骨髓，以泄荣卫之怫[2]热，《灵枢》以锐针刺肿上，按出恶气恶血。子和用汗吐下出血之法，河间用疏风泄热之剂，俱不分病之所因，随其病之所在以调之也。至于丹溪之论，虽皆前人之法，亦可谓深得病情而善用其法者矣，学者宜细观之。若夫用药之外，守禁忌，谨调养，清心寡欲，恬淡内观，又在乎人而不在乎医也。

萌又按：方氏曰：大风证所因不一，或因色欲当风，或因醉卧湿地，或乘热脱衣，或汗出入水，或空心饥饿山行，感山岚瘴气，或劳役奔走，途中冒寒雨阴露，皆因内伤形体，不知避忌，外感风湿毒气，入于皮毛血脉肌肉筋骨之间，当时罔觉，失于驱散，停积既久，以致荣卫不行，内外熏蒸，内则生虫，外则生疮，而脏腑经络，皆受患矣。古人谓大风疾，三因五死。三因者，一曰风毒，二曰湿毒，三曰传染。五死者，一曰皮死，麻木不仁；二曰脉死，血溃成脓；三曰肉死，割切不痛；四曰筋死，手足缓纵；五曰骨死，鼻梁崩塌；与夫眉落眼昏，唇翻声嘶，甚可畏也。所以然者，盖由邪正交攻，气血沸腾，而湿痰死血充满于经络之中，故生虫生疮，痛痒麻木也。治疗大法：内通脏腑，外发经络，而虫疮痛痒麻

---

① 大枫油　大枫子油的异名。
② 怫　原作"沸"，今改。

木自出矣。亦须首尾断酒戒色，忌食发风动气荤腥盐酱炙煿生冷之物，清心寡欲，方保无虞也。

薛氏曰：大抵此证，多由劳伤气血，腠理不密，或醉后房劳沐浴，或登山涉水，外邪所乘，卫气相搏，湿热相（去声）火，血随火化而致，故淮扬闽广间多患之。

近代先哲云：感天地肃杀恶气所致，其上体先见或多者，毒在上也，下体先见或多者，毒在下也。盖气分受邪则上多，血分受邪则下多，气血俱受，则上下齐见。若眉毛先落者，毒在肺；面发紫泡者，毒在肝；脚底先痛或穿者，毒在肾；遍身如癣者，毒在脾；目先损者，毒在心，此五脏受病之重者也。又一曰皮死，麻木不仁；二曰肉死，针刺不痛；三曰血死，溃烂；四曰筋死，指脱；五曰骨死，鼻柱坏，此五脏受病之不可治者也。若声嘶目盲，尤为难治。又治法当辨本证、兼证、变证、类证，阴阳虚实而斟酌焉。若妄投燥热之剂，脓水淋沥则肝血愈燥，风热愈炽，肾水愈枯，相火愈旺，反致败证矣。疠疡所患，非止一脏，然其气血无有弗伤，兼证无有弗杂，况积岁而发现于外，须分经络之上下，病势之虚实，不可概施攻毒之药，当先助胃壮气，使根本坚固，而后治其疮可也。经云：真气夺则虚，邪气胜则实。凡云病属有余者，当察其元气不足，疠疡当知有变有类之不同，而治法有汗、有下、有砭刺、攻补之不一。盖兼证当审轻重，变证当察先后，类证当详真伪，而汗下砭刺攻补之法，又当量其人之虚实，究其病之源委而施治焉。盖虚者形气虚也，实者病气实而形气则虚也。疠疡砭刺之法，张子和谓一汗抵千针，盖以砭血不如发汗之周遍也。然发汗即出血，出血即发汗，二者一律。若恶血凝滞在肌表经络者，宜刺宜汗，取委中出血则效。若恶毒蕴结于脏腑，非荡涤其内则不能痊。若毒在外者，非砭刺遍身患处及两臂腿腕、两手足指缝各出血，其毒必不能散。若表里俱受毒者，非外砭内泄其毒，决不能退。若上体患多，宜用醉仙散，取其内蓄恶血于齿缝中出，及刺手指缝并臂腕，以去肌表毒血。下体患多，宜用再造散，令恶血陈虫于谷道中出，仍针足指缝并腿腕，隔一二日更刺之，以血赤为度。如有寒湿头疼等证，当大补气血为主。疠疡服轻粉之剂，若腹痛，去后兼有脓秽之物，不可用药止之。若口舌肿痛，秽水时流，作渴，发热喜冷，此为上焦热毒，宜用泻黄散。若寒热往来，宜用小柴胡汤加知母。若口齿缝出血，发热而大便秘结，此为热毒内淫，宜用黄连解毒汤。若大便调和，用局方犀角地黄汤。若秽水虽尽，口舌不愈，或发热作渴而不饮冷，此为虚热也，宜用七味白术散。疠疡，手足腿臂或各指蜷挛者，由阴火炽盛，亏损气血，当用加味逍遥散加生地黄，及换肌散兼服。疠疡生虫者，五方风邪翕合，相火制金，金衰不能平木，木盛所化，内食五脏而证见于外也，宜用升麻汤送泻青丸，或桦皮散，以清肺肝之邪，外灸承浆以疏阳明任脉，则风热息而虫不生矣。肝经虚热者，佐以加味逍遥散、六味地黄丸。又疠疡久而不愈者，有不慎起居饮食，内火妄动者；有脏腑伤损，气血疲乏者；有用攻伐之药，气愈亏者；有不分兼变相杂，用药失宜者；有病人讳疾忌医者。疠疡愈而复发，有不戒厚味，内热伤脾者；有不戒房劳，大动伤肾者；有不戒七情，血气伤损者；有余毒未尽，兼证俱动者；有气虚六淫外乘者。古人云，此证百无一生，正谓此耳。

李氏曰：癞即《内经》疠风，受天地间肃杀风气，酷烈暴悍，最为可畏。一因风毒，或汗出解衣入水，或酒后当风。二因湿毒，或坐卧湿地，或冒雨露。三因传染。然未必皆由外也，内伤饮食，热毒过甚，大寒大热，房劳秽污，以致火动血热，更加外感风寒冷湿而发。初起身上虚痒，或起白屑紫云，如癜风然（癜，音殿，癜，风斑片也），或发紫泡疙瘩流脓。上先见者，气分受病，上体必多；下先见者，血分受病，下体必多；上下俱见者，气血俱病，从上而下者为顺风，从下而上者为逆风。但从上从下，以渐来者可治，顿发者难愈。治失其法，以致皮死，麻木不仁；脉死，血溃成脓；肉死，割切不痛；筋死，手足缓纵；骨死，鼻梁崩塌。与夫眉落眼昏，唇翻声嚏，甚则蚀伤眼目，腐烂玉茎，挛蜷肢体，病至于此，天刑难解。胃与大肠，无物不受，脾主肌肉，肺主皮毛，疮痂虽见于皮肉，而热毒必归于肠胃，故发必先治阳明。初起宜防风通圣散，在上用麻黄以去外毒，在下用硝黄以去内毒，上下俱见者，用轻粉、防风通圣散以解表攻里，三五日后，即服醉仙散，以吐恶涎，服后，又服防风通圣散去硝黄、麻黄，多服久服，待胃气稍定，用再造散以下其虫。又有宜先下虫，而后吐涎者，吐下后仍以防风通圣散量加参、芪、熟地，以固气血。或脾胃弱者，白术当倍用。虫因火盛，气血沸腾，充满经络，外疮延蔓，内虫攻注，蚀心，足底穿；蚀脾，声嚏；蚀肺，鼻崩；蚀肾，耳鸣如雷。宜先服泻青丸以泻肝火，次随证救治。虚痒者，四物汤加酒芩，调浮萍末；痒甚，加荆芥、蝉退；瘙痒皮皱，白屑者，白花蛇丸；眉毛落者，三蛇丹或柏叶煎；眉脱鼻崩者，换肌散、补气泻荣汤；蚀眼者，芦荟丸；肢节废者，蠲痹散。通用凌霄花散、胡麻散、加味苦参

丸、大枫丸、换骨丸、大麻风丸、紫云风丸、活神丹、肾气丸、四圣不老丹、八物汤，外治摩风膏、浴癫方。发落不生者，先用生姜擦三次，后用半夏为末，麻油调擦。

又曰：血风疮，乃三阴经风热郁火血燥所致，初发疙瘩如丹，瘙痒不常，抓破成疮，脓水淋沥，内证晡热，盗汗恶寒，少食体倦，所以不敢妄用风药。大概肝风血燥，寒热作痛者，当归饮加柴胡、山栀；痛痒寒热者，小柴胡汤加山栀、黄连；夜热谵语者，小柴胡汤加生地黄；肝脾郁火，食少寒热者，八味逍遥散；脾虚晡热，盗汗不寐者，归脾汤加山栀、熟地黄；肾虚有热，作渴咳痰者，肾气丸通用；遍身者，四物汤加浮萍、黄芩等分，甚者紫云风丸、痪骨丸、三蛇丹；两足痛痒者，当归拈痛汤；如因饮酒后遍身痒如风疮，抓至出血又痛者，用蝉退、薄荷等分为末，每服二钱，水酒调服。凡身发痒者，通用。外治摩风膏、马齿苋膏。

疠风诸药不效，千金耆婆万病丸极有神验。

脉　法

脉两寸浮而紧，或浮而洪，阳脉浮弦，阴脉实大。脉浮缓者易治，洪大而数，或沉实者难愈。脉沉而病在上，脉浮而病在下，及无汗者，皆为不治之证也。

治疠风恶癫方

醉仙散　治大风疾，遍身瘾疹，瘙痒麻木。

胡麻仁　牛蒡子　蔓荆子　枸杞子各一两，同炒黑色　白蒺藜　苦参　瓜蒌根　防风各半两①

————

①　各半两　"各"原缺，今补。

上为细末，每一两五钱入轻粉二钱，拌匀，每服一钱，茶清调下，晨、午、夕各一服。候五七日，先于牙缝内出臭涎水，浑身觉疼，昏闷如醉，利下臭物为度。仍量人之大小虚实用之。病重者。须先以再造散下之，候元气将复，方用此药。禁忌一切须照前论。

再造散　治大风恶疾。

郁金五钱，生用　锦纹大黄一两　皂角刺独生黑大者，一两半　白牵牛头末，六钱，半生半炒

上为末，每服五钱，日未出时面东，用无灰酒冷调服。当日必泄出虫，如虫黑色，乃是多年；赤色，乃是近者。数日后又进一服，直待无虫，乃绝根矣。终身不可食牛马驴骡等肉，大忌房事，犯者必不救。

加减通圣散　大泻恶毒秽积，又用三棱针，看肉黑处及委中紫脉刺出死血，不可令出太过，恐损真气，后服神仙紫花丸。

防风去芦　川芎　荆芥穗　桔梗　枳壳麸炒，去穰　石膏　柴胡　黄连　羌活各五钱　连翘　白芍药　当归酒洗浸　麻黄去节根，汤泡　薄荷　栀子仁　黄芩　甘草　滑石　黄柏各三钱　生地黄酒洗　熟地黄酒洗，各三钱半　锦纹　大黄六钱　芒硝一两　皂角刺一两，独生者去尖

上锉，分作八服，每服用水一碗半煎至一碗，空心服，日进二服。五六日后又进二服，待补养后又行二次，然后服丸药。

宝鉴换肌散　治大风年深不愈，以致眉毛脱落，鼻梁崩坏，服此药不逾月，取效如神。

白花蛇　黑花蛇并酒浸一宿　地龙去土，各三两　当归　细辛　白芷　天麻　蔓荆子　威灵仙　荆芥穗　甘菊花　苦参　紫参　沙参　木贼　不灰木　川芎　白蒺藜

天门冬去心　赤芍药　定风草　何首乌不犯铁　石菖蒲　胡麻子　草乌头炮，去皮脐　苍术米泔浸，炒　甘草　木鳖各一两

上为细末，每服五钱，温酒调下，食后酒多尤妙。

愈风丹一名三蛇丹　治疠疾，手足麻木，毛落眉脱，遍身疮疹，皮肤瘙痒，爬之成疮，及一切疥癣风疾。

苦参一斤，取头末细者四两　土花蛇一条，酒浸三日，取净肉晒干　乌梢蛇　白花蛇并同上制

上为末，以皂角一斤寸许锉，无灰酒浸一宿，去酒，以新水一碗挼取浓汁，去柤，银石器内熬膏，和末丸如桐子大，每服六七十丸，煎通圣散吞下，粥饭压之，日三次。三日浴一，大汗出为应，再三日又浴，取汗，三浴乃安。浴法用五枝汤并浮萍汤。

四圣保命丹

大黄半两　黄柏八两　苦参　荆芥各四两

上为末，炼蜜和匀，分作一百二十丸，每服一丸，温酒送下，食远，日三服，忌肉酱。一方用虾蟆一个烧灰。

祛风散

大蚕沙五升，先筛净，水淘三过，控干　东门蝎虎一条，焙干，用白面四斤拌蚕沙为络囊，晒干

上为末，每服一二合，熬柏叶汤调服，食前，日三服。

黄精丸

苍耳叶　紫背浮萍　大力子各等分　乌蛇肉中半，酒浸，去皮骨　黄精焙前三味生捣汁，和二味研细，焙干

上为末，神曲糊丸如桐子大，每服五七十丸，温酒下。一方加炒黄柏，生苄、甘草节。生苄即生地。

又方　苍耳叶　浮萍　鼠粘子　乌蛇肉各等分

上用豆淋酒炒为末，每服一二钱，豆淋酒调下。

一方　治麻风，脉大而虚者。

苦参七钱半　苍耳　牛蒡子　酒蒸黄柏各二两　黄精　浮萍各一两

上为末，用乌蛇肉酒煮，如无蛇，以乌鲤鱼亦可，糊丸服之。候脉实，再用通天造散取虫。

加味苦参丸　治大风疮及诸风，赤白癜风。

苦参一斤　防风　荆芥　苍耳子　胡麻子半生半炒　皂角刺各十两　蔓荆子　牛蒡子　黄荆子　枸杞子　何首乌　禹余粮　蛇床子各三两　香白芷一两半

上为细末，用皂角捣烂熬膏入前药和为丸，如桐子大，每服五十丸，茶酒任下。

一方　治大风，肌顽麻木，皮肤瘙痒，遍身疥癞瘾疥，面上游风或如虫行，紫白癜风；或贼风攻疰，腿脚生疮者。

川乌　白芷　苦参　胡麻炒　荆芥　防风各三两　何首乌　大枫子去壳　威灵仙　地龙各二两　蔓荆子一两半　当归　川芎　独活　羌活　白蒺藜　赤芍药　白附子　山栀子各一两

上为细末，先取乌蛇一条用好酒浸，煮熟，去骨取肉，晒干或焙，同为末，酒糊丸如桐子大，每服四十丸，茶汤下。

一方　威灵仙　何首乌　地松即皱皮草　防风　蔓荆子　荆芥　车前子　细辛　牛蒡子　猪牙皂角　当归　苍耳子　天麻　苦参　羌活　独活　麻黄　泽兰　川芎　甘草各等分

上为末，酒糊丸如桐子大，每服四十丸，茶酒任下。

神仙紫花丸　治疠风及诸般恶疮、风疮，其效如神。但要药真，无有不效者。轻者一料可愈，重者二三料除根。

白花蛇一具，出蕲黄州，黑质白皎，龙头虎口，背上二十四个方胜花，尾尖有一佛指甲，新鲜者佳，蛀腐者不堪用，去头尾各四五寸，并一个为率，连皮骨用一两半　何首乌　荆芥穗　威灵仙各四钱　麻黄连根节　胡麻子各一钱　蛇床子二钱

上六味细切，同蛇用无灰酒一大碗浸一宿，去蛇床子，通晒干，仍还原酒内再浸再晒，酒尽为度，待晒极干，共为细末，另包。

木香　沉香　定风草即天麻，各二钱半　麝香一钱半，鼻塞声重者倍之　乳香　没药各一钱　明雄黄　辰砂大块者，各五分　胡天麻　猪牙皂角各五钱　当归七钱半　肉豆蔻一枚，煨　人参　还瞳子即草决明，各一两

上麝至辰砂五味，各另研极细，不见火，其余草木味亦另研细罗过，连前五味和匀，另包。

防风去芦　羌活　甘草　细辛　川芎　独活　苍术米泔水浸一宿　枇杷叶去筋毛，焙干　白芍药　白蒺藜　金银花　五加皮　香白芷　苦参各五钱　胡麻子　白附子酒泔浸，炮　麻黄　川牛膝　草乌头米泔浸，炮　川乌米泔浸，泡　石菖蒲

上为细末，另包。

总合法：用大枫子[1]三斤，新鲜者佳，发油黄色者不堪用，去壳，以瓷罐一个盛之，少入无灰酒，以皮纸竹箬[2]重重包口，勿令泄气，顿[3]滚汤中，勿令溢罐口外，一物盖锅口密封固，文武火蒸，候黑烂为度，杵无渣滓成油，分作三分，每一分入第一号药八钱重，一分入第二号药六钱重，一分入第三号药一两五钱重，和匀，加糯米饭捣极胶粘，丸如梧桐子大，晒干，勿见火。每服二十丸，渐加

---

① 大枫子　"枫"原作"风"，据下方"大枫丸"改。
② 竹箬（ruò 若）　箬竹的叶。
③ 顿　置放。

至五六十丸，鸡鸣时、午时、临卧时各一服，清茶送下。忌房劳、咸酸酒醋糟腌、猪羊鸡马驴肉、鱼腥、煎炒、水果、五辛姜椒大料辛辣热物、荞麦绿豆之类。若不忌口断欲，则药无功，虽愈再发。其余肉味，病愈后一年可食，但猪羊鸡肉终身用忌。此法乃治癞之神方也，不可轻忽。

大枫丸 治疥癞。

大枫子 全蝎 川芎各一两半 荆芥 乌蛇肉 苦参 防风 羌活各二两 独活一两 当归须 大黄各五钱 白僵蚕二钱半 蝉脱一钱

一方无乌蛇、大黄，余各二两。

上如法修制为细末，用白米饭捣和为丸如桐子大，每服五十丸，茶清送下，忌咸酱辛辣及一切发物、房事。

白花蛇膏 治风疾癞病，遍身生疮。

白花蛇四两，酒浸 天麻七钱半 荆芥 薄荷各二钱半

上为细末，用好酒二升、蜜四两，银石器内熬成膏，每服一酒盏，温服，日三次，煎饼压下，急于暖处汗出，效。

消风散 第一日服。

香白芷 全蝎 人参各一两

上为细末，每服二钱，先一日午间宜吃粥，忌生姜胡椒葱蒜一切热性之物，晚间不可饮食，次日空心温酒调下，觉身渐溃燥为妙。

追风散 第二日服，泻血追虫。

大黄锦纹者，六两 郁金小者，一两八钱 皂角刺一两半

上为末，初服六钱或七钱，大枫油一钱半、净朴硝少许入内，好酒一碗调化，五更空心温服，直待辰时，又如前调药一碗，入熟蜜少许，勿令患人知，先以水与患人盥漱净，然后服药，必以蜜解口，忌人与患者同坐卧，良久，腹中疼为妙，后泻十数次，以薄粥补之。烦老弱者难治，

五十岁以下者可治，精壮者十日三服，谓初一日服消风散，初二日服追风散，初三日服磨风丸，损弱者十日内一服，稍痊如壮健人十日内三服，每月后，二十日一服，须要记其日数。

磨风丸 第三日服，日进二次。

川当归 羌活 独活 川芎 天麻 细辛① 防风 荆芥 威灵仙 麻黄 何首乌 石荆子 牛蒡子 车前子 皱皮草即地松 苍耳草各一两

上皆不见火，晒干为细末，酒煮面糊为丸如桐子大，每服三十丸，食前温酒下，服后煎药熏洗。

凌霄花散 治疠风，神效。

蝉壳 地龙炒 僵蚕 全蝎各七个，炒 凌霄花半两

上为末，每服二钱，热酒调下。无时于浴室中，常蹲汤中一时许，服药神效。

桦皮散 治肺脏风毒，遍身疮疥，又瘾疹瘙痒成疮；又治面上风刺及粉刺。

桦皮烧存性 枳壳烧存性，各四两 荆芥穗 甘草炙，半两 杏仁去皮尖，另研，各二两

上为细末，每服二钱，食后温酒调下，日进三服。

升麻汤 治诸风热癞，肌肉极热，体上如鼠走，口反纵，皮毛变，皆治。

升麻三两 茯神 人参 防风 犀角镑 羚羊角 羌活各一两 肉桂半两

上为粗末，每服五钱，加生姜三片，入竹沥少许煎至八分，温服。

二圣散 轻者疏风和血，以此治之。

大黄半两 皂角刺三钱，烧灰

上将皂角刺一二个烧灰研细，用大黄半两煎汤调下二钱，早服桦皮散，中以升麻下泻青丸，晚服二圣散，此为缓治。

柏叶汤

---

① 细辛 原作"细心"，今改。

用东南枝上柏叶一秤、水一桶，沸去粗，瓮盛起，旋熬蚕沙调服。初服苦涩，三五日后甜，十日四肢沉重，便赤白痢，一月后，发出疮疙瘩。破，用乌龙散擦之。

乌龙散

乌龙尾即倒悬灰，二钱　乌鸡子皮煅

上二味为末，用柏油调擦于破疮上。

一方　治大风，眼昏不辨人物，眉须自落，鼻梁崩塌，肌肤生疮如癣。

用皂角刺一二斤蒸晒为末，食后煎大黄汤调服一钱，服一旬后，眉发再生，肌肤光润，眼目复明。一方皂角刺九蒸九晒，为末，酒调下二钱。

加味防风通圣散　治大风，毛脱落，肌肤拆裂。

防风通圣散加苦参　天麻　蝉脱各等分

上锉，水煎，早晚各一服，至百帖①必愈，忌房事、盐酱荤腥生冷油腻之物。

除湿消毒饮　治湿毒疬风。

白术二钱　苍术酒浸一宿　黄连　茯苓　羌活　防风　泽泻　苦参各一钱　龙胆草七分　甘草六分

上锉，水煎服。

加味清胃散　治热毒在表，以此发散之。

升麻　白芷　防风　白芍药　干葛　甘草　当归　川芎　羌活　麻黄　紫浮萍　木贼各等分

上锉，每服五七钱，水煎服。

透经解挛汤　治风热，筋挛骨痛。

川山甲三钱,炮　白芷一钱　羌活　防风　荆芥　天麻　当归　红花　苏木　蝉壳去土　甘草各七分　连翘　川芎各五分

上锉，水酒各半煎服。

秦艽地黄汤　治风热血燥，筋骨作痛。

秦艽　生地黄　当归　川芎　羌活　防风　荆芥　白芷　升麻　白芍药　大力子蒸　蔓荆子　甘草各一钱

上锉，水煎服。

羌活当归散　治风毒血热，头面生疮，或赤肿，或成块，或瘾疹瘙痒，脓水淋漓。

羌活　当归　川芎　升麻　白芷　防风　荆芥　连翘　鼠粘子蒸　黄连酒炒　黄芩酒浸,炒　甘草各一钱

上锉，酒拌晒干，水煎服。

羌活白芷散　治风热血燥，手掌皲裂，或头面生疮，或遍身肿块，或脓水淋漓。

羌活　白芷　软柴胡　荆芥　蔓荆子　防风　猪牙皂角　黄芩　黄连酒炒　甘草各一钱

上锉，水煎服。

四生散　治肾脏风，耳鸣目痒，鼻赤齿浮，或妇女血风疮。

白附子　白蒺藜　独活　黄芪各等分

上为末，每服二钱，用猪腰子劈开入药，湿纸裹煨熟，细嚼，盐汤下。风癣，酒下为丸亦可。

升麻汤　治风热，身如虫行，或唇反纵裂。

升麻七钱半　人参　茯苓　防风　羌活　官桂　犀角镑,各二钱

上锉，每服四钱，水煎下泻青丸。

当归饮　治血热，瘾疹痒痛，或脓水淋漓，发热等证。

当归　白芍药　川芎　生地黄　防风　白蒺藜　荆芥各一钱五分半　黄芪炒　甘草　何首乌各一钱

上锉，水煎服。

凉血当归饮　治血热疬风。

————————

① 帖　量词。药一剂为一帖。

当归一钱半　川芎　生地黄　芍药　黄芩　黄连　犀角镑　牡丹皮　防风　荆芥各一钱　甘草七分

上锉，水煎，食远服。

祛风养荣汤　治疥癞，经曰：脉风成疠即癞也。

黄芪　枳壳麸炒　防风　当归酒洗　芍药　生地黄姜酒炒　熟地黄砂仁、沉香炒　地骨皮　枸杞子　元参各一钱　甘草六分

上锉，水煎，食后服。湿胜者，加白术、茯苓各二钱。

补气泻荣汤　治疠风，满面连颈极痒，眉毛脱落，荣卫俯热者。

升麻　连翘各六分　苏木　当归　黄连　黄芪　全蝎　地龙各三分　生地黄姜酒炒　黄芩各四钱　人参二分　甘草一分半　桃仁三个，去皮尖，炒　桔梗五分　麝香少分　胡桐泪一分　白豆蔻二分　虻虫去翅足，炒　水蛭炒令烟尽，各三个

上除连翘，另锉胡桐泪、白豆蔻二味为细末，麝香、虻虫、水蛭三味另研，余锉如麻豆大，都作一服，用水二大盏，入酒三四匙煎至一盏半，入连翘再煎，去粗，后入白豆蔻等五味，再上火煎一二沸，早饭后稍热服，忌酒湿面及生冷硬物。

加味四物汤　治麻风。

当归　川芎　芍药　熟地黄砂仁、沉香炒　羌活　防风　陈皮　甘草

上锉，水煎服。

天麻风丸　治大麻风，初起遍身疮点五色，不知痛痒，手足麻木等证。

苦参三斤　当归　皂角刺烧存性，各半斤　羌活　独活　白芷　白蔹　白蒺藜　天花粉　何首乌各四两

上为细末，另用皂角五斤切细，温酒浸五日，去粗，用砂锅慢火熬成膏，和药为丸如桐子大，每服百十丸，空心酒下。

紫云风丸　治紫云血风。盖因血分受湿，遍身发紫，血疱痛痒有虫，若白水疱则为天疱疮，乃此类之轻者。

何首乌四两　五加皮　僵蚕　苦参　当归各二两　全蝎一两半　牛蒡子　羌活　独活　白芷　细辛　生地黄姜酒炒　汉防己　黄连　芍药　蝉退　防风　荆芥　苍术各一两

上为末，炼蜜或酒糊丸如桐子大，每服七十丸，好酒下，或米汤亦可，日进三服。

东坡四神丹一名活神丹　治大风神效，血虚者可常服。

羌活　元参　当归　熟地黄各等分

上为末，炼蜜丸如桐子大，每服五七十丸，空心酒下。

蠲痹散　治癞风，肢节蜷挛，宜此养血祛风。

羌活　独活　皂角刺　白芷各五分　当归　赤芍药各一钱　土茯苓五钱

上锉，水煎服。

白花蛇丸　治头面手足白屑疮痒，皮肤皱燥。

白花蛇一条，酒浸　当归二两　川芎　白芍药　生地黄姜酒炒　防风　荆芥　黄芩酒炒　连翘　胡麻子　何首乌　升麻　羌活　桔梗各一两

上为末，将浸蛇酒和水打糊丸如桐子大，每服七十丸，茶清下。

换骨丸　治一切疥癣风疾。

苦参　浮萍各一两半　大黄　槐花　白芷　川芎各一两二钱　苍术一两　乳香　没药　沉香　木香各三钱　麝香五分

上为末，用麻黄五斤煎膏，丸如弹子大，每服一丸，临卧温酒化下，忌风二三日。一方去苍、麝，加当归、防风、甘松、白花蛇，尤妙。

易老祛风丸　治疥癞风疮。

黄芪　枳壳_炒　防风　芍药　生地黄
熟地黄_{二味酒拌杵膏}　枸杞子　地骨皮　甘
草

上各另为末，入二膏，加炼蜜丸如桐
子大，每服七八十丸，白汤下。

一方　荆芥穗　大黄　栀子　郁金
地黄　杜仲　防风　羌活　独活　白蒺藜
_{各等分}

上为细末，以大枫子油入熟蜜丸如桐
子大，每服四五十丸，茶清送下，日三
次，须守戒三五年，养心禁欲。

苍耳丸

用苍耳为末，以大枫子油丸如桐子
大，每服三四十丸，荆芥清送下，茶清亦
可。一方炼蜜丸。

苦参酒　大能消一切风热疮毒，理脾
补心养气，为疮科圣药。

苦参半斤洗净锉碎，绢袋盛，好酒二
斗，冬春渍一月，秋夏十日，每服一合，
日三次，常与不绝，觉痹即安，酒尽以柤
晒为末，酒糊丸，尤妙。丹溪曰：陶隐居
以酒渍饮治恶疮，久服轻身。日华子以为
杀虫，本草除伏热、养肝胆气。予尝以苍
耳叶为君，以此为佐，酒煮乌蛇为丸，如
无乌蛇，以乌鱼代之，丸如桐子大，每
五六十粒，加至七八十粒，热茶清吞，一
二月而安，若入紫萍尤捷。紫萍多蛭，须
寒月于山池沼取之，净洗泥，略蒸透，干
用。

苍耳鱼

用苍耳草于五月五日或六月六日五更
时带露采，捣绞取汁，熬成膏作锭子，取
一斤半重鲤鱼一个剖开，不去肚肠，入药
一锭在内，以线缝之，用酒二碗慢火煮干
为度，令患人吃尽鱼，不过四五个即愈，
忌盐百日。

花蛇酒

用白花蛇一条，先蒸糯米二斗，缸底

先用酒曲，次将蛇以绢袋盛之顿于曲上，
然后以糯米饭和匀顿于蛇上，用纸封缸
口，三七日开取酒，将蛇去皮骨，焙干为
末。每服温酒一盏，调蛇末少许服之，仍
以酒脚并糟做饼食之。

一方　治手指挛曲，节间痛，渐至斩
落。

蓖麻子_{去皮}　黄连_{锉如豆大，各一两}

上入小瓶内，用水一升浸之，水少渐
添，春夏三日，秋冬五日，取蓖麻拍破，
平旦时面东，以浸药水服一粒，渐加至四
五粒，微利不妨。忌猪肉，茹淡，屡得神
效。

柏叶丸　治大风疮，令眉发再生。

用柏叶九蒸九晒，为末，炼蜜丸如桐
子大，日三服夜一服，白汤下，每服五六
十丸，百日后生眉发。

外　治　方

五枝汤

用桃柳桑槐楮五般枝浓煎汤，道[①]
大缸内，浴洗一日，坐露颈，俟汤如油，
安矣。

浮萍汤[②]　治恶疾，遍身生疮。

浓煎浮萍汤，浴浸半日，大效，此神
方也。

如圣散

蔓荆子　苦参　元参　紫参　厚朴
荆芥　陈皮　沙参　麻黄_{去节，各一两}　防
风　白芷　威灵仙

上为细末，每服五钱。桃柳枝各一
把，水五升煎，临卧热洗，忌五辛。

又方　大黄　黄芩　雄黄_{各三两}

上为末，用樟树叶浓煎汤，入药蒸
洗。

---

① 道　倒。张相《诗词曲语辞汇释》："道，犹
倒也。"

② 汤　原脱，据方例补。

洗药

地骨皮　荆芥　苦参　细辛各等分

上锉片，每用二两以水煎熏洗，遍身血出为效。如洗，务要汤宽，浸洗良久方佳。

敷药　治疮大烂，遍身涂之。

黑狗脊二两，如无，以杜仲代之　蛇床子一两　寒水石　硫黄　白矾枯，二两　朴硝少许

上为末，用腊猪油或香油调敷，不烂不必敷。

一方　密陀僧　白附子　苍耳子　细辛　白芷各等分

上为细末，用生姜汁调擦患处。

洗药　渫洗疬疮。

何首乌　荆芥　防风　马鞭草　蔓荆子各等分

上锉，每用十两、水一斗煎数沸，无风处洗，出汗。

解毒散　治风疮，解外毒。

巴豆肉　皮硝各一两　黄蜂窝　黑狗脊各七钱　白芷　雄黄　猪牙皂角　羊蹄根　轻粉　蝉壳去土　枯矾　寒水石各五钱

上为末，腊猪油调擦，外毒既去，却擦黄连散。荫按：洗药虽能疏通腠理，而损元气。解毒散虽能攻毒，而伤良肉，不宜多用。

黄连散　治疬疮，清热解毒。

黄连五两　五倍子一两

上为末，唾津调涂之。

一方　蛇床子根　雄黄　硫黄　白矾　草乌各等分

上为细末，用香油或蜜水调敷患处。

白丁香散　治疬风，眼中生胬肉。

白丁香　贝母各等分

上为末，人乳汁调点眼内。

子和生眉散　治疬风，眉毫脱落。

半夏　羊粪各等分

上为末，姜汁调涂眉棱上。

一方　治大风后生眉毛。

皂角荚焙干　鹿角烧存性，各等分

上为细末，生姜汁调涂眉上，一日二次，则生。

灸法　治大风后断根。

于脚大拇指斤骨缝间约半寸灸三壮，以出毒气。

治血风疮方

马齿苋膏　治两足血风疮，并两脚背风湿疮疼痒。

马齿苋切碎焙干，五钱　黄丹飞　黄柏　枯白矾　孩儿茶各三钱　轻粉一钱

上为细末，和匀，后入轻粉，用生桐油调，摊于厚桐油纸上，用葱椒汤洗净患处，贴之。

一方　治血风疮。

川椒　贝母　白芷　蛇床子炒　黄丹飞　枯白矾　黄连各三钱　轻粉五钱

上为细末，生桐油调，摊厚油纸上贴疮，扎定，七日方开。忌胡椒生姜葱蒜一切热毒物。

七珍膏　治血气疮，极痒，爬见血者，此方极效，并治一切恶疮痼毒。

先用香油一斤，槐枝青者截百段陆续下枝，俟煎枯再下，熬至滴水成珠，次下黄蜡一两五钱，又下定粉十二两，提起微温，方下后药。

乳香　没药　轻粉　白花蛇　孩儿茶各一钱　潮脑①　一两　麝香七分，俱为细末

上搅匀成膏，用水浸一宿，去火气收藏。

---

① 潮脑　"潮"原作"朝"，今改。按潮脑即樟脑，功能通窍、杀虫、辟秽、止痛。

卷八十四

瘾①疹风痒

论

虞氏曰:《内经》云:少阴所至为疡疹。夫少阴所至者,言君火有余,热令大行,戊子戊午之岁也。在人则心主之,心火太过则制己所胜而烧烁肺金。盖肺主皮毛,故红点如蚕之状,见于皮肤之间,心火侮而乘之之色也,名曰瘾疹。或伤寒温热病而发瘾如锦文者,名曰发瘾,皆热毒之所致也。其证有阳毒,有阴毒,是皆冬应寒而反温,人受不正之气,故至春夏而发为瘾斓。夫阳脉浮数而阴脉实大者,名曰温毒。或为内外结热极深,舌卷焦黑,鼻若烟煤,狂言见鬼,面赤而瘾斓者,名曰阳毒。如温病下之太早,热气乘虚入胃;或下之太迟,热气郁积胃中;或医者误用热药过多,胃气热甚,及内伤热病,虚火燔灼于肺之间,皆能成发瘾也。是故发赤瘾者半生半死,发黑瘾者九死一生。治法用化瘾汤(即人参白虎汤)、升麻葛根汤、去参升麻汤,痛加羌活、防风、荆芥、桂枝、芍药,随宜用之,入上药相合煎服。有时疫肿毒疙瘩,或脏腑积热,发于头项,咽嗌堵塞,水浆不下,或面赤,脉浮洪。热甚,漏芦汤治之,升麻、黄芩、大黄各一两,蓝叶、玄参各二两,煎服。

丹溪曰:瘾属风热挟痰而作,自里而

发于外,通圣散中消息,当以微汗散之,切不可下。内伤瘾者,胃气极虚,一身火游行于外所致,宜补以降于阴证略例中求之。发瘾似伤寒者,痰热之病发于外,微汗以散之,若下之非理。疹属热与痰在肺,清肺火降痰或解散出汗,亦有可下者。疹即疮疹,汗之即愈,通圣散中消息之。瘾疹多属脾,隐隐然在皮肤之间,故言瘾疹也。发则多痒或不仁者,是兼风兼湿之殊,色红者,兼火化也。瘾疹之病,其为证各异,疮发焮肿于外者,属少阳三焦相火也,谓之瘾。小红靥行皮肤之中不出者,属少阴君火也,谓之疹。丹疹皆是恶毒热血蕴蓄于命门,遇君相二火,合起则发也。如遇热时,以通圣辛凉解之,寒时,以升麻葛根辛温解之。凡丹疹先从四肢起而后入腹者,死。有乳孩因胎毒,两腋生疖后,腹胀发赤,疹如霞片,取剪刀草汁调原蚕沙,敷之而愈。冷丹属血风血热,用通圣散、消风散。有痰血相搏,用蝉脱、僵蚕、荆芥、南星治之,又用吐法。身上虚痒,血不荣于腠理,所以痒也,四物汤加黄芩煎,调浮萍末服之。

戴氏曰:瘾,有色点而无头粒者是也。疹,浮小有头粒者,随出即收,收而又出是也,非若瘾之无头粒者,当明辨之。

李氏曰:瘾属三焦无根之火,疹属心火,其上侵于肺则一也。外因者,初起头

---

① 瘾 通"瘢"、"斑"。后略。

疼，身大热，口知味者，忌大汗下，宜解肌微汗，有自吐泻者即愈。内因者，头或微疼，但手心热，脾胃虚者，宜大补以降其火，体壮者，宜清肺以化其痰。瘢势掀发，有色痕而无头粒，重者红如锦绣成片，多发在胸腹，伤寒误温误下，心火所主，杂病全是风热挟痰，手少阳相火自里发外，治宜安里药多，发表药少。外感者，败毒散加紫草，或升麻葛根汤加元参；咽痛者，元参升麻汤；狂言或见血者，阳毒升麻汤；渴者，化瘢汤；便闭者，防风通圣散微利之；便不甚闭，去硝黄；身疼加苍术、羌活；痰嗽，加半夏；热甚者，黑奴丸；瘢斓者，黑膏。内伤发瘢，轻如蚊迹疹子者，多在手足，初起无头疼，身热，乃胃虚火游于外，宜调中益气汤、黄芪建中汤；内热痰热，上攻头面者，升麻葛根汤加元参、贝母、黄芩、生地黄、麦门冬。内伤挟外感者，调中疏邪汤、参苏饮；疹有头粒，或如粒米，或如蚊虫咬迹微红，或随出随没，或没而又出，红层隐隐皮肤，表分欲出不出，但作瘙痒，全无肿痛，名曰瘾疹，当春发，在伤寒最重，即温毒也，升麻葛根汤加牛蒡子、荆芥、防风，或鼠粘汤。赤疹，因天热燥气乘之，稍凉则消，川芎搽调散、人参羌活散、胡麻散；里热者，解毒汤。白疹，因天寒冷气折之，稍暖则消，惺惺散；里虚者，理中汤。似赤似白，微黄隐于肌肉之间，四肢肿着，此风热加湿也，多因浴后感风与汗出解衣而得，宜消风散，寒加官桂，暑加柴胡、黄芩，湿加苍术、茯苓。如肢体不仁者，黄连橘皮汤；遍身疹多痛极者，古苦皂丸。又有瘢疹并出者，不可概用风药，恐变痰嗽渴呕。疮疹，面生紫赤瘾疹，及雀子瘢、汗瘢，皆此类之缓者。疹色赤者，又名丹疹，或遍五色，因血盛，热毒蓄于命门，被风逐

动相火，则发满遍身，甚则肌烂。寒月，升麻葛根汤；暑月，人参羌活散；热加黄芩、元参；冷加黄芪、白芷，详小儿门。外治土朱散、浮萍汤。凡瘢疹赤色身暖，自胸腹散四肢者吉；黑色身凉，自四肢入腹者死。旧分瘾疹丹疹各类，今合为一，以其因治同也。

又曰：赤白游风，出面皮颈项，皮肉变色，赤者谓之赤瘢，白者谓之白瘢，乃风搏于皮肤，血气不和所生。赤属血，血热者，九味羌活汤加金银花、连翘，或四物汤加柴胡、山栀、牡丹皮；虚者，逍遥散加山栀，或肾气丸。白属气，气热者，败毒散，或小柴胡汤加防风、连翘；虚者，补中益气汤加羌活、防风；如果系风毒者，胡麻散、单苍耳丸、单浮萍丸。此疾久者，只宜滋养气血，则火自息，风自定，痒自止。若用祛风辛苦之剂，则肝血愈燥，风火愈炽，元气愈虚，变为难治。身上虚痒，血不荣于腠理故也，宜四物汤加黄芩，入紫浮萍末调服，或单凌霄花为末，酒调服；遍身及头上风屑痒者，单苦参丸，或薄荷、蝉退等分为末，酒调服。以上瘢瘾丹疹瘢癣，大同小异，诸方通用。

脉　　法

脉阳浮而数，阴实而大。脉多沉浮，或细而散，或绝无。

滑伯仁曰：脉者，血之波烂发瘢者，血散于肌肤，故脉伏。

治外感发瘢方

通圣散　治风热发瘢，用此微汗。

防风　川芎　当归　白芍　麻黄　薄荷　连翘各五钱　黄芩　石膏　桔梗各一两　滑石三两　荆芥　栀子　白术各二钱半　甘草二钱

上锉，每服五钱，加生姜三片，水煎服。身痛，加苍术、羌活；痰嗽，加半夏；便闭，加大黄、芒硝。

升麻葛根汤 治伤寒，阳明实热发瘢，及麻疹已出、未出。

升麻 葛根 白芍药各一钱 甘草五分

上锉，加生姜三片、葱白一茎，水煎服。一方加玄参。

元参升麻汤 治伤寒失下，热毒在胃发瘢，或汗下吐后余毒不散，表虚里实发于外，甚则烦躁谵妄，咽痛。

元参 升麻 甘草炙，各等分

上㕮咀，每服四钱，水煎服。湿毒发瘢，亦宜服之。

阳毒升麻汤 治伤寒吐下后狂言面赤，阳毒发瘢。

升麻半两 生犀角 麝香一方云射干 黄芩 人参 甘草各二钱半

上㕮咀，水煎，温服。

栀子仁汤 治发瘢烦躁，面赤咽痛，潮热。

栀子仁 赤芍药 大青即蓝叶 知母各一两 升麻 黄芩 石膏 杏仁去皮尖，各二两 柴胡一两半 甘草炙，五钱

上㕮咀，每服四钱，加生姜三片、豆豉百粒，水煎，温服。

化瘢汤 治胃热发瘢，脉虚者。

人参 石膏 知母 甘草

上㕮咀，水煎服。一方加白术，一方加玄参。

葛根橘皮汤 治冬月肌肤瘢驳，咳而心闷，但呕清汁。

葛根 橘皮 杏仁 知母 麻黄 黄芩 甘草各等分

上锉，每服五钱，水煎，温服。

黄连橘皮汤 治湿毒发瘢。

黄连四两 陈橘皮 杏仁去皮尖 枳实 麻黄去节，汤泡 葛根各二两 厚朴姜制

甘草炙，各一两

上㕮咀，每服五钱，水煎服。

阴毒升麻鳖甲汤 治阴瘢。

升麻二钱 当归 甘草各一钱二分 蜀椒二十粒 鳖甲炙，一钱 雄黄四分，另研

上锉，水煎，调雄黄末服。

大青四物汤 治温疫发瘢。

大青四钱 阿胶炒成珠 甘草炙，各一钱 香豉一合

上锉作一服，水煎服。

黑膏 治湿毒发瘢。

生地黄半斤 香豉一斗

上细切，以猪膏二斤合煎之，取浓汁如膏，用雄黄、麝香如豆大纳中，搅和匀，每服用弹子大，白汤化下。

治内伤发瘢方

调中汤 治内伤外感而发阴瘢。

苍术米泔水浸，一钱半 陈皮 砂仁 藿香 芍药 炙甘草 桔梗 半夏 白芷 羌活 枳壳各一钱 川芎 麻黄 桂枝各五分

上锉，加生姜三片，水煎，温服。

大建中汤 治中气不足，无根失守之火出于肌表而成瘢。

人参 黄芪炙 当归 芍药酒炒 桂心 甘草炙 半夏制 黑附子制

上锉，水煎服。

治瘾疹方

消风散 治风热瘾疹，皮肤顽麻瘙痒，或脓水淋漓。

荆芥穗 甘草炙 陈皮去白 厚朴 白僵蚕炒 蝉蜕炒 人参 茯苓 防风 川芎 藿香 羌活各等分

上为细末，每服二钱，煎荆芥汤或茶清调下。

加味败毒散 治风湿瘾疹及瘟疫等

证。

羌活　前胡　独活　柴胡　川芎　茯苓　人参　桔梗　枳壳麸炒，各七分　薄荷　甘草各三分　防风　荆芥　白术　苍术米泔浸，各一钱

上锉作一服，加生姜三片、大枣二枚，水煎服。如人虚而感者，加当归、芍药、生地黄。

加味羌活散　治感四时不正之气，发为瘾疹。

羌活　前胡各一钱　人参　桔梗　甘草炙　枳壳麸炒　川芎　天麻　茯苓各五分　蝉蜕　薄荷各三分

上锉，加生姜三片，水煎，温服。

解毒防风汤　治发痒及瘾疹痒痛。

防风一钱半　地骨皮　黄芪　芍药　荆芥穗　枳壳　牛蒡子炒，各七分半

上锉，作一服，水煎服。

犀角消毒饮　治皮肤发瘢瘾疹，无里证者。

牛蒡子六钱　荆芥　防风各三钱　甘草一钱　犀角一钱半，另锉为末，或水磨，临服入

上吹咀，水煎服。咽痛加玄参一钱半。

胡麻散　治脾肺风毒攻冲，遍身瘙痒，或生疮疥瘾疹，侵淫不愈，及面上游风，或如虫行，紫白癜风，顽麻，或肾脏风攻注，脚膝生疮等证。

胡麻一两二钱　荆芥　苦参各八钱　何首乌炒，一两　甘草炙　威灵仙各六钱

上为末，每服二钱，薄荷煎汤或茶酒蜜汤调下。服后频频浴身，得汗出，立效。

加味胡麻散　治风热瘾疹瘙痒，或兼赤晕寒热，形病俱实者。

胡麻一两二钱　苦参　荆芥穗　何首乌不见铁，各八钱　威灵仙　防风　石菖蒲　牛蒡子炒　甘菊花　蔓荆子　白蒺藜

甘草炒，各六钱

上为末，每服三钱，酒调服。

当归饮　治血热瘾疹痒痛，或脓水淋漓，发热等证。

当归　白芍药　川芎　生地黄　防风　白蒺藜　荆芥各一钱半　黄芪炒　甘草　何首乌各一钱

上锉，水煎服。

解毒散　治一切疮毒，风疹痒痛。

黄柏炒　山栀各等分

上为末，水调擦。若破而浓水淋漓，用当归膏或烛油调擦。

治丹毒方

金花散　治一切丹毒。

郁金　甘草　黄芩　黄连　山栀　大黄　糯米各等分

上生为末，蜜水调服。

丹溪方　治人患风丹，遍身痒，因酒得者。

浮萍半两　防风　黄芪　羌活各三钱　当归二钱　干葛　麻黄各一钱　生甘草五分

上锉，水煎服。

一方　治冷丹风。

防风　甘草　白僵蚕　蝉退　川芎　白芷　茯苓　荆芥　陈皮　厚朴　苍耳子　人参

上为末，豆淋酒调服二钱。

漏芦散　治脏腑积热，发为肿毒、时疫疙瘩，头面洪肿，咽嗌堵塞，水药不下，一切危恶疫疠。

漏芦　升麻　大黄　黄芩各一两　蓝叶　玄参各二两

上为粗末，每服二钱，水煎服。肿热甚，加芒硝二钱半。

消毒丸　治时毒疙瘩恶证。

大黄　牡蛎烧　白僵蚕炒，各一两

上为细末，炼蜜丸如弹子大，每一丸

新水化下，无时，加桔梗黍粘子汤，尤妙。

旋覆花丸　治身生小疖，大如酸枣，或如豆色，赤而内有脓血，此名痛痤，世谓之热疖。海藏云：汗出见湿，乃生痤痱。

旋覆花三两　防风　白芷　甘菊花　南星　半夏　石膏　川芎　陈皮　白附子各半两　蝎梢　僵蚕炒，各三钱

上为细末，姜汁糊丸如桐子大，每三五十丸，食后白汤下。

土朱散　治丹毒。

土朱①　青黛各二钱　滑石　荆芥各一钱

上为末，蜜水调擦，服之亦可。

一方　治丹发疼痛。扁竹汁服一升二合，立瘥。若未瘥，再服，效。

肘后方　丹者，恶毒之疮，五色无常。苎根三斤、水三斗煮汁，每日涂之。或煮栗皮有刺者，洗之佳。

一方　治诸肿丹毒。伏龙肝不拘多少为末，用鸡子白和敷之，日三次，甚妙。

一方　治丹毒。蓝淀敷之，热即易。

一方　治诸丹毒肿。蚯蚓矢水和敷之。

一方　治赤丹。用黄瓜种子瓤中去子，以器贮之，用时以水涂患处。

一方　治热赤游丹。瓜蒌末一两，酽醋调涂之。

一方　治赤游风肿。荞麦面用苦酒调敷。

一方　凡丹走皮中浸淫，名火丹。取蛴螬敷之。

一方　治烟火丹，发从背起，或两胁及两足赤如火。景天草、真珠末一两，捣和如泥，涂之。

又方　治萤火丹从头起。慎火草捣，和苦酒涂之。

一方　治赤丹，用腊雪贮器中久化为水，以水涂赤游，妙。

一方②　疗丹瘾疹，酪和盐煮以摩之，手下消。

一方　治面鼻生赤刺瘾疹。

硫黄　白矾各等分　黄丹少许

上为末，津液调敷，临卧再敷。

一方　治金丝疮，其状如线或如绳，巨细不一，经谓丹毒是也。但此烟毒不甚广阔，人患此，头上有之，下行至心则死。下有之，上行者亦然。可于疮头截经刺之，出血后，嚼萍草根涂之，自安。

治赤白游风方

加减何首乌散　治紫白癜风，筋骨疼痛，四肢少力，眼断瞳仁，鼻梁崩塌，皮肤疥癣，手足皲裂，睡卧不安，行履艰难。

何首乌　蔓荆子　石菖蒲　荆芥穗　苦参　威灵仙　甘菊花　枸杞子各一两

上为细末，每服三钱，蜜茶调下，不拘时。

追风丹　治白癜风，服之效。

何首乌　荆芥穗　苍术米泔浸，焙干　苦参各等分

上为细末，用好肥皂角去皮弦三斤于瓷器内熬为膏，和丸如桐子大，每服三五十丸，空心茶酒任下，忌动风之物。

苍耳丸　治诸风疮瘾疹，紫癜、白癜。

五月五日取苍耳草叶洗净，晒干为末，炼蜜丸如桐子大，每服十丸，日三次，酒下。若身体有风处，或为麻豆粒，此为风毒出也，用针刺，令黄水出尽乃已。

---

① 土朱　代赭石之异名。出《仁斋直指方》。

② 一方　"一"原脱，今补。

白癜方

人参　白术　苍术盐炒　防己酒拌
黄柏酒炒　川芎各一钱　陈皮酒拌　当归
茯苓　木瓜　柴胡梢　甘草各五分

上锉，加生姜水煎服。如三剂不退，
加桂少许。小便涩，倍用牛膝；有热，加
黄连；身热，加羌活。

治紫白癜风方

桑枝十斤　益母草三斤

上锉，用水五斗慢火煮至五升，去柤，再煎成膏，每卧时，温酒调服半合，以愈为度。

灵草丹一名浮萍丸　治一切风痰瘾疹，紫白癜风，痛痒顽麻。

采背浮萍草摊于竹筛内，下着水，晒干，为细末，炼蜜丸如弹子大，每服一丸，用黑豆淋酒化下。

龙蛇散　治风虚顽麻，遍身紫白癜风，瘾痒痛者。

白花蛇去骨，焙　黑梢蛇去骨，焙　草薢天麻　黄芪　金毛狗脊　自然铜　骨碎补　枫香研　地龙　草乌头盐水浸，各一两乳香　没药各三钱　麝香二钱

上为细末，糊丸桐子大，每服十五丸，食后酒下。为末，温调亦得。

金樱丸　治白癜风。

苦参一斤　何首乌半斤　胡麻仁　蔓荆子　牛蒡子酒炒　苍耳子　蛇床子酒炒苍术米泔水，炒　金樱子酒炒，各一两　白蒺藜肉苁蓉　牛膝酒炒，各二两　菟丝子酒制，四两

上为末，面糊丸如桐子大，每服七十丸，温酒下。

蜂房散　治白癜风。

露蜂房一个，将生盐筑满诸孔眼，火烧存性，去盐　胆矾　天花粉　蝉退各等分

上为细末，均分用纸包三分，活鲫鱼一对同酒煮熟，无风处细嚼，连刺饮酒，痒自上而下，赶人四肢。

三黄散　治白癜风。

雄黄　硫黄各五钱　黄丹　天南星各三钱　枯矾　密陀僧各二钱

上为末，先以姜汁擦患处，姜醋药末擦后渐黑，次日再擦，黑散，则无恙矣。

黄白散　治白癜风。

硫黄　生白矾等分

上为末，用绢包水煮一日，擦。一方水研，人言擦之效。

一方　治紫癜风。

官粉五钱　硫黄三钱

上为末，鸡清调擦。

硫黄散　治紫白癜风。

硫黄　白附子各等分

上为末，用姜汁调，或茄蒂炙热蘸醋粘末擦之。单硫黄末醋调擦，亦效。一方硫黄一两，用醋一碗煎干，再晒为末，以生姜蘸药擦患处。

浮萍汤　治赤白癜风，一切瘾疹疥癣，神效。

干浮萍四两　汉防己五钱

上浓煎热汤，先蒸后洗。一方用夏枯草浓煎水，日洗数次。

治皮肤瘙痒方

何首乌散　治浑身风寒湿痒。

何首乌盐炒　天麻　枸杞子　生地黄熟地黄各一两　防风　川芎　薄荷　诃子甘草各半两

上为末，每服二三钱，空心温酒调服，温茶亦得。

消风散　治皮肤顽麻，瘾疹瘙痒。方见前瘾疹条。

薄荷散　治风气客于皮肤，瘙痒不已。

蝉脱　薄荷各等分

上为末，每服一钱匕，日三服。

蝉蜕散　治风气客于皮肤，瘙痒不已。

蜂房炙　蝉蜕各等分

上为末，酒调一钱匕，日二三服。

苦皂丸　治肺气皮肤瘙痒，或生瘾癣，及遍身风热细疹痛痒，连胸脐腹及近阴处皆然，痰涎亦多，夜多不睡。

苦参为末，一斤　皂荚二斤

上将皂荚以水一斗浸，揉取浓汁，去粗，熬成膏，为丸如桐子大，荆芥薄荷酒下，或只用酒调下。

加味四物汤　治身上虚痒，血不荣于腠理。四物汤加黄芩煎汤，调浮萍末服之。

一方　治体肥气虚，久患瘙痒，误投风药，渐成虚证，身上麻木无力，口苦干，小便数。

白术二钱　陈皮　芍药　黄芩各一两

茯苓七钱　归身　黄芪　人参　川芎　青皮　苍术　木通各五钱　黄柏　五味子　甘草炙，各二钱

上锉，水煎服，下黄精丸三十丸。

一方　治风热身痒，此药补阴血甚速。凌霄花为末，每服一二钱，酒调下。

一方　治风疹痒不止。

枳壳一两麸炒微黄，去穰为末，每服二钱，用时水一盏煎至六分，去粗服。

澡洗药　治一切风疾瘙痒[①]，淋洗。

威灵仙　零陵香　茅香各一斤　干荷叶　藁本去土　藿香叶　香白芷　甘松各半斤

上锉，每服四两，生绢袋盛，用水三桶熬数沸，放稍热，于无风房内沐浴，避风，勿令风吹。光腻皮肤，去瘙痒。

一方　治风瘙瘾疹，遍身痒成疮者。

蚕沙一升、水二斗煮取一斗二升，去粗，热洗，宜避风。

---

① 瘙痒　"瘙"原作"澡"，据文义改。

卷八十五

破 伤 风

论

虞氏曰：经云：风者，百病之始也。清净则腠理闭拒，虽有大风苛毒，而弗能为害也。若夫破伤风证，因事击破皮肉，往往视为寻常，殊不知风邪乘虚而客袭之，渐而变为恶候。又诸疮久不合口，风邪亦能内袭，或用汤淋洗，或用艾焚灸，其汤火之毒气，亦与破伤风邪无异。其为证也，皆能传播经络，烧消真气，是以寒热间作，甚则口噤目斜，身体强直，如角弓反张之状，死在旦夕，诚可哀悯。治之之法，当同伤寒处治，因其有在表、在里、半表半里三者之不同，故不离乎汗、下、和三法也。是故在表者汗之，在里者下之，在表里之间者，宜和解之，又不可过其法也。闾阎野人，多不识此证，不早求治疗而袖手待毙，哀哉。

病机云：破伤风者，有因卒暴伤损，风袭之间，传播经络，致使寒热更作，身体反强，口噤不开，甚者邪气入脏，则分汗、下之治。有因诸疮不瘥，荣卫俱虚，肌肉不生，疮眼不合，风邪亦能外入于疮，为破伤风之候。故诸疮不瘥，举世皆言着灸为上，是为热疮，而不知火热客毒逐经，诸变不可胜数，微则发热，甚则生风而搐，或角弓反张，口噤目斜，皆因疮郁结于荣卫，不得宣通而生。亦有破伤不

灸而病此者，疮着白痂，疮口闭塞，气难通泄，故阳热易为郁结，而热甚则生风也。河间云：破伤风，风热燥盛，怫郁在表，而里气尚平者，善伸数欠，筋脉拘急，或时恶寒，或筋惕而搐，脉浮数而弦，宜以辛热治风之药，开冲结滞而愈，犹伤寒表热怫郁，而以麻黄汤辛热发散也。凡用辛热开冲风热结滞，宜以寒药佐之则良，免致药中病而风热转甚也。如治伤寒发热，用麻黄、桂枝加黄芩、石膏、知母之类是也。若只以甘草、滑石、葱豉发散，甚妙。若表不已，渐转入里，里未太甚，而脉弦小者，宜以退风热、开结滞之寒药调之，或微加治风辛热药亦得。犹伤寒在半表半里，而以小柴胡和解之也。若里热已甚，而舌强口噤，项背反张，惊惕搐搦，涎唾稠粘，胸腹满塞，便溺秘结，或时汗出，脉沉洪数而弦。然汗出者，由风热郁甚于里，而表热稍罢，则腠理疏泄，而心火热甚，故汗出也。法宜除风散结，寒药下之后，以退风热、开结滞之寒药调之，则热退结散而风自愈矣。

又曰：风证善行数变，入脏甚速，死生在反掌之间，急宜分表里虚实而治之。邪在表者，则筋脉拘急，或寒热筋惕搐搦，脉浮弦，用羌活防风汤散之；在半表半里者，则头微汗，身无汗，用羌活汤和之；传入里者，舌弦口噤，项背反张，筋惕搐搦，痰涎壅盛，胸腹满闷，便溺闭赤，时或汗出，脉洪数而弦，以大芎黄汤导之。既下而汗仍出，表虚也，以白术防

风汤补之，不时灌以粥饮为善。前云乃气虚未损之法也。若脓血太泄，阳随阴散，气血俱虚而类前证者，悉宜大补脾胃，切忌祛风之药。

病机云：破伤风者，同伤寒证治，分别阴阳，有在表，有在里，有在半表半里。在表宜汗，在里宜下，在表里之间宜和解，不可过其治也。故表脉浮而无力者，太阳也；里脉长而有力者，阳明也；脉浮而弦小者，少阳也。若明此三法而施治，不中病者鲜矣。

刘宗厚曰：破伤风证，古方药论甚少，岂非以此疾与中风同论，故不另立条目也。惟河间论伤寒表里中三法同治，用药甚详。诸书言病因，有因外伤于风，有因灸及内热所作者，然与中风相似也。但中风之人尚可淹延岁月，而破伤风者，犯之多致不救。盖中风有在经、在腑、在脏之异，独入脏者最难治。破伤风或始自出血过多，或疮口早闭，瘀血停滞，俱是血受病，血属阴，五脏之所主，故此风所伤，始虽在表，随即必传入脏，故多死也。又此病或疮口坦露，不避风寒而无所伤；或疮口闭合，密避风邪而反病此；或病十分安全而忽有此，大抵皆因气虚而有郁热者得之。若内气壮实而无郁热者，虽伤而无害也，审之。

荫按：丹溪曰：破伤风同伤寒坏证治看在何经，而用本经药驱逐也，误则杀人。刘河间有法有方，宜选而用之。虞氏曰：河间论破伤风脉证，详明甚矣，何其但云三阳而不及于三阴？盖风邪在于三阳之经，便宜按法早治而愈，若待传入三阴，其证已危，或腹满自利，口燥咽干，舌卷囊缩，皆无可生之理，故置而弗论也。又叶氏曰：破伤湿者，有破伤处因澡浴湿气从疮口中入，其人昏迷沉重，口噤强直，宜除湿汤、白术酒，或用牡蛎为末

敷疮口，仍以末二钱，煎甘草汤调下亦可。李氏曰：破伤证似中风，有四因，不因气动者二：卒暴损破风袭，或诸疮汤洗、艾灸逼毒妄行；有因气动者二，疮口不合，贴膏留孔风袭，或热郁，遍身白痂，疮口闭塞，气难通泄，传播经络，烧烁真气，是寒热间作，甚则发痉，口喎噤，角弓反张，须臾欲死。用蝎梢饼或二生饮加天麻为末，每一钱用黑豆淋酒调服，化痰开关。风盛者，二乌丸；风痰俱盛者，古星风散；风痰虚者，乌蛇散；血凝心神昏闷者，单鹅翎烧灰存性，酒调服一钱，服后饮酒一二盏以助药势；如血多痛甚者，如圣散；手足战掉者，朱砂指甲散、蛴螬酒；如头目青黑，额汗下流，眼小目瞪，身汗如油者，四逆不治，治同伤寒表里法。风热燥甚，怫郁在表，善伸数欠，筋脉拘急，或时恶寒，或筋惕搐搦，宜辛热治风佐以辛寒。如伤寒，麻桂加黄芩、石膏、知母是也。若表不已，渐传入里，在肌肉者，宜退风热，开结滞辛寒之药，或佐以辛热调之，犹伤寒半表里而用小柴胡也。若里热已甚，而舌强口噤，项背反张，惊惕搐搦，涎唾稠粘，胸腹满塞，便溺秘结，或时汗出，宜祛风散结，寒药下之后，复以清热开结之药调之。又云：破伤风同伤寒坏证治看在何经，而用本经药祛之。太阳表证宜汗，古防风汤去甘草，加川芎、独活等分，水煎服，或调蜈蚣散，或九味羌活汤少用细辛，加归芎等分，水煎服。便秘加大黄，缓缓通之，或用古龙虎丹发汗亦妙。少阳半表里证，宜和，羌麻汤。阳明里证，宜下。若服表药过多，脏腑和而自汗者，白术防风汤。大汗不止，搐搦者，升麻葛根汤加白术、黄芩。如脏腑闭，小便赤，自汗者，先用小芎黄汤二三服，后用大芎黄汤速下之，或江鳔丸。气弱者，只用蜜导法。或始而

出血过多，或疮口早合，瘀血停滞，俱是血分受病，血属阴，五脏所主，始虽在表，随即入里，故多死也，宜养血当归地黄汤、活神丹、托里散、内托十宣散，以防毒陷，外用鱼胶散，或用鼠头骨为末，猪脂调敷，亦治狗咬。人有破伤水湿，口噤强直者，用牡蛎为末敷之，仍以甘草煎汤调服二钱。或病已十分安全，而忽有口噤反张，筋搐痰壅，似破伤风证，又似痉证，其实乃气血俱虚也，凡痈疽溃后脓血大泄，阳随阴散变证，只宜大补气血，果系风痉，亦不宜以风药治之。血虚者，补中益气汤去升、柴、陈皮，加酒炒黑黄柏、五味子、麦门冬、肉桂，大剂服之。气血俱虚，汗多作渴，寒热者，十全大补汤加桂、附、麦门冬、五味子。呃逆者，托里温中汤。若妄投风药者，死。

脉　　法

表脉浮而无力，太阳也。脉长有力，阳明也。脉浮而弦小者，少阳也。

治破伤风邪传表里方

羌活防风汤　治破伤风邪初传在表，急服此药以解之。

羌活　防风　川芎　藁本　当归　芍药各一钱　甘草　地榆　细辛各五分

上锉一服，水煎服。热加黄芩五分，大便秘加大黄五分，甚者一钱。

防风汤　治破伤风同伤寒表证未传入里，宜急服此药。

防风　羌活　独活　川芎各等分

上咬咀，每服五七钱，水煎服后，宜调蜈蚣散，大效。

蜈蚣散　治破伤风，搐搦，角弓反张。

蜈蚣一双　江鳔五钱，无江鳔，以全蝎代之

上为细末，每服一钱，用防风汤调下，外用擦牙或吹鼻亦可。加左蟠龙五钱炒烟尽，名大蜈蚣散。一云左蟠龙即野鸽粪。如前药解表不已，觉转入里，当服左龙丸，渐渐看大便硬软，加巴豆霜服之。

瓜石汤　治破伤风发热。

瓜蒌仁九钱　滑石一钱半　南星　苍术　赤芍药　陈皮各一钱　黄连　黄柏炒　黄芩　白芷各五分　甘草二分

上锉，加生姜一片，水煎服。

小芎黄汤　治破伤风表热。

川芎五钱　黄芩三钱　甘草一钱

上咬咀，水煎服。

大羌活汤一名羌麻汤　治破伤风半表半里，无汗。

羌活　麻黄　菊花　川芎　石膏　防风　前胡　黄芩　细辛　枳壳　茯苓　蔓荆子　甘草各五分　白芷　薄荷各二分半

上咬咀作一服，加生姜五片，水煎，食后通口服，粗再煎服。

加味小柴胡汤　治邪在半表半里。

柴胡二钱　黄芩　人参　半夏　防风　川芎　羌活各一钱　甘草五分

上锉，加生姜三片，水煎热服。胸痞，加枳壳一钱。

地榆防风散一名榆丁散　治破伤风、中风半在表半在里，头微汗，身无汗，不可发汗者，宜此治之。

地榆　防风　紫花地丁　马齿苋等分

上为细末，每服三钱，温米饮调下。

大芎黄汤　治破伤风，邪传在里，二便秘赤，自汗不止。

川芎一钱　羌活　黄芩　大黄各二钱

上切作一服，水煎温服，以利为度。

江鳔丸　治破伤风，惊而发搐，脏腑秘涩，知邪在里，宜以此药下之。

江鳔炒　野鸽粪炒　白僵蚕炒，各五钱　雄黄　天麻各一两　蜈蚣一对

上为细末，分作三分，用二分以烧饭

为丸如桐子大，朱砂为衣；用一分入巴豆霜一钱同和，亦以烧饭为丸如桐子大，不用朱砂为衣，每服朱衣丸二十丸，入巴豆霜丸一丸，第二服二丸，加至利为度，再单服朱砂衣丸子，病愈止药。

左龙丸 治直视在里者。

左蟠龙炒，即野鸽粪 白僵蚕炒 江鳔炒，各五钱 雄黄一钱

上为细末，烧饭丸如桐子大，每服十五丸，酒下。如里证不已，当于左龙丸内一半末入巴豆霜半钱，烧饭丸桐子大，同左龙丸一处，每服加一丸，渐加至利为度，若利后，更服后药。若搐痉不已，亦宜服后小羌活汤。

小羌活汤

羌活 独活 防风 地榆各一钱半

上㕮咀作一服，水煎温服。有热加黄芩，有痰加半夏。

白术防风汤 治服发表药过多，自汗者。

白术 黄芪各二钱 防风三钱

上㕮咀，水煎服。

白术汤 治破伤风，大汗不止，筋挛搐搦。

白术 葛根各二钱 升麻 黄芩各一钱 芍药三钱 甘草五分

上㕮咀作一服，水煎温服。

养血当归地黄汤 治破伤风，病久气血渐虚，邪气入胃，发热头痛，宜此养血荣筋。

当归 川芎 生地酒炒 芍药 藁本 防风 白芷各一钱 细辛五分

上锉，水煎服。

白术酒 治破伤湿。

白术一两、酒三盏煎至一盏，频服，不饮酒人以水代之。

如圣散 治破伤风，止血定疼。

苍术六两 川乌头炮，去皮脐 两头尖

炮，去皮，各四两 草乌头炮，去皮 防风 细辛各二两半 天麻 川芎 白芷各一两半 蝎梢 雄黄各半两

上为细末，每服一钱，酒调下，不拘时服。

乌麻散

南星 半夏 川乌 草乌 天麻 朱砂 雄黄各等分

上为细末，每服一钱，避风处热酒调下，仍进热酒，取汗为度。

退风散 治破伤风，不省人事，角弓反张。

防风 天麻酒洗 白芷 麻黄 茯苓 当归各一钱 薄荷七分 荆芥 僵蚕炒 炙甘草五分

上锉一剂，加生姜七片，煎服。

玉真散 一名定风散，一名星风散 治破伤风及金刃伤，打扑伤损。

天南星 防风各等分

上为末，如破伤风，以药敷贴疮口，然后以温酒调一钱服；如牙关紧急，角弓反张，用药二钱，童便调下；或因打伤欲死，但心头微温，以童便灌下二钱，并进二服；或颠① 狗咬破，先口嚼酱水，洗净撒之，更不作脓，大效。盖南星为防风所制，服之不麻。

发表雄黄散

雄黄 草乌各一钱 防风二钱

上为细末，每服一字，温酒调下。里和自愈可服，里未和不可服。

雄黄散 治表药。

南星三钱 半夏 天麻各五钱 雄黄二钱半

上为细末，每服一钱，温酒调下。如有涎，于此药中加大黄为下药。

全蝎散 凡患破伤风证，非此不除。

————————

① 颠 通"癫"，疯。

蝎梢七个

上为末，热酒调服。

夺命丸一名二乌丸　治破伤风，角弓反张，牙关紧急。

天麻　白芷　川乌各二钱　草乌　雄黄各一钱

上为末，酒糊丸如桐子大，每服十丸，温酒送下。

乌蛇散　治破伤风及洗头风。

乌梢蛇酒浸去骨，六钱　麻黄一两　草乌　干姜　附子炮　川芎　白附子　天麻各五钱　蝎梢二钱半

上为末，每服一钱，热酒调下，日三服，重者三五日见效。

川乌散　治破伤风欲死者。

川乌　天麻　南星姜汤泡　半夏姜汤泡，各等分

上为细末，每服一钱，黑豆淋酒调下，仍饮酒一二盏。

朱砂指甲散　治破伤风，手足颤掉不已。

人手足指甲烧绝烟，六钱　朱砂　南星　独活各二钱

上为末，分作三服，热酒调下。

一字散　治破伤风。

金头蜈蚣一条，去头足，炙　天麻　草乌各半两　全蝎十个　白芷少许

上为末，每服一字，发热茶汤下，发寒温酒或半夏茯苓汤下。

天麻丸　治破伤风，神效。

天麻　川乌生去皮，各三钱　草乌生　雄黄各一钱

上为末，酒糊丸如桐子大，每服十丸，温酒下。

保命丹　治破伤风。

辰砂　麝香　川乌去皮尖　大半夏生，各一钱　藜芦三钱　雄黄半两

上为末，枣肉丸如鸡头大，每一丸细

嚼，温酒下。若牙关急，斡开灌下，吐涎为效。如吐不止，生葱汤止之，不吐涎，用半丸，大效。

鱼胶散　治破伤风，口噤强直。

鱼胶烧存性　麝香少许

上为末，每服二钱，热酒米饮下，亦可溶化外敷。

蛴螬酒

破伤初觉有风时，急取热粪堆内蛴螬一二个，用手捏住，待虫口中吐些小水，就抹在破伤处。如紧急，只煎去尾，将腹中黄水涂疮口，再滴些小入热酒内饮之，身穿厚衣，片时疮口觉麻，两胁微汗，风出立瘥。虎咬亦宜。

水调膏　治初破伤风，发热红肿，风邪将欲传播经络而未入深者，屡验。

杏仁去皮，细研　飞白面各等分

上和匀，用新汲水调和如膏，敷伤处。

一方　治破伤风发热。

用蝉蜕略炒研细，酒调一钱匕，服效。

灸法　治破伤风及风火伤，神效。

用核桃壳半个填稠人粪满，仍用槐白皮衬扣伤处，用艾灸之。若遍身汗出，其人大困，则愈。远年者将伤处前灸之，亦已。

一方　治打扑伤损肿痛，伤风者。

天南星　半夏　地龙各等分

上为末，用生姜薄荷汁调擦患处。

荫按：此证由破伤皮肉，风邪袭入经络，初起先发寒热，牙关噤急，甚则身如角弓反张，口吐涎沫，四肢抽搐，不省人事，伤口锈涩。然伤风有四因，有动受，静受，惊受，疮溃后受，皆可伤风。动受者，怒气上冲，皮肉触破，风入在表，因气血鼓旺，不致深入，属轻；静受者，起作和平，气不充鼓，风邪易于入里，属

重；惊受者，惊则气陷，风邪随气直陷入阴，多致不救，属逆。若风邪传入阴经者，则身凉自汗，伤处反觉平塌陷缩，甚则神昏不语，嘬口舌短。其证贵乎早治，当分风邪在表，在里，或半表半里，依经云汗下和三法施治可也。

歌曰：

皮肉损破外伤风，初觉牙关噤不松；甚则角弓反张状，吐涎抽搐不时宁[1]。

四因动静惊溃审，陷缩神昏不语凶；在表宜汗里宜下，半表半里以和平。

---

[1] 宁静。

卷八十六

折　伤

论

袖珍论曰：折伤者，谓有所伤于身体者也。或为刀斧所伤，或坠堕险地，打扑身体，皆能使血出不止，又恐瘀血停积于脏腑，结而不散，去之不早，恐有入腹攻心之患。治疗之法，须外用敷贴之药，散其血，止其痛，内则用花蕊石散之类，化利瘀血，然后款款调理生肌。或因折伤而停郁其气，又当顺之。

发明云：夫从高坠下，恶血留于内，不分十二经络，《内经》俱作风中肝经，留于胁下，以中风疗之，皆肝经之所主。盖恶血必归于肝，留于胁下，肝主血故也。痛甚则必自汗，但人汗出，皆为风证。从高坠下，逆其所行之血气，宜以破血行经药治之。

刘宗厚曰：打扑金刀伤损，是不因气动而病生于外，外受有形之物所伤，乃血肉筋骨受病，非如六淫七情为病，有在气在血之分也，所以损伤一证，皆从血论，但须分其有瘀血停积，亡血过多之证。盖打扑坠堕，皮不破而内损者，必有瘀血，若金刀伤皮出血，或亡血过多，二者不可同法而治。有瘀血者，宜攻利之，若亡血者，兼补而行之。又察其所伤，有上下轻重浅深之异，经络血气多少之殊，惟宜先逐瘀血，通经络，和血止痛，然后调气养血，补益胃气，无不效也。

丹溪云：跌扑损伤，用苏木以活血，黄连以降火，白术以和中，童便煎尤妙。在下者，可先须补托，后下瘀血；在上者，宜饮韭汁，或和粥吃。切不可饮冷水，血见寒则凝，但一丝血入心即死。腹痛者，有瘀血，桃仁承气汤加苏木、红花下之。治损伤妙在补气血，俗工不知，惟在速效，多用自然铜以接骨，此药必煅方可服。新出火者，其火毒与金毒相扇，挟香热药毒，虽有接骨之功，其燥散之祸甚于刀剑，戒之。

叶氏曰：损伤之证，有跌仆之损，有打扑之损，有金刀之伤，有木石之伤，其为损伤一也。但损有轻重之异，伤有浅深之殊。损则必有瘀血停滞，即当攻下；伤即外见，皮破血出，随用止养，此一定之法。今丹溪先生先以托补之药，只恐血遇补而益盛，反加喘急，虽欲下瘀，不可得已。惟当施之于元虚损轻者之为宜也。专科者，当究心焉。

龚氏曰：大凡打扑伤损坠堕或刀斧所伤，皮未破而内损者，必有瘀血停积，先宜逐去瘀血，然后和血止痛；若肌血破而亡血过多者，宜调气养血，补脾胃为主。

李氏曰：折伤有损身体，或坠跌打扑，倒压闪挫，气血郁逆而皮不破；或金刀伤皮出血，外损筋骨者，可治。内损脏腑里膜及破阴子耳后者，不治。未出血者，宜苏木去瘀，黄连降火，白术和中，三味用童便入酒煎服。在上者宜韭汁和粥吃，在下者可下血。冷则凝，不可饮冷水，引血入心即死。消瘀，鸡鸣散、花蕊石散。顺气，木香匀气散加童便、红曲或红酒。已出血者，急用阵王丹止血，先服补托药而后消瘀，虚甚者，亦不敢下。血虚者，四物汤加川山甲。气虚者，用苏木、参、芪、当归、陈皮、甘草，服半月，脉散渐收，方敢以煎药调下自然铜末一味，空心服之，如骨不碎折者忌用。素虚损甚者，紫河车丹去麝香。但损伤妙在补气血，或破寒冷者，先宜起寒。折伤专主血论，非如六淫七情有在气在血之分。然肝主血，不问何经所伤，恶血必归于肝，流于胁，郁于腹，而作胀痛，或增寒热。实者下之，虚者当归须散、复元活血汤调之，或十全大补汤加香附、陈皮、贝母等分，水煎服。凡损伤疮口忽干，毒攻腹内，恍惚烦闷呕吐，及已出血多，而又呕血不止者，难治。初起呕吐者，用平胃散为末内服，外用姜汁调敷，破伤风浮肿者亦宜。初起吐血，用苏木煎汤调古乌附汤，或古蚌霜散。如恶血入肠胃，下血浊如瘀血者，用百草霜为末，酒调服。如伤外肾，小便出血不通者，五苓散。敷药，单糯米膏、小曲散。定痛，乳香定痛散、夹骨法。折伤后为四气所侵，手足疼痛者，应痛丸。接骨，须经络穴法骨髓明透，而又有传授，故古以危氏为善，接骨紫金丹、接骨丹。

脉　法

脉经云：打扑伤损出血过多，脉当虚细，若得急疾大数，风热乘之必死。

从高颠仆，内有瘀血，腹胀，脉坚强者生，小弱者死。破伤有瘀血在内，脉坚强实则生，虚小弱者死。若亡血过多，脉细小者生，浮大数实者死。皆为脉病不相应故也。

李氏曰：如命门脉和缓，关脉实者，纵伤重不死。命门虚促而脱者，虽伤浅难治。凡血未出者，脉宜洪大，已出者，脉忌洪大，此折伤脉要也。

治折伤行瘀方

当归导滞散　治跌扑损伤，瘀血凝滞不行等证。

大黄　当归在上用头，在中用身，在下用尾，遍身痛者全用，酒浸洗，焙干

上二味各等分，细切，每服一两，酒煎服。

当归导滞散圣惠方　治落马坠车，打扑伤损，瘀血，大便不通，浮肿疼痛，昏闷，蓄血内壅欲死。

大黄一两　当归三钱　麝香少许，另研

上为末，每服三钱，热酒调下，食前服。如内瘀已去，还有骨节伤折，痛不可忍，以定痛、接骨紫金丹治之。

鸡鸣散　治从高坠下及木石所压，一切损伤，瘀血凝积，痛不可忍，并以此推陈致新。

大黄酒蒸，一两　当归尾五钱　桃仁去皮尖，七个

上为末，用酒一碗煎七分，去粗，五更鸡鸣时服至晓，取下恶血即愈。若气绝不能言者，急以热小便灌之，即苏。一方用杏仁二十一粒去皮尖，不用桃仁，盖痛乃血入气分，改为杏仁以行气中之血也。

通导散　治扑跌伤损极重，大小便不通，乃瘀血不散，肚腹膨胀，上攻心腹，闷乱至死者，先服此药，打下死血瘀血，然后方可服补损药。

大黄　芒硝　枳壳各二钱　厚朴　当归　陈皮　木通　红花　苏木各一钱　甘草五分

上锉一剂，水煎服，以利为度。量人虚实用，孕妇小儿勿服。

桃仁承气汤 治伤损，瘀血停滞，腹痛发热或发狂。

桃仁 芒硝 甘草各一钱 大黄二钱

上锉一剂，水二钟煎一钟，空心服。一方加桂枝一钱。加当归，名归承汤。或加当归、红花、苏木。

加味承气汤 治瘀血内停，胸腹胀痛，或大小便不通等证。

大黄 朴硝各二钱 枳实 厚朴 当归 红花各一钱 甘草五分

上锉，用水酒各一钟煎至一钟服，仍量虚实加减，病急不用甘草。

调经散 治跌扑损伤，疏利后用此药调理。

当归 川芎 芍药 黄芪各一钱半 青皮 陈皮 乌药 熟地黄 乳香另研 茴香各等分

上锉作一服，水煎，食远服。

夺命散 治刀刃所伤，及从高坠下，木石压损，瘀血凝积，心腹疼痛，大小便不通。

大黄 黑牵牛各二两 红蛭用石灰慢火炒令干黄色，半两

上为末，每服二钱，用煎酒调下，约行四五里，再用热酒调牵牛末二钱催之，须下恶血成块，以尽为度。

花蕊石散 治一切金刃所伤，打扑伤损，身体出血者，急于伤处撒药，其血自化为黄水。如有内损，血入脏腑，热煎童子小便，入酒少许，调一钱服之，立效。若牛抵肠出不损者，急送入，用细丝桑白皮尖茸为线缝合肚皮，缝上撒药，血止立活。如无桑白皮，用生麻缕亦得。并不得封裹疮口，恐作脓血，如疮干，以津液润之，然后撒药。妇人产后败血不尽，恶血攻心，胎死腹中，胎衣不下，并用童子小便调下。

硫黄上色明净者，四两，捣为粗末 花蕊石一两，捣为粗末

上二味相拌和匀，先用纸筋和盐泥固济瓦罐子一个，候泥干，入药于内，再用泥封口，候干，安在四方砖石上，书八卦五行字，用炭一秤笼叠周匝，自己午时从下着火，令渐渐上彻，直至经宿，火冷炭消，又放经宿，罐冷取出细研，以细绢罗子罗极细，瓷盆内盛，依前法服。

通血散 治打扑伤损，血污入心，下之立愈。

当归尾 枳壳炒 木通 泽兰 大黄 桃仁 苏木 红花各三钱

上为细末，每服二钱，好酒调下，重者童便合酒下，或滴水为丸，亦可。

加味芎归汤 治打扑伤损，败血流入胃脘，呕吐黑血如豆汁。

当归 川芎 白芍药 荆芥穗 百合水浸半日，各等分

上锉，每服四五钱，重者一两，水一钟、酒半钟同煎七分服。

紫金散 治打扑折伤，内损肺肝，呕血不止，或有瘀血停积于内，心腹胀闷。

紫金藤皮二两 降真香 续断 补骨脂 无名异煅细，酒淬七次 琥珀另研 蒲黄 牛膝酒浸 当归洗，焙 桃仁去皮尖，各一两 大黄湿纸裹煨 朴硝另研，各一两半

上为末，每服二钱，浓煎苏木当归酒调下，并进三服，利即安。

桃仁汤 治从高坠下，落大木车马间，胸腹中有血，不得气息。

桃仁十四枚 大黄 朴硝 甘草各一两 蒲黄一两半 大枣二十枚

上㕮咀，以水三升煮取一升，绞去木且，温服尽，当下。如下不止，渍麻汁一杯，饮之即止。

又方 治腕折瘀血。

桃仁四十枚 乱发一撮，烧灰 大黄如指节大一块

上㕮咀，以酒三升煮取一升，尽服，血尽出。

又方　桃仁六十枚　大黄六两　桂心二两

上㕮咀，以酒六升煮取三升，分三服，当下血，瘥。

蒲黄散　治从高坠下有瘀血。

蒲黄八两　附子一两

上为末，酒服方寸匕，日三服。

又方　治腕折瘀血。

蒲黄一升　当归二两

上为末，酒调服方寸匕。

一方　治被打伤破，腹中有瘀血。

蒲黄一升　当归　桂心各二两

上为末，酒服方寸匕，日三夜一。

塞上方　治坠伤扑损，瘀血在内，烦闷。

蒲黄微炒

上为末，每服三钱，空心，热酒调服。

水仙散　治打扑坠损，恶血攻心，闷乱疼痛。

未展荷叶阴干

上为末，每服三钱，食前以童子小便一小盏调服，以利下恶物为度。一方以大干荷叶五片烧令烟尽，细研，食前以童子热小便一小盏调下三钱匕，日三服。

巴戟汤　治从高坠下及打扑内损，昏晕嗜卧，不能饮食，此谓血闭，脏腑不通。

巴戟去心　大黄各半两　当归　地黄　芍药　川芎各一两

上为末，水煎服，以利为度。

破血消痛汤　治乘马损伤，跌其脊骨，恶血流于胁下，其痛苦楚不能转侧，妨于饮食。

羌活　防风　官桂各一钱　当归梢　柴胡　连翘各二钱　苏木一钱半　水蛭烧烟

尽，另研，五分　麝香少许，另研

上为粗末，作一服，酒二大盏、水一盏煎余药至一大盏，去火稍热，调水蛭、麝香二味服之，两服立愈。

复元活血汤　治从高坠下，恶血流于胁下，疼痛不可忍。

大黄酒浸，三钱　柴胡一钱半　天花粉　当归　川山甲各一钱　红花　甘草各七分　桃仁去皮尖，研如泥，十五个

上㕮咀，水一盏、酒半盏煎至八分服，一利为度。

当归须散　治打扑，以致气凝血结，胸腹胁痛，或寒热。

归尾一钱半　红花八分　桃仁七分　赤芍药　乌药　香附　苏木各一钱　官桂六分　甘草五分

上锉，水酒各半煎，空心服。如挫闪，气血不顺，腰胁痛者，加青皮、木香；胁痛，加柴胡、川芎。

桃奴饮子　治男子坠马，跌扑损伤，以致瘀血停积，欲成血蛊，及治妇人室女月经不通，渐成肿满等证。

桃奴桃树上嫩桃干朽不落者，冬月及正月收取　豭鼠粪即雄鼠粪也，两头尖者是　元胡索　肉桂　香附米　五灵脂以上各炒　砂仁　桃仁去皮尖，另研，各等分

上为细末，每服三钱，空心，温酒调下。

东垣地龙散　治打扑伤损，从高坠下，恶血在太阳经中，令人腰脊或胫腨①臂痛，股中痛不可忍。

中桂　地龙各四分　桃仁六个　羌活二钱　独活　黄柏各一钱　麻黄五分　当归一分　苏木六分　甘草一钱

上㕮咀，每服五钱，水煎服。

茴香酒　治打坠肢体，凝滞瘀血，腰

———————
① 腨（shuàn 涮）小腿肚子。

胁疼痛。

破故纸炒　茴香炒　辣桂各一钱

上为末，每服二钱，食前热酒调服。

芸薹散　治从高堕下坠损，恶血在骨节间，疼痛。

荆芥　藕节阴干，各二两　芸薹子　川芒硝　马齿苋各一两，阴干

上为细末，用苏木半两、酒一大盏煎至七分，调下二钱，不拘时服。

生铁酒　治被打，瘀血在骨节下出者。

生铁一斤　酒五升

上煎取一升，饮之。

一方　疗因伤损血瘀不散者。

牡丹皮八分　虻虫二十一枚，煅过

上同捣为末，每用温酒和服方寸匕，血当化为水下。

丹溪方　治因上山恶血瘀入内损伤，食少脉弦，此须用活血和气。

川芎三钱　青皮二钱　芍药　滑石　炙甘草各一钱　牡丹皮五分　桃仁七枚，另研

上锉作一帖，水煎服。

一方　治搕①扑损，肌肤青肿。

茄子种通黄极大者，切作片如一指厚，新瓦上焙干

上为末，临卧酒调方寸匕，一夜消尽无痕。

蚌霜散　治伤损大吐血，或因酒食饱，低头掬损，吐血过多，并血妄行，口鼻俱出，但声未失者，皆效。

蚌粉　百草霜各等分

上为末，每服一二钱，糯米饮调服，侧柏枝研汁尤效。如舌衄及灸疮出血，并用干撒，立止。

乌附汤　治跌扑，吐衄不止，又能调中快气，治心腹刺痛。

乌药一钱　香附二钱　甘草三分

上为末，淡醋汤调服。

黑神散　治跌扑损伤，恶血流入肠胃，下血浊如瘀血。

百草霜研

上用酒调下。

治折伤定痛方

乳香定痛散　治打扑伤损，落马坠车，一切疼痛。

乳香　没药　川芎　白芷　赤芍药　牡丹皮　生地黄　甘草各等分

上为细末，每服二钱，温酒并童子小便调服，不拘时。一方有当归，名利血止痛散。

乳香定痛散　治打扑坠堕伤损，一切疼痛。

乳香　当归　白术各二钱　白芷　没药　羌活　人参　甘草各一钱

上为细末，每服二钱，温酒并童便调服。如血虚者，去羌活、人参，加川芎、芍药、生地、牡丹皮。

没药乳香散　治打扑损伤，痛不可忍者。

白术五两　当归　白芷　没药另研　肉桂　炙甘草各一两

上为末，每服二钱，温酒调下，不拘时。

止痛当归散　治打扑损伤，肿痛不可忍。

白芷二两　粟壳去蒂隔，四两　炙甘草一两　乳香　没药各少许，另研，临服另入

上㕮咀，每服三四钱，水一大盏、酒半盏煎至八分，去柤，入没药、乳香，不拘时温服。

如圣散　治破伤风，止血定痛。

苍术六两　川乌炮，去皮脐　两头尖炮，各四两　草乌炮，去皮　防风去芦叉　细辛各

①　搕（kē科）碰。

二两半　白术　川芎　白芷各一两半　蝎梢
微炒雄黄各半两

上为细末，每服一钱，不拘时，温酒
调下。

应痛丸　治折后为四气所侵，手足疼
痛。

草乌八两　生姜　生葱各一斤，以上三味
同捣，淹两宿，焙　苍术　破故纸　骨碎补各
八两穿山甲　小茴香各六两

上为细末，酒糊丸如桐子大，每服五
十丸，温酒米饮任下，忌热物。

乳香黄芪散　治打扑损伤，筋骨及疮
肿焮作疼痛。

乳香　没药各另研，五钱　黄芪　当归
酒浸　赤芍药　川芎　甘草　麻黄　陈皮
粟壳去蒂顶，蜜炙　人参各一两

上锉散，每料分为十服，水煎温服。

丹溪方　一老人坠马，腰痛不可转
侧，脉散大，重取则弦小而长。予谓恶血
虽有，不可驱逐，且补接为先。用此药服
半月，脉散渐收，食进，以前药调下自然
铜等药，一月愈。

苏木　人参　黄芪　川芎　当归　陈
皮　甘草各等分

上锉，水煎服。

黑丸子一名活血定痛丸　治跌仆坠堕，
筋骨疼痛，或瘀血壅肿，或风寒肢体作
痛。若流注膝风，初结服之自消；若溃脓
清，发热，补气血药兼服，自敛。

百草霜　白芍药各一两　赤小豆　白
蔹各一两六钱　当归　骨碎补　白及各八钱
牛膝焙，六钱　南星炮　川乌炮，各三钱

上各另为末，酒糊丸如桐子大，每服
三十丸，盐汤温酒送下，孕妇不可服。

治折伤接骨方

补损接骨仙丹　治打扑伤损，骨折筋
断，皮破烂，疼痛不可忍。

当归　川芎　白芍药　生地黄　破故
纸　木香　五灵脂　地骨皮　防风各五钱
乳香　没药　血竭各一钱

上锉一处，用夜合花树根皮五钱同入
大酒壶内，入烧酒于内，重汤煮一炷香为
度，取出服之。

神授乳香饮　吴大昔以泥补茸善神，
后因结屋坠梯折伤腰，势甚亟，梦神来
云：汝昔尝救我，我不敢忘。授以此方，
服之一旬愈。

虎骨　败龟板　黄芪　牛膝　萆薢
续断　乳香俱酒浸，各等分

上为末，每服三钱，酒调下。

乳香散　治打扑伤损，痛不可忍，及
杖疮，大有神效。

乳香　没药各三钱　茴香　当归酒洗，
各五钱　自然铜烧酒醋淬七次，出火毒，半两

上为细末，每服五钱，温酒调下，立
效。

没药丸　治打扑内损，筋骨疼痛。

没药　乳香　芍药　川芎　川椒去目
及闭口者　当归各半两　自然铜三钱半，炭灰烧

上为末，黄蜡二两溶开入药末，不住
手搅匀，丸如弹子大，每服一丸，用好酒
煎开，乘热服之，随痛处卧，霎时连进，
有效。一方有血竭、桃仁、红花各半两。

又方　治打损接骨。

接骨木半两　乳香半钱　赤芍药　川
当归　自然铜火煅醋淬十二次，研为末，水飞过，
焙用，各一两

上为末，用黄蜡四两溶化，入药末搅
匀，候温，众手丸如龙眼大。如只打伤筋
骨，及闪朒① 疼痛者，用药一丸，好旧
酒一盏浸化药，蒸热服之；若碎折筋骨，
先用此药贴之，然后服食。

接骨如圣散

————————

　① 朒（nǜ 衄）　折伤。

乳香　没药　自然铜火煅　半两钱火煅醋淬七次　甜瓜子仁　络户绵烧灰　当归　芍药　川芎各五钱　草乌一两

上为细末，每服一钱，热酒调下。伤在下食前，伤在上食后，服药后忌热物一二时，如麻，饮冷水一二口。

补损当归散　疗坠马落车，伤腕折臂，呼吸疼痛，连进此药，其痛即止，筋骨接续。

泽兰炒　附子炮，去皮脐，各一两　当归炒蜀椒炒，出汗　甘草　桂心各三分　川芎炒，六分

上为末，每服二钱，温酒调下，日三服。忌生葱、猪肉、冷水、荙菜。

接骨散　治从高坠下及马上折伤，筋骨碎，痛不可忍者，此药能接骨续筋，止痛活血。

定粉二钱　当归二钱　硼砂二钱半

上为末，每服二钱，煎苏木汤调下，后时时进苏木汤。

接骨丹

乳香　没药各五钱　自然铜一两，醋淬　滑石二两　龙骨　赤石脂各三钱　麝香一字

上为末，用好酒三碗煮干，就炒燥为末，化黄蜡为丸如弹子大，每一丸酒煎，用东南柳枝搅散，热服。倘若骨已接尚痛，去石脂、龙骨，多服尽好，临卧含化一丸，亦妙。

接骨紫金丹　治跌打骨折，瘀血攻心，发热昏晕，及瘀血自下，吐血等证。

土鳖　自然铜　骨碎补　大黄　血竭　归尾　乳香　没药　硼砂各等分

上为末，每服八厘，热酒调服，其骨自接。如遇妇人经事不调，每服加麝香七厘，即通。

定痛乳香散　专治金刀所伤，并折骨打扑伤损。

乳香　没药各二钱　败龟板酥炙，一两　紫金皮二两　当归须　虎骨酥炙　骨碎补各半两　穿山甲火炮，少许　半两钱五个，如无以自然铜代之，火煅醋淬

上为细末，每服一钱，好酒调服，病沉服二钱。损上者食后服，损下者食前服。

元戎接骨丹

没药　乳香　当归　川椒　自然铜火煅醋淬　赤芍药　骨碎补酒炙　败龟板酥炙　虎胫骨　白芷　千金藤即郁李仁，各等分

上为细末，化蜡五钱丸如弹子大，每服一丸，好酒半升煎化，用向东南柳枝搅匀，热服。一方加龙骨、川芎。

接骨丹　治骨损。

古文钱醋煅，五分　乳香　没药各一钱

上研细，酒调服。一方各等分，醋糊丸小豆大，每轻者二丸，重者三丸，酒下。

没药降圣丹　治打扑闪脶，筋断骨折，挛急疼痛，不能屈伸，及荣卫虚弱，外受风邪，内伤经络，筋骨缓纵，皮肉刺痛，肩背拘急，身体倦怠，四肢少力。

没药另研　骨碎补去毛　当归酒洗，焙　白芍药　川乌头生，去皮脐　乳香另研　自然铜火煅醋淬十二次，研为末，水飞过，焙，各一两　川芎各一两半

上为细末，以生姜自然汁与炼蜜和丸，每一两作四丸，每服一丸，捶碎，用水酒各半钟，入苏木少许煎至八分，去苏木，空心服。

红丸子　治打扑伤损，骨碎筋断，疼痛痹冷，内外俱损，不问年月日久，瘀血留滞，外肿内痛，肢节拘倦，一应伤损，并宜服之。

牛膝酒浸一宿　川乌炮　南星醋煮三次　细辛去苗，洗　何首乌煮　桔梗去芦　山桂去粗皮　当归　白蔹　赤芍药　没药另研

骨碎补去毛　羌活去芦　赤小豆　自然铜醋淬七次，另研，各等分

上为细末，酒糊丸如桐子大，每服五十丸，随病上下服之，温酒下。

紫金丹　治打扑伤损，筋骨断折，疼痛不可忍。

川乌炮，　草乌炮，各一两　五灵脂　木鳖子去壳　骨碎补　威灵仙　金毛狗脊　防风　自然铜各五钱　地龙去土　乌药　青皮　小茴香　陈皮各二钱半　没药　红娘子　麝香各一钱半　牵牛末，五分，一方五钱　禹余粮醋炒，四钱

上为细末，醋煮面糊丸如桐子大，每服十丸至二十丸，温酒下。病在上，食后服，病在下，食前服。

经验方　治打扑折骨断损，服此药，自顶心寻病至下两手遍身受病处，则飒飒有声，觉力习习往来，则愈矣。

乳香　没药　苏木　降真节　川乌去皮尖　松明节　自然铜火煅醋淬七次，各一两　龙骨生用　地龙去土，油炒　水蛭油炒，各半两血竭三钱　土狗十个，油浸炒，即蝼蛄

上为细末，每服五钱，无灰酒调下。在上食后服，在下食前服。

定痛乳香神应散　治从高坠下，疼痛不可忍，腹中疼痛。

乳香　没药　雄黑豆　桑白皮　独科栗子　当归各一两　破故纸二两　水蛭半两

上为末，每服五钱，醋一盏砂器煎至六分，入麝香少许，温服。

麦斗散　治跌伤骨折。

土鳖一个，新瓦上焙干　巴豆一个，去壳　半夏一个，生用　没药块半分　自然铜火煅七次，醋淬七次，少许

上为细末，于端午日制，忌妇人鸡犬等物。每服一厘，好黄酒送下，如重车行十里之候，其骨接之有声。初跌之时，整理如旧，对住，绵衣盖之，勿令见风。方

服药休移动，此药不可多用，多则补得高起，神效。

接骨神丹

半夏一个，对土鳖一个，二味一处捣烂，锅内炒黄色，秤一两　古铜钱三钱　自然铜三钱，二味铜俱用火烧红，入醋淬七次　乳香　没药各五钱　骨碎补去毛，七钱

上为极细末，每服三分，用导滞散二钱搅匀，热酒调服。药行患处疼即止，次日再进一服，药末三分、导滞散五分，重者三服，轻者一二服，全愈。导滞散见前方，用大黄三钱、当归一钱为末。

许昌宁接骨丹

当归　川芎　白芍药　人参减半　官桂　青皮　陈皮　麻黄　苍术　丁香　青木香　乳香　没药　沉香减半　血竭减半　孩儿茶　甘草各一两

上为细末，每服三钱，好酒调服，忌葱蒜绿豆。

经验方　治打扑伤损，能接筋续骨。

胡孙姜即骨碎补

上捣烂取汁，以酒煎服，粗敷伤处。一方莴苣子微炒为末，每服三钱，好酒调服。一方白蒺藜为末，每服一钱，热酒调下，被盖出汗即愈。

黄芪散　治腕折。

黄芪　芍药各三两　当归　干地黄　附子　续断　桂心　干姜　通草各二两　大黄一两　蜀椒一合　乌头

上为末，酒服五分匕，日三。《千金翼》无大黄。

一方　治折骨断筋。

干地黄　当归　羌活　苦参各二分

上为末，酒服方寸匕，日三。

接骨散　并治恶疮。

金头蜈蚣一个　金色自然铜半两，烧红醋淬，研为细末　乳香一钱，为末　铜钱重半两者，或二文，或五文，烧红醋淬，研细　金丝水蛭一钱半，每个作三截，瓦上焙，去气道为度

上为细末，如疮肿处津调半钱涂，立止痛。如见出脓，先用粗药末少许、小油少半匙打匀，再入少半匙，再打匀，又入前药接骨散半钱，再都用银钗子打成膏子，用鸡翎扫在疮肿处，立止痛，天明一宿自破便效。如打破骨头并损伤，可用药半钱，加马兜铃末半钱，同好酒一盏热调，连粗温服。如骨折损以[1]接定不疼，如不折了，药立便止住疼痛。此方累经效验，不可具述。

接骨仙方

古铜钱半个，醋煅　地鳖一个，焙干

上同为细末，熟面饼包裹吞下，次用甜瓜子仁一手心炒过为末，好酒送下。其药直至伤处，疼立止。如骨碎了，用棉花子[2]烧灰，好酒送下。

神圣接骨丹　治打扑伤损，跌折肢体。

水蛭糯米砂锅炒黄，三钱　菟丝子　发灰　好绵灰　没药　乳香　血竭　麝香另研，各一钱　半两钱烧醋淬七次，另研

上研匀，每服三钱，热酒调下。损在上食后服，损在下空心服。约车行六七里，闻骨作声，忌听钟鼓砧杵之声，震动恐生芦节，忌食驴肉，一服见效。

续股散　治折伤筋骨。

半两钱七个，以桑柴火烧红，好醋淬之，取钱碎末　珍珠末一分　乳香　没药各少许

上同研极细，好酒调服。

接骨散　治跌扑闪肭，骨折疼痛。

麻黄烧灰，二两　头发烧灰，一两　乳香五钱

上为末，每服三钱，温酒调服，立效。

接骨药

木香　半两钱火煅醋淬，研　自然铜　麝香少许

上研极细末，每服二钱，先嚼丁香一粒、乳香一粒，用无灰酒一盏调下。病在上食后服，病在下食前服，次日如骨未接，再服。

接骨方　治打扑损伤骨折，此药专能接骨。

夜合树俗谓之萌葛，即合散花，越人谓之乌颗树，去粗皮，炒黑色，四两　芥菜子炒，一两

上为末，酒调二钱，澄清临卧服，又以粗渣罨[3]疮上，札缚之。

续骨丹

乳香　没药　孩儿茶　茧壳烧灰，各等分

上为末，每服二钱，接骨黄酒下，欲下血烧酒下。

接骨神方

土鳖一个，炒干　半夏　巴豆霜各等分

上为细末，每服一二分，黄酒调下。

一方　接骨。

土鳖一个，阴干　半夏一个

上同研为细末，每服止用一麦壳，好酒送下。不可多用，恐成芦节。初伤，先用白梢瓜子炒黄色研碎为末，用一二茶匙，好酒送下，然后用药。

仙人散　接骨止痛。

土鳖十个，焙干，一钱　土狗八个，焙干，一钱　仙人骨即人骨，三分　巴豆去油，三分

上共为末，每服先一钱，次服五分，二服后去巴豆，又服二次五分，又加巴豆一服，俱用烧酒下。

一方　用天灵盖以柴火烧存性，为末，每二钱黄酒调服，神效。

圣灵丹　治一切打扑损伤及折伤，疼痛不可忍者。

乳香五钱　乌梅去核，五个　白米一撮

---

① 以　通"己"。
② 棉花子 棉，原作"绵"，今改。按"绵"通"棉"。
③ 罨（yǎn 演）　覆盖。

莴苣子一大盏，炒，取二两八钱

上为细末，炼蜜和丸如弹子大，每服一丸，细嚼热酒吞下，食后一服，痛不止，再服。

一方　治打扑损伤。

自然铜研细飞过　当归　没药各五分

上为末，以酒调频服，仍以手摩痛处。自然铜有人饲折翅雁后，遂飞去。

麻药方

牙皂　木鳖子　紫金皮　白芷　半夏　乌药　地当归　川芎　川乌各五两　草乌　小茴香　坐拿草酒煮熟，各一两　木香三钱

上件并无制，煅为末，诸样骨碎骨折出白窝者，每服二钱，好红酒调下，麻到不识痛处，或用刀割开，或剪去骨锋，以手整顿骨节归原，用夹夹定，然后医治；如箭镞入骨不出，以可用此麻药，或钳出，或凿开取出，后用盐汤或盐水与服，立醒。伤重手近不得者，更加坐拿草、草乌、反[①]蔓它萝花各五钱。

麻木药

蟾酥一钱　半夏　闹羊花各六分　胡椒　川椒　川乌各一钱八分　荜拨二钱

上为末，每吃半分，好酒下。要大开刀，加白酒药一丸。白酒药即今所用小曲子。

治折伤外敷方

乳香消毒散　治一切伤折蹉跌，焮肿，疼痛不可忍者。

乳香　没药各另研　白蔹　白芍药各一两　白芥子　当归　血竭另研，各半两　黄柏　滑石各二两　黄丹三钱

上为细末，每用新汲水调如稠，摊在纸花上，贴患处。

阵王丹　不问刀箭出血，木石损伤，敷之如神，且免破伤风证。

大黄一两　石灰六两

上二味同炒灰紫色为度，出火毒，筛过，敷伤处，立效。一方加小儿发灰、乳香、没药、蒲黄各少许，为末，用未开眼老鼠子和药捣烂，阴干为末。

小曲散　治跌扑损伤。

小麦曲　锅煤各五分　狗头骨　乳香　五倍子各一分

上为末，用热酒调敷痛处，不可敷破处，伤重者再加天灵盖煅过少许，尤妙。皮破伤烂者，只用凤尾草一味捣烂敷之，或以此草煎汤洗，亦好。（此草在池边井边寻）

拔毒定痛膏　治一切从高坠下及伤折筋骨，瘀血结痛，痈肿热毒。

花蕊石一两　羌活　乳香另研　没药另研　乌头　大黄各五钱　米粉四两　葱白细切，一两

上为细末，先将葱粉同炒黑色，杵为细末，入前药末，每用看多少，或醋或水调敷患处，用水频润。

至圣黑龙膏　治一切筋骨损伤疼痛。

米粉四两，于银器内炒成块子褐色，放冷，研为细末　乳香　没药各半两

上研极细末，每用好酒或醋调如膏，摊在纸花上，贴患处。

一方　治跌扑损伤及金刃所伤，此药止血散痛，消肿。

风化石灰重罗过，半两，五月五日以韭汁和，阴干　海螵蛸　老松香　血竭　轻粉　乳香　没药　黄丹飞过　无名异去土　松白脂各半两

上为极细末，湿者干撒，干则水调或蜜调，敷患处。

乌金散　治打扑损伤，敷药。

小黄米粉四两　葱白细切，一两

上二味同于砂锅炒至黑色，杵为细末，用好醋调或膏子，摊在纸上，贴于伤

---

① 反　据文义当作"及"。

损处，后用杉布皮或板以纸包裹，四面四片，用绢袋札缚，不可摇动，一二日一换，内服前接骨药。

一方　治打扑伤损肿痛。

葱白　砂糖各等分

上二味烂研敷之，痛立止，且无瘢痕。一方单用葱头切烂炒焦，搭患处，冷则再易，止痛消肿散瘀有神效。

走马散　治折伤接骨。

柏叶生用　荷叶生　皂角生　骨碎补去毛，各等分

上为末，先将折伤处揣定，令入原位，以姜汁调药如糊，摊在纸上，贴骨断处，用杉木片子夹定，以绳缚之，莫令转动，三五日后开看，以温葱汤洗之，后再贴药，复夹七日，如痛，再加没药。

接骨丹

天南星　木鳖子各四个　官桂一两　没药　乳香各半两

上为细末，生姜一片去皮研烂取自然汁，入米醋少许，白面为糊，同调摊纸上，贴伤处，以帛缚之，用篦夹定，麻索子缠。

接骨效方

山栀子生为末，五分　飞罗面三钱

上用姜汁调和，擦患处，一日夜青肉青黑，是其验也。一方治跌扑伤损，逆气作肿，痛不可忍者，用栀子、白面为末，井水调擦，干则扫水，即效。

淋洗顽荆散　治从高失坠，及一切伤折筋骨，瘀血结痛。

顽荆叶二两半　蔓荆子　白芷　细辛去苗　防风　川芎　桂心　丁皮①　羌活各一两

上为末，每用一两、盐半匙、葱白连根五茎、浆水五升煎七沸，去粗，通手淋渫②痛处，冷即再换。宜避风。

洗药　治伤重者，用此淋洗，然后服药。

荆芥　土当归　生葱切断，一方加生姜

上煎汤温洗，或只用葱煎汤洗，亦可。

黑龙散　治跌扑伤损，筋骨碎断。

土当归二两　丁香皮　百草霜　川山甲炒黄，各六两　枇杷叶去毛，半两，一云山枇杷叶

上焙为细末，先用煎汤淋洗，后以姜汁水调，或研地黄汁调，以纸摊贴。若骨折，更以薄木板片夹贴，以小绳束三日，勿去夹板，恐摇动患处，至骨坚牢方去。若被刀箭虫伤成疮，并用姜汁和水调贴，以风流散填涂。

接骨丹

当归七钱　川芎　骨碎补　没药各五钱　乳香二钱半　川乌煨，四钱　广木香一钱　古钱三钱，火煅酒淬七次　黄香六两　香油一两五钱

上先将各药为末，和油成膏，用油纸摊，贴患处。如骨碎，筋骨用此复续如初。

接指方　亦治刀矢所伤者。

真苏木

上为末，敷断指间接定，外用蚕茧包缚完固，数日如故。

消毒定痛散　治跌扑肿痛。

无名异炒　木耳炒　大黄炒，各五分

上为末，蜜水调服。如内有瘀血，砭去敷之；若腐处，更以当归膏敷之，尤好。

洪宝丹　治伤损焮痛，并接断。

天花粉三钱　姜黄　白芷　赤芍药各一两

上为末，茶汤调擦患处。

回阳玉龙膏　治跌扑所伤，为敷凉

---

① 丁皮　丁香树皮之异名。出《本草纲目》。
② 淋渫（xiè 泄）　淋洗。

药，或人元气虚寒，肿不消散，或不溃敛，及痈肿坚硬，肉色不变，久而不溃，溃而不敛；或筋挛骨痛，一切冷证，并效。

南星煨　良姜炒　白芷　赤芍药炒，各一两　肉桂五钱　川乌二钱

上为细末，葱汤调涂，热酒亦可。

一方　治打损伤。

南星　白芷　半夏　白及　黄柏皮　赤小豆各等分

上为细末，姜汁调敷患处，蜜糖亦好。

二生膏　治跌打伤筋损骨，疼痛不可忍。

生地黄姜酒炒，一斤　生姜四两　藏瓜姜糟一斤

上捣烂，同炒匀，乘热以布裹罨伤处，冷则易之。先能止痛，后整骨，大有神效。昔有人伤折，宜用生龟，寻捕一龟，将杀，患人忽梦见龟告曰：勿相害，吾有奇方可疗。于梦中授此方，神效。

一方　治打扑伤损及一切肿痈未破，令内消。

生地黄研如泥　木香为细末

上以地黄膏随肿大小摊于纸上，撒木香末一层，又再摊地黄膏，贴肿上，不过三五度即愈。昔许元公入京师赴省试，过桥坠马，右臂白脱，路人语其仆曰：急与捼①入白中，若血溃白则难治矣。仆用其说，许以昏迷不觉痛，遂僦②轿舁归邸。或曰：非录事巷田马骑，不能了此疾。急召之至，已日暮，因秉烛视其面曰：尚可治。乃施药封此处，至中夜方苏，达旦痛止，其封损处已白，其青瘀乃移在白上，自是日日易之，肿直至肩背，以药下之，泻黑血三升，五日复常，遂得赴试，盖用此法云。

将军膏　治伤损肿痛不消，瘀血流注

紫黑，或伤眼上青黑。

大黄为末，生姜汁调敷患处。

守田膏　治打扑有伤，瘀血流注。

半夏为末，调敷伤处，一宿不见痕迹。

豆粉膏　治打扑伤折手足。

绿豆粉于新铁锅内炒令紫色，用新汲井水调稀，厚敷损处，以纸将杉木片缚定，立效。

赤石脂散　治诸般打扑伤损，皮破血出，痛不可忍者。

赤石脂研细，敷之，效。

一方　治折伤。

市上寻乞儿破鞋底一只，烧灰罗过，以面等分，入好醋调匀成糊，敷在患处，以绢束之，仍以竹片夹住，须臾痛止，骨节有声可闻，大有效也。

经验方　治打扑损筋伤骨，疼痛或瘀血作痛。

黄柏一两　半夏半两

上为细末，每用半两，生姜自然汁调如稀糊，摊纸花上贴用，如干再敷。骨折，先以绢帛封缚，次用杉木札定，良久痛止，即痒觉热，乃是血活。

一方　用生姜自然汁、米醋、牛皮胶同熬，溶入马屁勃末，不拘多少，调如膏，以纸摊敷肿处。

一方　治打伤。

杀一新黑羊，皮热敷患处，良佳。

金丝膏　治打扑伤损，闪朒③疼痛，风湿气痛。

当归　川芎　苍术　香白芷　赤芍药　木鳖子　大黄　草乌头各半两　香油四两　沥青半斤　松香半斤　乳香　没药各二钱半，

① 捼（ruó 弱）　揉搓。
② 僦（jiù 就）　租赁。
③ 朒（nǜ 衄）　原作"朌"，今改。按"朌"，同"朒"。折伤。

另研

上前八味同香油熬，去柤，后入沥青、松香，看熬软硬，冬软些，夏硬些，再入乳香、没药，摊膏用之。

立应金丝膏

当归尾　香白芷　杏仁　草乌生锉，用猪牙皂角不蛀者，去皮，各三钱　葱连须叶肥者，十茎　白胶香三钱　沥青明者，八两　黄蜡一两　乳香　没药各另研，半两　青油七两

上将前项六味入青油内依法熬，滤去柤，入白胶香、沥青，溶化搅匀，入黄蜡，又搅待冷，入没药末搅匀，摊用。

万金膏　治痈疽及坠扑损伤，或筋骨疼痛。

龙骨　鳖甲　苦参　乌贼鱼骨　黄柏　黄芩　黄连　猪牙皂角　白及　白蔹　厚朴　木鳖子去壳　草乌　川芎　当归　白芷各一两　槐枝　柳枝各四寸长，二十一枚

黄丹一斤　乳香　没药各半两，另研　青油四斤

上除乳、没、黄丹外，诸药入油内煎至黑色，去之称净油，每斤入黄丹半斤，不住手搅令黑色，滴水中不粘手，下乳、没再搅，如硬，入油些少，以不粘手为度。

白膏药　治跌打或刀斧所伤，候血尽，用葱白花椒煎水，将患处洗净拭干，敷药，不必包裹，其效如神。

白及一两　猪脂油六两　芸香　樟脑各四两　轻粉　乳香　没药　孩儿茶各二钱　片脑五分

上各为末，将油用铜锅化开，先下白及，次下芸香、樟脑、儿茶，一二时取出离火，方下乳香等药，候冷，又下片脑、轻粉。此方不但生肌，凡疮毒皆可贴之。膏成，用瓷罐盛之，每用油纸摊贴患处。

卷八十七

金刃伤

论

刘宗厚曰：金刃伤，是不因气动而病生于外，外受有形之物所伤，乃血内筋骨受病，非如六淫七情为病，有在气在血之分也。所以损伤一证，皆从血论，若伤皮出血，或亡血过多者，兼补而行之。

薛氏曰：金疮出血不止，若素怯弱者，当补气；若素有热者，当补血；若因怒气，当平肝；若烦热作渴昏愦，当补脾气；若筋挛搐搦，当养肝血。不应，用地黄丸，以滋肾水。

脉　法

金匮云：寸口脉浮微而涩，然当亡血；若汗出，设不汗出者，当身有疮，被刀斧所伤，亡血故也。

脉经云：金疮出血太多，其脉虚细者生，数实大者死。又曰：金疮出血，脉沉小者生，浮大者死。

砍刺出血不止者，其脉来大者七日死，滑细者生。

治金刃伤外敷方

热粘皮　治金疮出血不止。

龙骨煅，三钱　五倍子半生半炒　白矾半生半枯，各二两　无名异[1]一两　乳香　没药各二钱

上共为末，干撒患处，不作脓，不怕风，立时止血住痛生肌，如神。

金伤散　治金疮出血不止，及跌打绽破血出。

白及　白蔹　乳香各一两　陈石灰达年者，半斤　龙骨五钱　黄丹三钱

上为细末，干撒患处，用软纸或绵或绢重重包之。

没药散　治刀箭伤，止血定痛。

定粉　风化石灰各一钱　枯白矾三钱，另研　乳香五分，另研　没药三分，另研

上为细末，干撒之。

金疮方　治打跌刀斧破伤。

五倍子炒存性，半斤　头发一两，剪碎，烧存性　陈米粉子一斤，炒黄色　量加马屁疱[2]无亦可

上为细末，湿则干撒，干用唾调敷，封疮口，疮痂自落。一方只用头发烧灰、粉子炒黄，二味合为细末，撒之，神效。

胜三七散　治刀斧跌磕，一切伤损，止血定痛，如神。

五倍子炒枯，用青布包，脚下踩扁　白矾枯过，各等分

上研为细末，撒患处，包裹。此方治头蓄一切破伤亦妙，真仙方也。一方单用五倍子生为末，干贴。

地黄散　治金疮，止血除疼痛，辟[3]

---

① 无名异　为氧化物类矿物软锰矿的矿石。性味甘平，能祛瘀止痛，消肿生肌。治跌打损伤，金疮。

② 马屁疱　即"马勃"。

③ 辟　通"避"。

风，续筋骨，生肌肉。

地黄_苗　地松　青蒿　苍耳_苗　生艾汁　赤芍药_{各五两，入水煎取汁}

上五月五日、七月七日午时修合，以前药汁拌石灰阴干，入黄丹三两更杵为细末，凡有金疮折伤出血，用药包封不可动，十日瘥，不肿不脓。

刀疮药

降香节　白松脂_{各一两}　血竭_{一钱半}　没药_{五分}　文蛤_{炒，五钱，即五倍子}

上共为末，掩伤处即愈。

一方　治金疮血不止。

半夏　石灰　郁金

上为末，撒伤处即止。

石灰散　治金疮。

风化石灰　嫩韭叶

上二味同捣，入鹅血调和成饼，乘风阴干，为末，敷上，无鹅血亦得。一方用石灰一升、石榴花半斤捣取末少许，擦少时，血断便瘥。一方石灰同生晚蚕蛾捣成饼，阴干为末，敷之。一方五月端午日采一去草花蕊嫩者，或嫩蒿头捣烂，量入旧石灰捣极匀，或丸或饼，阴干碾细，干用清油或唾津调擦，湿则干撒。狗咬、汤火所伤，并治有效。一方用石灰四两，五月五日备下乌鱼骨一两，于本日平旦令人不语采地上青蓟、莴苣菜各一握，同煎药捣，于日未出时抟①作饼子，晒干，用时旋刮敷之，早用并不作脓。《千金简易方》云：治金疮者，无大小冬夏，及始出伤血出，便以石灰厚敷裹之，既止痛又速愈。无石灰，柴灰亦可。若疮甚深，未宜速合者，少入滑石，令疮不时合也。一方陈石灰六两研碎，同大黄切粗块一两，锅内炒灰紫色，去大黄罗过，敷伤处，立效。一方用腊月牛胆入风化石灰，悬当风候干，撒之。

金枪散　治一切刀割破、打破、跌

破，出血不止，破开口不合，用此止血生肌住痛，立效。

银末　血竭　发灰　人指甲_{烧存性}　珍珠_{烧存性，各等分}

上为细末，研匀，撒患处。一方单血竭末敷，立止。

刀箭药

牛胆_{一个}　石灰_{不拘}　乳香　血竭_{各少许}　白及_{五钱，为末}

上药入牛胆内，窨干为末，每用少许干贴，制此不得犯妇人手。（窨，音荫，地室也，今谓地窨，藏酒曰窨）

生肌膏　治金疮及一切打损伤。

胡粉　白芍药　熏陆香　干姜_{炮，各一两}　油_{四两}　黄蜡

上为细末，以油蜡相合煎如膏，用贴疮上，日二换之。

金疮生肌散

黄丹_{飞过}　乳香　没药_{各五钱}　寒水石_{煅过，一两}　辰砂_{二钱}　血竭_{四钱}　天灵盖_{烧灰，一钱}

上为末，以麻油润之，用川椒汤温洗。

金疮方

牛胆南星_{四两}　陈石灰_{不拘多少，放牛胆内阴干}　干虾蟆_{一个}　轻粉_{三钱}

上为细末，撒上。

一方　治刀斧伤，止血定痛生肌，一上即愈。

晚蚕蛾　白芷　当归头　陈石灰_{各等分}

上为末，敷伤处即愈。

玉真散　治刀刃伤并犬咬，定痛生肌。

南星　防风_{各一两}

上为细末，撒于疮口上。

一捻金　治金枪所伤，并臁疮及马断

---

① 抟（tuán 团）把东西揉弄成球形。

梁等疮。

　　石灰四两　白矾一两，二味用腊月牛胆一个装入，阴干取出　黄丹炒，一两

　　上研末，用之。

　　一方　治刀箭伤，出血不止，并骨折。

　　槟榔一个　木香　胡地黄各三钱

　　上为末，敷疮口，血立止，又可接骨。

　　刘寄奴散　治金疮，止疼痛，止血生肌。

　　刘寄奴一味为末，敷疮口。一方血竭末敷之，立止。一方龙骨末撒之。一方何首乌为末，搭伤处，血即止。一方小蓟叶捣烂，封之。一方好降真香为末，贴之，入水并无伤痕，绝妙。一方晚蚕蛾为末，撒匀，绵帛裹，随手疮合。一方同石灰捣或饼，阴干为末，敷之。一方用楮树叶为末，擦上血即止。

　　止痛生肌散　治刀斧伤，出血不止。

　　乳香　没药　孩儿茶　象皮炒　龙骨水飞　石膏煅，水飞　黄丹水飞　三七各等分

　　上共为细末，用之。

　　一方　治金疮，皮破筋断者。

　　以白胶香涂之，或以金沸草汁频涂，自然相续。

　　金疮收口药

　　小皂子树独根者，晒干，不见火　龙骨二钱，酒煅一次　血竭　凤尾脱①　松香　乳香　没药　葛苎各一钱　马屁勃一个

　　上同研细末，用撒疮口。

治金刃伤内服方

　　当归散　治金疮，去血过多。

　　当归酒洗，五钱　白芍药三钱半　川芎　生地黄酒炒　人参　黄芪各三钱　黄芩炒　川椒桑白皮各二钱　甘草一钱

　　上为细末，每服三钱，温酒调下。

　　内托黄芪丸　治针灸伤经络，流脓不止。

　　黄芪八两　当归洗，三两　肉桂去皮　木香　乳香另研　沉香各一两

　　上为末，用绿豆粉四两、姜汁煮糊为丸如梧桐子大，每服五十丸，熟水送下，不拘时。

　　一方　治金疮，血不止。

　　白芍药一两，炒黄

　　上杵细为末，酒后米饮下二钱，并得用三服，渐知。

　　王不留行散　治枪疮。

　　王不留行十分，八月八日采　蒴藋细叶十分，七月七日采　桑根白皮三月三日采　甘草各十分　黄芩二分　川椒三分，除目闭口者，出汗　干姜　芍药　厚朴各二分

　　上九味，桑根皮以上三味烧灰存性，勿令过，各别研，杵筛，合治为散，服方寸匕，小疮即粉之，大疮但服之，产后亦可服。如风寒，桑东南根勿取之，前三物皆阴干百日用。

　　一方　治下蚕室，疮口不合。

　　用所割势，火煅为末，酒调服。昔有沈生者，狎近女冠，或欲白其师，沈惧，引刀自割其势，疮口流血，经月不合，或教以此法，不数日而愈。

治金疮肠出方

　　一方　治金枪伤，腹裂肠出者。

　　黄芪　当归　川芎　白芷　续断　鹿茸　黄芩　细辛　干姜　附子　芍药各二两

　　上为末，先饮酒，次服五钱匕，日三服，加至方寸匕，立验。伤重困乏者，亦宜。

---

①　凤尾脱　疑为"凤尾草"，为凤尾蕨科植物凤尾草的全草或根。功能清热利湿，凉血止血，消肿解毒。

一方　治金疮肠出。

磁石　滑石　铁精各三两

上为末，粉肠上，后用磁石末饮服方寸匕，日五夜二，肠即入。一方磁石、滑石各二两，为细末，白米饮服方寸匕，日再用。

一方　治被伤肠出不断。《肘后方》云：治肠出欲燥而草土着肠者，作大麦粥用汁洗肠，推纳之，常研米粥饮之，二十日稍稍作强糜，百日后乃可瘥。

治箭镞不出方

一方　治金疮，箭在肉中不出。

白蔹①　半夏各等分

上为末，酒服方寸匕，三日。浅疮十日出，疮深二十日出，终不住肉中。

一方　治卒中箭不出，或肉中有聚血。

取女人月经布烧灰屑，酒服之。

一方　治箭镞及诸刀刃在咽喉、胸膈、诸隐处不出。

牡丹皮一分　白盐二分，《肘后方》作白蔹

上为末，以酒服方寸匕，日三服，出。一方瞿麦酒服方寸匕，日三，瘥。一方取瓜蒌汁涂箭疮上，即出。一方蝼蛄捣取汁，滴上三五度，自出。

一方　治毒箭所中。

捣蓝汁一升，饮之，并以敷疮上。若无蓝汁，取青布渍绞汁，服之，并淋疮中。毒箭有二种，交广夷狸用燋②铜作箭，此一种才伤皮，便闷怫③乱而死，若中之，用饮粪汁，并以敷之亦可，惟此最妙。又有一种，又射罔涂箭镞，人中之亦困，若着宽处不死，近腹亦宜急治，《葛氏方》用蓝汁、大豆、猪羊血解之。

一方　治箭镞入骨，不可拔者。

巴豆去壳，微炒　蝼蛄

上研匀，涂所伤处，须臾痛定，又微

痒，忍之，待极痒不可忍，便撼动箭镞拔之，立出。

一方　出箭头。

蜣螂不拘多少，全用　麝香

上为极细末，拨动箭头，撒药疮口内。

踊铁膏　取箭头一切针刺入肉，尽皆治之。

鼹鼠头一个，或用入油汁内熬　蝼蛄四十九枚　芫青一两　土消虫十个　巴豆　马肉内蛆焙干　信　酱蛆焙干　夏枯草　硇砂　磁石　黄丹　地骨皮　苏木　蝼蛄各一两　石脑油三两　蒿柴灰汁三升

上将石脑油、蒿柴灰汁文武火熬成膏，次下地骨皮等末，令匀，瓷器内收贮，临用时量疮势大小，点药良久，箭头自涌出。

一方　治箭镞不出及恶刺。

以齿垽④和鹤虱敷之。一方用花蕊石火煅七次，为细末，撒在伤处周围，箭头即出。

治针刺入肉方

神圣膏　治针入皮肤。

车脂成膏者不拘多少，摊纸上如钱大，贴之，二日一换，三五次针自出，大有神效。一方用双仁杏仁捣烂，以车脂调贴疮上，其针自出。一方用乌鸦翎三五枚，火炙焦黄为末，醋调涂疮上，纸盖一二时，针出，效。一方刮象牙为末，水和聚，着折针上，即出。如在咽中，水调饮之。一方以鼠脂涂之。一方用磁石吸铁者，着上即出。一方用蝼蛄脑子同硫黄研细调敷，以纸花贴定，如觉痒时，其针自

---

① 白蔹　"蔹"原作"敛"，据《神农本草经》改。

② 燋　通"焦"。

③ 怫　原作"沸"，据文义改。

④ 齿垽（yín 银）　齿缝中的食物残渣。

出。绣针刺足已出，痛者，用黄泥罨之。

诸方　治竹木刺在皮中不出。

羊粪燥者烧作灰，和猪脂涂刺上，若不出，重涂，乃言不觉刺出。一方用干羊粪末。一方用头垢涂之，即出。一方用蛴螬研敷，立出。一方细嚼粟子粗罨伤处。一方用牛膝根茎生者并捣，以敷之，即出，疮已合，犹出也。一方用白茅根烧灰末，以膏和涂之。一方用鹿角末以水和涂之，立出，久者不过一夕。一方用蔷薇灰，水服方寸匕，日三服，十日刺出。一方酸枣核烧灰服之。一方服王不留行，即出，兼取根为末，贴之。已出，痛者，蝼蛄罨之，妙。

一方　治鱼骨在肉中不出。

嚼吴茱萸封之，骨当烂出。小儿误为诸骨及鱼骨刺入肉不出者，水煮白梅肉研烂，调象牙，厚敷骨刺处，自软。

一方　治破伤风、血凝心、针入肉游走三证，如神。

用乌鸦翎烧灰存性，研细，调一钱服。

卷八十八

杖 打 伤

论

丹溪云：杖疮用黄柏、生地黄、紫荆皮，此皆要药也。只是血热作痛，用凉药去瘀血为先，须下鸡鸣散之类。

薛氏曰：杖疮胸满，或胁胀，宜行血；老弱者，宜行气和血，更饮童便酒；腹痛者，宜下血；血去多而烦躁者，补血；如不应，用独参汤；瘀肉不溃，或溃而不敛，宜大补气血。

又曰：受杖先散瘀血，次用排脓托里之药。盖叫号则伤气，痛忍则伤血，此气血之虚明矣。况脾主肌肉，脾气受伤，饮食必减，血一冰则肌肉不旺，故必理脾，脾健肉自生。若非参术归芪之类培养脾土，则肌肉何由而生。然又须分病人虚实，及有无瘀血停积。盖打扑坠堕，皮肉不破，肚腹作痛者，必有瘀血在内，宜以复元活血汤攻之；老弱者，四物汤加红花、桃仁、川山甲，补而行之；若血去多而烦躁，此血虚也，名曰亡血，以独参汤补之。有打扑坠堕稍轻，别无瘀血等证，但是疼痛不止者，惟和血气，调经脉，其痛自止，更以养气血，健脾胃，无有不效；亦有痛伤胃气作呕，或不饮食者，以四君子汤加藿香、砂仁、当归治之。若有瘀血不先消散而加补剂，则成实实之祸；设无瘀血而妄行攻利，则致虚虚之祸。

又曰：大凡损伤，不问壮弱，及有无瘀血停积，俱宜服热童便，以酒佐之，推陈致新，其功甚大。若胁胀，或作痛，或发热烦躁，口干喜冷，惟饮热童便一瓯，胜服他药。他药虽亦可取效，但有无瘀血，恐不能尽识，反致误人。惟童便不动脏腑，不伤气血，万无一失。尝询诸营操军有坠马伤者，何以愈之，俱对曰：惟服热童便则愈。此其屡试之验，亦明矣。又凡肿痛或伤损者，以葱捣烂热罨之，尤妙。

大抵杖疮一证，皆瘀血为患，宜速治疗。浅者砭之，深者针之，更以和血流气药和之，内溃者开之，有腐肉取之，以壮胃生血药托之，可保无虞。有伤筋骨而作痛者，以没药降圣丹治之。若牙关紧急，或腰背反张者，以玉真散治之，并效。

治杖疮消瘀方

童便酒

初杖毕，即饮童便和酒一钟，以免血攻心，再用热豆腐铺在杖紫色处，其气如蒸，其腐即紫，复易之，须得紫色尽散，转淡红色为度。

退血止痛饮　治杖后肿痛，瘀血不散，血气攻心，或增寒①壮热。

归尾　赤芍药　生地姜酒炒　白芷
防风　荆芥　羌活　连翘　黄连　黄芩
黄柏　栀子　薄荷　枳壳　桔梗　知母

---

① 增寒　憎寒。按"增"，通"憎"。

石膏　车前子　甘草

上锉，水煎，温服。

乳香散一名当归散　治杖疮，神效。

自然铜半两，醋淬七次　乳香　没药各三钱　茴香四钱　当归半两

上为细末，每服五钱，温酒调下。

七味定痛散　治杖疮疼痛。

白术　当归　乳香各二钱　人参　甘草　没药　白芷各一钱　羌活八分

上为细末，以水调成膏子，每服用无灰冷酒调服一钱，随以热酒尽量饮，最治伤损。

化瘀散　治杖打重，血上攻心。

苏木　归尾各三钱　红花　大黄各二钱

上共为末，童便一钟、黄酒一钟煎至一钟，热服。

八仙过海　治杖打极重，血沁膛，不治即死。

半夏姜汁炒　巴豆霜　当归　乳香　没药　硼砂　血竭各等分　土鳖倍用

上为细末，每服八厘，好酒送下。

金箔散　治杖打极重，痛不可忍，昏闷欲死者。

白蜡一两，生研　乳香　没药各三钱　金箔　银箔各二十片

上为末，每服二钱，温酒调服。

救刑妙方　消肿，去毒，止疼，神效。

土鳖瓦上焙干，一个，为末　沉香二分　银朱五分

上为末合一处，刑后随用，好酒调，温服，隔宿不用。

乌龙解毒散　如人受杖责，不拘轻重，致瘀伏不能动起者，及疔甲烂肉连腿前，面青疼痛难忍，昼夜无眠，浑身憎寒壮热，神魂惊怖，此药可治。即时可止疼痛，善能动履，及疔甲痛肿，其效如神。

用木耳四两入净砂锅内，炒焦存性为

末，每服五钱，热酒一碗调服。服药后坐作少时，其药力行开至杖疮上，从肉里面往外透如针刺，瘘甚①，不时流血水，或以药水洗净，贴上膏药，其杖处疼痛肿硬次日即消。

散被欧瘀痕方

用熟麻油、黄酒各二碗同煎数沸，服毕卧火烧热地上一夜，痛止肿消无痕。有打伤人者，仇家阴令术士以此治之，次日验，即无一毫伤痕。

治杖疮托里方

托里散　治杖疮、金疮及一切疮毒，因气血虚不能成脓，或脓成不能溃敛，脓水清稀，久而不瘥。

人参气虚多用　黄芪盐水炒　白茯苓　当归酒拌　芍药酒炒　熟地黄各一钱　白术　陈皮各七分

上锉，水煎服。

当归补血汤　治杖疮、金疮等证，血气损伤，肌热，大渴引饮，目赤面红，昼夜不息，其脉洪大而虚，重按全无。此血气大虚也，误服凉药必死。

黄芪炙，一两　当归酒洗，二钱

上锉，水煎服。

圣愈汤　治杖疮、金疮、痈疽，脓血出多，热躁不安，或晡热作渴等证。

人参　川芎　生地黄酒洗　熟地黄酒洗，各一钱　当归酒洗　黄芪各五分

上锉，水煎服。

十全大补汤　治杖疮，气血俱虚，肿痛不消，腐而不溃，溃而不敛；或恶寒发热，自汗盗汗，饮食少思，肢体倦怠，若怯弱之人，患处青肿而肉不坏者，服之自愈；若有瘀血，砭刺早者，服之自消；或溃而脓水清稀，肌肉不生，或口干作渴而

―――――

① 瘘甚　"瘘"当作"痛"。

欲饮汤者，尤宜服之。

人参 白术 白茯苓 甘草炙 当归 川芎 白芍药炒 熟地砂仁炒 黄芪各一钱 肉桂五分

上锉作一剂，加姜枣，水煎服。

参附汤 治金疮、杖疮，失血过多，或脓瘀大泄，阳随阴走，上气喘急，自汗盗汗，气短头晕等证。

人参四钱 附子炮，去皮脐，三钱

上锉，水煎服。阳气脱陷者，倍用之。

益气养荣汤 治杖后溃烂，久不愈者。

人参 白术倍用 茯苓 当归酒拌 芍药 熟地砂仁炒 陈皮 香附 贝母 桔梗 甘草各一钱

上㕮咀，水煎服。往来寒热加柴胡、地骨皮，口干加五味子、麦门冬，脓清加黄芪，脓多加川芎，肌肉迟生加白蔹、肉桂。

治杖疮外敷方

五黄散 治杖疮，止痛。

黄丹 黄连 黄芩 黄柏 大黄 乳香各等分

上为细末，新水调成膏，用绯绢帛上摊贴。

没药散 治杖疮，止痛，令疮不移。

密陀僧 没药 乳香各一两 干胭脂一两半 腻粉半两

上为细末，次入龙脑少许，若多更妙，烧葱与羊骨髓生用，同研如泥，摊在绯帛上贴之。

血灰散 治杖疮。

石灰七升 新猪血一斗

上二味和为丸，熟烧之，破，更丸，烧三遍止，为末，敷上。一方釜下土为细末，以油和涂讫，卧羊皮上。一方未破

者，用韭菜葱头杵烂贴，冷即易之。一方用金凤花科连根带叶捣烂涂患处，如干再涂，一夜血散即愈。如冬月无鲜的，秋间收，阴干为末，水和涂之，亦效。一方并打伤，皮不破，内损者，用萝卜捣烂罨之。一方用猪胆汁涂之，亦妙。一方用绿豆粉微炒，鸡子清调，涂上。一方用大黄末、童便调敷之。一方用隔年风化石灰不拘多少，取新汲井水一碗，银簪子顺搅千余下如膏，鹅翎刷上患处，即佳。

乳香定痛散 治杖疮、金疮、及一切疮疡，溃烂疼痛。

乳香 没药各五钱 滑石 寒水石煅，各一两 冰片一钱

上为末，擦患处，痛即止，甚效。

猪蹄汤 治一切痈疽、杖疮溃烂，消肿毒，去恶肉。

当归 赤芍药 白芷 羌活 露蜂房蜂多者佳 生甘草各五钱

上用猪蹄一只、水五碗煮熟，取清汤，入煎药，煎数沸，去柤，温洗，随用膏药贴之。

洗药方 先用此药水洗，好的更快。

防风 荆芥 苦参各等分

上煎，水洗后，敷生肌散。一方用荆芥、土当归、生葱煎汤洗。一方只用葱一味煎洗，亦可。

生肌散

乳香 没药

上为细末，撒上，即止痛生肌。

杖疮丹 此方甚妙。

刘寄奴六钱 马鞭草四钱，即铁扫帚

上为末，蜜调敷，如湿者，干撒。

郁金膏 贴杖疮及一切肿毒。

郁金四两 生地黄 生猪脂熬，去柤，净油一斤

上二味锉片，入猪油内煎枯，去药柤，入净黄蜡半斤化开，又入好潮脑一两，

瓷罐收入，每用一两加官粉二钱，溶化搅匀，摊油纸上贴之。

杖疮膏 并治顽疮、天疱、臁疮，神效。

密陀僧四两 香油八两

上同入锅内文武火熬，用柳枝数根一顺勤搅，不要住手，待熬成黑色，滴水成珠，油纸摊，贴患处。当时痛止，拘流脓水，自然生肉。如有疔甲，贴药即止。

不二膏

大黄 黄柏 黄连各一两 乳香 没药 轻粉各一钱 血竭 孩儿茶各二钱 片脑二分 水银三钱，用官粉三分，吐涎以银磨

上为末合和，以猪脂四两炼去租，入黄蜡一两再煎，滤过入药，柳枝搅匀，随疮大小摊纸贴之。

白龙膏 治杖疮及远年近日一切顽疮。

黄蜡 黄香去黑租，各二两 香油三两，顿温 乳香另研 没药另研，各五分

上先将蜡入瓷碗内慢火化开，用箸[①]敲碗边，续续入黄香、乳、没，取碗离火，入温香油于内，搅匀待冷，入水缸内，去火毒，三日取出，油纸摊药贴患处，立效。

杖疮膏药 治受杖责后，如死血肿痛，宜先刺出恶血，然后以此膏贴之，三四日平复。或早失调理成痈者，贴之即散；及治诸般痈疽疮，痈毒已溃未溃，贴之无不神效。

甘草 肉桂 蛇蜕 蝉蜕 露蜂房 连翘 白芷 白及 白蔹 白术 苍术 人参 玄参 苦参 芍药 南星 升麻 厚朴 栀子 百合 金银花 天花粉 川归 川芎 川山甲另研 羌活 独活 黄连 黄芩 黄柏 大黄 生地 红花 苏木 柴胡 鳖甲酥炙为末 青木香 何首乌 防风 荆芥穗 藿香 云母石 花蕊

石各一两 乱发壮年无病男子者，一块 干蟾一只，即风难 凤凰胎一只，即壳中不转头鸡黄也，阴干用 桃柳桑枝各五茎

上各细切，用香油六斤重浸药三五日，入锅内熬黑色，去租，入黄丹三斤，别用槐柳枝不住手搅，膏成候温，入后药末：

乳香 没药 龙骨 轻粉 血竭各一两 麝香二钱

上搅匀，瓷器收贮；临期看疮大小摊用。

棒疮疔痂膏药 止疼痛，拔血水，消肿，去疔痂。

乳香 没药 孩儿茶 雄黄各三钱 轻粉一钱 官粉一两 黄蜡一两

上先将猪脂入锅炼出油，冷定，却将诸药研成细末，入油搅匀，随将黄蜡化开收入一处，又搅匀，用油纸摊成膏药，贴患处，量疮大小贴之。极能去疔痂，收脓水，消肿止痛。

去疔痂药

用鸡子清加麝香少许银簪打成稀水，照疔痂处轻轻用簪子尖点上，上不多时，其疔痂化烂，取去，上撒药，外贴膏药，一日一换，化尽死肉之后，三四日换一次，不数日如初。

药蛆方 治杖疮溃烂生蛆。

用皂矾煅过为末，干撒其内，蛆即死。如未应，佐以柴胡栀子散以清肝火。

避 杖 法

鬼代丹 治打着不痛。

无名异 没药 乳香 地龙去土 自然铜醋淬 木鳖子去壳，各等分

上为末，炼蜜丸如弹子大，每服一丸，温酒下。

----

① 箸（zhù 住） 筷子。

英雄丸　临杖方用，打不觉痛，任打血不浸心，妙不可言。

乳香　没药　密陀僧　自然铜烧红淬七次　地龙即蚯蚓，焙干　木鳖子去壳　花椒各等分

上为末，炼蜜丸如弹子大，每一丸以酒化服。

寄杖散

用白蜡一两细细切烂，滚酒烊[1] 入碗内，服之，打着不痛。

---

[1]　烊　原作"悴"，据文义改。

卷 八 十 九

汤 火 伤

论

凡汤火伤，皮红未破烂者，不可用大寒凉药，反用烧酒扫上，以拔其热毒出外，则不烂矣。

薛氏曰：汤火伤，若发热作渴，小便赤涩，用四物汤加山栀、连翘、甘草，养阴血以消毒；若患处肉未死而作痛，用四君子汤加川归、山栀、连翘、甘草，健脾胃以消毒；若患处肉已死而不溃，用八珍汤加白芷、甘草，补气血以排脓，如未应，加肉桂；若患处肉死已溃而不收敛，用四君子汤加芎、归、黄芪，健脾胃以生肌，如未应，加炮姜；若小儿患之，或目劄头摇等证，用四君子加芎、归、山栀，健脾胃以清肝木；若食后即有此患，或腹胀作痛，用四君子加山栀、山楂、神曲，壮脾气以消导。大凡初患此证，用神效当归膏敷之，轻者自愈，重者自腐，良肉易生。其色赤者，乃火毒未尽，必擦至色白为度。倘患于肢节屈伸之处，若敷此，且免生痂伤碍新肉，复溃难痊。倘回禄①烟熏致死者，以萝卜捣汁灌之即苏，以其辛能散气也。

治汤火伤外敷方

火炙法 凡汤火伤，急向火炙，虽极痛，强忍一时即不痛。慎勿以冷物塌之及井底泥敷之，使热气不行，烂人肌肉。

一方 治火烧。

以好酒洗之，又以盐敷其上，如皮塌者，以酒熬牛皮胶敷之。如汤伤，以淋过第二次灰相敷，立安。

一方 凡遇汤火所伤，先以盐末和米醋调敷疮上，次以醋泥涂之，仍用醋涂不绝，暂救痛苦。一面急捣生地黄，醋调敷疮上，直候疼止，须厚至数寸不妨。若一用冷水冷物冷泥，热气得冷气则却深拷，烂人筋骨，慎之。

四黄散 治汤火疮并杖热疮，肿痛。

大黄 黄连 黄芩 黄柏 白及各等分

上为末，水调成膏，以鹅翎时涂疮上。痛甚加乳香、没药。

冰霜散 治火烧，皮烂大痛。

寒水石生 牡蛎烧 朴硝 青黛 轻粉各等分

上为细末，新水或小油调涂，立止。

一方 寒水石七两 黄柏 黄连 黄芩 山栀子 大黄 赤石脂各一两

上为末，酒调或鸭子清敷，甚者加冰片少许。

柏叶散 治汤火伤痛甚。

柏叶 栀子仁各一两 铅粉半两,研

上为细末，以羊骨髓五两溶化和药，以木槌研良久，日涂三五次，用烛油调亦可。单用侧柏叶为末，蜡油调敷，亦效。

---

① 回禄 传说中的火神名。此指失火。

一方　治汤火疮，烂痛。

柏叶　孩儿茶　槐子　没药　乳香

上为细末，清油调擦，如湿处，干撒。

神效当归膏　治杖扑汤火疮毒，不问已溃未溃，肉虽伤而未坏者，用之自愈；肉已死者，用之自溃，新肉易生。擦至肉色渐白，其毒始尽，生肌最速。若杖疮内有瘀血者，即用有锋芒瓷片于患处砭去恶血，涂以此药，则疔痂自结，死肉自溃，又免皴揭之痛，殊有神效。盖当归、地黄、麻油、二蜡主生肌止痛，补血续筋，与新肉相宜也。

当归　生地黄各一两　麻油六两　黄蜡一两

上先将当归、地黄入油煎黑，去粗，入蜡溶化，候冷搅匀，即成膏矣，用白蜡尤妙。

保生救苦散　治火烧汤烫，或热油烙，及脱肌肉者。

寒水石　大黄　黄柏各三钱

上为末，香油调涂患处，或湿烂干撒。东垣方单用寒水石不计多少，为极细末，油调涂之，或干上，其痛立止，并不作脓，无分毫苦楚，日近完复，永无破伤风证。

赤石脂散　治汤火所伤，赤烂热痛。

赤石脂　寒水石

上为末，以新汲水调涂伤处。

黑白散　治汤烫火烧伤。

百草霜　轻粉减半

上为末，狗油调擦患处，立愈。

一白散　治汤烫火烧破，痛不可忍。

生白矾不拘多少，香油调擦。一方用黑矾一合，新汲水和匀，频扫患处。

绿白散　治汤烫火烧疼痛。

苦参不拘多少为细末，每用以小油擦。

一方　治火烧。

桐油　水银各等分

上二件以柳枝不住手搅成膏，再入大黄、石膏末，和以牛皮胶，入少水溶开，外用猫儿肚底毛细剪撒上，贴之。

清烟膏

鸡子清磨京墨涂患处，上用三层湿纸盖，则不起泡，冷如冰，效。

一黄散

大黄一味为末，蜜水调擦。

一方　治汤所伤，止痛生肌。

大黄　当归各等分

上为末，以清油调敷，，湿则干撒。

一方　治汤火伤未成疮者。

小麦炒黑　腻粉减半

上为末，油调涂之。

一方　治汤火疮。

用发一束香油煎，以发尽为度，放冷，扫患处。一方用麸皮炒黑为末，敷上，神效。此方有补性，始终皆可用。一方用螺蛳壳多年干白者，火煅为末，撒疮上。一方用蛤蜊壳炙焦黄，研细，以生香油调膏敷之，或以蜜调，不脓不痂。一方取旧烹银炉中煅过焦黄土研细如粉，以生姜汁调于帛上，贴之，痛止。一方用熔银锅之细末，油调敷，佳。一方槐子烧灰，香油调上即好，或槐皮炒为末亦可。一方用刘寄奴为末，先以糯米浆鸡翎扫伤处，后撒药末在上，并不痛亦无痕。一方用榆白皮为末，猪油调涂，愈。一方用杉皮烧灰存性，为末，湿用干撒，干用鸡子清调涂。一方先以酒洗，次以杨梅树皮为末，香油调敷。一方用鸡子黄十个入银石器内熬自然油，调好粉敷之，愈。

一方　治汤火灼，未成疮者。

用艾白根烧灰，鸡子黄和敷之。如已成疮，白蜜封之，以竹中膜贴上，日三。

一方　治被汤热油，痛不可忍。

取厕下黑瘀泥，量伤大小斟酌多少，次以老姜汁、麻油十分之一共研令匀，擦伤处，立愈。一方以青黛敷之，妙。一方热油浇，外痛，以蜜敷之，立安。

一方　治汤火疮烂者。

黄蜀葵花落者净器收之，入水些少，待烂成水，敷上，神妙。

一方　治火疮败坏。

用云母粉同生羊髓和，涂之。

一方　治火疮未起。

栀子仁烧灰，麻油和，封之，厚乃佳。如已成疮，烧白糖灰粉敷之，燥即瘥。

黄白散　治汤火疮。

榆树根白皮为末，一两　黄丹二钱

上搅匀，看疮大小，用井花水调敷患处，若干，再以凉水敷之，不惟止痛，三五日即痊。或人家失火烧了畜牲，照患处涂之，须臾流水出，可治，不流水，是烧得太重，不可治也。然人被烧，亦同此断。

一方　治中热油及火烧，除外痛。

丹参八两细锉，以水微调，取羊脂二斤煎三上三下，以敷疮上，愈。

一方　治热酒伤。

糯米粉炒黑为末，酒调之。

治汤火伤内服方

加味四物汤　治为汤火伤，发热作渴，小便赤涩，用此养阴血以消毒。

当归　川芎　芍药　生地姜酒炒　山栀子　连翘　甘草

上锉，水煎服。

加味四君子汤　治汤火伤，患处肉未死而作痛，用此健脾胃以消毒。

人参　白术　茯苓　甘草　川芎　当归　山栀子　连翘

上锉，水煎服。若患处肉死已溃而不收敛者，用四君子加芎、归、黄芪。

加味八珍汤　治患处肉已死而不溃，用此补气血以排脓。

人参　白术　茯苓　甘草　当归　川芎　白芍　地黄酒炒　白芷

上锉，水煎服。如未应，加肉桂。

治 烟 熏 方

一方　治烟熏致死者。

用萝卜捣烂取汁，灌之即苏。锦衣杨永兴厨下夜间回禄，凡睡此房已死将死者，灌以萝卜汁，良久悉愈。凡罹此患者，以此治之，其应如响。

卷　九　十

虫　兽　伤

论

千金论曰：凡见一切毒螫之物，必不得起恶心向之，亦不得杀之，若辄①杀之，于后必遭螫毒，治亦难瘥，慎之慎之。

凡诸恶虫疯犬之伤，俱用小便洗净，于伤处灼艾为佳，或以紫金锭磨敷。

治诸虫伤方

神仙紫金锭　解一切毒及蛇犬恶虫所伤，痈疽发背，诸赤肿等证。

文蛤搥碎，洗净，三两　山茨菰去皮净，焙，二两　千金子去壳，研，去油，一两　红芽大戟洗，焙，一两半　辰砂另研　雄黄另研，各一两　麝香另研，三钱

上为末，研匀，用糯米浓饮为剂，杵千余下成锭，或生姜、薄荷汁、井花水磨，服或涂。修合务要至诚，于端午七夕重阳日佳，忌妇人鸡犬见之。

解毒散　治一切毒蛇恶虫所伤重者，毒气入腹，眼黑口噤，手足强直。此药平易，不伤气血，大有神效，不可以为易而忽之。

白矾　甘草各等分

上为细末，每服二钱，冷水调下，更敷患处。

一方　治毒蛇所伤。

细辛　香白芷各五钱　雄黄二钱

上为末，加麝香少许，每服二钱，温酒调服。

圣惠方　治蛇咬蝎螫吞咬，妙。

雄黄三钱　信②一钱　皂角子　巴豆各四十九粒　麝香各少许　耳塞少许

上于五月五日，不闻鸡犬妇人处，不语，捣为末，在杏子壳内封之，针挑出上痛处，大有神效。

雄灵散　治毒蛇所伤，昏闷欲死者，神效。

雄黄五钱　五灵脂一两

上为末，每服二钱，好酒调服，仍敷患处，良久再进一服，即愈。一方加贝母、香白芷各等分，热酒调服。一方雄黄、青黛等分为末，每二钱新汲水服。一方用蜈蚣一条去头足炒，川椒一钱去目略炒，酒调服，汗出即愈。一方用食茱萸一两为细末，冷水调，分三服，立瘥。一方用贝母为末，酒调，令病人尽量饮之，顷久，流自伤处为水流出，候水尽，却以药粗敷疮上，即愈。一方用青木香水煎服，其痛立止。一方用香白芷嚼碎敷患处，又用温酒调服，效。一方用重台③六分、续随子六颗去皮，同为细末，以水服方寸匕，又以唾调少许敷患处，立安。一方用白矾二钱，服之，防毒气攻心。一方用白矾以滚水泡洗其伤处。一方金线重楼以水

---

① 辄　原作"辙"，据文义改。
② 信　即砒霜。
③ 重台　蚤休之异名，名出《唐本草》。

磨少许，敷咬处，又为细末，酒敷之。一方用柏树叶、鱼腥草、地松节、皱面草、草决明共一处研细，敷伤处，极佳。一方以独颗蒜、酸浆草捣汁，敷咬处，佳。一方男子阴毛口含二十茎，咽其津，毒不入腹。一方五月五日收采苍耳为末，五钱水煎，热服取汗，即安。如无端午日收采者，常日采者亦可。 一方用苍耳嫩叶一握研取汁，温酒和，灌之，将粗厚罨伤处。一方用透明雄黄研细末，以醇酒浓调，厚擦伤处，水流出如涎，痛肿即消。一方以莴苣汁和雄黄末作饼子，候干为末，每用少许贴疮口，立效。一方系瓜根洗净捣研，生酒吃一醉，立已。一方用半边莲研，酒服。一方人粪厚涂帛裹，即消。一方消蜡注疮上，不瘥，更消注之。一方用合口椒、葫荽苗等分捣，敷之。一方青木香不拘多少煎服。一方急用白矾安刀头火上溶汁沸，滴于伤处，待冷，以长篦子速挑去，压则毒随血出，黯肿尚未退，更滴之，以退为度。村居山僻及途中夜行，卒被蛇伤咬，难求白矾处，速作艾炷灸[①]五壮，以唾调盐涂之。如黯肿尚未消，当更灸更擦，毒涎自然流出，且不透里伤人。一方急以小便洗出血，次取口中唾涂之，又以牙垽封伤处，敷而护之，甚妙且不痛肿。一方急饮好醋二碗，令毒气不随血走，或清油亦可。一方用犬粪敷患处，亦佳。凡蛇咬，忌食酸物梅子，犯之大痛。

白芷散 治蛇啮，遍身肿胀欲死。

香白芷一味为末，以麦门冬煎汤调服。临川有弄蛇者，一日方作场，为蛇所啮，即时殒绝，臂大如股，少顷，遍身皮胀作黄黑色，遂死。有道人旁观，言曰：我有一药能疗。乃求钱二十文以往，才食顷奔而至，取新汲水，解裹中药调一升，抉开灌之，药尽觉腹中㶶㶶[②]然，黄水自口出，良久复故。传其方乃香白芷一物也，法当以麦门冬汤调服，适事急不暇，姑以水代之，后人得其方，以治蛇啮，肿胀欲裂者，即愈。

雄黄散 治蛇伤虫咬。

雄黄末二钱以大蓝汁一碗调匀，点在所伤处，并令细细服其汁，神验。如无蓝，以靛花青黛代之。《类编》云：南海地多蛇，而广府治尤甚。某侍郎为帅，闻雄黄能禁制此毒，乃买数百两，分贮绢囊，挂于寝室四隅。经月余，卧榻外常有黑汁从上滴下，臭且腥，使人穿承尘窥之，则巨蟒横其上死腐矣。于是尽令撤去障蔽，死者常丈许，大如柱，旁又得十数条，皆蟠蚪成窠穴，他屋内所驱放者合数百，自是官舍为清。误饮蛇交水，研雄黄服之。

山林日用法

每欲出时，用雄黄一桐子大火上烧烟起，以熏脚棚草履之类及袍袖间，即百毒不敢侵害，邪祟远避。

一方 治诸般蛇咬，此传之于擒蛇者，药味不全亦可。

大青 小青 青木香 乌柏叶 火炊草 山蕨筋 过山龙 地蜈蚣 天冬 白芍 香薷

上为细末，用白木香研细，生白酒调服，粗罨咬处，累效。

一方 治蛇入人口并七孔中者。

割母猪尾头滴血着口中并孔口上，即出。

圣惠方 治因热取凉睡，有蛇入口中挽不出者，用刀破蛇尾，纳入生椒二三粒，裹着即出，方名圣惠，不必服药。

一方 治卒为蛇绕不解。

---

① 灸 原作"炙"，据文义改。
② 㶶㶶（kū kū 枯枯） 用力貌。

以热汤淋之。无汤，令人尿之。

妙化丹　治蝎螫蛇伤，点眼即效。

没药　乳香　轻粉　海螵蛸　雄黄各五分　硫黄二厘

上为末，于端午日制，忌妇人鸡犬见之，左边被伤点左眼大眦，右边点右。

雄黄消毒膏　治蝎螫不可忍。

雄黄　信各半两　巴豆三钱　白矾生，一两

上为细末，用黄蜡半两溶开，入药搅匀，为锭子如枣子大，用时将锭子签于灯焰上炙开，滴于螫着处，其痛立止。

一上散　治蝎螫痛。

半夏一字，生用为末　雄黄一字，另研　巴豆一个，去皮，研如泥

上二味同研和匀，上之。一方用白矾、半夏各等分为末，醋调涂之，痛止。

神妙丸　治蝎螫。

雄黄　蟾酥　胆矾　半夏各等分　麝香少许

上为末，用猫儿眼草捣汁合丸，用口嗒[1]痛处令净，用丸药抹擦。端午日制，忌妇人鸡犬见之。

六神散　治蝎螫。

川乌　草乌　南星　半夏　白芷　石菖蒲各等分

上端午日取药为末，每用少许，先以津液抹患处，以药擦之。

治蝎螫方

雄黄另研　黄丹水滤过　硵硝　白矾飞过，各等分

上为细末，用瓷罐盛之，中伤者用银簪点男左女右眼大角，一二次即止。

一方　治蝎螫。

黄蜡二钱　雄黄　朱砂各三钱

上于五月五日将蜡溶开，候将凝时，入雄黄朱砂二味，捏匀成饼窝，仍用猫儿眼草白津正午时滴入窝内，愈多愈佳，复

捏成块，每用一米粒刺针尖上，灯焰化滴正螫处，最效。一方研蜘蛛汁敷之，瘥。一方用苦荬汁涂之。一方磨生姜涂之。一方用南星为末，醋调擦之。一方用人参嚼以封之。一方以烧酒滴之。一方取齿中残饭敷之，又猪脂封之，又射罔[2]封之。一方硇砂和水涂上，立愈。一方着手足以冷水渍之，水微暖则易之。着余处者冷水浸，故布搵之，小暖则易。

治蝎毒方

凡蝎有雌雄，雄者痛止在一处，雌者痛牵诸处，若是雄者，用井底泥涂之，温则易；雌者，当用瓦屋沟下泥敷之，若值无雨，可用新汲水从屋上淋下取泥。

一方　五月五日正午时，对日墨书"虎毒"字左右手心内，将青蒿对日揉片时，待蒿揉烂，手青为度，过夜日方洗去，遇蝎螫，手摩其处。

收蝎螫法

每年除夜左手拽起前裾，右手执三尺长棍，向门楣上敲三下，念咒云：蝎蝎螫螫，不向梁上走，却来这里螫，一敲敲八节。咒毕，吸气一口，吹于杖头，复吸其气，吹于执杖手心，如此三次，即已。遇有蝎螫，以手摩之，即不痛，可用一年，次年除[3]夜又如法为之，否则不验。

一方　端午日用朱砂写"茶"字[4]倒贴之，蛇蝎不敢近。

一方　五月五日午时，对日光努目直视，见有蝎形，采青蒿梢七枝，手内揉烂带有青色，掷之，来家，不得回顾，亦勿与人说，次日午时仍对日看见蝎形，将原采蒿身踏倒，勿令人见，三日不梳洗，凡遇蝎螫，手摩其处，痛立止。

---

① 嗒（dā搭）　舐。
② 射罔　原作"射網"，今改。
③ 除　原作"余"，据上文改。
④ 茶字　"字"原作"子"，今改。

治蜂螫方

取瓦子厚摩其上，唾二七遍，置瓦子故处。

一方　治蜂螫。

猪脂　蜜各五合　蜡三两

上和合如膏，候冷以涂之。一方烧蜂房为末，膏和涂之。一方先煮蜂房洗之，又涂之。一方用酥涂之，立愈。一方用薄荷贴之，瘥。一方烧牛粪灰，苦酒和，涂之。一方齿垢涂之，或用头垢敷，或用盐擦。一方以人尿新者洗之。一方嚼盐涂之。一方尿泥涂之。一方反手捻地上土敷之。一方井地泥敷之，亦愈。一方用热油洗之，清油擦之，亦可。

治虿[①]螫方

彭成夫人夜之厕，虿螫其手，呻吟无赖，华佗令温汤渍手，数易汤，常令暖，其旦则愈。

治蜈蚣咬方

用生鸡血敷上，立愈，累效。一男子为蜈蚣入咽喉中咬之，垂死之际，一医令杀生鸡血乘热灌之喉中，蜈蚣即出而愈，实良方也。一方用鸡粪涂之。一方用竹叶清研汁敷之，立愈。一方用南星磨汁敷之，累效。一方用香附嚼擦患处，立效。一方用独头蒜磨螫处，立愈。一方用蜗牛研取汁，滴入咬处。一方取蜘蛛一枚安咬处，当自饮毒，如蜘蛛死而毒未止，更易生者。一方嚼盐敷其处，次以盐汤洗之。一方头垢塞之，不痛则痒。一方用生白矾、枯白矾等分为末，水调擦患处。一方以菜油三钱倾地上，以指擦地上油擦咬处即可，不可令四眼见。

一方　治蜈蚣诸毒虫伤。

用麻油点灯于疮口上对口熏之，登时愈。一方大油纸燃烧灯吹灭，以余烟焠之。

一方　治蜈蚣咬及诸虫咬毒。

先用鞋底上擦之，后用大蒜、小蒜、桑叶罨伤处，如无，用油豉盦[②]伤处，或蓝靛涂罨之，亦效。一方用桑枝汁同盐擦痛处，或溶黄蜡滴患处，肉黑为度。一方用皂角于咬处，上用艾灸热，去之，效。

治蜘蛛咬方

蓝汁或青黛，五分　麝香另研，半分　雄黄另研，一钱

上三味和一处，点咬伤处，即愈。

一方　治蜘蛛咬，遍身成疮。

用青葱叶一茎，小头作一孔，盛蚯蚓一条，捏两头不令透气，摇动化为水，点咬处，瘥。一方嚼韭白敷之。一方用葛粉生姜汁调敷。一方唾津和山豆根末涂之。狗咬、蚍蜉疮、蛇咬，并水研山豆根敷之。一方蜘蛛咬，一身生丝，羊乳一件饮之。一方人尿敷之。一方炮姜贴之。一方猢狲屎敷之。一方乌麻油和胡粉如泥，涂上，干则易之。

治蠼螋尿方一名多脚虫

蠼螋尿成疮，初如粟，渐大如豆，如火烧泡，大痛者，速以草茶细末，生油调敷疮上，立止，甚妙。草茶即茶茗。一方用盐三升、水一斗煮取六升，以绵浸汤敷疮上。

一方　治雨点蠼螋疮。

用百合捣烂，入盐少许，敷之，效。

一方　治蠼螋尿人影着，便令人病疮，如粟米累累，痛似刺虫所螫，恶寒壮热。

用犀角磨汁涂之，即愈。

一方　蠼螋虫又名八脚虫，隐壁间以尿射人，遍身生疮如汤火伤。

用乌鸡翎毛烧灰，鸡子白调涂之。一

---

① 虿（chài）　蝎子一类的毒虫。
② 盦（ān 安）　覆盖。

方羖羊髭烧灰，腊月猪脂和封之。一方捣豉虫封之。一方烧鹿角为末，以苦酒和，敷疮上。已有汁者，烧道旁弊蒲席，敷之。一方燕巢中土以猪脂和，敷。一方熟嚼梨叶，以水和，涂，燥复易之。草豉生巴西，豉虫治射工毒。

又方　槐白皮半斤切，以苦酒二升渍半日，刮去疮处以洗，日五六遍，仍以赤小豆为末，以苦酒和，敷之，燥复易，小儿以水和。

一方　治小儿蠼螋咬，绕脐腹匝即死。

用梨叶捣烂敷之。

治蚰蜒人耳方

用胡椒汤灌入耳，即好。

一方　用葱白同蜂蜜捣烂取汁，灌入耳中，蚰蜒化为清水。

治石蛭方

山中水阴湿草木上石蛭，着人则穿啮人肌肤，行人肉中，浸淫棱起，如虫行道之状。

凡行山路草木中，常以腊月猪膏盐涂脚胫及足趾间，跌止及着鞋袜，蛭不得着人也，已着者，炙断其道即愈。

治射工毒方

春夏月树下墙堑间，有一等杂色毛虫，极毒，凡人触着者，则放毛入人手足上，自皮至肉，自肉至骨，其皮肉微痒或痛，必致骨肉皆烂，有性命之忧，此名射工毒，诸药不效，惟此治之。

用好豆豉约一碗，清油半盏拌豉捣烂，厚敷痛痒处，经一时久，豉气透骨，则引出毛虫，纷纷可见，取下豆豉埋在土中，煎香白芷汤洗痛处。如肉已烂，用海螵蛸，即乌贼鱼骨为末，敷之，愈。夏月出行避射工，取知母为末，自随，欲入水，先取少许投上流，亦取服之。（配盐造豆，故名豆嗜。又豉虫生水中，治射工毒，用一枚含口，即瘥）

一方　用灶底黄土，即伏龙肝为末，以酸醋调和，捏成饼子，于痒痛处搓转，其毛皆出在土上，痛痒立止，神效无比。一方取蒲公英根茎白汁敷之，立瘥。一方用苍耳子捣汁，服之。

治蛐蟮咬方

用老茶叶为细末，调敷。

治蚯蚓咬方

蚯蚓咬，如大风状，眉髯皆落，夜则蚯蚓鸣于身上。

浓作盐汤浸数次，安。昔有病腹大，夜闻蚯蚓鸣于身，有人教用盐水浸之而愈。一方用鸡粪涂之。

治蝼蛄咬方

用椒叶烧灰细研，以泔水浸椒叶，取洗疮，拭之，纳少许灰于疮中。一方用石灰醋和涂之。

治蚕咬人方

用麝香研，蜜调敷。一方居蚕咬，用苎汁涂之。

治蚊虫方

端午日午时，书"仪方"二字，倒贴于柱脚上，能避蚊虫。一方端午日午时，取大虾蟆一个，用好墨一块入口内，红线缚住，取正午方掘一穴，深五寸，埋于内，至第二日午时，取虾蟆口中墨收之。用时将墨于壁上画葫芦一个，用净水喷三口，蚊子尽入葫芦内，不可打杀，欲其去时，用扇搧去，取墨，虾蟆活则验。

治蝇子方

端午日午时，写"白"字倒贴于柱上，四处则无蝇子。

治臭虫方

用荞麦秸熬水潦[①]淋，其虫即死。

治头上虱方

用包银朱红纸灯上烧过盖碗内，少将茶清洗下烟，与茶水擦头发内，以帕包头一夜，其虱俱死。

---

① 潦（liáo 辽）　通"澡"。此处用如"洒"。

治鼠咬方

用猫儿毛烧灰敷之，立愈。一方用麝香敷，包之，验。一方猫毛灰入麝香少许，津液调敷。

治人咬伤方

用龟版或鳖甲烧为灰末，以香油调敷。

治诸兽伤方

治马咬方

细嚼栗子敷伤处。一方烧灰贴之。

一方 治马咬，毒入心。

马齿苋汤食之，瘥。

一方 治马啮人及踢人作疮，毒肿热痛。

马鞭梢二寸长　鼠屎二七枚

上二味合烧为末，以猪膏和，涂之，立愈。一方单用马鞭梢烧末，猪膏和，涂。一方用艾灸伤处。一方用人粪或马粪烧灰为末，皆可敷之。

一方 治马啮人，阴卵脱出。

推卵入内，以桑皮细作线缝之，破乌鸡取肝细锉以封之，且忍勿小便，即愈。

一方 治牛马啮并马骨刺伤人，及马血入旧疮中。取栗子灰汁热渍，常令汁器有火，数易汁，勿令烂人肉，三数日渍之。有肿者，灸石熨之，日二，消止。

一方 治马血入疮中。

服人粪如鸡子大，复以粪敷疮上。一方取妇人月水敷之，神良。

一方 治剥死马马骨伤人，毒攻欲死。

即取马肠中尿以涂之，大良。一方取其粪烧灰，服方寸匕。

一方 治马汗马毛入疮中，肿痛欲死。

以水渍疮，数易水，又以石灰敷之。一方欲醇酒取醉，即愈。一方烧鸡毛作

末，以酒服方寸匕。一方沸汤令得所，浸洗之，取瘥。

治虎咬方

用野生菜捣烂，塞所伤处，中满不必换，自然新肉长出而愈。曾有人被咬已死，用此方治之。一方取青布紧卷，烧一头，纳竹筒中射疮口，令烟熏入疮口中，佳。一方用莓子叶杵细，涂之。按本草莓子叶即猪膏莓，能治虎犬咬伤。一方浓煮葛根汁洗十数遍，及捣为散，以葛根汁服方寸匕，日五，甚者夜二。一方浓煮生铁令有味，洗之。一方先吃清油一碗，次用油洗伤处。一方用砂糖水调涂，并服一二碗。

一方 治虎犬咬。

白矾撒纳疮中，裹之，止痛，立愈。

治癫犬咬方

孙真人曰：春末夏初，狗多发狂，被其所伤者，无出于灸，其法只就咬处牙迹上灸之，一日灸三壮，灸至一百二十日乃止，常宜食韭菜，永不再发，亦良法也。

一方 凡春夏初交，犬多发狂，但见其尾直下不卷，口中流涎，舌黑者即是癫狗。若被所伤，不可视为泛常，乃九死一生之患，急用针刺去血，以小便洗刮，令用核桃壳半边，以野人干粪填满，以榆皮盖定，罨于疮孔，着艾于壳上灸之，壳焦粪干则易之，灸至百壮，次日又灸百壮，灸至三五百壮为佳，灸后用定风散撒之。

定风散 治疯犬咬。先口嚼浆水洗净，用绵拭干，以此药撒之，更不再发，大有神效。

天南星生　防风各等分

上为细末，干撒上，更不作脓，内须服药以散其毒，可也。

一方 治疯狗咬。

防风五钱　牵牛　大黄各三钱　斑蝥一钱　雄黄二钱半　麝香三分

上为末,每服三钱,遇伤时,滚水调服,利下恶物从小便出。

一方 治疯狗咬伤。

疯狗咬伤,其人顶中必有一根红发,急拔去,用追风如圣散贴于咬伤处,以抽彻毒气,然后用斑蝥七个去头足翅,以糯米少许于新瓦上同炒,以米黄香为度,去米不用,以斑蝥研细,好酒调下,能饮人再进酒一杯,伤在上,食后服,在下,空心服,当日必有毒物从小便出,如小狗状,如未下,次日再进,亦不下,又进,以毒物出为度。若进至七服,虽不下毒,亦不妨矣。服药后腹中必不安,小便茎中刺痛者,不必虑,此毒受攻将下耳。痛甚者,以芜菁一匙煎甘草汤送下即止,如无芜菁,青黛亦可。疾愈后,急以香白芷多、雄黄少许为末,捣韭根自然汁,汤酒调下,去斑蝥毒,以水净漱口,嚼生葱罨伤处,留小窍出毒气,不可用他草药罨。忌犬猪羊肉及发风毒物,小儿量岁数加减斑蝥。食癫犬肉致病者治同,即愈。或过二三年再发,治亦如前。(追风如圣散方,见破伤风)

一方 治癫狗所伤。

用斑蝥二十一个去头翅并足,用糯米一勺,先将七个入米内,微火炒不令米赤,去此斑蝥,别用七个,再于前米内炒,令斑蝥色变,复去之,又别用七个如前法炒,以米出青烟为度,去斑蝥不用,以米研为粉,用冷水入清油少许,空心调服,顷又再进一服,以小便利下恶物为度,如不利,再进一服。利后肚腹疼痛,急用冷水调青靛服之,以解其毒,否则有伤,或煎黄连水亦可,不宜便食热物,或以益元散水调服,尤妙。一方用虎胫骨或脑骨为末,每二钱,热酒白汤任下。

一方 治癫犬所伤,或经久复发,无药可服者,用之极验。

雄黄色极明者,五钱 麝香五分

上研匀,用酒调二钱服,如不肯服者,则捻其鼻而灌之,服药后必使得睡,切勿惊起,任其自醒,候利下恶物,再进前药,则见效矣。

扶危散 治癫狗咬。

斑蝥七日内用七个外,每日加一个,十日十个,百日百个,去头翅足,令净糯米同炒赤 雄黄一钱 麝香一分 滑石一两

上为末,能饮酒者酒调服,不饮酒者米饮下,或从大小便出,或吐出毒,即愈。以伤处去三寸灸之三壮,永不再发,神效。小儿不用麝亦可。

一方 治猘狂毒。

头发 猬皮各等分

上烧灰,水和饮一杯。口噤者,折齿纳药。

一方 治狗咬伤。

栀子皮烧灰、石硫黄二味各等分,研细敷之,瘥。甘草、杏仁口嚼烂,搭伤处。一方用银杏捣涂伤处。一方用蓖麻子五十粒去壳,以井花水研成膏,先以盐水洗之,敷上,效。一方即用犬粪涂,仍拔去顶上红发。一方取猘犬脑敷上,后不复发。一方用豆酱清涂之,日三四。一方捣葰苕根和盐敷,日三。一方用白矾为末,撒之。

一方 治痴犬咬。

捣地黄汁饮之,并涂疮口,愈。一方煮地榆汁饮之,兼细末敷疮上,服方寸匕,日三。忌酒。若疮瘥者,捣生韭汁,饮一二升。一方刮虎牙若骨,服方寸匕。一方烧虎骨敷疮及熨,又微熬杏仁,捣研取汁服之,良。

一方 治疯犬咬,毒发如狗叫者,百方不治。以人骨烧末,水下方寸匕,虽烦乱者亦同。一方于化人坛拾头顶骨,烧末敷之。

治凡犬啮人方

用杏仁量所伤大小嚼烂沃破处，以帛系定，立瘥。一方杏仁五合熬令黑，研成膏，敷之。一方取皂中热灰以敷疮中，帛裹系之。一方取自死蛇一枚烧焦为末，纳疮孔中。一方鼠屎为末，用腊月猪油和，敷之。一方用人屎敷之。一方以头垢敷伤处。一方用热牛粪涂于外。一方治犬咬人，不要洗，用红炭火以物击碎，待冷，取涂咬处，即愈。一方用黄荆叶捣，罨疮上，即安。一方炙生姜乘热擦之，尤妙。一方用紫苏叶口嚼碎，涂之。一方用蓖麻子五十粒去壳，以井水研成膏，先以盐水洗咬处，次以此膏敷贴。一方用虎骨屑敷之。一方用杏仁去皮尖同马兰根研细，先以葱汤洗，后以此药涂伤处，效。一方以沸汤和灰壅疮上。一方烧犬尾为末，敷疮，日三。一方用火炙蜡灌疮中。一方以苦酒和灰涂疮上。

一方 治犬咬，破伤风肿。

用人参于桑柴火上烧成灰末敷之，安。

蝉花散 治夏月犬伤及诸般伤损，蛆虫极盛，臭恶不可近者。

蛇退皮一两，烧存性 蝉壳 青黛各半两 细辛二钱半

上为细末，每服三钱，酒调下。如六畜伤损成疮，用酒灌下；如犬咬伤，用酵子和吃，蛆皆化为水，蝇子不敢再落，又以寒水石末干撒上。

一方 治疯狗咬。

小儿胎发炒 新香附 野菊花

上研细，酒调服，尽醉。一方用虾蟆后两腿捣烂，酒调服，或醋亦可，先于头顶拔血发三二根，小便内见白沫。

一方 治疯狗咬伤。

用葱白心四十九根捣烂如膏，用生蜜一筒调和，用湿筒先盛放，用纸封一七日。如有人被伤，用此膏贴其伤处疮口上七日，又用葱白皮封着，如疮口大，再换膏子贴，共二七日。忌诸般荤腥一百日，外用消风散一钱，用熟捷猪肉七片、葱白七茎、蜜一小匙和扑，再入原煮肉汁泡，使葱白熟方可，患人热食。

卷九十一

淋

论

虞氏曰：经曰：饮食入胃，上输于脾，脾气散精，上归于肺，通调水道，下输膀胱。夫膀胱者，主足太阳寒水之化，其体有下口而无上口者也。长生在申，是故西方肺金以为之母，而资其化也，肺金清肃则水道通调，而渗营于下耳。然肺金又藉脾土健旺，以资化源，清气得以上升，而归于肺以运行也，故经又曰：清阳出上窍，浊阴出下窍。故清阳不升，则浊阴不降，而成淋闭之患矣。先哲以滴水之器譬之，上窍闭，则下窍不出，此理甚明。故东垣使灸百会穴，丹溪使吐以提其气之横格，皆开上窍之法也。原其为病之由，皆膏粱之味，湿热之物，或烧酒炙肉之类，郁遏成痰，以致脾土受害乏力，不能运化精微，清浊相混，故使肺金无助而水道不清，渐成淋闭之候。或谓用心太过，房劳无节，以致心肾不交，水火无制，清阳不升，浊阴不降，而成天地不交之否。皆先哲之法言也。古方有五淋之别，气、砂、血、膏、劳是也。若夫气淋为病，小便涩滞，常有余沥不尽。砂淋为病，阴茎中有砂石而痛，溺不得卒出，砂出痛止。膏淋为病，溺浊如膏。劳淋为病，遇房劳即发，痛引气冲。血淋为病，遇热则发，甚则溺血。候其鼻准色黄者，知其为小便难也。东垣分在气、在血而治之，以渴与不渴而辨之耳。如渴而小便不利者，热在上焦气分，肺金主之，宜用淡渗之药，茯苓、泽泻、琥珀、灯心、通草、车前子、瞿麦、萹蓄之类，以清肺金之气，泻其火，以滋水之上源也。不渴而小便不利者，热在下焦血分，肾与膀胱主之，宜用气味俱阴之药，知母、黄柏之类，滋肾丸是也。除其热，泄其闭塞，以滋膀胱肾水之下源也。治淋之法，无越于此。

严氏曰：五淋，气、石、血、膏、劳是也。气淋为病，小便常有余沥；石淋，茎中痛，尿不得卒出；膏淋，尿如膏出；劳淋，劳倦即发，痛引气冲；血淋，遇热即发，甚则溺血。候其鼻头色黄者，小便难也。大抵此证多由心肾不交，内蕴热毒，或酒后房劳，服食燥热，七情郁结所致也。治法并用流行滞气，疏利小便，清解邪热，其于调平心火，又三者之纲领焉。心清则小便自利，心平则血不妄行，不可过用补剂，盖气得补而愈胀，血得补而愈涩，热得补而愈盛，水窦不行，加之谷道闭遏，未见其有能生者也。然而肾气虚弱，囊中受寒，亦有挟冷而小便淋涩者，其状先寒栗而后便数成淋，盖冷气与正气交争故也，治之当逐散寒邪，扶养正气，则自平矣。

叶氏曰：淋与闭不同，小便滴沥涩痛者，谓之淋；小便急满不通者，谓之闭，皆肾与膀胱之病也。然五淋之中，惟石淋、膏淋最难治。石淋，乃是膀胱蓄热而成，正如汤瓶，久在火中，底结白礜^①，而不能去，理宜清彻积热，使水道通，则砂石出而可愈。膏淋为因肾脏虚寒，精溺俱出如膏，或如米泔，或如鼻涕，此必败精塞于窍道，故便欲出不能而痛，治当温养下元，俾精气固，则便自清如常矣。

丹溪曰：淋有五，皆属于热。解热利小便，山栀子之类。不可发汗，汗之必便血。老人气虚淋闭，参、术中带木通、山栀。有肾虚极而淋者，当补肾精而利小便，不可独用利药，亦有死血作淋者，用牛膝膏。淋用益元散加山栀、木通，或用栀子一合炒，白汤吞之。夏月以茴香煎汤，调益元散服之。痰热隔滞中焦，淋沥不通，用二陈汤煎，大碗顿服，探吐之，以提其气。

淋沥有血，因火燥下焦，血气不得降，而渗泄之令不行也，宜补阴降火，以四物汤加知母、黄柏，或用四物汤煎下滋肾丸。有因思虑用心过度致淋，辰砂妙香散。有小便难，涩如淋，不通不痒者，此亦属虚，宜八味丸。阴茎痛，乃厥阴气滞兼热，用甘草梢，盖欲缓其气耳。小便因热郁成淋不通，用赤茯苓、泽泻、黄芩、车前子、麦门冬、肉桂、滑石、木通、甘草梢。气虚者，加黄芪、木香。淋痛，加黄柏、生地黄，夏月煎调益元散。

叶氏曰：淋病多属于热，亦有因于寒者。盖肾与膀胱属北方寒水，惟寒则归之，故二经寒甚，则气滞而不通，有淋沥之状，其所出之溺，必清白而不黄赤，此其验也。或曰血淋一证，血色鲜者，心小肠实热；血色瘀者，肾膀胱虚冷。冷热之分，用药大不同矣。

集略云：大凡小肠有气，则小便胀；小肠有血，则小便涩；小肠有热，则小便痛；皆不可用补气之药。

李氏曰：淋者，小便涩痛，欲去不去，不去又来，滴滴不断，皆属于热也。五淋者，气、血、石、膏、劳也。气淋涩滞，余沥不尽，沉香散或益元散，加茴香、木香、槟榔。血淋涩痛，遇热则发，白薇、赤芍等分为末，酒调服二钱，或犀角地黄汤，单车前饮，四物汤加知母、黄柏选用。色鲜者，心与小肠实热也，导赤散去甘草，加黄芩。色如豆汁者，肾与膀胱火也，五淋散。又有一种小便见血而不痛者，为溺血，非淋也，四物汤加山栀、滑石、牛膝，或单苦荬菜饮，单发灰散，单琥珀散。石淋，溺有砂石，茎强痛甚，单牛膝膏，单鳖甲为末，酒调服。膏淋，血凝如膏，用黑豆一百二十粒、甘草一寸，水煎，临熟入滑石末一钱，空心温服，或海金砂散。劳淋，痛引气冲，遇劳则发，痛坠及尻，透膈散。劳伤，四物汤加知柏、滑石、琥珀。虚甚者，鹿角霜丸。热淋暴淋痛甚，八正散，或五苓散合败毒散，加味石膏汤。急痛者，六一散二钱，加木香、槟榔、小茴香各一钱，为末服。冷淋，必先寒栗而后溲便涩数，窍中肿痛，生附散，二木散。淋皆属热，间有冷者，外因当风取凉，冒暑湿热，郁滞胞内，痿痹，神不应用；内因七情，心肾郁滞，小肠膀胱不利，或忿怒房劳忍溺，酒肉湿热，下流膀肾，干于肝经，廷孔郁结，初则热淋血淋，久则火烁^②为砂石淋，如汤壶煎久生礜。热在上焦气分，渴而小便不利者，肺中伏热，水不能降，宜气薄淡渗之药，清金泻火，以滋水之上源，清肺饮子。热在下焦血分，不渴而小便不利者，肾与膀胱无阴，而阳气不化，水枯火升，宜气味俱阴之药，除热泻闭，以滋水之下源，滋肾丸，肾气丸。前消渴

---

① 白礜（lián 连）　水垢。按"礜"，石之有棱角者。

② 烁　通"铄"。

以渴为主，而分气血，故血分亦有渴者。此以淋为主，而分气血，故血分有不渴者。但渴而多汗亡津，又未可以轻渗也。治暑淋、热淋、血淋，山栀仁一味足矣。凡淋发汗则死。治膏淋、砂石淋，郁金、琥珀开郁，青皮、木香行气，蒲黄、牛膝破血，黄柏、生地黄滋阴。东垣用药凡例，小腹痛用青皮疏肝，黄柏滋肾，盖小腹小便，乃肝肾部位。小腹胀满甚者，泻肾汤，火府丹。凡小肠有气则胀，有血则涩，有热则痛。又土燥水浊，宜四君子汤加滑石、泽泻、麦门冬、淡竹叶。痛者，六君子汤加知柏、石韦、琥珀。肝经气滞有热者，用甘草梢五钱，青皮、黄柏、泽泻各一钱，水煎服，或三味葶苈散。茎痛引胁者，参苓琥珀汤。肠痛引腰背者，磁石汤。虚者，清肝解郁汤，清肝益荣汤。肾虚淋沥，茎中涩痛者，加减八味丸以补阴。小便频而黄者，四物汤加参、术、麦门冬、五味子以滋肺肾。小便短而黄者，补中益气汤加麦门冬、五味子、山药以滋脾肾。热结膀胱者，五淋散以清热。脾肺气燥者，芩栀二味以清肺。若膀胱阴虚，阳无以生者，滋阴丸。膀胱阳虚，阴无以化者，肾气丸。精败竭者，童男精未盛而御女，老人阴已痿而思色，以降其精，则精不出而内败。茎中痛涩为淋者，八味丸加车前子、牛膝煎服。若精已竭而复耗之，则大小便中牵疼，愈疼则愈欲大小便，愈便则愈疼，倍附子救之。凡此当滋化源，不可误用知柏、淡渗等剂，既泻真阳，复损真阴。中气既弱，不能运通水道，下输膀胱者，补中益气汤。凡汗多亡津，泻久胃干，诸疮失血，俱宜滋补，不可过利小便。积痰在肺，以致膀胱不通，譬之水壶上窍闭，则下窍不出，宜二陈汤探吐，或灸百会穴，皆以开上窍也。盖膀胱虽主水道，而肺金为水之化源也。脬系

转戾，脐下并急而痛，小便不通，名曰转脬。有因热逼或强忍小便，气逆脬转者，二石散加车前子、木通等分水煎，外用炒盐熨脐，冷即易之。因气者，先用良姜、葱白、苏叶煎汤，熏洗小腹外肾肛门，拭干，伸脚仰卧，后用葵子、赤茯苓、赤芍药等分，入盐一字，煎调苏合香丸，服之。忍尿疾走及忍尿饱食者，二陈汤探吐。忍尿入房者，补中益气汤提之。阴虚两尺脉绝，服诸滑利药不效者，肾气丸。阳虚者，八味丸或附子、泽泻等分，灯心煎服。此危证也，体薄性急人多有之。《痹论》云：胞痹者，小腹膀胱按之内痛，若沃以汤，涩于小便，上为清涕。夫膀胱为州都之官，津液藏焉，气化则能出矣。今风寒湿邪气客于胞中，则气不能化出，故胞满而水道不通，其证小腹膀胱按之内痛，若沃以汤，涩于小便。以足太阳经，其直行者，上交巅，入络脑，下灌鼻窍，则为清涕也。肾沥汤、肾着汤、千金茯苓丸选用。

脉　　法

脉经曰：少阴脉数，妇人则阴中生疮，男子则为气淋。若脉盛大而实者生，虚小而涩者死。

治诸淋方

五淋散　治肾气不足，膀胱有热，水道不通，淋沥不出，或如膏、如砂石，或如豆汁，或尿血，并皆治之。

赤茯苓一钱二分　赤芍药　山栀仁各二钱　当归一钱　甘草生用，五分　条黄芩六分

上锉，水煎，空心服。一方加生地黄、泽泻、木通、滑石、车前子各等分。

八正散　治大人小儿心经蕴热，脏腑秘结，小便赤涩，癃闭不通，热淋、血淋、膏淋、砂淋、石淋并皆治之。

车前子　瞿麦　萹蓄　滑石　山栀子

大黄 木通 甘草各等分

上咬咀，每服五钱，入灯心十茎，水煎，食前温服。小便淋滴，频数无度，加牛膝。

加味四苓散 治诸淋。

茯苓 猪苓 泽泻 白术各五分 滑石 栀子各一钱 甘草二分 灯心三十茎

上锉，水煎，空心服。

加味益元散

滑石二钱 甘草五分 车前子一钱

上为末，水调服。一方益元散加阿胶末一钱。

石韦散 治肾气不足，膀胱有热，水道不通，淋沥不宣，出少起数，脐腹急痛，蓄作有时，劳役即发，或尿如豆汁，或出砂石，或茎中痛甚，神效。

石韦去毛 瞿麦 白术 芍药 木通 滑石 葵子各一钱 当归 甘草 王不留行各五分

上锉，水煎，食前服。或为末，每服三钱，空心，小麦汤调下。一方加山栀、赤茯苓、地肤草。

通草汤 治诸淋。

王不留行 葵子 通草 茅根 蒲黄 当归 桃胶 瞿麦 滑石各一两 甘草半两

上咬咀，每服四钱，加生姜五片，水煎服。

清肺饮子 治渴而小便闭涩不利，邪热在上焦气分。

茯苓 猪苓 泽泻各一钱半 麦门冬去心 黄芩 山栀 瞿麦各一钱 萹蓄 车前子炒，另研 木通各七分 灯心草二十茎 琥珀另研，五分

上锉，水煎，空心服。一方无麦门冬、黄芩、山栀三味，有通草二分。

通关丸一名滋肾丸 治不渴而小便闭，热在下焦血分。

黄柏酒洗，焙干 知母酒洗，焙干，各一两

肉桂五分

上为细末，熟水丸如桐子大，每服一百丸，空心白汤下，须顿两足，令药易下行也。如小便已利，茎中如刀刺痛，当有恶物下为验。一方加滑石一两、木通五钱。

滋阴化气汤 治因服热药过多，小便不利，诸药不效，或脐下闷痛难忍。

黄柏盐水炒，三钱 知母盐水炒，二钱 黄连炒，一钱半 甘草梢一钱

上锉，水煎服，食前。

通滑散 治热结小便，赤涩不通，水道中痛，尿即号啼。

滑石一两 通草七钱半 冬葵子 赤茯苓 车前子 黄芩各半两

上为细末，每服五分或一钱，食前温水调下。

地肤子汤 治诸病后，体虚触热，热结下焦，遂成淋疾，小便赤涩，数起少出，茎痛如刺，或尿出血。

地肤子 猪苓各一钱半 知母 黄芩 海藻洗 通草 瞿麦 枳实麸炒 升麻 葵子各一钱

上咬咀，作一服①，加生姜五片，水煎，温服。

车前子散 治诸淋，小便痛不可忍。

车前子生，半两 淡竹叶 赤茯苓 灯心草 荆芥穗能通窍，各二钱

上作二服，水煎，空心服。

立效散 治下焦结热，小便淋闭作痛，有时尿血。

甘草炙，三钱 瞿麦穗一两 山栀子去皮，炒，半两

上咬咀，每服五钱，加生姜三片、葱白三个、灯心三十茎，水煎，食前服。

榆皮散 治小便卒暴淋涩不通。

---

① 作一服 "服"原作"钱"，据文义改。

榆白皮_洗　郁李仁_{去皮尖，炒}　赤茯苓
鸡苏叶　瞿麦穗　栀子仁　木通_{各一钱}

上㕮咀作一服，水煎，不拘时服。

海金沙散　治小便淋沥，及下焦湿
热，气不施化，或五种淋疾，癃闭不通。

海金沙_研　木通　滑石　瞿麦穗_{各一}
_{钱半}　杏仁_{去皮尖，麸炒，二钱}

上锉作一服，加灯心二十茎，水煎，
食前服。

五淋散　治膀胱有热，水道不通，淋
沥不止，脐腹急痛，或尿如豆汁，或如砂
石，膏淋尿血，并宜服之。

山茵陈　淡竹叶_{各一钱}　木香　滑石
甘草_{炙，各一钱半}　山栀子_炒　赤芍药　赤
茯苓_{各二钱}

上㕮咀作一服，水煎，食前服。

导赤散　治心虚蕴热，小便赤涩，或
成淋痛。

生地黄_{四钱}　木通_{三钱}　甘草_{二钱}

上作一服，加竹叶十片，水煎服。

火府丹　治心经蕴热，小便赤涩淋
痛。

生地黄_{二两}　木通　黄芩_{各一两}　甘草
_{五分}

上为细末，炼蜜丸如桐子大，每服五
十丸，木通煎汤下。

海金沙散　治五淋，一服如神。

当归_{酒洗}　大黄_{酒洗}　川牛膝_{酒洗}　木
香　雄黄　海金沙_{各等分}

上为细末，每服一钱半，临卧好酒调
服，两服全愈。

透膈散　治五种淋疾，气淋、热淋、
劳淋、石淋及小便不通至甚者。

硝石_{一两，不夹泥土，雪白者}

上研为末，每服二钱，各依汤使。如
热淋，溺赤淋沥，脐下急痛，冷水或黄芩
煎汤下；血淋，山栀仁煎汤下；气淋，小
腹胀满，尿后常有余沥，木通煎汤下；石

淋，茎内割痛，尿中有砂石，令人闷绝，
将药用钞纸隔，炒纸焦再研细，葵子三十
粒捣碎，煎汤下；劳淋，劳碌劳倦，虚损
则发，葵花煎汤下；小便不通，小麦汤
下；卒患诸淋，并以冷水调下。并空心先
调，使药消散如水即服之，更以汤使送
下。诸药未效者，服此立愈。

加味凉膈散　治淋闭[①]（闭也）。

大黄　朴硝　甘草_{各三两}　连翘　滑
石_{各四两}　栀子仁　黄芩　薄荷　茯苓_{各一}
_两

上为末，每服一两，加竹叶、蜜少
许，水煎服。

八珍散　治大人小儿小便涩，去潮
热。

大黄　木通_{去皮}　滑石　粉草　瞿麦
山栀子　黄芩　荆芥_{各等分}

上为末，每服一钱，薄荷煎汤调下，
食前，小儿减服。

加味四物汤　丹溪云：诸淋皆属于
热。余每用此，累效。

当归　川芎　赤芍药　生地黄　甘草
梢　杜牛膝　木通　桃仁　滑石　木香

上锉，水煎汤，空心吞黄柏滋肾丸，
兼灸三阴交，如鼓应桴，累试累效者。

经验秘方　治小便淋闭，茎中作痛，
神效。

石韦　滑石　瞿麦　萹蓄　冬葵子
木通　王不留行　地肤草_{各等分}

上为细末，每服三钱，白汤调下。

王不留行散　治热淋，痛不止。

王不留行　车前子　木通_{各一两}　葵
子　滑石_{各一两半}　当归_{微炒}　蒲黄　赤芍
药　甘遂_煨　桂心_{各半两}

上为细末，每服一钱，食前用粥汤调
服。

_____

① 淋闭（bì 必）　病名，大小便不利。

三味葶苈散 治小便急痛不利，茎中疼痛。

通草 茯苓各三两 葶苈二两

上为末，每服方寸匕，水调，日三服。

葵花散 治小便淋涩，经验。

葵花根洗净

上锉，水煎七沸，服之立效。

葛粉丸 治男女淋病疼痛，效速，勿轻忽之。

砂糖本草云：治心肺大肠热 葛粉

上和丸如桐子大，每服一二丸，井花水化开服。

二神散 治诸淋急痛。

海金沙七钱半 滑石半两

上为末，每服二钱，煎木通、麦门冬、车前草汤，入蜜少许，送下。

一方 石燕子七个，捣如黍米大 新桑白皮三两，锉，同拌匀

上二物分作七帖，水煎，空心午前至夜各一服。

一方 治男子妇人淋证，及女人腹痛，并皆治之。

野葡萄根二分 葛根一分

上二味㕮咀，用水一钟煎至三分，入童子小便三分，温服。

一方 用苎根二茎，锉碎，水一碗煎至半碗，顿服即通。

一方 用车前子一两，以绢囊盛，水二钟煎，温服，立瘥。

一方 用地肤子或茎叶一两，水煎，温服。（即北方扫帚苗上子是也）

治气淋方

沉香散 治气淋，多因五内郁结，气不舒行，阴滞于阳，以致壅滞，小腹胀满，大便多泄，小便不通。

沉香 石韦 滑石 王不留行 当归

各五钱 葵子 白芍药各七钱半 橘皮 甘草各二钱半

上为末，每服二钱，大麦煎汤调服。一方有木香、青皮。

木香散一名二木散 治冷气凝滞，小便淋沥作疼，身体冷。

木香 木通 当归 芍药 青皮 舶上茴香炒 槟榔 泽泻 陈皮各一钱 甘草五分 肉桂少许

上锉，水煎服。一方无肉桂。

加味益元散 治气滞，卒淋急痛。

益元散二钱 茴香一钱，微炒黄 木香 槟榔各二分半

上为末，水调服。

博济方 治五淋。

赤芍药一两 槟榔二个，面裹煨

上为末，每服二钱，水煎，空心服。

散滞茴香汤 治诸淋，并妇人赤白带下。

小茴香 当归 乌药 荆芥穗 黄连 木通 扁竹各一钱 砂仁 薄荷各八分 香附子五分

上锉，加淡竹叶十片，水煎，空心温服。

瞿麦汤 治气淋涩滞。

瞿麦穗 黄连 大黄蒸 枳壳去穰，麸炒 当归焙 羌活 木通 牵牛 元胡索 桔梗 大腹皮 射干各一两半 桂心半两

上㕮咀，每服四钱，加生姜七片，水煎温服。

治血淋方

小蓟饮子 治下焦结热，尿血成淋。

生地姜炒 小蓟根各一钱半 通草 滑石研 山栀仁 蒲黄炒 淡竹叶 当归梢各一钱 甘草五分，梢 生藕节一个

上锉作一服，水煎，空心服。

三生益元散 治血淋。

益元散三钱　生柏叶　生藕节　生车前各取汁一合

上调服。

阿胶散　治血淋。

阿胶面炒，二两　猪苓　赤茯苓　泽泻滑石各一两　车前子半两

上㕮咀，每服三钱，水煎，空心服。

琥珀散　治血淋神方。

琥珀另研　蒲黄各二两　当归　生地黄大蓟　小蓟各一两半　血余四两，烧灰　瞿麦栀子各一两　甘草三钱　酸浆草取自然汁，五碗

上为细末，将酸浆草汁和诸药，晒干为末，每服三钱，空心米饮调下。

一方　治血淋，诸热淋。

山茵陈　淡竹叶　木通　山栀子　滑石　甘草　猪苓　瞿麦

上锉，每服五钱，加灯心少许，水煎，空心温服。如大便秘涩，加大黄同煎。

通秘散　治血淋，痛不可忍。

陈皮　香附　赤茯苓各等分

上锉，每服二钱，水煎，空心服。

白薇散　治热淋血淋，并治尿出不知。

白薇　赤芍药各等分

上为末，每服二钱，温酒调下，立效。或加槟榔。

牛膝膏　治死血作淋，但虚人能损胃，不宜食。

牛膝锉一合，用水五钟煎耗其四，入麝香少许，空心服，只单以酒煮亦可。

牛膝膏　治死血作淋。

牛膝四两，去芦，酒浸一宿　桃仁一两，去皮尖，炒　当归尾二两，酒洗　赤芍药　生地黄酒洗，各一两半　川芎四钱

上锉碎，用甜水十钟，炭火慢慢煎至二钟，入麝香少许，分作四次，空心服。

如夏月用凉水换，此膏不坏。

发灰散　治血淋，若单小便出血为茎衄，皆主之。

乱发不拘多少烧灰，入麝香少许，每服用米醋泡汤调下。

一方　治小肠有热，血淋急痛。

车前子连根带穗洗净，臼内捣烂，井花水调，滤清汁，空心凉服一碗。若是砂石淋，以煅寒水石为末，调服。

一方　治血淋热淋，效。

赤小豆不拘多少，炒微熟

上为末，每服二钱，煨葱一根，温酒调服。

一方　治热淋血淋。

麻根十个以水四碗煎至一碗，空心服，甚效。

一方　治小便溺血，立效。

金陵草一名旱莲草　车前草各等分

上杵取自然汁，每服一茶钟，空腹服。

加味五苓散　治小便下血，多是湿热。

茯苓　猪苓　泽泻　白术　苍术　官桂

上锉，水煎服。

一方　治血淋。

干柿饼烧存性为末，每服二钱，空心米饮调下。

琥珀散　治五淋涩痛，小便有脓出血。

琥珀　海金沙　没药　蒲黄各一两

上为末，每服三钱，浓煎通草汤调下，日二服。

鹿角胶丸　治房室劳伤，小便尿血。

鹿角胶半两　没药另研　油头发灰各一钱

上为末，用茅根汁打糊为丸如桐子大，每服五十丸，空心盐汤下。

一方 治淋疾或血或白，并皆治之。

苍术一斤，去皮净，分作四分，一分用无灰酒浸，一分用陈米醋浸，一分用童便浸，一分用二淘米泔水浸，各三日，取出晒干。

上为细末，用蜂蜜一斤放磁碗内，滚水锅中炖① 开，连碗坐在绿豆内待冷，再炖再坐，如此三次，入药和为丸如弹子大，每服一丸，空心白汤或盐汤细嚼送下，不过数服愈。

茄树散 治放尿有血，带血线。

茄树根锉碎，用童子小便煎汁服之，效。

一方 治小便血不止。

用莴苣捣烂，贴脐立效。

治 石 淋 方

石韦散 治砂淋痛甚。

石韦去毛 冬葵子各二两 瞿麦一两 滑石五两 车前子三两

上为细末，每服三钱，白汤调服，日二三服。

单琥珀散 治诸般砂石淋，皆效。

琥珀二钱

上研为细末，空心，葱白汤调下，一二服立效。

神效琥珀散 治石淋，水道涩痛，频下砂石。

琥珀 桂心 滑石 大黄微炒 葵子腻粉 木通 木香不见火 磁石煅红，酒淬七次，细研，水飞过，各半两

上为细末，每服二钱，食前用灯心草、葱白煎汤调下。

琥珀散 治五淋，砂石淋。

滑石二钱 琥珀 木通 当归 木香郁金 萹蓄各一钱

上为末，每服五钱，以芦苇叶煎汤，空心调服。如无芦苇叶，以竹叶煎汤送下。

秘方 治砂淋，茎中痛。

石首鱼脑骨十个，火煨 滑石二钱半

上为细末，每服一钱，空心煎木通汤调下，未愈再服，必待砂出尽乃安。一方有琥珀三分。

石燕丸 治石淋，多因忧郁，气注下焦，结所食咸气而成，令人小便磣痛不可忍，出砂石，而后小便通。

石燕烧令通赤，水中淬三次，捣研，水飞，焙干 滑石 石韦去毛 瞿麦穗各一两

上为末，面糊丸如桐子大，每服五十丸，瞿麦、灯心煎汤下，日三次。

一方 治小便淋痛赤涩，下沙石。

萱草根一握捣取汁服，或嫩苗煮食之亦可。

一方 治小便不通，淋沥砂石，痛不可忍。

玉蜀秫即薏苡仁，不拘多少，根、叶、子皆可用。

上用水煎，稍热服，夏月冷服亦可。

一方 治石淋导水。

用蝼蛄一枚、盐二两，同于新瓦铺盖焙干，研为末，温酒调下一钱匕，服之即愈。

加味调胃承气汤 治砂石淋。

大黄五钱 甘草三钱 芒硝一钱半 牵牛头末，二钱

上作一服，水煎，食前服。

张氏小儿年十四岁，病约一年半矣，得之夏秋，发则小便大痛，至握其峻② ，跳跃旋转，号呼不已，小便数日不得下，下则成砂石，大便秘涩，肛门脱出一二寸，诸医不能治，求治于戴人。戴人曰：今日治，今日效，时日在辰巳间矣。以调胃承气仅一两，加牵牛头末二钱，汲河水煎之，令作三五度咽之，又服苦末丸如芥子许六十丸，日加

---

① 炖 原作"顿"，据文义改。
② 峻（zuī 最 阴平） 男孩的生殖器。

晡，上涌下泄，一时齐出，有脓有血，涌泄既觉定，令饮新汲水一大盏，小便已利一二次矣。是夜凡饮新水二三十遍，病去九分，止哭一次，明日困卧如醉，自晨至暮，猛然起走，索食于母，歌笑自得，顿释所苦。继以太白散、八正散等调理一日，大瘥。恐暑天失所养，留五日而归。戴人曰：此下焦结也，不吐不下，则下焦何以开；不令饮水，则小便何以利。大抵源清则流清也。（苦末丸，未详考）

治膏淋方

萆薢分清饮 治膏浊频数，漩白如油，光彩不足者，名曰膏淋。

川萆薢 石菖蒲 益智仁 乌药各二钱

上锉，水煎服。

鹿角霜丸 治膏淋，多因忧思失志，浊气干清，小便淋闭，黯如膏脂，疲剧筋力，或伤寒湿，多有此证。

鹿角霜 秋石 白茯苓各等分

上为末，面糊丸如桐子大，每服五十丸，空心，米汤下。

菟丝丸 治膏淋。

菟丝子水淘酒浸，蒸捣，焙 桑螵蛸炙，各半两 泽泻一钱

上为细末，炼蜜丸如桐子大，每服二十丸，空心米饮下。

琥珀郁金丸 治心火炎上，肾水不升，致使水火不得相济，故火独炎上，水流下淋，膀胱受心火所炽而浮囊中积热，或癃闭不通，或遗泄不禁，或白浊如泔水，或膏淋如脓，或如栀子汁，或如砂石米粒，或如粉糊相似者，俱热证也，此药悉皆治之。

大黄酒浸 黑牵牛炒头末 黄芩 琥珀另研，各二两 黄连 郁金各一两 滑石 白茯苓各四两

上为末，水丸如桐子大，每服五十丸，空心沸汤下。如用消导饮食，降心火，可加沉香五钱。

沉香散 治膏淋，脐下妨闷，不得快利。

沉香 陈皮去白 黄芪各七钱半 瞿麦三两 榆皮 韭子 滑石各一两 黄芩 甘草炙，各半两

上为细末，每服二钱，食前，米饮调下。

海金沙散 治膏淋。

海金沙 滑石各五钱 甘草一钱

上为末，每服二钱，食前，麦门冬汤调服，灯心汤亦可。

治劳淋虚淋方

清心莲子饮 治劳淋及上盛下虚，心火炎上，口苦咽干，烦渴微热，小便赤涩，或欲成淋，并治之。

黄芪蜜炙 人参 白茯苓 石莲肉各一钱 车前子 麦门冬去心 黄芩 地骨皮各八分 甘草五分

上㕮咀，水煎服。心热烦躁，赤浊，去黄芪，加白术、泽泻各一钱；发热，加柴胡、薄荷。

一方 治气虚脾虚，消渴淋浊。

人参 滑石各一钱 白术一钱半 赤茯苓 泽泻各七分 麦门冬去心 甘草各五分 竹叶三十片

上锉作一服，加灯心二十茎，水煎，食前服。

补中益气汤 治膀胱气虚损，不能运用水道，故滞而不通，而成诸淋。

黄芪 人参 白术 甘草炙 当归 陈皮各一钱 升麻 柴胡各五分

上锉，水煎服。

加味八物汤 治气虚淋。

人参 白术 白茯苓 甘草 当归

川芎　地黄姜炒　芍药　杜牛膝　黄芪

上锉，水煎服。

一方　治老人气虚而淋，溺有余沥。

人参　白术　木通　山栀子各等分

上锉，水煎，空心服。

一方　治淋病，脉沉而大，此主劳苦伤血，下焦蕴结。

人参　归尾　白芍药　香附各五钱　条芩①　木通各三钱　山栀子炒，三钱　黄芪　甘草生用，各五分

上锉，分六帖，杜牛膝汤二盏煎取一盏，食前热服。

滋阴降火汤　治火燥血少，气不得降而淋。

黄柏盐水炒　当归酒洗，各一钱半　白芍药煨，一钱二分　生地黄　知母　牛膝各一钱　木通　甘草梢各一钱

上锉，水煎，食前服。

一方　治小便淋痛，脉左大右涩，此为劳伤经血，勿作淋治，可补血，行肝经滞血自愈。

当归　生地黄　赤芍药各一钱　川芎　条芩　甘草梢各三分　陈皮　木通各五分　红花豆大　黄柏炒，二分　杜牛膝一钱

上桃仁泥研滑石同煎，待淋病退，去滑石、桃仁、杜牛膝、木通，入川牛膝代木通，分两倍之。

益元固真汤　治纵欲强留不泄，淫精渗下而作淋者。

人参　白茯苓　莲蕊　巴戟　升麻　益智仁　黄柏酒炒，各二钱　山药　泽泻各一钱半　甘草梢二钱

上锉，水煎，空心服。

地黄丸　治肾虚劳，膀胱结，淋涩。

生地姜炒　黄芪各一两半　人参一两二钱半　防风　茯神　鹿茸酥炙，去毛　黄芩去黑心　远志去心　瓜蒌各一两　石韦去毛　当归各半两　赤芍药　戎盐研　蒲黄　甘草炙，各七钱半　车前子　滑石各二两

上为细末，炼蜜丸如桐子大，每服二十丸，食前温酒下，或盐汤亦可。

大补丸　治淋证遇房劳即发者。

黄柏炒褐色

上为末，水丸桐子大，每服五七十丸，白汤下。

治冷淋方

生附散　治冷淋，小便秘涩，数起不通，窍中疼痛，憎寒凛凛，多因饮水过度，或为寒泣，心虚气耗，皆有此证。

附子生，去皮脐　滑石各半两　瞿麦　半夏汤洗七次　木通各七钱半

上为末，每服二钱，加生姜七片、灯心二十茎、蜜半匙，水煎，温服。

槟榔散　治冷淋，腹胁胀满，小便急痛。

槟榔　木香不见火　当归炒，各半两　母丁香　桂心各二钱半　猪苓一两，去黑皮　龙脑一钱，另研

上为细末，每服一钱，生姜葱煎汤调服，不拘时。

泽泻散　治冷淋，小便涩痛胀满。

泽泻　鸡苏②　石韦　赤茯苓　蒲黄　当归　琥珀另研　槟榔各一两　枳壳去穰，麸炒　桑螵蛸炒，各半两　官桂去粗皮，七钱半

上为细末，每服二钱，亦不拘时用冬葵子煎汤调服，或木通煎汤调亦可。

治茎中痛方

一方　治淋茎中痛，此是肝经气滞有热。

甘草梢半两　青皮　黄柏　泽泻各一钱

上作一服，水煎，空心服。

---

① 条芩　黄芩之条细者。
② 鸡苏　薄荷之别名。

参苓琥珀汤 治小便淋沥，茎中痛不可忍。

人参 川楝子[①]去核 柴胡 生甘草梢各一钱 茯苓一钱半 泽泻一钱二分 当归八分 元胡索七分 琥珀三分

上锉一服，水煎，空心服。一方加青皮、黄柏各三分。

加味六君子汤 治苦病淋，而茎中痛甚，不可忍者。

人参 白术 白茯苓 甘草 陈皮 半夏 黄柏 知母 滑石 石韦 琥珀

上锉，水煎服。

治胞痹方

肾沥汤 治胞痹，小腹急，小便不利。

桑白皮炒 犀角屑 杜仲炙，去丝 五加皮 麦门冬去心 木通 桔梗各一钱 赤芍药五分

上锉作一服，用水二钟，加羊肾一个，切破，入竹沥少许，同煎服。

肾着汤 治胞痹，小便不通。

赤茯苓 白术各四两 甘草炙，三两 干姜炮，一两

上为末，每服五钱，水煎，温服，日三服。

千金茯苓丸 治胞痹，小便内痛。

赤茯苓 防风 细辛 白术 泽泻各半两 天花粉 紫菀[②] 牛膝酒浸 黄芪 芍药煨 甘草炙，各三钱 附子炮 官桂各二钱 山茱萸肉 山药 独活 生地黄 半夏各一钱

上为末，炼蜜丸如桐子大，每服五六十丸，空心温酒下。

巴戟丸 治胞痹，脐腹痛，小便不利。

巴戟去心，一两半 桑螵蛸麸炒 远志去心 生地黄 山药 附子炮 续断 肉苁蓉酒浸，各一两 杜仲炙 石斛 鹿茸酥炙 龙骨 菟丝子 五味子 山茱萸 官桂各三钱

上为细末，炼蜜丸如桐子大，每服三十丸，空心食前温酒下。

治妇人淋方

一方 治妇人诸淋。

用苦杖根，俗呼土牛膝，洗净捶碎一握，水五碗煎至一碗，去粗，入麝香、乳香末各少许，调服，小便内当下砂石，剥剥有声，是其效也。

石韦散 治妇人小便卒淋涩。

石韦 黄芩 木通 白榆皮 葵子 瞿麦穗 甘草各等分

上㕮咀，每服八钱，加生姜三片，水煎，食前温服。

荫按：淋证，其感不一，或因房劳，或因忿怒，或因醇酒，或因厚味所致。夫房劳者，阴虚火动也。忿怒者，气动生火也。醇酒厚味者，酿成湿热也。积热既久，热结下焦，所以小便淋沥，欲去不去，不去又来，而痛不可忍者。初则热淋血淋，久则煎熬水液，稠浊如脂膏，如沙如石也。必须用散热开郁，行气破血，滋阴利小便之药可也。故东垣先生用药凡例，小腹痛，用青皮疏肝，黄柏滋肾。盖小腹小便，乃肝肾部位，学者不可不知。又子和先生云：凡大人小儿痛沙石淋，及五种淋沥闭癃，并脐腹痛，益元散主之，以长流水调下，八正散、石韦散，依方服用。此三药皆可加减服之，但诸方中石韦散、琥珀散，名虽同而药不一，学者临证审确，加减可也。大抵此证皆由下焦热结也。下焦结，则清阳不升，上窍闭，下窍塞矣。故丹溪用吐法，子和用下法，不吐何以开，不下何以利，上窍开，下窍自利矣，此所谓源清则流清者是也。

---

① 川楝子 "楝"原作"练"，今改。
② 紫菀 "菀"原作"宛"，今改。

卷九十二

小便不通

论

东垣曰：小便不通，皆邪热为病，分在气在血而治之，以渴与不渴辨之。如渴而不利者，热在上焦肺分故也。夫小便者，足太阳膀胱所主也，长生于申，申者，西方金也，金能生水，金者肺也，肺中伏热，水不能生，是绝小便之源也，肺气不能降，故用清燥金之正化，如雨如露，皆从天而降也，淡味渗泄之药，茯苓、猪苓、泽泻、琥珀、灯心、通草、车前子、木通、瞿麦、萹蓄之类，以泻肺火而清肺金，滋水之化源也。若不渴而不利者，热在下焦血分故也，下焦者，肾也，膀胱也，是绝其流而溺不出也。经曰：无阴则阳无以化，须用气味俱厚，阴中之阴之药治之，若用淡渗之剂，其性乃阳中之阴，非纯阴之剂，阳无以化也，治法当寒因热用。如热在上焦，栀子、黄芩；中焦，黄连、白芍；下焦，黄柏、知母之类。仲云：小便不通，腹下痛，状如覆碗，痛闷难忍者，乃肠胃干涸，膻中气不下。经云：膀胱者，州都之官，津液藏焉，气化则能出矣。膻中者，臣使之官，三焦相火，肾为气海也。王注云：膀胱，津液之腑，胞内居之，少腹处间毛内藏胞器，若得气海之气施化，则溲便注下，气海之气不及，则隐秘不通，故不得便利

也。先用木香、沉香各三钱，酒调下，或八正散，甚则宜上涌之，令气通达，便自通利。经所谓病在下，上取之。王注曰：热攻于上，不利于下，气盛于上，则温辛散之，苦以利之。一方煎橘红茯苓汤，调木香、沉香末，空心服之。

丹溪曰：小便不通，有热有湿，有气结于下，宜清、宜燥、宜升，有隔二隔三之治。如因肺燥，不能生水，则清金，此隔二。如不因肺燥，但膀胱有热，则宜泻膀胱，此正治。如因脾湿不运，而精不升，故肺不能生水，则当燥脾健胃，此隔三。清肺，用车前子、茯苓之类；泻膀胱，用黄柏、知母之类；燥脾健胃，用苍术、白术之类。又曰：小便不通，属气虚，血虚，有实热，痰气闭塞，皆宜吐之，以提其气，气升则水自降，盖气承载其水者也。气虚，用参、术、升麻等，先服后吐，或就参芪药中调理吐之；血虚，用四物汤，先服后吐，或芎归汤探吐之；痰多，二陈汤，先服后探吐之；痰气闭塞，二陈汤加木香、香附探吐之；实热当利之，或八正散。盖大便动则小便自然通矣。一人小便不通，医用利药益甚，脉右寸弦滑，此积痰在肺，肺为上焦，膀胱为下焦，上焦闭则下焦塞，如滴水之器，上窍闭，则下窍无以自通，必上窍开，而后下窍之水出焉，以药大吐之，病即安。

叶氏曰：气虚血虚，与痰气闭结于下者，虚实之情不同。丹溪皆用吐法，乃急则治其标也，至本之虚，岂参术四物之类

顷刻下咽遂能补益之耶。吾恐病根犹在，不久必复作。愚意若果气虚血虚，必用大补，使其气盛而施化，血生而津润，其便自可以通，不必探吐。果宜吐者，必须先吐，候其溺通，继服补剂，庶可平复，非如痰气闭结者，但吐之而可已。此丹溪未尽之意，予表而出之。

戴氏曰：汗多而小便赤涩，夏月多有此证，盛暑所饮既多，小便反涩，缘上停为饮，外发于汗，津道不通，小肠涩闭，则水不运下，用五苓散。然有虚劳汗多而反涩者，乃是五内枯燥，滋腴既去，不能生津，当以温养润肺，十全大补汤或养荣汤，不可过用利小便。盖汗者心液，心主血，养血则心得所养，汗止津生，不必通溺而自清矣。诸失精血，及患痈毒人，或有小便反涩之证，亦是枯竭不润之故也。

李氏曰：经曰：膀胱不利为癃，候其鼻头色黄者，小便必难。肾主水，潴于膀胱，泄于小肠，实相通也。然肾应于心，心火盛则小肠热结，热微则小便难而仅有，热甚则小便闭而绝无，宜清热生津为主，单朴硝散、五苓散。脐下胀者，加琥珀，或单琥珀为末，蜜丸，人参茯苓煎汤下。或捣生车前子自然汁，入蜜一匙调服。有利大便行而后小便利者，八正散加木香；热盛，茎中涩痛者，导赤散加山栀、大黄，或麻子仁丸，冷热熨法。虚损久病自汗，五内枯燥，及诸疮失血过多者，人参养荣汤。有精竭不痛，茎痒者，八味丸。有胃弱不能通调水道，下输膀胱，及气虚者，四君子汤加黄芪、升麻。有脾枯亡血，及劳伤血虚者，四物汤。气血俱虚者，八物汤。痰涎阻滞，气道不通者，导痰汤加升麻。忿怒气结，闭遏不通者，二陈汤加木香、香附、木通，俱先服一盏，后煎粗探吐，以提其气，气升则水自降矣。实热，砂糖调牵牛末一二钱，探

吐。寻常小便赤涩，宜清心。上热者，导赤散加黄连、灯心。下虚者，滋肾丸。上盛下虚者，清心莲子饮。胞痹，即寒淋，小便痛引脐腹，上有清涕，肾着汤。热者，泻肾汤。肠痹，乃飧泄，小便闭涩，津液偏渗，便宜分利而已。

脉　法[①]

脉诀举要曰：鼻头色黄，小便必难，脉浮弦涩，为不小便。

治气分热小便不通方

清肺饮　治渴而小便闭，或黄或涩，邪热在气分也。

茯苓二钱　猪苓　泽泻各三钱　车前子一钱　木通　萹蓄各七分　琥珀　瞿麦　通草　灯心各二分

上为末，每服五钱，水煎，热服。

蒲黄汤　治心肾有热，小便不通。

赤茯苓　木通　车前子　桑白皮炒　荆芥　灯草　赤芍药　蒲黄　滑石　甘草各等分

上为末，每服二钱，葱白、紫苏煎汤调下，食前服。

葵子散　治小便不通。

黄蜀葵子　赤茯苓各二钱

上作一服，水煎，食前服。

葵子汤　治膀胱实热，小便不通。

赤茯苓去皮　木猪苓去皮　葵子　枳实麸炒　瞿麦　滑石　木通　黄芩　车前子　甘草炙，各等分

上㕮咀，每服四钱，加生姜五片，水煎服。

海金沙散　治小便淋沥，及下焦湿热，气不施化，或五种淋疾，癃闭不通。

海金沙研　木通　瞿麦穗　滑石　通

---
① 法　原作"理"，据他卷文例改。

草各半两 杏仁去皮尖, 麸炒, 一两

上㕮咀, 每服一两, 灯心二十茎水煎, 温服。

宜气散 治小便不通, 脐腹急痛。

木通 甘草各三钱 栀子二钱 葵子 滑石各一钱

上为末, 每服半钱, 灯心汤下, 食前。

木通散 治小便不通, 小腹痛不可忍。

木通 滑石各一两 黑牵牛头末, 半两

上㕮咀, 每服三钱, 灯心十茎、葱白一茎水煎, 食前服。

鸡苏饮子 治小便不通。

鸡苏二两 生地黄 通草各四两 滑石 杏仁去皮尖, 各二两 冬葵子一两五钱 石韦炙, 去毛, 一两

上锉, 以水六升煎至二升半, 去粗, 分三服, 空心进一服, 如人行四五里又进一服, 必通。

又方 治小便不通。

冬葵子 滑石各三两 通草 赤茯苓各一两 茅根二两半 芒硝一两半

上细切, 以水六升煎至二升, 去粗, 纳芒硝, 分作三服, 连进即通。

集验方 治小便淋沥不通。

滑石半斤 石韦三两 通草四两 榆荚 冬葵子各半升①

上细切, 以水一斗煎取三升, 分作三服, 顿饮。一方加黄芩二两。

一方 治男子小便不通, 及孕妇转胞, 小便不通。

冬葵子 山栀子炒 滑石研, 各半两 木通三钱

上作一服, 水煎, 温服外以冬葵子、滑石、山栀子为末, 田螺肉捣膏, 或生葱汁调膏, 贴脐中, 立通。

八珍散 治大人小儿小便不利, 或不通。

大黄 木通去皮 滑石 粉草 瞿麦 山栀子 黄芩 荆芥各等分

上为末, 每服一钱, 薄荷汤调下, 小儿减服, 食前。

加味八正散 治膀胱不利为癃, 癃者小便闭而不通。

车前子 瞿麦 萹蓄 滑石 甘草 山栀子 木通 大黄 木香各等分

上锉, 每服三钱, 入灯心十茎, 水煎, 食前服。

五苓散 治中暑脉浮, 发热渴而小便不利。

白茯苓 猪苓 泽泻 白术 官桂各等分

上为末, 每服五钱, 水煎服。

茯苓汤 治胃疸, 阳明积热, 食已辄饥, 面色黄瘦, 胃满胁胀, 小便闭涩。

赤茯苓 陈皮去白 泽泻 桑白皮各三分 赤芍药 白术 人参 官桂各二分 石膏八分

上锉, 作一服, 加生姜五片, 水煎, 温服。病甚者, 加大黄、朴硝各一钱。

茯苓戎盐汤

茯苓半斤 白术二两 戎盐弹丸大, 一枚

上三味为末, 白汤调下。

草蜜汤 治心肾有热, 小便不通。

生车前草捣取自然汁半钟, 入蜜一匙, 调下。

一方 治小便不通。

车前子草一斤, 水三升煎取一升半, 分三服。

一方 治小便不通, 脐下满闷。

海金沙一两 腊茶半两

上为末, 每服三钱, 生姜甘草汤调下。

---

① 各半升 "各"字原脱, 今补。

白花散 治膀胱有热，小便不通。

用朴硝不拘多少，为细末，每服二钱，空心煎茴香汤调下。

琥珀散 治老人虚人小便不通。

用琥珀为末，每服一钱，以人参、茯苓煎汤，空心调服；或炼蜜丸如桐子大，每服十丸，赤茯苓汤下。

治血分热小便不通方

滋肾丸 治下焦阴虚，脚膝软无力，阴汗阴痿，足热不能履地，不渴而小便闭者，邪热在血分也。

黄柏酒洗，焙 知母酒洗，炒，各二两 肉桂二钱

上为细末，熟水丸如桐子大，每服一百丸，加至二百丸，空心白汤下。

通关丸 治小便不通，热在下焦血分，兼治诸淋。

黄柏 知母各酒炒，二两 肉桂三钱 滑石二两 木通一两

上为末，水丸桐子大，每服百丸，白汤下。

导气除湿汤 治小便闭塞不通，乃血涩致气不通而窍涩也。

知母酒洗 泽泻各三钱 茯苓 滑石炒黄，各二钱 黄柏酒洗，四钱

上㕮咀，每服五钱，水煎，空心稍热服。

黄连丸 治因服热药过多，小便不利，诸药莫能效者，或脐下痛不可忍者。

黄连炒 黄柏炒 甘草各等分

上㕮咀，水煎，食前温服，如更不通，加知母。此药助气，使气得化则通矣。

治转胞小便不通方

二石散 治男妇脬转，八九日不得小便者。

滑石 寒水石 冬葵子各一盏

上用水十盏煎至五盏，分作二服。

冷热熨法 治二便秘塞，或淋沥溺血，阴中疼痛，此热气所致。

先以冷物熨小腹几次，后以热物熨之，又以冷物熨之自通，将理自愈。

治气郁小便不通方

加味二陈汤 治忿怒气结，闭遏不通。

陈皮 半夏 茯苓 甘草 香附 木通各等分

上锉，水煎服，后煎粗探吐，以提其气。

二香散 治气郁于下，小便隐秘不通。

木香 沉香各等分

上为末，煎陈皮茯苓汤调下，空心服。

治血郁小便不通方

蒲灰散 治污血，小便不利。

蒲灰七分，恐即蒲黄粉 滑石三分

上二味为末，饮服五分方寸匕，日三服。

滑石白鱼散

滑石 乱发烧 白鱼各二分，衣鱼也

上为末，饮服五分匕，日三服。

发灰散 治脐下急满，小便不通。

头发烧灰 葵子各等分

上研细，每用二钱，米饮调服讫，即炒黑豆叶盖脐上，即通。

桃仁煎 治妇人积血，小便不通。

桃仁 大黄 朴硝各二两 虻虫半两，炒黑

上为末，以醇醋二升半银石器内慢火煎取一升五合，下大黄、桃仁、虻虫等，不住手搅，良久出之，丸如桐子大，前一

日不晚食，五更初，温酒吞下五丸，日午取下如赤豆汁或如鸡肝等状，未下再服，见鲜血即止，续以调血气药补之。

楼氏曰：一贵宦妻妾小便不通，脐腹胀痛不可忍，众医皆作淋治，如八正散之类，皆不效。予诊之曰：此血瘕也，非颠眩药不可去。用此药至日午，大痛不可忍，卧少顷，下血块如拳者数枚，小便如黑豆汁一二升，痛止得愈。此药猛烈太峻，气虚血弱者，宜斟酌用之。

治痰塞小便不通方

二陈汤　治痰多，小便不通，用此探吐。

陈皮　半夏　茯苓　甘草各等分

上锉，水煎服。

升麻导痰汤　治痰涎阻滞气道，小便不通。

南星泡　橘红　赤茯苓　枳壳　甘草各一钱　半夏二钱　升麻五分

上锉，水煎服。

治水气小便不通方

瓜蒌瞿麦丸　治小便不利者，有水气，其人若渴，此方主之。

瓜蒌根二两　茯苓　薯蓣各三两　附子一枚，炮　瞿麦一两

上为末，炼蜜丸如桐子大，每服三丸，服不知，增至七八丸。以小便利，腹中温，谓之知。

治虚损小便不通方

人参养荣汤　治久病自汗，五内枯燥，及诸疮失血过多，小便不利者。

人参　当归　黄芪　白术　陈皮　芍药各一钱　熟地黄　五味子　远志各七分　白茯苓六分　桂心　甘草各五分

上锉，加生姜三片、枣二枚，水煎服。

加味四君子汤　治气虚及胃弱，不能通调水道，下输膀胱，致小便不通。

黄芪　升麻　人参　白术　茯苓　甘草炙，各一钱

上锉，水煎服。

六味地黄丸　治肾经虚损，小便淋沥不通。

熟地黄八两　干山药　山茱萸　茯苓　泽泻各四两　牡丹皮三两

上为末，炼蜜丸如桐子大，每服百丸，空心白汤下。如精竭不痛，茎痒者，用八味丸，即本方加肉桂、附子各一两。

治小便不通杂方

一方　治小便不通。

用杏子仁二十一枚研烂，水调，分作二服，效。一方鸡子中黄一枚，服之不过三。一方用麻烧灰存性，为末，黄酒调服，登时就通。

一方　治小便不通，腹胀疼痛欲死。

野地蒺藜子不拘多少，焙黄色为末，温酒调服。

一方　用蚯蚓五七条研烂，投凉水一碗，搅匀澄清，去泥滓饮水，即时通，大解热疾。不知人事，欲死者，服之立效。

一方　治小便不通，两尺脉俱沉微，乃阴虚也，曾服通利之药不效者。

用大附子一个重一两者炮，去皮脐，盐水浸透，泽泻切，作四剂，每剂灯草七根煎服。

一方　治忍小便致胞转。

自取爪甲烧灰，米饮服之。

一方　治小便不通，数病而微肿。

取陈久笔头一枚，烧为灰，和水服之。

一方　用酸浆草捣汁，入蜜同服。

一方　用竹鸡草一两洗净，车前草一

两，同于砂盆内擂烂，加蜜少许，无蜜加盐少许，取汁，空心服，小便自通。竹鸡草，其叶如竹叶，花翠蓝色。

一方　治妇人卒不得小便。

用紫菀末，以井花水服三撮便通。小便血，五撮立止。

一方　治小便不通。

用炒盐热熨小腹，冷复易之。或以食盐炒热放温，填脐中，却以艾灸七壮，即时通，尤妙。

一方　治小便闷。

用大田螺，生去壳，捣细封脐上，即通。

葱熨法　治小便难，小腹胀满，不急治，杀人。

用葱白一斤细锉，炒令热，以帕子裹，分作两处，更递熨脐下，即通。

一方　治小便难，腹满闷，不急疗之，杀人。

用秦艽一两去苗，以水一大盏煎取七分，去柤，每于食前作两服，瘥。

一方　治阴阳关格，前后不通，利大便，小水自行，中有转胞之证，诸药不效，无救，则胀满闷乱而死。

用甘遂为末，水调敷脐下，内以甘草节煎汤饮之，药汁至脐，二药相反，而胞自转矣，小水来如涌泉，此救急之良法也。

一方　治伤寒后小便不通。

用生姜八九块杵碎，水十余碗，麻布五六尺，同煎数沸，用桶盛，至候通，手以布频熨小腹，良久，恰用红豆末一匕，江茶二匕，井花水调服，神效，小便如注。

瓜蒌散　治腹胀，小便不通。

瓜蒌不拘多少，焙干为末，每服二钱，热酒米饮，频频服，以通为度。

一方　用葱白三寸，水煎热，不用葱，入阿胶一片于汤内溶开，温服，食前服。

卷 九 十 三

小 便 不 禁

论

原病式曰：热甚客于肾部，干于足厥阴之经，廷孔郁结极甚，而气不能宣通，则痿痹而神无所用，故液渗于膀胱而旋溺遗失，不能收禁也。

戴氏曰：小便多者，乃下元虚冷，肾不摄水，以致渗滞，宜生料鹿茸丸。睡着遗尿者，此亦下元虚冷，治如前法。有盛喜致小便日夜无度，乃喜极伤心，心与小肠为表里，宜分清饮合四七汤煎服，再以辰砂妙香散，或小菟丝子丸间服。小便数者，频频欲去而溺不多，但不痛耳，此肾与膀胱俱虚，客热乘之，虚则不能制水，宜补肾丸、六味地黄丸。热又水道涩而不利，八正散、或五苓散加黄柏、知母、麦门冬、木通。大便硬，小便数者，是谓脾约病，脾约丸主之。

丹溪曰：小便不禁者，属热属虚。热者，五苓散加解毒；虚者，五苓散加四物。

王节斋曰：小便不禁，或频数，古方多以为寒，而用温涩之药，殊不知属热者多。盖膀胱火邪妄动，水不得安，故不能禁而频数来也。故年老人多频数，是膀胱血少，阳火偏旺也，治法当补膀胱阴血，泻火邪为主，而佐以收涩之剂，如牡蛎、山茱萸、五味之类，不可用温药也。病本属热，故宜泻火，因水不足，故火动而致小便多，小便既多，水益虚矣，故宜补血。补血泻火，治其本也；收之涩之，治其标也。

东垣云：小便遗失者，肺金虚也，宜安卧养气，禁劳役，以黄芪、人参之类补之。不愈当责有热，加黄柏、生地黄。

楼氏曰：下焦虚脱者涩之。经云：水泉不止者，是膀胱不藏也。仲景云：下焦竭则遗溺失便，其气不能自禁制，不须治，久则愈。又云：下焦不归，则遗溲。世用桑螵蛸、鸡肶胵之类是也。

李氏曰：小便不禁，出而不觉，赤者有热，白者气虚。实热乃膀胱火动，四苓散合三黄汤，加五味子、山茱萸少许。虚热四苓散合四物汤，加山栀，升麻。虚乃肾与膀胱气虚，十全大补汤加益智仁，或缩泉丸、大菟丝子丸、二苓丸。遇夜阴盛愈多，内虚自汗者，秘元丹。内虚湿热者，肾气丸、八味丸减泽泻、附子，加五味子、杜仲、破故纸、倍山茱萸。内虚寒冷者，古桂附汤，大菟丝子丸加肉桂。频数而少，轻于不禁，劳心者，妙香散、桑螵蛸散。劳役伤脾者，补中益气汤。脾约证见伤寒。下虚内损，则膀胱不约，便溺自遗，或尿后余沥，皆火盛水不得安，治宜补膀胱阴血，泻火邪为主，而佐以牡蛎、山茱萸、五味子之类，不可用温药，古方补阴丸最妙。妇人产后伤胞，小儿胞冷，鸡肶胵散主之。

治内热小便不禁方

茯苓琥珀汤 治膏粱湿热内蓄，不得施化，膀胱窍涩，小便频数而短少，脉沉缓，时时带数。

茯苓　猪苓　白术　琥珀各半两　泽泻一两　滑石七钱　甘草炙　桂去皮。各三钱

上为细末，每服五钱，煎长流水一盏，空心食前调下。待少时，以美膳压之。

解毒四苓汤 治有热小便不禁。

白术　茯苓　猪苓　泽泻　黄连　黄柏　栀子　山茱萸各一钱　五味子十五粒

上锉，水煎服①。

治内虚小便不禁方

四物合四苓汤 治虚弱不禁。

白术　茯苓　泽泻　猪苓　当归　川芎　芍药　生地黄　山茱萸各一钱　五味子十五粒

上锉，水煎，空心服。

参芪汤 治气虚，遗溺失禁。

人参　黄芪蜜水炒　茯苓　白术　当归　熟地黄　陈皮各一钱　益智仁八分　升麻　肉桂各五分　甘草三分

上锉，加生姜三片、枣一枚，水煎，空心服。年老之人虚寒遗溺者，多加附子，名参附汤。补中益气汤加益智、五味子，亦可服。

参术汤 治身体虚瘦，遗溺失禁。

人参八分　白术麸炒　黄芪蜜水炒　山药炒　白芍药酒炒，各一钱　山茱萸酒蒸，去核酸枣仁炒，各七分　甘草炙，四分

上锉一剂，水煎，空心服。

二苓丸 治心肾不足，精神恍惚，小便淋沥不禁。

赤茯苓　白茯苓各等分

上为末，以新汲水澄，去新沫，控干

别去，地黄汁与好酒同于银石器内熬成膏，搜和丸如弹子大，每服一丸，空心盐酒嚼下。

桑螵蛸散 治劳伤心肾，小便频数如米泔色，能安神定志，有服此药，不终剂而愈。

桑螵蛸盐炙　远志去心　龙骨　人参菖蒲盐炙　茯神去木　鳖甲醋炙　当归各等分

上为末，每服二钱，临卧人参汤调服。

既济丸 治小便不禁。

菟丝子酒制　益智仁炒　茯苓　韭子炒　肉苁蓉酒洗　当归　熟地黄各五钱　黄柏盐酒炒　知母盐酒炒　牡蛎煅　石枣酒蒸，去核，各三钱　五味子一钱

上为末，面糊丸如桐子大，每服百丸，空心盐汤下。

水芝丸 治上焦真气虚弱，小便频数，日夜无度。

莲肉去皮，不拘多少，用好酒浸一二宿，猪肚一个，将莲肉入肚中，多半为度，水煮熟取出，切，焙干

上为细末，酒煮面糊丸如芡实大，每服五十丸，食前米饮下。

益智丸 治下元气虚，小便频数。

人参　黄柏酒浸，各五钱　益智仁六钱甘草一钱

上为细末，炼蜜丸如桐子大，每服五十丸，五更临卧滚水酒任下。

加味地黄丸 治内虚热者，小便频数不禁。

熟地黄八两，杵膏　山茱萸酒蒸，去核干山药各四两　牡丹皮　白茯苓　泽泻牡蛎　五味子各三两

上为末，地黄膏和，炼蜜丸如桐子大，每服百丸，空心滚汤下。一方六味丸

---

① 上锉，水煎服　此五字原脱，据文例补。

去泽泻，加益智仁。

小菟丝子丸

石莲肉二两　菟丝子酒浸，五两　白茯
苓一两半　山药二两，内七钱打糊

上为末，用山药粉打糊丸如桐子大，
每服五十丸，空心用酒盐汤任下。

一方　治小便遗失。

阿胶炒成珠　牡蛎　鹿茸酒浸　桑螵蛸
酒炙，各等分

上为末，糯米糊丸如桐子大，每服五
十丸，空心盐酒任下。

鸡肚胵散　治遗尿失禁。

鸡肚胵一具并肠，男用雌，女用雄，洗净烧灰

上为末，每服二钱，空心温酒调服，
或加猪脬烧灰。

一方　治遗尿失禁。

破故纸为末，每服二三钱，空心熟水
调下，又宜气海穴灸之。

治虚寒小便不禁方

卫真汤　治男妇元气衰惫，荣卫怯
弱，真阳不固，三焦不和，上盛下虚，夜
梦鬼交，觉来盗汗，面无精光，唇口舌
燥，耳内蝉鸣，腰痛背倦，心气虚乏，精
神不安，惊悸健忘，饮食无味，日渐瘦
悴，外肾湿痒，夜多小便，肿重冷痛，牵
引小腹，足膝缓弱，行步艰难；妇人血海
久冷，经候不调，或过期不止，或一月两
来，赤白带下，漏分五色，子宫感寒，久
不成孕，并皆治之。此药大能生气血，遇
夜半子时肾水旺极之际，补肾实脏，男子
摄血化精，诸病未萌之前，皆能制治，使
不复为梗。

人参一两半　金钗石斛五两　白茯苓
木香　肉豆蔻　山药　熟地黄各三两　牛
膝童便酒浸一宿　生地黄各二两　当归　青皮
去白　丁香各一两

上为细末，每服三钱，酒调下，盐汤

亦得，空心食前服，妇人诸病，童便同酒
调，空心下。

大菟丝子丸　治内虚里寒，自汗不
止，小便不禁。

菟丝子　肉苁蓉各二两　黑附子　五
味子　鹿茸　鸡肚胵　桑螵蛸各一两

上为末，酒糊丸如桐子大，每服七十
丸，空心盐汤酒任下。一方有牡蛎一两。

韭子丸　治老人下元虚冷，小便不禁
或成白浊。

韭子炒，六两　鹿茸酥炙，四两　苁蓉酒
浸牛膝酒浸　熟地黄　当归各二两　菟丝
子酒浸　巴戟去心，各一两半　杜仲炒　石斛
去芦　干姜炮　桂心各一两

上为末，酒糊丸如桐子大，每服一百
丸，空心盐汤温酒任下。老人又宜八味丸
加益智仁，去泽泻。

鹿茸丸　治久虚冷，小便白浊，滑数
不禁。

鹿茸酥炙　牛膝酒浸　五味子各二两
石斛　杜仲姜汁炒　巴戟去骨　山药　菟丝
子酒煮，捣烂　川楝肉　泽泻各一两　附子炒
官桂　沉香各半两

上为末，酒糊丸如桐子大，每服七十
丸，空心盐酒下。

一方　治男子妇人一切虚冷之疾，活
血驻颜，减小便，除盗汗；治妇人久不生
育，似带疾而非，时有遗沥，并皆治之，
功效不可具述。

苍术切焙　川楝子　茴香　吴茱萸汤
洗　破故纸　胡芦巴并炒，各一两　山药二两
川姜　川乌　草乌并炮，各半两

上为细末，醋糊丸如桐子大，每服十
五丸，空心温酒盐汤任下，妇人艾醋汤
下，日二服。

秘元丹　治冷气攻心，腹痛泄泻，自
汗遗溺，阳衰足冷，真气不足，一切内虚
里寒等证。

白龙骨三两　诃子十枚　砂仁　辰砂各一两

上为末，糯米粥丸如绿豆大，每服空心酒下二丸，临卧冷水下三丸。忌葱茶韭。

缩泉丸　治脬气不足，小便频数，一日夜百余次。

益智仁　天台乌药各等分

上为末，酒煮山药糊丸如桐子大，每服五七十丸，临卧盐汤下。

一方　治夜多小便。

益智仁二十个，连皮　赤茯苓二钱

上锉，水煎，临卧热服。

一方　治小儿小便不禁，夜多遗尿。

益智仁一两，盐水浸一宿，炒干，去壳

上为末，每用二茶匙，米汤调下。

一方　治下焦虚冷，小便数损无力。

生薯蓣半斤刮去皮，以刀切碎，于铛中煮酒沸，下薯蓣，不得搅，待熟加盐葱白，更添酒，空腹服二三盏妙。

卷九十四

大便燥结

论

东垣曰：《金匮真言论》云：北方黑色入通肾，开窍于二阴，藏精于肾。又云：肾主大便，大便难者，取足少阴。夫肾主五液，津液润则大便如常。若饥饱失节，劳役过度，损伤胃气，及食辛热味厚之物，而助火邪，伏于血中，耗散真阴，津液亏少，故大便结燥。然结燥之病不一，有热燥，有风燥，有阳结，有阴结，又有年老气虚，津液不足而燥结者。治法云：肾恶燥，急食辛以润之。结者散之。如少阴不得大便，以辛润之；太阴不得大便，以苦泄之。阳结者散之，阴结者温之。仲景云：小便利而大便硬，不可攻下，以脾约丸润之。食伤太阴，腹满而食不化，腹响，不能大便者，以苦泄之。如血燥而不能大便者，以桃仁、酒制大黄通之；风结燥而大便不行者，以麻子仁加大黄利之；如气涩而大便不通者，以郁李仁、枳实、皂角仁润之。大抵治病必究其源，不可一概用巴豆、牵牛之类下之，损其津液，燥结愈甚，复下复结极，以至引导于下而不通，遂成不救。噫，可不慎哉。

丹溪曰：秘结有虚者，有风者，有湿者，有火者，有津液不足者，有寒者，有气结者，切不可一例用芒硝、大黄，利药

巴豆、牵牛尤不可用。久病腹中有实热，大便不通，宜用润肠丸微利之，不宜用峻利之药。古方有脾约证，制脾约丸，谓胃强脾弱，约束津液，不得四布，但输膀胱，故小便数而大便难。曰脾约，与此丸以下脾之结燥，肠润结化，津液入胃而愈。然既曰脾约，必阴血枯槁，内火燔灼，热伤元气，故肺受火邪而津竭，必窃母气以自救，金耗则土受木伤，脾失转输，肺失传送，宜大便秘而难，小便数而无藏蓄也。理宜滋养阴血，使阳火不炽，金行清化，脾土清健，津液入胃，脾润而通矣。今此丸用之，热甚而气实，与西北方人禀壮实者，无不安，若用之东南方人，与热虽盛，而气血不实者，虽得暂通，将见脾愈弱，而肠愈燥矣。须知在西北，以开结为主，在东南，以润燥为主。一老人因内伤挟外感，自误汗后，以补药治愈，脉尚洪数。予谓洪当作大论，年高误汗，后必有虚证，仍与参、芪、归、术、陈皮、甘草等。自言从病不曾更衣，今虚努迸痛不堪，欲用利药。予谓非实秘，为气困，因误汗而虚，不得充腹，无力可努，仍用前药，间以肉汁粥及锁阳粥与之，浓煎葱椒汤浸下体，下软块五六枚，脉大未敛，此血气未复，又与前药，二日小便不通，小腹满闷，烦苦仰卧，则点滴而出。予曰：补药未至。倍参、芪，服二日小便通，至半月而愈。

叶氏曰：秘结之证，多面黄，其候有风，有冷，有气，有热，有老人津液干

燥，妇人分产亡血，及发汗利小便，病后血气未复，皆能作秘，不可一例用芒硝利药，巴豆、牵牛尤不可用。风秘者，由风抟肺脏，传于大肠，故传化难，或其人素有风病者，亦多有秘，宜升麻、防风、羌活、荆芥煎汤，入竹沥，吞脾约麻仁丸。冷秘由冷气横于肠胃，凝阴固结，津液不通，胃道闭塞，其人肠内气攻，喜热恶冷，即仲景所谓阴结病也，宜理中汤加官桂、枳壳，吞半硫丸。气秘由气不升降，谷气不行，其人多噫，宜苏子降气汤，或木香槟榔丸。有气作痛，大便秘塞用通剂而便更不通，又有气秘强通虽通复闭，或迫之使通，因时下血者，此当顺气，气顺则便自通，又当求温暖之剂。热秘面赤身热，肠胃胀闷，时欲得冷，或口舌生疮，此由大肠热结，虚者润肠丸，实者承气汤。老人虚秘，及出汗利小便过多，产后亡血，一切病后，血气未复而秘者，并宜润肠丸，宿食留滞，结而不通，腹胀气急，木香槟榔丸。热药多秘，惟硫黄暖润而疏通；冷药多泄，惟黄连肥肠而止泄。

李氏曰：燥结两字不同，燥有风燥、热燥、火燥、气血虚燥。结有能食、脉实数者，为阳结；不能食，脉弦微者，为阴结。亦有年高气血虚结者。燥属少阴，津液不足，辛以润之，结属太阴，有燥粪，苦以泻之。凡结后，仍服润血生津之剂，免其再结再通，愈伤元气。燥结因肝木自旺，或肺风入大肠者，曰风燥，搜风顺气丸；因脏腑积热，或久病郁热者，曰热燥，四顺清凉饮，当归龙荟丸；因脾胃伏火便闭不食者，曰血燥，四物汤加大黄、桃仁，或为丸服。大便偏秘者，导滞通幽汤；小便偏秘者，导气除湿汤。阴虚火燥者，补中益气汤，通用四物汤，川芎为君，天麦门冬为臣，瓜蒌为佐，升麻、红花、甘草为使。风加秦艽或牛膝，热加黄芩，血虚[1] 倍生地黄，渴加天花粉、五味子，闭结加大黄、郁李仁、麻仁，气虚量加参、芪，阴虚加知母、黄柏。大抵宜甘寒润剂，忌辛香动火，及一切发汗之药。经曰：燥者润之，养血之谓也。湿热怫郁，心腹胀满，有虫积者，槟榔丸。凡燥结有时者为实，无时者为虚。有药石毒者，大小便闭，气胀如鼓者，三和散合三黄汤；饮食毒者，香连丸；胃火者，白虎汤；津少，因发汗利小便过多，及产后失血等证血液枯者，五仁丸、肾气丸、大补阴丸，或导滞通幽汤加槟榔、条芩、陈皮；气虚者，参仁丸、补中益气汤；挟七情者，古苁沉丸；脏寒则气涩，脏冷则血枯，有痃癖冷气结滞者，古半硫丸、古姜附汤、五积散，冰冷与之。其病虽宜服阳药，若大便不通者，亦当暂与润剂，微通大便，不令闭结。七情气闭，后重窘迫者，三和散、六磨汤；如脉浮，昼便难者，用陈皮、杏仁等分，蜜丸服；脉沉，夜便难者，换桃仁；痰滞不通者，二陈汤加枳壳、槟榔；宿食秘喘者，须审寒热，伤热物者二黄丸；伤寒物者，丁香脾积丸，通用备急大黄丸；有脾胃伏火者，润肠丸。治秘结，须流行肺气，盖肺与大肠为表里故也，枳梗汤加紫苏或苏子降气汤，或苏子麻仁煮粥。又如脾约证，胃强脾弱，约束津液，不能四布，但输膀胱，故小便数而大便难，此脾约丸之由制也。但脾属阴虚，火燔金耗，则肺失传化，尤宜滋阴养血。在西北壮实者，以脾约丸开结可也；东南气血虚者，润燥为主，通用冷热熨法、掩脐法、麻油导法。

荫按：夫燥结之证，有虚实二者之分，或因风寒，邪从外入，或因七情，火自内起，此是湿热沸热，燥结有时，乃为

---

① 血虚 "虚"字原脱，据文义补。

实也。实则宜荡涤肠胃，开结软坚，如大黄、芒硝、枳实、厚朴，承气汤之类是也。或因病久，饮食少进，或因年高，将息失宜，此是血液枯涸，燥结无时，乃为虚也。虚则宜滋养阴血，润燥散热，如当归、地黄、桃仁、条芩，润燥汤之类是也。若不审虚实而轻用药，死生如反掌之易矣，可不畏哉。

脉　　法

脉多沉伏而结。阳结脉沉实而数，阴结脉伏而迟或结。老人虚人便结，脉雀啄者不治。

脉诀举要曰：执厥脉伏，时或而数，便秘必难，治不可错。又，结之脉沉伏勿疑，热结沉数，虚结沉迟，若是风燥，必右尺浮肥。

治大便热秘方

当归润燥汤　治大便秘结不通。

升麻　生地黄各一钱半　当归尾　熟地砂仁炒　大黄　桃仁另研　麻仁去壳　生草各一钱　红花五分

上锉作一服，水煎，空心服。一方有黄柏，无红花。

大黄饮子　治身热烦躁，大便不通。

大黄煨，二钱　杏仁炒，去皮尖　枳壳麸炒栀子各一钱半　升麻一钱　生地姜酒炒　人参　黄芩各七分　甘草炙，五分

上锉一服，加生姜五片、豆豉二十一粒、乌梅一个，水煎，食前服。

大承气汤　治肠胃热厥极深，大便燥结，以此下之。

大黄酒洗　芒硝　厚朴　枳实各等分

上锉，每服量证大小，用水先煮厚朴、枳实二物至七分，纳大黄煮至五分，去柤，纳芒硝煎一二沸，通口服，以利为度，不利再服。本方去芒硝名小承气汤。

去厚朴、枳实加甘草，名调胃承气汤。本方加甘草，名三一承气汤，皆可选用。

润肠丸　治脾胃伏火，大便秘涩或干燥不通，全不思食，及风结血秘，皆令闭塞也，以此润燥和血疏风，自然通利。

桃仁汤泡，去皮尖　麻仁去壳，各一两当归梢　大黄煨　羌活各五钱

上除桃仁、麻仁另研如泥外，余杵为细末，炼蜜丸如桐子大，每服三五十丸，空心白汤下。如风湿而大便不行，加煨皂角仁、大黄、秦艽以利之；如脉涩，觉身有气涩而大便不通者，加郁李仁、大黄以除气燥。

槟榔丸　治大肠湿热，气壅不通，心腹胀满，大便秘结。

大黄蒸　黄芩　枳实麸炒　牵牛炒槟榔　羌活　麻子仁炒，去壳另研　杏仁去皮尖，炒　白芷各一两　人参五钱

上为细末，炼蜜丸如桐子大，每服五十丸，空心白汤下。

牛黄散　治上焦热，脏腑秘结。

大黄一两　白牵牛头末半两

上为细末，有厥冷用酒调下三钱，无厥冷而手足寒者，蜜调下，食后，以微利为度。

东流饮　治大便热结闭塞。

大黄一钱或二三钱　生桃仁七枚　生芝麻　细茶各一撮　甘草五分

上用长流水生擂碎服，立效，井水亦用。

脾约丸

麻仁一两二钱半　杏仁去皮尖，炒，一两二钱枳实炒　厚朴　赤芍药各二两　大黄四两，蒸

上为末，炼蜜丸如桐子大，每服五十丸，空心米汤下。

消毒麻仁丸

杏仁二两，去皮　大黄生，五两　山栀子

十两

上为末，蜜丸桐子大，每服五十丸，食前白汤下。

玄明粉散　治血热便秘。

玄明粉三钱　当归五钱

上煎汤调服。

单槟榔散　治肠胃有热，大便秘涩。

槟榔一味

上为末，每服二钱，蜜汤调下。

润肠汤　治虚老人大便闭结。

蜂蜜一两　香油五钱　朴硝一撮

上合一处，水一钟煎数沸，温服。

治大便风秘方

疏风散　治风毒秘结。

枳壳麸炒，半两　防风　羌活　独活　槟榔　白芷　威灵仙　蒺藜炒，去刺　麻仁去壳　杏仁去皮尖　甘草炙，各一两

上锉，每服二钱半，加生姜五片、蜜一匙，慢火煎服。

活血润燥丸　治大便风秘血秘，时常结燥。

当归梢五钱　防风三钱　大黄湿纸裹煨羌活各一两　桃仁二两，研如泥　皂角仁烧存性，一两半　麻仁二两半，研如泥

上除桃仁、麻仁另研如泥外，为细末，炼蜜丸如桐子大，每服五十丸，白汤下三两。服后须以麻子仁煮粥，每日早晚食之，大便日久，不能结燥也。此药以瓷罐盛之，纸包封，毋令见风。

润肠汤　治大便秘涩，连日不通。

麻子仁一盏半，细研，用水浸，滤去皮，取浓汁荆芥穗为末，四两　芝麻微炒，半盏研，水浸取浓汁　桃仁汤浸，去皮，麸炒黄，研如泥

上入盐少许同煎，可以代茶饮之，以利为度，食前服。

枳壳丸　治肠胃风气壅盛，大便秘实。

大黄炒，二两　枳壳炒　木香不见火　皂角去黑皮，炒　香白芷　橘红　桑白皮各一两

上为末，炼蜜丸如桐子大，每服七十丸，空心米饮姜汤下。

又皂角丸　治大肠有风，大便秘结，年高人宜服。

皂角炙，去子　枳壳去穰，麸炒，各等分

上为细末，蜜丸桐子大，每服七十丸，空心米饮下。

大麻仁丸　治妇人肠胃风结，大便常秘。

火麻子去壳，研膏　大黄　槟榔　木香　枳壳各一两

上为末，炼蜜丸如桐子大，每服三十丸，食前白汤下。

参仁丸　治气壅风盛，便秘后重，疼痛烦闷。

麻仁　大黄各三两　人参七钱半　当归一两

上为末，蜜丸桐子大，每服三十丸，熟水下。

治大便气秘方

三和散　治七情之气，结于五脏，不能流通，以致脾胃不和，心腹痞闷，大便秘涩。

羌活　紫苏　宣木瓜　沉香各一两　木香　白术　槟榔　陈皮　甘草炙，各七钱半　川芎三两　大腹皮一两

上㕮咀，每服五钱，水煎，食前服。

六磨汤　治气滞腹急，大便秘涩。

沉香　木香　槟榔　乌药　枳壳　大黄各等分

上用热汤，磨细服之。

升阳泻湿汤　治隔噎不通，逆气里急，大便不行。

青皮　槐子各二分　生地姜酒炒　熟地

砂仁炒　黄柏各二分　当归身　甘草梢各四分　苍术五分　升麻七分　黄芪一钱　桃仁十个，去皮尖，另研

上锉作一服，水煎，食前热服。

木香三棱散　治腹中有虫，面色痿黄，一切积滞。

黑牵牛半生半炒，多用　大腹皮多用　槟榔　木香　雷丸　锡灰醋炒　三棱煨　莪术煨　大黄各二两

上为细末，每服三钱，空心蜜水调下，或砂糖水亦可，须先将烧肉一片口中嚼之，吐出后服药。

润肠丸　治大肠风结气涩。

南木香二钱　青橘皮　槟榔　陈橘皮各一两　肥皂角五片，醋煮焦去皮子五片，生用去皮子二两共为末，五片水一升，煮取浓汁，滤干，慢火银石器内熬成膏

上四味为末，以皂角膏搜和成剂，如硬，少入蜜为丸如桐子大，每服三十丸，空心温水下。

南木香丸　治大便秘结。

南木香不见火　槟榔　麻仁　枳壳各等分

上先将枳壳去穰，每个切作四片，用不蛀皂角三寸、生姜五片、巴豆三粒略槌碎，不去壳，用水一盏将枳壳同煮和滚，滤去生姜、巴豆、皂角不用，只将枳壳锉细焙干为末，入前药为末，炼蜜丸如桐子大，蜜汤下三十丸，不拘时。

搜风润肠丸　治三焦不和，胸中痞闷，气不升降，饮食迟化，肠胃燥涩，大便秘结。

沉香　槟榔　木香　青皮　萝卜子炒　陈皮去白　枳壳去穰，炒　三棱煨　枳实麸炒　木通各五钱　郁李仁去皮，一两

上为末，炼蜜丸如桐子大，每服五六十丸，木瓜汤下，常服温润肠胃，导化风气。一方有大黄，无木通，米饮下。

枳壳丸　治三焦结，大小便不通，谷气不得下行。

枳壳麸炒　陈皮各二两　槟榔半两　木香一钱半　黑丑四两，半生半炒，杵头末一两半，余不用

上为细末，炼蜜丸如桐子大，每服十五丸，姜汤下。

橘杏丸　治老人虚弱人气秘，大便不通。

橘红为末　杏仁浸，去皮尖另研，各等分

上和匀，炼蜜丸如桐子大，每服七十丸，空心米饮下。

紫苏麻仁粥　能顺气，滑大便。

紫苏子　麻子仁

上二味不拘多少研烂，水滤取汁，煮粥食之。

治大便虚秘方

导滞通幽汤　治大便难，幽门不通，上冲吸门不开，噎塞不便燥秘，气不得下，治在幽门，以辛润之。

当归身　升麻　桃仁泥各一钱半　生地黄姜汁酒炒　熟地黄各一钱　甘草　红花各五分

上作一服，水煎，食前调槟榔细末二钱，稍温服。一方有大黄，无甘草，治结燥腹痛。加麻仁、大黄，名当归润燥汤。

小麻仁丸　能润血燥，大便不通。

麻子仁　当归　桃仁　生地黄　枳壳各一两

上为末，炼蜜丸如桐子大，每服五十丸，空心白汤下。

润肠丸　治血枯大便闭涩。

杏仁去皮尖，炒　枳壳麸炒　麻仁另研　陈皮　阿胶蛤粉炒　防风　当归梢酒洗　肉苁蓉酒洗　桃仁去皮尖炒，另研　生地黄各一两

上为末，炼蜜丸如桐子大，每服五十丸，空心白汤下。一方无苁蓉以下四味。

滋肠五仁丸　治血液枯槁，大肠秘涩，传道艰难。

桃仁　杏仁各去皮尖，一两　柏子仁半两　松子仁一钱二分　郁李仁炒，一钱　陈皮四钱，另为末

上将五仁别研为膏，入陈皮末研匀，炼蜜丸如桐子大，每服五十丸，空心米饮下。

苁蓉润肠丸　治发汗过多，耗散津液，大便秘结。

肉苁蓉酒浸焙，二两　沉香另研，一两

上为末，用麻子仁汁打糊为丸如桐子大，每服七十丸，空心米饮下。

一方　治大便虚秘而热。

白芍药一两半　陈皮　生地黄　归身各一两　条芩　甘草各一钱

上为末，粥丸桐子大，每服七八十丸，白汤下。

厚朴汤　治胃虚而闭，不能饮食，小便清利。

厚朴姜汁炒，二钱六分　枳实麸炒，一钱半　白术四钱　半夏一钱八分　陈皮　甘草炙，各二钱

上锉作二剂，每服加生姜三片，水煎，食远服。

治大便冷秘方

半硫丸　治年高冷秘，虚秘，痃癖冷气。

硫黄生研　半夏汤泡七次，焙干，各等分

上为末，用生姜自然汁打面糊丸如桐子大，每服五十丸，空心温酒、姜汤任下。

备急大黄丸　治胃中停滞寒冷之物，大便不通，心腹作痛。

大黄　干姜　巴豆去油，各一两

上为末，炼蜜和，捣一千杵，丸如小豆大，每服三丸，温水下。

治大小便不通方

颠倒散　治脏腑实热，或小便不通，或大便不通，或大小便俱不通。

大黄　滑石　皂角各三钱

上为末，空心温酒送下。如大便不通，倍大黄三钱；如小便不通，倍滑石三钱；如大小便俱不通，大黄、滑石各加三钱。

倒换散　治大小便不通。

大黄　杏仁一方作荆芥，各减半，更换用

上锉，水煎服。如大便不通，大黄一两、杏仁三钱；如小便不通，大黄三钱、杏仁一两。

八正散　治大小便俱闭。

大黄　瞿麦　木通　滑石　萹蓄　车前子　栀子仁　甘草各等分

上锉，每服五钱，入灯心七茎，水煎服。

铁脚丸　治大小便不通，神效。

大皂角去皮子炙，不拘多少。一云，烧存性

上为末，炼蜜丸（一方酒糊丸）如桐子大，每服七十丸，白汤下。一方皂角烧灰为末，粥清调下。

加味二陈汤　一妇人脾疼，后患大小便不通，此是痰隔中焦，气聚上焦，用此治之。

陈皮　半夏　茯苓　甘草　木通各等分

上锉，水煎，初服后吐，俎再煎服。

回生神膏　治阴证大小便不通，及诸杂病阴候，大小便不通者，宜用此治法，数日不通，危急者用之，非急不用。

牡蛎　陈粉　干姜炮，各一两

上为细末，男病用女人唾调手内擦热，紧掩二卵上，得汗出愈。女病用男子唾调手内擦热，紧掩两乳上，得汗出愈。盖卵与乳，乃男女之根蒂，坎离之分属也。

一方　治大小便不通。

江子肉　杏仁　皂角各等分

上为末，作饼置脐上，艾灸自通。

车狗散　治大小便经久不通，欲死者。

推车客七个　土狗七个，在土名土狗，在水名水狗

上二物新瓦上焙干，以虎目树皮向东南者，浓煎汤服之，经验如神。虎目即虎杖，其性大能利小便，又解暑毒。一说男子病推车客用头，土狗用身；女人病土狗用头，推车客用身效。

蜣螂散　治大小便不通。

六七月间寻牛粪中有大蜣螂，不拘多少，用线串起，阴干收贮。用时取一个，要完全者，放净砖上，四面以灰火煨干，以刀从腰切断，如大便闭用上半截，如小便闭用下半截，各为末，新汲水调服，二便俱闭，则全用之。

蜗牛膏　治大小便不通。

用蜗牛三枚，连壳研为泥，再加麝香少许，贴脐中以手揉按之，立通。若用田螺捣烂，填脐中，亦妙。

掩脐法　治大小便不通。

用连须葱一根不洗带土、生姜一块、淡豆豉二十粒、盐二匙同研烂捏饼，烘熟掩脐，以帛札定，良久气透自通，不然再易。

一方　治大小便不通。

用蜜一钟入皮硝二钱、滚白汤一钟，空心调下。

木通散　治大小便不通。

木通为末，温酒送下，大人多用，小儿少用。

丁香散　治大小便不通，如神。

苦丁香五钱　川乌炮　草乌炮　香白芷　牙皂炮　细辛各三钱　胡椒一钱　麝香少许

上为细末，用竹筒将药吹入肛门内，即通。

一方　治大小便不通。

用火烧盐，放脐内，切蒜一片，盖盐上，艾灸二三炷，即通。

一方　治大小便不通。

用明矾末一匙安脐中，冷水滴之，冷透腹内，自然通。如是曾灸无脐孔，即于灸盘上，用纸捻作圈子，笼灸盘，着矾末在内，仍作前法，用水滴之。

治大便不通外取法

蜜导法　凡诸秘结，或兼他证，又或老弱虚极不可用药者，以此导之。

用蜜熬入皂角末少许，乘热捻作小锭候冷以导之，冷蜜、生姜兑佳。

猪胆汁导法　用大猪胆一枚泻汁，和醋少许，灌谷道中，一饭顷当大便。

一方　治大便不通，神方。

皮硝一撮水化　香油一盏　皂角末少许

上用竹管，一头套入谷道中，一头以猪尿胞将药三味入内，放竹管里，用手着力一捻，药入即通。

香油导法　治大便不通，腹胀，死在须臾。

用竹管蘸葱汁，深入大便内，以香油一半、温水一半同入猪尿胞内，捻入竹管，将病人倒放，脚向上，半时即顺，立通。

一方　治大便不通。

用皂角烧烟，马桶内坐熏，即通。

提盆散即霹雳箭

用草乌一味为末，用葱头带涎蘸纳肛门中。

宣积丸　手心握药便通。

巴豆　干姜　韭子　良姜　硫黄　甘遂　白槟榔各等分

上为细末，研饭为丸如龙眼大，早朝先用椒汤洗手，麻油涂手掌口，握药一粒，移时便泻。欲止，以冷水洗手。

卷九十五

痔　漏

论

东垣曰：《内经》云：因而饱食，筋脉横解，肠澼为痔。夫大肠，庚也，主津，本性燥，清肃杀之气，本位主收，其所司行津，以从足阳明旺，则生化万物者也。足阳明为中州之土，若阳衰亦殒杀万物，故曰：万物生于土，而归于土者是也。以手阳明大肠，司其化焉，既在西方，本位为之害蜚司杀之府，因饱食行房忍泄，前阴之气，归于大肠，木乘火势而侮燥金，故火就燥也，大便必闭，其疾甚者，当以苦寒泻火，以辛温和血润燥，疏风止痛，是其治也。以秦艽、当归梢和血润燥，以桃仁润血，以皂角仁除风燥，以地榆破血，以枳实之苦寒补肾，以下泄胃实，以泽泻之淡渗，使气归于前阴，以补清燥受胃之湿邪也，白术之苦甘，以苦补燥气之不足，其甘味以泻火，而益元气也。故曰：甘寒泻火，乃假枳实之寒也。古人用药，为下焦如渎。又曰，在下者引而竭之，多为大便秘涩，以大黄推去之，其津液益不足，以当归和血，及油润之剂，大便自然软利矣，宜作锉汤以与之，是下焦有热，以急治之之法也。以地榆恶麦门冬而坏胃，故宿食消尽，空心作丸服之。

虞氏曰：经云：因而饱食，筋脉横解，肠澼为痔。又云：脾胃者，仓廪之官，五味出焉。大肠者，传道之官，变化出焉。若夫饱食太过，则脾气倦甚，不能运化精微，朝伤暮损，清浊混淆，故食积下流于大肠之间，而为病也。盖脾胃一虚，肺气亦乏，而大肠之气，亦从而虚，其肝木得以乘虚下流，而为肠风病，则是金失所养，木寡于畏之所为耳。其为变见，名状种种不同，曰牛奶，曰鼠奶，曰鸡心，曰鸡冠，曰莲花，曰翻花，曰蜂窠，曰穿肠，曰外痔，虽为状不一，而其因则同焉。治法以苦寒泻火，芩连栀子槐花之类。以辛温和血，川归、川芎、桃仁之类，风邪在下，以秦艽、防风、升麻之类提之，燥热怫郁，以大黄、枳壳、麻仁之类调之。遭此疾者，自宜慎口节欲依法调治，无有不安者也。

统旨云：痔瘘其名有五，曰牝，曰气，曰血，曰酒，又有肠风痔、脉痔、雌雄痔，皆五痔之别名也。其状初生悉在肛旁，或如鼠乳，或结小核，痒痛注闷，甚者身热恶寒。诸方论之，皆由房劳，饮酒过度，久嗜甘肥，不慎醉饱，以合阴阳，劳扰血脉，肠澼渗漏，冲注下部，肛旁生疮，变为痔疾。治法：如觉痔发，便服秦艽白术丸、槐角丸。实热者，秦艽苍术汤，疏利脏腑，及洗浴重熨，以取内消，切忌酒面辛热，房室肥腻，稍纵嗜欲，腐溃脓血，或逗留淫汁，岁月已深，旁穿窍穴，即变痔漏；即须用寸金锭子三五次，多服补气之药，又能味无味之味，事无事之事，其次静养调节，谨慎合宜，未有不瘥者也。选要曰：夫痔漏者，肛门边内外有疮也。若成瘤不破者曰痔，破溃而出脓血黄水，浸淫淋沥，久不止者，曰漏也。此疾皆由湿热风燥四气相合而致之。其状有五，曰牡，曰牝，曰脉，曰血，曰肠痔是也。又有酒痔、气痔、虫痔、翻花痔、蝼蛄痔。古方分为二十四种，名状不同，究其所因，亦不过久嗜辛热，炙煿新酒，及房劳忧思，蕴积热毒，愤郁之气所成也。或藏于肛门之内，或突于肛门之外。若蕴毒深者其状大，蕴毒浅者其状小，大者如鸡冠、莲花、核桃之状，小者如牛奶、鸡心、樱桃之形。或流脓水，或出鲜血，有妨行坐，久而不愈，则成漏矣。治法：在外者宜点之洗之，在内者宜祛其风而除其湿，消其热而解其毒，斯得治之要也。

丹溪曰：痔漏因风热燥，归于大肠也。治血为主，大法用条芩凉大肠，人参、黄连、生地黄、槐角凉血生血，当归和血，川芎、升麻、枳壳宽肠。漏疮先须用补药以生气血，参、芪、归、术为主，大剂服之，外以附子为末，津和作饼子如钱厚，以艾灸之。漏大者艾炷亦大，漏小炷小，灸令微热，不可令痛，饼干则易之，再和再灸，如困且止，次日再灸，直至肉平为度，或仍前用补气血药作膏贴之。痔头向上，是大肠热甚，收缩而上，用四物汤、解毒汤加枳壳、白术、槐角、秦艽治之。

荫按：方氏曰：痔漏之源，由乎酒色过度，湿而生热，充于脏腑，溢于经络，坠乎谷道之左右，冲突为痔，久而成漏者也。痔轻而漏重，痔实而漏虚。治痔之法，不过凉血清热而已。至于治漏，初宜凉血，清热燥湿，久则宜涩窍杀虫而兼乎温散也。或曰痔漏，火是根源，何故而用温涩？殊不知痔若出血，始终是热；漏流脓水，始是湿热，终是湿寒，不用温药，何以去湿而散寒乎。非止痔漏；百病中多有始热而终寒者，如泻痢，如呕吐，初作则肠胃气实为热，久作则肠胃气虚而为寒矣。丹溪下血条云，下血久不愈者，后用温剂，正此义也。

李氏曰：五痔皆因食色所伤。经曰：因而饱食，筋脉横解，肠澼为痔。盖饱食则脾不能运，食积停聚大肠，脾土一虚，肺金失养，则肝木寡畏，风邪乘虚下流，轻则肠风下血，重则变为痔漏，或醉饱入房，精气脱泄，热毒乘虚下注；或淫极入房过甚，伤筋忍精停毒，甚则以男交男，致伤膀胱与肾肝筋脉。盖膀胱筋脉，抵腰络肾，贯臀走肝，环前后二阴，故痔乃筋脉病，发则面青，痛甚，肝苦急也。五痔：牡痔，肛边如鼠乳。牝痔，肛边一枚，生疮陷入。肠痔，结核肠内，脱肛出血。血痔，大便清血，随下如射箭。脉痔，肠口频频发痛，出血且痛且痒，五痔散主之。又有气痔，肛门肿痛，便难强力，则肛出不收，橘皮汤。酒痔，饮酒则发，干葛汤。虫痔，浸淫湿烂，岁积月累，蚀肠穿穴，猬皮丸、黑玉丹。凡毒深者大如鸡冠、莲花、核桃，毒浅者小如松子、牛乳、鸡心、鼠乳、樱桃，虽种种不同，皆三阴虚也。痔非外邪，乃脏内湿热风燥四气相合，蕴久流入大肠而成毒。有肠头肿块者湿也，肛肿后坠湿兼热也。出脓血水者热胜血也，痛极者火热也，痛痒者风热也，大便秘者燥热也，小便涩者肝火湿热也。又疮头向上或硬者热多，向下或软者湿多。痔以凉血为主，盖热则伤血，血滞则气亦不运，而大肠下坠作痛，大要以槐花、槐角、生地黄凉血，芎、归、桃仁和血生血，枳壳行气宽肠，芩、连、山栀清热，黄柏、防己、泽泻行湿，麻仁、大黄润燥，秦艽、荆芥疏风，风邪陷下久者，防风、升麻提之，气弱者，人参、黄芪补之，气不顺者，木香、槟榔和之。古方热痔，黄连阿胶丸、清心丸、槐角丸、槐胆丹；湿热，香壳丸或四物汤合败毒散；风湿，秦艽汤；燥痔，四顺清凉饮；下血者，芎归丸、苦参丸；痛者，七圣丸；痒者，黑玉丹；肿硬者，豚胃丸。外法刀割线剔，损脏伤命，药点药敷，闭毒变漏。初起只宜蒜灸，已成者，防风、荆芥、槐花、木鳖、朴硝煎汤熏洗，滑脱加文蛤、莲蓬，洗后用古熊胆膏、融松油涂之。内痔宜内生肌丸，忌擦药。断根须用滋补，忌用寒凉。体实属肺与大肠。风热者，加味槐角丸，加味地黄三神丸，断根更易。体薄属肝脾肾三经，阴精损者，肾气丸、补中益气汤、十全大补汤，以滋化源，更节嗜欲，谨起居，方可断根。又有兼下疳疮者，有茎中出白津者，有兼瘦者，皆肝肾不足变出，勿专服寒凉泻火。又曰：漏须知初与久，凡痈疽久，则宿脓腐肉，停蓄其间，穿孔必深，风冷外侵，涓涓秽脓流出，如缸瓮之有漏孔。九漏：肝主狼漏，胃主鼠漏，大肠主蝼蝈漏，脾主蜂漏，肺主蚍蜉漏，心主蛴螬漏，胆主蜉蝣漏，肾主螺蛳漏，小肠主转筋漏。原因气血壅滞，染触蠢动含灵之毒，而名其因，治则一也。在痔则有穿肠穿肾穿阴者，又有无痔，肛门左右，别生一窍，流出脓血，名为箪漏。窍在皮肤者，易愈；脏腑损者，难治。又有原有痔漏肛边，别生一块作脓，就在痔孔出，乃食积注下也，宜连魏散。痔止出血，始终是热，漏流脓血，初是湿热，久是湿寒。初起淡红，微肿小核，宜凉血，清热燥湿，牵牛酒、加味槐角丸、脏头丸、古枳巴丸、连归丸。久则内如稿白，外如黑腐，淫虫恶臭，宜涩窍杀虫温补，黑玉丹、钓肠丸、

芎归丸、苦参丸、蜡矾丸。又有初起因风冷者，久则虚而挟湿热者，大补气血，用十全大补汤、补中益气汤、黄芪六一汤主之。丹溪用参、术、黄芪、芎、归为君，佐以猬皮、蛇退、牛角腮、蜂房之类服之，外用丹溪附子饼灸法，灸至肉平为度，更用云母膏贴之。畏灸者，内生肌丸最妙。他如熏洗方、齿发散、蜂房散、平肌塞窍，取脓取虫诸方，粗实者酌用，清贵者慎之。

脉　法

脉沉小实者，易治；浮洪而软弱者，难愈。

治痔漏初起湿热方

丹溪方　痔疮专以凉血为主，此方治之。

人参　条芩　黄连　生地_{酒洗}　槐角　当归　川芎　升麻　枳壳_{各等分}

上锉，水煎服，或丸服亦可。一方用黄芪，无人参。

滋阴凉血地黄汤

当归_{一钱半}　川芎　生地_{酒洗}　黄芪　条黄芩　槐角子_{各一钱}　白芍药　黄连　秦艽_{各八分}　升麻　枳壳_{各五分}　甘草_{三分}

上锉一帖，水二钟煎一钟，食前服。

清凉饮　治诸痔热甚，大便秘结。

当归　赤芍药　甘草_炙　大黄_{饭上蒸，晒干，各等分}

上为末，每服二钱，新水调下。

秦艽苍术汤　治痔疾若破，谓之痔漏，大便秘涩，必作大痛，此湿热风燥，四气合而为病，故大肠头成块者湿也，作大痛者风也，大便燥结者兼受火邪也。其西方肺金主气，其体收下，亦助病为邪，须当用破气药兼之，其效如神。

秦艽_{去芦}　桃仁_{去皮尖，另研}　皂角仁_烧

存性，各一钱　苍术米泔浸　防风各七分　黄柏酒洗，五分　当归梢酒洗　泽泻各三分　槟榔二分，另研　大黄少许，虽大便通涩，亦不可多用

上件除槟榔、桃仁、皂角仁三味另研外，余药锉如麻豆大，作一服，水三盏煎至一盏二分，去粗，入槟榔等三味，再火上煎至一盏，空心热服，待少时，以美膳压之，不犯胃气也。服药日忌生冷硬物及酒湿面大料椒姜等物，若犯之其药无效。如有白脓，加白葵花头五朵，去萼心青皮半钱，入正药中同煎，木香三分为细末，同槟榔等三味，依前煎服。古人治此疾，多以岁月待除之，惟此药一服即愈。

秦艽防风汤　治痔漏，每日大便时发疼痛，如无疼痛者，非痔漏也，此药主之。

秦艽　防风　当归身　白术各一钱五分　炙甘草　泽泻各六分　黄柏酒洗，五分　大黄煨　橘皮各三分　柴胡　升麻各二分　桃仁三十个，去皮尖，另研　红花少许

上锉一服，水三盏煎至一盏，去粗，稍热空心服之，避风寒，忌房事酒湿面大辛热物。

秦艽羌活汤　治痔漏成块下垂，不任其痒。

羌活一钱二分　秦艽　黄芪各一钱　防风七分　炙甘草　麻黄　升麻　柴胡各五分　藁本三分　细辛　红花各少许

上锉，水煎，空心服。忌风寒处大小便。

秦艽当归汤　治痔漏，大便结燥疼痛。

大黄煨，四钱　秦艽　枳实各一钱　泽泻　当归梢　皂角仁　白术各五分　桃仁二十个，去尖　红花少许

上锉作一服，水三盏煎至一盏，食前热服，忌如前。

当归郁李仁汤　治痔漏，大便硬，努出大肠头，下血苦痛不能忍。

郁李仁　皂角仁各一钱　枳实七分　秦艽　麻仁　当归梢　生地酒洗　苍术各五分　大黄煨　泽泻各三分

上锉作一服，除皂角仁为末，水三盏煎一盏，去粗，入皂角仁末调，空心食前服之。忌如前。

红花桃仁汤　治痔漏经年，因而饱食，筋脉横解，肠澼为痔，治法当补北方泻中央。

黄柏一钱半　生地黄一钱　泽泻八分　苍术六分　当归梢　汉防己　防风梢　猪苓五分　麻黄二分　红花半分　桃仁十个

上锉一服，水三盏煎一盏，稍热食前服。忌如前。

加味四物汤　治内热痔漏下血。

当归　芍药　川芎　生地酒洗　黄芩酒洗　黄柏酒洗　槐花炒，各一钱

上锉，水煎服。

地榆散　治痔疮肿痛。

地榆　黄芪　枳实　槟榔　川芎　黄芩　槐花　赤芍药　羌活各一钱　白敛　蜂房焦炒　甘草炙，各五分

上锉作一服，水煎服，食前。

秦艽白术丸　治痔疾并痔漏有脓血，大便燥硬而作疼痛不可忍。

秦艽去芦　桃仁汤浸，去皮尖　皂角仁烧存性，各一两　当归梢酒浸　泽泻　枳实　白术各五钱　地榆三钱

上为细末，和桃仁泥研匀，面糊丸如鸡头实大，令药光滑，焙干，每服五七十丸，白汤下，空心服，待少时以美食压之。忌生冷硬物冷水冷菜之类，并湿面酒及辛辣热大料物之类，犯之则药无验也。

七圣丸　治大肠疼痛不可忍。叔和云：积气生于脾脏旁，大肠疼痛阵难当，但令稍泻三焦火，莫慢多方立纪纲。

羌活—两　郁李仁汤浸，去皮，—两五钱　大黄煨，八钱　槟榔　桂去皮　木香　川芎各五钱

上除郁李仁另研细入外，其余共为细末，炼蜜丸如桐子大，每服三五十丸，白汤下，食前。取大便微利，一服而愈，切禁不得多利大便，其痛滋甚。

橘皮汤　治气痔。

橘皮　枳壳　川芎　槐花炒，各一钱半　槟榔　木香　桃仁炒，去皮　紫苏茎　香附　甘草炙，各一钱

上锉作一服，加生姜三片、枣二枚，水煎，食前服。

干葛汤　治酒痔，每遇饮酒便发肿痛而流血。

干葛　枳壳炒　半夏　茯苓　生地黄酒洗　杏仁各一钱半　黄芩　甘草炙，各五分

上锉作一服，加黑豆一百粒、姜三片、白梅一个，水煎服。

逐瘀汤　凡痔漏热证有瘀血作痛，用此通利大小肠，取下恶物见效。

川芎　白芷　枳壳炒　赤芍药　阿胶炒成珠　茯苓　莪术煨　生地黄　茯神　木通　甘草　五灵脂各一钱　桃仁炒，去皮尖　大黄各一钱半

上作一服，加生姜三片、蜜三匙，水煎，食前服，以和为度。

黄芪葛花丸　治肠中久积热毒，痔瘘下血疼痛。

黄芪　葛花　生地黄焙　黄赤小豆花各一两　大黄　赤芍药　黄芩　当归各三钱　槟榔　白蒺藜　皂角仁炒，各五钱　猬皮一钱

上为末，炼蜜丸如桐子大，每服二十丸至三十丸，煎桑白皮汤及茴香槐子煎汤下亦可。

香壳丸　治湿热内甚，因而饱食，肠澼发为诸痔，久而成瘘。

木香　黄柏各三钱　枳壳去穰，炒　厚朴各五钱　黄连—两　猬皮一个，烧灰　当归四钱　荆芥穗二钱

上为末，面糊丸如桐子大，每服二三十丸，食前温水下，日二服。

苍术泽泻丸

苍术四两，去皮　泽泻　枳实　秦艽各二两　地榆　皂角子烧存性，各一两

上为细末，烧饼为丸如桐子大，每服三十丸，米饮或酒下。

消毒百应丸　治痔漏疮并脏毒，神效。

苍术　黄柏　槐花　金银花　当归　皂角各四两

上六味切片，分作四分，每服用水七碗煎至四碗，去粗，留药汁，浸大黄片一斤，浸一宿，次日取出，安筛内晒干，如此将四次水浸晒尽为度，将大黄为细末，面糊为丸如桐子大，每服六十四丸，空心白汤下。忌厚味胡椒烧酒之类。

芎归丸　治痔下血不止。

川芎　当归　黄芪　神曲　地榆　槐花炒，各半两　阿胶炒　头发烧灰　荆芥　木贼各一钱五分

上为末，炼蜜丸如桐子大，每服五十丸，食前米汤下。

槐角丸　治五种肠风下血，痔漏脱肛下血并宜服之。

槐角炒，—两　地榆　黄芩　当归酒浸，焙　防风　枳壳麸炒，各半两

上为细末，酒糊丸如桐子大，每服三五十丸，空心米汤下。

加味槐角丸一名地榆丸　治痔漏通用及肠风下血。

槐角　生地黄各二两　当归　黄芪各一两　阿胶　川芎各五钱　黄连　黄芩　枳壳　秦艽　防风　连翘　地榆　升麻各一两　白芷五钱

上为末，炼蜜丸或酒糊丸如桐子大，每服五十丸渐加至七八十丸，空心温酒或米汤下。法曰：以槐角、生苄（音户，地黄也）生血凉血为君，当归、川芎、黄芪补虚为臣，以诸药为佐使，去黄连泻心火，条芩凉大肠，枳壳宽大肠，秦艽去大肠风，防风为血证上使，连翘为血证中使，地榆为血证下使，而连翘又能散经络中火邪，地榆又能凉血，升麻散火邪又与白芷引诸药入大肠经络，盖痔乃经络病也。

黄连散　原有痔漏，又于肛门边生一块，皮厚肿痛作脓，就在痔孔出，作食积注下治。

黄连　神曲　山楂　桃仁　连翘　槐角　犀角各等分

上为末，以少许置掌心，时时舐痔，津液咽下，如消三分之二，止后服。

连归丸　治痔漏及脱肛便血。

当归全用　黄连酒浸，四两　防风　枳壳各二两

上为末，用前浸黄连酒打糊丸如桐子大，每服六七十丸，米饮下。忌羊鱼鸡鹅煎炒热物。

枳壳散　治肠风痔漏，便血无数，行痛不可忍。

枳壳去穰，麸炒　槐子微炒黄色　荆芥穗各半两

上为末，每服三钱，薄粟米粥调下，如人行一二里地再以粥压下，日进二三服。

五灰散　治五种痔，不问内外，并宜服之。

鳖甲治牡痔　猬皮治牝痔　蜂房治脉痔　蛇退治气痔　猪左足悬蹄甲治肠痔，各等分

上烧存性，随证倍用一分，为末，井花水调二钱，空心临卧服。

槐角丸　治痔瘘有效。

槐角　当归　地骨皮　猬皮炙，各等分

上为末，滴水丸如桐子大，每服五十丸，空心服。

猬皮丸　治诸痔疮出血，里急疼痛。

槐花炒　艾叶炒　枳壳　地榆　当归　川芎　黄芪　白芍药　白矾枯　贯众　猬皮炙，各一两　头发烧，二钱　皂角一挺，炙黄，去皮　猪后蹄重甲十枚，炙

上为末，炼蜜丸如桐子大，每服五十丸，食前米汤下。

边尚书方　治痔漏。

当归全用　猪牙皂角炒，去子，各一钱半　人参一钱二分　黄连　槐角子各二两　凤眼草即椿树实，炒　枳壳　芫荽子炒　马蔺子一名楮实，炒，各五钱　珍珠少许，火煅

上十味各另研为细末，秤足合均，用猪大肠二尺二寸，用水洗极净，将药装入肠内，两头麻绳札住，煮烂捣如泥，丸如弹子大，每日寅午酉三时各服一丸，嚼烂以无灰好酒下，忌烧酒鸡子胡椒葱欲事，四十日取效。

败毒散　治痔漏。

木鳖子　山栀　连翘　当归　芍药　川芎　甘草　熟地黄　防风　金银花　荆芥　陈皮　枳壳　全蝎　穿山甲　僵蚕　蝉蜕　皂角子各一钱　朴硝　蜈蚣一条，去头脚　大黄各三钱

上锉，水煎，空心服，少刻下泻粪则效。

莲花蕊散　治痔疮二三十年不愈者，三服止。

莲花蕊　黑牵牛头末，各一两半　当归半两　矾红少许

上为末，先忌食肉五七日，空心令食肉一顿，就取温酒下三钱，约两时辰取下脓血或虫是效。

济生莲蕊散　治痔漏如神。

莲蕊一两　锦纹大黄　黑牵牛一方用白，

取头末，各一两二钱　当归　五倍子　矾红各五钱　黄连三钱　乳香　没药各一钱

上为细末，欲服药先一日勿吃晚饭，次日空心用淡猪肉汁一钟、好酒一钟半和前药一钱二分调服，午后于净黄土上疏宣时见出毒物为验，或如烂杏，五色相杂，亦为验矣。如散药难服，用酒糊丸如绿豆大，每服一钱五分。此方神效，不可轻忽，切忌烧酒色欲恼怒及羊鱼大肉发物。

神雷汤　治漏。

芜荑仁　雷丸白者　木贼　黄芩　防风　茄子各五分　鹤虱一钱　当归酒洗　龟甲酒洗　鳖甲酒洗　蝉退①　小枳实各三分

大黄少许　皂角刺二十个，用黄蜡一钱炒

上共作一服，加乌梅一个、竹叶七片，用水一大钟、无灰酒半钟煎至八分，空心温服，用干煎精猪肉压之。服至八服，筋桶出虫，后去皂角刺、蝉退不用，外用生肌药白龙骨、赤石脂各五分，二味加鸡肫胫皮包入猪蹄甲内，火煅过，去胫甲不用，将二味为末，入前汤药内，每帖加二味药一钱，再服四帖除根。忌酸辣鸡鱼面筋发毒动风之物，其余不忌，酒亦少用。

一方　治痔有鼠结核作渴疼痛。

皂角酥炙　黄芪　荆芥　槐子　川山甲　木香　猬皮　桔梗　鳖甲醋炒　露蜂房炒焦　芍药各一两　大黄五钱

上为末，炼蜜丸如桐子大，每服三十丸，温酒下，食前，日三服。未知，加至四五十丸。

清心丸　《素问》云：诸痛痒疮疡，皆属心火。此药主之。

黄连一两　茯神　微赤茯苓各半两

上为末，炼蜜丸如桐子大，每服一百丸，食前米汤下。

宽肠丸　治内外痔。

枳壳　黄连　百药煎各等分

上为细末，水糊丸如桐子大，每服三十丸，食前米汤下。

平脏丸　治漏疮，旬日见效。

黄连酒炒　枳壳麸炒　地榆　槐角各一两　当归　莲蕊各三钱　侧柏叶一钱　京墨五钱　乳香　没药各二钱

上为末，水丸桐子大，每服百丸，空心白汤下，渐减至六十丸止，若加黑丑头末五钱尤效。

三八全应丸　治痔漏有验。

刺猬皮一个，酒浸晒干　当归酒洗　槐角酒浸，炒　黄连酒炒　地骨皮酒炒　甘草蜜炙，各二两　乳香二钱　核桃十八个

上为末，醋糊丸如桐子大，每服三十五丸，白汤或酒下，早晚二服，一月后平复。

猬皮丸　治五种痔漏。

猪左悬蹄甲　黄牛角䚡　猬皮一个以上，俱烧存性　防风　贯众　槐角子炒　鳖甲醋炙　枳壳去白，生用　鸡冠花　槐花　黄芪　雷丸　黄连　当归　香白芷　油发灰　元参各半两　麝香另研，五分

上为末，米糊丸如桐子大，每服一百丸，空心米汤下。年高虚弱者不宜服也。

楛藤子丸　治肠澼下血，痔漏结核疼痛。

楛藤子一个重七钱者，酥炙，和皮用　皂角刺烧存性　茴香炒　白矾枯　枳壳去白，麸炒　樗白皮焙干　白附子炮　猬皮烧存性，各半两　乳香二钱半

上为末，醋糊丸如桐子大，每服五十丸，空心温酒下。如痔疮痛，醋研五七丸，涂患处。

槐胆丸　不问远年近日痔疮，服之如神，久服黑发固齿。

十月上巳日拣肥实槐子，用瓦盆如法

---

① 蝉退　此下原衍"蝉退"二字，今删。

固济埋背阴墙下，约二三尺深，预先取黑牛胆五六个，腊月八日取前槐子装在胆内高悬阴干，至次年清明日取出，瓷器收贮，每空心白汤下一粒，二日二粒，渐加至十五粒止，以后一日递减一粒，周而复始。

牵牛酒一名猪肾丸 治通行漏疮中恶水自大肠出。

用黑牵牛碾细末二钱半，入猪腰子内，以线扎箬叶包裹，慢火煨熟，空心细嚼，温酒送下。

豚胃丸 治痔漏皆效。

猬皮七钱 牡丹皮 黄连各一两 槐花二两 羌活六钱

上锉碎，入猪肚内缝定，煮烂，去药食肚，如硬再服，以患处软方止，或同药为丸服亦可。

净固丸 治痔漏下血痒痛。

槐花炒 枳壳去穰，各二两

上为末，醋糊丸如桐子大，每服二十丸，空心米饮下。

猪蹄散 治诸痔。

猪悬蹄甲不以多少

上为细末，米汤调二钱，空心服。

一方 治诸痔疮。

槐花四两 皂角刺槌碎，一两 胡椒十粒 川椒一两

上用䐗猪肚一个入药在内，扎定口，煮熟去药，空心食肚子。

一方 治肠痔，每大便常下血。

蒲黄

上研细，每服方寸匕，米饮调下，日三顿瘥。

一方 治痔。

用鸡冠花不拘多少，浓煎汤，每服一盏，空心服。本草云：鸡冠花性凉，治泻血。

一方 治野鸡痔，下血肠风，明目。

嫩槐叶一升蒸如茶法，取叶碾作末，亦如茶法煎呷之。

一方 治肠痔每大便下血。

取槐树上木耳为末，饮服方寸匕，日三服良。

一方 治肠风痔漏如神。

取大树上寄生叶，干为末，酒水茶米饮任下或丸如桐子大，每服三十丸亦得。

一方 治五痔。

苍耳茎叶以五月五日采，干为末，水服方寸匕或丸桐子大，服之立效。

一方 治肠痔多年不瘥，下血不止。

木贼 枳壳各二两 干姜一两 大黄二钱

上四味共锉一处，入铫子内炒黑色存三分性，捣罗为末，温粟米饮调，食前服二钱匕甚妙。

一方 治五痔下血不止。

杏仁去皮尖及双仁，水一升研滤取汁，煎减半，投米煮粥，停冷，空心食之。

一方 治肠痔大便常有血。

鲫鱼煮羹食之，及随意饱食。

三神丸 治无酒色，但饱食久坐成痔，初起经久皆效。

枳壳 皂角煅 五倍子炒，各等分

上为末，炼蜜丸如桐子大，每服二三十丸，温水下。

一方 治痔漏卧床，策杖方能移步者。

旱莲草一小把连须，水洗净，用粗碗捣极烂如泥，极热酒冲入饮之，剩渣再捣烂，敷患处，重者不过三服即愈。

治痔漏日久虚寒方

脏连固本丸 凡膏粱富贵之人，患痔甚多，必干于饮食色欲所致，及有火酒犯房，若要除根，必须服此，兼戒醇酒厚

味，寡欲方可痊矣。

生地黄六两　干山药　山茱萸去核
黄连各四两　茯苓　牡丹皮　黄柏　槐角
各三两　泽泻　知母　人参　当归　皂角
天花粉各二两

上为末，用羖猪大脏头一段去油，灌入药末，两头线扎住，用糯米一升，煮饭将半熟捞起入甑内，将药肠盘藏于饭中，如蒸饭之熟，待冷些时取出，去两头无药之肠，将药肠捣烂为丸，如硬加些饭，丸如桐子大，每服百丸，空心白汤送下。

黑地黄丸　治血虚久痔神妙，治痔之圣药也。

苍术油浸　熟地黄各一斤　五味子半斤
干姜秋冬一两，夏半两，春七钱

上为细末，枣肉丸如桐子大，每服百丸，食前米饭或酒下。

加味地黄丸　治五痔，滋阴必用之。

熟地黄　黄芪各一两半　槐花炒　黄柏炒　杜仲炒　白芷各一两　山药　山茱萸肉独活各八钱　牡丹皮　茯苓　泽泻各六钱
白附子二钱

为上末，炼蜜丸如桐子大，每服五十丸，空心米饭下。

钓肠丸　治久漏肛门肿痛，或生疮时有脓血，及肠风下血，虚寒久不愈者。

瓜蒌二个，烧存性　猬皮二个，烧存性
鸡冠花微炒，五两　白矾枯　绿矾枯　白附子　生南星　枳壳去穰，麸炒　半夏　诃子煨，去核，各二两　胡桃仁十五个，烧存性　附子去皮脐，生用，一两

上为细末，醋糊丸如桐子，每服三五十丸，临卧温酒下，远年不瘥者，服十日效，久服除根。

黑丸子　专治年久痔漏下血，用之累验。

干姜　百草霜各一两　木馒头二两　乌梅　败棕　柏叶　油发以上七味各烧灰存性

桂心三钱　白芷五钱，不见火

上为末，醋糊丸如桐子大，每服三十丸，空心米饮下。

乳香丸　治冷漏。

乳香二钱半　牡蛎粉一钱二分半

上为末，雪糕糊丸如麻子大，每服三十丸，空心姜汤下。

黑玉丹　治男子妇人久新肠风痔漏，疼痛不可忍，服此三四次见效。初得此病，或痒或疼，谷道周回多生硬核是痔，破者是漏，下血是风，皆因酒色过度，即成此疾，人多以外医敷洗，不知病在肠中有虫，若不去根，其病难除。

槐角三两　败棕四两　苦楝根二两半
雷丸　芝麻各二两　牛角鰓锉　刺猬皮锉，各八两　猪悬蹄百个　乱发皂角水洗净，四两

上锉碎，入瓷罐内，烧存性研细，入乳香一两，麝香四钱研合和匀，酒糊丸如桐子大，每服十五丸，先细嚼胡桃一枚，以温酒送下，每日空心临晚二服，甚者三服。忌别药房室醋鱼鸡诸般发风动气毒物，并忌坐湿地。

加味蜡矾丸　治新久诸漏。

象牙五钱　露蜂房　僵蚕　蛇退　血竭　木香各三钱　乳香二钱　白矾二两

上为末，黄蜡四两溶化为丸，每服二十丸，温酒下。

内生肌丸　治漏，生肌塞窍。

枯白矾　鹿角　芝麻各一两

上为末，炼蜜丸如桐子大，每服三十丸，温酒下。如窍塞后，去鹿角，加象牙一两，黄蜡为丸，常服断根。

鳖甲丸　治肠痔属寒。

鳖甲　猬皮炙焦黑　川山甲炙焦　白矾枯　附子　猪牙皂角各半两，炙焦存性二分

上为细末，研匀，蒸饼丸如桐子大，每服二十丸，米饮下，食前日三服。

又方　槐花炒　白矾枯，各一两　附子

五钱

上为细末，蒸饼丸如桐子大，每服二十丸，米饮下，食前日三服。

一方 治肠风痔漏。

赤芍药 官桂_{去皮} 甘草_{炙，各等分}

上㕮咀，每服二钱，姜二片、白糖一块水煎，空心服。

追风补肾十漏大金丹 治漏，庚申甲子成除日合。

当归 麦门冬 破故纸 肉苁蓉 山药 白茯苓 枳壳 白芷 杏仁_{各二两} 人参 生地黄 小茴香 鹿茸 大附子 川乌 木香 青木香 砂仁 厚朴 青皮 陈皮 乌药 肉豆蔻 天麻 乳香 没药_{各一两} 熟地黄 大茴香 枳实_{各三两} 香附 松节_{各四两} 丁香 硇砂_{各五钱}

上为末，炼蜜丸如弹子大，金箔为衣，每服一丸，空心酒化下。

十全大补汤 治痔漏日久，气血大虚，须用此大补，庶可取效。

人参 白术 白茯苓 甘草_炙 当归 川芎 芍药 熟地黄 黄芪 肉桂_{各一钱}

上锉，水煎服。

桂附丸 治冷漏诸疮。

桂心 附子_{炮制，米醋中浸，再炮三五次，去皮脐} 厚朴_{姜制} 粉草_炙 白术_{各一两} 木香_{二钱半} 乳香_{研二钱}

上为细末，炼蜜丸如桐子大，每服二三十丸，空心米饮下。

丹溪曰：精要治冷漏诸疮，与桂附丸。此冷只因疮久不合，风冷乘之，血气不潮而成也。厚朴虽温，其泻卫尤速，恐不若参芪佐以陈皮，庶乎与病情相得。此方治冷漏疮，若寒而虚者，只以加味十全汤随时令经络加减用之为当。又虚甚者，宜参芪归术膏。

骨碎补丸 治痈疽久不能瘥，疮口不合，变易为疳漏，败坏肌肉，销[1]损骨髓，以致痿跛，宜此方主之。

骨碎补 补骨脂 熟地黄 当归 续断 石楠 石斛 牛膝 杜仲 萆薢 附子 芍药 川芎 菟丝子 沙参 羌活 防风 独活 天麻 黄芪_{各等分}

上为末，炼蜜丸，空心盐汤服。此方与大偻方相表里。

大偻方 阳气者，清则养神，柔则养筋，开阖不得，寒气从之，乃生大偻，宜用此方。

羌活 防风 细辛 附子 白术 当归 甘草 川芎 续断 白芍药 桂心 麻黄 黄芪 熟地黄_{各等分}

此方与前骨碎补丸相表里。

治漏四奇方

第一方 汤服。

莲花蕊 当归 五倍子 黑牵牛 白牵牛_{各一两} 乳香 没药_{各一钱五分} 土朱[2]_{名板儿朱，三钱}

上为末，重者五钱，轻者三钱，五鼓时用肉汁汤调服，再吃好酒一钟，打下虫来或烂肉方验，再服后药。

枳壳_{二钱} 黄芪 当归 川芎 生地黄_{各一钱} 条黄芩 槐角 黄连 升麻_{各六七分}

上锉，水煎服，食远服。

第二方 坐收功药。

皮硝_{一斤} 明矾_{八两} 龙骨 海螵蛸 没药 乳香_{各一两} 土朱 樟脑 血竭_{各五钱}

上为末，以绢袋盛，将臀坐袋上，三炷香时即好。

第三方 丸服。

莲花蕊 龟甲_{各一钱} 犀角_{三钱} 羚羊角_{二钱} 珠子_{五分} 麝香_{三分}

---

① 销 通"消"。
② 土朱 代赭石之异名。

上为末,好酒打糊丸如桐子大,每服三十丸,好酒吞下。忌房事,重者加牛黄二钱。

第四方 熏洗。

蝉蜕 姜黄 升麻 蜂房 象牙各一两 木香 乳香 没药 血竭 胡黄连各五钱 皮硝 地骨皮 梧桐皮各三钱

上锉碎,煎汤熏洗。

治痔漏外洗方

熏洗方 治痔疮。

五倍子八钱 朴硝一两 桑寄生五钱 莲房七钱 荆芥五钱

上用水三四钟煎汤先熏后洗,又冬瓜藤亦好。如大肠热肿,用木鳖子、五倍子研细末调服。一方无荆芥,有百药煎。一方无莲房,有木鳖子七个。

一方 槐花 地榆 荆芥各五钱 莲房一个 五倍子三钱

上煎汤熏洗。

一方 洗多年痔漏神方。

茄根 葱根 艾叶 马齿苋 五倍子 皮硝 花椒各等分

上七味,煎汤熏洗。

洗痔方

透骨草 槐条 花椒 连须葱

上四味切碎,水煎数沸,熏洗。

又方 五倍子 皮硝各三两 雄黄三钱

上为细末,每服三钱一包,用砂浅锅一个,盛滚热水一碗,将余药入水,乘热洗患处即愈。

一方 槐花 荆芥 枳壳 艾叶

上以水煎,入白矾,先熏后洗。

淋洗法

天仙子 荆芥穗 小椒 蔓荆子

上用水煎汤洗。

却毒汤 熏洗痔漏。

五倍子 花椒 防风 侧柏叶 枳壳 葱白 苍术各三钱 瓦松 马齿苋 甘草各五钱 皮硝一两

上用水五碗煎至三碗,先熏后洗,日三次。

一方 治痔漏疼痛。

枳壳五钱 朴硝二钱半 薄荷五钱 荆芥 干莲蓬各一两

上为粗末,用水三碗煎至二碗半,乘热熏洗。

神效散 熏洗痔疮。

苦参 川椒 苦葫芦 芫荽子 槐花 枳壳 荆芥 金银花 白芷 连翘 独活 小茴香 麻黄 牡蛎煅 威灵仙 椿树皮各二两

上锉,每用五钱,水六七碗、葱白二茎煎五七沸,去渣,以盆盛药水,上坐先熏后洗,甚验,加黄老茄子二个尤妙。

一方 熏洗痔疮。

五味子 朴硝 枳壳 白芷 陈皮 细辛 黄柏 黄连 水杨柳根各五钱

上锉碎,用水七碗煎至六碗盛坛内,以痔坐坛口,着实熏之,待汤温洗患处,后服败毒散。

一方 治血痔。

用皂荚同本身头发烧烟于坛内,坐上熏之,再用花椒葱叶煎汤洗之,即效。

熏洗痔方 此方久痔亦能除根。

枳壳不拘多少为末,每用二钱,水一盏砂瓶内煎令沸,先坐瓶嘴上,熏后却泻出,通手热洗妙。

洗痔方

轻者用朝东马齿苋、刘寄奴浓煎汤熏,待温却用手洗拭干,重者加大青叶梗干者一半同煎。

一方 治痔痒。

用齿苋带根浓煎汤,先熏后洗。

一方 取河水频洗,用蜗牛涂之。

一方 洗痔。

木鳖子七个，取仁研　土矾末二钱

上以水煎熏洗，如肛门肿热，以朴硝末，水调淋之良。

一方　用无花果叶煮水熏，少时再洗。

一方　用韭菜投热汤，盛器中留一窍，以谷道坐上蒸熏，候温用菜汤轻轻洗疮数次，自然脱体。

一方　先用干马齿苋煎汤洗，次用螺蛳活捣敷疮，纸封口，空心食前盐汤调下枳壳末一二钱。

洗漏疮方　治漏疮孔中多有恶秽。

常须避风洗净，露蜂房、白芷煎汤洗，或大腹皮苦参煎汤洗。上洗毕拭干，先用东向石榴根皮晒为末，干掺以杀淫虫，少顷敷药。

又方　用冬瓜汤洗即愈。

一方　用朴硝井水调洗，或用蜜和硝调擦。

一方　用河边水漂出柳根赤须，煎汤洗，极效。

治痔漏外熏方

熏痔方

猬皮切方三指大　雄黄枣大，研　熟艾鸡子大

上为末，用瓦器以灰实一半，如烧香法安长桶内，坐其上熏之，烟气从口出佳。熏久则痒不可当，稍歇再熏，凡三度熏永瘥。勿犯风冷，忌鸡肉毒物。

一方　用五倍子如烧香法置桶中熏妙。

一方　一方捣桃叶一斛蒸之，纳小口器中，以粗布榻上坐，虫自出。

一方　用好醋沃烧新砖，如法坐熏良。

一方　用半新马桶一个，入新砖一个，放桶底上，再用新砖一个，烧红放砖

上，上用全蝎两三枚烧烟，患人坐桶上熏之，不二三次即愈。

熏痔方

用鼠郎皮一味，瓶内烧烟，坐身于瓶上，熏三五次除根。

熏痔疮方

艾叶　五倍子　白胶香　苦楝根各等分

上锉碎，如烧香法置长桶内，坐熏疮处。

熏翻花漏疮方

蓖麻子去壳　防风　天南星各半两

上为粗末，盆内烧烟，用器具盖之，留一孔坐上熏之。

治痔漏敷贴方

蒲黄散　治下部痔漏。

蒲黄一两　血竭半两

上为细末，每于少许贴于患处。

贴疮方

蜀葵子半两　蝉蜕五个　槟榔一个

上为末，用枣三枚取肉研细搜和，如硬，滴少蜜研成膏，量大小贴于病处。

一方　治痔。

用雄黄、鸡胆、片脑和匀贴之。

熊胆膏

熊胆　片脑各等分

上研细，用井花水调，以鸡羽扫痔上。一方熊胆涂之，神效。

蜗牛膏　涂痔疮有效。

用蜗牛一枚，麝香少许，用小砂盒子盛蜗牛，以麝香掺之，次早取汁涂疮上。

一方　治痔漏。

白矾一两　蟢儿白衣十六个

上二味共飞过，为细末擦之。

一方　酥合油五分　熊胆五分　头生鸡子三个取清煎成油

上三味和匀，敷之。

一方　片脑一分　朴硝五分　熊胆三分　橄榄核烧灰,五钱　蜗牛螺肉十余个

上捣烂,同入瓷罐内,以水浇上,满罐浸一宿,取去水,以药敷痔,无不断根者,至妙至妙。

一方　用乡村食百草鹅,杀取胆汁,调孩儿茶,敷一二次即愈。

一方　治外痔肛门边有碍者。

刘寄奴取自然汁煎如蜜　孩儿茶　苦参各一钱　轻粉三分　血竭　没药各五分

上六味和为膏,一日三次擦之,止痛立消,大有神效。

仙螺膏　治痔漏脏毒成三五孔出水。

用蝉蜕、白芷捣烂将孔塞满,再用大田螺一个,入片脑一分,过一宿即化为水,用鹅毛擦疮口即收,再用后擦药。

擦药方

珠子一分,入豆腐内纸包,火煅为末　冰片五厘　象牙研　血竭　乳香　没药　海螵蛸去壳　龙骨火煅,尿浸　定粉火煅黄,各五分　轻粉三分

上共为末,干擦立效。

一方　治翻花痔。

先用荆芥、防风、朴硝煎汤洗之,次用木鳖子、郁金研末,入龙脑些少,水调敷之。或用熊胆、片脑和匀贴之,尤妙。

四效散　治鼠奶痔漏。

密陀僧三钱　麝香　片脑各五分　铜绿一字

上为末,先用浆水洗,拭干敷之。

神茧散　治诸痔有神效。

蚕茧纳入男子指甲,以满为度,外用童子发缠裹,烧灰存性,蜜调敷之。

蜈蚣油　治痔。

端午日取大蜈蚣一条,竹签阴干,临发剪一寸,煅存性,桐油调涂,轻则不发,重则次年对周日又发,再剪一寸煅涂,断根。

又方　用活蜈蚣一条,以香油一小罐浸之,陈愈妙,敷之累验。

又方　用生蜈蚣数条浸麻油内,俟生霉,略熬化涂痔及诸疮癣。

一方　治痔漏。

犍牛胆　猬胆各一个　腻粉五十文　麝香二十文

上将猬胆、粉、麝三味和匀,入牛胆内,悬于檐前四十九日,逐旋取为丸如大菱角,急送入疮内,后追出恶物,日三,验候疮口渐合,用生面盖疮口,一偏出恶物妙。

槐白皮膏　治内外诸痔,年久不愈者。

槐白皮　枳实各五钱　赤小豆二合　桃仁六十枚　当归二两　甘草　白芷各二两

上㕮咀,以煎成猪膏一斤微火煎至黄色,药可成膏,以贴疮上。

生地黄膏　治漏疮通用。

露蜂房炙　五倍子　木香各三钱　乳香一钱　轻粉一字

上为末,用生地黄一握,捣细和为膏,摊生绢贴之。

一方　治痔漏。

用蜣螂焙干为末,先用矾水洗净贴之。

蛇蜕散　治漏疮血水不止。

蛇皮焙焦　五倍子　龙骨各二钱五分　续断五钱

上为末,入麝香少许,津唾调敷。

辰砂膏

瓜蒂末,二钱　密陀僧研,二钱　朱砂半钱　片脑少许

上件为末,湿疮干贴,干疮津调贴。

玉红散

硇砂　白矾各二两,先烧硇砂在锅内,次用白矾末放上,枯烟尽为度　朱砂四钱

上件为末,敷痔,干用津唾调贴。

蜂房散 治年久漏疮，或暂瘥复发，或移于别处。

露蜂房炙黄，三分 穿山甲 龙骨各一分 麝香少许

上为末，用腊月猪油调敷，湿则干擦。

齿发散 治漏疮恶疮，生肌，里欲干者用之。

人齿 头发 鸡肫胵各等分

上俱烧存性，入麝香、轻粉各少许为末，干撒，干者麻油调擦。

鲫鱼散 治痔漏久不愈。

鲫鱼一个破开，去尽肠，入白矾令满，瓦上烧存性，为末，用鸡毛卷药敷之，立见效。

生肌散 治痔疮久不合。

黄狗头骨 乱发 川山甲等分烧灰

上为末，干撒患处。如干，则用津唾调敷。

治久漏方

用九孔蜂房炙黄，以腊月猪脂研敷，候收汁，以龙骨降真节为末，入些乳香敷疮。

牛黄金花散 敷痔漏。

黄连 黄芩 黄柏各一钱，为细末 真牛黄三分

上共研细，如痔疮用蜜水调擦上不过四五次，如是漏捻成锭子晒干，量疮眼大小内入不过二七即好。

秘传神应膏 治痔漏如神。

片脑 熊胆 血竭 牛黄 乳香 没药各五分

上为细末，用蜗牛取肉捣成稀膏，每夜洗净拭干，将此膏擦上患处，数遍即愈。若蜗牛无鲜者，用干的放水碗内泡一宿，去壳内自然成肉，共药末同捣，要稀稠得所，用瓷罐收贮封固，勿使风尘在内，则不效矣。

一方 治痔。

轻粉二分 雄黄三分

上为细末，用六月枣一枚去核，纳药于内，炭火上烧过存性为末，先用米泔水洗患处，拭干贴。

一方 治痔疾有头如鸡冠者。

用黄连为末，敷之即瘥。更加赤小豆末尤良。一方用黄连、木香末敷妙。

取漏虫法

用活黄鳝一条，掷在地上，就其盘曲处以竹钉五六枚钉穿，以香油涂之覆疮上，扁布系定，良久觉疮痛不可忍，取鳝入水中，觉蠕动有如线之虫，未尽再覆，如是者五六易，后用干艾煎汤，入白矾三钱洗净，以黄连、槟榔等分为末敷之，月余方愈。

塞药

用炉甘石煅，以童子尿淬之，牡蛎煅，共为末，敷之。

又方 用马蔺草根研细敷上，片时看肉平去药，稍迟恐肉反出。

治痔漏枯敛方

枯痔方

赤脚蜈蚣一条，香油煎酥，纸上挹干 乳香没药各二钱 麝香 粉霜各五分 人指甲五钱，泥里煨干脆

上为末，用鹅毛管盛药吹上，如有水即时出尽，不疼，其物结一硬丁，用线系在上揭落之。

治痔神方

雄黄 硫黄 明矾各等分

上为末，新盏盛药，先入矾末一半在底，次入余药，又将矾末一半盖上，用火煅，候矾枯为度，出水毒研末，津液调敷，干落为度，后用石膏五倍子为末收疮口。

辰砂梃子 治痔漏等疮。

人言一钱　白矾二钱　密陀僧　辰砂各五钱

上件先研人言，细铺锅底，次用矾铺人言上，枯烟尽为度，次将密陀僧、辰砂研细，白糕和作尖梃如小麦大，每用一粒，顽漏纳疮口上，去败肉尽后贴生肌散。

生肌散

寒水石煅　轻粉各一钱　龙骨煅，五钱　干胭脂三分

上研为细末，干贴。疮嫩，寒水石、干胭脂加龙脑，疮老止依方。

代针膏

巴豆五钱，去壳　枳壳大者二个，去穰

上将豆装在枳壳内绵缚，罐内盛醋煮干枳豆，研细用丝绵蘸湿，展药敷疮根上，去痔不用，止用生肌散。如顽漏日久不可用，津调代针膏敷疮头尖，败肉自去。

白银锭子　治漏止有一孔者，用此药不过十日全愈，又不作痛，神效。

白砒三两　白矾一两

上二味共研为细末，铁勺内溶成饼，再入炭火煅令烟净，取出去火毒，为末，用面糊和为锭子成条，插入漏内，直透里痛处为止，每一日上三次至七日为止，至九日疮结痂而愈，如漏未痊，后用生肌药。

生肌散

乳香　没药　轻粉　海螵蛸用三黄汤煮过　寒水石煅　龙骨煅，各等分

上为细末，撒患处，止，用太平膏。

太平膏

防风　荆芥　栀子　连翘　黄芩　大黄　羌活　独活　当归　生地　赤芍药　甘草　金银花　五倍子　两头尖　头发各二钱　白及　白敛　山慈菇各一两　香油一斤

上锉碎，入油内浸一昼夜，用文火熬焦去粗滓，再熬滴水不散，入上好黄丹水飞过炒黑用半斤入内再熬，滴水成珠为度，待温冷再入乳香、没药、轻粉、血竭各二钱为末，于内搅匀，如药色嫩，再入官粉五钱亦佳。务要看其火色，不老不嫩得所为妙。

治痔疮方

用大雄鸡一只，罩地板上，却不与食，伺饥甚，别移于净地上，用猪胰子四两锉碎旋喂鸡，令其撒粪旋收之，如此两三日，候鸡粪积至四两，晒干入后药。

透明矾四两　叶子雌黄六钱　雄黄一钱　胆矾五钱　朴硝一两

上各另研为粗末，有沙锅或银锅须要宽高约贮药之余，上有半截空者，先将鸡粪一两铺在锅底，次以白矾一两，次以胆矾，次以雌黄，次以朴硝，次以雄黄，然后尽下白矾在内再以鸡粪盖其上，然后以新碗盖锅顶，簇炭火煅，青烟尽为度，放冷，取出细研，入乳香、没药各五钱，同研极细，以瓷盒收贮。每用时令患人缩一脚，用药少许，以津唾吐在手心中调匀，以新笔蘸药点患处，一日三五次，一夜两次，先以新笔蘸温汤洗净，软绢挹干，然后敷药，敷后黄水淋沥不止最妙，虽多不妨，三二日后其痔自干枯剥落，倘硬，煎汤频洗白，脱肠自红软收止，忌毒物酒色，即除根矣。

周先生枯痔法（共九方）

明矾　赤石脂五钱　辰砂痛加一钱　黄丹

上为末，先用郁金末护肛门，如无郁金以姜黄代之，调涂四围好肉，如不就，加绿豆粉打合，却将枯药敷上，如肛门疼急，浓煎甘草汤放温，拂四围肛门上，就与后宽肠药。

宽肠药方

槐花　大黄　枳壳　木通　连翘　瞿
麦　当归

上水酒各半盏煎服。

枯痔药早辰上一次，日午洗去旧药再
上一次，申时又洗去又上一次，如要急
安，至夜半子时又洗上一次，至次日且看
痔头，淡淡黑色，两三日如乌梅，四五日
内用竹篦子轻轻敲打痔头，见如石坚，至
七八日便住，更不须上枯药，且待自然如
萝卜根，乃脱去也。洗用甘草、荆芥、槐
花煎汤，洗去旧药，方上新药。

枯痔宽肠方　凡医痔之法，且如明日
要下手，今日先与此药，所以宽大肠，使
大便软滑，不与痔相碍，且不泄泻。痔头
未脱落者，须要日日与之。

大黄湿纸煨　枳壳去穣,炒　当归酒洗,
各一两

上同为细末，炼蜜丸如桐子大，好酒
或白汤吞下三十丸。

治枯痔头虑生他证方　凡用枯药，或
触坏肾根，或水道赤涩痛，与此药。

大黄　木通　生地黄各一两　滑石
瞿麦各半两

上同为细末，每服四钱，水煎服。

催痔方　如枯尽未脱落，以此催之。

好磁石一钱　白僵蚕　生川乌各五分

上同为细末，冷水调，敷上立脱。

护肛方　凡用枯药，去尽乳头，恐留
痔硬头，损破肛门，四周成疮，用此药。

龙骨　石膏各一钱　没药　腻粉各五分

上同研十分细，先以荆芥汤洗，次撒
之，切忌毒物生姜。

痔脱后洗方

用甘草汤、豆豉汤洗，再用荆芥、五
倍子煎汤洗，便不生脓。

痔脱后肉痒方　用大粉草浓煎汤洗。

收肠方　凡用枯药，脱下乳头，随即
与此，以收其肠，此方补气，又收脓去血

生肉。

人参　当归各一两　川芎　甘草　白
芷　防风　厚朴　桔硬　桂枝　黄芪

上为细末，水酒各半煎服。如恶酒
者，酒少水多煎之，夏月减桂、朴，加
芩、柏。

系痔法　治痔瘘有头。

用芫花入土根不限多少，以净水洗却
入木臼捣，用少许水绞取汁，于银铜器
内，慢火煎成膏，将丝线于膏内度过，系
痔疮头，系时微痛，候心躁痔落时，以纸
捻引入膏药于窍内，永除其根，不得便
尿。

周先生割痔麻药

川乌　草乌尖　胡椒　花椒　吴茱萸
白僵蚕炒

上为细末，酒调敷四边，然后割之，
又以此药敷之，否则亦用麝香、龙骨涂
之。

上枯痔、系痔、割痔三法，用前项药
服及敷贴不退者，然后用之。必敬谨之，
不可视为常法。

蚀痔法　治痔漏。

生砒一字　水银一粒如米大　腻粉一字
麝香一粒如小豆大

上件并入乳钵内，研极细，如痔有珠
子者将矾汤净洗拭干，用手捻药揩在痔
上，觉痛便是药行，一日二次，又洗五日
后住药见效。如或有孔，只用纸捻将引药
送入，令彻其内，更用纸贴孔前，一日二
次，使药自能生全。陈无择云：忌用生
砒，恐毒气入腹。今两存之，以治珠突
者。

陷脉散　治漏疮及二三十年瘿瘤，或
大如杯盂，久久不瘥，致有漏溃，令人骨
肉消尽；或坚或软或溃，令人警惕，卧寐
不安，体中掣痛，愈而复作。

干姜炮　琥珀研　大黄　附子炮,去皮,

各一两 丹参七钱半 石硫黄研 白石英研 钟乳粉研 乌贼骨研,各半两

上为末,贮以瓷盒韦囊,勿令泄气,若疮湿即敷,无汁煎猪脂敷之,以干为度,或死肌不消,加芒硝二两益佳。一法加燕巢一枚。

五灰膏 治脏腑一切蕴毒,发为痔疮,不问远年近日,形似鸡冠、莲花、核桃、牛乳,或内或外,并皆治之。此方亲敷之,疮科刘叔茂累试皆验,不敢自秘。

荞麦灰半斗 荆柴 老杉枝 苏柴 山白竹

上,以上四般,柴、竹截作二尺许,长以斧劈破皮片,各取一束,晒干,放火上烧过,置坛内防为风所化,俟尽烧,却以水于锅内煮,用炭汁,又用酒漏,以布帛其窍,置荞麦灰于酒漏内,以所煮四般炭汁淋之,然后取汁于锅内,慢火熬汁,约取一小碗,候冷入石灰,同丹和成膏,以瓦瓶贮之,止用石灰敷之,上面不令走气,临用时却去石灰,以冷水调开,令病者以水洗,洗净痔疮,仰卧搭起一足,先以湿纸于疮四周贴护,却用竹篦挑药涂痔上,须臾痛息,用纸揩去药再涂,如此三四遍,要痔疮如墨样黑方止,以水洗净。每日常置冷水一盆,以葱汤和之,日洗三五遍,六七日后脓秽出尽,其疮自消。

宽肠丸 五灰膏涂痔疮之后,或脏腑秘结不通者,用此药宽肠。

黄连 枳壳各等分

上为末,丸如桐子大,每服五十丸,空心米汤下。

三品锭子方共五方

上品锭子 专治痔漏一十八证。

红矾二两半 乳香 没药 朱砂去铁,各三钱 牛黄五分半 硇砂一钱四分,二分熟,一分生 白信一两,火煅

中品锭子 专治翻花瘿瘤等证。

白矾三两八钱五分 乳香 没药各五钱半 朱砂三钱 牛黄七分半 硇砂一钱,半生半熟 金信一两五钱,以火煅黑,烟止用淡清硇

下品锭子 专治疔疮发背等证。

红矾三两二钱 乳香六钱 没药五钱 朱砂三钱 牛黄四分半 硇砂一钱四分,半生半熟 白信三两,火煅黑,尽半日取起

上各依法制,用面糊和匀,捻成锭子,看疮漏大小深浅插入锭子,如肉内黑色,勿上生肌散,只等黑肉溶尽,方可上之。若疮无头,太乙膏一个,加后药一粒丹贴之。

一粒丹

白矾二两 乳香二钱二分 没药二钱七分 朱砂四分 牛黄五分 姜黄三钱半 白丁香二钱半 巴豆三钱,草纸去油净 白信二两,火煅,烟尽半日取用

上依法制度为末,用唾沫调敷疮,一日三次换,但疮破插上前锭子。

生肌散

乳香 血竭各五钱 没药四钱 全蝎十个,焙干 轻粉 黄丹生用 海螵蛸去壳,煅 朱砂 凤凰退各二钱 明矾二钱半 龙骨二两,火煅红,酒淬五次 赤石脂一两半,火煅红,酒淬七次

上为末,待疮洗净上之。

神应膏 治久漏,收敛疮口。此宋褚防御治理宗久漏疮,诸方不效,独此膏愈之。如肠毒胃毒,为丸服之神效。

当归一两一钱 赤芍药 大黄各一两五钱 元参一两三钱 川续断 生地黄各一两二钱 香白芷 官桂 莪术各一两

上九味细碎,用真香油二斤浸,春五日,夏三日,秋七日,冬十日,入锅内以文武火煎令黑色,滤去粗,如热天用黄丹二十两,冷月十五两,旋旋下丹,不住手搅,试水中沉为度,不可令妇人鸡犬见。如漏有孔者,以膏送入孔内,外仍以膏摊贴之。

截疳散　治年深疳瘘疮。

白蔹　白及　黄丹　密陀僧各一两
黄连半两　龙脑　麝香各半钱,另研　轻粉一
钱

上为细末和匀,干撒在纸上,以膏贴
之。

治痔漏灸法

隔附灸法　先用参、芪、归、术等补气
血气药,大剂服之,用附子为末,津和作饼
子如钱厚,以艾灸之。漏大者,艾炷大,漏
小者,炷小。灸令微热,不可令痛,饼干则
易之,再和再灸,知困且止,次日再灸,直至
肉平为度,或仍前用补气血药作膏贴之。

又蒜灸洗

用大蒜一片,头垢捻成饼子,内安头垢
饼于痔上,外安蒜,用艾灸之。

隔矾灸法　治痔漏神效。

皂矾一斤,用瓦一片两头用泥作一坝,再用香油
制瓦上焙干,再着皂矾瓦上焙枯去砂为末　川山甲
一钱,入紫粉罐煅存性,取出为末　木鳖子去壳,火
煅,二钱半,净为末　乳香　没药各一钱半,为末,
临灸时加入

上和匀,以冷水调,量疮口大小作饼
子,贴疮上,将艾炷灸三四壮,灸毕就用后
熏洗药,先熏后洗,日六度,三五日如前法
复灸,以瘥为止。

熏洗方　前法灸毕,以此方熏洗。

皂矾制如前法为末,约手规二把　知母四两,
焙干为末,取一两　贝母四两为末,取一两净　葱七
茎

上先将葱用水煎三四沸,倾入瓶内,再
入前药,令患者坐于瓶口上熏之,待水温,
倾一半洗疮,留一半,候再灸再熏洗,以瘥
为度。

卷九十六

脱　肛

论

统旨云：脱肛者，乃大肠热甚也。或久洞泄，或肠风下血，小儿叫呼，并久痢，妇人产育用力过多，皆致肛门脱出。热甚与肠风者，用凉血清肠散；久泻痢者，补养脾胃，参术实脾汤；用力过多者，十全大补汤。俱加升提之药。

丹溪云：脱肛属气血虚与热。气虚，参、芪、芎、归、升麻；血虚，四物汤加黄柏。外以五倍子为末，托而上之，一次未收，至五六次必收。

李氏曰：脱肛全是气下陷。《难经》曰：病之虚实，入者为实，出者为虚。肛门脱出，非虚而何。劳倦房欲过多，及产育用力，久痢久泻，小儿叫呼耗气，俱有此证。宜参、芪、芎、归、升麻，水煎服。血虚，加芍药、地黄；虚寒，加炒黑干姜；虚挟热者，缩砂散。间有热者，热则流通意也，气热者，用条芩六两、升麻一两，面糊丸服；血热者，四物汤加黄柏、升麻；风邪者，败毒散；暑热者，黄连、阿胶丸、薄荷煎。肺与大肠为表里，肺热则肛门闭结，肺寒则肛门脱出。必须温肺脏，补肠胃，宜补中益气汤加诃子、樗皮少许，或升阳举经汤、猬皮散、钓藤丸。挟湿热者，升阳除湿汤；有兼痢者，四物汤加槐花、黄连、升麻；有肾虚者，肾气丸、八味丸。大抵皆宜兼升提药，若外治，用敷药、洗药亦可。

薛氏曰：脱肛属大肠气血虚而兼湿热，有久痢气血俱虚而脱者，有中气虚而脱者，有因肾虚而脱者。湿热者，升阳除湿汤；血热者，四物汤加条芩、槐花；血虚者，四物汤加白术、茯苓；兼痔而痛者，四物加槐花、黄连、升麻；久痢者，补中益气汤加酒炒芍药；中气虚陷者，前汤加半夏、炮姜、茯苓、五味；肾虚者六味丸；虚寒者，八味丸。肺与大肠为表里，肛者大肠之门，肺实热则秘结，肺虚寒则脱出。肾主大便，故肾虚者多患此证。一举人素有痔，每劳役便脱肛疼痛出水，中气下陷也，用补中益气汤加茯苓、芍药十余剂，中气复而愈。后复脱，作痛，误服大黄丸，腹鸣恶食，几危，余用前汤加炮姜、芍药，诸证渐愈，后去姜加熟地黄、五味子三十余剂而愈。　一男子脾胃素弱，或因劳倦或因入房，肛门即下，肿闷痛甚[①]，用补中益气汤加麦门冬、五味子兼六味丸而愈，后因过饮，下坠肿痛，误用降火消毒，虚证蜂起。余用前汤加炮姜、木香一剂，再用前汤并加减八味丸两月而安。　一儒者面白神劳，素畏风寒，饮食喜热，稍多必吞酸作泻，吸气觉冷，便血盗汗。余以为脾胃虚寒，用补中益气汤加炮姜、肉桂五十余剂，八味丸斤许，诸证悉愈。

---

① 肿闷痛甚　"肿"原作"瘴"，据文义改。

治肛门虚脱方

丹溪方 治气虚脱肛。

人参 黄芪 当归 川芎 升麻各等分

上锉，水煎服。血虚，加芍药、地黄；寒加炒黑干姜。

加味四物汤 治血虚脱肛。

当归 川芎 芍药 熟地黄 升麻各等分

上锉，水煎服。血热者，加黄柏；兼痢，加槐花、黄连。

提气散

黄芪 人参 白术 当归 芍药 干姜炮 柴胡 升麻 羌活 甘草炙，各等分

上锉，水煎服。

治肛门热脱方

凉血清肠散 治热甚肠风脱肛。

生地黄 当归 芍药各一钱二分 防风 升麻 荆芥各一钱 黄芩 黄连 香附炒 川芎各八分 甘草五分

上锉，水煎服。

升阳除湿汤 治湿热脱肛。

柴胡 升麻 防风 猪苓 泽泻 苍术 陈皮 神曲炒 麦芽炒 甘草各等分

上锉，水煎，空心服。胃寒肠鸣，加益智、半夏。

黄芩六一丸 治积热脱肛。

条芩六两 升麻一两

上为末，面糊丸服。

缩砂散 治大肠虚而挟热，脱肛红肿。

砂仁 黄连 木贼各等分

上为细末，每服二钱，空心米饮调下。

一方 治脱肛。

槐花 荆芥穗 白连各等分，白连恐即白敛

上为细末，空心酒下便入。

槐角丸 治五种肠风下血，痔漏脱肛下血，并宜服之。

槐角炒，一两 地榆 黄芩 当归酒浸，焙 防风 枳壳麸炒，各半两

上为细末，酒糊丸如桐子大，每服三五十丸，空心米汤下。

二槐丹 治脱肛。

槐花 槐角各等分，炒黄

上为末，用羊血蘸药炙热食之，酒下。

治肛门寒脱方

参术实脾汤 治久泻痢，寒滑脱肛。

白术黄土炒 人参各二钱 肉豆蔻麸煨，一钱半 白茯苓 白芍药炒 陈皮各一钱 附子炮八分 甘草炙，七分

上锉，加生姜三片、枣二枚，水煎服。下陷，加升麻。

诃子皮散 治寒滑气泄不固，形质不脱。

御米壳炒，五分 诃子皮煨，去核，七分 干姜炮，六分 陈皮五分

上锉，水煎服。或为末，白汤调服亦可。

猬皮散 治肛门或因洞泄或因用力，脱出不收。

猬皮一个，罐内烧存性 磁石半两，火煨，醋淬七次 桂心三钱

上为细末，每服三钱，食前米饮调下，用鞋底炙热熨按肛上托入。忌举重及房室。治女人阴脱，加鳖头一枚，慢火炙焦黄研入。

举肛丸一名钓肠丸 治泄泻虚寒脱肛。

半夏 天南星 枯白矾各五钱 枯红矾 鸡冠花炒 白附子各五两 诃子肉煨 黑附子生 枳壳各一两 猬皮二枚，炙 瓜

蒌一枚,烧存性　胡桃仁十五枚,烧存性

上为末,醋糊丸如桐子大,每服三十丸,空心温酒下。远年不瘥者服十日效,久服除根。

乳香丸　治诸痔并肠风下血,肛边或生核肿痛,或已成疮,大便艰难,肛肠脱出。

乳香另研　白丁香各二钱半　枳壳麸炒大黄蒸,焙干　牡蛎煅　荜澄茄　芫青去头足,糯米炒　鹤虱炒,各一两,一方各五钱

上为细末,用米糊丸如桐子大,每服三十丸,肠风腊茶清下,诸痔煎薤白汤下,诸漏铁屑煎汤下,并空心食前服。

治脱肛杂方

香荆散　治肛门脱出,大人小儿悉皆治之。

香附子　荆芥穗各等分

上为末,每服三匙,水一大碗煎十数沸,热淋洗或服之亦可,或用陈壁土泡汤熏洗。

一方　用五倍子炒黄为末,放热鞋底上托之即收。

一方　加砂仁各三钱。

倍矾散

五倍子三钱　白矾一块

上以水二碗,煎五倍子减半,入白矾,安小桶内洗之,立效。

一方　治虚热及用力太过,小儿叫呼,久泻脱者。

五倍子五钱　枯矾　蛇床子各少许

上为末,水煎洗之后,用赤石脂末少许,撒芭蕉叶上频用托入,如脱出尺许者以两凳相并,中空一尺,以瓶盛药水令满,与凳相平,令患者仰卧凳上,所脱浸于瓶中逐日浸换,以缩为度。如积冷年久不收者,用石灰炒热,以帛包裹肛,坐其上,冷则别换,仍以海螵蛸末敷之。如大

肠本虚,风毒热邪乘之,致令脱肛红肿者,用单铁粉,入白蔹末和匀敷之即按入。

收肛散　治热泻脱肛者。

熊胆五分　孩儿茶二分　冰片一分

上为细末,人乳调擦肛上,热汁自出而肛收矣,痔疮亦妙。或用鳖鱼一个,水煮食之,留汤熏洗,留骨烧灰,敷上即愈。如肛门肿痛,及酒客病此者,用木鳖子去壳捣烂,煎汤熏洗,另用少许涂之。如肛门作痒者,乃腹中有虫,用生艾、苦楝根煎汤熏洗,仍以干艾、生姜煎服。凡登厕后须水洗。又不可用包裹汤杂物旧纸。

一方　治脱肛。

荆芥　龙脑　薄荷　朴硝各等分

上煎汤,朝朝洗之,肠头自入。

二灵散　治久痢肠胃俱虚,肛门自下。

龙骨煅,五钱　木贼烧存性,二钱五分

上为末,撒托之。

一方　用木贼烧灰存性为末,擦肛门上,按入即愈。

一方　治男子女人脱肛。

五倍子　荆芥

上用小便浓煎洗之。

一方　用胡荽烧熏立入。

一方　用浮萍阴干为末,撒贴患处。

一方　乌龙尾用鼠粪和之,烧烟于桶内,令坐其上熏之,数次即上。

单磁石散

磁石为末,每服一钱,空心米饮下。然此亦镇坠之剂,不可多服。

一方　治肠风及脱肛不收,有血下。

用皂角三茎槌碎,水一碗揉令皂角消尽,用绢二重滤取清汁数分,将脱肛肠浸在药中,其肠自收,不用手托,如大肠收了更用汤荡其脱肛上下,令皂角气行,则

不再作，三次荡愈。

一方　用蛇床子炒为末，贴大肠脱垂处立收，甚效。

黑圣散　治泻多时，脱肛疼痛。

用大蜘蛛一个，瓠叶重裹线系定，合子内烧令黑色存性，取出细研，入黄丹少许同研，凡有上件疾即先用白矾葱椒汤洗拭干，后将药末撒在上软处，将手掌按托入，收之妙。

一方　治脱肛历年不愈。

以生铁三斤，水一斗煮取五升，出铁以汁洗，日再。

一方　用磨刀浆锈水①洗亦效。

一方　用针粉研细，每用少许撒之，按入即愈。

一方　治脱肛历年不愈。

用鳖头一枚烧令烟绝，杵末，日敷肛上，手按挼之。

一方　治大肠久积寒冷，大便脱肛不收。

用蜗牛一两烧灰，猪脂和敷之。

一方　治诸般痔脱肛。

以死蛇一条如指大，湿者用掘地坑烧之，将有孔板盖坑上，坐熏之，烟绝为愈，大效。

一方　治肠头出。

用皂角熏，次用蛐蜒一个，入蜜浸，去蛐蜒，将蜜调土朱敷上即入。一女子脱肛，医用糯米一勺浓煎饮，去米候洗肛温柔，却先以砖一片火烧通红，用醋沃湿，以青布铺砖上，坐肛于青布上，如热则加

布令厚，其肛自吸入腹中而愈。

紫戢膏　治脏热肛门脱出。

以紫背戢一大握，又名鱼腥草，擂烂如泥，先用朴硝水洗净肛门，用芭蕉叶托入，却用药于臀下贴坐，自然收入。

一方　治脱肛。

用蔓陀罗花子连壳一对，橡子十六个捣碎，水煎三五沸，入朴硝热洗，其肛自收。

一方　治肠随脱肛出，转久不可收入。

捣生瓜蒌取汁浸之猪肉汁中，洗手随按之令暖，自得入。

一方　治大肠头出，苦干又落，落又出，名截肠病，肠尽则死，初出寸余时治之。

以芝麻油一盏，以臀坐之，饮大麻子汁数升愈。

一方　治脱肛。

赤石脂碾细，水和，包大蜘蛛一个、麝一分，在内烧为炭，覆地上为末，用少许托在肛门上，即收。

又方　以狗悬后二足，控取涎，付肛上，即收。

治谷道痛蚀方

一方　治谷道热痛。

杏仁熬，杵作膏敷之，良愈。

一方　治下部虫啮。

桃叶杵烂一斛，蒸之令极热，纳小口器中，以下部拓上坐，虫立死。

---

① 磨刀浆锈水　"锈"原作"秀"，据文义改。

卷九十七

悬痈

论

论曰：悬痈谓疮生于玉茎之后，谷道之前，属足三阴亏损之证。初发甚痒，状如松子，渐如莲子，日久如桃李，加以赤肿，若迟治而破，则大小便皆从此出，不可救也。轻则沥尽气血而亡，重则内溃即死。初起湿热壅滞，未成脓而作痛，或小便涩滞，用龙胆泻肝汤。肿焮痛甚，用仙方活命饮，并以制甘草佐之。久者，大补气血为先。若不成脓不溃者，八珍汤补之。若脓已成者，急针之。欲其生肌收敛，肾虚者，六味地黄丸；血虚者，四物汤加参、术；气虚者，四君子汤加芎、归；脾虚者，补中益气汤；久成漏者，十全大补汤、蜡矾丸。此疾首尾常服国老膏，虽患亦轻，虽溃亦浅。若误用寒凉消毒，则不可救矣。谷道中生疮，用水中苈叶，细捣绵裹纳下部，日三次即愈。

千金方云：夫五脏六腑者，内应骨髓，外合皮毛肤肉。若病从外生，则皮毛肤肉关格强急；若病从内发，则骨髓疼痛。然阴阳表里，外皮内髓，其病源不可不详之也。皮虚者寒，皮实者热，凡皮虚实之应，主于肺大肠，其病发于皮毛，热则应脏，寒则应腑。

薛按：肛门之前，肾囊之后，此间若有肿胀出脓，名曰悬痈，又名海底漏，最难收功，初起即宜速治，迟则无救矣。大抵皆由肾水不足，相火内烁庚金而致也。患者速宜保养真元，断绝房欲，用药扶持，如加减六味丸、国老丸之类，庶可延生，万勿轻视是祷。若生于肛门之两旁，则曰脏毒，较悬痈为轻耳。又有未成脓之肠风脏毒，名虽不同，其治亦异。肠风者，邪气外入，随感随见，所以其色清也；脏毒者，蕴积毒久而始见，所以其色浊也。治肠风，以散风行湿药治之；治脏毒，以清热凉血药治之。亦须看其虚实新久之不同，新者实者宜降之泻之，虚者久者宜升之补之。故治法有所异也，学者不可执一而论，宜仔细详审焉。

治方

国老膏　治悬痈，始终用之。

用黄纹大甘草一两，截长三寸许，取山涧东流水一碗，不用井水河水，以甘草蘸水，文武火慢炙，不可急性，须用三时久，水尽为度，劈，视草中润透，却以无灰酒二碗煮至一碗，温服，半月消尽为度。

仙方活命饮　治一切疮疡，未成脓者内消，已成脓者即溃，止痛消毒之圣药也。

穿山甲蛤粉炒黄　白芷　防风　赤芍药　当归尾　没药　乳香　甘草　天花粉　贝母　皂角刺各一钱　金银花　陈皮各三钱

上锉作一服，用酒一碗煎数沸服。

将军散

大黄煨　贝母去心　白芷　甘草节各等分

上为细末，酒调二钱，空心服。虚弱，加当归一半。

加味托里散　治悬痈不消不溃。

人参　黄芪盐水拌炒　当归酒拌　川芎　麦门冬去心　知母酒拌炒　黄柏酒拌炒　芍药炒　金银花　柴胡　制甘草法见前，各一钱

上作一剂，水二钟煎八分，食前服。

加味十全大补汤　治悬痈溃而不敛，或发热，饮食少思。

人参　黄芪盐水炒　白术炒　茯苓　熟地黄酒浸中满减五分　当归酒浸　川芎　芍药炒，各一钱　肉桂　麦门冬去心　五味子捣烂　甘草炒，各五分

上锉一剂，用水二钟煎一钟，食前服。茎肿，加青皮；热，加黄芩、柴胡；日晡热，加柴胡、地骨皮；小便赤，加酒制知母、黄柏；小便涩，加车前子、山栀子，俱炒。

清心莲子饮　治悬痈势退，惟小便赤涩。

黄芪蜜炙　人参　石莲子去心　赤茯苓各七钱半　黄芩五钱　车前子炒　麦门冬去心　地骨皮　制甘草法见前　生甘草各二钱半

上锉，每服一两，用水二钟煎八分，食前服。

卷九十八

前阴诸疾

论

娄氏曰：前阴所过之脉有二，一曰肝脉，二曰督脉。经云：足厥阴之脉入毛中，过阴器，抵少腹，是肝脉所过也。又云：督脉者，起于少腹以下，骨中央，女子入系庭孔，循阴器，男子循茎下至篡，与女子等，是督脉所过也。阴缩者，谓前阴受寒，入腹内也；阴纵者，谓前阴受热，挺长不收也。经曰：足厥阴之经，伤于寒则阴缩入，伤于热则纵挺不收。治在行水清阴气故也。阴痿者，皆耗散过度，伤于肝经所致。经云：足厥阴之经，其病伤于内，则不起是也。

丹溪曰：胞兄二十余岁，玉茎挺长，肿而痿，皮塌常润，磨股不能行，两胁气上，手足倦弱。先以小柴胡、黄连大剂行其湿热，略加黄柏降其逆上之气，其挺肿渐收减及半，但茎中有坚块未消。遂以青皮一味为君，佐以散风之剂，末服，外以丝瓜汁、五倍子末敷而愈。平江王氏子，年三十余岁，忽阴挺长肿而痛，脉数而实，用朴硝荆芥汤浸洗，又用三一承气汤大下之愈。东垣阴痿阴汗及臊臭论云：一富者前阴间尝闻臊臭，又因连日饮酒，腹中不和，求予治之。予应之曰：夫前阴者，足厥阴肝之脉络，循阴器出其挺末。凡臭者，心之所主，散入五方，为五臭，入肝为臊臭，此其一也。当于肝经中泻行间是治其本，后于心经中泻少冲以治其标，如恶针当用药除之，治法当求其本。连日饮酒，夫酒者，气味俱能生湿，是风、湿、热合于下焦为邪，故经云：下焦如渎。又云：在下者引而竭之。酒是湿热之水，亦宜决前阴以去之，是合下焦二法治之。

治方

龙胆泻肝汤 治阴囊肿痛，或溃烂作痛，或睾丸悬挂，及一切湿痒臊臭等证。

柴胡梢　泽泻各一钱　车前子　木通各五分　当归梢　龙胆草　生地黄各三分

上锉如麻豆大小，水煎，空心稍热服，便以美膳压之。此药柴胡入肝为引，用泽泻、车前子、木通淡渗之味，三味以除臊臭，是名在下者引而竭之；生地黄、龙胆草之苦寒泻酒湿热，更兼车前子之类以彻肝中邪气，肝主血，用当归以滋肝中血不足也。一方去柴胡加黄芩、山栀子、甘草各五分，名加减龙胆泻肝汤。湿盛加黄连，便秘加大黄。

柴青泻肝汤 治男子肝火旺极，阴茎肿裂，健硬不休。

柴胡　半夏　黄芩　人参　甘草　黄连　青皮各等分

上锉，水煎服。此即小柴胡汤加黄连、青皮。盖玉茎万筋之总，小柴胡肝胆正药，加黄连助柴胡泻肝火，青皮泻肝气。

三白散　治膀胱蕴热，风湿相乘，阴囊肿胀，大小便不利。

白牵牛二两　桑白皮炒　白术　木通　陈皮各五钱

上为细末，每服二钱，空心姜水调服，小儿服半钱。

固真汤　治两丸冷，前阴痿弱，阴汗如水，小便后有余滴臊气，尻臀并前阴冷，恶寒而喜热，膝亦冷，正月内定此方。

升麻　柴胡　羌活各一钱　甘草　泽泻各一钱半　龙胆草炒　知母炒　黄柏各二钱

上锉如麻豆大，水煎，空心热服，以美膳压之。

温肾汤　治面色痿黄，身黄，脚软弱无力，阴汗，阴茎有沃色，二月定此方。

麻黄　柴胡梢各六分　泽泻二钱　防风　苍术各一钱半　白术　升麻各一钱　茯苓　猪苓各一钱五分　黄柏一钱

上锉，作分二服，水煎，食前稍热服，一时辰许方食。

补肝汤　治前阴如水冷，并冷汗，两脚痿弱无力。

黄芪七分　人参　葛根各三分　甘草炙，五分　升麻　猪苓各四分　白茯苓　柴胡　羌活　陈皮　连翘　当归身　黄柏炒　泽泻　苍术　曲末　知母　防风各二分

上锉如麻豆大，都作一服，水二盏煎至一盏，去粗，空心稍热服。忌酒湿面。

清震汤　治溺黄臊臭淋沥，两丸如水，阴汗浸两股，阴头亦冷。

羌活　黄柏酒炒，各一钱　升麻　柴胡　苍术　黄芩各五分　泽泻四分　麻黄根　猪苓　防风各三分　炙甘草　当归身　藁本各二分　红花一分

上锉如麻豆大，作一服，水煎，临卧服。忌酒湿面。

柴胡胜湿汤　治两旁肾冷，两髀阴汗，前阴痿弱，阴囊湿痒臊气。

柴胡　甘草生　黄柏酒炒各二钱　升麻　泽泻各一钱半　当归梢　羌活　麻黄根　汉防己　龙胆草　茯苓各一钱　红花少许　五味子二十个

上锉如麻豆大，分作二服，水煎，食前稍热服。忌酒湿面房事。

仲景八味丸　治阳事多痿不振。

熟地黄八两　泽泻　牡丹皮　白茯苓各三两　茱萸肉　山药各四两　附子炮　桂心各一两

上为末，炼蜜丸如桐子大，每服五十丸，空心温酒淡盐汤任下。夏减桂附一半，春秋三停减一，痿去精足，全减桂附，只依六味地黄丸。

椒粉散　治前阴两丸湿痒痛，秋冬甚，夏月减。

麻黄根一钱　黑狗脊　蛇床子各五分　小椒　当归梢　猪苓各三分　斑蝥二个　轻粉少许　肉桂二分　红花少许

上为末，干撒上。避风寒湿冷处坐卧。

丹溪方　治肾囊湿痒。

吴茱萸半两　寒水石三钱　黄柏二钱半　樟脑　蛇床子各五钱　轻粉　白矾　白芷　槟榔各三钱　硫黄二钱

上为末，先以吴茱萸煎汤洗之，后以此药撒上。

牡矾丹　治阴囊两旁生疮，或阴湿水出，其痒甚苦，夜则搔之无足，后必自痛。又两腋及脚心汗湿，无可奈何者，亦宜。

牡蛎　黄丹各二两　枯矾四两

上为末，遇夜睡时用手捏药于痒处擦之，不一时又擦，三四次后自然平复。

硫槟散　治阴囊上及两腿上风湿疮痒。

槟榔二个破开，以黄丹三钱合在内，湿纸包煨

蛇床子　硫黄各四两　全蝎六个　轻粉
青黛各五分　麝香少许

上各为末和匀，每用少许清油调抹两
掌，擦热抱囊一顷，次擦两腿上。

柏蛤散　治下疳湿疮。

黄柏以磁锋刮末　蛤粉末，各等分

上研匀撒上，即愈。盖黄柏去热，蛤
粉燥湿故也。

铜绿散　治男妇阴部湿淹疮。

五倍子五钱　白矾一钱　乳香五分　轻
粉一字　铜绿少许

上为末，洗净撒之。

鹅管散　治病瘥且犯房，玉茎皮破肿
痛。

黄连　大黄各一钱　鹅管石　赤石脂
各五分　雄黄一分　片脑半分

上为末，津液调敷。

一方　治有人阴冷，渐渐冷气入阴
囊，肿满恐死，日夜痛闷不得眠。

取生椒择洗净，以布囊裹着丸囊令厚
半寸，须臾热气大通，日再易之，取出
瘥。一方煮大蓟汁服立瘥。

蝉脱散　治阴囊忽肿，多坐地为风，
或虫蚁吹着。

用蝉脱五钱，水煎，洗肿处，再温再
洗，肿痛立消，洗后与五苓散加灯心。

洗药　洗下疳疮。

黄连　黄柏　当归　白芷　独活　防
风　朴硝　荆芥各等分

上锉，入铜钱五十文、乌梅五个、盐
一匙，水煎温汤，日洗五七次，洗后用敷
药。

敷药

木香　槟榔　黄连　铜青　轻粉　枯
矾　螵蛸各等分　麝香少许

上为末，至夜敷上。

卷九十九

体　气

论

丹溪曰：患狐臭者，耳内有油湿即是。用黄丹、水银、白梅肉为丸拭之，又用三年苦醋和石灰敷之即瘥。又马齿菜一束，捣碎以蜜和作团，以绢袋盛之，以泥纸裹厚半寸许，曝干，以火烧熟破开，更以少许蜜和，使热勿令冷，以生布揸之，夹药腋下，药气行，痛久忍之不住，然后以手巾勒两臂，俾药气行尽，方可拭之，不效再易。又用赤铜屑以醋和银锅中，炒极热，以布裹熨腋下，冷复易之。

荫按：有天生狐臭者，有为人所染臭者。天生臭者难治，为人所染臭者易治。然须三年苦醋敷，和矾石散敷之勿止，并服下十香丸，乃可得瘥。勿言一度敷药即瘥止，一敷药时，暂得一时瘥耳，须频频敷之更好。忌食芸薹五辛之物，若犯之则终身不能瘥。

治　方

十香丸　含化令人遍体俱香。

白檀香　白芷　鸡舌香　肉豆蔻　细辛　木香　川芎　槟榔　丁香　沉香各五钱　麝香　龙脑各二钱半

上为细末，研匀，炼蜜丸如芡实大，每服一丸，含化咽津，一日三五度。

乌龙丸　治腋气神方。

当归酒洗　生地黄　枸杞子炒　石莲肉焙，各一两　白茯苓二两　莲蕊焙　丁香　木香　青木香　乳香　京墨各五钱　冰片一分半, 研

上为细末，用陈米饭荷叶包烧过，捣烂为丸如黄豆大，麝香一分黄酒化为衣，每服三四十丸，临卧半饥半饱，用砂仁一二分炒，入黄酒内送下。妇人加乌药醋炒、香附童便炒各三钱。

收功后药

人参　当归　生地黄　乳香　官桂　木香　没药　麝香八味俱酒浸过　青皮　陈皮　白芷　良姜　麻黄　米壳　甘草各一钱

上锉一剂，水煎服。出汗，外用川椒、枯矾各一两为末，擦腋下。终身忌鳜鱼羊肉，去大小便不可与妇人同厕。

秘传奇方　治体气。

大田螺生者一个　巴豆去壳　胆矾一豆许　麝香少许

上将螺用水养三日去泥土，揭起螺厣入矾豆麝在内以线拴住，于磁器内次日化成水，须五更时将药水抹在腋下，直候腹中觉响，脏腑欲行，住手，先要择空地内去大便，黑粪极臭，是其验也，以厚土盖之，不可令人知之。如不尽，再以药水抹之，又去大便，一日用后药擦之，永拔病根。

枯矾一两　蛤粉五钱　樟脑一钱

为末，每以少许擦之。

治体气方

枯矾一钱　轻粉二分　蛤粉二钱　密陀僧五分

上为末，每用少许擦之。一方有松香一钱、麝香半分。

神方　枯白矾　铅粉　松脂各等分

上为末擦之。

腋气神效方

密陀僧一两　白矾七钱　硇砂少许　麝香少许

上为细末，先用皂角煎汤洗，后敷上。

又方　治狐臭。

铜青　密陀僧　辰砂　白矾　硇砂　白附子

上为细末，先用皂角煎汤洗后敷上，不过三次全好。一方加黄丹、水银，用白梅肉为丸，擦之。

治腋气方

香白芷　枯矾　花椒减半　黄丹各等分

上共为末，撒之不臭。

治腋臭方

用自己小便洗一次，米泔洗二次，自然姜汁每日擦十次，一月之后可以断根。一方用生姜涂腋下。

治狐臭方

麝香　巴豆去壳　木通去皮

上为末，每服一钱重，浮子酒熬膏为丸，金箔为衣，空心水酒调化一丸，服之。以净桶盛腹内打下秽物，急盖拿开勿闻，神效。

治腋气方

五更时用精猪肉二大斤，以甘遂末一两拌之，挟腋下至天明，以生甘草一两煎汤饮之，良久泻出秽物，须至荒野之处则可，恐秽气传人故也。依法三五次即愈，虚弱者，间日为之，其他密陀僧、胡粉之类皆塞窍以治其末耳。

一方　用夜明砂不拘多少为末，用豆

豉汁调涂立效。

治狐臭方

大蜘蛛一个，以黄泥入少赤石脂捣罗极细，入盐少许，杵为一窠，包藏蜘蛛在内，以火烧令通红，放冷剖开，将蜘蛛研细，临卧入轻粉一字，用酽醋调成膏敷腋下，明日登厕，必泻下墨汁臭秽不可闻，于远僻处倾埋之，免致染人。

治腋气方

先用刀削去腋毛净，用白定粉水调擦敷患处，至过六七日夜后，次日早看腋下有一黑点如针孔，用笔点定，即用艾炷灸七壮，灸过攻心中痛，当用后药下之。

青木香　槟榔　丁香　檀香　麝香　大黄

上水煎服，以下为度。

四圣散　治体气。

人言　轻粉各一钱　巴豆十个，去壳　白矾枯，一两　黄丹少许

上共为细末，每用少许擦患处，如擦时先用冷水洗之。

田螺散　治体气。

用大田螺一枚水中养之，俟靥开，以巴豆一粒去壳，将针挑巴豆放在内，取起拭干，仰放盏内，夏月一宿冬月五七宿自然成水，取擦腋下绝根。一方先用胭脂擦腋下，其出狐臭之处黄色，就将前说巴豆、田螺去靥掩于狐臭之上，绢帛勒紧，其狐臭从大便出，则绝根矣。

一方　黄丹飞　密陀僧　枯矾

上以蒸饼蘸药擦之。

一方　用热蒸饼一个劈开作两边，撒密陀僧末一钱急夹在腋下，略睡少时候冷，弃之除根。

治腋气方

用蝙蝠一个打死，却用赤石脂五钱为末，遍涂蝠身，外以黄泥包之，火煨黄取出存性，去泥以蝠为末，另取大田螺二

枚，每枚入去壳巴豆一粒，候化成水，次日用此水调蝠末涂腋下，须有毒气冲上，恶心，急服感应丸一帖，神保丸三粒，温酒下，利后去根。

衣香方

茅香锉，蜜炙 零陵香各二两 香白芷 甘松去土，各一两 檀香五钱 三赖七钱，面裹煨

上为粗末，入麝香少许和匀，以绢囊盛之。

又治腋气方

以铜青好者不拘多少，米醋调成膏，先洗净腋下，用轻粉撒过，却使上件涂之，立效。

卷 一 百

面病 附痄腮

论

难经曰：人面独耐寒者何也？盖人头者，诸阳之会也，诸阴脉皆至颈胸中而还，独诸阳脉皆上至头，故令面耐寒也。

又曰：肝外证面青，善洁善怒；心外证面赤，口干善笑；脾外证面黄，善噫善思善味；肺外证面白，善嚏，悲愁不乐，欲哭；肾外证面黑，善恐欠。

东垣曰：咽痛颔肿，脉洪大面赤者，羌活胜湿汤加黄芩、桔梗、甘草各半钱治之。如耳鸣目黄，颊颔肿，颈肩臑肘臂外后廉痛，面赤，脉洪大者，以羌活、防风、甘草、藁本通其经血，加黄连、黄芩消其肿，以人参、黄芪益其元气而泻其火邪。面赤为邪气怫郁在经，宜表不宜下。饮食不节，则胃病，胃病则气短精神少而生大热者，有时而火上行，独燎其面。《针经》曰：面热者，足阳明病。巴戟丸治肺病面白不悦，则为脱气、脱血、脱津、脱液、脱精、脱神。脉紧者寒也，或面白善嚏，或面色恶，皆寒也，以羌活、防风、甘草、藁本四味，泻足太阳，少加附子以通其脉。面色恶，悲恐者，更加桂、附。面皮里痛者，用何首乌为末，姜汁调敷以帛盖定，炙热鞋底熨之。或曰：痄腮因风热犯胃，须分表里，如外因风热肿痛，在表，寒热者，升麻胃风汤；在里，二便不利者，四顺清凉饮。如表里俱解，肿痛又不消，欲作脓也，托里消毒散，治同大头肿。膏粱厚味，胃经积热，腮肿作痛或发寒热者，用升麻、黄连、连翘、牛蒡子、白芷等分，水煎服。连耳上太阳部分肿，属风热，加羌活、防风；连耳下少阳部分肿，属怒火，加柴胡、山栀、牡丹皮；连耳后少阴部分肿，属相火，加知母、黄柏。头面齿牙俱肿，内热口干者，犀角升麻汤。齿牙唇口俱肿，出血者，清胃散加石膏。内伤生冷，凉药不能消积，食少体倦者，补中益气汤。内伤气血俱虚，八物汤加麦门冬、五味子。伤七情有寒热者，八味逍遥散。伤色欲，连颐及耳后肿者，肾气丸、八味丸、十全大补汤，不可误用风药克伐之剂。

罗谦甫曰：杨郎中之内五十一岁，身体肥盛，己酉春患头目昏闷，面赤热多，服清上药不效，请予治之。诊其脉洪大而有力。《内经》云：面热者，足阳明病。《脉经》云：阳明经气盛有余，则身以前皆热。况其人素膏粱积热于胃，阳明经多血多气，木实则风热上行，诸阳皆会于头目，故面热之病生矣。先以调胃承气汤七钱加黄连三钱、犀角一钱、薄荷三钱，行彻其本热，次以升麻加黄连汤，去经络中风热上行，如此则标本之邪俱退矣。

治面肿面痛方

升麻胃风汤 治虚风证，能食，麻木，牙关急搐，目内蠕瞤，胃中有风热，故面独肿。

升麻二钱 白芷 当归 葛根 苍术各一钱 甘草一钱半 柴胡 藁本 羌活 黄柏 草豆蔻各三分 麻黄不去节,五分 蔓荆子二分

上锉,加枣煎服。一方有白僵蚕三分。

升麻连翘汤 治面肿搭腮,因膏粱积热者。

升麻 黄连 连翘 牛蒡子 白芷各等分

上锉,水煎服。连耳上加羌活,耳下加柴胡

加味羌活胜湿汤 治咽痛颊肿,脉洪大,面赤者。

羌活 独活各一钱 防风 藁本 蔓荆子 川芎 黄芩 桔梗 甘草各五分

上锉,水煎,食后服。

丹溪方 治膈壅表热,两腮热肿。

干葛 桔梗 苏叶各一钱半 升麻 薄荷各一钱 甘草炙,七分

上锉,加生姜一片,水煎服。

补胃汤 治胃虚胫寒不得卧,腹痛虚鸣,时寒时热,唇干面目浮肿,少气口苦,身体无泽。

柏子仁去油 防风 细辛 桂心 陈皮各一钱 川芎 吴茱萸 人参各一钱 甘草五分

上锉,水煎服。

干姜散 治胃虚胫寒,面浮身枯,诸骨节皆痛。

干姜二两 人参 甘草 细辛各一两半 麦门冬 桂心 当归各一两七钱半 远志一两 吴茱萸五钱 蜀胡椒七钱半

上为细末,每服二钱,温酒调服。

治面热面寒方

升麻黄连汤 治面热。

升麻 葛根各一钱半 白芷一钱 白芍药煨,七分 黄连八分 川芎 薄荷 生犀角 甘草各五分 荆芥穗四分 黄芩三分

上锉,作一剂,水煎,食后服。忌酒、湿面、五辛之物。

升麻附子汤 治面寒。

升麻 葛根各一钱 白芷 黄芩各一钱 人参 甘草炙 草豆蔻各八分 益智仁 附子童便煮,炮,各五分

上锉,一剂加连须葱白二根,水煎,食远温服。

治面见五色方

升麻顺气汤 治忧思饮食失节,面色黧黑,心悬如饥,不饮食,气短而促,此阳明经不足也。

升麻一钱半 葛根 防风 白芷 黄芩 人参各一钱 白芍药六分 苍术 甘草各五分

上锉一剂,加枣、姜,水煎服,宜早饭后午前,取天气上升,使阳达于面也。

巴戟丸 治肺病面白不悦,则为脱气脱血,脱津脱液,脱精神。

川巴戟去心 五味子 肉苁蓉酒洗 菟丝子炒 人参 白术 熟地砂仁炒 骨碎补去毛 茴香 牡蛎 白龙骨 覆盆子 益智仁各等分

上为末,炼蜜丸如桐子大,每服三十丸,空心食前米饮下,日二三服。

东垣方 治面白善嚏,或面色恶,及脉紧者,皆寒也。

羌活 防风 甘草 藁本 附子

上锉,水煎服。面色恶,悲恐者,更加桂、附。

治面生疮疖方

清上防风汤 清上焦火,治头面生疮疖,风热毒。

防风一钱　连翘　白芷　桔梗各八分　黄芩酒炒　川芎各七分　荆芥　栀子　黄连　薄荷　枳壳　甘草各五分

上锉，一剂，水煎，食后服，入竹沥尤妙。

连翘散　治面生谷嘴疮，俗名粉刺。

连翘　川芎　白芷　黄连　苦参　荆芥　桑白皮　山栀子炒　贝母　甘草各等分

上锉，水煎，临卧服。

麦门冬膏　治面上肺风疮。

麦门冬去心，一斤　橘皮去白，四两

上用水煎汁，熬成膏，入蜜二两，再熬成，入水中一夜去火毒，每服五匙，滚水化开，夜用后春容散擦之。

春容散

白附子六钱　硫黄五钱　枯矾　黑铅炒枯，各二钱　黄丹飞过　轻粉各一钱　密陀僧二钱　麝香二分

上为末，先将冷水擦红处洗后，以药末擦之，不可擦破。忌酒色恼怒。

硫黄膏　治面部生疮，或鼻赤，面生粉刺，妙不可言。

生硫黄　香白芷　瓜蒌根各半钱　腻粉一钱　芫青七个，去翅足　全蝎一个　蝉蜕五个

上为末，用黄蜡、麻油和熔入前药在内，临卧时洗面净，以少许涂之，数日间疮肿自平，赤亦自消。如风刺、粉刺，一夕见效，仍涂药，勿近眼。

白附子散　治男妇热疮似癣，或黑癜点。

白附子　密陀僧　白茯苓　白芷　官粉各等分

上为末，先用萝卜煎汤洗面，后用羊乳调成膏敷患处，早晨洗去。

一方　治面上粉刺。

枯矾一两　生硫黄　白附子各二钱

上共为末，唾津调擦，临卧上药，次早洗去。

一方　治面上酒齄，鼻红紫肿。

硫黄　枯矾　半夏　白盐炒，各二钱

上为末，水调敷患处，立消。

一方　治面上疮，鼻酒刺。

雄黄　铅粉各一钱　硫黄五分

上为细末，乳汁调涂患处，晚上敷，次早温水洗去，如此三上即已。

一方　治酒齄鼻。

轻粉　硫黄

上共为末，粗纸蘸擦之。

一方　治肺毒，面鼻赤疱。

密陀僧不拘多少，为末，临卧乳汁调敷面上，次日洗去，不过三五次而已。

一方　治赤红烂脸。

用水银一钱、柏油蜡一两，共捣涂之。

一方　治脸上热疮涎出。

用蒲黄敷上，瘥。

一方　治面疮。

水调平胃散涂之。

一方　治鼻疮。

用杏仁去皮尖为末，以乳汁和之，擦患处。

一方　治抓破面皮。

用生姜自然汁调轻粉，擦患处，更无痕迹。

治面生黔斑方

莹肌如玉散　治面生黔点，或生小疮，或生痱痤粉刺之类，并皮肤瘙痒，常用洗面去垢润肌。

皂角三斤，去皮　升麻八两　楮实子五两　绿豆擦净另捣　白及　白芷　天花粉各一两　甘松　砂仁连皮　白丁香腊月收，各五钱　山柰三钱

上为末，和匀，量用洗面，不惟馨

香，亦且去垢。一方加藿香五钱、樟脑一钱为末，炼蜜丸如弹子大，清晨洗面最奇。一方用糯米饭捣丸。

玉容散 治面上黑黯雀瘢。

甘松 山奈 茅香各五钱 白芷 白及 白敛 白僵蚕 白附子 天花粉各一两 零陵香 防风 藁本各三钱 绿豆粉一两 肥皂二个

上为细末，每早洗面用之。

红玉散 治面上一切酒刺风刺，黑黶瘢子。

白芷 藿香 牙皂去皮子，各三钱 甘松 山奈 木贼 白丁香各一钱，另研 天花粉 白茯苓各一钱半 细辛 杏仁去皮，另研 密陀僧各一钱 樟脑五分 白及少许

上为末，临卧用津唾调，或乳汁调敷面上，明早温水洗去，其面如玉。

秘方 治面上雀瘢。

樱桃枝 紫背浮萍 白梅肉 猪牙皂角焙干，等分

上为细末，每洗面时用以擦洗七八日，其瘢自落，神效。

洗面药方 治面有黯点，或生疮及粉刺之类，并去皮肤瘙痒垢腻，润泽肌肤。

皂角三斤，去皮弦子，另捣 糯米一升三合 绿豆八合，拣净另捣

上为末，用鸡子清调和，丸如龙眼大，窨干，旋用温浆水磨开敷之。

皇帝涂容金面方

朱砂二钱 干胭脂二钱 官粉三钱 乌梅五个，去核 川芎少许 潮脑五钱

上为细末，临睡时津唾调擦面上，天明温水盆洗面二三七日，面如童颜，乃神仙妙用之法

香肥皂丸

肥皂角面一斤 牙皂末 排草 藿香各三两 零陵香 甘草 檀香各二两 白芷 丁香 木香 白丁香 防风 藁本 白

敛 白及 梅桂花 绿豆 川芎 山奈各一两

上为末，以砂糖为丸用。

八白散 治劳汗当风，寒薄为皶，郁乃痤，及黯点之类。

白丁香 白及 白僵蚕 白牵牛 上蒺藜 新升麻内白者佳，各三两 山奈 白敛白芷各二两 白附子 白茯苓各半两

上为末，至夜津调涂面，明旦以莹肌如玉散洗之。

洗面香皂丸

白丁香 白敛 白及 楮实各一两 甘松 藁本 香附 茯苓 细辛 山奈 茅香 川芎 明胶 白芷 韶脑各五钱 牵牛炒 瓜蒌根各三钱 肥皂不蛀者，一斤半，煮，去皮子 绿豆一升，略炒香

上为细末，以肥皂肉捣膏，同绿豆粉和，如干，再加皂角汁捣二千下，丸如弹子大，晒干，每日用洗面，不可经水。

肥皂丸 去白瘢墨点，白癣，诸般疮痕，令人面色好。

白芷 白附子 白及 牙皂 白蒺藜 白敛 草乌 山奈 甘松 白丁香 杏仁 豆粉各一两 轻粉 密陀僧各半两 孩儿茶二钱 肥皂角去皮筋子，只要净肉，一茶钟，捣烂 樟脑半两

上为末，先将肥皂肉捣，同鸡清和，晒去气息，然后和丸。

一方① 丁香 白芷各一钱 麝香一分

上为细末，用烧酒调入磁器内熬成膏，每日用少许，洗面令人颜面如玉。

滋润手面方 冬月用之。

杏仁 天花粉 猪胰一具 红枣二枚，去皮核

上用好酒二盏浸于瓷器内，早晚量用润手面，自然皮肤无腻。

────────

① 一方 原缺，今补。

一方 治面上雀子瘢。

草麻子 密陀僧 硫黄各二钱

上用羊髓和匀，临睡敷上，次早洗去。

一方 点疔，涂瘤，去痣。

人言 雄黄各一钱 巴豆一个 蟾酥一分

上为细末，将疮口用针拨开，以药点上，如点瘰疬，去蟾酥用轻粉。

去面上靥子方

用石灰水调一盏如稠粥，以好糯米全者拌灰中，经一宿看米色如水晶烂者，以针微刺靥破，将米少许涂上，经一日剔去，不得着水，一二日愈。

又方 石灰 石碱各等分

上为细末，以热烧酒调涂之，或加轻粉尤妙。

治疖腮方

驱风解毒散 治疖腮肿痛。

防风 羌活 荆芥 连翘 牛蒡子 甘草各等分

上锉，水煎，食后服。

一方 治膏粱厚味，胃经积热，腮肿作痛，或发寒热。

升麻 黄连 连翘 牛蒡子 白芷各等分

上锉，每服五七钱，水煎，食后服。肿连耳上，加羌活、防风；连耳下，加柴胡、山栀子、牡丹皮；连耳后，加知母、黄柏。

四顺清凉饮 治积热壅滞，咽腮肿痛，二便不利。

当归 赤芍药 大黄 甘草炙，各等分

上㕮咀，每服四钱，水煎，食后服。

一方 治疖腮。

竹叶 车前草 柏子仁

上杵碎，热敷患处。

一方 治两腮肿。

细辛 草乌各等分

上为末，入蛤粉，以猪脂调敷肿处，口含白梅置腮边良久，肿退，出涎患消矣，消时肿必先向下。

一方 治腮肿。

用赤小豆为末，蘸醋调敷之，立效。

一方 用鸡子清调敷。

一方 石灰不拘多少，炒七次，地下窨七次，醋调敷肿处，立消。

一方 治疖腮及喉下诸般肿。

蜗牛同飞面研匀，贴肿处。

治颊车病方

一方 凡伸欠颊车蹉，但开不能合。

以酒饮之，令大醉，睡中吹皂角末搐其鼻，嚏透，即自正。

牛黄清心丸 平江陈氏因惊惧后，常用手指中捏挂两颊，遂两颊破损，心中懊恼不安，脉数而实，诸药不愈，用《活幼口议》牛黄清心凉膈丸，数服即安。

方见二十五卷火热门。

熏面法详卷一百零二目病门后

卷一百零一·上

目　病　上

论

袖珍论曰：人之有两眼，犹天地之有两曜，视万物察细毫，何所不至。日月有一时之晦者，风雷云雨之所致也；眼之失明者，四气七情之为害也。大抵眼目为五脏之精华，一身之至要，故五脏分五轮，八卦分八廓。五轮者，肝属目，曰风轮，在眼为乌睛；心属火，曰血轮，在目为二眦；脾属土，曰肉轮，在眼为上下胞；肺属金，曰气轮，在眼为白睛；肾属水，曰水轮，在眼为瞳子。至若八廓，无位有名，胆之腑为天廓，膀胱之腑为地廓，命门之腑为水廓，小肠之腑为火廓，肾之腑为风廓，脾胃之腑为雷廓，太阳之腑为山廓，三焦之腑为泽廓。此虽为眼目之根本，而又藉血为之包络。五脏或蕴积风热，或七情之气郁结不散，上攻眼目，各随五脏所属而见，或肿赤而痛，羞涩多泪，或生障膜，昏暗失明。其证七十有二，治之须究其所因，风则驱散之，热则清凉之，气结则调顺之。切不可轻用针刀点割，偶得其愈，出乎侥幸，倘或不然，为终身之害。又且不可过用寒凉之剂，或冰其血脉，凝而不流，亦成痼疾，当量人老少气体虚实用药。又有肾虚者，亦能令人眼目无光，或生冷翳，止当补暖下元，以益肾水。虽然北方之人患眼最多，皆是日冒风沙，夜卧热炕，二气交蒸使然，治之多用凉药，北方禀受与南方不同故也。（八廓意义无据）

龙木论曰：夫眼者，乃天地之日月也。天地清净，日月光明，天地昏暝，日月薄蚀。经云：眼应于肝，旺在春三月，作魂神宝。眼为户牖所通，万物无不睹之，好恶是非，自然分别。自少及长，疾病多般，背时调养有乖，致使眼目生患。凡人多食热物，或食五辛，喜怒不时，淫欲不节，冲寒冒暑，坐湿当风，恣意喧呼，狂情啼叫，长夜不寐，天日无闲，极目视高，凝神远望，或久处烟火，或博戏经时，拈掇多年，雕镂画绣，灯下细书，月中读书，皆能耗散精神，大能损目；更有驰骋田猎，冒涉雪霜，向日迎风，昼夜不息，皆是损目之因。恣一时之快意，为目病之根源，所以疾生眼目。凡有损性之事，必须慎之，终身保惜，自然无忧，永无眼目之患也。

陈无择曰：病者喜怒不节，忧思兼并，致脏气不平，郁而生涎，随气上厥，逢脑之虚，浸淫眼系，荫注于目，轻则昏涩，重则障翳，眵泪胬肉，白膜遮睛，皆内所因；或数冒风寒，不避暑湿，邪中于项，乘虚循系，以入于脑，故生外翳，医论中所谓青风、绿风、紫风、黑风、赤风、白风、白翳、黄翳等，随八风所致，变生诸证，皆外所因；或嗜欲不节，饮食无时，生食五辛，热啖炙煿，驰骋田猎，冒涉烟雾，劳动外睛，乃丧明之本，所谓恣一时之游佚，为百岁之痼愈，皆不内外因。治之有方。

东垣曰：按《阴阳应象论》云：诸脉者，皆属于目。又曰：目得血而能视，五脏六腑之精气，皆上注于目而为之精。精之窠为眼，骨之精为瞳子，筋之精为黑眼，血之精为络，其窠气之精为白眼，肌肉之精为约束，裹撷筋骨血气之精而与脉并为系，上属于脑后，出于项中。故邪中于项，因逢其身之虚，其入深，则即随眼系入于脑，则脑转，则引目系急，目系急则目眩以转矣。邪中其精，其精所中不相比也，则精散，精散则视歧，故见两物。目者，五脏六腑之精，荣卫魂魄之所常营也，神气之所主也，故神劳则魂魄散，志意乱。是故瞳子黑眼发于阴，白眼赤脉法于阳，故阴阳合传①而为精明也。目者心之使也，心者神之舍也，故神气乱而不转，卒然见非常之处，精神魂魄散不相得，故曰惑也。经云：十二经脉，三百五十五络，其血气皆上于面而走空窍，其精阳气上走于目而为精，其别气走于耳而为听。又云：心事烦冗，饮食失节，劳役过度，故脾胃虚弱，心火太甚，则百脉沸腾，血脉逆行，邪害孔窍，天明则星月不明也。夫五脏六腑之精气皆禀受于脾，上实于目。脾者诸阴之首也，目者血气之宗也，故脾虚则五脏之精气皆失所司，不能归明于目矣。心者君火也，主神，宜静而安，相火代行其令，相火者包络也，主百脉，皆荣于目，既劳役运动，热乃妄行，及因邪气所并而损血脉，故诸病生焉。凡医者不理脾胃及养血安神，治标不治本，是不明正理也。

又内障瞳子散大论曰：凡心包络之脉出于心中，以代心君之行事也，与少阳为表里。瞳子散大者，少阴心之脉挟目系，厥阴肝主木，此木火之势盛也。其味则宜苦，宜酸，宜凉，大忌辛辣热物，是泻木火之邪也，饮食中常知此理可也。诸辛主散，热则助火，故不可食。诸酸主收心气、泻木火也。诸苦泻火，热则益水也。尤忌食冷水大寒之物，此则能损胃气不行，则元气不生，胃气下流胸中，三焦之火及心火乘于肺，上入脑灼髓。火主散，益瞳子开大，大热之物又助火邪，此盖不可食，验也。药中云茺蔚子一味辛及主益精，益精者，助火也，故去之。乃知黄芩、黄连泻中焦之火，芩能泻上焦肺中之火，以酒洗之，乃寒因热用也。又去青葙子，为助阳火也。加五味子，以收瞳人开大。且火之与气势不两立，故《内经》曰：壮火食气，气食少火，少火生气，壮火散气。诸酸之物，能助元气。孙真人云：五月常服五味，助五脏气，以补西方肺金。法云：以酸补之，以辛泻之。辛泻气则明矣。或曰：药中有当归，其味亦辛而甘，其不去者何。止辛甘一味，以其和血之圣药，况有甘味，又欲以为向导，为诸药之使耳。

刘河间曰：在腑则为表，当除风散热；在脏则为里，当热气安神。如暴失明，昏涩翳膜，眵泪斑入眼，皆表也，风热也，宜表散以去之；如昏弱不欲视物，内障见黑花，瞳散，皆里也，血少神劳，肾虚也，宜养血补水安神以调之，除风散热者，泻青丸主之；养血安神者，定志丸主之，妇人熟地黄丸主之。或有体肥气盛，风热上行，目昏涩，槐子散主之，此由胸中浊气上行也，重则为痰厥，亦能损目，常使胸中气清，自无此病也。又有因目疾服凉药多则损气者，久之目渐昏弱，乍明乍暗，不能视物，此则失血之验也，熟干地黄丸、消气定志丸相须而养之。或

---

① 合传　即合抟，会聚。传，通"抟"。

有视物不明，见黑花者，此之谓气弱也，宜补肾水，驻景丸是也。或有暴失明者，谓眼诸阳交之会也，而阴反闭之，此风邪内满，当有不测之病。又曰：目眯①不明，热也。然玄府者，无物不有，人之脏腑皮毛肌肉筋膜骨髓牙爪，至于世之万物，尽皆有之，乃气出于升降之道路门户也。人之眼耳鼻口身意神识能为用者，皆升降出入之通利也；有所闭塞者，不能为用也。若目无所见，耳无所闻，鼻不闻臭，舌不知味，筋痿骨痹，爪强齿腐，毛发坠落，皮肤不仁，肠胃不能渗泄者，悉由热气怫郁，玄府闭密，而致气液血脉荣卫精神不能升降出入故也，各随郁结微甚而为病之轻重，故知热郁于目，则无所见也。故目微昏者，至近则转难辨物，由目之玄府闭小，如隔帘视物之象也；或视如蝇翼者，三腑有所闭合者也；或目昏而见黑花者，由热气甚而发之于目，亢则害，承乃制，而反出其泣气液眯之，以其至近，故虽微而亦见如黑花也。

楼氏曰：诚哉河间斯言也。目盲耳聋，鼻不闻臭，舌不知味，手足不能动用者，皆由玄府闭塞，而神气出入升降之道路不能利。故先贤治目昏花，如羊肝丸，用羊肝引黄连等药入肝，解肝中诸郁，盖肝主目，肝中郁解，则目之玄府通利而明矣。故黄连之类，解郁热也；椒目之类，解湿热也；芫蔚之类，解气郁也；芎归之类，解血郁也；木贼之类，解积郁也；羌活之类，解经郁也；磁石之类，解头目郁，坠邪气使下降也；蔓菁下气通中，理亦同也。凡此诸剂，皆治气血郁结目昏之法，而河间之言信不诬矣。至于东垣、丹溪治目昏，用参芪补血气，亦能明者，又必有说通之。盖目主气血，盛则玄府得利，出入升降而明，虚则玄府无以出入升而昏，此则必用参芪四物汤等剂，助气血运行而明也。

集略论曰：《内经》云：诸脉皆属于目，目得血而能视。夫目之五轮，乃五脏六腑之精华，宗脉之所聚。其白仁属肺金，肉轮属脾土，赤脉属心火，黑水神光属肾水兼属肝木。不知目不因火则不病，白轮变赤，火乘肺也；肉轮赤肿②，火乘脾也；黑水神光被翳，水乘肝与肾也；赤脉贯目，火自甚也。故目昏赤肿翳膜，皆属于热。经言：热甚，目瞑眼黑也。能治火者，一句可了。然亦有痰热湿热与夫服食金石燥热之药致者，或久病后荣卫虚弱，肝气肾阴不足，或元气精气虚衰，及脱营为病，皆有虚热实热之殊，并宜分治。风热内障，脉浮弦数，赤肿而痛者，为实热，当利以清凉风湿者；脉浮弦涩，肿痒多胶目，属虚寒，宜养血温凉；气热上壅，脉弦而沉，痒而涩痛，当顺气温凉；痰火上升，脉弦而滑，当降火清凉；阴虚火动，虚阳上攻，眼不耐视，宜滋阴补血，又当随时令而治。大抵眼疾，肝热则昏暗，心热则燥痛，风湿血少则涩痒，肾虚则不耐视。清心凉血，抑肝补肺，滋其肾水，此治法也。

龙木论曰：医眼之法，最为多端，如患眼不明，非止一状。肝肾虚而近视不快，脾虚而见白花，气虚而瞻视茫茫，血虚则飞蝇散乱，血冷则瞳人开张，肾虚则瞳仁缩小。或不明者，气不和也；黑花散乱者，乃精血虚也；更迎风泪不止者，或昏，是思虑伤也，膀胱损也；最宜用和血壮气，切不可用针镰割点，只宜服收花平补之药也。眼中生翳，从上生下者难治，自下而上易治，若头尾生者亦可治也。

海藏云：目能远视，责其有火，不能

---

① 眯（mī 米）　物入目中，模糊视线。
② 肿　原作"种"，据文义改。

近视，责其无水，法当补肾；目能近视，责其有水，不能远视，责其无火，法宜补心。

东垣曰：能远视不能近视者，阳气有余，阴气不足也，乃血虚而气盛也。血虚气盛者，皆火有余，元气不足。火者，元气、谷气、真气之贼也。元气之来也徐而和，细细如线；邪气之来紧而强，如巨川之水不可遏也。能近视不能远视者，阳气不足，阴气有余，乃气虚而血盛也。血盛者阴火有余也，气虚者元气衰弱也，此老人桑榆之象也。阳主散，阳虚则眼棱急而为倒睫拳毛；阴主敛，阴虚不敛，则瞳子散大而为目昏眼花。眼生倒睫拳毛者，两目紧急皮缩之所致也。盖内伏热，致阴气外行，当去其内热并火邪，使眼皮缓则拳毛立出，翳膜亦退，用手法攀出内皮向外，刺以三棱针，针出热血，以左手指甲迎住针锋，立愈。水附木势，上为眼涩，为眵，为冷泪，此皆由肺金之虚，而肝木寡于畏也，目眶岁久赤烂，俗呼为赤瞎是也，当以三棱针刺目眶，外以泻湿热而愈。或云：风沿眼系，上膈有积热，自饮食中挟怒气，而或顽痰痞塞，浊气不降，清气不上升，由是火益炽而水益降，积而久也，眼沿因脓溃而肿，于中生细小虫丝，遂年久不愈而多痒者是也，用紫金膏以银钗脚揩去油腻，点之，试问若果痒者，又当去虫以绝根本，盖紫金膏止是去湿与去风凉血而已。若前所谓饮食挟怒成痰，又须更与防风通圣散，去硝黄，为细末，以酒拌匀晒干，依法服之，禁诸厚味及大料物，方尽诸法之要。（紫金方未详，查东垣《兰室秘藏》眼目门，还睛紫金丹是此方也）

丹溪曰：目病属风热、血少、神劳、肾虚。瞳子散大，皆辛热之为也，辛主散，热乘之，当除风热，凉血益血，以收

耗散之气。芩、连苦寒，除邪气之盛，为君，归身、地黄养血凉血，为臣，五味酸寒体浮，收瞳散，地骨皮、天门冬泻热补气，或用滋阴地黄丸，妙。久病昏暗，以熟地黄、归身为君，以羌活、防风、甘菊之类佐之。暴发赤肿，以防风、黄芩为君以泻火，黄连、当归为佐以养血，羌活、柴胡、升麻、白芷、甘草为使，白睛红，加白豆蔻少许。肥人风热上壅目痛，宜防风、羌活、荆芥、酒芩，以散其湿热。瘦人眼痛，乃是血少兼热，须用四物汤，加龙胆草、玄参、防风、荆芥、菊花。气眼着恼便发，用明目流气饮，甚妙。劳役饮食不节，内障昏暗，用蔓荆子汤，蔓荆子、人参、黄芪、甘草、炙黄柏、白芍药酒炒，又用四物汤加酒炒芩、连、柏等药，眼痛用生地黄酒浸捣烂，盦① 眼上，用草乌、南星、干姜、桂枝为末，醋糊调贴足心，时用牛膝膏洗眼。眼黑睛有翳，皆用知母、黄柏。眼睛疼，知母、黄柏泻肾火，当归养阴水。眼中风泪出，食后吞龙荟丸数粒，日三次。冬月眼暴发痛，亦当解散，不宜用凉药。一壮年人忽早起视物不见，就睡片时，略见而不明，食减倦甚，脉缓大，重则散而无力，意其受湿所致，询之果卧湿地半月，遂以白术为君，黄芪、茯苓、陈皮为臣，附子为使，十余帖而安。一老人忽盲，他无所苦，余以大虚治之，急煎人参膏二斤，服二日，一医与青礞石药，余曰：今夜死矣。果然。一人形实，好热酒，忽目盲脉涩。此热酒所伤，胃气污浊，血死其中而然也，以苏木作汤调人参末，服二日，鼻及两掌皆紫黑。余曰：滞血行矣。以四物加苏木、桃仁、红花、陈皮，调入人参末，服数日而愈。

————————

① 盦（ān 安）覆盖。

戴氏曰：赤眼有数种，气毒赤者，热壅赤者，无非热壅肝经所主，并黑神散、消风散等分，白汤临卧调服，或洗肝散、菊花散、龙胆四物汤皆可。风眼内眦头忽成疱，三五日间便至脓汁，世呼为偷针，方初生时其眦上有细红点如疮，以马尾穿破即瘥，实解太阳经结热也。

王节斋曰：眼赤肿痛，古方用药，内外不同。在内汤散，用苦寒辛凉之药以泻其火；在外点洗，则用辛热辛凉之药以散其邪。故点药莫要于冰片，而冰片大辛热，以其辛性甚，故借以拔出火邪而散其热气，古方用烧酒洗眼，或用干姜末、生姜汁点眼者，皆此意也。盖赤眼是火邪内炎，上攻于目，故内治用苦寒之药，是治其本，如锅底之去薪也。然火邪既客于目，从内出外，若外用寒凉以阻逆之，则郁火内攻，不得散矣，故点药用辛热而洗眼用热汤，是火郁则发，因而散之，从治法也。世人不知冰片为劫药，而误认为寒，常用点眼，遂致积热入目而昏暗障翳。故云眼不点不瞎者，此也。又不知外治忌寒凉，而妄将冷水、冷物、冷药挹洗，当致昏瞎者有之。

张子和曰：圣人虽言目得血而能视，然血亦有太过不及也，太过则目壅塞而发痛，不及则目耗竭而失明。故年少之人多太过，年老之人多不及，但年少之人则无不及，年老之人其间犹有太过者，不可不察也。夫目之内眦，太阳经之所起，血多气少；目之锐眦，少阳经也，血少气多；目之上纲，太阳经也，亦血多气少；目之下纲，阳明经也，血气俱多。然阳明经起于目两旁交额之中，与太阳少阳俱会于目，惟足厥阴经连于目系而已。故血太过者，太阳阳明之实也；血不及者，厥阴之虚也。故出血者宜太阳阳明，盖此二经血多故也，少阳一经不宜出血，血少故也。

刺太阳阳明出血则目愈明，刺少阳出血则目愈昏。要知无使太过不及，以养血而已。凡血之为物，太多则滥，太少则枯，人热则血行疾而多，寒则血行迟而少，此常理也。目者，肝之外候也，肝主目，在五行属木，木之为物，太茂则蔽密，太衰则枯瘁矣。夫目之五轮，乃五脏六腑之精华，宗脉之所聚。其白仁属肺金，肉轮属脾土，赤脉属心火，黑水神光属肾水兼属肝木，此世俗皆知之矣。及有目疾，则不知病之理，岂知目不因火则不病。何以言之，白轮变赤，火乘肺也；肉轮赤肿，火乘脾也；黑水神光被翳，火乘肝与肾也；赤脉贯目，火自甚也，能治火者，一句可了。故《内经》曰：热胜则肿。凡目暴赤肿起，羞明隐涩，泪出不止，暴寒目瞒，皆太热之所为也。治火之法，在药则咸寒吐之下之，在针则神廷、上星、囟会、前顶、百会，血之翳者可使立退，痛者可使立已，昧者可使立明，肿者可使立消。惟小儿不可刺囟会，为肉分浅薄，恐伤其骨。然小儿水在上，火在下，故目明；老人火在上，水不足，故目昏。《内经》曰：血实者宜决之。又曰：虚者补之，实者泻之。如雀目不能夜视及内障暴怒，大忧之所致也，皆肝主目，血少禁出血，止宜补肝养肾。至于暴赤肿痛，皆宜以锟[1] 针刺前五穴出血而已，次调盐油以涂发根，甚者虽至于再至于三可也。量其病势，以平为期。

巢氏曰：凡眼内眦头忽结成疱，三五日间便生脓汁，世呼为偷针，此由热气客在眦间，热搏于津液所成。但其势轻者，小小结聚，汁溃热歇乃瘥。

薛氏曰：世传眼眦初生小疱，视其背上即有细红点如疮，以针刺破即瘥，故名

---

① 锟（pī 披） 九针之一，即铍针。

偷刺，实解太阳经结热也。人每试之有验，然巢氏但具所因，而不更分经络，其诸名实所过者多矣。

薛氏曰：按《龙木论》眼疾有七十二般，内障二十三候，外障四十九候，病状一一不同，详见本论。然内障为黑水神光昏翳，外障则有翳膜者是。今论中虽具诸候，而所用药多本风热，故并略去。然内障有因于痰热气郁，血热阳陷，阴虚脱营所致，种种病因皆略之不议。况外障之翳，有起于内眦、外眦、睛上、睛下、睛中，当视其翳色从何络而来。如东垣治例魏邦彦夫人目翳，从下而上，病自阳明来也。缘非五色之正，殆肺肾合而为病也，乃就画家以墨调腻粉合成色，谛视之与翳色同矣。肺肾为病者，无疑乃泻肝肾之邪，而以入阳明之药为之使，既效而他日复病作者三，其所从来之经与翳色各异，因询此必经络不调，目病未已，问之果然，如所论治之，疾遂不作。若此凭其色究其所兼所本之因，处治而不愈者，盖邪蕴日久而实，元气阴气不足所致也，当以王道论治庶可，但世俗不能守此理，遂致失明者多矣。

罗谦甫云：郎中张子敬年六十七岁，病眼目昏暗，微黑色，皮肤不泽，六脉弦细而无力。一日出视治眼二方，问予曰：可服否。予曰：此二方以黄连大苦之药为君，诸风药为使，且人年五十，胆汁减而目不明。《内经》云：土位之主，其泻以苦。诸风药亦能泻土，人年七十，脾胃虚而皮肉枯，重泻其土，使脾胃虚而不能营运荣卫之气，滋春元气，胃气不能上行，膈气吐食，诸病生矣，又况年高衰弱，此药不服可也。只宜慎言语，节饮食，惩忿窒欲，此不治之治也。子敬以为然，明年春除关西按察使，三年致仕回还，精神清胜，脉遂平和。此不可妄服寒凉之剂也。

《内经》云：征伐无过，是谓太惑，解之可也。海藏妻侄子形肥，笄年时得目疾，每月或二月一发，发则红肿难开，如此者三十，服除风散热等剂，左目反有顽翳从锐眦遮瞳人，右目亦有翳从下而上。经云：从内走外者，少阳病；从下上者，阳明病。予谓此少阳阳明二经有积滞也，脉短滑而实鼓，晨则似短涩。洁古有云：短为有积滞遏抑脏腑，宜下之。遂用温白丸减川芎、附子下之，加龙胆草、黄连，加东垣五积法，从二丸加起，每日加一丸，加至大利，然后减丸，又从二丸加起，忽一日于利中下黑块若干，如黑豆大而硬坚，从此渐痊，而翳尽去。

楼全善曰：目疼有二，一谓目眦白眼疼，一谓目珠黑眼痛。盖目眦白眼疼属阳，故昼则疼甚，点苦寒药则效，经所谓白眼赤脉发于阳故也；目珠黑眼疼属阴，故夜则疼甚，点苦寒药则反剧，经所谓瞳子黑眼法于阴故也。夏枯草治目珠疼至夜则疼甚者，神效，或用苦寒药点之反疼，亦神效。盖目珠者连目本，又名目系，属厥阴之经也，夜甚及用苦寒药点之反甚者，夜与寒亦阴故也。丹溪云：夏枯草有补养厥阴血脉之功，其草三四月间开花，过夏至时阴生则枯，盖禀纯阳之气也。至哉斯言，故治厥阴目疼如神者，以阳治阴也。予男至夜目珠及连眉棱骨作疼，头半边肿痛，用黄连膏点之反大痛，百药不效，灸厥阴少阳，疼随止，半日又作，又灸又止月余，遂以夏枯草二两、香附末二两、甘草四钱同为细末，每服一钱半，用清茶调服，下咽则疼减大半，至四五日良愈。凡目赤痛，或大便秘，或脉实有力者，为有里证，宜微利之，泻青丸、洗肝散之类是也。经云：诊目痛，赤脉从上下者太阳病，从下上者阳明病，从外走内者少阳病。按此论表里之翳明矣，用以治证，如鼓应桴也。凡赤脉翳初从上而下者属太阳，以太阳主表，其病必连眉棱骨痛或脑项疼，或半边头肿痛是也，治法宜温之散之。温则腊茶、盐川附等分煎服，立愈，戴立斋[①]常以此证用川附一钱作一服，随愈；散则简要夏枯草散、东垣选奇汤之类是也。翳膜者，风热重则有之，或瘀入眼，此肝气盛而发在表也。翳膜已生，在表明矣，宜发散而去之，若反疏利，则邪气内蓄，为翳益深。邪气未定，谓之热翳而浮；邪气已定，谓之冰翳而沉。邪牢而深者，谓之陷翳，当以煉发之物使其邪气再动，翳膜乃浮，佐之以退翳之药而能自去也。病久者不能速效，宜以岁月除之。新翳所生，表散方、东垣羌活除翳汤；有热血虚者，退云丸之类是也；翳从下而治，诸方泻青丸之类。翳除尽，至期年月日复发者，或间一月或二月一发，皆为积治，如脉滑者，宜温白丸加黄连、龙胆草，如东垣五治法治之。内障在睛里昏暗，与不患之眼相似，惟瞳仁里有隐隐青白者，无隐隐青白者亦有之。李氏曰：眼病须分表里，外因风中脑户，湿浸头上，热逼冷灌睛中，或久处烟火，或食后向火，或醉后失枕，血滞痰壅，或冒砂尘，或撞刺扑损，汤泡火烧，皆伤目之标；内因五辛炙煿酒面，湿热痰火，房室损精，劳役伤气，泣涕，刺头伤血，暴喜暴怒，暴惊，极目远视，夜书细字，镂刻博奕伤神，皆伤目之本。初起在腑为表，当除风散热；久则入脏为里，当养血安神。然内因初即入里，外因久亦带表。悟之，五轮八廓亦表里之谓，表证多属三阳部分，里证多属三阴部分。要知以肝为主，表里虚实，不过五行生克之理，八廓不必深疑，旧设七十二证，今纂注于内，更不重复。便览五轮，白属肺金之精，曰气轮。气证，七情气滞则血凝，红脂薄如纸伞，日久变成白膜者难治。热证，白睛润湿，浮而赤肿筋多，重者生红花翳，痛涩有泪，年深睛变碧色，满目如凝脂，赤络横直如丝，宜四物汤去芎换土当归加甘草。虚证，白精枯槁，气沉而浊。乌珠属肝筋之精，曰风轮。风，睛闪两旁，不归中，如辘轳转关，难治。热证赤晕浮浆，重者，乌珠忽然如针刺痛，双目紧急，或突出豆许，如蟹睛者，忌点；或生翳似旋螺尖突起，或周围生翳如锯齿如枣花四五枚相合，赤色刺痛，或生翳四边皆白，中间一点黄心，或生翳如玉色，浮满不痛者，忌针割；或生青色翳，两眦涩痛，或翳如冰色，坚实，旁观逼透瞳人。虚证轻者，枯黄绕睛，重者，乌珠上一点圆翳，日中见之差小，阴处见之差大，或一点黑翳如小豆，疼痛泪出者，忌点。又肝虚雀目者，晓明晚暗，乃所禀血气有火也，年深则盲。黄风雀目者，木衰土盛，终当变黄胀而死，宜平胃散以平土气，四物汤以补肝虚。经年瞳子色如金者，不治。不治证生翳，横加剑脊，下面微微甚薄，不赤不痛；或浮翳如水光，白色环绕瞳人，初生自小眦头，至乌珠上，不痛痒，无血色相潮；或翳如凝脂，边厚边薄，形如缺月，色光无瑕；或生翳经年，如银钉钉入乌珠；或因他病生翳，初甚微，后遍睛俱白。内眦属心，外眦属小肠。血之精，曰血轮。热证轻者，赤脉缠眦，重者赤脉渐渐侵睛，或眦头结聚生疮，流出脓汁涎水，粘睛上下，乃风热留眼皮中，宜白薇丸。气证弩[②]肉攀睛，或先赤烂多年，肝热所冲；或用力作劳，有伤肝气而成；或痛或痒，两眦弩出，心气不安，忧思不已，遂乃攀睛，或起筋膜，宜大黄、黄

---

① 戴立斋　疑为"薛立斋"。
② 弩　原作"努"，据文义改。下同。

芩、防风、薄荷等分,入蜜煎服,或定志丸。上下两胞属脾胃,肉之精,曰肉轮。又上胞眼皮内锐眦,系足太阳起脉。风涩轻者,胞弦紧急,重者上下眼皮似朱涂而生疮,久则生翳,乃风热也。或眼皮有如胶凝,肿如桃李,时出热泪,乃风毒也,宜点花草膏。又烂弦风痒甚,双手背揉,日久两眼皮赤烂粘滞,经年不安,宜三棱针刺目眦外,以泻湿热,内服消风散,桑白皮煎汤调服。又倒睫拳毛,泪出涓涓,翳膜渐生,乍愈乍发,经年不安,眼皮渐急,如针刺痛,瞳仁不安,乃脾受风热,当去内热退火邪,令眼皮缓,则毛出翳退,外用手法,翻内眼皮向外,以三棱针横刺,用手爪迎其针锋,出血,再用木鳖子捣烂,绵包成条,左患塞右,右患塞左鼻中,其毛自分,先宜泻肝散,后服五退散。又上下眼皮俱翻出,或一眼皮翻出在外,乃脾风热也。热证轻者,眼皮红赤硬,睛疼,泪出羞明,重者,两眼皮上下初生如粟,渐大如米,或赤或白,不甚疼痛,坚硬,及肝壅瘀血也,宜加味荆黄汤。又眼皮内生如鸡冠蚬肉,或青或黑,阻碍睛痛,乃脾风热也。须翻出看之,用观音草每日轻轻微微渐渐刮至毫厘血出,用金匙挑洗,风毒药水按而止之。刮后不时将药水点入,则不复肿。黑瞳子属肾,骨之精,曰水轮。虚证瞳仁散大,视物不真,火盛则瞳仁焦黄,虚冷则瞳仁青绿,少劳则痛。热证瞳仁内涌,轻者如不患眼人,但微有头旋生花,或劳力转加昏蒙,或头旋相牵,瞳仁连鼻膈皆痛,时起红白,或黑花吐逆。肝热,肝热则先左,肺热则先右,肝肺热则左右齐发,重则生翳,瞳仁上如凝脂色,涩痛无泪,或滑翳如水银珠子微含黄色,遮绕瞳仁,或散翳形如鱼鳞点,或眼皮下起粟子而烂,瞳仁痛甚,又白翳旋绕瞳仁,点点如白花鳞

砌,皆肝肺相传风热也。又黑水上横深瑕盘青色,沉沉深入,痛甚乃分,脏风热也,或血灌瞳仁,无翳其痛如刺,乃肝血无归,宜通血丸。又瞳仁被物撞打,惊痛昏暗,眼眶停留瘀血,宜贴地黄膏,次服决明散。如撞刺生翳,经久复被物撞,转加昏暗者,难治,经效散救之。又飞丝砂尘入眼,瞳仁不安,单瞿麦为末,鹅涎调敷,或新笔蘸京墨点之。又汤泡火烧肿痛者,不可用冷药即点,待一日后,以五行汤温洗,及地黄膏敷之。风证则瞳仁青,或瞳仁连眦头皆痒,不能收敛,乃胆受风热,宜防风一字散。不治证:瞳仁干缺,痛涩无泪;或白藏在黑水下,向日细视方见;或两眼相传疼痛,早轻夜重;或内障五色相间,头痛无泪,日中如坐暗室;或雷头风热,毒气冲入睛中,牵引瞳仁或微或大不见。

八廓者,乾为天廓位,两边白睛中间属肺与大肠。坎为水廓,位瞳子属肾水。艮为山廓位,神光属胆。震为雷廓位,白睛上截向小眦,属小肠。巽为风廓位,乌珠瞳仁外属肝。离为火廓位,大小眦属心与命门。坤为地廓位,上下眼皮属脾胃。兑为泽廓位,白睛下截向大眦属膀胱。妇人活血为主,有孕忌用麝点。小儿眼患,多是胎毒及食毒,内服败毒散,外洗解毒汤,切忌披镰针灸。小儿初生,胎风,双目红而眶边赤烂,至三四岁不愈,宜消风散,桑白皮煎汤下。又小儿通睛,欲观东边,则见西畔,若振掉头脑,则睛方转,此肝受惊风,宜牛黄丸。又小儿眼胞患瘰疬,热气冲透,睛中疼痛,泪出,翳如银片,肿涩难开,宜柴胡散,神医散。又小儿眼皮中,初生如麻仁,日渐如豆,悬垂眼皮上,乃风热攻脾,宜五退散加减。又小儿疳眼,初起涩痒,久生疮翳肿痛,或肝风所冲,或痢后虚热上攻者,俱忌点,

宜还睛散。痘疮眼详疹痘。小儿不治证：胎中受风，五脏不和，呕吐黄汁，两眼青盲不明，及初生视物近看，转睛不快，至四五岁瞳仁结白，昏蒙不见。暴赤肿痛者，或饮食积热，或天行赤目，老幼相似；或伤寒后余热，以致血热痰壅，则目暴赤肿，痛为热，痒为风，涩为毒，不可概用凉药，因成内障；亦不可误用温药助热，致令昏涩眵泪，翳肉攀睛等状，是成外障，决明散主之。又有睡觉目赤肿，良久无事者，血复散于四肢也，宜地黄粥。又或读书过度，针刺而痛者，名曰肝劳，但须闭目调护。又中恶祟，卒痛如针刺，或如火灸，及太阳穴痛，早轻后重，宜决明散。暴赤后，热流肺经，轻则朦胧而已，稍重则生云膜，如黄膜从下生而上冲黑睛，痛涩难开，乃脾受风湿毒，可治。如赤膜从上生下，遮覆黑睛，名垂帘膜，乃客热上冲也，难治。又重则生翳障，状如珍珠碎米，红色，自下而上者，易治，状如梅花叶白绿，自上而下者，难治。治法：宜先去翳，而后清热。若先去热，则翳难治。眵泪热而交流，两脸赤者，属肝热之甚，或冲风泪出，由热甚而水化制之也。又肺受风寒，遇风冷则流泪尤甚者，白姜入散。风泪不止，食后吞当归龙荟丸数粒。目昏者，热郁也，甚则乎白日无所见，故伤寒病热极则目盲而不识人，目微昏者，至近则转难辨物，或如隔帘视，或视如蝇翅，或见黑花，皆目之玄腑闭密，而致荣卫精神，不能升降故也。若患风疹者，必多眼暗，攻其风则暗自去。抑论脾家受毒，则眼白亦肿；神劳，则眼青亦痛；心热，则血灌瞳仁；伤风，则泪亦出；虚烦，则眼亦昏；劳力，则眦亦赤。生疮乃风热侵肺，黄乃酒伤于脾，最宜活变。左眼属阳，右眼属阴，故人之手足，左不及右，耳目右不及左。左眼病，则阳经病，右眼病，则阴经病。阳邪日疼，阴邪夜疼。昏昧羞明者，里虚也。上虚属肝虚，必头晕、目眩、耳聋；下虚属肾虚，必眼花、睛痛、耳鸣。昏花者伤气，昏暗者伤血，热证亦有羞明怕日，但内虚全不敢近阳光。内障昏蒙，外无翳膜，因脑脂下凝乌珠转白，或如金色，或如绿豆色，或如云烟，或见五色，治比外障更难。如脑脂凝结，瞳仁反背者，不治。黑花者，肾虚也。五色花，为肾虚客热。青花，胆虚。红花，火盛。散杏者，瞳仁散大，视物杏冥。能近视不能远视者，看一成二，属肝肾虚，宜肾气丸、地芝丸，或加降火之剂。能远视不能近视者，属心虚，宜定志丸。有肝虚客热，迎风冷泪者，归葵汤、古木贼散。睛疼，有火者滋肾丸，无火者杞苓丸。外因风则胞白，两眼拘急牵引㖞斜，痒而青泪，肝风毒菊花散，肾风毒白蒺藜散、明目流气饮、拨云散、白僵蚕散、防风一字散、犀角饮选用。热则珠突，胞肿硬红刺痛，洗肝散、洗心散、还睛散、通肝散、泻肝散、决明散、羚羊角散、蔓荆散、加味荆黄汤、泻青丸、凉胆丸、坠翳洗选用。湿则食减身倦，如云雾掩日，或忽然不见，或略见不明，宜盐术散、单苍术膏。湿热甚，宜神芎丸。暴发则目睛不明，皆热所为也，人参败毒散。疼者，升麻葛根汤。历考眼科，无寒而有虚，岂寒泣血而不上攻耶。挟痰者则痛甚，宜小省风汤、南星丸。内伤七情，气壅朦胧，胞肿而软，酸涩微赤，木香流气饮加川芎、蒺藜。风与气搏，痒涩浑多泪者，羌活石膏散。因过思劳神，大志丸、育神夜光丸。因惊恐者，定志丸。因怒者，当归龙荟丸。内伤饮食，劳倦损陷胃气，火盛，血脉沸腾，益气聪明汤、磁砂丸、还睛丸。气弱甚者，单人参膏、补中益气汤。如脾胃热，兼有宿食者，秦艽、大黄为末，砂糖调服利之。脾胃湿伤，内外障者，椒目丸、盐术散。伤热酒，胃气污浊，血死目盲者，苏木煎汤调人参末。连鼻与手掌紫黑者，四物汤加桃仁、红花，苏木煎汤调人参末服。内伤色欲，肾气虚者补肾丸，肾精虚者益阴肾气丸。肝血虚者，养肝丸、生熟地黄丸，肝肾虚者驻景丸。抑论五脏六腑精华，皆禀于脾，注于目。故理脾胃，则气上而神清也。又肝之系虽总于目，而照彻光彩，实肾精心神所主，故补精气安神者，乃治眼之本也。热久复为风冷所乘，则眼中不赤而弦，赤且烂。若风与热病，则内外浮赤而痒甚。大概表病肥人多风热，防风、黄芩泻火为君，黄连、当归养血为臣，柴胡、升麻、白芷消肿止痛为使。白睛红者，加白豆蔻少许，瘦人血虚，四物龙胆汤，或加羌活、蔓荆子、荆芥、玄参、山栀仁、菊花为佐。里证肥人多风虚者，防风一字散，四生散补肝散，还精丸。瘦人血虚挟风者，通血丸，明目地黄丸，滋阳地黄丸，通用羊肝丸。久甚者，退翳丸，活命羊肝丸。眼不过虚实而已，白轮变赤，火乘肺也；肉轮赤肿，火乘脾也；黑珠五色花翳，肾虚火也；神光青睛被翳，肝虚火也；赤脉瘀血贯目涩痛，心火自甚也。故童子水在上，则视明了；老人火在上，则视昏眊。实火气有余，宜前风热药中，加枳壳、杏仁以破气。虚火血不足，宜前养阴药中，加知母、黄柏以降火。黑睛有翳者，倍之。盖散有余之火在于破气，降不足之火在于养阴。或劳欲过度，或凉药过多，以致浑身手足麻木，九窍不利，两目紧急，青白翳见，大皆视物无力，宜补阳汤，黄芩汤或加黄柏，或菊睛丸。经曰：壮水之源，以镇阳光，滋阴是也；壮火之主，以消阴翳，养阳是也。今人不分阴阳，专以龙胆辛香石药擦点，而不知辛散

损明，悲夫。外治点洗，须要手巧，凡暴赤肿，血壅气凝者，一时连点三五次亦可。如气血稍虚者，宜服药以塞其源，药水洗之，生有云膜，方可用点，若无翳膜，纵久但可洗之，却忌过用凉药，冷洗冰血，眼化为水。至于针刀火烙，古人忌用，惟太阳经热生偷针痣，可刺去血。如烂翳用茜草根烧灰，灯心草蘸点之，须臾大痛，以百节草刮去。他如金针拨转瞳仁等法，另是一家传授。

本事方云：读书之苦，伤肝损目，诚然。晋范宁尝苦目病，就张湛求方。湛戏之曰：古方宋阳氏少得其术，以授鲁东门伯，次授左丘明，遂世世相传，以及汉杜子夏、晋左太冲，凡此诸贤，并有目疾。得此方云：损读书一，减思虑二，专内视三，简外观四，旦起晚五，夜早眠六，凡六物熬以神火，下以气箓，蕴于胸中，七日然后纳诸方寸，修之一时，近能数其眉睫，远视尺棰之余，长服不已，洞见墙壁之外，非但明目，乃亦延年。审如是而行之，非可谓之嘲戏，亦奇方也。

泊宅编云：旧说眼疾不可浴，浴则病甚，甚至有失明者。承值郎白良云：未壮岁之前，岁岁患赤眼。一道人劝，但能断沐头则不复病此。彦良自此不沐，今七十余，更无眼疾。或云，患赤目以热水灌足佳，若澡浴必致失明。

医余云：有人患赤眼肿痛，脾胃虚弱，吃食不得。诊其肝脉盛脾脉弱，服凉药以治肝则损脾，愈吃饮食不得；服暖药以益脾，则肝愈盛而加病。何以治之，但于温平药中倍加肉桂，不得用茶调，恐损脾也。肉桂杀肝而益脾，故一治而两得之。传曰：木得桂而死。又曰：凡眼疾有上盛下虚者，有上虚下实者，虚者宜服补肾药补其母也，实者宜服凉心经药泻其子也。眼科云：所谓补药者，非硫黄、附

子、鹿茸、苁蓉之类，是朱砂、磁石之类也。治眼而补下，当用眼药故也，兹为至理。（脉法在百零二目病下，《原机启微》后）

治目暴赤肿痛方

洗肝散 治风热上攻，暴作赤目，肿痛难开，隐涩眵泪。

羌活 防风 薄荷 山栀仁 当归 川芎 大黄酒浸，煨，各一两 甘草五钱

上为末，每服二钱，食后热水调下。

龙胆四物汤 治目赤，暴发云翳，疼痛不可忍。

当归酒洗 川芎 赤芍药 生地黄各一钱半，姜酒炒 羌活 防风各一钱 龙胆草酒洗 防己各八分

上锉，水煎，食后服。

东垣泻热黄连汤 治眼暴发赤肿疼痛。

黄芩酒炒 黄连酒炒 龙胆草 生地黄姜酒炒 柴胡各一钱 升麻五分

上㕮咀，水煎，午前饭后热服。

散热饮子 治眼目暴赤痛肿。

防风 羌活 黄芩 黄连各二钱

上作一服，水二盏煎至七分，食后温服。如大便秘，加大黄二钱；如痛甚，加当归、生地黄；如烦躁不得眠，加山栀子。

救苦汤 治眼暴发赤肿，睑高，苦疼不住者。

桔梗 连翘 细辛 羌活太阳 升麻阳明 柴胡少阳 防风 藁本 黄连 红花各一钱 川芎三钱 黄芩 生地黄 黄柏 知母各一钱半 龙胆草 苍术各七分 当归身夏月减半 甘草炙，各五分

上锉，每服一两，水煎，食后服。若苦痛，则多用苦寒兼治本经之药，再行加减；如睛昏，加知母、黄柏一倍。

钱氏泻青丸 治目暴发赤肿疼痛。

当归 川芎 防风 羌活 栀子 大黄 龙胆草

上为末，蜜丸鸡头大，每服一二丸。

本事方 治目暴赤涩肿疼痛。

木贼半两，去根 细辛半两，洗净 草乌一钱，去尖 龙胆草半两，去根

上锉散，每服三大钱，水一大盏、黑豆半合煎至一二沸，入沙糖一块如弹子大，煎至八分，去粗，食后温服。一应诸眼患并用，忌煎煿油面酢酱热物，及不得嗔怒房色等事，则便易获痊矣。

点洗方

光明汤 治一切暴眼。

白矾一字 铜绿 杏仁 甘草各一钱 干姜三分

上件各捶碎，用生绢袋盛贮，放于磁器内，以沸汤浸，用纸封盖定，待冷，临卧洗之。

洗眼汤 洗暴赤眼。

当归尾 黄连各一钱 赤芍药 防风各五分 杏仁四枚，去皮尖

上用水半钟入人乳汁少许浸药，蒸过澄清，点眼不拘时。一方无杏仁，有秦皮各等分，用滚水浸一时，蒸热洗眼，甚妙。

五行汤 洗暴赤眼及时行肿毒疼痛。

黄柏一味为末，以湿纸裹黄泥包煨，候泥干取出，每用一弹子大，绢包浸水内，饭上蒸熟，乘热熏洗，极效。此方有金木水火土制过，故名。一方乳汁拌小黄柏皮，同煨热，点之。

黄连膏 治一切暴发赤眼。

宣黄连四两洗净切片，用水四碗浸一宿，慢火煎熬至半盏，细绢重滤去粗，再熬如糖，收入磁罐内，用时入冰片少许，用银簪点眼角。一方乳汁煎黄连点之，治

目中百病。

一方　治火眼，风眼，障眼。

当归兼用根梢　黄连去毛，各四分　朴硝　白矾各三分　铜绿三分

上俱捶碎，用丝绵裹置瓷器中，沸汤一碗浸不拘时，先以白汤洗净，次以药水洗之。

青天膏　治风热时眼暴赤，神效。

铜绿　黄丹水飞　官粉各等分

上为末，炼蜜入水少许，调药令匀，于碗内艾叶烟熏黄为度，临用以香油少许调匀，贴眼角。

消毒散　治眼赤肿疼痛不定，兼治疮肿不消。

大黄生五钱　黄芩　黄柏各一两

上为末，每用生蜜水调药如糊，摊在绯绢花子上，随目赤左右贴于太阳穴，如干，用温水频润。

五黄膏　治目赤。

黄柏一两　黄芩　黄连　黄丹　大黄各半两

上为细末，每一钱蜜水调成膏，摊绯绢上，随左右眼赤贴太阳穴。

赤眼方

鸡爪黄连　铜绿半字　大艾叶

上将黄连、铜绿研末，用洗水调膏，摊于磁器盏内，却将艾揉软为丸，烧艾炮熏盏内，药干用沸汤泡，澄清，以银簪蘸药点之。

救苦丸　治眼暴赤，发嗔痛甚者。

黄连一两　川归一钱　甘草一钱

上锉细，水半碗浸一宿，以火熬约至一半，绵绞去租令净，再熬作稠膏，摊在碗上倒合以物盖之，用熟艾一大块如弹子大底下燃之，熏膏子，令艾尽为度，下后项药：

朱砂一钱飞　脑子五钱　乳香　没药各等分

上研，入膏和丸如米大，每用二丸点

眼两角，仰面卧，药化方起。

一方　治火眼。

用水梨一枚去皮，连核嚼碎，同生白矾末八分入磁器内捣烂，绵帛取汁，仍收瓷器内，以白绵纸盖敷，待水渗过，用妇人带过铜针不时点眼，即愈。收藏如法，切忌屋尘。

清明散　治暴发烂弦风眼。

皂矾不拘多少，瓦器盛，于三伏内晒之至白色，须晒十余日方好，再用黄连末十分之一，每用少许，水和隔纸洗眼，立时见效。

点赤眼方

好鸡爪黄连剪碎洗净，同白矾少许，用红枣一枚去核，将二味盛入枣内，湿纸包裹，慢火煨熟，矾化取出黄连，浸人乳内点眼，极妙。

洗眼方　治时行害眼并风眼有泪者。

用皮硝六钱，水一钟煎七分，候冷定洗眼，每日洗数次，眼如童子明，每月洗一遍。

搐鼻散　治风热肿赤难开。

雄黄　朱砂各二钱　细辛五钱　脑　麝二味各少许

上为末，令病人口含水，以少许吹入鼻中。

吹鼻散　治暴发眼痛。

火硝一钱　乳香　没药各五分　雄黄三分　黄丹一分飞

上为极细末，每少许吹入鼻中。

治目久赤肿痛方

明目清肝散　治肝经壅热，目肿疼痛。

柴胡　黄连各一钱五分　黄芩　当归　川芎　赤芍药　生地姜酒炒　菊花　决明子各一钱　甘草六分

上锉，水煎，食后服。久患翳膜，加木贼、蝉退、白蒺藜各一钱。

芍药清肝散 治眵多眊矂①，紧涩羞明，赤脉贯睛，脏腑秘结者。

白术 川芎 防风 羌活 桔梗 滑石 石膏各三分 荆芥 薄荷 前胡 黄芩 芍药 甘草炙，各二分半 柴胡 山栀 知母各二分 大黄四分 芒硝三分半

上㕮咀，作一服，水煎，食后热服。此治风热不制之病，热甚，大便硬者从权用之，盖苦寒之药也，大便不硬者减大黄、芒硝。

羌活胜风汤 治眵多眊矂，紧涩羞明，赤脉贯睛②，头痛鼻寒，肿胀涕泪，脑巅沉重，眉骨痠疼，外翳如云雾丝缕秤星累盖。

柴胡七分 白术 黄芩各五分 羌活 独活 川芎 白芷 防风 薄荷 枳壳 前胡 桔梗各四分 荆芥 甘草各三分

上锉一服，水二盏煎至一盏，去粗热服。此方为风热不制而作也，又治伤寒愈后之病。热服者，热性炎上，令在上散，不令流下也。生翳者，随翳所见经络加药。翳凡自内眦而出者，加蔓荆子，治手太阳足太阳之属也；自锐眦而入客主人斜下者，加龙胆草，为胆草味苦与胆味合，少加人参益三焦之气，加藁本乃太阳经风药；锐眦，客主人者，足少阳手少阳手太阳之属也。凡自目系而下者，倍加柴胡行肝气，加黄连泻心火。目系者，足厥阴手少阴之属也，自抵过而上者，加木通导小肠中热，五味子酸以收敛，抵过者于太阳之属也。

柴胡复生汤 治红赤羞明，泪多眵少，脑巅沉重，睛珠痛，应太阳眼睫无力，常欲垂闭，不敢久视，久视则痠疼，翳陷下，所陷者或圆或方，或长短如缕，如锥如凿。

柴胡六分 苍术 茯苓 黄芩各五分 白芍药 薄荷 桔梗 炙甘草各四分 藁

本 蔓荆子 川芎 羌活 独活 白芷各三分半 五味子二十粒

上作一服，水两盏煎至一盏，去粗，食后热服。

当归养荣汤 治睛珠痛甚不可忍，余治同上。

当归 川芎 白芍药 熟地黄各一钱 防风 羌活 白芷各七分半

上锉一服，水二盏煎至一盏，去粗，食后热服。上方以七情五贼，劳役饥饱，重伤脾胃。脾胃者，多血多气之所，脾胃受伤则血亦病，血养睛，睛珠属肾，今生意已不升发，又复血虚不能养睛，故睛痛甚不可忍。以防风升发生意，白芷解利引入胃经，为君；白芍药止痛益气通血，承接上下，为臣；熟地黄补肾水真阴，为佐；当归、川芎行血补血，羌活、防风引入少阴经，为使。血为邪胜，睛珠痛者，及亡血过多之病，俱宜服也。服此药后睛痛虽除，眼睫无力，常欲垂闭不减者，助阳和血汤主之，方见后第九十三。

川芎行经散 治目中青黯如物伤状，重者白睛如血贯。

川芎 当归 柴胡 枳壳 炙甘草各六分 桔梗五分 防风 羌活 独活 白芷 蔓荆子 荆芥 薄荷各四分 茯苓三分 红花少许

上作一服，水二盏煎至一盏，去粗，食后大热服。

三因羌活散 治风毒上攻，眼目昏涩，翳膜生疮，及偏正头疼，目小黑花累累者。

羌活 川芎 藁本 天麻 旋覆花 青皮 南星炮，各等分

上为末，每服二钱，入生姜三片、薄

① 眊（mào 茂）矂（sào 臊） 谓眼睛昏浊，视物不清。
② 精 同"睛"。

荷七叶，水煎服。

竹叶泻经汤 治眼目癃涩，稍觉眊瞖，视物微昏，内眦开窍如针，目痛，按之浸浸脓出。

柴胡 栀子 羌活 升麻 炙甘草
大黄 黄连各五分 黄芩六分 赤芍药 茯
苓 泽泻 草决明 车前子各四分 青竹
叶十片

上作一服，水二盏煎至一盏，食后稍热服。

消风养血汤 治眼痛赤肿。

荆芥 蔓荆子 白芷 防风 川芎
麻黄 菊花 桃仁 红花酒炒，各五分 当
归酒洗 白芍药炒酒 草决明 石决明
甘草各一钱

上锉，水煎服。

连翘散 治心热目赤。

连翘 柴胡 山栀子 木通 瞿麦
滑石 车前子 牛蒡子 黄芩 防风 荆
芥 当归 赤芍药 生地黄 甘草各半两
黄柏蜜炙，一两 蝉蜕一钱半

上咬咀，每服三钱，水一盏半加薄荷煎服。

洗心散 治风痰壅满，心经积热，邪气上冲，眼涩睛痛，或肿或赤，迎风多泪，怕日羞明，并皆治之。

白术一两半 麻黄 当归 荆芥穗
大黄面里煨 甘草各八钱 芍药入钱

上为末，每服二钱，水一盏加生姜、薄荷各少许同煎，温服。

温脾散 治诸头风，面肿眼赤。

大黄 赤芍药 朴硝 麦门冬 菊花
生地酒炒 香附子各等分

上咬咀，每服三钱，水煎，食后服。

密蒙花散 治风气攻注，两目昏涩，多泪羞明，并暴赤肿。

密蒙花 土蒺藜炒，去尖 羌活 木
贼菊花 石决明用盐同东流水煮，沸时取研粉，

各等分

上为末，每服二钱，腊茶清食后调下。

拨云散 治风毒上攻，眼目昏暗，翳膜睛，怕日羞明，一切风毒眼疾并皆治之。

羌活 防风 柴胡 甘草炒，各等分

上为末，每服一钱，水煎，食后服，薄荷汤调，茶及菊花苗煎汤皆可服。忌诸毒物。

决明子散 治风毒上攻，眼目肿痛，或卒生翳膜，或赤涩胬肉，或痒或痛，羞明多泪。

川芎 羌活 赤芍药 石膏 黄芩
甘菊花 木贼 决明子 石决明 蔓荆子
甘草各一两

上为末，每服三钱，加生姜五片，水煎，食后服。

草龙胆散 治风毒热气攻冲，眼目暴赤，弦涩羞明，及肿痛多眵，迎风有泪，翳膜攀睛，胬肉隐痛。

龙胆草洗，法芦 菊花 木贼七个 草
决明微炒 甘草炙，各二两 川芎 香附子
炒，各四两

上为末，每服三钱，用麦门冬汤入砂糖少许调服，食后，或米泔调下亦得。

又方 治眼目暴赤肿痛，风热气上冲，睛疼连眶，眼皮眦亦烂，瘀肉侵睛，时多热泪，及因忿怒逆损肝气，久劳瞻视，风沙尘土入眼涩痛，致成内外障翳等疾。

龙胆草 蒺藜炒，去刺，各六两 茯苓四
两菊花去梗，五钱 赤芍药八两 防风 羌
活 甘草炙，各三两

上为末，每服二钱，温酒调，食后服。

车前散 治肝经积热上攻眼目，逆顺生翳，血灌瞳仁，羞明多泪。

密蒙花　菊花　白蒺藜炒，去刺　羌活　龙胆草　黄芩　车前子洗　草决明　粉草各等分

上为细末，每服二钱，食后饮汤调服。

蝉花散　治肝经蕴热毒气上攻，眼目赤肿，多泪羞明，一切风毒并宜服之。

蝉蜕洗净　菊花　谷精草　羌活　白蒺藜炒，去刺　草决明　防风　山栀子　黄芩　川芎　荆芥穗　蔓荆子　密蒙花　甘草各等分

上为末，每服二钱，食后茶清调服，或荆芥汤调亦可。

菊花散　治肝受风毒，眼目赤肿，昏暗羞明，多泪涩痛。

菊花去梗，六钱　白蒺藜炒，去尖　木贼去节　蝉退去头足翅，各三钱

上为末，每服二钱，食后茶清调下。一方有荆芥、甘草各二钱。

荆芥散　治肝经蕴热，眼目赤肿。

荆芥穗　当归　赤芍药各一两五钱　黄连一两

上㕮咀，每服三钱，水煎，温服或洗。

柴胡散　治肝风实热，头目昏弦，眼赤心烦。

柴胡　地骨皮　玄参　羚羊角　甘菊花去梗　赤芍药　黄芩各一钱　甘草炙，五分

上锉，加生姜三片，水煎，食后温服。

菊花散　治肝肾风毒上行，眼痛。

甘菊花　牛蒡子炒，各八两　防风三两　白蒺藜去刺，一两　甘草一两五钱

上为细末，每服三钱，水调下，食后临卧服。

桑白皮散　治肺气壅塞，热毒上攻眼目，白睛肿胀，目夜疼痛，心胸烦闷。

玄参　桑白皮　枳壳　升麻　杏仁炒，去皮尖　旋覆花　防风　赤白芍　黄芩　甘菊花　甜葶苈　甘草各一钱

上作一服，加生姜三片，水煎，食后温服。

白僵蚕散　治肺虚，遇风冷泪出，冬月尤甚；或暴伤风热，白睛遮覆黑珠，眼皮肿痛痒。

黄桑叶一两　木贼　旋覆花　白僵蚕　荆芥　粉草各三钱　细辛五钱

上锉，每服三钱，水煎服。

白蒺藜散　治肾受风毒攻眼，昏泪涩痒。

南星用黑豆二合，青盐五钱，用水煮透，去豆焙干　菊花各一两半　白蒺藜　防风　僵蚕　甘草各一两

上为末，每服二钱，沸汤调下。

防风一字散　治胆受风热，瞳仁连眦头痒极，不能收敛。

川乌五钱　川芎　荆芥各三钱　羌活　防风各二钱半

上为末，每服二钱，薄荷煎汤下。

犀角散　治脾胃受风食毒，从下眼皮生黄膜，上冲黑睛，痛涩难开，或小眦中生赤膜，渐渐冲睛。

黄芩　车前子　羌活各五分　白附子　麦门冬各二分半　犀角二钱

上锉，水煎服。

羚羊角散　治肝肺风热，眼患头旋，两额角相牵，瞳仁连鼻膈皆痛，时起红白花，或左右轮痛，或左右齐痛，宜此与还睛散间服。

家菊花　防风　川芎　羌活　车前子　川乌各五钱　半夏　羚羊角　薄荷各二钱半　细辛一两

上锉，每服二钱，加生姜煎服，或为末，荆芥汤茶清调下。

蔓荆散　治五脏风热，黑水内横，深瑕盘青色，痛甚。

蔓荆子　荆芥　苦竹叶　甘草各五分
山栀子二钱半

上锉，每服三钱，入薄荷七叶，水煎
服。

加味荆黄汤　治肝壅瘀血，两眼皮上
下生如粟大，或赤或白，不甚疼痛，坚硬
者。

荆芥　大黄各五钱　牛蒡子　甘草各二
钱半

上锉，每服三钱，水煎服。

芎辛汤　治两目昼夜隐涩难开，羞明
畏日，目赤，视物昏暗。

芎劳　蔓荆子各五分　细辛二钱　防风
一钱半　白芷　甘草各一钱

上作一服，水煎，稍热卧服之，极
佳。

明目细辛汤　治两目发赤微痛，羞明
畏日，怯风寒，怕火，眼睫或细眵糊多，
隐涩难开，眉攒痛闷，鼻涕唾极多如稠
脓，大便微硬，喜食冷物。

麻黄　羌活各三钱　防风二钱　荆芥穗
一钱二分　藁本　白茯苓　当归梢各一钱
蔓荆子　生地黄各六分　川芎五分　川椒八
粒　桃仁二十枚　细辛　红花各少许

上并锉如麻豆大，分作四服，每服水
二大盏煎至一盏，去粗，稍热食后服。忌
酒湿面及风寒处行走。

槐子散　治体肥气盛，风热上行，目
昏涩。

槐子　黄芩　木贼　苍术各等分
上为细末，食后茶调下。

导赤散　治心脏积热上攻眼目，两眦
浮肿，血侵白睛，羞明洒泪。

牛蒡子炒　榆子　槐子炒　生干地黄
黄芩各等分

上为末，每服二钱，食后麦门冬汤调
下。

川芎散　治风热目眩热肿及胸中不
利。

川芎　槐子各一两

上为末，茶清调服。如热上攻，咬咀
一两，煎服。倘如气滞下利，姜汤调服。

槐花当归散　治眼目血灌瞳仁，如犬
眼睛胀肿。

槐花炒，四两　当归　川芎　何首乌各
二两　甘草少许

上为末，每服二钱，米泔调下，食后
临卧服。

通血丸　治血灌瞳仁，刺痛无翳障，
视物不明，宜此引血归肝，血既散而又恐
眼生花，宜再服还睛散。

川芎　归尾　防风　荆芥各一两　生
地黄　赤芍药　甘草各五钱

上为末，炼蜜丸如弹子大，每一丸嚼
烂，薄荷荆芥煎汤下。

还睛丸　治肝经积热，肺受风邪，眼
内赤涩生花，或黑或红或白。

人参　桔梗　黄芩　熟地黄　防风
茺蔚子　车前子　知母各二两　细辛　五
味子各二两半

上为末，炼蜜丸如桐子大，每二十
丸，空心茶清下。

圣效散　治眼目诸般风热痒毒，及生
翳膜血筋，一切外障，并皆治之。

黄芩　细辛　熟地黄　当归　赤芍药
大黄　栀子　牛蒡子　桑白皮　甘草各八
分　甘菊花二钱

上咬咀，作一服，水煎，食后服，日
三服。

止痛散　治两额角痛，目睛痛，时见
黑花，及目赤肿痛，脉弦，欲作内障，得
之于饥饱劳役。

柴胡一钱　黄芩酒浸，炒　当归各二钱半
瓜蒌根一钱三分　生地黄七分　甘草炙，五分

上作一服，加生姜三片、枣一枚，水
煎，食后临卧热服。小便不利，加茯苓、

泽泻各五分。

一方 治睛疼难忍者。

川归 防风 细辛 薄荷各等分

上为末，每服二钱，麦门冬煎汤调下，食后、日午、夜卧各一服。

补肝散 治肝虚目睛疼，冷泪不止，筋脉痛，及羞明怕日。

夏枯草五钱 香附子一两

上为末，每服一钱，腊茶调下，无时。楼氏曰：夏枯草治目珠疼至夜则痛甚者，神效。或用苦寒眼药点上反疼甚者，亦神效。盖目珠者连目本，目本又名目系，属厥阴之经也，夜甚及用苦寒点之反甚者，夜与寒亦阴故也。丹溪云：夏枯草有补养厥阴血脉之功，其草三四月开花，遇夏至阴生则枯，盖禀纯阳之气也，故治厥阴目疼如神，以阳治阴也。予周师目珠疼，及连眉棱骨痛，并头半边肿痛，遇夜则作，黄连膏子点上则反大疼，诸药不效。灸厥阴少阳，则疼随止，半月又作，又灸又止者月余，遂以夏枯草二两、香附二两、甘草四钱同为细末，每服一钱五分，用茶清调服，下咽则疼减大半，至四五日良愈。

归葵汤 治目中溜火，恶日与火，隐涩难开，小角紧，视物昏花，迎风有泪。

升麻一钱 黄芪 酒芩 防风 羌活各七分半 生甘草 蔓荆子 连翘 生地黄 当归 红葵花 人参各四分半 柴胡三分

上㕮咀，每五钱，水二盏煎至一盏，食后温服。

泻肝散 治肝实热眼昏痒痛，全无翳障，头亦不旋；或五脏风毒，突起睛高，倒睫拳毛，及时行暴赤。

大黄 甘草各二钱半 山栀子 荆芥各五分

上锉，水煎服。

白薇丸 治心气不安，风热停留眼皮中，眦头生疮，流脓粘睛，上下不痛，仍无翳膜。

白薇五钱 防风 白蒺藜 石榴皮 羌活各二钱

上为末，糊丸桐子大，每服二十丸，白汤下。

黄连丸 治肝经风热上攻，眼目涩痛，不可用补药者。

干熟地黄一两半 黄连 决明子各一两 没药 光明朱砂 甘菊花 防风 羌活 桂心各半两

上为末，炼蜜丸如桐子大，每服三十丸，食后热水下。

一方 治肥人风热上壅，眼目疼痛。

防风 羌活 荆芥 酒芩

上锉，水煎服。

一方 治瘦人目痛，乃是血少兼热，须用养血药，少加风药。

当归 生地黄酒洗 元参 川芎 防风 荆芥 菊花

上锉，水煎服。

桔梗丸 治太阳经荣虚血实，目肿赤，眼皮重，头中湿淫，肤翳睛痛。

桔梗一斤 牵牛头末，二两

上为细末，水丸桐子大，每服四五十丸至一百丸，食前温水下，日二次。

点 洗 方

黄连散 治肝受风热，眼弦赤烂。

黄连去须，半两 乳香另研，一钱半 荆芥六百穗 灯心一百茎

上㕮咀，每服二钱，水煎，去粗，热洗。

一方 洗风毒赤肿痒痛。

黄连 蔓荆子 苦参各五钱 五倍子三钱

上分作四次煎汤，澄清洗。热甚，加

黄芩、黄柏；如风甚，加荆芥、防风、薄荷。

汤泡散　治肝虚风热攻眼，赤肿羞明，渐生翳膜。

黄连　防风　赤芍药　当归　杏仁各一两　薄荷五分　铜青三分

上㕮咀，作一服，用极沸汤泡，乘热先熏后洗，冷则暖，复洗，日二三次。一方入盐少许，闭目沃洗，盐亦去风散血。

涤昏膏　治一切风壅眼目，疼痛不可忍者。

白砂蜜一斤　黄连一两　黄丹一两,炒紫色　没药半两

上以蜜同黄丹熬黑，以水二大盏煎黄连成稠汁，去粗，入前丹蜜内熬稠，更入没药末同煎数沸，滤去粗，洗眼，甚妙。

金丝膏　治一切目疾昏暗，视物如丝膜所遮，或痒或痛

宣黄连半两,细切,水一盏浸一宿,取汁,再添水浸粗至半日,绞取汁　白蜜一两　白矾一字

井盐一分,如无以青盐代之　山栀子二钱,槌碎,入前黄连汁同煎

上用银瓷器煎药十余沸，用细生绢加纸数重再滤过，银罐子盛贮，时常点眼。

黄连膏　凡点眼先以好烧酒洗之，攻出热泪，次点药，易愈。

黄连五钱,锉碎,用麻布袋盛　青古钱一文

上用水同浸在碗内，用铜勺盛水，置碗于内，俟水沸良久，去袋，入人乳少许，或加蜜少许，乘热以银簪蘸点眼中，闭少时又点，入冰片五厘更妙。

碧天丸　治目疾累服寒凉不愈，两目蒸热有如火熏，赤而不痛，红丝血脉满目贯睛，瞀闷昏暗，羞明畏日，或上下眼皮赤烂，或冒风沙而内外眦皆破，洗之神效。

枯白矾二分　铜药七分　瓦粉炒黑,一两

上先研白矾、铜绿令细，旋旋入瓦粉同研同匀，熟水和之，共为一百丸，每用一丸，热汤半盏浸一二个时辰，至觉微涩为度，少合眼半时辰许，临卧更洗之，瞑目就睡，神妙。一丸可洗十遍，如再用，重汤内炖令热。此药治其标，若里实者不宜用。

拨光散　治同前。

枯白矾五分　铜青三分

上为末，水和药，瓷器盛，重汤煮三五沸，隔纸蘸洗，日三五次。

驱风散　治风毒上攻，眼肿痒涩痛不可忍者；或上下眼皮皆赤烂，浮翳翳肉侵睛，神效。

五倍子一两　蔓荆子一两五钱

上同杵为末，每用二钱，水二盏，铜、磁锅内煎至一盏，澄去粗，淋洗，留粗二服，又依前煎洗，大能明目涩痒。

一方　治眼稍赤烂。

黄连　白矾飞,各三钱　铜绿　密陀僧各一钱　轻粉少许

上为极细末，少少贴之。

珍珠散　治暴赤热眼，肿胀痒痛羞涩。

炉甘石　黄连各一斤

上将黄连煎汤，以火煅炉甘石通红，入黄连汤内淬之，如此七次，去黄连不用，将炉甘石研令极细，用水飞过，澄取砂脚，阴干，再入乳钵内复研过，每炉甘石末一两入片脑一钱，研匀，每用少许，先以井花水洗眼净，用金银簪点入眼大小眦头。若多年风烂眼，只入麝香少许，点之。

四精膏　治赤障热痛。

蜂蜜花之精　羖羊胆草之精　青鱼胆水之精　人乳人之精,各等分

上和一处，瓷盘盛蒸熟，入瓷瓶中，油纸黄蜡封固，悬井中七日，取起点眼，妙。以匙抄少许，入口咽下亦可。

点眼光明丹 治一切风热上壅，两目赤肿涩痛，风弦烂眼，内外翳障。

白炉甘石一两，以黄连半两煎浓汁，滤去粗，用炭火煅炉甘石通红，淬黄连汁内，如此七次，研 辰砂一钱 硼砂二钱 轻粉五分 片脑三分 麝香一分

上各研为细末，一处和匀，再研一二日，无声，银瓶盛贮，密封口，不可令泄气，点眼极妙。如赤眼肿痛，加乳香、没药各五分；内外障翳，加珍珠五分、鸭嘴胆矾二分、熊胆二分；烂弦风眼，加铜青五分、飞丹五分。或以诸药总合为一，治诸般眼疾。

点眼药 治赤眼，风热壅痛，风弦，诸般翳障。

炉甘石一两，煅如鸭头色，以好醋少滴之，多则痛，另研筛过 珍珠 辰砂 乳香 没药各一钱 硼砂一钱 熊胆无则不用 胆矾 轻粉各二分 片脑 麝香各一分

上为末，筛过再研极细，磁器密收，点眼。

碧云散 搐药。

青黛 蔓荆子各一钱半 川芎一钱二分 薄荷二钱 郁金 石膏 细辛 芒硝各一钱 红豆一粒

上为细末，口噙水，鼻孔内搐之。

六圣散 治赤眼冷泪，头风耳聋，耳痒鼻塞，声重牙疼。

乳香 没药 川芎 石膏 雄黄各二钱 盆硝半两

上为细末，口先含水，用管吹药一二分入鼻，吐水半晌即愈。一方无川芎、石膏，余四味各等分，名拔毒散，治眼发赤肿，毒气侵睛胀痛。

乳香散 治眼赤肿，疼痛不可忍。

郁金一钱半 盆硝 黄连各一钱 雄黄 乳香 没药 片脑各五公

上为末，鼻内搐少许，点亦可。

宣风散 治眼风毒发肿，鼻中欲嚏嚏，多鼻损而生疮。

川芎 甘菊花各二钱 乳香 没药各一钱

上为末，少许搐鼻中。

治目昏暗不明方

羌活石膏散 治久患双目不见光明，远年近日内外翳障，风热昏暗，拳毛倒睫，一切眼疾，兼治头风。

羌活治脑热头风 石膏 黄芩二味洗心退热 藁本治偏头痛 密蒙花治羞明怕日 木贼退翳障 白芷清头目 萝卜子 细辛子二味起倒睫 麻仁起拳毛 川芎治头风 苍术开翳行气 甘菊花明目去风 荆芥治目中生疮 甘草和诸药，各等分

上为末，每服二钱，食后临卧用蜜水一盏调下，或茶清亦可，日进三服，至十日渐明，二十日大验。或加当归、枸杞子、山栀子、连翘、柴胡、薄荷、防风、天麻、桔梗各等分，为丸服，尤妙。

助阳和血汤 治眼发之后上热壅甚，白睛红，多眵泪，无疼痛而隐涩难开。此因服苦寒药过多，真气不能通九窍也，故眼昏花不明，宜助阳和血补气。

黄芪二钱 蔓荆子 甘草炙，各一钱 防风七分 当归身 白芷 升麻 柴胡各五分

上㕮咀，作一服，水煎，临卧热服。避风寒，忌食冷物。

地黄汤 治眼久病昏涩，因发而久不瘥者。

防风 羌活 黄芩 黄连 人参 茯苓 当归 地黄各等分

上为粗末，每服五七钱，水煎，食后临卧通口服。

羊肝丸 治肝经有热，目赤睛疼，视物昏涩，及障翳青盲，皆治。

羊肝一具，生用 黄连去翳，另研为末，一

两

上先将羊肝去筋膜，于沙盆内捣烂，入黄连杵，和丸如桐子大，每服五十丸，熟水下。忌猪肉冷水。治目方用黄连多矣，而羊肝丸尤奇异。

羊肝丸 镇肝明目。

羌活 甘菊花 细辛 柏子仁 官桂 五味子 白术各半两 黄连三分 羖羊肝一具，新瓦焙干，更焙之，肝大止用一半。

上为细末，炼蜜为丸，如桐子大，每服三四十丸，空心食前温水送下。一方有地黄，无柏子仁。

上清丸 治风热上壅，眼目昏花，迎风冷泪，羞明赤烂。

羚羊角 犀角 黄连 厚朴各一两 牛黄 黄芩 川芎 羌活 蝉蜕 白芷 菊花 大黄 防风 草决明 地肤子 滑石各五钱 生地黄 熟地黄各七钱 牵牛八钱半

上为末，炼蜜丸如桐子大，每服三五十丸，食后茶清下。

五味子丸 治心肝二经蕴积风邪，并肾脏虚耗，眼目昏暗，或生翳膜。

五味子 芍药 杜仲姜汁炒断丝，各二两 阿胶 熟地姜酒炒 贝母炒 柏子仁去油 茯神去木 远志去心 人参 百部 防风各一两 麦门冬各半两

上为末，炼蜜丸如弹子大，每食前姜汤嚼下一丸。

养肝丸 治肝气不足，眼目昏花，或生眵泪，久视无力。

当归酒浸 车前子酒蒸焙 防风去芦 白芍药 蕤仁另研 熟地黄酒蒸焙 川芎 楮实各等分

上为末，炼蜜丸如桐子大，每服七十丸，熟水下，不拘时。

还睛补肝丸 治肝虚两目昏暗，冲风泪下。

白术 细辛 川芎 决明子 人参 羌活 当归 白茯苓 苦参 防风 官桂 地骨皮 玄参 黄芩 五味子 车前子微炒 菊花 青葙子 甘草炙，各等分

上为细末，炼蜜丸如桐子大，每服三十丸，加至四十丸，不拘时，米饮下。

菊睛丸 治肝肾不足，眼目昏暗，常见黑花，多有冷泪。

枸杞子三两 肉苁蓉酒浸，二两 甘菊花四两 巴戟天去心，一两

上为末，炼蜜丸如桐子大，每服五十丸，温酒盐汤任下。

驻景丸 治肝肾俱虚，眼常昏暗，多见黑花，或生翳障，迎风有泪。

菟丝子五两 熟地黄 车前子各三两

上为末，炼蜜丸如桐子大，每服五十丸，盐汤下，或茯苓、菖蒲煎汤下。或加枸杞子，尤妙。

加味驻景丸 治肝肾气虚，两眼昏暗，视物不见。

菟丝子酒制，半斤 五味子 枸杞子 车前子炒 楮实子无翳膜勿用 川椒炒出火毒，各一两 当归身 熟地黄洗，各五钱

上为末，炼蜜丸如桐子大，每服三十丸，温酒盐汤下，食前服。

明目地黄丸 治男妇肝血虚，积热上攻，眼目翳膜遮睛，羞涩多泪，此药多治肝肾二经俱虚，风邪所乘，并暴赤热眼。

牛膝酒浸，三两 石斛 杏仁去皮尖，炒 枳壳去白，麸炒 生地酒炒 熟地黄洗，焙，各一两 防风去芦，四两

上为末，炼蜜丸如桐子大，每服三十丸，食前盐汤温酒任下。

益阴肾气丸 治肾虚目暗不明，此壮水之主，以镇阳光也。

熟地黄二两 生地黄酒洗，焙干 山茱萸去核，各一两 山药 当归梢 五味子 牡丹皮各五钱 泽泻 茯神去木，各二钱半

上为细末，炼蜜丸如桐子大，朱砂为衣，每服五七十丸，空心盐汤下。一方有柴胡五钱。

疗本滋肾丸 治肾虚目暗。

黄柏酒炒 知母酒炒，各等分

上为末，滴水丸如桐子大，每服一百丸至一百五十丸，空心盐汤下。

甘菊花丸 治男子肾脏虚弱，眼目昏暗，或见黑花。常服明目，暖水脏，活血驻颜，壮筋骨。

甘菊花去土，二两 枸杞子四两 熟地黄三两 干山药半两

上为细末，炼蜜丸如桐子大，每服三四十丸，空心食后各一服，温水下。

补肾丸 治肾气不足，眼目昏暗，瞳仁不明，渐成内障。

五味子 熟地黄姜酒炒 肉苁蓉酒浸 枸杞子 楮实子 覆盆子酒浸 石斛 车前子酒蒸，各一两 沉香另研 青盐另研，各五钱磁石煅醋淬七次，水飞过 菟丝子酒蒸，捣，各二两

上为末，炼蜜丸如桐子大，每服七十丸，空心盐汤下。

补肾丸 治两肾虚，目生翳，或头旋耳鸣，起坐生花，视物不真。

巴戟 山药 破故纸 小茴香 牡丹皮各五钱 苁蓉 枸杞子各一两 青盐二钱半

上为末，炼蜜丸桐子大，空心盐汤下五十丸。

杞苓丸 治肾水虚耗，水不上升，眼目昏暗，远视不明，渐成内障。

枸杞子酒蒸，二两 白茯苓四两 当归 菟丝子酒蒸，各一两 青盐五钱

上为末，炼蜜丸如桐子大，每服七十丸，空心盐汤下。

一方 治肾经虚冷，水候不升，不能上滋肝木，致令眼目昏暗，或痛或痒，须用此药调治之。

川芎 荆芥 天麻 萆薢 川乌炮 乌药 羌活 黑牵牛 川归 石斛各等分

上为末，炼蜜丸如豆大，朱砂为衣，每服一丸，薄荷汤嚼下。

生熟地黄丸 治血虚阴虚，眼目昏花。

生地黄 熟地黄 玄参 金钗石斛各一两

上为末，炼蜜丸如桐子大，每服五十丸，空心茶清下。

东垣熟干地黄丸 治血少神劳肾虚，眼目昏黑。

熟地黄一两 生地黄一两五钱 柴胡八钱 当归身酒浸，焙 黄芩各五钱 天门冬 甘草炙 枳壳 地骨皮 黄连 五味子各三钱 人参二钱

上为末，炼蜜丸如绿豆大，每服百丸，茶清下，食后，日二服。大忌辛辣物助火邪，反食寒冷物损胃气，药不上行也。

熟地黄丸 治同前，兼治小儿疳，眼闭合不开，内有朦雾。

生地黄 熟地黄各五钱 川芎 赤茯苓 枳壳 杏仁 黄连 半夏曲 天麻 地骨皮 甘草各二钱半 黑豆四十五粒

上为末，炼蜜丸如桐子大，每服三十丸，空心临卧白汤下。

磁石丸 治眼，因患后起早，元气虚弱，目无翳膜，视物昏暗，欲或内障。

磁石二两，煅，醋淬七次，细研，水飞过 肉苁蓉酒浸，一两 菟丝子酒浸，三两 熟地黄 补骨脂微炒 巴戟去心 石斛 远志去心，各一两 木香 五味子 桂心 甘草炙，各半两

上为细末，炼蜜丸如桐子大，每服三十丸，食前温酒下。一方有茯神，无远志、石斛。

千金神曲丸一名磁砂丸 明眼目，百岁

可读细书，常服有效。

神曲四两　磁石二两，煅，醋重淬　光明朱砂一两

上为末，炼蜜丸如桐子大，每服五十丸，食前米饮下，日三服，常服益眼。一方有夜明砂。荫按：丹砂之畏磁石，犹火之畏水，今合而用之。又丹砂法火入心，磁石法水入肾，心肾各得其养，则目自然明净。盖目疾多因脾胃有痰饮，渍浸于肝，久则昏眩。神曲倍于二味者，以健脾胃，消痰饮，极有奇效。

椒目丸　治久年眼生黑花不愈。

苍术三两　椒目炒微汗，一两

上为末，醋煮米糊丸如桐子大，每服二十丸，茶清下。

育神夜光丸　养神益精，益智聪心，补血不壅燥，润颜色，调脏腑，常服目光炯然，神宇泰定，语音清澈，步履清快[1]，就灯永夜不倦。

熟地砂仁炒　远志去心　牛膝　菟丝子　枳壳　地骨皮　当归各等分

上为末，炼蜜丸如桐子大，每五十丸酒下。方有生地黄、枸杞子、甘菊花尤妙。

圣饼子　治眼昏生花。

木贼草　甘菊花　川芎　川椒　连翘　甘草各等分

上为末，炼蜜丸如弹子大，每服一丸，食后茶清细嚼下。

---

[1]　步履清快　"清"当作"轻"。

卷一百零一·中

目 病 中

治目外障方 在精外遮暗

加味菊花散 专治风热内外诸般障目。

甘菊花 草决明 木贼 羌活 防风 荆芥 薄荷 蔓荆子 当归 芍药 黄芩 黄连 生地黄酒炒 白蒺藜炒 甘草各等分

上锉，每服七钱，生姜一片水煎，食后服。热甚，加龙胆草；白精①膜翳，加桑白皮。此方随时令加减。

明目流气饮 治气郁及风湿热壅生翳障。

苍术米泔浸炒 草决明各一钱 菊花 细辛 川芎 大黄炮大便润去之 牛蒡子炒 蒺藜 防风 元参 芥穗 栀仁各八分 黄芩 木贼 蔓荆子各七分 甘草炙，五分

上锉，水煎，食后热服，或为细末，每服二钱，临卧温酒调服亦可。小儿有患，只令乳母服之。一方有枳壳七分。

甘菊汤 治内外障翳，一切眼疾。

甘菊花 升麻 旋覆花 大黄炒 芎劳 石决明各半两 羌活 地骨皮洗 木贼炒 青葙子 车前子 黄芩 栀子仁 草决明炒 荆芥穗 甘草炙，各一两 黄连二钱半

上锉，每服三钱，水一盏、蜜少许同

煎七分，食后临卧服。

羌活除翳汤 治太阳寒水，翳膜遮睛，不能视物。

麻黄根二钱 羌活一两半 防风一两 荆芥穗煎成汤药加之 藁本各七钱 当归 川芎各三钱 知母酒制，五钱 黄柏四钱 生地黄酒洗，一钱 薄荷叶二钱 小椒五分 细辛小许

上㕮咀，每服三钱，水二大盏煎至一盏半，入荆芥穗再煎至一盏，去粗，热服。忌酒湿面。

拨云散 治眼因发湿热不退而作翳膜遮睛，昏暗羞明，隐涩难开。

川芎 龙胆草 楮实 薄荷 羌活 荆芥穗 石决明 草决明 苍术 大黄 甘草 木贼 密蒙花 连翘 川椒 甘菊花 桔梗 石膏 地骨皮 白芷 白蒺藜 槟榔各一两 石燕一幅

上件捣罗为细末，每服三钱，温茶清一盏调下，食后，一日三服。忌鸡鱼鸟诸肉。

重明散 治一切风热内外障膜眼疾。

独活 羌活 川芎 吴射干 仙灵脾 防风 甘草 井泉石 苍术各半两 丹参 白术 石决明 草决明各三钱

上为细末，每服二钱，水煎，日三服。

当归龙胆汤 治眼中白翳。

① 白精 即白睛。按"精"，黑眼珠。后作"睛"。

当归身酒洗　芍药　龙胆草　黄芩酒炒　黄柏酒炒,各七分半　黄连酒炒　黄芪甘草各四分半　升麻　柴胡　五味子　羌活各三分　防风　石膏各三分

上锉作一服,水煎,入酒少许,煎服。

龙胆饮子　治疳眼流脓,生疳翳,湿热为病。

谷精草　川郁金　蛇蜕　炙甘草各半钱　麻黄一钱半　升麻二钱　青蛤粉　龙胆草　黄芩炒　羌活各三钱

上为细末,每服二钱,食后温茶清调服下。

又方　羌活　川芎　旋覆花　防风各二两　甘草　苍术米泔浸,去皮,日晒干　楮实楮实叶并八月采,阴干,各一两　甘菊花　枳实　蝉退　木贼各二钱半

上为末,茶清调下二钱,饭后临卧各一服,治赤暴眼。忌湿面及酒。楮实须真者,楮叶须无实者,不尔诸药无效。合时不得焙及犯铁器。此方取楮叶须无实者,盖阴阳二合,相匹配耳。有实者阳也,无实取叶者阴也,所以不得真楮实者悉无效。

退云散　治翳朦瞳子。

当归　生地黄酒洗　白菊花　木贼谷精草　羌活　石决明煅　大黄酒炒　蔓荆子　白芷　黄柏　连翘　龙胆草各一钱　蝉退七个

上锉,水煎,食远服。

一方　防风　白蒺藜各一两　羌活一两半　甘菊花二两

上为细末,每服二钱,入盐少许,百沸汤点服,食后服。

决明饮　治一切眼目肿痛翳障。

大黄　葛花　泽泻　木贼　石决明各等分

上锉,水煎服。

蝉花无比散　治大人小儿风毒伤肝,或为气攻,一切眼目昏暗,渐生翳膜,及久患头风,牵搐两眼渐小,连眶赤烂,小儿疮疹入眼,白膜遮睛,赤涩隐痛,并治。

蝉蜕去翅足,二两　蛇蜕微炙,一两　羌活当归洗涪　川芎　石决明盐水煮,研如粉,各三两　防风去芦　茯苓　甘草炙,各四钱　白蒺藜半斤,炒　赤芍药十三两　苍术米泔浸,炒,十二两

上为细末,每服三钱,食后米泔调服,茶清亦可。忌食发风毒等物。一方有菊花三两。

一方　治赤脉翳初从上而下者。

附子半两　芽茶一大撮　白芷一钱　细辛　川芎　防风　羌活　荆芥各半钱

上锉,水煎服,神效。(眼内白睛上起赤系,谓之赤脉)

补肝散　治肝肾俱虚,黑珠上一点圆翳,日中见之差小,阴处见之则大。

熟地砂仁炒　白茯苓　家菊花　细辛各一钱八分　芍药二钱七分　柏子仁去油　防风　甘草各九分　柴胡三钱六分

上作二帖,水煎服。

通肝散　治胆气攻肝,而生冰翳透瞳仁,疼而泪出,阴处日中看之,其形亦同,或眼皮红坚硬,或赤膜自上垂下遮睛,名垂帘膜。

山栀子　白蒺藜　枳壳　荆芥　甘草各五钱　车前子　牛蒡子各一钱

上为末,每服二钱,苦竹叶煎汤下。

石决明散　治肝热,因劳用力,眼赤肿痛,忽生翳膜,或初患一目后,两目齐患,或伤寒后热眼食毒上壅,或脾热眼皮内如鸡冠蚬肉,或蟹睛疼痛,或旋螺尖起,或神祟太阳穴掣痛,或被物撞打。

石决明　草决明各一两　羌活　山栀子　木贼各五钱　青葙子　芍药各七钱半　大黄　荆芥各二钱半

上为末，每服二钱，麦门冬煎汤下。

经效散　治因撞刺生翳，经久复被物撞，兼为风热所攻，昏痛不见。

柴胡五钱　大黄　当归　芍药　粉草　连翘各二钱半　犀角五分

上锉，每服五钱，水煎服。

羚羊角散　治冰翳久不去者。

羚羊角　升麻　细辛各等分　甘草减半

上为末，一半炼蜜丸，每服五七十丸，用一半为散，以米泔水煎，吞丸子，食后服。燄发陷翳，亦用羚羊角散之类，在人消息。若阴虚有热者，兼服神仙退云丸。

神仙退云丸　治一切障翳、内外障昏无睛者，累效妙方也。

当归酒洗　川芎各一两半　犀角酒洗　枳实　川楝子　蝉退　甘菊花　薄荷各半两　瓜蒌根六钱　蛇退　密蒙花　荆芥穗　地骨皮各三钱　白蒺藜炒　羌活　生地黄酒洗各一两　木贼一两五钱，去节，童便浸一宿，焙干

上为细末，炼蜜丸，每一两分作十丸，米泔汤调下，日进二三丸，食后，妇人当归汤下，有气木香汤下。一方有蔓荆子、炙甘草各五钱，川椒七钱半炒去目，无犀角、地黄，名拨云退翳丸。

一方　治诸眼患，因热病后，毒气攻眼，生翳膜遮障，服此药逐旋消退，不犯刀针。

青葙子　防风　枳壳各一两　茺蔚子　细辛各半两　枸杞子　泽泻　生地黄酒洗　石决明各一两半　黄连半两　车前子　川当归　麦门冬去心，各二两

上各如法修制焙干，炼蜜丸如桐子大，每服三十丸，米饮下。忌一切热毒物。

羊肝丸　治一切目疾不问内外，障翳眚盲等证。（眚，所景切，目病生翳也，过也，炎也）

白乳羊肝一具，竹刀去膜　黄连一两　甘菊花　防风　薄荷　荆芥　羌活　当归　川芎各三钱

上为末，将羊肝蒸熟捣丸，浆水下。

五秀重明丸　治眼翳膜遮睛，隐涩昏花，常服清利头目。

甘菊花开头，五百个　荆芥五百穗　木贼去节，五百个　楮实五百枚　川椒开口者五百粒

上为细末，炼蜜丸如弹子大，每服一丸，细嚼时时咽下，食后嚼化无时，临卧。大忌酒面热物。

凉胆丸　治胆受风热，生翳青色，两眦涩痛，下泪，口苦不喜食。

防风　芦荟各一两　黄连　荆芥　黄芩　龙胆草各五钱　黄柏　地肤子各二钱半

上为末，炼蜜丸如桐子大，每服三十丸，薄荷煎汤下。

盐术散　治湿伤脾胃，内外障。

苍术四两，米泔浸七日，切细，入青盐一两同炒黄，去盐　木贼二两，童便浸一宿，晒干

上为末，每服一钱，温米饮下，或撒入饮食中服。

镇肝丸　治肝经不足，内受风热，上攻眼目，赤涩昏暗，痒痛难开，眵多有泪，怕日羞明，时常发肿，或生翳障，并宜服之。

决明子　地肤子　白茯苓　远志去心　茺蔚子　防风　蔓荆子　人参各一两　车前子　青葙子　地骨皮　柏子仁炒　甘草　甘菊花　柴胡　元参　山药各半两　细辛二钱半

上为末，蜜水煮糊丸如桐子大，每服二十丸，食后米饮下，日三服。

补阳汤　治阳不胜其阴，乃阴盛阳虚，九窍不通，令青白翳见于大眦，乃足太阳少阴经中郁遏，足厥阴肝经气不得上通于目，故青白翳内阻也。当于太阳少阴

经中，九原之下，以益肝中阳气，冲天上行。此当先补其阳，后于足太阳少阳标中，泻足厥阴肝经阴火，乃次治也。《内经》曰：阴盛阳虚，则当先补其阳，后泻其阴。此治法是也。每日清晨，以腹中无宿食，服补阳汤，临卧服泻阴丸。若天色变大寒大风并大劳役，预日饮食不调，精神不足，或气弱，俱不得服。候体气和平，天气如常，先补其阳，使阳气上升，通于肝经之末，利空窍于眼目矣。

羌活　独活　当归身酒洗　甘草梢　熟地砂仁炒　人参　黄芪　白术各一两　泽泻　陈皮去白　白茯苓　生地黄酒炒　知母炒，各三钱　白芍药　防风各五钱　柴胡二两　肉桂去皮，一钱

上㕮咀，每服五钱，水煎服，空心使药力行尽方许食。

连柏益阴丸一名泻阴火丸

羌活　独活　甘草炙　当归梢　五味子　防风各五钱　石决明烧存性，三钱　草决明　细黄芩　黄连酒炒　黄柏　知母各一钱

右为细末，炼蜜丸如绿豆大，每服五十丸，渐加至一百丸，临卧茶清下。常多服补阳汤，少服此药，多则妨饮食。

升阳泄泻丸

羌活　独活　甘草梢　当归身　白芍药各一两　人参　黄芩　白术　生地黄酒炒　楮实各半两，酒拌　陈皮　白茯苓　防风　知母酒炒　泽泻各三钱　柴胡一钱半　肉桂五分

上锉，每服五钱，水煎，稍热食远服。别合一料，炼蜜丸如桐子大，每服五十丸，茶清下，每日与前药各一服，不可饱服。如天气热甚，加五味子三钱，天门冬去心、枳实、芍药各半两。

上三方合治一病，空心补阳汤，临卧连柏丸，食远升阳泄阴丸。

神效熊胆丸　饶州民郭瑞友精意事佛，摹书《华严经》，期满六部乃止，五部将终，忽两目失光，翳膜障蔽，巫医针刮，皆无功。一日梦皂衣人告曰：汝要眼明，用熊胆丸则可。后于《道藏》获观音治眼熊胆丸方，服之二十余日，药尽眼明。

南熊胆一分　黄连　密蒙花　羌活各一两半　防己二两半　龙胆草　蛇蜕炙　地骨皮　木贼去节　仙灵脾各一两　瞿麦　旋覆花　甘菊花各半两　蕤仁二钱半，用肉　麒麟竭一钱　蔓荆子一合，水淘

上为细末，以羖羊肝一具煮其半，焙干，杂于药中，取其半生者去膜，烂研杵，为丸如桐子大，每服三十丸，食后米饮下。

点　洗　方

百点膏　张济民眼病翳六年，以至遮瞳仁，视物不明者，云气之状，用此药而效。

黄连二钱，以水一碗煎至半碗，再入群药　当归　甘草各六分　防风八分　蕤仁去皮尖，三分

上锉如麻豆大，蕤仁另研如泥，同熬，滴入水中不散，去粗沫，入好蜜少许，再熬少时为度，令病人心静，点之至目微痛为度，日点五七次，临卧点尤妙，名曰百点。但欲多点，使药力相续也。

羌活退翳膏　治足太阳寒，冰膜遮左睛，白翳在上，视物不明。

椒树根东南根西北根各二分　藁本　汉防己各三分　防风　麻黄去根节　柴胡　生地黄各三分酒炒　生甘草四分　当归身六分　羌活七分　蕤仁六个

上用净水一大碗先煎汉防己、黄连、生甘草、当归身、生地黄至一半，入余药再煎至一盏，去粗，入银石器内再熬之，有力为度。

退翳膏子 治黑白翳。

黄连三钱 生地黄一钱半,酒炒 荆芥穗一钱,水半盏别浸 当归身六分 柴胡 甘草各五分 防风 连翘 青皮各四分 升麻 蕤仁各三分 细辛一分

上用水一碗入前药煎至半碗,去粗,更上火煎至半盏,入荆芥水两匙,入蜜少许,再上火熬匀,点之。

圆明膏 治内障生翳及瞳子散大,皆劳心过度。

黄连 柴胡 生地黄酒炒 麻黄去节,各五钱 当归身三钱 诃子皮湿纸里煨 甘草各二两

上七味,先以水二碗煎麻黄至一碗,去沫,外六味各㕮咀如豆大,筛去末子,入内同煎,滴水中不散为度,入熟蜜少许再熬,点之。

上四方皆东垣先生所制,乃随证立法,非如泛常通用之方,如瞳子大,用诃子收之之类也。

白龙散 去翳膜,明眼目。

用芒硝五两,取真白如雪者,置银锅内,以新瓦盖,用熟炭火慢慢熬溶清汁,以铁钳钳出,倾在石器中,凝结如玉色,研极细,入片脑等分,每用少许,以金银簪脚点入目内。凡点时先用新汲水洗眼净,然后点之。或以少许吹入鼻中亦可。

春雪膏 治眼赤,翳障,羞明。

于春天雪冻时取净朴硝三四个为末,用黄连、防风、赤芍药、当归身各五钱,牙皂三个各锉碎,与硝拌和,入雪三四斤,同拌匀为水,过一宿,绢滤去滓,以瓦盆盛于露天,受霜露之气,次早结成砂子,却用盆一个,以纸筋铺盆底,内用厚皮纸盛砂于盆内纸筋上,使砂中水气尽渗于纸内,候砂干以磁器收贮封固。如用,每硝砂一钱加硼砂五分、片脑三分,研细点眼。有翳,加蕤仁五分。但点愈即止,

不可常点,令眼皮软缩,倒睫拳毛。

蕤仁膏 去翳障如神。

净蕤仁一两 硼砂一钱二分 熊胆三钱 片脑五分

上为末,用生蜜四两调匀,磁罐收贮,点眼。

鼍龙点眼方 郭太尉久患目盲,有白翳遮睛,遍服药无效,张鼍龙以此点之,一月翳退,双目如旧。

猪胆一枚银铫中微火熬成膏,再入冰脑米,点入眼中。

金露膏 除昏退翳,截赤定痛。

生蜜六两 黄丹一两 蕤仁一两 黄连五钱

上各另为末,先将生蜜溶化,下黄丹,入长流水四盏,用嫩柳枝六七茎搅匀,次下蕤仁末,候滚十数沸,又下黄连末,不住手搅,熬至一盏七八分,纸衬绢滤过,收之点眼。有瘀肉,加硇砂一钱,火上飞开和入。

金丝点眼膏

生姜取汁,四两 白蜜去沫,一斤 羯猪胆汁三钱 黄连四两,锉碎

上用水一斗先煎黄连至一升,后入姜汁,次入蜜同煎,去沫,入下项药。

脑子 硇砂水飞 熊胆各四钱 麝香 青盐各三钱 硼砂二钱 轻粉少许

上研细搅匀,同煎令成稀膏,用之。

青金丸 治风毒攻眼,成外障翳膜。

铜青真者 蕤仁去皮尖,与铜青同浸一宿,去水 石决明净水洗,沥干 生犀角净水磨纸上,飞过各一钱 龙脑研 白丁香水研飞去粗 海螵蛸水飞过,各五分

上将铜青与蕤仁先研如糊,次入白丁香研,次入四味研极细,用好墨研浓汁,于净器中和,为丸如绿豆大,每用人乳化开,点眼。未用者常以龙脑养于瓷器中。

琥珀散 治目积年生花翳。

琥珀 珊瑚 朱砂 硇砂白者 硼砂各半两 珍珠一两 乌贼鱼膏半两，先于粗石磨，去涩，用好者一钱

上研极细，令匀，每日三五次点。

复明膏 去翳膜立效。

人参 川归 硇砂生 白蔹各一钱半 青盐 乳香 没药 芦荟 蕤仁去壳，各一钱 珍珠 麝香各五分 海螵蛸五钱 黄连四钱 黄柏六钱 黄丹一两水飞 赤炉甘石淬 白沙蜜半斤

上各研为细末，先将白蜜煎沸，掠去上沫，再熬，滴水中沉碗底不散可用，然后入前药末，略沸搅匀，瓷罐收贮，日点三五次。

拨云散 点眼中有翳云膜遮障，近日瘀痛，眼不可点。

炉甘石半斤，煅七次，入童子小便淬，如鸡黄为度，研细末 硇砂去尖，石，研细末 硼砂 黄丹水飞 青盐 盆硝各五钱 轻粉一钱 蕤仁六十个，去皮，用白仁，黄色者不用

上为极细末，研无声为度。忌鸡鱼一切辛热之物。

拨云膏

炉甘石 黄丹各一两 黄连一两五钱 当归二钱半 川乌七钱半 铜绿 鹰条① 各一钱二分半 犀角 乳香 没药 硇砂 轻粉各一钱 青盐 血竭 片脑各半钱 麝香 蕤仁各七分半 蜜一斤

上件各研细，将蜜慢火煎，初沸下黄丹，二沸下炉甘石，三沸下诸药，不粘手为度，用瓷盏内热水泡开，热点。

夜光丸 治赤眼，翳目，昏花。

宣黄连 诃子去核，各二两 当归一两 铜绿一钱

上咬咀，用河水三升同浸两昼夜，入银瓷器熬取汁，再用文武火熬，槐柳枝搅，滴水成珠为度。

羯猪胰子二个，先去脂，以水洗，换水无度令净，入黄连膏内煮黑色，取出用之 青盐六两，

研细 炉甘石一两，童便一碗，烧红淬尽为度 黄连四两，河水浸，去粗，焙干，研细用 蜜一斤，澄去粗蜡 梨十枚，去皮核，绞去汁

上将梨、甘石入膏内，熬五七沸，次入青盐，用槐柳枝搅褐色，倾入磁瓮，冷水内拔去火毒，腊月合为妙，正月、十一月次之，余月皆不可。

蟾光丸 治远年目病，不通道路，去翳膜，须用腊月成开日合。

白砂蜜四两，取隔年葱一枝，去须皮，短切，与砂蜜同熬出，去白膜，以葱软熟为度，以绵滤粗放定，用纸收取蜡面 黄丹三钱，水飞，生用 密陀僧三钱，水飞，生用 炉甘石煅过，五分，净水飞

以上三味研极细，倾入前蜜中，用桃柳枝各一茎搅匀，放下。

当归 赤芍药 杏仁汤泡，去皮尖 秦皮 诃子皮 防风 石膏 无名异 元精石 井泉水 元参 代赭石 石决明各三钱 黄连净一两 川芎半两

以上十五味各咬咀，或雪水或长流河水五升银磁器内熬至三升，滤去粗净，再熬至一升，倾入前药蜜，一同慢火熬，药紫金色时再添入后药，勿令火急。

乳香 没药 琥珀 朱砂 蕤仁纸槌，去油，各三钱

上将前四味先研烂，后入蕤仁，水飞，一同研细，澄，有粗再水飞，澄清，再水飞，方倾入前紫金药内，一同复熬一二沸，用桃柳枝搅，以药滴于水中不散为度，大抵勿令过与不及，取下，土中埋七日，取出银器中，如法收贮，再添入后细药。

南硼砂 珍珠 龙脑 珊瑚枝各一钱 麝香五分

上五味研极细，以桃柳枝搅匀，倾入

---

① 鹰条 疑为"鹰眼睛"。《本草汇》："（鹰眼睛）明眼目，退翳障。"

前药中，复搅匀后，以纸封器盒口，旋取用，如有取不尽药，用净水斟酌洗碗，却将碗药水熬三五沸，另行收拾，或洗眼，或膏子稠了时，倾入些少，调解。

拨翳紫金膏　治诸般赤眼，血膜内障等眼。

蕤仁一两，研，去皮油　石蟹　珍珠　琥珀　麝香　片脑　硼砂　青盐　石燕子　金精石　银精石　白丁香　红珊瑚　乳香各五分，另研　辰砂二钱，另研　炉甘石一两，火煅，连汤淬七次

上十六味俱研极细，和匀调用。

当归　生地黄　陈皮　赤芍药　防风　羌活　黄连　黄芩　薄荷　菊花各五分

上十味㕮咀，用腊雪水两钟银石器中煎至一钟，去柤，入好蜜三两，再以文武火熬二三沸，以绵滤去柤，入磁器内，却入前药末搅匀，用细纸包扎固蜜其口，旋取点用。此方患重者，点二三次，轻者一二次，除根。

明上膏　此方大治远年近日内外厚障，瘀血攀睛，眼眶赤烂，隐涩羞明，推眵有泪，视物茫茫，时见黑花，或睑生风粟，或翳膜侵睛，时发痒痛如口疮，涂之立效。

黄丹四两　硇砂　乳香　青盐　轻粉　硼砂　冰片各二钱　麝香五分　金星石　银星石　井泉水　云母石各一两　黄连　乌贼骨各五钱

上各另为末，先将黄丹于锅口炒令紫色，次下白蜜一斤，侵熬至沫散，其色皆紫，次入腊月雪水三盏，再熬二十余沸，入余药同熬，令滴于指甲上成珠为度，用厚纸三重铺在筲箕上，将前药倾于纸上，滤过，磁罐收贮，放水内浸三日夜，去火毒，其水一日一换，看眼轻重，临卧用箸蘸药点大眦头，以眼涩为度。若治内外障，用面调成圈子，临卧置眼上，倾药入内，一月见效。

拨风云膏　治攀睛云翳。

硇砂　硼砂　珍珠　琥珀火煅　珊瑚　玛瑙　砗磲①各火煅，三钱　熊胆　石燕子火煅醋淬，三个　自然铜　乳香　没药　当归各二钱　轻粉　青盐　胆矾　铜青　血竭　海螵蛸　麝香　黄连　黄芩　黄柏　白丁香　石蟹　牛黄各二两　炉甘石半斤　黄丹四两

上各另为末，用蜜一斤绢滤，入水二盏，于铜锅内熬至滴水成珠，方入黄丹搅匀，次入诸药和匀，捏成锭子，油纸摊放地上，盆覆出汁为度，次日用笋箬包裹收之，用时以井水或梨汁化开，银簪点入，将目紧闭仰卧，切不可走泪，使药随泪出，无效。但有攀睛云翳，每日点三次歇三日，看障翳俱尽，方研冰片三厘和膏半分，再点一次，光即复矣。忌牛羊鱼肉葱蒜韭房事及酒。空心点眼，如火眼，加冰片；胬肉攀睛，眼绊红丝，加蕤仁、熊胆与药等分，亦用水化开前药，将冰片等药研加之。

立消散　治浮翳粟翳，雾膜遮睛，屡效。

白生盐少许研末，用灯心蘸盐轻手指定浮翳就点，凡三次，不疼痛，勿惊恐。

肘后方　疗目热生肤赤白膜。

取雀屎细直者，人乳和敷目上，消烂尽。

一方　治眼翳。

樗白皮索为绳，日干，烧为灰，研细点之，自渐退，妙。

一方猪胆皮去汁，捻为绳，烧灰点之，亦妙。

烂翳验方

---

① 砗（chē 车）磲（qú 渠）　生活在热带海底的一种软体动物。

茜根烧灰，灯草点之，须臾大痛，以百节草刮去之。

碧云散　治外障搐药。

麻黄根一两　归身一钱　乳香　麝香各少许

上将当归、麻黄为粗末，炒黑，入乳、麝研极细，噙水搐入鼻中。

搐鼻方

薄荷　蔓荆子各三钱　细辛二钱　芒硝　川芎　石膏　青黛各一钱

上为末，鼻内搐之。

治目内障方

保肝散

当归　川芎　枸杞子　苍术米泔制　白术　密蒙花　羌活　天麻　薄荷　柴胡　藁本　石膏　木贼　连翘　细辛　桔梗　防风　荆芥　甘草各一钱　栀子　白芷各五分

上锉，水煎，先吃干饭，后服药。

拨云散　专治内障青盲。

当归　生地酒炒　甘菊花　黄连　黄芩　山栀子　石膏　荆芥　防风　郁金　旋覆花　木贼　青葙子　草决明　白蒺藜　龙胆草

上锉，每服七八钱，水煎，食远服。

蝉花散　治目疾发翳。

蝉蜕　甘菊花　当归　生地酒炒　元参　赤芍药　羌活　连翘　柴胡　木贼　石决明煅，童便淬　草决明　白蒺藜炒，去刺　蔓荆子　青葙子　荆芥　防风　薄荷　升麻　黄连　黄芩　栀子　黄柏　枳壳　龙胆草　谷精草　夏枯草　桔梗

上锉，水煎服。

大志丸　清心益肝，明目退翳。

人参　茯神　芦荟　琥珀　蔓荆子各五钱　川芎　生地黄　熟地黄　茺蔚子　蝉退各一两　车前子　细辛　白蒺藜　远志各七钱半　全蝎五枚

上为末，炼蜜丸如桐子大，每服五十丸，空心粥饮下，临卧菖蒲煎汤下。

复明散　治内障。

黄芪一钱半　当归二钱　生地酒炒　柴胡　连翘　甘草炙，各一钱　川芎　苍术　陈皮各五分　青皮二分

上锉如麻豆大，都作一服，水二大盏煎至一盏，去粗，稍热服，食后。忌酒湿面辛热大料物之类。一方加黄柏。

人参补胃汤一名蔓荆子汤　治劳役饮食不节，内障眼病，此方神效。

人参　黄芪各一两　甘草炙，八钱　黄柏酒拌炒四次　白芍药各三钱　蔓荆子二钱

上㕮咀，每三四钱水煎，临卧温服。

益气聪明汤　治饮食不节，劳伤形体，脾胃不足，内障耳鸣，或多年视物昏暗，令目广大。久服无内障耳鸣耳聋之患，又令精神倍常，饮食增倍，身轻体健，耳目聪明。

黄芪　人参各半两　甘草炙，六钱　升麻葛根各三钱　蔓荆子一钱半　黄柏酒洗四次，炒黄色　白芍药各一钱

上㕮咀，每服二钱，水煎，临卧热服，五更再煎服之。如烦乱或有热，春月渐加黄柏，夏月倍之，如脾胃弱去之，热减亦少用。若治倒睫，去黄柏、芍药。忌烟火酸物。

圆明内障升麻汤一名冲和养胃汤　治内障得之脾胃元气衰弱，心火与三焦俱盛，故上为此疾。

黄芪　羌活各一两五钱　白术　升麻　葛根　人参　当归身酒洗　甘草炙，各一两　白芍药六钱　防风五钱　柴胡七钱　白茯苓三钱　五味子二钱　干生姜一钱

上㕮咀，每服五七钱，水三大盏煎至二盏，入黄芩、黄连二钱，同煎数沸，去粗，煎至一盏，食后热服。

黄芩黄连汤

黄芩酒洗，炒　黄连酒洗，炒　龙胆草酒洗，炒，四次　生地黄酒洗，各一两

上㕮咀，每服二钱，水二盏，热服，午后晚间俱不可服，惟午饭时服之方效。

当归汤　治翳，补益，瞳子散大。

归身　黄芩各五钱　黄连　生地黄炙，各三钱　芍药二钱　柴胡一钱

上锉，水煎，临卧服。

柴胡散　明目益肾水。

柴胡　羌活　防风　生地炒酒　芍药　甘草各等分

上为粗末，水煎，临卧服。

羌活退翳丸一名地黄丸　治内障，右眼小眦青白翳，大眦亦微显白翳，脑痛，瞳子散大，上热恶热，大便闭涩，小便如常，遇天气暄热头痛睛胀，可服此药。

羌活　川芎　牡丹皮　知母酒炒，各三钱　当归身酒洗　柴胡　茺蔚子　丹参　生地黄酒洗　黄柏酒炒，各五钱　防己酒洗，二钱　黑附子炮　寒水石各二钱　熟地黄八钱　芍药一两三钱

上为细末，炼蜜丸如桐子大，每服五七十丸，白汤下，空心，宿食未消待饥则服之，药后省言语，以食压之。

固本还精丸一名夜光丸　治远年一切目疾，内外障翳，风弦烂眼，及老弱昏花等证。此药降火升水，久服夜能读细字。

天门冬去心，酒浸，捣如泥　麦门冬去心，焙干　生地黄酒浸，各三两　人参一两半　白茯苓　山药各一两半　熟地黄酒洗，三两　枸杞子一两半　川牛膝酒洗　石斛酒洗　草决明微炒　杏仁去皮尖，另研　甘菊花　菟丝子酒浸三日，捣焙干　羚羊角镑　乌犀角镑，各生用　枳壳麸炒，各一两　防风　青葙子微炒，各八钱　五味子　白蒺藜杵去刺　川芎　黄连　甘草炙，各七钱

上为细末，炼蜜丸如桐子大，每服五七十丸，盐汤下。

拨云退翳丸　治一切内外障翳，遮睛昏暗，大效。

当归酒洗，一两半　熟地黄酒蒸　川芎　木贼童便浸一宿，去节　密蒙花　甘菊花　白蒺藜　荆芥穗　地骨皮　羌活各一两　川椒去目，炒，七钱半　草决明炒　乌犀角镑　瓜蒌根　枳实麸炒　蔓荆子　薄荷　甘草炙，各五钱　黄连　蝉蜕各三钱　蛇蜕三钱

上为末，炼蜜丸，每两分作十丸，每服一丸，食后临卧服，日进三次，翳障米饮下，睛暗并妇人当归汤下，内障气眼木香汤下。

拨云退翳还睛丸　此药常服，终身眼不昏花。

密蒙花　木贼　白蒺藜　蝉退　青盐各一两　薄荷　香白芷　防风　生甘草　川芎　知母　荆芥穗　枸杞子　白芍药各五钱　甘菊花六钱　当归酒洗，三钱　黑芝麻五两

上为细末，炼蜜丸如弹子大，每饭后细嚼一丸，苦茶送之。

秘方重明丸　治肝肾虚眼及内外障翳。

白羚羊角镑　生犀角镑　生地酒炒　熟地砂仁炒　肉苁蓉酒侵　枸杞子　草决明　当归身酒洗　防风　楮实子　龙胆草　川芎　羌活　木贼各一两　白羯羊肝四两，煮熟焙干

上研为细末，加花猪苦胆和炼蜜丸如桐子大，每服七八十丸，空心盐汤下，临卧茶汤下。

四神丸　治肾经虚损，眼目昏花，补虚益损，及两眼云翳遮睛。

甘州枸杞子一斤，拣去白酸青烧者，一味分用四份，一两四钱用川椒一两炒，一两四钱用乳香一两炒，一两四钱用茴香一两炒，一两四钱用芝麻一合炒，炒毕将川椒等四味筛去不用，止用枸杞子　熟地砂仁炒　白术　白茯苓各一两

加甘菊一两，尤妙。

上为细末，炼蜜丸如桐子大，每服五七十丸，空心温酒下。

神授羊肝丸　明州定海人徐道亨者，事母至孝，因患赤眼而食蟹，遂成内障，凡历五年，虽抱目疾，笃孝不衰，忽梦一僧人授以此方，制而服之，百日复明。

夜明砂洗净　当归　蝉壳　木贼去节，各一两

上为细末，用羊肝四两水煮烂，捣如泥，入前药和为丸如桐子大，食后温汤下五十丸。

五福还瞳丹　治目白翳。须发门中名五老还童丹。

赤石脂　川椒二味同炒　辰砂　茯神　乳香各等分

上为末，枣肉为丸如桐子大，每服百丸，空心酒调下，十服见效。

活命羊肝丸　治年久丧明内障，诸药灸火无效者，最妙。

白羖羊肝只取子肝一片，薄切新瓦上焙　熟地黄一两半，砂仁炒　菟丝子　蕤仁　决明子　车前子　麦门冬　地肤子　泽泻　防风　黄芩　白茯苓　五味子　桂心　杏仁炒　细辛　枸杞子　茺蔚子　苦葶苈　青葙子各一两

上为细末，炼蜜丸如桐子大，每服三四十丸，温水下，日三服，不拘时候。张台卿尝苦目障，京师医者令灸肝腧穴，遂转不见物，因得此方，眼目遂明。一男子内障翳，治无效，因以余剂遗之，一夕灯下语其家曰：适偶有所见，如隔门缝见火者。及旦视之，眼中翳膜俱裂如线。张云：此药灵异，勿妄与人，忽之则无验。予益信之，且欲广其传也。

羊肝丸　镇肝明目。

白羖羊肝一具，去膜，新瓦器盛焙干　细辛羌活　五倍子　菊花　石决明煅　独活

防风　菟丝子酒浸　茯苓　草决明炒　枸杞子　青葙子　地肤子　茺蔚子　杏仁去油皮　肉桂　白蒺藜炒　麦门冬去心　蕤仁川当归各一两　熟地黄半两，酒浸

上为末，炼蜜丸如桐子大，每服三四十丸，温汤下，日三服。

三花五子丸

甘菊花　旋覆花　密蒙花　菟丝子　覆盆子　地肤子　车前子　决明子各等分

上为细末，糯米糊丸如桐子大，每服三十丸，麦门冬煎汤下。

加味三花五子丸

甘菊花　旋覆花　密蒙花　地肤子　覆盆子　牛蒡子　蔓荆子　草决明各一两五钱　川芎　白蒺藜炒杵去刺　木贼去节　黄芩　防风各一两

上为细末，酒糊丸如桐子大，每服三十丸，麦门冬煎汤下。如有翳，加桑白皮，煎汤下。

除昏退翳丸

当归活血　川芎去头风障痛　木贼去翳　天麻去羞明　甘菊花去内障　白蒺藜　黄连去翳膜　藁本去湿热　羌活去风清头　独活　青葙子　楮实子　荆芥　苍术去湿热　夜明砂　甘草各三钱

上为细末，炼蜜丸，或饼或丸，每丸重一钱，临卧细嚼，米饮任下，日进二丸，刻日见效。又以橄榄核清水磨擦服，去昏翳尤速。

五退散　治内障。

蝉退　蛇退　乌鸡卵壳　男子发各等分，烧存性

上为末，每服一钱，用猪肝煮汤调下。

五退散

犀角　蝉退各三钱　蛇退一条　石决明　蒺藜炒　密蒙花　大黄各一两　当归　木贼各半两

上为末，每服二钱，灯心、薄荷煎汤调下。

补肝散 治三十年失明。

蒺藜子七月七日收，阴干捣散，饮食后水服方寸匕。

一方 但瞳子不坏者，疗十得九愈。

蔓菁子六升蒸之，看气逼，用甑下釜中热汤淋，暴干还淋，如是三遍，即取杵筛为末，食后清酒调二钱送下，日再服。

一方 治虚劳目暗昧。

三月取蔓菁花，阴干为末，以井花水空心调下二钱匕，久服长生。

一方 治积年目失明不识人。

决明子二升杵散，食后以粥饮服方寸匕

一方 明目，发不白不落。

用牛胆浸槐实，阴干百日，每食后吞一枚，十日身轻，三七日白发返黑，百日通神。

一方 白瓜子七升绢袋盛，搅沸汤中三遍，暴干，以酢五升浸一宿，暴干为末，酒调服方寸匕，日三服，至百日夜可读书。

补肝散 治目失明。

青羊肝一具，去膜薄切之，以新瓦瓶子入肝于中，炭火炙之，为极细末 蓼子一合，炒令香

上为末，食后服方寸匕，日二，加至三匕，不过一二剂，能一岁服，可夜读细书。

龙 木 论 方

楼氏曰：按内障先患一目，次第相引，两目俱损者，皆有翳在黑睛内，遮瞳仁而然。今详通三经之脉者，目系也，目系属足厥阴、足太阳、手少阴三经，盖此三经脏腑中虚，则邪乘虚入经中郁结，从目系下黑睛内为翳。《龙木论》所谓脑脂流下作翳者，即足太阳之邪也；所谓肝气冲上成翳者，即足厥阴之邪也。故治法以针言之，则当取三经之腧穴，如天柱、风府、太冲、通里等穴是也。其有手巧心审谛者，能用针于黑眼里拨其翳，为效尤捷也。以药言之，则当补中，疏通此三经之郁结，使邪不入目系而愈。今集《龙木论》方于后。

羚羊角饮子 治圆翳内障，不痛不痒，渐渐失明，眼与不患眼相似，但不辨人物，惟观三光，先从一眼先患，向后相牵俱损，形如油点浮水中，阳看则小，阴看则大，此是脑脂流上，肝风上冲所致，金针一拨即去。

羚羊角三两 细辛 知母 车前子 人参 黄芩各二两 防风二两半

上为末，每服一钱，以水一盏煎至五分，食后去粗温服之。

还睛丸 治冰翳内障，眼内赤涩有花，或黑或白，或如冰冻之坚，皆因肝脏积热，肺受风劳或心烦，或呕血，大肠秘涩，夜见灯花如蜂飞。

防风 茺蔚子 车前子 知母各二两 人参一两 桔梗 黄芩 干地黄 细辛 五味子各二两半 黑参半两，即元参

上为末，炼蜜丸如桐子大，空心茶下十丸。

补肝汤 治滑翳内障，瞳仁内有翳如水银珠子，翻翻旋转，不辨人物，皆因脑脂下流，肝风冲上，宜金针拨之。

人参 茯苓 黑参 黄芩各一两 防风 知母 桔梗 茺蔚子各二两

上为末，每服一钱，水一盏煎五分，食后去粗温服。

石决明丸 治同前。

石决明 车前子 防风 知母各一两 茺蔚子 五味子 细辛 人参 茯苓 黄芩 大黄各三两

上为末，炼蜜丸如桐子大，每服十

丸，食前茶汤下。

还睛散　治涩翳内障，眼朦胧如轻烟薄雾，渐渐失明，翳如凝脂，宜金针拨之。

桔梗　五味子　芜蔚子　黑参　黄芩_{各一两}　防风　知母_{各二两}　车前子　细茶_{各二两半}

上为末，每服一钱，水一盏煎至五分，食后温服。

七宝丸　治同前。

龙脑_{一分}　人参_{一两}　珍珠_{五钱}　石决明_{另捣}　琥珀　青鱼胆　熊胆_{各二两}　芜蔚子_{四两}

上为末，炼蜜丸如桐子大，食前茶下十丸。

还睛散　治散翳内障，瞳仁里有障翳如酥点，乍青乍白，宜针拨之。

人参　茯苓　细辛　五味子　桔梗_{各一两}　车前子　防风_{各二两}

上为末，每一钱水煎，食后温服。

决明散　治浮翳内障，因脑中热风冲入眼内，脑脂流下，凝结作翳，如银针之色。

石决明　人参　茯苓　大黄　车前子　细辛_{各一两}　防风　芜蔚子_{各二两}　桔梗_{一两半}

上为末，每食后米饮调下一钱。

羚羊角饮子　治沉翳内障，因肝脏劳热，脑中热气流下，隐隐藏形，深如黑水。

羚羊角　防风　芜蔚子_{各二两}　车前子　黑参　黄芩_{各一两}　大黄_{半两}

上为末，每一钱水煎，空心服。

空清丸　治同前。

空青_{一铢}　五味子　车前子　细辛_{各一两}　防风　生地黄　知母_{各二两}　石决明_{一两，另捣细}

上为末，炼蜜丸如桐子大，空心茶下十丸。

还睛丸　治横翳内障，皆是五脏虚劳，风毒冲上，脑脂流下，横如剑脊，两边薄中央厚，令眼失明。

人参　黑参　石决明　车前子　五味子　黄芩_{各一两}　防风　细辛　干地黄_{各二两，酒浸}

上为末，炼蜜丸如桐子大，空心茶下十五丸。

七宝散　治同前。

羚羊角　犀角_{各一两}　胡黄连　石决明　车前子　甘草_{各半两}　丹砂_{一分，另研}

上为末，每服一钱，水煎，食后温服。

通明散　治偃月翳，内障，微有头旋，额角骨痛，亦顺肝肾俱劳，脑风积热，致使生翳如偃月之状，宜针先从厚处拨之。

人参　防风　黄芩_{各一两}　细辛_{一两半}　茯苓_{半两}　芜蔚子_{二两}

上为末，每服一钱，水煎，夜半食后温服。

坠翳丸　治偃月翳，枣花翳，微有头旋额痛者。

青羊胆　青鱼胆　鲤鱼胆_{各七个}　熊胆_{一分}　牛胆_{五钱}　麝香_{少许}　石决明_{一两}

上为末，面糊丸如桐子大，空心茶下十丸。

还睛散　治枣花翳内障，微有头旋眼涩，渐渐昏暗，时时痒痛，脑热有花，黄黑不定。

人参　茯苓　车前子　黑参　防风　芜蔚子　知母_{各二两}　黄芩_{一两半}

上为末，每一钱水煎服。

坠翳散　治白翳黄心内障，四边白中心黄，因肝脏劳热，初觉即急须疗。

甘菊花_{三两}　石决明　芜蔚子　防风_{各二两}　车前子　人参_{各三两}

上为末，食后米饮调下一钱。

芦荟丸 治黑水凝翳内障，微有头旋，眼涩见花，黄黑不定，瞳仁微大，翳结青色，宜针拨之。

芦荟 甘草各二钱半 人参 牛胆各半两 柏子仁 细辛各一两 羚羊角二两，蜜炙

上为末，炼蜜丸如桐子大，空心茶下十丸。

护睛丸 治胎翳内障，皆因乳母多有吃食乖违，将息失度，爱食湿面五辛诸毒丹药，积热在腹，后此令胎中患眼，生后五六岁以来不言不笑，都无盼视，父母始觉。急须服药调理，不宜点诸毒药，烧炙头面，枉害形容，直至年长十五以来，方始辨眼内翳状如青白色，盖定瞳仁，尤辨三光，可令金针拨之。小儿内障，多有不堪疗者，宜仔细看之，服此药即不损眼也。

木香 大黄 黄芩 黑参各一两 射干 细辛各半两

上为末，炼蜜丸如桐子大，空心茶下十丸。

除风汤 治五风变成内障，头旋偏痛，是毒风入眼，兼脑热相侵，致令眼目失明，瞳子白如霜。

羚羊角 车前子各二两 芍药 人参 茯苓 大黄 黄芩 芒硝各一两

上为末，每服一钱，水煎，食后服。

磁石丸 治雷头风变内障，初患时头旋恶心呕吐，先患一目，次相牵俱损，瞳仁或大或小，凝脂结白，不辨三光。

磁石烧赤，醋淬三遍 五味子 牡丹皮 干姜 黑参各一两 附子炮，半两

上为末，炼蜜丸如桐子大，食前茶下十丸。

镇肝丸 治惊振内障，因头脑被打筑①，恶血流下，渐入眼内，至三二年变成白翳，先患之眼不宜针，牵损后患之眼宜针之。

石决明一两，另研 细辛 干山药 茺蔚子 人参 车前子 柏子仁 茯苓各一两 防风一两半

上为末，炼蜜丸如桐子大，食后茶下十丸。

羚羊角饮子 治绿风内障，初患时头旋，额角偏痛，连眼睑眉及鼻颊骨痛，眼内痛涩，先患一眼，向后俱损，目前花生，或红或黑，为肝肺受劳致然也。

羚羊角 防风 知母 人参 茯神 黑参 桔梗各二两 细辛三两 黄芩 车前子各一两

上为末，每服一钱，水煎，食后服。

决明丸 治乌风内障，无翳，但瞳仁小，三五年内结成翳，青白色，不宜针，视物有花为虚，药补不宜泻。

石决明 防风 人参 车前子 细辛 茯苓 茺蔚子 干山药 桔梗各二两

上为末，炼蜜丸如桐子大，食前茶下十丸。

羚羊角饮子 治黑风内障，初患时头旋，额角偏痛，连眼睑眉及鼻颊骨眼内痛涩，先患一眼，向后俱损，无翳，眼见黑花。

羚羊角 羌活 黑参 细辛 桔梗 黄芩 柴胡各一两 车前子 茺蔚子各一两半 防风二两

上为末，每服一钱，水煎，食后服。

羚羊角汤 治青风内障，初患时微有痛涩，头旋脑痛，先患一眼，向后俱损，皆因五脏虚劳所致，遇劳倦加昏重。

羚羊角 人参 黑参 地骨皮 羌活各一两 车前子一两半

上为末，每服一钱，水煎，食远服。

补肝散 治肝风内障，无翳，眼前多见虚花，或白或黑，或赤或黄，或见一物

———————
① 筑 击打。

二形。此为肾脏虚劳，肝气不足，二眼同患，急宜补治，切忌房劳。

羚羊角　防风各二两　羌活　车前子　人参　茯苓　细辛　元参　黄芩炒，各三两半

上为末，食后米饮调下一钱。

治目不能远视能近视方

地芝丸　治目不能远视能近视，或亦妨近视，以此除风热。

生地黄焙　天门冬去心，各四两　枳壳麸炒　甘菊花各二两

上同为细末，炼蜜丸如桐子大，每服百丸，温酒茶清任下，食后。六味地黄丸亦治此证。

芎劳丸　治远视不明，常见黑花，久服明目。

芎劳　菊花　荆芥　薄荷　甘草各一两　苍术米泔浸，二两

上为末，炼蜜丸如桐子大，每服五十丸，食后茶清下。

定志丸　治眼不能远视能近视者。

远志去心　菖蒲各二两　人参　白茯苓各一两

上为末，炼蜜丸如桐子大，朱砂为衣，每十丸，加至二十丸，温水下。

治雀目日落不见物方

蛤粉丸　治雀目，日落不见物，如神。

蛤粉细研　黄蜡各等分

上熔蜡，搜粉为丸如枣子大，每用猪肝一片二两许劈开，裹药一丸，麻绵缠，入磁器内，水煮熟，取出乘热熏眼，至温吃肝，以愈为度，神效。

一方　治雀目。

夜明砂　蛤粉各等分

上为细末，每服二钱，猪肝一片三指大入药于内，麻绳扎定，用陈米一合煮熟，空心吃肝。一方用豮猪[①] 肝煮熟，和夜明珠作丸服之，外用白犬初生时乳汁点眼，小犬眼开，而人眼亦见。

地肤子五钱　决明子一升

上二味为末，以米饮汁和丸如桐子大，每食后服二十丸至三十丸，日日服至瘥止。

一方　治雀目。

苍术三两，米泔浸一宿，切作片，焙干　石决明烧存性，一两

上为末，每服三钱，用猪肝二两劈开，撒药在内，用麻线系定，粟米一合、水一碗砂锅内煮熟，熏眼，候温卧服，大效。

一方　治雀目眼不计时月。

用苍术一两捣罗为末，每服一钱，不拘时。

治转关通睛视物不正方

天门冬饮子　治眼睛不能归中，名曰辘轳转关。

天门冬　茺蔚子　知母各一钱　人参　茯苓　羌活各七分半　五味子　防风各五分

上锉，水煎服。

牛黄丸　治小儿肝受惊风，两眼睛通，欲观东边，则见西畔，若振掉头脑，则睛方转。

牛黄一两　犀角二两　金银箔各十五片　甘草一钱二分

上为末，炼蜜丸如绿豆大，每服七丸，薄荷煎汤下。

牛黄丸　治小儿通睛。

牛黄　白附子　肉桂　干蝎　川芎　石膏一钱　白芷二分　藿香五钱　朱砂　麝香各少许

---

① 豮（fén）猪　阉割后的猪。

上为末，炼蜜丸如桐子大，每服三丸，临卧薄荷汤下。乳母忌湿面猪肉等物。

犀角饮子　治通睛。

犀角一两　射干　龙胆草各五钱　钩藤黄芩各五分　人参二两　茯苓　甘草各一分　远志二分

上为末，每服一钱，水煎，食后服。

通顶石楠散

石楠一两　藜芦黄三分　瓜蒂五七个

上为末，每用一粳米许，一日两度，通顶为妙。

视正为斜

淮安陈吉老，儒医也。有富翁子，忽病视正物皆斜，凡几案书册之类，排设整齐，必更移令斜，自以为正，以至书写尺牍，莫不皆然。父母甚忧之，更历数医，皆不谙其疾。或以吉老告，遂携子往求治。既诊脉后，令其父归，留其子设乐开宴，酬劝无算，至醉乃罢，扶病者坐轿中，使人舁之，高下其手，常令倾侧，展转久之，方令登榻而卧，达旦酒醒，遣之归家，明日斜视之物皆理正之。父母跃然而喜，且问治之之方。吉老公云：令嗣无他疾，醉中当闪倒，肝之一叶搭于肺上，不能下，故视正物为斜。今复饮之醉，则肺胀，展转之间肝亦垂下矣，药亦安能治之哉。富翁厚为之酬。

视物倒植

元末四明有吕复，别号沧州翁，深于医道。临川道士萧云泉眼中视物皆倒植，请治于复，复问其因。萧曰：某常大醉，尽吐所饮酒，熟睡至天明，遂得此病。复切其脉，左关浮促，即告之曰：当伤酒大吐时，上焦反覆，至倒其胆腑，故视物皆倒植，此不内外因而致内伤者也，法当复吐，以正其胆。遂以藜芦、瓜蒂为粗末，用水煎之，使平旦顿服，以吐为度，

吐毕，视物如常。

治目泪不止方

当归饮子　凡风冲泪出，俗言作冷泪者，非也，风冲于内，火发于外，风火相搏，由是泪出，内外皆治可愈。

当归　大黄　柴胡　人参　黄芩　甘草　芍药各一两　滑石半两

上锉，每服三钱至五钱，加生姜三片，水煎，温服。若外治用贝母一枚白腻者，加胡椒七粒，不犯铜铁，研细，睡卧点之。

当归汤　治风邪所伤，寒中，目泪自出，肌瘦，汗不止。

当归　人参各三两　陈皮　官桂各一两　干姜炮　白术　白茯苓　川芎　芍药　细辛　甘草各半两

上为末，每服二钱，加生姜三片、枣二枚，水煎，热服不计时，并三服。

庞安常二方　治头风冷泪。

甘菊花　决明子各二钱　白术　羌活　川芎　细辛　白芷　荆芥穗各半两

上为细末，每服一钱，温汤调下，食后，日三服。

又方　川芎　甘菊花　细辛　白术　白芷各等分

上为末，蜡丸如黍米大，夜卧服一丸，日中一时辰换一丸。

银海止泪方

苍术米泔浸，一两半　木贼去节，二两　香附子炒，去毛，一两

上为末，炼蜜丸如桐子大，食后盐汤下三丸。

川芎散　治风盛膈壅，鼻塞清涕，热气攻眼，下泪多眵，齿间紧急，作头痛。

川芎　柴胡各一两　半夏曲　甘草炙　甘菊花　人参　前胡　防风各半两

上锉，每服四钱，加生姜四片、薄荷

五叶，水煎，温服。

石燕散　治迎风有泪。

石燕子一双，煅，醋淬十次　玳瑁　羚羊角各一两　犀角一钱

上为末，每服一钱，好酒薄荷汤或茶清食后调下。

蚕沙汤　治迎风有泪。

蚕沙炒，四两　巴戟　川楝肉　马蔺花各二两

上为细末，每服无灰酒调下，不拘时。

艾煎丸　治迎风有泪。

艾叶醋炒　肉苁蓉　川牛膝酒浸　甘草炙　桑叶向东者　山药　杜牛膝　当归各等分

上为极细末，炼蜜丸如桐子大，每服十丸，茶清调下。

楮实散　治冷泪。

香附子炒　夏叶桑各一两　夏枯草　甘草　楮实子去白膜，炒，各半两

上为细末，熟水调服，不拘时。

加味四物汤　治眼出冷泪，虚则补肝。

当归　川芎　赤芍药　熟地砂仁炒　木贼　防风各等分

上锉，水煎服。

木贼散　治出冷泪，属实风热者。

苍术　羌活　防风　川芎　木贼　白蒺藜　甘草各等分

上为末，米泔水调下。

胡椒丸　治老人冷泪不止。

胡椒一味为末，黄蜡溶化为丸如绿豆大，每服五七丸，食后茶清下。

一方　治冷泪。

石决明一两　赤小豆一两半　半夏生五钱　斑蝥炒，去头足，二十一粒　木贼五钱

上为末，姜汁丸如桐子大，每服二十丸，姜汤下。英宗朝国婆婆患眼冷泪，眼科医官治二三年不能疗。上召孙，孙至，曰：臣非眼科，但有药耳。进此方，旨下眼科详定，医官奏曰：此方于眼科不相涉，斑蝥有毒，恐伤脏腑，不敢用。婆婆闻之曰：眼科医官，不惟不能，亦不愿使我活也。但合此药，总① 伤无怨。服经十日，愈八分，二十日全愈。时眼科并降两官，孙赏钱三十万。

夏枯草散　治冷泪不止，及羞明怕日。

夏枯草　香附子各等分

上为细末，每服一钱，麦冬煎汤调下，茶清亦可。一方有荆芥。

立应散　治冷泪。

象斗子一个　甘草三钱

上为细末，每服二钱，熟水调下。

一方　用枣一枚去核，以花椒二十粒入内，用粗纸裹，煨熟，细嚼，白汤下。

一方　治冷眼及伤寒者。

防风　荆芥　菊花叶根　薄荷　当归各等分　干姜少许

上锉，煎汤洗。

一方　洗冷泪。

当归　槟榔　陈艾　荆芥　防风　菊花　木贼　五倍子各等分

上煎汤，温洗。

一方　治风眼，泪流不止。

炉甘石　乌贼骨各等分

上为末，入冰片少许，点目并口，其泪即止。

一方　治目泪并一切眼疾。

白炉甘石八钱　片脑二分半

上为末，点眼，或用少许以白汤泡化，时时洗之。

一方　治眼冷泪不止。

用黄连浓渍绵，干拭目。

———————

① 总　用同"纵"。即使。

一方 治风泪眼。

九节黄连、活槐树皮烧灰，粗末，熬汤，澄清顿洗。

治怕日羞明方

秘方密蒙花散 治羞明怕日。

石决明煅 木贼 枸杞子 白蒺藜 青葙子 羌活 菊花 蔓荆子各等分

上咬咀，每服一两，水煎，食后服。

千里光汤

千里光即石决明 海金沙 菊花 甘草各等分

上咬咀，每服八钱，水煎，食后温服。

治风沿烂眼方

防风通圣散 治风热烂眼，因饮食挟怒成痰，久不愈。

防风 川芎 当归 芍药 薄荷 麻黄 连翘 荆芥 栀子 白术 桔梗 黄芩 石膏 滑石 甘草各等分

上为细末，酒拌匀，晒干，依法取之。

秘方洗心散 治风邪客于腠理，湿气相争，停于两睑，目时赤烂。

当归 芍药 荆芥 菊花 大黄 甘草各等分

上咬咀，每服三钱，加生姜、薄荷少许，水煎，温服。

炉甘石散 治烂风眼。

炉甘石不拘多少，先用童便煅淬七次，用黄连浓煎汁煅七次，用谷雨前茶浓煎汁煅七次，又并三汁余者一处，再加三次，然后安于地上一宿出火毒，细研，入冰片、麝香点上，神效。炉甘石煅时须用好紫销炭极大者，凿一穴，以安炉甘石。

一方 治烂缘风眼，作痒有虫。

覆盆叶一味为细末，水调成膏，纱绢盛之，贴在眼上半时，其虫即出在纱上。

一方覆盆叶曝干捣细，薄绵裹之，用男子所饮乳汁浸如人行八九里久，用点目中，即仰卧，不过三四日，视物如常少年，但忌酒面油，盖治眼妙品也。

一方 洗烂弦风眼。

明矾枯过，一两 大柏皮 铁粉 黄丹各一钱

上为末，井花水调，频频洗之。

一方 洗红烂眼。

当归 黄连 杏仁 铜青 皮硝 净碱各五分

上为末，每服三分，用井水小半盏调，纸隔蘸洗。

广大重明汤 治两目眼皮赤烂，热肿疼痛并稍赤，及眼皮痒痛，抓之至破，眼弦生疮，目多眵泪，隐涩难开。

龙胆草 防风 细辛 生甘草各一钱

上锉如咀，内甘草不锉，只作一锭，先以水一大碗半煎龙胆草一味至一半，再入余三味，煎至少半碗，滤去粗，用清带热洗，以重汤坐热，日用五七次，但洗毕合眼一时。去窗肉泛长及痒亦验。

还睛紫金丹 治目眶岁久赤烂，俗呼为赤瞎是也，当以三棱针刺目眶外，以泻湿热，用此点洗。

白沙蜜二十两 炉甘石一两，火煅十次，淬水内，连水浸半日 黄丹六两，水浸 乌贼骨二钱砒砂小盏内放于瓶口上熏红 麝香各一钱 白丁香真者，五分 轻粉一字

上将白砂蜜于砂石器内慢火熬，掠去沫，下甘石次下丹，柳枝搅，次下余药，以不粘手为度，作丸如鸡头实大，每用一丸，温水化开洗之。

一方 治烂弦风眼，目痛痒，时常出泪。

黄连 淡竹叶各二两 柏树皮二两，一半生一半熟

上锉，用水二升煎五合，稍冷用，滴洗两目烂处。

姜液膏　治风痒冷泪，烂弦有虫。

生姜每一块以银簪插入，即拔出点眼头尾。

一方　治多年烂红眼。

用明净皮硝一茶钟，水二碗煎六七沸，取出露过一宿，以细罗滤三四遍，澄清，朝夕以水洗目，三日其红即消，虽半世红眼亦能清明，再不发也。

一方　洗烂弦眼。

薄荷　荆芥　细辛各等分

上为末，如烧香状烧之，以碗涂蜜少许于内，覆烟上取烟尽后，以磁罐收之，凡眼有风热多泪，皆可点之。

一方　治远年风眼。

甘草三寸，分三处　杏仁十二个，去皮尖，分三处

上嗽口净，将杏仁一分、甘草一分同嚼烂如泥，吐于磁盏内，三分俱如此嚼烂，用铜青二钱研极细，与前药和匀，用新汲水嗽口，吐于药内，如法搅匀，以帛滤澄清，于眼角点之，立效。勿令尘入药内。

一方　治风沿烂眼。

二蚕炒，用香油浸月余，重绵滤过，点之，愈久愈妙。

一方　治眼赤瞎。

以青泥蛆净洗，晒干末之，仰卧合目。用药一钱放眼上，须臾药行，少时去药，赤瞎自无。

二百味花草膏　治火眼，烂弦风眼，痛痒羞明及眼胞皮肉有似胶凝，肿如桃李，时出热泪。

腊羬羊胆一枚以蜜灌满，入朱砂末少许，挂起阴干，用时取一粒入磁器内，水化点眼，或取少许含化。以蜜乃百花之英，羊胆乃百草之精，故名。

治蟹睛突起方

泻肝汤　治肝脏伏热，膈中胆气不足，致令瞳仁突出如黑珠子大，又如桃李相似，此蟹精眼也，急宜服药。

元参　地骨皮　车前子　芒硝各一两　大黄　知母各一两半　茺蔚子二两

上为末，每服一钱，水煎，空心温服。

退热桔梗饮子　治五脏风毒，致令睛突出疼痛。

桔梗　茺蔚子　大黄　元参　芍药　防风　黄芩　芒硝各一两

上为末，每服一钱，水煎，食后温服。

治倒睫拳毛方

神效明目汤　治眼楞紧急，致倒睫拳毛及上下眼皮皆赤烂，睛疼昏暗，昼则冷泪常流，夜则眼涩难开。

葛根一钱半　甘草二钱　防风一钱　蔓荆子五分　细辛三分

上㕮咀作一服，水煎，热临卧服。一方加黄芪一钱。

防风饮子　治倒睫拳毛。

人参　甘草炙　黄连炒，各一钱　归身七分半　葛根　防风各五分　细辛　蔓荆子各三分

上锉作一服，水煎，食远服，避风寒。

神效黄芪汤　治浑身麻木不仁及两目紧急缩小，羞明畏日，或隐涩难开，或视物无力，睛痛昏花，手不得近，或目少睛光，或目中热如火，五六次神效。

黄芪二两　人参八钱　白芍药　甘草炙，各一两　陈皮去白，五钱　蔓荆子一钱

上㕮咀，每服五钱，水煎，临卧稍热服。如小便淋沥，加泽泻五分；如有大热

证，每服加酒洗黄柏三分；如麻木不仁，虽有热，不用黄柏，止加黄芪一两；如眼缩急，去芍药，忌酒醋湿面大料物，葱韭蒜辛物；如麻木甚者，加芍药一两、木通一两。

拨云汤　戊申六月，徐总管患眼疾，于上眼皮下出黑白翳二个，隐涩难开，两目紧急而无疼痛，两手寸脉细紧，按之洪大无力，知太阳膀胱为命门相火煎熬，逆行作寒，水翳及寒障遮睛，外证呵欠，善悲健忘、喷嚏，时自泪下，面赤而白，能食不大便，小便数而少，气上而喘。

黄芪二钱半　羌活　防风　黄柏各一钱半　升麻　藁本　荆芥　当归　知母　生甘草各一钱　柴胡七分　细辛　川芎　葛根　生姜各五分

上锉如麻豆大，作一服，水二盏煎至一大盏，稍热服。

连翘饮子　治目中溜火，恶日与火，隐涩小角偏紧，久视昏花，迎风有泪。

黄芪　防风　黄芩酒炒　羌活各五分　升麻一钱　蔓荆子　连翘　甘草　生地黄　人参　红葵花各三分　柴胡　归身各二分

上㕮咀，每服五钱，水煎，食后稍热服。

前一方治倒睫拳毛，后三方治眼楞紧急缩小。眼楞紧缩小者，倒睫拳毛之渐也，故以其方附于后。盖阳虚则眼楞紧急，阴虚则瞳子散大。故东垣治眼楞紧急，用参芪补气为君，佐以辛味疏散之，而忌芍药、五味子之类；酸味收敛之，而忌茺蔚子、青葙子之类是也。

青黛散　治眼倒睫极效。

猬刺　枣棘针　白芷　青黛各等分

上为细末，左眼倒睫，口噙水，左鼻内搐之，右眼右鼻搐之。

一方　治倒睫烂弦。

蚕沙一两　號丹五钱

上为细末，用水熬成膏，入轻粉五分，熬黑色，逐时洗泡洗。

治倒睫眼方

以无名异末撒卷在纸中，作捻子点着，至药末处灭，以烟熏之，自起。

一方　木鳖子一个去壳，绵裹塞鼻中，左目塞右，右目塞左，二夜其睫自正。

一方　治眼毛倒睫。

摘去拳毛，用虱子血点入眼内，数次即愈。

治胬肉攀睛方

还睛散　治眼翳膜，昏涩泪出，瘀血胬肉攀睛。

川芎　龙胆草　草决明　石决明　荆芥　枳壳　野菊花　野麻子　白茯苓　甘草炙　木贼　白蒺藜　川椒炒，去子　仙灵脾　茵陈各半两

上为细末，每服二钱，食后茶清调下，一日三服。忌鸡鱼肉及热面荞麦等物。一方有楮实子，无仙灵脾、茵陈、枳壳。

一方　治眼中胬肉攀睛及两睑上下疙瘩。

当归　生地酒炒　熟地砂仁炒　生甘草各一钱　蔓荆子　覆盆子　白蒺藜　连翘　荆芥　川芎　薄荷　羌活　独活各五分　防风七分　灯心七根

上锉，水煎，食后服。

一方　洗胬肉攀睛。

当归尾　黄连　荆芥　防风　朴硝　硼砂　薄荷各等分

上锉，煎汤洗。翳，加木贼；痛，加乳香；虫痒，加生姜。

黄连膏　治一切眼目瘀血攀睛，风痒泪落不止。

黄连半斤　白丁香五升，以水一瓶淘洗去

土，搅细用 朴硝一斗，以水半瓶润净去土，阴干

上取水入硝香釜内熬至七分淘出，令经宿水面浮牙者，取出控干，以纸袋子盛，风中悬至风化，将黄连细末熬清汁，晒干，入风硝，用猪羊胆和蜜令匀，点眼，神效。

局方紫金膏

朱砂另研 乳香另研 硼砂另研 赤芍药 当归洗，各一两 黄连 麝香另研，各半两 雄黄二钱，水飞

上为细末，拌匀再擂，炼蜜丸如皂角子大，每用一丸，安于净盏内，沸汤泡开，于无风处洗眼，药冷，闭目少时，候三两时再煨令热，依前洗之，一帖可洗三五次。不可犯铜铁器内洗，如暴赤眼及肿者不可洗之。

七宝膏

珍珠 龙脑 熊胆各一分 石决明 琥珀各三分 水晶 龙齿各五钱

上研为细末，水五升石器内煎至一升，去柤，再煎至一盏，入蜜半两和为膏，每至夜卧后点之，早晨不可点。

卷帘散

治久新痛眼，昏涩难开，翳膜遮睛，或成胬肉，或暴发赤肿疼痛，并皆治之。

炉甘石四两，碎 黄连六钱，槌碎，用水一碗煮数沸，去柤 朴硝五钱，细研

以上先将炉甘石末入砂锅内开口煅，令外有霞为度，次将入黄连、朴硝水中浸飞过，候干又入黄连半钱，水飞过，再候干，入后药：

白矾二钱，一半生用一半飞过 腻粉另研，一字 黄连末半两 青盐 胆矾各七钱 丁香另研 乳香另研 铅白霜 硇砂另研，各一字 铜青七钱

上为末，同前药和合令匀，每用少许点眼。

一方 点攀睛胬肉。

炉甘石一两 硼砂二钱 胆矾五分 海螵蛸 珍珠 琥珀 麻雀粪 辰砂 槟榔各二分 冰片一分

上为极细末，点之。

一方 治胬肉瘀突。

硼砂一钱 片脑半分或一分

上为末，以灯心蘸点其上。

通神膏

治眼生翳膜，赤眼胬肉，涩痒痛有泪。

沙蜜四两 黄连一钱 当归五分 乳香 硇砂滴过 枯矾 青盐 麝香各一字

上研细，同蜜入竹筒内蜜封定，煮半日，厚绵滤过，点眼。

一方 治卒患赤目胬肉，生内痛者。

取好梨一个捣汁，黄连三枚碎之，以绵裹渍令色变，仰卧注目中。

一方 治目翳及胬肉。

矾石最白者纳黍米大一粒于翳上及胬肉上，即冷泪出，绵拭之，令恶汁尽，其疾日减，翳自消薄，便瘥。

一方 治目中生息肉[①]，翳满目闭瞳子及生珠管。

贝齿七枚，烧为末 珍珠各等分

上为细末如粉，以注翳肉上，不过五度即瘥。

治瞳仁倒侧方

生犀角丸

犀角 麻黄 防风 石决明 当归 楮实子 枸杞子各等分

上为细末，面糊丸如桐子大，每服三十丸，茶清下，小儿量大小加减丸数。

救睛丸

苍术三两 栀子 薄荷叶 赤芍药 枸杞子各二两

上为末，酒糊丸如桐子大，每服三十

---

① 息肉 即瘜肉。息，通"瘜"。

丸，井花水下，茶清亦可，年壮之人可服，如年老人加茯苓三两。

琥珀膏

人参二钱　石菖蒲　天门冬去心　远志去心　麦门冬去心　白茯苓　预知子各一两

上为细末，炼蜜丸如桐子大，朱砂为衣，每服十丸，茶清下，水亦可。

治目被物撞刺方

除风散　治眼忽然被物误有打撞，眼胞青，珠疼痛，恶肿难开，宜令洗出血后，以烂捣地黄绵裹封眼，后服此药。

防风二两　车前子　藁本　细辛　芎劳　五味子　桔梗各一两半

上为末，用陈米饮空心调下一钱七分。

压热饮子　治同前。

犀角　大黄　知母　人参　茯苓　黄芩　元参　麦门冬各一两半　甘草一两

上为末，每服一钱，水煎，食后温服。

人参汤　治眼目被物撞刺着，治疗不尽，有余痕积血在眼皮眦之中，致使生翳。如此病状，不宜钩割熨烙，切须将息，大忌淫欲嗔怒。

人参二两　茯苓　黄芩　五味子　元参　羌活　细辛各一两　车前子一两半

上为末，每服一钱，水煎，食后温服。

退热茺蔚散　治同前。

茺蔚子二两　防风　芎劳　桔梗　人参　知母各一两　藁本五钱　白芷一钱

上为末，每日米饮调下一钱。

贴眼地黄膏　治眼被物撞打及风热暴赤肿痛，目热泪出等证，并皆治之。以其性凉，能逐去热毒故耳。

生地黄一合　黄连一两　黄柏　寒水石各五钱

上为末，用地黄自然汁和成饼子，用时衬纸贴眼上。如火烧汤泼，再加黄芩、山栀、大黄等分，为末，酒调。

治眯目飞丝尘垢方

一方　凡风吹尘物入眼，贴睑皮粘定，睛上疼痛，隐涩难开，不辨人物。

欲治之时，须翻眼皮，用绵裹针，拨出眯物。

一方　治飞丝落眼，肿如眯，痛涩不开，鼻流清涕。

用京墨浓磨，以新笔涂入目中，闭目少时，以手张开，其丝自成一块，看在白眼上，却用绵轻轻惹下则愈。如未尽再涂，此方累效。

一方　治飞丝入目。

用头垢点入眼中即出，神效。

一方　用柘树浆点了，绵裹箸头蘸水于眼上，缴拭涎毒。

一方　以火麻子一合杵碎，井水一碗浸搅，却将舌浸水中，涎沫自出，神效。

一方　用茄子叶杵碎，如麻子法，尤妙。

一方　治眯目。

盐与豉置水中浸之，视水，其粗立出。

一方　以蚕砂一粒吞下，即出。

一方　治稻麦芒入眼。

取生蛴螬，以新布覆目上，将蛴螬从布上摩之，其芒出着布上。

一方　治砂石草木入目中。

以鸡肝注之。

一方　以书中白鱼和乳汁注目中。

一方　治物落目中。

用新笔蘸缴出。

一方　浓研好墨点眼中，立出。

点 洗 杂 方

光明丹　治诸般眼疾皆效。

白炉甘石一两　辰砂一钱　硼砂二钱
轻粉五分　片脑三分多至五分　麝香一分

上为极细末，各另放，临时加减和
匀，再研一二日，磁器收贮，蜜封口①，
不可泄气。如赤眼肿痛，加乳香、没药各
五分；内外翳障，加珍珠五分，胆矾、熊
胆各一分；烂弦风眼，加铜青、黄丹各五
分。

七宝丹

珍珠　珊瑚　辰砂　片脑　蕤仁去壳，
各一钱　麝香五分　炉甘石一两

上研极细，点之。

八宝丹

炉甘石煅，童便淬七次　黄丹研细，水飞
生白矾各一两　乳香　片脑　麝香各三钱
珍珠用蚌蛤盛之，以铁绵缚合，火中煅过　朱
砂各五钱

上各为细末，用蜜一两半以铜锅熬去
沫，丝绵滤过，先下珠麝砂矾丹，次下硇
石，搅匀，乘热为丸如黄豆大，朱砂为
衣，磁罐收贮多年，愈坚愈好，临用以井
花水磨化点眼，神效。

八宝推云散

炉甘石二两　当归　槐皮各一两　艾五
钱

上用水一碗半将当归等三味煎至一
碗，以火煅石，用前水三次洒之毕，则用
青布裹之，埋于小便地下，更宿取出。

血竭　没药　乳香　朱砂　轻粉　硼
砂　珍珠　玛瑙　水晶　牛黄　雄黄各三
分　冰片五分　熊胆　胆矾各二分　铜绿一
分　麝香半分

上研为极细末，清晨以温水洗净眼，
以银簪点两眼角，如赤暴眼一夜点三次，
其效甚捷。

炉甘石散　治一切目疾，不问得病之
因，悉治之。

炉甘石真者半斤，用黄连四两锉如豆大，于银
石器中用水二碗煮二次，拣去黄连，取出甘石细研
片脑二钱半

上研匀，每用半字，白汤泡，时时洗
之，点亦可。

拨云散　不问远年近日昏花，赤风烂
眼疾，治无不效。

炉甘石五分，云南产者方佳，用煎银砂锅火
煨，如煎银不用盖，煨令极黄色，取出用小便淬之，
以尽为度，用水泛尽童便，晒干，研极细，纸罗二次
方用　片脑一分，同甘石细研

上二味和匀，用银簪点眼角。若加空
青二分在内，虽十数年盲瞽及胎瘟瞎眼复
明，神妙无比。

春雪膏　治肝经不足，内受风热，上
攻眼，目昏痒痛，隐涩难开，及多眵赤
肿，怕日羞明，不能远视，迎风有泪，多
见黑花。

片脑二钱半　蕤仁去皮壳，细研，去油秤二
两

上用生蜜二钱重搜和，以铜箸子或以
金银钗股点放眦头。连眶赤烂，以油纸涂
膏贴之。

琼液膏　治远年近日一切不疗眼疾，
其效应如神。

熊胆　蕤仁去皮　牛黄　硼砂为末，各
一钱　龙脑五分　黄连　蜂蜜各一两

上熊胆、牛黄、蕤仁、黄连四味用长
流水二大碗于磁器内熬至半碗，用重绵滤
过去，入蜜，再用文武火熬至紫色蘸起牵
丝为度，不可太过不及，取出，入硼砂、
龙脑末和匀，磁瓶内封固，入土埋七日出
火气，每用铜箸少许点于患目内，瞑目片
时，候火性过，日点三次。仍忌动风热
物。

---

① 蜜封口　即密封口。蜜，通"密"。

黄连膏 治贯障风弦，暴患眼，尤效。

炉甘石一两 黄连五钱 朴硝三钱 海螵蛸 胆矾各一钱 轻粉 朱砂 没药各五分 雄黄 片脑各三分 麝香少许

上各研为细末，用长流水二碗将黄连、朴硝煎至半碗，入净蜂蜜一两半搅匀，文武水熬至紫色牵丝为度，却将余药入膏内搅匀，磁罐装盛封固，埋土中七日去火毒，点用。

拨云散 点一切眼目风热肿痛，昏暗不明，生花障翳，或热极红赤，痛不可忍，治之最效。

炉甘石火煅童便淬五钱 黄连 辰砂 石蟹各一钱 胆矾 珍珠 石燕子醋煅 官硼砂飞过 琥珀 玛瑙 乳香 血竭各五分 大片脑半分

上为极细末，用磁器盛贮，先将凉水洗净眼后，用银簪挑药点眼，良久则效，如作膏子，用蜜调和点之。

光明拨云锭子 治远年近日一切眼疾。

炉甘石一斤，煅过，用黄连半斤，水二碗，煎五七沸，粗令七次止，取净末二两 硼砂一两 海螵蛸 血竭各三钱 片脑 珍珠 乳香 没药各一钱 麝香二分

上研极细末听用，待熬后膏子和剂：

黄连半斤 龙胆草 当归 芍药 大黄 黄柏 黄芩 川芎 生地黄 白芷 防风 木贼 薄荷叶 羌活 红花 菊花各等分

上用水七八碗，浸药三日，煎成膏子，和剂前药成锭子，净水磨化点眼。

开光锭子

炉甘石煅，黄连水淬，净末，二两 硼砂五钱 雄黄 牛黄各一钱 珍珠 片脑各三分

上为细末，熬黄连膏为锭子，磨点。

碧霞丹 点一切恶眼风赤者。

龙脑 麝香 硇砂 硼砂各二钱 没药 乳香 血竭 铜青各一钱

上为末，滴水和丸如桐子大，每一丸新汲水化开点之，立效。

家传大明膏 专治翳膜攀睛，烂弦赤障，胬肉，血贯瞳仁，迎风冷泪，怕日羞明，视物昏花，疼痛不止，不动刀针，用药点眼，三朝见效，十日全愈。

大黄 苍术 柴胡 龙胆草 藁本 细辛 赤芍药 菊花倍 红花 黄连 黄芩 连翘 栀子 荆芥 防风 黄柏 木贼 蒺藜 薄荷 羌活 独活 麻黄 川芎 白芷 天麻 蔓荆子 元参 苦参 归尾 木通 生地酒炒 桑白皮 车前子 枳壳 皮硝 甘草各等分

上锉十大帖，用童便五碗煎熟，用炉甘石一斤净入炭火烧红，淬入药中十次，研烂去租，将药水入铜盆内重汤煮干成饼，晒干，研千余下，每一两入焰硝八钱、黄丹五分，又研千余下，收入磁罐内，点眼。如胬肉，云翳昏朦，烂弦风眼，入冰片少许点之。

吹云膏 治目中泪及迎风寒泣，羞明畏日，常欲闭目，喜在暗室，塞其户牖，翳膜岁久遮睛，此药多点神验。

拣黄连三钱 生地黄一钱五分 荆芥一钱，取浓汁 当归身 生甘草 柴胡各六分 防风 连翘 青皮各四钱 升麻 蕤仁各三分 细辛一分

上㕮咀，除连翘外，用澄清净水二碗先熬余药至半碗，入连翘同熬至一大盏许，去租，入银石器内，文武火熬，滴入水中成珠不散为度，入炼熟蜜少许，熬匀用之。

千金不易万明膏 治眼天下第一方。

黄连 当归 木贼 羌活 防风 天麻 白蒺藜 甘菊花 青葙子 荆芥 楮实子 赤芍药 龙胆草 大黄 蝉退 枸杞子 草决明 密蒙花 知母 防己 白

芍药　茯苓　桑白皮　牛蒡子　麦门冬
贝母　苦葶苈　青盐　旋覆花　蕤仁　槐
花　五味子　连翘　艾叶　石菖蒲　白芷
夜明砂　赤石脂　车前子各一两　黄芩
黄柏　栀子　独活　川芎　白附子　生
地黄　熟地黄　藁本　远志　薄荷　细辛
柴胡　桔梗　胡黄连　谷精草　苍术
天门冬　石膏　百部　杏仁　枳壳　朴硝
元参　黄芪　青藤　大枫子各五钱　槟
榔　蔓荆子　石决明　苦参各七钱　木通
六钱　甘草一钱

　　上七十二味俱切为细片，用童便一桶
将水澄，盛磁盆中，入炉甘石三斤浸之一
日夜，澄清再浸，澄出，将甘石入混元球
内煅红，入药水浸，如此十数次，冷定，
取出甘石，入阳城罐内封固打火，每罐打
三炷香，升盏轻清者合后药，可治瞎目，
坠底者可治火眼，诸药加减于后。如不入
罐打火，将甘石研细，用水飞过，分清浊
两用亦可。

　　炉甘石十两　琥珀五钱　珍珠八钱，俱各
用混元球煅过为极细末　冰片三钱　官硼砂三两，
铜器上飞过　海螵蛸六钱，生用　胆矾二两，铜
瓦片煅过　白翠二两，煅红，入童便内，遍数以成
细粉为止　鹰粉①三钱，竹叶上焙过　熊胆三
钱，用缸瓦上煅过存性　人退一两，洗净，炒黄色
存性　木贼一两，焙过　枯矾五钱　轻粉三钱
辰砂三钱　皮硝三钱

　　上各为极细末，和匀点眼用。如眼害
日久，有宿纱翳者，加螵蛸、珊瑚、曾
青、珍珠，各研极细加入；如瘀疮抱住黑
睛者，加飞过灵砂少许，与白丁香研一
处，用乌鸦翎搅匀；如血灌瞳仁，加官硼
砂、曾青（即胆矾是也）、琥珀、朴硝少
许，研细入；如束睛云翳者，加白翠、螵
蛸、珊瑚、琥珀、珍珠；如有红筋，加轻粉、白
矾；如内障气，加曾青、熊胆、珊瑚、琥珀、珍
珠、辰砂少许；如胬肉攀睛，加硇砂少许、鹰
粪、人退；如多年老眼，云翳遮睛至厚者，全

料点之；如迎风冷泪，眼昏花者，用主方治
之，自愈，不必别药，惟少加冰片；如拳毛倒
睫，加珍珠、琥珀、冰片；如赤烂风弦者，加
硼砂、珍珠，再加铜绿一两，用天茄汁和艾
熏透洗之妙，外用点药。因疾加减，而内服
汤药亦各随证，所谓表里互治，无不取效
矣。

还晴丸

　　人参二两　天冬泡；去心　麦冬去心，三
两熟地三两　当归酒洗，一两　川芎七钱　白
茯苓一两　山药一两　菟丝子去泥沙，酒泡，
捣饼，焙干，一两　枸杞子一两五钱　肉苁蓉酒
洗净，一两五钱　川牛膝去芦，一两五钱　川杜
仲酒浸，炒，一两五钱　石斛酒洗，二两五钱
五味子七钱　川黄连七钱　黄柏酒炒，一两
知母酒炒，二两　杏仁泡，去皮，一两五钱　枳
壳一两，麸炒　防风八钱　黄菊花酒炒，二两
青葙子一两　草决明一两，炒　白蒺藜炒，一
两　羚羊角一两　乌犀角八钱　炙甘草七钱

　　上为细末，炼蜜为丸如桐子大，每服
三五十丸，空心盐汤下。

紫霞膏

　　熊胆一两　西牛黄一两　冰片五钱　蕤
仁五钱　硼砂一两　黄连五两　白沙蜜五两

　　上先将黄、胆、蕤、连四味用龙霜水
或露水一斗于银瓷器内熬至不老不嫩，重
丝滤过，入蜜，再用火熬至紫色，以牵系为
度，方入片硼及后项药末，量疾轻重加减，
收埋土内出火毒，点眼。忌风热物欲事。

附录熏面法论

　　楼氏曰：肾臭腐，属水；脾臭香，属
土。今夫厕臭者，腐臭也，故闻之则入肾
而面黑；沉檀者，香臭也，故熏之则脾土
胜肾水，而色还也。

----

①　鹰粉　疑为鹰骨粉。《医林纂要》："（鹰骨）
壮筋骨，益气力，除痹祛风，明目，去积，
消鸡骨梗。"

卷一百零一·下

目病·下

原机启微

一曰淫热反克之病 夫膏粱之变，滋味过也；气血俱盛，禀受厚也；亢阳上炎，阴不济也；邪入经络，内无御也。因生而化，因化而热，热为火，火性炎上，足厥阴肝为木，木生火，母妊子，子以淫胜，祸发反克，而肝开窍于目，故肝受克而目亦受病也，其病眵多眊矂①紧涩，赤脉贯睛。脏腑秘结者为重，重者芍药清肝散，通气利中丸主之；脏腑不秘结者为轻，轻者芍药清肝散减大黄、芒硝及黄连天花粉丸主之；少盛，服通气利中丸；目眶烂者，内服上药，外以黄连炉甘石散收其烂处，兼以点眼春雪膏、龙脑黄连膏、嗅鼻碧云散攻其淫热，此治淫热反克之法也。非膏粱之变，非气血俱盛，非亢阳上炎，非邪入经络，毋用此也，用此则寒凉伤胃，生意不上升，反为所害。病岂不治而已也，宜审诸。

一曰风热不制之病 夫风动物而生于热，譬之烈火，焰而必吹，此物类感召，不能违间者也。因热而召，是为外来；久热不散，感而自生，是为内发。内外为邪，惟病则一。淫热之祸，条已如前，益以风邪，害岂纤止。风加头痛，加鼻塞，加肿胀，加涕泪，加脑巅沉重，加眉骨痠疼，有一于此，羌活盛风汤主之。风加

痒，则以杏仁、龙胆草泡散洗之。病者有此数证，或不敷药，或误服药，翳必随之而生，翳如云雾、如丝缕、如秤星。翳如秤星者，或一点或三四点而致数十点。翳如螺盖者，为病久不去，治不如法，至极而致也。为服寒凉药过多，脾胃受伤，生意不能上升，渐而致也。然必要明经络，庶能应手。翳凡自内眦而出，为手太阳、足太阳受邪，治在小肠膀胱经，羌活胜风汤加蔓荆子、苍术主之。自锐眦客主人而入者，为足少阳、手少阳、手太阳受邪，治在胆与三焦，羌活胜风汤加龙胆草、藁本、少加人参主之。自目系而下者，为足厥阴、手少阴受邪，治在肝经心经，羌活胜风汤加黄连、倍加柴胡主之；自抵过而上者，为手太阳受邪，治在小肠经，羌活胜风汤加木通、五味子主之。热甚者兼用治淫热之药，嗅鼻碧云散俱治。以上之证，大抵如开锅盖法，嗅之随效，然力少而锐，宜不时用之，以聚其力。虽然始者易，而久者难。渐复而复，渐复而又复，可也，急于复者则不治。今世医用磨翳药者有之，用手法揭翳者有之。噫，翳犹疮也，奚斯愈乎。庸者用此，非徒无益，增害犹甚，愚者受此，欣然而不悟，可叹也哉。故治风热不制之病治法。

一曰七情五贼劳役饥饱之病 阴阳应象大论曰：天有四时，以生长收藏。以生寒暑燥湿风五者，发而皆不宜时，则万物

————————
① 眊（mào 茂）矂（sào 臊） 谓视物不清。

俱死。故曰：生于四时，死于四时。又曰：人有五脏，化为五气以生，喜怒忧悲恐五者，发而皆中节，则九窍俱生，发而皆不宜节，则九窍俱死。故曰：生于五脏，死于五脏。目，窍之一也，光明视见，至于鉴无穷为有穷，而有穷又不能为穷，反而聚之，则乍张乍敛，乍动乍静，为一泓一点之微者，岂力为强致而能此乎。是皆生生自然之道也。或因七情内伤，五贼外扰，饥饱不节，劳役异常。足肠明胃之脉，足太阴脾之脉，为戊己二土生生之原也，七情五贼，总伤二脉，饥饱伤胃，劳役伤脾，戊己既病，则生生自然之体，不能为生自然之用，故致其病。其病红赤，睛珠痛，痛如刺刺，故应太阳眼睑无力，常欲垂闭，不敢久视，久视则酸疼，生翳皆成陷下。所陷者，或圆或方，或长或短，或如点，或如镂，或如锥，或如凿，证有印此者，柴胡复生汤、黄连羊肝丸主之。睛痛甚者，当归养荣汤、助阳和血汤、加减地黄丸、决明益阴丸加当归、黄连、羊肝丸、龙脑黄连膏主之。以上数方，皆群队升发阳气之药，其中有用黄连、黄芩之类者，去五脏热也。嗅鼻碧云散亦可间用，最忌大黄、芒硝、牵牛、石膏、栀子之剂，犯所忌则病愈振。

一曰血为邪胜凝而不行之病 夫血阴物，类地之水泉，性本静，行其势也，行为阳，是阴中之阳，乃坎中有火之象，阴外阳内，故行也，纯阴故不行也，不行则凝，凝则经络不通。经云：足阳明胃之脉常多气多血。又曰：足阳明胃之脉常生气生血；手太阳小肠之脉斜络于目眦；足太阳膀胱之脉起于目内眦，二经皆多血少气，血病不行，血多易凝。"灵兰秘典论"曰：脾胃者，仓禀之官，五味出焉。五味淫则伤胃，胃伤血病，是为五味之邪，从本生也。又曰：小肠者，受盛之官，化物

出焉，遇寒则阻其化。又曰：膀胱者，州都之官，津液藏焉，遇风则散其藏。一阻一散，血亦病焉，是谓风寒之邪，从本生也。凡是邪盛血病，不行渐滞，滞则易凝，凝则病始外见，以其斜络目眦耶，以其起于内眦耶，故病环目青黯，如被物伤状者。白睛亦黯，轻者或成斑点，然不痛不养，无泪眵眊瞟羞涩之证。是曰：血为邪胜，凝而不行之病。此病初起之时，太抵与伤风证相似，一二日则显此病也，川芎行经散、消凝大丸子主之。睛痛者更以当归养荣汤主之。如此则凝复不滞，滞复能行，不行复行，邪消病除，血复如故，无所不食也。一曰气为怒伤，散而不聚之病。夫气阳物，类天之云雾，性本静，聚其体也。聚为阴，是阳中之阴，乃离中有水之象，阳外阴内，故聚也。纯阳，故不聚也。不聚则散，散则经络不收。经曰：足阳明胃之脉常多气多血。又曰：足阳明胃之脉常生气生血。七情内伤，脾胃先病，怒七情之一也，胃病脾病，气亦病焉。阴阳应象大论曰：足厥阴肝主母，在志为怒，怒甚伤肝，伤脾胃则气不散，伤肝则神水散。何则，神水亦气，散也其病无，无眵泪痛痒羞明紧涩之证。初但云雾中行，渐空中有黑花，又渐睹物成二体，久则光不收，遂为废疾，盖其神水渐散而又散，终而尽散故也。初渐之次，宜以千金磁朱丸主之，镇坠药也。石斛夜光丸主之，羡补药也。益阴，肾气丸主之，壮水药也。有热者，滋阴地黄丸主之。此病最难治，饵服上药，必要积以岁月，必要无饥饱劳役，必要驱七情五贼，必要德性纯粹，庶几易效。不然必废，废则终不复治。久病光不收者，亦不复治。一证因为暴怒，神水随散，光遂不收，都无初渐之次，此一得永不复治之证也。又一证为物所击，神水散。如暴怒之

证，亦不复治，俗名为青盲者是也。病者多不为审，概曰目昏无伤，始不经意，及成，世医亦不识，直曰热致，竟以凉药投之，殊不知凉药伤胃，况凉为秋为金，肝为春为木，凉药又伤肝，往往致废而后已，此谁之罪乎。（黯音暗，青黑也）

一曰血气不分混而遂结之病 夫轻清圆健者为天，故首象天。重浊方厚者为地，故足象地。飘腾往来者为云，故气象云。过流循环者为水，故血象水。天降地升，云腾水流，各宜其性，故万物生。生而无穷，阴平阳秘，气行血随，各得其调，故百骸理。而有余反此，则不宜其性，不得其调矣。故曰：人身者，小天地也。《难经》曰：血为荣，气为卫。荣行脉中，气行脉外，此血气分而不混，行而不阻也明矣。故如云腾水流之不相杂也。大抵血气如此，不欲相混，混则为阻，阻则成结，结则无所去还，故隐起于皮肤之中，遂为疣病。然各随经络而见。疣病自上眼睫而起者，乃手少阴心脉、足厥阴肝脉，血气混结而成也。初起时，但如豆许，血气衰者，遂止不复长，亦有久止而复长者，盛者则渐长，长而不已，如杯，如盏，如碗，如斗，皆自豆许致也。凡治在初，须择人神不犯之日，大要令病者食饱不饥，先汲冷井水洗眼如冰，勿使气血得行，然后以左手持铜箸按眼睫上，右手翻眼皮令转，转则疣肉已突，换以左手大指按之，弗令得移动，复以右手持小眉刀尖，略破病处，更以两手大指甲捻之令出，则所出者如豆许小黄脂也。恐出而根不能断，宜更以眉刀尖断之，以井水再洗，洗后则无恙。要在手疾为巧，事毕须投以防风散结汤，数服即愈。此病非手法则不能去，何则，为血气初混时，药自可及，病者则不知其为血气混也，比结则药不能及矣，故必用手法，法毕，又以升发

之药散之，药手皆至，庶几了事。（疣音由，赘也，结肉也）

一曰热积必溃之病 夫积者，重叠不解之貌，热为阳，阳平为常，阳淫为邪则行，行则病易见，易见则易治，此则前篇淫热之病也。深邪则不行，不行则伏，因伏而又浮，日渐月聚，热不得不为积也，积已久，久积必溃，溃始病见，病见则难治。难治者，非不治也，为邪积久，比溃已深。何则，溃尤败也，知败者庶可以救，其病隐涩不自在，稍觉眊瞋，视微物昏，内眦穴开，窍如针目，按之则沁沁脓出。有两目俱病者，有一目独病者。目属肝，内眦属膀胱，此盖一经积邪之所致也。故曰热积必溃之病，又曰漏睛眼者是也，竹叶泻经汤主之。大便不硬[①]者，减大黄为用，蜜剂解毒丸主之，不然药误病久，终为枯瞎。

一曰阳衰不能抗阴之病 或问曰：人有昼视通明，夜视罔见，虽有火光月色，终不能睹物者，何也。答曰：此阳衰不能抗阴之病，谚所谓雀盲者也。问曰：何以知之。答曰：黄帝"生气通天论"曰：自古通天者生之本，本于阴阳，天地之间，六合之内，其气九州九窍五脏十二节，皆通乎天气。又曰：阴阳者一日而主外，平旦人气生，日中而阳气隆，日西而阳气已虚，气门已闭。又曰：阳不胜其阴，则五脏气争，九窍不通，故知也。问曰：阳何物耶。答曰：凡人之气，应之四时者春夏为阳也，应之一日者平旦至昏为阳也，应之五脏六腑（五脏为阴也）。问曰：阳何为而不能抗阴也。答曰：人之有生，以脾胃中州为主也。"灵兰秘典"曰：脾胃者，仓廪之官，在五行为土，土生万物，故为阳气之原。其性好生恶杀，遇春夏乃生长，

---

① 大便不硬者 "硬"原作"鞭"，今改。

遇秋冬则收藏，或有忧思恐怒劳役饥饱之类，过而不节，皆能伤动脾胃，脾胃受伤，则阳气下陷，阳气下陷，则于四时一日五脏六腑之中，阳气皆衰。阳气既衰，则于四时一日五脏六腑之中，阴气独盛。阴气既盛，故阳不能抗也。问曰：何故夜视罔见。答曰：目为肝，肝为足厥阴也。神水为肾，肾为足少阴也。肝为木，肾为水，水生木，盖亦相生而成也。况怒伤肝，肾受伤，亦不能生也。昼为阳，天之阳也。昼为阳，人亦应之也，虽受忧思恐怒、劳役饥饱之伤，而阳气下陷，遇天之阳盛阴衰之时，我之阳气虽衰，不得不应之而升也，故犹能昼视通明。夜为阴，天之阴也。夜为阴，人亦应之也，既受忧思恐怒、劳役饥饱之伤，而阳气下陷，遇天阴盛阳衰之时，我之阳气既衰，不得不应之而伏也，故夜视罔所见也。问曰：何以为治。答曰：镇阴升阳之药，决明夜灵散主之。

一曰阴弱不能配阳之病 夫五脏无偏胜，虚阳无补法；六腑有调候，弱阴有强理。心肝脾肺肾，各有所滋生，一脏或有余，四脏俱不足，此五脏无偏胜也。或浮或为散，是曰阳无根益之欲令实，翻致不能禁，此虚阳无补法也。膀胱、大小肠、三焦、胆、包络，俾之各有主，平秘永不危，此六腑有调候也。衰弱不能济，遂使阳无御，反而欲匹之，要以方术胜，此弱阴有强理也。解精微论曰：心者五脏之专精。目者其窍也，又为肝之窍。肾生骨，骨之精为神水。故肝木不平，内挟心火，为势妄行，火炎不制，神水受伤，上为内障。此五脏病也。劳役过多，心不行事，相火代之。"五脏生成论"曰：诸脉皆属于目，相火者，心包络也，主百脉，上荣于目，火盛则百脉沸腾，上为内障，此虚阳故也。膀胱、小肠、三焦、胆脉俱循于目，其精气亦皆上注而为目之精，精之窠

为眼。四腑一衰，则精气尽败，邪火乘之，上为内障，此六腑病也。神水黑眼，皆法于阴，白眼赤脉，皆法于阳，阴齐阳伴，故能为视。阴微不立，阳盛即淫。"阴阳应象大论"曰：壮火食气，壮火散气。上为内障，此弱阴病也。其病初起时视觉微昏，常见空中有黑花，神水淡绿色，次则视歧，睹一成二，神水淡白色，可为冲和养胃汤、益气聪明汤、千金磁朱丸、石斛夜光丸主之。有热者泻热，黄连汤主之。久则不睹，神水纯白，永为废疾也。然废疾亦有治法，先令病者以冷水洗面如冰，气血不得流行为度，用左手大指、次指按定眼珠，不令转动，次用右手持鸭舌针去黑睛如米许针之，但人白睛甚厚，欲入甚难，必要手准力完重针则破，然后斜回针首，以针刀刮之，障落则明。有落而复起者，起则重刮。刮之有至再三者，皆为洗不甚冷，气血不凝故也。障落之后，以棉裹黑豆数粒，令如杏核样，使病目垂闭，覆眼皮上，用软棉缠之，睛珠不动移为度。如是五七日，才许开视。视勿劳也，亦须服上药，庶几无失。此法治者五六，不治者亦四五。五脏之病，虚阳之病，六腑之病，弱阴之病，四者皆为阴弱不能配阳也。噫，学者慎之。

一曰心火乘金水衰反制之病 夫天有六邪，风、暑、热、湿、燥、火也；人有七情，喜、怒、忧、思、悲、恐、惊也。七情内召，六邪外从，从而不休，随召见病，此心火乘金，水衰反制之原也。世病目赤为热，人所共知者也，然不知其赤分数等，各治不同。有白睛纯赤，如火热气炙人者，乃淫热反克之病也，治如淫热反克之病。有白睛赤而肿胀，外睑虚浮者，乃风热不制之病也，治如风热之病。有白睛淡赤而细脉深红，纵横错贯者，乃七情五贼，劳役饥饱之病，治如七情五贼，劳

役饥饱之病。有白睛不肿不胀，忽如血实者，乃血为邪胜，凝而不行之病也，治如血为邪胜，凝而不行之病。有白睛微变青色，黑睛稍带白色，白黑之间，赤环如带，谓之抱轮红者，此心火乘金，水衰反制之病也。此病或因目病已久，抑郁不舒，或因目病误服寒凉药过多，或因目病时，内多房劳，皆能因伤元气，元气一虚，心火亢盛，故火能克金。金乃手太阴肺，白睛属肺。水乃足少阴肾，黑睛①属肾水。水克火，水衰不能克，反受火制，故视物不明，昏如云雾中。或睛珠高低不平，其色如死，甚不光泽，赤脉抱轮而红也，口干舌苦，眵多羞涩，稍有热者，还阴救苦汤、黄连羊肝丸、川芎决明散主之。无口干舌苦，眵多羞涩者，助阳和血汤、神验锦鸠丸、万应蝉花散主之。有热无热，俱服千金磁朱丸，镇坠心火，滋益肾水，荣养元气，自然获愈也。（眼内白睛上起赤系谓之赤脉）

一曰内急外弛之病　夫阴阳以和为本，过与不及，病皆生焉。急者，紧缩不解也。弛者，宽纵不收也。紧缩属阴，宽纵属阳，不解不收，皆为病也。手少阴肺，为辛为金也，主一身皮毛，而目之上下睑之外者，亦其属也。手少阴心为丁也，手太阳小肠为丙也，丙丁为火，故为表里，故分上下。而目之上下睑之内者，亦其属也。足厥阴肝为乙，乙为木，其脉循上睑之内，火其子也，故与心合。心、肝、小肠三经受邪，则阳火内盛，故上下睑之内，紧缩而不解也。肺金为火克，受克者必衰，衰则阴气外行，故目之上下睑之外者，宽纵而不收也。上下睑既内急外弛，故睫毛皆倒而刺里，睛既受刺则深赤生翳，此翳者睛受损也。故目所病者皆具，如羞明、沙涩、畏风、怕日、沁烂、或痛或痒，生眵流泪之证俱见。有用药夹

施于上睑之外者，欲弛者急，急者弛，而睫毛无倒刺之患者，非其治也。此徒能解厄于目前，而终复其病也。何则，为不审过与不及也，为不能除其原病也。治法当攀出内皮向外，速以三棱针乱刺出血，以左手大指甲迎其针锋，以黄芪防风饮子、无比蔓荆子汤、决明益阴丸、菊花决明散主之，嗅鼻碧灵散亦宜兼用。如是则紧缩自弛，宽纵渐急，或过不及，皆复为和。药夹之治，忍勿施也，徒为苦耳，智者宜审此。

一曰奇经客邪之病　夫人之有五脏者，犹天地之有五岳也；六腑者，犹天地之有四渎也；奇经者，犹四渎之外，别有江河也。奇经客邪，非十二经之治也。十二经之外，别有治奇经之法也。《缪刺论》曰：邪客于足阳跷之脉，令人目痛，从内眦始。启玄子王冰注曰：以其脉起于足，上行至头，而属目内眦，故病令人目痛，从内眦也。《针经》曰：阴跷脉入鼽，属目内眦合于太阳跷而上行。故阳跷受邪者，内眦即赤，生脉如缕，缕根生于瘀肉，瘀肉生黄赤脂，脂横侵黑睛，渐蚀神水，此阳跷为病之次第也。或兼眦锐而病者，以其合于太阳故也。锐眦者，手太阳小肠之脉也，锐眦之病必轻于内眦者。盖枝蔓所传者少，而正受者必多也。俗呼为攀睛，即其病也，还阴救苦汤、拨云退翳丸、栀子胜奇散、万应蝉花散、磨障灵光膏、消翳复明膏、朴消芦甘石泡散主之。病多药不能及者，宜治以手法，先令用冷水洗，如针内障眼法，以左手按定，勿令得动移，略施小尖刀剔去脂肉，复以冷水洗净，仍将前药饵之，此治奇经客邪之法也，故并置其经络病始。

一曰为物所伤之病　夫志于固者，则八风无以窥其隙。本于密者，则五脏何以

————
① 黑睛　"睛"原作"暗"，据文义改。

受其邪。故生之者天也，召之者人也。虽生弗召，莫能害也。"生气通天论"曰：风者百病之始也。清静则肉腠闭拒，虽有大风苛毒，弗之能害。"阴阳应象大论"曰：邪风之至，疾如风雨，故善治者治皮毛。夫肉腠固，皮毛密，害安从来。今为物之所伤，则皮毛肉腠之间，为隙必甚。所伤之际，岂无七情内移，而为卫气衰惫之原，二者俱召，风安不从，故伤于目之上下左右也，则目之上下左右俱病，当总作除风益损汤主之。伤于眉骨者，病自目系而下，以其手少阴有隙也，加黄连除风益损汤主之。伤于额者，病自抵过而上。伤于耳中者，病自锐眦而入，以其手太阳有隙也，加柴胡除风益损汤主之。伤于额交巅耳上角及脑者，病自内眦而出，以其足太阳有隙也，加苍术除风益损汤主之。伤于耳后、耳角、耳前者，病自客主人斜下。伤于颊者，病自锐眦而入，以其手少阳有隙也，加枳壳除风益损汤主之。伤于头角耳前后，及目锐眦背后者，病自锐眦而入，以其足少阳有隙也，加龙胆草除风益损汤主之。伤于额角及巅者，病自目系而下，以其足厥阴有隙也，加五味子除风益损汤主之。诸有热者，更当加黄芩，兼服加减地黄丸。伤甚者，须从权倍加大黄，泻其败血。《六节脏象论》曰：肝受血而能视。此盖滋血养血复血之药也，此治其本也。又有为物暴震，神水遂散，更不复治，故并识之于此。

一曰伤寒愈后之病　夫伤寒病愈后，或有目复大病者，以其清阳之气不升，而余邪上走空窍也。其病隐涩，赤胀，生翳羞明，头脑骨痛，宜作群队升发之剂饵之，数服斯愈。《伤寒论》曰：冬时严寒，万类深藏，君子固密，不伤于寒，触冒之者，乃名伤寒。其伤于四时之气者，皆能为病。又生气通天论曰：四时之气，更伤五脏，五脏六腑一病，则浊阴之气不得下，清阳之气不得上。今伤寒时病虽愈，浊阴清阳之气，犹未来复。阴阳未复，故余邪尚炽，故走上而为目之害也。是以一日愈者，余邪在太阳。二日而愈者，余邪在阳明。三日愈者，余邪在少阳。四日而愈者，余邪在太阴。五日愈者，余邪在少阴。六日而愈者，在厥阴。七日而复，是皆清阳不能出上窍，而复受其所害也。当为助清阳出上窍则治，人参补阳汤、羌活胜风汤、加减地黄丸主之，嗅鼻碧云散亦宜用也。忌大黄、芒硝苦寒通利之剂，用之必不治。

一曰强阳搏实阴之病　夫强者，盛而有力也。实者，坚而内充也。故有力者，强而欲搏，内充者，实而自收。是以阴阳无两强，亦无两实，惟强与实以偏则病。内搏于身，上见于虚窍也。足少阴肾为水，肾之精为神水，手厥阴心包络为相火，火强搏水，水实而自收，其病神水紧小，渐小而又小，积渐之至，竟如菜子大许。又有神水外围，相类虫蚀者，然皆能睹而不昏，但微觉眊瞟羞涩耳。是皆阳气强盛而搏阴，阴气坚实而有余，虽受所搏，终止于边鄙皮肤也，内无所伤动。治法当抑阳缓阴则愈，以其强耶故可抑，以其实耶故可缓而弗宜助，助之则反胜，抑阳酒连散主之。大抵强者则不入，故以酒为之导引，欲其气味投合，入则可展其长。此反治也，还阴救苦汤主之。疗相火药也，亦宜用嗅鼻碧云散。然病世亦间见，医者要当识之。

一曰亡血过多之病　"六节脏象论"曰：肝受血而能视。"宣明五气篇"曰：久视伤血。"气厥论"曰：胆移热于脑，则辛颏鼻渊，传为衄蔑[1]瞑目。"缪刺

---

[1]　蔑（miè 灭）　鼻出血。《素问·气厥论》王冰注："蔑谓（鼻）汗血也。"

论"曰：冬刺经脉，血气皆脱，令人目不明。由此推之，目之为血所养者明矣。手少阴心生血，血荣于目，足厥阴肝开窍于目，肝亦多血，故血亡目病。男子衄血便血，妇人产后，崩漏亡血过多者，皆能病焉。其为病睛珠痛，睛珠不能视，羞明隐涩，眼睫无力，眉骨太阳，因为痠疼，当归芎归补血汤、当归养荣汤、除风益损汤、滋阴地黄丸主之。诸有热者，加黄芩。妇人产漏者，加阿胶。脾胃不佳，恶心不进食者，加生姜。复其血，使其所养则愈，然要忌咸物。"五气篇"又曰：咸走血，血病无多食咸。是忌。

一曰斑疹余毒之病 李东垣曰：诸斑疹皆从寒水道流而作也。子之初生也，在母腹中，母呼亦呼，母吸亦吸，呼吸者，阳也，而动作生焉。饥食母血，渴饮母血，饮食者，阴也，而形质生焉。阴具阳足，十月而降，口中恶血，因啼即下。却归男子生精之所，女子结胎之处，命宗所谓玄牝玄关者也。此血僻伏而不时发，或因乳食内伤，或因湿热下溜，营气不从，逆于内理，所僻服者，乃为所发。初则膀胱壬水，夹脊逆流，而克小肠丙火，故颈项已上先见也。次则肾经癸水，又克心火，故胸腹已上次见也。终则二火炽盛，反制寒水，故胸腹已下后见也。至此则五脏六腑皆病也。七日齐，七日盛，七日谢，三七二十一日而愈者，七日为大数故也。愈后，或有病疽病疮者，是皆余毒尚在不去者。今其病目者亦然，所害者与风热不制之病稍同而异，总以羚羊角散主之。便不硬者，减硝、黄末。满二十一日而病作者，消毒化癍汤主之。此药功非独能于目，盖专于癍者之药也。不问初起已著，服之便令消化，稀者则不复出，方随四时加减。

一曰深疳为害之病 夫卫气少而寒气乘之也，元气微而饮食伤之也。外乘内伤，酿而成之也。父母以其纯阳耶，故深冬不为裳。父母以其恶风耶，故盛夏不解衣。父母以其数饥耶，故饲后强食之。父母以其或渴耶，故乳后更饮之。有愚爱而为父母者，又不审其寒暑饮食也，故寒而不为暖，暑而不能凉，饮而不至渴，食而不及饥，而小儿幽之，衔默抱疾而不能自言，故外乘内伤，因循积渐酿而成疳也。渴而易饥，能食而瘦，腹胀下利，作斯斯声，日远而不治，遂生目病。其病生翳，睫闭不能开，眵泪如糊，久而脓流竟枯尔。何则，为阳气下走也，为阴气反上也。治法当如《阴阳应象大论》曰：清阳出上窍，浊阴出下窍；清阳发腠理，浊阴走五脏；清阳贯四肢，浊阴归六腑。各还其原，不反其常，是其治也。当作升阳降阴之剂，茯苓泽泻汤、升麻龙胆草饮子主之。此药非专于目，并治以上数证，然勿后，后则危也，为父母者其审诸。

脉　法

左寸脉洪数，心火炎也。关弦而洪，肝火盛也。右寸关俱弦洪，肝木挟相火之势，而来侮所不胜之金，制己所胜之土也。

《原机启微》系元敕山老人倪维德著，共计一十八篇，今录于此，以备参考。

荫按：目痛有七十二证，著之问答，其实重叠者多，纵不若辨明虚实为的当。凡目疾暴赤肿痛，畏日羞明，名曰外障，肝经风热之甚也，实证也。久痛昏花，细小沉陷，名曰内障，肾经真水之微也，虚证也。实者由于风热，虚者由于血少。实则散风泻火，虚则滋水养阴。然散风之后，必继养血。经曰：目得血而能视也。养阴之中，更加以补气。经曰：气旺则能生血也。此内治之法也，至于久而失调，热壅血凝，而为攀睛瘀肉，翳膜赤烂之类，不可遽用点药。若恐病久成痼，当用天然水乘热频洗之，热能散风，水能制火故也。水中不用一味药，盖目不染尘，药汁入目，即见羞涩。更忌刀针刺血割肉，及点硇砒之类，真为行险侥幸。刺血者，恐伤肉；用硇砒，恐溃烂不息也。俗云：眼不治不瞎，患者戒之。再凡用散药不可太过，以伤其血。用补气药不可太过，以助其火。又不宜过用寒凉，以伤其肝，使血脉凝结，反生青黄之障膜。盖凉为秋为金，肝为春为木，凉药伤肝，往往致废。又尝论之：气有余，便是火，而散火在于补气。血不足，则阴虚，而滋阴在于补血。温存肝肾，调剂和平，常使血能配气，水能制火，而目疾未有不瘳之理，学者必须辨明虚实，临证用药，斯无误矣。《千金方》云：凡人年四十五十① 以后，渐觉眼暗，至六十以后，还渐明目。治之之法，五十以前可服泻肝汤，五十以后不可泻肝，只可补肝而已。所以人年四十以后，常须瞑目静养，勿过视，非有要事，不宜辄开。若平日读书、博奕、雕镂等过度患目者，名曰肝劳。若欲治之，非二三年闭目不视，静养心神，不能得瘳。即内服泻肝，外敷点洗，始终无效，用者试之。

天然水即烧滚洁净之开水也。须以洁净茶盏盛之，用洁净元色② 绢片乘热淋洗，洗后水混浊，换水再洗，及洗至水清无垢方止，如此数次即愈。水内并不用药，故曰天然水也。不可用布片，布片涩，恐伤眼珠。四十以下之人洗后闭目不视，静养心神，持之岁月，纵不得为明哲，亦不至为二废人矣。

---

① 四十五十 原作"四十五"，据《千金方》改。

② 元色 本色，原来的颜色。

卷一百零二

五 绝

论

所谓五绝者，一自缢，二摧压，三溺水，四魇魅，五服毒也。

自缢者自旦至暮，虽已冷，必可治。自暮至旦则难治，阴气盛也。然予尝见自暮至旦而犹救活者，不可轻弃也。救治之法，先将人抱下，以被褥塞住谷道，次将绳索徐徐解去，不得遽然截断，然后将手按摩胸堂。若有气从口出，微有呼吸，即以好肉桂心二三钱煎汤灌之。若已僵直，令两人以竹管吹其两耳，然后以半仙丸纳鼻孔中，并研末吹入耳中。但心头温者，虽一日，犹可活也。

摧压者，或坠堕压覆打伤，心头温者，皆可救也。将本人如僧打坐，令一人捉住头发，用半仙丸纳鼻孔中，并以广三七二三钱煎酒灌之，青木香煎酒灌之亦佳。

溺水者，捞起以其人横伏牛背上，如无牛，以凳代之，沥去其水，用半仙丸纳入鼻中，或用搐鼻散吹之，乃以生姜自然汁灌之，但鼻孔无血出者皆可救也。

魇魅者，梦而不醒也，此浊气顽痰闭塞所致。先用通天散吹鼻中，随用苏合香丸灌之，或用韭根捣汁灌之，或用姜汁，或用葱白酒灌之，但卧处原有灯则存，如无灯，切不可以灯照其面，只可远远点灯耳。一法令人痛咬其大拇指而唾其面，即活。

服毒者，砒信为重也，用小蓟根捣汁饮之，立救。或用黄矾散治之，据云奇效。又救自刎法，若喉管未断，急以麻线缝定，用金疮药厚敷之，以布缠定，旬日自愈。

治五绝方

半仙丸

半夏为末，水丸如黄豆大，每用一丸纳鼻中，男左女右。

搐鼻散 治一切绝证，不省人事，用此吹鼻中，有嚏者生，无嚏者难治。

细辛去叶 皂角去皮弦，各一两 半夏生用，五钱

上为极细末，瓷瓶收贮，勿泄气，临用吹二三分入鼻孔中，取嚏。

黄矾散

大黄一两 明矾五钱

上为末，每服三四钱，冷水调下。

天下第一金疮药 治刀斧损伤，跌扑打碎，敷上即时止痛止血，更不作脓，胜于他药多矣。其伤处不可见水。予制此药普送，因路远者一时难取，故刻方广传之，今并笔之于书，则所传益广矣。各乡有力之家，宜修合以济急也。

雄猪油一斤四两，熬化去柤 松香六两，熬化去柤 黄蜡六两，熬化去柤 面粉四两，炒筛

樟脑三两，研极细　麝香六分　冰片六分
血竭一两　儿茶一两　乳香一两，箬①皮上
烘去油　没药一两，箬皮上烘去油

上为极细末，先将猪油、松香、黄蜡
三味熬化合为一处，待将冷再入药末搅

匀，瓷瓶收贮，不可泄气，用时即知其神
妙也。

又方　用降真香为末，敷上即愈。广
三七末敷之亦效。

---

① 箬（ruò 若）　箬竹的叶子。

卷一百零三

耳 病

论

统旨云：耳属足少阳之经，肾家之寄窍也。肾通乎耳，所主者精，精气调和，肾气充足，则耳闻而聪。若劳伤气血，风邪袭虚，使精脱肾惫，则耳转而聋。又有气厥而聋者，有挟风而聋者，有劳损而聋者。盖十二经脉，上络于耳，其阴阳诸经，适有交并，则脏气逆而为厥，厥搏入于耳，是谓厥聋，必有眩晕之证。耳者，宗脉之所附，脉虚而风邪乘之，风入于耳之脉，使经气痞而不宣，是谓风聋，必有头痛之证。劳役伤于气血，淫欲耗其精元，瘦悴力疲，昏昏愦愦（音愦，心乱也。事不当理，则愦愦矣），是谓劳聋，必有虚损之证。有耳触风邪，与气相搏，其声嘈嘈，眼见黑花，为之虚聋。热气乘虚随脉入耳，聚热不散，脓汁出焉，为之脓耳。或耳有汁液，风热搏之，结硬成核塞耳，亦令暴聋，为之聤耳[①]。有风热上攻，耳痛生疮者。以上数证，风者散之，热者凉之，虚者补而养之，痰火者清而降之，气逆者顺而通之，俟其邪气屏退，然后以通耳调气安肾之剂而痊。

保命集曰：夫耳者，以窍言之，水也。以声言之，金也。以经言之，手足少阳俱会其中也。有从内不能听者，主也；有从外不能入者，经也。有若蝉鸣者，若钟鸣者，有若火熇熇（呼酷切，音臛。火炽也，气热之盛也）状者，各随经见之，其间虚实，不可不察也。假令耳聋者，何谓治肺，肺主声，鼻塞者，肺也。何谓治心，心主臭。如推此法，皆从受气于始，肾受气于巳，心受气于亥，肝受气于申，肺受气于寅，脾受气于四季。此治法，皆生长之道也。

罗谦甫曰：精脱者，则耳聋。夫肾为足少阴之经，乃藏精而气通于耳。耳者宗脉之所聚也。若精气调和，则肾脏强盛，耳闻五音。若劳伤气血，兼受风邪，损于肾脏而精脱者，则耳聋也。然五脏六腑，十二经脉，有络于耳者，其阴阳经气有相并时，并则脏气逆，名之曰厥，厥气相搏，入于耳之脉，则令聋。其肾病精脱耳聋者，其候颊颧色黑。手少阳之脉动，则气厥逆而耳聋者，其候耳内气满也，宜以烧肾散主之。卒耳聋者，由肾气虚，为风邪所乘，搏于经络，随其血脉上入耳，正气与邪气相搏，故令卒聋也。耳者，宗脉之所聚，肾气之所通，足少阴之经也。若劳伤气血，热气乘虚入于其经，邪随血气至耳，热气聚则生脓汁，故谓之聤耳也。

戴氏曰：耳病多属于肾，肾虚故耳中或如潮声、蝉声或暴聋无闻，当用益肾地黄丸。

丹溪曰：耳聋属热，少阳厥阴热多，当用开痰散、风热通圣散、滚痰丸之类。

---

① 聤耳 "聤"原作"停"，据文义改。

大病后耳聋，与阴虚火动而聋者，宜补阴降火，四物汤加黄柏主之。因郁而聋者，通圣散纳大黄酒煨，再用酒炒三次，后入诸药，通用酒炒。耳聋，须用四物龙荟养阴。气滞耳聋，用复元通气散。湿痰者，神芎丸、槟榔丸。耳鸣，宜当归龙荟丸。多饮酒人，宜木香槟榔丸。耳鸣因酒过者，用大剂通圣散加枳壳、柴胡、大黄、甘草、南星、桔梗、青皮、荆芥，不愈，四物汤。凡耳鸣耳聋，皆是阴虚火动，或补肾丸，或虎潜丸，或滋阴大补丸，皆好。耳湿肿痛，凉膈散加酒炒大黄、黄芩酒浸、防风、荆芥、羌活。耳内哄哄然，亦是阴虚。

东垣曰：《脏气法时论》云：肺虚则少气，不能报息，耳聋嗌干。注云：肺之络会于耳中，故聋。此说非也。盖气虚必寒盛，则气血俱涩滞而不行也。耳者，宗气也，肺气不行，故聋也。

王节斋曰：耳鸣证，或鸣甚如蝉，或左或右，或时闭塞，世人多作肾虚治不效，殊不知此是痰火上升，郁于耳中而为鸣，郁甚则壅闭矣。遇此疾，但审其平昔饮酒厚味，上焦素有痰火，只作清痰降火治之。大抵此证多因先有痰火在上，又感恼怒而得怒气上，少阳之火，客于耳也。若是肾虚而鸣者，亦是膀胱相火上升故也。其鸣不甚，其人必多欲，当见劳怯之证多有之。

荫按：丹溪云：耳聋皆属于热。诚哉斯言。然有左耳聋者，有右耳聋者，有左右耳俱聋者，不可不分经而治也。夫左耳聋者，少阳火也，龙荟丸主之。右耳聋者，太阳火也，六味地黄丸主之。左右耳俱聋者，阳明火也，通圣散、滚痰丸主之。何以言之，有所忿怒过度，则动少阳胆火，从左起，故使左耳聋也。有时色欲过度，则动太阳膀胱相火，从右起，故使

右耳聋也。有时醇酒厚味过度，则动阳明胃火，从中起，故使左右耳俱聋也。盖左耳聋者，妇人多有之。以其多忿怒故也。右耳聋者，男子多有之，以其多色欲故也。左右耳俱聋者，膏粱之家多有之，以其多肥甘故也。总三者而论之，忿怒致耳聋者多。丹溪曰：厥阴少阳火多，当用开痰散风热。其此之谓乎。

李氏曰：耳聋以新旧分虚热，新聋多热，少阳阳明火多故也，宜滋补兼通窍之剂，脉证以肾为主，迟濡为虚，浮动为火，浮大为风，沉涩为气，数实为热。厚味动胃火，则左右俱聋，忿怒动胆火，则左耳聋，色欲动相火，则右耳聋。三者忿怒为多。痰火因膏粱胃热上升，两耳蝉鸣，热郁甚则气闭渐聋，眼中流火，宜二陈汤加黄柏、木通、萹蓄、瞿麦。因酒者，通圣散加南星、枳壳、大黄，或滚痰丸。风聋因风邪入耳，必内作痒，或兼头痛。风热或因郁者，防风通圣散，先将大黄酒煨又酒炒三遍，后入诸药俱用酒炒，煎服。风壅连头目不清者，清神散。风虚者，排风汤、桂香散、芎芷散。湿聋，因雨水浸渍，必内肿痛，凉膈散加羌活、防风，俱用酒炒，或五苓散加陈皮、枳壳、紫苏、生姜。湿痰，神芎丸。湿热挟气，木香槟榔丸。气聋，因脏气厥逆，上壅入耳，痞塞不通，必兼眩晕。实人因怒者，当归龙荟丸。虚人因思者，妙香散。忧滞者，流气饮子加菖蒲。上盛下虚者，秘传降气汤加菖蒲。虚聋，因久泻或大病后，风邪乘虚入耳，与气相搏，嘈嘈而鸣，或时眼见黑花。阴虚者，四物汤加知母、黄柏、菖蒲、远志，或肾气丸加磁石、破故纸、菟丝子、黄柏。阳虚者，八味丸、益肾散、磁石汤。劳聋，昏昏愦愦，瘦瘁乏力，因劳力脱气者，补中益气汤加菖蒲；有火者，加知母、黄柏、茯苓；因房劳脱

精者，人参养荣汤加知、柏，或补骨脂丸。如久聋肾虚气虚，绝不闻者，难治。耳鸣乃聋之渐，惟气闭多，不鸣便聋。风热鸣者，解毒汤加生地黄、知母，或通圣散。痰火鸣甚，当归龙荟丸。挟湿，神芎丸或青木香丸。肾虚微鸣，滋肾丸。气虚，四君子汤下。血虚，四物汤下。阴虚，虎潜丸。聤耳，原有汁液，风热搏击结核，鸣欲聋者，外用生猪脂、地龙、锅煤等分，姜汁和，丸枣核大，绵裹入耳，令润挑去，重者内服柴胡聪耳汤。脓耳，风热上壅流脓，外用枯矾五分、陈皮、胭脂俱烧灰各二分，麝五厘，为末，吹耳，重者，内服犀牛角饮子。耳痛如虫走者风盛，干痛者，风热或属虚火，有血水者，风湿。外用蛇退，烧存性为末，吹入，或枯矾末亦可。疼甚，用吴茱萸、乌头尖、大黄捣烂，贴足掌心，重者内服东垣鼠粘子汤。肾虚水窍耳，而能闻声者，水生于金也，肺主气，一身之气贯于耳，故能听声。凡治诸聋，必先调气开郁，间用磁石羊肾丸开窍。盖聋皆痰火郁结，非磁石镇坠，乌、桂、椒、辛，菖蒲辛散流通，则老痰郁火，何由而开，然亦劫剂也。愈后，以通圣散和之可也。暴聋，用甘遂为丸，塞耳内，服单甘草汤，稍久，用松香五钱，溶化入巴豆二十粒，葱汁捣丸，绵裹塞耳，右聋塞右，左聋塞左，双聋，次第塞之。冻耳，用橄榄核烧灰，油调搽，如烂，贝母末干撒。百虫入耳，用清油灌入，口吸气，久自出。如蚰蜒入耳，用信花、雄黄各一钱为末，先用一字点耳中，次用猫尿灌之，取猫尿以生姜擦牙，自出。又方用琴弦一段，将弦头略软二分，蘸黐①胶入耳粘出。凡卧不宜厚被，覆塞耳气，久则不通，故养生掌②摩耳廓，以防聋也。

脉 法

两寸脉浮洪，上鱼为溢，两尺脉短而微，或大而数，皆属阴虚，法当补阴抑阳。

左寸洪数，心火上炎，两尺脉洪者，或数者，相火上炎，其人必遗精，梦与鬼交，两耳蝉鸣或聋。

治风热耳聋方

犀角散 治风毒热壅，心胸痰滞，两耳虚聋，头目重眩，神效。

犀角 甘菊花 前胡 枳壳麸炒，去穰 菖蒲 泽泻 羌活 生地黄 木通各五钱 麦门冬去心，一两 甘草炙，二钱半

上为散，每服三钱，水煎，食后温服。

犀角饮子 治风热上壅，两耳聋闭，内外肿痛，脓水流出。

犀角镑 菖蒲 木通 元参 赤芍药 赤小豆炒 甘菊花各二钱 甘草炙，一钱

上㕮咀，加生姜五片，水煎，温服。如左甚，加荆芥子、生地黄；右甚，加桑白皮、麦门冬。

清神散 治风气壅上，头目不清，耳常重听。

白僵蚕炒，去丝 甘菊花各半两 羌活 荆芥穗 木通 川芎各四两 木香一作香附 防风各三钱 石菖蒲四钱 甘草二钱

上为末，每服三钱，食后临卧茶清调下。

荆芥散 治风热上壅，耳闭或耳鸣，及出脓汁。

防风 荆芥 甘菊花 蔓荆子 黄芩酒炒 升麻 木通 羌活 甘草各等分

---

① 黐（chī 吃） 木胶。
② 掌 据文义当为"常"。

上锉，水煎服。

茯神散　治上焦风热，耳忽聋鸣，四肢满急，昏闷不利。

茯神一两　羌活　蔓荆子　柴胡　薏苡仁　防风　菖蒲　五味子　黄芪各半两　麦门冬去心，一两　薄荷三钱　甘草炙，二钱

上为末，每服三钱，入生姜三片，水煎，食后服。

桂星散　治风虚耳聋。

辣桂　川芎　当归　细辛　菖蒲　木香　木通　白蒺藜　麻黄　甘草各一钱　南星煨制　白芷各一钱半

上锉，加葱白二根、紫苏五叶、生姜三片，水煎服。一方加全蝎去毒一钱。

地黄汤　治因疮毒后肾经热，右耳听事不真，每心中拂意则转觉重，虚鸣疼痛。

生地黄酒洗，一两半　枳壳　羌活　桑白皮各一两　磁石捣碎，水淘二三十次，去尽赤汁为度，二两　甘草　防风　黄芩　木通各半两

上为粗末，每服四钱，水煎，日二三服，不拘时。

千金肾热汤　治肾热，耳中脓血，不闻人声。

磁石煅红淬七次　白术　牡蛎各五两　麦门冬　芍药各四两　甘草一两　生地黄汁　葱白各一升　大枣十五枚

上锉，水煎服。

姜蝎散　治耳聋因风虚所致，十年内一服即愈。

干蝎四十九个，去蛊洗焙，去风热　生姜切片如蝎大，四十九片，开痰

上二味银石器内炒至干，为细末，向晚勿食，夜卧酒调作一服，至二更以来徐徐尽量饮，五更中间百十攒笙响，便自此有闻。一法，五更浓煎葱白一盏服，先三日服黑锡丹效。又法，蝎先用糯米半升同

炒，又用姜四十九片放蝎上同炒，去米、姜不用。一方，酒三升、碎牡荆子二升，浸七日，去楂，任性服尽，虽三十年久聋亦愈。

加减当归龙荟丸　聪耳泻火。

当归酒洗　龙胆草酒洗　栀子仁炒　黄芩　青皮各一两　大黄酒蒸　芦荟　柴胡各五钱　木香二钱半　牛胆南星三钱　麝香五分

上为细末，神曲煮糊为丸如绿豆大，每服二十丸，姜汤下，日进三服，一七后用针砂酒以通其气。方用针砂一两，穿山甲一钱，拌针砂养一昼夜，去山甲，将针砂用酒一碗，浸三四日，噙酒口内，外用磁石一块绵裹塞耳中即通。戒暴怒色欲。

明目清耳通圣丸

防风二两　荆芥　蔓荆子　黄芩酒洗　黄连酒洗，各八钱　川芎六钱　生地黄酒洗，四钱　升麻　藁本　羌活　生甘草　炒甘草各二钱　柴胡一钱四分

上为末，滴水为丸如桐子大，每服一百丸，临卧茶汤下。

治痰火耳聋方

复聪汤　治痰火上攻，耳聋耳鸣。

半夏　陈皮去白　白茯苓　甘草炙　萹蓄　木通　瞿麦　黄柏炒褐色，各一钱

上锉，加生姜三片，水煎，空心临卧各一服。

通明利气汤　治虚火上升，痰气郁于耳中，或闭或鸣，痰火炽盛，或忧郁痞闷，咽膈不利，烦躁不安。

橘红二钱半，盐水浸　贝母去心，三钱　元参酒洗　川黄柏酒炒　栀子仁炒紫色，各二钱　生地黄姜汁浸　苍术米泔浸盐水，炒　槟榔　白术瓦焙，各一钱半　香附米童便浸，炒　黄芩酒浸猪胆拌炒　黄连同黄芩制，各一钱半　抚芎八分　木香五分　粉草炙，四分

上锉作二帖，加生姜三片，水煎，入

竹沥半杯，食远温服。

槟榔神芎丸　耳聋有湿痰者，以此下之。

大黄　黄芩各二两　牵牛　滑石各四两　槟榔三两

上为末，滴水丸如桐子大，每服十丸，每次加十丸，白汤下。

治气闭耳聋方

通气散　治气闭耳聋。

木通　木香　枳壳麸炒　菖蒲各五钱　川芎　元胡索　陈皮　川山甲炮，各三钱　白芷　羌活　僵蚕炒　全蝎　蝉退各二钱　甘草一钱五分

上为末，每服二钱，酒调服。

顺气聪耳汤

枳壳麸炒　柴胡各二钱　乌药　木通　青皮醋炒　川乌　石菖蒲各一钱　甘草五分

上锉，水煎服。

清聪化痰丸　治耳聋耳鸣，壅闭不闻声音，乃饮食厚味挟怒气以动肝胃之火，宜用此清窍。

橘皮盐水洗，去白　赤茯苓　蔓荆子各一两　枯黄芩酒炒，八钱　黄连酒炒　白芍药酒浸，煨　生地黄酒洗　柴胡　半夏姜汁炒，各七钱　人参六钱　青皮醋炒，五钱　生甘草四钱

上为细末，葱汤浸蒸饼丸如绿豆大，每服百丸，晚用姜汤茶任下。

治气虚耳聋方

益气聪耳汤　治饥饱劳役，脾胃不足，得耳聋之患。

柴胡　升麻　蔓荆子　葛根各一钱　人参　黄芪　甘草各二钱　黄柏盐酒炒　芍药各五分

上锉，水煎，食远服。

蜡弹丸　治耳虚聋。

白茯苓二两　山药炒，三两　杏仁炒，一两，去皮尖

上研为末，用黄蜡一两熔和，为丸如弹子大，盐汤嚼。有人止以黄蜡细嚼，点好建茶送下，亦效。山药、茯苓、杏仁皆入于太阳，山药大补阴气，惟杏仁利气，乃补中有通也。少气嗌干者，麦门冬、人参、五味子汤嚼下。

治肾虚耳聋方

滋肾通耳汤　治肾虚耳聋而鸣。

当归　川芎　白芍药　生地黄酒炒　知母酒炒　黄柏酒炒　黄芩酒炒　柴胡　白芷　香附各一钱

上锉一剂，水煎，温服。胸膈不快，加枳壳、青皮各少许。

滋阴地黄汤　治色欲动相火，致右耳聋。

熟地黄一钱六分　砂仁炒　山药　山茱萸去核　当归酒洗　川芎　白芍药各八分　牡丹皮　泽泻　白茯苓　黄柏酒炒　知母酒炒　石菖蒲　远志各六分

上锉一剂，空心水煎服。或为末，炼蜜丸如桐子大，每服百丸，空心盐汤下，酒亦可。亦治大病后耳聋。

磁石汤　治肾虚耳聋，面黑，饥不欲食，腰胁背痛。

磁石　五味子　杜仲　白术　白石英各二钱　黄芪　茯苓各一钱

上锉，水煎服。

益肾散　治肾虚耳聋。

磁石　巴戟　沉香　菖蒲　川椒各一两

上为末，每服二钱，用猪肾一枚细切，和以葱盐并药，用湿纸十重包裹，煨令熟，空心细嚼，酒下。

烧肾散　治耳聋。

磁石一两，炒，醋淬七次　附子去皮脐，一

两,炮　巴戟一两　川椒一两,去目及闭口者,微炒去汗

上为末,每用猪肾一枚,去筋膜细切,葱白、韭各一钱,入末药一钱,盐花一字,用湿纸包于煻灰火内煨熟,空心细嚼,酒解薄粥下之,十日效。(《衍义》云:磁石益肾气,肾虚而聋者用之)

地黄丸一名补骨脂丸　治劳损耳聋。

熟地黄　当归　川芎　辣桂　菟丝子　川椒炒　破故纸炒　白蒺藜炒　杜仲炒　胡芦巴炒　白芷　石菖蒲各二钱半　磁石火烧、醋淬七次,水飞,一钱二分半

上为末,炼蜜丸如桐子大,每服五十丸,葱白温汤下。

益肾地黄丸　治肾虚耳聋。

熟地黄酒蒸,四两　菟丝子酒煮,捣烂　当归酒洗　白茯苓　山药　白芍药　山茱萸石菖蒲　肉苁蓉酒浸　白蒺藜　破故纸盐水炒　川椒炒　杜仲姜汁炒,各二两　川芎巴戟去心　人参　黄芪蜜水炙,各一两半　泽泻一两

上为末,用羊肾二枚,酒煮捣和为丸,如桐子大,每服七八十丸,空心葱白温酒下。

补肾丸　治肾虚耳聋。

人参　黄芪　当归　山茱萸　牡丹皮芍药　桂心　远志　巴戟天　菟丝子细辛　肉苁蓉　附子　熟地黄砂仁炒　蛇床子　茯苓　甘草　干姜　泽泻　石斛各二两　石菖蒲一两　防风一两半　羊肾二枚

上为末,以羊肾研细,酒煮面糊丸如桐子大,每服五十丸,盐酒下。

磁石羊肾丸　治诸般耳聋,补虚,开郁行气,散风去湿。

磁石三两,火煅七次,再葱白一合,木通三两,用水同煎一昼夜,去葱白木通不用,取净末二两

川芎　白术　川椒去目　枣肉　防风茯苓细辛　山药　远志去心　川乌炮　木香　当归　鹿茸酒浸一宿,炒　菟丝子酒浸炒

黄芪各一两　肉桂六钱半　熟地黄砂仁炒,二两　石菖蒲一两半

上为末,用羊腰子两对,去皮膜,酒煮烂,研细,和酒糊丸如桐子大,每服五十丸,空心温酒盐汤任下。

苁蓉丸　治肾虚耳聋,或风邪入于经络,耳内虚鸣。

肉苁蓉酒浸,切焙　山茱萸去核　石龙芮　石菖蒲　菟丝子酒浸,蒸焙　羌活　鹿茸去毛,酒蒸焙　石斛去根　磁石煅,醋淬,水飞过　附子炮,去皮脐,各一两　全蝎去毒,七个　麝香一字旋入

上为末,炼蜜丸如桐子大,每服一百丸,空心盐酒盐汤任下。

磁石酒　治肾虚耳聋。

磁石　木通　石菖蒲各等分

上锉,袋盛,酒浸,日饮。

菖蒲丸　治肾虚耳聋,重听,过于思虑则其病尤甚。

石菖蒲　蜀椒去目并合口者,炒出汗,各七钱半　皂角一个,去皮子弦　羊肾一对,以酒一升煮干取出,切作片曝干

上为细末,炼蜜丸如桐子大,每服三五十丸,空心温酒下,日三服。此药临睡时先将铁物于所患耳边口中,以牙齿咬定,却以磁石一小块绵裹塞耳,内觉气微通,略能听声,然后服药。

一方　治肾气虚损耳聋。

用鹿肾一对,去脂膜,切于豉汁中,入粳米二合和煮粥,入五味如法调和,空腹食之,作羹及酒并得。

一方　治三十年久聋。

用故铁三十斤,以水七斗浸三日,取汁入曲酿米七斗,如常造酒法,候熟,取磁石一斤研末,浸酒中三月,乃可饮,取醉,以绵裹磁石纳入耳中,覆头一卧,酒醒去磁石,即瘥。

外治耳聋杂方

通神丹　治耳聋。

安息香　桑白皮　阿魏各一钱半　朱砂半钱

上用巴豆、蓖麻子、大蒜各七个研烂，入药末和匀，丸枣核大，每用一丸，绵裹纳耳中，如觉微痛即出。

鸣聋散　治耳聋久不闻者。

紫磁石如豆大，一块　穿山甲烧存性，为末，二分半

上用新绵裹塞于所患耳内，口中衔少生铁，觉耳中如风雨声即住。

一方　甘遂末吹入左耳，甘草末吹入右耳，立效。

塞耳丹　治耳聋。

巴豆一粒，去壳　石菖蒲一寸　全蝎两个，去毒

上为细末，葱涎为丸如枣核大，绵裹塞耳中，即通。或用生川乌为末，绵裹塞耳，亦效。

通神散　治耳聋。

全蝎一枚　地龙两条　土狗二枚　明矾半生半煅　雄黄各半两　麝香二分半

上为细末，每用少许葱白，蘸药入耳中，闭气面壁坐一二时，三日一次。

蓖麻丸　治耳聋。

蓖麻子去壳　杏仁去皮双仁，炒　松脂黄蜡各半两　乳香　食盐　巴豆去皮炒，各一分

上捣烂如膏，捻如枣核样如小拇指大，以黄蜡薄卷之，大针扎两三眼子，两头透，用塞耳，经宿当闻钟声，黄水出愈。

一方　作一坑可容二升许，着炭火其中，坑似窖形，以砖覆口上，砖上作一孔，容小指，砖孔上着地黄一升，以水盆覆之，以泥泥盆下，勿泄，盆底上钻一小孔，可容箸，其孔上着三重布，以耳孔当盆上，熏久若闷，去黄水，发裹盐塞之，不过二三度，神效。

一方　治耳鸣。

草乌　石菖蒲各等分

右为末，用绵裹塞耳中，一日三度。

一方　治耳聋久不效者。

用大蒜一瓣，一头剜一孔，用巴豆一粒去皮膜慢火炮极热，入在蒜内，用新绵裹定塞耳中，不过三次效。

一方　治耳聋。

蓖麻子五十粒去皮，枣子十个同捣，丸枣核大，更入小儿乳汁和，每用一丸，绵裹塞耳中，觉热为度，一日一换。

一方　用骨碎补，削作细条，火炮，乘热塞耳中。

一方　以杏仁七个，去皮拍碎三分，以绵裹于中，着颗盐如小豆许，以器盛于饭甑中蒸之，候饭熟取出，令患人侧卧，将一裹捻油滴入耳中，久之又以一裹依前捻滴之。

一方　用雄猫尿滴入耳中，左滴左，右滴右。如猫不能放尿，用生姜擦其齿即有。

一方　用鼠胆一个，滴入耳中，三次立效。

一方　以干地龙，入盐，贮在葱尾内，为水，点之。

一方　以绵裹蛇膏，塞耳中，神效。

一方　用大菖蒲叶揉软塞之。

通灵丸　治耳聋。

松香半两　巴豆十四枚，为末

上将松香入铁勺内溶化，下巴豆末葱汁，为丸如莲子大，用绵裹塞耳中过夜，左聋塞右，右聋塞左，两聋次第塞之，甚效。

一方　用菖蒲、附子各等分，为末，麻油和以绵裹塞耳中。

　　一方　硫黄、雄黄各等分，为末，绵裹塞于耳中，数日闻人语声。

　　一方　治耳聋或因病起及感风邪而聋者，若年高耳聋者不治。

　　蚯蚓去泥阴干，七分研末　麝香三分　葱剪成段，长一寸余

　　将上二味药和匀，量入葱管内，左聋则塞右耳，右聋则塞左耳，若左右俱聋，则两耳俱塞，即通。

治卒暴耳聋方

　　蒲黄膏　治卒暴耳聋。

　　蒲黄　细辛各二分　曲末　杏仁汤泡，去皮尖，各二分

　　上为末，研杏仁如膏，和捻如枣核大，绵裹塞耳中，日一易，以瘥为度。

　　龙脑膏　治耳暴聋。

　　龙脑半分研　椒目半两，捣末　杏仁一分，汤浸去皮

　　上研捣合匀，绵裹枣核大，塞耳中，日二易。

　　一方　治耳鸣暴聋。

　　川椒　石菖蒲　松脂各二钱半　巴豆半钱。一方作山豆肉

　　上为末，溶蜡丸如枣核大，塞耳中。

　　菖蒲丸　治耳内卒暴聋塞不闻。

　　菖蒲　附子炮，去皮脐，各等分

　　上为末，醋糊丸如杏仁大，绵裹置耳中，日二易之。

　　一方　治耳暴聋。

　　雄黄二钱　巴豆一个，去壳

　　上研细，用葱涎和作一锭，纸卷定，塞耳中。

　　一方　治耳暴聋。

　　用凌霄花叶杵自然汁，滴耳中瘥。

治耳鸣方

　　芎芷散　治风入耳虚鸣。

　　川芎二钱　白芷　石菖蒲各一钱半　苍术米泔水浸，炒　陈皮　细辛　防风　半夏姜汤泡，各八分　木通　紫苏茎叶各一钱　甘草四分

　　上锉，加生姜三片、葱二根，水煎，食后服。一方无防风，有厚朴、辣桂。

　　清痰降火饮　治痰火上升，耳鸣。

　　半夏姜汤泡，一钱半　橘红　茯苓各一钱二分　黄芩酒拌炒，二钱　山栀　枳壳麸炒桔梗柴胡梢各一钱　甘草五分

　　上锉，加生姜三片，水煎，食后服。气闭者，加石菖蒲、木通各一钱。

　　丹溪方　一人左耳鸣，此劳得之，法当补阴而镇坠。

　　黄芪　人参各一两　当归　陈皮　茯苓各七钱　升麻　芍药各五钱　酒柏三钱防风二钱半　甘草一钱半

　　上锉，分十帖，水煎，食前热服。

　　柴胡聪耳汤　治耳中干结，耳鸣耳聋，此属污血。

　　柴胡三钱　连翘四钱　当归身　人参甘草炙，各一钱　水蛭炒，五分，另研　虻虫三个，去翅足炒，另研　麝香少许，另研

　　上除后三味另研外，其余锉作一服，加生姜三片，水煎，去粗，入三味末子，再煎一二沸，食后服。

　　清聪丸　治耳鸣及壅闭至于聋者。

　　橘皮盐水洗，去白，一两半　赤茯苓　半夏姜制，一两　青皮醋炒　柴胡梢　黄芩酒炒元参　蔓荆子　桔梗　全蝎去毒　菖蒲黄连酒炒，各一两半　生甘草一钱

　　上为细末，酒糊丸如绿豆大，每服一百二十丸，临卧茶清下。

　　煨肾散　耳是肾之窍，有蝉声、水声是肾气虚攻耳，宜以此治之。

　　杜仲去粗皮，姜汁炒　茴香炒，各半两巴戟去心，一两　沉香一钱

　　上为末，每早用猪腰子一个切，入药

末二钱、青盐少许，纸裹浸湿，炮令热，和药嚼咽下，日进一服。一方无巴戟。

黄芪丸　治肾虚耳鸣，夜间睡着如打战鼓，觉耳内风吹，更四肢抽掣痛。

黄芪一两　白蒺藜炒，瓦擦捣细　羌活各半两　黑附子大者，一个　羖羊肾一对，焙干

上为细末，酒糊丸如桐子大，每服三四十丸，空心食前煨葱盐汤下。

大补丸　治耳鸣欲聋。

黄柏不拘多少细切，盐水拌，新瓦上炒褐色

上为细末，滴水丸如桐子大，每服一百丸。如气虚以四君子汤下，血虚以四物汤下。

滋肾丸　治耳鸣耳聋。

黄柏盐酒炒　知母酒浸，各一两　肉桂五分

上为细末，炼蜜丸如桐子大，每服五十丸，盐汤下。

治耳肿痛方

加味凉膈散　治风热壅盛，耳肿痛。

大黄酒炒　黄芩酒浸　防风　荆芥　羌活　朴硝　甘草各二钱　连翘四钱　栀子仁　薄荷各一钱

上为末，加竹叶水煎服，轻一二服，重三四服，愈。

解热饮子　治热壅生风，耳内痛与头相连，脓血流出。

赤芍药　白芍药　川芎　当归　大黄蒸　甘草炙　木鳖子各一钱半

上锉作一服，水煎，食后服。

丹溪方　治一人耳肿痛，黄水出而臭。

桔梗　麻黄　羌活　大黄酒炒，各二钱　木通　黄芩　甘草各一钱半

上锉，分三帖，水煎，热服。

黍粘子汤　治耳痛生疮。

昆布　苏木　黄连　蒲黄　龙胆草各

二分　鼠粘子　连翘　生地黄酒洗　归尾　黄芩　生甘草　炙甘草各三分　黄芪　柴胡各四分　桔梗一钱半　桃仁三个，去皮尖，另研　红花少许

上锉一服，水煎，食后稍热服。忌寒凉利大便。

菖蒲挺子　治耳中痛。

菖蒲一两　附子炮，去皮脐，半两

上为细末，每用油调，滴耳内效。一方用醋丸如杏仁大，绵裹置耳中，日三易。一方捣菖蒲自然汁，灌耳，神效。

秘方　治耳内忽大痛，如有虫在内奔走，或有血水流出，或干痛不可忍。

用蛇退皮烧存性，细研，以鹅翎管吹入耳中，立愈。

一方　治耳痛及聋。

用巴豆十四粒研烂，以鹅脂半两溶化和，为丸如小豆大，以绵裹塞耳中。

曾青散　治耳内有恶疮。

雄黄七钱半　曾青五钱　黄芩二钱半

上为末，每用少许，耳内中如有脓汁，用绵杖子拭干用之。

一方　治耳痛。

吴茱萸　乌尖　大黄各等分

上为末，盦涌泉穴。

又方　枯白矾吹入耳中，或青箬灰，吹入尤妙。

一方　用食盐不以多少，炒热，用枣面蒸熟，青花布包定枕之，立效如神。

一方　用油胡桃为末，狗胆和为丸，如桐子大，绵裹安耳中，痛立止。

一方　疗耳内卒痛，出脓水不止。

矾石烧灰　麝香各等分

上研末，和匀以笔管吹耳内，日三四度。

治聤耳方

蔓荆子散　治上热，耳出脓汁。

甘草炙　升麻　木通　赤芍药　桑白皮炒　麦门冬去心　生地黄酒洗　前胡　甘菊花　赤茯苓　蔓荆子各等分

上锉，每服三钱，加姜、枣，水煎服。

一方　治耳热出汗。

石膏　硝石　天花粉　防风各一钱

上为末，撒入耳中。

红绵散　治聤耳，出脓及黄水。

白矾一钱　胭脂五分

上研匀，先用绵杖子缠去耳中脓及黄水尽，即用别绵杖子引药入耳中，令到底撒之即干。《直指方》加国丹、龙骨。一方有海螵蛸一钱、麝香一字，共为末，用管吹入耳中。一方单用白矾灰吹入耳中，日三次，立效。

松花散　治聤耳，脓水不绝。

白矾烧灰，半两　马勃　木香　松脂金花　胭脂各一分

上为末，每用时先以绵子净拭，后用药吹入耳内，效。

白莲散　治聤耳出脓汁。

白矾枯　乌贼骨　黄连去须　龙骨各一两

上为末，以绵裹如枣核大，塞耳中，日三易之。

麝香散　治聤耳，耳底脓出。

桑螵蛸慢火炙，存性，一个　麝香一字，另研

上为末，研匀每用半字，撒耳，如有脓，先用绵杖子捻干。

一方　用麝香少，黄丹多，研撒入耳，立效。

一方　治聤耳有脓。

龙骨　枯矾　胭脂　海螵蛸各等分麝香少许

上为末，先绞耳净，将药干撒。

白龙散　耳者，宗脉之所聚，肾气之所通。小儿肾脏盛而有热，热气上冲于耳，津液结滞，则生脓汁。有因沐浴水入耳内，水湿停渍，搏于血气，蕴积成热，亦令耳脓汁出，谓之聤耳，久而不瘥，则变成聋。

白矾　黄丹　龙骨各半两　麝香一钱

上研极细，先以绵杖子展尽耳中脓水，用药一字，分撒两耳内，日一次，勿令风入。

一方　治聤耳，脓出不止。

五倍子焙干，一两　全蝎烧灰存性，三钱

上为细末，撒耳中。

一方　用陈橘皮，灯上烧灰为末，麝香少许，和匀再用少许，先用绵拭耳中脓净，却上药。

一方　杏仁炒黑为末，葱涎搜和如枣核大，绵包塞耳。

一方　用甘遂一块如枣核大，以绵裹塞耳中，以甘草口中徐徐嚼下。

一方　治耳内脓出或黄汁。

石膏新瓦上焙干　明矾枯　黄丹炒　真蛤粉　龙骨各等分　麝香少许

上为末，绵缠竹箸拭耳，换绵蘸药入耳。

禹余粮丸　治聤耳，有脓水塞耳。

禹余粮一两，烧，醋淬七次　乌贼鱼骨釜底墨　伏龙肝　附子一枚，去皮生用

上件为细末，以绵裹如皂子大，纳耳中，日再易之，如不瘥者，内有虫也。

一方　石菖蒲一寸　巴豆一粒，去皮全蝎一枚

上为末，葱涎和，如枣核大绵裹，塞耳中。

聤耳方　治风热搏之，津液结硬，成核塞耳。

生猪脂　地龙　釜底墨各等分

上件细研，以葱汁和，捏如枣核，薄绵裹，入耳令润，即挑出。

治耳底方

以明净白矾飞过为极细末，再入黄丹少许，用芦笔管吹入耳内，或脓或湿，不拘老幼，数次即痊。

通耳方 治通耳并耳聋。

用白矾一两飞过为末，用马耳竹筒量吹入耳，立愈。耳聋作哑者，治之亦效。

耳烂方

用贝母研末，干撒之。

治冻耳方

用橄榄核烧灰，清油调敷，雀脑亦可。

一方 生姜取自然汁熬膏擦。

治百虫入耳方

用椒末一钱，醋半盏浸良久，少少滴入耳中，虫自出。

一方 用生姜擦猫鼻，其尿自出，取尿滴耳内，虫即出。

一方 用桃叶捣烂塞耳中，虫自出。

一方 火熨桃叶，塞耳中。

一方 用炒芝麻枕之，则虫亦出。

一方 用香油灌入耳，即出。

一方 用麻油滴之，则虫死。

一方 用鸡冠血，滴入耳，即出。

一方 用驴牛乳灌入，即出。

一方 以葱汁灌耳中，即出。

一方 捣韭汁灌之。

一方 用蓝汁。

一方 用竹管入耳门，用口气尽力吸出，最妙。

一方 取车辖脂敷耳孔，虫自出。亦治聤耳脓血。

治诸虫及虱等入耳方

用白胶香一味，烧焰熏入耳，令耳孔内暖，虫自出，妙。

治蚁入耳方

以大韭捣汁，灌耳中。

一方 以鲮鲤甲烧灰为末，调滤过，

滴入耳中，即出。

治蜈蚣入耳方

用猪脂一指大，炙令香，安耳边即出。

一方 用炙猪肉掩两耳，即出。

一方 以鸡肉置耳边，自出。

治飞虫入耳方

用好酸醋一味滴入耳内，虫必出，不出即死。曾有一人被焦虫入耳，其虫口硬如铁，但身软，用此药滴之，立死而出。

治飞蛾入耳方

以鹅管极气吸之出。或击铜器于耳旁，即出。

治蚰蜒入耳方

用半夏生为末，麻油调，涂耳门，虫闻香即出。

一方 用湿生虫，研如泥，摊纸上，撚成纸条，安耳中，自出。

一方 用蜗牛虫去壳，研烂滴水五七点，再研匀，灌耳内，自出无活者。寻干者，研亦可。

一方 炒胡麻捣碎，以葛袋盛倾耳枕之，即出。

一方 以羊乳灌入，即成水。

一方 以牛酪灌耳中，须臾出。入腹即饮酪二升，自消为水，不尽更服之，神效。（《千金翼》作牛乳）

一方 以盐少许，擦耳内，即化为水。

治蚰蜒及诸般虫入耳方

麻油灌入，或用生葱汁，生姜汁亦可。

治耳中有物不出方

以细麻绳剪令头散，蘸好胶，入耳中，着物上粘之，徐徐引出。

治水入耳方

以薄荷点，立效。

卷一百零四

鼻 病

论

选要论曰：鼻者，清气出入之道路也。脉为气之主，通窍于鼻，阴阳升降，气血和平，则一呼一吸，荣卫行焉，自然气息调停而香臭辨矣。若或七情内蠹，六气外伤，则清浊不分，泥丸汩乱①，诸证迭起矣。夫血之与气相通而行，若脏腑生热，乘于血气，故热气逼血妄行，上自鼻孔中出，谓之鼻衄。热则津液中干，冷则髓涕流注。若风冷随气乘于鼻脑，则津液交流不能自收，谓之流涕鼻渊是也。肺为风寒所伤，津液冷滞，鼻气不宣，香臭不闻，于是壅作鼻齆。冷气停聚，血脉阴凝，岁月淹延，转加壅结，于是变生瘜肉。或气壅滞于上，为邪热留伏不散，则为鼻疮。久则变为疳蟹，腐溃臭汁。治之当究其所因，衄则以降火凉血之剂清之，冷则宜温散之，壅则宜通利之，热则宜清凉之，风则宜祛解之，息肉者消之，疮而疳蟹者，宜解毒清肺而理之。刘河间谓鼻病悉属乎热，理固当矣。然鼻者，肺之候。经云：形寒饮冷则伤肺。盖肺受寒邪，则先见于鼻，若骤用寒凉之剂，使鼻气壅塞不能通。惟当温散寒邪，则气自通矣。经云：视听明而清凉，香臭辨而温暖，此之谓也。（汩，音鼓，乱也。《书·洪范》：汩陈其五行，言五行陈列皆乱也）

虞氏曰：《内经》曰：西方白色，入通于肺，开窍于鼻。又曰：鼻之外候。丹溪曰：肺之为脏，其位高，其体脆，性恶寒，又恶热，是故好饮热酒者，始则伤于肺脏，郁热久则见于外而为鼻齄。准赤之候，得热愈红，得寒则黑，此谓热极似水之象，亢则害，承乃制也。其或触冒风寒，始则伤于皮毛，而成鼻塞不通之候，或为浊涕，或流清汁，久而不已，名曰鼻渊，此为外寒束内热之证也。《原病式》曰，肺热则出涕是也。又有胆移热于脑，则为辛颏鼻渊。鼻渊者，浊流不止也。鼻中流涕，如涌泉不渗而下，久而不已，则为鼻蔑② 衄血、塞肉、鼻痈等证，宜各以类推而治之。

东垣曰：《金匮真言论》云，西方白色，入通于肺，开窍于鼻，藏精于肺。夫十二经脉，三百六十五络，其气血皆上走于面而走空窍，其精阳气上走于目而为睛，其别气走于耳而为听，其宗气出于鼻而为臭。《难经》云：肺气通于鼻，肺和则能知香臭矣。夫阳气、宗气者，皆胃中生发之气也，其名虽异，其理则一。若因饥饱劳役，损脾胃生发之气，既弱其营运之气，不能上升，邪塞孔窍，故鼻不利而不闻香臭也。宜养胃气，实营气，阳气宗气上升，鼻管则通矣。又一说，《难经》云：心主五臭，肺主诸气，鼻者肺窍，反

---

① 汩（gǔ 估）乱 "汩"原作"泊"，据文义改。汩，乱。
② 蔑 鼻出血。见《素问·气厥》。

不闻香臭者，何也？盖以窍言之，肺也，以用言之，心也。因卫气失守，寒邪客于头面，鼻亦受之，不能为用，是不闻香臭矣。故经曰：心肺有病，鼻为之不利。洁古曰：视听明而清凉，香臭辨而温暖者是也。治法宜先散寒，散后补卫气，使心肺之气得交通，则鼻利而闻香臭矣。

丹溪曰：鼻为肺之窍，因心肺上病而不利也。有寒有热，寒邪伤于皮毛，气不利而壅塞，热壅清道，气不宣通。寒则表之，麻黄、桂枝之类；热则清之，黄连、山栀之类。面鼻紫黑，面为阳中之阳，鼻居面中，一身之血，运到面鼻，皆为至清至精之血。多酒之人，酒气熏蒸，面鼻得酒，血为极热，热血得冷污浊凝结而不行，故色紫黑，治宜化滞血，生新血，四物加片芩、酒炒红花、酒拌茯苓、陈皮、甘草、生姜煎调五灵脂末服，气弱加黄芩，酒浸。酒齄鼻乃热血入肺，治用前方，用桐油入黄连，以天吊藤烧油热敷之。齄鼻瘜肉乃肺气盛，枯矾研为末，绵裹塞鼻中，日渐消，防风通圣散加好三棱、山茱萸肉、海藻并用酒浸炒末，每一钱半，服之。鼻渊，胆移热于脑则辛酸鼻渊，通圣散一两加薄荷、黄连各二钱半，水煎服。

戴氏曰：酒齄鼻属肺风，有不能饮而自生者，非尽因饮酒。酒齄乃俗呼耳，用硫黄入大菜头内煨，研涂之。

王节斋曰：鼻塞不闻香臭，或但遇寒月则塞，或略感风寒便塞，不时举发者，世俗皆以为肺寒，而用解表通利辛温之药不效。殊不知此是肺经素有火邪，火郁甚，则喜得热而恶见寒，故遇寒便塞，遇感便发也。治法清肺降火为主，而佐以通气之剂。若如常鼻塞不闻香臭者，再审其平素，祇作肺热治之，清金泻火消痰，或丸药嚼化，或末药轻调，缓服久服，无不

效矣。此予所亲见而治验者，其平日原无鼻塞旧证，一时偶感风寒而致窒塞，声重，或流清涕者，当作风寒治。

李氏曰：鼻窍于肺而能知香臭者，心也。人身水升火降，荣卫调和，则鼻司呼吸，往来不息。苟或寒伤皮毛，则鼻塞不利，火郁清道，则香臭不知。新者偶感风寒，鼻塞声重，流涕喷嚏，宜以风寒治之，九味羌活汤、参苏饮、消风百解散。久则略感风寒，鼻塞等证便发，乃肺伏火邪。郁甚则喜热恶寒，故略感冒而内火便发，宜清金降火，兼通气之剂，凉膈散加荆芥、白芷，或川芎石膏散。又有不必外感，四时鼻塞干燥，不闻香臭，宜清金降火消痰之药，清气化痰丸、小清丸。古方鼻塞甚者，御寒汤、澄茄丸。不知香臭者，通气汤。内有硬物者，单南星饮，贴囟荜拨饼，外用石菖蒲、皂角等分为末，绵包塞鼻，仰卧片时。虚寒者，通草丸。鼻乃清气出入之道。清气者，胃中生发之气也。鼻塞久则气壅不转，热郁于脑，清浊混乱为鼽、（音兀，以鼻摇动也）为䪼、为渊。鼽者，鼻流清涕，热微，二陈汤加芎、归、细辛、白芷、防风、羌活、桔梗等分，姜煎入薄荷少许。久不止者，芷黄散去薄荷，加荆芥、黄芩、神曲、南星、半夏等分，食后煎服，外用细辛膏。渊者，鼻流浊涕，热盛，金沸草散，倍黄芩，入凤凰壳一枚，烧存性，调服肺风消风散加发灰。肺火流涕，咳吐脓血，桔梗汤，人参平肺散。胆移热于脑，流涕浊臭，防风通圣散加薄荷、黄连，或芷黄散，外用苍耳根、茎、苗、子烧灰，醋调涂鼻内。有流臭黄水者，甚则脑亦作痛，俗名脑砂，有虫食脑中，用丝瓜藤近根五尺烧存性为末，酒调服。虚者，川乌散。外用白牛尾毛，橙叶等分为末，吹鼻中。倘有血出，加山栀亦不妨。衄者，鼻流清

血，鼻渊久则必衄，防风散主之，详衄血门。酒齄，准头红也，甚则黑紫，因饮酒血热入肺，复被风寒，郁久则血凝，浊而色赤，或不饮者，乃肺风血热，俱宜四物二陈汤去半夏，加红花、黄芩，水煎，入酒少许，调五灵脂末服。气虚加黄芪常服，宜单山栀丸，或黄连阿胶丸，间用升麻和气饮，吞泻青丸以除病根。外用黄连末，天吊藤烧灰，桐油调敷，或硫粉散。鼻痛，因风邪入鼻，与正气相搏，鼻道不通故痛，藿香正气散、祛风通气散。有痰火冲肺者，鼻膈隐痛，二陈汤加黄芩、山栀、桔梗、麦门冬。轻为鼻疮，重为鼻痔，皆肺热也，鼻中生疮者，枇杷叶煎汤候冷，调消风散，食后服，忌煎炒姜蒜热物，外用辛荑为末，入脑麝少许，绵裹塞鼻。鼻痔，肺气热极，日久凝浊，结成疒息肉如枣，滞塞鼻瓮，甚者又名鼻齆，宜防风通圣散加三棱、海藻末调服，外用辛荑为君，细辛、杏仁少许为末，和羊髓、猪脂熬膏，候冷，入雄黄、白矾、轻粉、麝香少许为丸，绵裹塞鼻，数日即脱。甚者，加硇砂少许，或瓜矾散亦妙。又食积热痰生痔者，单苍耳丸，内服外敷，最消食积。或用白矾二钱，细辛一钱，白芷五分，为末，塞鼻。风寒外感者，温以散之，风热有自内郁者，或外感久则郁而为热，或内因饮食，衣服过暖，肝热生风，亦鼻塞流涕，宜降火清金，凡鼻涕齆（渠尤切音裘，鼻塞曰齆。齆，久也，涕久不通，遂至窒塞也，《礼·月令》季秋行夏令，民多齆嚏），渊齆，久甚不愈者，非心血亏，则肾水少。养血，则血生而火自降。补肾，则水升而金自清。虽鼻疮痔久亦宜。又鼻塞久不愈者，必内伤肺胃，清气不能上升，亦非外感也，宜补中益气汤以和之，此皆治本之论。

统旨曰：鼻尖亦可以察病，色黄青

者，淋也；微白者，亡血也；赤者，血热也；黄者，小便难也。

脉 法

左寸脉浮缓，为伤风，鼻塞鼻流清涕。右寸脉浮洪而数，为鼻衄鼻齄。

治鼻塞方

通窍汤 治肺感风寒，鼻塞声重，流涕。

防风 羌活 藁本 升麻 干葛 川芎 苍术各一钱 白芷五分 麻黄 川椒 细辛 甘草各三分

上锉一剂，加生姜三片、葱白一根，同煎热服。

丽泽通气汤 治鼻不闻香臭。

黄芪一钱六分 苍术一钱二分 羌活 独活 防风 升麻 葛根 白芷 甘草炙，各八分 麻黄存节，冬加之 川椒各四分

上㕮咀，每服五钱，生姜三片、枣二枚、葱白三寸水煎，食远温服。忌一切冷物及风寒处坐卧行立。

温肺汤 治鼻不闻香臭，眼多眵泪。

麻黄四钱，不去节 升麻 黄芪各二钱 羌活 防风 葛根 甘草炙，各一钱 丁香二分

上为粗末，分二服，每服水二盏、葱白二茎煎至一盏，去粗，稍热食远服。

御寒汤 治寒气风邪，伤于皮毛，令人鼻塞咳嗽上喘。

黄芪一钱 苍术七分 人参 升麻 陈皮各五分 防风 白芷 款冬花 佛耳草 甘草炙，各三分 羌活 黄柏 黄连各二分

上作一服，水煎，稍热食远服。

温卫汤 治鼻不闻香臭，目中溜火，气寒血热，冷泪多，脐下冷，阴汗，足痿弱。

黄芪　苍术　升麻　柴胡　羌活　知母　当归身各一钱　人参　甘草　白芷　防风　黄柏　泽泻各五分　陈皮　青皮　木香　黄连各三分

上㕮咀作一服，水煎，食远日晴明服之。

防风汤　治鼻塞不闻香臭。

防风半两　升麻一两　麻黄七钱半　木通一两二钱半　栀子七枚　石膏研，三两　官桂五钱

上㕮咀，每服三钱，水煎，食后温服，日再。

羌活散　治脑有郁热，遇寒鼻塞。

羌活　麻黄去根节　前胡　白茯苓　川芎　黄芩　蔓荆子　枳壳麸炒　细辛　防风　石膏　菊花　甘草各等分

上㕮咀，每服一两，生姜四片、薄荷三叶水煎，温服。

人参汤　治肺气上攻，鼻塞不通。

人参　茯苓　黄芩　陈皮去白　羌活　麻黄去根节　蜀椒去目及闭口者，炒去汗，各一钱半

上作一服，水煎，食后服。

增损通圣散　治肺气不和，鼻塞不利。

鼠粘子　桔梗　桑白皮　紫菀各一钱半　荆芥穗二钱　甘草生用，七分

上㕮咀作一服，加生姜五片，水煎，食后服。

辛荑汤　治肺气不利，头目昏眩，鼻塞声重，咯唾稠粘。

辛夷去毛　川芎　白芷　甘菊花　前胡　石膏　白术　陈皮去白　生地黄　赤茯苓　薄荷各一两　甘草炙，二两

上锉，每服五钱，水煎，食远服。

犀角散　治肺热鼻干，无涕，心神烦闷。

犀角屑　木通　升麻　赤茯苓　黄芪

马牙硝　杏仁去皮尖，炒，各半两　麦门冬去心，一两　朱砂研　龙脑研　甘草炙，各一分

上为细末，每服一钱，食后竹叶汤调下。

通关散　治脑风鼻息不通，不闻香臭，或鼻流清涕，多嚏，肩项拘急，头目昏痛，恶风怯寒。

白附子炮　原蚕蛾瓦上焙黄　益智去皮　蒺藜炒去角　薄荷　苦参各一两

上为细末，每服三钱，温酒调下，不拘时。

一方　治鼻不闻香臭。

细辛　白芷　防风　羌活　当归　川芎　半夏　桔梗　陈皮　茯苓各一钱　薄荷三钱

上锉一剂，水煎，食远服。

荜澄茄丸　专治鼻塞不通。

荜澄茄五钱　薄荷叶三钱　荆芥穗一钱半

上为末，炼蜜丸如芡实大，每服一丸，嚼化，津咽下。

菖蒲散　治鼻内窒塞不通，不得喘息。

菖蒲　皂角各等分

上为细末，每用一钱，绵裹塞鼻中，仰卧少时。

通草散　治鼻齆，气息不通，不闻香臭，并鼻瘜肉。

木通　细辛　附子各等分

上为末，蜜和，绵裹少许，纳鼻中。

透天丸　治鼻孔壅塞，不闻香臭，久不愈者。

雄黄　龙脑叶　石菖蒲各二两　片脑二钱

上各另为细末，入片脑同研，蜜丸如鸡头肉大，绢帛包裹扎作纽子，入鼻孔即效。

一方 治鼻不闻香臭，多年者亦治。

用生葱分作三段，早用葱白，午用葱管中截，晚换管末梢一截，塞入鼻中，令透里方效。

一方 治鼻塞不通。

用小蓟一把，水二升煮取一升，去木且，分服。

治鼻渊方

防风汤 治鼻渊脑热，渗下浊涕不已，久而不已，必成衄血之疾。

防风二钱 黄芩 人参 甘草炙 川芎 麦门去心，各一钱半

上为细末，每服二钱，食后白汤调服，日三服。脑漏，加辛夷一钱、细辛五分。防风通圣散加黄连、薄荷煎服亦可。

辛夷散 治肺虚为四气所干，鼻内壅塞，涕出不已，或气息不通，或不闻香臭。

辛夷仁 川芎 木通 细辛 防风 羌活一方无此味 藁本 升麻 白芷 甘草炙，各等分

上为细末，每服二钱，食后茶清调服。

苍耳散 治鼻流浊涕不止，名曰鼻渊。

辛夷仁半两 苍耳子炒，二钱半 白芷一两 薄荷叶五分。一方五钱

上为末，每服二钱，葱茶清，食后调下。

丹溪方 治鼻渊属湿热痰积者。

南星 半夏 苍术 白芷 神曲 酒芩 辛荑 荆芥各等分

上为末，水调食后服。

一方 治右鼻管流浊涕有秽气，脉右寸滑，乃湿热痰积也。

酒芩一两 苍术 半夏各一两 白芷 石膏 人参 葛根各半两

上锉，分七帖服之，全愈。

补脑散 治阳虚脑寒鼻渊者。

天雄炮 辛夷仁 苍耳茸各等分

上为末，每服二钱食后酒调下。

单南星饮 治风邪入脑，宿冷不消，鼻内结物，窒塞脑气，遂流浊髓。

南星一味为末，每服二钱，用枣七枚、甘草少许同煎，食后服，三四服后，其硬物自出，脑气流转，浊涕自收，外用荜拨饼。

天竺黄丸 治鼻渊。

当归 川芎 白芷 人参 茯苓 麦门冬 防风 荆芥 薄荷 苍耳子 香附子 秦艽 甘草各一钱 天竺黄三钱

上为细末，炼蜜丸如桐子大，每服三四十丸，米汤下。

秘方 治鼻中时时流臭黄水，甚者脑亦时痛，俗名控脑砂，有虫食脑中。

用丝瓜藤近根三五尺许，烧灰存性，为细末，酒调服之，即愈。

川乌散 治鼻流臭黄水。

防风 白附子 川乌 甘草节 川芎 白芷 细辛 干姜 菖蒲 茯苓各等分

上为末，每服三钱，葱汤调下。

一方 治鼻渊并臭，名控脑砂。

宿香二钱，去白 橙叶焙干，二钱 白牛毛二钱 沉香 雄黄 皂角各少许

上为末，吹入鼻中，倘有少血出不妨，血出，加栀子。

治鼻衄方

细辛散 治肺伤风冷，鼻流清涕，头目疼痛，胸膈不利。

细辛一两 诃梨勒煨，去核 附子炮，去皮脐 白术 蔓荆子 川芎 桂心各七钱半 枳壳麸炒 甘草炙，各五钱

上㕮咀，每服三四钱，加生姜三片，水煎，食后服。

丹溪方 治肥人鼻流清涕，乃饮食痰积也。

苍术 片芩 南星 川芎 白芷 辛夷 甘草各等分

上或末或丸，皆可白汤下。

一方 治鼻塞清涕出，脑冷所致。

通草 辛夷各半两 细辛 甘遂 桂心 芎䓖 附子各一两

上为细末，蜜丸，绵裹纳鼻中，密封勿令泄气，丸如麻子稍加大，微觉少痛，效，捣姜为丸即愈。

辛夷散 治鼻塞脑冷，清涕自出。

细辛 川椒 干姜 川芎 吴茱萸 辛夷 附子各三钱 皂角屑半两 桂心一两 猪脂六两

上煎猪脂成膏，先一宿以苦酒浸前八味，取入油煎附子黄色，止以绵裹塞鼻孔中。本方去辛夷名细辛膏。

荜拨饼

荜拨 香附 大蒜

上杵作饼，纱衬炙热，贴囟门上，用熨斗火熨透，其涕自止。

治鼻痔方

羊肺散 治肺虚上壅，鼻生瘜肉，不闻香臭。

白术四两 肉苁蓉 木通 干姜 川芎各一两，俱为末 羊肺一具，洗

上以水调前药，稀稠得宜，灌入肺中，煮熟细切，焙干为末，每服二钱，食后米饮调下。

辛夷膏 治鼻生瘜肉，窒塞不通，有时疼痛。

辛夷叶二两 细辛 木通 木香 白芷 杏仁汤泡，去皮尖，各五钱

上用羊髓、猪脂二两和药，于石器内慢火熬成膏，取赤黄色放冷，入龙脑、麝香各一钱，为丸，绵裹塞鼻中，数日内脱落，即愈。

白黄散 治鼻齆、瘜肉、鼻痔等证。

雄黄 白矾 细辛 瓜蒂各等分

上为末，搐入鼻中。

轻黄散 治鼻中瘜肉。

轻粉 杏仁去皮尖双仁，各一钱 雄黄半两 麝香少许

上于净乳钵内，先研杏仁如泥，后入雄黄、麝香、轻粉同研极细，用瓷盒盖定，每有患者，不问浅深，用箸头点粳米大在鼻中瘜肉上，每日夜卧点一次，半月见效。

郁金散 治鼻中生瘜肉。

郁金 猪牙皂各一两，二味水浸一宿久，煮透郁金为度，去皂角不用，以郁金焙干 北细辛半两 麝香 硇砂各一钱

上为末，炼蜜丸如茶子大，每服一丸，食后细嚼茶汤下。

一方 治瘜肉，因胃中有食积热，痰流注，治本当消食积。

蝴蝶矾 细辛各一钱 白芷五分

上为末，以绵裹药纳鼻中，频频换。一方，蝴蝶矾三分、细辛一钱，如此法塞鼻。《三因方》单用枯矾末，面脂和，用绵裹少许，纳鼻中，数日瘜肉与药消落。上鼻中用此药塞，更以星、半、苍术、酒芩、连、神曲、辛夷、细辛、白芷、甘草消痰积之药，服之为效也。

瓜蒂散 治鼻中有瘜肉，不闻香臭。

瓜蒂 细辛各等分

上为细末，以绵包如豆许，塞鼻中，须臾即通。有人患瘜肉，垂出鼻外，用此药即化为黄水，点滴至尽，三四日愈。《圣惠方》单用陈瓜蒂，以羊脂和敷上，日三次效。一法先将鼻中瘜肉，用针微刺，令患人含水一口，后以瓜蒂末，和麝香少许，用水数滴，吹鼻内，出涎水，则愈。此苦能涌泄也，能泄其实，则瘜肉愈

一方 治鼻中肉赘（音坠），臭不可近，痛不可摇。

以白矾末，加硇砂少许，吹其上，顷之，化水而消，与胜湿汤、泻白散二帖，此厚味壅湿热蒸于肺门，如雨雾之地，突生芝兰也。

一方 治瘜肉。

用雄黄一块 如枣核塞鼻中，过十余日，瘜肉自落。

又一方 用狗骨烧灰，加硇砂少许，每用搐鼻中，瘜肉自化。

一方 以胡荽揉烂塞鼻中一夕，自然落出。

瓜矾散 消鼻痔。

瓜蒂炒，四钱 甘遂一钱 白矾枯 螺壳炒 草乌尖炒，各五分

上为末，用真麻油调令软硬得所，施丸如鼻孔大，每日一次，以药入鼻内，令达痔肉上，其痔化为水，肉皆烂下，即愈。

二丁散 取鼻痔

苦丁香即瓜蒂 赤小豆 丁香各十四个

上慢火焙干为末，入脑子少许，口内先含水，次将小竹管吹药入鼻中，如半盏茶时尽为度，候头疼时取下。

又方 取鼻痔。

巴豆十二粒，去壳 阳起石一钱 石莲心三十枚

上为末，每服半字许，搐入鼻内，又有绵块子蘸药塞入鼻中，其痔肉化烂自出。

又方 取鼻痔。

蝎梢一钱 巴豆去油，五粒 丁香五粒 白丁香七粒

上为细末，用螺青一字和匀，用内消膏药溶开，入上件末药搜和，丸如龙眼核大，临卧用一丸安鼻内。

治鼻疮方

洗肺散 治鼻中生疮。

黄芩 半夏各二钱 天门冬去心 麦门冬 杏仁去皮尖，各一钱 五味子二钱半 甘草五分

上锉，加生姜五片，水煎，食后服。

一方 治久患鼻疮，脓极臭者。

用百草霜研细，用冷水调服三钱。

治鼻中生疮方

烧祀灶饭末，以敷鼻中。

一方 乌牛耳垢敷之。

一方 牛鼻津敷之。

一方 治疳虫蚀鼻生疮。

烧铜箸头，以酢淬之数过，取酢敷之，又以人尿灰涂之，瘥。

治酒齄鼻方

清血四物汤 治热血入肺，鼻赤成酒齄鼻。

当归酒洗 川芎 白芍药酒炒 生地黄酒洗 黄芩酒炒 红花酒洗 茯苓 陈皮各等分 生甘草减半

上锉，加生姜一片，水煎，调五灵脂末同服。如气弱，加酒浸黄芪。

升麻汤

熟半夏 茯苓 白芷 当归各二钱 苍术 干葛 桔梗 升麻各一钱 大黄蒸 芍药各三钱半 熟枳壳 干姜各半钱 陈皮 甘草各一钱半

上㕮咀，每服五钱，加生姜、灯心，水煎，食前服。

清肺饮子 治鼻红肺风。

山茶花 黄芩 胡麻仁 山栀子 葛花 苦参 甘草各二两 薄荷三两 连翘 荆芥 芍药 防风各一两

上为末，茶清调服三钱，后用擦药。

归参丸 治酒齄鼻，乃血热入肺。

当归二两　苦参四两

上为末，酒糊丸如桐子大，每服七八十丸，食后热茶下。

金花丸　治上焦一切火证鼻红。

黄连　黄芩　黄柏　栀子　大黄酒煨　桔梗各等分

上为细末，水丸如桐子大，每服五十丸，临卧白汤下。

单栀子丸　治鼻头红紫。

山栀子

上为末，蜜蜡丸如弹子大，空心嚼一丸，白汤下。

当归活血汤　治鼻准头紫黑，血冷凝滞。

当归　川芎　芍药　荆芥　薄荷　白芷　连翘　防风　桔梗　山栀　黄芩　牡丹皮　红花　甘草各等分

上锉一剂，加生姜一片、细茶一撮，水煎，食后温服。

一方　治赤鼻。

枇杷叶去毛，一两　栀子仁五钱

上为末，每服二三钱，温酒下，早服去右边，晚服去左边。

白龙丸　治酒齇鼻，并满面紫赤酒刺。

川芎　藁本　细辛　白芷　甘草各等分

上为末，每四两入煨石膏末一斤，水丸，逐日用此丸末洗面，如泡豆法，更罨少时，方用汤洗去。

硫黄散　治酒齇鼻，及鼻面上生黑粉刺。

生硫黄　轻粉各一钱　杏仁十四个，去皮

上为细末，用杏仁研膏，和药捏成饼，临卧涂贴鼻上，次旦洗去。一法以白盐常擦，妙。

秘方　治酒齇鼻①。

硫黄一两　白果烧灰，二钱　轻粉　白

矾各五分　琥珀三分

上为末，用烧酒一碗入酒壶，将前药装内，封固悬空锅内，热汤浸壶，慢火顿一二时取出，放冷，日用烧酒涂，夜用沉底药末敷患处。

铅红散　治风热上攻阳明经络，面鼻紫赤刺瘾疹，俗呼肺风，以肺病在皮肤也。

硫黄　白矾枯，各五钱

上为细末，入黄丹少许，药与病人面色同，每上五分，津液调之，洗漱罢及临卧，再上，兼煎升麻汤下泻青丸服之。（升麻汤在前，泻青丸在火热门）

擦鼻法　治鼻红肺风。

白矾　水银　京墨各一钱　轻粉七分　核桃七个　杏仁　大枫子各四十九个　五味子四十九粒　白杨②七个

上为末，鸡子清调擦患处。

粉黄散　治酒齇鼻。

硫黄入萝卜内煨，一分　乳香　轻粉　乌头尖各少许

上为末，面油调，临卧敷，早晨洗去。酥调尤佳，或用胆矾敷之。

一方　治酒齇鼻。

片脑些少　硫黄五分　枇杷叶一钱

上用猪脏去头段一尺，用第二段一尺，割下脏上脂，煎成油调和前药末，入生脏内，两头缚定，挂当风处七日，用时将小针于脏上针孔，捏出药少许，用手敷患处，十日内全愈。

一方　治酒齇鼻，赤如瘤。

乳香　硫黄　细辛　轻粉各等分

上为末，水调敷。

槟榔散　治鼻头赤。

槟榔　硫黄各等分　片脑少许

---

① 酒齇鼻　"鼻"后原衍"皮"一字，今删。
② 白杨　当作"白梅"。

上为细末，用粗绢帛包裹，时时于鼻上覆。

鼻赤方　亦治面疮风刺。

木鳖子_{去壳}　大枫子_{去壳}　轻粉　硫黄_{各等分}

上为细末，不时以唾调擦。

大枫油　治酒齄鼻。

草乌尖_{七个}　麝香_{少许}

上为细末，入大枫子油，以磁器盛火上调匀，先以生姜擦鼻上，然后用药擦之，日三次。

硝黄散

朴硝　大黄_{各等分}

上为细末，用冷水调敷鼻上。

一方　黄柏　苦参　槟榔_{各等分}

上为末，以猪脂调敷。

一方　青黛　槐花　杏仁_{各等分}

上研敷之。一方用杏仁研乳汁敷之。

一方　治酒齄鼻。

黄连末　天钩藤_{烧灰}

上和匀，以桐油调敷之。

鼻赤方

新银杏嚼烂，敷于鼻上，不过五七次复旧。

卷一百零五

口唇舌病

论[①]

虞氏曰：《内经》云：中央黄色，入通于脾，开窍于口，藏精于脾，故病在舌。夫口之为病，或为重舌木舌，或为糜烂生疮，或见酸、苦、甘、辛、咸味，原其所因，未有不由七情烦扰，五味过伤之所致也。经曰：阴之五宫，本在五味，阴之五宫，伤在五味是也。是以肝热则口酸，心热则口苦，脾热则口甘，肺热则口辛，肾热则口咸。有口淡者，知胃热也。外有谋虑不决，肝移热于胆而口苦者，亦有脾胃气弱，木乘土位而口酸者，或膀胱移热于小肠，膈肠不便，上为口糜生疮溃烂，则伤寒狐惑之证。上唇生疮，虫食其脏，下唇生疮，虫食其肝也。又舌吐不收，名曰阳强，舌缩不能言，名曰阴强，为病种种不同，各宜类推而治之。

选要论曰：口者脾之窍，舌者心之苗，齿者肾之标，故诸经多有会于口者。盖五味入口，藏于胃，脾为之运化津液，以养五气。五气者，五脏之气也。节宣微爽，五脏之气偏胜，由是诸疾生焉。故口臭者，乃脏腑臊腐之气，蕴积于胸臆之间而生热，冲发于口也。口疮者，脾气凝滞，加之风热而然也，治之当清胃泻火是也。丹溪曰：脾热口甘，（一云口苦）三黄丸主之。胆热口苦，谋虑不决所致，小柴胡汤加麦门冬、酸枣仁、地骨皮、远志。口疮，以西瓜水徐徐饮之，无瓜时以瓜皮烧灰擦之。实热生疮，凉膈散、甘桔汤。口疮服凉药不愈者，乃中焦气不足，虚火泛上无制，用理中汤，甚者加附子，或用官桂噙之。一小儿口疮，疼不下食，若以伤寒狐惑治之必死，后以白矾汤于脚上浸半日，顿宽，以黄柏、蜜炙僵蚕炒为末敷，立下乳而安。

丹溪活套云：肝胆有实热，令人口酸而苦，小柴胡加甘草、龙胆草、青皮之类，甚者当归龙荟丸。若谋虑不决，肝胆虚而苦者，人参、远志、茯神、甘草为君，柴胡、龙胆草为佐使，甚者钱氏地黄丸，虚则补其母也。心热而口苦，或口舌生疮，黄连泻心汤、牛黄清心丸、凉膈散之类。脾热而口甘者，三黄丸、平胃散之类。肺热而口辛者，甘桔汤、泻白散、金沸草散之类。肾热而口咸者，滋肾丸、大补阴丸、滋阴大补丸之类。

戴氏曰：口舌生疮，皆上焦热壅所致，宜甘桔汤加芩、连，外以柳花散撒之。经云：膀胱移热于小肠，膈肠不便，上为口糜。心胃壅热，水谷不转，下传小肠，以导赤散去小肠热，五苓散泻膀胱热，相合服之，外以胡连散。

东垣曰：口燥咽干者，饮食不节，劳倦所伤，以致脾胃虚弱，乃血所生病，主口中津液不行，故口燥咽干，病人自以为

---

① 论 "论" 字原脱，今补。

渴，医以五苓散治之，反加渴燥，乃重竭津液，以致危亡。经云：虚则补其母。当于心与小肠中补之，乃脾胃之根蒂也。以甘温之药为之主，以苦寒为之使，以酸为之臣，佐以辛。心苦缓，急食酸以收之，心火旺，则肺金受邪，金虚则以酸补之，次以甘温及甘寒之剂，于脾胃中泻心火之亢盛，是治其本也。

薛氏曰：茧唇者，经云：脾气开于口，又云脾之荣在唇，盖燥则干热，则裂，风则瞤，寒则揭若唇肿起，白皮皱裂如蚕茧，名曰茧唇。有唇肿重出如茧者，有本细末大如茧如瘤者。或因七情动火伤血，或因心火传授脾经，或因厚味积热伤脾。大要审本证，察兼证，补脾气，生脾血，则燥自润，火自除，风自息，肿自消。若患者忽略，治者不察，妄用清热消毒之药，或用药线揭取，反为翻花败证矣。

折衷方云：脾脏应唇，通口气，脾胃为合足阳明胃之经，其脉侠口环唇，故脾胃受邪，则唇为之病。风则动，寒则紧，燥则干，热则裂，气郁则生疮，血少则涩而无血色。治法内理其脾胃，外敷以药，无不愈矣。

统旨云：《内经》曰：中央黄色，入通于脾，开窍于口，藏精于脾，故病在舌。又云：心脉系舌本，脾脉络系舌旁，肝脉络舌本。或因风寒所中，则卷缩而不言；七情所郁，则舌肿满而不消。肝壅则血上涌，心热则舌裂成疮，脾热则舌强滑胎。因于风者散之，寒者温之，热者清之，痰者开之，郁者解之。又有舌无故常自痹者，不可作风治，由心血不足，用理中汤合四物汤服之。有痰气所致者，顺气豁痰汤，有火者加芩、连。舌上疮久蚀成穴，累服凉药不效，后用黑锡丹，遂得渐愈，此亦下虚故上盛也。

叶氏曰：舌者心之苗，又脾之络，系舌下，故舌有病，皆二经之所为也。舌根胀肿者为重舌，舌肿而不柔和者为木舌，治法皆以泻心脾二经之火为先，外用针砭刺出其血。其舌上生胎，或白或黄，或黑或如板强，不独伤寒为然，虽杂病亦有之，由内热深浅而其色不同耳，治者辨之。

李氏曰：口病有热，亦有虚，一心主舌，脾主唇口，然心脾之气，恒相通也。心贵安静，七情烦扰过度，则心火炎盛，加之饮食厚味，积热而口生疮或臭。劳心者，犀角琥珀膏。心劳厚味者，气出腥臭，唾涕稠粘，口干舌燥，泻白散加桔梗、知母、麦门冬、黄芩、五味子。痰热浅者，薄荷煎。深者，五福化毒丹。热甚，一脏偏胜，则口味失常，心热，口苦生疮，凉膈散，黄连阿胶丸。肝热口酸而苦，小柴胡汤加龙胆草、青皮、甘草，甚者当归龙荟丸。谋虑不决，胆虚口苦，人参、远志、茯神、甘草为君，柴胡、龙胆草为使，甚者肾气丸。脾热，口干或臭，泻黄散、四顺清凉饮、甘露饮、三黄丸。肺热口辛，甘桔汤、泻白散。肾热口咸，滋肾丸。然肝移于胆，则口亦苦；木乘脾，则口亦酸；胃热，或淡或甘；肾化火，则苦而甘。要之热胜则苦，寒胜则咸，宿食则酸，烦躁则涩，虚则淡，脾热则甘，劳郁伤肺则口臭、口糜。膀胱移热小肠，溺涩。虚热口疮糜烂者，柴胡、地骨皮等分水煎服，甚者加硝、黄。心胃壅热，水谷不化者，导赤散合四苓散。如热盛并大便不通，脐痛喘急，口疮溃烂者，泻白汤，血热者，鸡苏丸。口疮久不愈，服凉药反甚者，乃虚火上攻，中焦不足，理中汤，甚者加附子。下虚甚者，秘传降气汤吞黑锡丹二十丸。阴虚者，四物汤加知柏，或补阴丸，年久不愈者，黑参丸。

口中疮赤者心热，白者肺热，赤白者心肺俱热。虚火郁热，蕴于胸中，乃作口臭，因与前同，外用川芎、白芷等分，蜜丸，含化，或香附子亦可。又曰：心之本脉系于舌根，脾之络系于舌两旁，肝脉循阴气络于舌本，肾之津液出于舌端，分布五脏，心实主之。故曰：诸经皆会于口。外感风寒传经者，则舌胎自白而黄，而黑者死。卒中者，则舌强而短，舌卷不言者死。大概风用小续命汤，寒用理中汤，热用甘桔汤加防风、枳壳、黄芩。风寒湿，舌强者，用白矾、肉桂末等分，安舌下。内因七情气郁，肿满不得息者，金沸草汤。久不愈者，黑参丸，外用古霜盐散。因怒，单绣铁粉涂之。一舌肿满，口气不得吐者，名木舌，用陈茶、陈白梅入巴豆七枚，同捣成膏，薄荷水调刷口中，得下咽片时，即下一二行，以粥补住。如生疮，连腮颊肿者，元参升麻汤。舌肿满口，不能声，饮食不通者，名重舌，用蒲黄频刷舌上自退。如不能咽药，即以黄连浓煎，时时呷之，以泻心火。舌肿如猪胞者，以针刺舌下两旁大脉，出血即消。切勿刺中脉，令血不止。误刺，以火烧铜箸烙之，血再不止者死。或醋调锅墨，敷舌上下，脱去再敷，须臾自消。不食亦死。舌肿，舌下有虫，如蛣蜋卧蚕，头小白有尾，可烧铁烙舌头上，即消。舌长过寸者，单冰片末敷之。肾虚火，色淡，黑一二点，宜以生姜蜜水洗红，后用补肾，兼痰火药。肺有痰热，舌强壅肿，或短，甘露饮。肝热舌出血如泉，单槐花末撒之。心热生疮破裂，单黄连煎汤服。脾热舌胎干涩如雪，薄荷蜜冰柏丸。心脾热者，升麻葛根汤加薄荷、黄芩、桔梗。又曰：茧唇紧小，不能开合，饮食不得，不急治则死，外用青皮烧灰，猪脂调擦，仍将青皮灰末，每一钱，酒调服之。内治，实者泻

黄散，虚者菊睛丸，肿者薏苡仁汤。

脉　法

脉经曰：左寸洪数，心热口苦。右寸浮数，肺热口辛。左关弦数而虚，胆虚口苦甚，洪而实，肝热口酸。右关沉实，脾胃有实热，口甘。兼洪数者，口疮，或为重舌。木舌脉虚者，中气不足。口疮若服凉药不愈，宜理中汤。

或曰：口苦生疮，脉洪疾速，若见脉虚，中气不足。

治口见五味方

黄连泻心汤　治心经蕴热口苦。

黄连去须，为细末，水调服一二钱。

龙胆泻肝汤　经曰：有病口苦，名曰胆瘅。乃肝主谋虑，胆主决断，盛汁七合，是清净之府，取决于胆，胆或不决，为之隐怒，则气上逆，胆汁上溢，故口苦，或热甚而使然也，此汤主之。

柴胡一钱半　黄芩一钱　人参　黄连　山栀　龙胆草　天门冬去心　麦门冬去心　知母　甘草各八分　五味子二十粒

上㕮咀，水煎，食远服，忌辛热物，大效。

加味小柴胡汤　治胆热口苦，乃谋虑不决所致。

柴胡　黄芩　人参　半夏　甘草　麦门冬　酸枣仁　远志　地骨皮

上锉，水煎服。

益胆汤　治谋虑不决，肝胆虚气，上溢则口苦证。

黄芩　甘草炙　人参各一钱　远志去心，八分　茯神去木　苦参各五分　官桂三分

上锉，水煎，食远服。

加味小柴胡汤　治肝胆有实热，口酸而苦，并怒则口苦或胁胀，或发热，俱可服。

依本方加龙胆草、青皮、甘草各等分。

上锉，水煎服。（加味小柴胡汤见上）

伐肝补脾汤 治脾胃气弱，木乘土位而口酸。

黄连 柴胡 芍药 白茯苓各一钱 白术一钱半 人参八分 青皮醋炒，七分 甘草炙，五分

上锉，水煎，食前服。

三黄丸 治三焦实热，及脾热口甘。

黄芩春四两，夏秋六两，冬三两 黄连春四两，夏五两，秋三两，冬二两 大黄春三两，夏一两，秋二两，冬五两

上为末，炼蜜丸或水丸如桐子大，每服百丸，食后茶清白汤下。

三黄汤 治脾热口甜。

黄连 黄芩 山栀 石膏 芍药 茯苓 桔梗 陈皮各一钱 白术 甘草各五分

上锉一剂，加乌梅一个，水煎，食后服。

泻白散 治肺热口辣。

桑白皮 地骨皮各二钱 甘草一钱

上锉一剂，水煎，食后温服。

滋肾丸 治肾热口咸。

黄柏 知母各二两，俱用酒拌湿，阴干 肉桂一钱

上为末，以熟水丸如桐子大，每服五七十丸，白沸汤下。

治口疮方

升麻散 治上膈壅毒，口舌生疮，咽喉肿痛，先用此药升散。

升麻一钱半 赤芍药煨 人参 桔梗 干葛 薄荷 防风各一钱 甘草炙，五分

上㕮咀，每服加生姜三片，水煎，食后温服。

加减凉膈散 治三焦火盛，口舌生疮。

连翘 黄芩 黄连 山栀子 桔梗 薄荷 当归 芍药 生地黄酒炒 枳壳 甘草各等分

上锉，水煎，食远服。

增损如圣散 治上焦热壅，口舌生疮。

桔梗二两 甘草炙，一两半 黄芩一两 防风半两 枳壳炙，二钱半

上为末，每服三钱，水煎，食后服。

黄连汤 治口舌生疮，亦治赤眼。

黄连三钱，为末

上用好酒，煎一二沸，候冷，噙漱或咽下，即能赴筵。

黄连升麻汤 治口舌生疮。

升麻一钱半 黄连三钱

上为细末，绵裹含津咽。

泻白汤 治大肠实热，腹胀不通，侠①脐痛，食不化，喘不能久立，口舌生疮。

橘皮 竹茹 黄芩 山栀 黄柏各五分 芒硝 茯苓各一钱 生地黄三钱

上锉，加姜、枣，煎服。一方有白术、桂心。

防风通圣散 治风热炽盛，口舌生疮，大便秘结，或发热烦躁，疮毒作痒等证。

防风 当归 川芎 芍药 大黄 芒硝 连翘 薄荷 麻黄 桔梗 石膏 黄芩各一两 白术 山栀子 荆芥各二钱半 甘草二两 滑石三两

上锉，每服五七钱，水煎，或为末，白汤调下。

栀子清肝散 治三焦及足少阳经风热，口舌生疮，或耳内作痒，出水，疼痛，或胸间作痛，或寒热往来。

茯苓 川芎 芍药 牛蒡子炒 当归

---

① 侠 通"夹"。

各七分　柴胡　山栀　牡丹皮各一钱　甘草五分

上锉，水煎服。

清心莲子饮　治口舌生疮，烦躁作渴，小便赤涩，口干便浊，夜间安静，昼则举发，此热在气分。

石莲子　人参　黄芪炒　茯苓　柴胡　黄芩各一钱　麦门冬　地骨皮　车前子炒　甘草各一钱半

上锉，水煎服。

升麻柴胡汤

升麻　柴胡　芍药　木通　山栀子各一两　黄芩　大青　杏仁各五钱　石膏二钱半

上锉，每服四五钱，水煎服。

清热补气汤　治中气虚热，口舌如无皮状，或发热作渴。

人参　白术　茯苓　当归酒拌　芍药炒，各一钱半　升麻　五味子　麦门冬　元参　甘草炙，各五分

上锉，水煎服。如不应加炮姜，更不应加附子。

清热补血汤　治口舌生疮，体倦少食，日晡益甚，或目涩热痛，此热在血分也。

熟地黄酒拌　当归酒拌　川芎　芍药各一钱　元参七分　柴胡　牡丹皮　黄柏　知母　五味子　麦门冬去心，各五分

上锉，水煎服。如不应，补中益气汤加五味子治之。

四物二连汤　治血虚发热，口舌生疮，或昼寒夜热。

当归　生地黄　白芍药　川芎　黄连　胡黄连各一钱

上锉，水煎服。

人参理中汤　治口舌生疮，饮食少思，大便不实，或畏寒恶热，作呕腹痛，此中气不足，虚火炎上。

人参　白术　干姜煨　甘草炙，各等分

上锉，每服五七钱或一两，水煎服。若四肢逆冷，或呕吐泄泻，加附子。

香砂六君子汤　治口舌生疮，服凉药过多，以致食少作呕，或中气虚热所致。

人参　白术　茯苓　半夏　陈皮各一钱　藿香　砂仁各八分　甘草炙，六分

上锉，加生姜，煎服。

人参安胃散　治胃经虚热，口舌生疮，喜热饮食。

人参　白茯苓各一钱　黄芩二钱　芍药七分　陈皮　甘草炙，各五分　黄连三分

上锉，水煎服。

七味白术散　治虚热口舌生疮，不喜饮冷，吐泻口干。

人参　白术　白茯苓　甘草炙　木香　藿香各五分　干葛一钱

上锉，水煎服。

当归补血汤　治口舌生疮，血气俱虚，热渴引饮，目赤面红，其脉洪大而虚，重按全无。

黄芪炙，一两　当归酒洗，二钱

上锉，水煎服。

清热化痰汤　治上焦有热，痰盛作渴，口舌肿痛。

贝母　天花粉　枳实炒　桔梗各一钱　黄连各一钱二分　元参　升麻各七分　甘草五分　黄芩一钱二分

上锉，水煎服。

丹溪方　治口疮，舌强多痰。

白术　甘草梢各一钱　人参　赤芍药　木通　生地黄各五分　黄连炒，二钱　瓜蒌子十二枚

上锉一帖，煎服。

赴宴散　治三焦实热，口舌生疮糜烂，痛不可忍者。

黄连　黄柏　黄芩　栀子　细辛　干姜各等分

上为细末，先用米泔漱口，后擦药于

患处，或吐或咽不拘。

冰柏丸 治口舌生疮。

黄柏 薄荷 硼砂各等分 冰片减半

上为末，蜜丸弹子大，每噙化一丸。

五福化毒丹 治积热惊惕，狂谵烦渴，颊赤咽干，唇口肿破生疮，夜卧不安，头面遍体多生疮疖，及小儿惊风，痰热潮搐等证。

元参 桔梗各二两 茯苓二两半 人参

牙硝 青黛各一两 甘草七钱半 麝香一分

上为末，炼蜜丸如芡实大，金银箔各四十片为衣，每一丸或半丸，小儿一丸分作四服，俱薄荷煎汤化下，食后临卧服。如大人口臭，及小儿痘疹上攻，口齿涎血臭气，用生地黄自然汁化一丸，以鸡翎刷口内。热疳黄瘦，雀目者，陈粟米泔水下。

琥珀犀角膏 治咽喉口舌生疮茵[①]，其效如神。

琥珀 犀角 辰砂各一钱 茯神 人参 酸枣仁各二钱 片脑一字

上各另为极细末，用炼蜜搜成膏子，以瓦罐收贮密封，俟其疾作，每服一弹子大，以麦门冬浓煎汤化下，一日五服。

黑参丸 治口舌生疮，经久不愈。

元参 天门冬 麦门冬各等分

上为末，炼蜜丸如弹子大，每一丸绵裹噙化，津液下。

硼砂散 治口舌生疮及咽喉肿痛，皆效。

硼砂 马牙硝 石膏 寒水石 枯白矾各二钱 片脑二分

上为细末，每用半钱，撒入患处，及新汲水调下。

薄荷煎 治口舌生疮，咽喉肿痛，痰涎壅塞。

薄荷二两半 川芎二钱 砂仁 甘草各

三钱 片脑五分

上另为末，和匀，蜜调成膏，任意嚼咽。一方去片脑，加桔梗。

薄荷蜜 治舌上生疮，或胎干涩，语言不真。

白蜜 薄荷自然汁等分

上先以生姜蘸水揩，然后敷之。

碧云膏 治一切积热，口舌生疮，心烦喉闭，燥渴肿痛。

碧雪 芒硝 马牙硝 朴硝各一斤 石膏 寒水石 滑石水飞，各六两 青黛一两

上为细末，以甘草一斤煎水，和诸药匀，再入火煎，用柳木搅匀，入青黛又搅匀，倾出盆内，候冷成块，研为细末，每用少许，噙化。如喉闭，每用少许，吹入喉中。

碧雪 治口疮及咽肿痛，神效。

蒲黄 青黛 硼砂 焰硝 生甘草各等分

上为细末，敷之。咽喉肿痛，鹅管吹入。

一方 治口疮。

细辛 黄柏炙，等分，一云黄连

上研极细末，敷之，噙少时当满口有涎，吐之，少倾又敷又噙，如是五七次即愈。一方有黄连。又一方单用黄柏蜜炙为末，撒疮上。

绿袍散 治口疮。

黄柏四钱 甘草炙，二钱 青黛一钱

上为末，擦患处，噙之，吐出涎立愈。一方有密陀僧，无甘草。

赴筵散 治赤白口疮。

黄柏 青黛 密陀僧

上为末，干贴疮上。

一方 治赤口疮。

---

① 茵 垫褥的通称。此谓舌下肿起如垫。

白矾枯 没药 乳香 铜绿各等分

上为细末，撒之。一方单用枯矾末，撒之，或噙良久，水漱又噙。

一方 治白口疮。

雄黄 没药 乳香各一钱 轻粉 巴豆霜各少许

上为细末，撒之。

又方 治白口疮。

黄柏 荜拨各等分

上为末，醋调擦，水漱。

柳花散 治口疮赤白。

元胡索一钱 黄柏 黄连各五分 青黛 密陀僧①

上为末，频撒之。

槟榔散 治口疮疼痛，大有神效。

五倍子三钱 寒水石半两煅 蒲黄 黄丹各二钱半

上为末，每服少许，干贴疮上。

龙石散 治大人小儿上膈壅毒，口舌生疮，咽嗌肿塞，疼痛妨闷。

朱砂一钱半 寒水石煅通赤，三钱二分半 生脑子二钱半

上为末，每用少许，撒贴患处，咽津每日三五次。又小儿疮疹毒气攻口齿，先用五福化毒丹扫后，仍用此药撒贴，立效。

清金散 治大人小儿白口疮，急恶状似木耳。

五倍子去土，四钱 青黛四钱

上为末，好油调贴疮上，咽喉中疮烂用竹管吹入喉中，有津吐出。一方单用五倍子为末，擦之，便可饮食。

赴筵散 治口疮疼痛。

五倍子嫩者，一两 黄柏蜜炒 滑石各半两

上为末，每服半钱，干撒疮上，良久便可饮食。一方有铜绿半两、麝香一字。

一方 治口疮。

白矾一两，枯至半两 黄丹一两，火煅红放下，再炒紫色为度

一方 治口内生疮。

明矾枯 黄丹炒 盐白梅烧存性，各一钱 人中白一钱半 麝香少许

上为细末，干撒口内。甚者加硼砂半两、片脑一分。

一方 治膈上热极，口舌生疮。

腻粉一匕 杏仁七枚，不去皮尖

上二味临卧时细嚼，令涎出则吐之，用温汤漱口，未痊再用。

一方 治满口生疮，此因虚壅上攻。

草乌一个 南星一个 生姜一块

上焙干为末，每服二钱，临卧时用醋调作掩子，贴手足心，来日便愈。

一方 治虚火口疮。

甘草 干姜各等分

上锉，和匀，细嚼噙之。

既济丹 治疮上热下寒者。

黄连 干姜各等分

上为末，噙且服之。

二皂散 治口舌生疮，牙宣出血。

大皂角烧存性 牙皂烧存性 铜绿 胆矾 雄黄 孩儿茶 百草霜 枯矾各等分

上为细末，先将米泔水漱口，洗口疮，然后擦药。

黄白散 治口疮如神，并口生疳疮。

黄柏 孩儿茶 枯白矾各等分

上为末，先用陈仓小米熬汤，晾冷，漱口净，将药末撒患处。不拘三五年，诸治不愈者，敷三五次即愈。

一方 治口内生疮。

朴硝一钱 寒水石火煅，一两

上同研，入朱砂如桃红色，敷患处，咽下不妨，味苦加甘草。

一方 用焰硝、硼砂含口勿开，外以

————————

① 青黛 密陀僧 此二药原脱剂量。

南星为末，醋调贴足心涌泉穴上，神效。

一方 孩儿茶、硼砂各等分，为末，敷口内疮。

一方 以蔷薇根，避风处打去土，煮浓汁，温含，冷易之。

一方 以胆矾一块，用百沸汤泡开，含漱一宿可瘥八分。

又一方 用白矾汤含漱亦好。

一方 单文蛤末，敷之。

一方 夏月用西瓜水，徐徐咽之，冬月无水，以皮烧灰噙之。

一方 以好墨研蝼蛄极细，敷之立效。

一方 用生姜一块，临卧时细嚼，含。睡不得开口出气，眠着不妨，睡觉咽下。

一方 香附叶煮汁漱口，神效。

一方 以远志醋研，鹅毛扫患处出涎。

半夏散 治少阴口疮，声绝不出者，是寒遏绝阳气不伸也。

半夏一两 肉桂 乌头各一字

上水煎一盏，分作二服。

甘矾散 治太阴口疮。

甘草二寸 白矾栗子大，一块

上含化咽津。

化毒法

凡口疮无问新旧，遇夜卧，将自己两丸①以手捋紧②，左右交手揉三五十遍，但遇夜睡着行之，如此三五度。因酒而生者，一夜愈。久病诸口疮，三二夜愈。如鼻流清涕，恶寒者，捋二丸，向上揉之，数夜可愈。

一方 治口疮。

用缩砂不拘多少，烧为末，撒即愈。

一方 槟榔烧灰存性为末，入轻粉敷之。

一方 猪蹄壳烧为末，敷之立止。

一方 以古文钱二十文烧赤，投酒中服之，立瘥。

一方 治小儿口疮通白者，及风疳疮蚀透者。

白僵蚕炒黄色，拭去蚕上黄肉毛，为末，蜜和敷之，立效。

一方 治口牙疳疮。

用山栀去仁，填白矾，入柳叶火中煅为末，吹入口中。

一方 治口疮疼痛。

用巴豆半枚，生研，和米饭一豆大，杵和，贴印堂对眉间，约半刻许，觉红就去，不可跑走，小儿减半用之。

治口糜方

柴胡地骨皮散 治膀胱移热于小肠而口糜生疮溃烂者。

柴胡 地骨皮各五钱

上锉，水煎，食后服。实者，加大黄、朴硝以利之。

导赤五苓散 治膀胱移热于小肠，膈肠不便，上为口糜。

茯苓 猪苓 泽泻 白术 肉桂 生地黄 木通 甘草各等分

上锉，水煎服。一方去桂。

口糜散 治口疮糜烂。

黄柏 黄连各一两 雄黄 没药各二钱片脑五分

上共为细末，每用分许，着于疮上，良。

胡黄连散 治口糜。

胡黄连五分 藿香一钱 细辛 黄连各三钱

上为末，每用半钱，干撒口内，漱吐之。

---

① 丸 指睾丸。
② 捋（lüè略）紧 谓握紧。

荜拨散 治满口白烂。

荜拨一两 厚黄柏一两六钱

上为末，用米醋煎数沸后，调上药，涎出吐之，再用白汤漱口，即愈，重者二次。

必效散 治口糜。

白矾 大黄各等分

上为细末，临卧干贴，沥涎尽，温水漱之。

绿云膏 治疮臭烂，久而不瘥。

黄药五分 螺青二钱

上研细，临卧置一字在舌上，不妨咽津。一方铜易螺青。

一方 治烂疳疮。

用橄榄烧灰存性为末，先用米泔水洗净，后撒上药。

治口臭方

加减甘露饮 治男妇小儿，胃中客热，口臭牙宣，赤眼口疮，一切疮疼，已散未散，皆可服之。（丹溪云：甘露饮，心、肺、胃药也）

熟地黄 生地黄 天门冬去心 黄芩 枇杷叶去毛 山茵陈 枳壳 金钗石斛 甘草各一两 犀角三钱

上为末，每服二钱，水煎，食后临卧服。小儿一服分作二服，更斟酌与之。楼氏曰：此方得之一品之家，其间用犀角一味，甚有道理，百发百中。予族有一仆，牙宣口臭，牙齿渐渐颓落，予与二服，顿愈。服之无有不愈，极有奇效。

加减泻白汤 梁济民膏粱而饮，因劳心过度，肺气有伤，以致气出腥臭而唾稠粘，咽嗌不利，口苦干燥，此为肺热喉腥。

桑白皮三钱 地骨皮 甘草炙，各一钱半 桔梗二钱 知母七分 黄芩 麦门冬各五分 五味子二十粒

上㕮咀，都作一服，水煎，食后温服，一日二服。忌酒湿面及辛热之物。

丁香丸 治口臭气。

丁香三钱 川芎二钱 白芷五分 甘草炙，一钱

上为细末，炼蜜丸，如弹子大，绵裹一包，噙化。

含香丸 治口气臭秽，宜常服之。

芎䓖一两 细辛 桂心各一两半 甘草三两 丁香半两

上为末，蜜和丸如弹子大，临卧服二丸。或如小豆大，睡时噙一丸。

含香丸

桂心 甘松 木兰花 陈皮各等分

上为末，蜜丸，噙化。

一方 芎䓖 白芷 橘皮 桂心各一两

上为末，用枣肉二两，干则加蜜和，丸如小豆大，日服十丸，食前食后常含之，或吞之，七日大香。

香茶饼 清膈，化痰，香口。

孩儿茶四两 桂花心一两 南薄荷叶一两 硼砂五钱

上为末，用甘草煮汁熬膏作饼，噙化咽下。

硼砂丸 治口气口干，口舌生疮。

硼砂二钱 马牙硝风化，四钱 寒水石煅，一两 片脑 麝香各一分

上为末，用甘草膏为丸，如麻子大，每含一丸，咽津。

一方 治口臭。

香薷一把，以水一斗煮取三升，稍稍含之。丹溪云：香薷饮能治口臭。

一方 治口臭，仍治齿肿痛。

细辛煮取浓汁，热饮令吐，瘥。

戴人法

尚家一男子，年二十余岁，病口中气出臭如登厕，虽亲戚莫肯与对语。戴人

曰：肺金本主腥，金为火所乘，火出臭应，便如是也。久则成腐，腐者肾也，此亢极则兼水化也，病在上，宜涌。以茶调散涌而去其七分，夜以舟车丸、浚川散下五七行，比旦而臭断。

治口干方

黄芪汤　治心中烦躁，不生津液，口燥咽干，不思饮食。

黄芪　熟地黄　白芍药　五味子　麦门冬去心, 各三两　白茯苓一两　人参　天门冬去心　甘草各五钱

上㕮咀，每服三钱，加姜、枣、乌梅同煎，去渣，食后服。

五味子汤　治口燥舌干，此是肾水竭也。

五味子　黄芪去芦, 生用　人参去芦　麦门冬去心　粉草炙, 各半两

上㕮咀，每服半两，水一盏半煎至八分，去渣，温服无时候，一日二夜五七服，妙。

桑枝汤　治口干。

取桑枝一小升细切炒香，以水三大升煎取二升，一日服尽。燥热咽干，忌用南星、半夏。

治唇病方

泻黄饮子　治风热蕴于脾经，唇燥折裂，口舌生疮。

升麻　白芷　枳壳去瓤炒　黄芩　防风各一钱半　半夏汤泡, 一钱　石斛一钱二分　甘草七分

上㕮咀作一服，加生姜三片，水煎，食后服。

清胃散　治胃火，血燥唇裂，或为茧唇，或牙龈溃烂作痛。

黄连炒　生地黄　升麻各一钱　当归一钱二分　牡丹皮八分

上锉，水煎服。如兼肝胆经热，加芍药、川芎、柴胡。

泻胃汤　治胃气实热，唇口干裂，便秘烦渴，睡流口涎。

大黄二钱半　葛根一钱　枳壳　桔梗　前胡　杏仁各五分

上锉，加生姜，煎服。

升麻饮　治脾胃有热，风冷相乘，唇肿生核，疼痛。

升麻　前胡　犀角　薏苡仁　甘草各一钱　葛根　龙胆草　竹茹各一钱半

上作一服，水一钟煎至八分，去粗，食后服。

薏苡汤　治风热在脾，唇口瞤动，或为结核，或为浮肿。

薏苡仁　防己　赤小豆　甘草各等分

上锉，加生姜，煎服。

羌活散　治风热传脾，唇口瞤皱，或头痛目眩，或四肢浮肿，如风状。

羌活　茯苓　薏苡仁各等分

上锉，每服三五钱，水煎，入竹沥一匙服。

柴胡清肝散　治肝经怒火，风热传脾，唇肿裂或茧唇。

柴胡　黄芩炒　当归　生地黄　牡丹皮各一钱　升麻八分　黄连　山栀子炒, 各七分　川芎六分　甘草三分

上锉，水煎服。若脾胃弱去芩、连，加白术、茯苓。

归脾汤　治思虑伤脾，血耗唇皱。

人参　黄芪　白术　茯苓　当归　龙眼肉　远志去心　酸枣仁炒, 各一钱　木香　甘草各三分

上锉，水煎服。若思虑动脾火，体倦发热，加柴胡、牡丹皮、山栀子。

济阳地黄丸　治阴虚火燥，唇裂如茧。

当归　熟地黄　山药　枸杞子　山茱

萸去核　肉苁蓉　甘菊花　巴戟肉　麦门
冬去心　五味子各等分

上为末，炼蜜丸如桐子大，每服七八
十丸，空心食前白汤送下。

菊睛丸　治脾肺气虚，上盛痰壅，唇
折裂，舌上生疮。

甘菊花　枸杞子　巴戟去心　肉苁蓉
各等分

上为末，炼蜜丸如桐子大，每服五十
丸，米饮下。

胡粉散　治唇生肿核。

松脂　大黄　白蔹　赤小豆　胡粉各
等分

上为末，以鸡清子调敷。

黄柏散　治茧唇。

黄柏一两　五倍子二钱　密陀僧　甘
草各一钱

上除黄柏外，余药为末，用水调敷于
柏上，火炙三五次，将柏切成片，临睡贴
之，天明即愈。

一方　治口唇干裂破成疮。

炉甘石火煅，三钱　文蛤一两　黄柏一两
苍术五钱

上除甘石外，三味同炒赤色，共研极
细末，入片脑三分再研，用蜡油调敷唇
上。

立效散　治唇紧疮疼痛。

诃子肉　五倍子各等分

上为细末，干贴上，效。

一方　治茧唇紧小，不能开合，饮食
不得，不急治则死。

用青皮烧灰，猪油调擦，仍将青皮灰
末每一钱，酒调敷之。

一方　用乱发、蜂房、六畜毛烧灰，
猪脂调擦。

一方　用橄榄烧灰，或黄柏散。

一方　用白布作灯，炷如指大，安刀
斧上燃烧，令刀上汗出，拭取敷唇上，日

二三度。

一方　用旧青布烧灰，调清服，或和
猪脂涂敷。或以蛇退烧灰，先拭净，敷
之。

一方　治唇黄泡肿。

乌头炒灰，研，香油调敷之。

一方　治唇上生疮，连年不瘥。

以八月蓝叶一斤捣取汁，洗之，不过
三日瘥。

一方　用白荷叶瓣贴之，神效。如开
裂出血者即止。

补唇舌方

鲜蟹烧灰，二钱　乳香　没药各二分半

上为细末，涂之即生肉。如多去唇
舌，用川乌、草乌为末，摊纸一条，以凉
水调合，贴之即不觉疼，可用刀取。如流
血，以陈石灰涂之即止。愈后舌硬，用白
鸡冠血点之即软。

消毒散　治口舌生疮，两唇肿痛。

晚蚕蛾　五倍子　密陀僧各一钱

上同为末，每用少许，干敷疮上，有
津吐出。

治舌病方

元参升麻汤　治心脾壅热，舌上生
疮，木舌舌肿，或连颊项两边肿痛。

元参　升麻　生犀角镑末，另入　赤芍
药　桔梗　贯众　黄芩各一钱　甘草七分

上锉，水煎服。大便秘结，加大黄二
钱。

元参散　治心脾壅热，木舌肿胀。

元参　升麻　大黄　犀角各七钱半
甘草半两

上为细末，每服三钱，水煎，温服。

清热如圣散　治舌下肿如核大，取破
出黄痰，已痊又复发。

连翘一钱　牛蒡子　黄连各八分　山栀
子　天花粉各六分　枳壳　荆芥　薄荷各五

分柴胡四分　甘草三分

上锉一剂，加灯心草十根，水煎，食后稍冷服。

金沸草散　治风寒伤于心脾，令人增寒热，齿浮，舌肿疼。

荆芥穗四两　旋覆花　前胡　麻黄去节，各三两　赤芍药　半夏各一两

上锉散，每服五钱，加生姜七片，枣二枚，水煎，去相嗽口，吐一半，吃一半。世医用此发散伤寒伤风，及加杏仁、五味子治咳嗽，皆效，独未知用之舌肿牙疼。辛未年，有人患舌肿满塞，粥药不入，其势危甚，煎此一剂，乘热以纸笼气熏之，遂愈。

加味二陈汤　治舌下肿结如核，或重舌木舌，及满口生疮，以清火化痰为主。

半夏姜制，一钱三分　茯苓　黄连　青竹茹各一钱　生地黄酒洗，一钱半　当归酒洗
陈皮去白，各八分　桔梗五分　甘草梢二分

上锉一剂，加生姜三片，水煎，食后服。

顺气豁痰汤　治舌痹或麻，此因痰气滞于心包络也。

半夏用姜皂角煮，一钱半　茯苓　橘红
贝母　瓜蒌仁去油　黄连　桔梗　枳壳麸炒，各一钱　香附童便浸　甘草各四分

上锉，加生姜三片，水煎，食远服。血虚舌麻者，四物汤加黄连。

牛黄散　治舌肿强。

牛黄二分　桂心五分　犀角　羚羊角
汉防己　人参　牛蒡子　生地黄　甘草各一钱

上为末，每用五钱，水煎，连相服。

马牙硝丸　治木舌，渐大满口。

牙硝研，七分半　铅白霜　寒水石　太阴玄精石　大黄　麝香研，各半两　白矾枯，一钱二分　甘草炙，二钱半

上为细末，炼蜜丸如弹子大，每含一

丸，津液咽下。

上清噙化丸　治口舌痛。

薄荷叶三两　硼砂　天竺黄各五钱　桔梗七钱　天花粉　风化硝　防风　百药煎
孩儿茶　甘草各一两

上为末，炼蜜丸如弹子大，每用噙化一丸。

一方　治舌上黑有数孔，大如箸头，出血如涌泉，此心脏病也。

戎盐即青盐　黄芩一作葵子　黄柏　大黄各五两　人参　桂心　甘草各二两

上为末，蜜丸桐子大，每服十丸，米饮下，日三，烧铁篦烙之。

一方　治一舌上肿硬。

百草霜　海盐各等分

上为末，井花水调敷。

一方　用乱发烧灰，水调下。

赴筵散　治舌上疮。

铜绿研，半两　香白芷为末，一两

上拌和匀，撒舌上，温醋漱，立愈。

矾石散　治舌强不能语。

矾石　桂心各等分

上为末，安舌下，立瘥。

黑散子　治舌忽然肿破。

用釜底墨细研，以醋调敷舌上，不脱去更敷，能先决出血竟敷之，尤佳。一方用盐等分调敷。

蒲黄一物散　治舌肿大塞口，不通饮食者。

真蒲黄末一味频撒舌上，自退。若能咽药，即以黄连一味煎浓汁，细细呷之，以泻心火。

《本事方》云：一士人夜归，其妻熟寝，士人撼之。妻问何事，不答。又撼之，其妻惊视之，舌肿已满口，不能出声。急访医，得一叟负囊而至，用药撒之，比晓复旧。问之，乃蒲黄一物也。《内经》曰：热胜则肿。此必心脾之火并

于舌，故令肿而满口。蒲黄性寒，能清气凉血则愈。

槐花一物散　治舌无故出血如泉。

用槐花为末，撒之即止。

一方　烧铁篦热烙孔中。

一方　治舌长过寸，不能入。

以冰片分许，研末敷之即收。

一方　治舌胀出口。

硼砂为细末，切生姜蘸药，揩舌肿处即退。

一方　用蓖麻取油，蘸纸捻烧烟熏之愈。又治牛舌出亦好。

一方　治重舌。

用好胆矾，研细敷之。

一方　治飞丝入口，喉舌间生泡。

紫苏嚼白汤下，立效。

一方　治舌上忽胀出口外，俗云是蜈蚣毒。

用雄鸡血一小盏浸之，即缩入。

卷一百零六

咽喉喉痹

论

选要论曰：夫咽喉者，一身之总要，气与食出入之门户也。咽以纳气，故咽气通于天；喉以纳食，故喉气通于地。自其风邪客于喉间，气郁而热，则壅遏而咽疼；自其热气生于肺胃，气毒蕴热，则肿结而为喉痹。又有尸咽谷贼之证。尸咽者，阴阳不和，脾肺壅盛，风热毒气不能宣通，故令尸发动，上蚀于喉，或痒或疼，如蜃之候也；谷贼者，稻芒强涩，藏于米而误食之，滞于咽间，不能传化，故风热并聚，与血气搏逐，令肿刺如咽嗌之生谷刺也。胃脘实热，熏炙上焦，发为白头赤根，固有咽疮之证；脏腑停寒，寒则气缩，如物窒凝于其间，亦有喉痹之证。至若悬痈生于上腭，虽不关于咽喉，所以暴肿者，抑亦热气使然也。咽喉悬痈，关要所系，病不急疗，皆能杀人。夫咽喉为病，其名甚多，有一十八种之证，惟乳蛾、缠喉风、走马喉痹，最为紧急。单乳娥者，其形圆小，如箸头生于咽喉关上，或左或右，双蛾则两旁俱生也。若生于关下，为难治。缠喉风者，热结于喉，肿绕于外，且麻且痒，肿而大也；走马喉痹者，谓咽喉痹急甚，其死又速，故名走马也。治疗之法，微者可以咸软之，大者可以辛散之，或去风痰，或解毒热。至如走马喉痹，其死生在反掌之间耳，岂药之缓所能救耶。其最妙者，莫如用针，针出毒血，病即时愈。若缠喉风肿甚，药不能下者，以药灌鼻中令吐之，外以拔毒之剂敷之，热退肿消，必自愈矣。亦有阴证下虚，能令人喉痹，又当治其下寒，则痹自通矣，不可不知。

虞氏论曰：经曰：一阴一阳结，谓之喉痹。王注：谓一阴即厥阴肝与包络是也，一阳即少阳胆与三焦是也，四经皆有相火存焉。子和曰：胆与三焦寻火，治肝和包络都无异。东垣曰：火与元气不两立，一胜则一负。盖元气一虚，则相火随起，而喉痹等暴病作矣。夫喉之为会厌者，经谓之吸门是也，以其司呼吸，主升降，为人身紧关之橐籥^①门户也。若夫卒然肿痛，水浆不入，言语不通，死在须臾，诚可惊骇。其会厌之两旁肿者，俗谓之双乳蛾，易治；会厌之一旁肿者，俗谓之单乳蛾，难治。古方通谓之喉痹，皆相火之所冲逆耳。经曰：一水不胜二火。又曰：一水不能胜五火。甚言真水易亏，而相火易动也。如大怒则火起于肝，房劳则火起于脾胃之类。是故知火者，痰之本；痰者，火之标。火性急速，故病发则暴悍。治之法，必先大涌其痰，或以锋针刺其肿处，此急则治标之意也。用药者，必须以《内经》从治之法，而以桔梗、甘

---

① 橐（tuó 驼）籥（yuè 悦）　古代冶炼鼓风用具。此喻呼吸。

草、元参、升麻、防风、羌活、荆芥、人参、白术、茯苓之类，少加干姜、附子等药为向导，徐徐频与，不可顿服，此为治之大法也。切不可骤用寒凉之药，非徒无益，且促其死耳。俗人未识此理，辄峻用芩、连、栀、柏之类而正治之。不知上热未除，中寒复生，其毒气乘虚而入腹，渐而至于发喘不休，不可治矣。外又有天行一种，名曰大头瘟，俗呼为捏颈瘟，其证甚为凶恶，染此者十死八九，宜推运气治之，治法亦不甚相远也。东垣普济消毒饮子，实为百发百中之剂。

丹溪曰：喉痹多属痰，重者宜用吐法，或只以桐油或灯油脚，鹅翎探吐之；轻者用新取园中李实根嚼之，更以研水敷项上。或用射干，逆流水吐之。缠喉风属痰热，亦宜探吐之。咽喉痛，用荆芥、当归、桔梗、甘草煎，温漱，服之。有热加黄芩、枳壳，宜刺少商出血（少商在手大指端内侧去爪甲外如韭叶）。喉干燥痛，四物汤加桔梗、荆芥、黄柏、知母立止。喉疮并痛，多属虚火，游行无制，用人参、黄柏、荆芥；虚火，用人参、竹沥；血虚，用四物、竹沥泻实热火，黄连、荆芥、薄荷、硝石为末，蜜姜汁调嚼化。喉痹风热痰，先以千缗汤，后以四物加黄柏、知母，养阴则火降。喉痛必用荆芥，阴虚火炎，必用元参。喉舌之疾，皆属火热，虽有数种之名，轻重之异，乃火之微甚故也。微而轻者可以缓治，甚而急者，惟用针砭刺血最为上策。

纲目云：凡经云喉痹者，谓喉中吸呼不通，语言不出，而天气闭塞也；云咽痛嗌痛者，谓咽喉不能纳唾与食，而地气闭塞也；云喉痹咽嗌痛者，谓咽喉俱病，天地之气并闭塞也。盖病喉痹者，必兼咽嗌痛，病咽嗌痛者，不能兼喉痹也。乡村所患相似者，属天行运气之邪，治法必先表

散之，大忌酸药擦点，寒药下之，恐郁其邪于内，而不得出也。其病有二，其一属火。经云少阳所至为喉痹，又云少阳司天之政。三之气，炎暑至，民病喉痹。用仲景桔梗汤。或面赤斑者，属阳毒，用阳毒诸方，汗之可也。其二属阴湿。经云：太阴之胜，火气内郁成喉痹。又云：太阴在泉，湿淫所胜，病嗌肿喉痹，用活人半夏桂枝甘草汤。或面青黑者，属阴毒，用阴毒法可汗之。萧山先生云：喉痹不恶寒，及寸脉大、滑、实于关尺者，皆属下证，宜硝石、青黛等寒药降之，或胆矾等酸剂收之。韩祗和先生云：寸脉大于关尺者，宜消阳助阴。东垣先生云：两寸脉实，为阳盛阴虚，下之则愈。故予遵此法以治前证，如鼓应桴也。陈无择治喉痹不语，用小续命汤加杏仁七个，煎服甚效。本草治中气急，喉痹欲死，白僵蚕为末，姜汁调下，立愈。丹溪云：僵蚕属火而有土，与水得金气而成。治喉痹者，取其火中清化之气，以从治相火，散浊逆结滞之痰。陈藏器每治脏寒咽闭，吞吐不利，用附子去皮脐炮裂，以蜜涂炙，蜜入内含之，勿咽。罗谦甫云：戊寅春乡村病喉痹者甚众，盖前年终之气，及当年初之气，二火之邪也，用甘桔汤加芩、连、半夏、僵蚕、鼠粘子、葛根等剂发散之。虚加参、芪、当归之类，水浆不入，先用解毒雄黄丸，醋化灌之，痰出更灌姜汁，服前药无不神验。若用胆矾酸寒点过，皆不治。盖邪郁不出故也。押班都知潘元从喉闭，急召孙至，取药末半匕，吹入喉中，少顷，吐出脓血立愈。潘诣孙谢曰：火急之难，非明公不能救。救人之急，非药不能疗。赠金百两，愿求方以济非常之急。孙以其方授之，用猪牙皂角、白矾、黄连等分细锉，新瓦上焙干，为末，每用半钱，吹入喉中。因曰：神方无价，安用以利易哉，

遂不受所赠。文潞公一日喉肿，翰林咽喉科治之，经三日愈甚，上召孙治之。孙曰：病得相公书判笔一管，去笔头，水沾笔管，点药入喉便愈。孙随手便刺，相公昏仆不省人事，左右皆惊愕流汗。孙乃笑曰：非我不能救相公，须臾吐出脓血升余，旬日乃平复如故。见上，上喜曰：孙兆良医，甚有手段。予尝治一男子喉痹，于太溪穴刺出黑血半盏而愈。由是言之，喉痹以血不散故也。凡治此疾，暴者必先发散，发散不愈，次取痰，取痰不愈，次去污血也。急喉痹，其声如鼾，有如痰在喉响者，此为肺绝之候，速宜参膏救之，用姜汁、竹沥化开服。如未得参膏，或先煎独参汤救之，服早者十全七八，次则十全四五，迟则十不全一也。

薛氏曰：丹溪云：咽痛属血虚，用四物加竹沥。阴虚火上炎者，必用元参，气虚加人参、竹沥。又云：咽喉肿痛，有阴虚阳气飞越，痰结在上者，脉必浮大，重取必涩，去死为近，宜人参一味浓煎，细细饮之。如作实证治之，祸在反掌。此发前人未发，救无穷之夭枉。

荫按：李氏曰：咽喉，气之呼吸，食之出入，乃人身之门户也。一十八种虽后世强名，亦不可不知。一左单蛾风；二右单蛾风，形圆如小箸头大，生于咽喉关上可治，生于关下不见者难治；三双蛾风，两个生于喉间关下难治；四蝉舌风，舌下再生二舌；五牙蜞（蜞音其，似蟹而小，不可食）风，牙龈肿毒成疮；六木舌风，舌肿大如煮熟猪舌，不能转动；七舌黄风，舌上肿痛黄色；八鱼口风，口如鱼吸水不治；九塞喉风，喉痹聚毒，涎唾稠实而发热，关上可治，关下难治；十悬蜞蛊毒风，上腘[1]肿，水食不下，形肿如鸡卵；十一抢食风，因食鲤鲙恶物发泡；十二猎颊风，腮颊结肿，牙尽处肿破；十三缠喉风，自颐缠绕，赤色寒热；十四松子风，口内满喉，赤如猪肝，张口吐物，则气逆关闭，饮食不能；十五崩砂甘口风，自舌下牙龈上肿赤，口内作臖[2]如汤热，牙龈渐烂，亦能脱齿；十六连珠风，自舌下起，初起一个，又起一个，甚者三五七九个，连珠生起；十七蜂子毒，或在脸腮涘[3]烂，或在喉关舌下，作臖，色黄如蜂；十八走注瘰疬风，颈项结核五七个，皮肤赤肿，作寒热。寻常咽疮痛者，多是虚火。噫！种类虽繁，同归于火。盖少阴君火，少阳相火，二脉并络于咽喉。君火势缓，则热结而为疼为肿。相火势速，则肿甚不仁而为痹，痹甚不通而痰塞以死矣。故曰：一阴一阳结，谓之喉痹。一阴肝与心包，一阳少阳三焦，四经皆有相火。火者痰之本，痰者火之标，故言火则痰在其中矣。言咽喉，则牙舌亦包在其中矣。实火，因过食煎炒，蕴热积毒，烦渴，二便闭涩，风痰上壅，将发喉痹，必先三日胸膈不利，脉弦而数，治宜先去风痰而后解毒热，凉膈散加黄连、荆芥、石膏，或古荆黄汤，防风通圣散，三黄丸含化。又风燥咽喉干枯，常如毛刺，吞咽有碍，败毒散加黄芩、半夏，倍桔梗、薄荷，生姜煎服，痰盛加石膏。凡服此药，子服午攻，午服子攻。如呕吐咯血，因食热物，及谷芒刺涩，风热并与血气相搏肿痛者，消风散加薄荷、元参、全蝎，或射干汤，牛蒡子汤。木舌、重舌者，用如圣胜金锭子治；舌根肿者，麝香朱砂丸；时行咽痛者，普济消毒饮。虚火，因饮酒则动脾火，忿怒则动肝火，色欲则动肾火，火炎上攻，咽膈干燥，必二便如常，少阴脉微，治宜补虚降火。血虚者，四物汤加

---

① 腘（kuāng筐）腔。
② 臖（xing兴）肿痛。
③ 脸腮涘（si矢）此谓脸腮边。

桔梗、知母、荆芥、黄柏；气虚者，四君子汤加甘草、桔梗、元参、升麻，甚则干姜、附子以为向导，徐徐服之；如痰盛者，二陈汤料入青鱼胆一个，其胆先以糯米入内阴干为末，姜汁调服。亦可探吐，或千缗汤。曾服凉药自利，或声音有坏者，秘传降气汤救之；暴感风寒，则咽喉紧缩妨碍者，紫梗半夏汤，猪肤汤；肾伤寒，及阴证者，半桂汤，蜜附子，通用甘桔汤，利膈汤，冰梅丸，犀角琥珀膏，或单百草霜为末，蜜丸弹子大，每三丸，新吸水化服。凡咽喉不可纯用凉药草药，取效目前，上热未除，中寒复起，毒气乘虚入腹，胸前高肿，上喘下泄，手足指甲青紫，七日以后，全不入食，口如鱼口者死。缴法：用青鱼胆末缴三次，红肿即散。吐法：用冬月青鱼胆，以枯矾入内，临用加百草霜，炒盐少许，醋调，以鸭毛蘸药，引吐痰尽。如无鱼胆，用白矾半斤、巴豆肉十枚，同枯过，去巴豆，用引吐痰神效。吐后，用金钥匙吹之，常服甘桔汤最妙。如牙关紧者，用后开关药，或二仙散。不省人事者，一字散。火郁发之，谓发汗也。咽疮忌汗，是不误人，惟砭针出血，即汗之之义也，血出多则愈。有针疮者，姜汁调熟水，时时呷之；畏针者，委曲针之。凡关上血泡最宜，关下不见者，令病人含水一口，用芦管削尖，入鼻孔，刺出血妙。惟肾伤寒，及帝①中肿者，忌针，用蛇床子于瓶中烧烟，令病人吸入喉中，立愈。毒结关闭者，雄黄解毒丸，龙脑破毒散，玉钥匙，或用巴豆压油纸上，取油纸捻成条子点灯，吹灭，以烟熏入鼻中。一时口鼻涎流，牙关自开。一方用巴豆肉以绵裹定，随左右塞于鼻中，左右俱有，左右俱塞，立透。盖方中以巴豆治走马喉痹者，以热攻热，热则流通之意也；喉痹失音者，秘传降气汤去陈

皮，加黄芩；风寒失音者，甘桔汤加诃子、木通，入生地黄汁润之，或诃子散；血虚受热，咳嗽声嘶者，用青黛、蛤粉，蜜调含化，或润肺丸，蜜脂煎。寻常声音不清者，加味固本丸；内伤虚损，喉疮失音者，无法治。骨鲠用朴硝为末，对入龙胆鸡苏丸内，为丸弹子大，嚼化。不过三五丸，自然消化鱼骨鲠。食橄榄，或以核为末，顺流水调服，外用獭爪爬之，自下。

脉　法

两寸脉浮洪而溢者，喉痹也，脉微而浮者死。

治喉痹方

甘桔汤　治咽喉肿痛，吞吐有凝。

甘草六钱　枯桔梗三钱

上锉作一服，水煎，食后服。一方加荆芥、当归各等分。有热，加黄芩、枳壳；如热喉闭，加山豆根、射干、升麻各一钱。

加味甘桔汤　治喉痹。

桔梗三钱　甘草　防风　荆芥　薄荷　黄芩　元参各一钱

上锉一剂，水煎，食后频频嚼咽。咳逆，加陈皮；若咳嗽，加知母、贝母；发渴，加五味子；唾脓血，加紫菀；肺痿，加阿胶；面目肿，加茯苓；呕，加半夏、生姜；少气，加人参、麦门冬；肤痛，加黄芪；目赤，加栀子、黄连；咽痛，加鼠粘子、竹茹；声哑，加半夏、桂枝；疫毒头痛肿，加鼠粘子、大黄、芒硝；胸膈不利，加枳壳；心胸痞，加枳实；不得卧，加栀子；发斑，加荆芥、防风；若酒毒，加干葛、陈皮之类。

---

① 帝　当作"蒂"，悬壅垂。

桔梗汤　治客热咽痛。

甘草　桔梗　鼠粘子　竹茹各等分

上锉，水煎服。

拔萃桔梗汤　治热肿喉痹。

桔梗　甘草　连翘　山栀　薄荷　黄芩各一钱

上锉，入竹叶，水煎服。

荆芥汤　治咽喉肿痛，语声不出，咽之痛甚。

荆芥半两　桔梗二两　甘草一两

上锉，每服四钱，加生姜三片，水煎，温服。

如圣汤　治痰热，利咽喉，治咽中有疮，咽物不下，及咳嗽咯血，肺痿痰唾，气促，并小儿疮疹，毒攻咽喉肿痛。

桔梗　甘草生用　牛蒡子炒，各一两　麦门冬去心，半两

上为细末，沸汤调，细细服，入竹叶煎尤妙。

加味如圣汤　治咽喉一切等证，随病加减。

桔梗三钱　甘草一钱半　黄芩　黄连　薄荷　天花粉　元参各一钱

上水煎，频频咽之，粗再煎。如风热壅盛，欲结毒溃脓，加射干、连翘各一钱，牛蒡子八分，羌活、防风各七分；大便秘，加大黄二钱；口燥咽干，加生地黄、知母各一钱；阴虚火动，声哑，加黄柏、蜜炙知母、麦冬各一钱，五味子二十粒。

清心利膈汤　治积热咽喉肿痛，痰涎壅盛，烦躁饮冷，大便秘结。

防风　荆芥　薄荷　桔梗　黄芩炒　黄连炒　金银花各一钱半　山栀　连翘　元参　大黄　朴硝　牛蒡子　甘草各七分

上锉作一服，水煎，食远服。

清咽利膈汤　治脾肺有热，虚烦上壅，咽喉疼痛，或生疮核。

桔梗　牛蒡子隔纸炒　荆芥穗　防风　薄荷　人参　甘草各一钱二分　元参一钱

上水煎，食后徐徐服。热甚，加芩、连、连翘；如咽痛口疮甚者，加僵蚕一两。

升麻汤　治咽喉肿痛，上膈壅热，口舌生疮。

升麻　人参　干葛　赤芍药　桔梗各二钱　甘草①

上锉一服，加生姜三片，水煎，食后热服。

元参升麻汤　治咽喉妨闷，会厌喉肿，舌赤。

元参　鼠粘子　僵蚕　甘草各七分　连翘一钱　升麻　黄连各一钱二分　黄芩八分　防风五分

上咬咀作一服，水煎，稍热噙漱，时时细咽之，即愈。

牛蒡子汤　治风热上壅，咽喉肿痛，或生痈疮，有如肉窗。

牛蒡子二钱　升麻　元参　犀角　黄芩　木通　桔梗　甘草各一钱

上咬咀作一服，加生姜三片，水煎，食后服。一方无犀角，有羌活。有痰，加瓜蒌、贝母；肝火，加柴胡、吴茱萸、黄连；肾火加当归、生地黄、知母，倍元参；胃下陷，加升麻；风盛，加荆芥、僵蚕；下元虚，倍蜜炙附子。

射干汤　治风热咽喉肿痛。

射干　升麻各二钱　马牙硝　马勃各一钱四分

上锉，水煎服。

射干汤　治喉闭肿塞不通，疼痛不下饮食，并诸毒发动。

射干　白芷　当归各一两　杏仁去皮尖　犀角镑　甘草炙，各半两

———————————
① 甘草　原脱剂量。

上㕮咀，每服二钱，水煎，日三服。忌海藻、菘菜。

通气汤　治咽喉疼痛，闭塞不通气，水浆不下，痰涎壅盛。

牵牛头末一两，半生半熟　鼠粘子二钱半　枳壳炒，一钱二分半　防风一钱九分半　甘草生用，一钱二分半

上为细末，每服三钱，沸汤调服。

人参清肺散　治脾肺不利，风热攻冲，咽喉肿痛，并喉闭。

连翘三钱　黄芩　大黄　薄荷各一钱半　人参　山栀　盆硝　甘草各一钱　白附子七分半　黄连五分

上锉，用水一钟半煎至一钟，食后温服。

小续命汤　治阴毒喉痹，及卒喉痹，不得语。

麻黄　桂枝　甘草各五分　白术　人参　川芎　附子生　防风　防己　黄芩各二分　杏仁七个

上锉，水煎服。

凉膈散　治脏腑积热，口舌生疮，痰实咽喉不利[1]，烦躁多渴，肠胃秘涩，小便不利，一切风热，并皆治之。

大黄　朴硝　山栀　黄芩　薄荷叶各五分　连翘二钱　黄连　荆芥　石膏[2]

上锉，水煎服。

调胃承气汤　治中热大便不通，咽喉肿痛，或口舌生疮。

大黄一两　芒硝四钱半　甘草一钱半

上锉，每服五七钱，水煎服。

大青汤　治咽喉唇肿，口舌糜烂，疳恶口疮。

大青叶　升麻　大黄各二钱　生地黄焙，三钱

上水煎，食后温服，微利止。

五痹散　治五积喉痹。

大黄　白僵蚕炒，各等分

上为细末，每服五钱，生姜自然汁、蜜各半盏一处调服，以利为度。

荆黄汤　治咽喉肿痛，大便秘结，及风热结滞生疔疮。

荆芥四钱　大黄一钱

上锉，水煎，空心服。或加防风等分，治头眩。

漱口地黄散　治脾肺风热上攻，咽喉肿痛生疮，闭塞不通，或生舌胀。

黄芩四钱　甘草一钱二分半　荆芥穗一钱　薄荷叶五分

上㕮咀，水煎，去粗，热漱冷吐，不拘时。

通关饮　治喉痹肿痛不能语言者，但可进药，无不愈，此从治之法也。

人参　白术　茯苓各一钱　甘草炙，一钱半　桔梗二钱　防风七分　荆芥　薄荷　干姜炮，各五分

上锉作一服，水煎，徐徐与之。急危痹甚者，加附子五分。

绛雪散　治咽喉肿痛，咽物妨碍，及口舌生疮。

龙脑二分　硼砂三钱　朱砂二钱　马牙硝　寒水石各五钱

上研匀，每用一字，撒于舌上，津咽之，或吹入喉中亦可。

碧玉散

朴硝明净者，一两　雄黄明亮者，二钱　青黛　甘草各一钱　薄荷一钱半

上为末，和匀，瓷器内盛贮，临病量多少，取出用竹筒吹入喉中，轻者立效。重者用真珠草，即五爪龙，取其根捣汁，入米醋少许，入碧玉散，漱出痰涎自解。牙关紧者，用地白根即马蓝头取根洗净，捣汁，入米醋少许，滴鼻孔中，牙关自

---

[1]　咽喉不利　原作"不利咽喉"，据文义乙正。
[2]　黄连……石膏　诸药原脱剂量。

开。如痰壅，咽喉干涸，以此汁探之，此草取痰至速。

五香散 治咽喉肿痛，毒气结塞不通。

木香 沉香 鸡舌香 熏陆香各一两 麝香另研，三分

上为细末，每服二钱，水一盏煎五分，不拘时服。

如圣胜金锭子 治咽喉急闭，腮颔肿痛，并单乳蛾结喉，重舌木舌。

硫黄细研，一两半 川芎一两 腊茶 薄荷叶各半两 贯众二两 硝石研，四两 荆芥二两

上为末，生葱汁搅和为锭，每服先用新汲水灌漱，次嚼生薄荷五七叶，却用药一锭同嚼极烂，井水咽下，甚者连进三服，并以一锭安患处，其病随药便消。

金钥匙 治一切风热，咽喉闭塞，神效。

朴硝一两 雄黄五钱 大黄一钱

上为末，吹入喉中。

金钥匙 治喉闭喉风，痰涎壅塞。

焰硝一两五钱 硼砂五钱 雄黄二钱 白僵蚕二钱五分 脑子一字

上各为末，以竹管吹患处，痰涎即出。如痰虽出，咽喉不利，急针刺患处，以去恶血。

金钥匙

朱砂三分二厘 硼砂一分二厘 枯矾 胆矾各一分六厘 熊胆 焰硝 片脑各一分 麝香少许

上为细末，竹筒吹入喉中。

金钥匙 治咽喉肿塞。

雄黄研末，半分 巴豆一粒，去油

上作一服，用生姜自然汁调灌下，或吐或利皆愈。一方细研，每遇急患不可针药者，用酒瓶装灰至瓶嘴下，装火一炷药，候烟起，将瓶嘴入一旁鼻中，以纸覆瓶口熏之，愈。

如圣散 治咽喉一切急患不得开。

雄黄 藜芦 元参 白僵蚕炒 白矾生用，各二钱 乳香一字

上为细末，研匀，每用一字，两鼻内嗅之，口含水及舌下擦，嚏出涎，立效。

七宝散

僵蚕白直者，七个 猪牙皂角一挺，去皮弦全蝎头角全者，十个，去毒 硼砂 雄黄 明矾各一钱 胆矾半钱

上为细末，每用一字，入喉中即愈。

碧云散 治咽喉闭塞，一时不能言语，痰涎壅盛。

灯心灰二钱 硼砂一钱

上研为细末，用鹅翎管吹入喉中，立效。

吹喉散 治咽喉肿痛，急慢喉闭，悬痛乳蛾，咽物不下。

诃子一两，醋浸一宿，去核 黄芩酒浸一宿，各晒干 牛蒡子 生甘草 薄荷各五钱 明矾一钱半 胆矾一钱半

上为末，先用好生姜擦舌上，每用药一钱，芦管吹入喉中，吐出涎痰，便用热茶吃下，再吹第二次，便用热粥三次，再吹，用热茶或热粥乘热食之，加朴硝末少许。如口舌生疮，用药吹之口中，立去痰涎为妙。一方有百药煎。

吹喉散 治咽喉一切肿痛。

绿矾半两，别用青鱼胆，以矾研细入内，阴干 巴豆七粒，去壳 朴硝二钱，另研 铜青 轻粉各五分 青黛少些，另研

上将胆矾同巴豆肉于铜铫内飞过，去巴豆，合朴硝以下四味，再加麝香少许研匀，每用一字，吹入喉中，吐出痰血立愈。青鱼胆矾，吹入喉中疮极效。

吹喉散

壁钱烧，存性 枯白矾 发灰各等分

上研细，吹喉中。

吹喉散　治一切咽喉肿痛，并喉舌垂下肿痛者。

胆矾　白矾　朴硝　片脑　山豆根　辰砂各等分

上先将鸡肫①内黄皮焙燥，共前药研为细末，用鹅毛管吹入喉中，即效。

破棺丹　治咽喉肿痛，水谷不下。

青盐　白矾　硇砂各等分

上为末，吹患处，有痰吐出。

开关神应散　治一切喉风，有起死回生之功。

蜈蚣焙，存性，三钱　胆矾　全蝎去毒，焙，存性　僵蚕去丝嘴　蝉退焙，存性　川乌尖各一钱　穿山甲麸炒　蟾酥各三钱　乳香五分

上为末，每服一钱半或二钱，小儿每服一分或七厘，同葱头捣烂，酒和送下，出汗为度。如口不能开，灌服。忌猪羊鸡鱼油面诸般热毒等物一七日。

夺命丹　治咽喉一切肿毒，木舌，双乳鹅，喉闭等证。

紫河车　密陀僧各五钱　砂仁　贯众　僵蚕直者　乌鱼骨　茯苓各一钱　麝香少许

上为细末，面糊丸如弹子大，阴干，用一丸无根水津一时，频饮，一丸作二服，神效。

开关散　治喉风，气息不通。

白僵蚕炒　枯白矾各等分

上为细末，每服三钱，生姜蜜水调下，细细服之。

稀涎散　治喉闭，数日不能食者。

猪牙皂角四条，去黑皮　白矾一两

上共为末，每服三字，吹入喉中，吐之，涎尽病愈。

神方　治喉闭如神。

猪牙皂角　白矾　黄连各等分

上锉细，新瓦上焙干，为末，每用钱半，吹喉中，吐脓血，立愈。

夺命散　治急喉风。

白矾枯　僵蚕直者，炒断丝　硼砂　皂角各等分

上为末，少许吹入喉中，痰出瘥。

一方　治喉痹。

青黛五分　猪牙皂角去皮弦，五钱　胆矾熟者，一钱半

上为细末，醋薄糊为丸如樱桃大，每用一丸，以熟绢裹在箸头上，用好醋润透，将药点在口内喉疮上，咬着箸，其涎如水即解，后服防风通圣散。

龙脑散　治咽喉肿痛，皆因风热在于脾肺，邪毒蕴滞，胸膈不利，故发疼痛，急喉痹，闭塞肿痛，粥饮难咽。

硼砂　脑子　朱砂各一分　滑石三钱　石膏水飞，二两　甘草生取末，半钱

上为细末，每服半钱，用新汲水调服。或干撒咽津亦得。

龙脑破毒散　治不测急慢喉痹，咽喉肿塞不通。

盆硝研细，四钱　白僵蚕微炒，去嘴　生甘草为末　青黛各八钱　马勃末，三钱　蒲黄半两脑子　麝香各一钱

上研令极细，用磁盒子收，如有病证，每用药一钱，用新汲水小半钟调匀，细细呷咽。如是喉痹即破，出血便愈。如不是喉痹，自然消散也。若是诸般舌胀，用药半钱，以指蘸药，擦在舌上下，咽津。如是小儿，一钱作四五服，亦如前法用，并不计时候。

一方　黄芩　甘草　黄连　牙皂　当归梢　薄荷　诃子米醋浸七日，晒干　百药煎白矾　胆矾各一钱　片脑五分

上为细末，每用半钱，用芦管吹入喉中。

加味三黄丸

---

① 鸡肫（zhūn 谆）　鸡的肌胃。

大黄 黄芩 黄连各二两半 硼砂二两 黄药子 白药子各一两半 山豆根 黄柏 苦参各一两 京墨三钱 片脑一钱半 麝香少许

上为末，猪胆汁调摊甑内蒸二次，后入片、麝、硼为丸豆大，噙化。冬加知母。

甘露内消丸 治咽喉肿痛不利，咽干痛，上焦壅滞，口舌生疮。

薄荷叶一两 川芎二钱 桔梗三钱 甘草一钱 人参 诃子各五分

上为细末，炼蜜丸如皂子大，朱砂为衣，每服一丸，噙化。

上清丸 治咽喉肿痛，痰涎壅盛。

薄荷一斤 川芎 防风各二两 桔梗五两 甘草四两 砂仁半两

上为细末，炼蜜丸如皂角子大，每服一丸，噙化。一方有硼砂一两。

上清丸 清上，利咽膈。

南薄荷四两 桔梗 甘草各一两半 白豆蔻一两 片脑一钱

上为末，蜜丸，噙化。加孩儿茶一两，效尤速。

清上丸 治喉中热毒肿痛，喉闭乳蛾等证。

熊胆一分 雄黄一钱 青盐五分 薄荷叶五钱 硼砂一钱 胆矾少许

上为细末，炼化白砂糖为丸如鸡头子，卧时舌压一丸，自化入喉，神效。

冰梅丸 治喉风肿痛如神，十八种皆效。

天南星鲜者，二十五个，切片 大半夏五十个，切片 皂角 白矾 食盐 防风 朴硝各四两 桔梗二两

上用落熟梅子百个，先将盐以水浸化，然后将各药研碎，入水拌匀，以梅子入药水中，浸过三指为度，晒至水干，以瓷罐收贮密封，如霜起最妙。用时以薄绵

裹定，噙口中，令津液徐徐咽下，痰出自愈。

碧玉丸 治心肺积热上攻，咽喉肿痛闭塞，水浆不下，或生疮疖，重舌木舌，并宜服之。

青黛 盆硝 蒲黄 甘草各一两

上为末，用砂糖为丸，每两作五十丸，每一丸噙化，或用干药末撒咽膈内亦好。

麝香朱砂丸 治咽喉肿闭或生疮，或舌根肿痛。

马牙硝七钱 铅白霜 龙脑 硼砂各三钱 寒水石六两 麝香二钱 朱砂一两半

上研极细末，用甘草十两，熬成膏和丸，如桐子大，朱砂为衣，每含一二丸。

鸡苏饼 清上焦，润咽膈，生津液，化痰降火，止咳嗽。

鸡苏叶 硼砂各五钱 白葛粉一两 乌梅肉二两五钱 真檀香二钱 柿霜四钱 白冰糖八两

上为极细末，入好冰片一分五厘研为末，旋和入炼蜜搜和，稍带硬些，印成饼如樱桃大，每服一饼，噙化。

青龙胆 治咽喉闭塞肿痛，并单双乳蛾，大有神效。

用好鸭嘴胆矾，盛于青鱼胆内，阴干为末，吹入喉中，加熊胆、牛黄、梅花冰片各三分，甚妙。

救急方 治喉风，口噤不语，死在须臾。

胆矾五分，半生半枯 熊胆 木香各三分

上研细末，用番木鳖，井水调和，以鸡翎蘸扫患处，如势急口噤，以箸启之，用药扫下即消。

喉痹方 并治口疮牙疳，喉痹牙关紧急，神效。

火硝五钱 硼砂二钱半 蒲黄一钱 孩儿茶二钱二分半 片脑一分半

上为细末，用笔管拨开，芦管吹入，大吐其痰，不过数次，立愈。

神效散　治喉痹语声不出。

荆芥　蓖麻肉各等分

上为末，蜜丸皂子大，含化。

马鞭草散　治患喉痹，咽肿连颊，吐，气数者。

马鞭草捣取自然汁，每服咽一合许。又有用马衔铁煮汁服，亦妙。

一方　治喉痹。

用射干，即扁竹根也，旋取新者，不拘多少，擂烂取汁吞下，或动大府即解，或用酽（音验，酒醋味厚也）醋同研取汁，噙引出涎，更妙。

一方　用射干切，一片，咽下。

又一方　取蛴螬虫汁，点在喉中，下咽即开。

一方　用青艾叶一握，用醋同捣，敷痹处，冬用干者。

一方　远志去心为末，每半钱水小半盏调服，口含竹管，吐痰涎极捷，其效如神。用猪牙皂角，和霜梅为末，噙之。

一方　杜牛膝，捣自然汁，和醋服之。

一方　用马屁勃、白矾等分，为细末，以鹅翎吹入喉中，吐痰二升，愈。

一方　用朴硝一两，细细噙咽汁，立愈。

一方　治卒喉痹，取黄柏片含之。又黄柏一斤 㕮咀，酒一斗煮二沸，去粗，频饮，便愈。

一方　萝卜汁咽之，甚佳。

一方　李实根一斤，噙口内佳。

一方　蓖麻子取肉槌碎，纸卷作筒，烧烟吸之。

一方　治急喉闭，逡巡不救者。

蠡鱼胆腊月收，阴干为末，每用少许，点患处，药至即瘥。病深，则水调灌之。

一方　用李实根研水敷项上一遭。

一方　用羊蹄独根者，勿见风日及妇人鸡犬，以三年醋研和如泥，生布拭喉，令赤，敷之。

又一方　用远志去心，水调敷项上一遭。

一方　用皂角去皮弦子，生半两，为细末，以箸头点少许，在肿痛处更以醋糊调药末，厚涂项下，须臾便破血出。

一方　用蛇床子烧烟熏入喉中，即愈。

又一方　切商陆根炙热，隔布熨之，冷辄易，立愈。

一方　用枯矾末，吹纳喉中，急用灯盏底油脚灌下。

一方　治喉痹壅塞不通。

取红蓝花，捣绞取汁一小升，服之，以瘥为度。如冬月无湿花，可浸干者，浓绞取汁，如前服之，极验。咽喉塞，服之皆瘥。

一方　用茜草一两煎服，降血中之火。

一方

焰硝　枯矾各五分　硼砂一钱　杜牛膝一钱半

上为末，调敷。

经验秘方　治喉痹神效。

马蔺菊　五介龙草　车前草各等分

右三味，捣汁，徐徐饮之。

蜜附子　治脏寒喉闭，吞吐不利。

用附子切片、蜜涂，炙黄色，每含一片，咽汁，味尽再易一片。

治喉痹秘方　歌曰：

喉痹为急病，须臾命不通，
急研新艾水，入口便和同。
腊月无新艾，蛇床瓶内烧，
其烟绕入口，此病一时消。

一方　治中风，急喉痹欲死者。

用白僵蚕捣筛为末，生姜自然汁调，下喉立愈。

一方　治咽喉肿痛。

山豆根　射干花根各阴干

上为末，吹入喉中。大凡咽喉肿痛，或喉痹急证，用山豆根磨水噙漱，立愈。

夺命箸头散　治急喉痹，咽喉肿痛，堵塞气不得通，欲死之状。

胆矾　草乌各四钱　绿矾六钱　雄黄二钱

上为末，用一箸头点上咽喉内，急吐涎沫，立应。次以大黄、甘草等分为粗末，每服三钱，水一盏半煎至一盏，去柤，化乳香一粒温服，涤去热毒，恐为再发。一方加白矾二钱。

一方　治走马喉痹。

用巴豆去皮，以绵子微裹，随左右塞于鼻中，立效。如左右俱有者，用二枚塞左右鼻中。

熏法　治咽喉牙关紧急。

用巴豆去壳，以纸包巴豆肉，用竹管压出油在纸上，却以此纸作捻子，点灯吹灭，以烟熏入鼻中，一霎时口鼻涎流，牙关开矣。

灸法　治累年喉痹举发。

男左女右，以手大指甲第一节灸二三小壮。

针法　治喉闭。

针少商穴出血，立愈。其穴在两手大指甲内侧去爪甲角韭叶许，三棱针针之。针合谷，二穴在虎口，针五分。针尺泽，二穴在臂中横纹，出血妙。

治缠喉风方

解毒雄黄丸　治缠喉风，及急喉闭，卒然倒仆，牙关紧急，手足厥冷，气闭不通即死。

雄黄二两　郁金　巴豆去油，十四粒

上为末，醋糊丸如绿豆大，每服七丸，热茶下，吐出顽涎即生。如口噤，以物斡开灌之，下咽无有不活者，搐鼻亦可。如无此药，急用升麻四两，浓煎水灌之，或吐或不吐，即安。

二圣散　治缠喉风，急喉痹。

鸭嘴胆矾一钱　白僵蚕二钱

上为末，每吹入少许，入喉中，立验。

一字散　治时气缠喉风，渐入咽塞，水谷不下，牙关紧急，不省人事。

雄黄二钱半　蝎梢七枚　白矾生研　藜芦各二钱　猪牙皂角七锭，一方五味，各等分

上为细末，每用一字，吹入鼻中，吐出顽涎，即愈。又一方无蝎梢。

备急如圣散　治风痰壅盛，咽喉肿痛，水谷不下，牙关紧急，不省人事，或时气缠喉风并用。

雄黄　白矾枯　藜芦生用　猪牙皂角去皮，炙黄，等分

上为末，每用一字，搐入鼻内，吐痰为愈。

玉钥匙　治风热喉闭及缠喉风。

焰硝一钱半　硼砂半钱　僵蚕　片脑各少许

上为末，以竹管吹半钱入喉中。

夺命无忧散　治缠喉风，咽喉疼痛，风涎壅盛，口舌生疮，心腹胀满，脾积微块，小儿奶癖，误吞骨屑，硬塞不下，热盛喉闭，涎满气急，闷乱不省人事，并皆治之。

元参　贯众　滑石　砂仁　黄连　茯苓　山豆根　荆芥　甘草各五钱　寒水石煅　硼砂各三钱

上为末，每服一钱，干撒舌上，后以新汲水咽下，不拘时。任是百毒硬物，可以除化。如吃着巴豆、杏仁，辛辣姜桂、胡椒，燥热葱、韭、蒜等物，及诸药毒、火毒，亦可用此药，每用半钱，能润三

焦，消五谷，除三尸，去八邪，杀九虫，赶瘟疫，疗渴疾，其效如神。鲁直号金台玉简方，一方名玉屑无忧散。

乌犀角膏 治咽喉肿痛，及一切结喉，烂喉，遁尸①绕喉，痹喉，急喉，飞丝入喉，重舌木舌等证。

皂荚两条，槌碎，用水三升浸一时久，滤汁，去粗，入瓦器内，熬成膏 好酒一合 焰硝 百草霜 人参各一钱，为末 硼砂 白霜梅各少许

上拌和一处，用鹅翎点少许于喉中，以出尽顽涎为度，却嚼甘草二寸，咽汁吞津。若木舌，先以粗布蘸水揩舌冷，次用生姜片擦之，然后用药。

救命散 治脾胃热毒上攻，咽喉有疮，并缠喉风。

腻粉三钱匕 五倍子二钱半 大黄锉，炒 白僵蚕直者，炒 黄连 甘草生，各半两

上为细末，每服一字，大人以竹筒吸之，小儿吹之，如余毒攻心，肺咽有疮，用男孩儿乳汁，调药一字，以鸡翎探之。呕者生，不呕者死。

白矾散 治缠喉风，急喉闭。

白矾三钱 巴豆三枚，去壳，分作八片

上将白矾于铫内慢火熬化为水，置巴豆其内候干，去巴豆取白矾研为末，每用少许，以竹管吹入喉中，立愈。《本事方》去巴豆，用乌鸡子清一个，调白矾灌入喉内，立效如神，活人不计数，幸毋忽。

春风散 治咽喉肿痛，缠喉风闭塞。

僵蚕 黄连俱锉碎 朴硝 白矾 青黛各五钱

上先于腊月初一日，取猪胆五六个，将药装入胆内缚定，胆外用青纸裹了，将地掘一方坑，长阔一尺，上用竹竿横吊，以胆悬定于内，候至春日取出，置当风处吹干去皮，以药研末，密收吹喉。

一方 治缠喉风，束气不通。

蛇蜕炙黄 当归各等分

上为末，温酒调下一钱匕，得吐愈。

一方 治缠喉风，喉痹，饮食不通，欲死者。

用反魂草根一茎，净洗纳入喉中，取寒痰出，即瘥，神验。更以马牙硝津咽之，即绝根。反魂草，一名紫菀。

一方 用皂角揉水灌下，得吐愈。

一方 用雄黄一块，新汲水磨，急灌，吐瘥。

一方 用鹅翎蘸桐油探之。

一方 用射干逆流水吐之。

丹溪方

有人患缠喉风，食不能下，大麦面作稀糊咽之，滑容易下咽，以助胃气。

火刺法 治缠喉风。

用巴豆油涂纸上，捻成条子，以火点着，才烟起即吹灭之，令患人张口带火刺于喉间，俄倾，吐出紫血半合，即时气宽能言及啜粥饮。盖火气热处，巴油皆到，火以散之，巴以泻之，烟以吐之，乃一举而三善之方也。

针法 治喉中红赤。

凡患人喉中红赤，宜用针从旁针之，出血，即愈。所以必欲从旁针者，避夫哑门穴（人身项后入发际五分，为哑门），犯之令人失音故耳。

治咽嗌痛方

甘桔防风汤 治咽痛。

甘草五钱 桔梗 防风各三钱

上锉，水煎服。丹溪治咽喉痛，用甘桔，加荆芥、当归。

增损如圣汤 治风热攻冲会厌，语声不出，咽喉妨闷肿痛。

桔梗二两 甘草炙，一两半 枳壳汤浸，

---
① 遁尸 病名，流注的一种。

去穰　防风各半两

上为细末，每服三钱，水煎去柤，入酥如枣许，搅匀，食后服。

桔梗汤　治咽喉微觉肿痛，声破难语。

桔梗　甘草炙　当归　马勃各一钱　麻黄去节，五分　白僵蚕炒　黄芩各三分　桂枝少许

上锉作一服，水二盏煎至一盏，去柤，稍热食后徐徐呷之。

桔梗汤　治咽喉疼痛，如有物妨闷。

桔梗炒，五钱　半夏汤泡七次，二钱半　人参　甘草炙，各一钱半

上㕮咀，每服一两，水煎，食后温服。

消毒散　治咽喉肿痛，小儿瘾疹，已出不匀，虽出不快，壮热狂躁，咽膈窒塞，卧睡不安，大便秘涩。

牛蒡子炒，六两　甘草二两　荆芥穗一两

上为粗末，作一服，水一盏煎七分，去柤，每食后温服。

一方　治实热咽痛。

黄连　荆芥　薄荷各等分

上为末，蜜姜汁调噙。

咽喉备急丹　实热降收之。

青黛　芒硝　白僵蚕各一两　甘草四两

上为细末，用腊月内牛胆有黄者，盛药其中，阴四十九日，多时尤妙，用时旋取。如腮喉闭，用皂子大块，碾碎为末，以竹筒吹之咽喉内，愈。

发声散　治咽痛妨闷，咽物则微痛，不宜寒凉药过泄之，此妨闷虚热也。

瓜蒌一个　白僵蚕微炒，半两　桔梗七钱半　甘草炒，二钱

上为细末，每用少许，干撒咽喉中，若肿痛左右有红，或只一壁紫长大，水米难下，用此散一钱，朴硝一钱和匀，撒喉

中咽津。如喉中生赤肿，或有小白头疮，用前散一钱匕，白矾研细半钱，撒。

升麻六物汤

升麻　栀子各二钱　大青　杏仁　黄芩各一钱半

上为粗末，每服五钱匕，水一小盏半、葱白三茎煎至一盏，去柤，温服。又法，黄柏蜜浸一宿，噙之咽汁勿绝，瘥。

加味四物汤　治虚火上升，喉痛并喉生疮，喉痹热毒，最能降火，甚妙。

当归　川芎　黄柏蜜水微炒　知母去毛　天花粉各一钱　熟地黄　白芍药各一钱二分　桔梗一方作元参　甘草各三钱

上锉一剂，水煎，入竹沥温服。

代针散　治咽喉肿痛，气息难通。

硇砂少许，为君　白矾皂角子大，为臣　牙皂七分，为良　硝石四两，为相　黄丹五钱，五方巴豆六个，六甲

上为末，吹喉中。

解毒丸　治风热上攻，咽喉肿痛，又治咽喉肿痛，欲死者，喉闭急也。

白僵蚕　南星各等分

上并生用，为细末，生姜自然汁调服，立愈。

噙化丸　治咽喉肿痛，或声不清，或声哑，咽喉干燥，或生疮者，并治。

南薄荷叶　楝参各五钱　生地黄一两　生甘草二两　白桔梗三两　山豆根八钱　片脑三分

上为细末，炼蜜丸如龙眼大，二丸分三次，临卧噙化。

噙化三黄丸　治咽喉痛，大效。

山豆根一两　硼砂二钱　龙脑　麝香各少许

上为末，用青鱼胆为丸，如绿豆大，每服三五丸，噙化津咽。

一方　治喉痛。

硼砂 胆矾 白僵蚕 陈霜梅各等分

上为末，和噙。

龙麝聚圣丹 治心脾客热，毒气攻冲，咽喉赤肿，头痛，或生喉痹；或结硬不消，愈而复发，经久不愈；或舌本肿胀，满口生疮，饮食难咽，并宜服之。

川芎一两 生地黄 犀角屑 羚羊角 琥珀研 元参 连翘 桔梗 升麻 铅白霜各五钱 人参 赤茯苓 马牙硝 片脑 麝香各三钱 朱砂 牛黄各二钱 硼砂一两 金箔十五片

上为细末，炼蜜丸如龙眼大，金箔为衣，每一丸，薄荷汤化下，或细嚼或噙化。如无薄荷，新水亦可，卧用之。

祛毒牛黄膏 治大人小儿咽喉肿痛，舌本强硬，满口生疮，涎潮喘急，饮食难进，咽膈不利。

牛黄研，三钱半 元参 升麻各三钱 人参 琥珀 犀角 桔梗 生地黄 硼砂各半两 雄黄 寒水石煅，各一两 蛤粉水飞，四钱 朱砂 铅白霜 脑子各一钱

上为细末，炼蜜丸如小弹子大，金箔为衣，用磁器收贮，每服一丸，浓煎薄荷汤化下，或新汲水亦得，日进二三服，噙化亦得。

一方 治咽痛。

百药煎去黑皮 硼砂 甘草 生白矾各等分

上为细末，每服一钱，食后米饮调，细细呷之。

一方 治咽痛神效。

白僵蚕为末，以生姜自然汁调服。若咽喉生疮损破，不用生姜，用之辛辣痛，又能散不收。

一方 治咽喉生疮肿痛。

蓖麻子一粒，去皮 朴硝一钱

上同研，新汲水作一服，连进二三服，神效。

一方 治喉痛。

山豆根含一片，细咽津，极妙。

一方 烧笔头灰，浆水饮下方寸匕。

一方 治咽喉卒肿，饮食不通。

黄柏捣末，敷肿上，冷复易之，用苦酒和末佳。

一方 治咽痛，用诸药不效者。此非咽痛，乃是鼻中生一条红线，如发悬一黑泡，大如樱珠，垂挂到咽门而止，口中饮食不入。

用深取牛膝根直而独条者，洗净，入好醋三五滴同研，就鼻孔滴二三点入去，则丝断珠散，其病立安。

一方 治咽喉塞，鼻中疮出，及干呕头痛，食不下。

生鸡子一个开头，取白去黄，着米醋煨拌，溏火顿沸，起擎下，沸定，须顿三度，就热饮醋尽，不过一二次，瘥。

治喉疮乳蛾方

上清连翘散 治诸疮肿毒，咽喉疼痛，烦渴，大便自利，虚热不安。

连翘 山栀子 防风 甘草各一钱

上锉，水煎，食后服。

清咽消毒散 治咽喉疮肿，痰涎壅盛，或口舌生疮，大便秘结。

川芎 茯苓 枳壳 前胡 柴胡 羌活 独活 荆芥 防风 黄芩 黄连 大黄 朴硝各等分

上锉，每服一两，水煎服。

元参散 治悬痈肿痛不可忍。

元参 升麻 射干 大黄各一钱半 甘草一钱

上锉作一服，水煎，缓缓噙咽。

佛手散 治咽喉肿痛生疮，风热喉痹肿塞。

薄荷二两 盆硝一两 甘草七钱 桔梗 蒲黄各五钱 青黛三钱

上为细末，每用少许干撒，又用竹管吹咽喉内噙化下，时时用之。

硼砂散 治咽喉疮肿，闭塞不通。

硼砂 白僵蚕 百药煎 川芎各三钱 山豆根 盆硝 紫河车 薄荷各五钱 青黛一钱

上为细末，每服大人半钱，小儿一字，撒咽中，或水调服。

硼砂散 治心气热毒内攻，咽喉生疮肿痛，木舌胀肿甚，闷塞，水食不下。

元参 贯众 茯苓 砂仁 滑石 荆芥穗 山豆根 生甘草各五钱 南硼砂三两 薄荷一两

上为细末，每服半钱，新汲水调下。或干撒舌上，咽津。

通隘散 治喉痛生疮声哑。

白硼砂二钱 孩儿茶 青黛 滑石 寒水石各一钱 蒲黄 牙硝 枯矾各六分 黄连 黄柏各五分 片脑二分

上为末，以苇筒纳药少许，吹入喉中，即效。

干姜散 治悬雍热，卒暴肿大。

干姜 半夏汤泡，去滑，等分

上为细末，以少许着舌上咽津。

一方 治悬雍垂长，咽中妨闷。

白矾一两，烧灰 盐花一两

上研细，以箸头点药在上。

射干丸 治悬雍肿痛，咽喉不利。

射干 天竺黄 马牙硝各一两 犀角屑 元参 升麻 白矾 白药子 黄药子 甘草各五钱

上为末，炼蜜丸如小弹子大，每用一丸，绵裹噙化。

萆薢散 治杨梅疮，不拘初起溃烂，或发于喉舌间，并效。

萆薢 当归 白芷 皂角刺 薏苡仁各二钱 白鲜皮 木瓜不犯铁器 木通 金银花各七分 甘草五分 土茯苓五钱，一名冷饭团

上锉，水煎服。

罗清散 治单双乳蛾。

薄黄五钱 罗青 盆硝研，各三钱 甘草二钱

上为细末，每服一钱，冷蜜水调，细细咽之。吞不下，鸡翎蘸药喉内扫之，立效。

粉香散 吹乳蛾即开。

白矾三钱 巴豆三粒，去皮油 轻粉 麝香各少许

上于铁器上，飞白矾沸，入巴豆在矾内，候枯，去豆不用，为细末，三味和合，吹喉中。

二矾散 治咽喉乳蛾。

雄黄 郁金各五钱 白矾生用，二钱半 胆矾五分

上为细末，以竹管吹入喉中，立能言语。

牛胆散 治双蛾。

黑牛胆一个 胆矾三钱 硼砂二钱 山豆根一钱

上为末，同入胆内，用线挂阴干，点至喉中，吹亦可。

一方 治乳蛾喉痹。

蚕蛾末三钱 孩儿茶 辰砂各一钱 生白矾三分

上为细末，吹入喉中，即效。

一方 治喉痹，双乳蛾。

壁上蜘蛛白窝取下，患者脑后发拔一根，缠定蛛窝，灯上以银簪挑而烧之，存性为末，吹入患处，立消。

一方 治乳蛾喉闭。

急将患人面朝上睡于地下，两手采住头发，脚踏肩，其毒自散。或打破鼻血出，毒亦散之。

一方 治乳蛾。

用杜牛膝根红者，研调，男用女乳

汁，女用男乳汁，纳鼻汲之。

一方 治喉中卒生肉。

绵裹箸头蘸盐揩，一日六七次易之。

笔针

《名医录》云：李王公主患喉痈，数日痛肿，饮食不下，召到医官，尽言须用针刀溃破。公主闻用刀针，哭不肯治，痛迫，水谷不入。忽有一草泽医曰：某不用刀针，只用笔头点药痈上，霎时便溃。公主喜，令召之，方两次上药，遂溃出脓血一盏余便宽，两日疮无事，令供其方。医云：乃以针系笔心中，轻轻划破而溃之耳，无他方也。

治喉喑方

诃子汤 治失音不能言语。

诃子四个，半生半炮 桔梗一两，半生半炙 甘草二寸，半生半炙

上为细末，每服二钱，童便一盏、水一盏煎五七沸，温服，甚者不过三服愈。

一方 大诃子四个，桔梗三两，甘草二两。炮制皆同，每服一钱匕，入砂糖一小块，不入童便，独用水五盏，煎至三盏，时时细呷，一日服尽，其效甚速。一方有木通各等分，水煎，入生地黄汁一小盏搅匀，徐徐服之。一方有木通，无桔梗。

诃子散 治久嗽，语音不出者宜用。

诃子去核 杏仁去皮尖，各一两 通草二钱

上锉，每服四钱，煨生姜五片水煎，去粗，温服。

清咽安肺汤 声哑者，寒包其热也，亦有痰热壅于肺者。经云：金空则鸣。必清肺中邪滞，用此泻之。

桔梗二钱 山栀子炒 黄芩炒 桑白皮蜜炒 前胡 知母 贝母 甘草炙，各一钱

上锉，水煎，食后服。

发声散 治咽喉肿痛，语声不出，经验方。

瓜蒌皮 白僵蚕去头 甘草俱炒黄，各等分

上为细末，每服三钱，温酒调下，或生姜自然汁调下。用五分，绵裹噙化咽津亦得，不拘时候，日两三服。

四圣散 治咳嗽有失声者。

晋矾 葛根 槐花子 山栀子各等分

上咬咀，水二盏加乌梅、甘草各少许，煎一盏，入蜜少许，食后服。

千金方 治暴嗽失音语不出。

杏仁研如泥 姜汁 砂糖 白蜜各一升 五味子 紫菀各三两 通草 贝母各四两 桑白皮五两

上咬咀，以水九升煮五味子等药，取三升，去粗，纳杏仁泥、姜汁、蜜糖搅匀，微火煎取四升，初服三合，日再夜一，后稍加。

通声膏

五味子 款冬花 通草各三两 人参 细辛 桂心 青竹皮 菖蒲各二两 杏仁一升 白蜜二斤 枣膏 姜汁各一升 酥五升

上咬咀，以水五升微火煎三上三下，去粗，纳姜枣蜜酥，煎令调，酒服如枣大二丸。

一方

甘草 桔梗 乌梅 乌药各等分

上锉，水煎，食后顿服。

润肺丸 治嗽而失音。

诃子 五味子 五倍子 黄芩 甘草各等分

上为末，蜜丸，噙化。

清音丸 治咳嗽失声。

桔梗 诃子各一两 甘草五钱 硼砂 青黛各三钱 冰片三分

上为细末，炼蜜丸如龙眼大，每服一

丸，噙化。

响声破笛丸　治讴歌火动失音。

连翘　桔梗各四两　大黄半两　薄荷四两　甘草二两半　百药煎二两　川芎一两半　砂仁　诃子炒，各一两

上为末，鸡子清为丸，如弹子大，每服一丸，临卧时噙化，徐咽。

玉粉丸　治冬月寒痰结，咽喉不利，语声不出。经云：寒气客于会厌，卒然如痖。宜服。

半夏汤洗，五钱　草乌　官桂各二钱半

上为细末，生姜汁浸，蒸饼为丸如芡实大，每服一丸，至夜噙化，多年不愈亦有效。

蛤蚧丸　治肺间邪气，胸中积血作痛，失音，并治久咳失音。

蛤蚧一对，去嘴足，温水浸，去膜，刮了血脉，用好醋炙　诃子煨，去核　阿胶炒　生地黄　麦门冬去心　北细辛去苗　甘草炙，各半两

上为末，炼蜜丸如枣大，每服一丸，食后含化。

内侍曹都使新造一宅，落成迁入，经半月余，酒大醉，卧起失音，不能语。召孙至，诊曰：因新宅，故得此疾耳，半月当愈。但服补心气薯蓣丸，治湿用细辛、川芎，又十日其病渐减，二十日全愈。曹既安，见上，问谁医，曰：孙兆郎中。上乃召问曰：何疾也。对曰：凡新宅壁土皆湿，地亦阴多，人乍来阴气未散，曹心气素虚，饮酒至醉，毛窍皆开，阴湿之气从而入乘心经，心经既虚而湿气又乘之，所以不能语。臣先用薯蓣丸，使心气壮，然后以川芎细辛又去湿气，所以能语也。

治咽中如梗方

半夏厚朴汤　治妇人咽中如有炙脔。

半夏一升　厚朴三两　茯苓　生姜各四两　苏叶二两

上锉，以水七升煮取四升，分温四服，日三夜一。

丹溪方　治痰结核在咽。此湿痰，必用痰药中咸能软坚之味。

瓜蒌实　青黛　杏仁　海蛤粉　桔梗　连翘　风化硝各等分

上为末，姜蜜丸，噙化。

润喉散　治气郁夜热，咽干硬塞。

桔梗二钱半　紫河车四钱　香附三钱　百药煎一钱半　粉草一钱

上为末，敷口内。

治诸物梗喉方

神仙钓骨丹　治诸骨鲠喉，其骨自随药带下，或吐出如神。

砂仁　丁香各一钱　血竭　磁石　龙骨各五钱

上为细末，黄腊三钱为丸，朱砂为衣，每服一丸，香油煎，好醋吞下。如要吐，用矮荷煎好醋吃后，用浓茶任服。如无矮荷，以桐油代之。矮荷即纳内销，其叶似荷树叶，其条红，其树矮短。

治骨鲠入喉诸方

缩砂、甘草等分为末，以绵裹少许，噙之旋咽津，良久骨随痰出。

一方　槿树叶油、马屁勃、砂糖三味熬膏为丸，噙化，累效。

一方　用水牛粪上生出蕈晒干为末，用砂糖为丸，徐徐噙咽下，仍用砂糖为衣，不然损牙。

一方　用朴硝为末，对入龙脑鸡苏丸内，如弹子大噙化，不过三五丸，自然消化。

一方　白茯苓一味，临时切细为末，以所鲠骨煎汤调下。

一方　治鸡骨鲠，用水帘草捣汁饮之，骨自消。

又一方 诸骨鲠，用饴糖如鸡子大吞之，如不下，更作大团吞之，至十团无不下。

一方 用象牙屑，以新汲水一盏，浮牙屑水上，吸之，其骨自已。

一方 用象牙梳磨水咽下，或桑木上虫屑，米醋灌自下。

又一方 用狗，吊一足，取其涎灌之即消，以狗善食诸骨也。

一方 用细茶浓煎，速吃五七碗，以饱为度，却用老鸦，刀子擂烂，冷水调服，即吐，如不吐，将鹅翎扫喉，即吐其骨。

一方 用霜梅肉，槌成指大，作丸子，将绵裹，以线穿在内，冷茶送下，扯住线头在手，一呕即出。

一方 用胡荽略擂，拌醋，并粗咽下，即解。

一方 用人指甲烧存性，吹入喉中，立效。

又一方 用韭白三根捣烂捻，为丸如骨子大，用绵缠裹线扎，咽下鲠处，手牵线吐出原骨，效。

一方 用绵一块，以蜜煮，用如食韭法。

一方 灯心以竹筒填满，火烧过取灯心灰，用米糖化开，调灌下，勿犯牙。

一方 用硼砂二块，噙之，骨自下。

一方 用金凤花子或根，嚼烂噙下。骨化，用温水嗽口，免伤齿，治鸡骨尤效。

一方 金凤花子为末，醋调稀糊，放舌上慢慢咽下，不可犯牙。

一方 乳香烧烟，吸入喉即吐。

一方 以野苎根洗净捣烂如泥，每用圆眼大，如被鸡骨伤，以鸡羹化下，如被鱼骨伤，以鱼汁汤化下。

一方 瞿麦为末，以调方寸匕服。

一方 用五焙子、茶叶为末，吹患处。

治鱼骨鲠诸方

用砂糖、白炭皮末、紫苏叶、滑石末和丸，含口中，津液咽下，骨自随下。

一方 食橄榄或以核为末，顺流水调服，外用獭爪于项下爬之，自下，亦可煮汁饮之。

一方 用细茶、五倍子等分为末，吹喉中，立愈。

一方 以皂角末少许，吹入鼻中，得喷即出。

一方 用蝼蛄胆一枚吞下，亦治刺不出，敷之刺即出。

一方 取鲤鱼鳞皮，合烧作屑，水服之，即出，未出即服。

一方 另取鱼骨一根，插于患人头发内，不必言，须臾自下。

一方 用山楂树独根向下者，与玉簪花根同捣，取自然汁，用匙或竹筒盛汁，送入口内，不可着牙，着牙皆化。

一方 用玉簪花根研细取汁，竹管灌喉中，不可着齿，着则齿酥。

一方 以萱草根汁服之，可立视骨下。

一方 细嚼萝卜，徐徐咽之，立愈。

一方 治鱼骨鲠百法不能疗者，饧糖丸如鸡子黄大，吞之立出。

一方 楮子捣自然汁，滤去粗服，或收晒干为末，水和汁服亦可，一方用楮树皮。

一方 用生艾数升，水、酒各五升煮取四升，稍热服之。

一方 治鱼骨在肚中刺痛，煎荣荑汁一盏饮之，骨软而出。

金钩钓食丸 治诸鲠。

用威灵仙根不拘多少，以好米醋浸一二日，晒干为末，醋糊丸如桐子大，每服一丸或二丸，半茶半汤下。如要吐，转用砂糖、铜青为末，半匙滴油一二点，同茶汤调服，即吐出原物。如药性来迟，令患人两手伏地，用清水一盆，以鹅翎口中搅探，即吐出于盆中。

治稻芒麦芒刺喉间方

急取鹅，吊一足，取涎灌之，即下，以鹅善消稻麦也。或取荠头草嚼，亦妙。

万病解毒丸 治一切中毒及误吞铜钱、碗瓦。

大黄 大戟 连翘 寒水石各二两 白玉簪 白芷 黄芩 茯苓 石膏 滑石 天花粉各三两 甘草 薄荷 干葛各四两 山茨菰六两 贯众一两半 青黛五钱

右为末，绿豆粉丸如弹子大，每服一丸，薄荷汤磨下。与铜铁碗瓦同嚼，能化为粉碎，此其验也。

治误吞铜钱及环

用饴糖一片，渐渐食之，自出。

一方 服蜜升许。

一方 用砂仁浓煎汁饮之，其铜自下。

一方 用苎荗研烂服之，其铜自化。

一方 用坚炭为末，米饮调服，于大便中泻下，如乌梅状。

一方 用艾一把，水五升煎至一升，顿服便下。

一方 百部根四两，酒一升渍一宿，温服一升，日再服。

一方 用家茨菰取汁，呷饮自消。

治误吞钱及金银铁等物

但多食肥羊脂，诸般肥肉等味，随大便而下。

一方 用胡粉一两，捣调之，分再服。如吞金银物在腹中，以水银服之①，令消烊。

一方 用南烛根烧为细末，汤调一钱，服之自下。

一方 治误吞铁针，用蚕豆粉熟，同韭菜吃下，针与菜从大便而出。

一方 用饧糖半斤，浓煎艾汁，调和服之。

一方 用磁石磨如枣核大，钻眼以线穿，令吞喉间，针自出。

治误吞钗

取薤白，曝令萎黄，煮使熟，勿切，食一大枣②，钗即随出。

戴人取钱哽③法

一小儿误吞一钱在喉中不下，诸医皆不能出，亦不能下，乃命戴人，熟思之，忽得一策，以净白表纸卷令实如箸，以刀纵横乱割其端作髼鬠（髼，音朋。鬠，音扩。髼鬠，被发短也，乱也）之状，又别取一箸，缚针钩于其端，令不可脱，先下咽中，轻提轻抑，探之觉钩入于钱窍，然后以纸卷纳之咽中，与钩尖相抵，觉钩尖入纸卷之端，不碍肌肉，提之而出。

巧匠取喉钩法

宋咸平中，职方魏公在澶州，有数子弟皆幼，因相戏以钩竿垂钓，用枣作饵，登陆钓鸡雏。一子学之，而误吞其钩至喉中。急引之，而钩须已逆不能出。命诸医，不敢措手。魏公大怖，遍④问老妇，必能经历。时有一老妇，年余九十岁，言亦未尝见此，窃料有识者可出之。时郡中莫都料性甚巧，令闻魏公，魏公呼老妇，责之曰：吾子误吞钩，莫都料何能出之。老妇曰：闻医者，意也。莫都料，曾在水中打碑塔，添仰瓦。魏公悦，遂召至，沉思良久曰：要得一蚕茧，及念珠一串。公与之，都料遂将茧剪如钱，用物寻其四

---

① 以水银服之 按水银有剧毒，不可内服。
② 枣 据文义当为"束"。
③ 哽 原作"硬"，据文义改。
④ 遍 原作"编"，据文义改。

面，以油润之，中通一小窍，贯之钩线，次贯念珠三五枚，正儿坐，开口，渐加念珠引之至喉，觉至系钩处，用力向下一推，其钩已下而脱，即向上急出之，见茧钱向下，裹定钩须，须臾而出，并无所损。魏公大喜，遂厚赂之。曰：心明者，意必大巧；意明者，心必善医。

治误吞田螺梗喉不下，死在须臾

用鸭一只，以水灌入口中，少顷，将鸭倒悬，令吐出涎水，与患人服之，其螺即化。

凡治哽之法，皆此类推，如鸬鹚治鱼哽，磁石治针哽，发灰治发哽，狸虎治骨哽，亦各从其类也。

治吞发缠喉不出

取自己发作灰，白汤调服一钱。

卷一百零七

牙　齿

论

东垣曰：夫齿者肾之标，口者脾之窍。诸经多有会于口者。其牙齿是手足阳明之所过，上龈（鱼斤切，音银，齿本也，齿根肉也）隶于坤土，乃足阳明胃之脉所贯络也，止而不动；下龈嚼物，动而不休，手阳明大肠之脉所贯络也。手阳明恶寒饮而喜热，足阳明喜寒饮而恶热，故其病不一。牙者，肾之标，亦喜寒，寒者坚牢，热甚则齿动。龈断袒脱，作痛不已，故所治疗不同也。有恶热而作痛者；有恶寒而作痛者；有恶寒又恶热而作痛者；有恶寒饮少热饮多而作痛者；有恶热饮少寒饮多而作痛者；有牙齿动摇而作痛者；有齿袒而作痛者；有齿龈为疳所蚀缺少，血出而作痛者；有齿龈肿起而作痛者；有脾胃中有风邪，但觉风而作痛者；有牙上多为虫所蚀，其齿缺少而色变为虫牙痛者；有胃中气少，不能御寒，袒露其齿作痛者；有牙齿疼痛而秽臭之气不可近者。痛既不一，岂可一药而尽之哉。

选要论曰：齿者，受病实多，有因胃热而痛者，有因风邪而痛者，有虫痛者，有肾虚者。大抵齿痛[①]多属手足阳明二经，胃热火旺之故。且齿者，肾之精华，骨乃肾之所主，外板则为牙，内床则为齿，人肾气强则齿自坚，衰则齿必为痛也。其有胃热者，则齿动摇，缝中出血，

或臭秽不可近，或齿自疏落，皆阳明经热也。治法当审其何部，胃热者泻其火，肾虚者补其水，风者祛而散之，虫者毒而攻之，在活法施治可也。

丹溪曰：牙痛或出血属热，胃口有热，有风寒，有虫，有湿热。实热肿痛，调胃承气汤加黄连，又用升麻、白芷、防风、荆芥、薄荷、甘草、桔梗之类，又用梧桐泪、麝香擦之，上颌（音盘，牙床也）牙痛，灸三里穴，下颌牙痛，灸三间穴。牙大痛，必用胡椒、荜拨，能散其中浮热，间以升麻、薄荷、寒水石之类。

刘宗厚曰：头面外冒风寒，或口吸寒冷，致牙痛者，皆外因也。实热，阴虚火动，骨蒸所致，气郁血热虫蛀，皆内因也。硬物所支打击等致，皆不内外因也。

叶氏曰：牙之为病，手阳明、足阳明、足少阴肾三经之所致。摇动齿豁脱落者，肾之气虚也；虫蛀出血浮肿者，肠胃湿热之盛也；臭秽腐烂者，胃火之壅也。虚者当补之，湿热者当泻之，胃火壅者当清之，外仍以末药擦之，如风寒外束而作者，直须解散之可也。

王节斋曰：牙床肿痛，齿痛动摇，或黑烂脱落，世人皆作肾虚治，殊不知此属阳明湿热。盖齿虽属肾，而生于牙床，上下床属阳明大肠与胃，犹木生于土也。肠胃伤于美酒厚味膏粱甘滑之物，以致湿热上攻，则牙床不清，而为肿为痛，或出

---

① 齿痛　"痛"字原脱，据文义补。

血，或生虫，由是齿不得安，而动摇黑烂脱落也。治宜泻阳明之湿热，则牙床清而齿自然安固矣。

李氏曰：牙齿骨属肾之标也，精完则齿坚，肾衰则齿豁，虚热则齿动。足阳明胃络脉，入齿上缝，止而不动，喜寒饮而恶热饮。手阳明大肠络脉，入齿下缝，动而不休，喜热饮而恶寒饮。多因饮食色欲过度，以致湿热上攻，口涌酸水，则牙床不清，而为肿为痛，或出血，或生虫，动摇黑烂脱落。大抵齿龈宣露动摇者，肾元虚也，宜滋阴补肾，八味丸、三味安肾丸、虎潜丸。恶寒热而口臭者，肠胃热也，宜凉药泻火，祛风清胃散。若风牙，因肠胃原有风邪，更袭外风，入齿作痛，故开口吸风则痛甚，独活散、消风散。风热，因外感与内热相搏，齿龈肿痛，加之脓汁臭者，犀角升麻汤，或用石膏一两火煅酒淬，防风、荆芥、细辛、白芷各五分，为末，随时水煎一二服，甚效。风冷入于齿龈，不肿不蛀，日渐动摇者，温风散。热牙，因肠胃积热，开口臭秽难近者，败毒散加荆、防、升麻、石膏，或调胃承气汤，蜜丸服。如肠胃素积湿热，偶被风寒凉饮，郁于齿间作痛者，当归龙胆散。虚热攻冲，龈肉肿痛，口舌生疮，宜柴胡、地骨皮等分，薄荷减半，水煎热漱，令唾，或服之亦好。历年齿痛，黑烂脱落，必口吸凉稍止者，乃膏粱湿热之火也，调胃承气汤加黄连下之，或用升麻、白芷、防风、荆芥、薄荷、桔梗、甘草等分，水煎服。寒气犯脑及风邪凑袭，脑项筋痛，动摇肉脱者，白芷汤、羌活黑附汤。痰热毒气攻注齿痛者，外证咳唾，二陈汤，加细辛、枳壳、姜、枣、乌梅，仍以姜黄、荜拨等分，煎汤候温，以舌浸内，涎自流出。瘀血，因风热上攻头面搏血，令齿间血瘀不消，钻刺掣痛，甘露饮加升麻，或犀角地黄汤。凡饮食不能清淡，齿臭腐之气，淹渍日久，兼之风热上攻，齿龈有孔生虫，蚀一齿尽，又度其余，至如疳蛋，皆其肿类，必杀虫而后痛止，神功丸取牙虫。牙缝流血，风热者，消风散加芒硝，内服外擦；肾虚炎者，四物汤加升麻，或牡丹皮、知母、黄柏；阴虚气郁者，四物汤加香附、侧柏叶、牛膝，外敷绿袍散，或香盐散常擦。变骨蚀风，出血骨露者，玉池散。疳蛋出血多者，用生竹茹二两，醋煮含之。若牙痛本因湿热，标被风冷所郁，故内服辛凉以治[①]其本，外宜辛温以治其标，通用擦牙方、谢传笑去散、肾虚胃热方、风虫牙疼方、延平方、劫痛方、乌须固齿方、消齿壅法、取牙不犯手方。凡遇日月蚀未平时，勿进饮食，误食多患齿疾。养生家晨兴叩齿，永无齿疾，此预养法也。每食后晨兴，净水漱之更妙。

荫按：方氏曰，牙痛之证，其人肠固素有湿热，上出于牙龈之间，适被风寒，或冷饮所郁，则湿热不得外达，故作痛也。其病情有标本之分，所用药有温凉之异。何则，牙痛之证，寒是标，故外擦漱之药，宜辛温以散寒开郁；热是本，故内服饵之药，宜辛凉以散热清中。如此则内外交攻，标本两治，病岂有不愈者乎。（若小儿更须清肠胃之热）

脉　　法

右寸关脉洪盛，或弦而洪，肠胃中有风热，齿痛。尺脉洪大而虚者，肾虚，主齿动摇疏豁，相火上炎而痛。

治牙疼痛方

清胃散　治上下牙齿疼痛不可忍，牵

_____
[①]　治　原作"致"，据下文文例改。

引头脑满面发热大痛，乃手阳明经中热盛而作，其齿喜冷恶热，此因服补胃热药或食辛热厚味之物所致也。

升麻三钱　牡丹皮一钱半　当归　黄连夏月倍用　生地黄各一钱,酒姜炒

上锉一剂，水煎，食远稍冷服。痛甚，加石膏二钱，细辛三分，黄芩一钱，细茶三钱，大黄酒蒸一钱；肿，加防风、荆芥各一钱；头脑痛，加川芎八分。

圣济总录方　治牙齿动摇。

黑锡半斤，大锅内化成汁，入桑条灰柳木槌研合成砂，以熟绢罗为末，每日早晨揩牙，温水漱在盂内，以水洗眼，能明目黑须鬓。

元戎麝香间玉散

酸石榴皮　诃子各三两　升麻　绿矾何首乌　青盐　百药煎　五倍子　没石子各两半　白茯苓一两　北细辛　石胆矾各半两　荷叶灰　白檀　川芎　白芷　甘松零陵香　茴香　藿香叶　猪牙皂角灰　木鳖子　荜拨　青黛各钱半　麝香一钱　脑子半钱

上为末，或揩或服，用药后茶清漱。一方无脑子，加沉香二钱。

独活散　治阳明经不利，风毒攻注，牙根肿痛。

独活　羌活　防风各一钱半　川芎细辛七分　荆芥　薄荷　生地黄各一钱,姜酒炒

上㕮咀，水煎，食后温服，日进二三服愈。

定痛羌风散　治风热攻注，牙根肿痛。

羌活　防风　川芎　生地黄各一钱升麻一钱二分　独活　细辛　荆芥　薄荷各七分　石膏二钱　甘草五分

上锉，水煎，食后服。恶热饮，加龙胆草酒洗一钱半；恶风作痛，加白豆蔻、

黄连各五分；湿热甚者，加黄连、山栀各一钱。

犀角升麻汤　治阳明经受风热，口唇颊车连齿肿痛。

犀角二钱　升麻一钱半　防风　羌活各一钱　川芎　白芷　白附子　黄芩各七分甘草五分

上㕮咀作一服，水煎，食后漱而服之。

上清防风散　治上焦不利，风热攻卫，气血郁滞，牙齿闷痛，龈内虚肿，鼻塞声重，头目昏眩，并皆治之。

防风　细辛　薄荷各二钱半　川芎一钱七分　独活　天麻　荆芥穗　甘草炙　白檀　白芷各二钱, 二分半　片脑一分半

上同为细末，入片脑研匀，每服二钱，淡茶清调，稍热漱吐，不拘时。如觉头昏目痛，牙齿肿闷，用热茶调三钱，食后服。

败毒散　治风热攻注，牙齿疼痛，久而不愈。

细辛五分　薄荷叶一钱半　地骨皮五钱荆芥穗三钱半

上为粗末，每服七钱，水煎，温漱冷吐，煎服尤妙。

升麻散　治牙齿疼痛，生龈肉，去热毒，解外风寒。

防风　升麻　当归各二钱　藁本　白芷　细辛　芎藭　甘草炙,各一钱　木香半分

上捣罗为散，于乳钵中研细，涂贴龈，粗粗以水二钟、药五钱煎七分，去木且，热漱冷吐。秋冬牙痛，煎服解散，最妙。

地黄散　治风热攻注，阳明牙痛，龈肿或出血宣露。

生地黄一钱半,姜酒炒　防风　细辛薄荷叶　地骨皮　藁本各一钱　芮草叶

当归　荆芥穗各半钱

上为粗末，作一服，水煎，去粗，微热漱口，冷吐之，煎服尤妙。

细辛散　治上爿牙痛，属足少阴肾虚热。

细辛二两　升麻　黄连　防己各一两　蔓荆子　牛蒡子　白芷各一两半　黄柏　知母各七钱　薄荷五钱

上为末，薄荷汤调服，及擦牙龈，或煎服亦可。

白芷汤　治下爿牙疼，属手阳明虚热有风。

防风　荆芥　连翘　白芷　薄荷　赤芍药　石膏炙，煅　升麻倍

上为细末，薄荷汤调服，及擦牙龈，或煎服亦可。

地骨皮散　治牙齿虚热，气毒攻冲，龈肉肿痛，口舌生疮，此药如神。

柴胡四钱　地骨皮三钱　薄荷二钱

上㕮咀作一服，水煎，去粗，热漱冷吐，煎服愈好。

消风定痛散　治牙齿疼痛，风热攻注，龈肉肿闷。

荆芥四钱　白芷　防风　细辛　升麻　川芎　全蝎各二钱　朴硝　青黛各八分　胆矾二分

上为末，每用一字，蘸药擦于牙上，噙半时，有津吐出。

青龙散　治阳明经风热，齿龈肿痛。

香白芷　川芎　盆硝　细辛各半两　青黛三钱　薄荷叶二钱

上为末，以指蘸药，擦牙肿处，吐津，误咽不妨。

一方　治胃经风热，牙疼甚效。

软石膏一两，火煨红，入淡酒中，淬过为末，出火毒　防风　荆芥　细辛　白芷各五分

上为末，随时用之。

一方　治阳明热而牙痛。

大黄　香附各烧灰，存性　青盐少许

上为末，不时擦牙上。

羊骨散　治肾虚胃热，及风热牙疼，或因怒发疼者。

羊胫骨烧灰，存性，四两　升麻　生地黄各五钱，姜酒炒　黄连一钱　梧桐木律三钱　龙胆草少许　石膏五钱

上为末，擦牙，用水漱去，极妙。或以寒水石代石膏，亦可。

当归龙胆散　治寒热牙疼。

升麻　麻黄　龙胆草　黄连　草豆蔻各一钱　当归　生地黄姜酒炒　白芷　羊胫骨烧灰，各五分

上为细末，擦之。

益智木律散　治寒热牙疼。

草豆蔻一钱二分　升麻一钱半　益智仁　归身　熟地黄　羊胫骨灰各五分　黄连四分　木律二分

上为细末，擦之。如寒牙疼，不用木律。

草豆蔻散　治寒多热少，牙齿疼痛。

草豆蔻一钱二分　黄连　升麻各一钱半　归身七分　羊胫骨灰　熟地黄各五分　防风　细辛叶各二分

上为细末，牙痛处擦之。

立效散　治牙齿疼痛不可忍，微恶寒饮，大恶热饮，小便滑数。

防风一钱　升麻七分　炙甘草三分　细辛二分　龙胆草酒洗，四钱

上水煎，去粗，以匙抄在口中煤痛处，少时立止。如多恶热饮，更加龙胆草一钱。此法不定，随寒热多少，临时加减。如更恶风作痛，加草豆蔻、黄连各五分，勿加龙胆草。

定痛散　治风痛、热痛、虫痛，皆效如神。

大黄　细辛　雄黄　甘草各一钱　麝香一分

上为细末，擦痛处。

羌活散　去风止痛。

薄荷　羌活各二钱　大黄一钱

上水煎，去楂，温漱，冷吐之，咽亦无妨。

升麻散　治牙痛腮肿。

升麻　地黄　川芎　地骨皮　槐子　皂角　白芷　细辛各半两　川椒二钱半

上为末，以药少许擦牙，有涎吐出，用盐汤漱吐。

丹溪方　治牙痛而肿。

软石膏　升麻　细辛　大黄　白芷　防风　羌活　连翘　川椒　青盐　龙胆草　荆芥　香附子各等分

上为细末，撒患处。

擦牙方

荆芥　薄荷　细辛　梧桐泪各等分　麝香少许

上为末，擦牙。热牙怕冷水，加牙硝、姜黄，内服败毒散；冷牙怕热水，加干姜、川椒，内服黑锡丹；不怕冷热，乃风牙，加白蒺藜、皂角、僵蚕、蜂房、草乌；毒痰，加南星；虫牙，加雄黄、石膏、芦荟、白胶香塞虫孔中；气郁，加香附、龙胆草；肾虚，加青盐、羊胫骨；痛，加乳香、没药；瘀血，加五灵脂、血竭。

青白散　治食甘过多牙疼及一切牙疼。

青盐二两　白盐四两　川椒四两，煎汁

上以椒汁拌炒二盐，为末，擦之，永无齿疾。以漱出水洗目，尤妙。一方去川椒，用槐枝煎汁，炒二盐，名槐盐散。甚者，更以五倍子煎汤漱之。

一方　治饮酒过牙痛。

临卧井水频频含之，且漱。或用百药煎泡汤，俟冷含咽。或用砂仁嚼敷，亦好。

雄黄定痛膏　治牙齿疼痛。

盆硝三钱　雄黄一钱，另研　细辛二钱　大蒜一枚　牙皂四锭，去筋核，二钱

上为末，同大蒜一处捣为膏，丸如桐子大，每用一丸，将绵子裹药，左旁牙痛，放在左耳，右疼放右耳内，良久，痛止取出。

开关散　治风热攻注牙齿，牙关紧急不开。

川芎　薄荷　盆硝　白芷　细辛　全蝎各一钱　天麻　僵蚕各半钱

上为末，每用少许，以指蘸药满口擦牙上龈，噙半时，用温水漱吐。

露蜂房散　治牙齿疼痛，经验神效。

露蜂房炒黄　细辛各二钱半　大戟七钱半　防风一钱一分半

上㕮咀，每五钱水煎，去楂，热漱冷吐，无时。

血竭散　牢牙定痛，治牙齿根注，复连槽骨疼痛，久而不愈者。

血竭　石胆　乳香　五灵脂　密陀僧各等分

上研匀，每用一字，以指蘸贴牙病处，候少时，荆芥汤漱。

立效散　治牙疼不可忍。

百草霜细研　沧盐研，各一钱　麝香　乳香各半钱

上研匀，每用少许，口噙温水，随牙疼一旁，鼻内搐之。

劫痛方

樟脑一钱　冰片三分

上用蟾酥调匀，以簪头挑入痛处，即愈。

以上诸方治胃火风热虚热牙痛之剂。

羌活黑附汤　治冬月大寒犯脑，令人脑痛，齿亦痛，名曰脑风，为害甚速，非此莫救。

麻黄　黑附子　僵蚕　黄柏各三分

羌活　苍术各五分　防风　甘草　升麻
白芷各二分　黄芪一分　佛耳草有寒，嗽者用
之

上锉，水煎，食后服。

温风散　治风冷齿痛。

当归　川芎　细辛　白芷　荜拨　藁
本　蜂房各等分

上锉，水煎服，仍口漱。

羌活散　治客寒犯脑，及风寒凑袭，
脑痛颈筋急，牙齿痛动摇，肉龈袒脱疼
痛。

麻黄去根节　白芷　防风各三钱　羌活
一钱半　羊胫骨灰二钱半　草豆蔻　桂枝各
一钱　藁本　当归各三分　柴胡　升麻　苍
术　细辛各五分

上为细末，先用温水嗽口净，擦之，
其痛立止。

细辛散　治寒邪风邪犯，脑痛齿亦
痛。

羌活　羊胫骨灰各一钱半　草豆蔻五分
当归身四分　麻黄去节　藁本　苍术各三分
桂枝二分半　柴胡　防风　升麻　白芷
各二分　细辛少许

上为细末，先漱后擦之，佳。

白芷散　治大寒犯脑，牙齿疼痛。

白芷　升麻　黄芪　吴茱萸各四钱
麻黄　草豆蔻各一钱半　羌活八分　当归
熟地黄各五分，砂仁炒　藁本三分　桂枝二分
半

上为细末，先用温水漱净，以药擦
之。或水煎服亦可。

蝎梢散　治大寒犯脑，牙痛。

麻黄去节，一钱半　草豆蔻一钱　羌活五
分　黄芪　藁本　防风　升麻各三分　白
芷　柴胡　归身　桂枝各二分　羊胫骨灰
二钱半　蝎梢少许

上为末，先以水漱净，擦之。

牢牙地黄散　治牙齿寒痛。

升麻一钱半　草豆蔻皮一钱二分　麻黄
黄连　羊胫骨灰　吴茱萸各一钱　黄芪
香白芷各五分　益智仁　当归各四分　人参
羌活　防己　生地黄　熟地黄各三分
藁本二分

上为细末，如前法擦之。

丁香散　治牙齿疼痛。

丁香　荜拨　蝎梢　大椒各等分

上为细末，用少许擦牙痛处，有涎吐
出，仍用盐汤漱之。

定痛散　治牙风疼痛，立效。

细辛　全蝎各半两　草乌生一两　乳香
二钱

上细末，用少许擦牙痛处，引涎吐
出，须臾以盐汤漱之。

雄黄散　治诸般风肿牙痛。

雄黄　细辛　青盐　石膏一方作乳香
良姜　荜拨　胡椒各等分　麝香少许

上为极细末，早晚擦牙上，漱三五
次，吐出再擦。

揩牙散　治牙齿疼痛，遇冷热痛者。

良姜　草乌尖　细辛　胡椒各等分

上为细末，每用少许，擦牙痛处，良
久有涎吐出。

草乌头散　治牙齿疼痛。

草乌头米泔浸一宿，去粗皮，切作片炒，一两
五灵脂　高良姜　白僵蚕　荜拨　细辛
各半两　乳香另研一钱

上为细末，研匀，每用一字擦牙，合
口少时，去涎尽，以盐汤漱口，吐去。

萆薢散　治牙齿疼痛。

萆薢　良姜　胡椒　细辛各等分

上为末，每用少许，噙温水，随痛处
鼻内搐之。

地龙散　治牙痛。

地龙去土　荜拨　元胡索各等分

上为细末，每用绵裹，随左右痛处于
耳内塞之。

本事方 治一切牙痛。

川升麻 当归 郁金 细辛 荜拨
白芷 荆芥各等分

上为末，用瓦盒子贮之，紧闭盒口，勿令泄气，每用少许，揩在牙痛处，以温荆芥汤灌漱，立效。

一方 牙痛用清凉药更痛甚者，从治之。

荜拨 川椒 薄荷 荆芥 细辛 樟脑 青盐

上为末，擦牙上。

一方 治牙痛甚者。

防风 羌活 青盐 细辛 荜拨 川椒

上为末，擦噙。

谢传笑去散

乳香 没药 雄黄 胡椒 乌药 两头尖各等分

上为末，擦牙患处。初时甚痛，良久吐出涎沫即愈。

透关散 治牙疼。

蜈蚣头 蝎梢去毒 草乌尖如麦粒者
川乌头低如纸薄者各七枚 雄黄如麦大，七粒
胡椒七粒

上为细末，用纸捻子蘸醋点药少许，于火上炙干，塞两耳内，闭口少时，即效。

又方 治牙疼。

用巴豆一粒煨黄熟，去壳，用蒜一瓣切一头作盖，剜去中心，安巴豆在内，以盖合之，用绵裹，随患处左右塞耳中。

千金一笑散 治牙疼不可忍，登时即止。

巴豆一个，入火略烧，去壳 胡椒三粒

上同一处捣令烂，用薄绵包药入口，上下痛齿咬定，流水涎，水勿咽，良久取出即止。若是一两个牙痛，多是虫牙痛，去胡椒，用花椒如法使。

加味赴筵散

良姜 草乌去黑皮 荆芥穗 细辛
乳香 白芷 川椒去目 僵蚕 猪牙皂角去弦，各等分

上为末，每用少许，擦于患处，上下牙咬定，有涎吐出，不得吞咽，良久其痛即减。一方有雄黄、青盐。

蟾酥丸 治牙疼不可忍。

蟾酥一字 生附子尖二豆大 巴豆一粒，去壳研 麝香少许研

上为细末，蒸饼糊丸如绿豆大，以新绵裹一丸咬痛处，有涎吐之。

擦牙止痛方

黄蜡蜂窝一个，以川椒填满其窍，更以白盐一钱封口，烧存性 香白芷 羊胫骨灰各一钱

上同研为细末，先以清茶漱口净，后以药擦之及敷痛处，如有虫蛀孔作痛，以少许纳于孔中，立愈。

牙痛噙漱方

蜂房一个，每一孔内纳胡椒、花椒各一粒，用碗盛之，入水令满，加黄柏如指大三片于内，以碟盖住，用纸封固，或面糊固住亦可，重汤煮一炷香，取出候温，噙漱，良久吐出，再漱即止。

擦牙定痛散 治一切牙病，风热肿痛尤妙。

薄荷 樟脑 花椒各等分

上为细末，擦患处，立效。

又方

用大荔枝破孔，装花椒四十九粒，食盐装满，盐泥固济，烧红去泥，碾为细末，每日擦牙，能坚固定疼。

一方 治牙疼痛。

蟾酥 草乌尖 细辛尖，各等分 麝香少许

上为末，和丸绵裹塞患处，出涎尽，以水漱吐之。

一方 治牙痛。

荆芥 明矾各二钱半 草乌三个 花椒 细辛各二钱

上为细末，用荆芥穗点入痛处。

消风散 治牙疼。

白芷 细辛 荆芥 防风 川椒 全蝎

上为末，擦患处，以盐水嗽，吐之。

牙疼神效方

用蛇床子煎汤，稍热频频漱之，立效。

以上诸方俱治风寒牙疼之剂。

治齿摇龈露方

甘露饮 治男妇胃中客热，牙宣口气，齿龈肿烂宣露，时出脓血，心中多烦，饥不欲食，嗜卧，及口舌生疮，咽喉肿痛，并治。

天门冬去心 麦门冬去心 生地黄酒姜炒 熟地黄砂仁炒 黄芩 枳壳去穰 山茵陈 石斛 枇杷叶 甘草各等分

上锉，水煎，每服二钱，食后服，小儿一服分两服。若齿龈宣露肿烂，煎药漱之，极验。每服各一钱，加犀角三分，有殊效。

玉池散 治风注牙痛，或动摇不牢，龈溃血出。

当归 川芎 升麻 白芷 防风 细辛 藁本 地骨皮 槐花 甘草生各一钱

上锉，水煎，去柤，温热漱口，冷则吐之，煎服尤妙。张龙图去地骨皮，加独活，治牙流脓血，变骨槽风证，及骨已出者，俱效。

滋阴清胃丸 治阳明经血热，上下牙床红烂，肉缩齿根露者。

当归酒洗 生地黄酒洗 牡丹皮 栀子仁盐水炒，各一两 软石膏煅，醋淬，二两 黄连酒炒 知母 葛根 防风各七钱 升麻 白芷各五钱 生甘草节四钱

上为细末，汤泡蒸饼为丸，如绿豆大，每服百丸，晚上米饮下。

麻黄散 治冬寒时分，风寒湿脑痛，项筋急，牙齿动摇疼痛。

麻黄根 草豆蔻皮 龙胆草酒洗 生地黄各二钱 羌活二钱半 升麻 黄连各一钱 归身 熟地黄 羊胫骨灰各六分 藁本三分 防风二分 细辛少许

上为极细末，先用温水漱口净，擦之。

牢牙散 治牙龈肉绽有根，牙疳肿痛，牙齿动摇欲落，牙齿不长，牙黄口臭。

升麻四两 羌活一两 羊胫骨灰二两 龙胆草酒洗，一两半

上为极细末，临卧时贴牙龈上。

牢牙散

茯苓 石膏 龙骨各一两 寒水石 白芷各半两 细辛三钱 石燕大者一，小者二

上为细末，早晚刷牙。

麝香散 治热多寒少，牙露根肉，龈脱血出，齿动欲落，大痛妨食，恶寒少，恶热多。

麻黄 归身 熟地黄 生地黄 人参 酒防己各三钱 升麻一钱 草豆蔻 黄连各一钱半 益智仁二钱半 羊胫骨灰二钱 麝香二分

上为细末，擦牙。

梧桐泪散 治牙齿龈肿闷，宣露出血。

梧桐泪 川芎 细辛 白芷各五分 生地黄一钱 青盐二分 寒水石烧熬，二钱

上为细末，每用涂贴患处，吐涎误咽不妨，日五七次。

太和散 治牙齿动摇，龈肉浮肿，虫蛀发痛。

梧桐泪 白茯苓 生地黄各五分 川芎 白芷 升麻 细辛各三分 青盐一分

麝香半分　牙皂烧，存性，二分

上为末，每用少许擦牙病处，常用去疳牢牙，定痛止疼。

擦牙方　止痛固齿。

石膏一斤，煅　青盐四两　白芷二两　细辛一两

上为末，擦牙。

谦齿膏　治牙龈宣露。

当归　川芎　白芷　细辛　藁本　防风　独活　槐枝各等分

上锉碎，入香油半斤浸三日，熬焦，去粗，入后药：

白蜡　黄蜡各一两半　官粉　乳香　没药　龙骨　白石脂　石膏　白芷各五钱　麝香五分，俱为细末

上先将二蜡溶化成膏，方下八味药末，搅匀，收瓷器内，好皮纸摊贴牙宣处。

消齿壅方

生地黄捣汁一钟，以牙皂数片火上炙热，淬地黄汁内，再炙令汁尽为度，晒，为末，敷之即缩。又有牙齿日长渐胀，开口难为饮食者，单白术煎汤灌漱即愈。

以上诸方俱治风热齿动之剂。

安肾丸　治肾虚牙齿摇动隐痛。久服固精，滋补元阳。

青盐炒　白蒺藜炒　肉苁蓉酒浸，各二两　山药　破故纸盐水炒　石斛　白茯苓　巴戟去心　杜仲姜汁炒，去丝　菟丝子酒浸三日，各一两

上为末，炼蜜丸如桐子大，每服七八十丸，空心淡盐汤下。

滋阴大补丸　治肾虚齿长而动。

熟地黄　川牛膝　杜仲姜汁炒，去丝　巴戟天去心　山茱萸去核　小茴香略炒　五味子炒　远志去心　肉苁蓉　白茯苓　山药各一两　石菖蒲　枸杞子各五钱　鹿茸酥炙，三钱

上用红枣肉蒸熟十四两，再加炼蜜，为丸如桐子大，每服百丸，空心盐汤下。

香盐散　去风热，治虫牙，及肾虚宣露，一切齿疾。

香附三钱　青盐五钱

上为末，擦牙。

单蒺藜散　治风虚牙齿疼痛，龈根动摇。常用擦漱，大能固齿。

土蒺藜一味生为末，擦牙。或煎水，入盐一捻，带热时时漱之，久则大效。一方为粗末，每服五钱，用淡浆水半碗煎至七八沸，去粗，入盐末一撮，带热时漱之。

固齿牢牙散

虎骨一两，火煅　青盐用嫩槐枝等分，同炒黄色，一两　细辛五钱

上为末，擦牙。

固齿延寿膏　此膏专贴龈宣齿槁，黄黑腐败，风虫作痛，头颊红肿，大有奇效。久贴坚固牙齿，驱逐盐腻，益肾气，长养津液，壮骨强髓，添精倍力。

珍珠五钱，绢袋盛之，豆腐一方中作一小孔，将珠入内，上面亦将原腐盖之，放在锅内，用线悬锅上，不可落底，恐伤珠之元气，桑柴火煮一炷香为度取用　雄鼠骨五钱，用腊月内雄鼠一只，以面作饼包鼠在内，外面用盐泥复包，阴干，入灰火内煅红，待冷定，打破取骨收之，听用　龙骨五钱，用面作饼包裹，外面用盐泥复阴干，入灰火内烧红为度，冷定打破，取骨听用　鹿角霜五钱，鹿角或三十斤，锯作一寸长块，用篓盛之，放在长流水中，浸三日夜，取出别洗洁净，用楮实子一两桑白皮共一砂锅内，将盖上作一小孔，孔中陆续添滚热水，不可入冷水，锅盖周围封固，不可泄气，用桑柴火煮三昼夜，听用　秋石三钱　破故纸炒香五钱，忌铁器　青盐三钱五分　香白芷　大小皂角各五分　沉香　广木香各二钱半　南川芎　乳香　没药　白芍药　当归各一钱熟地黄二钱　阳起石　象牙　白蜡各五钱

上各另研为极细末，俱各作二分，用罐一个，入蜜少许，先将白蜡化开，次后

下分药面，桑柴文火溶开蜡，将药搅匀，外用呈文纸二张，将前药一分，散在纸上，用手摩磨药面在纸上下周围，后将罐内药火化开，搅匀倾在纸上，用熨斗文火熨化上下周围，俱用药汁走到，用刀切作条，临卧贴在牙上下一夜，明日清晨将药条取出，其条就黑，牙齿坚固。

炙皂散 治牙齿动摇，髭鬓黄赤，一服妙。

生姜半斤 生地黄一斤，各洗净，研取自然汁，粗留用

上用不蛀皂角十挺，刮去黑皮并筋，将前药汁蘸皂角慢火炙令黄，以汁尽为度，并前药粗同入瓷罐内，用火煅存性，为末。牙齿动摇，用药揩牙龈牙上。如髭黄，用银器盛药末三钱，汤调，将药汁蘸擦髭发，临睡时用，次早已黑，三夜三次用之，其黑如漆，甚妙。

以上诸方俱治肾虚齿动之剂。

牙宣膏 治牙齿动摇不牢，疼痛不止，龈肉出血。

麝香一字 白龙骨 定粉各二钱半，另研

上先将二味为细末，后入麝香研匀，用黄蜡一两磁器化开，入药于内，搅匀，用无灰咨呈纸裁作方片，于药内度过剪作条，用竹筒盛贮，勿令泄气，临卧于齿患处龈肉间封贴一宿，次早取出，每夜用之，如此半月，消牙齿肿，忽生龈肉，治瘑虫，去风邪，牢牙齿，大有神效。一方有白石脂二钱，川粉用五钱，白龙骨用三钱，麝香少许，与此方略同。曾有人用之治撞动牙，二十日其坚倍常，真妙方也。

斗齿方

点椒五钱 天灵盖 红内消 白芷各二钱

上为末，齿动撒上即安。或已落有血丝未断者，亦可撒药于齿龈间斗之。

蒺藜散 治打动牙齿。

蒺藜根烧灰，贴动牙即牢。

消毒散 治齿龈并口唇生疮痛。

晚蚕蛾 五倍子 密陀僧各一钱

上为细末，每用少许干敷疮上，有津吐出。

一方 治牙龈宣露。

每旦以盐末擦牙后，用热汤含漱百遍，不过五日，齿即牢密。

一方 用蚯蚓粪水和为泥，烧令极赤，研如粉，腊月猪脂和敷上，日二次，瘥。

以上诸方安固动牙之杂剂。

取牙不犯手方

草乌 荜拨各半两 川椒 细辛各一两

上为细末，每用少许揩患牙内外，其牙自落。

取牙不犯手方

风化石灰 白山楂根各五钱 玉簪花 南星各三钱 荜拨二钱 蟾酥五分

上为末，每取少许于患处，点三次，其牙自落。

取蛀牙本分法

硼砂成块者 朱砂各一钱 硇砂二钱 川乌七个 砒二钱，色黄白有光星者即倍 附子尖十四个，各为末 蟾酥七个

上和匀，五月五日合得佳，点药于牙根上，良久用手指揩下，次用后敷药：

防风 荆芥 乳香各等分

上为末，揩牙落处，并用些子塞牙落孔中。

溶牙方

马肉十两，切片 信 巴豆各等分，为末

上以信、巴二味拌马肉内令匀，石器盛，候出虫，焙干研末，于牙疼处出些血，点上随落，妙。

以上诸方俱取坏牙之剂。

治牙齿腐臭方

加减调胃承气汤 治内伤湿热膏粱，

口臭牙齿动摇欲落，或血出不止。

大黄 黄连 甘草各等分

上锉，水调服。

当归连翘饮 治肠胃中有积热，开口气臭，牙齿动摇，及开口呷风痛甚者。

当归 生地黄姜酒炒 川芎 连翘 防风 荆芥 白芷 羌活 黄芩 山栀 枳壳 甘草各等分 细辛减半

上锉，水煎，食远服。

神功丸 治多食肉人，口臭不可近，牙齿疳蚀，牙龈肉将脱，牙齿落血不止。

蔺香药如无以藿香代之 当归 藿香叶 木香各一钱 升麻二钱 黄连酒洗 砂仁各五钱 生地黄酒洗 甘草各三钱

上为细末，汤浸，蒸饼为丸如绿豆大，每服一百丸，或加至二百丸止，食远白汤下。此药兼治血痢及血崩，及下血不止，血下褐色或紫黑色，及肠澼下血，其脉洪大而缓者[①]，空心服，米汤下。及治麻木，厥气上冲，逆气上行，妄闻妄见者，皆效。

麝香白牙散 治牙疼牙宣口臭。

麝香少许 石膏半斤，煅 细辛 蒺藜各一两 山奈 青盐煅，各半两 丁香 檀香 甘松 白芷各三钱

上为细末，研匀，以指蘸些少擦牙，加川芎半两，尤妙。

白牙散

石膏四两 香附子一两 防风半两 白芷 甘松 山奈子 藿香 沉香 零陵香 川芎 细辛各三钱半

上为末，早晨擦牙，以水漱吐之。

沉香白牙散 揩齿，莹洁令白，及治口臭。

沉香 麝香各五分 细辛 升麻 藁本 藿香叶 甘松 白芷各一钱二分半 石膏 寒水石各一两

上为末，每日早晚揩牙。

一方 治牙根肿烂出臭水。

用芥菜根烧灰存性，为末，敷之即愈。

治牙缝出血方

加味四物汤 治阴虚气郁，牙出鲜血。

当归 川芎 芍药 生地黄酒洗 牛膝 香附 生甘草 侧柏叶

上锉，水煎，漱口或服亦可。

苏东坡方 治热极齿缝出血成条者。

人参 茯苓 麦门冬去心，各二钱

上锉一剂，水煎服，神效。

一方 治牙宣出血。

香附一两，炒黑，存性 侧柏叶五钱 青盐三钱 石膏一两

上四味俱炒出火毒，为末，每清晨擦牙，漱而吐去。

治齿出血不止方

细辛二两 甘草一两

上㕮咀，以醋二升煮取一升，日夜旋含之。

一方 生竹茹二两，醋煮含之，竟日为度。

一方 温童子小便半升，取三升合之，其血自止。

一方 用烧盐灶突煤研匀，临卧擦牙，漱口良。

一方 治酒醉牙齿涌出血。

当归二两 矾石六铢 桂心 细辛 甘草各一两

上㕮咀，以浆水五升煮取三升，含之，日五六，夜三。

治虫蛀方

定痛散 治虫牙疼甚。

---

① 其脉洪大而缓者 此七字，原在"米汤下"之后，今据文义乙正。

当归　生地黄姜酒炒　细辛　干姜
白芷　连翘　苦参　黄连　花椒　桔梗
乌梅　甘草各等分

上锉，水煎，先噙漱，后咽下。

蜂窝散　治牙痛，或肿风牙，虫牙牙痛，牙长痛不可忍。

马蜂窝　白蒺藜　花椒　艾叶　葱头
荆芥　细辛　白芷各等分

上锉，醋煎，口噙漱，良久吐出，再噙。

桃仁承气汤　海藏云：牙齿等𪘧（音踽，朽也，齿虫也，虫啮缺朽也。《风俗通》曰：笑者若齿痛，不忻忻也），数年不愈，当作阳明蓄血治之。好饮酒者多有此疾，用此汤作丸服，有效。

桃仁半两　大黄一两　芒硝三钱　甘草
二钱　桂三钱

上为末，炼蜜丸如桐子大，每服四五十丸，白汤下。

赴筵散　治风牙虫牙，攻痒疼痛不可忍者。

良姜　草乌去皮　细辛　荆芥各等分

上为末，每用少许于痛处擦之，有涎吐出，不得吞咽，良久用盐汤灌漱，其痛即止。用腐炭末一半撮，常使擦牙。

细辛散　治风虫牙疼，或牙龈宣烂，腮颔浮肿皆治。

白芷二两　荆芥　细辛　草乌各一两
砂仁　川椒去目炒　鹤虱　荜拨　牙皂各半两

上为末，每用少许于痛处频频擦之，有涎吐出，仍漱盐汤。

荜拨散　治风蛀牙疼。

荜拨一钱　蝎梢　良姜各一钱　草乌去皮尖，五分

上为末，以指蘸擦于患处。一方每用半字，先含水一口，应痛处鼻内搐上，吐了水，用指粘药擦牙痛处，兼治偏正头疼。

救苦散　治一切牙痛及风蛀牙疼。

草乌　川乌　桂花　良姜　红豆　胡椒　荜拨　细辛各五分　石膏　官桂各三钱

上为细末，先漱净里外，干撒之，出涎立愈。

一方　治牙疼。

鹤虱　细辛　白芷　干茄各等分

上为末，每用少许揸痛处。如有蛀孔，用饭丸药末，塞孔中立效。

麝香散

麝香一分　铜绿五分　白及　白矾各二钱半　白蔹三钱半

上为细末，每用少许，贴牙患处。

一笑膏　治风牙虫牙。

陈艾捶净　槐柳青条各一两　川椒连子用　细辛　防风　蜂房各五钱　雄黄另研　蝎梢各三钱

上锉细，用高烧酒二碗煎至一碗，生绢绞去粗，入雄黄末熬成膏，瓷器贮。每用匙挑一豆许，咬患处勿吞，徐吐去，数次见效。

又方　治风虫牙虫疼。

芫花　细辛　花椒　浮小麦　蜂房
盐各一钱

上用水煎，噙漱之，勿咽。

又方　治风虫牙。

升麻炒黑，二两　石膏五分　细辛炒，三分

上为末，不时擦牙，漱吐之。

一方　治风蛀牙疼。

草乌　蝉退　地松　僵蚕　蜂窝　牛膝　荆芥　细辛各等分

上锉，水煎，漱，冷吐之。

楝乌饼　治牙疼。

川楝肉二个　川乌一个　胡椒四十九粒

上为末，醋糊作饼子如绿豆大，牙疼咬之，出涎为度，用盐水漱之。忌冷热硬

物。

苦参汤　齐大夫病龋齿，仓公为之，作此汤。

苦参不拘多少煎汤，日漱三次，五六日病已。盖取其苦能安齿蠹，寒能去风热也。后人有风蠹有用苦参洁齿，久而病腰重者，降多故也。

砂糖丸　治虫蛀牙痛。

用矿内风化石灰末，砂糖和丸，塞入蛀孔，立效。

一方　治牙疼。

鹤虱　细辛　白芷　甘松各等分

上为末，擦牙上，或煎汤噙漱，立效。

一方　治蛀牙。

芦荟　白胶香

上为末，塞蛀孔中。

一方　治虫牙，疼不可忍者。

用汉椒为末，以巴豆一粒研成膏，饭丸如蛀孔大，绵裹，安于蛀孔内，立效。

取虫法

蟾酥五分　牡丹皮二钱　黄荆子　皂角各三钱　麝香二分

上为末，用龟尿一钟，蜗牛四十九枚，同捣成饼，用纸包封颊上，闭口一时，开口看有虫，即挑去。

杀虫丸　治虫牙。

好信不拘多少，量加黄丹少许，以黄蜡溶成一块，旋用旋丸如黄豆大，用薄丝绵包裹留尾，如右牙疼，则塞右耳，左牙疼则塞左耳，两旁俱疼，则两耳俱塞，必深入耳孔，一夜其虫即死，一生永不复痛矣。

杂方　治蛀牙肿痛。

用不蛀皂角一锭去皮子，却用巴豆，每于皂子处安巴豆一粒，用盐泥固济烧灰，研细末，用剜耳子挑少许，填入蛀牙内。

一方　用铅，以铁器炒成灰，入牙缝

及伤处即止。

一方　用藜芦为细末，纳于孔中，勿咽津，神妙。

一方　用江子，香油灯上烧过，填入穴内。

一方　用鹤虱枝插患处，立愈。

一方　嚼熏陆香咽其汁，立瘥。

一方　温米醋漱出虫，自愈。

一方　取雄雀粪，以绵裹塞孔内，日一二次易之，良。

一方　用芦荟四分，炒研细，先用盐揩净齿，敷少许。

一方　以郁李根白皮，水煮浓汁含之，冷即易之，效。

一方　用香白芷、细辛煎汤漱之。

一方　丝瓜烧灰存性，擦之。

一方　用韭叶头连根，洗净，烂捣，同人家地板上泥和匀，擦于痛处，腮上用纸贴之，一时顷取下，细虫在于泥上，可以除绝病根。

一方　用蜂房三五个，米醋一小瓶，浸三四日，牙疼时，瓦罐温热，漱之即止。

一方　治虫蚀，牙根肉腐。

用棘针烧取沥，敷十余次。又研雄黄末敷，愈。

一方　用棘针二百枚，以水二升煮一升，含之，妙。

熏法　治虫牙疼。

天仙子不拘多少烧烟，用竹筒抵牙，引烟熏之，其虫即死，永再不发。

一方　以韭菜子烧烟，以竹筒抵牙，熏之。

一方　用小瓦片置油拌韭子，烧烟，阁在水碗上，恰用漏斗覆之，以蛀牙受漏斗口中烟，虫皆落水碗中，效。

治牙疳方

当归连翘饮　治上焦湿热，走马牙

疳。

　　方见前牙齿腐臭条。

消疳散

　　花椒　细辛　硼砂　枯矾　铜绿　黄连　青黛各等分

　　上为细末，先用凉水漱口，后将药末擦在牙齿缝处。

立效散　治走马牙疳。

　　青黛　黄柏　白矾枯　五倍子炒

　　上为末，先用米泔水漱口，擦患处。

绿矾散　治走马牙疳。

　　五倍子炒焦　明矾　铜绿各一钱　麝香一分

　　上为末，先以香油通口噙漱，觉无油气吐去，更漱五七次，吐尽，更以沸汤入盐醋温漱，吐讫，后以药擦患处。

麝胆散　治走马牙疳危恶候。

　　麝香少许　胆矾一钱　铜绿半钱　白矾生用，一钱

　　上为细末，擦牙蚀处。

血竭散　治牙疳并恶疮不瘥，如神。

　　寒水石烧熟，四两　蒲黄二两　龙骨一两　血竭五钱　枯白矾一两

　　上为末，每用少许贴在疮口上，纸封贴。

槟连散　治牙齿疳蚀、口生疮立效。

　　寒水石烧熟，一两半　蒲黄　黄丹各五钱

　　上为末，每用少许，干贴疮上，噙多时，吐出。

龙骨散　治走马牙疳。

　　黄柏　藜芦　石膏　铜青　胆矾　麝香　龙骨病急多用，病轻少用

　　上以火焙存性，为末，每用五分，擦于患处。

青黛散　治牙疳。

　　青黛三钱　铜绿　晋矾　黄柏　黄连　藜芦　枯矾　芒硝各二钱　人言二钱，用红枣十枚去核各分入内，以火煅作灰用　麝香半钱　轻

粉四十九帖

　　上为细末，后入轻粉、麝香研匀，少许擦患处。

芦荟散　治走马牙疳。

　　芦荟一钱　黄柏五钱　人言五分，用红枣去核，各纳人言一分，烧存性

　　上为末，先将米泔漱净疳毒，后撒此药，即愈。

蟾蜍散　治走马疳，龈溃侵蚀唇鼻。

　　干蚵蚾①黄泥裹，煅焦，一分　黄连一分　青黛一钱

　　上为末，入麝香少许，撒敷，干则用油调擦。

鹤虱散　治牙齿风疳，脓血出，牙血有虫。

　　鹤虱　露蜂房烧灰　细辛各半两　腻粉　麝香各五分

　　上为细末，每用临睡时剪纸如柳枝叶样，涂药贴所患处。一方以湿帛子撒药贴患处。

乳香丸　治走马牙疳。

　　乳香　轻粉　砒霜各半钱，即信　麝香少许

　　上为末，用纸一韭叶调药少许，为丸如米大，临卧贴牙疮内。

追毒散　治一切疳，不问年深日久冷疳并皆治之。

　　雄黄　人言　硼砂　轻粉　寒水石　龙骨各等分

　　上为细末，疮口贴之，大效。

赵氏治牙疳疮走的方

　　用染青的大靛根擂烂，敷之至效。后用：

　　黑豆一粒　陈艾一团　花椒一撮　葱须三十根

　　上将黑豆炒至枯，用水一碗半下艾、

————————

①　蚵（kè课）蚾（bǒ跛）　蟾蜍类。

椒、葱同煎，滤过，待冷噙漱。

一方 防风 荆芥 蜂窝 芫花 花椒一撮 浮麦 葱白三根

上用水一钟煎至六分，通口漱了吐出，漱三五次即止，不论虫风皆妙。

一方 治牙疳。

用山栀子不拘多少，以水润之，用火箸钻眼三五个，每个入白矾如小豆大填在眼内，烧烟尽，研为细末，用水漱净，干撒患处。

一方 治走马牙疳，其效如神。

干姜 南枣各烧，存性 枯白矾各等分

上为末，敷之，即愈。

溺白散 治走马牙疳，虽通口齿落唇穿者，亦效，但山根发红点者难治。

溺白即妇人溺桶中白垢，五钱，火煅 白矾枯过 白霜梅烧存性，各一钱

上为末，先用韭根、陈茶煎浓汁，以鸡翎蘸热汁，刷去腐肉，洗见鲜血，然后敷药，日三次，烂至喉者，以小竹筒吹入。忌油腻鸡鱼。

溺绿散 治小儿走马牙疳，一齐腐烂即死，此方神效。

溺垢即妇人尿桶中白垢，火煅，一钱 铜绿三分 麝香一分半

上为末，敷之立愈。

一方 红枣一枚劈开去核，入白砒半分，合之，火煅存性，加铜绿半分，用箸尖挑一粟大点患牙两旁缝中，其虫立死。口中聚涎微吐出，慎勿咽下。

一方 治一切牙痛牙疳，惟虫牙寒牙不治。

白龙骨一两 阳起石五钱 定粉一两 麝香五分 珍珠屑二钱五分 象牙屑五钱 黄蜡三两五钱，以上七味不入煎 白僵蚕四十九个 升麻 香白芷 地骨皮各一两 防风 当归 芎藭 牙皂 青盐各五钱 细辛 藁本各二钱

上从僵蚕以下十一味用桑柴火烧存性，用长流水煎滚汁半碗，将龙骨、阳起石二味炭火煅七次，浸水内淬七次，以水尽为度，再用桑柴火烘干，研为极细末，后入定粉、麝香、珍珠、象牙末和匀，再一同研极细，将黄蜡用铜器慢火化开，入众药末，乘热取出，刷在无灰绵纸上，待冷剪作条子，长四寸，阔二分，每用临睡时贴在牙龈缝上，待来日取看，疾深者膏上黑迹，浅者亦微有黑晕，直贴至黑晕全无，斯愈矣。

固齿茯苓散 牢牙固齿，周密不生疳疾。

石膏四两 寒水石烧熟 龙骨 升麻 香白芷 茯苓各一两 细辛 青盐各三钱 麝香半钱 石燕子大者半对，火烧，醋淬，七次

上为末，每日早晨以指蘸药擦牙，后用温水漱吐。

擦牙石盐散 用此药久擦牙，永久坚固，再无牙蛀牙疼之证。

白软石膏一斤 辽细辛十二两五钱 升麻二两五钱 川芎一两 白芷三两 馒头炒成黑灰，半斤 白盐十二两，入炉火煅红半日

上为细末，用绢罗罗过，擦牙甚妙。

固齿散

鼠骨一副，将鼠一个，不用毒死，只用打死者，面裹炮熟，去肉，将骨放新瓦上焙干，以黄色为度，研为末，全用 乳香以竹叶焙 花椒炒，各二两 香附炒 白蒺藜仁微炒 青盐面炮制，各一两

白牙散

白芷七分 升麻一钱 石膏一钱半 羊胫骨灰二钱 麝香少许

上为细末，先用温水漱口，擦之妙。

固齿方

羊胫骨烧灰存性，二钱 当归 白芷 牙皂角 青盐各一钱

上为末，擦牙上。

刷牙药

羊胫骨灰一两　升麻　黄连各一钱

上为末，擦之。

一方　蒲公英烧灰　香附　白芷　青盐

上为末，擦牙。

宣风牢牙散　此药注颜坚肾，牢牙固齿。

青盐　细辛各七钱　川芎　当归酒浸焙，各一两

上为末，每用少许清晨擦牙，漱满口，连药咽之。

坚牙散

用骨碎补一味，白水洗净，铜刀切片，砂锅内炒，用槐枝不住手搅，取出候冷，又上火炒微黑色，又住火冷后，又上炒至黄黑色，取起研末，不时擦牙，神效。不独治牙疼，能固骨牢牙益精，去骨中毒气，筋骨中疼，治牙则其痛再不复作，牙将落动摇者，数擦立效，再不复动，其验如神。

牢牙散一名双枝散　去风冷蛀龋宣露，用之甚效。

槐枝　柳枝各长四寸，四十九枝　皂角不蛀者，七茎　盐四十两重

上同入瓷瓶内，黄泥固济，糠火煨一夜，候冷取出研细，用如常法。有庵主年七十余，云祖上多患齿疼牙落，得此方效，数世用之，齿白齐密，乃良方也。

固齿丹　久用固齿乌须。

香附子炒，四两　没食子大者，四个　生地黄　白蒺藜炒，去刺　破故纸炒，各二两　青盐一两半

上为细末，早晨擦牙，津液咽下。

擦牙固齿方

黑铅四两，用柳枝切碎，炒半日，黄色成灰　青盐二两半　当归五钱　细辛　朱砂各三钱

上为细末，擦牙漱口。

擦牙散　乌须固齿。

细辛　川芎　当归　生地黄　香附　莲须以上各烧过存性　青盐生用，各等分

上为细末，清晨擦牙，温水漱咽，日日不可间断，不忌三白。

擦牙乌须方

猪牙皂角七钱，火炮过　白茯苓　破故纸　熟地酒浸，焙干　五倍子炒黑，存性　细辛去根土　青盐各三钱　桑椹子晒干，五钱　青盐四两，化开去泥脚，入花椒二两煮干用椒

上为末，入瓷罐收贮，每于临睡擦牙，徐徐咽下，方能固齿去风，真神药也。

黑铅丹　乌须发，坚牙齿，妙用莫述。

出山黑铅将二蚕砂炒成末　青盐六两　槐角子六两，炒为末　升麻二两　香附子炒焦黑　没食子各四两　石膏八两

上先将柳木作槌，擂炒铅砂成灰末，后入余药共为末，铅合收起，每日擦牙，擦过须含半晌，以酒泪出，或用汤亦可。

秘传擦牙散　固牙，乌须发，壮筋骨，久用极妙。

蒲公英三两，连根花四月间采，阴干　青盐一两　牛膝三钱

上用千年瓦二个，将前药放在内，用蚯蚓粪固济，掘一地炉，用黑牛粪烧稍存性为度，取出研为细末，早晚擦牙，咽之。

牢牙乌须方

仙灵脾　旱莲草　五倍子　牙皂火煅，存性　细辛焙　升麻　斗角青盐　香附子　槐角子各一两　当归　川芎　破故纸焙，各五钱　麝香三钱　石燕子七双，火煅，醋淬

上为细末，以肥皂角五个去核，将青盐实于内，以铁线缚定，外用盐泥固济，火煅红，去泥，用内盐与肥皂各为末，以罐盛之，每日擦牙，漱口吐出，掠须鬓，

临卧再擦，实有大效。

仙传齿药方歌　擦牙乌须。

猪牙皂角及生姜，西国升麻熟地黄，
木律旱莲槐角子，细辛荷蒂要相当，
青盐等分同烧毁，研细将来用最良，
固齿明目乌须发，谁知世上有仙方。

上十味各等分，用新瓦罐盛药合口，以麻缚定，盐泥固济晒干，穿一地穴，先放新砖后放药，以罐口向下，用炭火烧令青烟出，稍存性，去火经宿，取为末，每用擦牙，温水漱去。一方旱莲作黄连。

一方　固齿，乌髭发。

生地黄三两　茴香一两　青盐　母丁香　沉香各半两　石燕子一双，火煅，醋淬七次　海马一双，酥炙　麝香二钱　龙骨一钱

上为末，每用一撮，空心擦牙缝，噙片时，温水漱去。

乌须固齿方

七月取旱莲草连根一斤，用无灰酒洗净，以青盐四两槌碎，淹二宿取出，油腻锅中炒存性，炒时将原汁旋倾入，炒干为末，每日清晨用一钱，擦牙，咽下。

擦牙秘方

六月六日取青嫩槐枝，用刀断碎如黄豆粗一斗，以东流水煮至五分，去粗又煎至三分，用好食盐三斤入锅煮干，更将盐炒干，研细，擦牙，温水漱之。吐水洗眼亦宜。

一方　用黑铅一斤，锅煅成灰，与前盐同罗成细末，再入锅炒如砖色，每日擦牙，取漱口水，通着打四鬓并须，令其自干，日久去头风固齿，去酒刺，乌须发，大有益也。

易便擦牙方

用五倍子大者一百个，装食盐一斤，铺在锅内，大火烧过存性，为细末，每日擦牙甚好。

延平方

槐枝　柳枝　桃枝　榔机草　地杨梅各一把，锉碎，注水一锅，熬去半锅，去粗，入盐一斤，煎至水干，取盐用　细辛　杨梅皮　荆芥各五钱黄连　石膏各三钱　当归　硼砂　白芷　龙骨各二钱　川乌一钱半　紫荆皮六钱

上共为细末，瓷罐收贮，每用二两，入烧枯糯米一两研匀，逐日擦牙，或咽，又可防喉风。

治牙落重生方

重生牙齿方

雄鼠骨一付　香附一两　白芷　川芎桑皮　地骨皮　川椒　蒲公英　旱莲草青盐　川槿皮各二钱

上为细末，擦百日，其牙复生，良验。

生牙齿方

老鼠用未开眼嫩老鼠，三四个　白及　青盐白芷　细辛　当归　熟地黄各五钱

上除地黄捣烂，将前五味研为末，用地黄和匀，作一饼，包老鼠在内，外用湿纸包裹，文武火烧尽烟，闭死，研末，擦上即生牙。

一方　治大人小儿多年牙齿不生。

用黑豆三十粒，牛粪火内烧令烟尽，细研，入麝香少许，一处研匀，先以针挑不生牙处，令血出，用药少许揩。不得见风，忌酸咸物。

卷一百零八

须　发

论

类苑云：医者所论人须发眉，虽皆毛类，而所主五脏各异，故有老而须白，眉发不白者，或发白而须眉不白者，脏气有所偏故也。大率发属心，禀火气，故上生；须属肾，禀水气，故下生；眉属肝，禀木气，故侧生。男子肾气外行，上为须，下为势，故女子宦人无势，则亦无须，而眉发无异于男子，则知不属肾也。

李氏曰：胆荣在须，肾华在发（此说恐非是）。精气上升，则发润而黑。六八以后精华不能上升，秋冬令行，金削肺枯，以致须发焦槁，如灰白色。养生者宜预服补精血药以防之，染掠亦非上策。因吐衄失血多者，琼玉膏。若因房室损精易白者，还元丹、还元秋石丸、女贞丹。有火者，大造丸。因湿痰疟痢等疾衰白，单苍术膏、加味苍术膏。皮肤肌骨有风痛痒者，何首乌丸。阳虚者，却老乌须健阳丹、延年益寿不老丹。有火者，八仙添寿丹。是知乌须必因内证，用药若不顾脏腑，专务须发而妄投丸散，是剖腹而藏珠也。年来发落须长，常也，少壮有发落，或须亦落者，肾枯火炎，肺痿，内风妄动故也，肾气丸、天门冬膏主之。内风甚者，柏叶煎。

楼氏曰：肾主发。经云：肾之合，血也，其荣发者是也。发者，血之余也。前说属心，不属肾为是（俗云人间养指甲心闲，养头发属心明矣）。

治乌须髭发方

何首乌丸　乌髭须发（髭音此，须音须，口上曰髭，口下曰须）。

八月采何首乌，赤白各半，极大者佳，以竹刀刮去皮，碎，用米泔水浸一宿，漉出，酒洗，晒干，以壮妇生男乳汁拌，晒三度后干，用木臼杵为末，罗细，以北红枣砂锅煮熟取肉，和药捣二千杵，为丸，焙燥，以瓷器盛之。初服二十丸，每十日加十丸，至百丸止，空心盐汤任下。忌铁、诸血、萝卜。

又方　何首乌三斤，用铜刀或竹刀细切片，干者米泔水浸　牛膝去苗，一斤

上将二药，以黑豆一斗淘洗净，用甑一所，先以黑豆薄铺甑底，后薄铺何首乌，又铺豆，又铺牛膝，重重铺盖尽，安于釜上，蒸之令豆熟为度，去豆取药，又换豆蒸之，如此三次，去豆为末，蒸枣肉为丸如梧桐子大，每服三五十丸，食前温酒下。忌萝卜、葱、蒜。

黑须发方

大乌豆　熟地黄各一斤　牛膝去芦，半斤

上三味共一处，用水十六碗入砂锅内，煮水干为度，去地黄、牛膝，留豆晒

干，每日早晚各吃豆三五十粒，温水漱口，咽之。忌葱、蒜、萝卜。

张璐方 乌髭变白。

用小雌鸡二只，只与乌油麻一件同水饲之，放卵时收取，先放者打窍，以朱砂末填入，糊定，同众卵抱出鸡，取出其药，自然结实，研粉，蒸饼为丸如绿豆大，每服五七丸，酒下，不惟变白，亦且愈矣。

一方 乌发多方不效者，惟此称奇。

单用自己发，或无病童男女发与胎发，用花椒煎汤泡过，洗净，晒干，入小瓦罐内，黄泥固济，炭火煅通红，取埋地中，三日取出，研为细末，每用一二分，空心酒下。

金陵煎 益髭发，变白为黑。

金陵草（即旱莲草）取一秤，六月以后收采，拣青嫩无泥土者，不用水洗，摘去黄叶，烂捣，新布绞取汁，以纱绢滤过，入通油器钵盛之，日中晒五日，又取生姜一斤绞汁，白蜜一斤合和，日中晒，以柳木篦搅勿停手，待如稀饧，药乃成矣。每日空心及午后各服一匙，以温酒化下。如欲作丸，日再晒，令可丸如梧桐子大，每服三十丸，及时多合为佳，其效甚速。

一方 明目，令发不白。

十月上巳日取槐实，入冬月牛胆中，阴干百日，每食后各一枚。

以上俱内服乌须之剂。

乌须药酒方

中山还童酒 歌曰：中山还童酒，人间处处有，善缘得遇者，便是蓬莱叟。

马蔺花一升，土埋三日，取出，马蔺根切片一升，用黄米二斗水煮成煤①，陈面二块为末，酒酵子二碗，并前马蔺子共和一处，做酒待熟，另用马蔺子并根一

升，用水煮十沸，入酒内三日，每日搅匀，去柤，随量饮醉，酒饮尽，其须发尽黑，其酒之色如漆之黑。（酵音教，酒滓也，以酒母起面曰发酵，今俗笼蒸馒头，发酵浮起者是也）

一醉不老丹 专养血化痰，乌须黑发，男女皆可服。

莲花蕊 生地黄 槐角子 五加皮各二两 没食子六个，三阳三阴

上将药用木石臼捣碎，以生绢袋盛药，同无灰好酒十斤入不渗坛内，冬春浸一月，秋二十日，夏十日，紧对坛口，浸酒，日任意服之，以醉为度，须连日服尽，久则恐味变也，酒尽而须发白者自黑，再制服，不过三二次，神效。

乌须酒方

黄米三斗 淮曲十块 麦门冬去心，八两 天门冬去心，二两 人参去芦，一两 生地四两，酒炒 熟地二两，砂仁炒 枸杞子二两 何首乌四两 牛膝去芦，二两 当归二两

上各为末，和入曲糵内，封缸待酒熟，照常榨出，每日清晨饮三杯。忌白酒、萝卜、葱、蒜。（榨音诈，榨酒具也）

经验乌须 方能变白为黑，身轻体健，其功不可尽述。

每年冬十月壬癸日，面东摘采红肥大枸杞子二升，捣破，同好无灰酒二斤同盛于瓷瓶内，浸二十一日足，开封，添生地黄汁三升搅匀，却以纸三层封其口，俱至立春前三十日开瓶，空心暖饮一杯，至立春后髭须都黑，勿食芜菁、葱、蒜，服之见效。若年年服之，耐老身轻无比也。

擦牙乌须方②

青丝散 补虚牢牙，黑髭须。

---

① 煤 此谓黑色。
② 擦牙乌须方 "擦"前原衍一"治"字，今删。

白芷香 白茯苓各五钱 母丁香 细辛 当归 川芎 甘草 甘松各三钱 升麻 旱莲草 地骨皮 生地黄 熟地黄 青盐 破故纸各二钱 寒水石七钱,煅 香附米一两,生姜汁浸一宿,炒 何首乌一两 麝香五分 高茶末一两

上为细末,庚日为始,背东面西擦牙,早不见日夜不见灯刷毕,咽药余津润髭,一月白者顿黑。忌食萝卜。

擦牙乌须方 黑须发,又能明目固齿。

青盐一两 没食子一钱 细辛二钱 破故纸一两,炒香 地骨皮一两 熟地黄一两,酒浸,焙干 槐角子一两 百药煎一钱

上为细末,每日擦牙,药咽下,定要一月莫间一日,一日常擦不拘,白须发每月按日摘去,再生必黑永不白。正月初四、十四、十七日,二月初八、十四、二十一日,三月初八、初十、十一、十三日,四月初二、十六、十八、十九日,五月十六、二十日,六月初四、十七、二十四、二十九日,七月初三、初四、十八、二十八日,八月十五、十九日,九月初二、初四、十五、二十五日,十月初七、初十、十三、二十二日,十一月初十、十五、十七、三十日,十二月初七、初十、十六、二十日。

擦牙乌须方 朱恕铭传用效。

没食子 当归 熟地黄 白茯苓各一两 破故纸 旱莲草 何首乌 枸杞子各二两 细辛 青盐各五钱

上为细末,每日清晨用以擦牙,滚白汤漱下,不可间断,久服须发永不白。

旱莲散 乌须固牙。温尉云:纳合相公用此方,年七十须发不白,恳求始得,后遇张经,始传分两也。

旱莲草一两半 麻姑饼三两 升麻 青盐三两半 诃子连核,二十个 皂角三挺 月

蚕沙二两

上为末,薄醋面糊丸如弹子大,晒干,入泥瓶中,火煨令烟出存性,取出研末,日用揩牙。

摄生妙用方 乌须固齿。

七月取旱莲草连根一斤,用无灰酒洗净,青盐四两淹三宿,同汁入油锅内,炒存性,研为末,日用擦牙,连津咽之。

乌须固齿药 固齿乌须去虫。

槐枝一斤、青盐四两同入锅内,用水三次煮极干,炒焦煅过存性,刮下锅底盐,共倾出地上一日出火毒,再入花椒一两五钱炒过,同研为细末,每早漱口后擦牙三五次,温水漱之。

外染乌须发方

天下乌须第一方

五倍子不拘多少,槌碎,去灰,入砂锅内炒尽烟为度,以青布巾打湿扭干,包裹,脚踏成饼为末,听用,一钱半 乌黑霜即炒黄好细面四两,当归尾一两为末,白及末一两,三味搅匀,每用一分半 红铜末不拘多少,火内烧极红投入水碗中,取出再烧再投,取其水内自然之末,掬净,将好醋煮数沸,随炒黑色听用,每用一分半 明矾末一分半 青盐一分二厘 没食子二厘半 诃子二厘半,二味俱用面包,入砂锅内将柴炭同拌炒至干焦

上用细茶清调如糊,瓷器内重汤煮,粘如胶后,将须发用茶水或皂角白矾煎水洗净,将药擦上,包裹一夜干了,洗去。如须发干燥,以绢包核桃肉油擦之。连染三次,光润可同生成矣。如急用,入黑矾少许。一方无诃子,有旱莲草,而分两不同,五倍子五钱,铜末一钱,余各三分。

乌须速效方

五倍灰一钱 铜青二分 青盐一分 白矾飞 皂矾炒 白及炒,各七厘 铅灰五厘,炒铅灰法:每用铅一两溶开,先投入硫黄五钱,不住手以木棍搅,少顷再投硫黄三线,搅却成灰矣,研用。

上各为细末,另包,临用照分两和合

一处，用酽茶调擦，次早洗去，若干，揉去，再擦一次，更妙。但此方不用汤煮，药干即黑，比诸方简便，效更速。

乌须易简方

五倍子同前方制，一钱　胆矾　白矾各七厘　青盐一分四厘　榆皮面二分

上俱研细末，茶清调如稠糊，隔汤顿稠，黄昏乘热刷上，待有一个更次洗去。

乌云膏

五倍子炒黑，一钱　铜末醋淬，四分　生食盐　生白矾各三分　白面二分

上各为末，用烧酒调，如无烧酒，酽茶亦可，调匀，以酒盏盛贮，重汤煮数沸，先用皂角水洗净须发，然后涂药，包裹一夜，甚效。次早以茶汁轻轻洗去药，其黑如漆，连染三夜，以后或十日半月染一次。

乌须方

官粉一两二钱半　白矾三钱　水银一钱，先将黑铅一钱溶化，后入水银共研细　樟脑二分　麝香一分　百草霜八分　轻粉三分　石灰二钱

上八味为细末，用咸水调和，熬滚后涂须上，烧半炷香时即洗去。

染须发方

五倍子炒存性，五钱　白矾飞过，五分　硇砂五分，生用　细辛炒黑，一钱七分　白及生为末，五分，一方用没食子

上各另为末，共入磁瓶内，用滚茶汤调如稀糊，重汤煮，竹匙搅颇稠，以烧三寸香为度，先用皂角水洗净发须，乘热涂之，以火烘干，热水洗去，如黑着肉，用纸蘸清油擦之自去。

乌须捷方　此方顷刻即效，寒冬月但令折损。

石灰一两　石碱三钱　黄丹二钱

上研匀，以水调涂之，候干揉去即黑，慎勿粘肉，粘则肌烂。

黑须散

官粉　真蛤粉　密陀僧　黄丹各三钱　石灰五钱二分

上为细末，水调擦上，如干，水洗去药，核桃油润之。

乌须方

针砂一钱一分，洁净者，用好醋浸过一七，捞起晒干，用好醋少许慢火炮炒三二遍，起紫色为度　诃子皮　百药煎　白及各五分　皂矾三分半

上各捣为末，用好醋调匀如烂泥，至晚调涂，须上匀齐，却用青菜叶预先用火烘软包须上，再加油纸护包，却用手拍包裹令紧，勿令透风，延过一夜，至清晨用皂角水洗即去，黑极妙，用核桃油润之，如连肌肉黑子，用无浆粉白布一擦。

乌须发方

用大水蛭二个洗净，放磁器饿七日，用白毛乌骨雄鸡血，以好清烟京墨磨浓，倾尿胞内，任水蛭吮饱，将针刺破，流出血汁，擦髭发，留根二分，其汁浸渍入肉，髭发一年茂黑不退，且柔软不损，极妙。

一方

五倍子炒黑色，青绵布包裹脚跟踏成饼子，三钱铜末锅内煅成灰，六分　白矾枯　诃子皮　硇砂　细辛各三分

上各为细末，对① 和一处，次用石榴皮一个，乌梅三个，细茶一撮，水二盏煎至七分，去粗，用磁茶盏盛，将前末药汁纳放锅内，重汤煮药至皱面，取起，晚间用挭子蘸药刷上，次早温水洗去，须发如漆。

乌须方

五倍子末二钱　红铜末　硇砂　白矾　胆矾各三钱　石榴皮二指一块　酸梅一个，煎水一小钟

----

① 对　用作"兑"。

上通融煮三滚，起蜡皮时为度，稠如粘粥，用手将药覆须发白处，细纸裹一宿，拂去败药，用温水肥皂洗净即黑。药亦要各包，临时称对分两，不可同收一处。

猿猴上树方

槐实一两，焙　五倍子炒焦，去烟，一两
石榴皮五钱，焙　白矾一钱

上共为细末，取黑牯牛胆一个，十二月取者为佳，将药装胆内扎口，吊起阴干十四日，先将铅打一罐，将胆内药物尽倾入罐，去胆皮，再加核桃油一小盏，桑霜三钱，麝香一分，搅入胆药内封罐，重汤煮一炷香，取起，须白用肥皂汤洗净，以猪脬或鸡食袋油纸包手指蘸药捻须下半节，不必近根，自然上去，其黑如漆。

猴子上树方　乌须奇方。

用五倍子一两擂碾细末，用纸条捻成纸捻数条，用香油四两醮此香油燃点上，用大粗碗一个，四围闭熏取黑烟，随扫随熏，以尽为度，收取前烟子听用。每用时用一二年盐鸭蛋择取纯黑心者止取蛋黄，铁灯盏炒油，随取前烟些须用手调匀，以手指用此油烟捻须颠，其油烟自行上至根，名曰猴子上树，神效，一擦管一月。

金毛狮子倒上树　乌须捻药方。

打锡灰罗细末，一钱　汞一钱，研不见星

上先用酸石榴一个切去顶，将穰并子搅入前药末再搅，以原顶封固，外用纸封严密，三七内俱成汁，用胞皮裹指，以汁捻之，未捻之先将须发洗净，擦干上药。

总录方　染须发。

用胡桃根皮一秤、旱莲草十斤切，以瓮盛之，入水五斗浸一月，去粗，熬至五升，入芸苔子油一斗，慢火煎取五升，收之。凡用先以炭灰汁洗须发，用油涂之，外以木蘽叶[①] 包住，绢裹一夜，洗去，用七日，即黑也。

乌须秘方

用香油一瓶，油核桃二三十个去壳取肉，古铜钱一二十个浸油内，埋土二尺深，一周年足取出，擦须发上，即黑。

乌髭发方

用青核桃三枚和皮捣碎，入乳汁三盏，于银石器之内调匀，擦发须三五次，每日用胡桃油润之良。

浸油方

矿石一两，研碎　当归三两

上以核桃油八两浸罐内七日，擦抹自然黑。

梳头方

百药煎　诃子　针砂各一钱　石榴皮
垂杨柳叶　白矾各二钱

上共为细末，先用盐醋茶熬水二大碗，将药共入瓶内，封十日，梳发染须通黑，油核桃油润之明净。

染须方

用大乌龟一个，饿一二日，将饭与肉骨、果子、烟火之食饲之，三五月后，夜间以漆蠡（邻溪切，音黎，瓢也）盛之，用薄竹片置蠡缝口通气，外放灯一盏，蠡内作热，龟在内旋转不已，自然撒尿，紧急只用麻油熏鼻，其尿自出。先用五倍子炆[②] 醋如胶，若龟尿得一小钟，入五倍醋半钟，同入瓷器内，炆一滚即止，牛角罐收贮，每用新笔略醮擦须表上，多用则面黑。

点换须发方

李卿换白发方

刮老生姜皮一大升，于铛内以文武火煎之，不得令过沸，其铛惟得多油腻者尤佳，不须洗刮，便以姜皮置铛中，密封固

----

① 木蘽叶　"木"原作"牛"，今改。
② 炆（wēn 温）　没有火焰的微火。

济，勿令通气，令一精细人守之，地色未分时，便须煎之，缓缓不得令火急，如其人稍疲，即换人看火，一伏时即成（李方虽云一伏时，若火候匀，至日西即药成也），置于磁钵中，研极细，使时以小簪脚蘸取如麻子大，先于白发下点药讫，然后拔之，再点，以手指熟捻之令入肉，第四日当有黑者生，神效。

又方　银矿　当归各三钱　白矾生真粉　飞面各一分　朱砂一分半

上为细末，用清水调，拔去白头，以银簪点药，入须根孔内，后出者如墨黑。

点白方

母丁香为末，姜汁调，每日拔去白发，即以银簪点在孔内，则再生黑须来。

黑须桑椹膏

桑椹二十个和油胡桃捣如泥，拔出白须，点孔中，即生黑者。

一方　取除日自拔白，以鳖油涂之。又猪狗胆涂之。又狗汁亦涂。

一方　治少年发白。

拔去白者，以白蜜纳孔中，即生黑发。不生，取桐子捣汁涂上必生。

治须发黄赤方

巫云散　治须发黄白不黑。

五倍子　胆矾　百药煎　青胡桃皮酸石榴皮　诃子皮　木瓜皮　猪牙皂角何首乌　细辛各等分

上为末，炼蜜丸如钱大，常于木炭内培养，勿得离灰。如要乌髭鬓时用热酒化开，涂髭鬓上，好热醋亦可。

治髭发黄赤方

生姜半斤　生地黄一斤，各洗净，研取自然汁，粗留用

上用不蛀皂角十茎，刮去黑皮并筋，将前药汁蘸皂角慢火炙令黄，以药汁尽为度，并前药粗入瓷罐内，火煅留性，为

末，用银器盛。每用三钱，汤调蘸须，临睡时用，次早已黑，三夜三次用之，其黑如漆，妙甚，此方常用屡验。

圣惠方　治头发黄赤。

生柏叶末一升，猪膏一升和丸如弹子大，每以布裹一丸，纳泔汁中化开，沐之，一月色黑而润矣。

疗发黄方

用熊脂涂发，梳之，散头入床底，伏地一食顷即出，便黑，不一升脂，验。

梳头发油

胡桃肉　零陵香　白花　藿香　草乌共二两

上入真麻油二两，煎至五沸，冷用。

治发落不生补虚之剂

黄芪建中汤　治脉弦气弱，毛枯槁，发脱落。

黄芪三钱　白芍药四钱　肉桂一钱半甘草炙，二钱

上㕮咀作一服，姜、枣煎服。

加味四君子汤　治发脱落，及脐下痛。

人参　白茯苓　白术各一钱　甘草炙，五分　熟地黄一钱，砂仁炒

上㕮咀，水煎服。

生 发 方[①]

三仙丸　治头发脱落，神效。

侧柏叶八两，焙干　当归全身，四两　榧子仁二两

上忌铁器，为末，水糊为丸桐子大，每五七十丸，黄酒盐汤任下，早晚各一服。

圣惠方　治大风疠疾，眉发不生。

用侧柏叶九蒸九晒，为末，炼蜜丸如

――――――――――

① 生发方　"生"前原衍"治"一字，今删。

桐子大，每服五丸至十丸，日三夜一服，百日即生。

蒲公散　乌须生发。

蒲公英净，四两，炒　血余洗净，四两　青盐四两，研

上用瓷罐一个，盛蒲公英一层，盐泥封固淹，春秋五日，夏三日，冬七日，桑柴火煅，令烟尽为度，候冷取出，碾为末，每服一钱，侵晨酒调服。

丹溪方　胡氏年十七八岁，发落不留一茎，饮食起居如常，脉微弦而涩，轻重皆同。予曰：此厚味成湿热，痰在膈间，又日多吃梅酸味，收湿热之痰，随上升之气，至于头，蒸熏发根之血，渐成枯，遂一时尽脱。遂处以补血升散之药，用防风通圣散去芒硝，惟大黄三度酒炒，兼以四物汤酒制合和，作小剂，煎，以灰汤入水频与之，两月余后，其脉湿热渐解，停药，淡味调养，又二年发长如初而愈。

外涂生发方

滋荣散　长养发，发落最宜。

生姜焙干　人参各一两

上为细末，每用生姜一块切断，蘸药末于发落处擦之，二日一次用。

三圣膏　治髭发脱落，能令再生。

黑附子　蔓荆子　柏子各半两

上为末，乌鸡脂和匀，捣研干，置瓦盒内封固，百日取出，涂在髭须落处，三五日即生，自然牢壮不脱。

圣惠方　令发不脱。

榧子仁三个　胡桃仁二个　侧柏叶一两

上共捣，用雪水浸梳头发，永不落且润也。

梅师方　治头发不生。

侧柏叶阴干作末，和麻油涂之。

千金方　治发落不生令长。

麻子一升熬令黑，压油，以敷头发上，妙。

一方　治人无发。

甜瓜叶捣汁涂之，即生。

沐头汤　治脉极虚寒，须发堕落，令发润泽。

桑根白皮切三升，以水五升淹渍，煮五六沸，去粗，洗沐发，数数为之，自不复落。

一方　治发鬓堕落，令生长。

生柏叶切，一升　猪膏三升　附子四枚

上三味为末，以膏和为三十丸，每用布裹一丸，纳泔汁中煎沐，发长不落，其药密收贮，勿令泄气。

桑麻汤

麻叶、桑叶二味以泔煮，去粗，沐发七遍，长六尺。

又方　羊粪烧灰淋，沐洗之，三日一洗，不过十洗大生。

生头发方

大附子一个，要一两重者佳，用乌骨黑肥鸡一只，取其油，搅药擦头，其发即生。

圣惠方　生眉毛。

用七月乌麻花阴干，为末，生乌麻油浸，每夜敷之。乌麻即秋麻是也。

治发中虱方

苦参散　治头上生虱。

苦参三钱　藜芦一钱

上为末，水煎，去粗，温洗头上，去虱尽死，宜避风寒。

一方

光乌头同擦药末和匀，撒发中，一夜皆死。

又方　取水银三分用油和，揉发顶上，以帕勒一夜，皆死。

又方　藜芦末撒入发中，经宿皆死，自落。

洗 头 方

洗发菊花散

甘菊花　蔓荆子　干柏叶　川芎　白芷　细辛去苗　桑白皮生用　旱莲根茎花叶全用

上各等分，㕮咀，每用药二两，浆水三碗煎至二碗，去滓，洗发。

犀皮膏　治髭发干燥，能令润泽。

小麦面半升　半夏汤泡　沉香各半两　生姜一两，和皮用

上用水二碗同煎，去滓，取清汁，入脑麝少许搅匀洗髭发，自然润泽。

干洗头药方

甘松　川芎　百药煎　薄荷　白芷　五倍子　藿香　茅香　草乌头各等分

上为末，不以多少干撒头发。

神效散　去风屑垢腻，解结。

当归　白芷　黑牵牛　诃子　荆芥　侧柏叶　威灵仙各等分

上为细末，临睡擦发内，次早理之。

醒头香

滑石五钱　甘松　三奈①　零陵香各二钱　樟脑二分

上为细末，入发理之。

白芷散　去垢除汗气。

白芷三钱　王不留行一钱

上为末，每用量擦头发内，微揉后以篦子刮去药末，自无气息。

一方　治头织不能解。

荆芥二钱　香油半盏

上煎，敷擦，微久梳开。

五老还童丹

赤石脂　川椒二味同炒　辰砂　茯神　乳香各等分

上为末，枣肉为丸，如桐子大，每服百丸，空心酒调下，十服见效。

---

① 三奈　即山柰。为姜科植物山柰的根茎。性味辛温，功能温中，行气，止痛。

疹科类编

明·武之望　　编辑

郑怀林　校注

重刻疹科类编序

　　《疹科类编》乃临潼武叔卿先生所著也。自此书一出，人隋珠[①]，家卞璧[②]，然未付坊刻，传世甚少。先君子家藏一本，赖以全活者甚多。忆庚申岁底，忽命杰曰：尔虽习举子业，医道不可不讲，且尔亦有子女，将来出痘疹，宁束手惟他人是问乎。遂细阅此书一过，颇解大义。次年辛酉正月，即疫气流行，排门挨户出疹。适先君子卧病，踵门求治者不下数百人，杰按方治之，辄随手愈。后癸酉到都门，即遇疹行，男女大小起死回生者，一年之内约数千百人，然皆宗此一书，神明变化而用之者也。今业登仕途，簿书鞅掌[③]，不遑理此，不敢秘其术，付之梓人，用以广其法，俾世之留心疹科者，皆知叔卿先生著书救世之苦心，而欲保爱后人者，当亦知治法实有所自来云。

康熙五十五年五月下浣之吉

新蔡令关中董汉杰诚斋序

----

① 人隋珠　谓人人视为隋珠。隋珠，也作"随珠"，宝物名。
② 家卞璧　谓家家奉为卞璧。卞璧，即和氏璧，宝物名。
③ 簿书鞅掌　谓公事烦劳。

序

　　夫痘疹并为儿患，而方书多详痘而略疹，以故业幼科者有终身目未睹疹书，而儿之夭于疹者，往往一委之天数。噫！亦大可哀矣。不知疹之杀人，更甚于痘，而疗之得效，殊捷于痘。丙午春，疫气盛行，里中儿以疹殒者十居八九，甚者比屋髫龀[1] 不留也。问其症，则皆烦热喘嗽，气急闷乱而死。余一孙甫二龄，时亦患此，举家惶惧涕泣，以为且不救。余乃捡诸[2] 方，得管氏《保赤全书》一编，其中载疹症治法差备，遂按方投剂，应手而瘥。嗣是闾里闻者接踵求治，旬日间所活近百，卒无一伤者，始信疗疹之易，而悔探习之不早也。自是有治必验，略无差爽[3]。迨今岁丁巳，旱魃为灾，骄阳煽虐，人熏灼如在烈焰中，而儿疹复大作矣。为症虽不甚厉而时有患苦，辄为疗之，寻即脱然无事。呜呼！是书乌可不家习而户晓也。更检得疹家方论数种，手自铨录[4]，论以管氏为主，而稍参之以别书，间足之以己意，爰分发热、见形、收后三大纲，以便寻检。至方则概取诸家之对症者，而略补其所未悉，分为二十四类，名曰《疹科类编》。盖法该[5] 而精，方备而确，庶观者了然如指诸掌，而卒然有患，可人自为治，家自为医，而无事于他求也。因刻而广之，以惠四方，谅亦仁人君子之所愿闻乎。

　　是书初成于万历丁巳，名曰《疹科枢要》，业已序而行之。后游宦登莱，复得痘疹书数种，采而增之，其法益详，其方益备，故更名类编，而再授之梓，是为天启五年乙丑六月也。

　　　　　　　　　　　　　　　　　　　阳纡山人武之望书于登州公署

---

① 髫龀（tiáo 调 chèn 趁）　年幼的童子。道光本作"小儿"。
② 诸　原脱，据道光本补。
③ 差爽（shuǎng）　差错。爽，差失。又，嘉庆本、道光本均作"差失"。
④ 铨（quán 全）录　选编抄录。道光本"铨"作"抄"。
⑤ 该　通"赅"。完备。

目　录

论

方

论

总论辨疹①

疹症俗名麸疮，或名糠疮，闻人氏所谓肤疹是也。疹有二端：出于痘前者名奶疹子，出于痘后者名正疹子。痘前之疹属邪热，故屡出而不解；痘后之疹属胎毒，故一出而即尽。何以言之，盖幼童乃纯阳之体，郁积熏蒸，即为疹症。然何以屡出而不解也，盖痘毒尚在五内②，而此气止及肌肤，所以真毒未出，不作正疹也。若既痘之后，脏毒尽解，一遇疹气流行，感入腑部，而胎毒尽泄无余矣。此后不复再发，乃为正疹也。其发虽有二端，治疗则惟一理，大要四物汤加减，以滋阴③退阳为主耳。

古谓麻即疹也，疹出如麻成朵，痘出如豆成粒，皆象其形而名之也，夫胎毒一也。痘出于五脏，脏属阴，阴主血，故痘有形而有汁，其症寒热备也；疹出于六腑，腑属阳，阳主气，故疹有形而无浆，其症多实热而无寒也。为症既异，则治法亦殊。痘宜内实，可用补剂；疹忌内实，只宜解散。惟初发之时略相似耳，既出之后，痘则补气以生血，疹宜补阴以制阳。盖疹热甚，则阴分受其煎熬，而血多虚耗，故治以清火滋阴为主，而不可少动其气，若燥焊之剂，首尾当深忌也。世知痘疹所系之重，而不知疹之杀人尤甚，方书多忽而不备，良可太息矣。

痘疹之原，皆属于火。大抵疹喜清凉，化斑汤是也；痘喜温补，调元汤是也。然疹痘虽皆胎毒，与天行正病相类，其实疹子全在发苗之初，但得尽出而毒便解矣。若痘须待苗而秀，秀而实，脓成而后毒解，所以治疹贵慎乎首，治痘贵慎乎尾也。然疹虽喜清凉，而初发之时亦须和暖则易出；痘虽喜温暖，而成实之时亦畏太温热，则反溃烂不收。是痘之后，亦喜清凉也。故治痘疹者，无过热，无过寒，温凉适宜，阴阳自和，是为得之。

疹者，痘之末疾也，惟脾肺二经受症，外应乎手足太阴，合于肌内皮毛，譬天地乖戾不正之气，故曰疹也。发以春夏为顺，秋冬为逆，以其出于脾肺二经，一遇风寒，势必难出，且多变症，故于秋冬为不宜也。

麻疹，大抵主发肺经之热毒者，始事也，调理补养病后之元气者，终事也。其间或兼风，或兼痰，或伤食，并随病宜加对症之药。其有变症，即随病用对症之药，要之不乱投汤剂，则儿无事也。

王海藏云：瘢疹症，前人言首尾俱不可轻下者何也。曰：首不可下，为瘢未显于表，下则邪气不得伸越，此肺证有表而无里，故禁首不可下也；尾不可下者，为瘢毒已显于外，内无根蒂，大便不实，无一切里症，下之则瘢气逆陷，故禁尾不可下也。又言温暖不令通风，瘢若已出，身

---

① 总论辨疹 原缺，据嘉庆本补。
② 五内 道光本作"五脏"。
③ 阴 原缺，据嘉庆本补。

热天暄[1]，何必盖覆不使之通风乎。后人执此二句，不知天令人事通变，致误者多。大抵以脉为主，浮中沉之诊，平举按之候，察其虚实，定其中外，则可以万全矣。

痧症与疹不同，此乃天行疫气，其人大便硬结，热毒流入胃中，故发痧，不可与疹同治，切不宜发表妄下。若身热作渴时，白虎汤加大青、玄参，一剂而愈。疹有颗有形，痧隐于皮肤，无迹而且平，此分辨之法也。误汗误下，为祸不小。

又有一种胍疹[2]此症儿初生及满月时，周身发出红点如粟米之类，其形似疹，其实非疹也。富贵之家，初生一儿，保护之心胜，一见此症，即请医治之，误以为疹，或令乳母服药，或令儿服金石丹砂。不知初生之儿，肠胃未坚，清如露珠，安敢用药；乳母产后，安敢发表清凉。若听俗医妄治，是陷人于不救之地也。此症乃儿在母胞之内，乳母胎热，儿为阴血之气熏蒸已久，及生下忽遇阳风一逼，遂发此疮，此名胍疹，不须治而自愈。

又有一种骚疹，凡儿未出痘之先，时行瘟疫，其乳母为瘟气所染，儿食病乳，亦感热病，周身发出红点，或疑为疹，或疑为痧，二者皆非也。此是乳中热毒入儿肌肤之间，然毒气不出自脏腑，何畏之有，故名骚疹，盖母病子亦病也。善治者先治其母之病，儿自愈矣。或远避其母，择他乳母之无病者乳之，可保无虞。

又有痘疹将收毕数日之后，稍热一二日，遍身即出红痧作痒，愈爬[3]愈盛，先出大小不一，如粟米之状，渐渐长大而成云片。此是收痂后纵欲饮食过伤，又兼风热而成也，此名为盖痘疹，勿以为真疹而畏之。果有积食之症，宜用三化汤，再加以防风、黄连，消食而除风热，以免泻痢之患。

麻疹有轻、重、不治三等症：或热或退、五六日而后出者轻，发透三日而渐没者轻，红活滋润，头面匀净而多者轻，头面不出者轻。红紫暗燥者重，咽喉肿痛不食者重，冒风没早者重，移热大肠变痢者重。黑暗干枯，一出即没者不治，鼻扇口张，目无神者不治，鼻青粪黑者不治，气喘心前吸者不治，疹后牙疳臭烂者不治。

发热诸症

一疹发热之初，多似伤寒，惟疹子则咳嗽喷嚏，鼻流清涕，眼胞肿，其泪汪汪，面浮肿，双腮赤，恶心干呕为异耳。细看两耳根下，颈项连耳之间，以及背脊之下至腰间，必有三五红点，此乃疹之报标[4]，但见此候，即是疹子。便宜谨避风寒，戒荤腥厚味，用药以表散之，使皮肤通畅，腠理开豁，而疹毒易出也。

一疹痘之发，虽曰胎毒，未有不由天行疠气而发者，故用药发散，必先明其岁气。如时令温暖，以辛凉之药发之，防风解毒汤；暄热，以辛寒之药发之，黄连解毒汤；大寒，以辛温之药发之，升麻解毒汤。此因时用药，不可差误。若作伤寒，妄施汗下，反伐天和也。又须看人虚实，如大便秘结，烦热甚而发不出者，以酒大黄微利之。吐利不止，以参、芍之类补之。经云：毋实实，毋虚虚。损不足，益有余，夭人性命也。

一用前药发散而疹即随见，则毒尽解

---

① 天暄（xuān）　谓气候温暖。嘉庆本作"天暖"。

② 胍（gū 孤）疹　发生于新生儿的一种皮疹。道光本作"脉疹"。

③ 爬　搔抓。

④ 细看两耳根下……报标　此 33 字原脱，据道光本补。

矣。若发不出，再用药发之，如加味麻黄散之类，外以芫荽、酒糟蒸热擦之，自项下至足为齐。若出现而头面愈多者为佳，若迟延日久而不能出，则腹胀气喘，昏眩闷乱烦躁而死矣。

一麻疹发热之初，轻者以泻白散合三味消毒散主之，重者以金沸草散主之。兼泻痢者，合升麻葛根汤，以白芷代升麻用之，无不效者。即十分危症，守而勿失，终必获济。每见诸方皆苦寒辛凉发表之剂，不尽对症对经，恐有诛罚太过之失，用者详之。

一发热六七日之后，明是疹子，却不见出。此皮肤坚厚，腠理闭密，又或为风寒袭之，或曾有吐痢之症，乃隐伏不出也，急用托里发表之剂，麻黄汤调桎叶散发之，外用胡荽酒蘸麻刮之。如一向未大便者，毒甚，于埋伏而不出也，以七物升麻丸解之发之，解之再不出者，死症也。

一疹子初发热时，未见出现，咳嗽百十声不止，上气喘急，面浮，目胞肿，宜桔梗汤①、消毒散、泻白散②三方合用，纳桑白皮，采鲜者多用。热盛烦渴，加石膏末、知母、黄芩、天花粉。

一发热之时，遍身汗出者，此毒从汗解，玄府开，疹易出也。有鼻中血出者，此毒从血解也。俱不可遽止之。若汗出太多，血出不止者，此又火甚，逼迫太过，致液妄流，血妄行矣，急以当归六黄汤加浮小麦以止汗，茅花③汤加玄参、百草霜以止血，迟则汗出多而元气虚，血出多而精神散，为不治之症。

一疹症热毒，失于表散，不得出而内攻眼角，及目中血出，或大便出血不止者危。缘热毒未出，内攻五脏，五脏腐伤，以致血出，是二三日间失于发表解散之过也。若将当归六黄汤与升麻汤并用，亦有可救者。

一发热之时或呕吐，或自利，或滞下者，以火邪内逼，毒气上行则吐，下行则利，毒至甚则里急后重而为滞下也。吐者，竹茹石膏汤主之；自利者，升麻泽泻汤主之；滞下者，黄芩芍药汤加黄连、生地、木通、当归、人参、枳壳治之，或少加大黄微下之。大抵疹家吐利滞下，宜于疹家求之，不可作寻常吐利滞下治之也。

一发热之时，未有不口渴思饮水者，盖疹子纯是火邪，肺焦胃干，心火内亢故也。但当以绿豆灯心炒米汤饮之，人参白虎汤佐之。初发热者，于前发散药中多加石膏、天花粉，以生津解热而已。若恣饮凉水，恐生水蓄之症，故水入于肺，为喘为咳，宜用葶苈以泄肺中之水；水入于脾，为肿为胀为自利，宜用防风、白术以泄脾中之水；水入于心，为惊为悸，宜用赤茯苓、木通以泄心下之水；水入于肝，为胁痛，宜用芫花以泄肝中之水；水入于胃肾与膀胱，为小便不利，为阴囊肿，宜用车前子、木通以泄膀胱之水。俱当随其症而治之。或云：凡患疹之人，自初起至收，个个喜饮凉水，切不可禁，但每饮宜少而频，则毒气渐解。

一发热之时，既表之后，切戒风寒冷水瓜桃生果之类，如一犯之，则皮毛闭塞，毒气难弛，遂变紫黑而死矣。如极渴饮水，只宜少许葱白汤以滋其津液，又使毛窍中常润可也。又忌梅李鱼酒蜂蜜香鲜之类，恐惹疳虫上行也。

一朱氏谓凡疹热六日而出，一定之规也。若医人无识，用药太早，耗伤元气，及至出时，受害多矣。或嗽而变喘，或出一二日即隐，或作大泻，或合目而喘，此医人用太早之害也。吾家治法定不在五日

---

① 汤　原脱，据道光本补。
② 泻白散　原脱，据嘉庆本补。
③ 花　原作"化"，据道光本改。

内用药，必待见疹，方用徐徐升表。然用药亦有次第，凡一剂必作十二三次服之，况疹在皮肤膜外，若一剂作一次服，药性催之太急，致令烦躁谵语，宜为慎之。武氏曰：此言虽是，若五日内有危急，亦可酌量用药治之，不可太拘日数。

大抵疹欲出未出之际，不可轻用热燥之药，故虽寒勿用桂枝，虽虚勿用参、术，虽呕而有痰，勿用半夏、南星。大凡出麻疹之时，大忌荤腥生冷，宜避风寒水湿，苟有不谨，最为深患，戒之慎之。

见 形 诸 症

一痘疮贵三四次出，谓出匀；麻疹贵一齐涌出，谓出尽。麻疹只要得出便轻减，以火照之，遍身如涂朱，此将出之状，其形细密，与痘疮密者相似。但疹子随出随没，非若痘子之以渐长大也。

一看疹出之法，多于耳后项上腰腿先见，其顶尖而不长，其形小而匀净者吉也。若色见红者，疹发于心，乃火之正色也，症轻易治，化癍汤主之，人参白虎汤佐之；如色白者，乃血不足也，养荣汤主之；如色紫赤干燥暗晦者，乃火毒盛炽也，宜六一散解之，四物汤去生地，加柴胡、黄芩、干葛、红花、牛蒡子、连翘之类，滋阴凉血而热自除，所谓养阴退阳之义也。此亦五死一生之症，以大青汤、玄参解毒汤皆可选而用之；若黑色者，则热毒尤甚，为十死一生之症，此尤不可不明察之，而混为施治也。

一麻疹症其原本浅，故暴热而易出，必要红活显露，三四日方收者佳。若身体极热，或隐伏不出，或紫黯不明，或一二天就没，或与肉平，略无起突势，俱以发散为主，缓则用升麻汤加石膏、黄芩以解之，急则用麻黄杏仁汤以发之，外用胡荽

酒以喷之。疹症最急，缓则误事。

一疹痘二患皆宜调治，然痘有不治之症，疹非黑色，未有不可治者，但期于发之，必决出之，必尽而已。然发必三日，然后尽，出必三日，然后收，方吉，否则凶矣。时人不知，每遇疹未尽出，误以为稀疏，谓为症轻，或隐隐一见即没，辄为收靥。不知此乃腠理闭密，致毒气壅遏而不得出，若不亟加发表，则毒气内攻而殇[1]矣。

一疹表后红影出于肌肤成片，切忌风寒生冷，如一犯之，则皮肤闭塞，毒气壅滞，遂变为浑身青紫，而毒气返内攻，烦躁腹痛，气喘闷乱，诸症作矣。欲出不出，危亡立至，急用升麻化斑汤或活血散服之，其疹即出。如小便不通，热甚者，四苓散加栀子、木通；大热不退而作渴者，人参白虎汤主之。

一疹已出而反没者，乃风寒所逼而然也，若不早治，毒成内攻，必致痒塌而死。急用消毒饮合升麻汤热服，则疹复出而安矣，即不复出，寻亦自愈。

一有疹既收去，余毒未解，三四日后又出，至五六次不已者，此因发热之时为风寒侵袭，邪气郁于肌肉之间，留连不散，虽得前发散解毒之药治之，勉强发出，终不舒快，故连绵而复发。亦有天行岁气寒热不常者，亦多如此，绵绵至六七次而后已，此余毒之症也。若疹出之际有杂症者，先当随症而治之。

一疹出之时，咽喉肿痛，不能饮食者，此毒怫郁上熏咽喉也。宜甘桔汤加玄参、牛蒡子、连翘主之，更以十全散、玉钥匙吹之，切不可妄作喉痹，用针出血也。

一疹出之时咳嗽口干心烦者，此毒在

_____
[1]　殇（shāng 伤）　没有到成年就死去。

心肺发未尽也。泻白散加天花粉、连翘、玄参、葛根以泻其肺，导赤散加葛根、淡竹叶、连翘、黄连以泻其心。

一疹出之时自利不止，或泻稀水频数者，最为恶候。但要看其疹，若遍身稠密太盛，或紫色，或红色，甚多不妨，盖毒在大肠，非泻则郁遏不解，惟有平胃散加葛根、连翘以解之而已，疹一发透，依期收去，自然泻止。若疹已收而泻犹不止者，疹未必尽，再用前药加连翘、黄连、牛蒡子、木通、泽泻以分利之。若用诃子、肉豆蔻涩滞之药，则变腹胀痞满喘急，不治之症矣。

一麻疹泄泻，须分新久寒热。新泻热泻者，宜用四苓散加木通服之；寒泻者十中无一，如有伤食伤冷不得已，以理中汤一服而止；久泻者，只宜豆蔻丸或五倍子、罂粟壳烧灰调下涩之。大抵疹症，虽忌用补药，然未疹而先曾泄泻，致脾胃虚弱者，非用参、术补之，则元气不能升发，毒终不出。虽忌用温药，然久泻虚寒，或服凉药太多，致手足无温，口鼻气凉及二便清冷者，非木香、砂仁、姜、桂等温剂，则阳气不能回。虽忌用涩药，然泻久滑脱洞下不止，非用诃子、豆蔻之类涩之，则元气下脱，多致不救。要之温补止涩，对症旋施，不可执一论也。若泥疹属热症，不可毫末动气，及用燥涩之剂，则胶柱鼓瑟，不足以语治矣。

一疹子出没，常以六时为度，如子后出者，午时即收，午后出者，子时即收，乃阳生阴成，阴生阳成，造化自然之数也，依[①]此，旋出旋收者轻。若一出之后热不退，连绵三四日不收者，此火毒太盛，外发未尽，内有余邪所致，须投以化斑汤、大青汤，或三味消毒饮加玄参、石膏、桔梗治之。若逡巡[②]不出者，乃风邪外束，皮肤闭密也，宜荆防败毒散主之。

一疹子未出之时，宜早发散，以解其毒，则无余灾。若不预解使之尽出，以致毒蓄于中，或为壮热，日久枯瘁，或成惊痫，或为泻痢，或咳血喘促，或作疳蠹而死。此虽一时戾气之染，未有不出于人事之未尽者。

收 后 诸 症

一疹子出后，自然热退。若遍身既出，而犹怫怫烦热，频作呕吐者，此毒尚未尽，留连于肺胃之间，宜化斑汤主之。如大便秘者，少加大黄微利之。

一疹子收后，身有微热者，此虚热也，不须施治，待气血和畅，自然退去。若热太甚，或日久不减，以柴胡麦门冬散，甚则以黄连解毒汤合人参白虎汤与前方相间服之。如发枯毛竖，肉消骨立，渐渐消瘦者，柴胡四物汤主之。

一疹已收去，反浑身发热，昼夜不退，此毒未解尽，邪火郁于肌肉之间，久则毛发焦干，皮肤枯槁，肌肉羸瘦，为骨蒸痨瘵之症。急宜清热除疳丸及芦荟肥儿丸加龙胆草、当归、连翘等治之。迟则变为慢惊脾风，睡则露睛，口鼻气冷，手足厥逆瘛疭，不治之症矣。

一疹收之后，身虽不见羸瘦，但时发壮热，烦躁不宁，搐搦惊悸，神昏志乱者，此阴血衰耗，余毒入肝而传于心也。宜养血安神，以四物汤加麦冬、酸枣仁、淡竹叶、灯心、甘草、石菖蒲、龙胆草、茯神、黄连、辰砂，加减为治，或以前药为末，用蒸饼猪心血丸服亦可。

一疹收之后，余热未尽，日夜烦躁，

---

① 依　原作"元"，据道光本改。
② 逡（qūn）巡　欲进不进，迟疑不决的样子。此处指疹出不畅。

谵语狂乱者，辰砂益元散，灯心汤调下；或辰砂五苓散加芩、连治之。若初起烦躁谵语者，则升麻葛根汤调辰砂益元散主之。

一疹退之后，微微咳嗽者，此余毒未尽也，用清肺饮加三味消毒饮主之。若咳甚气喘，连声不住，名为顿嗽，甚者饮食汤水俱呛出，或咳出血者，此热毒乘肺，为所熏灼，叶焦而举，故成此症，宜多用麦冬清肺饮加连翘主之。若见胸高如龟，肩耸而喘，血从口鼻出，摆手摇头，面色或白或青或红，而色枯黯者，不可治矣。然亦有肺气虚极，为毒所遏，而发喘连声不已，但无咳嗽血出呛食之症者，宜用清肺饮倍加人参治之。尤不可拘于肺热一端，而纯用清肺解毒之药也。

一疹退之后，声哑不出，或咳或喘，或身热不退，以致日久不愈者，此热毒未尽，肺金受克故也，宜清金降火汤加竹沥、姜汁主之。

一凡疹前疹后咳嗽者，皆系热毒伤肺，不可轻视，宜用泻白散等药清解之。不然，因循日久，毒火熏蒸，多致喘促躁乱而死。或谓疹后多嗽，此顿出顿入之势也，凡有余毒须假嗽多而散，旬日之内尚宜有嗽，切不可见嗽多而治嗽。此真谬妄之言，祸人不浅，切不可轻信。

一麻疹后有热不退等症，并属血虚血热，只宜四物汤按症加减，渴加麦门冬、犀角汁，嗽加瓜蒌霜，有痰加贝母，去白陈皮，切忌人参、白术、半夏之类，倘误用，为害不小。盖麻疹属阳，血多虚耗，只滋阴补血，其热自除。所谓养阴退阳之义，始终不可不知也。

一疹退之后，有余热未尽，或热甚而失血者，犀角地黄汤合解毒汤，或四物汤加茵陈、木通、犀角之类，以利小便，使热气下行而后愈也。

一疹子初起，多热不妨，惟愈后最忌重热，此不可不调治者。盖疹子发热多至十二日，少亦不下五七日，热久元气虚矣，加之疹出饮食不进，而复重热，阴阳耗竭，不死何待。故再热者，必大补气血可也。每见忽以为常，而死者多矣。

一疹后热不除，忽作搐者，不可与急惊风同论，用导赤散加人参、麦门冬，送服安神丸。小便清者可治，短少者不可治。

一疹退之后，热毒未尽，或发痈毒，肢节疼痛者，以羌活散微^①汗之。

一疹出之时，曾作泻痢，未经清解，至疹退之后，变为休息痢，不问赤白，里急后重，昼夜频仍者，此余毒在大肠也。须分虚实治之，实者三黄丸微利之，虚者香连丸和之，后用黄芩汤养血行气。

一疹后未及半月，父母溺爱，饮食随其所欲而与之食，无论油腻酸咸辛辣之物，一切不忌，令儿疹后作痢，日久不已，遂成休息痢，此余毒在大肠也，切不可求效之速，妄投涩药，一涩而止，则内毒上攻，令儿呕吐不食，为噤口不语，二三日毒攻大肠，更肠滑不止，或下鲜血，或下如烟尘水豆汁之状，皆危症也。早服三黄汤，加槟榔、枳壳同煎，调天水散服之可生。盖先清利而后补，此治痢之良法。

一疹子正出之时，虽不进饮食，但得疹色淡红润泽，不为害也。盖热毒内攻，自不能食。若热退后不食，当徐用四物汤加神曲、砂仁一二帖，即能食也。如胃气虚弱，不纳饮食，用君子汤加陈皮；如痰气壅盛，饮食不下，用二陈汤加桔梗、枳壳；如湿热太盛，腹胀不能食，平胃散加

_____

① 微　"微"字后原衍一"之"字，据道光本删。

减治之。

一疹退之后饮食如常，动止如故，乃卒然心腹绞痛，遍身汗出如水者，此因元气虚弱，失于补养，外虽无病，里实虚损，偶然为恶气所中，谓之中恶，此朝发夕死之症，间有用人参汤研苏合香丸而苏者。

一疹收之后，遍身发痒不可忍者，此血虚而风湿乘之也，多缘起早及坐卧风湿之地所致。用四物汤加荆芥、薄荷、蝉退，兼湿更加苍术，兼热更加黄芩治之。若烦躁发渴，大小便不利而痒甚，至抓破血流者，此血热毒盛，留连于肌肤之间也，用四物汤加牡丹皮、连翘、白芷、甘草及三味消毒饮加连翘、黄芩解之。

一疹后余毒不解，上攻于目者，急宜凉膈散合三味消毒饮加蝉退治之，或四物汤加荆芥、防风煎服，迟则或内生障翳，或赤脉侵睛而目病。大抵疹后目疾多属血虚血热，风热乘之为患，只养血清血，兼散风热，其病自除。切不可轻用点洗之药，致伤瞳仁，反为大害也。

一疹毒入胃，久而不散，致牙龈黑烂，肉腐血出，臭气冲人者，曰走马牙疳，除疳散主之。如唇口多疮，其声嘎哑者，狐惑化蜃丸主之。若久之两颊肿，环口青黑，颊漏齿脱，唇崩鼻坏者，死症也，外用支蛤散、推黄散涂之，内用人中白、芦荟、使君子肉、龙胆草、黄连、五灵脂，浸蒸饼为丸，滚水服之，以清胃火，或亦有得愈者，不能多见也。

一疹家禁忌比痘家禁忌尤甚。若误食鸡鱼，则终身但遇天行之时又令重出也。盐、醋食之令咳不止，五辛食之令生惊热，所以通禁，必须四十九日之后方无虞也。

孕妇疹症

一孕妇麻疹，先以保胎为主，当用四物汤，倍加白术、条芩、艾叶服之。如出不快，用白虎汤合升麻汤，倍加玄参、牛蒡子为佳。如胎气上冲，急用苎麻根、艾叶煎汤，磨生槟榔服之，更多服四物汤为妙。

一热毒蒸胎，胎多受伤，但胎虽伤而母实无恙也。盖疹与痘不同，痘宜内实，故胎落而母亡；疹宜内虚，故胎去而母存。虽然，与其胎去而母存，孰若子母两全之为愈也。

方

预 防

三豆汤 痘疹将发之际服之，令多者可少，少者亦可无，或有终身不出者。

黑豆 绿豆 赤小豆各一升，生用 甘草三两，生锉

上将豆淘净，纳甘草，用雪水或长流水煮豆熟为度，去甘草，将豆晒干，又入汁再浸再晒，汁尽为度，逐日取豆任意食之。

预防汤 疹未出时服之，毒少者可使之不出，毒多者亦能减轻，盖防患于未病之先也。

黄连一钱五分 生犀角 鼠粘子炒用 山豆根各一钱 密蒙花八分 苦参七分 升麻三分 红花子十粒

上锉，用水一钟半煎至八分半，饥时服。

代天宣化汤 小儿未出痘疹者，但觉冬温或时行疫疠之气，即宜预服此等解毒之药，使疮疹之毒轻减，自然易出易收，无陷伏郁遏留连之意。若见点，切不可服，恐药性寒而收敛，又出不快矣。

人中黄属土，甲乙年为君 黄芩属金，乙庚年为君 黄柏属水，丙辛年为君 栀子仁属火，戊癸年为君 黄连属木，丁壬年为君 苦参佐 连翘酒洗，佐，去心 荆芥穗佐 防风佐，去芦 牛蒡子佐，酒淘，炒 山豆根佐 紫苏叶佐

上先视其年所属，取其药为君，其余主岁者为臣，为君者倍之，为臣者半之，为佐者如臣四分之三，于冬至日修合，为末，取雪水煮升麻，和竹沥调神曲为丸，外用辰砂、雄黄为衣，每服一丸，竹叶汤下，或黍米大，量大小加减服。

制人中黄法

取大甘草不拘多少，用新竹一节，纳甘草于中，或为末，仍紧塞无节空处，放屎缸中七七四十九日取出，长流水冲净，阴干听用。

初 热

治疹主方 始终皆用，随证加减。

荆芥 防风 枳壳 桔梗 连翘 牛蒡子炒 黄芩 前胡 贝母去心 陈皮去白 白茯苓各等分 甘草减半

上锉，每服五钱，水煎服。咽喉肿痛，去玄参，多用牛蒡子；有痰及口干发渴，加天花粉；痰壅作声喘甚，加石膏；小便不利，加木通、滑石；大热便秘，加大黄；口舌生疮，加木通、生地，多用牛蒡子、连翘、黄芩；下痢脓血，加当归、芍药、黄连、滑石、木通。

升麻葛根汤 治痘疹初发热壮盛，疑似未明，用此解之。

升麻一钱 干葛二钱 白芍一钱 甘草五分

上加生姜二片、葱白一根，水煎服。一方加紫苏一钱半。咳嗽，加贝母三分；气喘，减升麻，加陈皮三分；头痛，加川

芎三分；腹痛，加姜汁三五茶匙。

升苏散 治小儿出疹发热，疑似之间，以此解之。

升麻 葛根 苏叶 赤芍 川芎 茯苓 甘草各等分

上锉，每服三五钱，水煎服，量大小增减为剂。

苏葛散 疹初发时，用此解利发散之。

紫苏叶五分 葛根五分 白芷五分 前胡五分 赤芍炒，五分 川芎五分 枳壳麸炒，五分 炙甘草三分

上锉，加生姜二片、葱白一根，水煎，热服。

败毒散 疹初发热壮盛，用此解之。

升麻 葛根 紫苏叶 川芎 羌活 防风 荆芥 薄荷 前胡 桔梗 枳壳麸炒 蝉退 牛蒡子炒 山楂肉 地骨皮 甘草

上各等分，入生姜一片，水煎，加葱白汁五匙，热服。如热甚，加柴胡、黄芩。夏加香薷，冬加麻黄。

小柴胡汤 治疹乍凉乍热似疟者。

柴胡三钱 人参三钱 黄芩三钱 半夏二钱 甘草二钱

上锉，每服三钱，生姜三片、枣一枚水煎，温服。喘，加五味子二分。

出 迟

发散方 治疹受风寒不出，急为发散。

防风 荆芥 牛蒡子炒 升麻 白芍 干葛各等分 甘草减半

上锉，每服五钱，水煎服。

消毒饮即解毒汤 治疮疹已出，未能匀透，毒气壅遏，出不快，壮热狂躁[①]，咽膈壅塞，睡卧不安，大便秘涩，及大人

小儿上膈壅热，咽喉肿痛，胸膈不利。

牛蒡六两 荆芥一两 甘草二两

上为粗末，每服二钱，水七分煎四分，去滓，食后临卧服之。此药治大便秘涩，是治里热故也。况本草云：恶实味辛平。其中治证，治风肿，治暴食热，内生风，解丹石毒，治咽喉四肢风肿，此性稍凉也。为疮疹所宜服者，能透肌出痈疮，是以疮疹亦出也，大便利则不可服。一方加防风。

泻白消毒散 治疹发热出不快，轻者用此发之。

桑白皮 地骨皮二味采取新鲜者，各用三钱 牛蒡子炒，研 荆芥穗各一钱半 桔梗一钱 甘草一钱 浮萍晒干，二钱

水煎服。

加味金沸草散 治疹发热出不快，重者用此发之。

旋覆花去梗 麻黄去节，水煎，掠去浮末，晒干 前胡去芦，各一钱 荆芥穗一两 赤芍五钱 半夏姜泡七次，炒 甘草各五钱 鼠粘子炒，七钱 浮萍七钱

上为末，每服三钱，生姜二片、薄荷叶三五片，水煎服。

防风解毒汤 治麻疹初发热，如时令温暖，用此辛凉之药发之。

防风 薄荷 荆芥 石膏 知母 桔梗 牛蒡子炒 连翘 木通 枳壳各等分 甘草五分

上锉，每服五七钱，加灯心草，水煎服。

黄连解毒汤 治麻疹初发热，如时暄热，以此辛寒之药发之。

黄连 黄芩 黄柏俱酒炒 防风 荆芥穗 知母 石膏 栀仁 大青 玄参 木通 桔梗 甘草各等分

————————

① 躁 原作"燥"，据文义改。

姜三片水煎服。

桂枝解毒汤 治麻疹初发热，如时令大寒，以此辛温之药发之。如必用麻黄，用水煎，去浮沫，以酒炒焦色再用，当慎之。

桂枝 麻黄酒炒 赤芍 防风 荆芥 羌活 川芎 人参 牛蒡子炒 桔梗 甘草各等分

上锉，加生姜，水煎服。

升麻解毒汤 治麻疹初发，如初热时令忽暖忽寒，以此辛平之药发之。

升麻 干葛 荆芥穗 防风 羌活 连翘 牛蒡子 柴胡 前胡 人参 赤芍药 桔梗 甘草各等分①

水煎服。

以上四方虽曰因时制宜，亦不可拘泥。如冬月亦有不宜桂枝、麻黄，而宜石膏者，正当以脉症为主耳。若株守而不知变通必有失，不如用前二方为妥当也。

荆防败毒散 治疹子初出不快，若时令不热不寒，用此发之。

人参 赤苓 羌活 独活 薄荷 川芎 柴胡 枳壳 桔梗各等分 甘草 防风 荆芥穗各减半

上锉，水煎服。如肺热，去人参；如天行疫热，加黄芩、黄连。

紫黄解毒汤 治小儿痘疹因热毒蕴蓄于内，以致疮发不出麻疹，服之亦妙。

紫草二钱 麻黄二钱 柴胡二钱 川芎一钱五分 羌活一钱 防风一钱 白芷一钱 蝉退一钱

上锉为粗散，每服四五钱，加葱白三茎、生姜三片，水煎服，稍热服之。

麻黄栀子汤 治疹服表药不出，服此药即出，神效。

麻黄蜜酒炒黑 栀子连壳炒 黄芩酒炒 黄连酒炒 牛蒡子炒 石膏各一钱 红花三分 蝉退去头足，五分 炙甘草五分

上锉，随症多少，水煎服。

透肌散 即化毒汤 治疮疹出不快。

紫草茸五钱 升麻五钱 甘草五钱

上锉如麻豆大，水二盏、糯米五十粒煎至一盏，去滓放温，分作数服。刘氏云：麸疮欲出，浑身壮热，不思饮食，若服此，一服即内消，已有一两颗出即解其半，若令即出，当日头焦，只服三次，瘥。

透肌散 治疹初出，隐隐淹在肉内，似出即没者，隐疹也，用此发之。

牛蒡子炒香，二钱半 葛根二钱 荆芥穗二钱五分 蝉退去头足，一百个②

上作一剂，用时酒一小钟、水一茶钟半煎至六分，温服。一次依本方加羌活五分，二次依本方加枳壳、紫苏各六分，三次依本方加牛膝五分引，照前服。

麻黄散 治疹子淹延不出，毛孔尽闭，皮肤干燥，是毒气怫郁于内，急以此发之。

升麻酒洗 麻黄酒洗，炒黑 路东黄火煅闭成黑炭

一方用人中黄、牛蒡子炒、蝉退去土并翅足微焙，各等分。

上为细末，量人大小及毒之轻重，用无灰酒调下。

柽柳散 柽柳亦名西河柳，亦名垂丝柳，青茂时采叶晒干，为末，每服一二钱，茅根汤调下。

胡荽酒 芫荽四两切细，好酒二钟先煎数沸，入芫荽再煎少时，用物含定，勿令泄气，候温远近喷之，从项至足，勿喷头面，使香气袭运，自然出快。

邪 闭 毒 盛

麻黄汤 治疹子闭密不出，或为风寒

---

① 各等分 原脱，据道光本补。
② 一百个 "一"原作"乙"，据文义改。

所袭，急用此发之，或以消毒饮，含升麻热服。

麻黄去根节，制过 升麻 牛蒡子炒 蝉退去足翅，洗净 甘草各一钱

上锉细，加腊茶叶一钱，水一盏煎七分，去渣服。

麻黄杏仁汤 身体极热，隐伏不出疹，或紫暗不明，或才出即没，略无突势，此皆腠理闭密，或风寒所抑遏，急用此以发之。

麻黄三分 杏仁一钱 桂枝五分 甘草五分

上为粗散，加葱、姜，水煎，热服。

化斑汤 治疹子色红及火毒太盛，外发未尽，内有余邪，连绵四五日不收者；若遍身既出而犹怫怫烦热频作呕吐者，此毒尚未尽，留连于肺胃之间也，亦以此治之。

人参 知母 石膏 升麻 连翘 牛蒡子炒 地骨皮 甘草 淡竹叶 糯米

一方有桔梗，无糯米，分量随症多少。

加味消毒饮 治毒火太盛，外发未尽，内有余邪。

荆芥二钱 牛蒡子二钱 甘草一钱 玄参一钱半 桔梗一钱半

上锉，水煎服。

六一散一名益元散，一名天水散 治疹色紫赤暗晦，乃火毒炽盛也，此方主之。

滑石①腻白者，研细，水飞过，晒干再研，六两

上合一处拌匀，每三五岁小儿服一钱，十岁服二钱，寒天温服，夏月新汲水调服。

大青汤 疹色紫赤干燥暗晦及出太甚者，此血热也，此方主之②。

大青 玄参 桔梗 石膏 知母 升麻 栀仁 木通 人中黄各等分③

一方用路东黄，无人中黄。

上锉，水煎成，烧人粪入之。如大便秘，加酒大黄。

又大青汤 治同前。

大青叶 玄参 生地 石膏 知母 地骨皮 荆芥 木通 甘草各等分

上锉细，水一盏、淡竹叶十二片煎七分，去滓，温服。

玄参解毒汤 治同前。

玄参 黄芩 栀仁炒黑 桔梗 生地 葛根 荆芥穗 甘草各等分

上锉，水煎服。

山栀子汤 治麸疹瘢毒，状如蚊虫所咬，毒盛色黑者。

栀仁一钱 白鲜皮一钱 赤芍一钱 升麻一钱 寒水石 甘草各五分

上切，入紫草、薄荷，水煎服。

犀角散 解风疹热毒，但烦躁，小便赤涩，多渴者。

犀角镑，五分 甘草炙，五分 防风二钱 黄芩一钱

上作一服，水煎服。

和解散 诚斋依此方曾治数十儿，真能起死回生。

麻黄去节，取头末 绿豆取生面隔纸焙热，各七分 蒲公英鲜，二钱，如干者七分 条芩一钱 生地一钱

后三味锉，用水二钟煎七分，去渣，和前麻黄、绿豆面，冬春温服，夏秋凉服。

外用方

仰天皮二斤，即凹地地卷皮 嫩柳皮半斤 星星草四两 蝉退二百个，去头足

上入水十钟，净锅内熬三沸，去渣，乘热气熏洗儿遍身，黑变为鲜色，十有九生之妙。

---

① 滑石 此后原脱"甘草一两"。
② 疹色……主之 此文原脱，据道光本补。
③ 各等分 原脱，据道光本补。

路东散　治疹色紫黑。

用路东黄为末，无灰酒调下。路东黄乃人粪之在路东者，干久益佳，用火煅成黑炭。上为细末，量人大小毒轻重，无灰黄酒调下。

色　淡

养血化癍汤　疹子色喜通红，若淡白者，血不足也，此方主之。

当归身　生地　人参　红花　蝉退各等分

上锉细，水一盏、生姜一片煎六分，去滓，温服无时。

养荣汤　治麻疹色白。

人参减半　当归身酒洗　赤芍桂水炒　炙甘草　红花酒各等分

水煎服。

汗　衄

黄连汤　疹子发热，自汗出者，毒随汗解，不可遽止，但汗出太多，此为火迫，急当止之，此即当归六黄汤，以麦门冬易熟地黄也。

黄连　黄芩　黄柏　黄芪　生地　麦门冬去心　浮小麦各等分

上水煎，去滓，调败蒲扇灰服之。

茅花汤　疹子发热，鼻中出血，毒从血解，不可遽止；若血出多者，此为火迫太盛，急以此止之，不然恐致昏晕。

茅花　当归尾　牡丹皮　生地　炙甘草各等分

水煎服。

又茅花汤

茅花　归尾　生地　栀子　黄芩　玄参

又一方无当归、玄参，有郁金。

上锉，水煎，调百草霜服。

发　渴

化癍汤　治疹发渴最良。

人参一钱　知母一钱　甘草五分　石膏末，三钱

上锉散，入粳米一小撮，水一盏煎六分，温服。一方石膏以温纸裹火煨。一方加萎蕤一钱。

葛根麦门冬散　治疹子初发，身热头痛，烦渴咳嗽，喜饮水者，此方主之。

干葛　麦门冬各一钱　石膏三钱　升麻五分　赤芍五分　白茯苓五分　甘草五分

上锉细，加淡竹叶七片，水煎七分，去渣，温服。

人参白虎汤　治疹子出见渴者。

人参　知母　石膏　天花粉　葛根　麦冬去心　淡竹叶　糯米

上锉细，水煎，以米熟为度，服。

白虎合解毒汤　疹出渴甚者，此方主之。

石膏研尘末，四钱　知母一钱　黄芩一钱　天花粉一钱　栀仁一钱　黄连一钱　生地黄二钱　麦门冬二钱

上锉，入竹叶十二片，水二钟煎一钟，更磨入犀角汁，索汤水则与之，觉胃热渴，更宜以此方多与之，胃清乃止，庶免牙疳之害。若真至牙疳成，而后清胃凉血解毒，往往噬脐无及矣，慎之慎之。

白虎苍术汤　治疹烦热渴泻。

苍术一钱半　知母一钱　甘草三分　石膏末，三钱　糯米一撮

上锉散，水煎六分，不拘时温服。

猪苓汤　治疹毒烦渴及夏月中暑，烦热喘渴。

猪苓一钱　泽泻一钱半　茯苓一钱半　滑石一钱半　甘草一钱半　阿胶一钱

上用水一升二合先煎前^①五味，取七合，去渣，入阿胶再煮一沸，分二服。

凉膈散　治疹疮，上焦积热，烦躁多渴，面赤面热，头昏咽燥，肿痛口疮，便溺赤涩，狂言谵语，妄睡卧不安，并宜服之。

大黄二钱　芒硝二钱　甘草二钱　连翘四钱　栀子仁一钱　黄芩一钱　薄荷一钱

共为末，每服一二钱，竹叶、蜜少许煎服。

绿豆灯心炒米汤　治疹症发渴，以此频饮之。

绿豆一酒钟　糯米炒熟，一撮　灯心三十根

上水煎成汤，温服频频。

咽　痛

如圣饮子　治疮疹毒攻，咽嗌肿痛。

桔梗一两　甘草一两　鼠粘子炒一两　麦门冬去心，五钱

上锉，加竹叶同煎二三钱。

加味甘桔汤　治疹出之时，咽喉肿痛，不能饮食，此毒火怫郁，上熏咽喉也。

甘草　桔梗　玄参　牛蒡子炒　连翘各等分

上锉，水煎服。一方无桔梗，加防风等分。

牛蒡甘桔汤　治疹出邪火熏灼，咽喉痛。

桔梗　甘草　牛蒡子炒　连翘　射干　升麻　栀子仁　片黄芩酒炒　黄连酒炒，各等分

水煎，食后服。

消毒饮　治痘疹已出，上焦壅热，咽喉肿痛，胸膈不利。

荆芥二钱　牛蒡子二钱　甘草一钱

上锉，加生姜二片，水煎服。一方加防风一钱。

清咽汤　治疹后热毒在胃攻冲，喉哑疼痛，昼夜饮水不歇。

升麻　玄参　射干　连翘　栀子　黄芩　石膏　薄荷　金银花　麦冬　归尾　生地　甘草节　川大黄各等分

水煎，频频温服，渣再煎。

十金散一名十宣散　治疹症咽喉肿痛。

黄连一钱　黄芩一钱　黄柏一钱　苦参五分　孩儿茶五分　雄黄五分　硼砂三分　玄明粉三分　乳香一分　片脑少许，临时入

上共为细末，每用五厘，芦筒吹入喉中。

小灵丹　疹后余毒壅遏，咽喉肿痛，咽物不下，牙齿破烂。

白宫硼二钱　辰砂一钱　没药三分　乳香三分　朴硝三钱

上共为细末，将药盛入芦筒吹，或干敷患处。

嗽　喘

泻白散　治疹症咳嗽。

桑白皮蜜炙，二钱　地骨皮洗净，一钱半　甘草生用，五分

上锉，加竹叶二十片、灯心草三十根，水煎服，或水调服亦可。

加味泻白散　治疹出之时咳嗽，口干心烦，此毒在心肺发未尽也。

桑白皮蜜炙　地骨皮　甘草　黄连　连翘　玄参　天花粉以上各等分

引淡竹叶、灯心草，水煎服。

又加味泻白散　治疹毒火盛，煎熬肺脏，以致咳嗽喘急。

桑白皮蜜炙　地骨皮　片芩　黄连酒

_____

① 前　原脱，据道光本补。

炒　栀子仁　连翘　大青　玄参　马兜铃
桔梗　淡竹叶

　　上锉，加灯心草，水煎服，为散亦
可。

黄连杏仁汤　治婴孩受邪热后或作麻
痘，成痘疹之症，其疮渐出，咳嗽烦闷，
呕逆清水，眼赤，咽喉口舌生疮，作泻。

　　黄连一两　杏仁五钱　麻黄五钱　陈皮
五钱　枳壳五钱　葛根五钱

　　上锉，每服二钱，水煎。作泻，加制
厚朴、甘草。

葛根橘皮汤　治肌肉斑烂，隐疹如线
纹，咳嗽呕吐。

　　葛根　橘皮去白　麻黄　杏仁去皮尖
黄芩　知母　甘草各等分

　　上锉，水煎服。

清热解毒汤　治疹后咳嗽喘急，烦躁
声哑，痰涎壅盛，此余毒未尽，或饮食积
热所致也。

　　黄连　黄芩酒炒　连翘　牛蒡子炒
玄参　知母　陈皮　桔梗　杏仁等分[1]
甘草五分[2]

　　上锉，水煎服。腹胀，加厚朴、枳
壳；泄泻，加白芍、木通、泽泻。

清肺解毒汤　诚斋依此方曾救数十
儿，起死回生。治疹收之际胸腹喘急咳
嗽，闷乱狂言，手足动摇，此余毒收肺
也。

　　片黄芩一钱　陈皮去白，一钱　麦冬二钱
贝母去心，一钱半　黄连酒炒，七分　赤苓七分
桑白皮蜜炙，五分　甘草五分　蒲公英三钱
川大黄三钱，切片，入滚水一钟泡一时，澄汁一
小钟，入熟药内

　　上将前九味入水二钟，煎至七分，去
渣，方入大黄汁和服，以便下恶物为度。

清金降火汤　治疹后咳嗽声促，此火
伤肺金也，用此方治之。

　　片黄芩　栀子仁　赤苓　桔梗　石膏

知母　陈皮去白　地骨皮　麦门冬　玄参
　牛蒡子炒　杏仁　瓜蒌仁　淡竹叶　甘
草

　　上锉，水煎，食后温服。

门冬清肺饮　治疹后咳嗽，或血出，
或呛汤水。

　　天门冬　知母　贝母去心　石膏煅
牛蒡子炒　马兜铃　杏仁去皮尖　桔梗
甘草各等分　糯米一撮

　　上锉，水煎服。

又门冬清肺汤　治疹后咳甚，气喘连
声不住，甚者，饮食汤水俱呛出者，此热
毒乘肺而然也，宜此方加枇杷叶。

　　天门冬去心　麦门冬去心　知母　杏
仁　贝母去心　款冬花　马兜铃　桑白皮
　桔梗　地骨皮　牛蒡子炒　甘草各等分

　　上锉细，每服五钱，水一盏煎七分，
去渣，食后温服。如见血，加茅根汁、阿
胶珠。

生地黄散　治小儿瘛疭，身热口干，
咳嗽心烦者。

　　生地黄五钱　麦门冬去心，七钱　陈皮
去白，三钱　款冬花三钱　杏仁三钱　甘草二
钱

　　上锉细，每服三钱，水煎，徐徐温
服，不拘时，量大小加减。若肺经有热
者，宜用此方；若痰气上壅者，佐以抱龙
丸。

宁嗽汤　治疹后咳嗽不止，或因食酸
咸，致火毒伤肺，体实者用之。

　　葶苈炒，为末　桑白皮蜜炙　片芩酒炒
　天花粉　马兜铃　桔梗　石膏煅　瓜蒌
仁去油　栀子仁　甘草

　　上锉，水煎，食后服。

敛肺汤　诚斋依此方曾救数十孩子，
真仙方也。治疹收之后，喘急闷乱，头折

---

① 等分　原脱，据道光本补。
② 五分　原脱，据道光本补。

眼吊，胸膛高陷，角弓反张，目睛直视，唇白面黄，口鼻歪斜，名曰肺气耗散，正气不归原也，急以此方救之，缓则无救。如唇反黑紫，鼻眼俱黑，死在旦夕不治。

辽五味子三钱　麦门冬去心，三钱　片芩二钱　甘草节五分

上作一剂，水一钟半煎至五分，温服。

前胡枳壳汤　治疹后余毒不解，大便坚秘，腹胀气喘。

前胡一钱　枳壳一钱　赤茯苓一钱　大黄二钱　甘草五分

上水一钟煎一沸，不得煎熟，空腹温服。小人减半，泻者不可服。

吐　泻

竹茹石膏汤　治疹症作吐。

陈皮　竹茹　石膏　白茯苓　石膏半夏　甘草各等分

上锉，水煎服。

升麻泽泻汤　治疹症自利。

升麻　泽泻　猪苓　赤苓　黄连酒炒滑石　甘草各等分

上锉，水煎服。

五苓六一散　治疹症泄泻。

白术　白茯苓　猪苓　泽泻各一钱①　官桂减半　滑石八分②　甘草五分③，以上三味另为末，临服入

水煎，搅匀空心服。

加减四苓散　治新泻热泻。

苍术泔浸，炒，一钱　白茯苓一钱　猪苓一钱　泽泻一钱　炙甘草三分

上锉，加生姜，水煎服。

加味四苓散　治疹后泻利，乃积热于大肠。

泽泻一钱　白茯苓一钱　猪苓一钱　白术一钱　木通一钱　白芍八分　黄芩八分

黄连八分

上锉，水煎服。

柴苓汤　治疹泻，小便不利。

柴胡二钱半　茯苓一钱半　黄芩一钱半猪苓一钱半　泽泻一钱　白术一钱半

上锉，水煎，分三服，温服。

春泽汤　即五苓散去桂加人参④。治夏月中暑而呕泻。

黄芩汤　疹子发热吐利，乃邪火内迫，纯是热症，不可作寒论，用此方加减。

黄芩一钱半　白芍六钱　炙甘草一钱大枣一枚

上锉细，加大枣一枚，水一盏煎七分，食前温服。上焦多吐，加茅根、芦根、枇杷叶；下焦多利，送下香连丸，方见滞下；中焦吐利，多加芦根，煎调六一散。

升芍汤　解表和中，若脾胃虚弱，先后泄泻，皆用之。

升麻一钱　葛根一钱　芍药一钱　人参一钱，或用或减　白术一钱　白茯苓一钱　甘草五分

上锉，水煎服。若疹正出时泄泻，加猪苓、泽泻；大热泻，加黄芩；泻久虚寒，加木香、砂仁、肉桂。

四君子合消毒汤　治麻疹未出而先曾泄泻，致元气虚弱，不能升发毒气者，急此以补中散表。

人参　白术　白茯苓　炙甘草减半荆芥　牛蒡子炒，各一钱

上锉，水煎服。

理中汤　治伤食伤冷，或过服寒凉，致伤脾胃而泻。

---

① 各一钱　原脱，据道光本补。
② 八分　原脱，据道光本补。
③ 五分　原脱，据道光本补。
④ 即五苓散去桂加人参　原脱，据道光本补。

人参一钱　白术一钱　干姜炮,一钱
炙甘草一钱

上锉，水煎服。

豆蔻丸　治久泻滑脱不止。

肉豆蔻面裹煨,五钱　白龙骨五钱　诃
子肉五钱　赤石脂七钱五分　枯矾五分　炒
砂仁三钱

上为细末，饮丸如黍米大，周岁小儿
三十丸，三岁百丸，温米汤下，泻止勿
服。一方无龙骨。

滞　下即赤白痢

黄芩芍药汤　治疹症滞下。

条芩三钱　白芍炒,三钱　升麻二钱
炙甘草一钱

上锉，水煎服，或少加大黄微利之。

加味黄芩汤　治疹自利，甚则里急后
重而为滞下。

黄芩一钱半　黄连一钱半　白芍三钱
甘草七分　滑石末三钱,若滑石不煎,调服止于
一钱

上锉，水煎服。血痢，加地榆二钱。

黄芩汤　疹前曾有泻痢，先用清解之
药，至于疹后变为休息痢，治法不问赤
白，若见里急后重，昼夜无度，即用此
方。

黄芩　黄连　当归　川芎　人参　青
皮　枳壳　木香　炙甘草　槟榔各等分

上水煎服，调益元散服。气盛者，加
酒大黄微利之。

三黄汤　疹后痢疾，如壮盛之人，有
怫郁挟食积而能食者，以此微利之。

黄芩炒　黄连炒　大黄酒蒸,各等分

上锉，水煎服，以微利为度。如饮食
厚味，积毒于大肠，下鲜血或如豆汁烟尘
水者，加槟榔、枳壳，水煎服，调天水
散。

香连丸　治疹后红白痢。

黄连净,十两　吴茱萸五钱

二味同用水拌匀，顿滚水内半日，取
出炒干，去茱萸不用，加① 木香三两不
见火，为细末，醋糊丸，空心量大小加减
服之。

香橘丸　患痢不饮汤药者，此方主
之。

使君子去壳,一两　诃子煨,去壳,二钱半
神曲炒,一钱　麦芽炒,一钱　炙甘草一钱
厚朴姜汁炒,一钱　橘红一钱半　广木香一
钱二分

上为极细末，炼白蜜为丸，如绿豆
大，食前米饮下三十丸。

黄连柏叶汤　治疹后赤痢，时下鲜
血。

黄连姜汁炒　侧柏叶炒　槐花炒　荆芥
穗　归尾酒洗　川芎　条芩炒　枳壳麸炒

上锉，水煎，空心温服。

枳壳丸　治疹后白痢。

吴茱萸　枳壳麸炒　升麻　白芍　滑
石　椿根皮

上为细末，乌梅取肉为丸，空心白汤
送下。

便　秘

桃仁承气汤　治癍疹大便秘结，以此
下之。

桃仁五钱　大黄一两　芒硝三钱　桂皮
三钱　甘草三钱半

上咬咀，每服四五钱，入生姜煎服。

四顺散　治痘疹壮热，大便秘结，小
便赤涩。

大黄　当归　赤芍　甘草等分

每服四钱，水煎服。

---

① 加　原脱，据道光本补。

凉膈散　治身热大便秘。

大黄一钱　栀子一钱　黄芩一钱　薄荷一钱　连翘一钱　甘草五分

上锉，水煎服。

大柴胡汤　治身热大便秘。

柴胡　芍药　黄芩　枳壳　大黄各等分

水煎服。

宣风散　治腹胀，大便秘，烦热。

槟榔二钱　牵牛头末，二钱　陈皮二钱　甘草一钱

上为细末，用蜜水调，壮者服一钱，幼者服五分。

八正散　治小便秘。

赤茯苓　贝母　木通　滑石　车前子　萹蓄　栀子　甘草等分

上锉散，用水煎服。

加减四苓散　治小便赤涩。

赤茯苓二钱　猪苓二钱　泽泻二钱　甘草一钱

上用水煎服。热甚，加木通、栀子。

余　热

葛根黄连汤　治疹后热不除。

葛根五钱　黄连三钱　黄芩二钱　甘草一钱半

上锉，每服三钱，水一钟煎六分，温服，渣再煎。

加味地骨皮散　治疹出发热不退，饮食不进。

地骨皮鲜者，三钱　桑白皮鲜，二钱　麦门冬去心，二钱　银柴胡一钱　赤芍药一钱　干葛一钱　犀角五分　甘草五分

上锉，水煎服。

柴胡麦门冬散　治疹子收后，热仍太盛，或日久不减。

柴胡五分　人参五分　玄参五分　麦门冬去心，八分　龙胆草三分　甘草三分

上锉，水煎服。诚斋治正蓝旗敦拜子疹十日不收，即效。

清火消毒汤　治疹后余毒不尽，浑身壮热。

黄芩　黄连　栀子　龙胆草酒洗　地骨皮　郁金　雄黄　灯心

上锉，水煎服。

金花丸　治疹同前。

黄连　黄芩　黄柏　大黄各等分

上为细末，滴水为丸如梧子大，每服三十丸，白汤送下，量大小加减。去大黄，加栀子，名栀子金花丸。

胃苓散　治疹后脾胃虚弱，余热延绵不退。

白术　茯苓　猪苓　泽泻　苍术米泔浸，炒　厚朴姜汁炒　陈皮各等分　炙甘草减半　官桂少许

上锉，入姜、枣水煎，温服。

惊　搐

当归养血汤　疹后浑身壮热，未至羸瘦，但多搐掣烦躁不宁，此热在心脾二经也，此方与黄连安神丸间而服之。

当归　川芎　生地　麦门冬　山栀子　木通　甘草　淡竹叶　灯心草

便秘，少加大黄，水煎服。

黄连安神丸　与前方间服。

黄连二钱　当归二钱　龙胆草三钱　石菖蒲一钱五分　茯神一钱五分　全蝎七个

上共为极细末，汤浸蒸饼杵猪心血为丸，如黍米大，朱砂为衣，每服十丸，灯心草汤下。

加味四物汤　治疹后时发壮热，烦躁不宁，搐掣惊悸，神昏志乱者。此阴血衰耗，致余毒入肝而传于心也，宜用此养血安神。

当归 川芎 芍药 生地黄 麦门冬去心 茯神去木 石菖蒲 酸枣仁炒 龙胆草 黄连 甘草 辰砂 淡竹叶 灯心草

上锉，水煎服。或为末，用蒸饼猪心血丸亦可。

加味导赤散 疹后热不除，忽作搐者，不可与急惊风同论，用此方。

木通二钱 生地黄二钱半 生甘草五分 人参一钱 麦门冬一钱 淡竹叶三十片

上锉，水煎服，送下安神丸。

安神丸 与前方同服。

黄连五钱 归身五钱 麦门冬去心，五钱 白茯苓去木，五钱 甘草五钱 朱砂一两 龙脑二分半

上为末，浸蒸饼和猪心血捣匀，丸如黍米大，每服十丸，灯心汤下。

躁 乱

辰砂五苓散 治疹收之后，日夜烦躁，谵语狂乱。

上为细末，温水调服一二钱。热甚，新汲凉水调下。

辰砂益元散 治同上。

滑石六钱 粉甘草炙，一钱 辰砂三分

上为细末，三五岁小儿每服一钱，十岁二钱，量大小加减白汤下。热甚，以夏月新汲水下。

导赤散 治疹疮心烦蕴热，睡眠不宁，烦躁谵语，小便不利，面赤多渴。小儿贪食乳者，渴也。

生地 木通 甘草各等分

上为粗末，每服二钱，入淡竹叶，水煎，温服。

失 血

犀角地黄汤 治疹后吐血衄血，或大小便血。

犀角另磨入 白芍 生地黄 牡丹皮

上锉，后三味煎熟，犀角磨汁入服。无犀角，以升麻代之。

黄连解毒汤 治脏毒诸热，伏火积热。

黄连 黄芩 黄柏 栀子各等分

上锉，水煎服。

不 食

加味四物汤 治疹后血虚胃弱，不进饮食。

当归 川芎 白芍 生地 神曲炒 砂仁 白术 炙甘草

上锉，水煎服。如胃弱，去地黄。

四君子汤 治疹后伤食呕吐，或服凉药太多，致伤脾胃，不纳饮食。

人参 白术 茯苓 甘草

上锉，水煎服。胃寒，加木香、砂仁；呕，加藿香、陈皮。

七珍散 调胃进食，疹后虚弱不食者。

白术一钱 人参一钱 茯苓一钱 黄芪一钱 白扁豆一钱 山药一钱 炙甘草五分

上加粟米一撮、生姜一片、枣一枚，用水煎服。

白术散 调胃进食。

白术二钱 陈皮一钱五分 人参一钱 麦门冬去心，二钱 厚朴姜汁炒，七分

上锉，水煎服。

钱氏白术散 温脾进食，止吐泻，生津液。

白术一钱五分 人参一钱 茯苓一钱 炙甘草一钱 藿香一钱 干葛一钱 木香三分

水煎服。

加味二陈汤 治疹后痰气壅滞，饮食不下。

陈皮去白　半夏汤泡七次　白茯苓各一钱
炙甘草五分　桔梗七分　枳壳麸炒，七分
上加生姜一片，水煎，后食服。

平胃散　治疹后心腹胀满闷，不进饮
食，及伤食吐泻。
苍术米泔浸，炒　厚朴姜汁炒　陈皮各一
钱炙甘草五分
上锉，加生姜二片、枣一枚，水煎，食远
服。有宿滞，加神曲、麦芽；有热，加黄芩、
黄连；胸膈满胀，加枳壳；恶心，加藿香、砂
仁；腹痛，加芍药、木通。

中　恶

调气平胃散　治胃气虚弱，卒犯不正
之气，手足逆冷，昏不知人，名曰中恶。
苍术一钱半　厚朴姜汁炒　砂仁一钱
白豆蔻一钱　乌药一钱　木香一钱　白檀香
一钱　藿香一钱　炙甘草五分
上锉，水二钟、生姜三片煎八分，食
前服。

藿香正气散　凡受四时不正之气，发
热头痛，呕逆恶心，此方主之。
白术　白茯苓　陈皮　厚朴　半夏
白芷　大腹皮　紫苏　藿香　桔梗各等分
炙甘草减半
上锉，每服三五钱，加生姜三片、枣
一枚，水煎，热服。

肤　痒①

人参消毒散　治疹症鼻塞声重，发痒
身热。
人参　羌活　川芎　防风　荆芥　茯
苓　陈皮　厚朴　藿香　僵蚕　蝉退　甘
草各等分
上为细末，每服二钱，茶清调下，煎
服亦可。

加味四物汤　疹后遍身瘙痒不可忍。
当归　川芎　芍药　生地黄　荆芥
薄荷　蝉退各等分
上锉，水煎服。若中湿气，加苍术；
有热，加黄芩。

加味消毒饮　治疹后余毒不解，肌肤
痒甚。
荆芥　牛蒡子　甘草　连翘　黄芩
水煎服。

蝉花散
蝉退一两　地骨皮一两
上共为末，每服二三茶匙，用汤调下。

眼　患

凉膈解毒散　治疹后余毒上攻，两目
肿痛，隐涩难开。
黄芩酒炒，一钱　荆芥一钱　牛蒡子一钱
连翘一钱
上锉，水煎服。如大便秘结，加大
黄、芒硝利之。

加味四物汤　治痘疹毒入目，血热不
散，两眦皆赤，亦兼治疮疖。
当归　白芍　生地　川芎　防风　荆
芥各等分
上锉散，每服五钱，水一盏半煎一
盏，分作二三次服。

防风散　治痘疹后，风热上攻，目赤
肿流血及风疮。
防风　川芎　当归　赤芍　防己　荆
芥穗　栀子各等分
上为末，每服二钱，茶清调下，作汤
煎亦可。

菊花散　治疹痘后患眼。
菊花二钱　生地一钱五分　当归一钱
柴胡一钱　芍药一钱　黄芩一钱　黄连一钱

---
① 肤痒　原脱，据道光本补。

天花粉一钱　麦门冬一钱　甘草五分　天门冬一钱

谷精草散　治痘疹后眼目生翳。

谷精草　蛇退①　绿豆壳　天花粉

上用水煎服，或为末，蜜水调服。

通圣散　治疹痘疮入目及生翳。

白菊一两　绿豆皮一两　谷精草一两

上为细末，每服一大钱，柿干一个，米泔水一盏同煎，候泔尽，只将干柿食之，日三枚，近者五七日，远者半月取效。一方用密蒙花、旋覆花、甘草三味，煮食法同。

蒺藜散　治痘疹入目。

羌活　防风　蒺藜　甘草

上为细末，每服二钱，水调服，如拨云见日之效。

密蒙花散　治痘疹入目，翳膜遮睛。

密蒙花　菊花　白蒺藜　石决明　木贼　羌活

每服二三钱，茶清调下。

拨云散　治小儿疮疹后眼中生翳膜，经验极效。

蝉退二两　白蒺藜二两　木通二两　甘草一两　兔粪二斤，如芒芦花色者佳

上同为极细末，炼蜜为丸，如桐子大，每服八十丸，食后白汤下，日三服。或煎浓汤，频频服之亦可，以退翳为度。

兔粪丸　治痘疹眼翳障。

用兔屎不拘多少，焙干，为细末，炼蜜丸如小赤豆大，每服二三十丸，酒下。

天绿散　治前后余毒壅遏在眼，胞烂如癣，或婴儿木耳等疮。

铜绿一两研为极细末，用熟透天茄拧汁量入，调稀糊于黑碗内，上另用一黑瓷碗盖之，盐泥封固，入文火内煨，二炷香尽取出，丸如豌豆大，或散每用五厘，入乳汁半小钟，再研入茶汤，以鸡翎蘸敷一二遍即愈。

疳瘵

柴胡四物汤　治疹后余热不退，发枯毛竖，肉消骨立，渐渐羸瘦者，此方主之。

柴胡　黄芩　人参　甘草　归身　川芎　白芍　地骨皮　生地黄　知母　麦门冬　淡竹叶分量照大小加减

上锉，水一盏煎七分，去渣，温服不拘时。

清热除疳丸　治疹子收后，其毒不解，邪火怫郁，浑身发热，昼夜不退，发枯肤痒，渐成疳瘵，此方主之。

黄连二钱　当归二钱　使君子肉二钱　青皮去穰，一钱半　川芎一钱　陈皮去白，一钱半　龙胆草一钱半　芦荟一钱半　干蟾头烧，二钱

上共为末，神曲糊丸如绿豆大，每服六七十丸，三岁以下四十丸，小米汤下。

芦荟肥儿丸　治疹后热昼夜不退，发焦皮枯，肌瘦骨蒸劳热之症。

芦荟二钱　龙胆草酒洗，二钱　使君子肉二钱　蚵皮②二钱　人参二钱　麦芽炒，二钱　木香二钱　槟榔三钱　黄连酒炒，三钱　白芜荑三钱　胡黄连五钱

上为细末，猪胆汁打糊丸如黍米大，每服五六十丸，米饮下。

疳疮

清胃汤　痘疹后未服解毒清凉之药，以致毒火入胃，牙根肿痛，溃烂出血，臭气冲人，不早治则为走马牙疳。

升麻二钱　当归一钱二分　生地一钱　牡丹皮一钱　黄连一钱

---

① 蛇退　道光本作"蝉退"。
② 蚵皮　即"蚵蚾虫"，为廑虫的异名。

上锉，水煎服。一方合甘桔汤，加牛蒡子、荆芥、玄参。

凉膈散　治疹后毒火入胃，久而不散，牙根溃烂，肉腐出血，速服此药，免成走马牙疳。

大黄一钱　栀子一钱　黄芩一钱　薄荷一钱　连翘一钱　甘草五分

上锉，水煎服。

犀角解毒丸　治诸积热及痘疹后余毒，口舌生疮，或生疮疖肿痛等症。

犀角一两　生地一两　防风一两　荆芥一两　连翘七钱　牛蒡子杵碎，七钱　赤芍七钱　桔梗七钱　黄芩炒，五钱　薄荷五钱　甘草五钱

上共为极细末，炼蜜丸如芡实大，每服一二十丸，薄荷或灯心汤下。

金花丸　治疹后积热，口舌生疮烂臭，名曰走马牙①疳，内服此药，外用除疳散敷之。方见前余热条。

芦荟二钱　使君子二钱　龙胆草二钱　黄连二钱　五灵脂一钱半　川楝子一钱半

上共为末，汤浸，乌梅肉为丸，白滚水汤下。

除疳散　治走马牙疳

人中白煅，三钱　文蛤火煅，三钱　铜青二钱　蚕退纸烧灰，一钱　砒末煅，少许

上为极细末，米泔水洗净敷之，以平为度。

文蛤散　治毒入胃，走马牙疳，肉黑烂出血等症。

文蛤二钱②　雄黄五钱　五倍子二钱　枯矾八分　蚕退纸烧存性

上为细末，米泔水洗净，以药搽之。

雄黄散　治同上。

雄黄一钱　黄柏二钱　麝香一分

上为末，用艾叶煎汤洗净后搽药，以平为度。

生肌散　治疳恬③不敛，并痘疹烂疮脓血杂流不收。

黄连　黄柏　地骨皮　五倍子　甘草　枯矾各等分

上为细末，干掺。

走马牙疳方　治牙疳臭烂。

黄连一两　白硼砂一钱　胆矾三分　冰片五厘

一方加人中白、盐梅烧存性。

上为细末，搽上。

连柏散　治牙疳破烂。

黄连　黄柏　栀子　薄荷等分

上为细末，鸡翎刷入患处，或和玉锁匙，尤妙。

痈　毒

白芷升麻汤　治痘疹后成痈。

白芷　升麻　黄芪　当归　羌活　连翘　黄芩　黄柏　红花　桔梗　甘草各等分

上锉，水煎服。

羌活汤　治疹痈毒，肢节疼痛。

羌活一两　穿山甲酒炒，研末，一两　大黄五钱　白芷梢五钱　甘草节一钱　乳香二钱　全蝎五个　一叶金三条，去翅足

上为末，每服一钱或半钱，加牙皂一钱，好酒下，发汗为度。

铁箍散　治疹后余毒流注肌肉之间，结成痈毒疽，肿痛走痛。

黄柏二两　白及一两　白蔹一两　地骨皮二钱　川乌六钱　连翘五钱　山豆根五钱　黄芩五钱　没药　乳香各五钱　射干三钱

上为细末，临用量肿大小，茶卤调如膏，可疮贴敷。

黄金散　治疹后重舌，并两颊骨疙

---

① 牙　原脱，据道光本补。
② 文蛤二钱　原脱，据道光本补。
③ 疳恬　道光本作"疳口"。

疽。

雄黄一钱半 白硼砂三钱 辰砂一分

上共为细末，用薄荷自然汁调敷，连数遍即愈。

姜加汤诚斋验方 治疹吐蛔，或腹痛，或吐清水，或泄泻，忽冷忽热，阴阳不和，用之如神。

干姜 生花椒去子 乌梅肉 甘草

水煎服，分量照大小加减。

干姜桔梗汤 疹正出时，忽然声哑，咳嗽不出，烦乱，胸高气喘，疹亦不显，此用药寒凉太过，将毒郁遏不得宣发故也，急以此方救之，延则必死。此方妙处全在干姜一味，切不可畏其辛热而不用。吾邑武氏者，专精咽喉乳蛾，用此方辄效。他人概以清凉之药治之，多寒闭而死，惟武百治百效。诚斋少年曾见用此，疑而问之，彼云：遇此等病，当反治之。深得其意，常移以治疹之无声而哑者，颇收奇绩，不忍秘，并附于篇末。

干姜五分 甘草一钱 桔梗一钱

水煎频频灌儿口中，渐渐有声，渐渐咳嗽，渐渐疹复红活，百无一失矣。

解毒化滞汤 此方原编所无者，诚斋曾得之朱氏集中。治疹后咬指甲，撕口唇，旋①眼毛，看手咬人指甲，自损其面，或损人之面，或咬奶头，他人不知，或误认为猢狲痨，非也。此疹后食面太早，脾经有热，热生风故尔，只用此两剂自愈。

防风 荆芥 枳壳 麦芽 萝卜子各八分 黄芩 前胡 茯苓各七分 山楂三分 牛蒡子五分 桔梗一钱 柴胡一钱 甘草三分

诚斋曰：疹原系脾肺症，故终始宜嗽，嗽则欲出也。若庸人无识，见嗽止嗽，或泻肺，或寒凉，毒气郁遏，反而归里，嗽止而变为铿喘，铿则欲嗽不能嗽也。若不急治，死在旦夕。宜先用麻黄桂枝杏仁甘草汤开发之，如仍嗽不铿，则疹复见而愈矣。如服药后不效，胸高气急而喘者，急用桃仁大黄桂枝芒硝甘草汤下之，泻出黑恶秽物，亦即愈，不可束手待毙。盖疹腑症也，既不能外发，惟有急下法，使毒有所归而已。杰数十年来，每于此际，辄收奇功，非敢大胆也，实见得宜如此云。两方皆有桂枝，亦用干姜之意，诚细心想之。

---

① 旋（xuǎn 选） 手挑物。

武之望医学学术思想研究

"儒之门户分于宋，医之门户分于金元"。《四库全书提要·医家类》这段精辟的论断，说明了金元时期医学学派争鸣的历史事实。学术学派的争鸣，丰富了中医学的理论宝库，促进了中医学术的发展，为明代医学的大总结、大提高、大发展奠定了基础。

明代是中医学术空前繁荣，成果突出的时期。在相对安定的政治环境和相对繁荣的经济环境中，医学和其他自然科学一样，得到了很大的发展。从李时珍的《本草纲目》、吴又可的《瘟疫伦》、杨继洲的《针灸大成》等医学著作中可以看出，这一时期的医学，无论在理论和实践方面，都取得了令人瞩目的成就。明代的医学，在综合总结性研究方面，也有显著的成绩。从周定王朱橚的《普济方》，到张介宾的《类经》《景岳全书》、江瓘的《名医类案》、徐春甫的《古今医统大全》、王肯堂的《证治准绳》等等，均从不同角度系统总结了明代及其以前的医学成就，为后人更好地学习和掌握医学理论和经验并做出创造性的贡献提供了可能。在此方面，武之望是我们不能不给予充分关注的医学人物。武之望的医学著作及其医学学术思想，以其历史的必然，成为我们必须深入研究的重要课题。

1996 年，中国中医药出版社出版了我们历时三年整理完成的武之望《济阴济阳纲目》，1998 年，我们又承担了列入国家新闻出版署"九五"规划的《明清名医全书大成·武之望医学全书》的编纂任务。通过这两次对武之望及其医学著作的整理研究工作，我们对武氏的生平事迹、学术渊源、医学著作、学术思想特点等问题，有了进一步的认识和体会。本文拟从生平事迹考略、主要医学著作考评、主要学术思想探析三个方面，对武之望医学学术思想加以探讨。

一、武之望生平事迹考略

1. 生卒年代

首先，武之望是明代人还是清代人，这个本不该成为问题的问题，竟然困扰了学术界将近两个世纪。自清《四库全书提要》云"《济阴纲目》十四卷，国朝武之望撰，汪淇笺释"之后，许多学者沿袭其说，以讹传讹。诸如日人丹波元胤《医籍考》、谢观《中国医学大辞典》、陈邦贤《中国医学人名志》、贾得道《中国医学史略》等等。直至本世纪 80 年代，任应秋先生编著的中医学院教材《中医各家学说》中，仍把武之望列入清代，且排列在叶桂、薛雪之后；在该书下编"妇科学说"第五节中说："清代之初，有关中武之望字叔卿者，又集诸家之说，而成《济阴纲目》十四卷"。如此陈陈相因，不加订正，以致不少人以为武之望就是清代人。

然而事实是，武之望本系明代人，且早已于明末故去。从王正宇教授等人所考证的以下史实中，完全可以证实这一事实。

《临潼县志》云："武之望，字叔卿，号阳纡……以少司马总督三边军务……未几，卒于官。"从这段记载可以看出，武之望死在明朝的三边总督官任上。又《明通鉴》卷 81 庄烈崇祯二年己巳（公元 1629 年）："是月（指崇祯二年三月）以左副督御史杨鹤总督三边。……寻三边总督武之望卒官，而是时关中寇炽，廷臣莫肯往，群推鹤，问方略……遂拜鹤兵部右侍郎，代之望总督军务。"据此，则说明武之望卒于明·崇祯二年（公元 1629 年）

无疑。

又据清人吴伟业《绥寇记略》卷一载，武氏于明·崇祯元年（公元1628年）六月丁酉，为右都御史兼兵部右侍郎，总督陕西三边军务，同年十二月二十四日曾就兵劫固原州库一事奏崇祯帝；次年（1629年）病死。这就进一步证实了武之望系于明·崇祯二年病死。此外，《明纪》《国榷》等亦肯定了武氏卒于崇祯二年这一史实。武氏的著作均完成于明代等事实也可作为有力的佐证。

武氏的生年，因现存有关文献语焉不详，颇难稽考。或云生于嘉靖三十一年者，大致是依据《济阳纲目》张岳崧序中"先生少与同年王肯堂先生医学齐名"之语。《济阳纲目》自序中也有"余昔见同年王宇泰辑《证治准绳》"等语。王肯堂约生于公元1552年（嘉靖三十一年），1589年（万历十七年）与武之望同科考中进士。"同年"之说，当指此而言。然"同年"一词亦有同岁之义。《韩非子·外储说》左上："郑人有相与多年者，其一人曰：我与黄帝之兄同年"。在未获有关武氏生年的证之前，姑且依后说断定武氏生年亦无不可，唯当加一"约"字为妥。

据上述所论，武之望当为明代人，约生于明·嘉靖三十一年（公元1552年），卒于明·崇祯二年（公元1629年），享年约77岁。

2. 生平经历

武之望《明史》无传，其生平在有关文献中仅见零星介绍。据《临潼县志》《续修陕西通志稿》《江都县志》等志书所载，以及武氏有关著作序跋，可以略知梗概。本世纪80年代，姜亚州、郑怀林等曾先后赴武氏原籍寻访，90年代笔者与焦振廉等亦曾亲赴扬州等地考察，获得不少相关资料，对研究武之望生平颇有裨益。

武之望，字叔卿，号阳纡，明代陕西临潼县阜广里人。武氏祖籍山西，本为大族，明代早期"据并迁临"。之望先祖进春、进孝兄弟定居至临潼广阳镇（今武屯乡广阳村），共有子六人，后裔亦分六门，之望系出第三门，有弟兄三人，之望行二。之望幼治儒经，万历十六年戊子（公元1588年）科乡试解元，万历十七年，以三甲第138名中进士，任霍邱（今安徽霍丘县）县令，时年约37岁。万历十九年（公元1591年）调任江苏江都县令。《江都县志》载其"身长玉立，丰采映人。政和教肃，士民安之。事上官，恭不为阿，直不为抗，乡大夫书刺敕门者，必露封而后进，一时请托顿绝。太守议复五塘，之望赞之甚力，会有挠者，垂成而败。三年，召为吏部考功主事。"可见武氏品质高洁，列为"名宦"，亦属当然。公元1594年，武氏调任吏部考功主事。武氏为人肃正，处事果断，又不巴结权贵，结党营私，终于因"忤当路"而"改兵曹"。旋又被免职，回归故里，时为万历二十八年（公元1600年）。在此期间，武氏曾纂修《临潼县志》四卷，并于万历戊申（公元1608年）梓行于世，为地方文化事业做了一件善事。武氏所纂为现存最早的《临潼县志》，现北京图书馆有藏。

万历四十六年（公元1618年），武氏被擢升为太仆寺少卿，旋又任太常寺少卿。次年五月因故乞休。万历四十八年（公元1620年），以中顺大夫、南京太常寺少卿衔奉敕整饬海盖（疑今辽宁海城、盖县）、永平（今河北卢龙）等处兵备，兼任山东按察司副使、吏部文选司主事等职。天启三年（公元1623年）任大理寺右少卿，天启四年为太常寺卿，不久即赴任登州（府治在今山东蓬莱）。天启五年（公元1625年）末，为南京史部右侍郎，后又为南京兵部添设左侍郎，次年8月丙寅以疾乞休。此次病休不到两年，武氏又于崇祯元年（公元1628年）以76岁的高龄，任右都御史兼兵部右侍郎，总督陕西三边军务，驻固原州（今宁夏固原）、花马池（今宁夏盐池）等地，崇祯二年二月病死于任上（《绥寇记略·卷一》），享年约七十七岁。

3. 从医始末

武氏"幼治儒经，长嗜岐黄"（《济阳纲目·自序》语），儒经而外，兼涉医书。当地名医，其族叔武带川是他在医学方面的启蒙老师。至32岁左右，武氏已能看懂医书，留意医学。《济阴纲目》卷二·传尸劳附叔卿按云："岁万历甲申，余一嫂二十余，患虚劳日久……余时亦能稍阅医书。"

万历二十八年（公元1600年）武氏被罢官免职，这是对他致力仕途的一次重大打击，也是他由儒而医的一次重大转折。在长达18年的平民生活中，钻研医学，诊疗疾病，讲学授徒，成了他免职生活的主要内容。武之望正式行医可能是先从救治自己夫人的难产开始的。据《济阴纲目》产后门上·论产后寒热变证记载："余庚子年改官南驾部，内人于十二月中产难，经一宿始取下，危困殆甚。越数日，忽洞泻清水，顷刻数十行，点水入口即下，而口鼻气皆冷。余时从外夜归，仓皇无药，偶挟有止痢神效参香散，抄一匕，以米饮调下，顷刻即止。次日，以参、芪、姜、桂温补大剂服之，数日始平。"明末战乱频仍，疫气时有流行，加上故里缺医少药的现状，给武氏从医提供了实践的条件和机遇。公元1606年春，疫气流行，武氏故里的儿童因为麻疹而死亡者十居八九。连武之望刚满二岁的孙

子，也患了麻疹，"举家惶惧涕泣，以为且不救"。武氏参考管橓所撰《保赤全书》有关治法，按方投剂，应手而瘥。家乡周围的人听到武之望治好自己孙子麻疹的消息，接踵求治，十天之内就治好了近百例麻疹病儿，而且没有一例发生意外。这一次比较大的医疗实践活动，使武氏亲自体会到医药疗效的神奇功用，更坚定了他钻研医学，宁为良医的决心。

自此之后，武之望的医学活动已不限于被贬官或休假期间，即便是戎马倥偬的任上，也从未放弃医疗实践和著书立说的事业。公元1620年，《济阴纲目》告成；1625年，在山东登莱巡抚任上，编写并刊行了《疹科类编》；直到临去世前三年，即公元1626年，又在"七历寒暑"之后编成《济阳纲目》108卷，并刻梓印行。

武之望在出仕之后的三十余年间，"十三在官，十七在里"，把毕生大部分时间和精力，献给了弘扬医药学术的事业。前人云："不为良相，便为良医。"而武氏更嗜医术，和药济人，著书传世，集良医良相于一身，诚医学史上所罕见者。

二、武之望主要医学著作考评

武之望间断为官，毕生从医，具有相当高的医学理论造诣。他撰写了多种医学著作，除《医帜》已佚、《慈幼纲目》待考外，现存主要有《济阴纲目》《济阳纲目》《疹科类编》三种。

1. 济阴纲目

《济阴纲目》是一部影响较大的中医妇产科专著，初刊于明·万历四十八年（公元1620年）。原刻本5卷，卷一为调经门、经闭门、崩漏门、赤白带下门，凡

四纲二十九目；卷二为虚劳门、血风门、积块门、浮肿门、前阴诸疾门，凡五纲三十四目；卷三为求子门、胎前门，凡两纲四十八目；卷四为临产门、产后门上，凡两纲二十八目；卷五为产后门下、乳病门，凡两纲三十八目。全书载方1736首，分13门论述了月经病、带下病、胎前产后病以及妇产科杂病的辨证与治疗。《济阴纲目》引录资料丰富，有论有方，实用性强，1665年经汪琪重订评注，析为14卷本后，流传渐广，至今被认为是中医妇产科的权威著作。

《济阴纲目》的历代刻本约有40余种之多，据《中国医籍通考》所载，从1620至1958年300余年间，仅现存的版本就达37种。也就是说，平均不到十年，便被重新刊行一次。仅清·雍正六年（公元1728年）一年之间，就有金阊书业堂、天德堂、贵文堂、上洋江左书林、善成堂、紫文阁等七种刻本先后行世，足见其流传之广和受欢迎的程度之深。

《济阴纲目》的版本，大致可分为5卷本及14卷本两大版本系统。

5卷本：既知5卷本现存者主要有万历本及天启本两种。万历四十八年（公元1620年）原刻本今仍有藏，该本系白棉纸印，每页10行，行20字，每卷为1册，共分订为5册。据考此本乃武氏在吏部文选司主事任上所完成并刻行者。该本武氏自叙下署"万历四十八年岁次庚申三月之吉，赐进士第中顺大夫、南京太常寺少卿、前奉敕整饬海盖、永平等处兵备、山东按察副使，吏部文选司主事骊下武之望叔卿甫书"可证。5卷本的另一重要版本为明·天启元年（公元1621年）王棨重刻本。此本亦为白棉纸本，前有王棨重刻序、武氏自序，正文半页10行，行21字，板框高22.8厘米。此本原刻于临潼，

版藏于武之望之子献、哲辈所建造的武氏词堂，清·同治元年（公元1862年）毁于兵燹。天启本《济阴纲目》仅北京、上海、陕西少数几家图书馆有藏，陕西省中医药研究院图书馆所藏者首尾完整，墨色清晰，刻工精美，字迹清楚，堪称善本，故此次整理工作即以陕西省中医药研究院藏本作为底本。此外，据称上海中医学院尚藏有影刊明万历四十八年5卷本，李明廉氏也曾在武氏故里收集到一位老中医家藏明代朱小垞抄校5卷本，但确切情况尚待进一步考证。1996年人民卫生出版社出版的《济阴纲目》排印本，亦属5卷本系统。但其底本讹夺较多，且有缺页。

14卷本：自天启本之后近半个世纪，5卷本未再刊印，以致"世人每欲购求遗本，真如丹经仙箓，可思而不可得"（汪淇笺释《济阴纲目》凡例）。有鉴于此，汪淇氏遂将原书加以笺释，析为14卷，并于清·康熙四年（公元1665年）刊印。汪淇，清代医家，字右子，自号谵漪子，钱塘（今浙江钱塘县）人，长于妇、幼科。尝以医家治男子易，治妇人难，又见《济阴纲目》一书，其立论自调经始，有纲领，有原委，有条贯，有分疏，一病之中，三致意焉；一方之设，详细释焉。……虽曰济阴，而实所以扶阳也。"遂取之加以重订刊行。汪淇在"凡例"中曾云："是书实医家之秘宝……本坊重登梨枣，照原本不易一字"。然实际上，汪氏在重刻时已做了大量的增删注释。康熙本（即汪注14卷本）与5卷本勘比，删节部分约占原刻本内容的11%。武氏医论6篇，乃至武氏原序，均行删去。同时还增加了增损三才丸等25首方剂，更正了部分方名，如将治虚损带下的"补真润肠汤"更名为助阳汤等。特别是汪氏还加注了大量的眉批和按语，其中不少按语议论

中肯，甚有见地，对读者领会原著精神不无启迪。尽管汪氏的笺释仍有不少不足之处，但自公元 1665 年直至 1997 年 332 年间，所流传的《济阴纲目》版本达 40 余种，盛行海内外，无一例外的皆以康熙本为祖本。这固然与 5 卷本早已难以寻觅有关，但也可以证明，汪淇在弘扬武之望学术方面所做的突出贡献已为世人所认同。汪淇 14 卷本系统的刊本甚多，其现存主要者有以下几种：

清·康熙四年乙巳（1665 年）刻本蜩寄藏版

清·康熙四十一年壬午（1702 年）刊本

日本宝永七年（1710 年）洛阳书肆恒心堂汤口弥三郎刻本

清·雍正六年戊申（1728 年）金阊书业堂刊本

清·乾隆四年己未（1739 年）素位堂刻本

清·咸丰六年丙辰（1856 年）弘道书院刊本

清·光绪三十三年丁未（1907 年）扫叶山房石印本

1958 年上海科技出版社据蜩寄刊本重校印本

1996 年中国中医药出版社苏礼等据蜩寄刊本校注本

《济阴纲目》问世之后，特别是 14 卷本刊刻以来，风行海内 300 余年，对中医妇产科学术的发展，产生了重大而深远的影响，至今仍被业中医妇科者奉为圭臬。武之望撰述之功，可谓大矣。但是，学术界也有对《济阴纲目》的学术价值持不同看法者。如 1986 年版《中医大辞典·医史文献分册》就认定《济阴纲目》一书"是在《女科证治准绳》一书的基础上，加以整理改编而成"。据考察，此说的依据，出自《四库全书总目提要》。该书子部医家类存目中有云："《济阴纲目》14 卷，国朝武之望撰，汪淇笺释……是书所分门目，与《证治准绳》之女科相同，文亦全相因袭。非别有发明，盖即王肯堂书加以评释圈点，以便检阅耳。"《四库全书》此说，使《济阴纲目》蒙尘达数百年之久。然而事实是，武氏在编写《济阴纲目》之时，虽曾参阅其"同年"王肯堂所辑之《女科准绳》，但确系有所发明，在取材、内容、编次诸多方面，有着与《女科准绳》完全不同的特色。武氏在 5 卷本自叙中谈到他编撰《济阴纲目》的缘起及宗旨时说："嗣见同年王宇泰氏所辑之《女科准绳》，广收博采，古今悉备。然一切杂病，亦复循薛氏例而概收之，不无骈枝赘疣之病。且分条不整，次序无伦，非耳目所素习者，卒观之而莫得其要也。"可见武氏对王肯堂之编并不满意。武氏又云："余究心兹术，亦既有年，兹于公事之暇，手为搜集，汰去诸杂证，而专以妇人所独者汇为一书。又门分类别，而纲之下，各系以目，名曰《济阴纲目》。"这是强调武氏编辑《济阴纲目》之设想已久，编撰宗旨与王肯堂完全不同。"盖证各有论，其寒热虚实及标本浅深之致，颇悉其情；而治各有方，其于温凉补泻与缓急轻重之宜，亦尽其变。庶览者不难因论识病，因病取方，一展卷而犁然指掌，即庸工下医，亦可随手而取效也。"这是说明《济阴纲目》的编撰特色。

具体说来，《济阴纲目》与《女科准绳》的区别，主要表现在以下几个方面：

（1）编次不同：《女科准绳》有 5 个一级类目，即治法通论、调经门、杂证门、胎前门、产后门，而《济阴纲目》则有一级类目 13 门，较《女科准绳》增加了经闭门、血崩门、赤白带下门、虚劳门、积聚癥瘕门、求子门、浮肿门、前阴诸疾门、临产门、乳病门，较王氏增加了10门而减少了2门。这样的类目设置，清晰明了，条理清楚，纲目分明，便于检阅。特别是前阴诸疾、临产、乳病等门类的设立，更显得卓有见地。在内容的编排上，《女科准绳》采用分门列证，以证为单位先论后方；而《济阴纲目》则是以门为单位汇列医论，分别冠以小标题，再将治疗各证方药予以选编。这样的编排，对于学者宏观把握各门治疗原则方面，更有特色。

（2）**内容不同**：在医论部分，武氏不仅比《女科准绳》更为广泛的收载了《校注妇人大全良方》、金元四大家医著等有关内容，还增补了不少前代和当代重要医籍中相关资料，如骆龙吉《内经拾遗方论》、王子亨《全生指迷方》、李挺《医学入门》、方隅《医林绳墨》等等。武氏还自撰了6篇医论，编写了多例医案及按语，充分发表了自己对妇产科有关问题的独立见解。

就方剂部分而言，武氏对包括《女科准绳》在内的明代及明代以前妇科方剂作了认真细致的筛选工作，除《女科准绳》部分经效方药外，广泛收录了《医学入门》《寿世保元》《万病回春》《万密斋女科》等诸家大量的有效方剂。据统计，《济阴纲目》5卷本共载方1736首，选自《女科准绳》者612首，而武氏所增补的方剂达1124首，约占全书方剂总数的64.80%。

（3）**编撰方法不同**：根据"专以妇人所独者汇为一书"的编纂宗旨，《济阴纲目》始终突出与女性生理特点有密切关系而独有的疾病；而《女科准绳》则杂收了恶寒、中风、癫狂、心痛、痰饮、咳嗽、霍乱、吐血、小便淋沥、大便不通、痔漏、脱肛等30余种内、外科疾病。在文

献的引用方面，《济阴纲目》所引文献的数量远较《女科准绳》为多，所引文献的出处，亦较王氏之书清楚。

武氏在编撰《济阴纲目》时，虽然引用了《女科准绳》许多内容，但在编撰时，并非原封不动的照搬，而是作了大量的文字修订、重新归类等工作。如《女科准绳》中的"断子法"，原附在"妊娠可下胎断胎"文后，武氏则将其归类到"求子门"之末。"断子法"属中药绝育问题，求子与绝育是一组既相互对立又相互统一的事物，武氏的归类显然比王氏原书更为合理。又如治疗不孕症的南魏夫人济阴丹、暖宫丸等方，《女科准绳》原附在"治法通论"、"经候总论"，而武氏则移入"求子门"。显而易见，武书在编撰方法方面较《女科准绳》为优。

从上述可见，《济阴纲目》是一部宗旨鲜明，纲目清楚，颇具特色的中医妇产科学专著，其中虽然借鉴了《女科准绳》部分内容，但无论是其编次、内容，乃至编撰方法，与《女科准绳》都有着相当大的区别。《四库全书提要》之评介，与事实大相迳庭，甚至连武之望是什么时代的人都弄错了，因而不足为训。

2、济阳纲目

《济阳纲目》是一部主要论述内外科杂证的综合性医著，书成于明·天启元年（公元1621年）。武氏在《济阴纲目》成书之后，复感"阴阳一理，济阴有书，济阳何可无书"，于是便"汇集众编，别异比类，总以议论特出，独具卓识者择而录之……分门别类，或采其论证，而论必悉证之原；或摘其治方，而方必尽治之变"，从而编成又一部以治疗内外科杂证为主要内容的大型医学专著。仿前《济阴纲目》之例，本之《内经》以主其纲，晰之名家

以定其目，取其纲举目张之义，故命名曰《济阳纲目》。

《济阳纲目》凡108卷，计150余万字，卷一至卷九为中风、中寒、中暑、中湿、感冒、伤风、瘟疫、大头瘟、瘅疠；卷十至卷十九为内伤、饮食、脾胃、呃逆、噫气、吐酸、嘈杂、恶心、呕吐、吐利；卷二十至二十四为霍乱、关格、泄泻、滞痢、疟疾、痰饮；卷二十五至三十二为火热、燥证、郁证、咳嗽、肺痿、肺痈、喘急、哮吼；卷三十三至三十九为三消、五疸、诸气、噎膈、翻胃、痞满、水肿、鼓胀；卷四十至四十七为诸虫、积聚痞块、蛊毒、厥证、痉证、痫证、癫证、邪祟；卷四十八至卷五十八为沉寒痼冷、青筋、发热、恶寒、虚烦、不眠、怔忡惊悸、健忘、遗精、赤白浊、自汗盗汗；卷五十九至六十三为吐血呕血、衄血、咳血嗽血咯血唾血、溺血、便血；卷六十四至六十六为虚损、劳瘵、传尸劳；卷六十七至六十九为种子、延年、养老；卷七十至八十二为头痛、眩晕、心痛、腹痛、胁痛、腰痛、疝气、脚气、痛风、身重嗜卧、痿证、痹证、麻木；卷八十三至九十八为疠风、瘰疬风痒、破伤风、折伤、金刃伤、杖打伤、汤火伤、虫兽伤；卷九十一至九十四为淋、小便不通、小便不禁、大便燥结；卷九十五至九十八为痔漏、脱肛、悬痈、前阴诸疾；卷九十九为体气；卷一百至一百零八为面病、目病、五绝、耳病、鼻病、口唇舌病、咽喉喉痹、牙齿、须发。

《济阳纲目》论述了中风、中寒、中暑、感冒、瘟疫、内伤等84种内科疾病以及破伤风、折伤、面目舌鼻等24种外科、五官科疾病的病因病机、诊断、治疗及方药。每病各以《内经》有关论述为纲，以张长沙、刘河间、李东垣、朱丹溪等各家经验为目，先论后方，别异比类，搜罗宏富，分类精当，深入浅出，切于实用。全书援引明代及明代以前历代著述113家，医籍上万卷，载方7300余首，保存了许多今已罕见的医药学术资料。前人评价其书"因证发论，既于寒热虚实本末深浅之致，克悉其情；因论选方，复于温凉补泻缓急轻重之宜，亦尽其变。旁搜博览，别类分门；萃诸家之精蕴，集医方之大成。论赅而精，方备而确，较《济阴》一书，证异功同，洵可宝也。"（张楠"注梓济阳纲目序"语）。《济阳纲目》在养生学、老年病学、预防医学、性医学等方面的载述，均有独到之处，为同时代其他医书所不及。

《济阳纲目》之编历时七载，至明·天启六年（1626年）始成，成书后即行刊刻。但原刻版不幸毁于兵燹，原刻本今亦无存。姚时春"续刻济阳纲目序"中记述其事云："《济阴纲目》广为流行，而《济阳纲目》未之获睹。先诚斋胞叔亦业轩岐，酷爱各家医书，常言叔卿先生二书告成后，原版一存家祠，一存居第。明季烽燧频惊，居第就毁，而祠宇幸全，故彼存而此失也。"至清·道光甲申（公元1824年），陕西泾阳人张楠（字荫斋）于仲庠周文辉及刘公家得到《济阳纲目》抄本，"意欲付诸剞劂，以广其传，但编帙甚富，兼抄本鱼鲁过多，文义亦复错误难读，"遂"不揣谫陋，汇辑诸书，校而正之，间亦采古人成说注而释之"。之后，又请其族叔张文溪予以校正，终使"文无遗漏，字无舛讹，简核精当，经纬分明。"遂筹资付梓。惜梓仅半而张荫斋故，其子张秋芬、张尔炽辈屡欲续刻，均因卷帙浩繁，力绵不果。至道光十五年（公元1835年），泾阳人姚时春（字宜之）从张荫斋三弟张海航处得到张荫斋先生旧藏《济阳纲目》抄本，"见其分门类，叙先后，证论脉法，井井有条，学者开卷既易于寻方，病者揣脉无难于对证。而荫斋公又集百家之精华，汇诸书之奥旨，附以己说。诸论之中，细注释焉；各方之下，复引证焉。真所谓济阳之宝筏，纲举而目张也，安可听其湮没而不传哉。"（姚时春"续刻济阳纲目序"语）姚氏遂出资资助续刻，但事未竟而姚氏亦故去。直至咸丰四年甲寅（公元1854年），姚氏子姚恩（锡三）秉其父遗命，再次出资续刻，由张海航督办，张尔炽（字清甫，张荫斋次子）校注，两年后终得以梓成印行，时在清·咸丰六年（公元1856年）。

《济阳纲目》现存版本均以咸丰重刻本为祖本，主要有以下几种：

清·咸丰六年丙辰（公元1856年）泾阳姚锡三重刻本　共48册，首页署"临潼武叔卿先生编辑，济阳刚（原文如此）目，宏道书院藏版"。四周双线边，框高17.7cm，半栏12.8cm，白口，单鱼尾，每半栏9行，行20字，每卷首署"临潼武叔卿先生编辑，泾阳张楠荫斋注梓，泾阳姚恩锡三续梓"。此本现已少见，国内仅陕西省中医药研究院图书馆、中国中医研究院图书馆、上海中医药大学图书馆等少数几家图书馆有藏。

1914年上海锦章书局石印本　此本书目多不见载，仅北京中国中医研究院图书馆有藏。

1982年江苏广陵古籍刻印社据咸丰六年姚氏刻本影印本　此本系四合一缩印，十二册，分装两函，前有耿鉴庭"重印济阳纲目序"，序中云："入清，张楠张尔炽乔梓，又发现其《济阳纲目》手稿，乃为刻版印行。虽对原稿之真否，有所争论，然体例略同，资料丰富，可资参考，似又不应疑之太甚……今广陵古籍刻印社

影印此书，嘱予作序，并为检补缺页，予谓此举有双重意义，不仅为地方名宦之著作，且又是地方医药著作也"云云。

1996年中国中医药出版社苏礼等编校《济阴济阳纲目》本　此本系《济阳纲目》问世300余年来首次校注排印本，收入该社主编之"明清中医名著丛刊"。

3、疹科类编

《疹科类编》是一部以论述痘疹证治为主的儿科医学专著。书成于明·万历四十五年（公元1617年），首次刊行时名《疹科枢要》。据该书自序载："今岁丁巳，旱魃为灾，骄阳煽虐，而儿疹复大作矣。为症虽不甚厉而时有患，若彻为疗之，寻即脱然无事。呜乎！是书乌可不家习而户晓也。更检得疹家方论数种，手自铨录，论以管氏为主，而稍参之以别书，间足之以己意，爰分发热、见形、收后三大纲，以便寻检。至方则概取诸家之对症者，而略补其所未悉，分为二十四类，名曰《疹科类编》。"序中所提到的管氏，即管橓，明代医家，金陵（今江苏南京）人，辑有《保赤全书》二卷，刊于万历十三年（公元1585年）。该书卷上为痘证诊治，卷下为女人出痘、麻疹证治及痘疹治疗方剂。武氏所据，当以麻疹证治部分为主。从武氏自序中可以看出，《疹科类编》是鉴于当时麻疹毒疫多次流行的情况，以《保赤全书》疹论部分为蓝本，参考诸家有关方论，结合自身经验编纂而成的一部儿科疹症专书。

《疹科类编》全文约2万余字，全书分"论"、"方"两大部分。"论"相当于全书的正文部分，分为总论、发热、见形、出痘、收后五节，分别论述了麻疹的病因病机及各期的辨证治疗原则。"总论"中，首先对麻疹的病名、主症作了形象的

概括："疹症俗名麸疮，或名糠疮，闻人氏所谓肤疹是也。""古谓麻即疹也，疹出如麻成朵，痘出如痘成粒，皆象其形而名之也。"可见本书的内容不仅限于麻疹，而还涉及到其他发疹性疾病，如痘疹、斑疹、脉疹、骚疹、盖痘疹、斑痒等。"发热"一节，主要论述麻疹发热期的症状及咳嗽、汗血、出血、便血、吐痢等合并症的治疗、护理与禁忌。"见形"一节中，对疹将出的表现，出疹的顺序、形态、色泽，以及疹出不尽与出疹稀的鉴别；即出即没、收而复出、一出不收的治法；出疹期合并咽喉肿痛、咳嗽口干心烦、自痢不止或泻下稀水的处理等，均一一详加论述。"收后"一节，逐条论述了麻疹收后期的正常表现及所见呕吐、疹后犹热、烦躁谵语狂乱、喘咳声哑、失血、不食、作搐、痫毒、休息痢、腹痛、遍身发痒、二便不利、毒攻于目、走马牙疳等兼证的辨证和治疗。对麻疹患儿的饮食禁忌也有简明而具体的规定。

"方"相当于该书的附方部分。全书共收载有关治方148首（其中姜连汤、干姜桔梗汤、解毒化滞方三方为董汉杰所增补），分为24类。即预防：三豆汤1方；初热：治疹主方等6方；出迟：消毒饮等14方；邪闭：麻黄汤等2方；汗衄：黄连汤等2方；发渴：化斑汤等7方；咽痛：疹症发渴汤等5方；喘嗽：小灵丹等13方；吐泻：敛肺汤等12方；滞下：豆蔻丸等4方；便秘：桃仁承气汤等6方；余热：加减四苓汤等6方；惊搐：胃苓散等5方；烦乱：安神丸等3方；失血：犀角地黄汤等2方；不食：加味四物汤等7方；中恶：调气平胃散等2方；肤痒：人参消风散等4方；眼患：凉膈解毒汤等11方；疳疮：清胃汤等11方；痈毒：白芷升麻汤等7方。

《疹科类编》文字精炼、内容丰富，论疹科辨证义详而明，述疹科治疗方备而确，申兼症证治法赅而精。其所论及附方，不仅适于麻疹一证的辨证治疗，同样适用于多种儿科杂病的证治，因而至今仍具有一定的研究及实用价值。

《疹科类编》成书后颇受青睐，明清两代多有刊行，流传较广，其版本流传情况如下：

明·万历丁巳（公元1617年）初刻本

时名《疹科枢要》，由武氏序而刊行，今佚。据在武氏故里调查并有关文献记载，武之望著述木刻版原均收藏于武氏宗祠两庑，明末清初毁于兵燹。

明·天启六年（公元1626年）复刻本

此本系武氏在登州官任上对《疹科枢要》所作的全面修订本，较之前者"其法益详，其方益备，"故更名《疹科类编》，再次刻版印行。其自序落款为"骊下武之望叔卿书于登州公署"。该本今未见，疑佚，或在今山东招远、莱阳、莱西、海阳等地有其传本，尚待查考。

清·康熙五十五年（公元1716年）三原董汉杰校梓本　一册，不分卷，有董汉杰序。序中称"《疹科类编》乃临潼武叔卿先生所著也。自此书一出，人隋珠，家卞璧。"董氏早年遵其父之命尝研读此书，颇解大义。辛酉岁（公元1681年）董氏家乡疹疫流行，按其方法治疗数百人，"辄随手而愈"。癸酉岁（公元1693年），董氏到京城，适遇痘疫流行，又如法治疗数百人得愈。为广其法，保爱后人，董氏遂在河南新蔡知县任上予以刊行。该本为上黑口，四周双线边，每面9行，共132页，今存陕西省图书馆。

清·嘉庆十四年（公元1809年）三原张栋校梓本　一册，不分卷。正文内容与康熙间董汉杰校梓本同，附张永机序、张栋序及无能居士冯云杰跋。该本为上黑口，单线边，每面 8 行，共 177 页，今存陕西省图书馆。

清·道光己丑（公元 1829 年）新刊本

一册，不分卷。有董汉杰序、武之望自序，后附刊清初三原名医陈尧道《痘疹辨证》。该本为白口，单线边，每半栏 9 行，共 130 页，现存陕西省中医药研究院文献医史研究所资料室。

4、其他

据清人赵于京《临潼县志》等载，除上述而外，武之望的医学著作尚有《慈幼纲目》《医帜》等，但今均未见。《济阴纲目》14 卷本"凡例"中尝云："此刻之后，随有《慈幼纲目》，即《证治准绳》之幼科也。复增圈点，详加评释，亦如是编之精详，梓以问世。"但此说类似书坊广告，并未指明系武之望撰，难以为凭。今人耿鉴庭先生"重印《济阳纲目》序"云："1995 年陕西又曾发现其遗著儿科，名《慈幼纲目》，二十年前，乞予鉴定，曾一见之。去岁（指 1981 年），余曾亲赴西安访查，尚未得其要领。"笔者与郑怀林副研究员等多年来亦一直留心查访此书，1996 年还与焦振廉副研究员同往扬州等地访求，但均未得其果。是否并非武氏原著而系汪淇氏整理的《证治准绳》幼科，尚待进一步查考。

至于《医帜》一书，至今尚未见到其他有关记载。武氏本人各种书序中亦未提及，其内容无从得知，疑已早佚。

三、武之望主要学术思想探析

1. 武之望人体发生学思想

武之望关于人体发生学的思想相当丰富，其内容主要集中在《济阴纲目》之中，《济阳纲目》"种子"等卷中也有论述。囿于武氏有关医著的编纂体例，其中许多论点并不是以武氏个人的名义提出，而是在有目的有系统的征引文献之中得以体现。武之望的人体发生学思想，主要表现在其对生殖生理的认识、早孕的诊断、养胎与胎教、胎孕异常的处理等方面。

(1) 有关生殖生理的认识　生育是人类繁衍进化的重要环节。前人历来都对此给予极大的关注。孔子曾云："大德曰生"，就是说培育一个新的生命乃是天地之间最大的功德。《易经》亦言"一阴一阳之谓道，乾道成男，坤道成女"。这是说，男女生殖的机理，也就是宇宙间万事万物最根本的生化规律。武之望在《济阳纲目·种子》中引用《求嗣全书》、《褚氏遗书》以及李东垣等诸家论述，对受孕怀胎等生殖问题，进行了深入的探讨，认为"凡孕在男女气血冲和"，女子多因月经不调、子宫发育不良或有他病而难以怀孕，而"男子阳精微薄，虽遇血海虚静，流而不能直射子宫，多不成胎"。这对在相当长的历史时期内把有关生育问题的责任完全推给女方的偏见来说，无疑是一个很大的进步。书中还引用"褚尚书"（即南齐褚澄）《褚氏遗书》说："合男女必当其年，男虽十六而精通，必三十而娶；女虽十四而天癸至，必二十而嫁。皆欲阴阳完实，然后交而孕，孕而育，育而子坚壮强寿。"这是符合人类生殖生理实际的。在早婚陋习盛行的年代，能大力弘扬这种符合科学规律的思想，实属难能可贵。武氏把人类的生殖问题归纳为调经养精两个方面，在"种子"一卷中强调："故种子之法，以调经养精为首，而用药须审和平。夫妇各相保守旬日之间，使精血俱盛，所待者时也。当月经一来，记其时而标以三十时辰两日半，则积秽荡尽，新血初生，所谓精与血俱会矣，及其即孕。"这种认为男女双方都应对生育问题负责的理论和方法，具有较强的可操作性，在夫妇身心健康与生理功能正常的情况下，是可能实现的。

对于生育性别与精血的关系，武之望引述了有关先贤的论述加以说明："父精之施，有以会血脉之精而为精；母血之受，有以会百血之血以为血。……由是精血之交，无两大之理，非精能胜血，则血能胜精，此乾道坤道所由分，而成男成女之所由判，乃嗣续之关键也。"肾藏精，胞脉系于肾，肾气和则任通冲盛，精气溢泻；肝藏血，为"女子先天"，肝气条达则气顺血和，月事以时下。这些都是孕育功能正常的重要条件。武氏从以精血为代表的整体功能上诠释生殖生理，虽尚未臻精细，却也抓住了问题的肯綮。

(2) **有关早孕的诊断**：对早期妊娠以及胎儿性别的测断，是从古到今人们一直渴望解决的问题。早在殷商时代甲骨文中，就有此方面的记载。历代中医妇科著作中，对此都有不同程度的阐发。武之望在《济阴纲目·胎前门》中，对前人有关论述加以系统归纳，特别是关于脉诊、药物验胎，胎儿性别早期测断的记述尤为详尽。

在脉诊验胎方面，认为早期妊娠的脉象应以滑利而稍数为主。如"诊妇人有妊歌"中说"……寸微关滑尺带数，流利往来并雀啄，小儿之脉已见形，数月怀耽犹未觉。"又云："小儿日足胎成聚，身热脉乱无所苦，汗出不食吐逆时，精神结备其中住，滑疾不散胎三月，但疾不散五月母。"这里不仅把脉诊和其他有关妊娠的征象结合在一起加以测断，而且能凭脉象对胎孕时间加以判定。关于胎孕的正常与

否，又有"弦紧牢强滑者安，沉细而微归泉路。"等经验。

在药物验胎方面，武之望选载了下列方剂：

神方验胎散：妇人两三个月月经不行，疑其两身（怀孕），或疑闭经，心烦，寒热恍惚，此药可验：川芎一两，全当归七钱，共为细末，用艾叶汤或好酒调服二分之一，待4~6小时左右，觉脐腹频频动者，为怀孕；若脐腹不动，即是闭经，当血行经通；若不通，可煎红花汤调服下余二分之一即通。

验胎方：用于经脉不行，已三月者。单味川芎为细末，浓煎艾叶汤，空腹调服二钱。服后若觉腹内微动，为怀孕，否则为经滞。

艾醋汤：用于月经过期或月数未足而难明是否怀孕者。用好醋微火煎艾叶，服半盏。服后若腹中翻、大痛为怀孕。

探胎散：妇人胎气有无，以此方探之，有胎则吐。方用皂角去皮、炙甘草各一钱，黄连五分，共为细末，用温酒一次调服。此方虽已列入验胎方类，但武氏对其功用尚有存疑，故在皂角后注云："皂角探胎，未有不吐，但恐胃弱之妇，即无胎亦不免于吐耳。"

在胎儿性别的早期测断方面，《脉经》等中医古籍早已有关于此方面经验的记载。《济阴纲目·候胎法》征引诸家之说云："妇人妊娠四月，欲知男女法，左疾为男，右疾为女。"又《济阳纲目·种子》中有以《易经》理论预测胎儿性别者："将欲审定男女，先以父生年一爻在上，母生年一爻在下，后以受胎之月居中，果遇乾、坎、艮、震则为男，巽、离、坤、兑则为女……"胎儿性别预测的问题，涉及到人口增殖水平、男女比例平衡，以及社会发展进步诸多方面，非特殊情况不宜

提倡。至于用《易经》之理论加以推演，则又事涉虚妄，难以为凭。

(3) 养胎与胎教：中医在养胎（包括保胎、安胎）方面积累有丰富经验，如强调胎前调理，主张妊娠之后要"内远七情，外薄五味"，谨节饮食，慎合阴阳，不轻易服药，必须用药时，也要注意用药禁忌。胎前用药原则，清热养血宜用黄芩、白术、香附之类，顺气则用枳壳、苏梗等品。若遇胎动不安或腹痛下血，常以阿胶、艾叶为主。这些经验，在《济阴纲目》中均有较为系统的记载。武之望还特别推崇北齐名医徐之才的"逐月养胎法"，并将其内容逐一予以载录。徐之才字士茂，丹阳（今江苏镇江）人，精医术，侍北魏、北齐诸帝疾多效，著有《徐王八代效验方》十卷、《徐氏家秘方》二卷，均佚。"逐月养胎法"素为医林所重，孙思邈《千金要方》已有载录。武之望将其方、法分别整理摘录，眉目似乎更为清晰。

"胎教"是以保障胎儿正常发育为目的的围产期保健措施。胎教之说发端于巢元方《诸病源候论》，南宋陈自明《妇人大全良方》中专列"胎教"一门。武之望汲取诸家之说，强调母体要保持心情舒畅，避免情绪波动，"静形体，和心志"，调饮食，多食富含营养食物，不轻易服用药品。同时孕期还应通过诵读诗书、佩带珠玉等方法来陶冶情性，加强自身品德修养。"外象而内感"，使胎儿在母体中就能得到良好的影响，从而美好聪慧，发育良好。

(4) 胎孕期异常情况的处理：武之望对胎孕期异常情况的处理相当重视，《济阴纲目》中收载了关于腹哭钟鸣、胎不长、胎儿过期不产、胎死腹中等异常情况及其处理方法。

腹哭钟鸣：即胎儿在母体中啼哭。此症《产宝》中已有记载，但今甚罕见。武氏选用者为《妇人大全良方》熊宗立补遗方："治孕妇腹中儿哭，用川黄连浓煎汁，母常呷之，即止。"

胎不长：一名胎萎。其病因多因孕妇身有宿疾，或因脏腑衰损，气血虚弱所致。武氏选安胎白术散（白术、川芎、吴茱萸、炙甘草）、黄芪汤（黄芪、白术、白茯苓、前胡、人参、川芎、甘草）等，总以益气养血，调补冲任为大法。

胎漏下血：多因外伤或冲任亏虚，肝火血热等所致。武氏所选加减胶艾汤（阿胶、当归、川芎、白芍药、炒地榆、艾叶、甘草）、安胎饮（当归、川芎、白芍、熟地、阿胶、艾叶、黄芪、甘草、地榆）等，均为疗效确切、精炼实用之方。

胎儿过期不产：凡逾预产期而不产者，武氏选用补血行滞之法，方用四物汤加香附、桃仁、枳壳、缩砂、紫苏各二钱，水煎服。

胎死腹中：用香桂散（藿香五分另研，官桂三钱为末，温童便酒，或葱汤调服），或用平胃散加朴、硝。

以上从四个方面简述了武之望有关人体发生学思想，这些理论和经验，虽多非武氏首创，但武之望能把明代及明代以前对人体生命发生阶段的科学认识与临床医学实践紧密的联系在一起加以研究，是很有实用价值和现实意义的。

2. 武之望与脾胃学说

脾胃学说是中医理论体系的重要组成部分，它启始于《内经》，历代均有发挥，至金元以来经以李东垣为代表的一批著名医家不断完善，逐渐形成了一个著名的医学学术流派。脾胃学说是在中医基本理论的指导下，研究脾胃生理、病理、辨证、诊疗及其具体应用的科学。武之望对脾胃学说的理论有深入的研究，对脾胃理论的具体应用多有发挥，充分体现在他对内科妇科多种疾病的诊治等方面。

(1) 内科脾胃学说特色：《济阳纲目》专设"脾胃"卷，集当代及前贤有关医论17 篇，从生理、病理、证治诸方面对脾胃学说进行了探讨。

从生理言，"人之一身，脾胃为主。胃阳主气，脾阴主血；胃司纳受，脾司运化。一纳一运，化生精气。津液上升，糟粕下降，斯无病矣。"这是武氏引用王节斋的一段议论来说明脾胃分阴阳气血的观点。较之既往，这已经是在较深的层次上揭示脾胃学说的真谛。对临床诊治用药，很有指导意义。

在病因病机方面，武氏广泛征引前人之论，深入论证了"脾胃虚实传变"、"脾胃盛衰"、"大肠小肠五脏皆属于胃，胃虚则俱病"、"脾胃虚则九窍不通"、"胃虚脏腑经络皆无所受气而俱病"、"胃虚元气不足诸病所生"等问题，认为脾胃之气的盛衰在疾病的发生、发展与传变中起着关键作用。饮食不节，起居不时，寒温失调，均能损伤脾胃，从而导致纳化失常，元气不充，五脏六腑皆失其养，故百病所由生矣。对常见病证的病因病机，武氏也以脾胃学说的理论进行了阐发。如论"内伤"发病，认为饮食失节，劳役四肢，皆能伤脾；脾胃既伤，则饮食不化，口不知味，四肢困倦，心腹痞满，兀兀欲吐不欲食，或飧泄，或肠澼。论脾胃系统常见疾病的病机，如"呃逆"本于胃虚气逆及阴虚火上，阴为火所乘而不得内守，木挟相火乘之，故直冲清道而上。"噫气"是火土气郁不得发而得。"吐酸"为湿热在胃口上，饮食入胃，被湿热郁遏，其食不得传化而作。"嘈杂"为土虚不禁木所摇，肝木摇

动中土，故中土扰扰不宣而如饥状。"恶心"常由痰聚、风痰、火郁、食停、胃寒、胃虚等引起。"呕吐哕"多因寒、热、痰、食、血、气所致。"关格"是阴阳俱盛而不升降，上寒下热而发，证见吐逆不食，不得小便。武氏还征引有关论述对泄泻和滞下（痢疾）的鉴别作了形象而具体的说明："泄泻水谷或化或不化，并无努责，惟觉困倦，而滞下则……或脓或血，或脓血相杂，虽有痛不痛之异，然皆里急后重，逼迫恼人。"对与脾胃有关病证病因病机的论述亦颇精当，如论"痰饮为病，有因气脉闭塞，津液不通，水液停留脾胃，郁结成痰者；有因脾胃虚弱，不能运化水气成痰者；所变之病如呕吐、翻胃、膈噎、嗳气、吞酸、嘈杂等，皆与脾胃有关。黄疸为病，盖湿热郁积于脾胃之中，久而不散，故其土色形与面及皮肤也。膈噎、翻胃皆由饮食痰饮，七情过用，脾胃内虚而发。痞满由阴伏阳蓄，气血不运而成，处心下位中央，皆土之病也。水肿因脾虚不能制水，水渍妄行。鼓胀其腹大如鼓，而面目四肢不肿者，皆脾土湿热为病。积聚癖块皆脾胃怯弱，气血两盛，四时有感而成。心痛（即胃脘痛）初因纵恣口腹，喜好辛酸，恣饮热酒煎煿，复食寒凉生冷，朝伤暮损，日积月深，自郁成积，自积成痰，痰火煎熬，血亦妄行，痰血相杂，妨碍升降，故胃脘疼痛，吞酸嗳气，嘈杂恶心，皆膈噎翻胃之渐也。上述论述，以脾胃生理、病理为核心，对与脾胃有关的多种疾病的病因、病机作了精辟而深入的阐发，集中展现了我国明代以前脾胃病机学说的成果，对临床辨证诊断有重要的指导意义。

在方药证治方面，武氏精选了大量的经效方剂，以适应多种脾胃病治疗的需要。仅"脾胃"一卷，列方就达 83 首之

多。武氏所选之方，大多配伍精当，方药简要，药物习见易得，切于实用。如治脾胃不和，主方用平胃散（苍术、厚朴、茯苓、甘草）、枳术丸（枳实、白术）、健胃丸等。平胃散出自《和剂局方》，为燥湿运脾的习用方。方中主用苍术以燥湿运胃；辅以厚朴除湿散满；佐以陈皮理气化滞；使以甘草、姜、枣调和脾胃，助其健运。临床用于脾胃不和，痰湿积滞内停而见胸腹痞满，口腻食少，舌苔白腻而厚者，卓有疗效。枳术丸系张洁古从《金匮要略》枳术汤变化而来，原方主治"心下坚，大如盘，边如旋盘"的淡饮证，近年来用以治疗脾胃虚弱，饮食停滞的胃下垂等症，获得满意疗效。膈噎翻胃多见于食道或胃的肿瘤，武氏选用顺气和中汤作为通治方。顺气和中汤由二陈汤加香附、山栀、白术、神曲、黄连、枳实、砂仁等组成，二陈汤化痰燥湿；香附、枳实、砂仁理气解郁；黄连、山栀清热泻火；白术、神曲健脾和胃。化痰、理气、泻火面面俱到，看似平淡，实契斯症由郁成积，由积成痰，痰火交凝的病机。其他如治呃逆属胃虚者用橘皮竹茹汤，胃虚寒者用理中汤加附子、丁香、柿蒂；治呕吐属胃热者用黄连二陈汤；胃虚者用香砂养胃汤；吐利属虚寒者用理中汤，湿热者用六一散；治水肿属阳水用五皮饮，阴水用实脾饮；治吐血呕血初用十灰散，脾虚用归脾汤；胃脘痛属寒者用姜桂汤（平胃散加干姜、良姜、官桂、藿香、木香、茴香、香附、枳壳、砂仁），热痛用清热解郁汤（山栀、川芎、苍术、黄连、干姜、陈皮、枳壳、甘草）；腹痛属食积者用香砂平胃散，属气滞者用木香顺气散等等，无不恰切精当，平易便用，又时时突出辨证论治的特色。

在脾胃病的食疗方面，武氏选用了不少卓有成效的方法及方剂。如治脾胃虚弱的理脾糕，方用百合、莲肉、山药、薏苡仁、芡实、白蒺藜等共为末，加粳米粉、糯米粉、砂糖等蒸糕常食。治内伤及虚劳泄泻，用大米、糯米、山药、莲肉、芡实、白砂糖等共为细末，搅匀入笼蒸熟，任意食之。其他如补真糕、九仙王道糕、秘传二仙糕、参苓造化糕、八仙早朝糕等，皆用药食两用的药物及食物组成，工艺简单，制备方便，使人们在品尝到甘甜味美的佳肴的同时，收到健脾益胃、消食补养的功效。武氏所推荐的食疗方药，不少可制成保健食品，从而在更广阔的范围内发挥食疗保健作用。

（2）妇科脾胃学说特色：武之望有关脾胃学说在妇科方面的应用，主要体现在《济阴纲目》一书中，该书直接涉及的脾胃病证达20余种，运用脾胃理论和脾胃方药论治妇科病者比比皆见。可以说，广泛应用脾胃学说是武之望女科的一大特色。

阐述病因病机：武氏在"调经门"中引文阐述有关月经病的病因病机时指出：肺为生化之源，心统诸经之血，心肺平和，则经候如常，而七情六淫、饮食失节，均可导致脾胃虚损，心火妄动而月经失调。故提出"心脾为经血主统。"武氏认为经行泄泻、经闭等病的发生，均与脾胃有关，脾属血属湿，经水将动，脾血先已流注血海，然后下流为经，脾血既亏，则虚而不能运行其湿，以致泄泻。而妇人女子经脉不行，多有脾胃损伤而致者。在"虚劳门"中更明确指出：盖人之生，以脾胃为主，脾胃一虚，诸脏失所，百病生焉。这就是说，从广义的角度来看，脾胃学说贯穿武之望女科的始终。

论述妇科证治：武之望把健脾和胃、健肺利水、健脾疏肝、补脾生血、补脾止血等作为治疗多种妇科疾病的大法，灵活加以运用。如治月经先期病，有因脾经血燥者，用加味逍遥散健脾疏肝养血；有因脾经郁滞者，用归脾汤健脾益气补血。治疗过期而至的月经后期病，有因脾经血虚者，用人参养荣汤益气养血；脾气虚弱者，用六君子汤健脾益气。经水不断用止经汤（四物汤加白术、黄芩、阿胶、炒蒲黄、炒柏叶、香附、砂仁、甘草）补脾止血。治带下病，以壮脾胃、升阳气为主，用六君子汤加山栀、柴胡；不应者用归脾汤。治妊娠恶阻，以健脾和胃、降逆止呕为主，用半夏茯苓汤（半夏、茯苓、白术、陈皮、熟地黄、旋覆花、桔梗、人参、芍药、川芎、甘草）。对某些妇科前阴病症的证治，武氏也运用脾胃学说加以论述。如论阴挺下脱，认为其症多为肝脾郁结，气虚下陷，方用补中益气汤加山栀、茯苓、车前子、青皮以清肝火、补脾气；更以归脾汤加味调理脾郁，并外用生猪脂和藜芦末涂之。其论证之精详，于此可见一斑。

精心择方选药：武氏在妇科病择方选药方面，时时注意顾护胃气，突出注重脾胃的特色。如治胎水肿满，证见面目虚浮，肢体水肿者，方选全生白术散。此方出《妇人大全良方》，由白术、茯苓皮、陈皮、生姜皮、大腹皮、桑白皮等组成，亦即五皮饮去桑白皮加白术。方中陈皮理气健脾，茯苓皮渗湿健脾，大腹皮消胀化湿，生姜皮辛散水气，更增以白术健脾利湿，安胎消肿，合奏健脾消肿之效，对妊娠水肿属脾虚湿重者颇为合柏。治疗产后乳汁短少，选用猪蹄汤。此方由猪蹄、通草组成，以营养气血为主而寓疏肝通络之义，实为一首简便廉验的食疗方。

3. 武之望儿科学术思想

明季末年，战乱频仍，麻疹等儿科传染性疾病广泛流行。武之望在为自己的亲属及家乡患儿治病的过程中，对多种儿科疾病的诊治积累了丰富的经验，有了较为深刻的认识和体会，这些经验和体会，比较集中的反映在《疹科类编》以及《济阳纲目》个别章节之中。《济阴纲目》十四卷本附有"保生碎事"及"保婴经验方"，全文约近 6000 字，汇编了诸如有关新生儿养护及婴幼儿保健预防有关内容，但据其文中儋漪子曰："……今幼科医书多种，自有专门，余集只录堕地时至七日之事，采其最要者，简而当，详而明，有先后原委，切要著明，其良法实实可防患于未然耳"等语，可知乃为汪淇所续补，并非武氏原撰。武之望在儿科方面的学术思想，主要体现在以下几个方面：

（1）**详述疹科辨证**：一般认为，疹的含义有狭广之分，狭义的疹指麻疹，广义的疹则泛指多种发疹性疾病。武氏论疹，以麻疹为主，广泛涉及多种发疹性疾病及其并发症的证治，因而称之为疹科。提纲契领、义详而明，是武氏在疹科辨证方面的主要特点。

麻疹和天花（痘），均为明清时代儿科的大症，而当时的方书，大多详痘而略疹，这就给儿科医生正确认识和治疗疹症，造成了一定困难。有鉴于此，武之望引证诸家之说，加以综合概括，结合自己的临床体验，对疹症的病状、病因、病机、辨证、治则等作了简明而详尽的论述："疹出如麻成朵，痘出如豆成粒……痘出于五脏，疹出于六腑……痘宜内实，可用补剂；疹忌内实，只宜解散"。"既出之后，痘宜补气以生血，疹宜滋阴以治阳"等。对麻疹和其他发疹性疾病，如斑疹、脉疹、骚疹、盖痘疹等的鉴别，武氏从辨证、治法等方面，一一予以分述。麻疹的早期论断，在治疗学上具有重要意义，武氏指出："疹发热之初，多似伤寒，惟疹子则咳嗽喷嚏，鼻流清，眼胞肿，其泪汪汪，腮赤，恶心干呕为异耳。细看两耳根下，颈项连耳之间，以及背脊之下至腰间，必有三五红点，此乃疹之报标。""报标"对麻疹早期诊断的意义，早为历代医家所重视。而如此生动细微的描述，非周密观察，反复实践，殊难为之。为了便于临床辨证治疗，武氏将麻疹的整个病程分为发热、见形、收后三期，又按病情轻重顺逆分为轻、重、不治三型，再依各期各型分述其辨证要点。这种分期分型辨证论治的方法，颇便掌握，时至今日，仍为中医儿科所沿用。

（2）**精选疹症治方**：武氏治疗疹证，一般是按各期各型辨证的不同，分别立法，精选方药。如发热期总的治疗原则是"用药以表散之"，具体运用上又根据症情及天时岁气的不同，分别采用辛凉（防风解毒汤）、辛温（升麻解毒汤）、辛寒（黄连解毒汤）等法解毒发散、驱邪外出。见形期则以疹色的红、白、赤、紫、黑为主辨证分析，分别选用化斑汤、人参白虎汤、养荣汤、六一散、四物汤加柴胡、干葛、红花、牛子等随证施治。收后期正气已虚，毒邪未清，治疗相对棘手，武氏则因证而议，随证出方，诸如疹后呕吐、发热、午后发热、消瘦骨蒸、疹后烦躁、壮热、惊悸昏乱、烦躁谵语狂乱、疹后微嗽、顿嗽或喘咳胸高，以及疹后失血、不食、痈毒、泻痢等症，均有对症之方，其方可谓备矣。

武氏所精选的治疹之方，一般组成合理，用药规范，疗效比较肯定。如"治痘疹初发热，疑似未明"的升麻葛根汤，方出宋·阎孝忠的《阎氏小儿方论》，是治疗痘疹未发，或发而不透，身热头痛的名方。治疗受风寒疹不出的发散风寒汤、治疑似麻疹的升苏散、解毒和中的升芍汤等，均系在升麻葛根汤的基础上加减化裁而成，只要用之对症，自当不无效验。武氏还选用了不少确有效验的单验方，如治疗疹闭出迟的胡荽酒，用"芫荽四两切细，好酒二盅先煎数沸，入芫荽再煎，用物盖定，勿令泄气，候温，周身喷之（勿喷头面）即出。"此法简便易行，疗效可靠，至今仍为陕西关中一带民间所传用。

武氏治疹方的疗效。除为其本人亲身经验所证实外，清初三原人董汉杰也因学其法而"全活甚众"。董氏先后在康熙辛酉（公元1681年）、癸酉（公元1693年）两次麻疹大流行期间，用其方加减化裁，治愈男妇大小患者各约数百人。直至现代，武氏所选之方，有相当部分仍为中医儿科临床所习用。

（3）**纵论儿科杂证**：在麻疹等传染病的兼证中，几乎可以看到绝大部分儿科杂病，诸如痰饮喘咳、呕吐腹胀、惊风抽搐、疳积出血等等。武之望对以疹证兼证出现的儿科常见疾病，也有既博而详，又赅而精的论述。

咳嗽是麻疹最常见的合并症，也是儿科最常见的呼吸系疾病。武氏认为："凡疹前后咳嗽，皆系热毒伤肺，不可轻视。"在具体治疗上，一般咳嗽用钱氏泻白散清解，疹退之后的微咳可用清肺散加三味消毒饮，顿咳则宜麦冬清肺饮加连壳。"若见胸高如龟，肩耸而喘，口鼻出血，摆手摇头，面色或白或青，或红而色枯黯者，不可治矣。""胸高如龟，肩耸而喘"，显然已是肺炎喘嗽的的证，在当时的条件下，确实已很难治愈。

惊搐一证发病紧急，既是麻疹的主要变证之一，也常见于多种儿科疾病之中。武氏分设当归养血汤（当归、川芎、生地、麦冬、栀子、木通、甘草、竹叶、灯心）、黄连安神丸（黄连、当归、龙胆草、石菖蒲、茯苓、全蝎）二方。此二方一虚一实，一急一缓，寓镇惊熄风于清热养血之中，取"血行风自灭"之义，构思精审，与一般镇惊方不同。只要用之对证，对其他疾病所致的惊搐，亦当有较好的疗效。

泄泻亦为儿科常见疾病，麻疹合并泄泻者，每易导致阴液亏耗，毒邪内陷，乃至发生种种变证。武氏分新、久、寒、热、伤食、伤冷等论治泄泻，分别采用四苓汤加木通、理中汤、豆蔻丸、三苓六一散、柴苓汤等治疗。其治疗原则和选用方药，对其他原因所致的小儿泄泻之证同样是适用的。

4．武之望对妇科药物外治法的研究

药物外治法是指将适当的药物施用于机体某一特定的部位，以治疗局部或全身性疾病的一种治疗方法。东汉时期的医圣张仲景，可称之为妇科药物外治法的鼻祖。在张仲景所著的《金匮要略》一书"妇人杂病脉证并治"一节中，就有用矾石、杏仁等作为丸剂，纳入阴中，以治疗妇人经水闭不利，脏坚癖不止，中有干血，下白物等证的记载。武之望对妇科药物外治法的应用非常重视，在《济阴纲目》一书中收载了有关方药 160 余首，集中反映了明代及明代以前在妇科药物外治方面的成就。概括言之，武之望的妇科药物外治法包括熏洗法、纳法、熨法、敷法、涂法、熏法、糁法、贴法、取嚏法等。

（1）**熏洗法**：系将药物煎汤，用以熏蒸、浸泡、淋洗患病部位的一种外治方法。武氏选收此类方剂约 30 余首，主要用以治疗带下、崩漏、阴痒、阴疮、阴肿、阴蚀、阴痔、阴脱、阻挺、产门不闭、吹乳、乳痈、妒乳等妇科疾病。如以茱萸煎汤先熏后洗，治下焦虚冷、崩漏带下，有温肾助阳之功；用麻黄、艾叶、乌梅、黄连、蛇床子煎汤热洗，治阴肿疮烂，具温通开窍、燥湿欸疮之效；产后子肠不收，用枳壳去穰锉碎，煎汤温浸，可调气升提；妒乳乳痛，用水煮槲皮、益母草等外洗，能活血通络，散结止痛；阴疮痒痛，用黄芩汤洗方（当归、大黄、黄芩、川芎、雄黄、矾石、黄连）等煎汤淋洗，有活血清热，燥湿杀虫之功。阴痒一证，每用蛇床子、白矾煎汤淋洗，亦可用蒜、枸杞根、小蓟等物作汤外洗；阴挺下脱，用荆芥穗、臭椿树皮、藿香叶煎汤熏洗，或用蛇床子、乌梅水煎去滓，乘温洗之等。

（2）**纳入法**：系将药物制成膏、丸、末、锭等，纳入阴道，以治疗局部或相关疾病的一种外治方法，又称坐药或塞药。武之望所选用的此类方药，主要用以治疗经闭、带下、不孕、阴肿、阴痒、阴疮、阴脱、阴冷等病证。如治疗痰结经闭的掌中金丸，系用穿山甲、苦丁香、川椒、猪牙皂角等药共研细末，葱汁和丸，绵包纳于阴中，有化痰通经之效。治疗阴痒不止，用蝌蛇胆、雄黄、硫黄等为末，猪脂和膏，故布作缠子，如指长一寸半，涂上药纳阴中，日一次，有清热解毒、燥湿杀虫之功。又用新桃叶捣烂，绵裹纳阴中，亦治阴痒。治虚寒带下，用元胡、肉桂、厚朴、当归等为末，炼蜜为丸，绵裹纳阴中，能温经和血止带。其他如用母丁香、附子、肉豆蔻等为末，糊为软丸，绵裹纳阴中以治宫冷不孕；以雄黄散（雄黄、川芎、当归、北细辛、川椒、藜芦、辰砂）绵裹纳阴中治阴疮；以远志、干姜、莲花、蛇床子、五味子捣罗为末，绵裹纳阴中，治妇人阴冷；用桂心、吴茱萸、戎盐并炒令色变，捣末，绵裹如指大纳阴中，以治阴挺下脱等。

(3) **熨法**：系采用药物及适当的辅料经过加热处理后，敷于患部或相应腧穴的一种外治方法。武氏选用此法，主要用以治疗阴肿、妊娠中风、胞衣不下、产后阴脱、死胎、吹乳、乳痈等。如治妊娠中风，用熟艾三两，陈米醋炒令极热，绵裹熨脐下；治疗乳痈，用连根葱捣烂成饼，约一指厚，摊乳上，用瓦罐盛灰火覆葱上，称之为葱熨法。治一切气滞结肿，或痛或折伤，或因风寒所伤作痛，用木香五钱为末，和生地一两杵捣和匀成膏，量患处大小作饼，置肿上，再以火熨之，称之为木香饼。治产后阴脱，用铁精，羊脂搅令稠，布裹炙热熨，推纳令入；或用蛇蜕、蛇床子炒热，布裹熨患处。此方亦治产后阴痛。

(4) **敷法**：系将药汁、散、膏或新鲜药物捣烂外敷患处或相关部位的外治方法。武氏主要用此法治疗阴肿、阴痒、阴疮、阴挺、妊娠发热、产后阴脱、乳痈、乳疮、妒乳等病证。如治疗阴痔，用朴硝为末，黄荆柴烧沥调敷患处，取其清热散结之效。治阴疮用杏仁、雄黄、白矾、麝香共为细末，敷入阴中，能燥湿杀虫。其他如用桃仁膏（桃仁、五倍子、苦矾）外敷治疗产后阴肿；用井底泥敷心下治疗妊娠发热；以五叶藤、生姜加酒捣烂外敷治乳痈；用秋茄子阴干，烧存性，水调外涂以治乳头破裂等等。

(5) **涂法**：系将药物汁、膏、渣、末等调涂于机体特定部位的一种外治方法。武氏常用此法治疗疟疾、难产、妊娠小便不通、产后血晕、妊娠伤寒等病。如用白药子、伏龙肝等涂脐上下，以辅助治疗妊

娠疟疾；将蓖麻子研烂，涂头顶，以治疗产后阴脱；若涂脚心，则可治疗产难死胎。以车前子捣汁，调滑石末涂脐周，治疗妊娠卒不得小便，借其清热利尿之功；以醋涂口鼻辅治产后血晕，取其散瘀开窍之效等。

(6) **熏法**：包括烟熏法和药气熏法。系指将药物燃烧生烟，或利用药物煎煮时所产生的蒸气，熏蒸人体某些孔窍，或某些特定部位的一种外治法。武之望选用此法，主要用以治疗阴痒、产后血晕、产后阴脱、乳悬等病证。如以生艾汁调雄黄末，烧烟熏之，借烟中所含雄黄、艾叶解毒燥湿之气，以治疗阴痒生虫之症。用五灵脂烧烟，熏治阴脱，则是取烟熏升提之性，与五灵脂共收活血止痛固脱之功。治疗产后血晕，用醋煎韭菜入瓶中，以瓶口对鼻孔熏之。乳悬是指乳房异常细小如肠，甚至直过小腹，痛不可忍者，武氏选用芎归汤，即以川芎、当归烧烟，熏蒸病乳及患者口鼻，使瘀血得散而病乳得复。

(7) **糁法**：系将药物研成粉末，细细撒布于病变部位，以治疗某些局部病症的一种外治法。武氏主要用此法治疗阴挺下脱、阴疮、乳疮等病证。如用铜绿散（五倍子、白矾、乳香、轻粉、铜绿）外糁治疗阴部湿淹疮，取其燥湿去腐生肌之效。用柏蛤粉（黄柏、蛤粉）外糁治疗下疳湿疮，有清热燥湿之功。治疗乳疮烂痒，用芙蓉花或叶，干为末，糁疮上。治疗产后阴挺下脱，用五倍子、白矾为末干糁，或用硫黄、乌贼鱼骨、五倍子研末，糁于患处，以收收敛固脱之效。

(8) **薄贴法**：亦称贴药法。系将药物研成细末，用水、醋、油脂等调和成膏糊状，贴敷于患处或脐部的一种外治方法。武之望选用此法，主治妊娠伤寒、难产、乳痈等证。如治妊娠伤寒、发热胎动者，

用白药子为末，蛋清调糊，摊纸上如碗大，贴脐下，干则以水润之，据称有清热安胎之效。用寒水石、朱砂同研如深桃红色，用井花水调如薄糊贴敷脐心，以治产难横逆，名曰立圣丹。治乳痈肿痛，用嫩桑叶研细，米饮调摊纸花，贴于患处等。

(9)取嚏法：此法系将芳香辛窜一类药末吹入患者鼻腔，刺激鼻腔粘膜，引起喷嚏反射，从而达到通关开窍、祛除病邪目的的一种外治法。武氏主要用其治疗产后血厥、产后阴脱等症。如治疗产后血厥而晕的仓公散，用瓜蒂、藜芦、白矾、雄黄研末，每用少许吹鼻取嚏，有通塞涤痰之功。治疗产后阴脱，用皂角或半夏或全蝎为末，吹入或吸入鼻中取嚏，有升提固脱之效。

除上述九法之外，武之望在妇科方面所使用的药物外治法尚有以醋嚏面治疗产后血晕的嚏面法；以蜜油摩腹治疗产难的摩法，用蓖麻子叶、白矾等为末，以纸片摊药托入治疗阴挺下脱的托法等。内容丰富，方法简便，体现了中医辨证论治的思想，也充分展示了武之望在妇科病的治疗中重视药物外治疗法的学术特色。

5.武之望医学文献学思想

医学文献的整理研究历来是推动中医学术进步的主要方面之一。以丛书、类书及个人撰著为主要形式的医学文献整理研究成果，是中国传统医学宝库的重要内容，在中医学术发展进程中发挥着重要的作用。

明代是中国历史上阶级矛盾相对缓和的时代，社会经济有了一定程度的恢复和发展，自然科学包括医学在内，取得了相当的成就。涌现出一大批在中医文献整理研究方面的大家，武之望就是其中的佼佼者之一。

武之望在中医文献整理研究方面的学术思想主要可从以下三方面予以概括，即：全面系统，纲举目张；方论结合，注重实用；证引规范，剪裁得体。兹分述如下。

(1)全面系统，纲举目张：武氏整理研究中医文献的起点很高，设计周密，规模宏大。用他自己的话来说，这是因为他的编纂宗旨是要做到：证各有论，其寒热虚实及标本、浅深之致，颇悉其情；而治各有方，其于温凉补泻及缓急轻重之宜，亦尽其变。庶览者不难因论识病，因病取方，一展卷而犁然指掌，即庸工下医，亦可随手而取效也。"(《济阴纲目》自序语)综观武氏最具代表性的三部著作，一幅中国传统医学大百科全书的轮廓就清晰地展现在我们面前。

科属：内科、外科、妇产科、儿科、男性病科、老年病科、肛肠科、皮肤科、眼科、耳鼻咽喉口腔科等。

各科所涉及的主要病证：

内科：中风、中暑、中湿、感冒、伤风、瘟疫、大头瘟、瘴疠、内伤、饮食、脾胃（呃逆、噫气、吐酸、嘈杂、恶心、呕吐、吐利、霍乱、关格、泄泻滞痢）、疟疾、痰饮、火热、燥证、郁证、咳嗽、肺痿、肺痈、喘急、哮吼、三消、五疸、噎膈翻胃、痞满、水肿、鼓胀、诸虫、蛊毒、厥证、痉证、痫证、癫狂、邪祟、沉寒痼冷、青筋、发热、恶寒、虚烦、不眠、怔忡惊悸、健忘、自汗盗汗、吐血呕血、衄血、咯血嗽血、咯血、唾血、溺血、便血、虚损、劳瘵、传尸劳、头痛、眩晕、心痛、腹痛、胁痛、腰痛、脚气、痛风、身重嗜卧、痿证、痹证、麻木、淋、小通不通、小便不禁、大便燥结等。

外科：破伤风、折伤、金刃伤、杖打伤、汤火伤、虫兽伤、前阴诸疾等。

妇产科：月经病：经候先期、经候过

期、经水过多、经水涩少、月水不利、月水不断、过期不止、经病疼痛、经病发热、寒热往来、热入血室、经闭、崩漏；带下病：虚劳病、癥瘕病、不孕症；胎前病：恶阻、胎动不安、胎漏下血、子烦、子满、子肿、妊娠腰痛以及伤食、中恶、伤寒、中风、风痉、子喑、子嗽、泄泻、痢疾、大小便不通、子淋、半产、胎萎、过期不产、鬼胎等等；临产病：难产、交骨不开、胎死腹中；产后病：胞衣不下、血晕、恶露不下、血露不绝、血崩不止以及产后心痛、腹痛、胁胀痛、腰痛、头痛、遍身疼痛、外感风寒、中风、发痉、瘈疭、拘挛、不语、妄言、谵语、癫狂、惊悸、恍惚、虚烦、发渴、自汗、发热、往来寒热、疟疾、蓐劳、虚羸、痞闷、腹胀、浮肿、积聚、霍乱、呕吐、呃逆、咳嗽、喘急、鼻衄、泄泻、痢疾、大小便不通、遗屎、大便秘涩、淋闷、小便数、小便不禁、小便出血、大便出血、产后阴下有物脱出产肠不收、产门不闭肿痛、乳汁不行、乳汁自出、吹乳痈肿、妒乳；妇科杂病：乳岩、乳悬、痃癖、阴户肿痛、阴痒出血、阴户生疮、阴挺下脱、阴痔等。

儿科：麻疹、痘疹、斑疹、脉疹、骚疹、盖痘疹、发热、咳嗽、汗血、出血、便血、吐痢、烦躁谵语狂乱、喘咳声哑、失血、不食、作搐、痈毒、休息痢、腹痛、遍身发痒、二便不利、走马牙疳等。

男性病科：种子、遗精、赤白浊、女色阴证。

老年病科：延年、养老（老人痰火壅盛、脾胃虚弱、血气虚弱、风燥二便秘结）。

肛肠科：痔漏、脱肛、悬痈。

皮肤科：体气、面病、须发病、疠风、瘰疬风痒。

眼科：目暴赤肿痛、目久赤肿痛、目昏暗不明、目外障、目内障、近视、雀目、斜视、目泪不止、怕日羞明、风沿烂眼、蟹睛突起、倒睫拳毛、胬肉攀睛、瞳仁倒侧、目外伤、眯目飞丝尘垢。

耳鼻咽喉口腔科：耳病：风热耳聋、痰火耳聋、气闭耳聋、气虚耳聋、肾虚耳聋、卒暴耳聋、耳鸣、耳肿痛、聤耳；鼻病：鼻塞、鼻渊、鼻衄、鼻痔、鼻疮、酒齇鼻；咽喉病：喉痹、缠喉风、咽嗌痛、喉疮乳娥、喉喑、咽中如梗、诸物梗喉；口腔病：口见五味、口疮、口糜、口臭、口干、唇病、舌病、牙齿病（牙齿疼痛、齿摇龈露、牙齿腐臭、牙缝出血、虫蛀、牙疳）等。

从上述纲目可以看出，武氏的有关著作，实际上是对明代及明代以前整个中医学术经验的全面总结，而且其系统性强，把汗牛充栋的历代典籍中最切应用的部分整理得有条有理，纲举目张，称之为中国明代传统医学百科全书，殊不为过。

（2）方论结合，注重实用：武之望在对浩如烟海的历代中医文献整理研究过程中，始终把临床实用作为最基本的目标，希望他的著作，能够做到"法赅而精，方备而确，庶观者了如指掌。而卒然有患，可人自为治，家自为医，而无事他求也。"（《疹科类编》自序语）为了达到这一目标，武氏在学习前人整理经验并品评其得失成败的基础上，把方论结合作为最基本的编纂方法，贯串于整个研究工作的始终。对前代有关文献，根据临床实用的需要，"或采其论，而论必悉证之原；或摘其治方，而方必尽知之变。"从而做到了以病为纲，病各有论，论各有治，治各有方。如论咳嗽，推崇周定王朱橚《袖珍方》之论，指出："肺为五脏之华盖，声音之所从出，皮毛赖之而润泽，肾水由滋而生养，腠理不密，外为风寒暑湿之气所干，皆能令人咳嗽。……又有七情之气，伤于五脏六腑，克于肺经，亦能致咳。"认为咳嗽"最忌忧思过度，房室劳伤，否则多成瘵疾。"在治法上，则引用《集略》等诸家之论，认为"须分新久虚实，若外感风寒，则当发散，参苏清肺饮之类；火热则清之，湿热则泻之，多痰以顺气为先，下痰次之。"对用药及调养宜忌，武氏也引证有关论述，加以说明："治嗽之要，切不可用乌梅、粟壳酸涩之药，其寒邪未除，亦不可便用补药，须慎调养，忌忧思，戒房室，薄滋味。"阐述最为有理。再如论郁证，凡引虞抟、朱丹溪、戴思恭、王节斋、李东垣及滑伯仁诸家议论之精要者，对郁证的病因、病机以及诊治大法进行了简明扼要的阐述。认为"郁者，结聚而不得发越也。当升者不得升，当降者不得降，当变化者不得变化也。""或七情之抑郁，或寒热之交侵，故为九气怫郁之候。或雨湿之侵凌，或酒浆之积聚，故为留饮湿郁之疾。"论及其治疗大法，则云"以顺气为先，降火化痰消积，分多少治，与诸气大同。"武氏对丹溪先生治郁之经验尤为推崇，"丹溪先生治病，不出乎气血痰三者，故用药之要有三：气用四君子汤，血用四物汤，痰用二陈汤……久病属郁，立治郁之方，曰越鞠丸。盖气血痰三病，多有兼郁者，或郁久而生病，或病久而生郁，或误药杂乱而成郁。故余每用此三方治病时，以郁法参之，气病兼郁，则以四君子汤加开郁药，血痰病皆然。故四法者，治病用药之大要也。"

武氏在选方方面的实用性原则，主要通过精选通治方，广搜辨证方，酌采单验方等方式予以体现。通治方原指通用于某一疾病不同证型各个阶段的方剂。如前述郁证，武氏首选越鞠丸通治诸郁。越鞠丸出自《丹溪心法》，由苍术、香附、川芎、神曲、炒山栀六味等分为丸而成。方中香附行气解郁，以治气郁；苍术燥湿健脾，以治湿郁；川芎行气活血，以治血郁；神曲消食和胃，以治食郁；山栀清热除烦，以治火郁。此方以行气解郁为主，气行则血行，气机流畅，则痰、火、湿、食诸郁自解。故至今被奉为理气剂的代表方。武氏在纷繁多彩的治郁方中遴选出越鞠丸作为郁证通治方，足见其独具慧眼的学识水平。

辨证论治是中医学的基本特点之一，辨证方是指同一疾病因证型不同而分别选用的处方。武之望对辨证方的选择和应用尤为注重，如将治疗胁痛的方剂分为六类，其中治肝实胁痛方有当归龙荟丸、柴胡泻肝汤、柴胡疏肝散、泻青丸、左金丸、抑青丸六方；治肝虚胁痛方有加味补中益气汤、丹溪方、小柴胡合四物汤、匀气散、芎葛汤、桂枝散、枳壳煮散、四味枳实散等九方；治气滞胁痛方有枳芎散、推气散、分气紫苏饮、调中顺气丸、沉香导气散、盐煎散等九方；治食积胁痛方有香砂平胃散、异香散、神祐丸三方；治痰积胁痛方有加味二陈汤（即二陈汤加苍术、南星、川芎）、控涎丹二方；治死血胁痛方有疏肝饮、活血汤、丹溪方、破血散疼汤四方。33首明代以前治疗胁痛的名方，经武氏精心甄别，详加考校，各从其属，各归其类，使学者辨证，无难于选方；医者用方，无难于对证。武氏之善于运用辨证方，于此可见一斑。

单验方大多属于用药简便，疗效卓著的民间简易方。对于这一部分民间医药的成果，武氏也刻意加以整理，酌情予以采收。如治疗咳嗽，用百部根三十斤，捣绞取汁，煎之如饴，服方寸匕，日三服，据称可治三十年久嗽。按此方出自《千金方》，方中百部一味，早在陶弘景时代即名"嗽药"，历代本草认为其有温润肺气，止咳杀虫之效，现代多用以治疗风寒咳嗽、百日咳、肺结核、老年喘咳等。单用制成糖浆剂、丸剂，或以本药为主，配伍甘草、麻黄、紫菀、白果、黄芩等治疗老年性慢性支气管炎取得良效。武氏还介绍了不少方法奇特的单验方，如"疗久嗽熏法"，系用款冬花少许，以蜂蜜拌花使之潮润，置于一密封而仅留一孔的铁制容器中，孔上装一小竹管；然后将盛有蜜制款冬花的铁制容器置于炭火上，待竹管中有款冬花烟自管中出后，即以口含筒，吸而咽之，直至烟尽。按此法类似于今之所谓熏法，俾使药物之气直达呼吸道而取止咳之效。设想将其略加改造，或直接用款冬花等作原料制成一种类似香烟的制品，使患者在吸烟的同时，得到这一简便有效的治疗，这对亿万因吸烟而致的气管炎患者来说，岂非一件功德无量的善事。他如青桑叶治盗汗，夏枯草治小便出血及肠风下血，瓜蒂纳鼻中治黄疸，生姜汁蜜煎治呃噫不止等，均属构思精妙，疗效独特之方，值得进一步研究和开发。

(3) 征引规范，剪裁得体：明代整理中医药文献的成果甚丰，李时珍之《本草纲目》、王肯堂之《证治准绳》被誉为明代医药两大杰作。而稍晚于前者的武之望《济阴》、《济阳》等书，征引规范，剪裁得体，从文献学的角度来看，也有不少胜于前者之处。

武之望对有关医药资料的收集十分广泛。鉴于前人"择理不精，折衷鲜据"，他在编纂有关资料时，能正确鉴别各家得失，慎重取舍，做到既荟萃百家之精华，又折衷至当，不"泥古方以疗今疾。"他说："余尝遍观群书，粤自灵素以来，名哲代作，著述日繁，汉有七家，唐得六十四，宋益以一百九十有七，其余可传者，共五百九十六部，一万有九十二卷，而吾熙朝之彦续有万余卷，汗牛充栋，诚难枚举。然简册浩繁，具有见地之真，不乏偏执之弊。"为此刻意"旁搜博雅"，折衷取舍，加以编纂。如《济阴纲目》一书，虽以王肯堂《女科证治准绳》为主要参考，但在内容编排上有不少创新，王氏《女科准绳》原有5个类目，而武氏则增至13个，使之更加符合妇产科诊疗的实际。《济阳纲目》于每一门各证中先将有关医论予以选萃汇编，并分类冠以小标题，再将主治方药汇编在一起。这种编纂方法，较之王肯堂分门列证，每一病证后一家一家的分解医论和方药更为明晰，且便于检索。文献出处是古代医家编写医书时常常忽略的问题，因此而给后人学习研究带来的麻烦不少。王肯堂、李时珍等虽已注意到这一问题，但在征引文献出处的标记方面仍不够规范。如《女科准绳》将引自刘完素的《素问病机气宜保命集》称之为"保曰"，将朱丹溪的有关引文称之为"丹曰"。而武之望在处理上述文献出处时则作"保命集曰"、"丹溪曰"，显然比前者明白、规范。

剪裁得体是武氏整理研究中医文献的又一特点。如对中风一证，先引用《内经》"风者，百病之长也，至其变化，乃为他病也，无常方，然致有风气也。"以及关于五风之诊等论述，以"论中风形状之异"，次纳张仲景《金匮要略》"风之为病，当半身不遂。经络空虚，贼邪不泄，或左或右，邪气反缓，正气即急，正气引邪，喎僻不遂。邪在于络，肌肤不仁；在经即重不胜；邪入腑，则不识人；入脏则难言，口吐涎。"并楼英、张洁古、李东垣、薛立斋诸家议论中肯者以"论风在腑在脏在经浅深之异"，并引《证治准绳》"阴中，颜青脸白，痰厥喘塞，昏乱眩晕，喎斜不遂，或手足厥冷不知人，多汗；阳中，脸赤如醉怒，牙关紧急，上视，强直掉眩"之说以"论中风要分阴阳"。又引叶文龄"风之中人，虽曰五脏六腑俱受，然惟肺肝二经居多"以论中风发病脏腑居多之经。引《医学发明》"此中风者，非外来风邪，乃本气病也"等说，以"论风非外来乃本气病"。此外，武氏还精心引用李东垣、严用和、戴复庵、刘河间、朱丹溪、张子和等历代名医之高论，阐述了中风先调气、治风先顺气和血、风本于热、东南多属湿痰、治风用汗吐下三法、治风分内外补泻、治风分前后缓急、治风须药灸取效、中风不当与痿证同治、风有真中、兼中似中、类中风诸证、劳伤似中风、内因似中风、湿病似中风、中气似风、中食似风，中恶似风，卒中暴厥等有关中风病机辨证等问题的学术观点。对中风主要症候如痰涎壅盛、口噤、口眼喎斜、失音不语、半身不遂、四肢瘫痪、小便不利、遗尿、能食多食少食等，以及脉法、诊断等也引证诸家之说一一论述。武之望还特别摘引了薛立斋、李东垣等氏有关论述，专题讨论了有关预防中风的问题。如"凡人初觉大指次指麻木不仁，或不用者，三年内必有中风之疾也。""预防之理，当养气血、节饮食、戒七情，远帏幕可也。"在今天看来，这些思想完全符合中风的临床实际，实属难能可贵。武氏对诸家学术观点的研究，征引规范，剪裁得体，在荟萃诸家精华的同时，其本人的学术观点自现其中。此外，武氏当年所征引的许多论著，不少已属绝版或孤本，端赖武氏之征引而得以部分保存，而武氏善于从浩如烟海的医学典籍中删其繁芜，撮其枢要，提纲挈领，各以类从，"节节卷卷考证精详，直令观者了如指掌"，前较之《证治准绳》，后较之《古今图书集成·医部全录》均更加详明而易览，武之望实不愧为中国明代一位整理研究医学文献的大师。

武之望的学术贡献是多方面的，除上述而外，在性医学、老年医学、保健医学、食疗养生学诸方面，也有诸多独特的见解和杰出的贡献。需要指出的是：一，武氏毕生述而不作，他的学术思想主要通过对诸家学说的广收博采，凝炼概括而得以体现。但武氏对历代医学文献的整理并非仅限于保存而旨在临床应用；并非仅限于继承而重在发扬提高。这种"集大成"式的再创造是中医传统学术研究的重要方法之一，也是武之望学术思想最为突出的方面，对此应给予足够的认识与肯定。二，由于历史条件的限制，在武之望的有关著作中，也存在不少不足或不妥之处。例如《济阳纲目》卷六十六传尸劳治方中，还保留有"念北斗咒朱砂书符"图；《济阴纲目》乳病门皂角散一方原治吹乳，而武氏误列入治乳汁过少门下等等。但无论如何，毕竟瑕不掩瑜。经过精心编校的武之望医学著作不失为我国明代最具特色的医学百科全书；一代儒医武之望无愧为彪炳青史的医学科学家。武之望的医学学术思想值得我们进一步学习、研究和开发。

（本文由本书主编苏礼先生执笔草成，文中征引了先后参与武之望医学文献研究工作的郑怀林、洪文旭、任娟莉以及耿鉴庭、姜亚洲、李明廉诸位先生有关学术论文的部分内容，谨致谢忱）

武之望研究论文题录

1．耿鉴廷．明版《济阴纲目》．中华医史杂志，1954；4：246~249

2．曾勇．武之望与《济阳纲目》．陕西中医，1982；1：47

3．王正宇．武之望是清代人吗．陕西中医学院学报，1983；2：30

4．苏礼．郑怀林．武之望《疹科类编》述要．陕西中医，1984；7：34

5．郭振球．武之望《济阳纲目》的学术思想．陕西中医，1986；12：559

6．姜亚洲．武之望生平与史迹调查．中华医史杂志，1987；2：95

7．李明廉．姜亚洲．《济阴纲目》考述．中华医史杂志，1988；2：115

8．蔺仁．针砭沉疴，著书立说——医学文献大师武之望．陕西卫生志丛刊，1994；2：52

9．洪文旭．关中儒医武之望．中国中医药报，1995；9：18

10．林毅．《济阴纲目》考评．北京中医学院学报，1995；2：20

11．苏礼．武之望与济阴济阳纲目．陕西卫生志丛刊，1996；3：36~37

12．苏礼．论《济阴济阳纲目》的内容及价值．中医文献杂志，1996；4：3~5

13．郑怀林．武之望人体发生学思想初探．陕西中医，1997；1：44

14．洪文旭．《济阴济阳纲目》脾胃学说初探．陕西中医，1997；6：279~281

15．任娟莉．试论《济阴济阳纲目》中的药物外治法．陕西省第二届中医文献医史学术研讨会论文集，1997；12：72

16．苏礼．武之望医学文献学思想初探．全国第三届中医文献学术会议，1998年，洛阳